비주얼
핵심해부생리학
visual essentials of anatomy & physiology

MARTINI • OBER • BARTHOLOMEW • NATH

역자 김옥용 김완종 김희진 노구섭
이규석 이서은 박경한 백승근

PEARSON BIO BIOSCIENCE (주)바이오사이언스출판

국립중앙도서관 출판시도서목록(CIP)

(비주얼) 핵심해부생리학 / 저자: Martini, Ober, Bartholomew, Nath ;
역자: 김옥용, 김완종, 김희진, 노구섭,
이규석, 이서은, 박경한, 백승근.
— 서울 : 바이오사이언스, 2013
p. ; cm

원표제: Visual essentials of anatomy & physiology
영어 원작을 한국어로 번역
ISBN 978-89-92709-98-9 93510 : ₩35000
인체 생리학[人體生理學]
인체 해부학[人體解剖學]
511.1-KDC5
612-DDC21 CIP2013011910

비주얼 핵심해부생리학

초판 인쇄: 2013년 7월 20일
초판 발행: 2013년 7월 30일

저 자: MARTINI • OBER • BARTHOLOMEW • NATH
역 자: 김옥용, 김완종, 김희진, 노구섭
이규석, 이서은, 박경한, 백승근
발행인: 문 정 구
발행처: (주)바이오사이언스출판
137-060 서울특별시 서초구 방배동 479-4 호산빌딩 201호
TEL: (02)581-4057~8
FAX: (02)581-4059
영업부: sales@biosciencepub.com
주 문: order@biosciencepub.com
홈페이지: http://www.biobooks.co.kr
ISBN: 978-89-92709-98-9 93510

등록번호 / 제22-3079호

값 35,000원

PEARSON (주)바이오사이언스출판

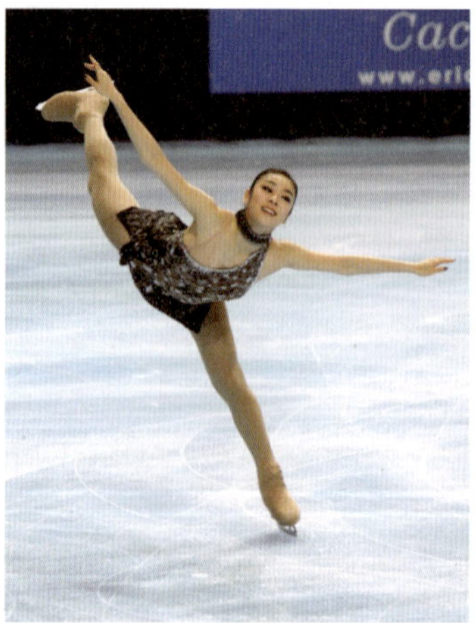

표지이미지 출처: www.123rf.com

비주얼
핵심해부생리학

visual essentials of anatomy & physiology

저자 소개

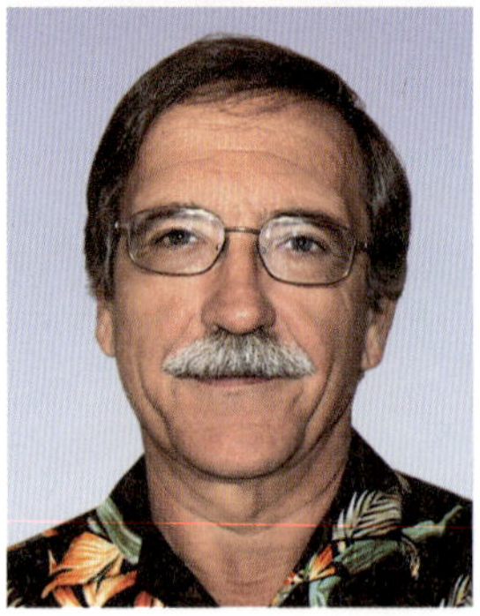

프레데릭 마티니, Ph. D.

저자

마티니 박사는 스트레스의 병리생리학에 관한 비교해부학 및 기능해부학으로 코넬대학에서 박사학위를 받았다. 그는 저널에 수록된 논문, 공저서, 테크니컬 리포트, 전문지에 수록된 기사 등 전공 출판물뿐만 아니라 9권의 학부용 해부생리학 또는 해부학 교과서의 주저자로 활약했다. 마티니 박사는 현재 하와이 마노아 대학 소속으로, 코넬 대학과 뉴햄프셔 대학이 공동으로 설립한 숄즈 해양연구소와 오랫동안 긴밀한 관계를 유지해오고 있다. 박사는 또한 18년간 인체해부생리학회에서 왕성한 활동을 펼치고 있으며 해부생리학 교과과정 가이드라인 작성 위원회 위원으로 일한 바 있다. 2005년부터 2007년까지 동 학회의 회장 당선자, 회장, 전임 회장을 맡았던 박사는 현재 동 학회의 명예회장직을 수행하고 있다. 마티니 박사는 미국생리학회, 미국해부학회, 통합비교생물학회, 호주/뉴질랜드 임상해부학회, 하와이 과학아카데미, 미국과학진흥회 및 국제척추형태학회 등의 회원이기도 하다.

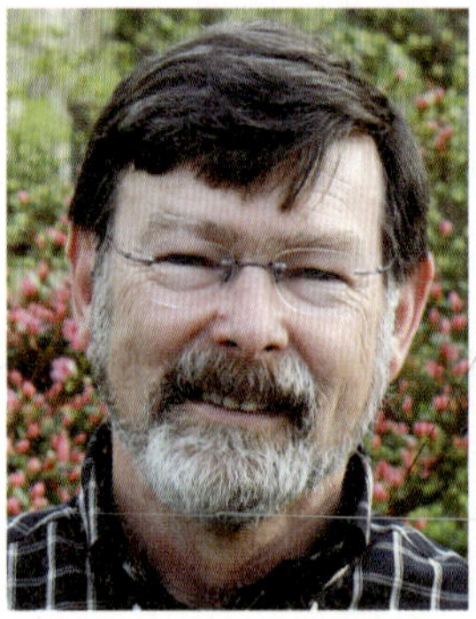

윌리엄 오버, M.D.

저자

오버 박사는 워싱턴 앤 리 대학에서 학사학위를, 버지니아 대학에서 석사학위를 받았으며 존스 홉킨스에서도 수학했다. 졸업 후에는 가정의학 레지던트로 근무했고 버지니아 의대 가정의학과와 스포츠의학과에서 교단에 섰다. 이어서 버지니아 주의 샬로츠빌에 있는 마사 제퍼슨 병원의 원장으로 근무했다. 현재는 워싱턴 앤 리 대학의 생물학 방문교수로 재직 중이며 이곳에서 몇 개의 강좌를 담당하고 아울러 갈라파고스 섬 방문단 지도교수도 맡았다. 숄즈 해양연구소에서는 22년에 걸쳐 교수직을 유지하면서 매년 여름 생물학 그림강좌를 맡았다. 박사는 마티니 박사의 모든 교과서 저술작업에 참여했다.

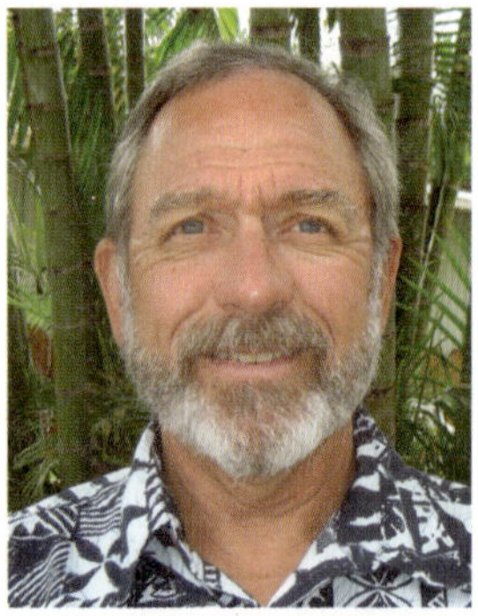

에드윈 바솔로뮤, M.S.

저자

에드윈 바솔로뮤는 오하이오 주의 보울링 그린 스테이트 대학에서 학사학위를, 하와이 대학에서 석사학위를 받았으며 고등학교 및 대학 학부 수준에서의 인체 해부학 및 생리학을 비롯하여 식물학에서 동물학에 이르는 다양한 과학 과목을 강의했다. 그가 교단에 선 곳은 하와이의 마우이 커뮤니티 칼리지를 비롯하여 로키 산맥 서쪽에서는 가장 오래된 유서 깊은 고등학교인 라헤이나루나 고교 등에 이른다. 그는 마티니 박사와 공동으로 기초 인체해부생리학(*Structure & Function of the Human Body*) 및 마티니 핵심 해부생리학(*Essentials of Anatomy & Physiology*) 등을 저술하였고, 이 책들은 모두 피어슨에서 출판되었고 한국에서는 (주)바이오사이언스출판에서 번역 출간하였다. 그는 또한 인체해부생리학회, 전 미국 생물학교사협회, 전 미국 과학교사협회, 하와이 과학교사협회, 미국과학진흥회 등의 회원이다.

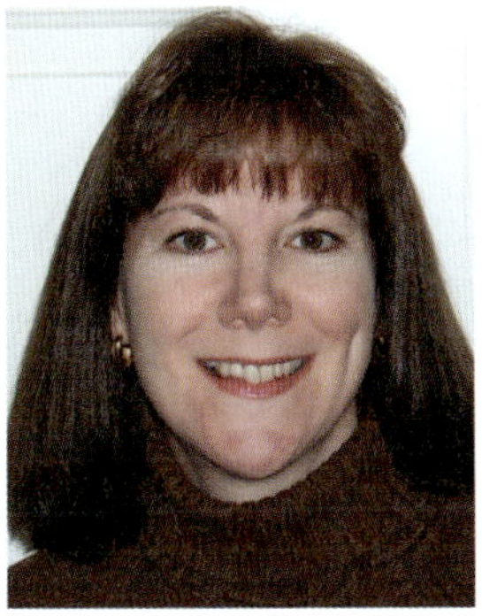

주디 내스, Ph. D.

저자

내스 박사는 루르드 대학의 생물학 교수로, 해부학, 생리학, 병리생리학, 의학용어, 약학 등을 강의하고 있다. 박사는 보울링 그린 스테이트 대학에서 생물학으로 학사학위를, 독일어로 교육학 석사학위를 취득했다. 톨레도 대학에서는 면역학을 전공하여 박사학위를 받았다. 학생들이 보통 의학용어를 마치 외국어처럼 생각하기 때문에 내스 박사는 외국어 학습에 적용되는 기법을 강의와 저술에 활용한다. 박사는 *Using Medical Terminology*라는 책을 단독으로 저술했는데, 이 책은 "외국어 몰입" 방식을 도입한 최초의 의학 관련 교과서이다. 내스 박사는 교육과 학생의 발전에 깊은 관심이 있으며 루르드 대학의 단기과정 담당 팀원으로 활약 중이다. 박사는 교육, 연구, 공동체 봉사 등으로 우수교수상을 수차례 수상했다. 그녀는 또한 인체해부생리학회에서 임원을 역임하는 등 적극적으로 활동하고 있다. 개인적으로는 저술활동 중 시간을 내어 피아노도 치고 자전거 타기도 즐기며, 남편 마이크와 개 세 마리와 함께 행복한 가정을 꾸리고 있다.

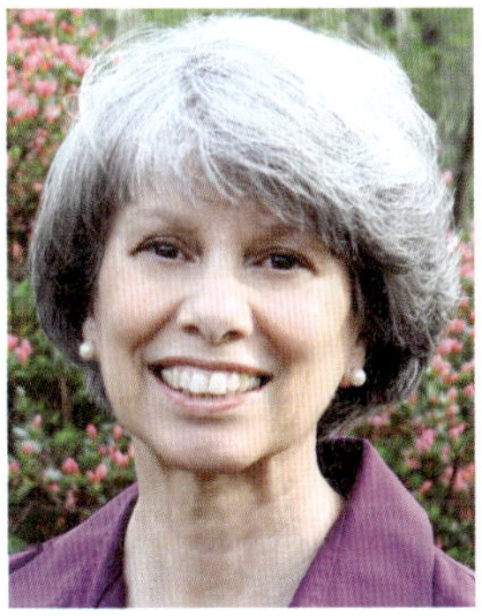

클레어 개리슨, R.N.

삽화가

개리슨은 소아과 및 산과 간호사로 근무하다가 의학 분야 전문 삽화가로 일하기 시작했다. 메리 볼드윈 대학에 입학한 개리슨은 스튜디오 아트를 전공, 우수한 성적으로 졸업했다. 5년간의 수습기간을 거친 후 그녀는 1986년부터 메디컬 앤 사이언티픽 일러스트레이션에서 오버 박사의 파트너로 함께 일했다. 숄즈 해양연구소에서도 강의했고 오버 박사와 공동으로 생물학 일러스트레이션 과정을 강의하기도 했다. 메디컬 앤 사이언티픽 일러스트레이션이 담당한 교과서들은 디자인 및 일러스트레이션 분야에서 여러 번 상을 받았다.

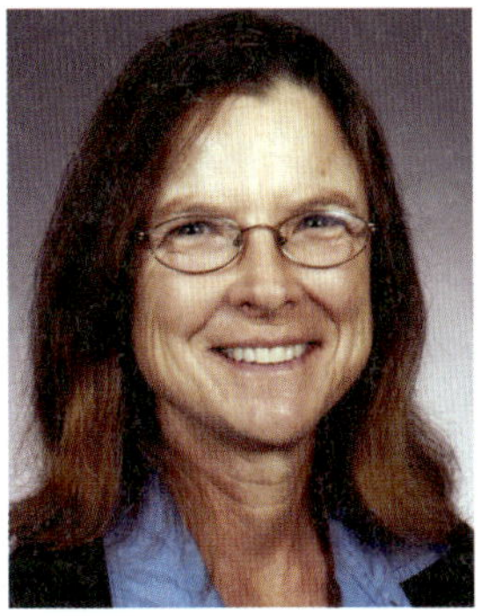

캐슬린 웰치, M.D.

임상 컨설턴트

웰치 박사는 시애틀에 있는 워싱턴 대학에서 의학박사 학위를 받았으며 채플 힐에 있는 노스캐롤라이나 대학 가정의학과에서 레지던트를 마쳤다. 2년간 그녀는 미국령 사모아에 있는 LBJ 열대의학 연구소에서 모자보건팀장으로 봉직했고, 하와이의 라헤이나에 있는 카이저 퍼마넌트 클리닉의 가정의학과에서도 일했다. 1987년에 개업한 그녀는 하와이, 워싱턴 주, 뉴질랜드 등의 의사면허를 소지하고 있다. 박사는 미국 가정의학회 회원이며 하와이 의학협회 및 인체해부생리학회의 회원이다. 마티니 박사와 함께 해부생리학 교과서 및 *A&P Applications Manual* 등을 저술한 그녀는 1979년에 마티니 박사와 결혼, 아들 PK를 두었고 이 책은 PK에게 헌정되었다.

역자 소개

김옥용
연세대학교 생명시스템대학
anuka29@chol.com

김완종
순천향대학교 자연과학대학 생명과학과
wjkim56@sch.ac.kr

김희진
연세대학교 과학기술대학 생명과학기술학부
heejinkim@yonsei.ac.kr

노구섭
경상대학교 의학전문대학원 해부학교실
anaroh@gnu.ac.kr

박경한
강원대학교 의학전문대학원 해부학교실
medbook210@naver.com

백승근
고려대학교 의과대학 생리학교실
skback@korea.ac.kr

이규석
관동대학교 의과대학 해부학교실
kslee@kwandong.ac.kr

이서은
한양대학교 의과대학 생리학교실
selee63@hanyang.ac.kr

가나다 순

역자의 글

비주얼 핵심해부생리학 책을 처음 접하면서 다른 책들과는 달리 매우 특이한 점을 여러 가지 발견하였다. 우선 비주얼이라는 제목에 눈이 끌리고 그 뜻은 해부학과 생리학에 관련된 모든 내용을 그림으로 일목요연하게 설명해준다는 뜻이었다. 여러 번역진들이 이 책에 참여하면서 서로 공감대가 형성되었을 것이다. 학생들에게는 그림으로 모든 것을 이해하기 쉽게 만들고 가르치는 입장에서는 좀 더 정확한 내용과 지식을 학생들에게 전달할 수 있는 이점이 있다. 해부학과 생리학은 학생들에게 이미지를 정확하게 이해시켜야 하는 과목상 특성이 있다. 그래서 내용을 설명해도 정확한 그림이 제시되지 않으면 학생들은 쉽게 이해할 수 없다. 이런 어려움을 이 책에서는 보다 쉽게 해결해 주는 것 같다. 많은 내용을 그림 하나에 상세히 설명해 놓았으므로 그림 하나만 보더라도 그 장에서 말하려는 내용을 대부분 이해할 수 있다.

해부학과 생리학의 밀접한 관계인 형태 및 기능을 곧바로 설명해주어 어떤 형태가 어떤 기능을 하는지 확실히 이해할 수 있다. 각 장에 소개되는 여러 설명은 앞부분에 이미 설명된 부분이 뒤에 나오는 계통과 연결될 경우 반드시 한 번 더 복습하도록 소개하거나 반복 설명을 하여 학생들로 하여금 배운 부분을 지나치지 않고 새로 배운 내용과 연계하여 이해하도록 하는 폭넓은 의미를 제공한다.

또한 해부학과 생리학에 필요한 많은 시각적인 내용을 간단명료하게 설명하여 배우고자 하는 학생들에게 최대한의 만족감을 주는 부분이 이 책의 장점이라 할 수 있다. 각 모듈이 끝나는 부분에서는 복습 문제를 제시하여 배운 내용을 정리하도록 하고, 한 장은 여러 개의 절로 나뉘어 각 절에 해당하는 복습 문제가 해부학 그림으로 표시되어 각 내용과 명칭에 대한 복습이 가능하게 하였다. 또한 책에 설명한 의학용어에 대해 그 용어가 갖는 의미와 기능을 다시 한 번 되새길 수 있도록 하였다. 이처럼 여러 차례 복습과 그림의 재확인으로 배운 부분에 대해 체계적인 학습과 자신감을 갖도록 하였다. 각 장의 맨 마지막 부분은 복습을 통해 총괄적인 내용을 다시 한 번 확인할 수 있도록 하였다. 이 같은 조직적인 편성이 이 책의 대단한 장점이며 해부생리학을 배우는 학생들에게 많은 도움을 줄 것으로 생각한다. 특히 의학, 치의학, 간호학 및 보건계열에 입문한 학생들과 해부학 및 생리학을 공부하고자 하는 학생들에게 좋은 교재가 될 것으로 확신한다.

여러 번역진들의 성의와 열정이 비주얼 핵심해부생리학 책을 출간할 수 있는 원동력이 되었던 것 같다. 앞으로도 학문을 접하는 많은 학생들에게 이 책이 많은 도움이 되길 바라면서 그 동안 함께한 역자들과 이 책이 나오기까지 많은 노고를 아끼지 않은 출판사 관계자 분들께도 심심한 감사를 드린다.

2013. 7 역자 일동

차례

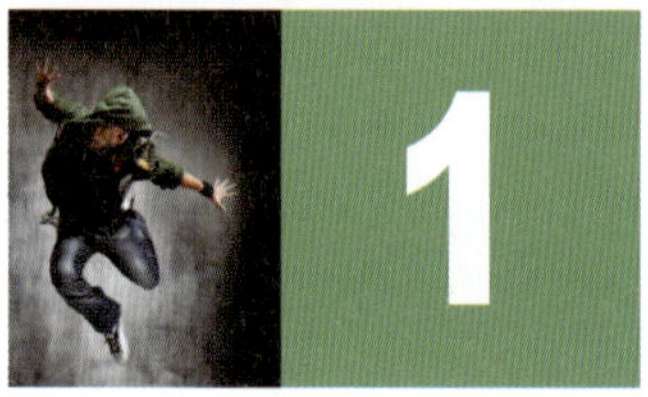

해부생리학의 소개(An Introduction to Anatomy and Physiology) 2

1절 A&P in Perspective(해부생리학의 견해) 3

1.1 해부학은 형태를 연구하고 생리학은 기능을 연구한다 4
1.2 형태와 기능은 서로 연관되어 있다 6
1.3 인체는 상호관계적인 여러 구성 수준으로 이루어진다 7
1.4 기관과 기관계통은 생명을 유지하는 신체기능을 수행한다 8
1절 복습 10

2절 Homeostasis(항상성) 11

1.5 음성되먹임은 안정성을 제공하는 반면, 양성되먹임은 완료해야 하는 과정을 과속화시킨다 12
2절 복습 14

3절 Anatomical Term(해부학 용어) 15

1.6 Superficial anatomy(표면해부학)와 regional anatomy (부위해부학)는 신체의 위치를 나타낸다 16
1.7 방향과 부위에 관한 용어는 그림의 특정 지점을 설명한다 18
1.8 Body cavity(몸공간)는 내부기관을 보호하고 내부기관의 모양이 변하는 것을 가능하게 한다 20
3절 복습 22

1장 복습 23

핵심 용어로 윤곽 파악하기 23
1장 종합 복습 문제 24

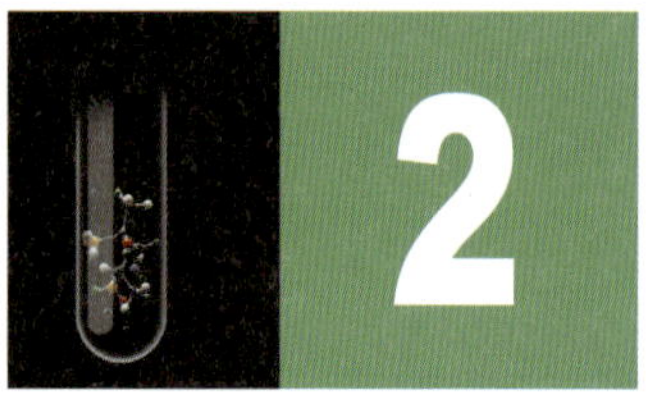

화학적 수준에서의 구성(Chemical Level of Organization) 26

1절 Atom(원자)과 Molecule(분자) 27

2.1 전형적인 원자는 양성자, 중성자, 전자를 포함하고 있다 28
2.2 전자는 여러 에너지 수준을 채우고 있다 30
2.3 가장 흔한 화학결합은 이온결합과 공유결합이다 32
1절 복습 34

2절 Chemical Reaction(화학반응) 35

2.4 화학기호로 효소의 도움을 받는 화학반응을 설명할 수 있다 36
2.5 화학반응에는 3가지 기본 유형이 있다 38
2절 복습 40

3절 우리 몸에서 물의 중요성 41

2.6 생리계통은 물에 의존한다 42
2.7 체액의 pH조절은 생명현상 유지를 위한 항상성에 필요하다 44
3절 복습 46

4절 Metabolite(대사물질)와 Nutrient(영양소) 47

2.8 탄수화물에는 탄소, 수소 및 산소가 보통 1:2:1의 비율로 포함되어 있다 48
2.9 지질에는 탄소:수소의 비가 1:2의 비율로 포함되어 있다 50
2.10 스테로이드, 인지질, 당지질은 다양한 기능을 한다 52
2.11 단백질은 아미노산으로부터 생성된다 54
2.12 효소와 단백질은 중요한 조절기능을 가지고 있다 56
2.13 효소작용 중에 방출된 에너지 일부가 고에너지 화합물에 저장되거나 이동할 수 있다 57
2.14 DNA와 RNA는 핵산이다 58
4절 복습 60

2장 복습 61

핵심 용어로 윤곽 파악하기 61
2장 종합 복습 문제 63

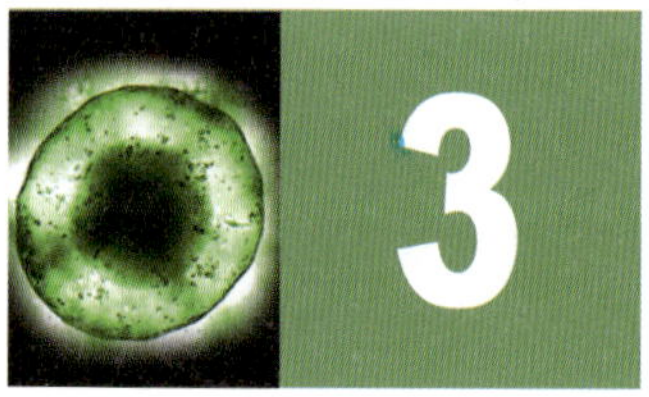

세포와 조직(Cells and Tissues) 64

1절 세포 개요 65

3.1 세포는 생명체의 최소 단위이다 66
3.2 원형질막은 외부환경과 세포를 분리시키고 여러 기능을 수행한다; 세포골격은 구조 및 기능상의 역할을 맡고 있다 68
3.3 소포체(세포질그물)와 유리 리보솜에서의 단백질 합성은 기본적으로 미토콘드리아 작용에 의해 공급되는 에너지에 의존한다 70
3.4 골지복합체는 포장센터이다 72
3.5 핵은 DNA, RNA, 단백질 및 효소들을 포함하고 있다 74
3.6 단백질 합성에는 DNA, 효소 및 세 종류의 RNA가 관여한다 76

3.7 각 세포는 생장기와 분열기를 포함하는 생활환을 가지고 있다 78
3.8 핵분열은 세포질분열에 의해 딸세포들을 분리시키기 전에 염색체들을 분배한다 80
3.9 임상의학 모듈: 비정상적인 세포 생장과 분열이 종양과 암의 특징이다 82
1절 복습 84

2절 세포 안팎으로의 물질 출입은 어떻게 이루어지나? 85
3.10 확산은 농도차에 따른 이동이다 86
3.11 수동 또는 능동적인 과정에 의해 물질이 세포 안팎으로 이동한다 88
2절 복습 90

3절 Tissue(조직) 91
3.12 조직은 특정 세포 및 세포 생성물의 집합체이다 92
3.13 상피조직은 표면을 덮고 구조물 내강을 싸며 분비샘을 형성한다 94
3.14 상피세포는 구조적, 기능적으로 광범위하게 상호 연결되어 있다 96
3.15 편평상피 세포는 납작하고 모양이 불규칙하다 98
3.16 입방 및 이행상피는 외부로 연결되는 통로나 공간에서 볼 수 있다 100
3.17 원주상피는 일반적으로 흡수기능을 수행하거나 화학적, 환경적 스트레스로부터 보호해 준다 102
3.18 샘상피는 분비작용을 할 수 있도록 분화되어 있다 104
3.19 성긴결합소식은 완충 및 지지작용을 하고, 치밀결합조직은 강도를 부여한다 106
3.20 막은 물리적 장벽이다 108
3.21 연골은 유연한 지지골격으로 작용한다 109
3.22 뼈는 몸의 강력한 지지대이다 110
3.23 근육조직은 수축하도록 특화되어 있고, 신경조직은 소통하도록 특화되어 있다 112
3.24 임상의학 모듈: 조직 손상에 대한 반응으로 염증과 재생이 있다 114
3절 복습 116

3장 복습 117
핵심 용어로 윤곽 파악하기 117
3장 종합 복습 문제 121

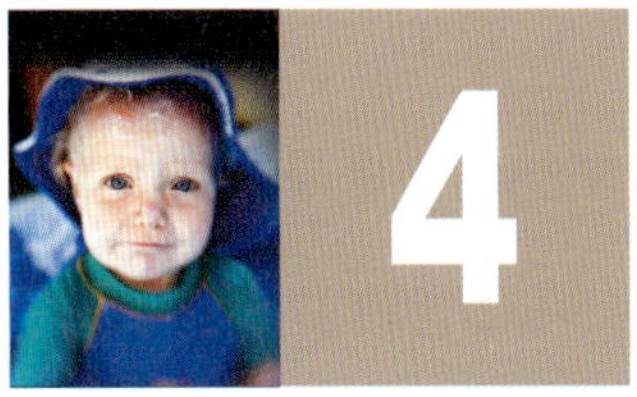

외피계통(The Integumentary System) 122

1절 Skin(피부)의 Functional Anatomy(기능해부학) 123
4.1 표피는 다양한 기능이 있는 층들로 구성되어 있다 124
4.2 피부색에 영향을 미치는 요인은 표피 색소와 진피 혈액순환이다 126
4.3 진피는 표피를 지탱해 주고, 피하층은 진피를 신체 다른 부위에 연결한다 128
4.4 외피는 자외선을 필요로 하는 내분비 기능을 가지고 있다 129
1절 복습 130

2절 Skin(피부)의 Accessory Organ(부속기관) 131
4.5 털은 특수화된 털주머니에서 만들어지는 죽어서 각화된 세포들이다 132
4.6 기름샘과 땀샘은 피부에 분포하는 외분비샘이다 134
4.7 손(발)톱은 손가락과 발가락 끝부분을 보호하는 각질 표피세포들의 두꺼운 판이다 136
4.8 임상의학 모듈: 노화에 따라 외피의 변화가 나타난다 137
4.9 임상의학 모듈: 외피는 심한 손상 후에도 스스로 치유된다 138
2절 복습 140

4장 복습 141
핵심 용어로 윤곽 파악하기 141
4장 종합 복습 문제 142

뼈대계통(The Skeletal System) 144

1절 뼈대계통을 구성하는 뼈 145
5.1 뼈는 모양과 구조에 따라 분류되며 표면에 다양한 특징을 가진다 146
5.2 긴뼈는 풍부한 혈액 공급을 받는다 148

5.3 뼈는 뼈세포, 뼈모세포, 뼈파괴세포가 산재하는 석회화된 바탕질로 구성된다 150
5.4 치밀뼈는 평행한 뼈단위를 가지며 해면뼈는 잔기둥 얼기를 가진다 152
5.5 가장 일반적인 뼈형성 방법은 연골이 뼈로 교체되는 것이다 154
5.6 임상의학 모듈: 기형적 뼈의 성장과 발달은 뚜렷한 신체 특징을 동반한다 156
5.7 임상의학 모듈: 골절은 뼈에 금이 가거나 부러지는 것이다 158
1절 복습 160

2절 Skeleton(뼈대) 161
5.8 얼굴뼈는 앞쪽 머리뼈에서 두드러지며 머리덮개뼈는 뒤쪽에서 두드러진다 162
5.9 머리뼈의 표면 특징은 기능을 나타낸다 164
5.10 머리뼈의 단면도를 통해 또 다른 특징적인 부위를 볼 수 있다 166
5.11 머리뼈와 연관된 뼈들은 특별한 기능이 있다 168
5.12 숫구멍은 유아와 어린아이의 머리뼈 성장을 가능하게 한다 169
5.13 척주는 4개의 척주굽이를 가지며 척추뼈는 형태적, 국소적차이를 보인다 170
5.14 우리 몸에는 7개의 목뼈와 12개의 등뼈가 있다 172
5.15 인체에는 5개의 허리뼈와 융합척추뼈로 구성된 엉치뼈와 꼬리뼈가 있다 174
5.16 가슴우리는 가슴안의 기관들을 보호하고 근육 부착부위 역할을 한다 176
5.17 임상의학 모듈: 몸통뼈대의 기형은 자세와 균형에 직접적인 영향을 미친다 177
5.18 팔이음뼈–빗장뼈, 어깨뼈–는 팔을 몸통뼈대에 연결시킨다 178
5.19 위팔뼈는 아래팔의 노뼈 그리고 자뼈와 관절을 이룬다 180
5.20 손목은 손목뼈로 이루어지며 손은 손허리뼈와 손가락뼈로 이루어진다 182
5.21 볼기뼈는 엉덩뼈, 궁둥뼈, 두덩뼈가 융합하여 형성된다 183
5.22 골반은 2개의 볼기뼈와 엉치뼈, 꼬리뼈로 이루어진다 184
5.23 넙다리뼈는 무릎뼈, 정강뼈와 관절을 이룬다 186
5.24 발목과 발은 발목뼈, 발허리뼈, 발가락뼈로 이루어진다 188
2절 복습 190

3절 관절의 구조와 운동 191
5.25 윤활관절은 자유롭게 움직이며 윤활액을 포함한다 192
5.26 해부학적 구성이 윤활관절의 기능적 특성을 결정한다 194
5.27 임상의학 모듈: 인접한 척추뼈 사이에 몸통 무게에 눌리는 척추사이원판이 있다 195
5.28 임상의학 모듈: 관절염은 정상적인 관절구조와 기능을 손상시킨다 196
3절 복습 198

5장 복습 199
핵심 용어로 윤곽 파악하기 199
5장 종합 복습 문제 203

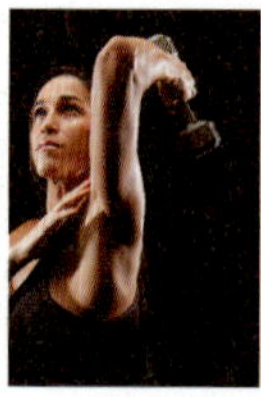

6

근육계통(The Muscular System) 204

1절 Skeletal Muscle Tissue(뼈대근육조직)의 기능해부학 205
6.1 뼈대근육은 뼈대근육조직과 결합조직, 혈관과 신경을 포함한다 206
6.2 뼈대근육섬유는 수백에서 수천 개의 근육원섬유마디로 구성된 수축할 수 있는 근육원섬유로 형성된다 208
6.3 뼈대근육섬유는 운동신경원의 자극에 의해 수축한다 210
6.4 Sliding filament theory(미끄럼잔섬유이론)는 수축 시 발생하는 물리적 변화를 설명한다 212
6.5 근육섬유의 수축은 수축하는 동안 반복되는 회로를 통해 ATP를 이용한다 214
1절 복습 216

2절 뼈대근육조직의 기능적 특성 217
6.6 긴장형성은 근육자극률이 증가함에 따라 최대치로 증가한다 218
6.7 뼈대근육은 운동단위가 얼마나 자극받는가에 따라 근육의 긴장이 달라진다 220
6.8 근육수축은 등장성(동적)이거나 등축성(정적)으로 일어난다 221
6.9 근육수축은 호흡 혹은 무호흡에 의해서 형성된 다량의 ATP를 필요로 한다 222
6.10 임상의학 모듈: 몇 가지 요인에 의해 근육이 비대, 위축, 마비된다 224
2절 복습 226

3절 근육계통의 기능적 구성 227
6.11 근육의 이름은 형태나 작용을 의미한다 228
6.12 해부학적 자세를 기준으로 일어나는 운동을 표현하는데 폭넓게 사용되는 기술적 용어 230
6.13 보다 제한된 용어가 돌림운동과 특수운동을 표현한다 232
6.14 뼈대근육은 잇는곳과 작용을 기준으로 몸통근육과 팔다리근육으로 나눈다 234
6.15 머리와 목의 근육은 먹는 과정에 중요하며 의사소통에도 이용된다 236
6.16 척주의 근육은 몸통뼈대를 지탱하고 잡아준다 238
6.17 빗근육과 곧은근육이 몸통의 근육벽을 형성한다 239
6.18 큰 몸통근육과 팔다리근육은 몸통에서 일어난다 240
6.19 몸쪽 팔다리근육은 먼쪽 팔다리근육에 비해 크고 강하며 수가 적고 작용은 정확하지 않다 242
6.20 골반과 넙다리뼈에서 일어나 다리를 움직이는 근육 244
6.21 발과 발가락을 움직이는 주요 근육은 정강뼈와 종아리뼈에서 일어난다 246

3절 복습 248

6장 복습 249

핵심 용어로 윤곽 파악하기 249

6장 종합 복습 문제 252

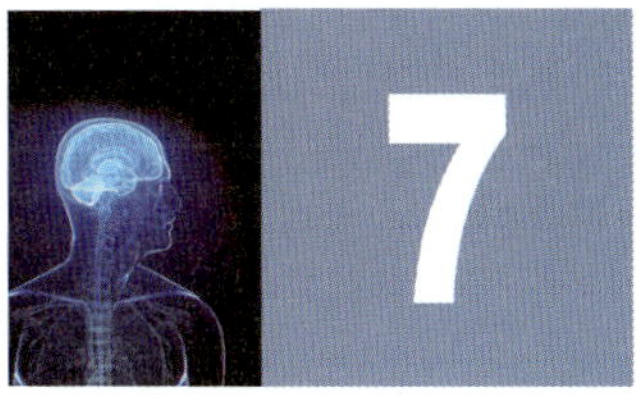

중추신경계통(The Central Nervous System) 254

1절 Neuron(신경세포)과 Neuroglia(신경아교세포) 255

7.1 Neuron(신경세포, 신경원)은 세포 사이에서 정보를 교환하도록 특화된 신경계통의 주연 세포이다 256

7.2 Oligodendrocyte(희소돌기아교세포)와 astrocyte(별아교세포)와 ependymal cell(뇌실막세포)과 microglia(미세아교세포)는 CNS(중추신경계통)의 neuroglia(신경아교세포)들이다 258

7.3 Schwann cell(신경집세포, 슈반세포)과 satellite cell(위성세포)은 PNS(말초신경계통)에 있는 sensory neuron(감각신경세포)과 motor neuron(운동신경세포)의 axon(축삭)과 cell body(세포체)를 보호한다 260

7.4 신경계통에서 일어나는 모는 정보 전달과 처리는 개별 neuron(신경세포)의 membrane potential(막전위) 변화에 따라 결정된다 262

7.5 Action potential(활동전위)은 continuous propagation(연속전파)이나 saltatory propagation(도약전도)을 통해서 그 세포막의 다른 부분에 영향을 미칠 수 있다 264

7.6 Synapse(시냅스)에서는 정보가 presynaptic cell(시냅스이전세포)에서부터 postsynaptic cell(시냅스이후세포)로 전달된다 266

1절 복습 268

2절 Central Nervous System(중추신경계통)의 구조와 기능 269

7.7 Brain(뇌)은 각 부분마다 구조와 기능에 뚜렷한 특징이 있다 270

7.8 Cranial meninges(뇌막)와 cerebrospinal fluid(뇌척수액)는 brain(뇌)을 보호하고 지지한다 272

7.9 Cerebral cortex(대뇌겉질, 대뇌피질)는 눈에 띄는 몇 가지 표면 구조를 기준으로 몇 개의 lobe(엽)로 분할된다 274

7.10 Cerebral cortex(대뇌겉질)의 각 lobe(엽)에는 특별히 정해진 기능을 수행하는 부위들이 있다 276

7.11 Diencephalon(사이뇌)과 brain stem(뇌줄기)과 cerebellum(소뇌)에 있는 중계중추는 우리가 의식하지 못하는 정보를 처리한다 278

7.12 Midbrain(중간뇌)에 있는 reticular activating system(그물활성화계통)은 의식 유지를 관장한다 280

7.13 임상의학 모듈: 뇌 작용의 변화 과정은 외부에 전극을 설치한 후에 살펴볼 수 있다. 이 기록을 electroencephalogram(EEG, 뇌파도)이라 한다 281

7.14 Spinal cord(척수)는 gray matter(회색질)와 white matter(백색질)로 구성되어 있다 282

7.15 Gray matter(회색질)는 integration(통합)이 일어나는 곳이고, white matter(백색질)는 정보를 운반한다 284

7.16 Spinal cord(척수)는 meninges(뇌척수막, 수막)가 둘러싸고 있는데, 뇌척수막은 dura mater(경막)와 arachnoid mater(거미막)와 pia mater(연막)로 구성되어 있다 285

2절 복습 286

7장 복습 287

핵심 용어로 윤곽 파악하기 287

7장 종합 복습 문제 289

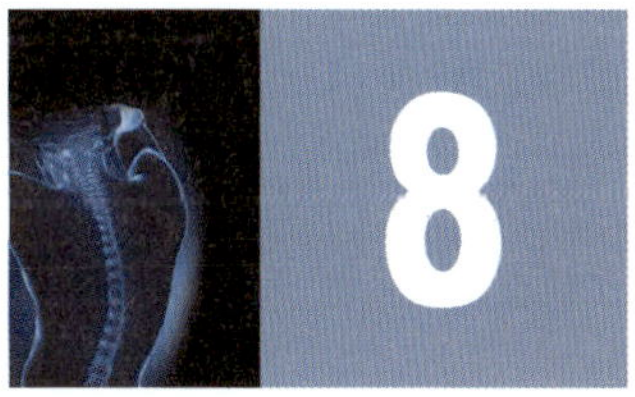

말초신경계통과 자율신경계통(The Peripheral and Autonomic Nervous Systems) 290

1절 Peripheral Nervous System(말초신경계통) 291

8.1 각 spinal nerve(척수신경)는 구조와 분포 양상에 일정한 원칙이 있다 292

8.2 Cranial nerve(뇌신경) 12쌍은 감각신경과 특수감각신경과 운동신경과 혼합신경으로 구분된다 294

8.3 Spinal nerve(척수신경)들은 모여서 nerve plexus(신경얼기)를 형성하고, 여기에서 시작된 신경들이 피부와 skeletal muscle(뼈대근육, 골격근)에 분포한다 296

8.4 정보는 sensory pathway(감각경로)나 motor pathway(운동경로)를 따라서 PNS와 CNS의 정보처리 중추 사이를 오간다 298

8.5 Reflex(반사)는 자극을 받은 후 즉시 일어나는 자동 반응이다 300

8.6 임상의학 모듈: Reflex(반사)를 검사하면 어느 CNS 부위가 손상을 입었는지와 손상이 얼마나 심한지를 판단할 수 있다 302

8.7 임상의학 모듈: 신경계통 질환은 신경세포나 그 경로의 문제에서 비롯되거나 둘 모두에 문제가 생겨서 발생할 수 있다 304

1절 복습 306

2절 Autonomic Nervous System(자율신경계통) 307

8.8 Sympathetic division(교감신경계통)에는 chain ganglia(sympathetic trunk ganglia, 교감신경줄기 신경절)와

collateral ganglia(곁신경절, 척주앞신경절)와 adrenal medulla(부신속질) 등이 있고 parasympathetic division (부교감신경계통)에는 terminal ganglia(종말신경절)나 intramural ganglia(벽속신경절)가 있다 308

8.9 자율신경계통의 두 구성원(교감신경계통과 부교감신경계통)은 한 기관에 함께 분포하는 경우가 많지만 분포 양상은 서로 다르다 310

8.10 교감신경계통과 부교감신경계통의 작용 차이는 구조(해부학) 및 기능(생리학) 차이에서 비롯된다 312

2절 복습 314

8장 복습 315

핵심 용어로 윤곽 파악하기 315

8장 종합 복습 문제 316

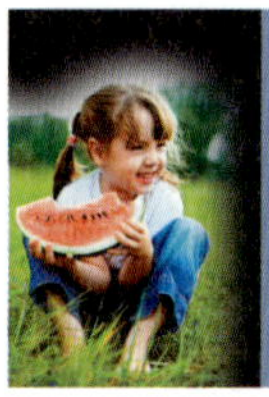

9

감각작용(The Senses) 318

1절 General Sense(일반감각) 319

9.1 피부의 일반 감각수용기들의 형태와 기능은 매우 다양하다 320

9.2 압수용기와 화학수용기는 내장 감각경로와 같은 중요한 자율반사를 시작한다 322

1절 복습 324

2절 Special Sense(특수감각) 325

9.3 후각작용에는 특수한 화학수용기 뉴런들이 관여하며 미각수용기는 특수한 상피세포들이다 326

9.4 귀는 바깥귀, 가운데귀 및 속귀로 나누어진다 328

9.5 뼈미로는 막미로를 보호해 준다 330

9.6 반고리관 털세포들은 회전에 반응하고, 타원주머니와 둥근주머니 털세포들은 중력과 선형 가속에 대해 반응한다 332

9.7 달팽이관에는 나선기관의 털세포들이 포함되어 있다 334

9.8 소리높이와 음량은 바닥막이 움직이는 정도에 의해 감지된다 336

9.9 눈의 부속구조들은 눈 속으로 빛을 모으는 한편 보호기능을 수행한다 338

9.10 눈은 층으로 된 벽으로 이루어지고, 속은 비어서 앞뒤 방이 액체로 차 있다 340

9.11 눈은 고도로 체계화되어 있으며 망막의 중심오목에 빛을 모으는 일관된 시축을 가지고 있다 342

9.12 초점은 망막에 맺히는 상을 선명하게 해준다 344

9.13 망막의 신경조직은 여러 층의 특수한 빛수용기, 뉴런 및 지지세포들로 구성되어 있다 346

9.14 막대와 원뿔의 외절에서 일어나는 빛수용은 시각색소들을 활성화하는 과정이다 348

9.15 시각경로에 따라 시각정보가 각 눈에서 두 대뇌반구로 분배된다 350

9.16 **임상의학 모듈:** 원근조절 문제는 각막이나 수정체 혹은 눈 모양이 비정상적인 원인들 때문에 발생한다 351

9.17 **임상의학 모듈:** 노화는 여러 특수감각 질병들과 관련이 있다; 외상, 감염 및 비정상적 자극은 특정 연령대에서 문제를 야기할 수 있다 352

2절 복습 354

9장 복습 355

핵심 용어로 윤곽 파악하기 355

9장 종합 복습 문제 357

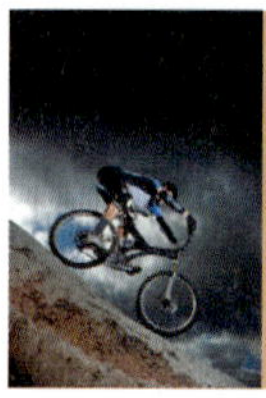

10

내분비계통(The Endocrine System) 358

1절 Hormone(호르몬)과 Intercellular Communication(세포간 연락) 359

10.1 호르몬에는 아미노산 유도체, 펩티드 또는 지질 유도체 등이 있다 360

10.2 호르몬이 표적세포에 작용하는 데에는 2가지 주요 기전이 있다 362

10.3 시상하부는 직접 또는 간접으로 많은 내분비기관을 조절한다 363

1절 복습 364

2절 Endocrine Organ(내분비기관) 365

10.4 뇌하수체는 주분비샘으로 작용한다 366

10.5 갑상샘호르몬은 대사와 칼슘이온 농도를 조절한다 368

10.6 부갑상샘에서 생성되는 부갑상샘호르몬은 체액의 칼슘이온 농도를 조절한다 370

10.7 부신은 대사조절에 관여하는 호르몬을 생성한다 372

10.8 이자섬에서는 인슐린과 글루카곤을 분비하여 세포 대부분이 이용하는 포도당을 조절한다 374

10.9 시상상부의 송과체(솔방울샘)는 멜라토닌을 분비한다 376

10.10 **임상의학 모듈:** 당뇨는 혈중 포도당 농도가 지나치게 높아서 나타나는 내분비질환이다 377

10.11 스트레스는 항상성을 심각하게 위협하는 예측가능한 반응이다 378

2절 복습 380

10장 복습 381
- 핵심 용어로 윤곽 파악하기 381
- 10장 종합 복습 문제 383

혈액 및 혈관(Blood and Blood Vessels) 384

1절 Blood(혈액) 385
- 11.1 혈액은 혈장과 혈구성분으로 구성된 체액성 결합조직이다 386
- 11.2 가장 흔한 혈구성분인 적혈구에는 헤모글로빈이 포함되어 있다 388
- 11.3 혈액형은 적혈구에 특이 표면항원이 존재하는지의 여부에 의해 결정된다 390
- 11.4 임상의학 모듈: 신생아 용혈성 질환은 태아와 어머니 혈액형 사이의 교차반응으로 인한 적혈구 관련 장애질환이다 392
- 11.5 백혈구는 병원체, 독소, 세포 잔해 및 비정상적이거나 손상된 세포들로부터 신체를 방어한다 394
- 11.6 혈구성분들은 혈구모세포로부터 유래된 줄기세포에 의해 생성된다 396
- 11.7 혈액응고 반응은 혈액손실을 줄이는 사건들의 복잡한 연쇄반응이다 398
- 11.8 임상의학 모듈: 혈액장애는 그 기원과 혈액특성의 변화에 의해 분류될 수 있다 400
- 1절 복습 402

2절 Blood Vessel(혈관)의 Functional Anatomy(기능해부학) 403
- 11.9 동맥과 정맥의 벽 구조 및 두께는 다르다 404
- 11.10 임상의학 모듈: 동맥경화는 혈류를 막아 생명유지 기관들을 손상시킬 수 있다 406
- 11.11 모세혈관계라는 연결망의 일원으로서 모세혈관의 기능 407
- 11.12 정맥계의 혈압은 낮으며 신체 혈액량의 거의 2/3가 정맥계에 분포한다 408
- 11.13 상대적으로 짧은 폐순환계는 우심실로부터 탈산소화혈액을 허파로 운반하며 산소화혈액을 허파에서 좌심방으로 귀환시킨다 410
- 11.14 체동맥계 및 체정맥계는 평행하게 작동하며, 주요 혈관들의 이름은 대개 비슷하다 412
- 11.15 대동맥활의 분지들은 위대정맥에 혈액을 배출하는 구조들에 혈액을 공급한다 414
- 11.16 바깥목동맥이 목, 아래턱뼈 및 얼굴에 혈액을 공급하고 속목동맥과 척추동맥이 뇌에 혈액을 제공하는 반면, 바깥목정맥은 바깥목동맥의 공급을 받은 부위로부터 혈액을 받으며 속목정맥은 뇌로부터 혈액을 받는다 416
- 11.17 속목동맥과 척추동맥들이 뇌에 혈액을 공급하는데 뇌는 경막정맥동과 속목정맥으로 혈액을 배출한다 418
- 11.18 내림대동맥의 혈액공급을 받는 부위는 위대정맥과 아래대정맥으로 혈액을 배출한다 420
- 11.19 복강동맥과 창자간막동맥의 혈액공급을 받는 내장들은 간문맥의 지맥에 혈액을 배출한다 422
- 11.20 골반과 다리는 온엉덩동맥의 분지들에 의해 혈액공급을 받으며 온엉덩정맥의 지맥들에 혈액을 배출한다 424
- 2절 복습 426

11장 복습 427
- 핵심 용어로 윤곽 파악하기 427
- 11장 종합 복습 문제 431

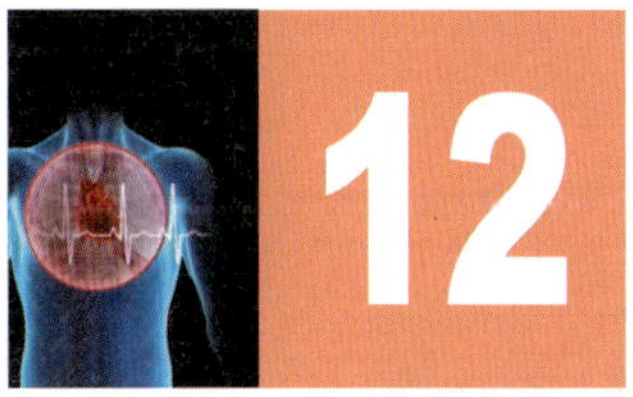

심장과 심장혈관계통의 기능(The Heart and Cardiovascular Function) 432

1절 Heart(심장)의 구조 433
- 12.1 심장벽에는 심장근육 조직으로 이루어진 동심원 층들이 포함되어 있다 434
- 12.2 심장은 심장막안에 매달려 있다; 내부 공간의 경계선들이 외부 표면에서 보인다 436
- 12.3 심장은 막대한 혈액공급을 받는다 438
- 12.4 내부 판막들은 심장 내 공간 사이의 혈류 방향을 조절한다 440
- 12.5 임상의학 모듈: 심장근육층 또는 심장판막의 손상은 심장기능 이상을 초래할 수 있다 442
- 1절 복습 444

2절 Cardiac Cycle(심장주기) 445
- 12.6 심장주기는 혈류를 지속시키는 압력기울기를 유발하는데, 특수 분화된 심장근육세포들에 의해 조정된다 446
- 12.7 자율신경계가 심장에 분포하며, 심전도는 심장의 활동을 표시할 수 있다 448
- 12.8 심박수 및 일회박출량의 조정을 통해 심박출량이 조절된다 450
- 2절 복습 452

3절 Cardiac Output(심장박출량)과 Peripheral Blood Flow(말초 혈류)의 통합조절 453
12.9 동맥압과 말초저항이 혈류량을 결정하며 모세혈관교환에 영향을 미친다 454
12.10 심장혈관계통의 조절 기전들은 혈압변화에 반응한다 456
12.11 낮은 혈압 및 적은 혈액량에 대한 내분비계 반응들은 높은 혈압과 많은 혈액량에 대한 반응과는 매우 다르다 458
12.12 심장혈관계통 조절중추들은 운동을 하는 동안 심박출량과 혈액분배를 광범위하게 조정한다 460
12.13 임상의학 모듈: 심전도는 심장부정맥들을 밝혀낼 수 있다 461
3절 복습 462

12장 복습 463
핵심 용어로 윤곽 파악하기 463
12장 종합 복습 문제 465

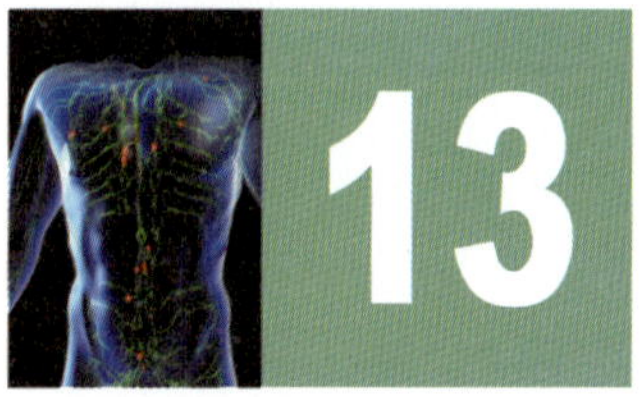

림프계통과 면역(The Lymphatic Immunity) 466

1절 Lymphatic System(림프계통)의 형태 467
13.1 사이물질은 모세림프관으로 모여 림프관 속의 림프가 된다 468
13.2 작은 림프관은 합쳐져서 큰림프관을 형성하여 림프를 빗장밑정맥으로 운반한다 470
13.3 림프구는 림프계통의 면역기능을 담당한다 472
13.4 림프조직과 림프기관에 존재하는 림프구는 병원균과 독소로부터 몸을 보호한다 474
1절 복습 476

2절 Nonspecific Immunity(비특이적 면역) 477
13.5 물리적 장벽과 포식세포가 비특이적 방어를 담당한다 478
13.6 염증은 상처로 인해 발생되는 국소적 조직반응이다; 발열은 조직손상과 감염에 따른 일반적 반응이다 480
2절 복습 482

3절 Specific Immunity(특이적 면역) 483
13.7 특이적 방어는 항원에 노출될 경우 유발된다 484
13.8 항체는 작은 수용성 단백질로서 특정 항체에 결합한다; 항체는 항원을 불활성화시키고 또 다른 방어과정을 유발한다 486
13.9 항체는 표적항원을 파괴하기 위해 여러 상이한 기전을 사용한다 488
13.10 임상의학 모듈: 항체반응은 알러지반응 혹은 과민증을 유도하기도 한다 489
13.11 임상의학 모듈: 과도한 활성과 낮은 활성이 수반된 면역질환은 위험하다 490
3절 복습 492

13장 복습 493
핵심 용어로 윤곽 파악하기 493
13장 종합 복습 문제 495

호흡계통(The Respiratory System) 496

1절 Respiratory System(호흡계통)의 Functional Anatomy (기능해부학) 497
14.1 호흡점막은 들어오는 공기를 정화시키고 데우며 축축하게 해준다 498
14.2 기관 및 1차 기관지는 폐 안팎으로 공기를 운반한다 500
14.3 기체교환은 허파꽈리(폐포)에서 일어난다 502
1절 복습 504

2절 Respiratory Physiology(호흡 생리) 505
14.4 흉강내 압력 변화가 폐 환기를 일으킨다 506
14.5 호흡근은 호흡요구성에 따라 일호흡량을 조절한다 508
14.6 기체 확산은 기체의 상대적 농도와 용해도에 의존한다 510
14.7 호흡조절은 뇌줄기의 소통중추에서 수행된다 512
14.8 임상의학 모듈: 호흡기 질환과 노화는 모두 폐기능을 떨어뜨린다; 흡연은 설상가상으로 악화시킨다 514
2절 복습 516

14장 복습 517
핵심 용어로 윤곽 파악하기 517
14장 종합 복습 문제 518

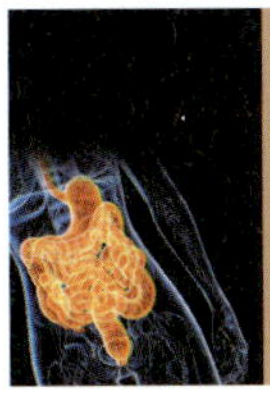

15

소화계통(The Digestive System) 520

1절 General Organization of the Digestive System(소화계통의 일반적인 구성) 521

15.1 Digestive tract(소화관)은 점막으로 둘러싸인 근육형 관이다 522

15.2 평활근수축은 소화관을 따라 음식물을 혼합하여 앞으로 나아가게 한다 524

1절 복습 526

2절 Digestive Tract(소화관) 527

15.3 입안은 혀, 침샘, 치아를 포함하고 침샘에서 침이 분비된다 528

15.4 서로 다른 턱부위에 있는 치아는 크기, 모양, 기능이 다양하다 530

15.5 인두와 식도의 근육층은 삼킴작용에 있어 중요한 역할을 한다 532

15.6 위는 근육형의 확장가능한 J모양의 기관이며 3개의 근육층을 가지고 있다 534

15.7 위는 음식물 속의 유기영양소를 분해한다 536

15.8 창자관은 영양소를 흡수하기 위한 특별한 구조로 되어 있다 538

15.9 작은창자는 샘창자, 빈창자, 돌창자로 구성되어 있다 540

15.10 소화활동을 조절하는데 관여하는 5가지 호르몬이 있다 541

15.11 큰창자는 대변성분을 저장하고 농축시킨다 542

15.12 신경반사와 호르몬은 소화활동을 조절하기 위해 상호작용을 한다 544

2절 복습 546

3절 Accessory Digestive Organ(부속소화기관) 547

15.13 3쌍의 침샘으로부터 침이 분비된다 548

15.14 가장 큰 생체기관인 간은 왼엽, 오른엽, 꼬리엽, 네모엽으로 구분된다 549

15.15 쓸개는 쓸개즙을 저장하고 농축시키며 이자는 생체의 중요한 내분비와 외분비기능을 가지고 있다 550

15.16 임상의학 모듈: 소화계통의 질환은 다양하고 비교적 흔하다 552

3절 복습 554

15장 복습 555

핵심 용어로 윤곽 파악하기 555

15장 종합 복습 문제 557

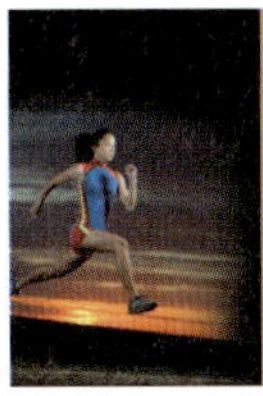

16

대사와 에너지학(Metabolism and Energetics) 558

1절 Cellular Metabolism(세포대사) 개요 559

16.1 세포는 대부분의 ATP를 electron transport system(전자전달계)을 통하여 얻으며, 전자전달계는 citric acid cycle(시트르산 회로)과 연결되어 있다 560

16.2 세포는 nutrient pool(영양소 저장고)로부터 사용할 수 있는 물질을 분해하여 필요한 에너지를 얻는다 562

1절 복습 564

2절 영양소의 소화와 대사 565

16.3 탄수화물은 일반적으로 휴식상태에서 우선적으로 분해대사되어 ATP를 생산한다 566

16.4 지질은 chylomicron(킬로미크론, 기름죽입자)의 형태로 혈액으로 들어간다; cholesterol(콜레스테롤)은 그 후 추출되어 지질단백질의 형태로 분리된다 568

16.5 단백질 합성에 필요하지 않은 아미노산은 파괴되어 다른 아미노산으로 변형될 수 있다 570

16.6 Vitamin(비타민) 및 mineral(미네랄)은 많은 대사경로의 기능에 꼭 필요하다 572

16.7 적절한 영양은 균형잡힌 식사에 달려 있다 574

16.8 식욕의 조절은 복잡하며, 단기 및 장기 조절 기전이 있다 576

16.9 임상의학 모듈: 대사이상은 부적절한 영양, 생화학적 장애 또는 기아에 의해 발생할 수 있다 578

2절 복습 580

3절 대사와 에너지 사용 581

16.10 우리 몸은 끊임없이 에너지를 사용하며, 일정한 체온을 유지하기 위해서는 열생산과 열손실이 균형을 이루어야 한다 582

16.11 Hypothalamus(시상하부)에 있는 thermoregulatory center(체온조절중추)는 열손실과 열생산을 조정한다 584

3절 복습 586

16장 복습 587

핵심 용어로 윤곽 파악하기 587

16장 종합 복습 문제 589

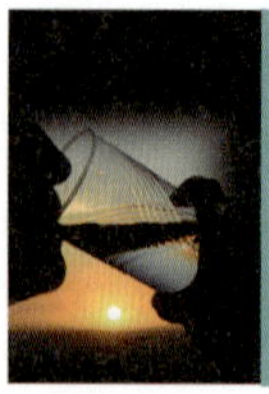

17

비뇨계통과 체액, 전해질, 그리고 산-염기평형 590

1절 Urinary System(비뇨계통)의 해부학 591
17.1 콩팥은 복막 뒤에 있는 한 쌍의 기관이다 592
17.2 콩팥단위는 여러 부위로 나눌 수 있으며, 각 부분은 독특한 기능을 가진다 594
17.3 콩팥에는 많은 혈관이 분포하며, 그 순환양상은 복잡하다 596
1절 복습 598

2절 Renal Physiology(콩팥생리학)의 개요 599
17.4 여과, 재흡수, 분비는 콩팥단위와 집합관계의 특정 부위에서 발생한다 600
17.5 소변의 양과 농도는 호르몬에 의해 조절된다 602
17.6 콩팥의 기능은 통합적 과정이다 604
17.7 임상의학 모듈: 콩팥기능상실은 생명을 위협하는 질환이다 606
2절 복습 608

3절 Unine(소변)의 저장과 배출 609
17.8 요관, 방광 및 요도는 소변을 운반하는데 특화되어 있다 610
17.9 임상의학 모듈: 비뇨계통 장애는 신체검사와 검사실검사에 의해 발견될 수 있다 612
3절 복습 614

4절 체액 및 전해질평형 615
17.10 증가와 감소가 같을 때 체액과 무기질은 균형을 이룬다 616
17.11 수분평형은 나트륨평형에 의존적이고, 이 둘은 동시에 조절된다 618
4절 복습 620

5절 산-염기평형 621
17.12 완충계는 위험할 수 있는 산-염기평형의 교란에 대항한다 622
17.13 완충계는 세포내액과 세포외액에서 pH의 변화를 지연시킬 수는 있지만 막을 수는 없다 624
17.14 산증과 알칼리증에 대한 항상성 반응에는 완충계뿐만 아니라 호흡과 콩팥 기전도 포함된다 626
5절 복습 628

17장 복습 629
핵심 용어로 윤곽 파악하기 629
17장 종합 복습 문제 631

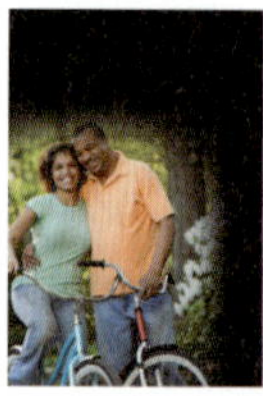

18

생식계통(The Reproductive System) 632

1절 Male Reproductive System(남성생식계통) 633
18.1 고환의 코일모양 정세관은 남성생식기관에 연결되어 있다 634
18.2 호르몬은 남성의 성기능을 확립하고 유지시키는데 중요한 역할을 한다 636
18.3 남성생식기관은 정액샘, 전립샘, 망울요도샘으로부터 분비물을 받는다 637
18.4 음경은 정액과 소변을 몸 밖으로 배출시킨다 638
18.5 임상의학 모듈: 전립샘과 고환의 장애는 비교적 흔하다 639
1절 복습 640

2절 Female Reproductive System(여성생식계통) 641
18.6 난소와 여성생식기관은 근접해 있지만 직접 연결되어 있지는 않다 642
18.7 난소에서 일어나는 제1감수분열은 하나의 홑배수성 이차난모세포를 만들고, 수정이 일어나면 제2감수분열이 완성된다 644
18.8 자궁관은 두꺼운 근육벽으로 이루어진 속이 비어 있는 기관으로 자궁에 연결되어 있다 646
18.9 질입구는 바깥생식기관에 둘러싸여 있다 648
18.10 젖샘은 출산 후 아기에게 영양을 공급한다 649
18.11 난소주기와 자궁주기는 시상하부, 뇌하수체, 난소의 호르몬에 의해 조절된다 650
18.12 임상의학 모듈: 여성의 생식계통 장애는 비교적 흔하며 종종 치명적이다 651
18.13 임상의학 모듈: 피임법은 방법에 따라 다양한 효율성과 위험성을 가지고 있다 652
2절 복습 654

18장 복습 655
핵심 용어로 윤곽 파악하기 655
18장 종합 복습 문제 657

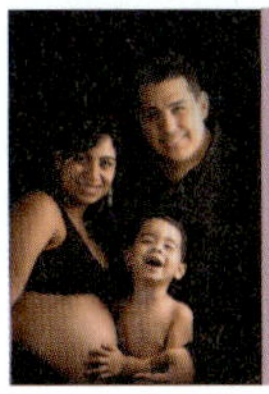

19

발생과 유전(Development and Inheritance) 658

1절 Development(발생)의 개요 659

19.1 난할은 주머니배가 자궁벽에 착상할 때까지 계속된다 660

19.2 창자배형성은 세 배엽층인 외배엽, 내배엽, 중배엽을 형성한다 662

19.3 배아바깥막은 태아의 성장 및 발생을 지지하는 태반을 형성한다 664

19.4 태반은 출생전 발생 동안 다양한 생체기능을 수행한다 666

19.5 기관계통은 첫 석달에 형성되어 둘째와 셋째 석달 동안 기능을 갖추게 된다 668

19.6 임신은 모체에 해부학적, 생리학적 스트레스를 준다 670

19.7 여러 요인이 진통 과정을 유발하고 촉진시킨다 672

19.8 출생 후 발생 초기에는 모체계통으로부터의 영양 공급이 필요하다 674

19.9 사춘기에 여성과 남성 호르몬은 대부분의 기관계통에 서로 다른 영향을 미친다 676

1절 복습 678

2절 Genetics(유전학)와 Inheritance(유전) 679

19.10 유전자와 염색체가 유전양식을 결정한다 680

19.11 임상의학 모듈: 수천 개의 임상 장애는 비정상적인 염색체 및 유전자와 관련이 있다 682

2절 복습 684

19장 복습 685

핵심 용어로 윤곽 파악하기 685

19장 종합 복습 문제 687

해답 688

한글 찾아보기 721

영문 찾아보기 734

1

해부생리학의 소개 (An Introduction to Anatomy and Physiology)

번역: 김옥용

학습성과

다음 각 학습성과 번호는 본문의 모듈 번호와 일치하며, 독자는 1장을 모두 공부한 후에 각 학습성과를 실천할 수 있어야 한다.

1절 • A&P in Perspective(해부생리학의 견해)

1.1 해부학과 생리학을 정의한다.

1.2 구조와 기능의 관계를 설명한다.

1.3 인체의 구성단계를 설명한다.

1.4 11개의 기관계통을 확인하고 각각의 주요 기능을 설명한다.

2절 • Homeostasis(항상성)

1.5 항상성의 개념을 설명하고, 항상성을 유지하는 음성되먹임과 양성되먹임의 역할을 논의한다.

3절 • Anatomical Term(해부학 용어)

1.6 표면해부학과 국소해부학을 설명하기 위해 정확한 해부학 용어를 사용한다.

1.7 신체부위의 상대적인 위치와 관계를 설명하기 위해 방향에 관련된 용어와 부위별 단면을 정확히 사용한다.

1.8 체강과 세분된 것을 확인한다.

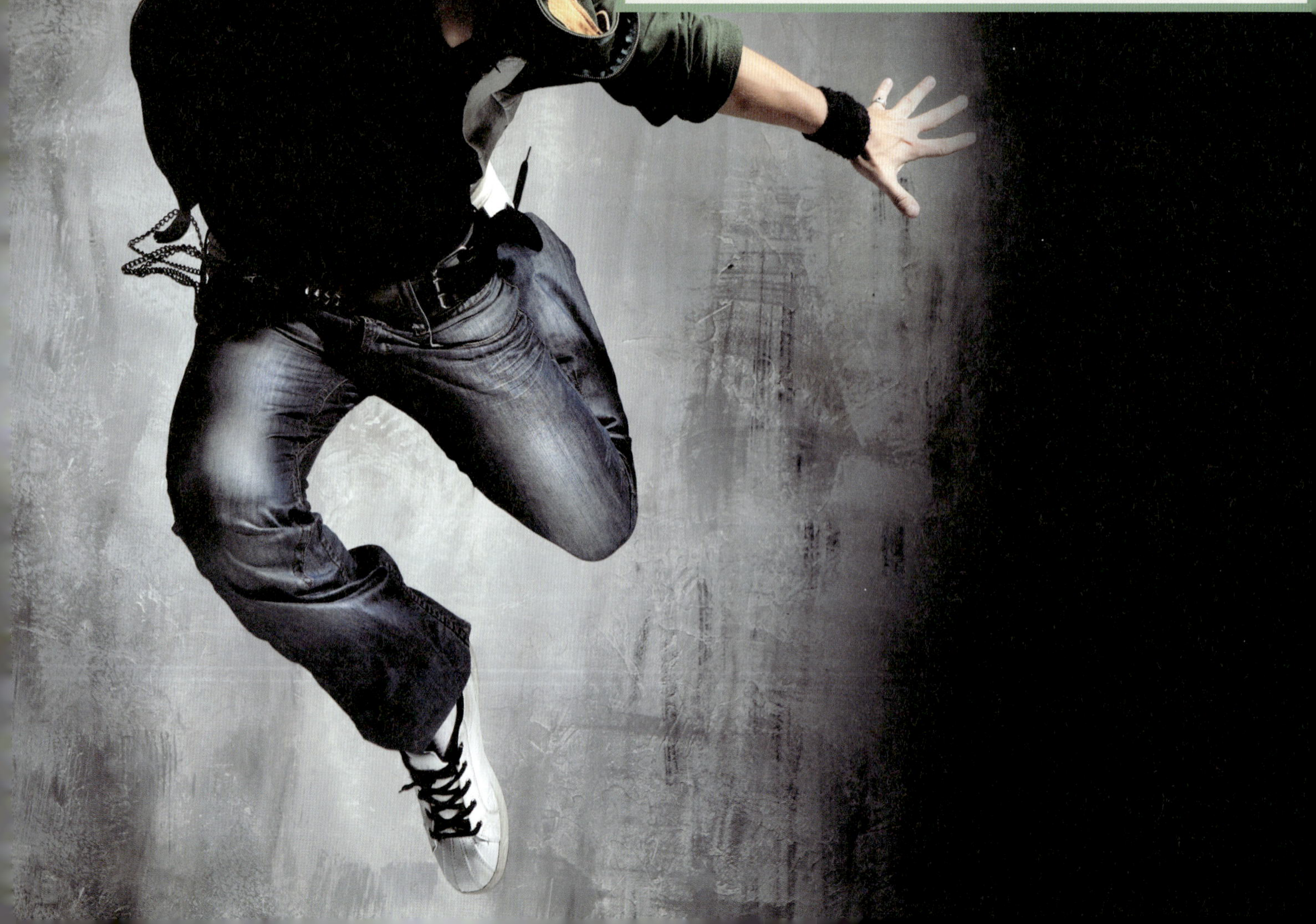

A&P in Perspective(해부생리학의 견해)

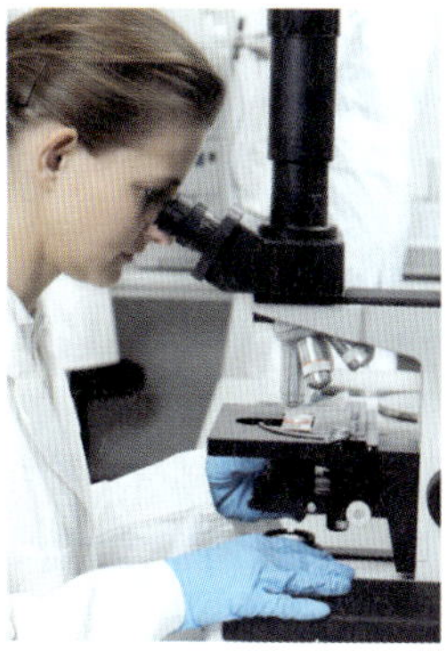

사람 해부생리학은 신체가 생명을 유지하기 위해 기능을 어떻게 수행하는지를 다루는 학문이다. 우리는 공부를 하면서 인체에 대한 흥미롭고 중요한 사실을 알게 될 것이다. 하지만 이를 배우는 방식과 이를 대하는 마음가짐 또한 암기하는 것만큼 중요하다는 점이다. 기본적인 해부생리학의 입문을 "구조란 무엇이며, 어떻게 작용하는가?"로 요약할 수 있다. 이 질문에 대한 답의 복잡성은 우리가 어느 정도 상세히 필요로 하는가에 달려 있다. 과학에서 어떤 것이 작동하는지는 알지만 어떻게 작용하는지 모른다면, 그것을 보통 "블랙박스"라고 한다. 더 많이 알수록 블랙박스는 더 줄어들게 되고, 더 많이 배울수록 우리가 얼마나 알지 못하는지 더 많이 깨닫게 되는 것이다.

우리 몸은 정상과 비정상적인 조건에 어떻게 반응을 나타내는지와 비교적 일정한 내적환경을 유지하려는 **homeostasis(항상성)**를 어떻게 유지하는지 알게 될 것이다. 또한 상해나 질병 또는 항상성을 위협하는 것들에 우리 몸이 어떻게 대응하는지도 알게 될 것이다.

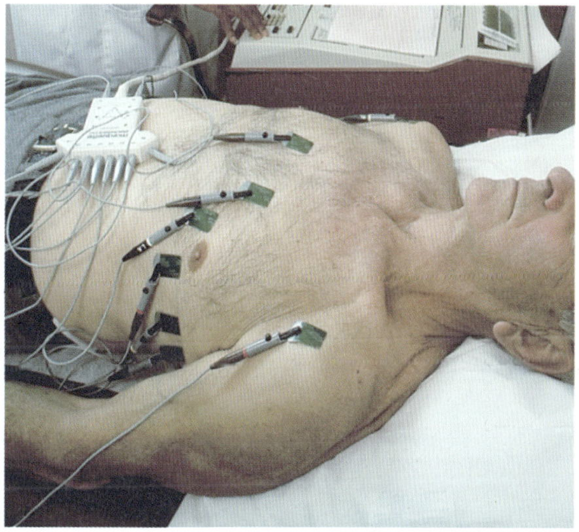

해부생리학 과정을 완수하는데 필요한 조언

- **여러 방식으로 정보에 접근한다.** 예를 들어, 정보를 시각화하고 학생들과 함께 의논하거나 학생들을 가르친다. 또는 실험시간에 실험조교에게 질문한다.
- **학습계획을 세우고** 지킨다.
- **매일 시간을 정해 해부생리학 과정을 공부한다.**
- **암기를 실행한다.** 암기는 학습 과정에 중요한 기술이며 필수요소이다. 여러분은 근육명칭, 방향과 관련된 용어, 뼈와 뇌부분의 명칭 등 모든 부분을 암기하려 할 것이다. 연습을 많이 할수록 용어와 정의를 더 잘 기억할 수 있음을 알게 된다. 여러분이 공부하는 동안 이런 정보들을 명심하도록 지침과 요령을 알려줄 것이다.
- **지름길을 피하라.** 사실 지름길이란 없다. 시간을 할애하여 공부하지 않는다면 원하는 좋은 성적을 얻을 수 없다. 이 과목은 용어를 배우는 준비과정이 필요하다.
- **모든 과목, 실습 및 공부 모임에 참여한다.** 질문을 하고 토론에 참여한다.
- 수업 들어가기 전에 **강의와 실습과제를 읽어본다.**
- **미루지 마라.** 시험 전날 밤에 공부를 한꺼번에 하지 마라. 실제로 과제는 한 주 내내 여러 번 공부하도록 한다. 쉬지 않고 계속해서 공부하는 것이 때로는 역효과를 가져온다. 쉬운 일은 없다. 스스로 힘내서 해야 한다.
- **과제를 이해하는데 문제가 있다면 즉시 도움을 구한다.** 너무 늦어 점수 회복이 어려울 때는 학기가 끝날 때까지 기다리지 않는다.

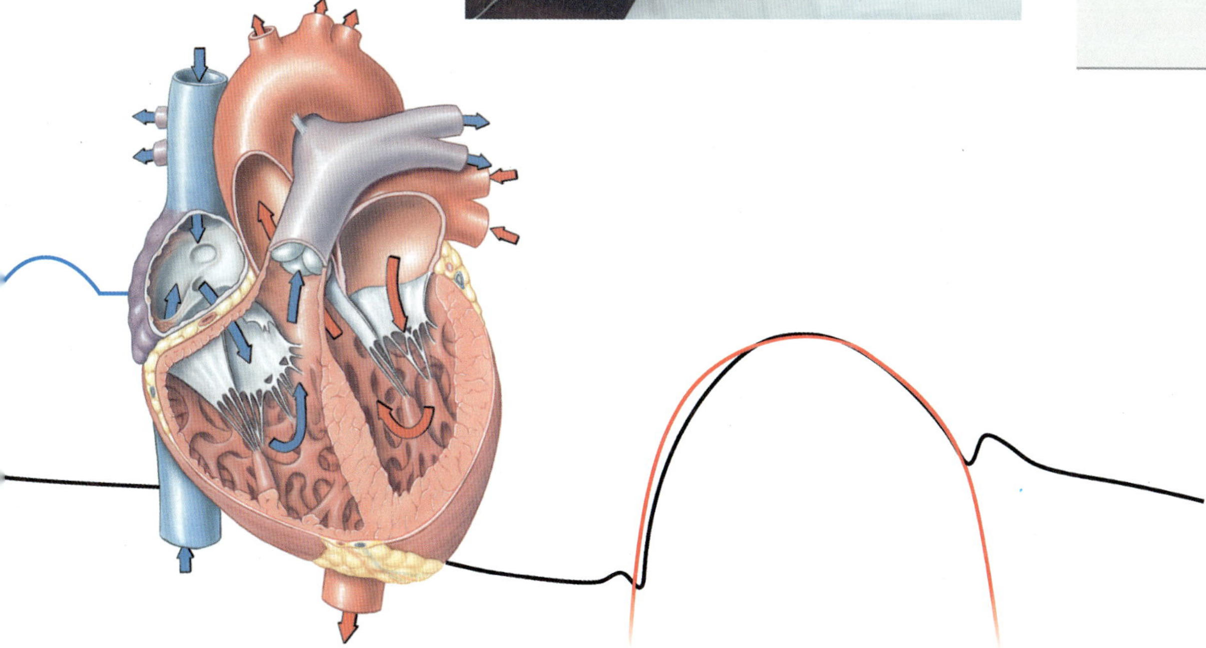

해부학은 형태를 연구한다…

Anatomy(해부학)이란 "잘라서 연다"라는 의미로, 신체의 내부와 외부 구조 및 신체 각 부위의 연관성을 연구하는 학문이다. 여기 복잡한 내부구조를 볼 수 있도록 심장벽이 드러난 심장 해부의 개요가 있다.

1 **Gross anatomy(육안해부학)**는 **macroscopic anatomy**라고도 하며, 기구의 도움 없이 눈으로 비교적 큰 구조나 현상을 관찰하는 학문이다. 절개된 심장 그림은 육안해부학의 한 예이다.

2 **Microscopic anatomy(미세해부학)**는 현미경 없이 볼 수 없는 구조를 다루므로 미세해부학의 범주는 사용되는 장비의 범위 내에서만 확인된다. 해부현미경으로 조직의 구조를 볼 수 있고, 광학현미경으로는 세포의 기본 구조를 자세히 볼 수 있다. 전자현미경으로는 수 나노미터 정도인 각 분자들을 볼 수 있다(1 m의 10억 분의 1).

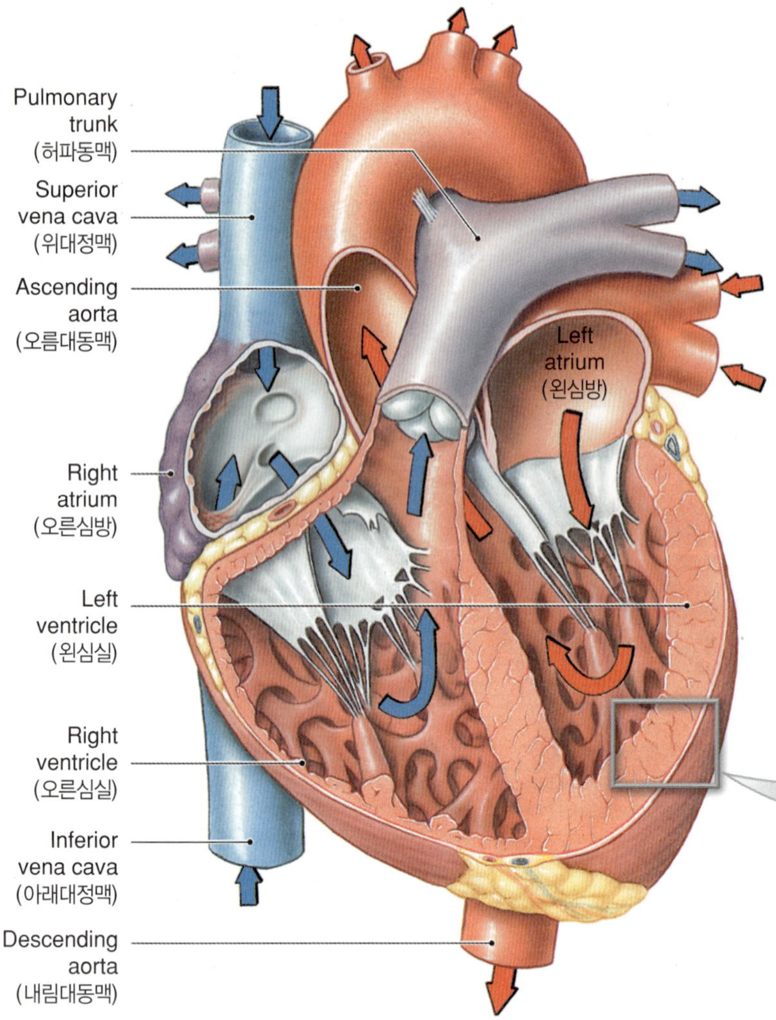

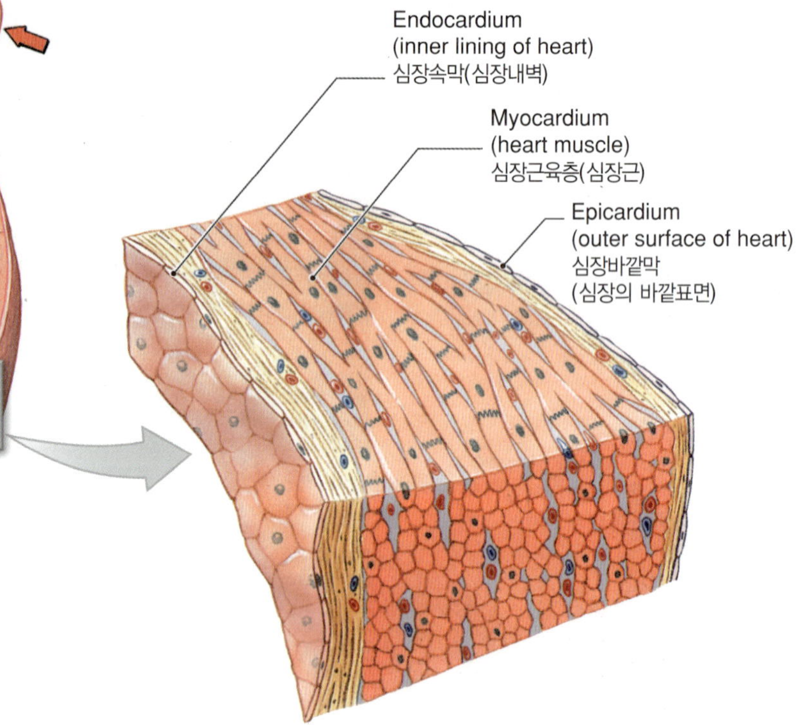

특수한 모든 기능은 특수한 구조에 의해 수행된다. 구조와 기능의 연관성은 항상 존재하지만 모두 이해가 되는 것은 아니다. 예를 들어, 15세기 초에 학자들이 심장의 해부상태를 분명하게 묘사했지만 거의 200년이 지나서야 심장의 기능인 펌프작용을 설명할 수 있었다.

··· 생리학은 기능을 연구한다

Physiology(생리학)는 살아 있는 생물체의 기능을 연구하는 학문이다. 인체생리학은 신체의 기능을 연구한다. 이런 기능은 복잡하고 해부학적인 대부분의 구조를 연구하는 것보다 훨씬 더 어렵다. 생리학자는 심장박동 시간과 연속성, 주요 동맥의 혈압 효과 등과 같은 심장의 기능적 특징에 초점을 두어 관찰한다.

3 심장근의 전기신호는 각각의 심박동과 조화를 이룬다. 우리는 체표면에 붙인 전극을 확인하여 전기신호를 알아낼 수 있다. 이러한 전기신호의 기록을 심전도(ECG)라고 한다.

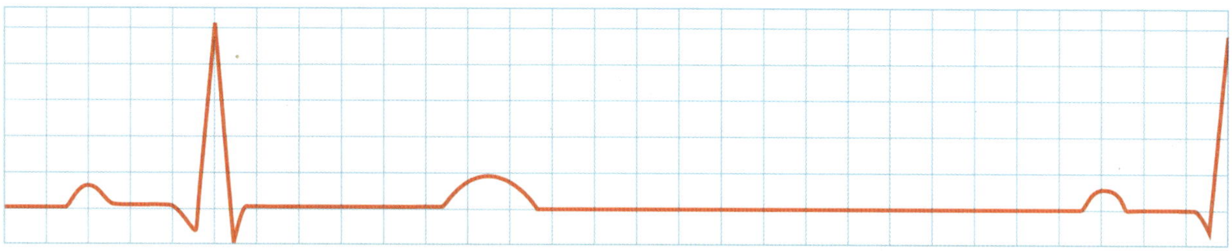

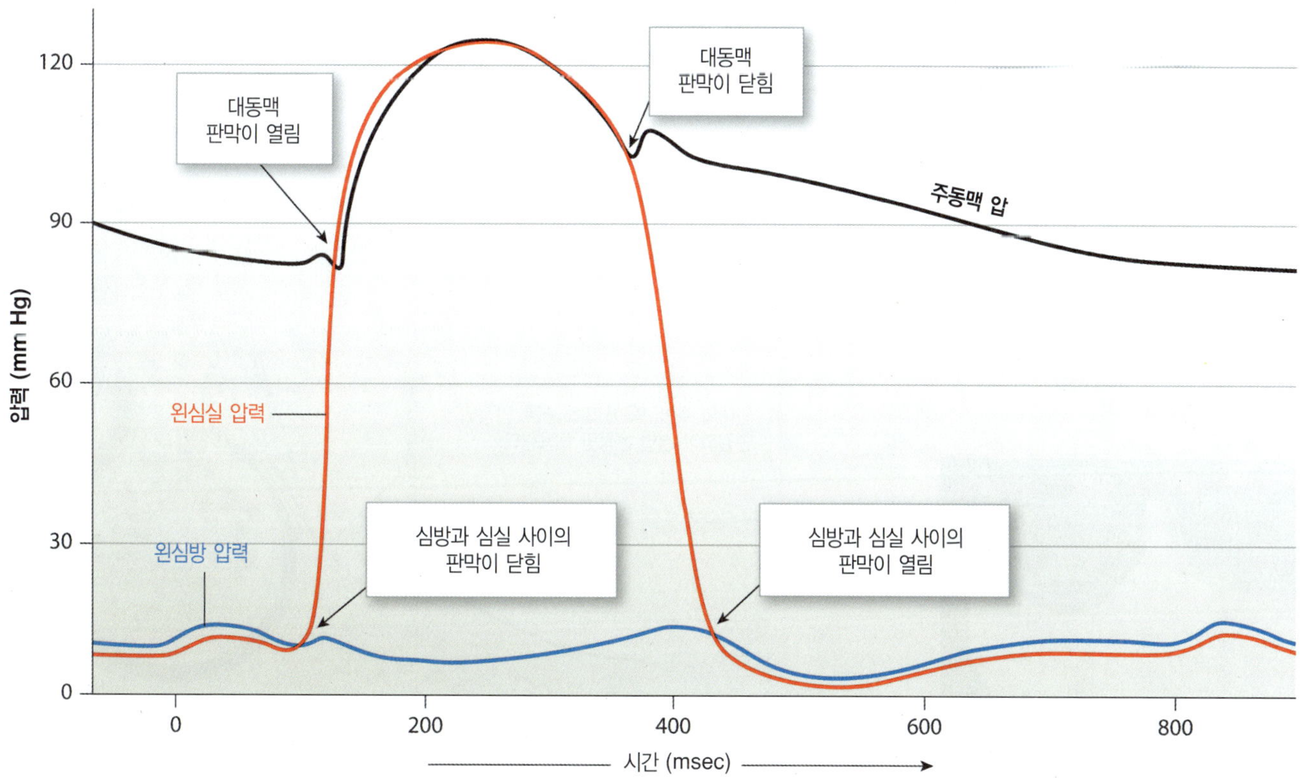

4 심장박동에 따라 주동맥과 심방의 압력이 높았다 낮았다 한다. 주동맥의 혈압은 혈관 손상이나 혈관이 눌리는 것(압력이 너무 떨어질 경우)을 막기 위해 정상범위 내에 유지되어야 한다.

모듈 1.1 복습

a. 해부학과 생리학을 정의하시오.

b. 육안해부학과 미세해부학 사이의 차이점은 무엇인가?

c. 해부학과 생리학의 연관성을 설명하시오.

형태와 기능은 서로 연관되어 있다

해부학과 생리학은 이론적으로나 실질적으로 서로 밀접하게 연관되어 있다. 해부학의 세부내용은 기능적으로 효과가 있기 때문에 중요하며, 생리학 기전은 구조적인 연관성이 있을 때만 완전히 이해될 수 있다.

1 우리는 이런 연관성을 육안해부학 수준에서 쉽게 이해할 수 있다. 팔꿈치 관절이 경첩처럼 작용하는 사실을 잘 알고 있다. 이 관절은 어깨에서 위팔을 안쪽이나 바깥쪽으로 움직이게 하지만 방향을 바꿀 수는 없다. 무엇이 이런 기능을 제한하는 것일까? 관절의 해부학 구조가 제한을 한다.

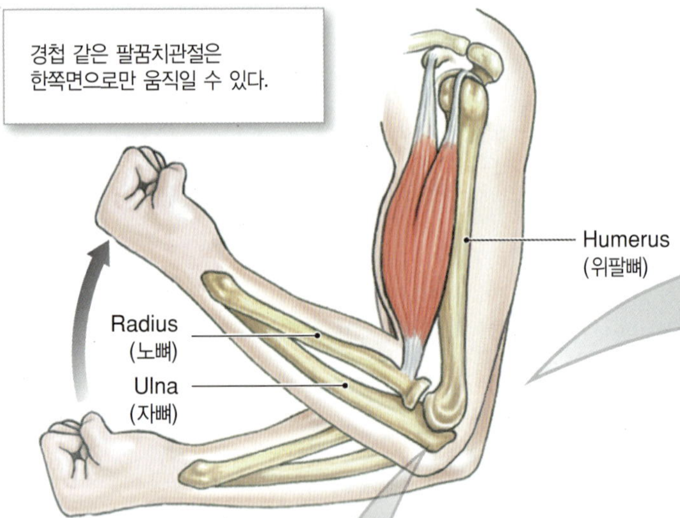

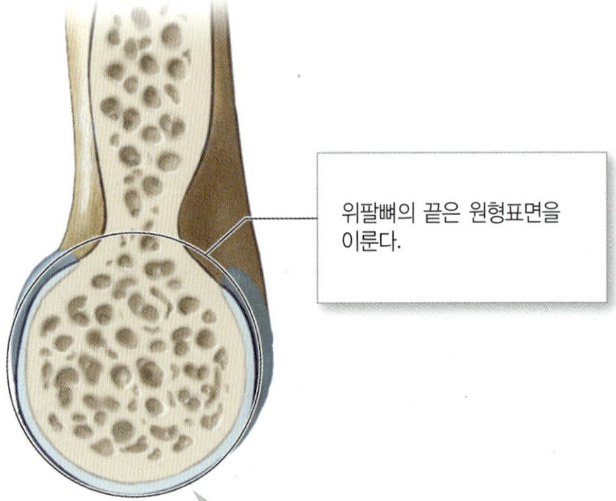

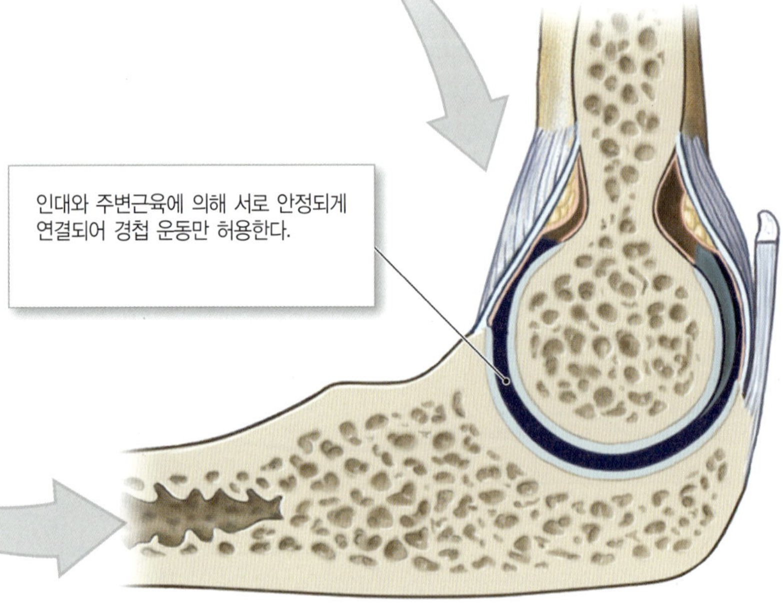

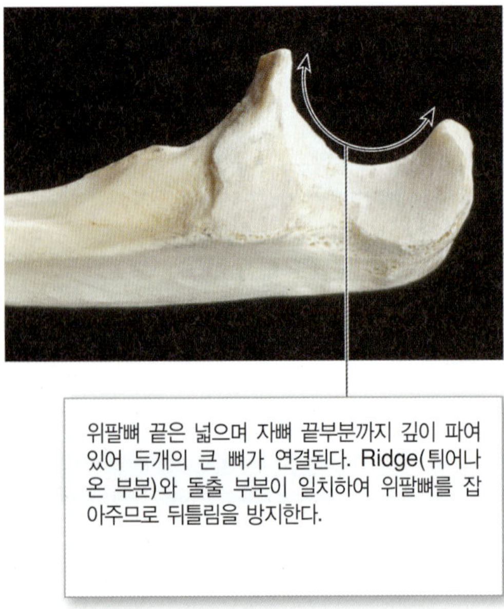

모듈 1.2 복습

a. 구조와 기능의 상관관계를 설명하시오.

b. 팔꿈치관절의 기능을 문의 경첩과 비교하시오.

c. 팔꿈치관절의 방향이 바뀌지 않도록 하는 구조적 현상을 설명하시오.

1.3

인체는 상호관계적인 여러 구성 수준으로 이루어진다

인체는 복잡하지만 뚜렷하게 여러 **level of organization(구성 수준)**의 복합 구조를 나타낸다. 각 수준은 아래 설명보다 좀더 복잡하지만 모두 비슷한 화학성분이나 세포 성분으로 분해될 수 있다.

Organism Level(생명체 수준). organism(생명체)–사람을 말함–구성 단계 중 가장 높은 수준. 생명체의 모든 계통 수준이 생명과 건강을 유지하기 위해 함께 작용한다.

Organ System Level(기관계통 수준). (4~19장) 기관은 계통과 상호작용을 한다. 심장은 수축할 때마다 펌프작용으로 혈액을 혈관으로 밀어낸다. 심장, 혈액, 혈관 모두 심장혈관계통을 형성하며, 11장 **organ system(기관계통)**이 이에 해당된다.

Organ Level(기관 수준). Organ(기관)은 2가지 이상의 조직으로 구성되어 여러 기능을 조화롭게 수행한다. 여러 층의 심근조직은 결합조직으로 구성되어 속이 비어 있고 3차원적인 기관의 심장벽을 형성한다.

TIssue Level(소식 수순). (4장) **Tissue(조직)**은 세포의 집단이며 세포는 한 가지 이상의 특수기능을 수행하기 위해 함께 일한다. 심근세포(cardium)는 심근조직을 형성한다.

Cellular Level(세포 수준). (3장) **Cell(세포)**은 신체에서 살아 있는 가장 작은 단위이다. 세포의 기능은 복잡한 분자로 구성된 세포내 기관들인 *organelle*(소기관)으로 이루어져 있다. 각 소기관은 특수 기능을 가지고 있다. 예를 들어, 어떤 소기관은 심근세포의 수축에 필요한 에너지를 공급한다.

Chemical Level(화학물질 또는 분자수준). (2장) **Atom(원자)**은 물질을 이루는 최소의 안정적 단위로서 결합하여 복잡한 형태의 분자를 형성할 수 있다. 특정 분자의 기능적인 특징은 3차원적인 형태와 원자의 구성요소에 의해 결정된다.

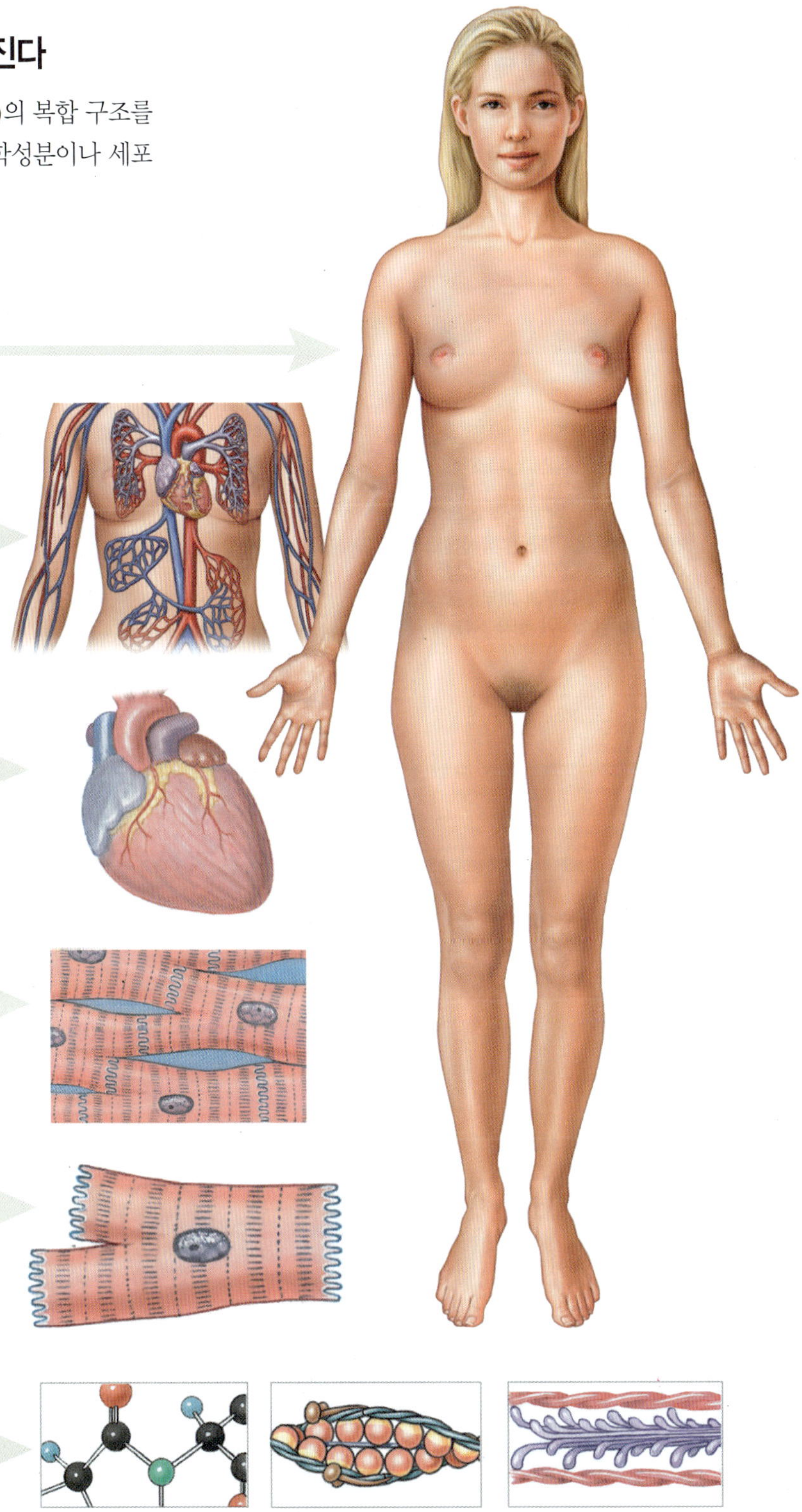

조합된 원자 | 복합단백질 분자 | 가는 단백질 섬유

모듈 1.3 복습

a. 기관을 정의하시오.

b. 신체의 살아 있는 최소 단위를 포함한 생물의 구성 수준에서, 가장 낮은 단계를 명명하시오.

c. 세포와 생명체 사이의 구성 수준의 목록을 만들어 보시오.

기관과 기관계통은 생명을 유지하는 신체기능을 수행한다

1 **Organ(기관)**은 하나 이상의 조직형태로 구성된 기능적 단위이다. 기관내 조직의 특수한 조합과 구성체계가 기관의 기능을 결정하거나 제한한다. **Organ system(기관계통)**은 때로는 조화를 이루면서 특수한 기능을 수행하며 상호작용을 하는 기관들로 구성된다.

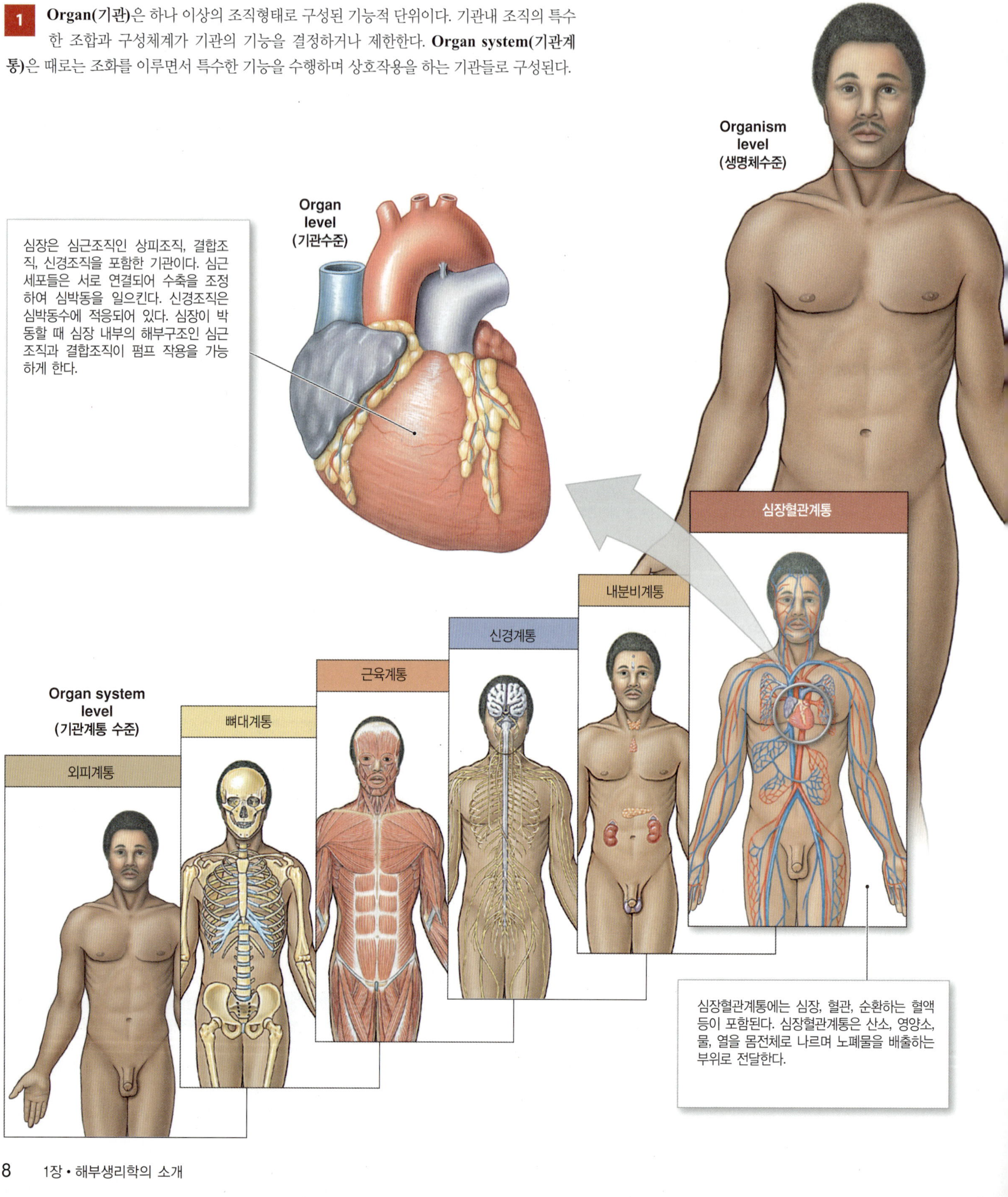

2 오른쪽의 표는 11개의 기관계통이다. 정보를 정리하기에는 이 분류가 편리한 방식이지만, "기관계통"을 분류하는 개념은 인위적이고 다소 오해의 소지가 있다. 세포, 조직, 기관 및 기관계통 등 신체의 어느 부위도 기능을 따로 하지는 않는다. 기관과 기관계통은 상호의존관계에 있으며, 한 기관에 영향을 주는 것은 대체로 몸전체의 기능에도 영향을 줄 것이다. 예를 들어, 많은 양의 출혈이 일어난 뒤 심장은 혈액을 효과적으로 펌핑할 수 없다. 심장이 펌프작용을 못하여 혈액이 흐르지 못하면 산소와 양분을 공급할 수 없다. 이어서 산소와 양분이 부족하면 심근세포들이 죽게 되므로 심근조직은 기능을 상실한다. 이런 변화는 심장혈관계통에만 국한된 것이 아니라 우리 몸의 모든 세포, 조직, 기관에도 심한 손상을 주어 사망에 이르게 할 것이다.

	기관계통	주요 기능
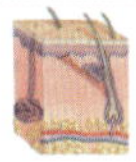	**Integumentary system(외피계통)**	유해환경으로부터 신체를 보호함; 체온조절
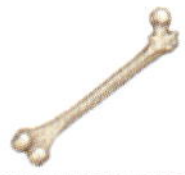	**Skeletal system (뼈대계통)**	연조직을 지지하고 보호함; 혈액세포를 형성
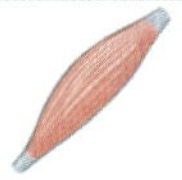	**Muscular system (근육계통)**	몸을 움직이고 지지해줌; 열을 발생시킴
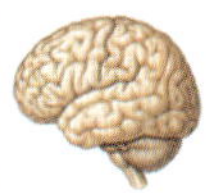	**Nervous system (신경계통)**	다른 기관계통의 활동을 조절하여 자극에 대해 직접 빠른 반응을 나타냄
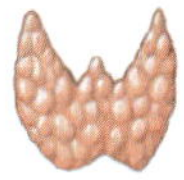	**Endocrine system (내분비계통)**	직접 다른 기관계통의 활동에 오랜 시간 변화를 줌
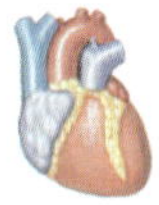	**Cardiovascular system (심장혈관계통)**	양분, 노폐물, 기체 등을 포함한 용해된 물질과 세포를 전달함
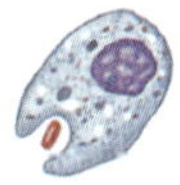	**Lymphatic system (림프계통)**	감염과 질병에 대해 방어작용을 함.
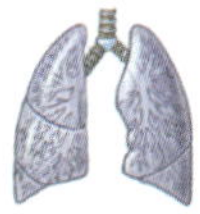	**Respiratory system (호흡계통)**	공기와 순환혈액 사이의 기체교환이 일어나는 부위로 공기를 나름
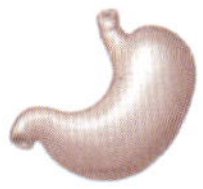	**Digestive system (소화계통)**	음식물을 처리하고 유기양분, 무기질, 비타민, 물 등을 흡수함
	Urinary system (비뇨계통)	과다한 물, 염, 노폐물을 제거하고 pH 조절
	Reproductive system (생식계통)	생식세포와 호르몬 생성

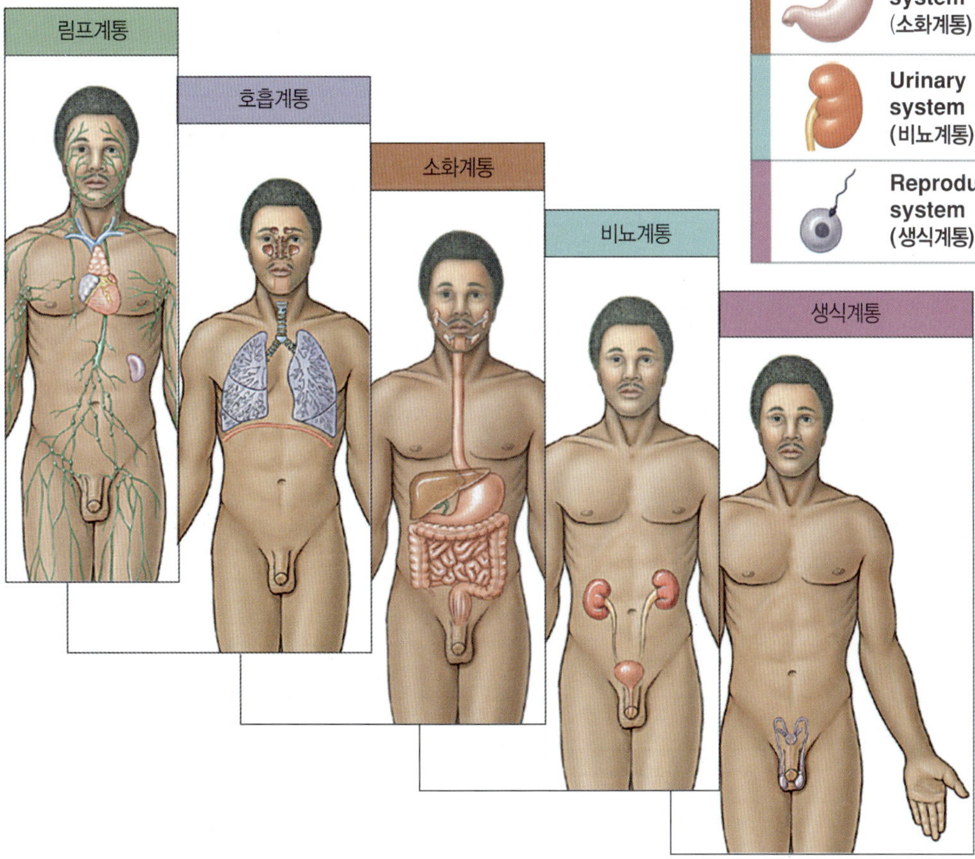

모듈 1.4 복습

a. 인체의 11가지 기관계통을 나열하시오.

b. 뼈대계통과 소화계통 사이의 관계를 설명하시오.

c. 표를 참고하여, 복합골절(뼈가 부러져 피부로 돌출된 것)이 최소한 6개의 기관계통에 어떻게 영향을 미치는지 설명하시오.

1. 단답형

해부학과 생리학을 배우는 데는 노력이 필요하다. 지름길은 없다. 이 과목을 마무리하는데 사용될 수 있는 8가지 학습 조언을 서술하시오.

a ______

b ______

c ______

d ______

e ______

f ______

g ______

h ______

2. 연결하기

다음 용어들을 우측의 제목에 맞도록 적어 넣으시오.

- 우심방
- 심근
- 대동맥 판막이 열림
- 좌심실
- 좌심방과 좌심실의 판막이 닫힘
- 좌심방의 압력
- 심전도
- 심장속막
- 위대정맥
- 자뼈(척골)
- 앞팔을 어깨쪽으로 움직이기

해부학	생리학
______	______
______	______
______	______
______	______
______	______
______	______
______	______

3. 연결하기

인체의 6가지 구성 단계를 작은 것에서 큰 것까지 순서대로 나열하시오.

______조직 ______세포 ______ 기관 ______ 분자 ______개체 ______기관계통

4. 단답형

다음 각 기관계통의 주요 기능을 요약하시오.

a 뼈대계통 ______

b 소화계통 ______

c 외피계통 ______

d 비뇨계통 ______

e 신경계통 ______

Homeostasis(항상성)

Homeostasis(항상성, *homeo*, 불변 + *stasis*, 상태)는 내부환경이 안정되어 있음을 말한다. 모든 생명체는 항상성을 유지해야 살 수 있다. 항상성을 유지하지 못하면 질병에 걸리거나 사망할 수도 있다. 항상성의 원리는 이 책의 중심주제이면서 모든 현대생리학의 기초가 된다. **Homeostatic regularion(항상성 조절)**은 때로는 일정치 않고 예기치 못한, 매우 위험한 환경에서 항상성을 보존하기 위해 생리계통에 적응하는 것이다. 항상성 조절을 이해하기 위해 정상과 비정상 조건에 대한 신체 반응을 정확히 예견하는 것이 중요하다.

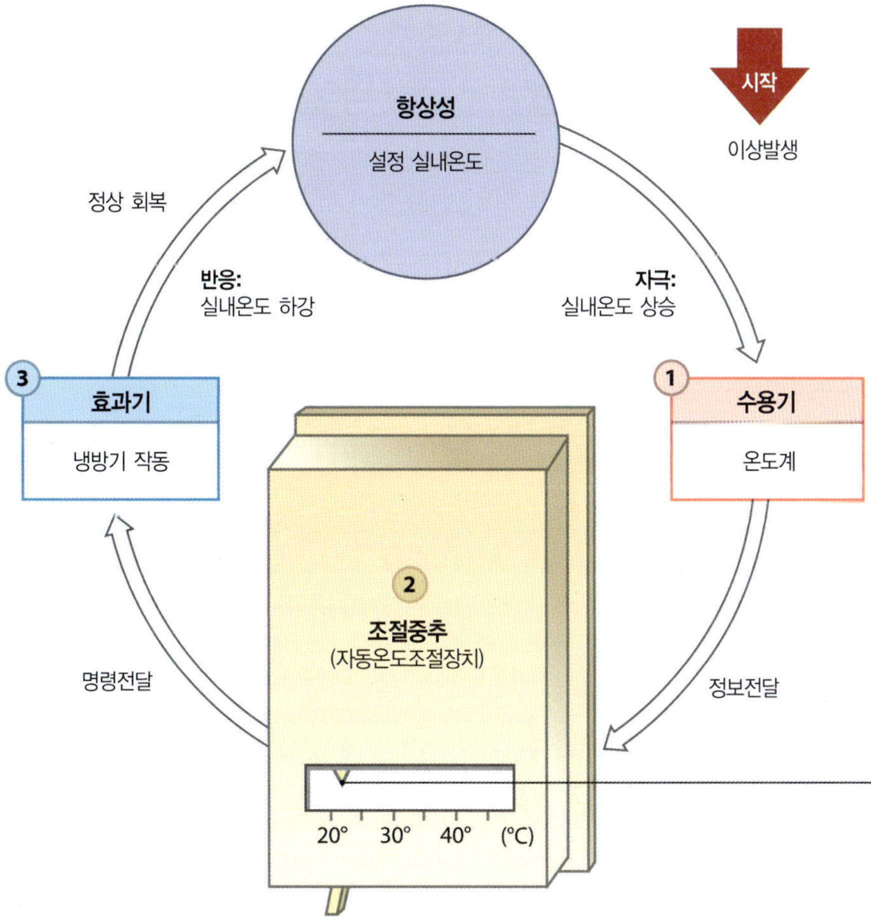

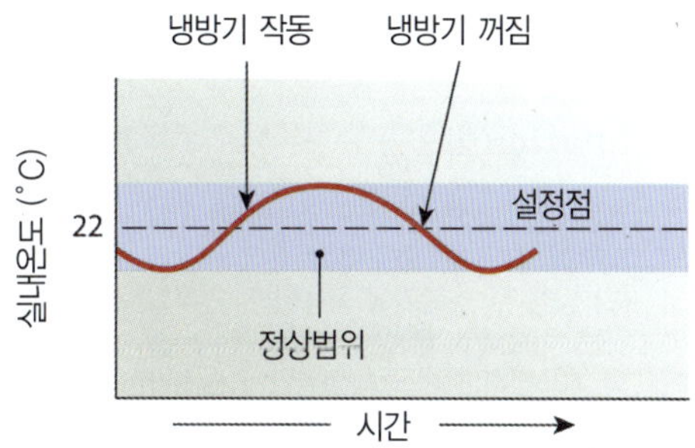

2 항상성 조절은 정확한 것이 아니다 – 절대 수치가 아니라 정상 범위를 유지하는 것이다. 방온도를 조절하는 것도 동일하다 – 집마다 방벽에 설치된 조절기가 있으며 여러 곳에서 환기가 일어난나. 시산이 지나면 집의 온도는 설정점 근처에서 왔다갔다 한다.

자동온도조절장치는 **set point(설정점)** 또는 원하는 수치를 나타내는 것으로, 여기에서는 우리가 선택한 온도를 나타낸다(예, 설정점 22°C). 자동온도조절장치의 기능은 항상 설정점 범위 내에서 실내온도를 적정범위로 유지하는 것이다.

1 우리가 사는 공간에서 비교적 일정한 온도를 유지하는 것이 항상성과 비슷한 예이다. 모든 항상성 기전과 마찬가지로 (1) **receptor(수용체)** 또는 감지기 – 이 경우 온도계 – 는 특정 환경 변화나 자극에 민감하다. (2) **control center(조절중추)** 또는 integration center(통합중추) – 이 경우 온도 조절기 – 에 보낸 정보를 받아서 처리하여 명령을 내보낸다. (3) **effector(효과기)** – 이 경우 냉방기 – 는 자극에 반대되는 명령에 반응을 한다. 실제 효과는 정상범위를 벗어나는 어떤 변화든지 정상으로 회복시키려는 반응이 일어난다.

음성되먹임은 안정성을 제공한다…

Feedback(되먹임)은 환경의 변화로 수용기가 자극을 받아 반응을 유발할 때 나타난다. 조절기에 의한 온도조절의 경우, 외부 온도가 변하면 원하는 범위 내에서 자동으로 반응이 일어나 상황을 수정한다. 이 같은 항상성 조절방식을 **negative feedback(음성되먹임)**이라 하며, 이는 중추가 원래 자극에 대해 효과기를 반대로 또는 무효가 되도록 활성화시키기 때문이다. 따라서 음성되먹임은 변화를 최소화하여, 중요한 신체계통이 느끼는 변화를 한정된 범위 내에서 오래 유지될 수 있도록 한다.

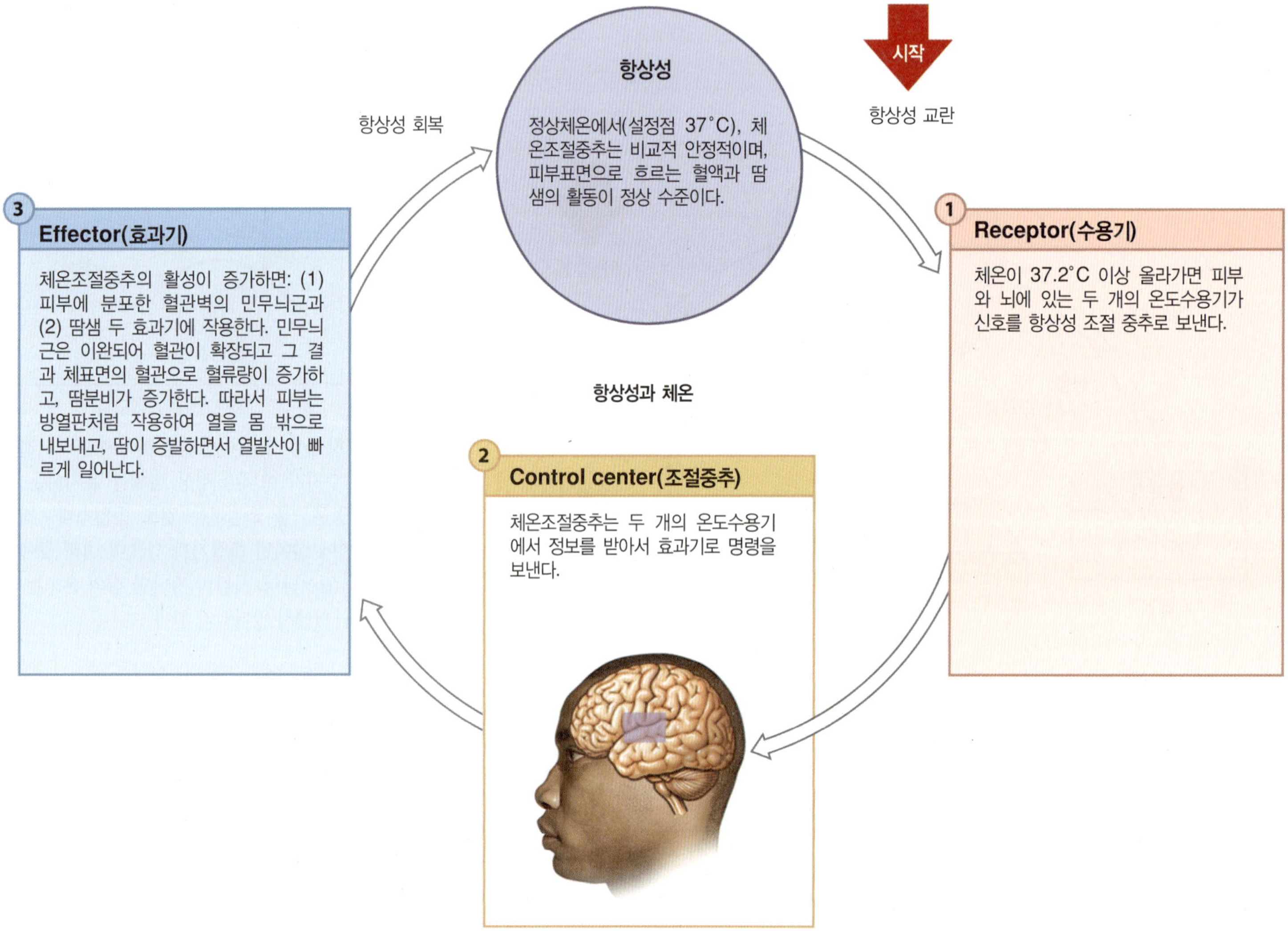

1 음성되먹임은 항상성 조절의 주요 기전이며, 신체의 내부상태와 기관계통을 장시간 조절한다. 음성되먹임을 이용한 항상성 기전은 정상적으로 작은 변화는 무시되고 고정 수치가 아닌 정상범위 내에서 유지된다. 설정점은 활성 정도나 환경에 따라 다양하므로 조절과정 그 자체는 역동적이다. 예를 들어, 잠을 자고 있을 때 인체의 온도조절 설정점은 약간 낮은 반면 더운 날 밖에서 일을 할 때(또는 열이 약간 있을 때)는 약간 높다. 따라서 체온은 (1) 설정점 주변의 작은 변동이나 (2) 설정점의 변화로 인해 개인마다 매순간 또는 날마다 다를 수 있다. 생리학의 여러 측면에서 비교적 다양한 변화가 나타난다.

… 반면 양성되먹임은 완료해야 하는 과정을 과속화시킨다

Positive feedback(양성되먹임)에서는 처음 자극이 그 자극의 변화를 반대방향이 아닌 더 강화하는 반응으로 나타낸다. 일상생활에서는 양성되먹임이 극한 반응을 만들어낼 수도 있으므로 접하기가 쉽지 않다. 예를 들어, 집의 온도가 상승하면 냉방기가 아닌 난방기가 작동하도록 연결된 자동온도조절장치를 가정해보자. 이제 방의 온도가 설정점을 넘으면 온도조절장치가 난방기를 켜서 실내온도는 더욱 상승한다. 누군가 온도조절기를 끄거나 난방기를 끄는 등 어떤 조치를 하기 전까지 실내온도는 계속 오를 것이다. 이러한 상승순환방식을 **positive feedback loop(양성되먹임순환)**라 한다.

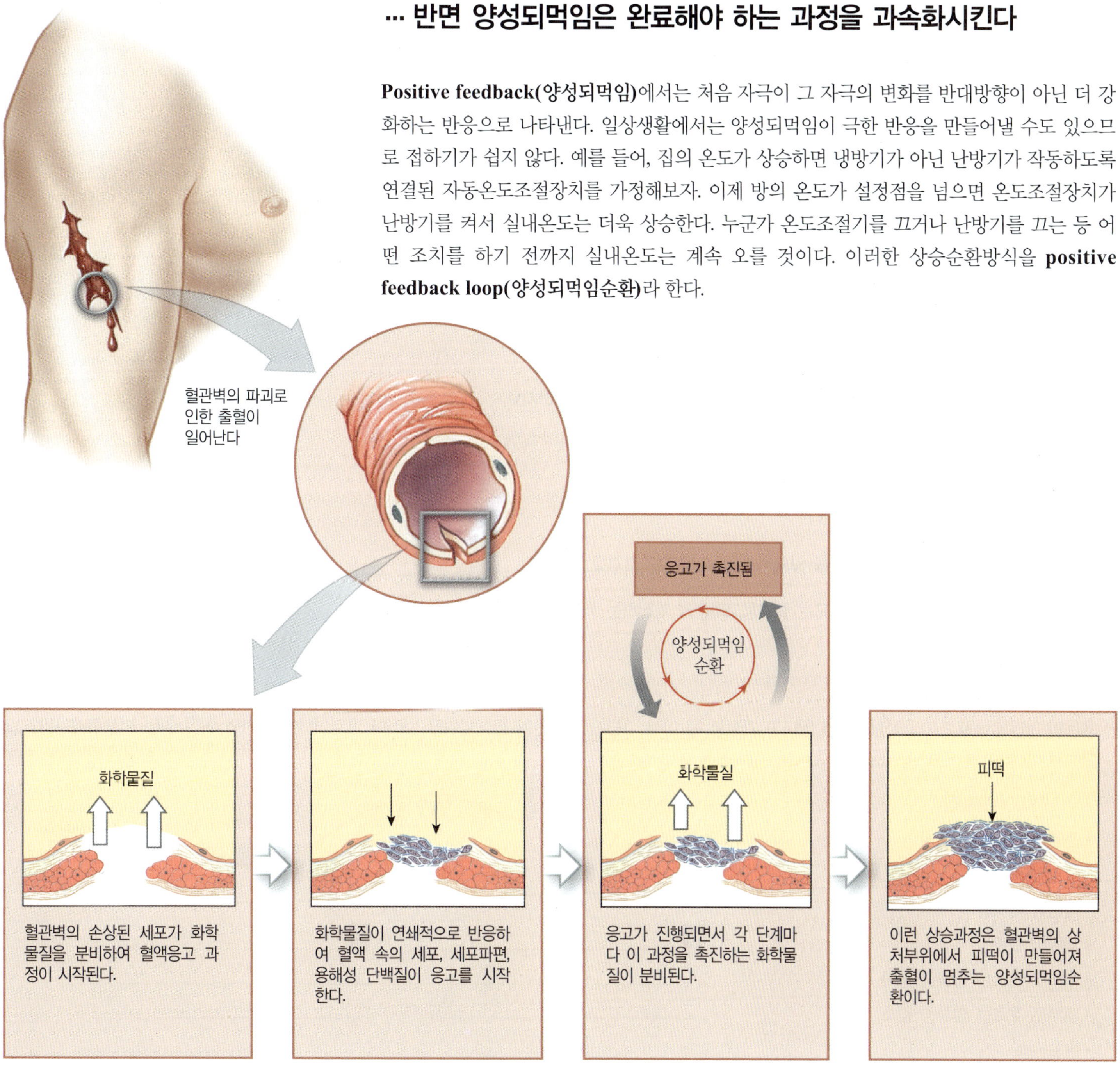

2 체내의 양성되먹임순환은 매우 위험하거나 스트레스 상태에서 항상성이 회복되기 전에 빠르게 완료해야 할 때 일어난다. 예를 들어, 심하게 다쳐서 위험에 직면하여 출혈이 일어나면 혈압이 떨어져 심장의 기능이 저하된다.

모듈 1.5 복습

a. 항상성을 조절하는 요소를 정의하시오.
b. 음성되먹임의 기능을 설명하시오.
c. 양성되먹임이 혈액응고에는 도움이 되지만 체온조절에는 왜 적절하지 않은가?

1. 용어

다음 설명에 맞는 용어를 왼쪽 빈칸에 적으시오.

a ________________ 최초 자극 이후 정상 수치보다 편차가 증가하는 기전

b ________________ 항상성을 보존하는 생리계통의 적응

c ________________ 비교적 일정하게 내적 환경을 유지하는 것

d ________________ 혈액내 호르몬 순환농도의 조절

e ________________ 정상 수치보다 변화가 반대방향 또는 소멸하는 교정 기전

2. 연결하기

다음 과정이 음성되먹임과 양성되먹임 중 어느 과정에 해당되는지를 설명하시오.

a 혈액에 용해된 칼슘농도의 증가는 골세포가 혈액에서 칼슘을 흡수하여 뼈에 저장하는 호르몬을 분비하도록 자극한다. ________________

b 출산 중에 진통이 점점 강력해진다. ________________

c 혈압이 올라가면 신경계통 반응을 일으켜 혈압을 낮추는 결과를 가져온다. ________________

d 혈관이 파열되어 손상된 혈관세포는 혈액응고과정을 촉진하는 화학물질을 분비한다. ________________

3. 단답형

체온이 36.7℃~37.2℃의 정상범위에 있다고 가정할 때 아래 그림에서 체온이 정상범위를 벗어나 오르거나 내려가면 어떤 일이 발생하겠는가? 그림에서 (a)와 (b)의 경우에 해당하는 작용을 각각 왼쪽 설명에서 고르시오.

- 체표면이 시원해짐
- 근육의 떨림이 일어남
- 땀분비 증가
- 체온이 내려감
- 체열이 보존됨
- 피부로 흐르는 혈류량 증가
- 피부로 흐르는 혈류량 감소
- 온도상승

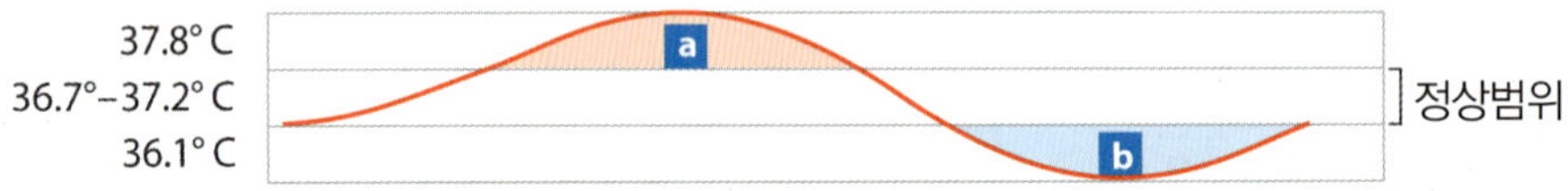

a ________________
____
____
____

b ________________
____
____
____

4. 절 종합 문제

더운 날이지만 약간 춥게 느껴진다. 체온을 측정하면 당신의 체온이 정상 범위보다 1.5℃ 내려가 있음을 알게 될 것이다. 이 상황에 대한 몇 가지 이유를 제시하시오.

____

____

Anatomical Term(해부학 용어)

초기 해부학자들은 인체지도를 만들었으며 우리는 아직도 이 지도에 의존하고 있다. 뚜렷하게 나타나는 해부학 구조를 표지점으로 삼아 cm나 inch로 거리를 측정하고 특수한 방향 용어를 사용한다. 해부학에서는 독특한 용어를 사용하므로 공부를 시작하려면 이 용어를 배워야 한다. 고대 해부학자들은 라틴어와 그리스어로 된 용어를 많이 사용해 왔다. 라틴어와 그리스어로 된 용어는 수세기 동안 해부학 용어로 반영되어 왔으며, 용어는 계속 늘어나고 있다. 해부학 구조나 질병의 상당수가 발견자나 그 질병의 가장 유명한 희생자의 이름을 따서 명명하였다. 이런 기념적 의미의 용어를 eponym(사람이름용어)이라 하며 대부분 좀 더 정확한 용어로 바뀌었지만 일부는 그대로 남아 있다. 아래 표는 주요 어근과 유도어를 요약한 것으로 책에서 만나는 새로운 과학용어를 이해하는데 도움이 될 것이다.

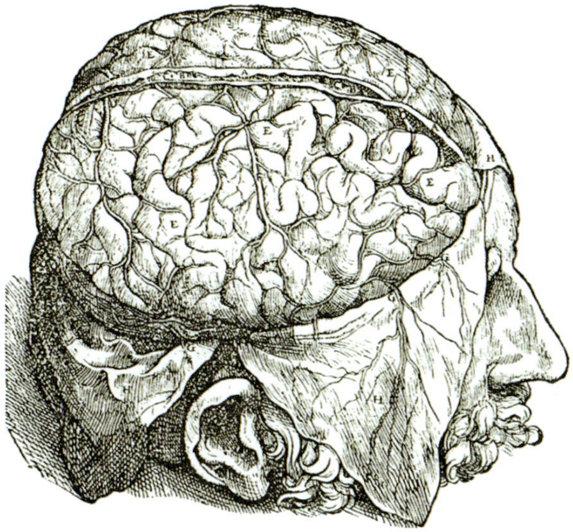

해부학에서 사용되는 주요 어근, 접두어, 접미어, 합성어		
aer-, *aeros,* air: aerobic metabolism	**epi-,** *epi,* on: epimysium	**ost-, oste-, osteo-,** *osteon,* bone: osteal, ostealgia, osteocyte
arter-, *arteria,* artery: arterial	**hemo-,** *haima,* blood: hemopoiesis	**oto-,** *otikos,* ear: otolith
arthro-, *arthros,* joint: arthroscopy	**hemi-,** *hemi,* one-half: hemisphere	**peri-,** *peri,* around: perineurium
bio-, *bios,* life: biology	**histo-,** *histos,* tissue: histology	**phago-,** *phago,* to eat: phagocyte
-blast, *blastos,* germ: osteoblast	**hyper-,** *hyper,* above: hyperpolarization	**phot-, photo-,** *phos,* light: photalgia, photoreceptor
bronch-, *bronchus,* windpipe, airway: bronchial	**hypo-,** *hypo,* under: hypothyroid	**physio-,** *physis,* nature: physiology
cardi-, cardio-, -cardia, *kardia,* heart: cardiac, cardiopulmonary	**inter-,** *inter,* between: interventricular	**pre-,** *prae,* before: precapillary sphincter
cerebr-, *cerebrum,* brain: cerebral hemispheres	**iso-,** *isos,* equal: isotonic	**pulmo-,** *pulmo,* lung: pulmonary
cervic-, *cervicis,* neck: cervical vertebrae	**leuk-, leuko-,** *leukos,* white: leukemia, leukocyte	**retro-,** *retro,* backward: retroperitoneal
chondro-, *chondros,* cartilage: chondrocyte	**lyso-, -lysis, -lyze,** *lysis,* a loosening: hydrolysis	**sarco-,** *sarkos,* flesh: sarcomere
cranio-, *cranium,* skull: craniosacral	**myo-,** *mys,* muscle: myofilament	**scler-, sclero-,** *skleros,* hard: sclera, sclerosis
cyt-, cyto-, *kytos,* a hollow cell: cytology, cytokine	**nephr-,** *nephros,* kidney: nephron	**sub-,** *sub,* below: subcutaneous
derm-, *derma,* skin: dermatome	**neur-, neuri-, neuro-,** *neuron,* nerve: neural, neurilemma, neuromuscular	**super-,** *super,* above or beyond: superficial
end-, endo-, *endon,* within: endergonic, endometrium	**-ology,** *logos,* the study of: physiology	**vas -,** *vas,* vessel: vascular

1.6

Superficial anatomy(표면해부학)와 regional anatomy(부위해부학)는 신체의 위치를 나타낸다

1 다음 그림은 **anatomical position(해부학 자세)**을 나타낸다. 이 자세는 손바닥이 앞을 향하고, 두 발을 모은 자세이다. 다른 언급이 없다면 신체와 관련된 모든 설명은 해부학자세를 말한다. 얼굴을 위로하고 해부학자세로 누우면 **supine(바로누운 자세; soo-PĪN)**, 얼굴을 아래로 하고 누우면 **prone(엎드린 자세)**이라고 한다. 해부학용어는 굵은 문자로 일반 용어는 보통 문자로 나타낸다.

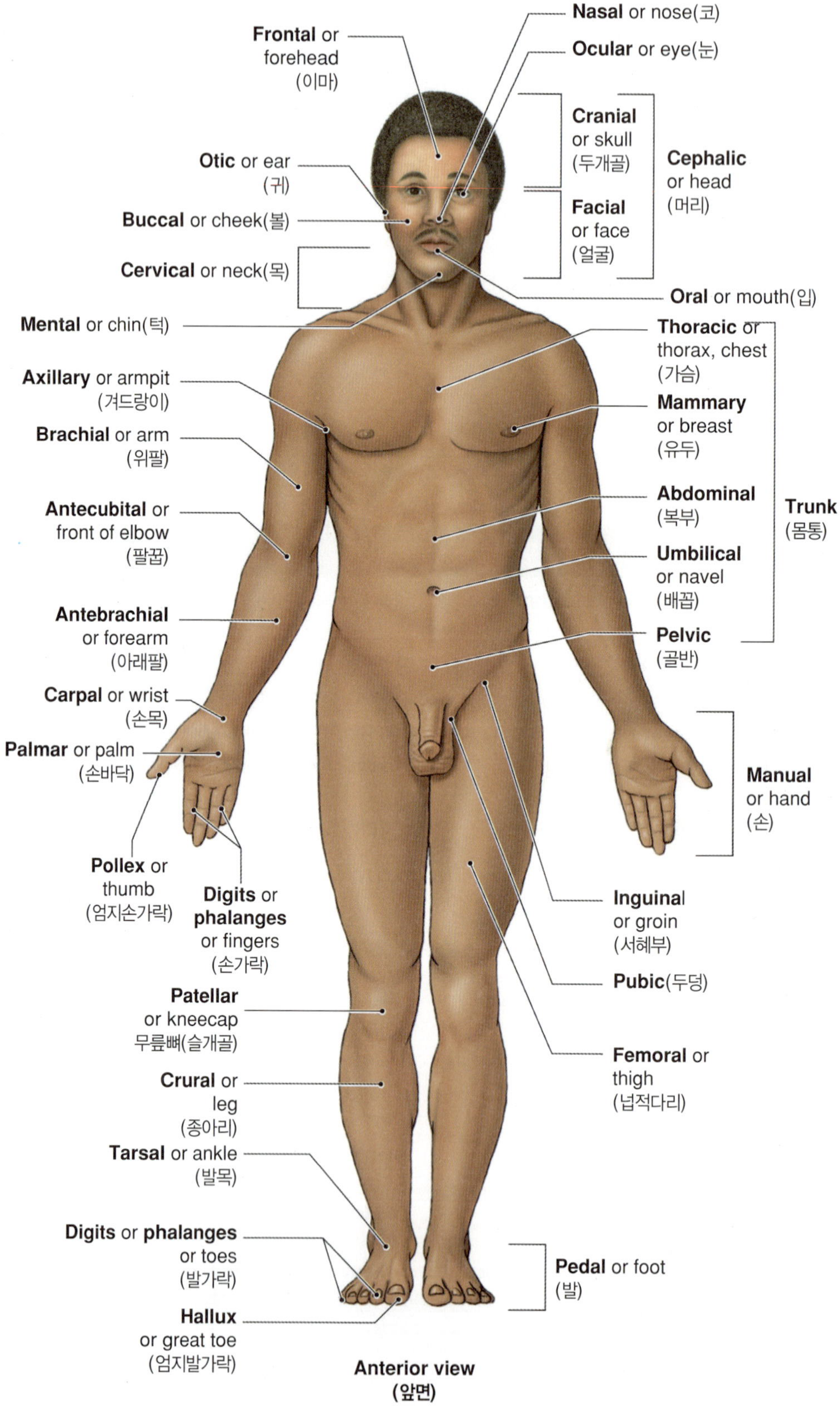

Anterior view (앞면)

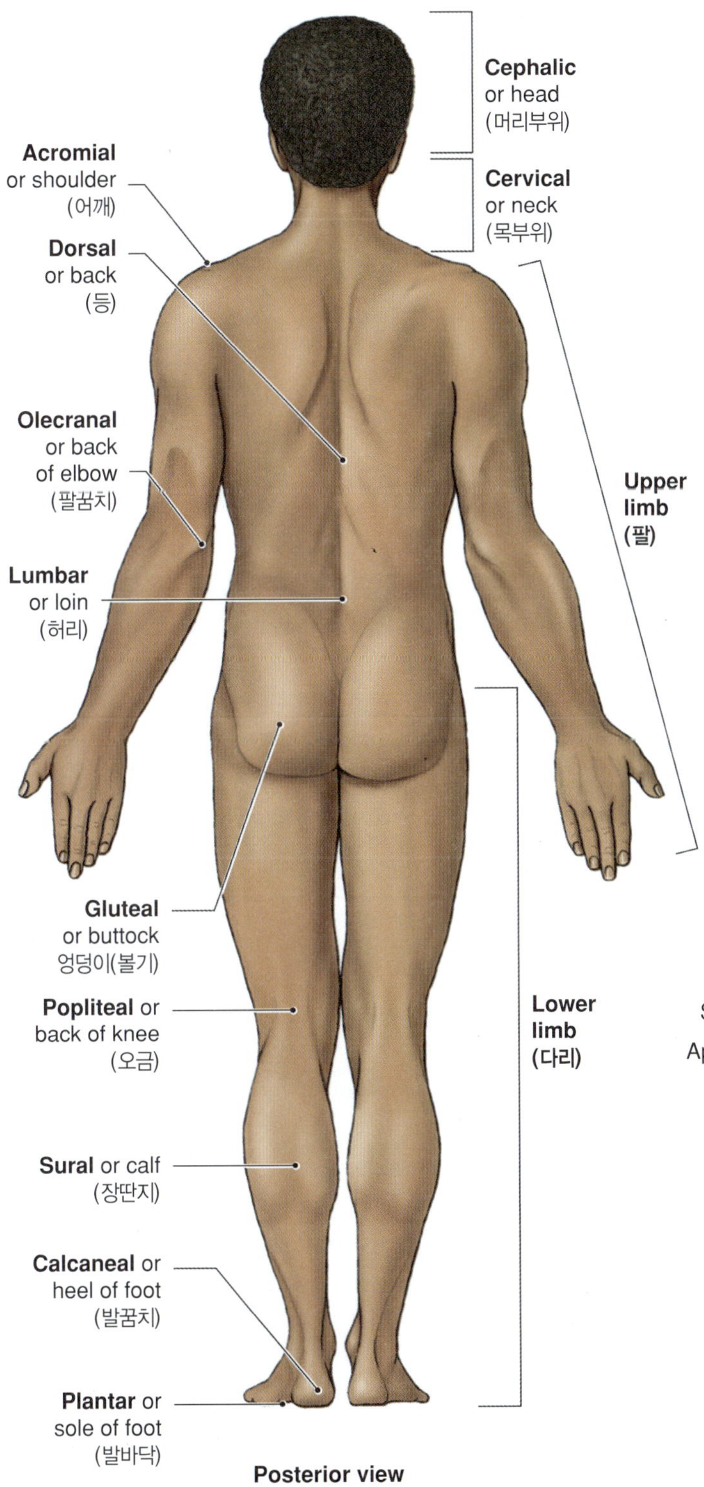

Posterior view
(뒷면)

2 임상의사들은 배꼽을 지나는 가상의 수직선과 수평선을 이용하여 네 부위인 **abdominopelbic quadrant(배골반사분역)**로 나누었다. 이런 간단한 방법을 이용하여 통증이나 상처부위를 설명하면 유용하게 참고가 될 수 있다. 위치는 의사들이 원인을 결정하는데 도움이 될 수 있다.

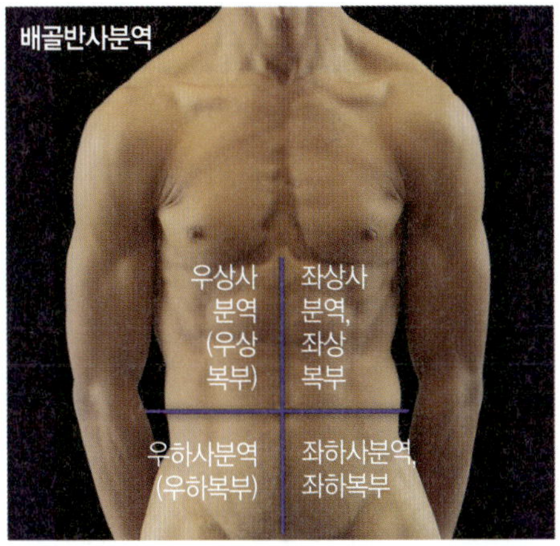

3 해부학자들은 내부기관의 위치와 방향을 좀 더 정확히 설명하고자 아홉 부위의 **abdominopelvic region(배골반부위)**으로 구분하였다.

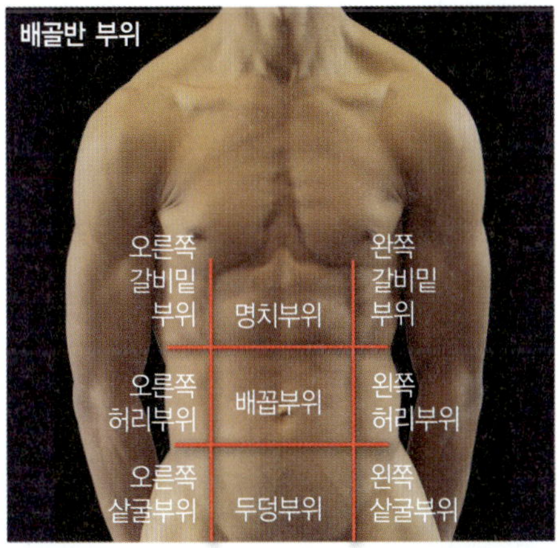

4 우측. 아래 그림은 사분역, 부위, 내부기관들 간의 관계를 나타낸다.

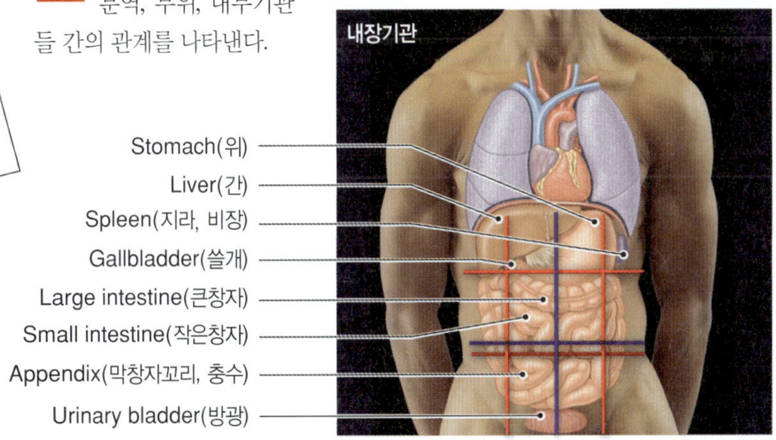

모듈 1.6 복습

a. 해부학 자세로 있는 사람을 설명하시오.

b. 상처부위나 배와 골반의 내부기관을 설명할 때 임상의사와 해부학자가 이용하는 구분법의 차이를 설명하시오.

c. 마사지치료사는 치료받는 사람에게 엎드려서 양팔을 옆에 오게 하는 자세를 요구하고 마사지를 시작한다. 이런 자세를 해부학 용어로 무엇이라 하는가?

방향과 부위에 관한 용어는 그림의 특정 지점을 설명한다

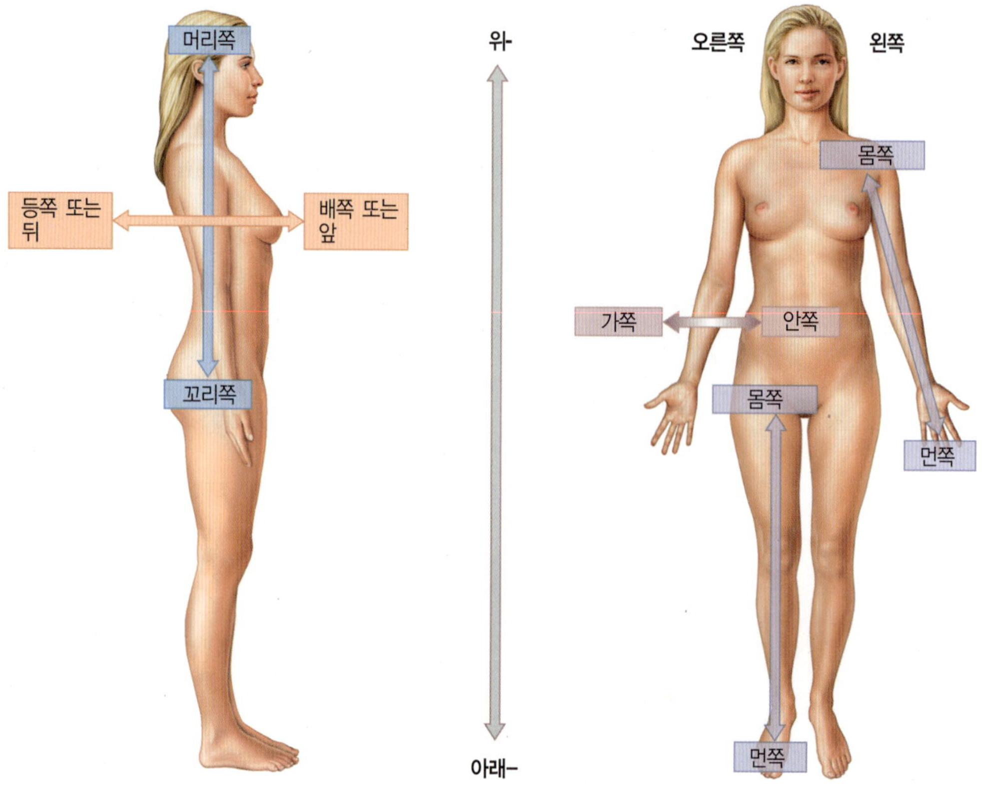

1 다음의 그림과 표에서는 방향에 관한 용어와 사용되는 예를 소개하고 있다. 많은 방향에 관한 용어가 있는데 일부는 같은 뜻으로 사용된다. 방향 용어를 배우면서, 모든 해부학적인 방향의 기준점으로 해부학자세를 이용하고 있다는 점을 기억해 두자.

방향에 관한 용어

용어	부위 및 기준	예
Anterior(앞)/ ventral(배쪽)	인체의 앞 또는 배쪽면	배꼽은 몸통의 anterior surface(앞면)에 있다
Posterior(뒤)/ dorsal(등쪽)	인체의 뒤 또는 등쪽면	어깨뼈는 갈비뼈의 posterior (뒤)에 있다
Cranial/cephalic(머리쪽)	머리	골반의 *cranial* border(머리쪽 모서리)는 넓적다리의 위쪽에 있다
Superior(위)	위(인체에서는 머리쪽)	골반의 cranial border(머리쪽 모서리)는 넓적다리의 위쪽에 있다
Caudal(꼬리쪽)	꼬리(인체에서는 꼬리뼈)	엉덩이는 허리보다 *caudal*(꼬리쪽)에 위치한다
Inferior(아래)	아래	무릎은 엉덩이보다 *inferior*(아래쪽)에 위치한다
Medial(안쪽)	인체의 정중선에 가까운	넓적다리의 *medial*(안쪽)면은 서로 닿는다; 위팔을 가슴앞에서 안쪽으로 움직이면 sternum(복장뼈)에 닿는다.
Lateral(가쪽)	인체의 정중선에서 먼	넓적다리는 골반의 *lateral* surface(가쪽면)와 관절을 이룬다; 코에서 가쪽으로 이동하면 볼이 된다
Proximal(몸쪽)	몸통에 가까운	넓적다리는 발보다 *proximal*(몸쪽)에 위치한다; 손목에서 proximally (몸쪽으로) 이동하면 elbow(팔굽)에 닿는다.
Distal(먼쪽)	몸통에서 먼	손가락은 손목보다 *distal*(먼쪽)에 있다; 팔굽에서 distally(먼쪽으로)이동하면 손목에 닿는다
Superficial(얕은)	몸표면 부위나 가까운	피부는 피하밑조직보다 *superficial*(얕은쪽)에 있다
Deep(깊은)	몸표면에서 먼	넓적다리뼈는 둘러싸고 있는 넓적다리뼈 보다 *deep*(깊은곳)에 있다

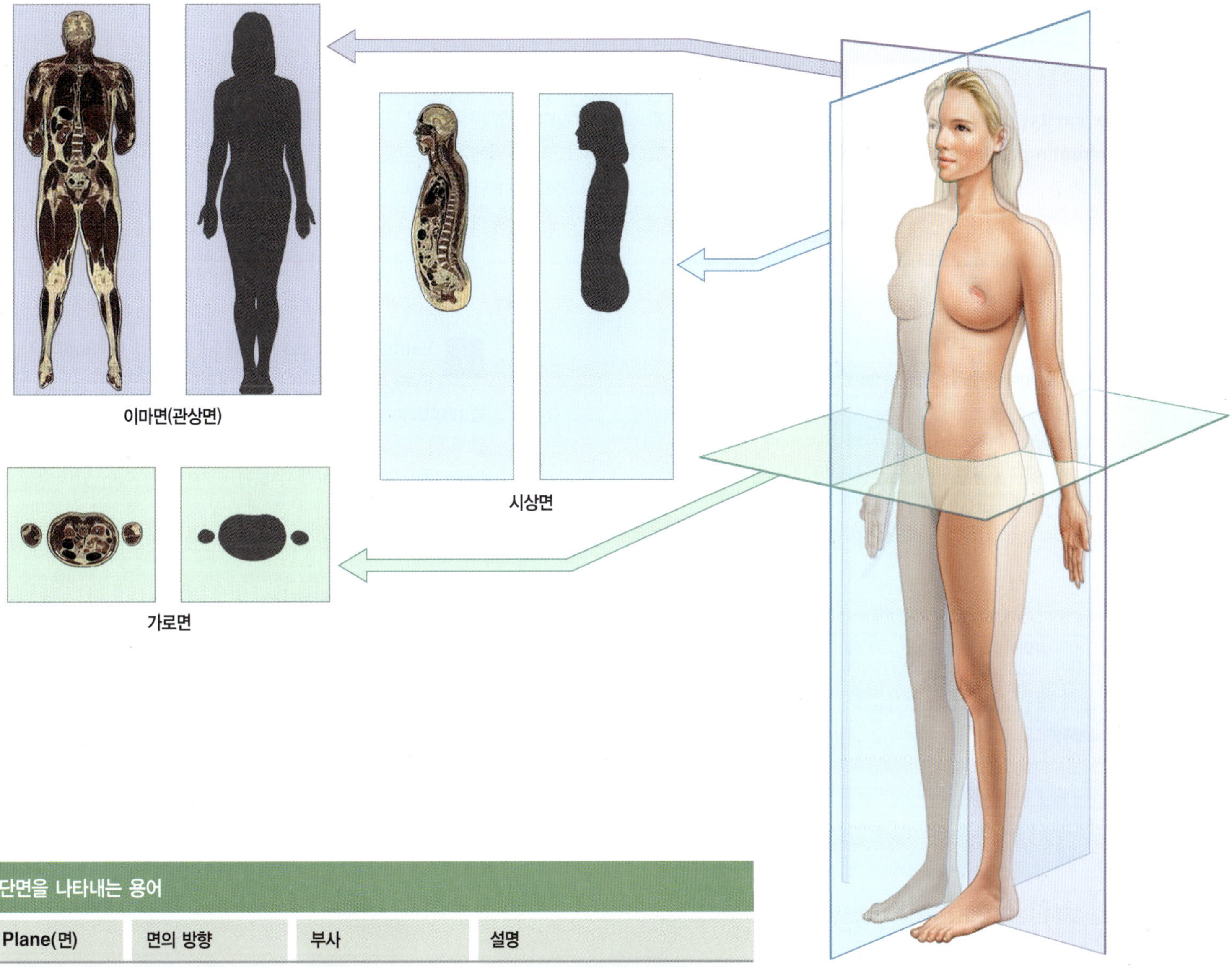

단면을 나타내는 용어

Plane(면)	면의 방향	부사	설명
Transverse/ horizontal	세로축에 직각	Transversely/ horizontally	**Transverse(가로면)** 또는 **horizontal(수평면)**은 인체를 위아래로 나눈다. 이런 방식을 **cross section(횡단면)**이라 한다
Sagittal	세로축에 평행	Sagittally	**Sagittal section(시상단면)**은 인체를 좌우로 나눈다.
Midsagittal	세로축에 평행	Sagittally	**Midsagittal section/median section(정중시상단면)**은 인체의 정중간을 지나 좌우로 나눈다.
Parasagittal	세로축에 평행	Sagittally	**Parasagittal section(분할시상단면)**은 정중시상면에 평행하게 나누는 것이며 좌우가 균등하지 않게 나뉜다
Frontal/coronal	세로축에 평행	Frontally/coronally	**Frontal(전면)** 또는 **coronal section(관상면)**은 인체를 앞뒤로 나눈다 coronal 이란 용어는 보통 머리뼈 설명에 사용한다

2 단면을 나타내는 것은 삼차원적인 사물의 부위별 관계를 나타내는 유일한 방법이다. 의료영상기술의 발달로 단면과 이에 관한 용어를 이해하는 것이 더욱 중요해졌다.

모듈 1.7 복습

a. 방향과 단면에 관한 용어의 목적은 무엇인가?
b. 해부학 자세에서, 앞에서 본 그림과 뒤에서 본 그림을 설명하시오.
c. 두 눈을 분리하는 것은 어떤 단면의 형태인가?

1.8

Body cavity(몸공간)는 내부기관을 보호하고 내부기관의 모양이 변하는 것을 가능하게 한다

신체내부는 체벽에 의해 부위별로 나뉘어 있다. 예를 들어, 체벽 안에 있는 것은 **thoracic cavity(가슴안, 흉강)**안에 있는 것으로 보며, 배벽과 골반벽 깊숙이 있는 것은 모두 **abdominopelvic cavity(배골반안, 복부골반강)** 안에 있다고 한다. 이 부위에 있는 대부분의 기관은 **body cavity(몸공간, 체강)**라고 하는 액체로 채워진 공간에 매달려 있다. 몸공간의 핵심기능은 (1) 약한 기관들을 충격으로부터 보호하고 (2) 내부기관의 크기나 모양이 변할 수 있도록 여지를 제공하는 것이다.

1 몸공간의 일부나 전체를 둘러싸고 있는 내부기관을 **viscrea(내장;** VIS-e-ruh) 또는 내장기관이라 한다. 내장은 몸공간에 둥둥 떠 있는 것이 아니라 신체 일부와 연결되어 있다. 신체 관계를 이해하기 위해서 배쪽몸공간의 세분된 단위가 되는, 심장을 둘러싼 **pericardial cavity(심장막안)**을 알아볼 것이다.

심장은 pericardial cavity(심장막 안) 속에 마치 풍선 속으로 밀어넣은 주먹처럼 연결되어 있다. 손목은 심장바닥(연결된 부분)에 해당하고, 풍선은 심장막안의 내면을 덮는 막에 해당한다.

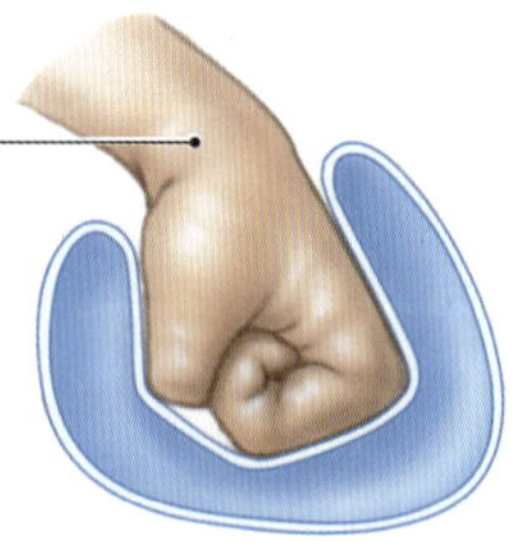

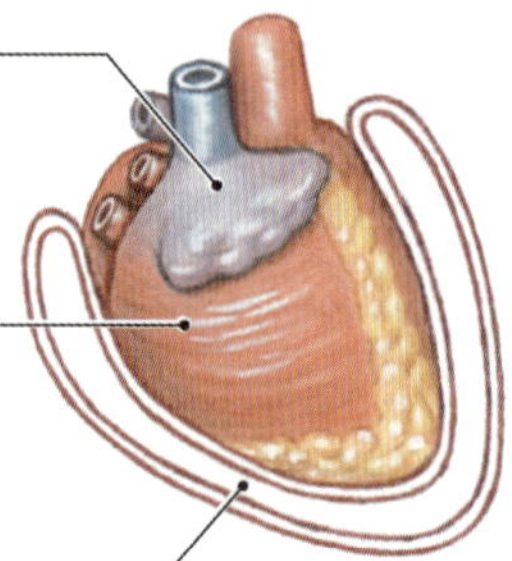

심장박동 중에 심장은 크기와 모양이 변한다. 심장막안은 이런 변화를 수용하며 심장막 내막은 축축하고 미끄러워 심장과 주변 구조들과의 마찰을 줄여준다.

2 **Ventral body cavity(배쪽몸공간)**인 **coelom(체강;** SĒ-lōm; *koila*, cavity)은 발생과정 중에 나타나며 이 공간에는 respiratory system(호흡계통), cardiovascular system(심장혈관계통), digestive system(소화계통), urinary system(비뇨계통), reproductive system(생식계통)의 기관들이 들어 있다. 배쪽몸공간은 그림에서 체강을 붉은 선으로 표시한 경계로 세분된다. 가슴안은 모두 세 공간으로 나뉘며 배골반안은 하나로 구성된다.

BODY CAVITIE(몸공간)

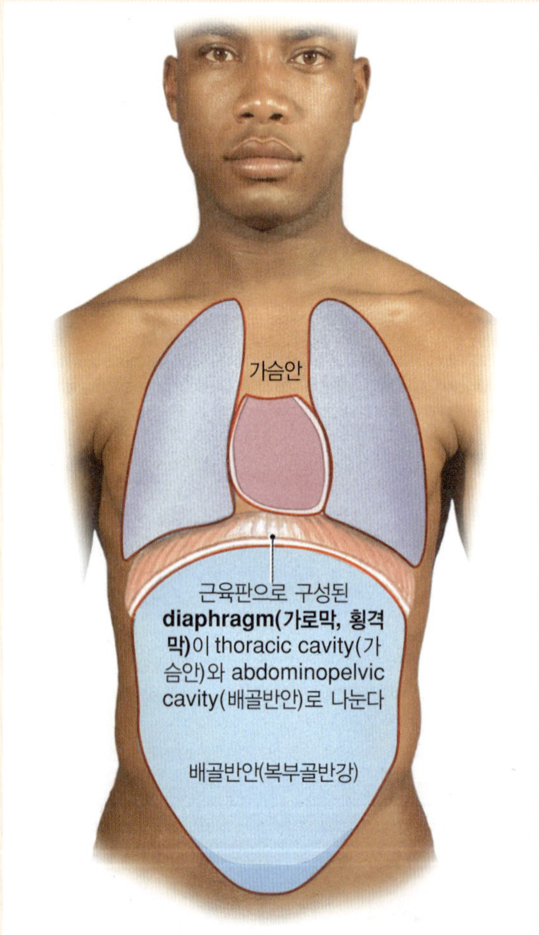

3 가슴안에는 허파, 심장, 기타 기관들이 들어 있다. 이 경계는 chest wall(가슴벽)과 가로막으로 나타낸다.

THORACIC CAVITY(가슴안)

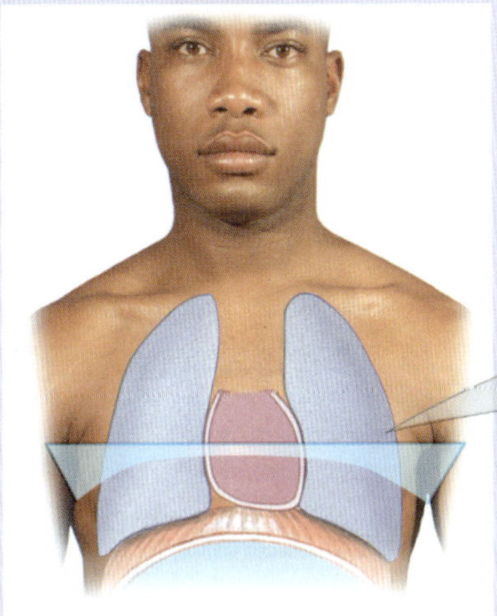

가슴안의 수평면은 이 부위에 있는 배쪽몸공간의 세분화된 것을 보여준다.

각 폐는 **pleural cavity(가슴막안)**로 둘러싸여 있다

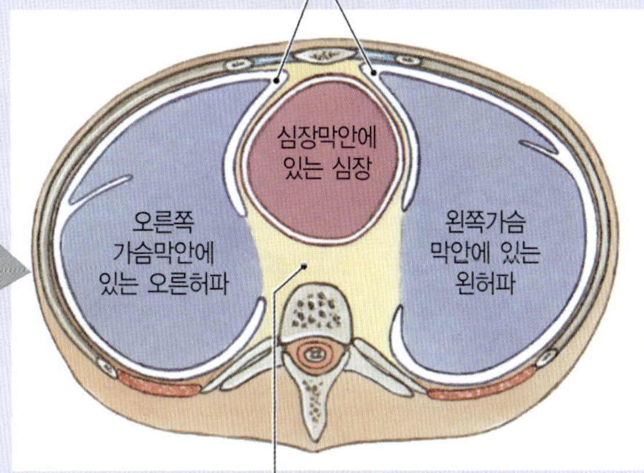

절단면의 방향을 주목하라. 그렇지 않으면 모든 횡단면이 아래쪽에 있는 것으로 보여진다. 마치 얼굴을 위로하고 바로 누운자세에서 그대로 서 있는 모양이다.

심장막안은 **mediastinum(가슴세로칸, 종격)** 속에 있으며, 가슴세로칸의 결합조직이 두 개의 가슴막안을 분리시키며 기관과 혈관을 싸고 있다.

ABDOMINOPELVIC CAVITY(배골반안)

발생 중 배쪽몸공간이 배골반안으로 커지면서 **peritoneal cavity(복막안, 복막강;** per-i-to-NĒ-al)가 된다. 복만안 내막과 배안의 근육벽 사이에 콩팥이나 이자 같은 기관들이 들어 있다. 이런 기관들은 **retroperitoneal(복막뒤;** re-trō-per-i-tō-NE-al; *retro*, behind)에 있다

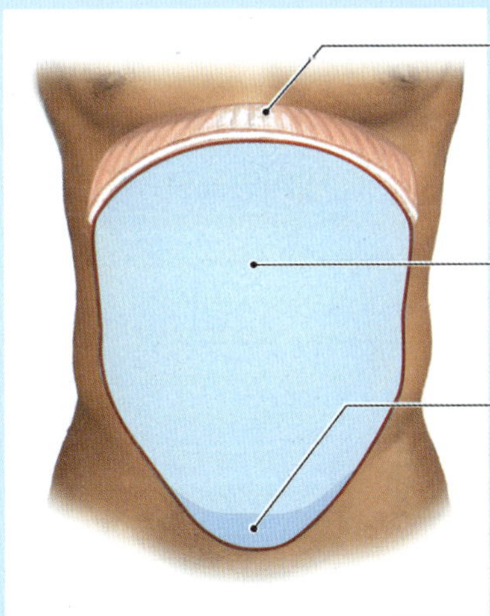

Diaphragm (가로막)

복막(붉은선)은 복막안의 경계이다

배골반안에는 많은 소화샘과 기관들이 있다

복막뒤 부분

골반안에는 방광, 생식기관, 소화관의 말단부분이 있다, 이 기관들은 복막안의 뒤쪽이나 아래쪽에 위치한다

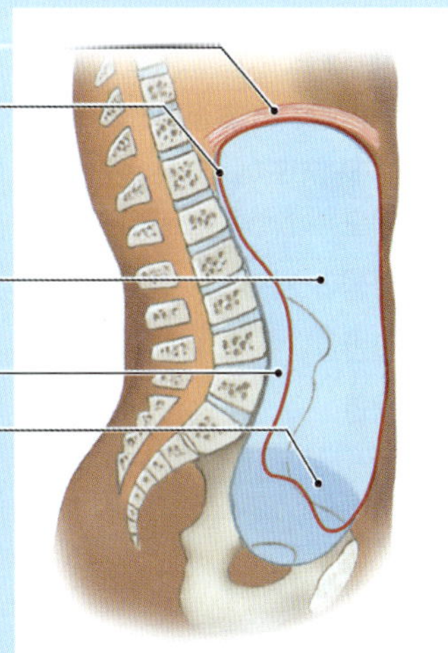

4 배골반안의 경계는 가로막, 배벽근육, 몸통근육과 척주의 아래 부분, 골반 뼈대와 근육 등으로 구분한다. 배골반안은 **abdominal cavity(배안)**와 **pelvic cavity(골반안)**로 나뉜다.

모듈 1.8 복습

a. 몸공간의 두 가지 주요 기능을 설명하시오.

b. 배쪽몸공간이 세분화된 것을 설명하시오.

c. 외과의사가 가로막 바로 밑을 절개한다면 어느 체강이 열리겠는가?

1. 용어

다음 그림에서 방향을 나타내는 용어를 나타내시오.

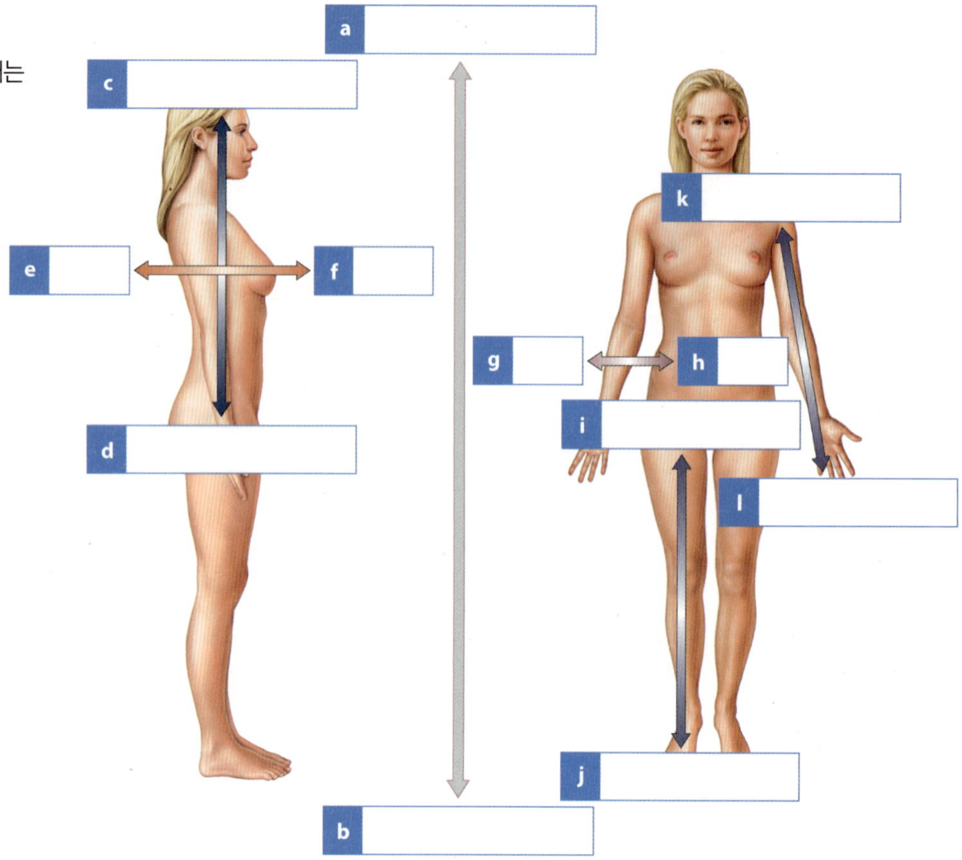

2. 개념지도

다음 용어를 이용하여 체강에 대한 개념지도에 맞게 빈칸을 채우시오.

- 소화샘과 기관
- 배골반안
- 가슴안
- 심장
- 가슴세로칸
- 가로막
- 골반안
- 혈관
- 생식기관
- 왼허파
- 복막안

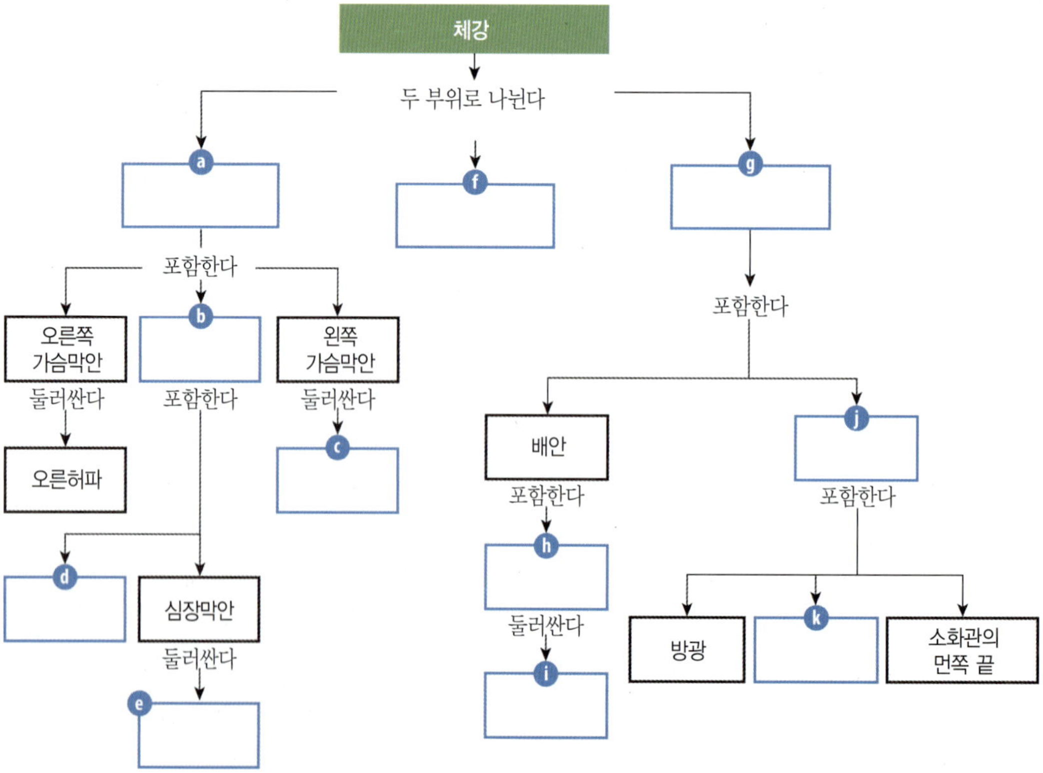

핵심 용어로 윤곽 파악하기

각 모듈마다 차례대로 열거한 용어를 이용하여 내용을 요약하시오.

1절

A&P in Perspective(해부생리학의 견해)

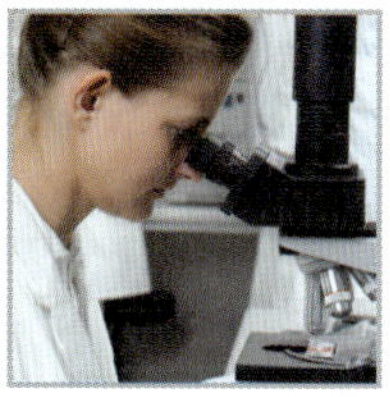

- homeostasis(항상성)

1.1

해부학은 형태를 연구하고 생리학은 기능을 연구한다

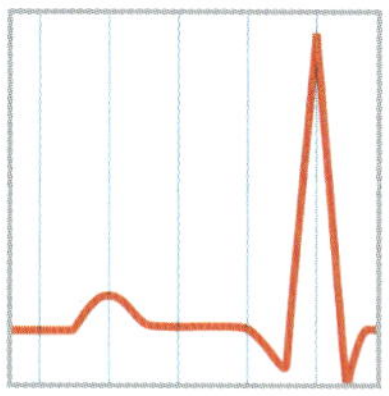

- anatomy(해부학)
- gross anatomy (육안해부학)
- macroscopic anatomy (육안해부학)
- microscopic anatomy (미세해부학)
- physiology(생리학)

1.2

형태와 기능은 서로 연관되어 있다

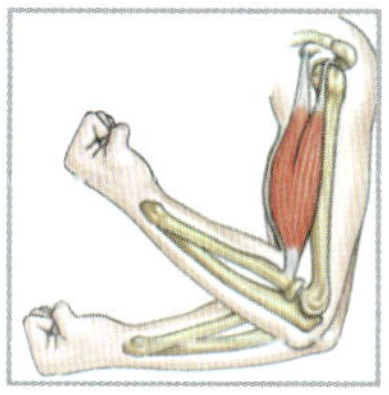

- elbow joint (팔꿈치관절)
- humerus(위팔뼈)
- radius(노뼈, 요골)
- ulna(자뼈, 척골)

1.3

인체는 상호관계적인 여러 구성 수준으로 이루어진다

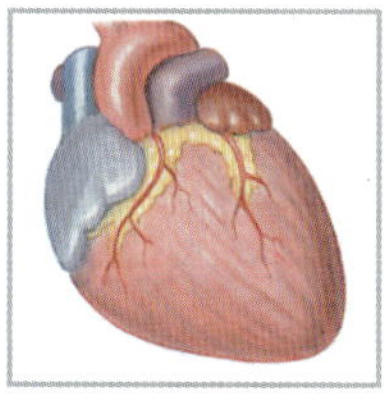

- level of organization (구성 수준)
- organism(생명체)
- organ system (기관계통)
- organ(기관)
- tissue(조직)
- cell(세포)
- atom(원자)

1.4

기관과 기관계통은 생명을 유지하는 신체기능을 수행한다

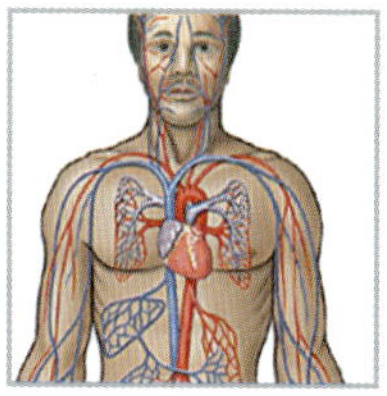

- organ(기관)
- organ system (기관계통)
- integumentary system(외피계통)
- skeletal system (뼈대계통)
- muscular system (근육계통)
- nervous system (신경계통)
- endocrine system (내분비계통)
- cardiovascular system(심장혈관계통)
- lymphatic system (림프계통)
- respiratory system (호흡계통)
- digestive system (소화계통)
- urinary system (비뇨계통)
- reproductive system(생식계통)

2절

Homeostasis(항상성)

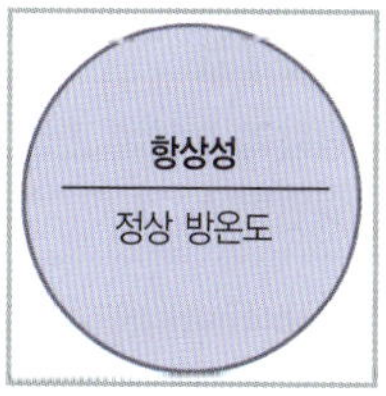

- homeostasis(항상성)
- homeostatic regularion(항상성 조절)
- receptor(수용체)
- control center(조절중추)
- effector(효과기)
- set point(설정점)

1.5

음성되먹임은 안정성을 제공하는 반면, 양성 되먹임은 완료해야 하는 과정을 과속화시킨다

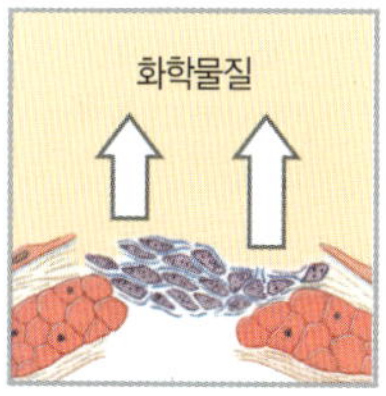

- feedback(되먹임)
- negative feedback (음성되먹임)
- Positive feedback (양성되먹임)
- positive feedback loop (양성되먹임순환)

• = 해당 모듈에서 굵은 문자로 표시한 용어

3절

Anatomical Term(해부학 용어)

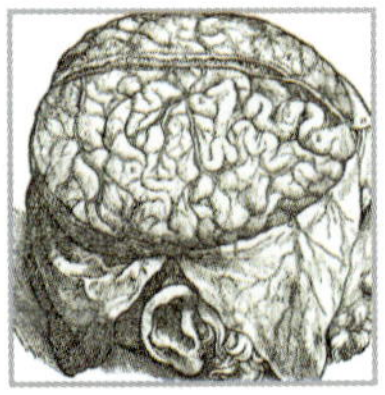

- eponym(사람이름용어)
- word root (어근)

1.6

Superficial anatomy(표면해부학)와 regional anatomy(부위해부학)는 신체의 위치를 나타낸다

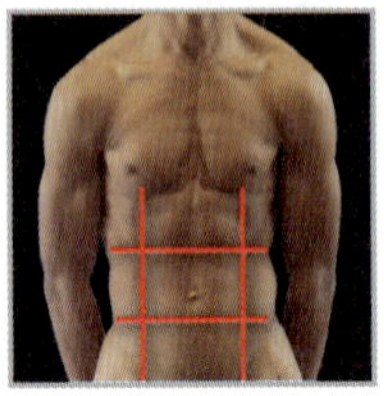

- anatomical position(해부학 자세)
- supine (바로누운 자세)
- prone(엎드린 자세)
- abdominopelbic quadrants(배골반사분역)
- abdominopelvic regions(배골반부위)

1.7

방향과 부위에 관한 용어는 그림의 특정 지점을 설명한다

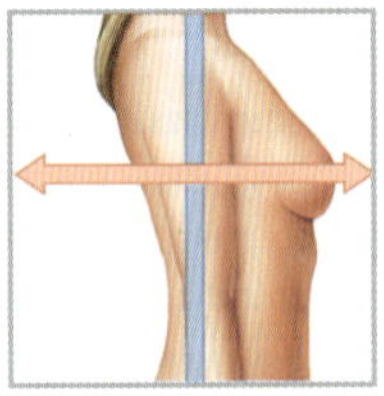

- anterior(앞)
- ventral (배쪽)
- posterior(뒤)
- dorsal(등쪽)
- cranial(머리쪽)
- cephalic(두부)
- superior(위)
- caudal(꼬리쪽)
- inferior(아래)
- medial(안쪽)
- lateral(가쪽)
- proximal(몸쪽)
- distal(먼쪽)
- superficial(얕은)
- deep(깊은)
- transverse section (가로면)
- horizontal section (수평면)
- cross section (횡단면)
- midsagittal section section(정중시상단면)
- median section (정중단면)
- parasagittal section (분할시상단면)
- frontal section(전면)
- coronal section (관상면)

1.8

Body cavity(몸공간)는 내부기관을 보호하고 내부기관의 모양이 변하는 것을 가능하게 한다

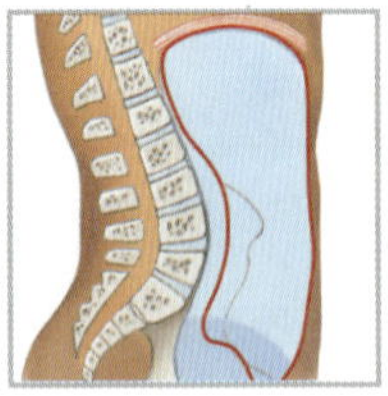

- thoracic cavity (가슴안, 흉강)
- abdominopelvic cavity(배골반안, 복부골반강)
- body cavity (몸공간, 체강)
- viscrea(내장)
- pericardial cavity (심장막안)
- ventral body cavity (배쪽몸공간)
- coelom(체강)
- diaphragm (가로막, 횡격막)
- pleural cavity (가슴막안)
- mediastinum (가슴세로칸, 종격)
- peritoneal cavity (복막안, 복막강)
- retroperitoneal (복막뒤)
- abdominal cavity (배안)
- pelvic cavity (골반안)

1장 종합 복습 문제

1. 생리적인 중요성을 나타내는 방식으로 항상성 조절을 설명하시오.
2. 음성되먹임은 양성되먹임과 어떻게 다른가?
3. 당신은 외과의사로서 복막을 절개하는 침습적 시술을 하려고 한다. 심장이나 위에서 어디를 수술할 것인가?
4. 갑상샘에서 생산되는 칼시토닌이라는 호르몬은 혈액내 증가된 칼슘농도에 반응하여 방출된다. 만일 이 호르몬이 음성되먹임으로 작용한다면, 칼시토닌 방출이 혈액의 칼슘농도에 어떤 효과를 나타내는가?
5. 해부학자들이 뇌의 왼쪽과 오른쪽의 안쪽면을 자세히 비교하고자 한다. 이런 작업에는 안쪽면 전체를 보여주는 단면이 필요하다. 실험시간에 이런 관찰을 하기 위해 어떤 단면을 주문해야 하는가?

1장에 있는 모든 모듈, 절, 종합 복습 문제의 풀이를 알고 싶으면 이 책의 뒷부분에 청색 식별표로 표시한 해답 페이지를 참조하시오.

• = 해당 모듈에서 굵은 문자로 표시한 용어

2 화학적 수준에서의 구성 (Chemical Level of Organization)

번역: 김옥용

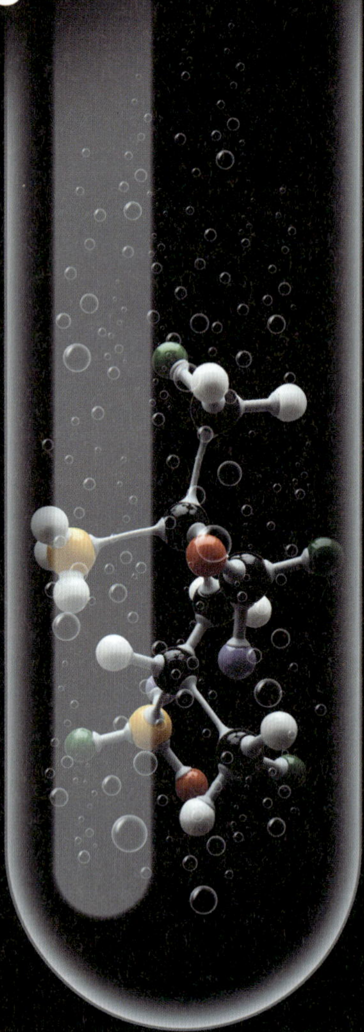

학습성과

다음 각 학습성과 번호는 본문의 모듈 번호와 일치하며, 독자는 2장을 모두 공부한 후에 각 학습성과를 실천할 수 있어야 한다.

1절 • Atom(원자)과 Molecule(분자)

2.1 원자를 설명하고 원자구조가 질량수에 어떻게 영향을 미치는지와 여러 화학원소의 원자량을 설명한다.

2.2 전자와 에너지 수준의 관계를 설명한다.

2.3 원자가 결합하여 분자나 화합물을 형성하는 방식을 비교한다.

2절 • Chemical Reaction(화학반응)

2.4 화학기호를 이용하여 화학반응을 나타낸다.

2.5 생리학을 연구하는 데 중요한 화학반응을 구분한다.

3절 • 우리 몸에서 물의 중요성

2.6 물의 화학적 특성이 무기분자와 유기분자의 용해도에 어떤 영향을 주는지 설명한다.

2.7 체액의 pH 및 완충제 역할의 중요성을 설명한다.

4절 • Metabolite(대사물질)와 Nutrient(영양소)

2.8 탄수화물의 구조와 기능을 설명한다.

2.9 지질의 구조와 기능을 설명한다.

2.10 스테로이드, 인지질, 당지질 등 여러 종류의 지질 구조와 다양한 기능을 설명한다.

2.11 단백질의 구조와 신체 내에서 단백질의 주요 기능을 설명한다.

2.12 신체 내에서 효소가 어떤 기능을 하는지 설명한다.

2.13 고에너지 화합물의 구조와 기능을 설명한다.

2.14 DNA와 RNA의 구조와 기능을 비교하여 대조시킨다.

Atom(원자)과 Molecule(분자)

인체에 대한 연구는 화학적 수준의 구성에서 시작된다. 화학이란 공간을 차지하고 질량을 갖는 것으로 정의하는 물질의 구조를 연구하는 학문이다. **Mass(질량)**는 지구상에 어떤 물질의 질량을 결정하는 물리적 특성이다. 물체의 중량은 그 물질의 질량과 동일하지만 이 둘이 항상 동일한 것은 아니다. 무중력 상태인 우주궤도에 있다 하더라도, 질량은 변하지 않는다.

1 **Atom(원자)**은 물질의 가장 작고 안정된 단위이다. 원자는 **subatomic particle(아원자입자)**로 구성되며 이 중 3종류는 물질의 기본적인 화학적 특성을 이해하는데 특히 중요하다.

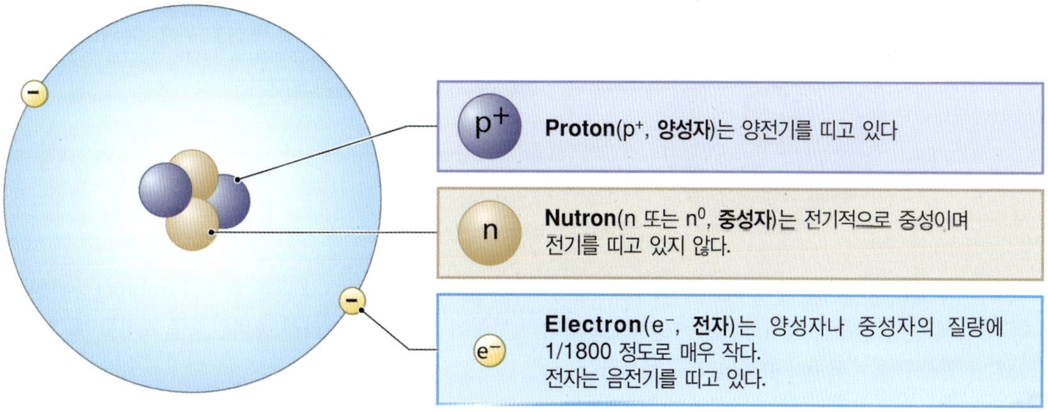

2 원자는 핵과 electron cloud(전자구름)로 나뉜다.

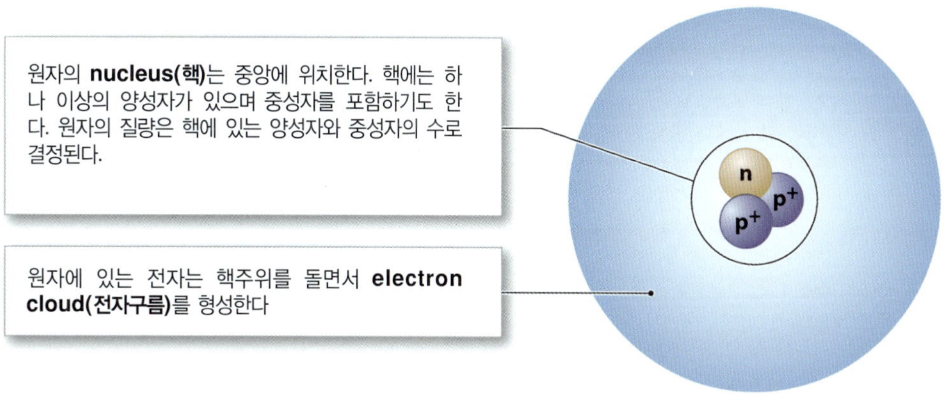

3 **Molecule(분자)**은 원자가 상호작용하여 더 크고 복잡한 구조를 만들 때 형성된다.

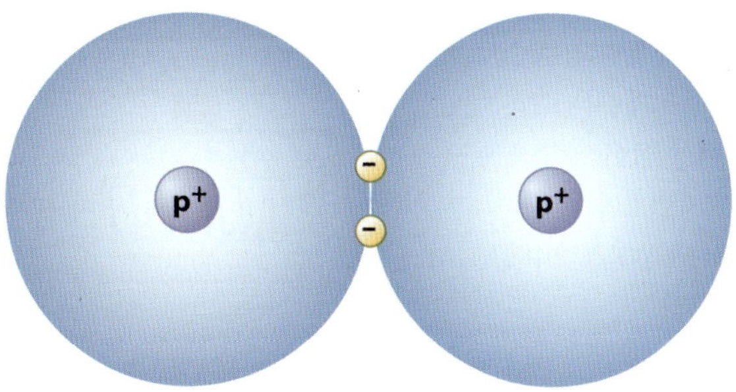

우리 주변에 있는 모든 것들이 다양한 조합의 원자로 구성된다. 생물이나 무생물의 독특한 특징은 연관된 원자의 형태와 원자의 조합 및 상호작용 방식에서 나오는 것이다. 어떤 물질의 질량은 그 물질을 구성하는 원자의 질량의 합을 나타낸다.

전형적인 원자는 양성자, 중성자, 전자를 포함하고 있다

원자는 정상적으로 같은 수의 양성자와 전자를 가지고 있어서 전기적으로 중성이다, 원자에서 양성자의 수는 **atomic number(원자번호)**로 알려져 있다. 양성자와 중성자의 합이 **mass number(질량수)**가 된다. **Element(원소)**는 같은 원자번호인 원자로만 구성된 순수물질이다.

1 수소(H)는 원자번호가 1인 가장 간단한 원자이다. 따라서 수소 원자는 양성자 1개와 전자 1개를 갖고 있다. 수소의 양성자는 원자 중심부에 위치하며 핵을 형성한다.

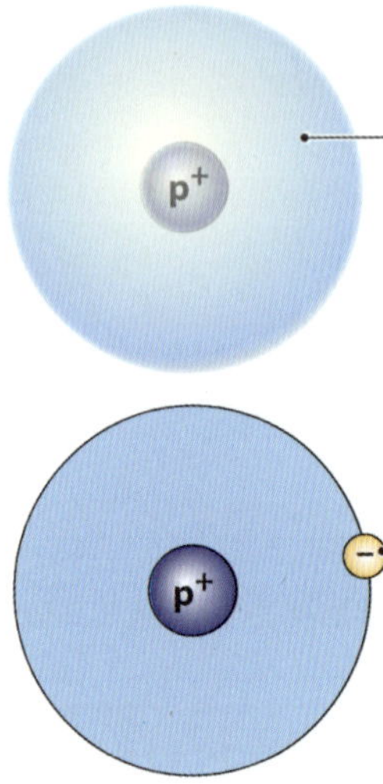

전자구름 안에 있는 핵주위를 전자가 돌고 있다. **Electron cloud(전자구름)**에 전자가 남아 있는 이유는 양전하인 양성자가 음전하인 전자를 끌어당기기 때문이다. 서로 반대되는 전기 사이에 끌림은 전기력의 한 예가 된다.

책에는 자주 핵주변의 고정된 궤도에 전자를 나타낸다. 사실 전자들의 움직임은 훨씬 복잡하다. 간단한 표현을 위해, 이 구름은 통상 구형의 **electron shell(전자껍질)**을 전자가 채우는 것으로 표시된다. 최외각은 전자구름의 가장 바깥쪽을 나타낸다.

2 한 가지 원소의 원자라도 핵에 있는 중성자의 수가 다를 수도 있다. 양성자수는 같지만 중성자수가 다른 원자를 **isotope(동위원소)**이라고 한다. 한 원소의 서로 다른 동위원소들은 질량수를 제외하고는 기본적으로 화학적 특성이 동일하다. 따라서 동위원소를 표기할 때 질량수를 사용한다. 질량수는 다른 원자핵 속의 아원자 입자수를 말해주기 때문에 아주 유용하다.

전자껍질 모형

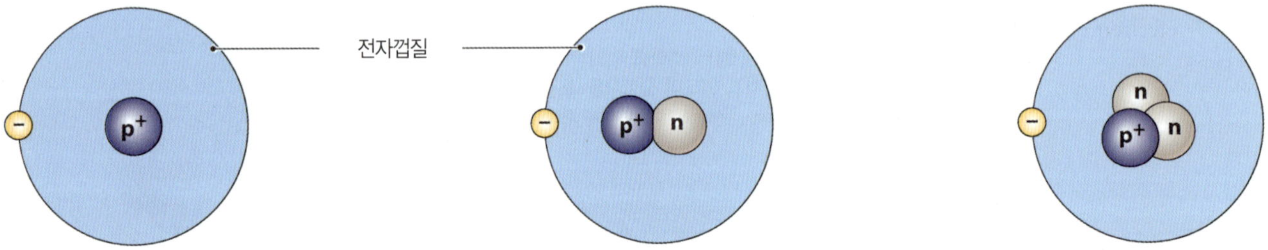

수소-1
질량수: 1

수소-2, deuterium
(중수소)
질량수: 2

수소-3, tritium
(삼중수소)
질량수: 3

3 원자의 실제 질량을 **atomic weight(원자량)**라고 한다. 원자량에 사용되는 단위는 **atomic mass unit(amu, 원자질량단위)**인 dalton(달톤)을 쓴다. 1 amu는 한 개의 양성자나 중성자의 질량과 비슷하다. 수소원자 동위원소의 원자량은 거의 1에 가깝다. 원자량은 여러 동위원소의 상대적 비율을 반영하는 평균 질량이다. 예를 들어, 수소의 원자번호는 1이지만 원자량은 1.0079인데, 이 경우 원자번호와 원자량이 다른 이유는 일차적으로 일부 소수의 수소원자(0.015%)가 질량수 2를, 더 적은 수의 원자가 질량수 3을 가지고 있기 때문이다.

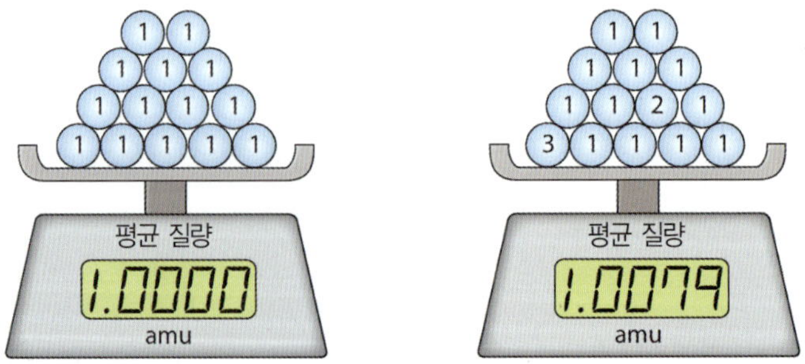

수소 원자량-1 = 1

수소 동위원소 혼합물의 원자량 = 1.0079

4 다음 표는 인체를 가장 많이 구성하고 있는 원소 및 약자와 중요성을 나타낸다. 인체는 **trace element(미량원소)**라고 하는 또 다른 14개의 원소를 포함하고 있으며 아주 적은 양을 나타낸다. 자연계에는 92개의 원소가 존재하지만, 실험실에서 핵반응을 통해 새롭게 만들어진 수십 개의 원소들도 있다. 모든 원소는 **chemical symbol(화학기호)**이 있으며, 모든 과학자들이 알 수 있는 약자이다. 화학기호 대부분이 원소의 영어 이름과 연관되어 있지만 일부는 다른 언어의 약자를 쓰기도 한다. 예를 들어, Na의 기호는 라틴어인 natrium(나트륨)에서 온 것이다.

인체의 주요 원소들

원소(신체중량에 대한 %)	중요성
Oxygen(산소), O(65)	물과 기타 화합물의 구성분;기체형태로 에너지 생산에 필요
Carbon(탄소), C(18.6)	생물체를 구성하는 모든 분자의 구성분(4장)
Hydrogen(수소), H(9.7)	물과 체내 다른 화합물의 구성분
Nitrogen(질소), N(3.2)	단백질, 핵산, 기타 유기화합물에 존재
Calcium(칼슘), Ca(1.8)	뼈와 치아에 존재; 생체막의 기능, 신경자극, 근육수축, 혈액응고에 중요
Phosphorus(인), P(1.0)	뼈와 치아, 핵산, 고에너지 화합물에 존재
Potassium(칼륨), K(0.4)	적절한 생체막의 기능, 신경자극, 근육수축에 중요
Sodium(나트륨), Na(0.2)	혈액량, 생체막의 기능, 신경자극, 근육수축에 중요
Chlorine(염소), Cl(0.2)	혈액량, 생체막의 기능, 수분흡수에 중요
Magnesium(마그네슘), Mg(0.06)	여러 효소(특정단백질, 모듈 2.4)의 조효소로 작용
Sulfur(황), S(0.04)	많은 단백질에 존재
Iron(철), Fe(0.007)	산소운반 및 에너지 포획에 필수
Iodine(요오드), I(0.0002)	갑상샘호르몬의 구성분
Trace element(미량원소): silicon(실리콘, Si), fluorine(불소, F), copper(구리, Cu), manganese(망간, Mn), Zink(아연, Zn), selenium(셀레늄, Se), cobalt(구리, Co), molybdenum (몰리브덴, Mo), cadmium(카드뮴, Cd), chromium(크롬, Cr), tin(주석, Sn), aluminum(알루미늄, Al), boron(붕소, B), vanadium(바나듐, V)	조효소로의 일부 기능; 많은 미량원소의 기능이 잘 알려지지 않은 상태임

모듈 2.1 복습

a. 원소를 정의하시오.

b. 미량원소를 설명하시오.

c. 원자번호가 같고 질량이 다른 두 종류의 수소가 어떻게 가능한가?

2.2

전자는 여러 에너지 수준을 채우고 있다

원자는 전기적으로 중성이다. 양전하인 모든 양성자는 음전하인 전자와 균형을 이룬다. 따라서 원자 번호가 증가하면 핵주위를 도는 전자의 수도 증가한다. 전자구름 안에서 에너지 수준의 순서대로 전자가 채워진다. 에너지 수준에서 전자가 복잡한 형태로 핵주위를 돌고 있지만, 기본 모양을 여러 개의 동심원 형태인 전자껍질로 나타낼 수 있다. 첫 번째 전자껍질(핵에서 가장 가까운 것)은 에너지 수준이 가장 낮다.

반응성 원소

1 가장 바깥쪽 에너지 수준은 원자의 껍질을 형성한다. 수소나 리튬처럼 에너지 수준을 채우지 못한 원자들은 바깥 껍질을 채우는 방식으로 다른 원자와 반응을 할 것이다. 바깥 전자껍질을 모두 채운 원자는 안정하여 다른 원자와 반응을 하지 않을 것이다.

비활성 원소

2 화학반응에 쉽게 참여하지 않는 원소를 **inert element (비활성 원소)**라 한다. 헬륨과 네온은 바깥 전자껍질을 채우고 있어서 서로 또는 다른 원소와도 반응하지 않으므로 **inert gas(비활성 기체)**라고 한다.

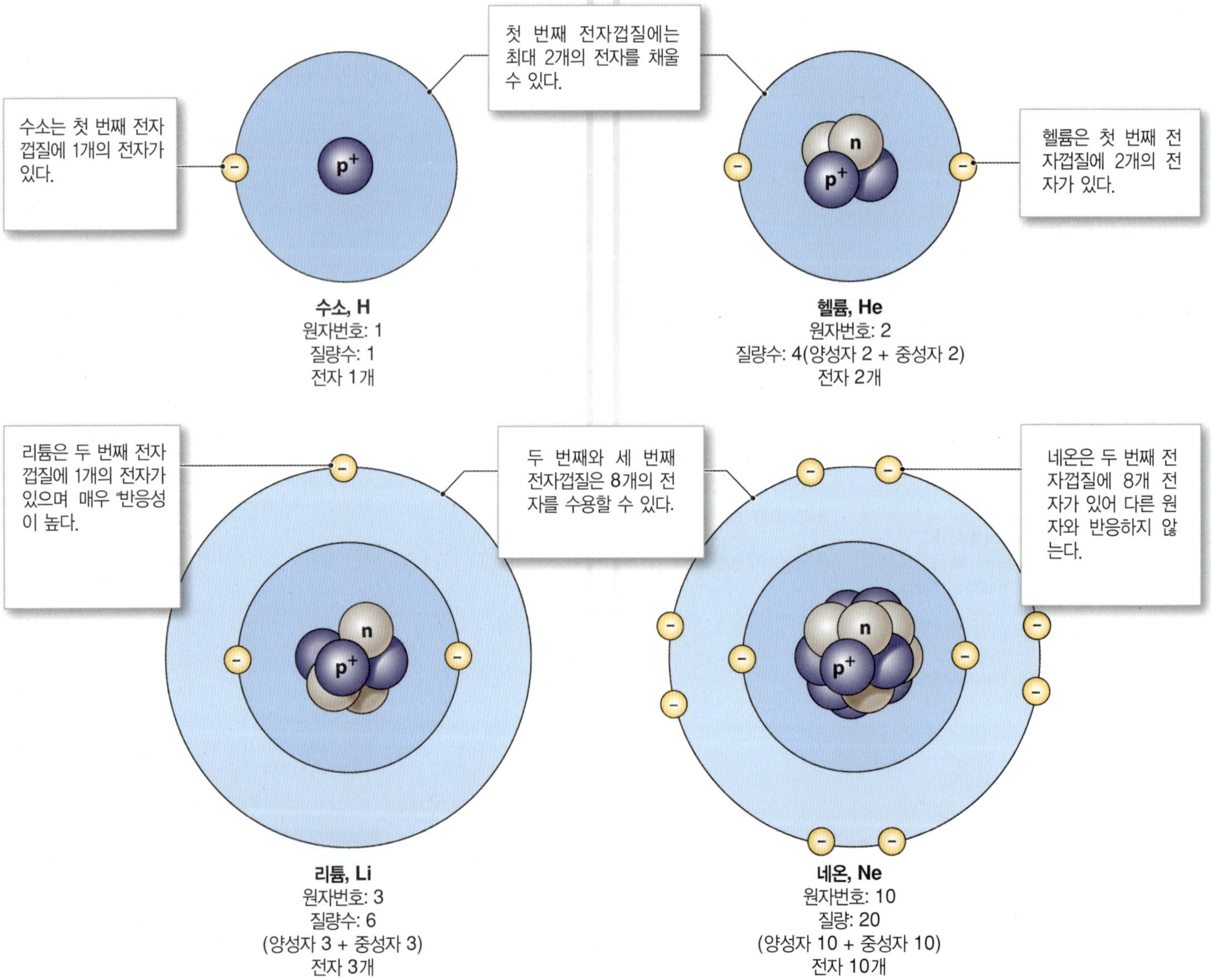

3 수소, 리튬, 나트륨처럼 바깥 전자껍질을 채우지 않은 원소를 **reactive element(반응성 원소)**라고 하며, 이 원소들은 다른 원소들과 반응하거나 결합하지 않는다. 원자는 전자를 얻거나, 잃거나 공유하여 바깥 전자껍질을 채우는 방식으로 안정성을 얻을 수 있다. 원자가 바깥 전자껍질의 전자를 잃게 되면 더 이상 전기적으로 중성이 아니고 전자보다 더 많은 양성자를 갖게 되는 셈이다. 이 경우 원소는 양전하를 띠게 되므로 **cation(양이온)**이라 한다. 만일 원자가 전자 하나를 잃으면 +1의 전하를 띤 이온이 된다. 이온들은 얼마나 많은 전자를 잃고 안정성을 찾느냐에 따라 +2, +3, +4의 전하를 띤 이온이 된다.

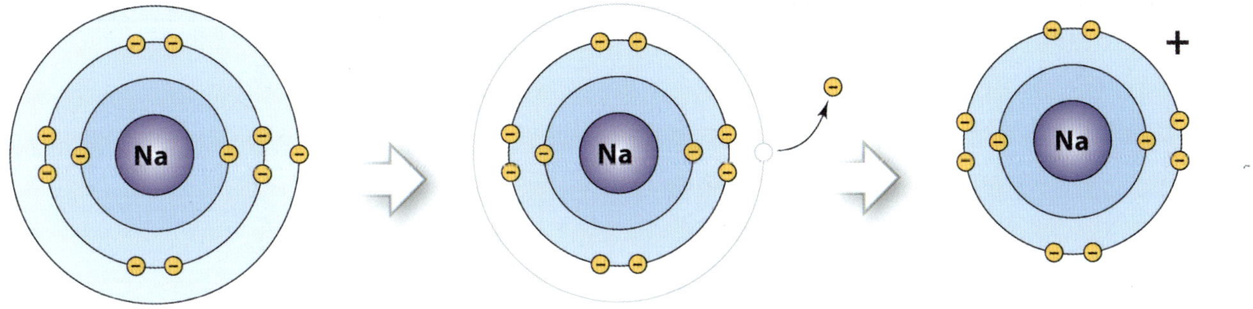

나트륨원자, Na(반응성)

나트륨이온, Na^{+}(안정성)

4 마찬가지로 다른 원자로부터 얻은 전자로 바깥 전자껍질을 채운 원자는 안전상태에 이른다. 이 원자도 더 이상 전기적으로 중성이 아니고 양성자보다 더 많은 전자를 갖게 된다. 이제 원자는 음전하를 띠게 되며 이를 **anion(음이온)**이라 한다. 여분의 전자 하나가 주어지면 −1의 전하를 띤 이온이 된다. 이온들은 얼마나 많은 전자를 필요로 하며 안정성을 찾느냐에 따라 2, 3, 4의 전하를 띤 이온이 된다.

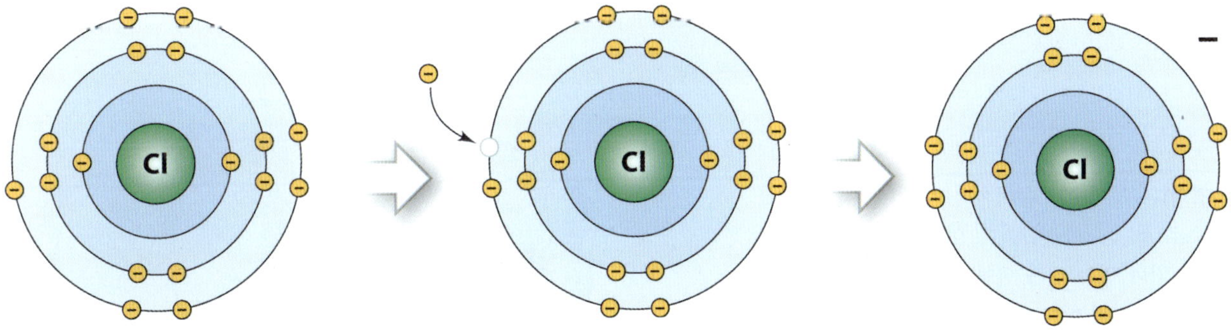

염소원자, Cl(반응성)

염소이온, Cl^{-}(안정상태)

원자의 바깥 전자껍질을 안정화시키는 상호작용은 **chemical bond(화학결합)**의 형성을 통해 이루어진다. 이 반응이 이루어지면 반응에 참여한 원자들이 하나로 결합하게 되는 것이다.

모듈 2.2 복습

a. 원자의 제1, 제2, 제3 전자껍질을 각각 채울 수 있는 최대 전자의 수를 말하시오.

b. 비활성 원자의 원소들은 서로 반응하지 않거나 다른 원소의 원자와 결합하지 않는 이유를 설명하시오.

c. 양이온과 음이온이 어떻게 형성되는지 설명하시오.

가장 흔한 화학결합은 이온결합과 공유결합이다

화학결합이 일어나면 화합물과 분자라는 새로운 물질을 만들어 낸다. **Compound(화합물)**란 결합에 참여한 원소들의 결합형태와 관계없이 둘 이상의 원소들로 이루어진 화학물질을 말한다.

1단계: 나트륨과 염소이온의 형성. 나트륨원자는 전자를 하나 잃고 이 전자를 염소원자가 받는다. 이 과정에서 바깥전자껍질을 채우는 두 개의 안정된 이온이 생겨난다.

2단계: 이온결합의 형성. 나트륨과 염소이온은 반대 전하를 가지므로 서로 끌리게 되어 결합한다. 이 결과 이온성 화합물인 NaCl이 만들어진다.

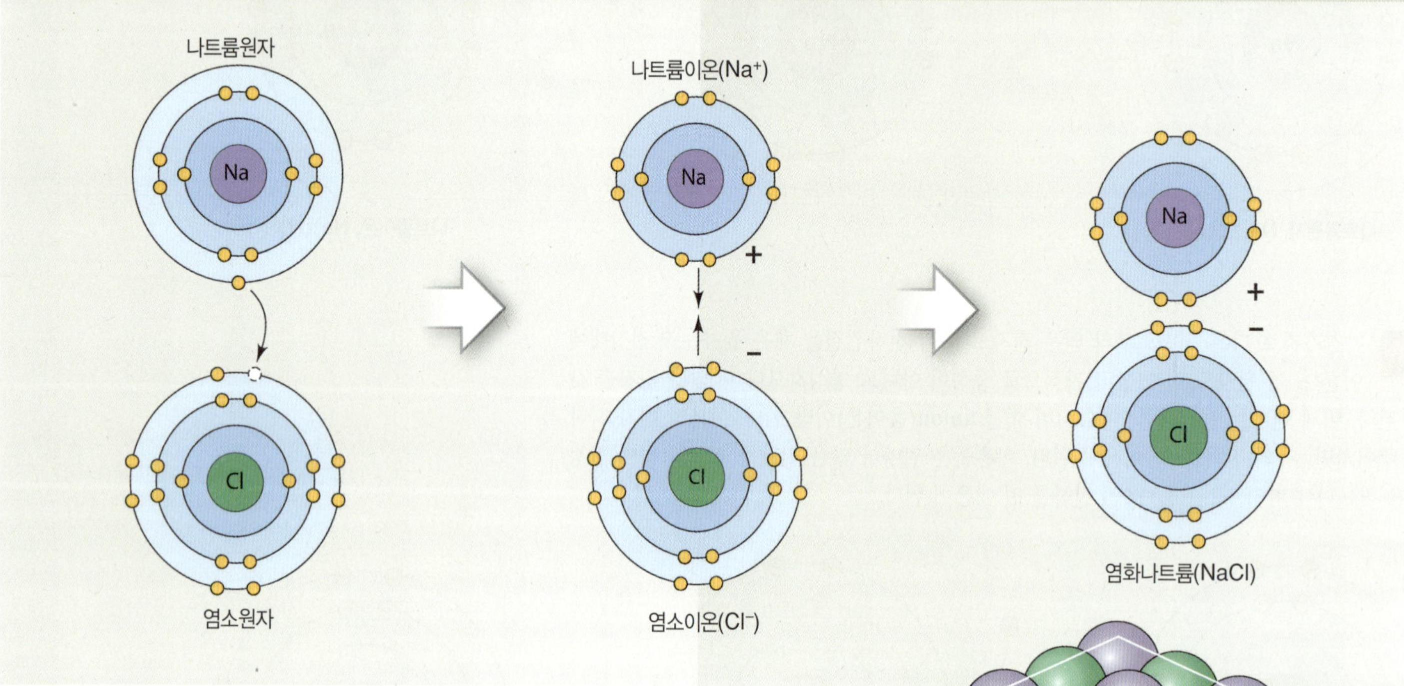

1 **Ionic bond(이온결합)**는 양이온과 음이온 사이에 전기적으로 끌어당기는 힘으로 생긴 화학결합이다. 이온결합은 원자에서 하나 이상의 전자를 잃거나 얻는 전자 이동이 일어나 안정에 이르게 된다. 우리가 보통 식염이라고 하는 이온성 화합물인 염화나트륨이 형성된 것을 그림에서 볼 수 있다.

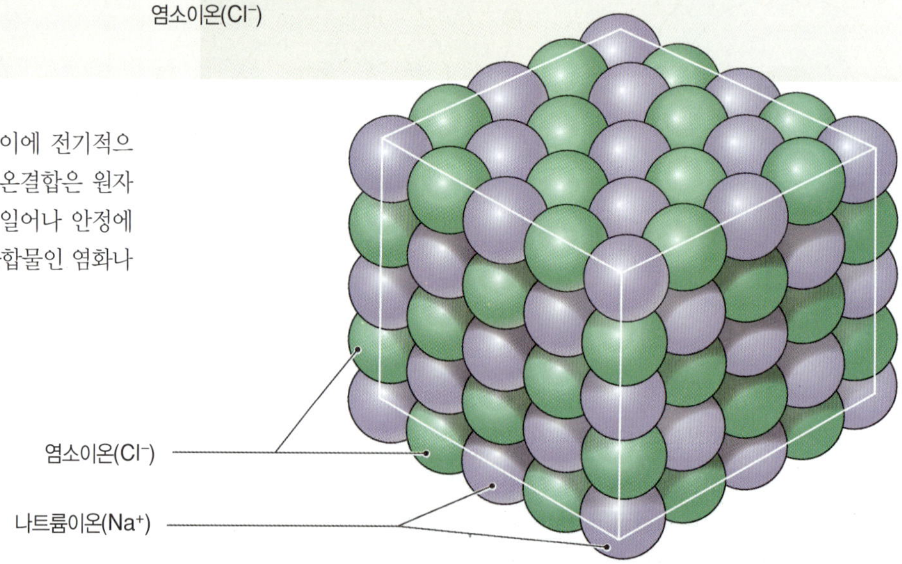

2 수많은 나트륨이온과 염소이온이 결합하여 염화나트륨 결정체를 이루고 있다. 화학결합이 형성되면 두 반응물의 특성이 변한다. 식염의 예를 들면 금속과 독성 기체가 결합하여 먹을 수 있는 맑은 결정체가 만들어진다.

3 원자들이 전자를 얻거나 잃지 않고 바깥 전자껍질을 채우는 또 다른 방법은 다른 원자들과 전자를 공유하는 것이다. 그 결과 원자들 사이에 **covalent bond(공유결합;** kō-VĀ-lent)이 만들어진다. 이런 공유결합으로 구성된 화학구조를 **molecule(분자)**이라고 한다. 전형적인 공유결합에서 원자들은 전자를 똑같이 공유하므로 분자는 전기적으로 중성이며, 이런 분자를 **nonpolor molecule(비극성분자)**이라고 한다.

분자	설명
수소(H_2) 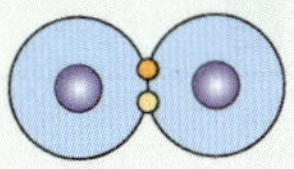	개별적인 수소원자는 자연상태에서 발견되지 않으며, 수소원자를 쌍으로 포함한 분자형태로 발견된다. 두 개의 수소원자는 각 원자에 존재하는 하나씩의 전자가 두 원자핵을 따라 선회함으로써 상대의 전자를 공유하여 바깥 전자껍질을 채운다. 각 원소로부터 하나의 전자가 오는 것이므로 **single covalent bond(단일공유결합)**라고 한다
산소(O_2) 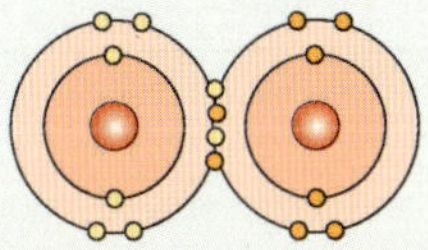	산소는 바깥 전자껍질에 6개의 전자가 있으며 다른 산소원자와 2쌍의 전자를 공유하여 **double covalent bond(이중공유결합)**를 형성한다, 이렇게 하여 산소분자가 만들어진다.
이산화탄소 (CO_2) 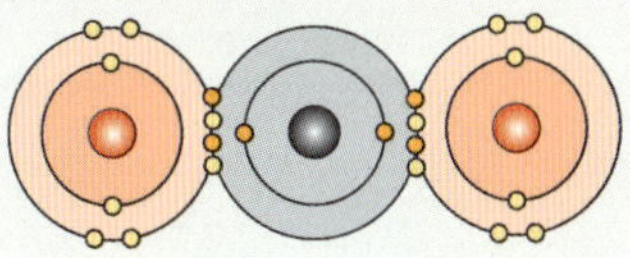	이산화탄소는 바깥 전자껍질에 4개의 전자가 있으므로 다른 원자로부터 4개의 전자를 얻어 안정에 도달할 수 있다. 이산화탄소 분자에서 탄소는 2쌍의 전자를 두 개의 산소원자와 공유하여 double covalent bond(이중공유결합)를 형성한다,

4 어떤 분자는 전자 공유가 동일하지 않은 공유결합을 만든다.

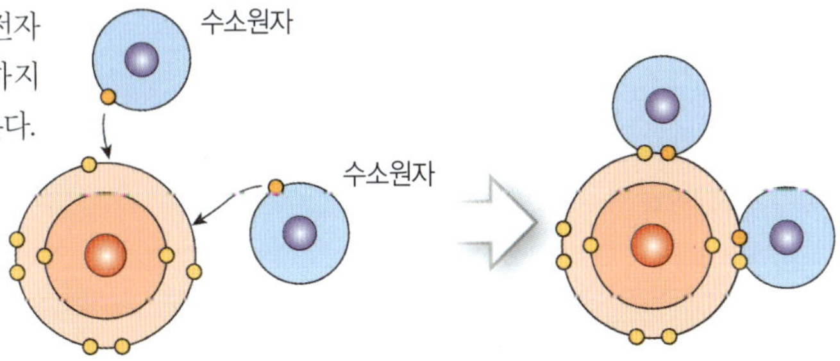

5 각각의 수소원자는 약한 양전하(δ^+)를, 산소원자는 약한 음전하(δ^-)를 나타내며 이런 형태를 극성분자라고 한다. **Polar molecule(극성분자)**을 만드는 공유결합을 **polar covalent bond(극성공유결합)**라고 한다.

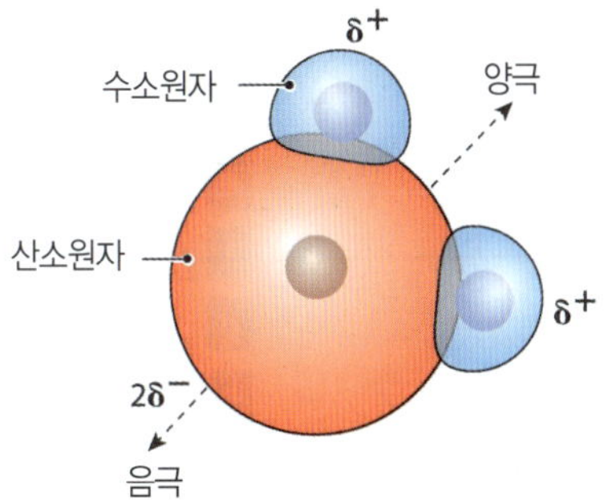

6 한 극성분자의 수소원자에서 약한 양전하는 다른 극성분자의 음전하를 끌어당겨서 분자의 형태가 변하거나 주위의 분자들을 끌어모을 수 있다. 이런 약한 결합력을 **hydrogen bond(수소결합)**라고 한다.

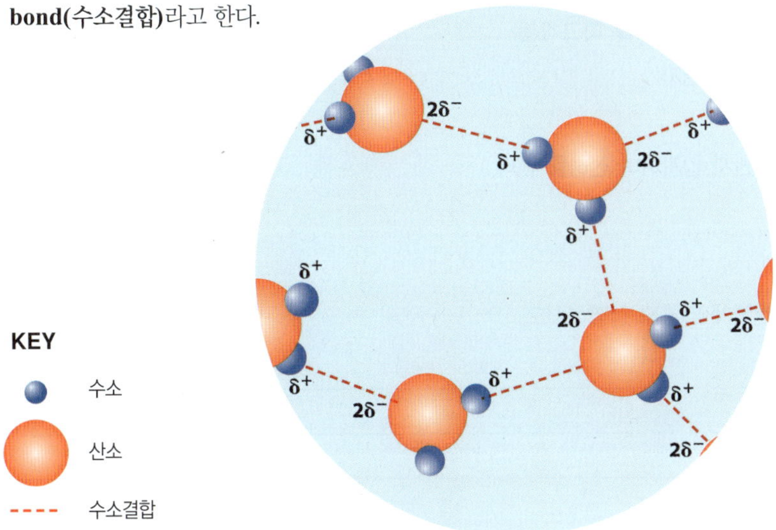

모듈 2.3 복습

a. 화학결합의 가장 흔한 두 가지 형태를 말하고 구분하시오.

b. 물분자에서 원자와 결합하는 결합방식을 설명하시오.

c. 가장 작은 물입자에는 molecule(분자)이라는 말을 쓰지만 식염에는 사용하지 않는 이유를 설명하시오.

1. 단답형

다음 표에 빈칸을 채우시오.

원소	양성자의 수	전자의 수	중성자의 수	질량수
헬륨	a	2	2	b
수소	1	c	d	1
탄소	6	e	6	f
질소	g	7	h	14
칼슘	i	j	20	40

2. 단답형

다음 분자들은 화합물이며 어떤 원소들로 구성되었는지 설명하시오.

 수소 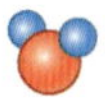 물 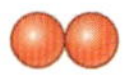 산소 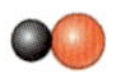 일산화탄소

a ____________ b ____________ c ____________ d ____________

3. 연결하기

왼쪽 용어와 가장 관계가 밀접한 것을 고르시오.

• 원자번호	a ____________	전자를 얻거나 잃는 원자
• 전자	b ____________	핵에 위치하며 중성이다.
• 양성자	c ____________	두 종류 이상의 원소로 구성된 원자가 결합한 것
• 중성자	d ____________	원자에 있는 양성자의 수
• 동위원소	e ____________	물분자 사이에 끌어 당기는 힘
• 이온	f ____________	물분자의 화학결합 형태
• 이온결합	g ____________	핵에 있는 아원자 입자수
• 극성공유결합	h ____________	같은 원자번호를 가진 원자로만 구성된 물질
• 질량수	i ____________	핵에 있는 아원자 입자이며, 전하를 띠고 있음
• 원소	j ____________	질량이 다른 동일 원소의 원자
• 화합물	k ____________	식염에 있는 화학결합
• 수소결합	l ____________	핵 바깥쪽에 있는 아원자 입자이며 전하를 띤다.

4. 절 종합 문제

원자의 상호작용을 나타내는 두 개의 용어가 어떻게 비슷한지 또는 어떻게 다른지 설명하시오.

a 비활성 원소/활성 원소 ____

b 극성분자/비극성 분자 ____

c 공유결합/이온결합 ____

Chemical Reaction(화학반응)

세포는 화학반응의 조절을 통해 살아서 기능을 한다. 화학반응과정에서 원자들 사이에 새로운 화학결합이 형성되기도 하고, 원자들 간에 존재하던 화학결합이 깨지기도 한다. 반응하는 물질 또는 **reactant(반응물)**에서 일어나는 이런 변화는 원자를 재배열하여 다른 물질, 즉 **product(생성물)**를 만들어낸다. 신체내 세포나 조직에서 일어나는 모든 반응을 **metabolism**(**대사;** me-TAB-ō-lizm)이라 한다.

1 사실상 각각의 세포는 하나의 화학공장이라 할 수 있다. 성장, 유지, 보수, 세포분열, 분비 및 수축 모두가 복잡한 화학반응이다. 세포는 화학반응을 이용하여 항상성 유지와 필수기능을 수행하는데 필요한 에너지를 공급한다.

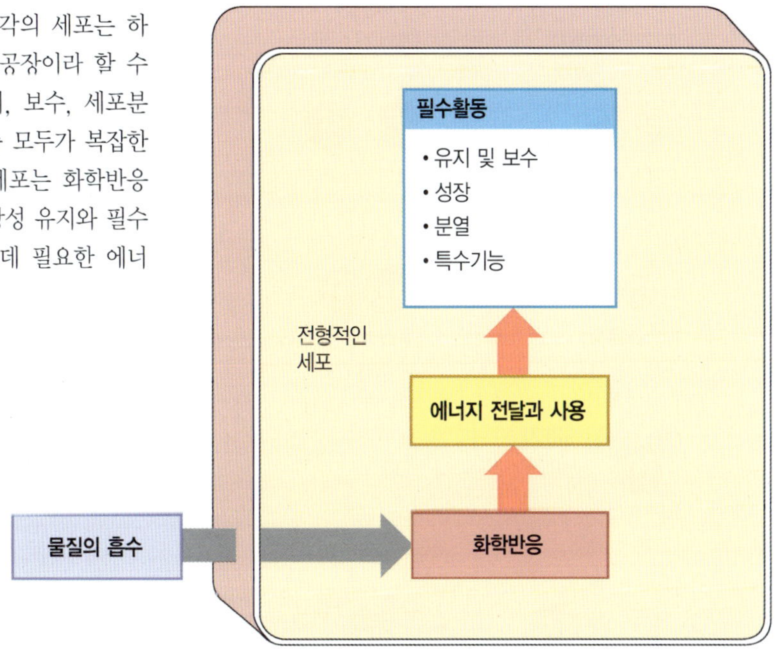

2 **Work(일)**란 물질의 이동이나 물질의 물리적 구조가 변하는 것이다. 우리 몸이 하는 일에는 걷기나 뛰기 등이 포함되며 분자를 만들거나 액체상태의 물이 기체로 전환(증발)되는 것도 해당된다.

Energy(에너지)는 일을 할 수 있는 능력을 말한다. 물질의 이동이나 물리적 변화는 에너지 없이는 일어날 수 없다. **Kinetic energy(운동에너지)**는 움직임에 이용되는 에너지로서 다른 물질로 전환되어 일을 수행할 수 있다. 운동에너지의 예로 공 던지기, 물건 들어올리기 및 분자모터에 의한 세포의 이동이나 구조물의 수송 등이 있다. **Potential energy(위치에너지)**는 일을 하기 위해 잠재적으로 갖고 있는 저장된 에너지이다. 이 에너지는 사물의 위치(머리 위에 물건을 놓은 상태나 사다리 위에 서 있는 상태)나 물리적 또는 화학적인 구조(늘어나 있는 스프링이나 충전된 배터리)로부터 나온다.

세포는 세포 내에서 복잡한 분자를 만들고, 물질을 안팎으로 이동시킴으로써 일을 한다. 예를 들어, 안정상태의 골격근 세포는 위치에너지를 단백질 섬유에 포함하고 있으며 세포 분자들 사이에 공유결합을 하고 있다. 근육이 수축할 때 일을 수행하여 위치에너지가 운동에너지로 전환된다. 이 같은 전환이 100%의 효율을 나타낼 수는 없다. 매시간마다 에너지의 교환이나 전달이 일어나며, 일부 에너지는 열로 방출된다. 우리가 운동을 할 때 체온이 올라가는 이유가 바로 이 열 때문이다.

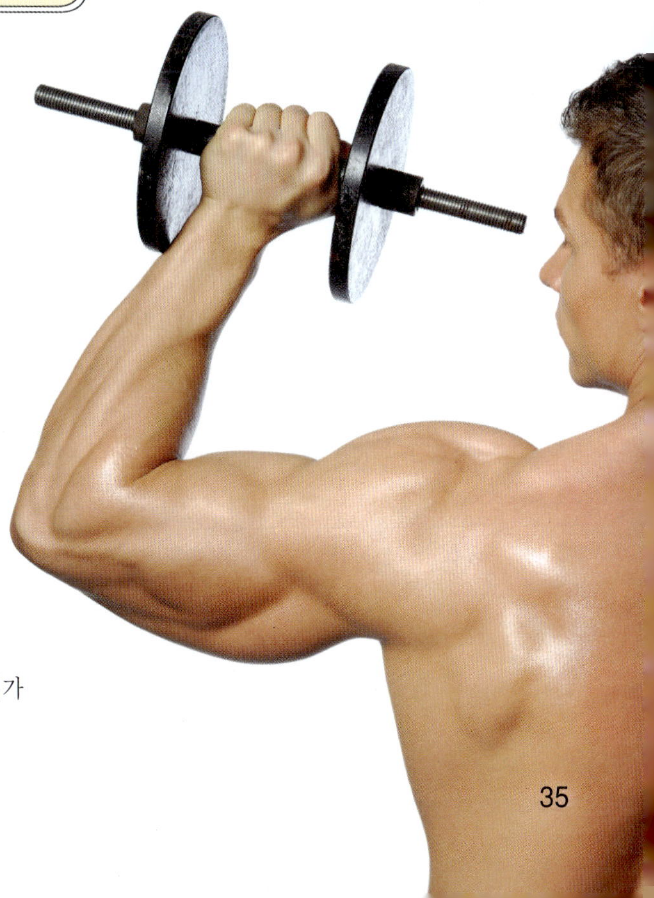

2.4

화학기호로 효소의 도움을 받는 화학반응을 설명할 수 있다

1 **Chemical notation(화학기호)**은 우리가 복잡한 작용을 간단히 정확하게 설명할 수 있도록 해준다. 다음의 표는 화학기호의 중요한 규칙을 요약한 것이다. 특정 반응에 포함된 반응물의 무게를 측정하기 위해 화학기호를 이용하면 수월하다.

화학기호의 사용 규칙

종류	시각적 표현	화학기호
원자 원소의 약자는 그 원소의 원자 하나를 나타낸다. 원소의 약자 앞에 있는 숫자는 원자의 수를 나타낸다.	(H) 1개의 수소원자 (O) 1개의 산소원자 (H) (H) 2개의 수소원자 (O) (O) 2개의 산소원자	H 1개의 수소원자 O 1개의 산소원자 2H 2개의 수소원자 2O 2개의 산소원자
분자 **Chemical formula(화학식)** 또는 분자식은 원소의 정보와 그 분자를 구성한 원자의 수를 알려준다. 원소의 약자 뒤에 붙은 아래 숫자는 원자의 수를 나타낸다	(HH) 수소분자 2개의 수소원자로 구성 (OO) 산소분자 2개의 산소 원자로 구성 (H O H) 물분자 2개의 수소원자와 1개의 산소원자로 구성	H_2 수소분자 O_2 산소분자 H_2O 물분자
반응 화학반응을 설명할 때, 반응초기부터 있는 물질을 반응물이라 하며 그 반응은 하나 이상의 생성물을 만든다. 화살표는 반응물(보통 왼쪽)에서 생성물(보통 오른쪽)로 반응 방향을 나타낸다. 반응 뒤 두 개의 수소원자가 하나의 산소원자와 결합하여 1분자의 물을 만들었다.	(H) (H) + (O) ⟶ (H O H) 화학반응은 원자를 새로이 만들지도 없애지도 않는다. 단지 원자를 재배열하여 새로운 조합으로 바꾸는 것이다. 따라서 각 원소의 원자수는 화학반응식 양쪽이 모두 같아야 한다. 이 경우를 **balanced equation(균형잡힌 반응식)**이라 한다	$2H + O \longrightarrow H_2O$ 균형잡힌 반응식 $2H + 2O \longrightarrow H_2O$ 균형이 맞지 않은 반응식
이온 원소기호에 +나 − 표시는 이온을 나타낸다. +한 개는 +1가의 양이온이다. (원래의 원자가 전자 한 개를 잃은 것.) 한 개는 −1가의 음이온을 나타낸다. (원래 원자에 전자 한 개를 얻은 것) 한 개 이상의 전자를 잃거나 얻으면 해당 이온의 전하량은 + 또는 −기호 앞에 숫자로 표시된다.	(+) 나트륨이온 나트륨원소는 전자 1개를 잃음 (−) 염소이온 염소원자는 전자 1개를 얻음 (2+) 칼슘이온 칼슘원자는 전자 2개를 잃음	Na^+ 나트륨이온 Cl^- 염소이온 Ca^{2+} 칼슘이온

나트륨원자는 나트륨 이온이 됨

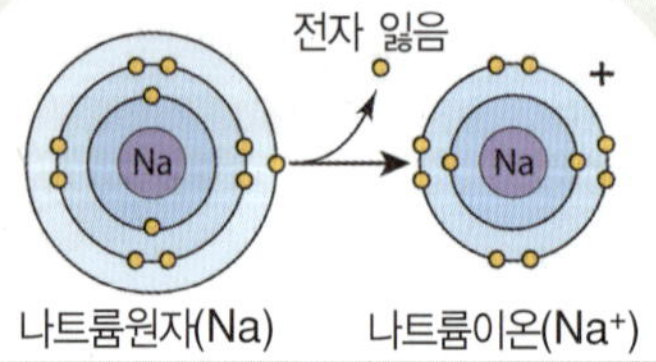

2 화학반응은 대부분 자발적으로 일어나지 않거나, 또는 너무 느리게 일어나므로 세포에는 별다른 가치가 없다. 반응이 진행되려면 반응물을 활성화시키기 위한 충분한 에너지가 있어야 한자. 반응을 시작하는데 필요한 에너지를 **activation energy(활성화에너지)**라고 한다. 실험실이나 공업용의 많은 화학반응들이 세포에 치명적일 만큼 온도, 압력, 화학요소들을 극단적으로 활성화시킨다. 세포는 우리 체내에서 복잡한 대부분의 반응에 필요한 **enzyme(효소)**이라는 특정 단백질을 이용하여 이런 가혹한 상태를 피한다.

3 효소는 활성화에너지의 필요량을 낮춤으로써 화학반응을 촉진시킨다. 이렇게 함으로써 효소는 당분해와 같은 화학반응을 가능하게 만들며, 생명유지에 필요한 여러 조건하에 가속화된다. 효소는 **catalyst(촉매**; KAT-uh-lists; *katalysis*, 분해**)**라는 물질 군에 속하며, 자신은 영구적으로 변하거나 소모되지 않고 화학반응의 속도를 가속화시키는 화합물이다. 효소의 작용은 대체로 가역적이며 평형에 도달할 때까지 진행된다.

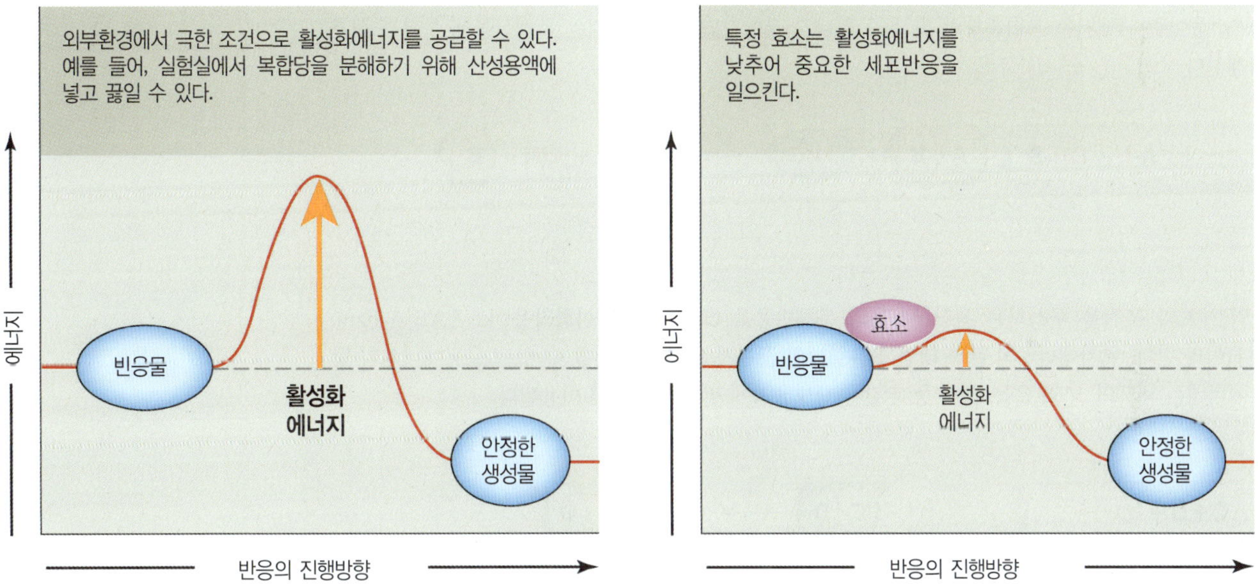

4 생명을 유지시키는 복잡한 반응은 연속적으로 여러 단계를 진행하며, 각 단계는 특정 효소의 지배를 받는다. 이러한 연속반응을 **metabolic pathway(대사경로)**라 하며 다음과 같이 나타낼 수 있다.

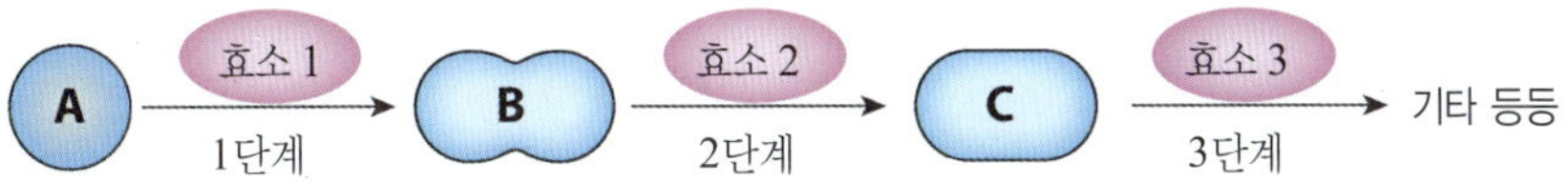

화학반응이 시작되려면 활성화에너지가 필요하지만 일단 반응이 시작되면, 반응이 끝나는 쪽으로 진행하면서 대체로 에너지를 흡수하거나 또는 방출하게 된다. 에너지를 방출하는 반응을 **exergonic(발열반응, 발열성;** *exo-*)이라 한다. 반응이 진행될 때 방출되는 에너지보다 반응을 시작할 때 필요한 에너지가 더 많다면 그 반응은 **endergonic(흡열반응, 흡열성;** *endo-*)이다. 발열반응은 우리 몸에서 흔히 일어나는 것으로 열을 발생시켜 체온조절을 하는 것이다. 흡열반응에는 세포를 구성하는 분자들을 만드는데 필요한 반응이 여기에 해당된다.

모듈 2.4 복습

a. 화학기호의 표기 규칙을 이용하여 6개의 탄소원자와 12개의 수소원자 및 6개의 산소원자로 구성된 화합물인 포도당의 분자식을 쓰시오.

b. 효소란 무엇인가?

c. 우리 세포에는 왜 효소가 필요한가?

화학반응에는 3가지 기본 유형이 있다

분해반응(Decomposition Reaction)

Decomposition(분해)이란 분자를 더 작은 조각으로 나누는 반응이다. 분해반응은 다음과 같이 나타낸다.

$$AB \longrightarrow A + B$$

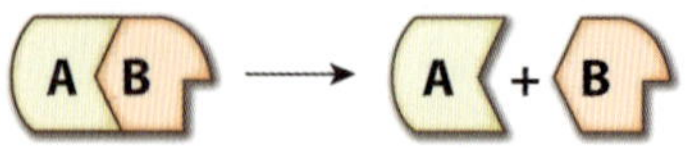

분해반응은 세포 안이나 밖에서도 일어난다. 예를 들어, 일반적인 식사에는 지방분자, 설탕, 단백질이 포함되어 있는데 이 분자들은 너무 복잡하고 커서 신체가 흡수하여 이용할 수 없다. 소화관에서의 분해반응은 이들 분자를 더 작은 조각으로 나누어 흡수를 가능하도록 한다.

물이 첨가되는 분해반응은 몸에서 복합분자를 분해하는데 중요하다. **Hydrolysis(가수분해;** hī-DROL-i-sis; *hydro-*, 물 + *lysis*, 풀어준다)에서는 복합분자의 결합 중 하나가 끊어지면서 만들어지는 분해산물에 물분자 성분(H와 OH)이 더해진다.

$$A\text{-}B + H_2O \longrightarrow A\text{-}H + OH\text{-}B$$

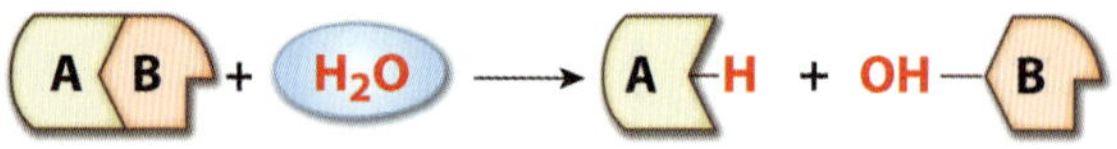

선택적으로, 몸의 세포와 조직을 구성하는 복합분자들의 분해반응을 **catabolism(이화작용;** ka-TAB-ō-lizm; *katabole*, 던지다)이라 한다. 위치에너지의 한 형태인 공유결합이 끊어지면 일을 수행할 수 있는 운동에너지가 방출된다. 방출된 에너지는 세포의 성장, 운동, 생식 등과 같은 생명유지에 필요한 기능에 이용된다.

$$CD \longrightarrow C + D + \text{에너지}$$

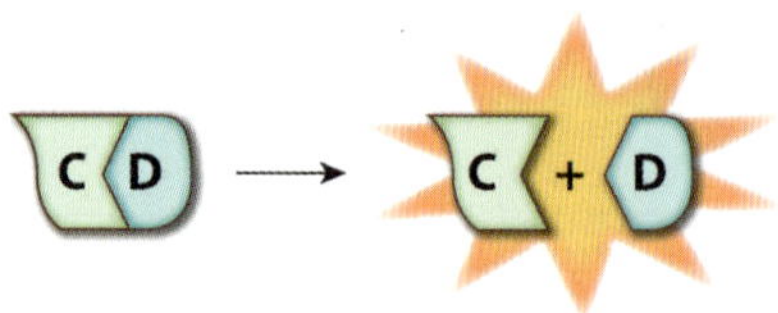

합성반응(Synthesis Reaction)

Synthesis(합성반응; SIN-the-sis)는 분해반응의 반대작용으로 작은 분자들을 모아 큰 분자로 만든다. 이 반응은 다음과 같이 나타낼 수 있다.

$$A + B \longrightarrow AB$$

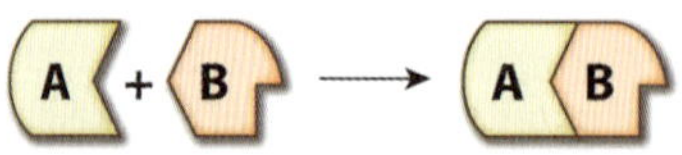

합성반응에는 더 큰 생성물을 만들기 위해 원자나 분자가 결합한다. 수소분자와 산소분자로부터 물이 생성되는 것도 합성반응이다. 이 반응에는 반응물이 원자나 분자와 관계없이 항상 새로운 화학결합이 만들어진다.

Dehytdration synthesis(탈수합성)이나 condensation(축합)은 물분자가 제거되면서 복합분자를 형성하는 것이다.

A-H + OH-B ⟶ A-B + H_2O

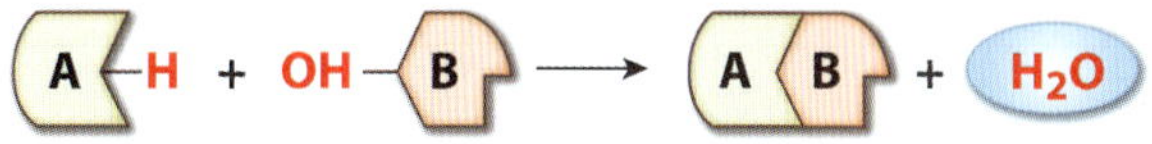

따라서 탈수합성은 가수분해의 반대작용이다. 다음 절에서 두 가지 형태의 작용을 보게 될 것이다.

선택적으로 신체 내 세포와 조직 내에서 새로운 분자가 합성되는 것을 **anabolism(동화작용;** a-NAB-ō-lizm; *anabole*, 올라가다)이라 한다. 화학결합을 만드는 데는 에너지가 필요하므로 동화작용은 "uphill(오르막)" 과정이다. 세포에서는 동화작용과 기타 생체 활성기능을 유지하기 위한 에너지 필요량과, 이화작용을 통한 에너지 공급이 균형적으로 이루어져야 한다.

화학반응은 가역적이므로

A + B ⟶ AB 및 **AB ⟶ A + B**

생물학적으로 중요한 많은 반응들이 완전히 가역적이다. 이러한 반응은 다음과 같이 나타낼 수 있다.

A + B ⇌ AB

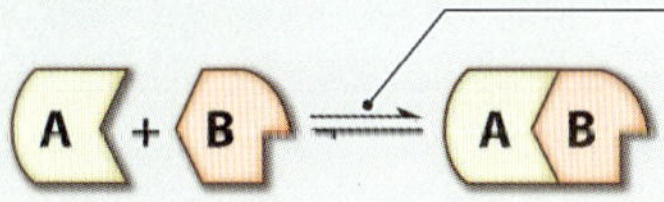

이 방정식은 두 가지 반응이 동시에 일어나는 것을 나타낸다. 하나는 합성작용이고 다른 하나는 분해작용이다. **Equilibrium(평형**에서 두 반응의 반응속도는 균형을 이루고 있다. 한 분자의 AB가 만들어짐과 동시에 다른 분자는 A + B로 분해된다

Exchange Reaction(교환반응)

Exchange recation(교환반응)에서는 반응하는 분자들의 일부가 서로 뒤바뀌어 새로운 생성물을 만들어 낸다.

AB + CD ⟶ AD + CB

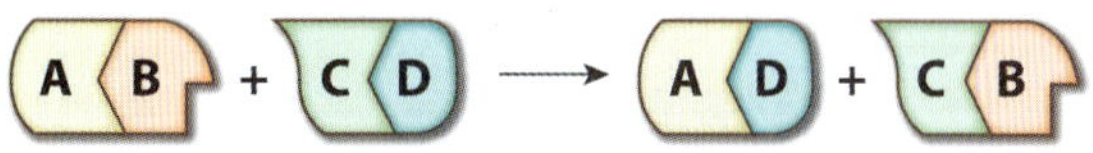

반응물과 생성물이 같은 성분(A, B, C, D)을 포함하고 있지만, 이 성분들이 서로 다른 조합을 하고 있다. 교환반응에서는 반응물 분자인 AB와 CD가 나뉜 뒤(분해반응) 그 결과 생긴 구성물질들이 서로 반응하여 AD와 CB를 만들어 낸다(합성반응).

모듈 2.5 복습

a. 인체생리학에 중요한 3가지 유형의 화학반응을 말하고 설명하시오.

b. 가수분해와 탈수 합성반응에서 물의 역할을 구분하시오.

c. 세포에서, 6개의 탄소분자로 구성된 포도당은 에너지 방출과정에 의해 2개의 3탄소분자로 전환된다. 에너지원은 무엇인가?

1. 단답형

화학기호를 사용하여 다음의 화학식을 쓰시오.

a 1개의 수소분자 ______________________________

b 2개의 수소원자 ______________________________

c 6개의 물분자 ______________________________

d 설탕 1분자(순서대로 12개의 탄소원자, 22개의 수소원자, 11개의 산소원자)

____

2. 단답형

다음 화학반응에 대한 화학방정식을 쓰시오.

포도당 1분자가 산소 6분자와 결합하여 6분자의 이산화탄소와 6분자의 물이 만들어졌다.

____

3. 단답형

다음 반응 중 가수분해와 탈수합성 반응은 각각 어느 것인가?

a 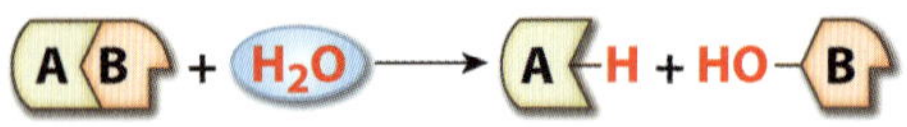

____

b 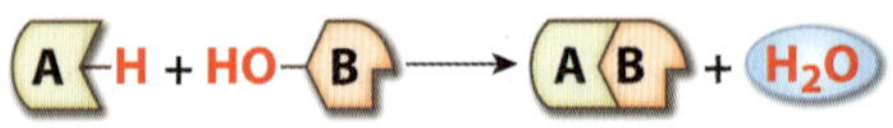

____

4. 연결하기

왼쪽 용어와 가장 관계가 밀접한 것을 고르시오.

• 발열반응	a ______________	촉매
• 활성화에너지	b ______________	화학반응을 시작하는 물질
• 생성물	c ______________	물과 관련된 화학반응
• 교환반응	d ______________	에너지를 흡수하는 반응
• 가수분해	e ______________	반응물이 뒤바뀌는 부분
• 흡열반응	f ______________	화학반응에서 최종 물질
• 반응물	g ______________	에너지를 방출하는 반응
• 효소	h ______________	화학반응을 시작하는데 필요한 것

5. 절 종합 문제

4단계로 구성된 대사경로에서 2단계를 촉매하는 효소의 양이 줄어들면 대사경로가 끝날 때 만들어지는 생성물에 어떤 영향을 주겠는가?

____

____

우리 몸에서 물의 중요성

H_2O(물)는 우리 몸의 중요한 구성요소이며 몸무게의 약 2/3를 차지한다. 체내수분량이 변하면 사실상 모든 생리계통에 영향을 주기 때문에 치명적인 결과를 가져올 수도 있다. 물은 모든 사람에게 흔한 것이지만 매우 독특한 특징을 갖고 있다.

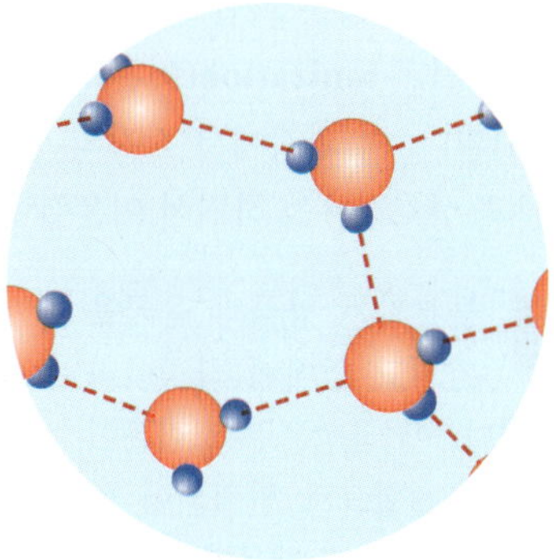

물의 중요한 특성

Lubrication(윤활작용)

물은 분자 사이에 마찰이 거의 없는 효율적인 윤활제이다. 따라서 서로 마주하는 두 개의 표면 사이에 얇은 수분층이 있으면 이들 사이의 마찰을 상당히 감소시킨다. 물은 관절과 체강에서 마찰을 줄여준다.

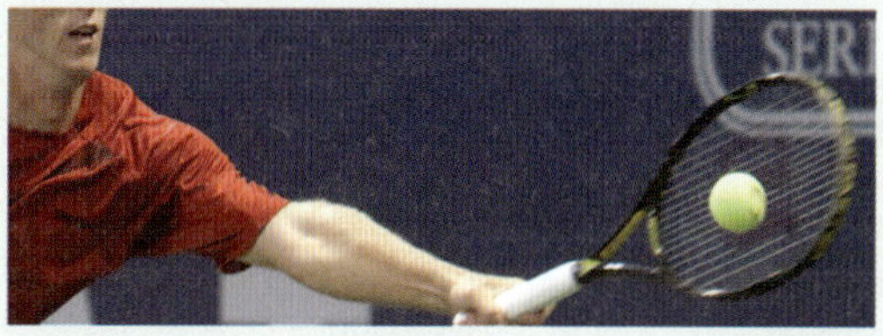

Reactivity(반응성)

우리 몸은 물속에서 화학반응이 일어나며, 물분자도 가수분해와 탈수반응 등 일부 반응에 참여한다.

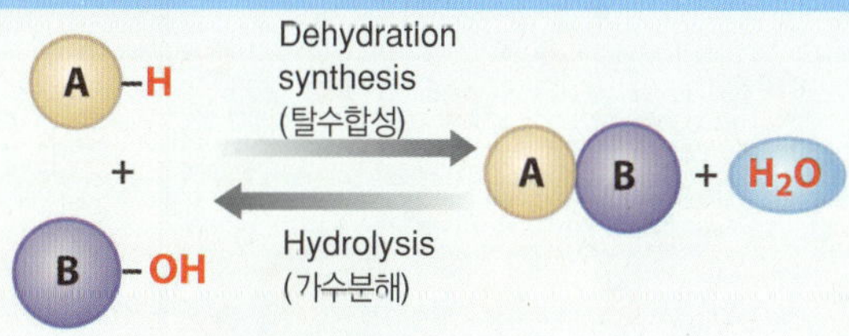

높은 열용량

Heat capacity(높은 열용량)는 열을 흡수하여 지닐 수 있는 능력이다. 물은 액체상태의 물분자가 수소결합으로 인해 서로 끌어당기므로 보기 드물게 높은 열용량을 지닌다.

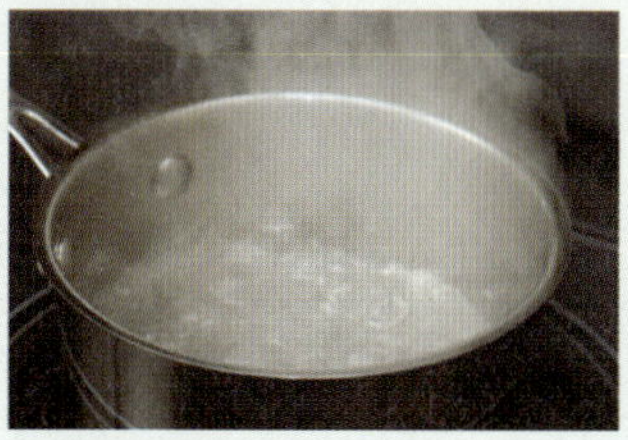

- 물분자들이 완전히 분해되어 수증기가 되기 위해서 충분한 에너지를 가질 수 있도록 물의 온도가 높아야 한다.
- 물이 액체에서 기체로 변할 때 많은 양의 열이 빠져나간다. 이 현상은 피부에서 땀이 증발할 때 나타나는 냉각효과로 설명할 수 있다.
- 물은 질량이 커서 온도를 매우 느리게 변화시킨다. 이런 특성을 **thermal inertia(열관성)**라 한다.

용해성

수없이 많은 화합물들이 물에 용해된다. 각 입자들이 물에 퍼지면서 두 가지 이상의 물질이 하나의 혼합물이 되는 **solution(용액)**이 만들어진다. 원소, 이온, 분자들이 들어 있는 액체를 **solvent(용매)**라 하고 흩어진 물질을 **solute(용질)**라 한다. 용매가 물인 경우를 **aqueous solution(수용액)**이라 한다.

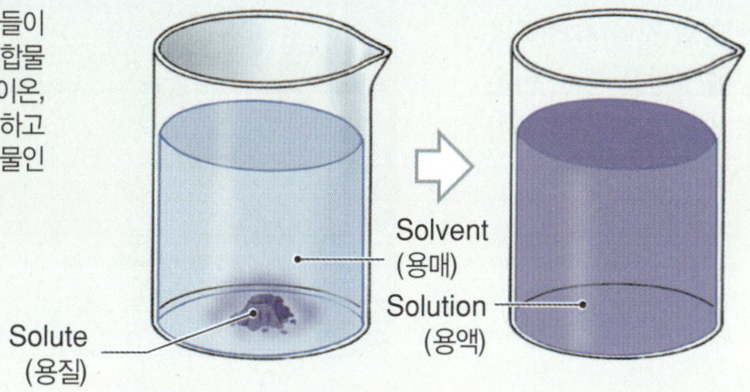

생리계통은 물에 의존한다

환경에 있는 많은 화합물들은 일부 또는 전체가 이온결합으로 연결되어 있다. 물속에 있는 화합물은 **ionization(이온화;** ī-on-ī-ZĀ-shun)되거나 **dissociation(해리;** di-sō-sē-Ā-shun)된다. 이 과정에서 각각의 이온들은 물분자의 양전하(양극)나 음전하(음극)의 말단 부분과 상호작용을 하면서 이온결합이 끊어진다.

1 물분자는 양극과 음극을 가지고 있어서 극성이라고 한다. 이 극성은 수소이온이 극성공유결합으로 연결되어 비대칭 위치에 있기 때문에 나타난다.

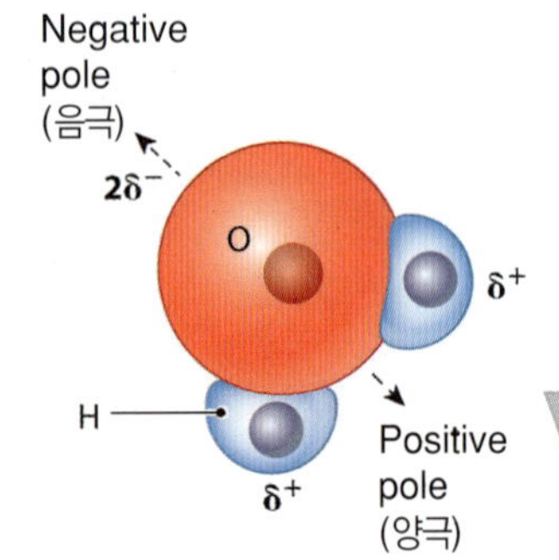

2 이온 화합물은 용액에서 물분자에 의해 해리된다. 음이온은 물분자의 양극으로, 양이온은 물분자의 음극으로 둘러싸인다. 용액에서 이온 주변에 있는 물분자의 얇은 막을 **hydration sphere(수화형태의 공)**라고 한다.

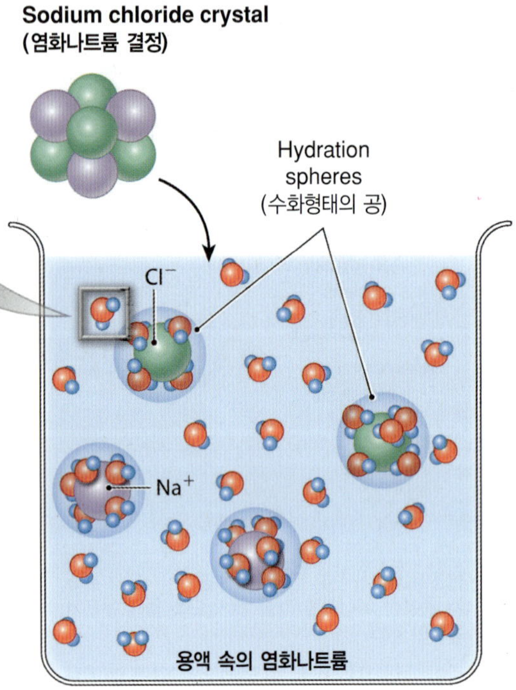

3 수화형태의 공은 극성공유결합을 포함한 큰 분자 주변에 형성된다. 만일 포도당 같은 분자가 물과 강하게 결합되면 용해되어 용액 형태로 이동할 것이다. 이처럼 물분자와 쉽게 작용하는 분자들을 **hydrophilic(친수성;** hī-drō-FIL-ik; *hydro-*, 물 + *philos*, 좋아하는)이라고 한다.

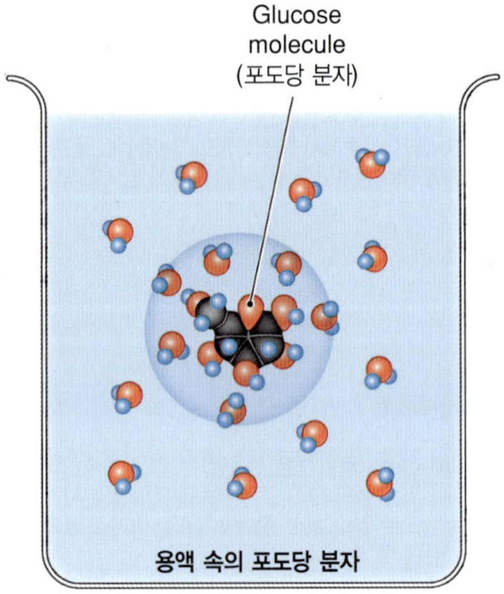

4 음이온과 양이온을 포함한 수용액은 전류를 통과시킬 수 있다. 전류를 통과시킬 수 있는 용액 내 구성 이온들을 **electrolyte(전해질;** e-LEK-trō-līts)라 한다. 염화나트륨은 체액에 매우 중요한 전해질이다. 용액 내 양이온은 전기장에서 음이온 또는 음극말단으로 이동하며 음이온은 양극말단으로 이동할 것이다. 세포막을 통한 전기력은 모든 세포의 기능에 영향을 준다. 이온이 나르는 작은 전류는 근육수축과 신경기능에 필수적이며, 6장과 7장에서 좀 더 알아볼 것이다.

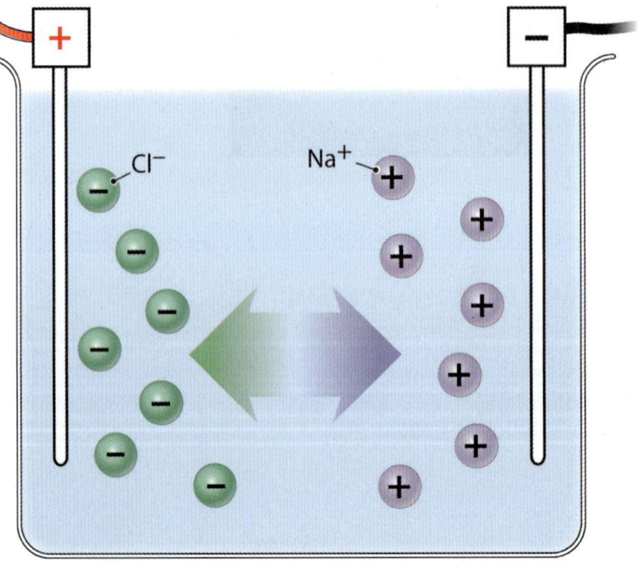

5 다음 표는 매우 중요한 전해질 목록이다. 혈액이나 체액에서 전해질이 해리되면 다양한 이온을 방출한다. 체액의 전해질 농도가 변하면 모든 생명유지 기능에 교란이 오게 된다. 예를 들어, 칼륨 농도가 감소하면 근육마비가 오고, 증가하면 심박동이 약해지거나 심부전이 온다. 체액 내 이온 농도는 1차적으로 콩팥(이온 배출), 소화관(이온 흡수), 골격계통(이온 저장 및 방출)에 의해 정교하게 조절된다.

체액 내에서 해리되는 중요한 Electrolyte(전해질)

전해질		방출되는 이온
NaCl(염화나트륨)	→	$Na^+ + Cl^-$
KCl(염화칼륨)	→	$K^+ + Cl^-$
$CaPO_4$(인산화칼슘)	→	$Ca^{2+} + PO_4^{2-}$
$NaHCO_3$(탄산수소나트륨)	→	$Na^+ + HCO_3^-$
$MgCl_2$(염화마그네슘)	→	$Mg^{2+} + 2Cl^-$
Na_2HPO_4(제2인산나트륨)	→	$2Na^+ + HPO_4^{2-}$
Na_2SO_4(황산나트륨)	→	$2Na^+ + SO_4^{2-}$

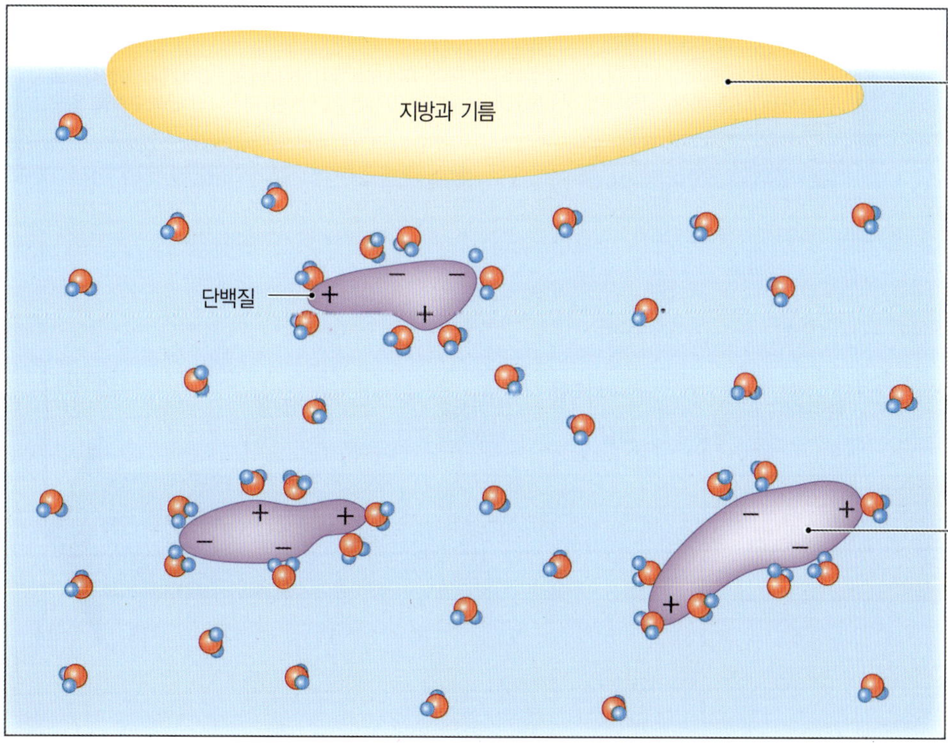

대부분의 분자들이 극성공유결합이 없거나 아주 적게 있다. 이런 분자들은 양극이나 음극이 없으므로 비극성이라 한다. 비극성 분자가 물과 만나면 수화형태의 공이 형성되시 않아 분자들이 용해되지 못한다.물과 쉽게 반응하지 못하는 분자들을 **hydrophobic**(**소수성**; hī-drō-FŌ-bik; *hydro-*, water + *phobos*, fear)이라고 한다. 모든 종류의 지방과 기름이 소수성 분자에 해당된다.

체액에는 물분자와의 상호작용으로 용해되어 있는 단백질 같은 크고 복잡한 분자들을 포함하고 있다.

6 흩어져 있는 단백질이나 기타 분자를 포함한 용액을 **colloid(콜로이드)**라고 한다. 콜로이드 내 입자나 분자들은 무한정 용액으로 남아 있다. 많이 알려진 Jell-O(젤로)라는 액체는 점도가 높은 콜로이드이다. 큰 입자들을 포함한 **suspension(현탁액)**은 흔들지 않으면 중력으로 인해 용액에 가라앉는다. 혈액의 경우 혈구세포는 혈장용액에서 현탁액 상태에 있으므로 일시적으로는 현탁액이다. 응고만 방지된다면 채취한 혈액 속의 세포들은 용기 내에서 점점 아래로 가라앉을 것이다.

모듈 2.6 복습

a. 전해질을 설명하시오.
b. 친수성과 소수성 분자를 구분하시오.
c. 이온화합물인 염화나트륨이 물에 어떻게 용해되는지 설명하시오.

체액의 pH조절은 생명현상 유지를 위한 항상성에 필요하다

화학결합이나 화학반응에 참여하는 수소원자는 전자를 쉽게 잃고 **hydrogen ion(H^+, 수소이온)**이 될 수 있다. 수소이온은 용액에서 매우 반응성이 높다. 수소이온의 수가 많을 경우 화학결합이 깨지면서 복합분자의 형태를 변화시켜서 대체로 세포와 조직의 기능을 방해한다. 따라서 체액 내 수소이온 농도는 정확히 조절되어야 한다.

1 일부 증류수에서도 소량의 수소이온이 정상적으로 존재하는데 이는 물분자 일부가 자발적으로 해리되어 H^+(수소이온)과 **hydroxide ion(수산이온;** hī-DROK-sīt, OH^+)을 방출하기 때문이다.

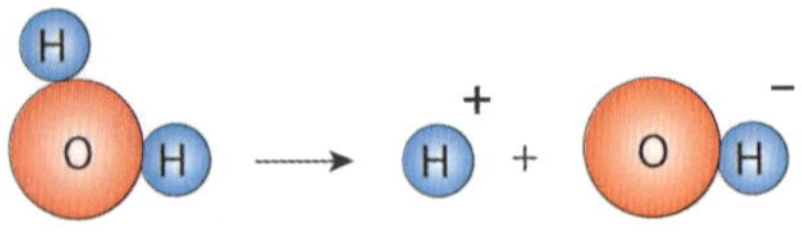

2 체액 내 수소이온 농도는 생리작용을 하는데 중요하다. 보통은 용액의 **pH(산성도)**라고 하며, 일반 용액의 pH 범위는 0~14로 나타낸다. 수치가 한 단계 증가 또는 감소하면 H^+ 농도는 10배 변한다. 예를 들어, pH 3인 용액은 pH 6인 용액보다 1000배 더 산성이 된다.

혈액

혈액의 정상적인 pH범위는 7.35~7.45 사이에 있다. pH가 비정상적으로 변동이 일어나면 화학결합이 분해되거나 단백질의 형태가 바뀌거나 세포의 기능이 변하여 세포와 조직이 손상될 수 있다. **Acidosis(산증)**는 혈액의 pH가 낮아져서(7.35 이하) 나타나는 생리적으로 비정상적인 상태이며 pH가 7 이하로 내려가면 혼수상태가 된다. **Alkalosis(알칼리증)**는 pH가 비정상적으로 높아져서(7.45 이상) 나타나며 pH가 7.8을 넘으면 조절이 불가능한 지속적인 근육수축을 일으킨다.

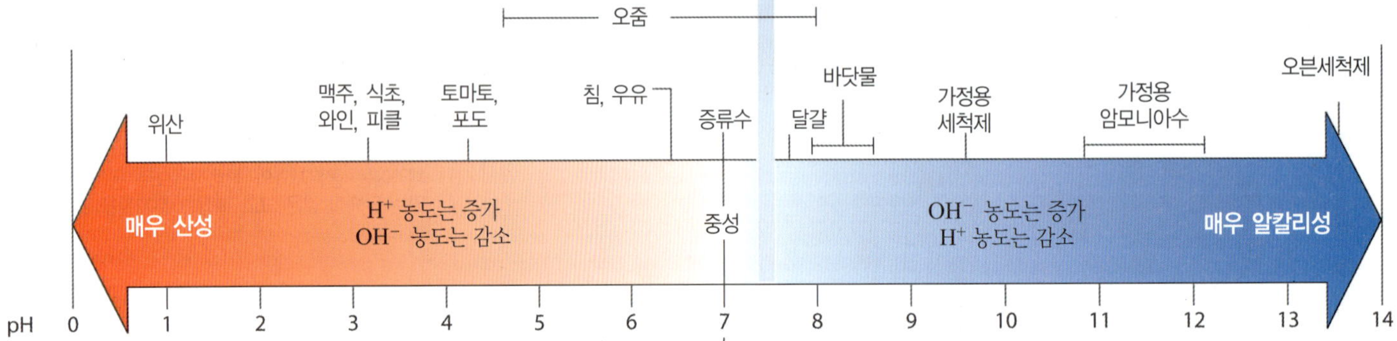

pH가 7 이하인 용액을 **acidic(산성;** a-SI-dik)이라 하며, 수소이온이 수산이온보다 더 많이 있음을 의미한다

pH가 7인 용액을 **nutral(중성)**이라 하며, 수소이온과 수산이온이 같은 수로 존재한다.

pH가 7 이상이면 **basic(염기성)** 또는 **alkaline(알칼리성;** AL-kuh-lin)이며, 수산이온이 수소이온보다 더 많이 존재한다.

Acid(산)과 Base(염기)

3 **Acid(산)**는 어떤 물질이든 용액에서 분해되어 수소이온을 방출하는 물질이며 pH를 낮추어 준다. 수소이온은 전자를 잃은 수소원자가 양성자 한 개만으로 이루어져 있으므로 수소이온을 종종 양성자라고도 하며, 산을 proton donor(양성자 공여자)라고도 한다. 강산은 용액 내에서 완전히 분해되어 한 방향으로만 반응이 일어난다. 대표적인 강산은 **hydrochloric acid(HCl, 염산)**이며 물에서 다음과 같은 이온화가 일어난다.

$$HCl \longrightarrow H^+ + Cl^-$$

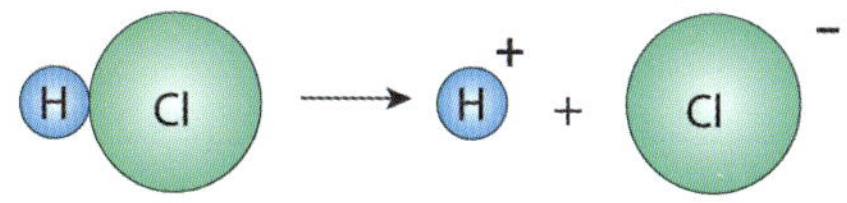

4 **Base(염기)**는 용액에서 수소이온을 제거하는 물질이며, proton acceptor(양성자 수여자)로 작용한다. 용액에서는 많은 염기들이 수산이온을 방출한다. 수산이온은 수소이온에 강한 친화력이 있어서 빠르게 반응하여 물분자를 형성한다. 강염기도 용액에 완전히 분해된다. **Sodium hydroxide(NaOH, 수산화나트륨)**는 강염기이며 나트륨이온과 수산이온을 방출한다.

$$NaOH \longrightarrow Na^+ + OH^-$$

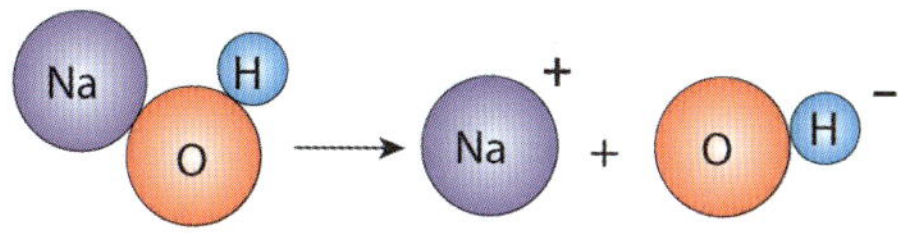

5 약산과 약염기는 완전히 분해되지 않으며 평형상태에서 분자의 상당수가 그대로 존재한다. 그런 이유로 약산과 약염기는 강산이나 강염기에 비해 pH 강도가 덜하다. **Carbonic acid(H_2CO_3, 탄산)**는 체액에 존재하는 약산이다. 탄산은 용액 내에서 가역적으로 수소이온과 **bicarbonate ion(HCO_3^-, 중탄산이온)**으로 용해된다.

$$H_2CO_3 \rightleftharpoons H^+ + HCO_3^-$$

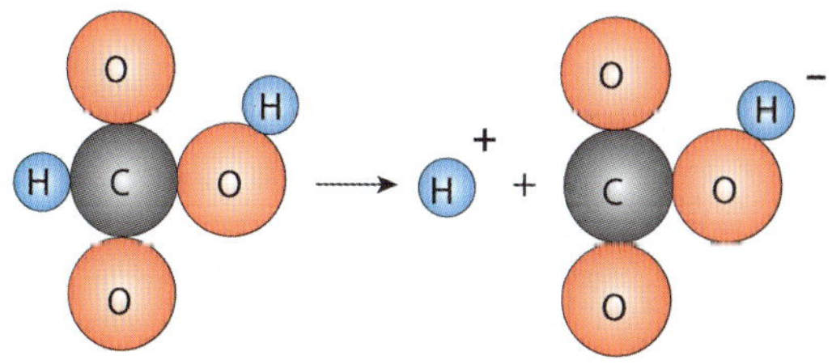

Salt(염)

6 **Salt(염)**란 수소이온을 제외한 모든 양이온과 수산이온을 제외한 모든 음이온을 포함하는 화합물이다. 이온결합으로 형성된 많은 염들이 물에서 완전히 분해되어 양이온과 음이온을 방출한다. 한 예로, 염화나트륨(식염)은 물에 바로 녹아 체액 내 가장 풍부한 이온인 Na^+와 Cl^-을 방출한다. 염화나트륨의 이온화는 수소이온이나 수산이온의 일부 농도에 영향을 주지 않으므로 다른 염들과 마찬가지로 NaCl을 "중성" 물질이라고 한다. 기타 염들은 Na^+나 OH^-에 간접적인 영향을 주어 약산성이나 약염기성 용액이 될 수도 있다.

$$NaCl \longrightarrow Na^+ + Cl^-$$

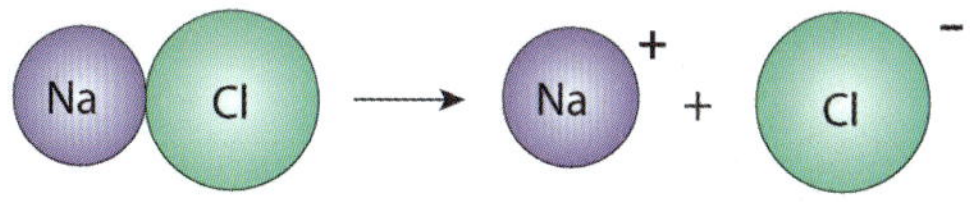

Buffer(완충제)

Buffer(완충제)는 수소이온을 제거하거나 치환하여 pH를 안정화시키는 물질이다. 일반적으로 **buffer system(완충계)**은 약산과 관련 염들로 구성되며 약산의 기능을 한다. 예를 들어, 우리 몸의 탄산, 즉 중탄산 완충계는 H_2CO_3(탄산)과 식소다인 $NaHCO_3$(탄산수소나트륨)으로 구성된다. 체액 내 완충제와 완충계는 pH를 정상 범위로 유지하는 데 도움이 된다.

모듈 2.7 복습

a. pH를 정의하시오.

b. 산, 염기, 염의 차이를 설명하시오.

c. 생리계통에서 pH의 중요성이 무엇인가?

1. 단답형

인체 기능에 중요한 물의 4가지 특징을 쓰시오.

a ______________________________

b ______________________________

c ______________________________

d ______________________________

2. 연결하기

왼쪽 용어와 가장 관계가 밀접한 것을 고르시오.

• 용매	a ________	혈액의 pH가 비정상적으로 높은 것
• 물	b ________	용해되는 물질
• 완충제	c ________	pH가 7보다 큰 용액
• 친수성	d ________	물과 쉽게 반응하는 분자
• 알칼리증	e ________	용액의 액체 성분
• 소수성	f ________	수소이온을 포함한 이온화합물
• 산	g ________	체액내 pH를 안정화시키는 화합물
• 용질	h ________	pH가 6.5인 용액
• 알칼리	i ________	물과 반응하지 않는 분자들
• 염	j ________	인체 체중의 2/3를 차지함

3. 단답형

다음 pH척도이다. 빈칸 a~c를 채우시오.

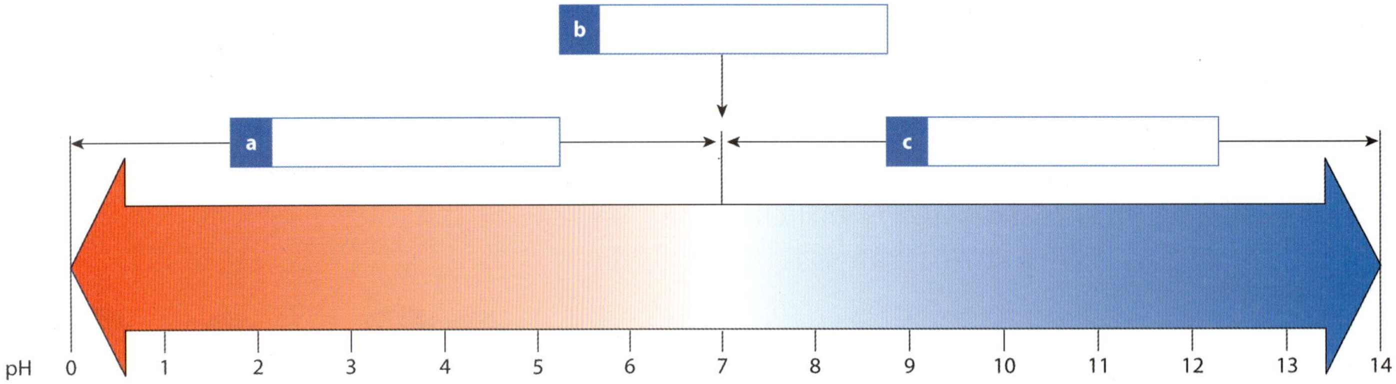

d pH 2인 용액은 pH 6인 용액과 비교하여 얼마나 산성인가? ______________________________

e 인체에서 비정상적인 pH 변화가 일어날 때 부정적인 효과를 설명하시오.

____

4. 절 종합 문제

순수한 물에 식염을 첨가해도 물의 pH는 변하지 않는다. 그 이유가 무엇일까?

____

____

Metabolite(대사물질)와 Nutrient(영양소)

Metabolite(**대사물질;** me-TAB-Ō-līts; *metabole*, change)는 신체 내에서 화학반응으로 합성되거나 분해될 수 있는 모든 분자를 말한다. **Nutrient(영양소)**는 식이를 통해 정상적으로 얻을 수 있는 기초 대사물질이다. 영양소와 대사물질은 광범위하게 organic(유기물) 또는 inorganic(무기물)으로 나눌 수 있다.

Organic compound(유기화합물)에는 항상 탄소와 수소 및 산소도 포함한다. 탄소원자는 공유결합으로 긴 사슬을 형성한다. 어떤 면에서는 이 탄소원자들이 수소나 산소와 마찬가지로 질소, 인, 황, 철 또는 기타 원소들과도 공유결합을 형성할 수 있다. **Inorganic compound (무기화합물)**는 기초 화합물로서 탄소나 수소를 갖고 있지 않으며, 분자들이 때로는 이온결합으로 연결되어 있다.

Nutrient(영양소)와 metabolite(대사물질)

포함

Organic compound(유기화합물)

유기화합물은 항상 주요 구성분으로 탄소와 수소를 포함한다.

예: 생물체에서 만들어지는 당, 지방, 단백질, 핵산(RNA, DNA) 등

Inorganic compound(무기화합물)

무기화합물은 보통 주요 구성분으로 탄소와 수소를 포함하지 않는다.

예: 이산화탄소, 산소, 물, 물, 산, 염기, 염 등

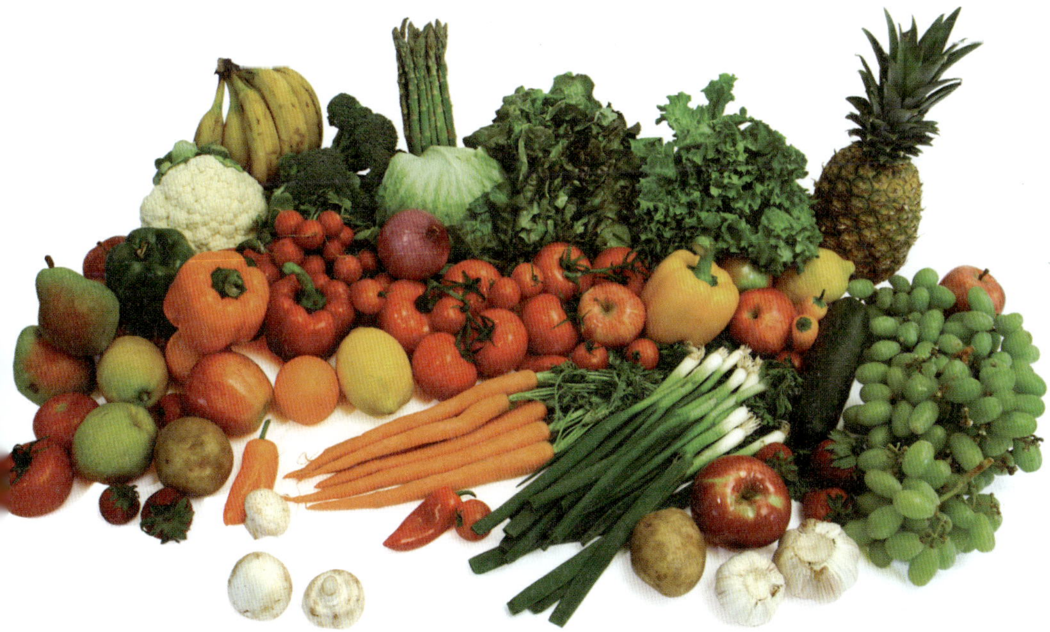

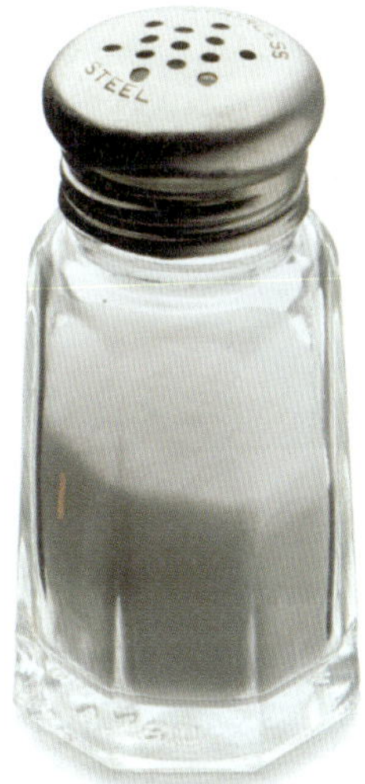

이 절에서는 유기화합물의 주요 분류를 소개하기로 한다. 또한 살아있는 세포 내에서 효소가 어떻게 중요한 작용을 하며, 세포는 어떻게 에너지를 포획하여 특정 고에너지 화합물로 에너지를 전달하는지 알아볼 것이다.

탄수화물에는 탄소, 수소 및 산소가 보통 1:2:1의 비율로 포함되어 있다

Carbohydrate(탄수화물)는 탄소, 수소 및 산소가 보통 1:2:1의 비율로 포함되어 있는 유기분자이다. 잘 알려진 탄수화물로 당류와 전분이 있으며 보통 체중의 1.5% 미만을 차지한다. 탄수화물이 에너지원으로 여러 기능을 가지고 있지만, 가장 중요한 기능은 에너지원이다.

Monosaccharide(단당류)

1 단순당 또는 **monosaccharide(단당류;** (mon-ō-SAK-uh-rīd; *mono*-, 단순한 + *sakcharon*, 당)는 탄수화물의 가장 기본 단위이며 3~7개의 탄소원자를 포함하고 있어서 3탄당, 4탄당, 5탄당, 6탄당, 7탄당으로 부르기도 한다. 6탄당인 **glucose(포도당;** GLOO-kōs)는 체내에서 가장 중요한 대사 "연료"이다.

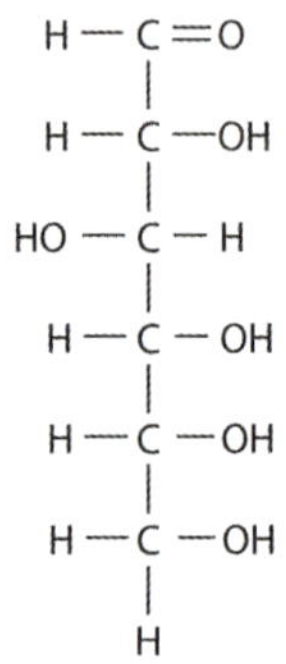

포도당 분자의 원소들은 직선 사슬형태(왼쪽)나 고리형태(오른쪽)를 구성한다. 체내에서는 고리형태가 일반적이다.

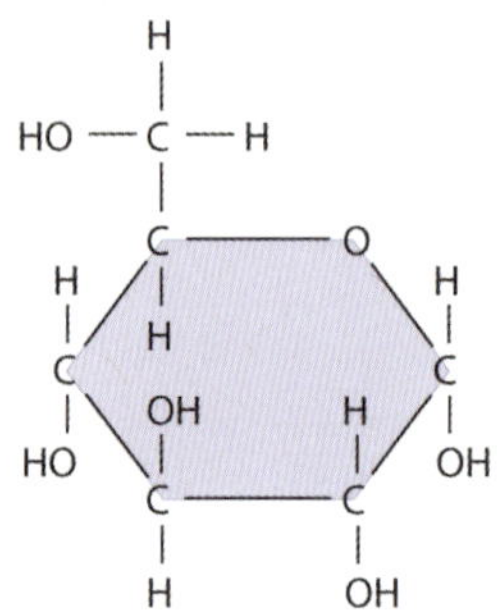

2 유기분자의 3차원 구조는 분자의 운명이나 기능을 결정하는 중요한 특징이다. 일부 분자는 형태와 원자수가 같은, 즉 분자식은 동일하지만 구조가 다른 것도 있다. 신체는 이들을 다른 분자로 취급한다.

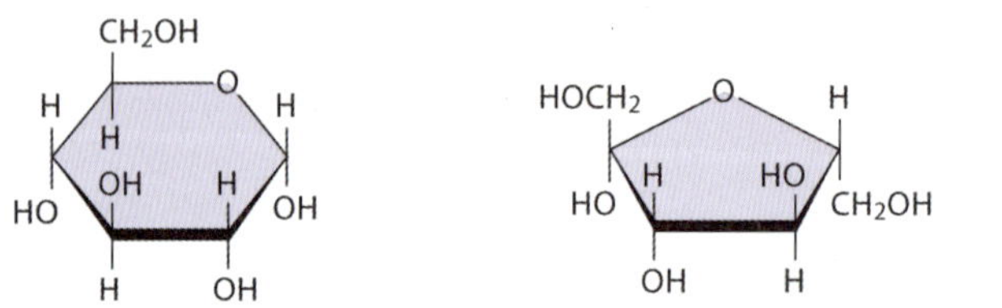

포도당 과당

과당은 많은 과일에 들어 있는 6탄당이다. 화학식은 포도당과 같은 $C_6H_{12}O_6$ 이지만 원소의 배열은 포도당과 다르다.

체내의 탄수화물들

구조	예	1차 기능	비고
단당류(단순당)	포도당, 과당	에너지원	체내합성 및 음식에서 얻음; 체액에 분포
이당류	자당(설탕), 젖당, 맥아당	에너지원	자당은 식이설탕이며, 젖당은 우유 속에, 맥아당은 맥아에 포함된 당이며 모두 단당류로 분해되어 체내로 흡수된다.
다당류	글리코겐	포도당의 저장형	글리코겐은 골격근세포와 간세포에서 생성됨

Disaccharide(이당류)

단당류 두 개가 모여 **disaccharide(이당류;** dī-SAK-uh-rīd; *di-*, 두 개)를 형성한다. **Sucrose(자당,** 식이설탕) 같은 이당류는 단맛이 있으며 포도당처럼 물에 잘 녹는다. 자당은 탈수합성 과정에 의해 형성된다.

3 탈수합성 과정 중 물분자가 제거되고 두 개의 분자가 결합한다.

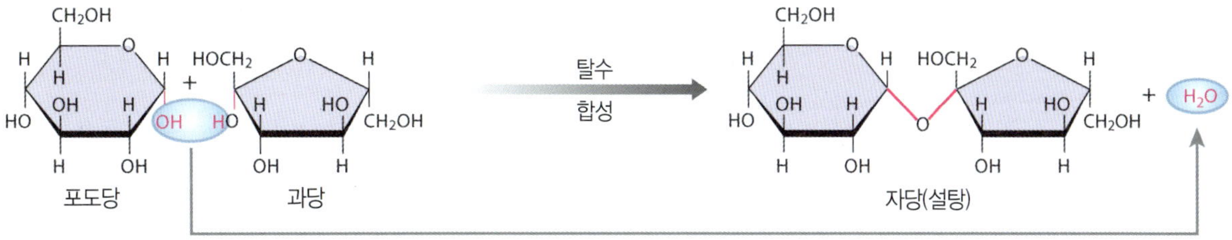

4 가수분해는 탈수합성의 반대과정이다. 복합분자에 물분자가 첨가되면서 분해가 일어난다.

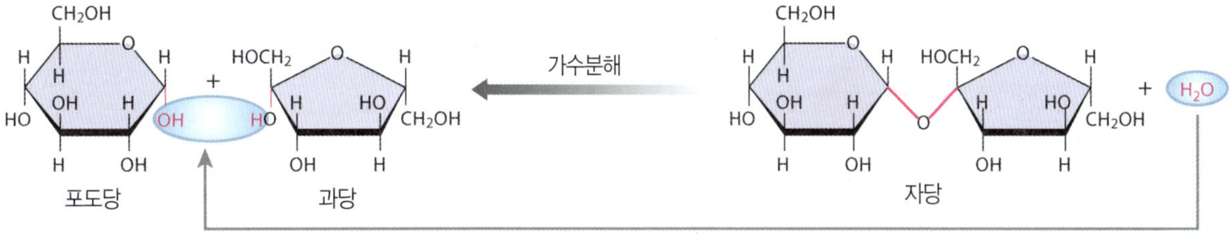

Polysaccharide(다당류)

5 크기가 더 큰 탄수화물 분자들은 반복적인 탈수합성 반응과 단당류나 다당류가 추가되면서 만들어진다. 이처럼 큰 분자들을 **polysaccharide(다당류;** pol-ē-SAK-uh-rīdz; *poly-*, 많은)라고 한다. **Starch(전분)**는 포도당 분자로 형성된 식물성의 큰 다당류이다. 사람의 소화기관은 전분을 단당류로 분해할 수 있다. 감자나 곡식에 들어 있는 전분은 식사의 중요한 에너지원이 된다.

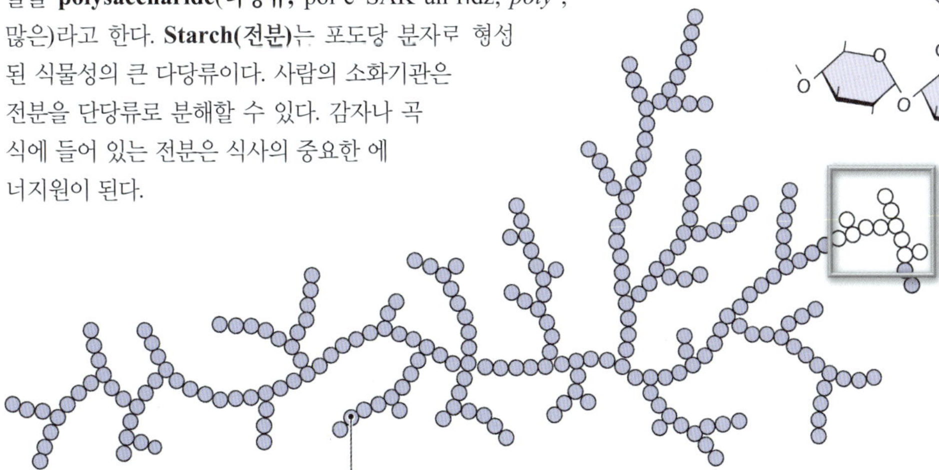

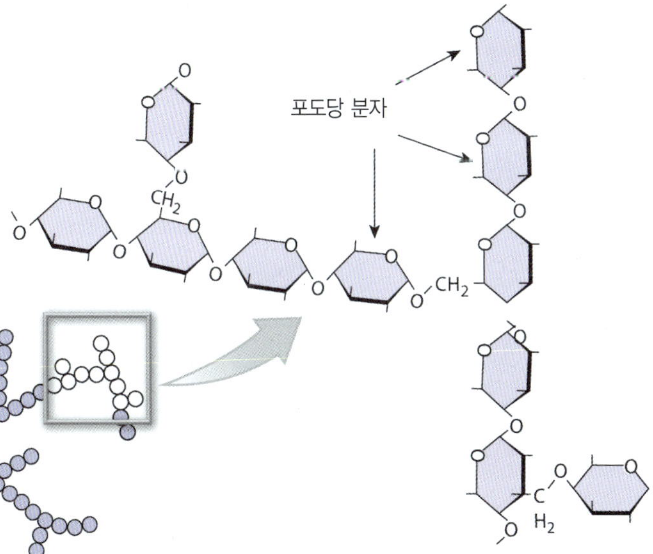

다당류인 **glycogen(글리코겐;** GLĪ-kō-jen) 또는 동물성 전분은 포도당 분자의 사슬구조에 많은 가지를 갖고 있다. 근육세포는 글리코겐을 만들거나 저장한다. 근육세포에 포도당이 매우 필요할 때 글리코겐 분자가 분해되며, 별로 필요하지 않을 때는 혈액에서 포도당을 흡수하여 글리코겐을 재저장한다.

모듈 2.8 복습

a. 탄수화물의 3가지 구조적인 분류를 하고 각각의 예를 들어 보시오.

b. 탄수화물에서 C:H:O의 비율과 체내의 주요 기능을 설명하시오.

c. 근육세포가 글리코겐을 만들어 저장할 때 여기에 관여하는 반응물과 화학작용의 유형을 예측하시오.

지질에는 탄소:수소의 비가 1:2의 비율로 포함되어 있다

탄수화물처럼 **lipid(지질;** *lipos*, fat)도 탄소, 수소, 산소를 포함하고 있으며 탄소 : 수소의 비가 거의 1 : 2이지만 지질은 탄소화물보다 탄소를 적게 가지고 있다. 따라서 lauric acid(라우르산) 같은 대표적인 지질은 수소 : 산소의 비가 매우 크며 화학식은 $C_{12}H_{24}O_2$이다. 또한 지질은 인, 질소 및 황을 소량 함유하고 있다. 잘 알려진 지질로는 지방, 기름 및 왁스 등이 있다, 대부분의 지질은 물에 용해되지 않지만 특수한 수송기전이 순환 혈액에서 지질을 수송한다.

Fatty Acid(지방산)

1 **Fatty acid(지방산)**는 긴 탄소사슬에 수소원자가 부착되어 있다. 머리에 해당하는 탄소사슬의 한쪽 끝은 항상 **carboxyl group**(–COOH, **카르복실기**)을 가지고 있다.

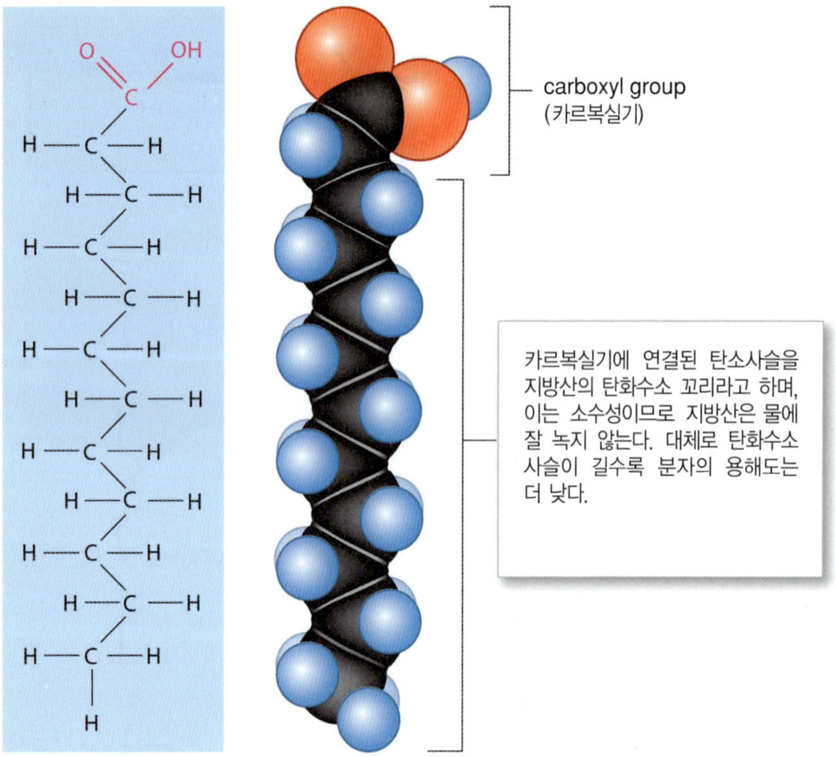

Lauric acid($C_{12}H_{24}O_2$, 라우르산)

2 **Saturated fatty acid(포화지방산)**에서, 꼬리 부분의 각 탄소원자는 4개의 단일 공유결합을 하고 있다.

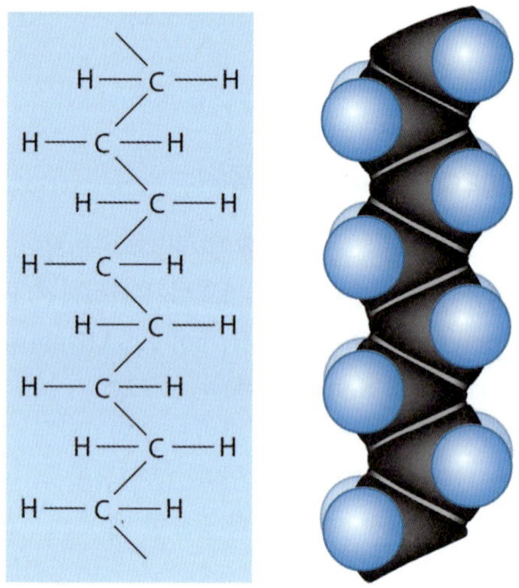

3 **Unsaturated fatty acid(불포화지방산)**에서는 탄소원자 사이에 있는 하나 이상의 단일공유결합이 이중공유결합을 이루고 있다. 그 결과, 이중결합을 한 탄소원자는 오직 한 개의 수소원자하고만 결합한다. 이것은 탄화수소 꼬리의 형태와 몸체가 지방산의 대사 방식을 변하게 만든다. 단일불포화지방산은 탄화수소 꼬리에 단 하나의 이중결합이 있고 다불포화지방산은 여러 개의 이중결합이 있다.

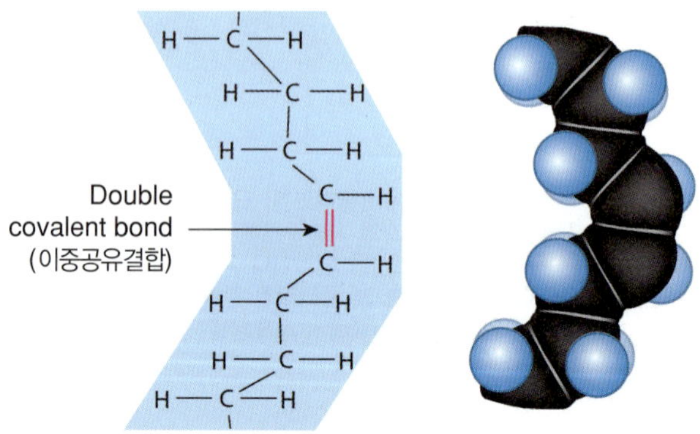

체내의 대표적인 지질			
지질 유형	**예**	**주요 기능**	**비고**
지방산	라우르산	에너지원	음식물로 흡수 또는 세포내에서 합성, 혈액으로 운반됨
지방	모노글리세리드 디글리세리드 트리글리세리드	에너지원, 에너지 저장, 단열, 물리적 보호	지방축적물 형태로 저장. 지방산과 글리세롤로 분해되어 에너지원으로 이용됨
스테로이드	콜레스테롤	세포막의 구조적 성분, 호르몬, 담즙의 소화분비물	에너지원으로 이용됨
인지질, 당지질	레시틴(인지질)	세포막의 구조적 성분	지방산과 비지질 화합물에서 생김

Fat(지방)

4 각각의 지방산은 탈수합성 반응에 의해 하나의 지방사슬로 연결될 수 없다. 그러나 지방산은 유사한 반응으로 또 다른 화합물인 **glycerol(글리세롤;** GLIS-er-ol)에 결합될 수 있다. 트리글리세리드는 인체 내 가장 흔한 **fat(지방)**이다.

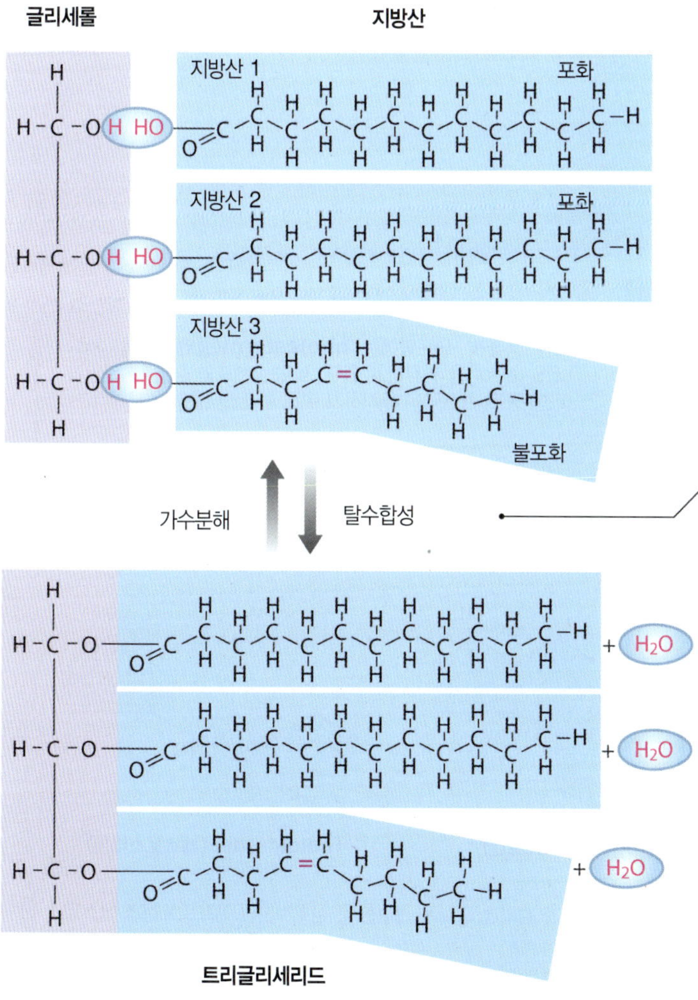

탈수합성으로 글리세롤 + 1 지방산을 구성하는 **monoglyceride(모노글리세리드;** mon-ō-GLI-ser-īd)를 생성할 수 있다. 이어서 **diglyceride(디글리세리드;** 글리세롤 + 2지방산), 그리고 **triglyceride(트리글리세리드;** 글리세롤 + 3지방산)를 만들 수 있다. 가수분해는 글리세리드를 지방산과 글리세롤로 분해한다.

지질은 모든 세포의 필수적 구조의 구성성분을 형성한다. 에너지 저장고의 역할 외에도 지질의 축적은 중요하다. 지방이 체내에서 분해되었을 때, 탄수화물 1 g당 에너지 공급의 약 2배 정도를 공급한다. 지질은 정상적인 성인 남성의 경우 체중의 약 12~18%를 차지하며, 여성은 18~24%를 차지한다. 우리 몸은 필요로 하는 모든 지질을 합성할 수는 없기 때문에 식품을 통해 몇 가지 지방산을 섭취해야 한다.

모듈 2.9 복습

a. 지질을 설명하시오.

b. 포화지방산과 불포화지방산의 구조를 비교하시오.

c. 트리글리세리드를 가수분해할 경우 반응물과 생성물이 무엇인가?

2.10

스테로이드, 인지질, 당지질은 다양한 기능을 한다

지질은 화학전달자나 세포구조의 구성요소로 중요하다.

1 콜레스테롤, 인지질, 당지질 등의 **structure lipid(구조 지질)**는 세포 주위의 외막과 세포 내막을 형성하고 유지한다. 세포막은 1차적으로 소수성의 지질막으로 구성된다. 막은 기능적으로, 구성성분이 다른 2가지 수용액을 분리시키는 효과적인 방어벽이다. 원형질막은 세포의 바깥 경계에 해당되며 세포 내부물질을 외부와 분리시킨다.

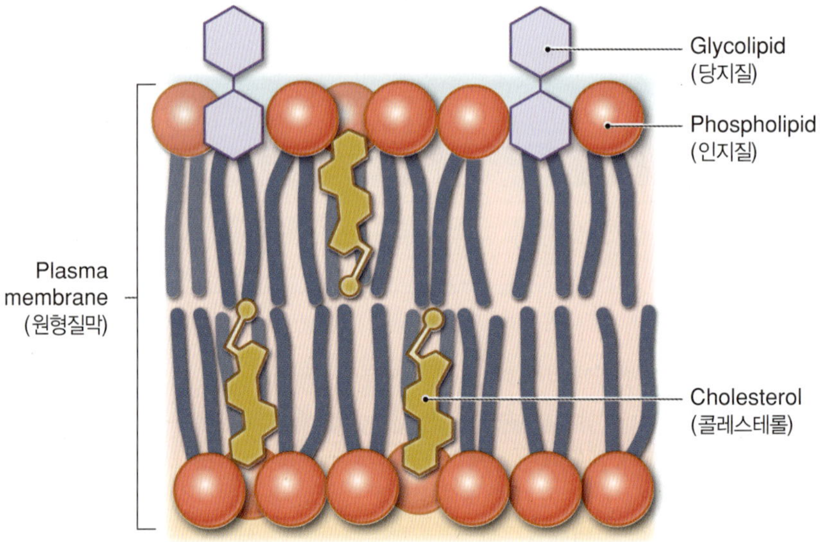

Steroid(스테로이드)

2 **Steroid(스테로이드)**는 특징적인 탄소고리를 기본 구조로 갖는 큰 지질분자이다. 스테로이드 분자는 기본 고리 구조에 연결된 작용기에 따라 차이가 있다.

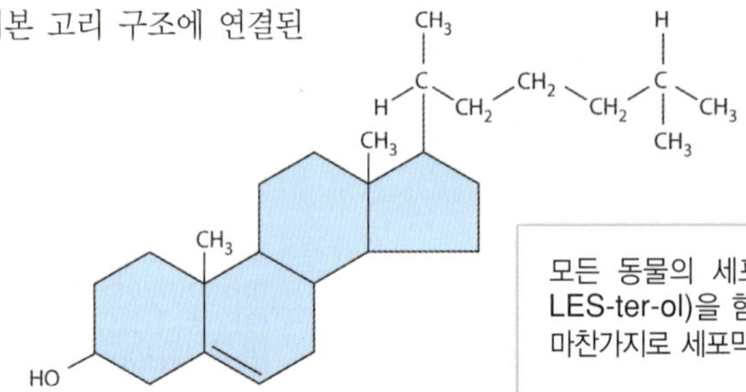

Cholesterol(콜레스테롤)

모든 동물의 세포막에는 **cholesterol(콜레스테롤**; kō-LES-ter-ol)을 함유하고 있다. 세포는 세포의 성장 및 분열과 마찬가지로 세포막을 유지하기 위해 콜레스테롤이 필요하다.

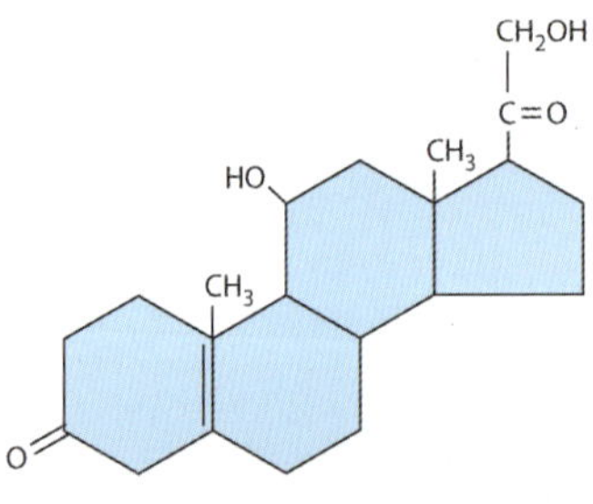

Cortisol(코티솔)

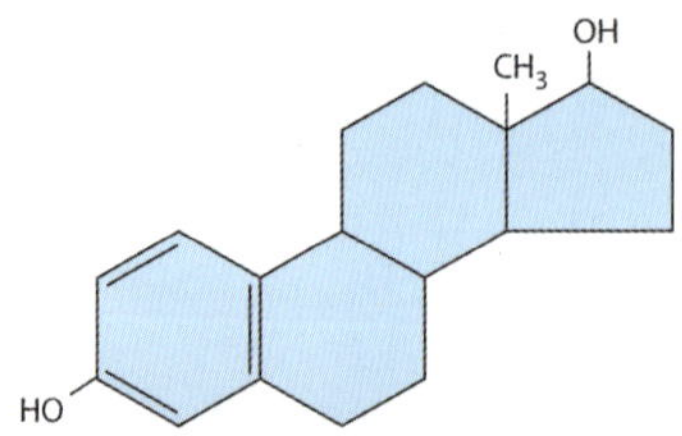

Estrogen(에스트로겐)

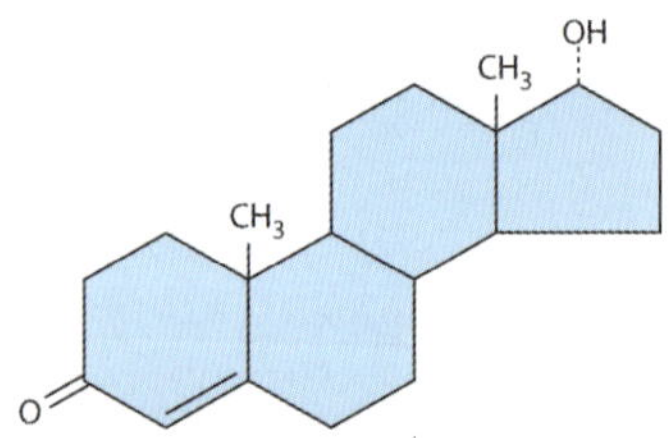

Testosterone(테스토스테론)

부신겉질에서 만들어지는 코티솔은 조직의 대사조절에 중요하다

일부 스테로이드 호르몬은 성기능 조절에 관여한다. 성호르몬인 에스트로겐과 테스토스테론이 한 예이다.

Phospholipid(인지질)와 glycolipid(당지질)

3 **Phospholipid**(인지질; FOS-fō-lip-idz)와 **glycolipid**(당지질; GLĪ-kō-lip-idz)는 구조적으로 연관이 있으며 세포는 지방산으로부터 두 가지 형태의 지질을 합성한다.

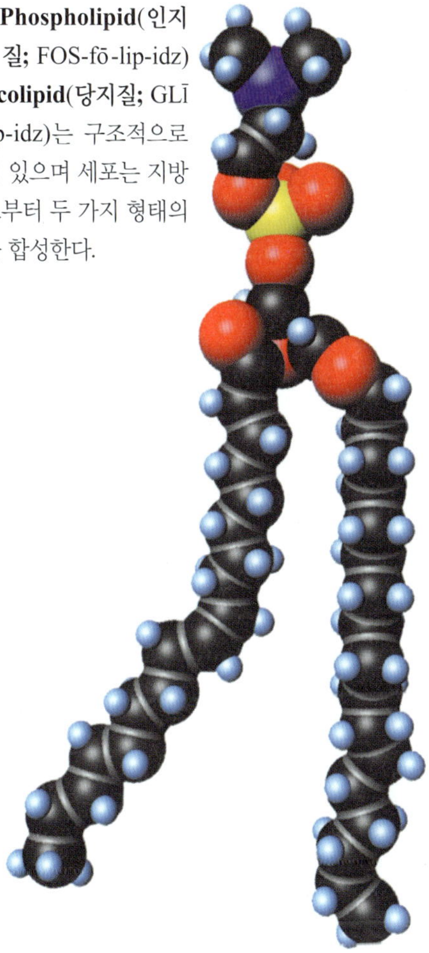

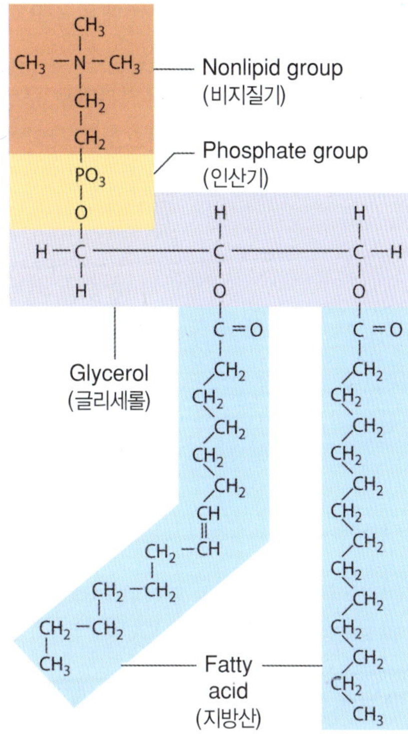

인지질에서 인산기가 2개의 지방산(글리세리드)을 비지질기에 붙여준다.

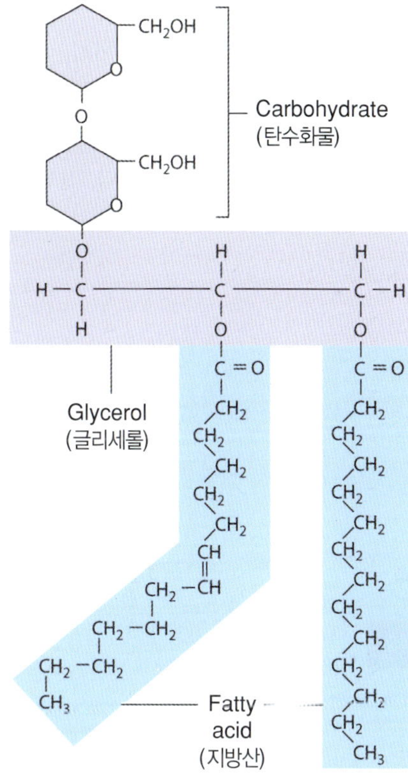

당지질에서 탄수화물이 2개의 지방산(글리세리드)에 붙는다.

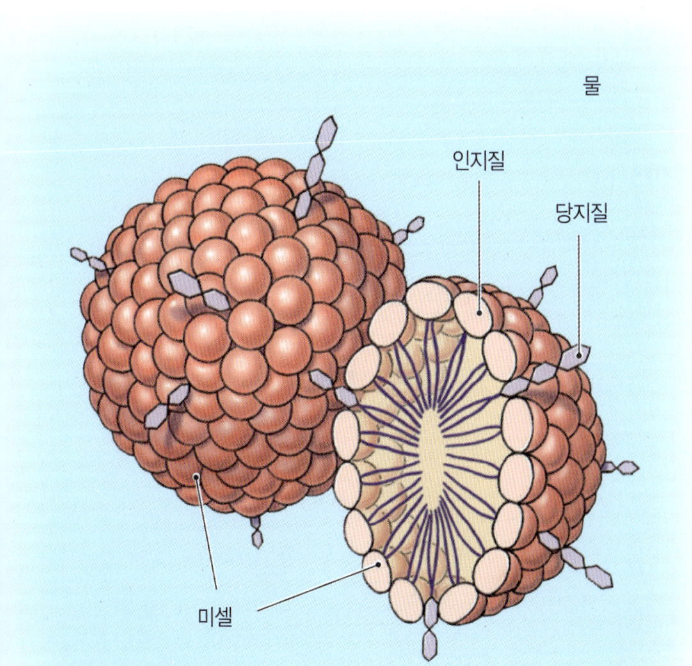

4 인지질과 당지질의 긴 탄화수소 꼬리는 소수성이지만, 반대편 끝은 비지질성 머리로서 친수성이다. 물속에서 많은 지질분자들이 방울 형태 또는 바깥쪽이 친수성을 띠는 **micelle(미셀**; mī-SELZ)을 형성한다. 식품에는 대부분 지질과 유기분자의 혼합물이 들어 있으며 인체 내 소화기관에서는 음식물을 분해하여 미셀 형태를 만든다.

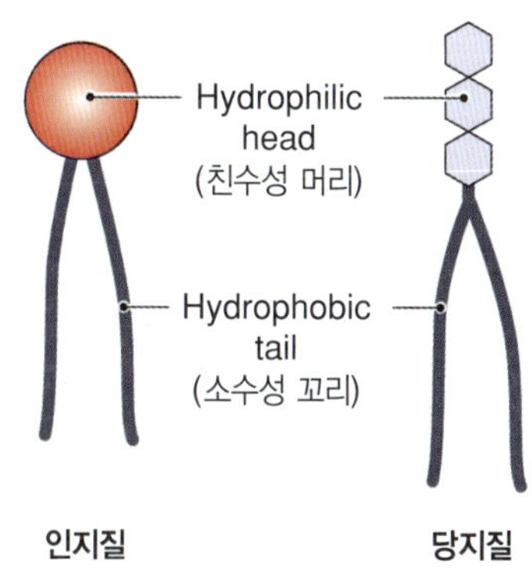

모듈 2.10 복습

a. 체내에는 왜 콜레스테롤이 필요한가?

b. 스테로이드, 인지질, 당지질의 기본 기능을 설명하시오.

c. 인지질과 당지질이 미셀을 형성할 때 이들의 방향을 설명하시오.

단백질은 아미노산으로부터 생성된다

Protein(단백질)은 인체에서 가장 풍부한 유기화합물이며 여러 측면에서 매우 중요하다. 인체는 여러 종류의 단백질을 함유하고 있으며 체중의 약 20%를 차지한다. 단백질에는 탄소, 수소, 산소, 질소로 구성되며 소량의 황과 인이 존재한다. 단백질은 **amino acid(아미노산)**라는 긴 사슬의 유기분자로 구성된다. 체내에서는 20가지의 아미노산이 다량 발견된다. 전형적인 단백질은 1000개의 아미노산으로 구성되며 가장 큰 단백질 복합체는 100,000개 이상의 아미노산으로 구성된다. 단백질의 3차원 형태는 기능적 특징을 결정하는 데 중요한 역할을 한다.

1 모든 아미노산은 기본 구성요소가 같다.

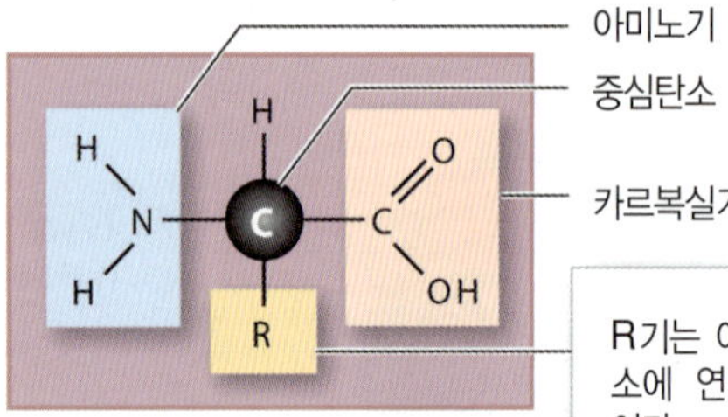

R기는 아미노산 중심부의 탄소에 연결된 다양한 곁사슬이다.

2 탈수합성으로 2개의 아미노산이 연결될 수 있다.

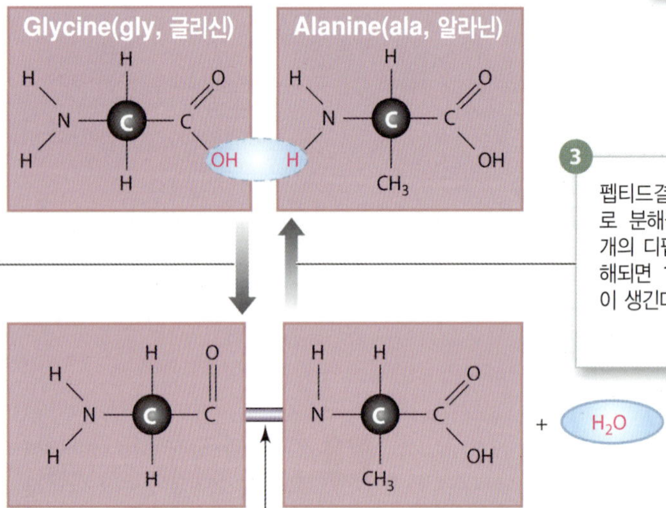

① 한 아미노산의 카르복실기는 다른 아미노산의 아미노기에 공유결합으로 연결된다.

② 아미노산 사이의 결합을 **peptide bond(펩티드결합)**라고 한다. 펩티드결합으로 아미노산이 연결된 분자를 **peptide(펩티드)**라고 하며, 두 개의 아미노산이 연결되었을 때 **dipeptide(디펩티드)**라고 한다.

③ 펩티드결합은 가수분해로 분해될 수 있다. 한 개의 디펩티드가 가수분해되면 1쌍의 아미노산이 생긴다.

3 아미노산이 첨가되면서 사슬이 길어진다. 3번째 아미노산이 연결되면 tripeptide(트리펩티드)가 된다. 트리펩티드와 길이가 더 긴 펩티드 사슬을 **polypeptide(폴리펩티드)**라고 한다. 100개 이상의 아미노산으로 구성된 폴리펩티드를 보통 단백질이라 한다. 단백질은 구조가 복잡한 정도에 따라 4단계로 나눈다. 가장 기본적인 구조는 단백질의 1차 구조이다.

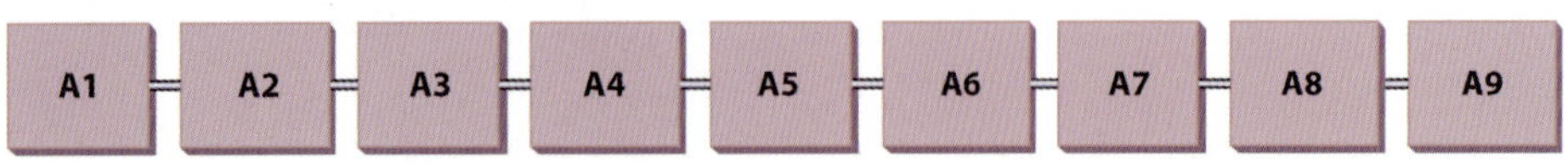

단백질의 1차 구조

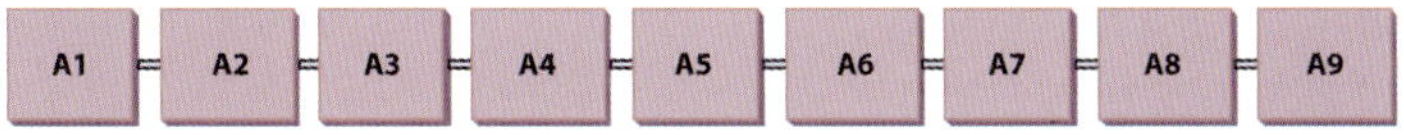

Primary structure(1차 구조)는 단일 폴리펩티드의 길이를 따라 아미노산이 연결된 것이다.

2차 구조

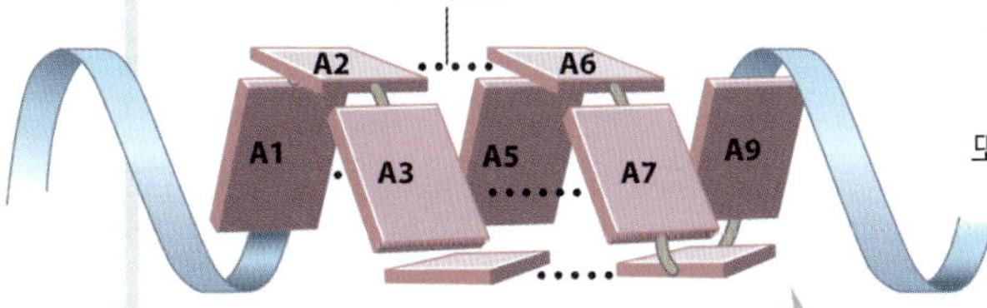

알파나선 구조

또는

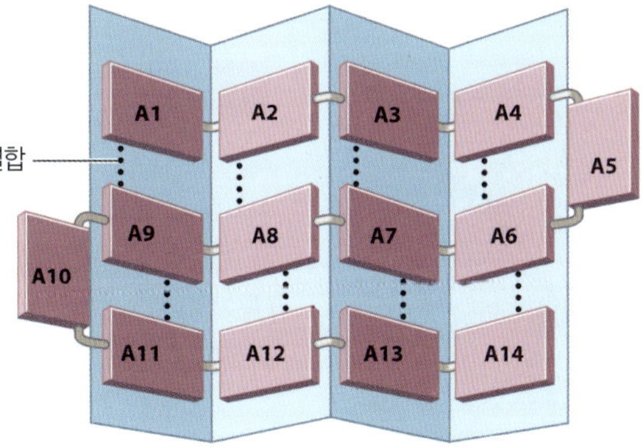

베타병풍 구조

Secondary structure(2차 구조)는 폴리펩티드 사슬의 서로 다른 부분에 있는 원자들 사이의 결합으로 생긴다. 예를 들어 수소결합으로 알파나선 구조나 베타 병풍구조가 생길 수 있다.

3차 구조

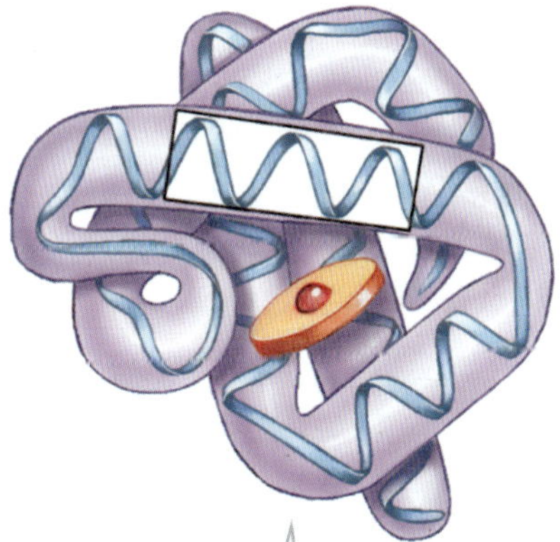

Tertiary structure(3차 구조)는 단백질이 복잡하게 꼬이고 접혀서 3차원 형상을 갖게 되면서 생긴다. 폴리펩티드 사슬과 주위 물분자 간의 상호작용 결과로 3차 구조가 생기며, 이는 단백질 분자의 다른 부위에 있는 R기 사이의 상호작용을 더 빠르게 만든다.

체온이 정상범위를 넘으면 단백질의 형태가 변하며 효소 기능이 저하되어 결국 단백질 **denaturation(변성)**이 일어나게 되면 3차나 4차 구조에 변화가 생긴다. 체온이 매우 높아지면 (43°C 이상) 구조 단백질과 효소의 변성이 곧바로 기관과 기관계통에 회복하기 힘들 정도의 손상을 초래하게 되어 치명적일 수 있다.

4차 구조

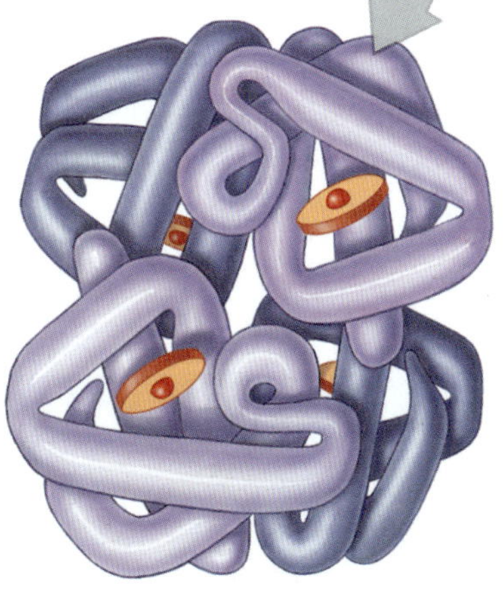

헤모글로빈
(구형 단백질)

또는

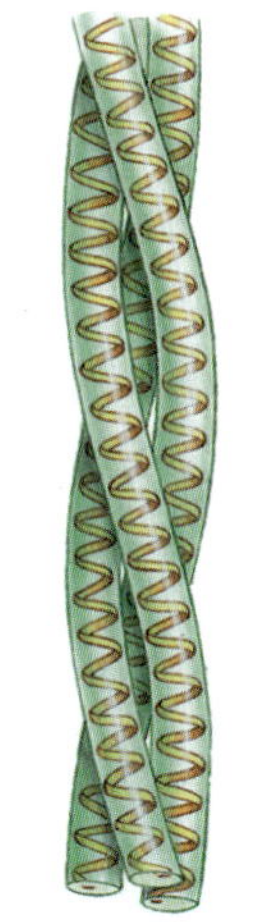

케라틴
(섬유성 단백질)

Quaternary structure(4차 구조)는 각각의 폴리펩티드 사슬 사이의 상호작용으로 생겨 단백질 복합체를 형성한다. 단백질인 **hemoglobin(헤모글로빈)**에는 4개의 폴리펩티드 소단위가 있다. 헤모글로빈은 적혈구 내에 있으며 산소와 결합하여 이동하는 구형 단백질이다. 인체 내 일반적인 구조 단백질인 **keratin(케라틴)**과 **collagen(콜라겐)**은 3개의 선형 소단위가 꼬인 형태로 섬유성 단백질을 구성한다.

모듈 2.11 복습

a. 단백질에 대해 설명하시오.

b. 두 아미노산의 탈수합성 과정 중 어떤 종류의 결합이 형성되는가?

c. 단백질을 끓이면 구조와 기능적 특징에 어떤 영향을 주는가?

2.12

효소와 단백질은 중요한 조절기능을 가지고 있다

인체 내에서 일어나는 모든 작용은 특정 효소가 있기 때문에 가능하다. 효소 반응의 반응물을 **substrate(기질)**라고 한다. 기질 사이에 상호작용이 일어나는 화학반응에서 특정 생성물이 만들어진다. 효소는 자신이 영구적으로 변하거나 소모되지 않고 화학반응의 속도만 가속화시키는 촉매로 작용하기에 앞서 기질이 효소의 특정 부위에 결합해야 한다.

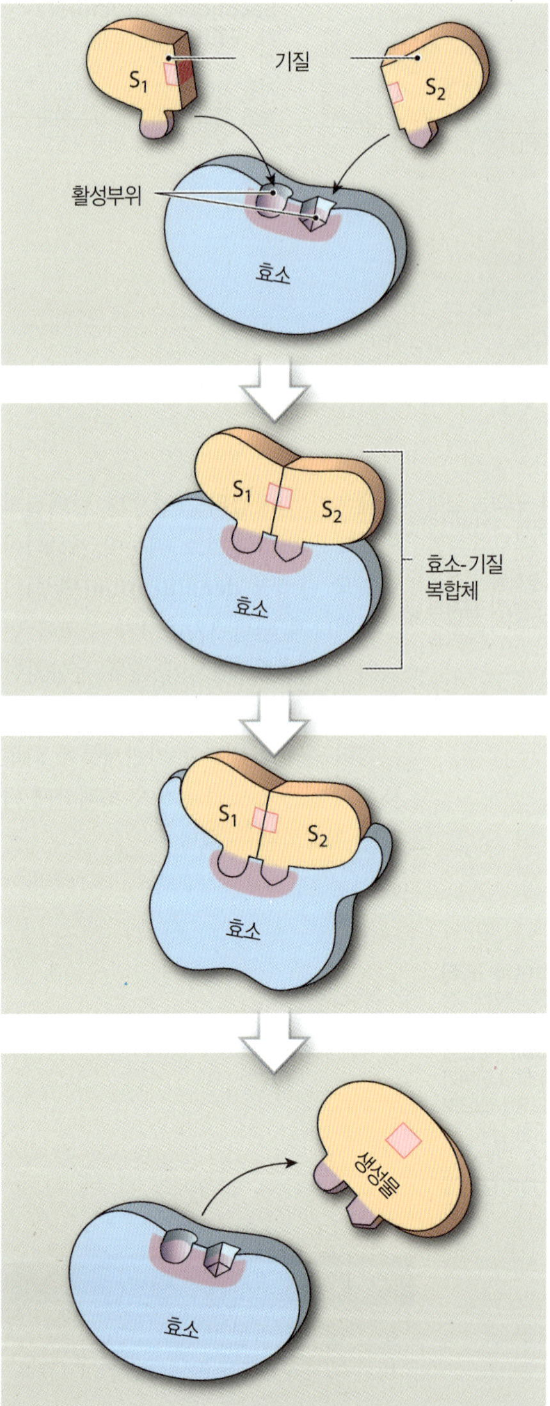

1 기질과의 결합은 반응에 참여하는 효소분자의 모양에 따라 결정된다. 기질과의 결합은 **active site(활성부위)**에서 일어나며, 기질에 움푹 들어간 주머니 모양에는 마치 열쇠가 자물쇠에 들어맞는 모양으로 결합한다. 이곳에 수소결합 같은 약한 전기적인 힘이 물리적 결합을 강화시킨다. 효소의 3차나 4차 구조가 활성부위의 형태를 결정한다. 각 효소는 오직 한 종류의 촉매만을 담당하며 이런 성질을 **specificity(특이성)**라고 한다. 효소의 활성부위가 오직 특정 형태와 전하를 띠고 있는 기질에만 결합할 수 있기 때문에 효소의 특이성이 생기는 것이다.

2 효소는 기질과 결합하여 **enzyme-substrate complex(효소-기질 복합체)**가 만들어진다. 세포마다 다양한 효소를 가지고 있으며, 특정 효소는 어느 것이나 한 조건에서 활성이 있지만 다른 조건에서는 활성이 없을 수도 있다. 활성부위의 특성이 변화함으로써 효소의 3차나 4차 구조의 변화가 일어날 수도 있고 일어나지 않을 수도 있는데 이것이 효소-기질 복합체의 형성을 방해한다. 변화는 매우 빨리 일어나므로 효소의 활성이나 비활성은 반응률과 반응경로를 빠르게 조절하는 중요한 방법이기도 하다.

3 기질과의 결합은 효소의 모양을 일시적이며, 가역적으로 변화시킨다. 이 변화가 기질분자에 물리적인 스트레스를 주어 반응을 더 진행하도록 할 수 있으며 그런 뒤에 효소는 생성물을 만들어낸다. 기질과 결합한 효소의 형태적 변화가 반응을 촉매하기에 충분한 경우도 있으며, 필요한 활성화에너지에 외부조건이 필요한 경우도 있다.

4 반응이 완료된 생성물은 활성부위에서 떨어져 나오고 효소는 전 과정을 반복할 수 있는 자유로운 상태가 된다. 모든 효소분자가 빠른 속도로 연속적인 반응을 할 경우 기질농도가 증가해도 반응속도에는 영향을 주지 않는다.

모듈 2.12 복습

a. 활성부위를 설명하시오.

b. 효소반응에서 반응물을 무엇이라 부르는가?

c. 효소의 구조와 특이적인 반응을 연관지어 설명하시오.

2.13

효소작용 중에 방출된 에너지 일부가 고에너지 화합물에 저장되거나 이동할 수 있다

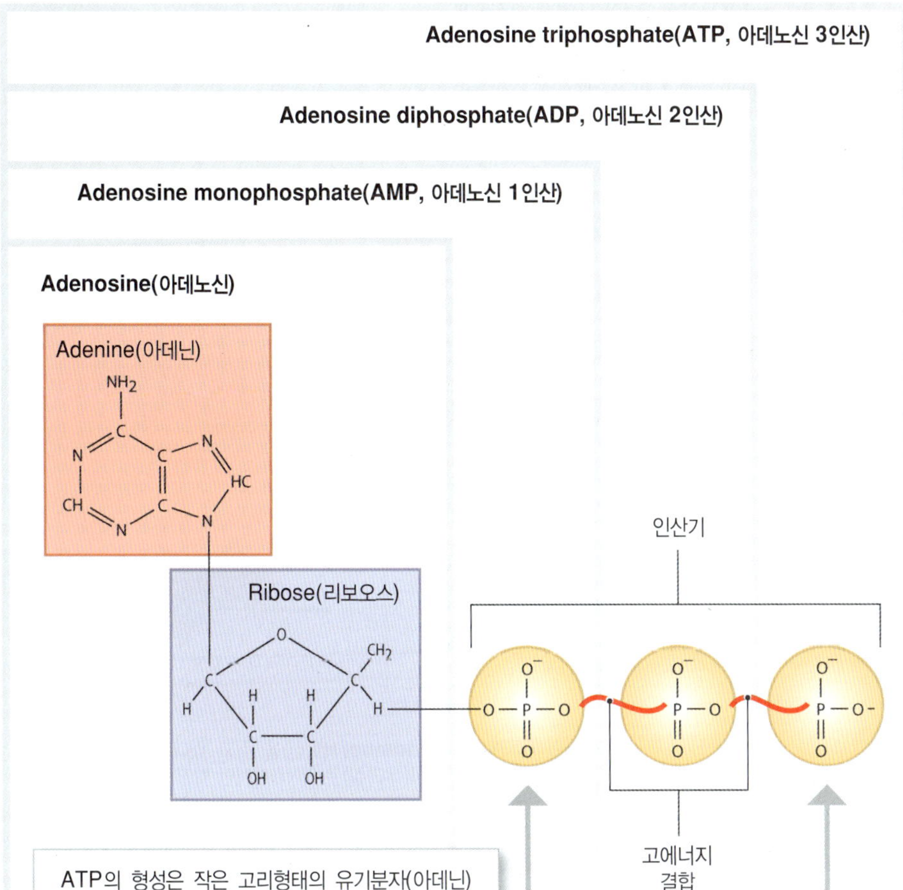

ATP의 형성은 작은 고리형태의 유기분자(아데닌)와 단순당(리보오스)으로 구성된 유기분자인 아데노신에서 시작한다. 아데노신이 인산기 1개와 결합하면 그 분자는 **adenosin monophosphate (AMP, 아데노신 1인산)**가 된다.

2번째 인산기가 첨가되면 고에너지 결합이 형성되어 **adenosine diphosphate(ADP, 아데노신 2인산)**가 된다.

에너지가 추가되어 3번째 인산기가 붙게 되면 **adenosine triphosphate(ATP, 아데노신 3인산)**가 된다.

ATP 및 이와 관련된 고에너지 화합물은 근육수축과 단백질, 탄수화물 및 지질 합성에 필요한 효소작용 등 생명유지 현상에 필요한 에너지를 공급한다.

1 효소는 합성, 분해 또는 교환반응 등을 촉매한다. 생성물이 형성될 때는 에너지 공여체가 필요하며, **high-energy compound(고에너지 화합물)**가 이것에 해당한다. 고에너지 화합물은 공유결합인 **high-energy bond(고에너지 결합)**를 포함하고 있어서 조절된 조건 하에서 분해되어 에너지를 방출한다. 가장 흔한 고에너지 화합물은 **adenosine triphosphate (ATP, 아데노신 3인산)**이다.

2 ADP에서 ATP가 생성되는 것은 가역반응이다. ATP가 분해될 때 저장된 에너지가 방출되면서 ADP가 된다. 세포는 한 부위에서 ATP를 합성하여 다른 부위에서 분해할 수 있으며 방출된 에너지를 필수 활동에 사용할 수 있다.

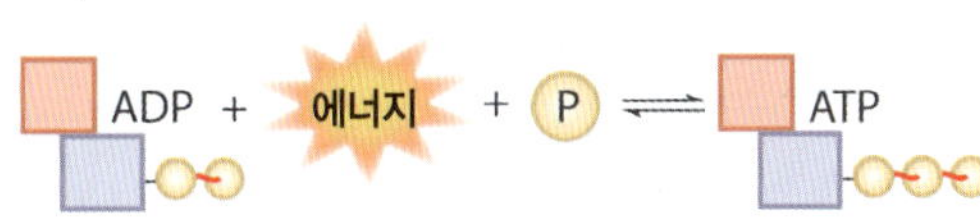

모듈 2.13 복습

a. 세포는 생명유지 기능에 필요한 에너지를 어디에서 얻는가?
b. ATP를 설명하시오.
c. AMP와 ADP를 비교하시오.

2.14

DNA와 RNA는 핵산이다

Nucleic acid(핵산; noo-KLĀ-ik)는 탄소, 수소, 산소, 질소 및 인 등으로 구성된 큰 유기분자이다. 핵산은 **deoxyribonucleic**(dē-oks-ē-rī-bo-noo-KLĀ-ik) **acid(DNA, 디옥시리보핵산)**와 **ribonucleic**(rī-bo-noo-KLĀ-ik) **acid(RNA, 리보핵산)** 두 종류가 있다. 핵산의 일차적 기능은 정보의 저장과 처리이다. 특히 정보는 단백질합성에 필요하다. 핵산은 탈수합성으로 형성된 한 두 개의 긴 사슬로 구성된다. 핵산의 각 소단위를 **nucleotide(뉴클레오티드)**라고 한다.

1 뉴클레오티드는 인산기, 당, **nitrogen base(질소염기)**의 유기분자로 구성된다. 아데노신 1인산은 앞에서 설명한 핵산의 한 예이다.

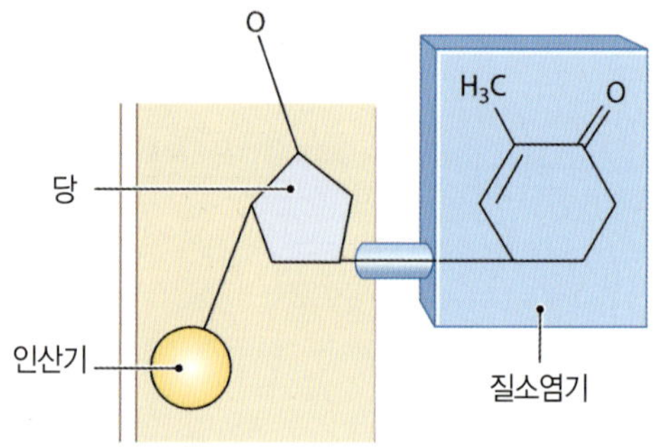

2 뉴클레오티드와 주변의 인과 당은 탈수합성에 의해 서로 연결되어, 기능적인 핵산의 긴사슬을 만든다. 이 분자의 "뼈대"는 당-인산-당-인산으로 길게 연결되며, 질소염기는 한쪽으로 튀어나와 있다. DNA와 RNA 모두 단백질 합성에 필요한 정보를 나르는 질소염기 서열로 구성된다.

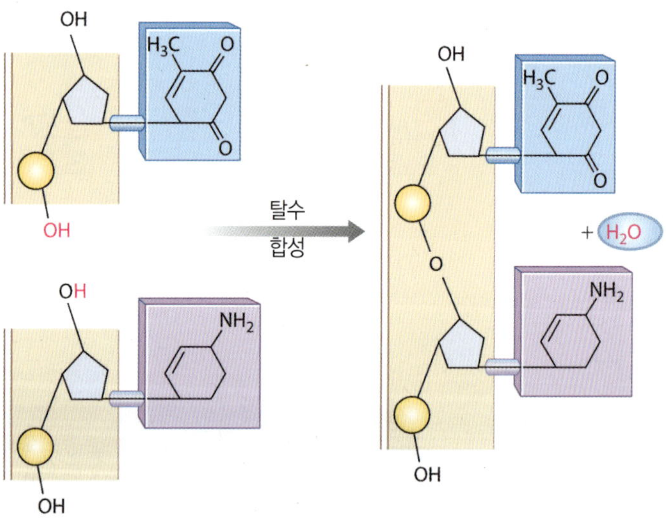

Nitrogenous bases(질소염기)

DNA와 RNA에서 발견되는 **adenine(아데닌)**과 **guanine(구아닌)**

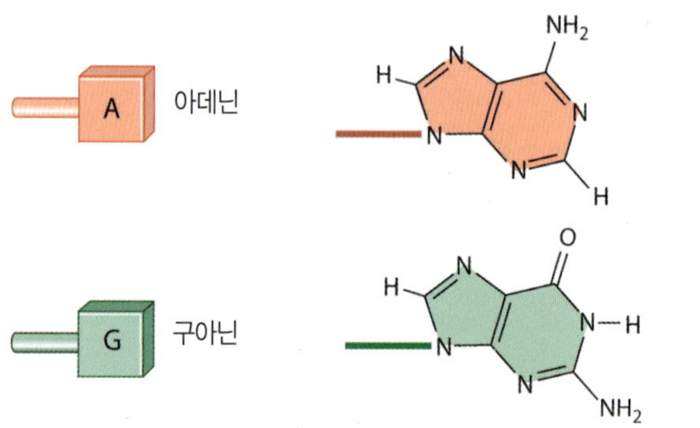

DNA와 RNA 모두 **cytosine(시토신)**을 갖고 있다. **Thymine(티민)**은 DNA에서, **uracil(우라실)**은 RNA에서만 발견된다.

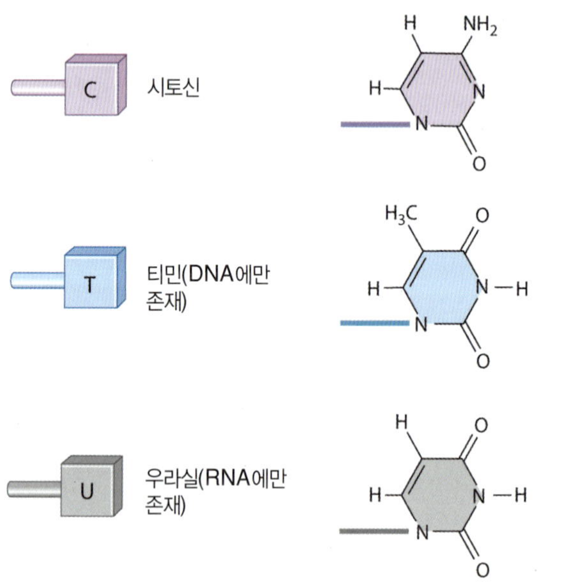

DNA와 RNA의 비교		
특징	**DNA**	**RNA**
당	디옥시리보오스	리보오스
질소염기	아데닌(A), 구아닌(G), 시토신(C), 티민(T)	아데닌(A), 구아닌(G), 시토신(C), 우라실(U)
뉴클레오티드수	항상 4500만 개 이상	적게는 100 이하에서 50,000개 정도로 다양
분자형태	이중나선으로 꼬여 있는 두 가닥	3개의 주요 형태(mRNA, tRNA, rRNA)의 가닥을 따라 연결된 수소결합이 다양함
기능	단백질 합성을 조절하는 유전정보를 저장	DNA가 지시한 단백질 합성을 수행

3 DNA 분자는 한 쌍의 핵산 사슬로 구성된다. 상보적인 질소염기 사이의 수소결합이 두 가닥을 연결시킨다. 질소염기 중 아데닌은 티민과 시토신은 구아닌하고만 결합하므로 그 결과 아데닌-티민(A-T)과 시토신-구아닌(C-G)의 **complementary base pair(상보적인 염기쌍)**가 만들어지며, DNA 분자의 뉴클레오티드 두 가닥을 **complementary strand(상보적 가닥)**라고 한다.

4 RNA 분자는 단일 핵산사슬로 구성된다. RNA의 형태와 기능은 뉴클레오티드의 서열과 이들 간의 상호작용에 의한다.

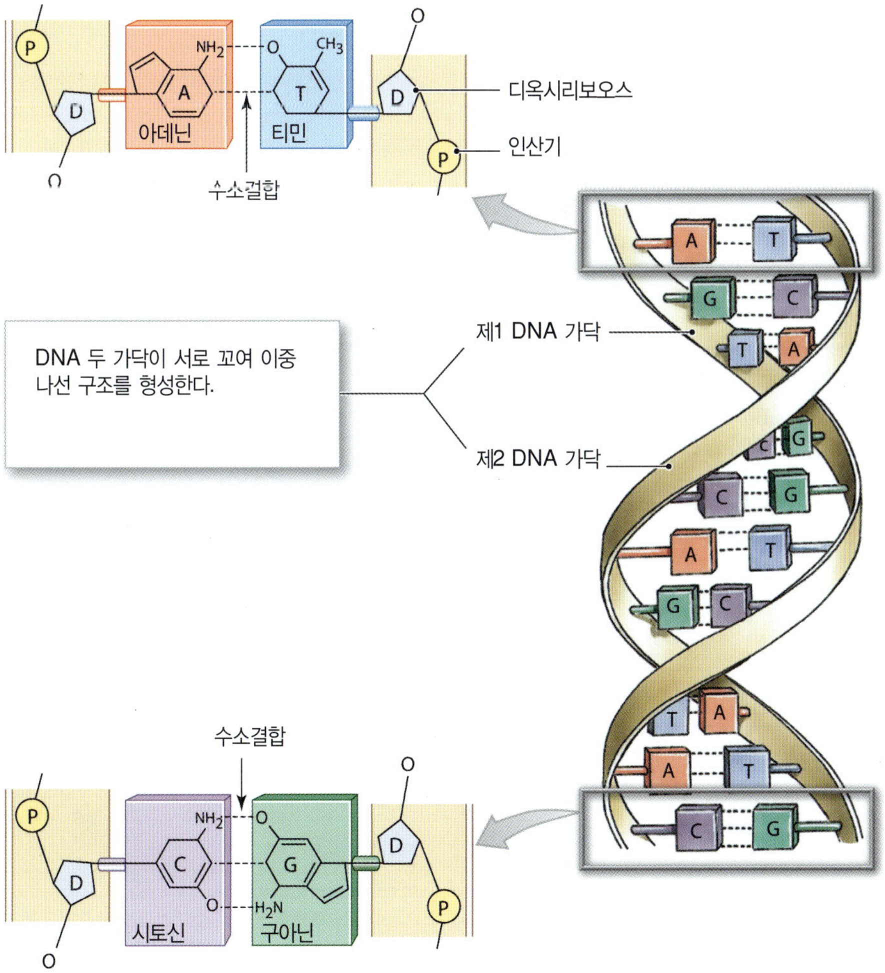

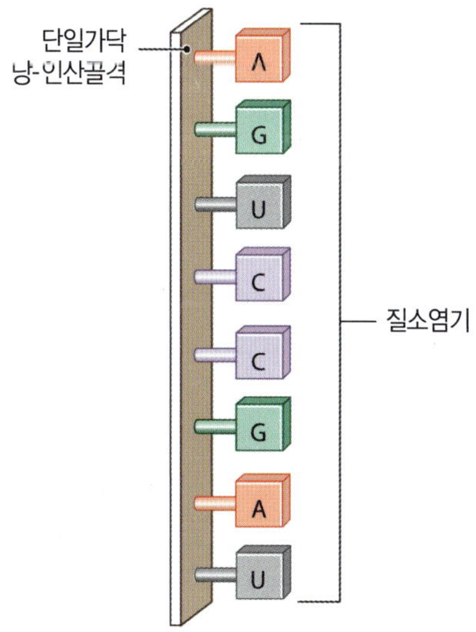

모듈 2.14 복습

a. 핵산을 설명하시오.

b. DNA의 상보적인 가닥이 어떻게 연결되어 있는지 설명하시오.

c. 리보오스, 질소염기, 인산기로 구성된 큰 유기분자는 어떤 종류의 핵산인가?

1. 연결하기

왼쪽 용어와 가장 관계가 밀접한 것을 고르시오.

• 단당류	a ________	동물조직에서 에너지를 저장하는 다당류
• ATP	b ________	이당류 분자
• 다중불포화	c ________	하나 이상의 이중공유결합이 있는 지방산
• 글리세롤	d ________	기질과 결합하는 효소부위
• 콜레스테롤	e ________	지방산과 결합한 3탄소 분자
• 자당	f ________	세포막에 필요한 스테로이드
• 글리코겐	g ________	아데노신과 3인산기를 포함한 고에너지 화합물
• 활성부위	h ________	리보오스당을 포함한 핵산
• 뉴클레오티드	i ________	아미노산의 카르복실기와 아미노기 사이의 공유결합
• RNA	j ________	당, 인산기, 질소염기를 포함한 유기분자
• 펩티드	k ________	단순당

2. 용어

왼쪽의 단어를 포함하면서 중간의 표시된 의미를 갖는 용어를 빈칸에 적으시오.

접두어	의미	용어
a poly–	많은	________________
b tri–	3개의	________________
c di–	2개의	________________
d glyco–	당	________________

3. 개념지도

왼쪽 용어를 한번 사용하여 유기화합물의 지도를 완성하시오.

- 지질
- 탄수화물
- 핵산
- 이당류
- RNA
- 지방산
- 인산기
- 글리세롤
- 다당류
- 단백질
- 단당류
- ATP
- 아미노산
- DNA
- 뉴클레오티드

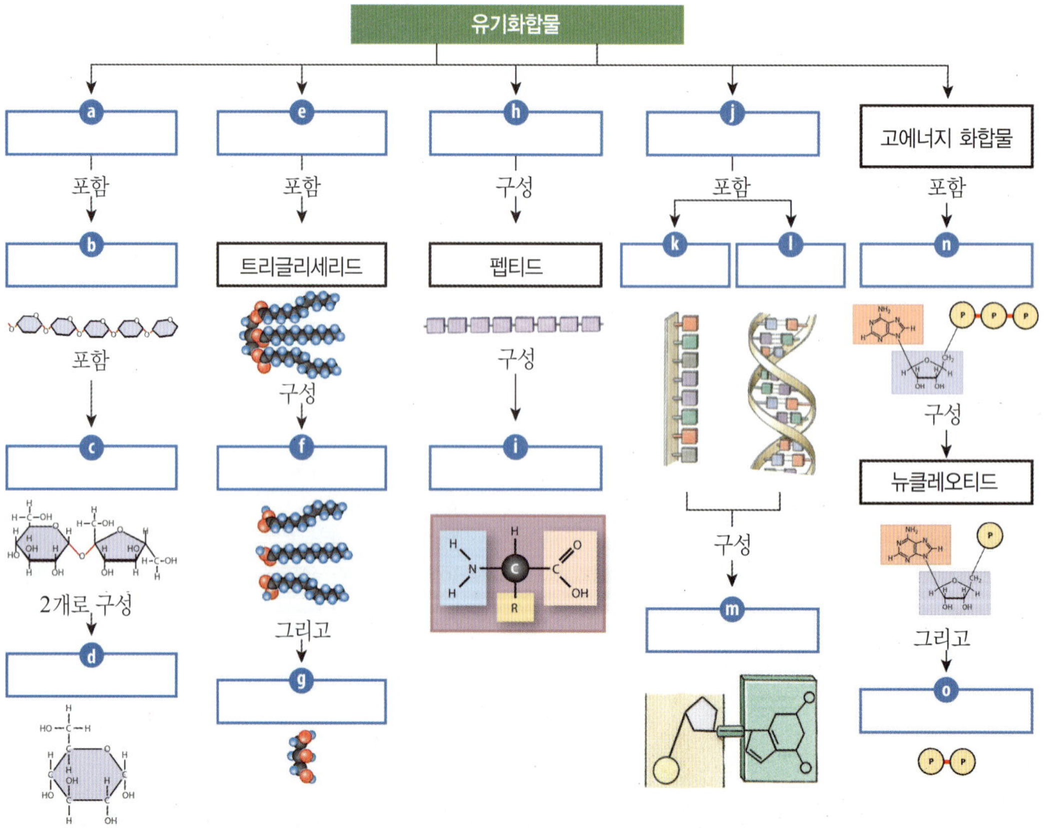

핵심 용어로 윤곽 파악하기

각 모듈마다 차례대로 열거한 용어를 이용하여 내용을 요약하시오.

1절

Atom(원자)과 Molecule(분자)

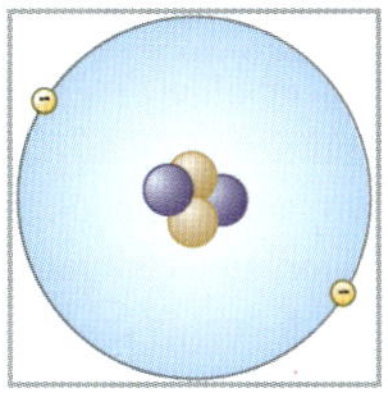

- mass(질량)
- atom(원자)
- subatomic particle (아원자입자)
- proton(양성자)
- neutron(중성자)
- electron(전자)
- nucleus(핵)
- electron cloud (전자구름)
- molecule(분자)

2.1

전형적인 원자는 양성자, 중성자, 전자를 포함하고 있다

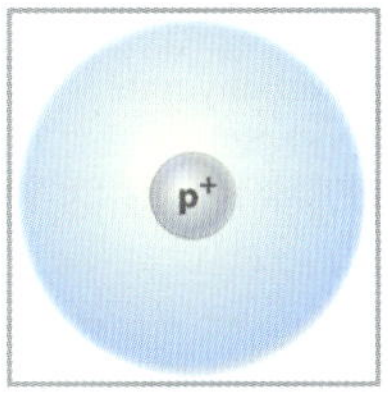

- atomic number (원자번호)
- mass number (질량수)
- element(원소)
- electron cloud (전자구름)
- electron shell (전자껍질)
- isotope(동위원소)
- atomic weight (원자량)
- atomic mass unit (원자질량단위, amu)
- ◦ dalton(달톤)
- trace element (미량원소)
- chemical symbol (화학기호)

2.2

전자는 여러 에너지 수준을 채우고 있다

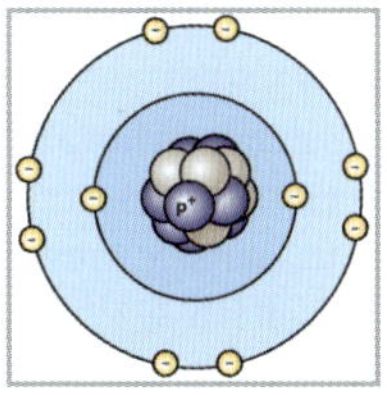

- inert(비활성)
- inert gas(비활성 기체)
- reactive(반응성의)
- cation(양이온)
- anion(음이온)
- chemical bond(화학결합)

2.3

가장 흔한 화학결합은 이온결합과 공유결합이다

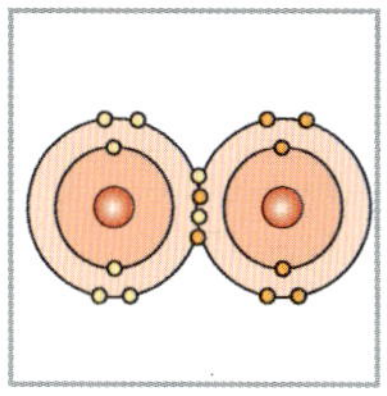

- compound(화합물)
- ionic bond (이온결합)
- covalent bond (공유결합)
- molecule(분자)
- nonpolor molecule (비극성분자)
- single covalent bond(단일공유결합)
- double covalent bond(이중공유결합)
- Polar molecule (극성분자)
- polar covalent bond(극성공유결합)
- hydrogen bond (수소결합)

2절

Chemical Reaction(화학반응)

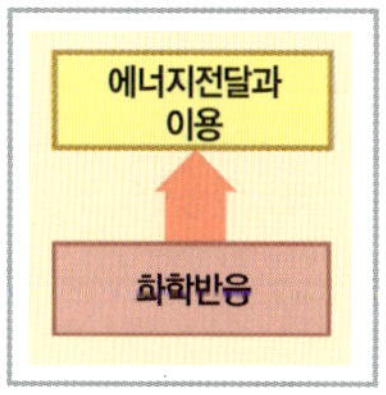

- reactant(반응물)
- product(생성물)
- metabolism(대사)
- work(일)
- energy(에너지)
- kinetic energy (운동에너지)
- potential energy (위치에너지)

2.4

화학기호로 효소의 도움을 받는 화학반응을 설명할 수 있다

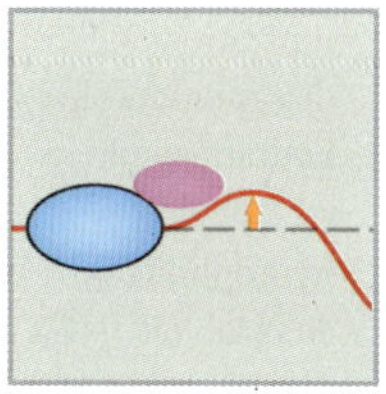

- chemical notation (화학기호)
- formula(화학식)
- balanced equation (균형잡힌 방정식)
- activation energy (활성화에너지)
- enzyme(효소)
- catalyst(촉매)
- metabolic pathway (대사경로)
- exergonic (발열반응, 발열성)
- endergonic (흡열반응, 흡열성)

• = 해당 모듈에서 굵은 문자로 표시한 용어

2.5

화학반응에는 3가지 기본 유형이 있다

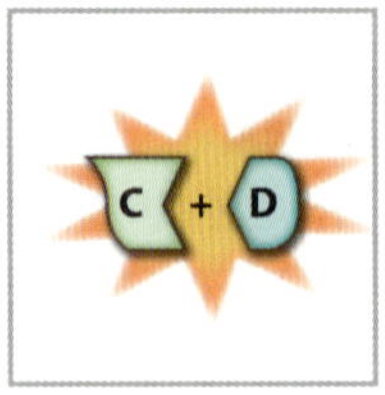

- decomposition (분해)
- hydrolysis (가수분해)
- catabolism (이화작용)
- synthesis(합성반응)
- dehytdration synthesis(탈수합성)
- anabolism(동화작용)
- equilibrium(평형)
- exchange reaction (교환반응)

3절

우리 몸에서 물의 중요성

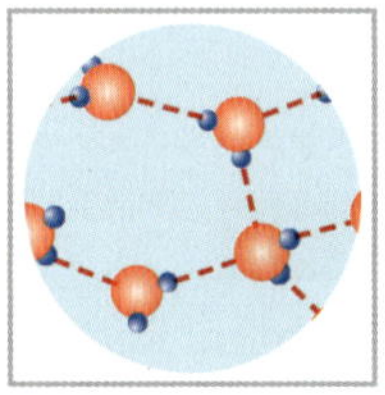

- lubrication (윤활작용)
- reactivity(반응성)
- heat capacity (높은 열용량)
- thermal inertia (열관성)
- solubility(용해성)
- solution(용액)
- solvent(용매)
- solute(용질)
- aqueous solution (수용액)

2.6

생리계통은 물에 의존한다

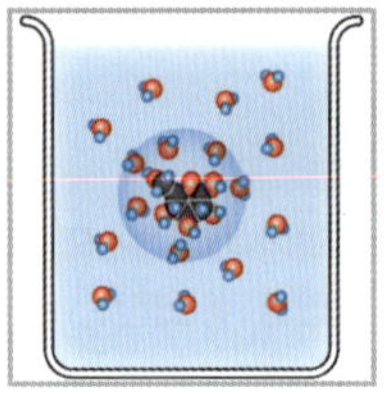

- ionization(이온화)
- dissociation(해리)
- hydration sphere (수화형태의 공)
- hydrophilic(친수성)
- electrolyte(전해질)
- colloid(콜로이드)
- suspension(현탁액)
- hydrophobic (소수성)

2.7

체액의 pH조절은 생명현상 유지를 위한 항상성에 필요하다

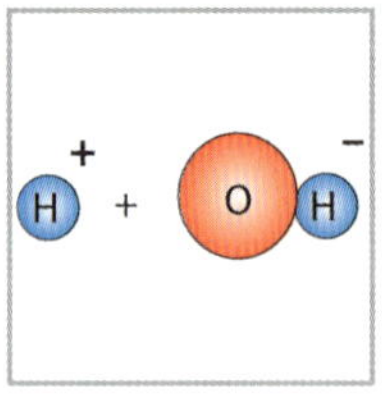

- hydrogen ion (H^+, 수소이온)
- hydroxide ion (OH^+, 수산이온)
- pH(산성도)
- acidosis(산증)
- alkalosis(알칼리증)
- acidic(산성)
- neutral(중성)
- basic(염기성)
- alkaline(알칼리성)
- acid(산)
- hydrochloric acid (염산)
- base(염기)
- sodium hydroxide (수산화나트륨)
- carbonic acid (H_2CO_3, 탄산)
- bicarbonate ion (HCO_3^-, 중탄산이온)
- salt(염)
- buffer(완충제)
- buffer system (완충계)

4절

Metabolite(대사물질)와 Nutrient(영양소)

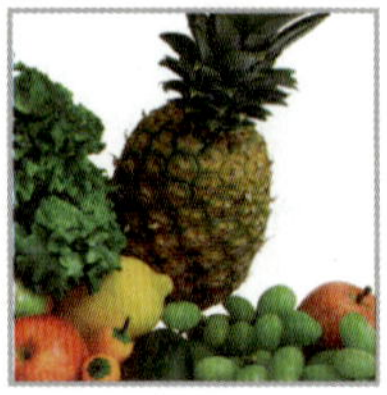

- metabolite(대사물질)
- nutrient(영양소)
- organic compound(유기화합물)
- inorganic compound(무기화합물)
- ○ high-energy compound(고에너지 화합물)

2.8

탄수화물에는 탄소, 수소 및 산소가 보통 1:2:1의 비율로 포함되어 있다

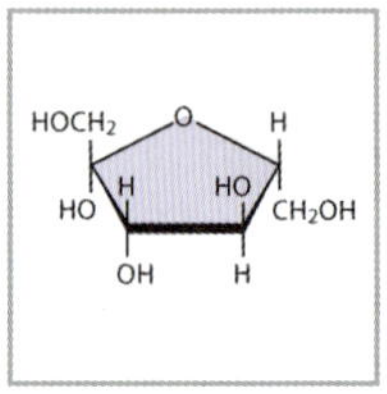

- carbohydrate (탄수화물)
- monosaccharide (단당류)
- glucose(포도당)
- ○ fructose(과당)
- disaccharide(이당류)
- sucrose (자당, 식이설탕)
- polysaccharide (다당류)
- starch(전분)
- glycogen(글리코겐)

2.9

지질에는 탄소:수소의 비가 1:2의 비율로 포함되어 있다

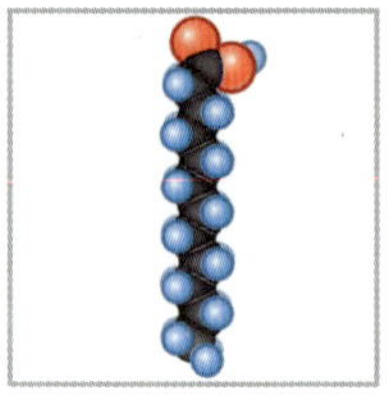

- lipid(지질)
- fatty acid(지방산)
- carboxyl group(카르복실기)
- saturated fatty acid (포화지방산)
- unsaturated fatty acid(불포화지방산)
- glycerol(글리세롤)
- fat(지방)
- monoglyceride (모노글리세리드)
- diglyceride (디글리세리드)
- triglyceride (트리글리세리드)

2.10

스테로이드, 인지질, 당지질은 다양한 기능을 한다

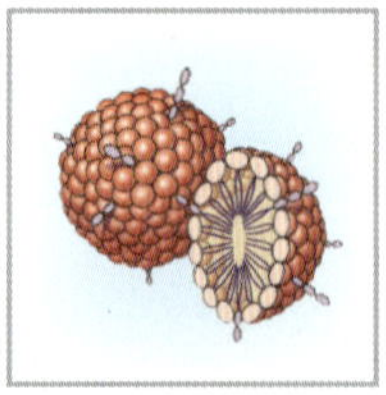

- structure lipid (구조 지질)
- steroid(스테로이드)
- cholesterol (콜레스테롤)
- hospholipid(인지질)
- glycolipid(당지질)
- micelle(미셀)

• = 해당 모듈에서 굵은 문자로 표시한 용어

2.11

단백질은 아미노산으로부터 생성된다

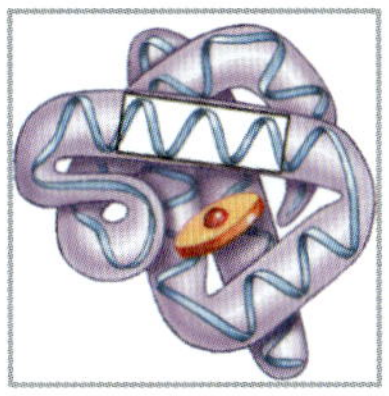

- protein(단백질)
- amino acid (아미노산)
- peptide bond (펩티드결합)
- peptide(펩티드)
- dipeptide(디펩티드)
- polypeptide (폴리펩티드)
- primary structure (1차 구조)
- secondary structure (2차 구조)
- tertiary structure (3차 구조)
- quaternary structure (4차 구조)
- hemoglobin (헤모글로빈)
- keratin(케라틴)
- collagen(콜라겐)
- denaturation(변성)

2.12

효소와 단백질은 중요한 조절기능을 가지고 있다

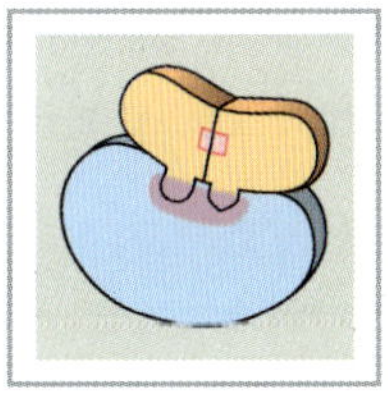

- substrate(기질)
- active site(활성부위)
- specificity(특이성)
- enzyme-substrate complex(효소-기질 복합체)

2.13

효소작용 중에 방출된 에너지 일부가 고에너지 화합물에 저장되거나 이동할 수 있다

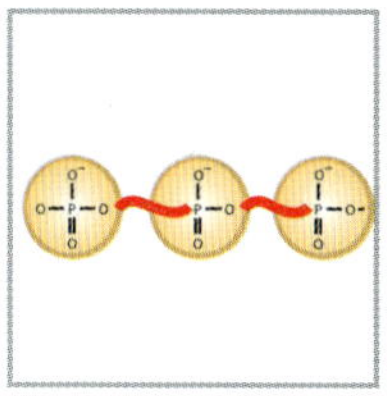

- high-energy compound (고에너지 화합물)
- high-energy bond (고에너지 결합)
- adenosine triphosphate (ATP, 아데노신 3인산)
- adenosine monophosphate (AMP, 아데노신 1인산)
- adenosine diphosphate (ADP, 아데노신 2인산)

2.14

DNA와 RNA는 핵산이다

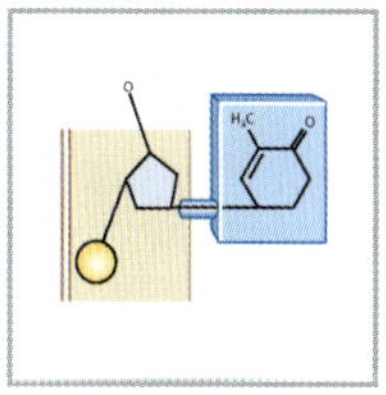

- nucleic acid(핵산)
- deoxyribonucleic acid(DNA, 디옥시리보핵산)
- ribonucleic acid (RNA, 리보핵산)
- nucleotide (뉴클레오티드)
- nitrogen base (질소염기)
- adenin(아데닌)
- guanin(구아닌)
- cytosine(시토신)
- thymine(티민)
- uracil(우라실)
- complementary base pair (상보적인 염기쌍)
- complementary strand(상보적 사닥)

• = 해당 모듈에서 굵은 문자로 표시한 용어

2장 종합 복습 문제

1. 아원자 입자의 전기적 특성을 기초로 하여 나트륨과 염소원자가 이온이 될 때 크기가 어떻게 변하는지 예측해보시오.
2. 인체에서 중요한 완충계에는 다음과 같이 이산화탄소(CO_2)와 중탄산염(HCO_3^-)이 포함되어 있다.

$$CO_2 + H_2O \rightleftarrows H_2CO_3 \rightleftarrows H^+ + HCO_3^-$$

   어떤 사람이 흥분하여 많은 양의 CO_2를 배출한다면 인체 내 pH에는 어떻게 영향을 받을까?
3. 생물학자가 유기분자가 들어 있는 시료를 분석하여 탄소, 수소, 산소, 질소, 인 등의 성분이 있음을 발견하였다. 이 정보를 기초로 하여, 시료분자는 탄수화물, 지질, 단백질, 핵산 중 어느 것일까?

2장에 있는 모든 모듈, 절, 종합 복습 문제의 풀이를 알고 싶으면 이 책의 뒷부분에 청색 식별표로 표시한 해답 페이지를 참조하시오.

3

세포와 조직 (Cells and Tissues)

번역: 김완종

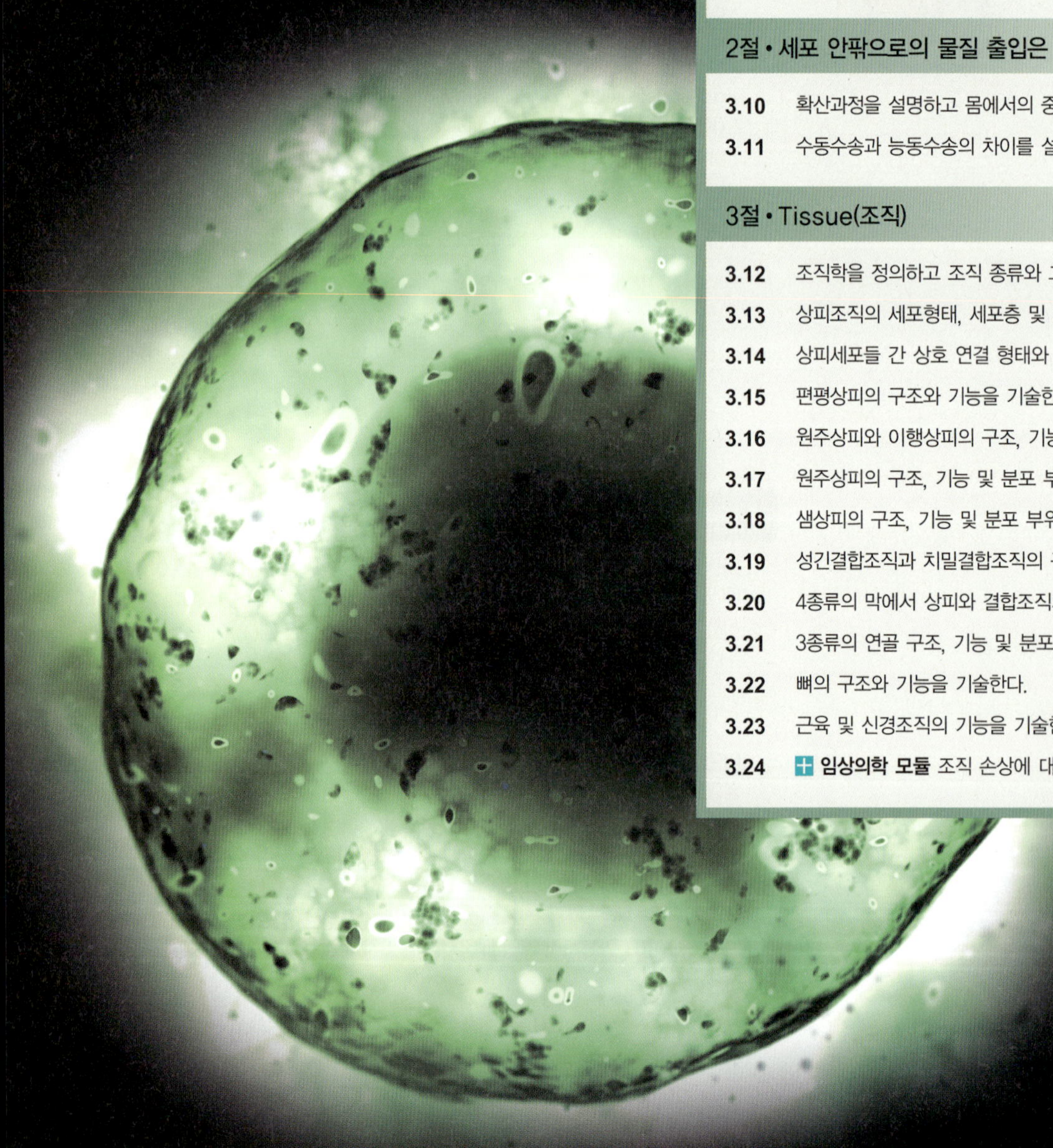

학습성과

다음 각 학습성과 번호는 본문의 모듈 번호와 일치하며, 독자는 3장을 모두 공부한 후에 각 학습성과를 실천할 수 있어야 한다.

1절 • 세포 개요

3.1 세포의 정의 및 소기관들의 구조와 기능을 기술한다.

3.2 원형질막과 세포골격의 구조 및 기능을 설명한다.

3.3 리보솜의 단백질 합성 기능 및 미토콘드리아의 에너지 생성 기능을 설명한다.

3.4 골지복합체의 정의와 특수 기능을 기술한다.

3.5 핵의 구성과 기능을 확인한다.

3.6 RNA 및 단백질 합성 과정을 확인한다.

3.7 세포 생장과 분열 및 DNA 복제에 대해 논의한다.

3.8 유사분열 과정을 묘사한다.

3.9 + **임상의학 모듈** 세포분열과 암의 관련성을 논의한다.

2절 • 세포 안팎으로의 물질 출입은 어떻게 이루어지나?

3.10 확산과정을 설명하고 몸에서의 중요성을 이해한다.

3.11 수동수송과 능동수송의 차이를 설명하고 여러 종류의 과정들을 기술한다.

3절 • Tissue(조직)

3.12 조직학을 정의하고 조직 종류와 그들의 상호관계를 설명한다.

3.13 상피조직의 세포형태, 세포층 및 기능들을 기술한다.

3.14 상피세포들 간 상호 연결 형태와 기능들을 기술한다.

3.15 편평상피의 구조와 기능을 기술한다.

3.16 원주상피와 이행상피의 구조, 기능 및 분포 부위를 기술한다.

3.17 원주상피의 구조, 기능 및 분포 부위를 기술한다.

3.18 샘상피의 구조, 기능 및 분포 부위를 기술한다.

3.19 성긴결합조직과 치밀결합조직의 구조, 기능 및 분포 부위를 기술한다.

3.20 4종류의 막에서 상피와 결합조직의 배열을 기술한다.

3.21 3종류의 연골 구조, 기능 및 분포 부위를 기술한다.

3.22 뼈의 구조와 기능을 기술한다.

3.23 근육 및 신경조직의 기능을 기술한다.

3.24 + **임상의학 모듈** 조직 손상에 대한 염증과 재생의 역할을 기술한다.

세포 개요

생명체를 구성하는 전형적인 세포는 직경이 약 0.1 mm로서 머리털 두께에 불과하다. 따라서 17세기에 현미경이 발명된 이후에야 비로소 세포의 구조를 관찰할 수 있게 되었다. 그 이후 연구로 세포이론이 정립된 것을 다음과 같이 요약할 수 있다:

세포는 모든 식물과 동물의 구조적 단위이다.

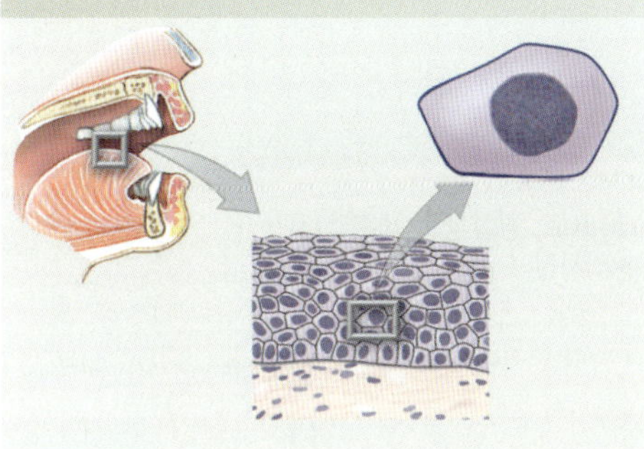

모든 새로운 세포는 기존의 세포분열로 유래한다.

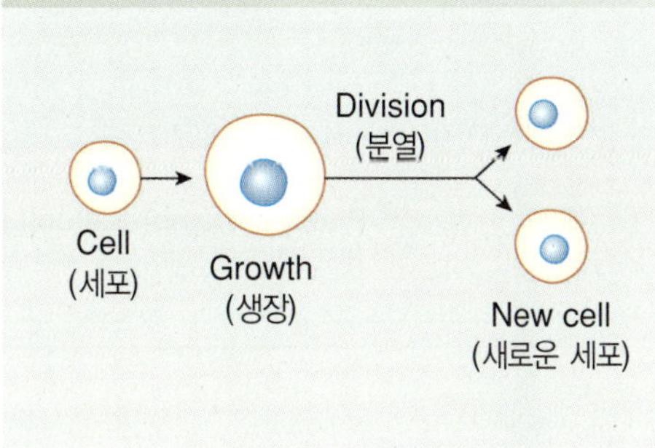

세포는 살아 있는 모든 생리기능을 수행하는 최소 단위이다.

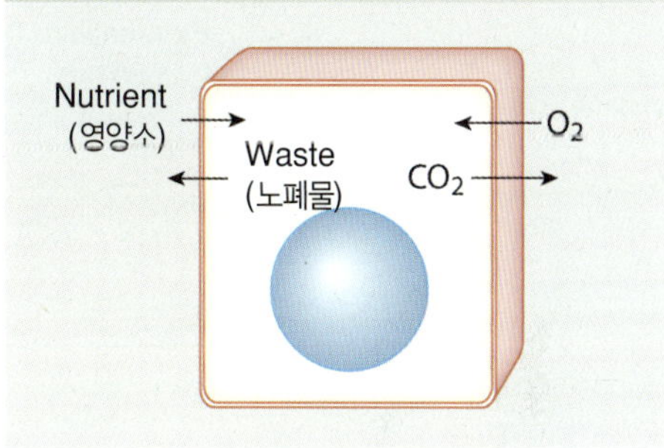

세포는 세포 수준에서 항상성을 유지하지만, 더 높은 단계의 조직에서 항상성을 유지하기 위해서는 통합되고 협동적인 세포작용이 요구된다. 세포들의 크기, 모양 및 기능은 매우 다양하지만 모든 세포들은 수정란이라고 하는 단일 세포에서 유래한 같은 자손인 셈이다.

1 정자를 받아들인 수정란은 신체 모든 세포로 분화할 수 있는 정보를 포함하고 있다.

2 처음 몇 번의 분열을 거치면 신체 어떤 세포로도 발달할 수 있는 totipotent cell(만능 세포)이 만들어진다. 분열이 더 진행되면서 새로운 세포들 간의 화학적 신호전달이 증가하여 발생 잠재능력이 제한되기 시작한다.

3 화학적 신호의 차이가 세포의 DNA에 영향을 미쳐 특정 유전자를 작동시키거나 멈추게 한다. 딸세포들은 특수한 구조와 기능을 갖게 되기 시작한다. 이러한 점진적 특수화 과정을 **differentiation(분화)**이라고 한다.

4 분화에 의해서 신체 4가지 기본 조직의 유형을 형성하는 특수한 세포들이 만들어진다. 이 4가지 조직 유형은 상피, 결합, 근육 및 신경조직이다.

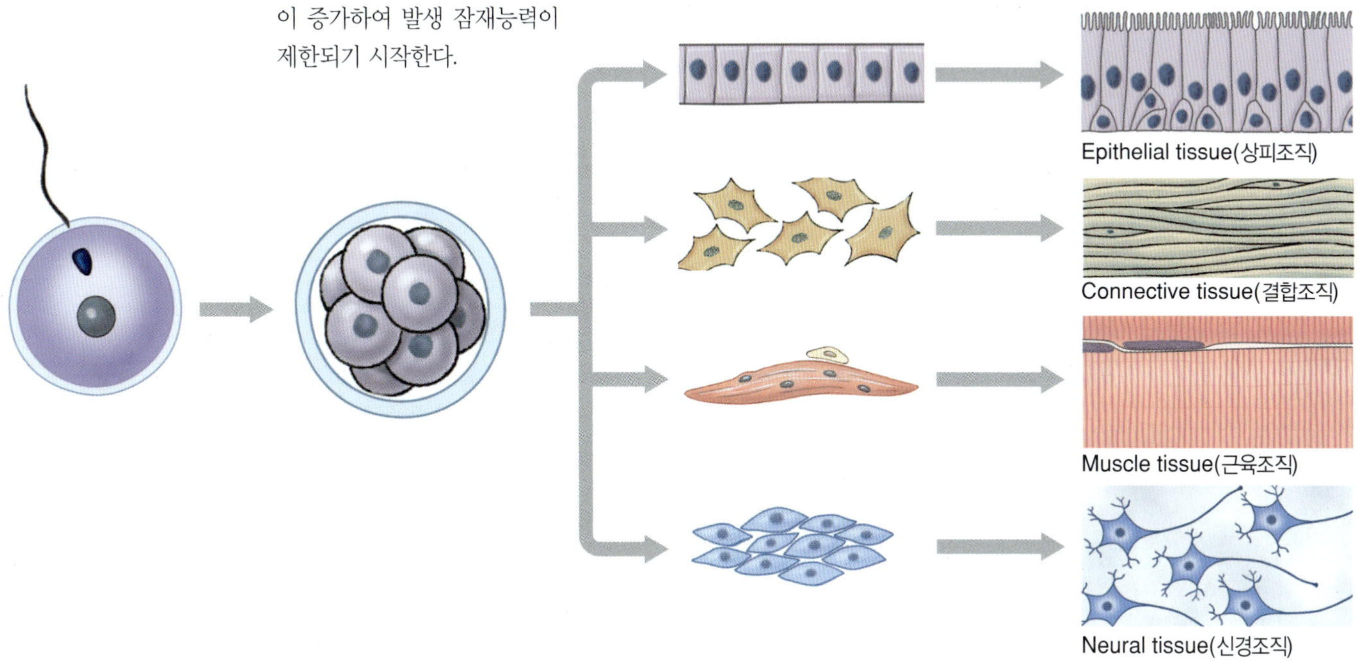

3.1

세포는 생명체의 최소 단위이다

우리 몸속 세포들은 **extracellular fluid(세포외액)**라고 하는 액체환경으로 둘러싸여 있다. 조직세포들 사이의 세포외액을 **interstitial fluid(간질액;** in-ter-STISH-ul)라고 한다. 세포의 주요 구성성분에 대해 소개하고자 한다. 세포의 모든 구성요소들이 모든 세포에 존재하는 것은 아니다.

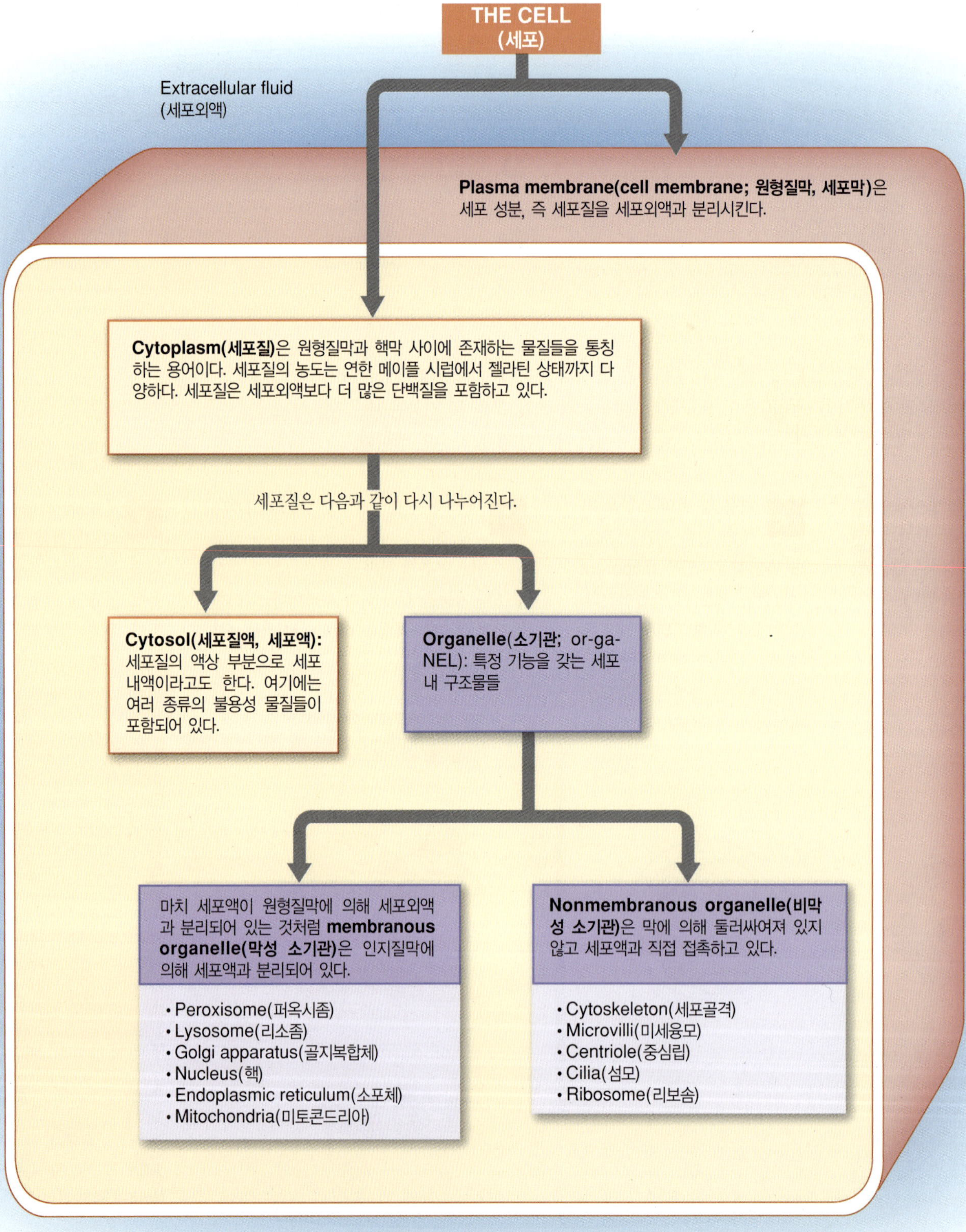

Peroxisome(퍼옥시좀)
구조: 분해효소들을 함유하는 소포(막성 주머니)
기능: 지방산과 유기물 분해; 대사과정에서 생긴 독성물질을 중화

Lysosome(리소좀)
구조: 소화효소들을 함유한 소포
기능: 큰 유기화합물, 손상된 소기관 및 병원체(질병 유발원) 분해

Microvilli(미세융모)
구조: 미세섬유를 포함하고 있는 막의 확장 부위
기능: 표면적을 증가시켜 세포외물질 흡수를 도움

Golgi apparatus(골지복합체)
구조: 강소(시스터네)를 포함하고 있는 납작한 막성 주머니
기능: 단백질 가공 및 포장

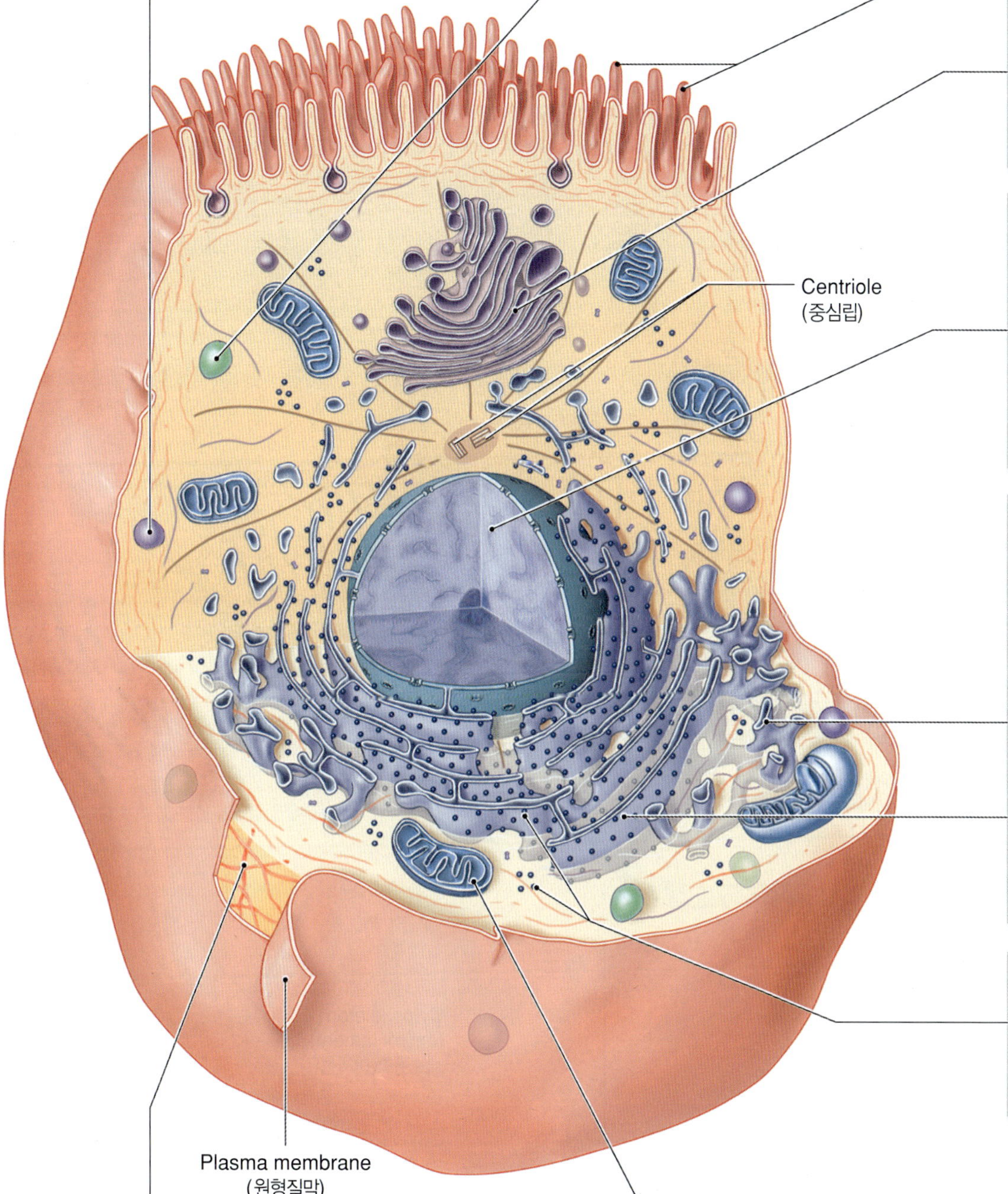

Nucleus(핵)
구조: 효소, 단백질, DNA 및 뉴클레오티드를 함유하고 있는 핵질을 이중막인 **nuclear envelope(핵막)**가 둘러싸고 있음
기능: 물질대사 조절; 유전정보 저장 및 가공; 단백질 합성 조절

Endoplasmic reticulum(ER, 소포체)
구조: 세포질에 넓게 분포하고 있는 납작한 판형의 막성 주머니로서 그물구조를 이룸
기능: 분비물질을 합성; 세포내 물질 수송 및 저장

- **Smooth ER(활면소포체),** 리보솜이 부착되어 있지 않고, 지질과 탄수화물 합성함

Rough ER(조면소포체), 리보솜이 막에 부착되어 있고, 새로이 합성된 단백질을 가공하고 포장함

Ribosome(리보솜)
구조: RNA와 단백질로 이루어져 있고, 조면소포체에 부착되어 있거나 세포질에 유리되어 산재함
기능: 단백질 합성

Cytoskeleton(세포골격)
구조: 단백질로 구성된 미세섬유 혹은 미세소관; 한 쌍의 중심립을 포함하고 있는 형성 부위
기능: 세포 지지 및 강화; 세포 구조 및 물질 이동에 관여

Mitochondrion(미토콘드리아)
구조: 이중막으로 구성되어 있고 내막은 주름져서 중요한 대사효소들을 포함하고 있음
기능: 세포 ATP의 95% 생산

모듈 3.1 복습

a. 세포질, 세포액 및 세포골격을 비교 설명하시오.

b. 막성 소기관들과 그 기능을 열거하시오.

c. 비막성 소기관들을 제시하고 그들의 기능을 설명하시오.

3.2

원형질막은 외부환경과 세포를 분리시키고 여러 기능을 수행한다; 세포골격은 구조 및 기능상의 역할을 맡고 있다

1 **Plasma membrane(원형질막)**은 세포 내부를 주변 세포외액과 분리하는 물리적 장벽이다. 선택적 투과장벽으로서 세포 안팎으로의 물질출입을 조절한다.

막표면에는 **glycocalyx(당질층**; glī-kō-KĀ-liks; calyx, 컵)라고 하는 탄수화물층이 있다. 탄수화물은 원형질막 무게의 약 3% 정도를 차지하고 있으며, 당단백질 및 당지질과 같은 복합물의 성분이 된다. 당질층은 세포 인식, 세포외 구조와의 결합 및 세포 표면의 윤활작용에 중요한 역할을 한다.

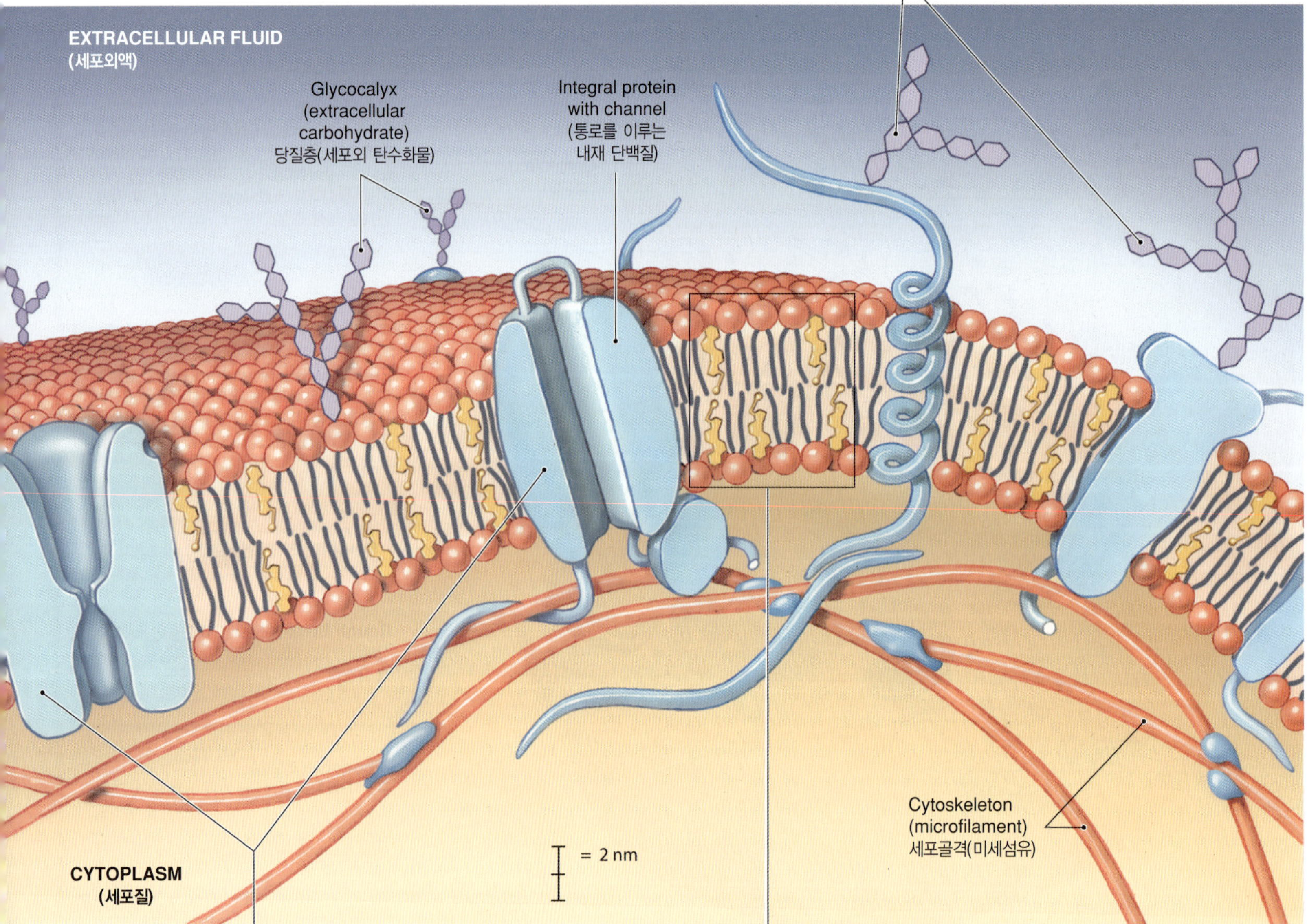

Integral protein(내재 단백질)은 막 구조의 한 부분으로 막을 파괴하지 않고는 분리할 수 없다. 대부분 내재 단백질은 막의 폭을 한두 차례 왕복하여 분포하고 있다. 어떤 경우에는 물이나 용질이 통과할 수 있는 구멍이나 통로를 포함하고 있다.

원형질막은 두 층의 인지질 분자로 이루어져 있기 때문에 **phospholipid bilayer(인지질 이중층)**라고 한다. 인지질의 친수성 머리부분은 막 표면쪽으로 향하고 소수성 꼬리 부분은 내부로 향하고 있다. 막의 가운데 부위인 소수성 층이 세포질과 세포외액을 분리시키고 있다.

2 세포골격은 세포의 뼈대로서의 기능을 수행하고 있다. 세포질의 견고성과 유연성을 제공하는 세포 내 단백질성 골조이다. 표에는 2개의 비막성 세포소기관인 중심소체와 섬모에서의 세포골격의 성분과 역할이 요약되어 있다.

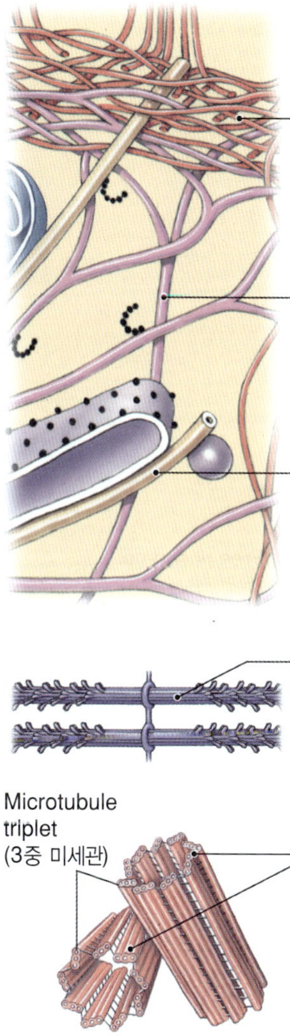

Structure(구조)	Remarks(개요)	Location(분포)	Function(기능)
Cytoskeleton(세포골격)			
Microfilament (미세섬유)	대부분 세포에 존재; 골격근 및 심장근육에서 특히 발달	세포막 아래 및 세포질 전체에 다발로 분포	세포 견고성 부여, 세포 형태 변화, 원형질막에 세포골격 부착, 세포들 간 결합, 근육수축
Intermediate filament (중간잔섬유)	대부분 세포에 존재; 최소 5가지 형태가 알려져 있음	세포질 내	세포 견고성 부여, 세포질 내 물질 이동
Microtubule (미세소관)	대부분 세포에 존재	중심소체 쌍에서 방사상으로 세포질에 분포	세포 견고성 부여, 소기관 이동; 미세관은 중심소체와 섬모의 주요 성분
Thick filament (두꺼운 미세섬유)	골격근육 및 심장근육에 존재	세포질 내	액틴 미세섬유와의 상호작용으로 근육수축
Centriole (organelle) 중심소체(소기관)	미세관이 3개씩 모여 9조로 구성된 짧은 원통 구조	핵 주변에 쌍으로 분포	세포분열 과정에서 미세관들이 구조화되어 염색체 이동
Cilia(섬모)	가운데 한 쌍의 미세관 주변에 긴 미세관이 2개씩 모여 9조로 구성된 원통 구조	모든 세포 표면에 분포	섬모의 주기적인 운동으로 세포 표면을 따라 액체나 분비물이 운반됨

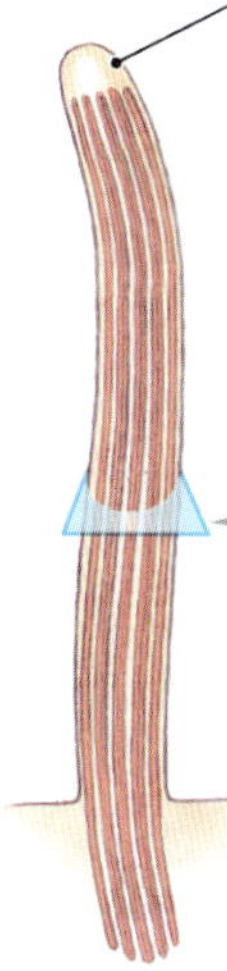

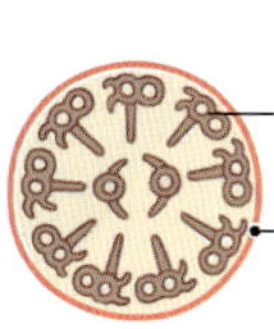

모듈 3.2 복습

a. 원형질막의 일반적인 기능을 열거하시오.

b. 세포와 외부 환경을 분리시키는 기능과 관련된 부분은 원형질막의 구조에서 어느 부분인가?

c. 섬모의 기능은 무엇인가?

소포체(세포질그물)와 유리 리보솜에서의 단백질 합성은 기본적으로 미토콘드리아 작용에 의해 공급되는 에너지에 의존한다

세포들은 새로운 유기물질을 합성하기 위해 끊임없이 ATP를 소비한다. 세포들은 흡수하거나 재활용되는 영양소를 분해하여 ATP를 얻어낸다.

1 **Endoplasmic reticulum**(**소포체**; en-dō-PLAZ-mik re-TIK-ū-lum), 즉 ER은 세포 내 그물망의 막구조로서 핵을 둘러싸는 핵막(핵껍질)에 연결되어 있다. ER은 세포가 필요로 하는 단백질, 지질 및 탄수화물을 합성하여 저장하고 있다.

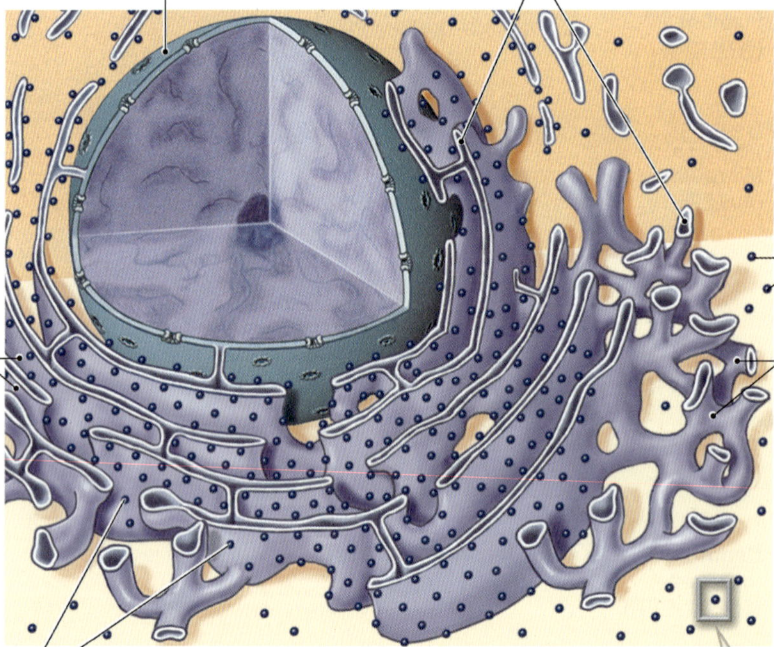

2 **Free ribosome**(**유리 리보솜**)들은 세포질 전체에 산재하고 있다. 여기에서 만들어지는 단백질은 세포질액으로 들어간다.

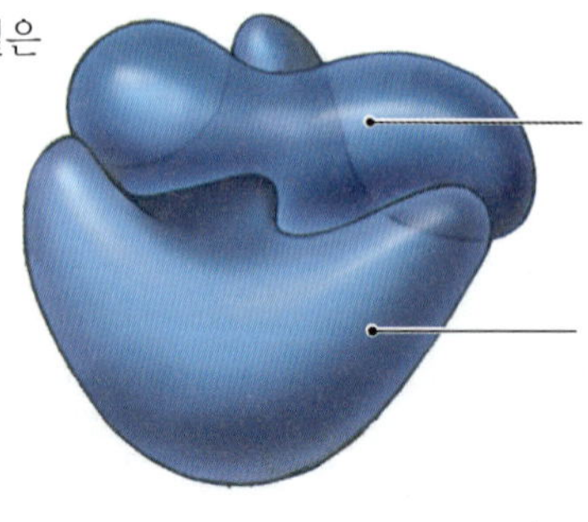

3 살아 있는 모든 세포들은 생명체로서의 기능을 수행하기 위해서 에너지를 필요로 한다. 에너지 생성을 담당하는 소기관은 **mitochondria(미토콘드리아**; mī-tō-KON-drē-uh)이다. 미토콘드리아는 길고 홀쭉하거나 짧고 통통한 모양으로 다양하다. 그러나 모든 미토콘드리아는 기본적으로 동일한 구조를 하고 있다. 특정 세포에서 미토콘드리아의 수는 에너지 요구 정도에 따라 다양하다. 적혈구에는 미토콘드리아가 하나도 없지만 심장근육세포에는 부피의 30% 정도를 미토콘드리아가 차지하고 있다.

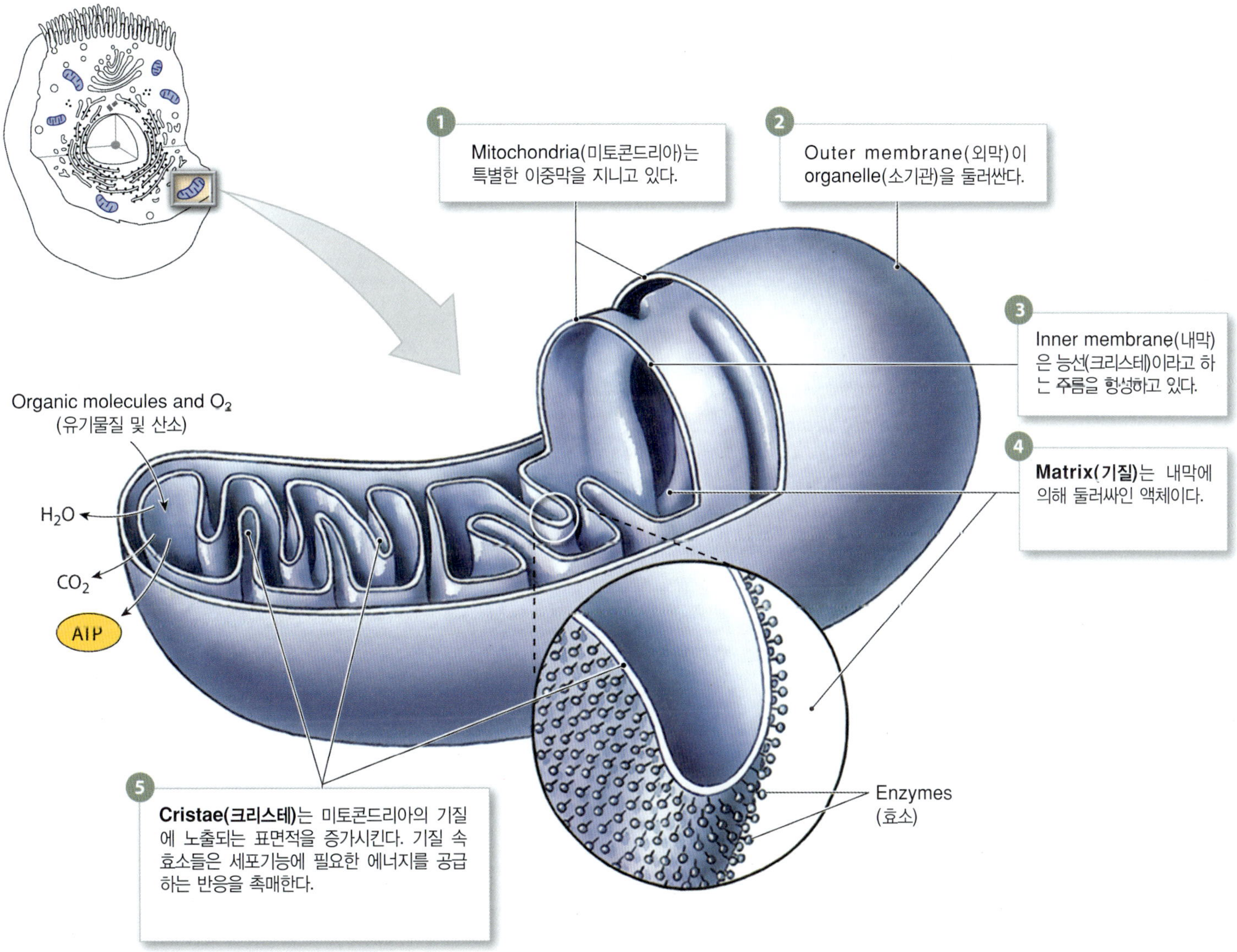

ATP 생성은 **aerobic metabolism(유기대사)** 또는 cellular respiration(세포호흡)이라고 하는 과정에 의해 이루어진다. 미토콘드리아에서의 유기호흡은 세포가 살아가는데 필요한 ATP의 95% 정도를 생산한다. (나머지는 세포액에서 효소반응에 의해.) 에너지를 방출하는 화학반응이 미토콘드리아에서 일어나기는 하지만 에너지를 필요로 하는 대부분의 세포작용은 주변 세포질에서 일어난다. 미토콘드리아를 세포기능 수행에 필요한 에너지를 공급장치인 작은 세포 배터리 혹은 연료전지라고 생각해 보자.

모듈 3.3 복습

a. 유리 리보솜과 고정 리보솜에서 새롭게 합성된 단백질은 세포 내 어느 곳으로 이동하게 되는지 설명하시오.

b. 무과립 및 과립 세포질그물, 미토콘드리아의 구조를 설명하시오.

c. 세포 내에 미토콘드리아가 많이 존재하는 것은 세포의 에너지 요구에 대해 어떤 의미를 내포하고 있는 것일까?

골지복합체는 포장센터이다

Golgi apparatus(골지복합체)는 (1) 원형질막을 보충하거나 변화시키고 (2) 세포외로 배출하는 호르몬이나 효소와 같은 분비물을 변경 및 농축시키며 (3) 세포질액에 사용될 특정 효소들을 주머니에 포장한다.

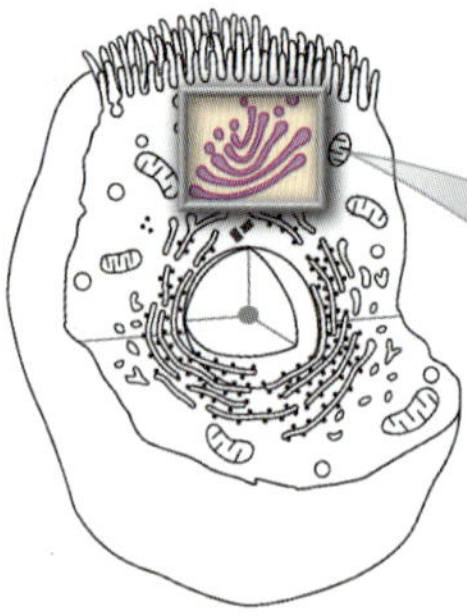

1 골지복합체는 전형적으로 **cisternae(수조)**라고 하는 5~6개의 납작한 막성 판으로 구성되어 있다. 세포 하나에는 하나 이상의 골지복합체가 있으며 일반적으로 핵 주변부에 존재한다.

Membrane renewal (막 재생)

Membrane renewal vesicle(막재생소포)이 원형질막 표면에 합쳐진다. 동시에 원형질막의 다른 부위가 제거되고 재순환된다. 이처럼 골지복합체는 원형질막의 성질을 변화시켜 세포의 민감성과 기능을 바꿀 수 있다.

Secretion(분비)

Secretory vesicle(분비소포)은 세포에서 방출될 호르몬이나 효소들과 같은 분비물질을 포함하고 있다. 이 소포들은 원형질막과 융합한 후 세포외 환경으로 내용물을 쏟아낸다.

세포질액에서 쓰이는 Enzyme(효소)

Lysosome(리소좀; LĪ-sō-sōmz)은 위험할 수도 있는 화학반응이 일어나도록 독립된 환경을 제공해 주는 특별한 주머니이다. 리소좀은 다양한 기능을 갖는 효소들을 포함하고 있다.

4 결국 생성물은 세포의 자유 표면쪽으로 이동

3 한 수조에서 다른 수조로 물질이 작은 주머니에 의해 이동

2 소포들은 골지막과 융합하여 수조 안으로 내용물을 비운다. 골지복합체 안에서 효소들에 의해 단백질과 당단백질들이 화학적 변화를 거친다. 예를 들면, 효소에 의해 당단백질의 탄수화물 구조가 바뀌거나 인산기, 당, 지방산이 단백질에 첨가된다.

시작 **1** **Transport vesicle(운반소포)**은 RER에서 합성된 단백질과 당단백질들을 골지복합체로 운반한다.

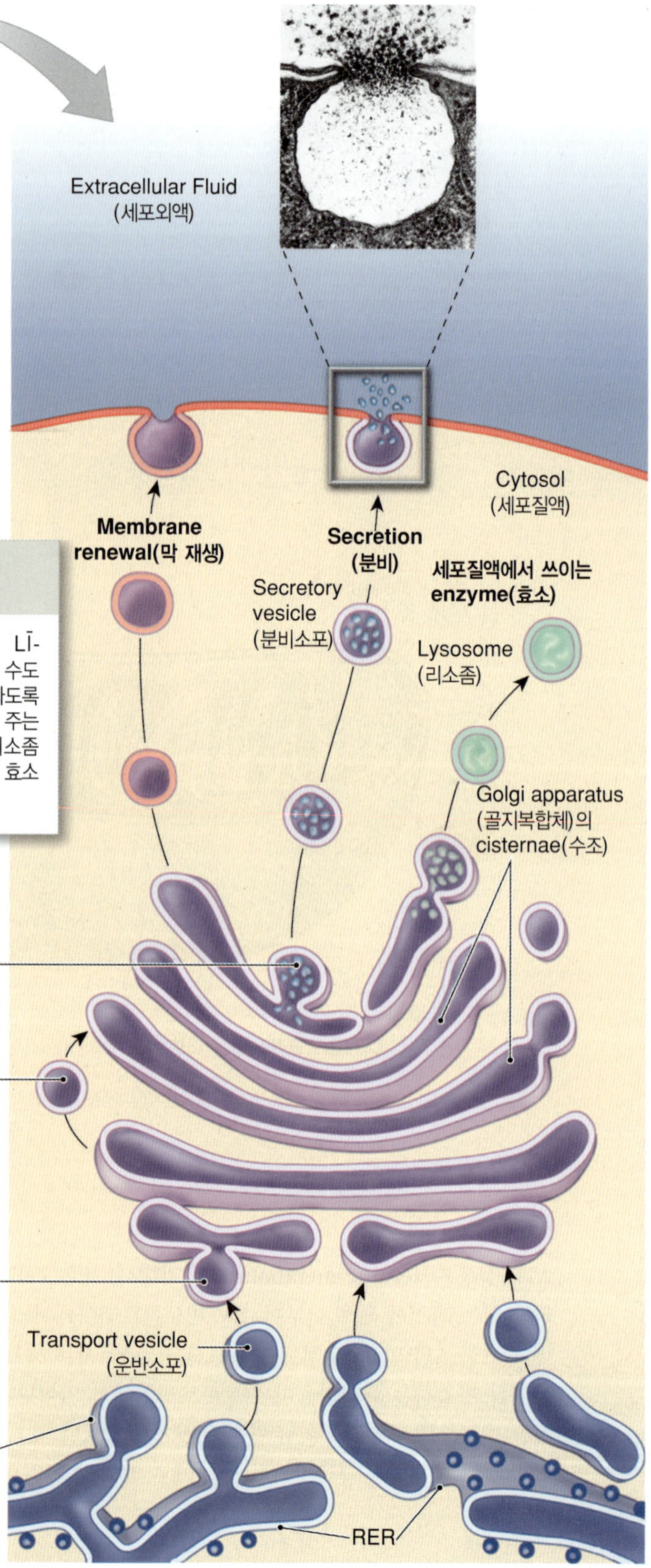

2 세포들은 종종 큰 유기물들을 분해하거나 재순환할 필요가 있으며, 세포를 죽이거나 손상을 입히는 독성물질을 만들어내기도 한다. 리소좀은 세포질로부터 고립되어 그러한 화학적 반응이 일어나도록 한다. 리소좀의 주요 세 가지 기능은: (1) 리소좀 내용물 소화, (2) 소포와의 융합 및 (3) 자가분해이다.

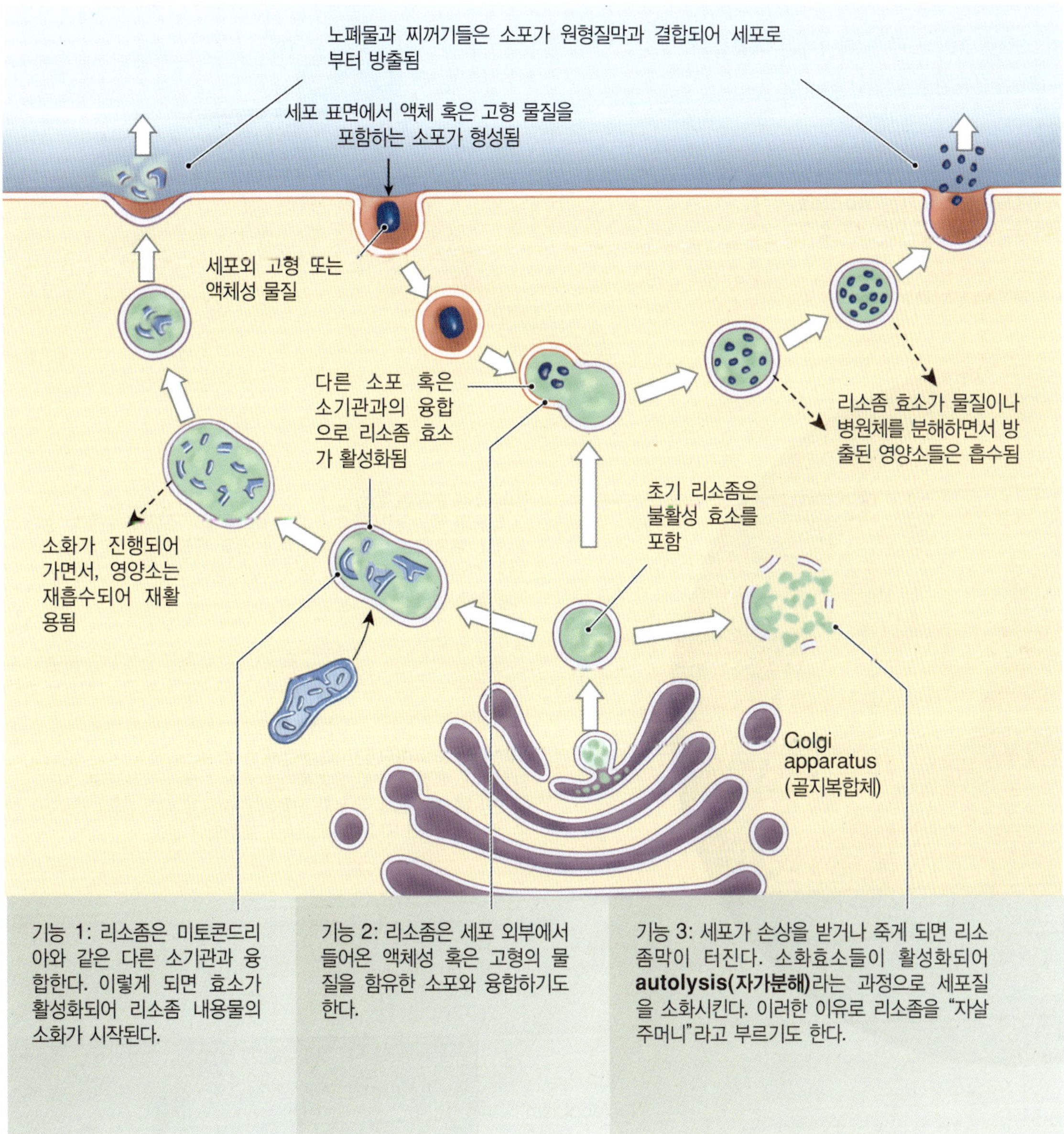

미토콘드리아를 제외한 모든 막성 소기관들은 서로 연결되어 있으며 소포의 이동에 의해 상호교류가 이루어진다. 이러한 연속적인 운동과 교환을 막 유동이라고 부른다. 활발하게 분비하는 세포의 경우, 매 시간마다 전체 막 표면적에 해당하는 부위가 교체되고 있다. 막 유동은 세포의 역동적 성질의 예가 된다. 이것은 세포가 생장하고 환경에 반응하는 과정에서 원형질막을 변화시킬 수 있는 방법을 제공해 주는 것이다.

모듈 3.4 복습

a. 골지복합체의 세 가지 주요 기능을 열거하시오.
b. 골지복합체에서 리소좀이 만들어진다. 리소좀에는 무엇이 포함되어 있는가?
c. 리소좀의 기능을 설명하시오.

3.5

핵은 DNA, RNA, 단백질 및 효소들을 포함하고 있다

핵은 대체로 가장 뚜렷하게 관찰되는 소기관이다. 일반적인 현미경 표본에서 핵은 어둡게 염색되어 쉽게 구분할 수 있다.

1 **Nucleus(핵)**는 세포작용의 조절중추이다. 주변 핵막에는 핵공들이 분포하고, 세포질과 핵 사이의 물질교환을 조절한다.

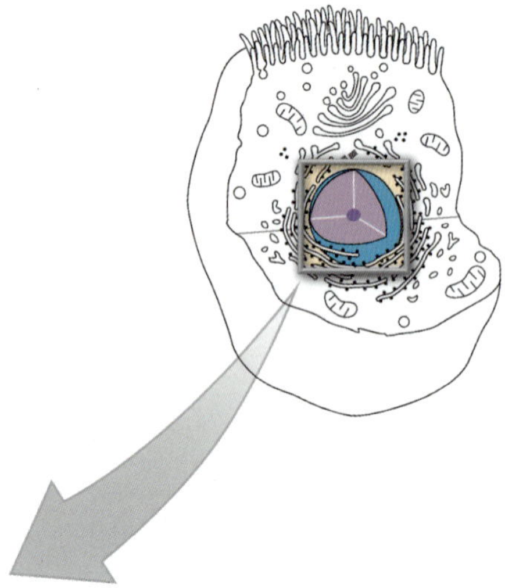

핵을 싸서 세포질과 분리시키는 **nuclear envelope(핵막)**는 이중막으로 이루어져 있다.

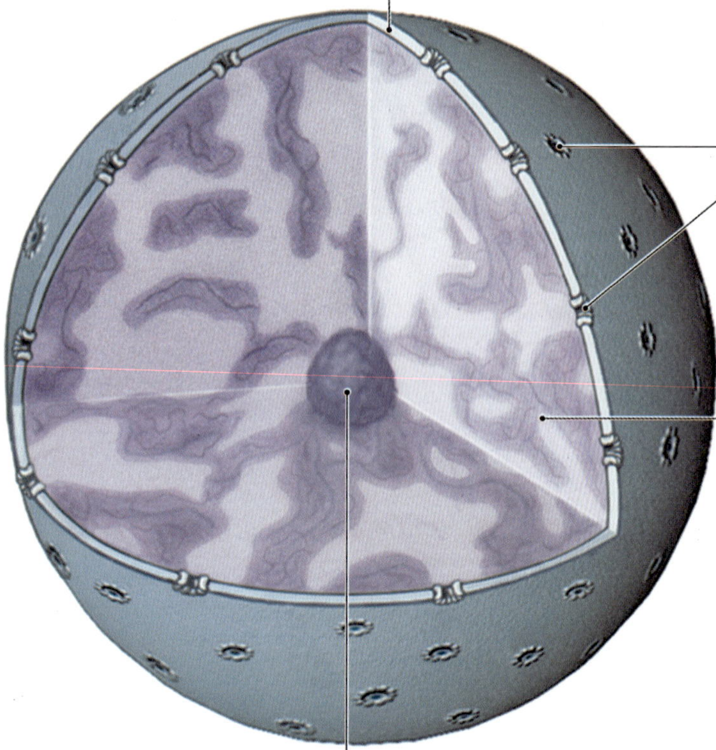

Nuclear pore(핵공)는 핵 표면적의 약 10% 정도를 차지하고 있으며 핵과 세포질액 사이의 화학물질이 소통할 수 있는 통로이다. 핵공의 단백질들은 이온과 작은 물질들의 이동을 조절한다. 단백질이나 DNA는 둘 다 핵껍질을 자유롭게 가로질러 이동할 수 없다.

Nucleoplasm(핵질)이라는 용어는 핵 속의 액상의 내용물을 일컫는다. 핵질은 구조 유지에 관여하는 미세한 섬유들의 그물구조인 핵 기질로서, 유전자 작용에 관여하고 있다. 핵질에는 이온, 효소, 소량의 RNA 및 DNA도 포함되어 있다.

Nucleolus(인; noo-KLĒ-ō-lus)는 리보솜 RNA를 합성하는 핵 내 소기관이다. 인은 핵공을 통해 세포질로 나갈 리보솜들을 조립한다. 인은 다량의 단백질을 만드는 간, 신경 및 근육세포들에서 가장 뚜렷하게 나타난다.

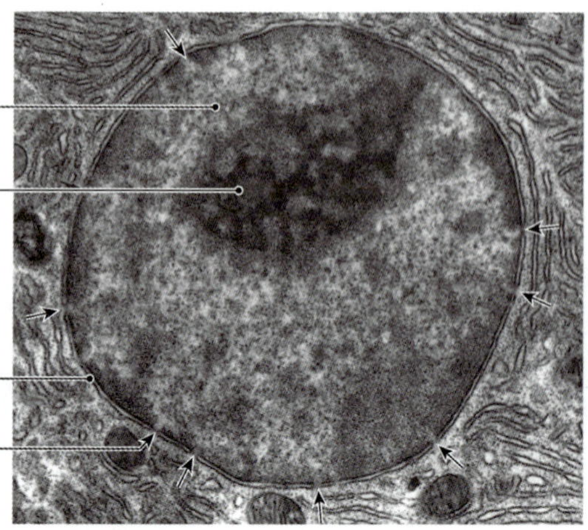

Nucleus(핵) TEM × 34,800

2 핵 속 DNA에는 단백질 합성에 필요한 정보가 포함되어 있다. 핵에서 DNA 가닥은 꼬여 있는 상태이며 히스톤이라고 하는 단백질들을 휘감고 있다. 따라서 커다란 DNA가 상당히 좁은 공간에 자리잡고 있다.

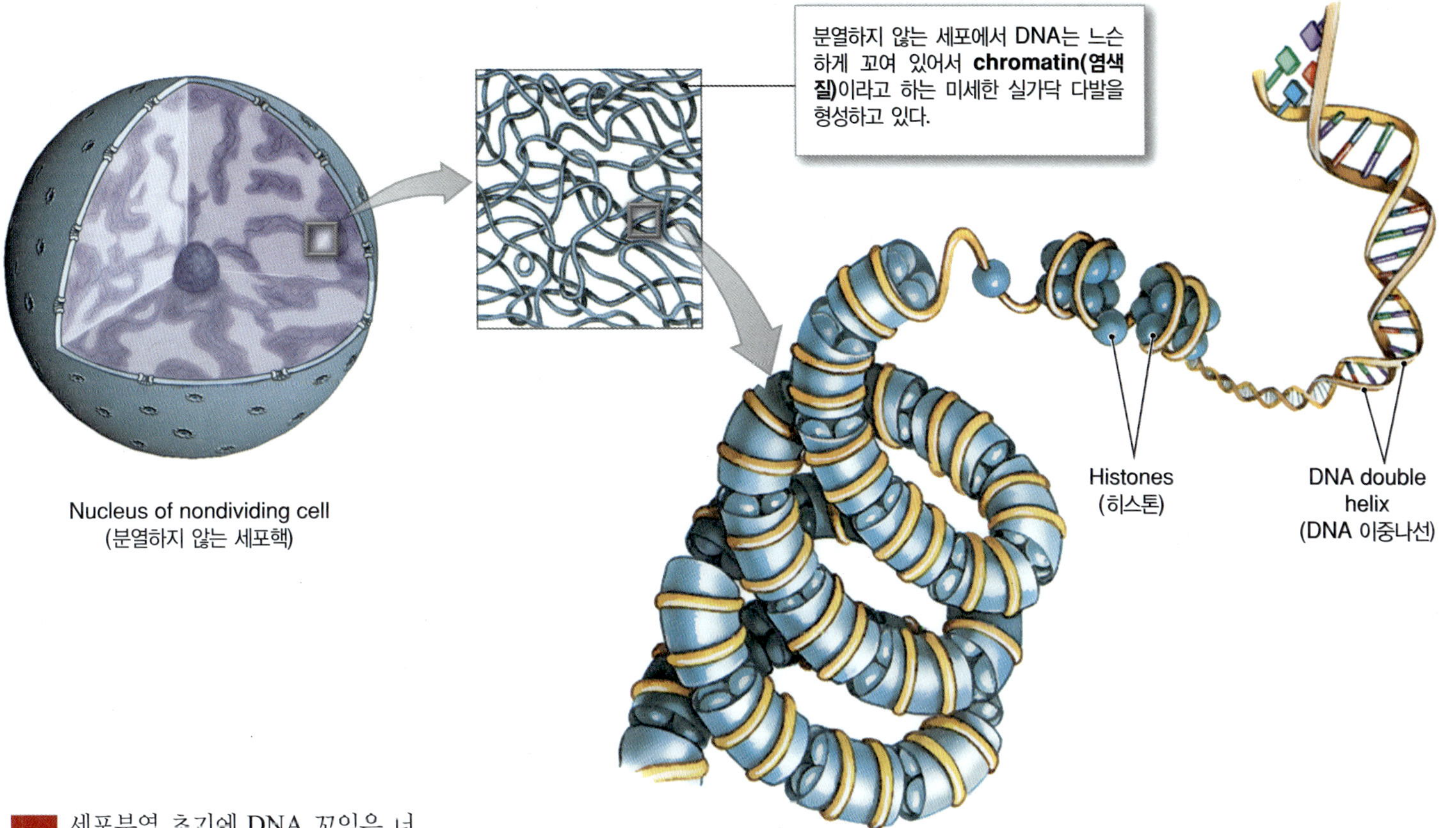

3 세포분열 초기에 DNA 꼬임은 너 강화되고 더 복잡해지는데(초나선 구조) 결국에는 **chromosomc(염색체)** 이라고 하는 뚜렷한 구조가 된다.

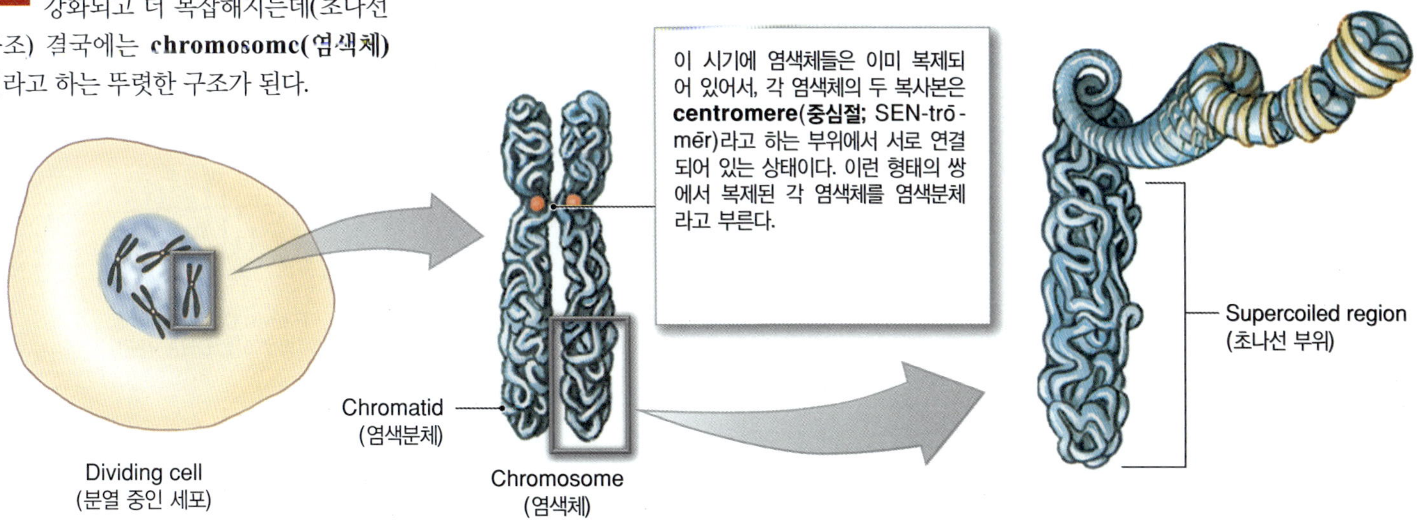

사람의 경우 체세포 핵은 23쌍의 염색체를 갖고 있다. 각 쌍에서 하나는 모계로부터, 다른 하나는 부계로부터 유래한 것이다. 이 염색체의 DNA에는 단백질과 RNA를 합성하는 정보가 포함되어 있다. 또한 어떤 DNA 부분은 조절기능을 갖지만 어떤 부분은 아직 그 기능이 밝혀져 있지 않은 것도 있다.

모듈 3.5 복습

a. 핵 안 어떤 물질이 단백질을 만드는 정보를 가지고 있는가?

b. 핵의 구조와 성분에 관하여 설명하시오.

c. 전형적인 사람 체세포는 몇 쌍의 염색체를 지니고 있는가?

3.6

단백질 합성에는 DNA, 효소 및 세 종류의 RNA가 관여한다

여기서는 단백질 합성의 주요 성분들과 과정에 대하여 소개하고자 한다.

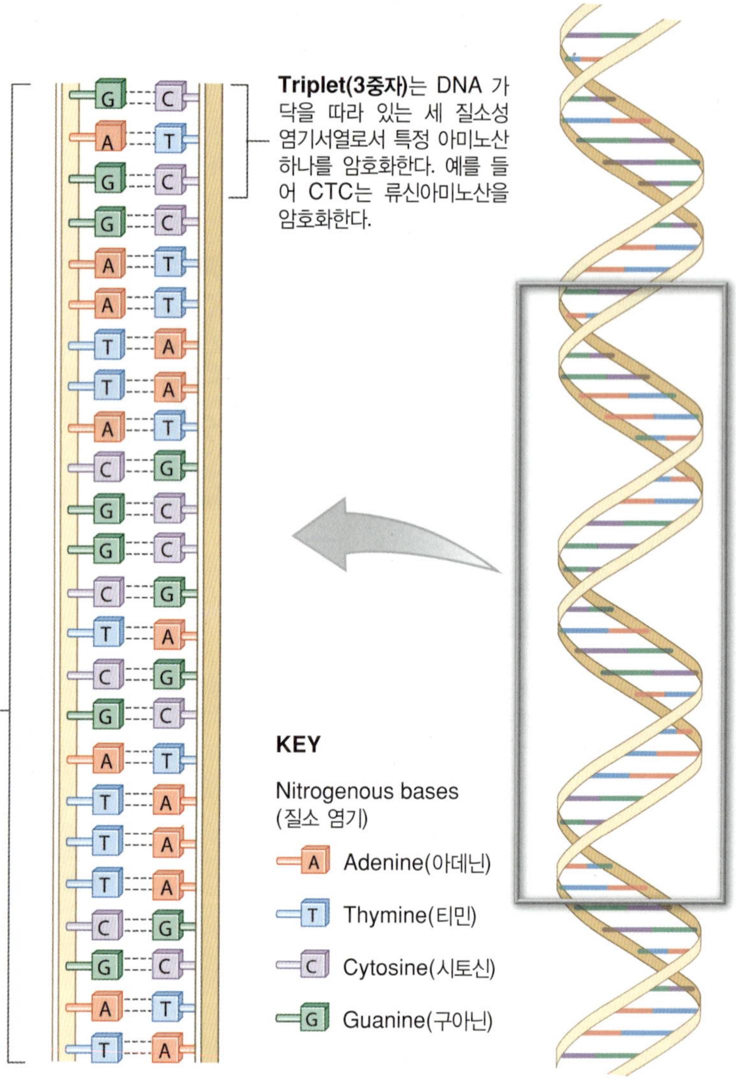

1 DNA는 뉴클레오티드들이 평행으로 길게 배열된 사슬이다. 상보적인 질소 염기쌍의 수소결합이 인접한 두 사슬을 결합시키고 있다. 질소 염기에는 아데닌(A), 티민(T), 시토신(C) 및 구아닌(G)이 있다. 염기쌍의 서열 속에 정보가 저장되어 있다. 사용되는 화학적 "언어"를 **genetic code(유전암호)**라고 한다.

2 단백질 합성 준비 단계에서 상보적인 DNA 두 가닥은 활성 유전자 부위에서 분리된다. 효소가 뉴클레오티드들을 조합시켜 단일 가닥의 **messenger RNA(mRNA, 전령 RNA)**를 만든다. 상보적인 염기쌍(A-U, G-C) 형성 방식으로 DNA 서열에 대응하는 mRNA의 뉴클레오티드 서열이 만들어진다. A(아데닌)는 U(우라실) 혹은 T(티민)와 모두 쌍을 형성할 수 있다(모듈 2.14 참조).

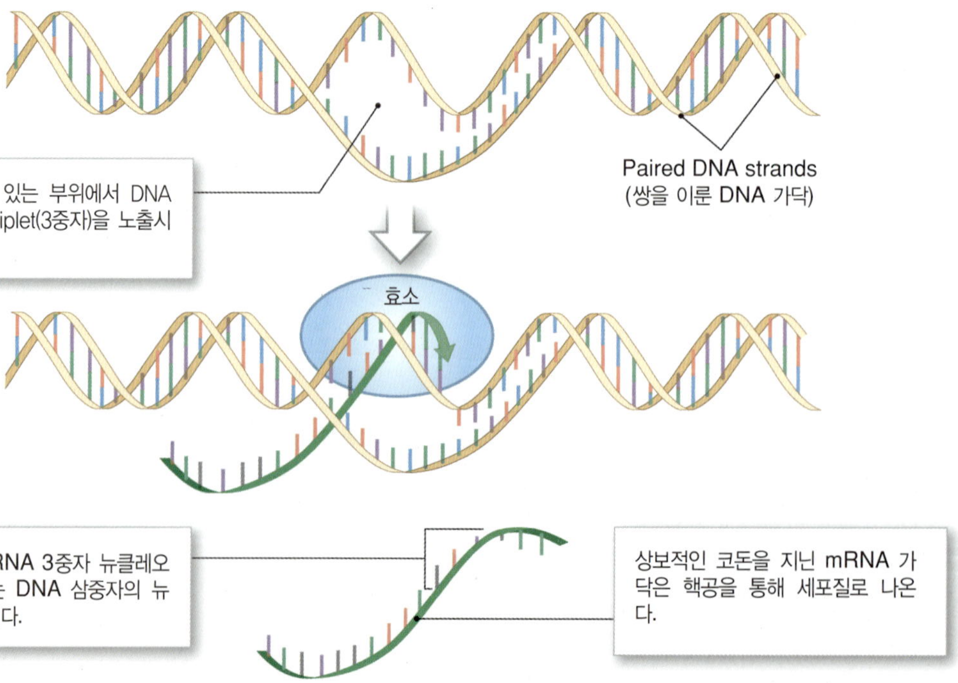

3 단백질 합성의 전체 과정은 전사 및 번역과정을 포함하고 있다.

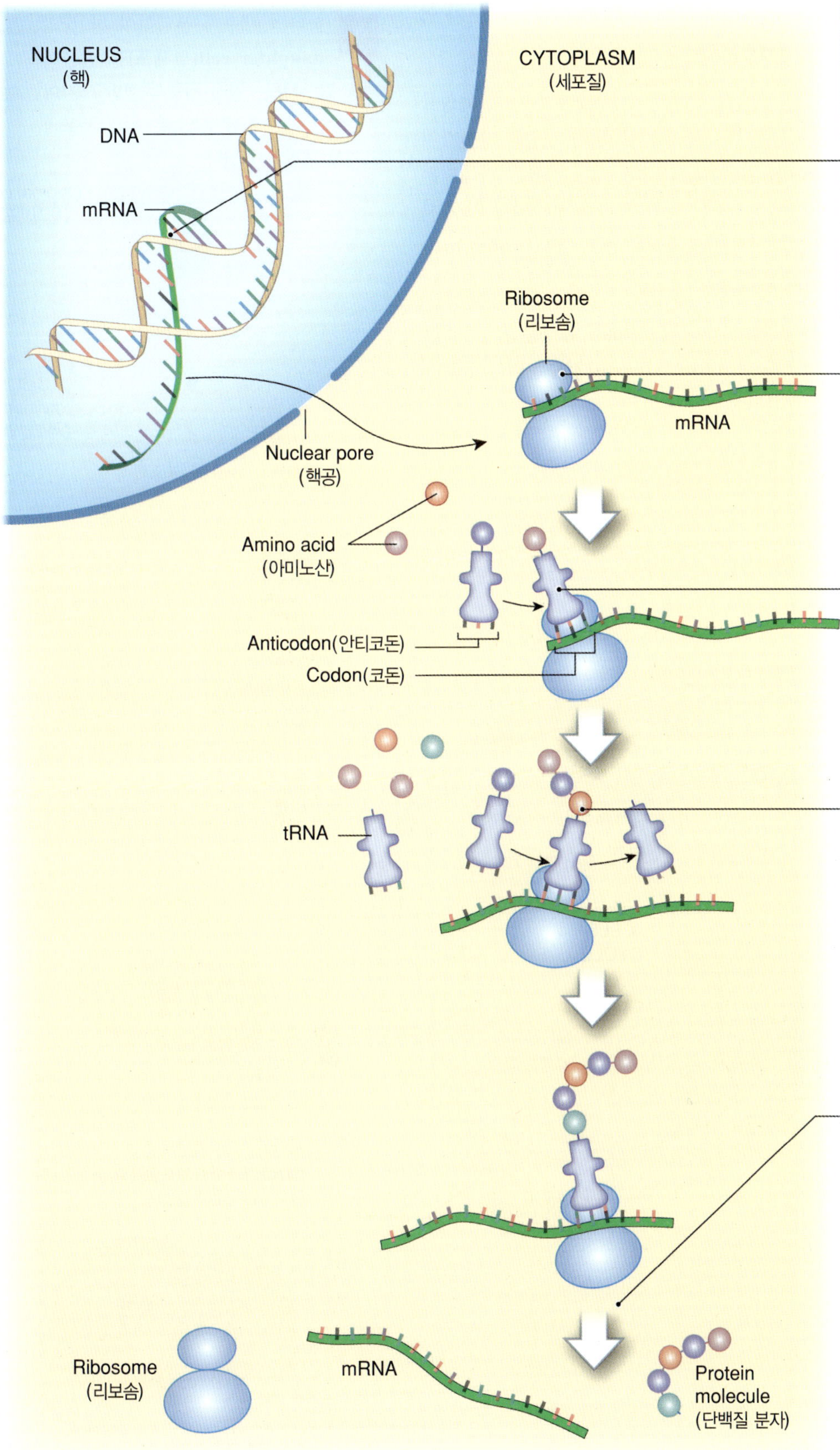

TRANSCRIPTION(전사)

1. **Transcription(전사)**은 핵 안에서 일어나고 DNA 유전암호가 mRNA 가닥의 형태로 복사된다.

TRANSLATION(번역)

2. **Translation(번역)**은 세포질 내 단백질 합성장소인 리보솜 위에서 일어난다. 각 리보솜은 단백질과 ribosomal RNA, rRNA(리보솜 RNA)라고 하는 RNA로 이루어져 있다.

3. **Transfer RNA(tRNA, 운반 RNA)** 분자는 아미노산을 리보솜으로 운반해준다. 각 tRNA는 **anticodon(안티코돈)**이라고 하는 뉴클레오티드 서열을 지니고 있다. 상보적인 결합은 tRNA 안티코돈과 mRNA 코돈 사이에서 일어난다.

4. 번역과정에서, 유전암호는 mRNA에 의해 운반되어 단백질 분자를 이루는 특정 아미노산 사슬을 형성하게 된다.

5. 번역이 종료되는 과정에서 리보솜 소단위들이 분리되어 단백질, 리보솜 및 mRNA 분자를 남기게 된다.

모듈 3.6 복습

a. 단백질 합성에 관여하는 세 종류의 RNA를 열거하시오.

b. 유전자란 무엇인가?

c. 번역이란 무엇인가?

각 세포는 생장기와 분열기를 포함하는 생활환을 가지고 있다

수정 당시와 신체적으로 성숙한 상태를 비교해 보면 세포 수, 체제 및 복잡성에 커다란 변화가 일어난다. 수정 시 단세포에 불과하였으나 성숙한 우리의 몸에는 약 75조 개의 세포가 있다. 이러한 세포 수의 증가는 **cell division(세포분열)**의 결과이다.

발생과정이 종료되어도, 세포분열이 계속되는 것은 생존에 필수적이다. 물리적 손상, 독성물질, 온도변화 및 기타 환경적 스트레스에 의해 세포들은 손상을 받는다. 또한 개인과 마찬가지로 세포도 늙어간다. 세포의 수명은 몇 시간에서 수십 년에 이르기까지 세포 종류와 가해지는 스트레스에 따라 다양하다. 많은 세포들이 핵 안의 특정 "자살 유전자"가 활성화되어 일정 시간이 지나면 분명히 자멸하기도 한다. 이와 같이 유전적으로 조절되는 세포 죽음을 **apoptosis** (**세포예정사**; ap-op-TŌ-sis 또는 ap-ō-TŌ-sis)라고 한다.

세포분열에는 실제로 서로 다른 2 형태가 있다. 이 절의 초점이 될 **mitosis**(**유사분열**; mī-TŌ-sis)는 각 세포에 46개의 염색체를 갖는 두 딸세포를 형성한다. **Meiosis**(**감수분열**; ; mī-Ō-sis)는 23개의 염색체만을 갖는 생식세포들을 만들어낸다.

1 하나의 세포가 분열하여 한 쌍의 **daughter cell(딸세포)**을 만들어 내고 각 세포는 원래 세포의 절반 크기이다. 분열 이전에 딸세포들은 원래 세포의 크기로 생장하게 된다.

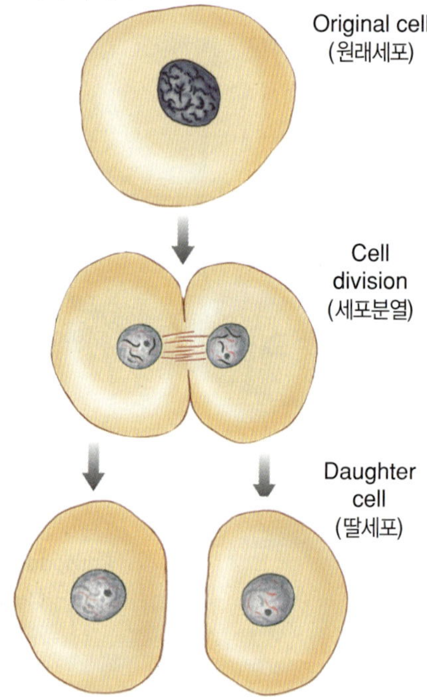

2 전형적인 세포주기. 생활주기는 세포가 죽으면 끝난다.

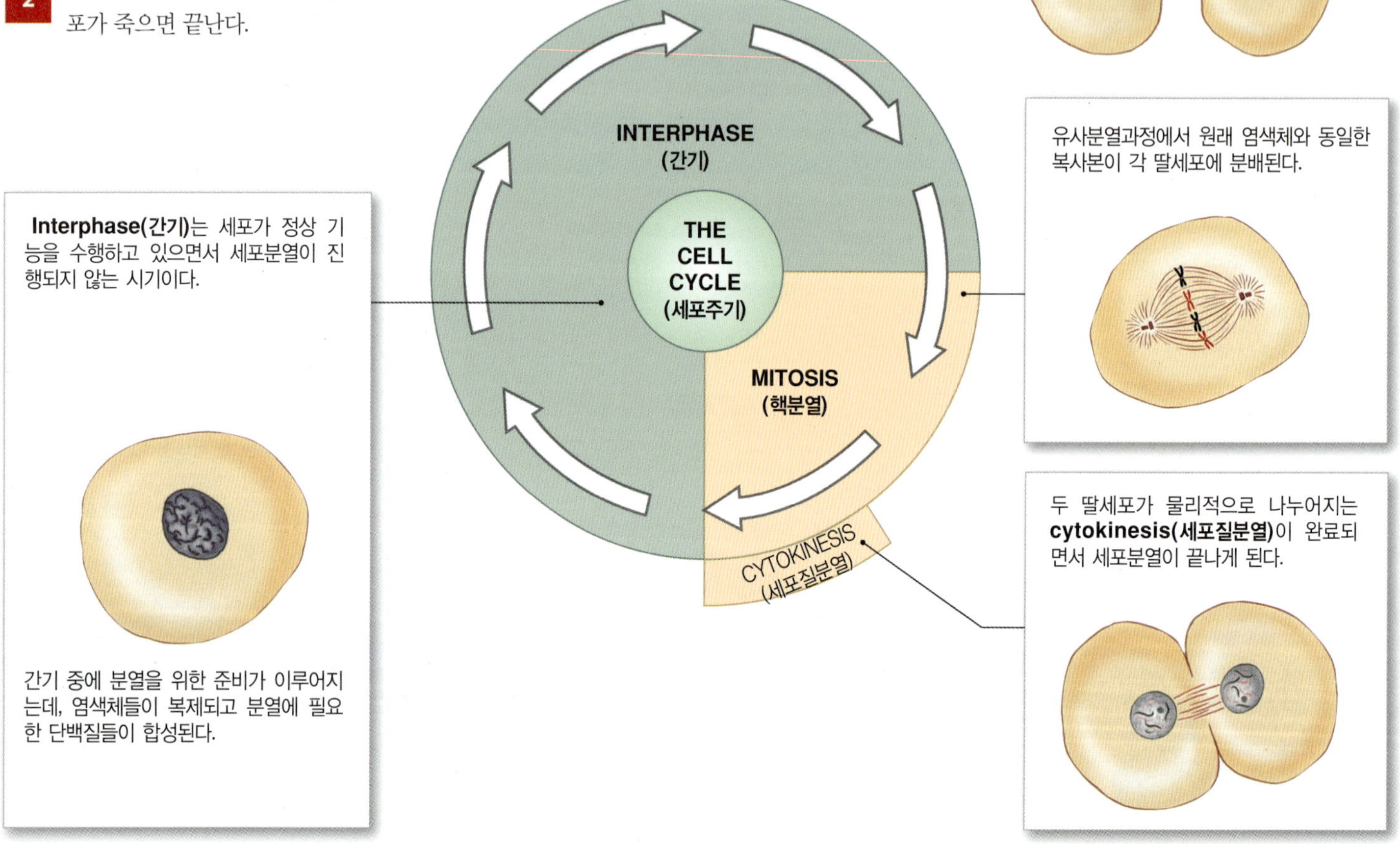

3 세포분열 준비의 첫 단계는 핵 속 DNA의 복제이다.

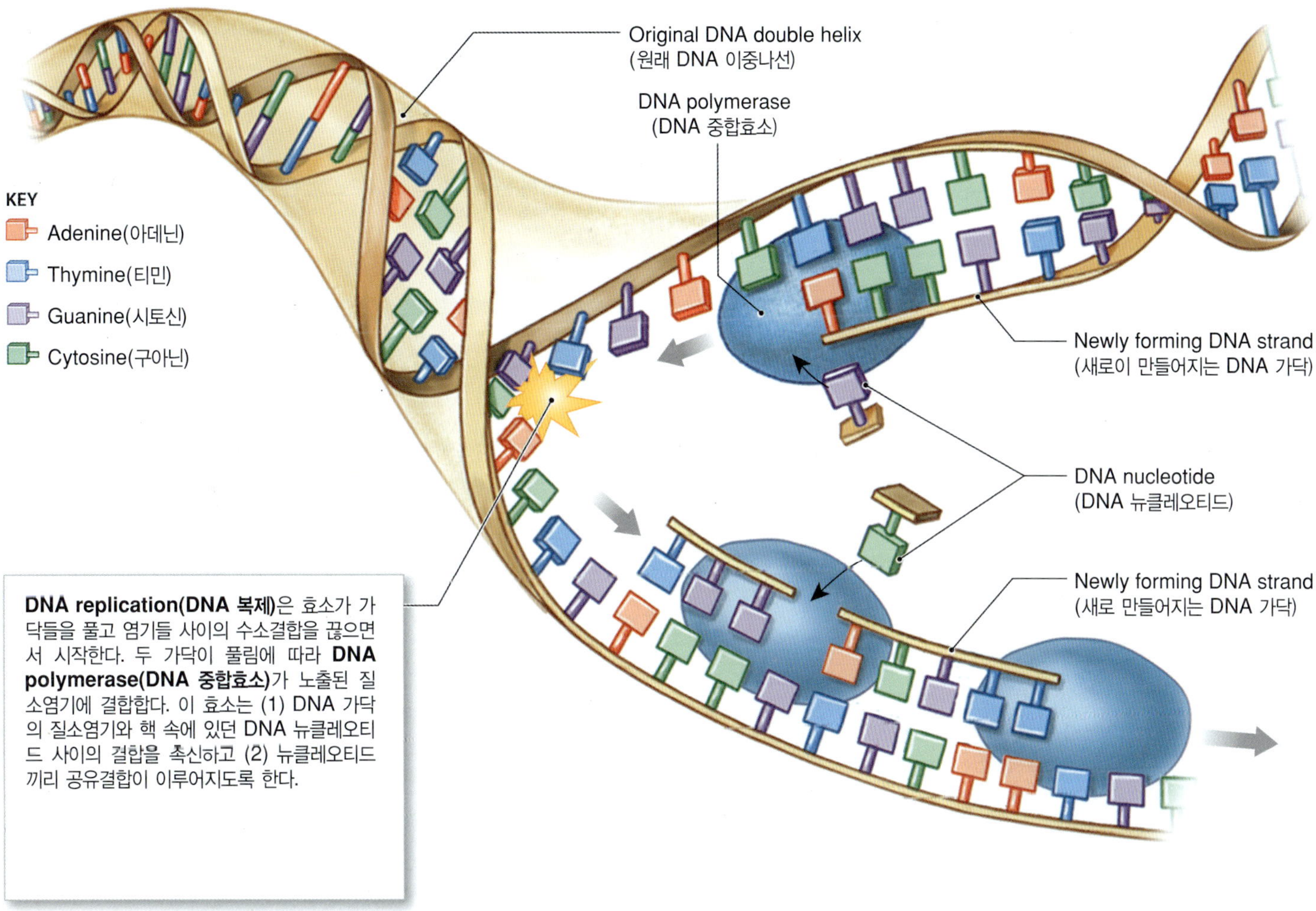

4 마지막으로, 원래 가닥들이 완전히 분리된다. 복제가 끝나고 두 개의 동일한 DNA 분자들이 형성된다. 일단 DNA가 복제되고 중심소체도 배가되며, 필요한 효소와 단백질들이 합성되면, 세포는 간기를 빠져나와 유사분열로 들어간다.

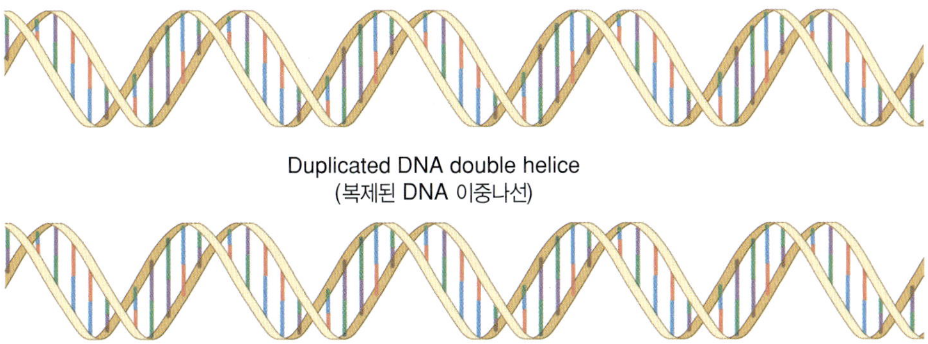

모듈 3.7 복습

a. 간기 중에 일어나는 일들을 설명하시오.
b. DNA 복제가 정상적으로 진행되기 위해서는 어떤 효소가 반드시 존재해야 하는가?
c. 세포예정사란 무엇인가?

핵분열은 세포질분열에 의해 딸세포들을 분리시키기 전에 염색체들을 분배한다

Mitosis(핵분열)는 한 세포의 복제된 염색체들이 동일한 두 핵에 분배되는 일련의 과정이다. 핵분열이란 용어는 세포핵의 복제와 분열에 특수하게 사용하는 용어이다. **Cytokinesis(세포질분열)**는 핵분열과 다르긴 하지만 서로 연관되어 있으며, 세포질이 새로운 세포들로 분배되는 과정이다.

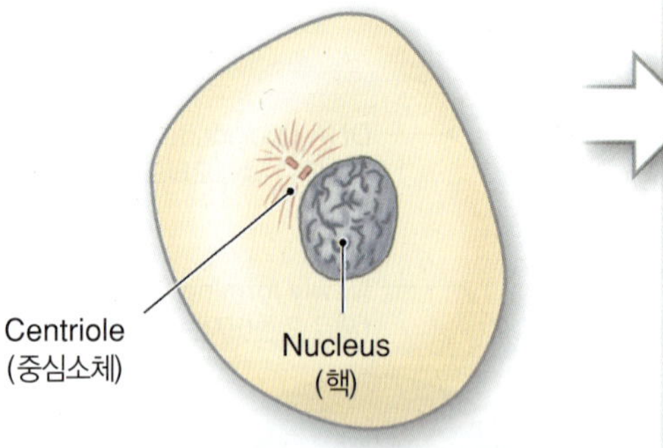

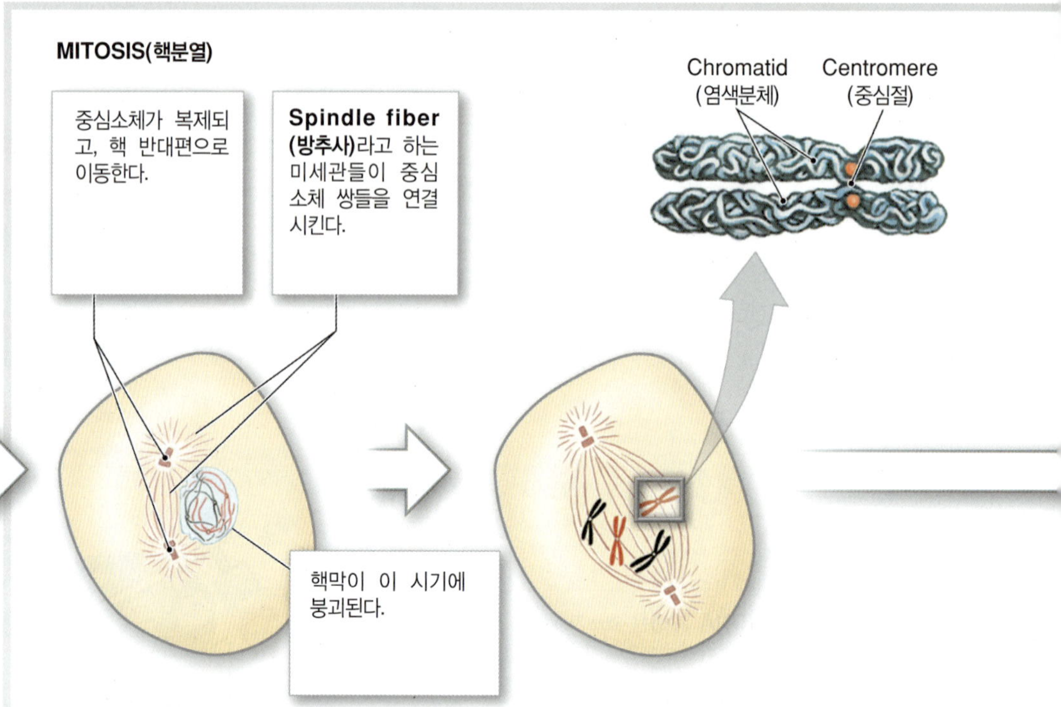

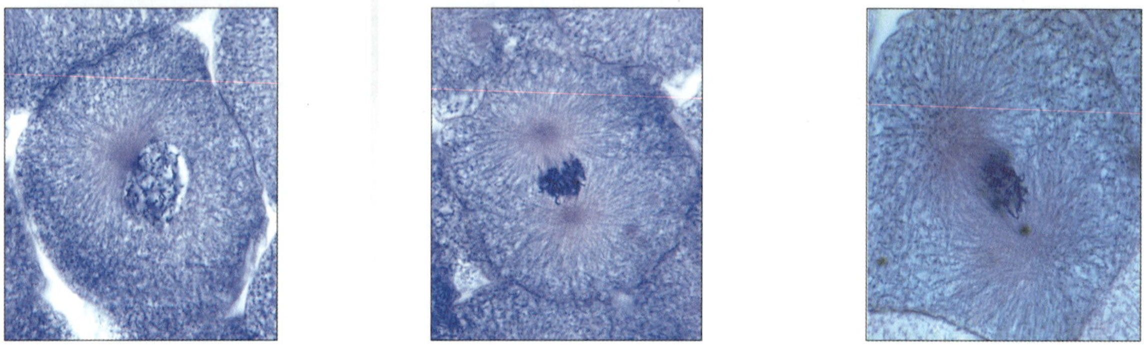

1 간기 동안에 DNA 가닥은 느슨하게 꼬여 있고 염색체는 식별되지 않는다.

2 **Prophase(전기;** PRŌ-fāz)는 염색체가 심하게 응축하여 광학현미경으로 관찰할 수 있는 시기이다. DNA 복제 결과 염색체는 복사본 2개가 있는 상태이다. 각 복사본을 **chromatid(염색분체)**라고 하면 염색분체 쌍은 동원체 부위에 서로 연결되어 있다.

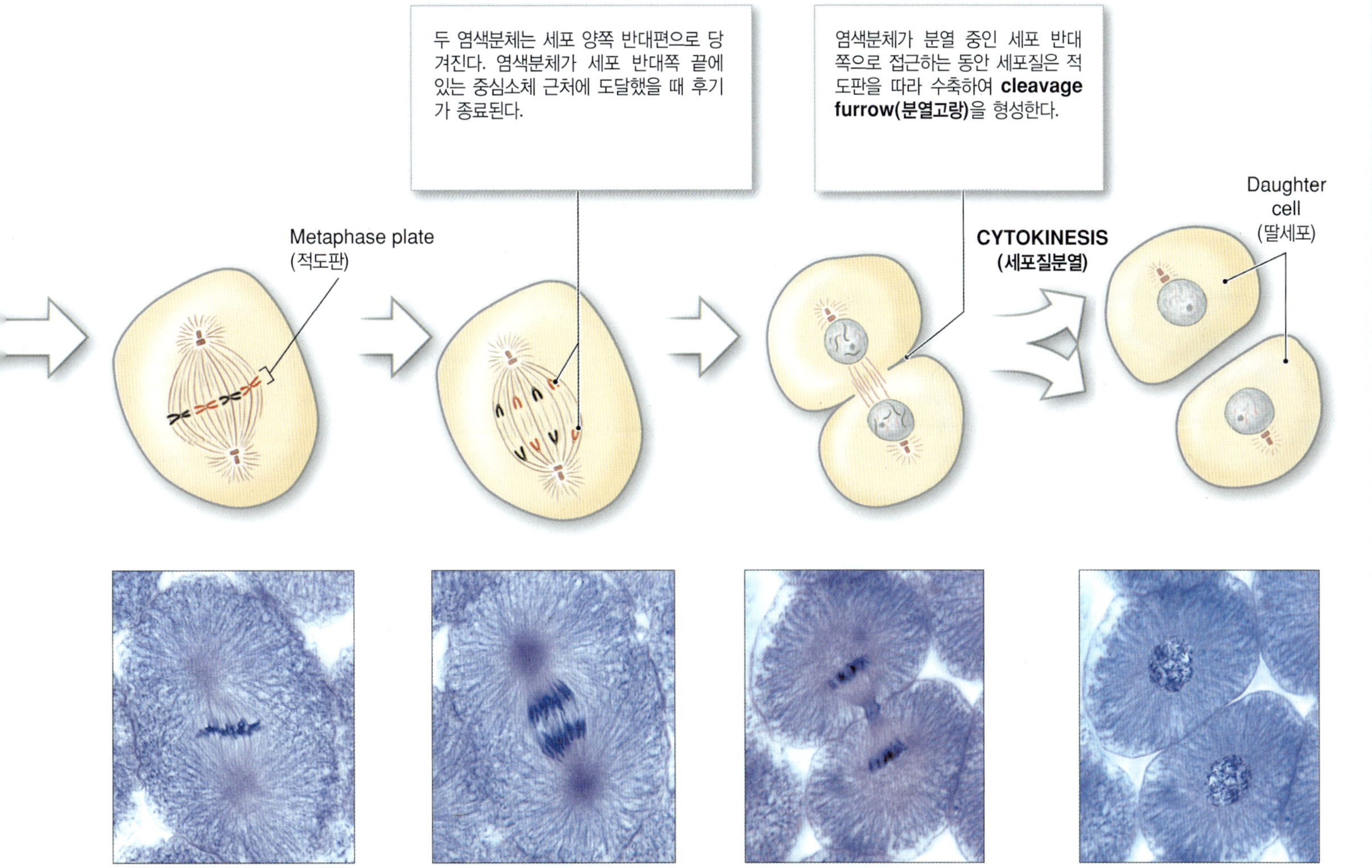

3 **Metaphase(중기;** MET-a-fāz; *meta*, 뒤에)는 염색분체들이 좁은 **metaphase plate(적도판)**라고 하는 좁다란 중앙부분으로 이동하면서 시작된다. 중기는 모든 염색분체들이 적도판의 평면상에 배열하면서 종료된다.

4 **Anaphase(후기;** AN-a-fāz; *ana*-, 떨어져)는 각 염색분체 쌍의 중심절이 떨어져 염색분체가 분리하면서 시작된다. 염색분체들은 분열 중인 세포의 반대쪽으로 방추사를 따라 끌려간다.

5 **Telophase(말기;** TEL-ō-fāz) 동안, 핵막이 다시 형성되어 핵은 커지고 염색체들은 응축이 풀려 염색질 상태가 된다. 말기가 완료되는 것은 곧 세포분열이 끝났음을 알려주는 것이다.

6 세포질분열은 대체로 후기 중 분열 고랑이 형성되면서 시작되어 말기까지 계속된다.

모듈 3.8 복습

a. 세포분열을 정의하고, 네 단계를 열거하시오.

b. 염색분체란 무엇이고, 정상적인 사람 세포의 분열과정에서 몇 개가 존재하는가?

c. 핵분열은 완료되고 세포질분열이 이루어지지 않은 세포의 일반적인 모양을 묘사하시오.

비정상적인 세포 생장과 분열이 종양과 암의 특징이다

세포분열과 생장 속도가 세포가 죽는 속도보다 빠르면 조직은 커지게 된다. 세포분열을 조절하는 인자에 반응하지 못하는 비정상적인 세포가 분열한 결과로 조직의 비대가 초래되는 경우도 종종 나타난다. 암은 특징적으로 DNA 뉴클레오티드 서열과 기능의 영구적인 변화인 돌연변이 때문에 세포분열 속도를 조절하는 기작이 파괴되어 발생하는 질병이다.

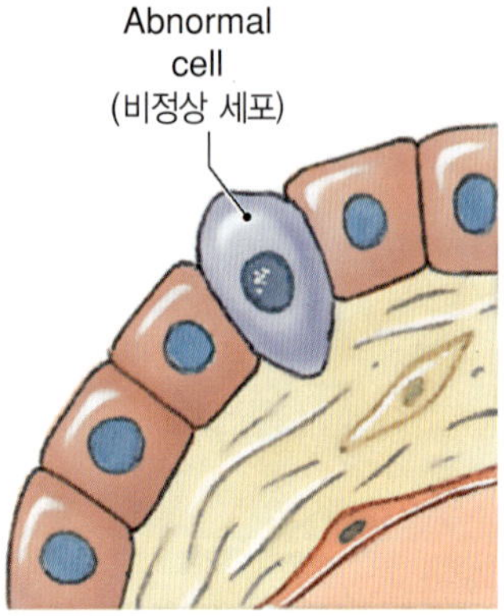

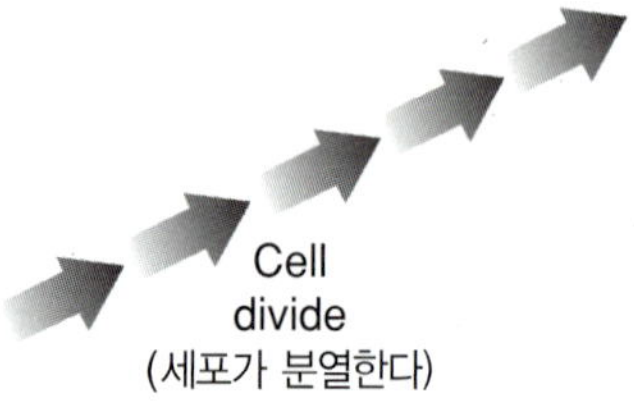

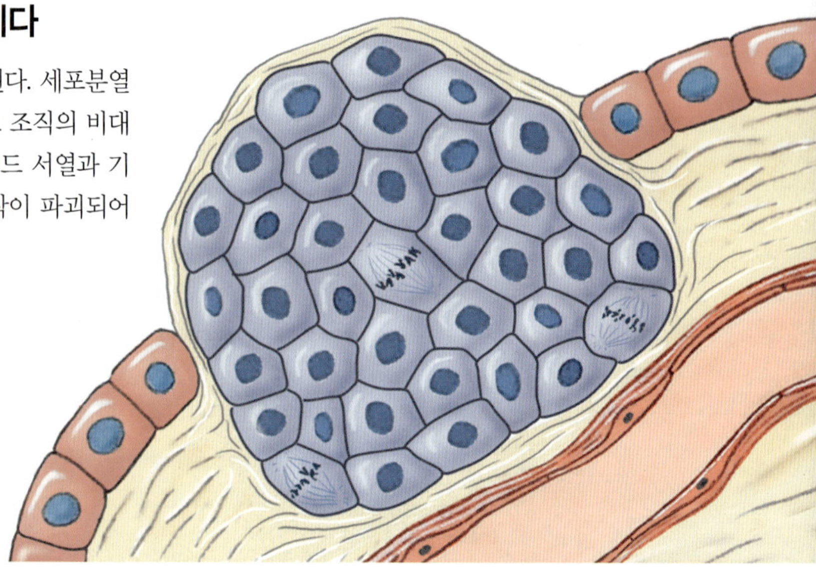

2 **Tumor(종양)**는 비정상적인 세포 생장과 분열에 의해 만들어진 덩어리이다. **Benign tumor(양성 종양)**의 경우, 세포들은 악성이 아니어서 보통은 한 장소에서 남아 있게 된다. 양성 종양은 사람의 생명을 거의 위협하지 않고 대부분 수술로 제거된다.

1 암은 보통 단일 비정상세포로부터 시작된다. 세포가 분열할 때마다 조절 기작과 관련된 어떤 오류가 발생할 가능성이 있다. 따라서 암은 피부 혹은 장내벽의 상피와 같이 빠르고 끊임없이 분열하는 세포들로 이루어진 조직에서 가장 잘 발생한다.

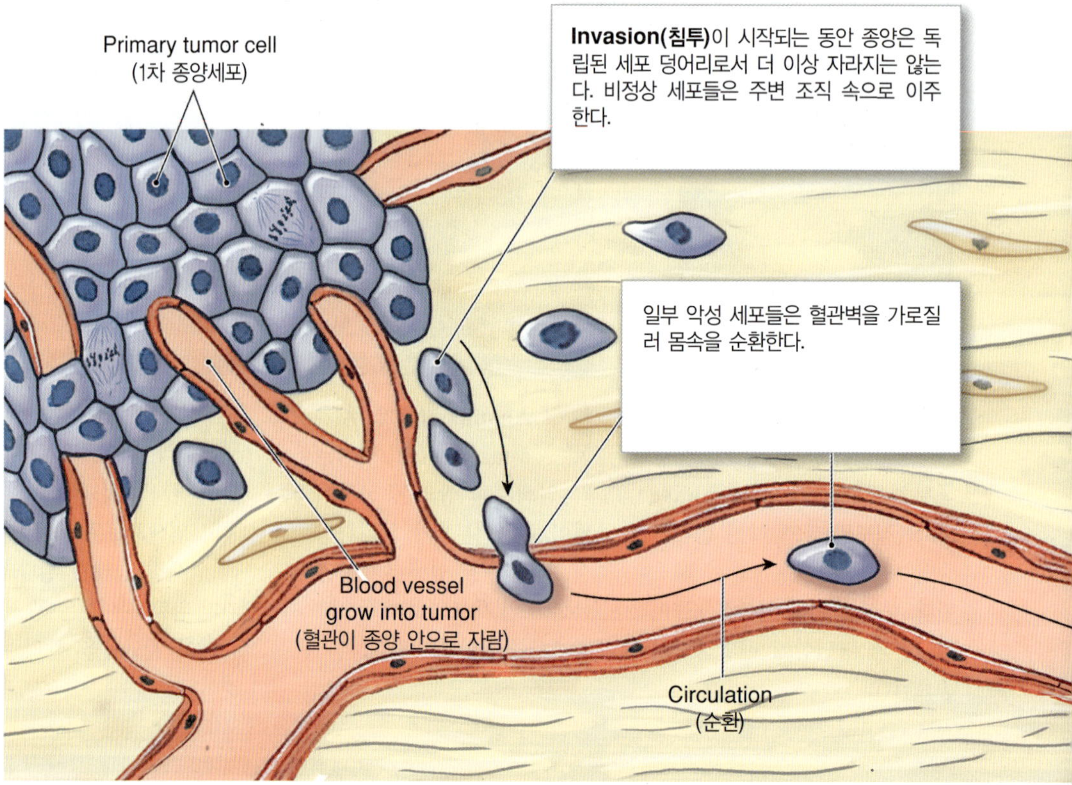

3 **Malignant tumor(악성 종양)** 세포들은 혈관의 생장을 자극하는 화학물질을 방출함으로써 매우 빠르게 분열한다. 더 많은 영양소가 공급되어 종양의 생장이 가속화되고 악성 세포들은 주변 조직과 근처의 혈관 속으로 이동해 들어가기 시작한다. 이러한 과정–**metastasis(전이)**–때문에 원래 종양이 발생한 곳에서부터 먼 곳의 조직에서도 종양이 발생할 수 있게 되는 것이다.

4 악성 세포들은 더 이상 고유 기능을 수행할 수 없거나 비정상적인 방법으로 기능을 발휘한다. 예를 들어, 내분비 암세포들은 정상 호르몬을 분비하지만 과도하게 많은 양을 분비하게 된다. 사진은 갑상선에 악성 종양을 가진 환자를 보여주고 있다. 종양이 다량의 갑상선 호르몬을 생성하여 전신 물질대사 기능에 심각한 변화를 초래한다.

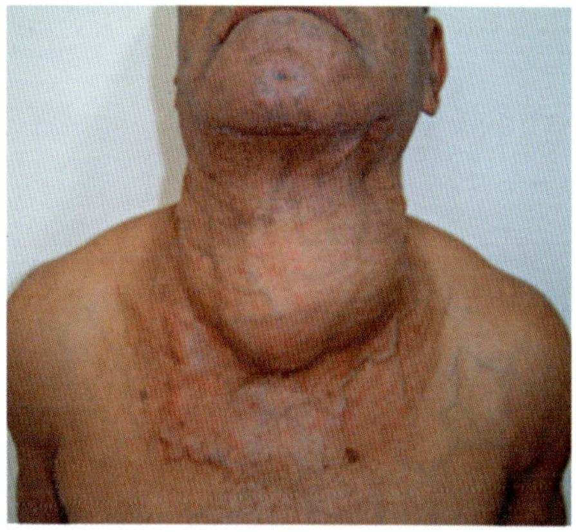

아직 알려져 있지 않은 과정으로 혈류 속 암세포들은 혈관을 빠져나와 궁극적으로 다른 부위에 종양을 유발한다. 이러한 종양은 물질대사가 고도로 활발하여 종양 속에 혈관이 자라나도록 자극하기도 한다. 혈액공급이 증가하면 암세포에 영양소 공급도 증가하게 되어 종양의 생장과 전이를 가속화하게 된다.

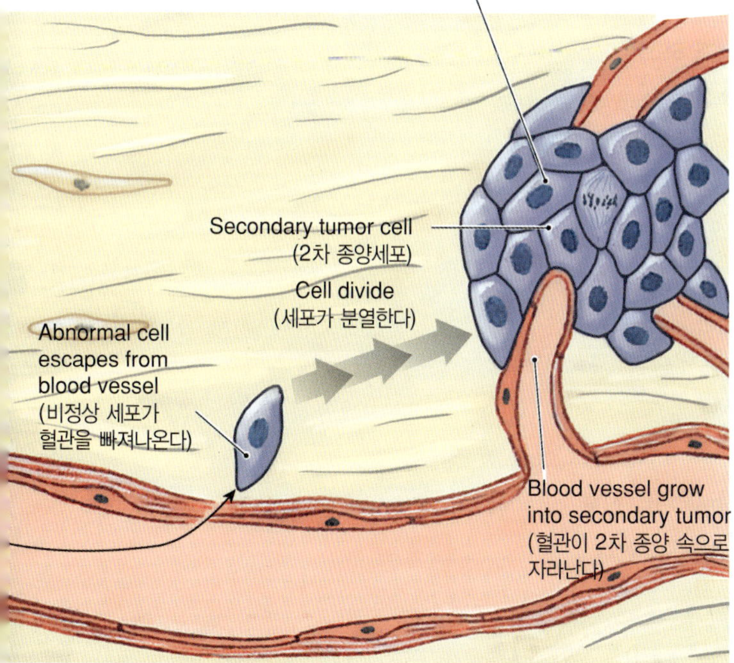

암세포들은 에너지를 효율적으로 사용하지 않는다. 이 세포들은 공간 및 영양소에 대해 정상세포들과 경쟁하기 때문에 건강한 조직을 손상시켜 가면서 자라고 증식하게 된다. 암세포가 건강한 세포들을 죽이거나 치명적인 기관의 작용을 방해하거나 정상 조직으로 가는 영양소 공급을 저해할 경우 사망에 이르게 된다. 말기 암 환자들이 굶어죽는 것처럼 보이는 이유가 바로 이 때문이다.

모듈 3.9 복습

a. 암을 정의하시오.
b. 양성 종양과 악성 종양을 비교하시오.
c. 암이 왜 위험한 것일까?

1. 명칭 표기

세포 모식도에서 가리키고 있는 구조들의 명칭을 올바르게 적고 각각의 기능을 말하시오.

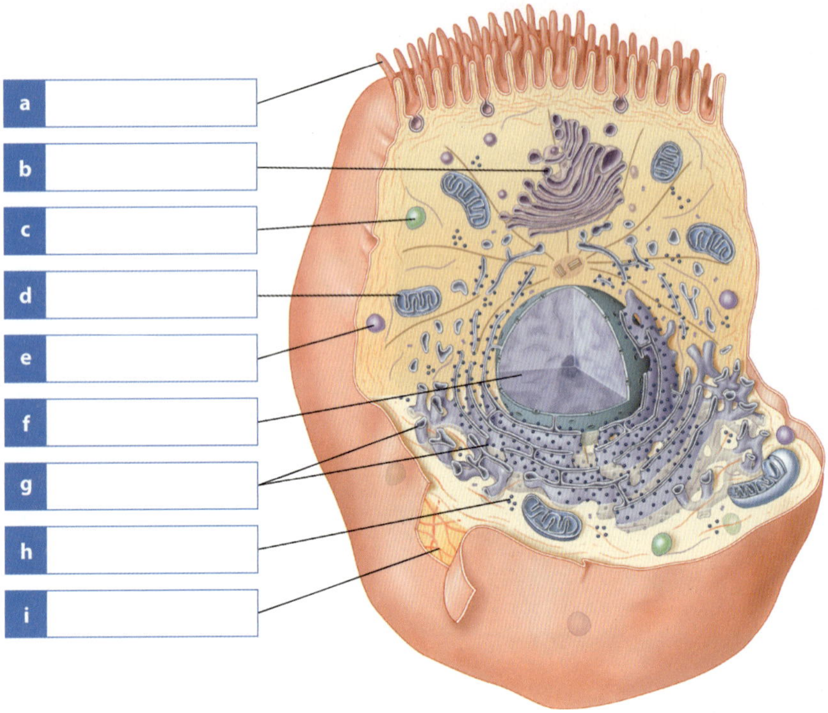

2. 연결하기

다음 용어들에 대해 가장 알맞게 기술된 것들을 연결하시오.

Transcription(전사)	a ______	DNA 가닥과 히스톤
tRNA	b ______	DNA 질소성 염기
chromosome(염색체)	c ______	이중막
genetic information(유전정보)	d ______	RNA 질소성 염기
thymine(티민)	e ______	리보솜 소단위 조립
mRNA	f ______	기능성 mRNA 통로
gene(유전자)	g ______	mRNA 형성
uracil(우라실)	h ______	유전의 기능적 단위
nuclear envelope(핵막)	i ______	유전암호
nuclear pore(핵공)	j ______	안티코돈
nucleoli(인)	k ______	DNA 뉴클레오티드 서열

3. 절 종합 문제

핵은 종종 세포의 조절중추로 묘사되고 있다. 항상성 유지와 관련한 핵의 역할을 설명하시오.

____

____

____

세포 안팎으로의 물질 출입은 어떻게 이루어지나?

원형질막은 효과적인 장벽이기 때문에 세포 안의 조건은 세포 외부와 상당히 다르다. 그러나 세포는 자급자족이 어렵고 세포 작용도 상호 협조적으로 이루어져야 하기 때문에 이 장벽이 절대적인 것은 아니다. 이 절에서 우리는 원형질막이 어떻게 세포 안팎으로 물질들이 출입하는지에 대해 알아볼 것이다.

1 **Permeability(투과성)**는 물질들이 세포질 내로 들어가거나 밖으로 나가는 것을 정확하게 조절할 수 있는 원형질막의 특성이다.

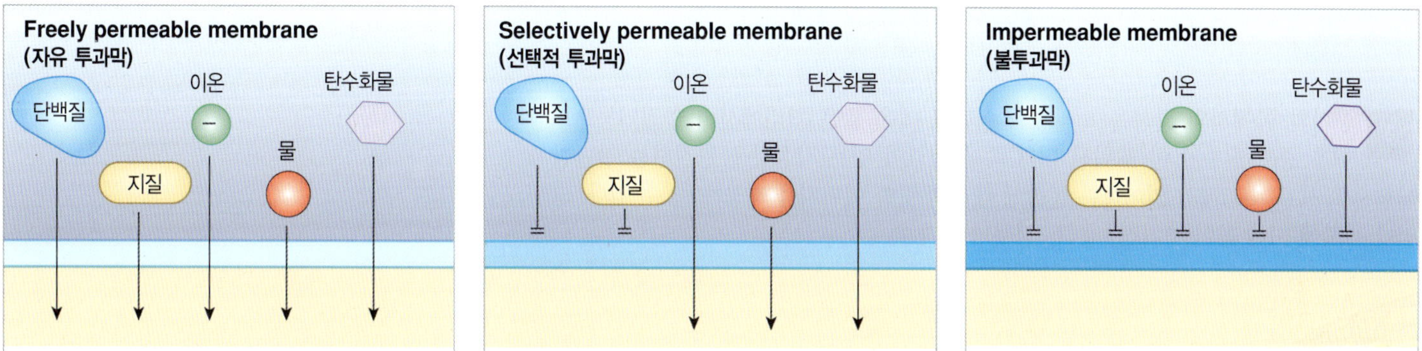

Freely permeable membrane(자유 투과막)은 어떤 물질도 어렵지 않게 통과하도록 한다. 자유 투과막으로 둘러싸인 세포는 생존할 수 없다.

원형질막과 같은 **selectively permeable membrane(선택적 투과막)**의 경우 어떤 물질은 통과시키고 어떤 물질은 통과시키지 않는 막이다.

Impermeable membrane(불투과막)은 어떤 것도 통과시키지 않는다. 세포는 특정 물질에 대해서는 불투과성이지만, 살아 있는 세포가 완전한 불투과막을 가질 수는 없다.

2 투과성은 크기, 전하, 분자 모양, 지질 용해도 혹은 다른 요인들에 의해 결정된다. 세포들마다 원형질막에 존재하는 지질과 단백질의 함량과 배열상태에 따라 투과성이 다르다.

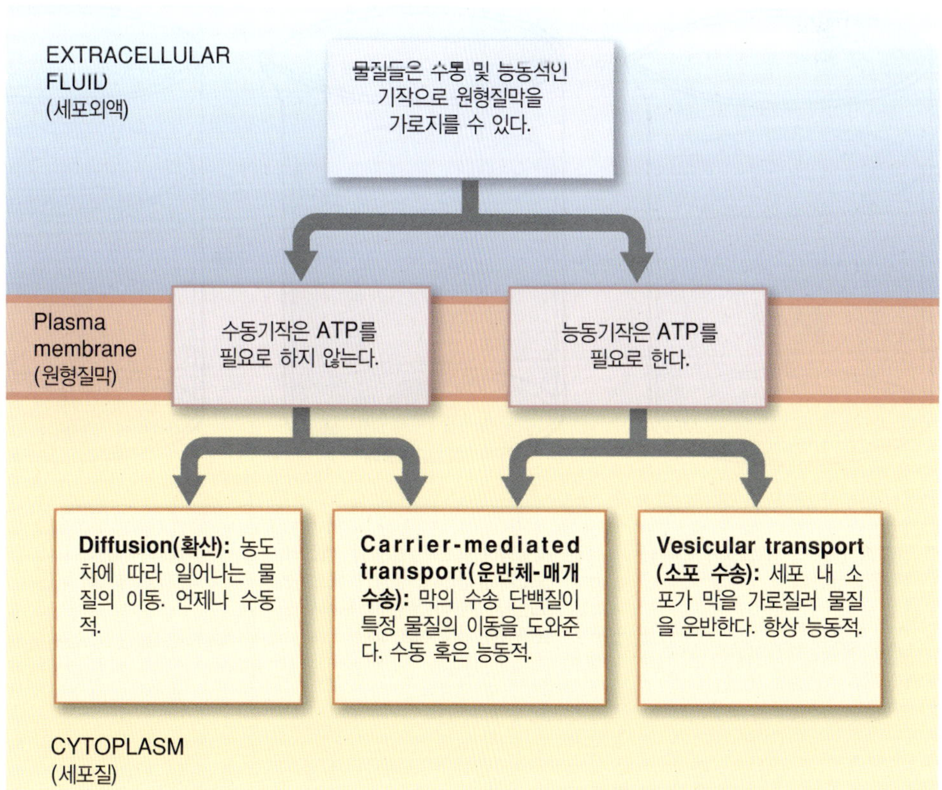

3.10

확산은 농도차에 따른 이동이다

물과 공기 중의 이온과 분자들은 가만히 있지 못하고 끊임없이 움직이고 충돌한다. 이 운동은 무작위적으로 일어난다. 어떤 분자는 어떤 방향으로도 튈 수 있다. 계속적인 무작위 운동에 의해 나타나는 결과 중의 하나는, 시간이 지나면 어떤 특정 공간 안의 분자들이 고르게 분포하려는 경향을 보인다는 것이다. 이러한 분포 과정을 **diffusion(확산)**이라고 한다. 분자들이 고르게 분포하고 있지 않을 경우 농도차, 즉 **gradient(경사)**가 발생하게 된다. 농도차가 생기는 것을 막지 않고 충분한 시간이 지나면 확산에 의해 농도경사는 사라지게 된다. 경사가 없어진 이후에는 분자들의 운동이 계속되지만, 특정 방향으로의 총 이동은 더 이상 일어나지 않는다.

1 공기와 물에서의 확산은 느리게 일어나고 매우 짧은 거리에서의 물질이동으로 매우 중요하다. 물이 채워진 비커 속에 색깔이 있는 각설탕을 관찰하는 간단한 실험으로 세포 수준에서 일어나는 현상에 대해 뚜렷한 이미지를 제공해 줄 수 있다. 그러나 세포에 비해 물이 채워진 비커는 너무나 크다.

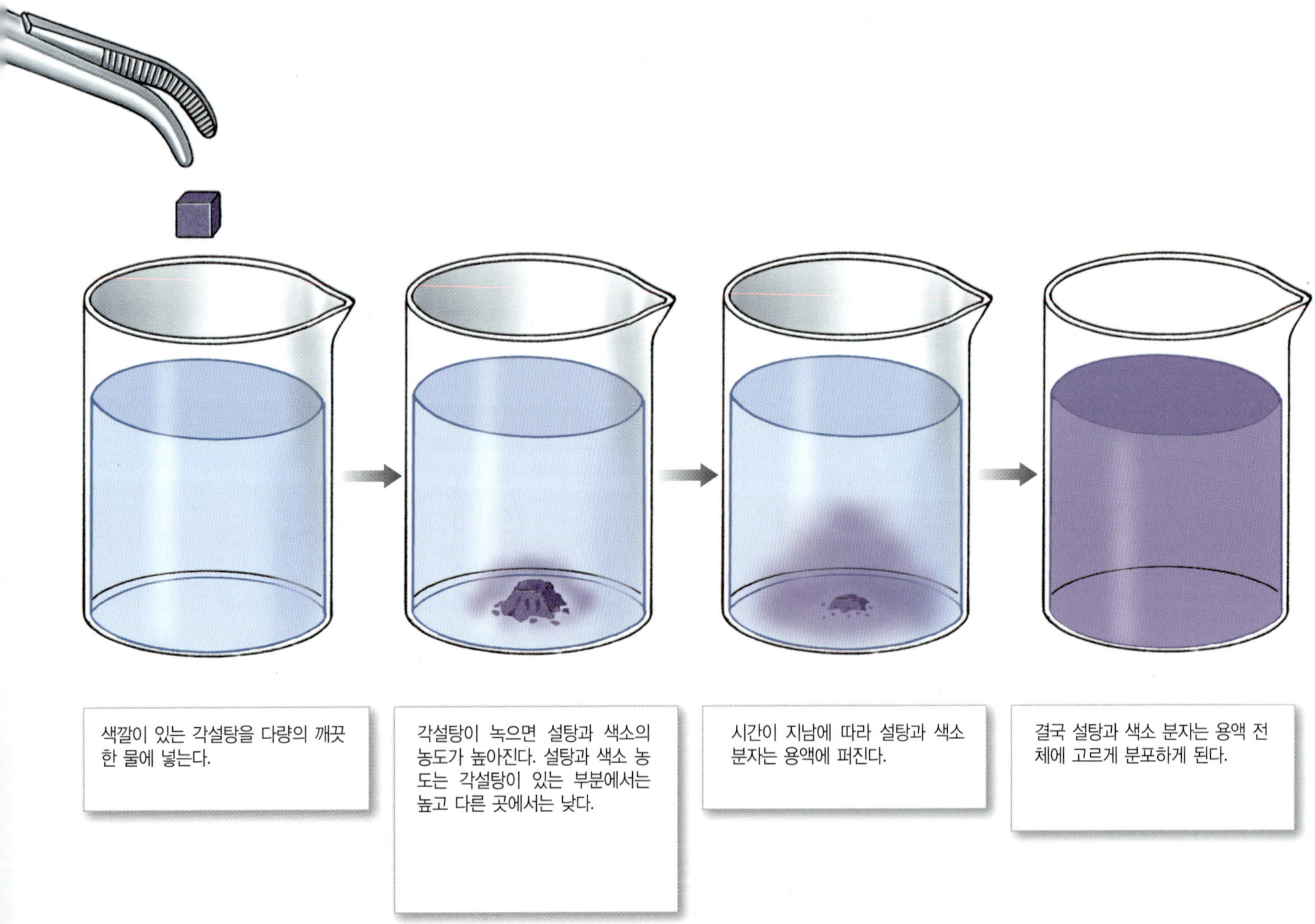

2 세포외액에서 물과 녹아 있는 용질들은 자유롭게 확산된다. 그러나 원형질막은 선택적으로 확산을 제한하는 장벽으로 작용한다: 어떤 물질은 쉽게 통과하지만 다른 물질은 막을 통과할 수 없다. 이온이나 분자는 (1) 막의 지질 부분을 가로지르거나 혹은 (2) 막 통로를 통과할 수 있는 경우에만 원형질막을 가로질러 확산할 수 있다.

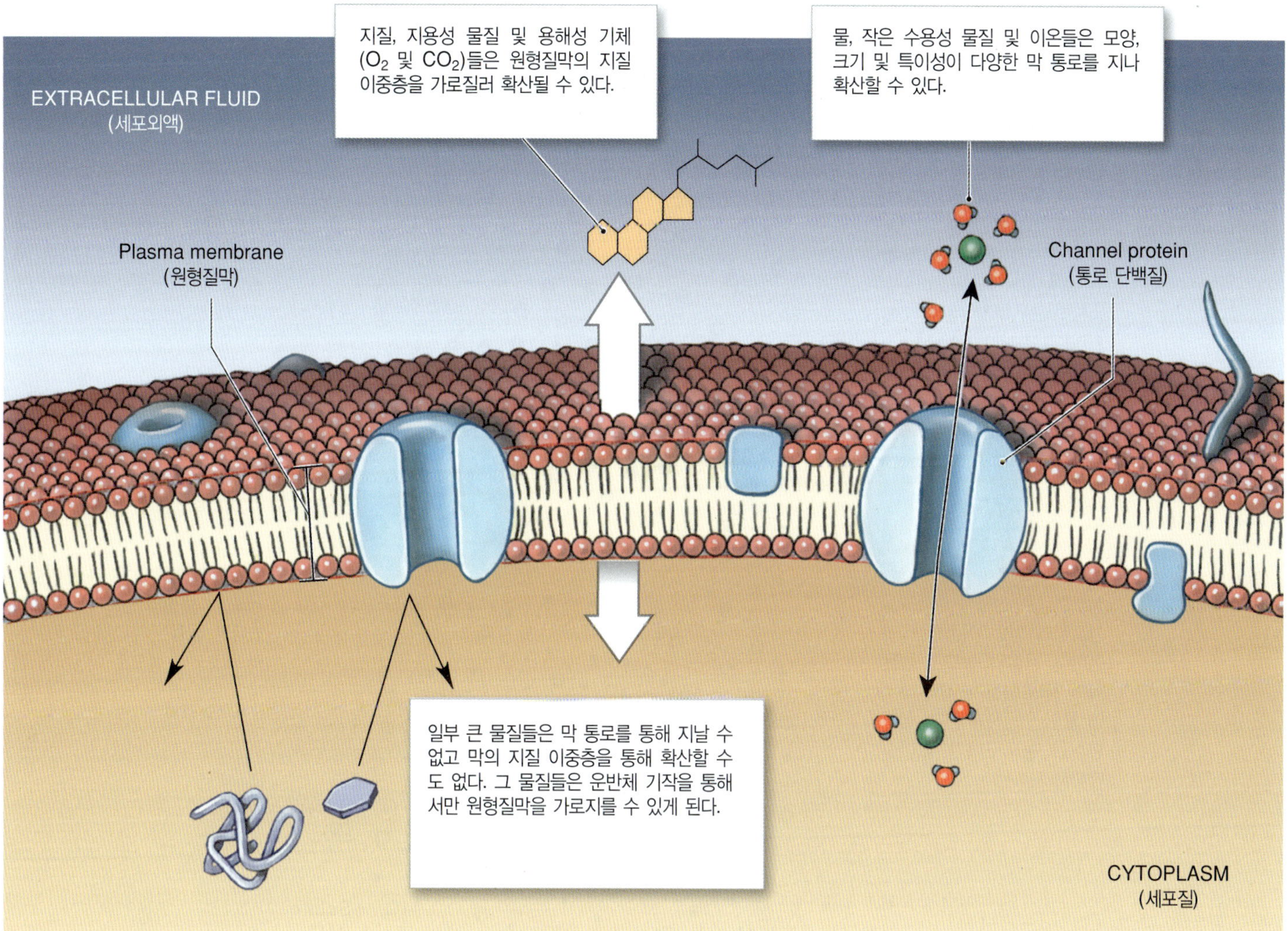

세포 안팎의 액체는 다양한 용해성 물질들을 포함하는 용액이다. 각 용질은 마치 용액 속의 유일한 물질인 것처럼 확산된다. 만일 각 용질의 농도를 생각하지 않고 단순하게 이온과 분자들의 수에 대해서만 생각한다면, 용해된 이온들이나 분자들의 전체 농도는 원형질막 양쪽에서 똑같게 될 것이다. 전형적인 원형질막은 물을 자유롭게 통과시키기 때문에 이러한 평형상태는 지속된다. 막을 통한 물의 확산은 매우 중요해서 **osmosis(삼투작용;** oz-MŌ-sis)라는 특별한 이름을 붙였다.

모듈 3.10 복습

a. 확산을 정의하시오.

b. 확산에 영향을 주는 요인들을 제시하시오.

c. 폐 속의 산소 농도가 낮으면 혈액 속으로 산소가 확산되는 과정에 어떤 영향을 미치는가?

3.11

수동 또는 능동적인 과정에 의해 물질이 세포 안팎으로 이동한다

원형질막은 각 세포를 세포 밖 환경과 격리시키지만 완벽한 것은 아니다. 세포가 생존하기 위해서는 계속적으로 영양소와 산소를 흡수하고 이산화탄소와 노폐물을 방출해 내야 한다. 이러한 교환에는 수동적인 과정과 능동적인 과정이 있다.

수동수송 과정(세포 에너지 소모가 없음)

Process(과정)	Description(설명)	Example(예)	
Diffusion(확산)	확산은 농도가 높은 곳에서 낮은 곳으로 물질이 이동하는 과정이다. 즉 물질이동은 농도경사에 따라 (높은 곳에서 낮은 곳으로) 일어난다.	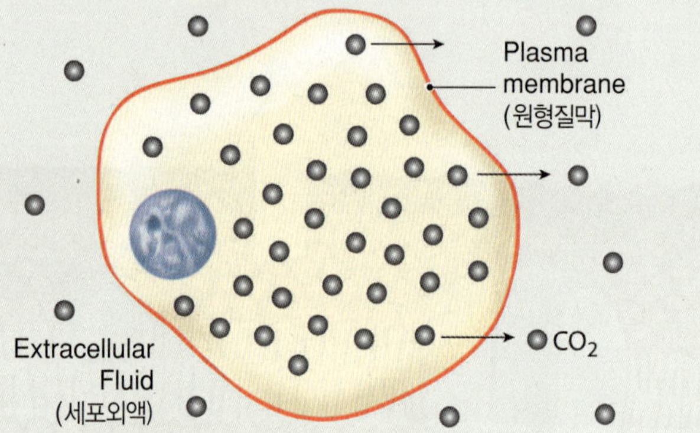	세포 안의 이산화탄소 농도가 바깥보다 높으면 이산화탄소는 세포 밖 세포외액으로 확산된다.
Osmosis(삼투)	삼투현상은 선택적 투과막을 가로질러 물이 이동하는 과정이다. 용질의 농도가 높은 쪽이 물의 농도가 낮기 때문에 물이 이동하게 된다. 삼투현상은 농도구배가 없어질 때까지 지속된다.	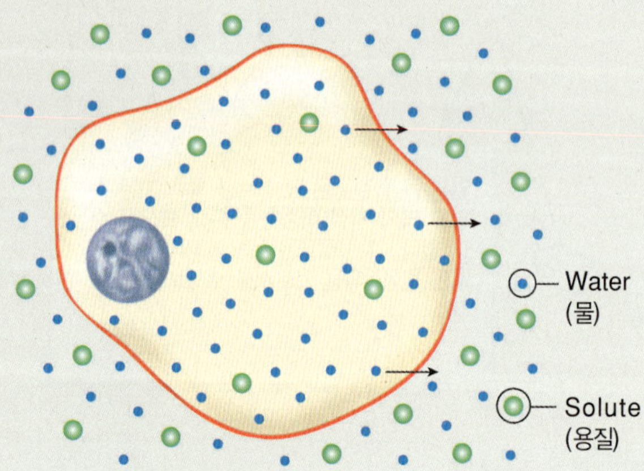	세포 밖 용질의 농도가 안쪽보다 높다면 물은 원형질막을 가로질러 세포외액 쪽으로 이동하게 된다.
Facilitated diffusion 촉진확산 (carrier-mediated transport 운반체 매개 수송)	촉진확산은 운반 단백질에 의해 물질이 막을 건너 이동하는 것이다. 이동은 농도구배에 따른다.	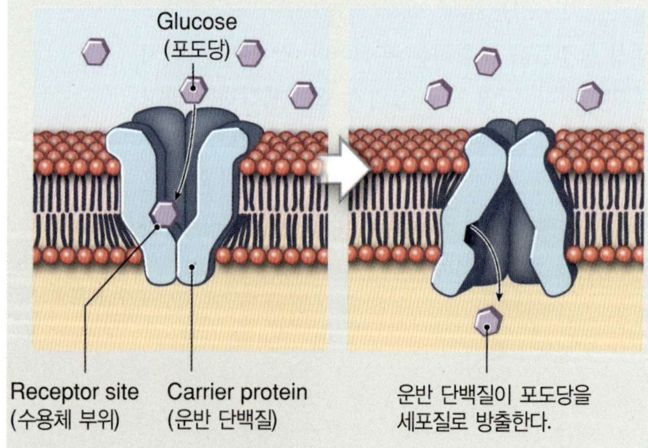	지질에 녹지 않거나 통과하기에 너무 큰 영양소들은 운반 단백질에 의해 원형질막을 건너 수송된다.

능동수송 과정(ATP 또는 다른 에너지원을 요구함)

과정	설명	예	
Active transport 능동수송 (carrier-mediated transport 운반체 매개 수송)	**Active transport(능동수송)**는 막을 가로질러 특정 물질을 운반하는 운반 단백질을 필요로 한다. 농도경사에 역행하여 계속적으로 진행될 수 있다. 한 운반체가 어떤 용질을 수송하면 다른 운반체는 또 다른 용질을 반대 방향으로 수송하는 경우 교환 펌프라고 부른다.	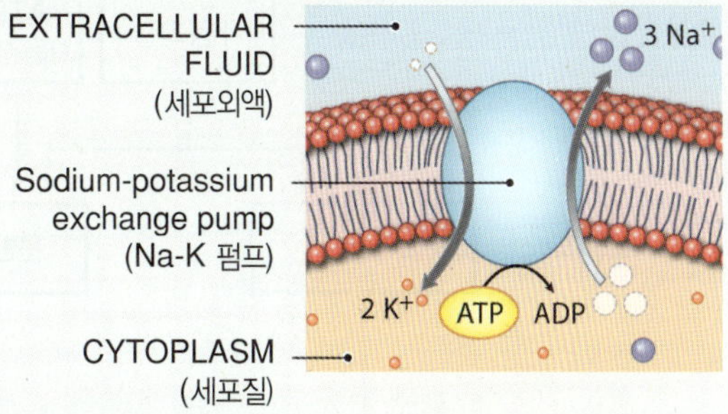	능동수송계 중에서 가장 흔한 예 중의 하나가 **sodium-potassium exchange pump(Na-K 펌프)**이다. ATP 한 분자가 소모되면서 3개의 Na 이온이 세포 밖으로, 2개의 K 이온이 세포 안으로 회수된다.
Vesicle formation 소포형성(endocytosis 세포내섭취) Pinocytosis (포음작용)	**Pinocytosis(포음작용)**에서 원형질막에 의해 형성된 소포가 액체성 혹은 작은 물질들을 운반한다. 이 과정을 종종 "음세포작용"이라고 부른다.	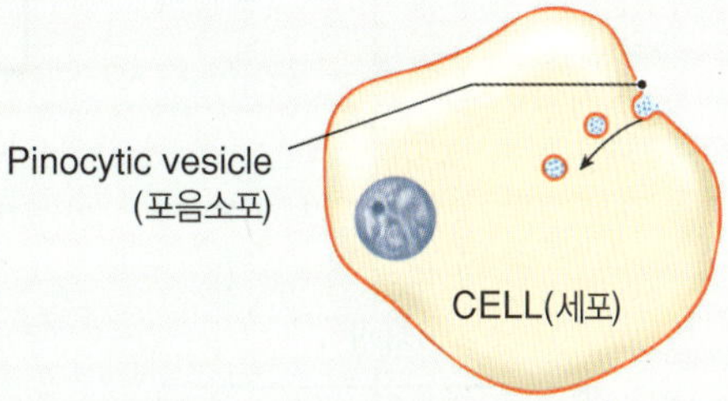	소포가 일단 세포질 안으로 들어오면 물과 작은 분자들은 소포의 막을 가로질러 세포질액으로 나온다.
Receptor-mediated endocytosis (수용체 매개 세포내섭취)	**Receptor-mediated endocytosis(수용체 매개 세포내섭취작용)**는 특정 물질이 막 표면의 수용체 단백질과 결합하여 소포를 형성하면서 시작된다.	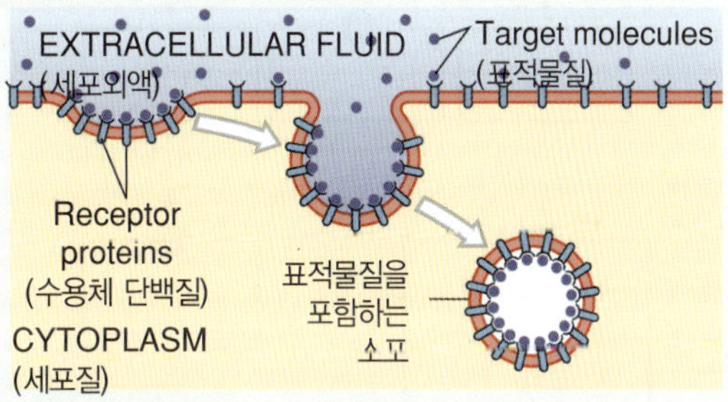	각 세포는 세포외 물질들에 대해 원형질막에 존재하는 수용체 단백질에 의해 특이적인 민감성을 지니고 있다.
Phagocytosis (포식작용)	**Phagocytosis(포식작용)**의 경우, 원형질막으로 형성된 소포에 의해 고체성 입자를 세포 안으로 운반한다. 이 과정을 종종 "식세포작용"이라고 한다.	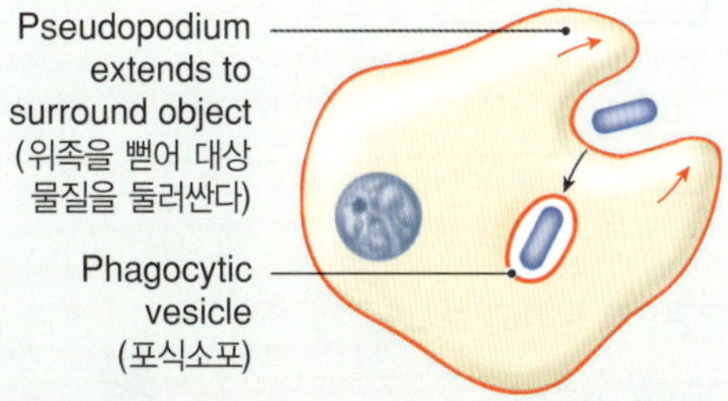	큰 입자들은 **pseudopodia(위족)**이라고 하는 세포질 돌기가 둘러싼 다음 세포 내로 끌어들인다. 특정한 세포들만 포식작용을 수행한다. 이러한 세포들을 **phagocyte(식세포)** 또는 **macrophage(대식세포)**라고 부른다.
Exocytosis (세포외배출)	**Exocytosis(세포외배출작용)**를 통하여 세포 내 소포가 원형질막과 융합하여 액체성 또는 고체성 물질을 세포 밖으로 배출한다.	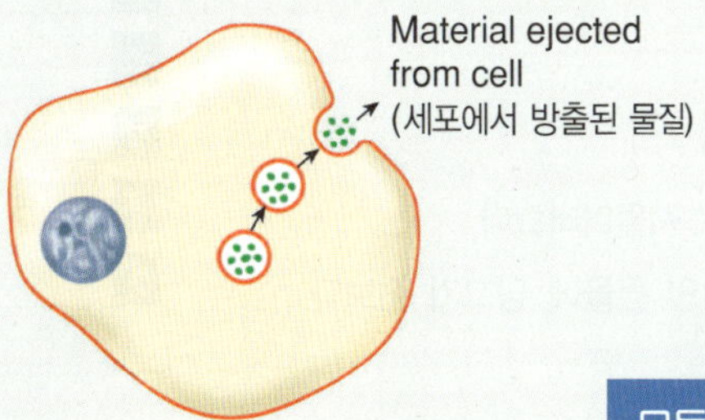	세포 노폐물 혹은 분비물질들은 소포에 농축되어 세포로부터 방출된다.

모듈 3.11 복습

a. 운반 단백질을 필요로 하는 수송과정은 무엇인가?

b. 세포외배출 작용을 설명하시오.

c. 어떤 종류의 백혈구들은 세균을 세포 안으로 잡아들여 파괴시킨다. 이러한 과정을 무엇이라고 하는가?

1. 개념지도

다음 용어들을 이용하여 막 투과성 개요도를 완성하시오.

- exocytosis(세포외배출)
- diffusion(확산)
- "cell eating"(포식)
- molecular size(분자 크기)
- pinocytosis(포음작용)
- facilitated diffusion(촉진확산)
- vesicular transport(소포수송)
- diffusion of water(물의 확산)
- active transport(능동수송)
- specific substance(특정 물질)

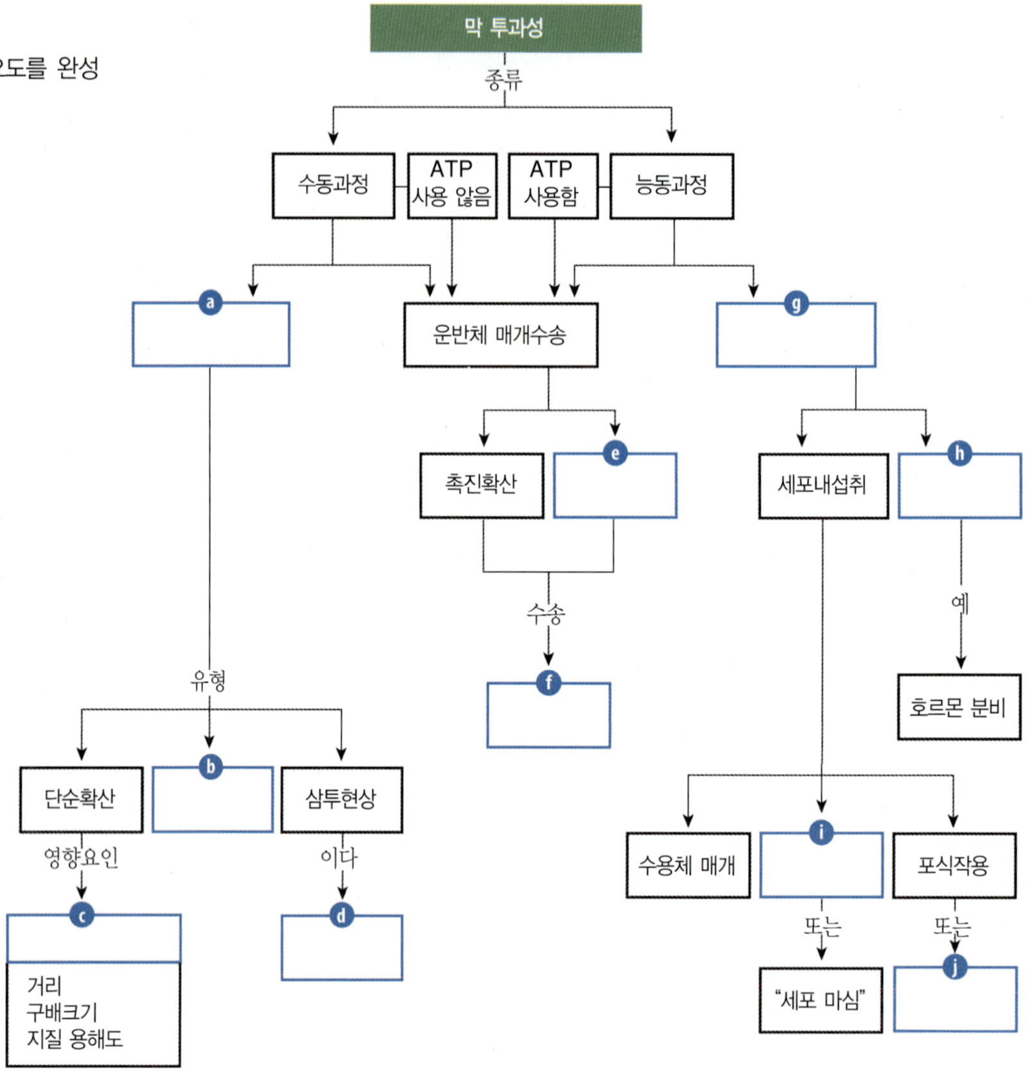

2. 명칭 표기

아래의 상황들에 대해 확산, 삼투 혹은 무관으로 분류해 보시오.

- 방으로 들어가면서 나는 발삼향 양초 냄새를 맡는다.
- 음식물 한 방울이 액체 배지에 퍼진다.
- 물이 정원 호스 속을 흘러간다.
- 뜨거운 차 속에서 각설탕이 녹는다.
- 마당의 잔디가 지나친 화학비료 사용으로 시들어버렸다.
- 셀러리 줄기를 소금물에 여러 시간 담그면 짠물에 담그기 전보다 무게가 덜 나간다.

a ____________

b ____________

c ____________

d ____________

e ____________

f ____________

Tissue(조직)

우리의 관점을 바꾸어 조직 수준에서 몸의 체제를 살펴보기로 하자. 예를 들어 원자와 분자를 알기 위해서는 특별한 영상기술과 실험법들이 필요하다. 전자현미경을 사용하지 않고서는 세포 수준의 상세한 구조를 알 수 없다. 그러나 광학현미경으로도 조직의 구조를 관찰할 수 있으며 육안으로도 조직을 구별할 수 있을 것이다.

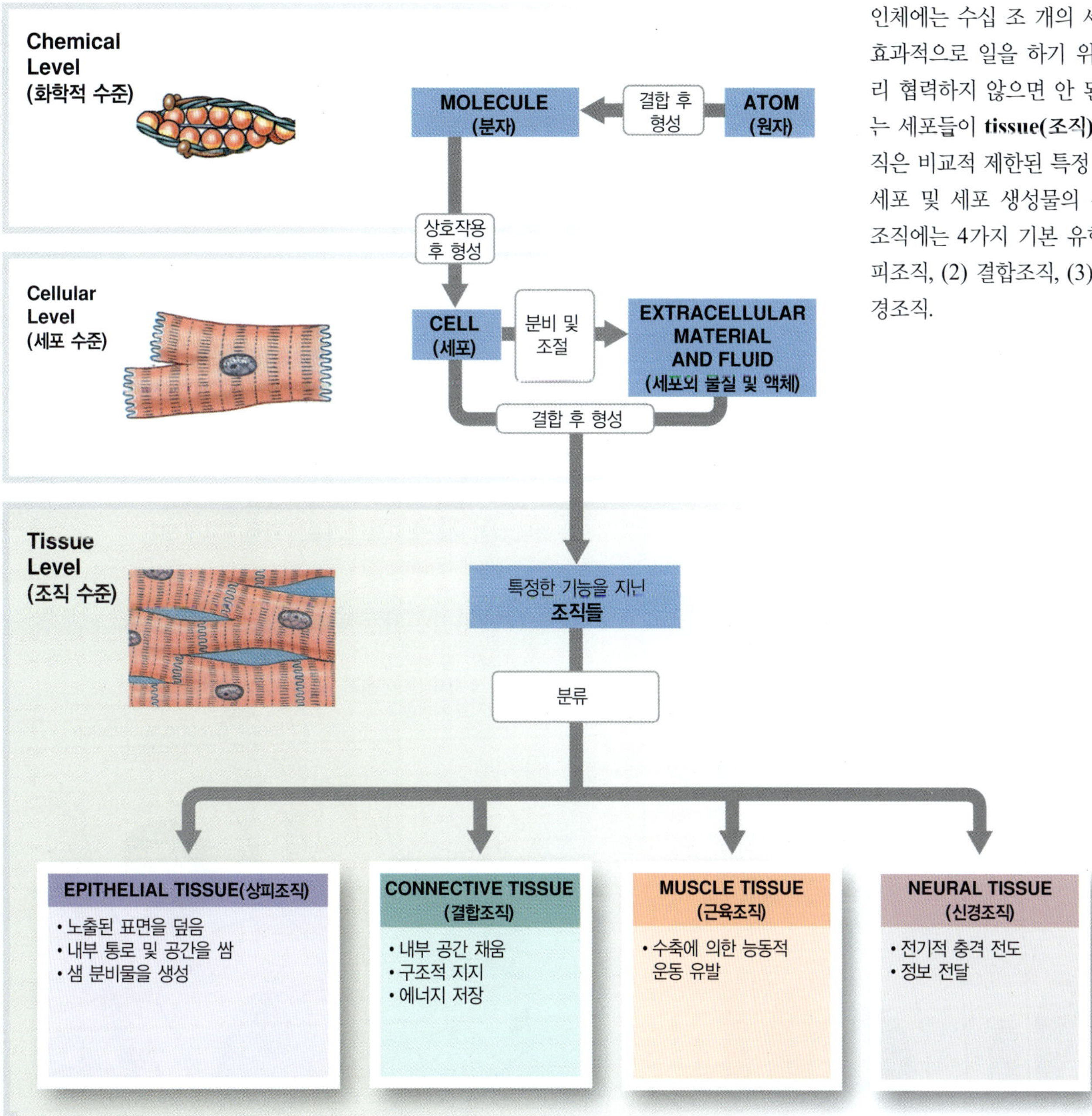

인체에는 수십 조 개의 세포가 있다. 몸이 효과적으로 일을 하기 위해서는 세포들끼리 협력하지 않으면 안 된다. 함께 작용하는 세포들이 **tissue(조직)**를 이룬다. 즉 조직은 비교적 제한된 특정 기능을 수행하는 세포 및 세포 생성물의 집합체를 말한다. 조직에는 4가지 기본 유형이 있다: (1) 상피조직, (2) 결합조직, (3) 근육조직 (4) 신경조직.

3.12

조직은 특정 세포 및 세포 생성물의 집합체이다

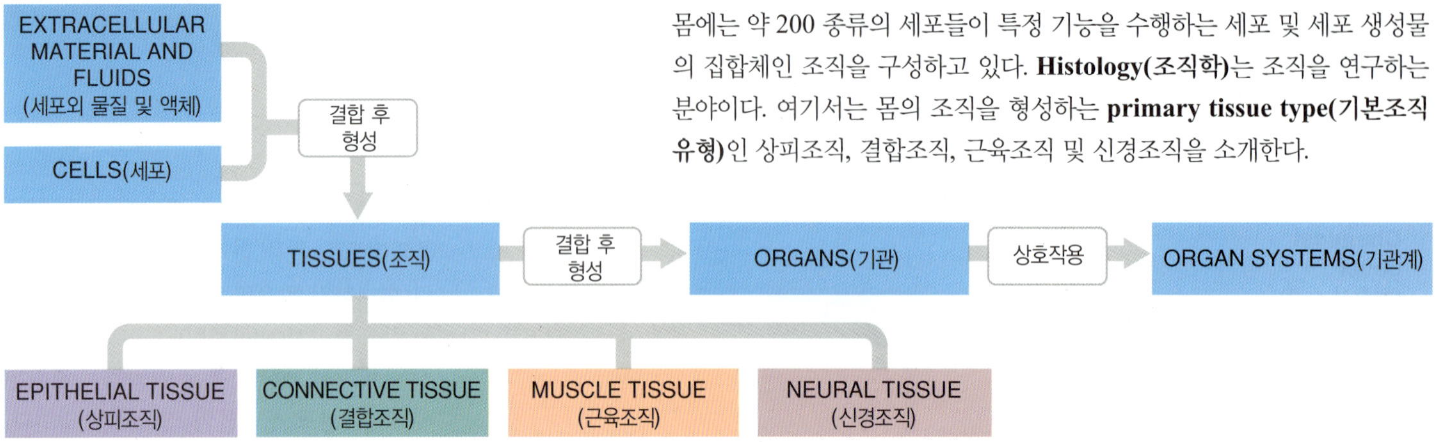

몸에는 약 200 종류의 세포들이 특정 기능을 수행하는 세포 및 세포 생성물의 집합체인 조직을 구성하고 있다. **Histology(조직학)**는 조직을 연구하는 분야이다. 여기서는 몸의 조직을 형성하는 **primary tissue type(기본조직 유형)**인 상피조직, 결합조직, 근육조직 및 신경조직을 소개한다.

1 **Epithelial tissue**(**상피조직**; ep-i-THĒ-lē-ul)의 가장 흔한 유형은 특수한 성질을 지닌 장벽을 이루는 세포층이다. 상피는 노출된 전체 몸 표면을 덮고 있다; 소화, 호흡, 생식 및 비뇨계 통로의 내벽을 싸고, 흉강이나 뇌, 눈 및 내이를 둘러싸며, 혈관 및 심장 내부 표면을 싸고 있다.

2 **Connective tissue(결합조직)**는 모양이 매우 다양하다. 모든 종류의 결합조직은 특수한 세포들, 단백질 섬유들로 이루어진 세포외 **matrix(기질)** 및 **ground substance(무형질)**이라고 하는 액체를 포함하고 있다. 기질의 양과 농도는 결합조직 유형에 따라 결정된다. 혈액의 경우 세포들은 혈장이라고 하는 액체 기질 속에 떠 있다. 뼈의 경우는 섬유성 구조 주변에 칼슘염 결정체들이 침착되고 무형질은 거의 없기 때문에 고형의 기질이 더욱 견고해진다.

EPITHELIAL TISSUE(상피조직)

- 노출된 표면을 덮고 보호한다
- 내부 통로나 공간 내부를 싼다
- 선 분비물을 생성한다

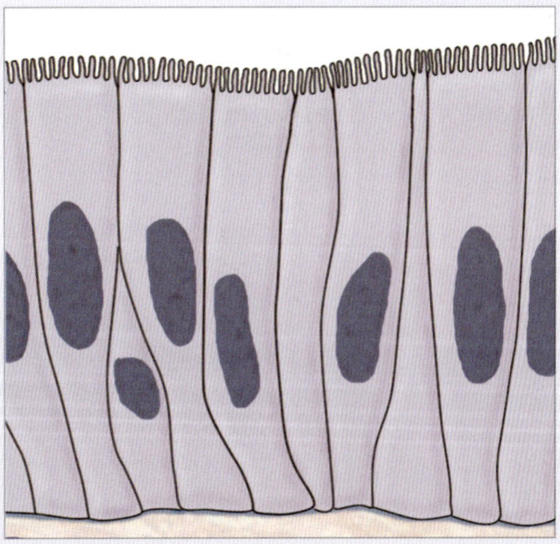

CONNECTIVE TISSUE(결합조직)

- 내부공간을 채운다
- 구조적 지지작용을 한다
- 에너지를 저장한다

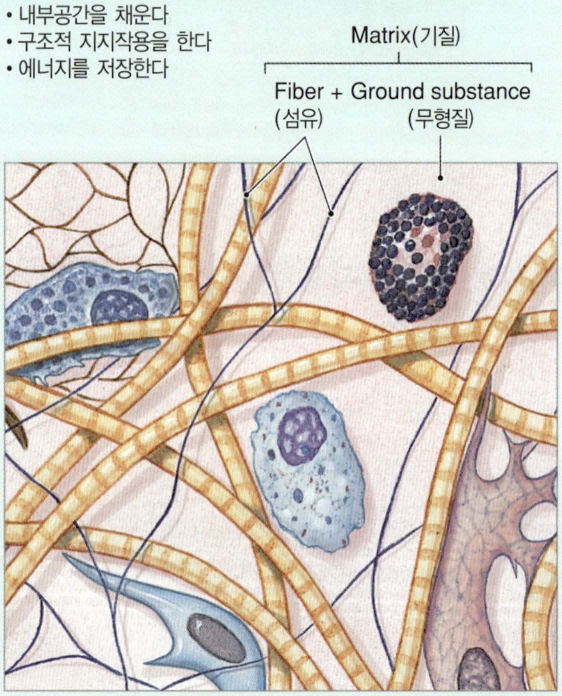

3 **Muscle tissue(근육조직)**는 유일하게 개별 근육세포가 강력하게 수축할 수 있는 능력을 지녔다. 근육조직의 주요 기능으로서는 골격 운동, 연한 조직의 지탱, 혈류 유지, 내부통로를 통한 물질이동 및 정상적인 체온 유지 등이다.

MUSCLE TISSUE(근육조직)

• 수축으로 능동적 운동을 유발한다

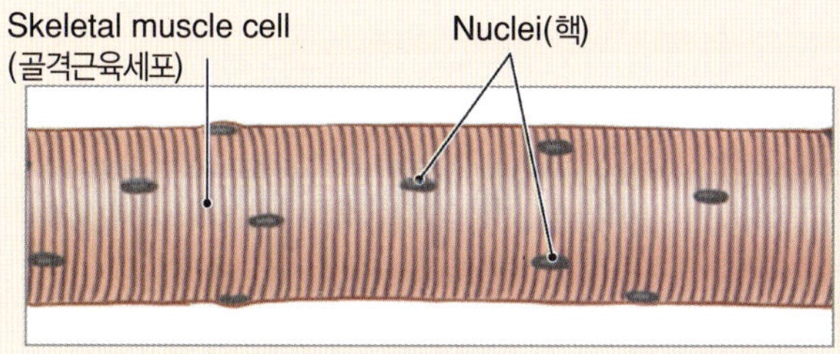

Skeletal muscle tissue(골격근조직)는 일반적으로 직, 간접적으로 뼈에 붙어 있으며 수축하여 움직이거나 뼈와 내장기관들의 위치를 안정화시킨다.

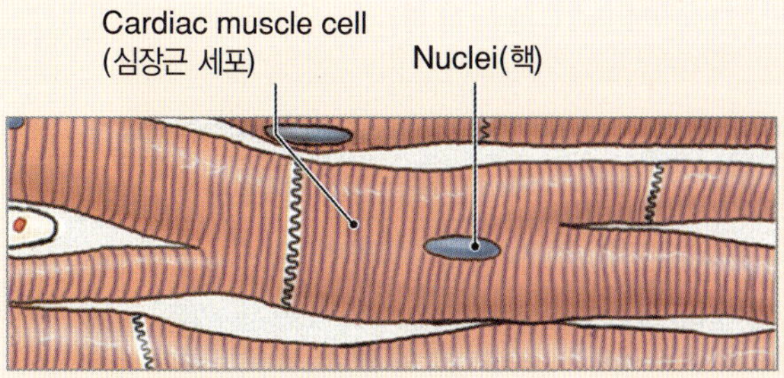

Cardiac muscle tissue(심근조직)는 심장에만 존재하여, 수축함으로써 혈액을 혈관으로 밀어낸다.

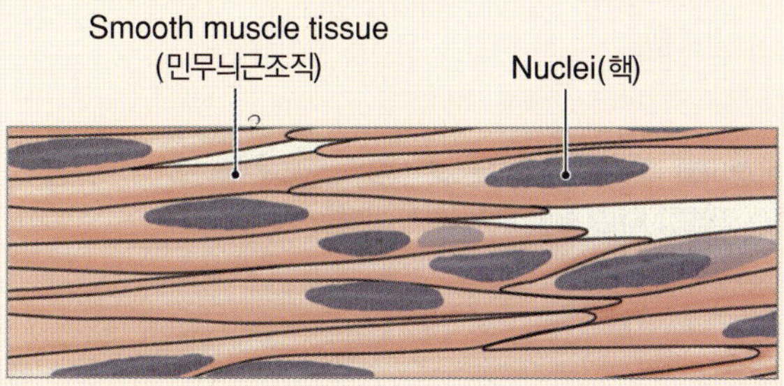

Smooth muscle tissue(민무늬근조직)는 혈관벽, 분비샘 내부 그리고 호흡, 순환, 소화 및 생식 통로를 따라 분포하고 있다.

4 **Neural tissue(신경조직)**는 몸의 한 부위에서 다른 부위로 정보나 명령을 운반하도록 분화되어 있다. 신경조직은 기본적으로 두 종류의 세포들을 가지고 있다: 신경세포, 즉 **neuron(뉴런;** NOO-rons**)** 및 지지세포 즉 **neuroglia(신경교세포;** noo-ROG-lē-uh; *glia*, 접착제). 뉴런은 전기적 충격의 형태로 정보를 전달한다. 신경교세포는 지지대 역할을 하면서 뉴런을 분리시키고 보호한다. 몸 속 신경조직은 해부학적으로 뇌와 척수로 이루어진 **central nervous system(중추신경계)**과 다른 조직이나 기관을 중추신경계와 연결하는 신경인 **peripheral nervous system(말초신경계)**으로 나눈다.

NEURAL TISSUE(신경조직)

• 전기적 충격을 전도한다
• 정보를 운반한다

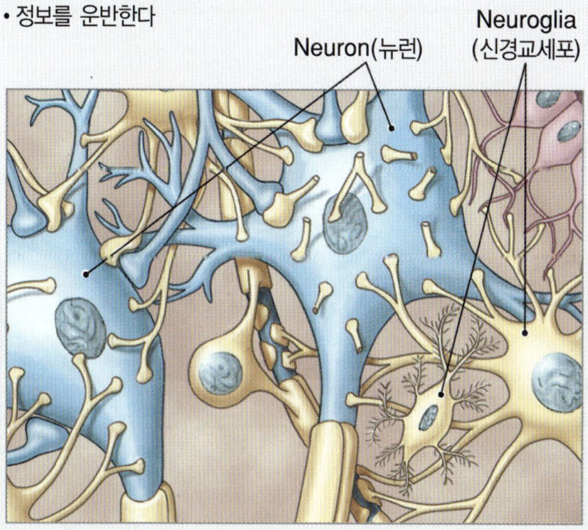

모듈 3.12 복습

a. 조직학을 정의하시오.
b. 4가지 기본 조직유형을 구분하시오.
c. 기본 조직유형들의 기능을 설명하시오.

3.13

상피조직은 표면을 덮고 구조물 내강을 싸며 분비샘을 형성한다

1 상피조직은 우리에게 친숙한 구조인 피부 표면을 포함하므로 여기서부터 논의를 시작하기로 하자. 상피조직에는 상피와 분비샘들이 있다.

Epithelial Tissue (상피조직)

포함한다

Epithelia(상피)

Epithelia(상피)는 표면을 덮고 내강과 통로의 내부를 싼다; 종종 다른 유형의 세포들 사이에 분포하는 분비세포 즉 분비샘세포들을 포함하기도 한다.

Gland(분비샘)

Gland(분비샘)은 상피에서 유래하지만 분비세포들이 대부분이다. 두 종류 분비샘이 있다.

Exocrine Gland(외분비샘)

Exocrine gland(외분비샘)는 외부에 연결된 통로(관)을 통해 몸 안이나 밖으로 분비한다.

Endocrine Gland(내분비샘)

Endocrine gland(내분비샘)는 간질액 속으로 호르몬이나 전구물질을 분비하는데, 보통은 혈류를 통해 보내어진다.

2 이 표는 상피조직의 기본적인 4가지 기능을 설명해 주고 있다.

Functions of Epithelial Tissue(상피조직의 기능)

- **Provide physical protection(물리적 보호기능):** 상피는 노출된 내장기관 표면이 화학적, 생물학적 물질에 의해 마모되거나 탈수 혹은 손상되지 않도록 보호해 준다.
- **Control permeability(투과성 조절):** 어떤 물질이 몸으로 출입할 경우 반드시 상피를 지나야 한다. 어떤 상피는 상대적으로 불투과성이고, 어떤 상피는 단백질과 같이 큰 화합물도 통과시킬 수 있다. 대부분은 선택적으로 흡수하거나 분비하는 기능을 지니고 있다.
- **Provide sensation(감각작용):** 감각신경은 대부분 상피와 연결되어 있다. 특수화된 상피세포들은 환경의 변화를 감지하고 신경계에 그러한 변화의 정보를 운반해 준다. 예를 들어 촉각 수용체는 감각신경 근처를 자극하는 압력에 반응한다.
- **Produce specialized secretion(분비물 생성):** 분비물을 생성하는 상피세포들을 분비샘세포라고 한다. 각 분비샘세포는 기능이 다른 상피 안에 여러 세포들 사이에 산재하고 있다.

3 상피세포들은 공통적인 특징을 많이 가지고 있다. 상피는 몸 밖 또는 체강쪽 바깥 표면인 **apical surface(자유면;** Ā-pi-kal)와 인접한 조직에 부착된 **basal surface(바닥면)**를 갖는다.

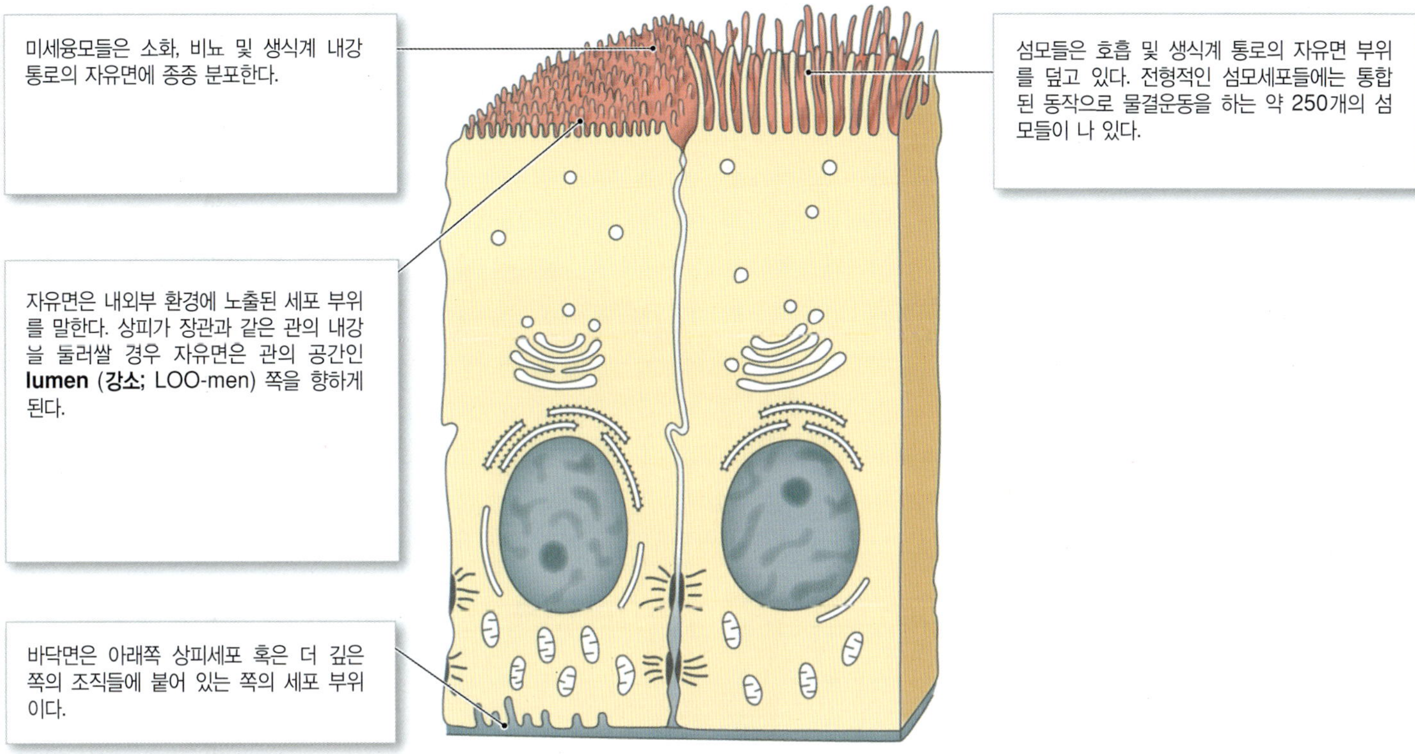

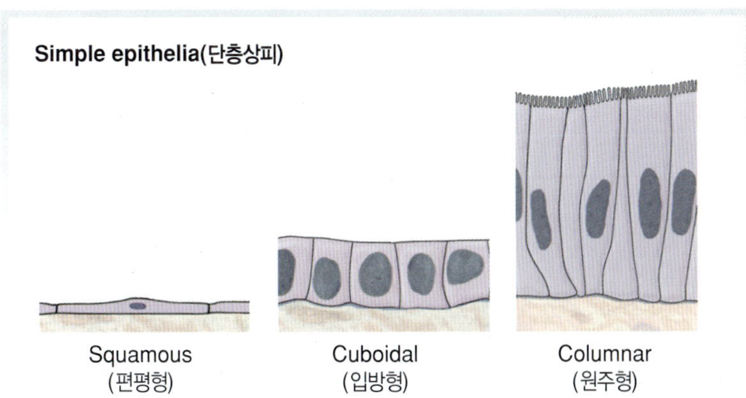

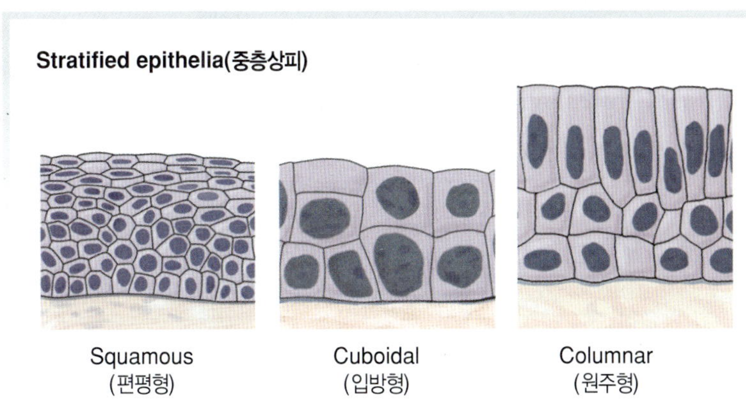

4 상피세포들의 모양은 세 가지로 나누어볼 수 있다: **squamous(편평형)**하거나, **cuboidal(입방형)** 혹은 **columnar (원주형)**. 분류한 특징을 알기 위해 단면도의 표면층 세포들을 보기 바란다. 단면도에서 편평세포들은 얇고 납작하며, 입방세포들은 작은 상자 모양이며 원주세포들은 키가 크고 길쭉한 모양을 하고 있다. 만약 단 한층의 세포만 있으면 **simple epithelium(단층 상피)**이라 한다. 반대로 **stratified epithelium(중층상피)**은 여러 층의 세포들로 이루어져 있다. 중층상피는 피부 표면이나 구강 상피와 같이 일반적으로 기계적, 화학적 자극이 많은 곳을 보호할 필요가 있는 부위에 존재하고 있다.

모듈 3.13 복습

a. 상피조직의 기본적인 기능들을 열거하시오.

b. 세포 모양과 세포층의 수에 따른 상피세포의 분류에 대해 요약하시오.

c. 다수의 섬모들을 갖고 있는 상피 표면의 기능은 무엇일까?

상피세포는 구조적, 기능적으로 광범위하게 상호 연결되어 있다

상피가 효과적인 장벽이 되려면 완전한 덮개 혹은 피막이 되어야 한다. 또한 줄기세포의 분열을 통해 죽거나 소실되는 세포들을 대체할 수 있어야 한다. 상피가 물리적으로 완벽하기 위해서는 세포간 연결과 인접 조직과의 부착이 보장되어야 한다.

1 세포간 부착 형태의 상세한 구조에 대해 모든 면에서 구조와 기능과의 연관을 보여주고 있다.

Intercellular Attachment(세포간 부착)

Tight junction(밀착연접)은 옆바닥면과 깊은 쪽 조직으로 강소 내용물들이 들어가지 못하도록 하는 장벽을 이루고 있다.

Gap junction(틈새이음)은 화학물질의 소통을 가능하게 함으로써 이웃 세포들의 작용의 통일성을 유지해 준다.

Desmosome(데스모좀, 부착반점; DEZ-mō-sōm)은 이웃 세포들간 세포골격의 교합으로 단단한 부착력을 부여해 준다.

Basement membrane(바닥막)

Basement membrane(바닥막)은 상피 바닥면과 아래의 결합조직에 의해 형성된 복잡한 구조이다. 거기에는 당단백질과 미세한 단백질 섬유들의 그물구조가 형성되어 있다.

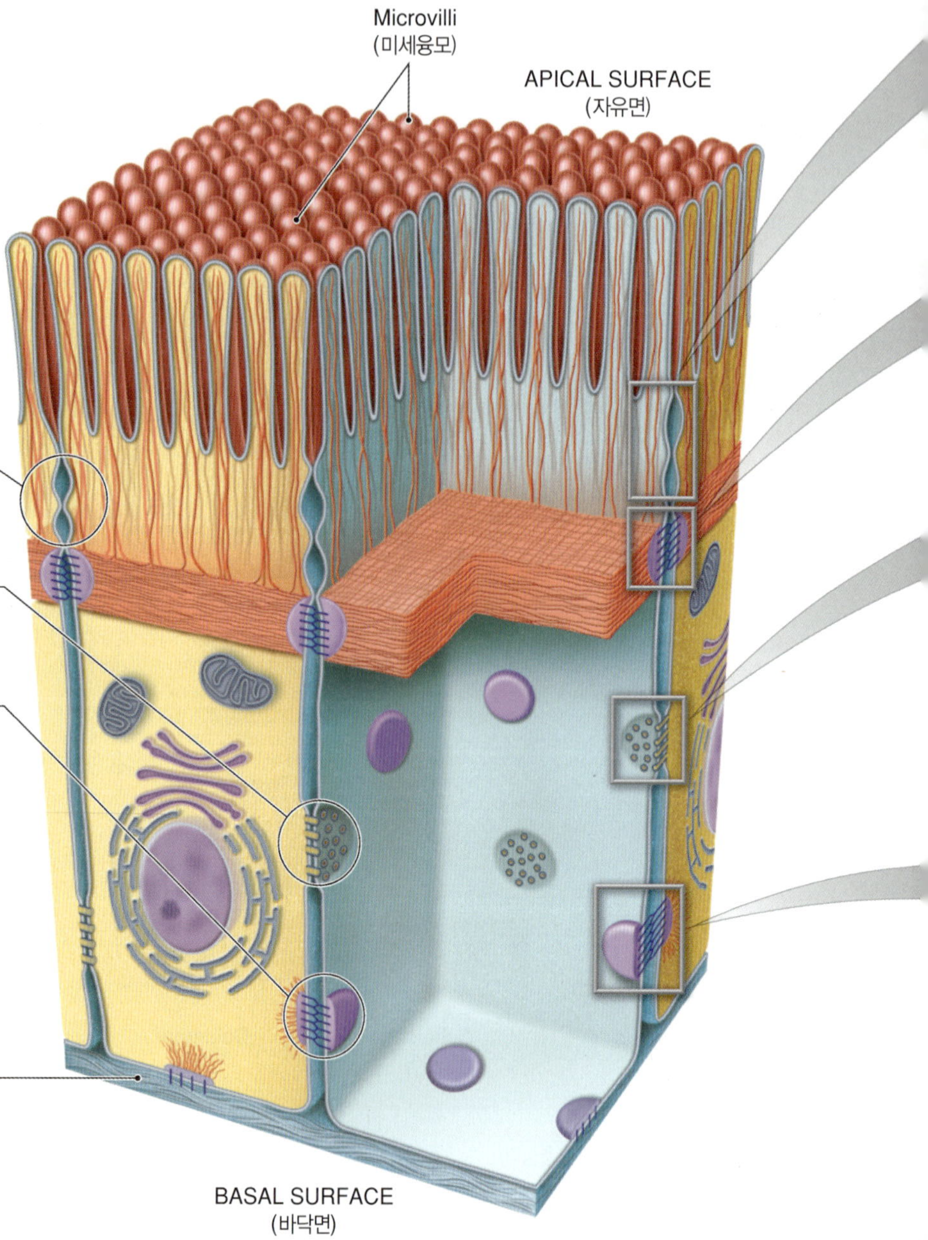

2 밀착연접의 경우 부착정도가 강하여 세포 사이로 물과 용질의 통과가 억제된다. 밀착연접은 효소, 산 및 노폐물이 소화관 강소에서 작용하도록 도와주며 상피 바닥 옆면으로 이동하여 아래 조직이나 기관이 손상되지 않도록 해준다.

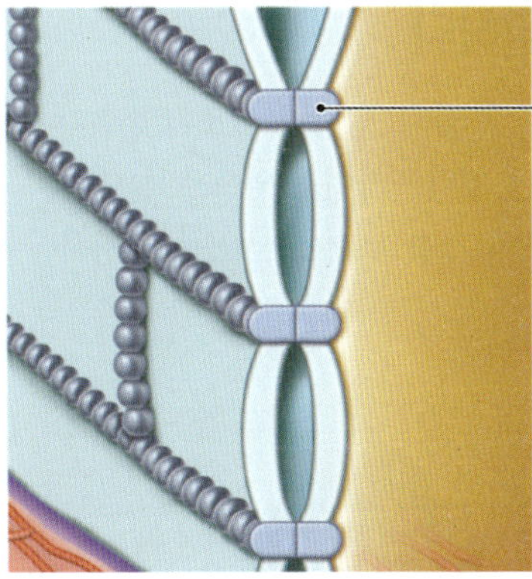

3 부착띠는 밀착연접 아래에 위치한다. 이것은 막 단백질의 연속된 띠로서 세포들을 둘러싸서 이웃세포들과 결합시킨다. 이 띠는 세포골격의 미세섬유에 부착된 단백질들이다.

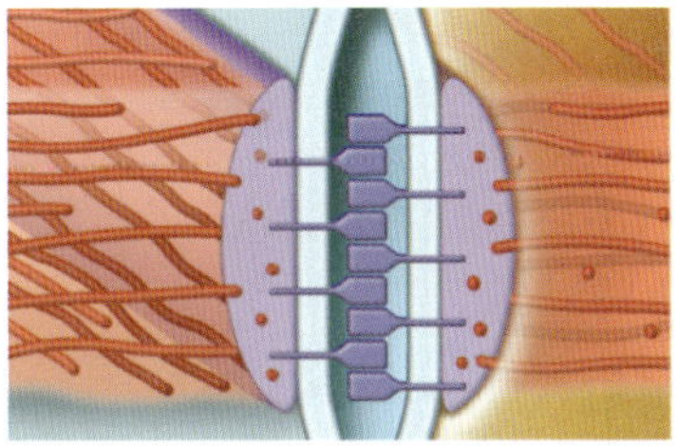

4 틈새이음의 경우 서로 교합된 단백질들을 **connexon(커넥손)**이라는 단백질에 의해 두 세포가 연결되어 있다. 상피세포 사이의 틈새이음은 분비작용 혹은 섬모운동과 같이 협동적으로 기능이 수행되도록 이온의 이동이 일어나는 세포들에서 흔하게 발견된다. 틈새이음은 다른 조직에서도 볼 수 있다; 예를 들어 심근소식에서 틈새이음은 심장근육의 협동적 수축이 일어나도록 해준다.

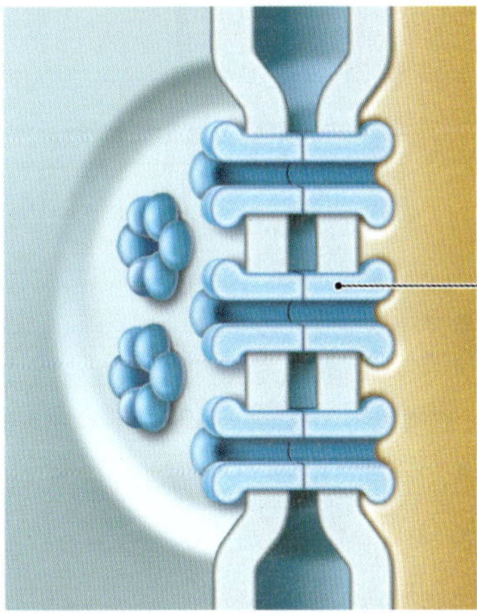
커넥손은 좁은 통로를 이루어 작은 분자들이나 이온들이 세포에서 세포로 이동하도록 해주는 통로 단백질이다.

5 데스모좀은 마주하는 원형질막을 단단하게 연결해준다. 데스모좀은 매우 강하고 늘어나거나 꼬임에 저항력을 지니고 있다. 데스모좀은 피부 표층의 세포들 사이에 발달하고 있다. 따라서 손상된 피부세포들은 개별 세포들로 떨어지지 않고 껍질 형태로 탈락된다. 이것이 햇볕에 그을렸을 때 피부가 가루처럼 떨어지지 않고 벗겨지는 이유이다.

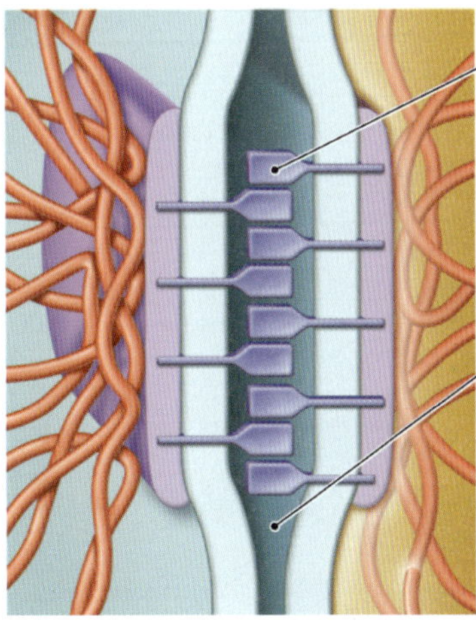

상피에는 혈관이 없어서 **avascular(무혈관성)**라고 한다. 상피 깊은 층을 이루는 세포들은 혈관에 의해 그 조직으로 영양 공급이 이루어지기 때문에 아래쪽 결합조직과 밀접하게 연관되어 있어야 한다.

모듈 3.14 복습

a. 상피조직의 세포간 연결의 종류를 비교하시오.

b. 혈관이 없는 상피조직이 필요한 영양소를 어떻게 얻을까?

c. 틈새이음의 기능은 무엇인가?

편평상피 세포는 납작하고 모양이 불규칙하다

Squamous epithelium(편평상피; SKWĀ-mus) 세포들은 얇고, 납작하며 조각맞추기 퍼즐처럼 모양이 불규칙하다. 표면 쪽에서 보면 세포들은 계란프라이를 옆으로 늘어놓은 것처럼 보인다. 단면도에서는 판모양의 핵이 각 세포의 가장 두꺼운 부위를 차지하고 있다.

1 **Simple squamous epithelium(단층편평상피)**은 체내에서 가장 섬세한 상피이다. 이 상피유형은 흡수와 확산이 일어나는 부위이나 마찰이 줄도록 매끄럽게 된 부위에 분포한다. 예를 들어 복막은 얇고 매끄러운 막으로서 복강을 싸고 있다. 단층편평상피는 콩팥, 모세혈관벽, 눈 내부의 통로와 폐의 기체교환 표면(폐포)에도 분포하고 있다.

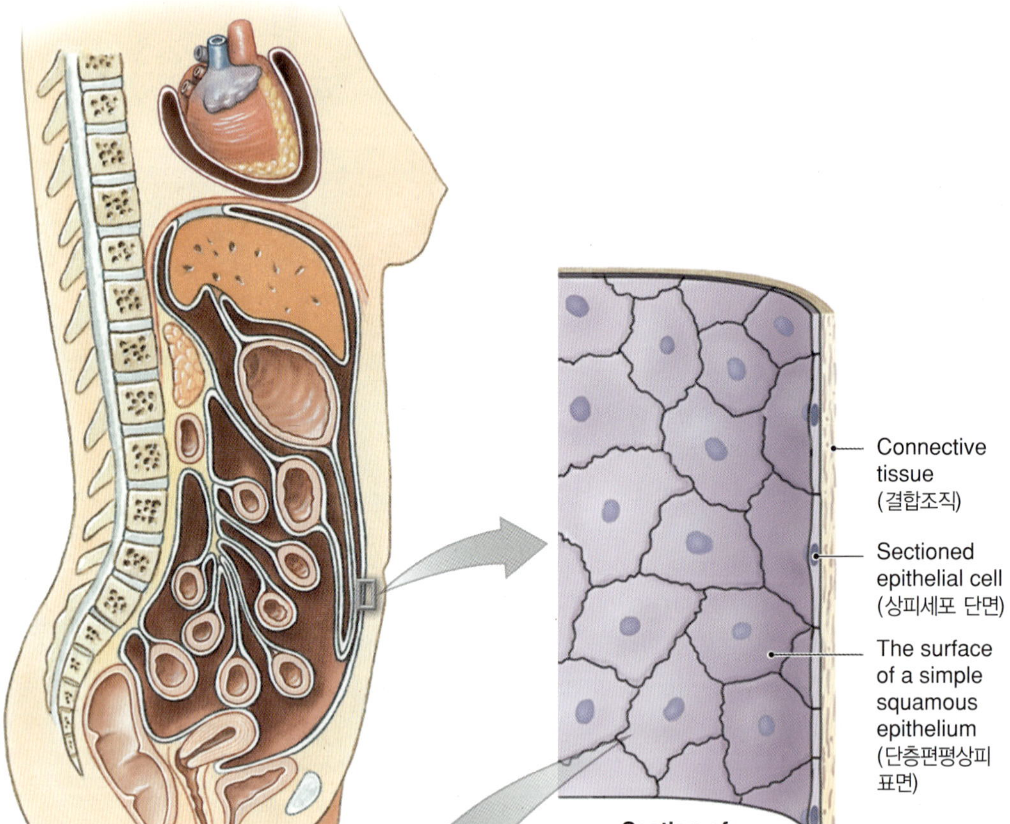

Section of peritoneum (복막 단면)

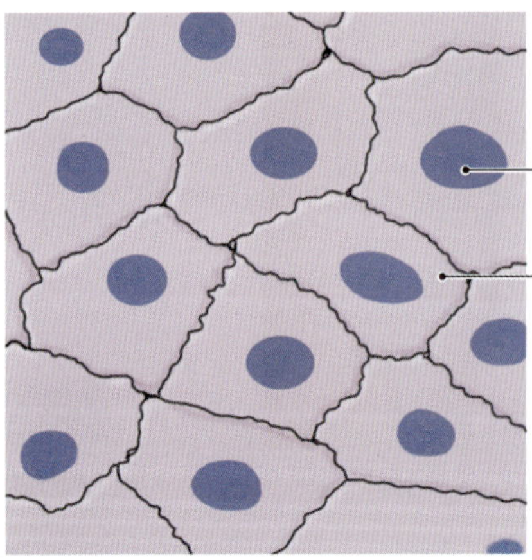

Surface view of simple squamous epithelium (표면 쪽에서 본 단층편평상피)

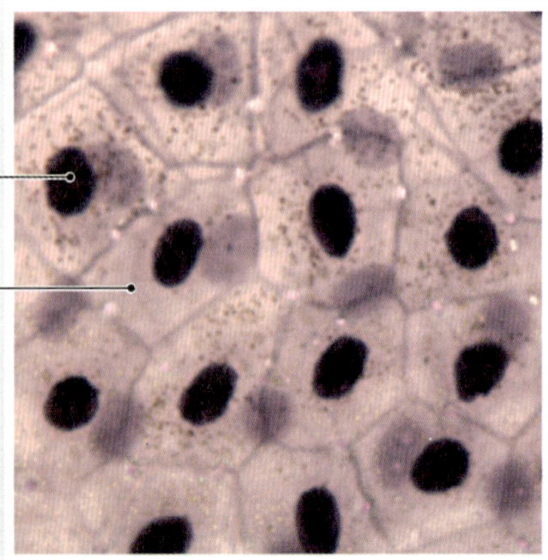

Simple squamous epithelium LM × 270 (단층편평상피)

2 **Stratified squamous epithelium(중층편평상피)**는 기계적, 화학적 손상이 심한 부분에 분포하고 있다. 여러 층의 세포들로 이루어져 있으며 겉층만은 납작한 모양을 한다. 중층 편평상피는 피부 표면을 구성하며 입, 목, 혀, 식도, 직장, 항문, 질의 안쪽을 싸고 있다.

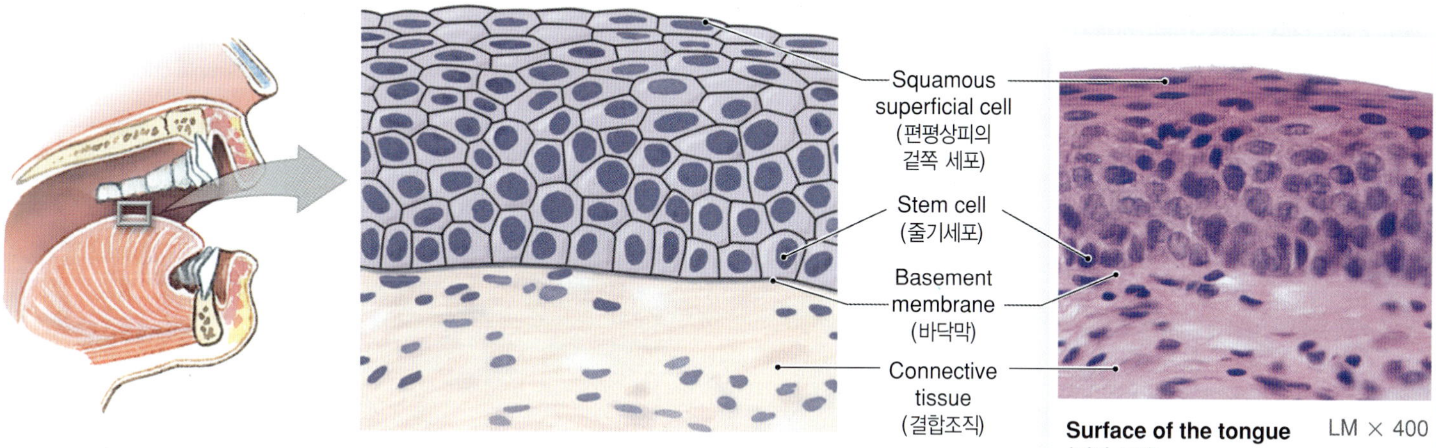

Surface of the tongue (혀의 표면) LM × 400

3 외부에 노출된 체표면은 기계적 손상이나 탈수 문제가 심각할 수 있어서, 위쪽의 상피세포들은 케라틴 단백질로 이루어진 섬유들로 채워져 있다. 그래서 피부와 같이 **keratinized(각질화)** 상피는 다소 강하고 방수효과가 있다. **nonkeratinized(비각질화)** 중층 상피는 잘 부숴지지는 않으나 수분이 공급되지 않으면 쉽게 말라버린다. 약하고 각질화되지 않은 중층 편평상피는 구강, 인두, 식도, 항문 및 질에서 관찰할 수 있다.

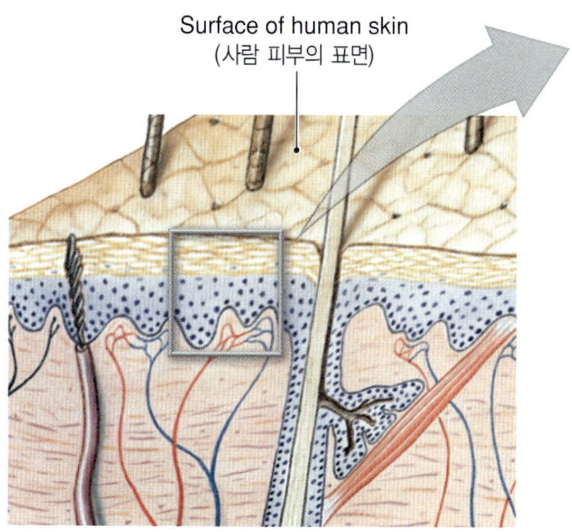

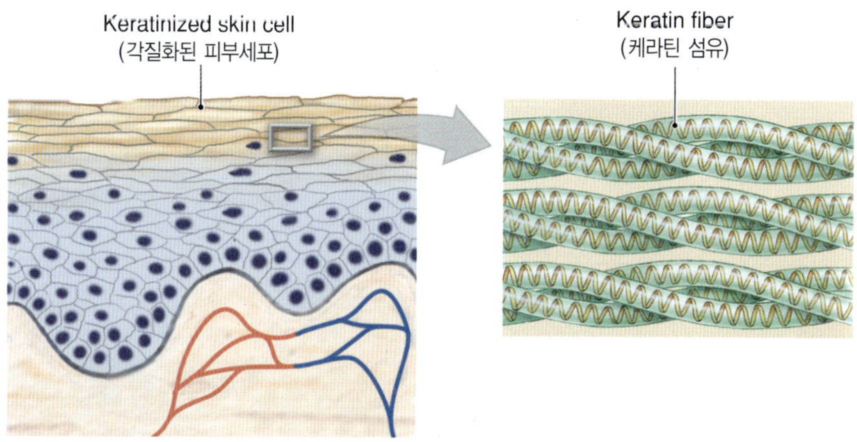

모듈 3.15 복습

a. 각질화 상피의 공통적인 특징은 무엇인가?

b. 인두, 식도, 항문 및 질은 왜 유사한 상피구조들을 가지고 있을까?

c. 광학현미경으로 조직의 바깥 표면은 단층편평상피를 볼 수 있다. 이것은 피부 표면의 표본이 될 수 있을까? 왜 그럴까, 아니면 왜 그렇지 않을까?

입방 및 이행상피는 외부로 연결되는 통로나 공간에서 볼 수 있다

Cuboidal Epithelium(입방상피)

1 **Cuboidal epithelium(입방상피)** 세포들은 6각형 상자와 비슷하게 생겼다. 구형의 핵은 세포 중앙 근처에 위치한다.

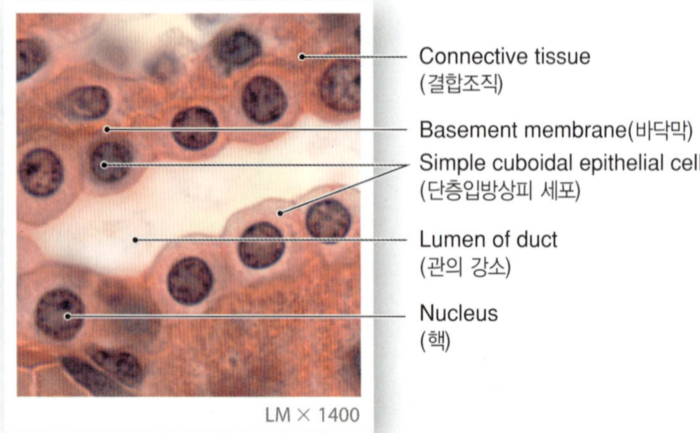

2 **Simple cuboidal epithelia(단층입방상피)**는 분비샘과 관(분비물 운반 통로)의 내부를 싼다. 콩팥 및 갑상선에서도 보인다.

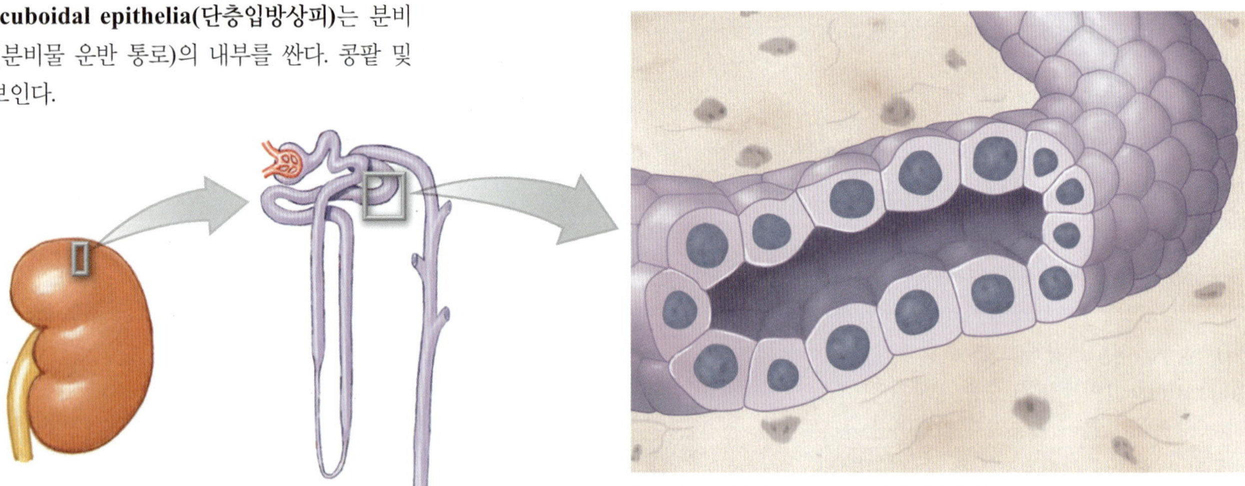

Sectioned kidney tubule(세뇨관 단면)

3 **Stratified cuboidal epithelia(중층입방상피)**도 드물게 존재한다. 이것은 땀샘, 젖샘 및 기타 외분비샘에서 가장 흔하다.

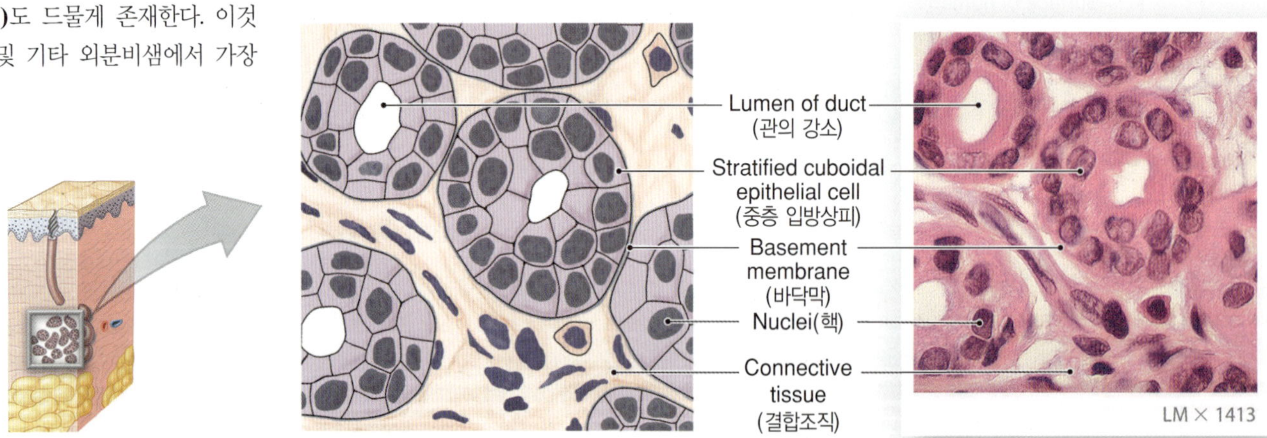

Sweat gland duct(땀샘관)

Transitional Epithelium(이행상피)

4 **Transitional epithelium(이행상피)**는 손상없이 길게 늘어질 수 있어서 예외적인 중층상피이다. 늘어나면 모양이 변하기 때문에 이행상피라고 부른다. 이행상피는 비뇨계통에서만 볼 수 있는데 방광, 수뇨관 또는 콩팥 속 오줌이 모이는 방의 내벽을 싸고 있다.

이완된 방광의 상피

방광이 비었을 때 불룩한 표면 세포들은 둥근 형태의 입방형이다.

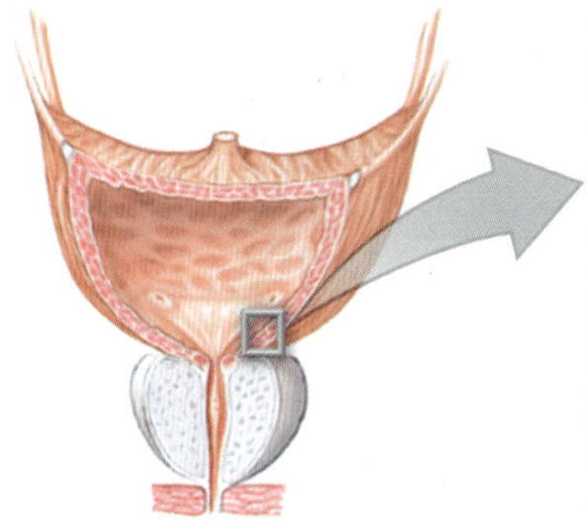

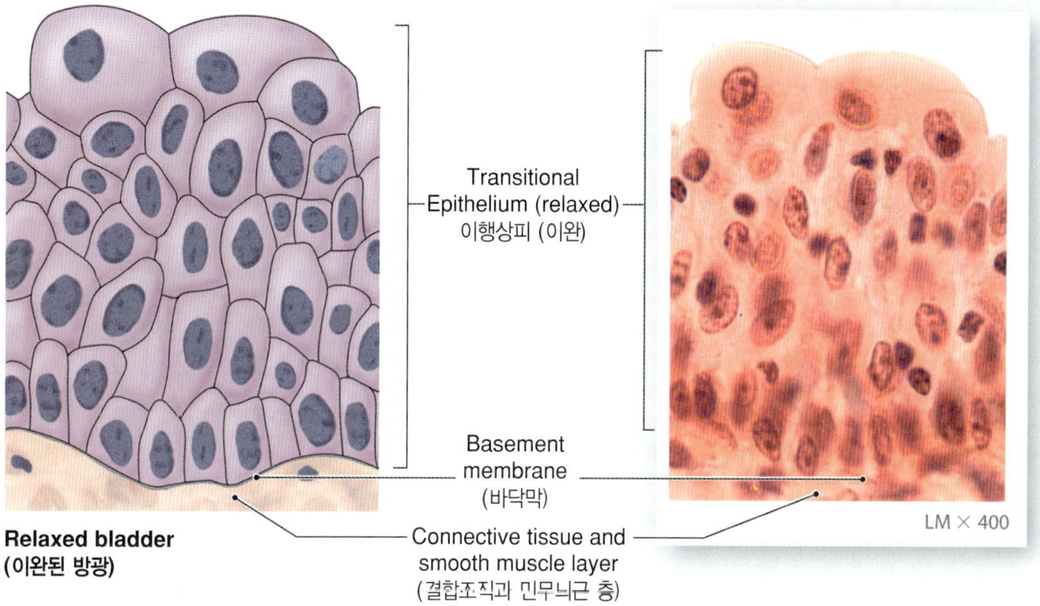

Relaxed bladder (이완된 방광)

당겨진 방광의 상피

방광에 오줌이 차면 방광 벽을 압박하여 상피가 납작해지고, 더 심해지면 중층편평상피처럼 된다.

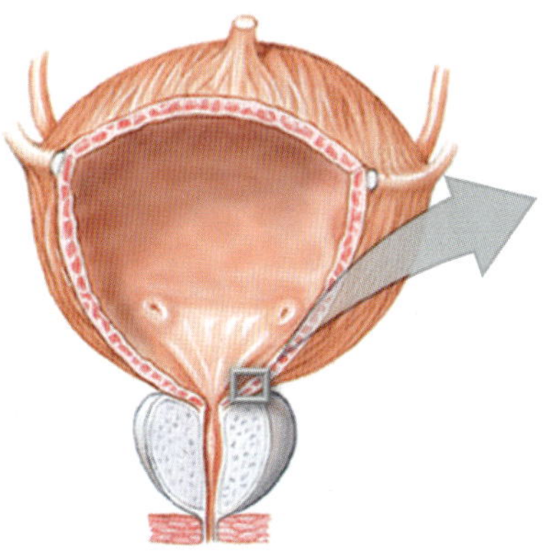

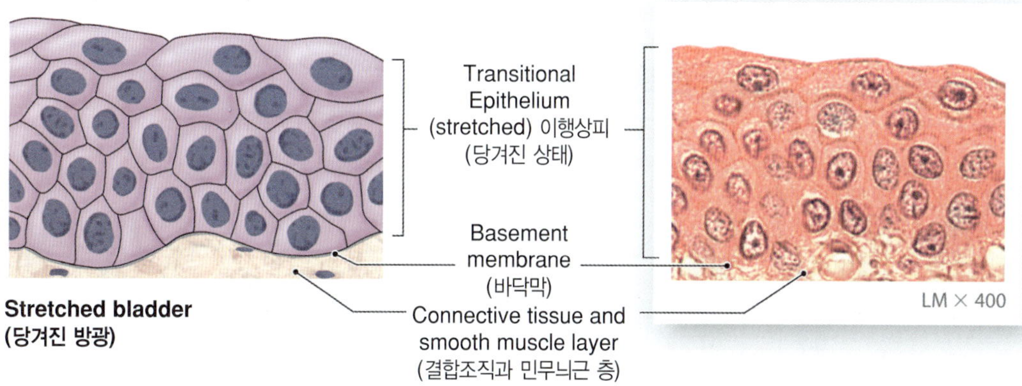

Stretched bladder (당겨진 방광)

모듈 3.16 복습

a. 방광을 싸는 상피를 정의하고, 장력을 받으면 모양이 어떻게 변하는지 설명하시오.

b. 단면도에서 나타나는 단층입방상피세포의 형태를 기술하시오.

c. 중층입방상피는 어떤 구조들의 상피에서 나타나는가?

원주상피는 일반적으로 흡수기능을 수행하거나 화학적, 환경적 스트레스로부터 보호해 준다

단면도에서 **columnar epithelium(원주상피)** 세포들은 직사각형으로 보인다. 사실 조밀하게 붙은 세포들은 6각형이지만 입방상피보다 좀 더 길쭉하고 가느다란 모양이다. 길쭉한 핵이 바닥막에 인접하여 좁은 띠 속에 밀집되어 있다.

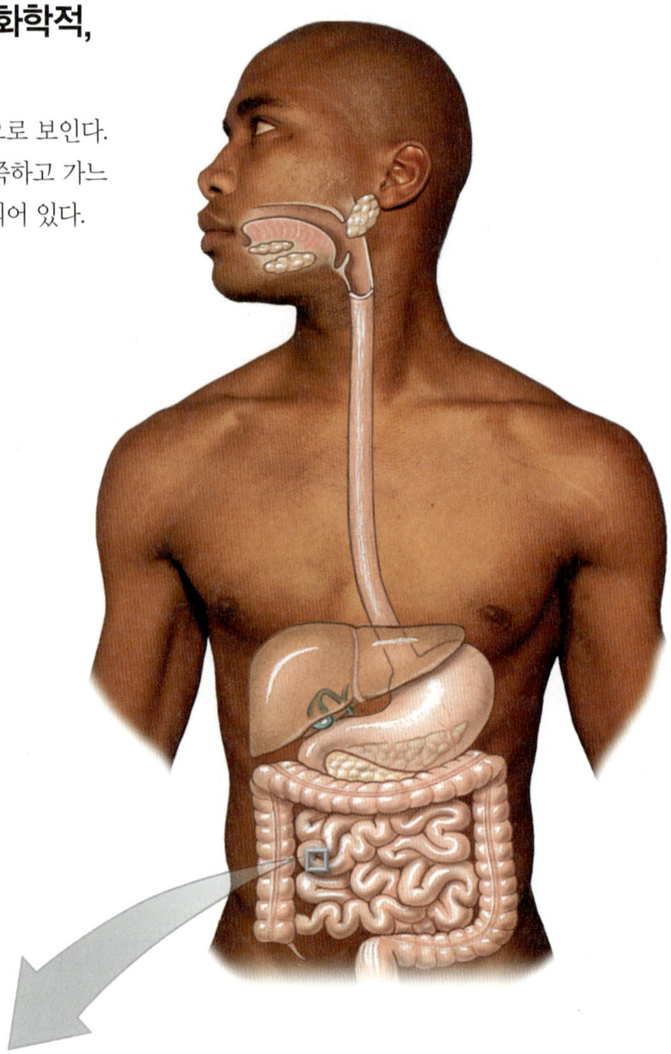

Simple Columnar Epithelium(단층원주상피)

1 **Simple columnar epithelia(단층원주상피)**는 위, 장, 방광, 난관 및 콩팥 내 관의 안 쪽을 감싸고 있다. 이 세포들은 흡수 표면적을 증가시키는 미세융모를 가지고 있거나 자유면을 지나 물질을 운반하는 섬모들을 지니고 있다.

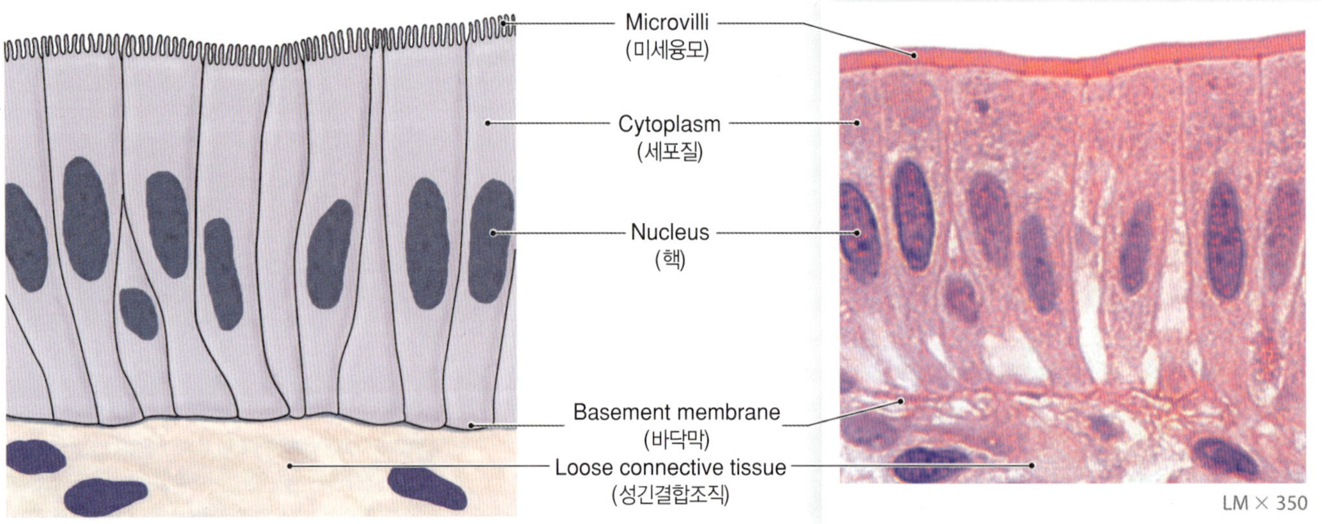

Intestinal lining(장 내피)

Pseudostratified Columnar Epithelium(위중층원주상피)

위중층상피는 비강, 기관 및 기관지의 내강을 싸고 있다. 또한 남성 생식관 내벽을 따라 분포하고 있다.

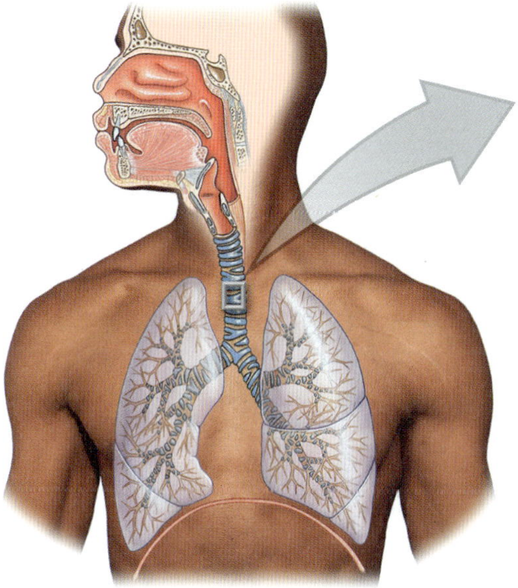

2 **Pseudostratified columnar epithelium(위중층원주상피)**은 모양과 기능이 다양한 여러 종류의 세포들로 이루어져 있다. 세포핵과 노출면 사이의 거리가 다양해서 이 상피는 여러 층으로 되어 있는 것처럼 보인다. 사실은 각 상피세포들이 바닥막에 접촉하고 있기 때문에 다층이 아니다. 위중층원주상피 세포들은 보통 섬모를 지니고 있다.

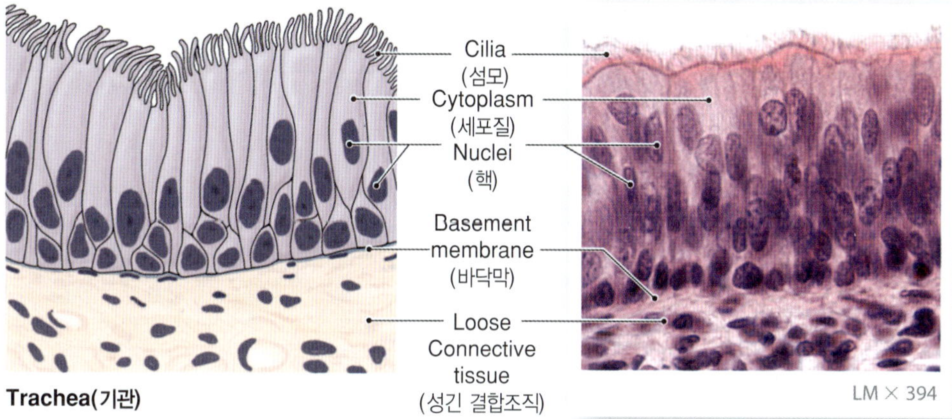

Trachea(기관)

Stratified Columnar Epithelia(중층원주상피)

3 **Stratified columnar epithelia(중층원주상피)**가 흔하지는 않다. 이 상피는 두 층 혹은 여러 층으로 되어 있다. 여러 층으로 된 경우 가장 표층의 세포들 모양만 원주형을 하고 있다.

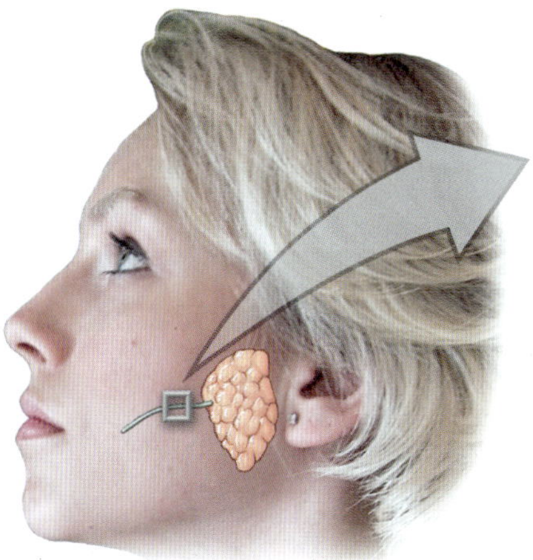

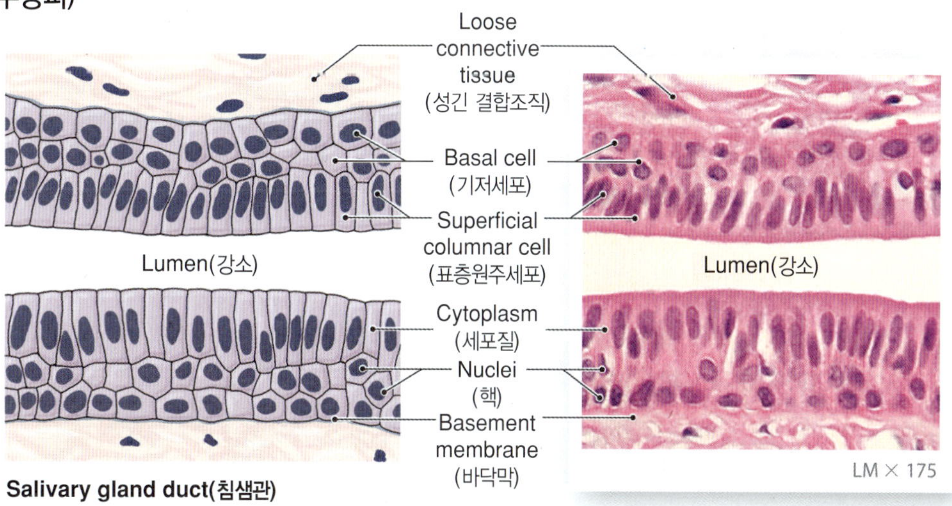

Salivary gland duct(침샘관)

모듈 3.17 복습

a. 단면에서 단층원주상피 세포들의 모양을 기술하시오.

b. 원주상피는 사실상 다층이 아니다. 왜 그런지 설명하시오.

c. 장 내벽을 싸는 원주상피는 일반적으로 자유면 쪽에 ________을(를) 지니고 있다.

샘상피는 분비작용을 할 수 있도록 분화되어 있다

많은 상피가 분비작용을 할 수 있도록 분화되어 있는 샘세포들을 포함하고 있다. 분비물을 생성하는 상피세포(혹은 상피세포에서 파생된 구조) 집합체를 분비샘이라고 한다. 이 세포들은 산재되어 있기도 하고 복잡한 분비 기관으로 존재하기도 한다.

Gland(분비샘)의 종류

Endocrine gland(내분비샘)는 분비물을 간질액 혹은 혈장(혈액의 액체부분)으로 방출한다. **Exocrine gland(외분비샘)**는 분비물을 상피 표면으로 열려져 있는 **duct(관)**이라고 하는 통로 속으로 방출한다.

1 내분비샘(*endocrine*; *endo*-, 안에 + *krinein*, 분리하다)은 내분비물질을 생성한다.

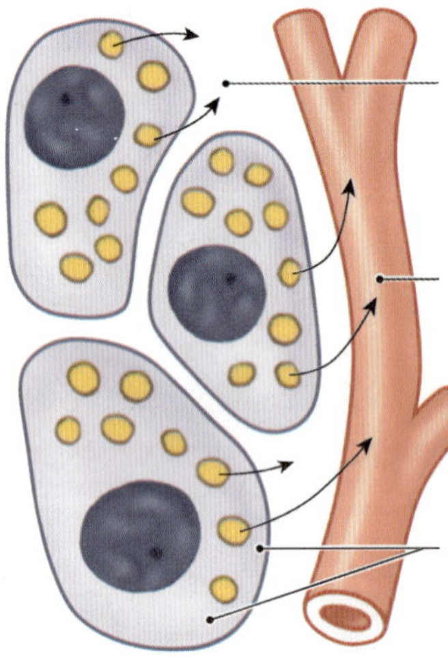

2 외분비샘은 외분비(*exocrine*; *exo*-, outside)물질을 생성한다. 대부분 외분비물질은 관을 따라 피부 표면이나 외부로 연결되는 통로 내벽에 도달한다.

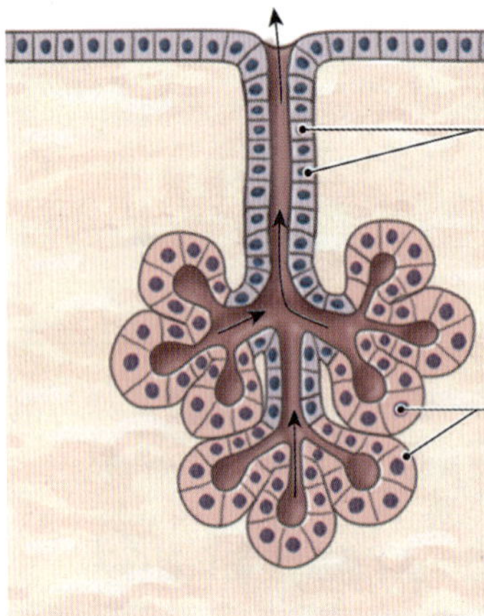

3 체내 유일한 단세포 외분비샘은 **mucous cell(점액세포)**로서 mucin(뮤신)이라고 하는 분비물을 방출한다. 이 세포들은 장이나 기관 내피와 같은 다른 상피세포들 사이에 산재되어 있다.

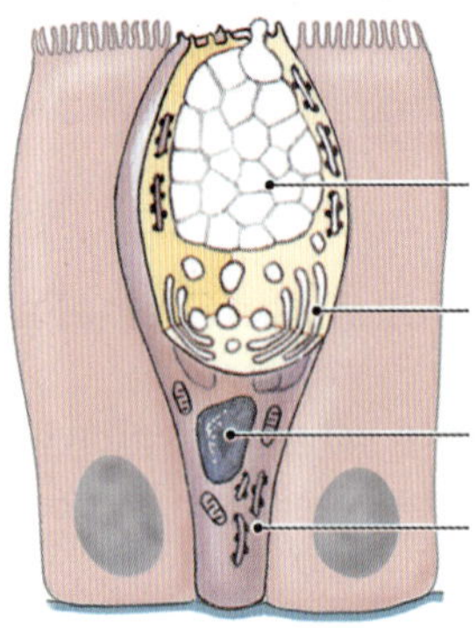

Classification of Exocrine Gland(외분비샘 분류)

4 분비물의 종류에 따라 외분비샘을 분류한다. Serous gland(장액샘)는 효소들을 함유하는 액상의 물질을 분비한다. Mucous gland(점액샘)는 두껍고, 매끄러운 점액을 이루는 뮤신을 분비한다. Mixed gland(혼합샘)는 장액 및 점액샘 세포를 모두 포함하고 있다.

Secretion Type(분비물 유형)	Description(특징)	Examples(예)
Serous(장액)	효소들을 함유한 액상 물질	귀밑 침샘(이하샘) 분비물
Mucous(점액)	두껍고 매끄러운 점액	혀밑 침샘(설하샘) 분비물
Mixed(혼합)	장액 및 점액세포 둘 다 포함	턱밑 침샘(악하샘) 분비물

5 외분비샘을 분비 기작에 따라서 분류할 수도 있다. 샘 상피세포들은 분비물을 세 가지 방식 중 한 방법으로 방출한다.

뮤신은 물과 혼합되어 점액을 형성하는 샘 분비이다. **Mucus(점액)**는 효과적인 윤활액이고 보호장벽이며 외부 입자나 미생물을 걸러내는 덫의 기능을 한다.

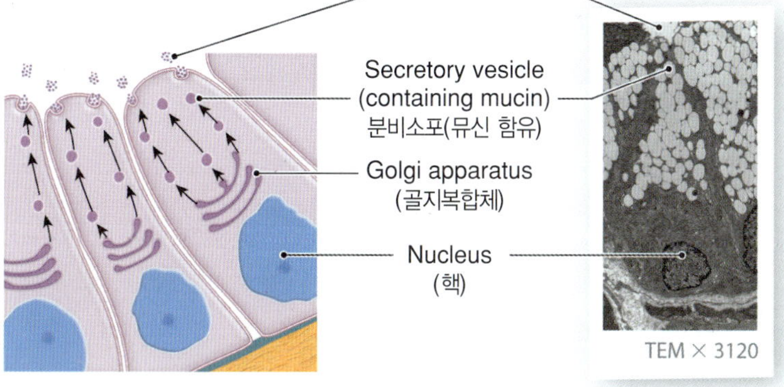

Merocrine secretion(샘분비; MER-u-krin; *meros*, 일부)에서 생성물은 소포의 세포외배출작용으로 방출된다. 이것은 분비작용의 가장 흔한 방식이다. 침샘에서 생성된 침은 샘분비작용으로 방출된다.

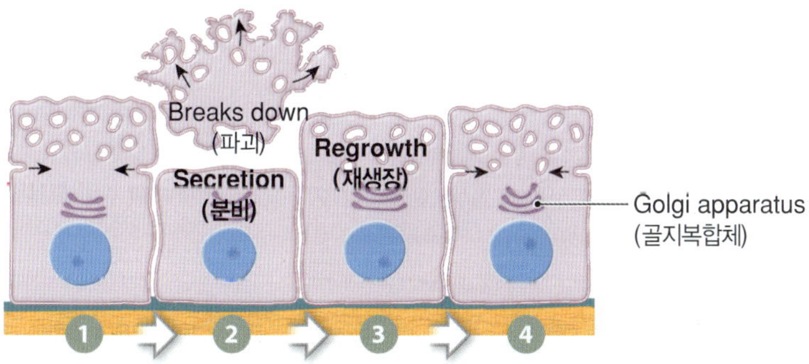

Apocrine secretion(부분분비; AP-ō-krin; *apo*-, 떨어져 나감)에서는 분비물과 함께 세포질이 소실되지 않는다. 세포질 윗부분에는 분비소포가 밀집해 있고 그 부위만 방출된다. 젖샘(유선)에서 젖의 분비는 샘분비와 부분분비가 섞여 이루어진다.

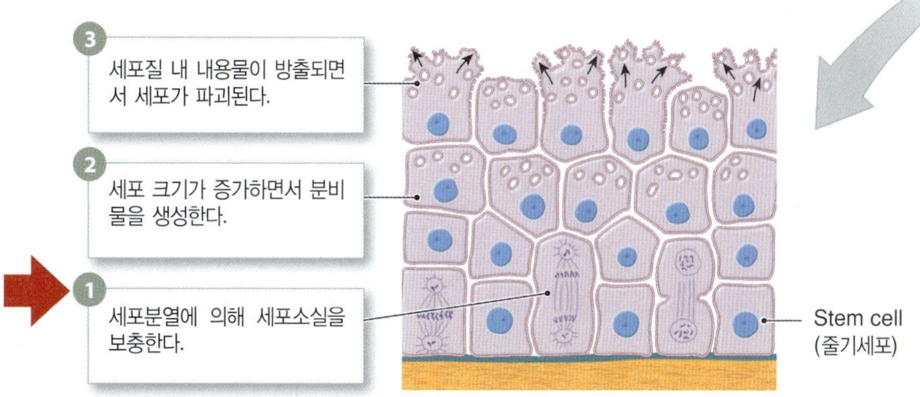

반대로, **holocrine secretion(온분비;** HOL-ō-krin; *holos*, 전체의)은 분비샘 세포가 파괴된다. 온분비 과정에서 세포안 전체에 분비생성물이 가득차고 세포가 터져 분비물이 방출되기 때문에 세포는 죽게 된다. 이후 분비는 줄기세포가 죽은 선세포들을 대체함으로써 가능해진다.

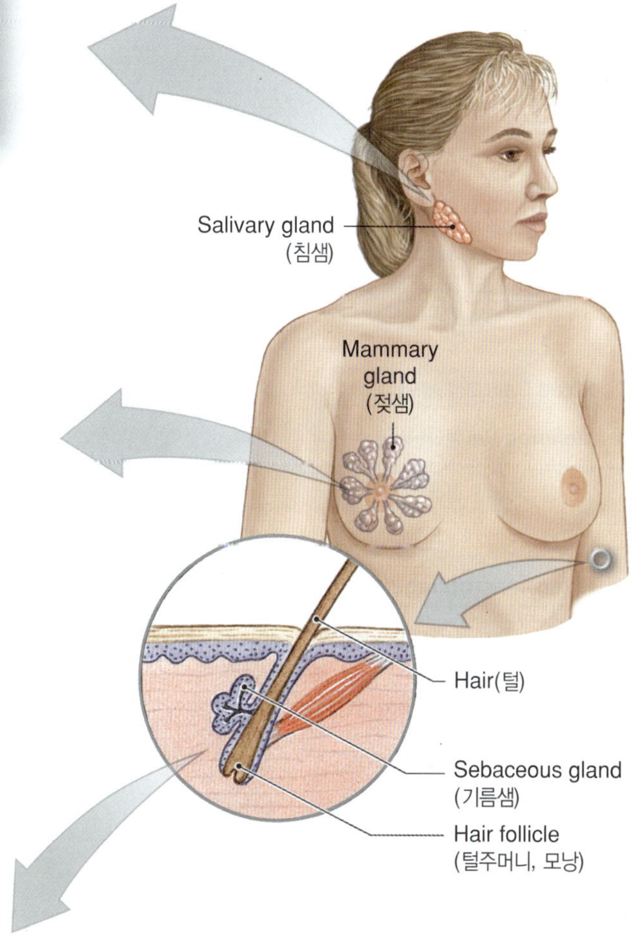

모듈 3.18 복습

a. 분비샘의 기본적인 2 유형을 말하시오.

b. 분비물과 함께 세포질이 소실되는 분비 유형은 무엇인가?

c. Holocrine secretion(온분비)을 설명하시오.

성긴결합조직은 완충 및 지지작용을 하고, 치밀결합조직은 강도를 부여한다

성긴결합조직과 치밀결합조직은 세포질 외 단백질 섬유, 점액성의 지질 및 두 종류 세포들로 구성되어 있다. 고정세포(fixed cell)들은 정지한 상태로 주로 부위별 유지, 수선 및 에너지 저장에 관여하고 있다. 이동세포(wandering cell)들은 주로 방어작용이나 손상된 조직의 복구에 관련되어 있다.

Loose Connective Tissues(성긴결합조직)

가장 흔하게 분포하는 성긴 결합조직은 젖샘(유선)조직과 지방조직이다.

1 **Areolar tissue(성긴조직)**는 체내의 전체적인 세포 포장 구조이다. 모든 유형의 세포들을 성긴조직에서 관찰할 수 있다.

Fiber(섬유)

Reticular fiber	Collagen fiber	Elastic fiber
Reticular fiber(그물섬유)는 질기고 가지가 있는 망을 형성한다.	**Collagen fiber(콜라겐섬유)**는 두껍고, 곧거나 구부러져 있으며 종종 다발로 분포한다. 강력하고 장력에 견딜 수 있다.	**Elastic fiber(탄력섬유)**는 가늘고, 가지를 치지 않으며 신축성이 크다. 늘어지거나 변형된 후 다시 꼬이는 방식으로 원래 길이로 돌아간다.

Fixed Cell(고정 세포)

Melanocyte(멜라닌세포)는 고정되어 있는 색소세포로서 황갈색 색소인 멜라닌을 합성한다.

Fixed macrophage(고정대식세포)는 정지되어 있는 식세포로서 세포 잔유물이나 병원체를 포식한다.

Mast cell(비만세포)은 염증을 자극하여 조직 방어를 유발하는 고정 세포이다.

Fibroblast(섬유모세포)는 결합조직의 세포외 섬유들을 합성하는 고정 세포이다.

Adipocyte(지방세포)는 지방을 합성하여 커다란 세포 내 주머니에 저장하는 고정세포이다.

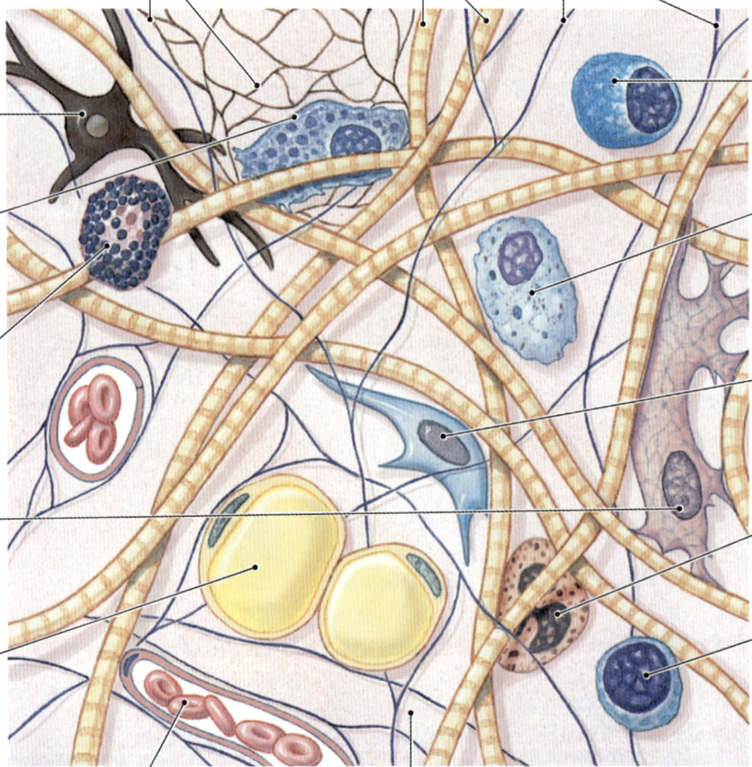

Wandering Cell(이동 세포)

Plasma cell(형질세포)은 항체를 생성하는 활성이 높고 운동성이 있는 면역세포이다.

Free macrophage(자유대식세포)는 조직을 순환하면서 세포 잔유물이나 병원체를 탐식하는 이동성 식세포이다.

이동성 **stem cell(줄기세포)**은 손상된 조직을 복구한다.

작고, 이동성이 있는 식작용을 하는 혈액세포들은 감염 혹은 손상시 조직으로 빠져나간다.

Lymphocyte(림프구)는 면역계의 이동 세포들이다.

Red blood cell in vessel (혈관 속 적혈구)

Ground substance(바탕질)는 세포들 사이 공간을 채우고 결합조직 섬유들을 둘러싼다. 기질은 일반적으로 점액성이 있으며 무색 투명하다.

2 **Adipose tissue(지방조직)**, 즉 지방은 엉덩이, 옆구리 및 가슴의 피부 깊은 곳에 분포한다. 또한 눈 주변, 배와 가슴 속 및 콩팥 주위에서 완충역할을 수행하기도 한다. 성긴조직과 지방조직의 구별은 다소간 인위적인 측면이 있다. 지방세포들은 지방조직의 대부분 부피를 차지하지만 성긴조직에서는 일부만 차지하고 있다.

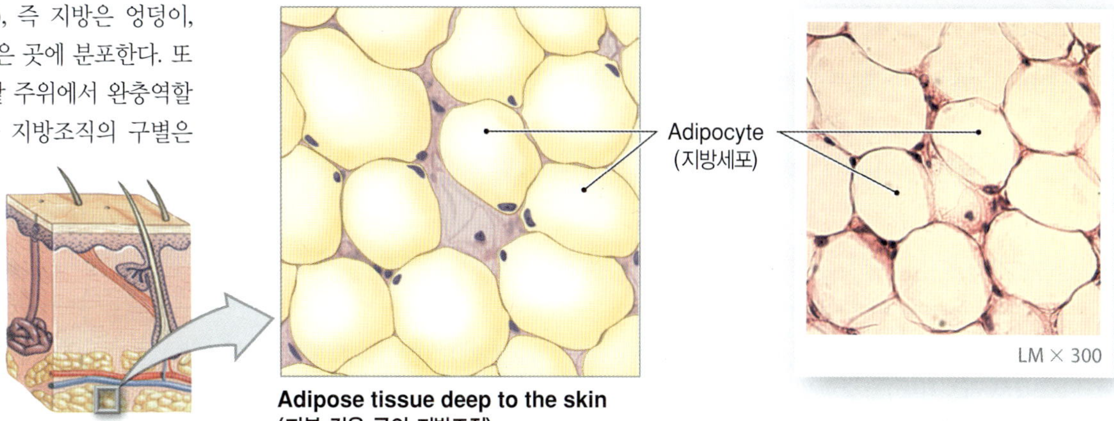

Adipose tissue deep to the skin
(피부 깊은 곳의 지방조직)

Dense Connective Tissue(치밀결합조직)

Dense connective tissue(치밀결합조직) 부피의 대부분은 세포외 섬유들로 채워져 있다. 몸에는 세 가지 종류의 치밀결합조직이 있다: 치밀규칙결합조직, 치밀불규칙결합조직, 탄력조직.

3 **Dense regular connective tissue(치밀규칙결합조직)**는 골격근을 뼈에 연결하는 건(힘줄)이나 뼈와 뼈를 연결하고 내장기관들의 위치를 안정시키는 인대에서 볼 수 있다.

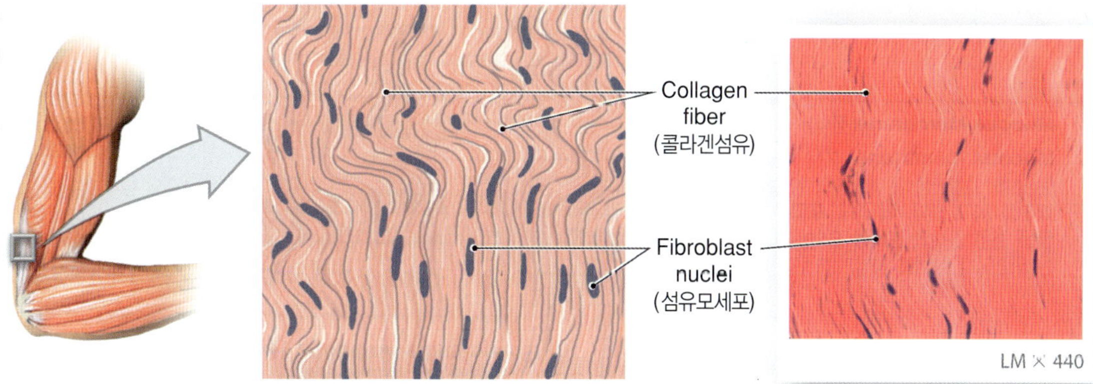

Tendon from triceps muscle
(세갈래 근육의 건)

4 **Dense irregular connective tissue(치밀불규칙결합조직)**에서 섬유들은 일정한 규칙없이 섞여 있는 그물처럼 분포하고 있다. 이 조직은 여러 방향으로 압박을 받는 부위를 강화시키고 지지해준다. 치밀불규칙결합조직은 (1) 내장기관의 싸는 덮개 혹은 피막; (2) 뼈, 연골 및 말초 신경을 덮는 표층 (3) 피부(진피)에서 두꺼운 지지층을 형성하고 있다.

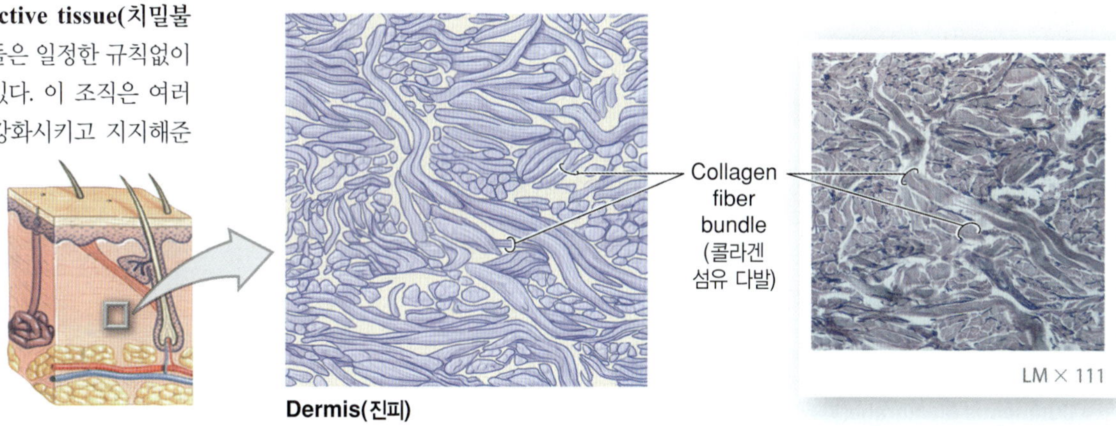

Dermis(진피)

모듈 3.19 복습

a. 성긴조직에 분포하는 세포의 종류를 제시하시오.

b. 음식물 중에 비타민 C가 결핍되면 콜라겐을 합성하는 섬유모세포의 기능이 방해된다. 이렇게 되면 결합조직 기능에 어떤 영향을 줄까?

c. 결합조직 내 단백질 섬유 세 종류를 제시하고 설명하시오.

막은 물리적 장벽이다

막은 물리적 장벽이다. 해부학적으로 막은 여러 종류가 있다–이 장에서 원형질막을 다루었고, 뒷장에서는 다른 막에 대해 다룰 것이다. 여기서는 성긴결합조직 혹은 치밀결합조직에 의해 지지되고 있는 상피를 구성하는 막에 대해 알아보기로 하자.

Synovial Membrane(윤활막)

Synovial membrane(윤활막)은 윤활관절강 내부를 싸고 있으나 맞은 편 관절면을 덮지 않는다. 윤활막을 덮는 막을 상피라고 부르긴 하지만, 기저막을 갖고 있지 않고 인접한 세포들과는 1 mm 이상의 틈이 있기 때문에 진정한 의미의 상피와는 다르다. 윤활액은 관절강의 마찰을 감소시키고 연골세포에 산소와 영양소를 공급해 준다.

연골은 관절강의 뼈 표면 부위를 덮고 있다.

윤활막은 관절강을 채우고 있는 **synovial fluid(윤활액)**의 생성과 조절에 관여한다.

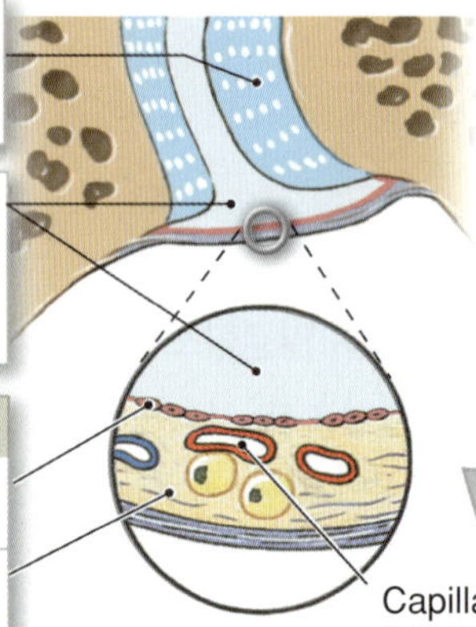

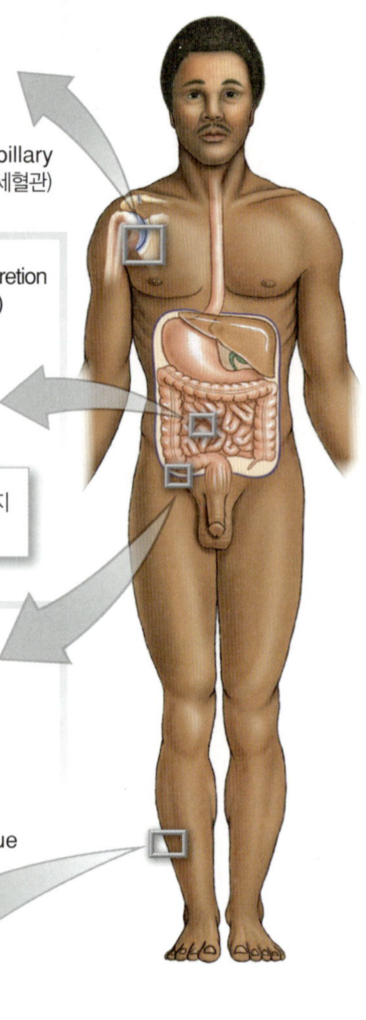

Mucous Membrane(점막)

Mucous membrane, 혹은 **mucosae(점막**; mū-KŌ-sē) 는 소화, 호흡, 생식, 비뇨계의 통로와 같이 외부로 열리는 공간의 내부를 싸고 있다. 이 상피 표면은 축축해서 마찰을 감소시키며, 많은 경우 흡수와 분비를 도와준다. 상피 표면은 점액 분비물, 혹은 오줌이나 정액이 지나기 때문에 매끄러운 상태이다.

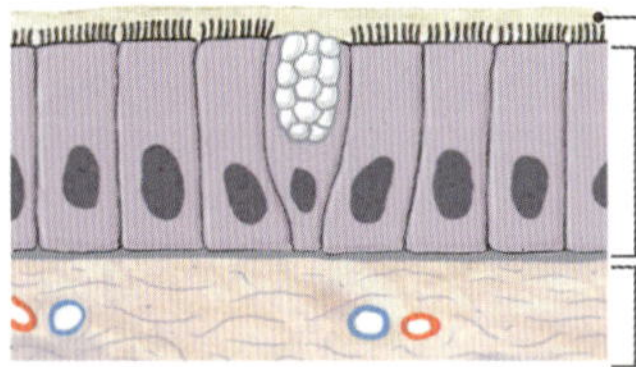

Lamina propria(고유판; PRŌ-prē-uh)은 점막상피를 지지해 주는 성긴조직이다.

Serous Membrane(장막)

Serous membrane(장막)은 단층의 단순 편평상피이며 성긴조직에 의해 지탱되고 있다. 극도로 약해서 외부와 직접 연결되어 있지 않다. 장막은 싸고 있는 배쪽 공간의 부위에 따라 세 종류로 나눈다: (1) **pleura(가슴막)**는 가슴 내부를 싸고 폐를 덮고, (2) **peritoneum(복막)**은 배 안을 싸고 내장기관의 표면을 덮으며, (3) **pericardium(심장막)**은 위심강 내부를 싸고 심장을 덮고 있다.

Transudate(삼출물)는 장막의 표면을 덮어서 마찰을 막아주는 액체층이다.

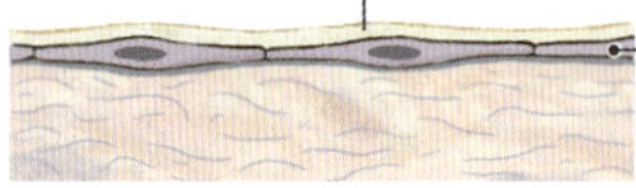

Cutaneous Membrane(피부막)

Cutaneous membrane(피부막) 혹은 피부는 몸 표면을 덮고 있다. 중층 편편상피와 성긴조직으로 이루어져 있고 아래쪽 치밀불규칙결합조직에 의해 강화되고 있다. 장막이나 점막과는 반대로 피부막은 두껍고, 대체로 물이 통과하지 못하며 보통은 건조한 상태를 유지하고 있다.

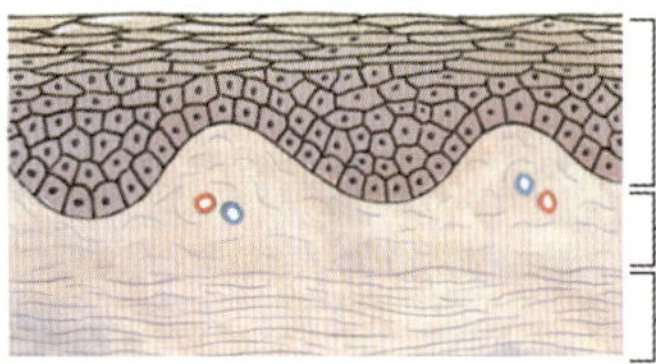

모듈 3.20 복습

a. 체내 네 종류의 막을 제시하시오.

b. 몸속 어떤 체강이 장막에 의해 싸여 있는가?

c. 윤활액의 기능은 무엇인가?

3.21

연골은 유연한 지지골격으로 작용한다

Cartilage(연골)는 **chondroitin sulfate(콘드로이틴 황산염;** kon-DROY-tin; *chondros*, catilage)라고 하는 다당류 물질을 함유하고 있는 조밀하고 유연한 결합조직이다. 무형질은 단백질과 함께 섞여서 프로테오글리칸을 이루고 있다. **Chondrocyte(연골세포;** KON-drō-sīts)들은 연골 기질 안에 유일하게 존재하는 세포이다. 이들은 **lacunae(연골방;** la-KOO-nē; *lacus*, lake)라는 작은 공간을 차지하고 있다. 연골의 물리적 성질은 기질 내 프로테오글리칸과 세포외 섬유들의 종류와 함량에 의해 결정된다. 일반적으로 **perichondrium(연골막)**이라고 하는 막은 연골과 주변조직을 분리시켜 놓고 있다. 연골은 세 종류가 있다: 유리, 탄력 및 섬유연골이다.

Hyaline Cartilage(유리연골)

1 **Hyaline cartilage(유리연골)**는 갈비뼈 끝과 복장뼈 사이, 가동관절 표면, 호흡관 지지대 및 코 간극을 이루는 부분들에 분포하고 있다. 이 연골은 견고하면서도 약간 구부러지는 것이 가능하여 뼈 표면 간의 마찰을 줄여주는 역할을 한다.

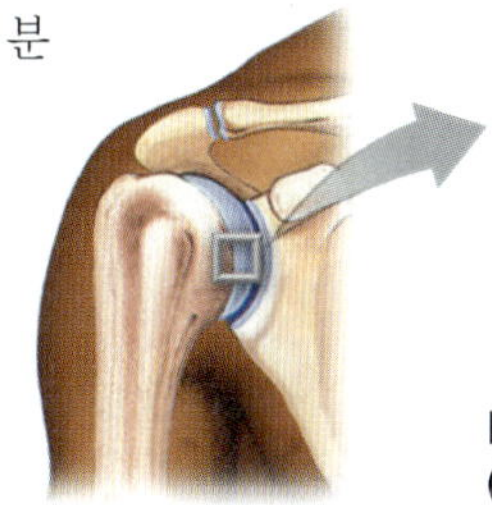

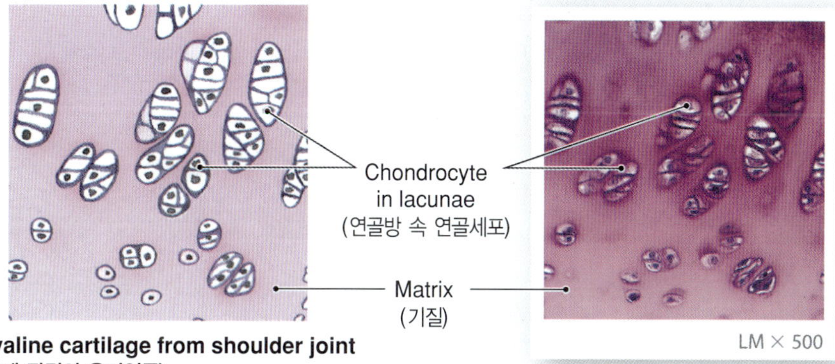

Hyaline cartilage from shoulder joint
(어깨 관절의 유리연골)

Elastic Cartilage(탄력연골)

2 **Elastic cartilage(탄력연골)**는 귓바퀴와 여러 내장 구조들을 지지한다. 탄력성이 있어서 구부러졌다가 제 모양으로 돌아올 수 있다.

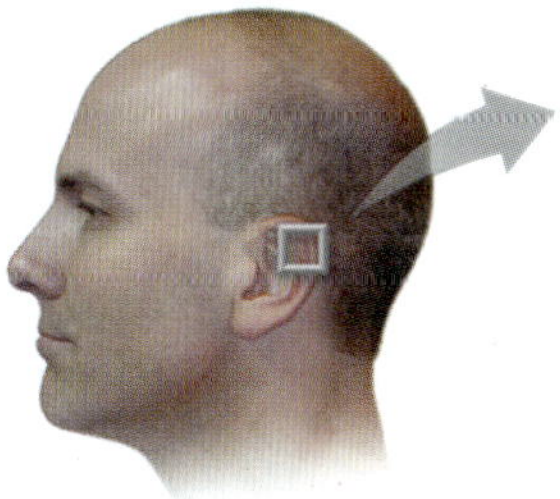

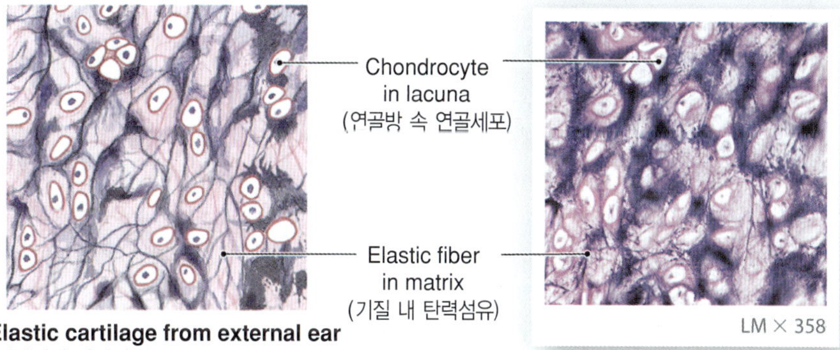

Elastic cartilage from external ear
(귀바퀴의 탄력연골)

Fibrocartilage(섬유연골)

3 **Fibrocartilage(섬유연골)**는 무릎관절, 골반 두덩뼈 사이 및 등뼈의 척추간 판에 분포하고 있다. 압박에 견디며 뼈끼리 마찰을 막아주고 운동을 제한한다.

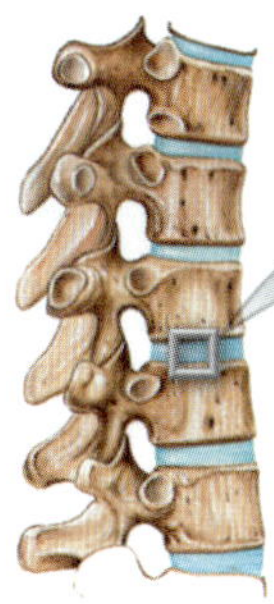

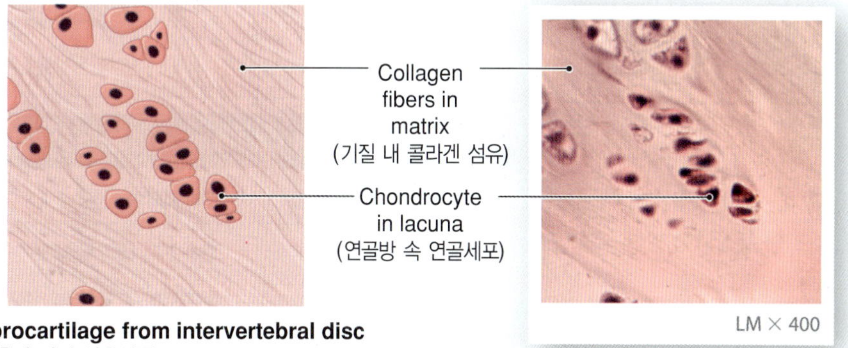

Fibrocartilage from intervertebral disc
(척추간 판의 섬유연골)

모듈 3.21 복습

a. 성숙한 연골세포를 ________(이)라고 부른다.

b. 귀를 지탱하는 특징적인 연골의 결합조직 섬유는 무엇인가?

c. 사람에서 척추간 판이 돌출되었다면 어떤 종류의 연골이 손상된 것일까?

뼈는 몸의 강력한 지지대이다

뼈, 즉 **osseous tissue(뼈조직;** OS-ē-us; *os*, 뼈)는 견고하고, 결정체 기질을 포함하고 있는 결합조직이다. 기질 내에는 소량의 무형질이 있다. 뼈 기질의 2/3는 칼슘염으로 구성되어 있다. 기질의 나머지 부분은 콜라겐섬유들이 차지하고 있다. 이러한 조합이 뼈의 뚜렷한 특징을 부여해 준다. 칼슘염은 그 자체가 잘 부러지지 않고 딱딱하기는 하지만 콜라겐섬유도 강하고 유연성이 있다. 뼈에서 콜라겐섬유들을 둘러싸는 무기물들은 강하면서도 다소간 유연한 조합을 함으로써 충격에 잘 견딜 수 있다. 전체적인 성질로 볼 때, 뼈는 가장 강력한 철근 콘크리트에 견줄 수 있다. 본질적으로 뼈의 콜라겐섬유들은 철근 막대기에 해당하고, 무기물 기질은 콘크리트와 같은 작용을 한다고 볼 수 있다.

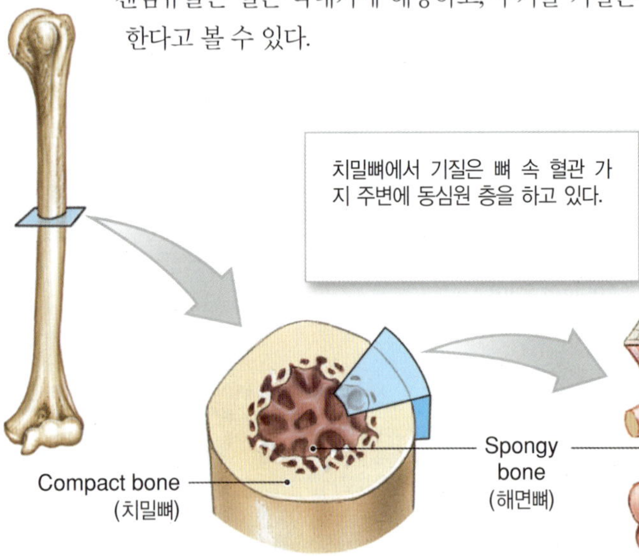

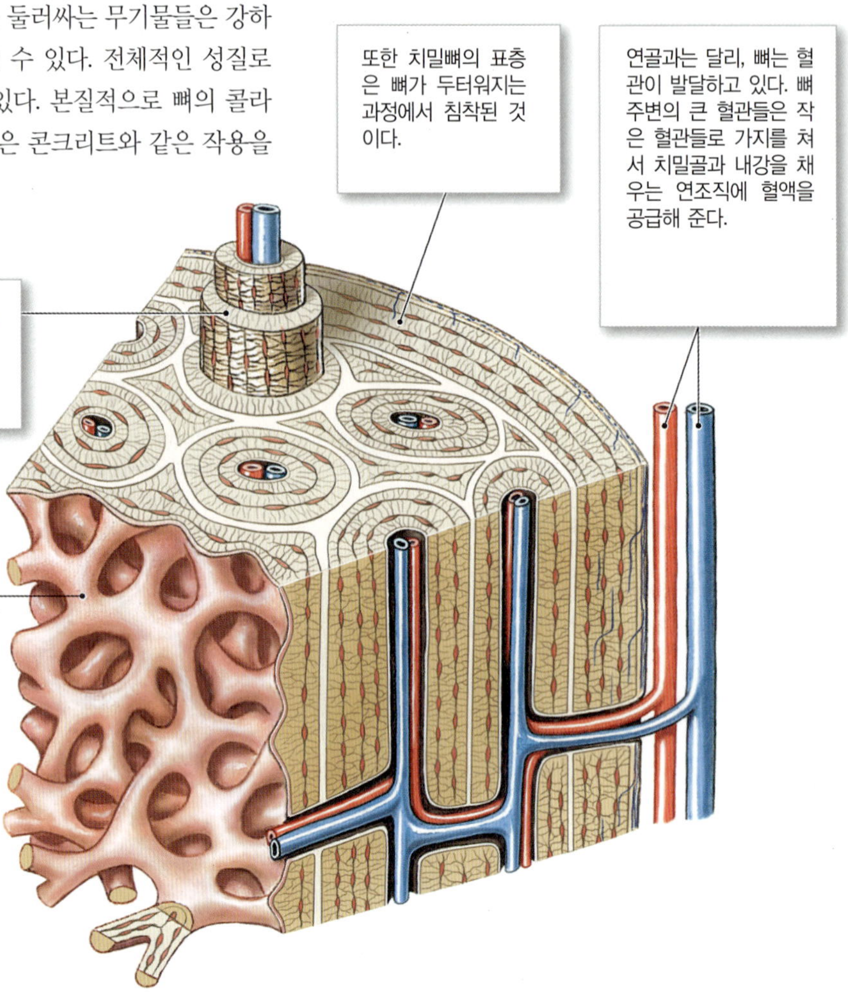

1 전형적인 긴 뼈는 속이 비어 있고, 벽은 서로 다른 두 종류의 뼈로 이루어져 있다. 하중을 받는 외층은 잘 짜여진 **compact bone(치밀뼈)**으로 이루어져 있고, 한편 **spongy bone(해면뼈)**의 미세한 그물구조는 뼈 내강을 싸고 있다.

2 연골과 뼈는 여러 기능들을 공유하고 있으나, 이 두 지탱 결합조직은 서로 다르게 구성되어 있다.

A Comparison of Cartilage and Bone(연골과 뼈 비교)

Characteristic(특성)	Cartilage(연골)	Bone(뼈)
Cell(세포)	연뼈소강 내 연골세포	뼈소강 내 뼈세포
Ground substance (바탕질)	콘드로이틴 황산염과 물	불용성 칼슘염 결정체 주변의 소량의 액체
Fiber(섬유)	콜라겐, 탄력 및 그물섬유(비율 다양)	콜라겐섬유가 우세함
Vascularity(혈관)	없음	발달
Covering(외피)	연골막	골막
Strength(강도)	제한적: 쉽게 구부러지나 잘 부러지지 않음	강함: 부러지기 전까지 변형 안됨

3 뼈의 층들이 다양한 방식으로 배열되지만, 표층과 심층은 공통의 구조적 특징을 지닌다.

유리연골층으로 덮여 있는 관절강을 제외하고, 뼈 표면은 섬유성(외층) 및 세포성(내층) 층으로 구성된 **periosteum(골막;** per-ē-OS-tē-um)에 의해 싸여 있다.

Layers of the Periosteum(골막층)

섬유층은 뼈가 주변 조직 및 건이나 인대에 부착하도록 도와준다.

세포층은 뼈의 생장을 가능하게 해주고 손상 후 회복에 관여한다.

기질내 골소강에는 **osteocyte(뼈세포;** OS-tē-ō-sīts)가 포함되어 있다. 골소강은 일반적으로 뼈기질에 가지를 치는 혈관 주변에 형성되어 있다.

기질층은 골소강과 분리되어 있다. 이 층의 방향은 뼈 중심축을 따라 배열되어 있다.

Canaliculi(뼈세포관; kan-a-LIK-u-le; little canals)가 미세한 통로로서 혈관과 뼈세포들 사이에서 물질교환이 가능하도록 해주는 분지된 그물구조를 형성한다.

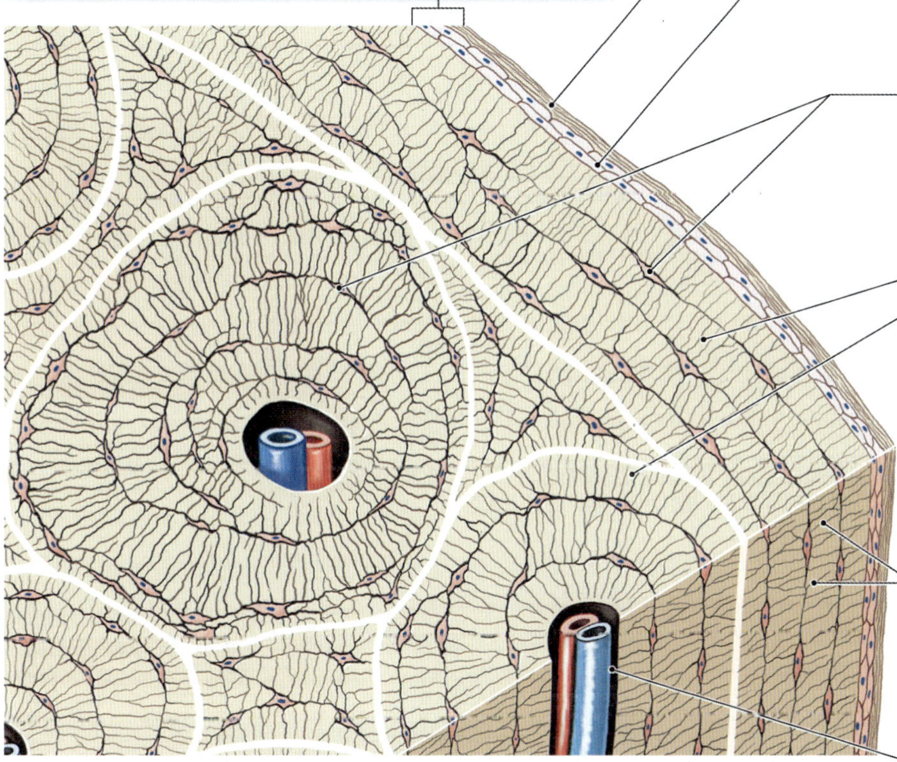

골원 가운데 있는 **central canal(중심관)**에는 뼈세포에 산소와 영양소를 공급해 주는 혈관들이 포함되어 있다.

4 치밀뼈의 기능적 단위를 **osteon(골원)**이라고 한다.

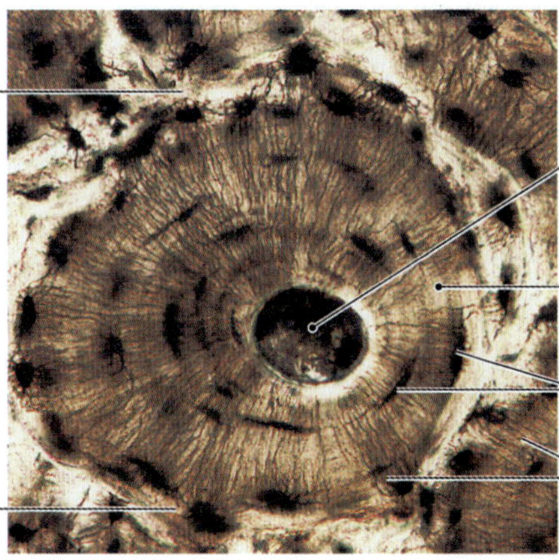

LM × 320

연골과 달리, 뼈는 생애 동안 리모델링이 계속되고 심각한 손상을 받은 후에도 거의 완벽한 회복이 이루어진다. 또한 뼈는 가해지는 압박에 반응하여 더 두껍게 생장하고 강해지며, 쓰지 않으면 얇아지고 쉽게 부러지는 경향이 있다.

모듈 3.22 복습

a. 골소강 속에 있는 성숙한 세포를 ______ (이)라고 한다.

b. 두 종류의 뼈 이름을 말하시오.

c. 운동은 뼈 생장에 어떻게 영향을 미칠까?

근육조직은 수축하도록 특화되어 있고, 신경조직은 소통하도록 특화되어 있다

Muscle Tissue(근육조직)

여러 생명 기능들에는 소화관에서 음식물의 이동, 심혈관계의 혈액 이동 혹은 한곳에서 다른 곳으로의 몸의 이동 등 여러 방식의 움직임들이 포함된다. 운동은 수축할 수 있도록 특화된 **muscle tissue(근육조직)**에 의해 일어난다. 세 종류의 근육조직이 있다: 골격근, 심장근 및 평활근.

1 **Skeletal muscle tissue(골격근조직)**는 결합조직과 신경조직도 함께 포함하고 있는 뼈 근육에 분포하고 있다.

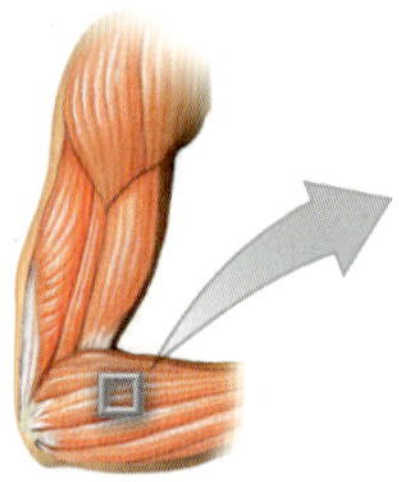

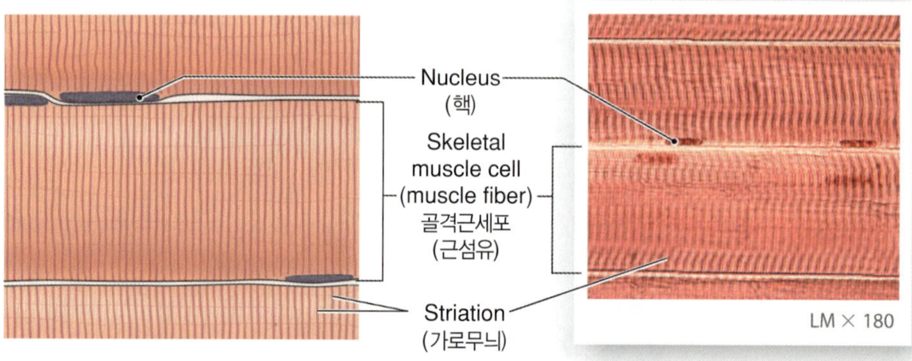

골격근은 뼈의 위치를 바꾸거나 안정화시킨다; 소화, 호흡 및 비뇨계 출입구에 분포한다; 열을 발생한다; 내장기관을 보호한다.

2 **Cardiac muscle tissue(심장근조직)**은 심장에만 분포한다. 세포들은 짧고, 가지를 치며, 가로무늬가 있고 핵은 하나 혹은 두 개를 갖는다. 세포들끼리 **Intercalated disc(개재판)**라고 하는 세포간 연접부위에서 상호연결되어 있다. 개재판에서 세포막은 데스모좀, 프로테오글리칸 및 틈새연접으로 서로 결합되어 있다. 틈새연접을 통한 이온의 이동은 심장근육들이 동시에 수축하도록 해준다.

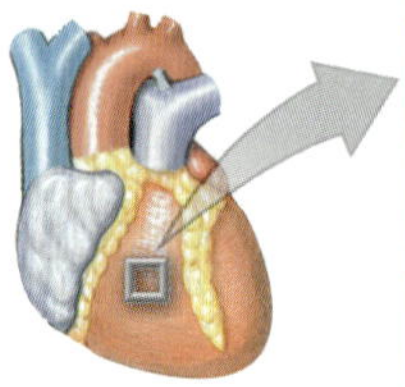

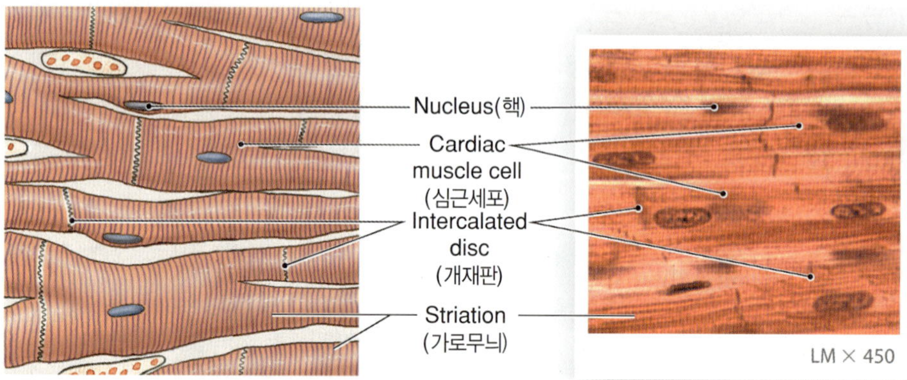

심장근은 심장에서 혈액을 내보내고 혈압을 유지시킨다.

3 **Smooth muscle tissue(평활근조직)**는 몸 전체에 분포하고 있다. 예를 들어 평활근은 피부, 혈관벽 그리고 소화, 호흡, 비뇨, 생식 기관들에도 분포하고 있다. 세포들은 짧고 방추형이며 무늬가 없고 중앙에 단일 핵을 지니고 있다.

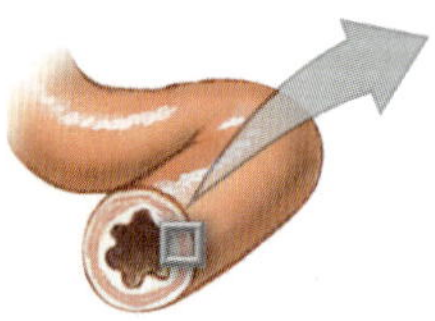

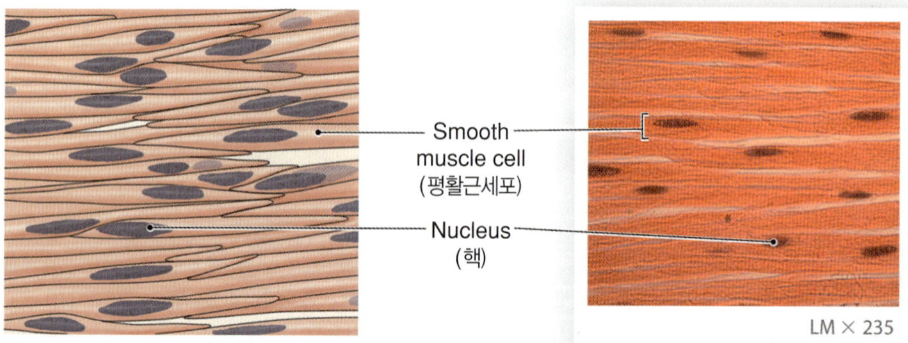

평활근은 음식, 오줌 및 생식계 분비물을 이동시킨다; 그리고 호흡통로의 직경을 조절하고 혈관의 직경을 조절한다.

Neural Tissue(신경조직)

Neural tissue(신경조직)은 몸의 한 부위에서 다른 부위로 전기적 충격을 전도하도록 특화되어 있다. 체내 98%의 신경조직은 신경계의 조절중추인 뇌와 척수에 집중하고 있다. 신경조직에는 2개의 기본적인 세포 유형이 있다: (1) **neuron(뉴런;** NOOR-onz; *neuro*, 신경) 및 (2) **neuroglia(신경교세포;** noo-ROG-lē-uh) 혹은 **glial cell(**아교세포; *glia*, 접착제**).**

4 뉴런은 정보를 한 장소에서 다른 장소로 운반하고 살아 있는 컴퓨터 칩처럼 정보를 가공한다. 크기와 모양은 매우 다양하다. 체내에서 가장 큰 세포는 다리에서 볼 수 있는 뉴런으로서 길이가 1 m에 이른다.

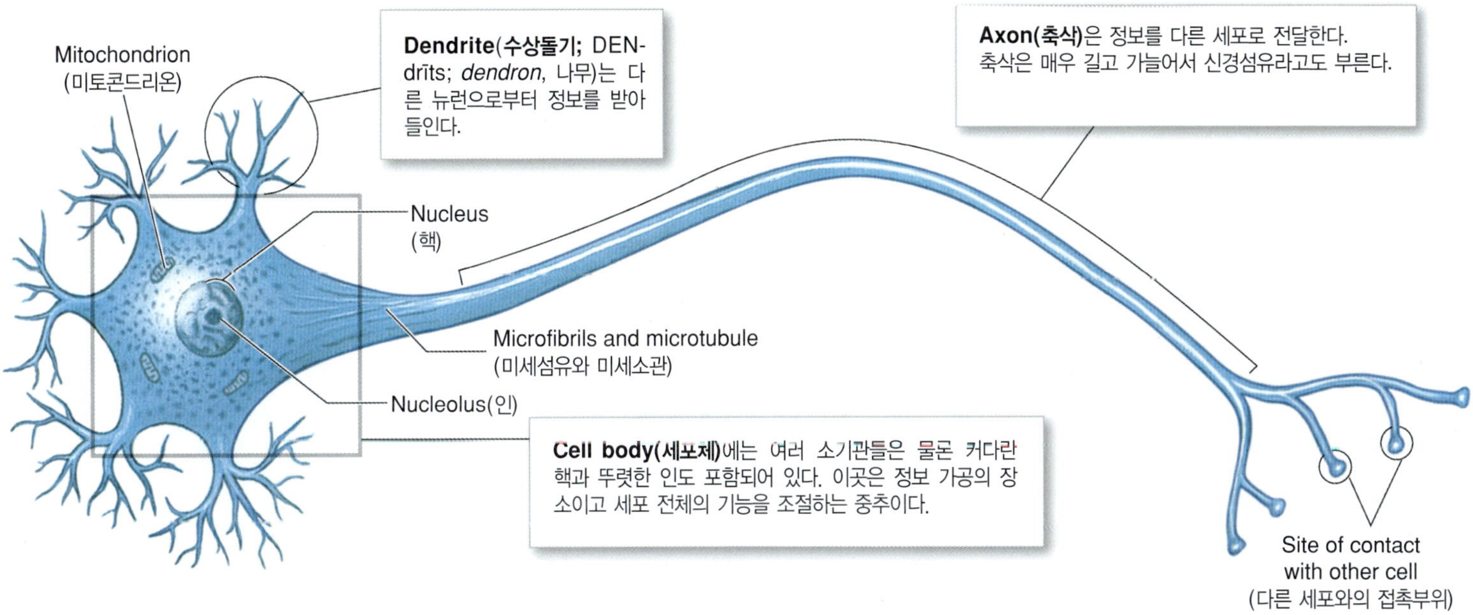

5 신경교세포는 각자 독특한 기능을 갖는 여러 종류가 있다. 각 종류는 그들의 주요 기능과 관련된 뚜렷한 모양을 하고 있다. 일반적으로 신경교세포는 신경조직을 보호하고, 지탱하며 복구하는 기능을 수행하며 영양소를 뉴런에 공급해 준다.

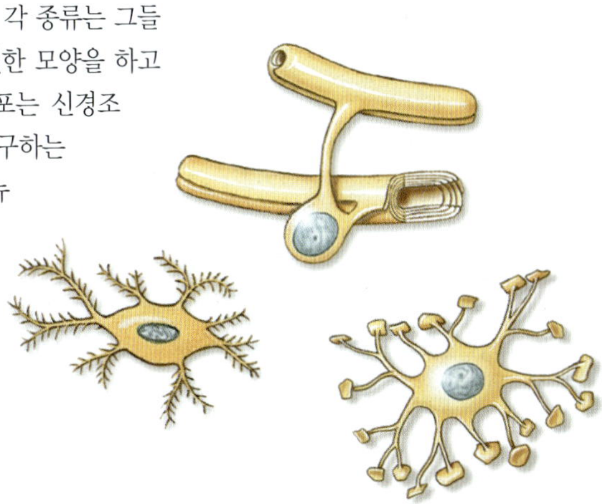

우리들의 의식적 혹은 무의식적 사고 과정은 뇌 속 뉴런들 사이에서의 소통을 반영하는 것이다. 그러한 소통은 세포체에서 발생되어 축삭을 따라 다른 세포들로 전달되는 전기적 충격이 전파되는 과정이다.

모듈 3.23 복습

a. 체내 세 종류의 근육조직을 제시하시오.

b. 단일 핵을 포함하고 무늬가 없으면 작고, 양쪽이 가느다란 세포들은 어떤 유형의 근육조직에 있는가?

c. 섬유성 돌기들을 많이 포함하고, 어떤 것은 수 cm 길이에 달하는 불규칙한 모양의 세포는 어떤 유형의 세포인가?

조직 손상에 대한 반응으로 염증과 재생이 있다

조직들은 독립적으로 존재하는 것이 아니라, 서로 결합되어 다양한 기능을 수행하는 기관이 된다. 따라서 어떤 손상이 있을 경우 여러 종류의 조직이 저절로 영향을 받게 된다. 이 조직들은 항상성을 유지하기 위해 상호 협조적인 방식으로 반응하게 된다. 손상 후 항상성의 회복은 두 개의 연관된 과정을 포함하고 있다.

Injury(손상)

조직이 손상되면, 일반적인 방어기전이 활성화된다.

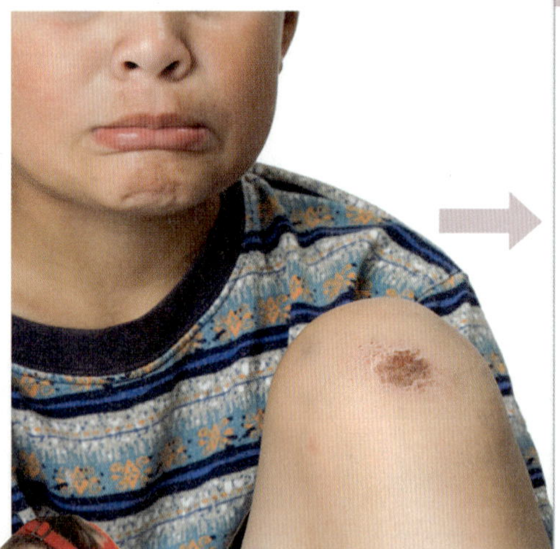

Exposure to Pathogens and Toxin (병원체 및 독소 노출)

손상 조직에는 비정상적 농도의 병원체, 독소, 노폐물 및 손상된 세포에서 나온 화학물질들이 포함된다.

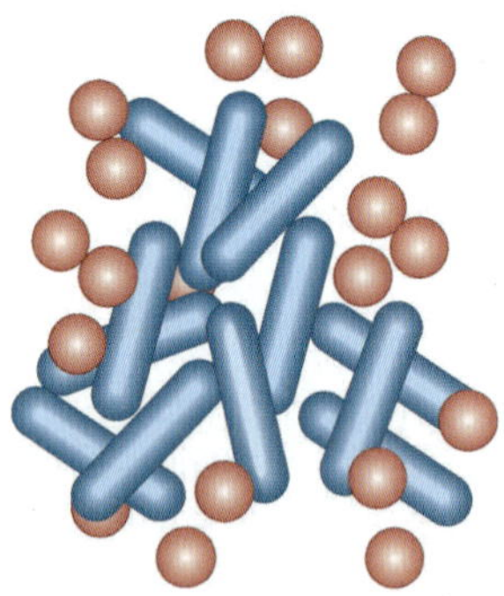

stimulate (자극)

Mast Cell Activation (비만세포 활성화)

결합조직에 손상이 생기면 비만세포에서 여러 종류의 화학물질들이 방출된다. 이 과정을 비만세포 활성화라고 하며 염증을 자극하게 된다.

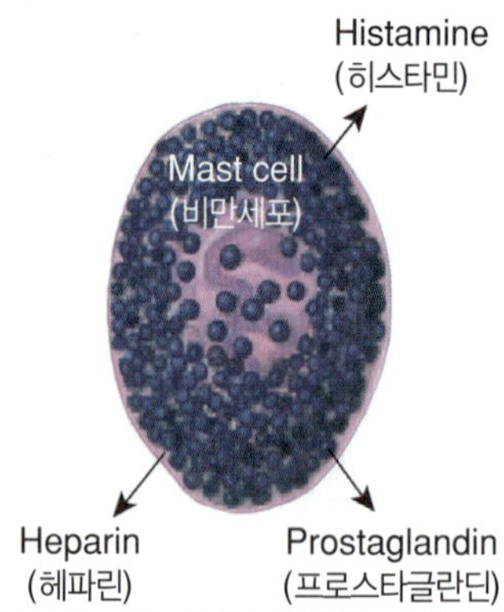

재생은 비만세포 활성화를 억제한다.

Regeneration(재생)

Regeneration(재생)은 손상된 조직이 안정화되고 염증이 가라앉은 후에 일어나는 회복과정이다.

조직이 정상 상태로 돌아가면서 섬유모세포들은 이 부위로 이동하여 콜라겐섬유 그물을 형성하여 상처부위를 안정화한다. 이 과정에서 **scar tissue(반흔조직)**라고 하는 밀집된 콜라겐 다발들이 형성된다. 시간이 지나면서 반흔조직은 대개 "재형성"되고 정상 상태로 회복된다.

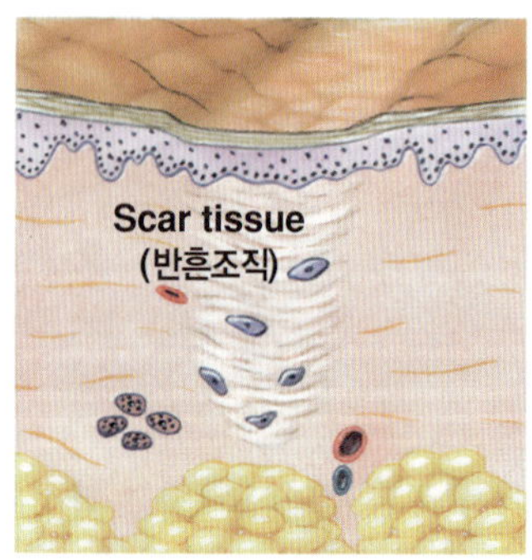

정상조직 상태로 회복

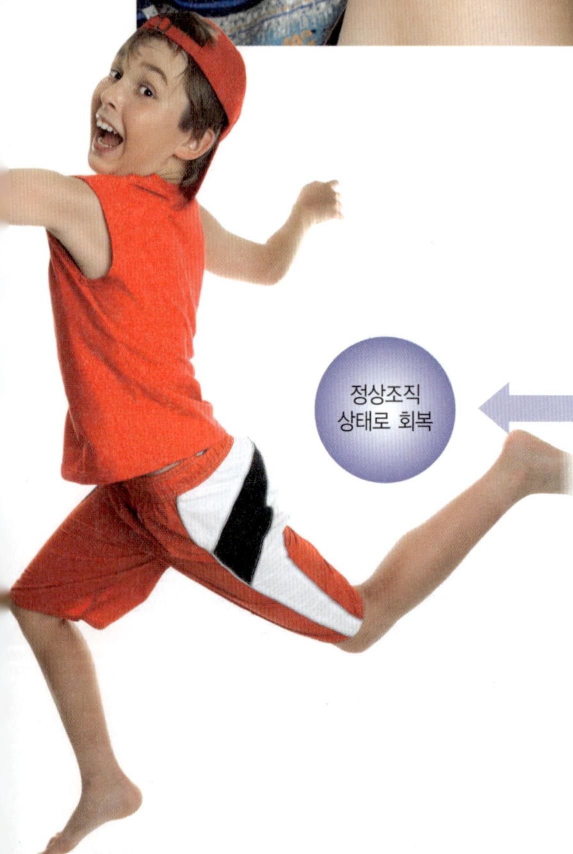

Inflammation(염증)

Inflammation(염증)은 부종, 발적, 열, 및 통증과 같은 손상 시 발생하는 여러 지표들을 수반한다. 염증은 유해한 세균과 같은 병원체가 조직 속에 있을 경우 발생하기도 한다; 이렇게 병원체가 조직 안으로 들어오는 것을 **infection(감염)**이라고 한다. 모든 기관들은 결합조직을 포함하고 있기 때문에 염증은 체내 어느 부위에서든 발생할 수 있다.

Increased Blood Flow(혈류 증가)

화학물질 방출에 반응하게 되면 혈관 주변의 평활근조직이 이완되어 혈관 직경은 **dilate(팽창)**한다. 따라서 손상된 조직으로 혈류가 증가하게 된다.

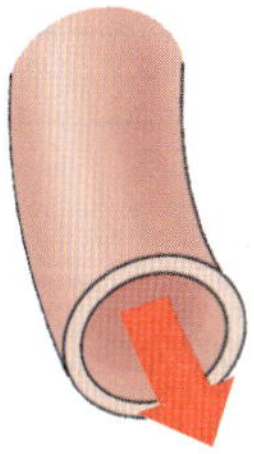

Increased Vessel Permeability(혈관 투과성 증가)

혈관팽창과 함께 모세혈관 투과성이 증가한다. 혈액 단백질을 포함하는 혈장이 손상된 조직으로 확산되어 그 부위가 부어 오른다.

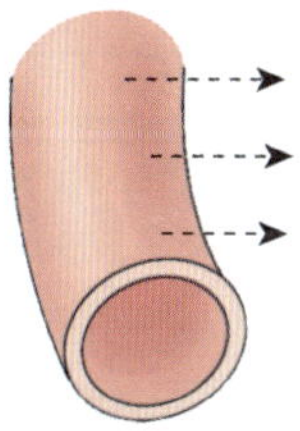

Pain(통증)

조직에 비정상적인 상태와 비만세포에서 방출된 화학물질들이 신경 말단을 자극하여 통각을 유발시킨다.

Promote(증진)

Increased local temperature (손상부위 온도 상승)
혈류와 투과성 증가로 조직의 온도가 상승하고 붉어진다.

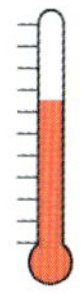

Increased oxygen and nutrient (산소와 영양소 증가)
혈관 팽창, 혈류 증가 및 혈관 투과성 증가로 산소와 영양소의 운반이 증대된다.

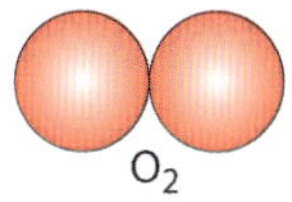

Increased phagocytosis (포식작용 증가)
조직 내 포식세포들이 활성화되어 소식 부스러기와 병원체를 포식하게 된다. 부가적인 포식세포들은 혈류에서 비정상 상태의 조직 부위로 이동한다.

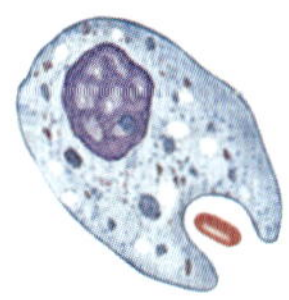

Removal of toxins and waste (독소와 노폐물 제거)
간질액의 양이 증가하는 순환 증대는 또한 독소와 노폐물을 신장으로 운반하여 배설하거나 간에서 불활성화시키도록 한다.

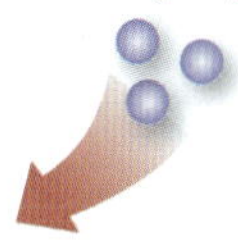

몇 시간 혹은 며칠 후, 상처 정화과정으로 염증 자극을 제거하는 일이 완료된다.

각 기관은 손상 후 재생되는 능력은 손상된 기관의 조직 구성 유형에 따라 다르다. 상피, 결합조직(연골 제외) 및 평활근조직은 일반적으로 재생이 잘 된다. 다른 근육조직이나 신경조직은 거의 재생되지 않고, 손상된 부위에 반흔조직이 남는다. 정상 조직이 있던 부위가 반흔조직으로 영구적으로 대체되는 것을 **fibrosis** (**섬유화;** fī-BRŌ-sis)라고 한다. 근육 및 기타 조직에서의 섬유화는 손상, 질병 및 노화의 반응으로 발생할 수 있다.

모듈 3.24 복습

a. 조직 손상에 대한 두 반응을 제시하시오.

b. 손상 후 일어나는 염증의 4개의 지표는 무엇인가?

c. 염증은 몸 어떤 부위에서도 왜 발생할 수 있는가?

1. 개념지도

이 절에서 설명된 진한 글씨체 용어와 개념들로 빈칸을 채워 근육조직 개념지도를 완성하시오.

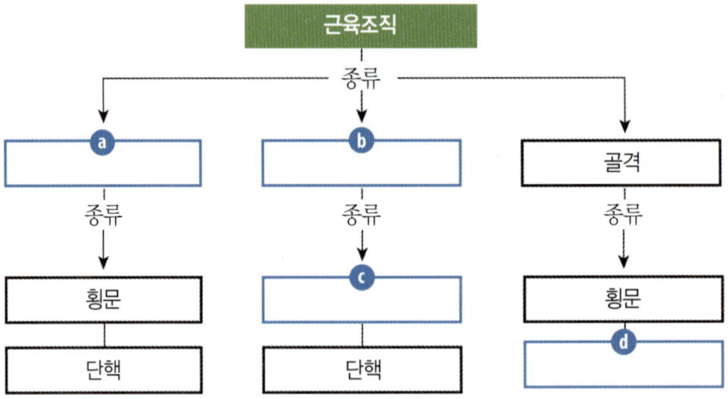

2. 용어

빈칸에 주어진 단어를 포함하는 볼드체 용어를 이 절에서 찾아 적으시오.

접두어	의미	용어
peri–	around	a ______
os–	bone	b ______
chondro–	cartilage	c ______
lacus–	lake	d ______

알맞은 용어로 빈칸을 채우시오.

e ______ 무형질이 거의 없고 다량의 콜라겐 섬유들이 있는 기질을 갖는 연골의 유형

f ______ 지방을 저장하는 세포

g ______ 관절강 내부를 싸는 막

h ______ 체 표면을 덮는 막

i ______ 뉴런 세포체에서 나와 정보를 다른 세포로 운반해주는 단일 돌기

j ______ 심장근세포들 사이의 특수화된 세포간 연접

k ______ 신경조직에서 지지기능을 하는 세포

l ______ 크고 다핵의 가로무늬 세포를 포함하는 근육조직

m ______ 혈관과 호흡관의 직경을 조절하는 근육조직

n ______ 염증이 가라앉은 후 일어나는 회복과정

o ______ 조직 손상에 대한 최초 반응

3. 절 종합 문제

염증이 일어나는 동안 손상된 부위에서 혈류와 혈관 투과성이 증가한다. 이러한 반응이 어떻게 손상된 부위에서 염증 자극을 제거하고 치유할 수 있는지 설명하시오.

핵심 용어로 윤곽 파악하기

각 모듈마다 차례대로 열거한 용어를 이용하여 내용을 요약하시오.

1절

세포 개요

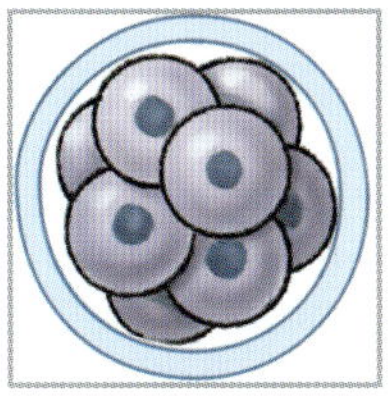

- ○ cell theory(세포이론)
- • differentiation(분화)

3.1

세포는 생명체의 최소 단위이다

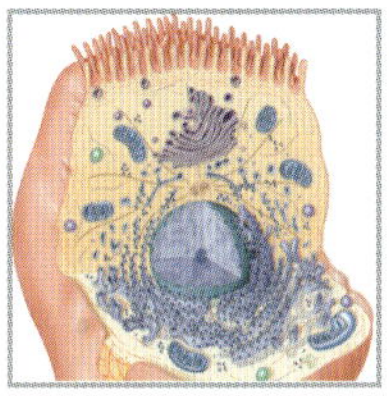

- • extracellular fluid (세포외액)
- • interstitial fluid (간질액)
- • plasma membrane (원형질막)
- • cytoplasm(세포질)
- • cytosol(세포질액)
- • organelle (소기관)
- • membranous organelles (막성 소기관)
- • nonmembranous organelle (비막성 소기관)
- • peroxisome (퍼옥시좀)
- • lysosome(리소좀)
- • microvilli(미세융모)
- • Golgi apparatus (골지복합체)
- • nucleus(핵)
- • nuclear envelope (핵막)
- • endoplasmic reticulum, ER (소포체)
- • smooth ER (활면소포체)
- • rough ER (조면소포체)
- • ribosome (리보솜)
- • cytoskeleton (세포골격)
- • mitochondrion (미토콘드리아)

3.2

원형질막은 외부환경과 세포를 분리시키고 여러 기능을 수행한다; 세포골격은 구조 및 기능상의 역할을 맡고 있다

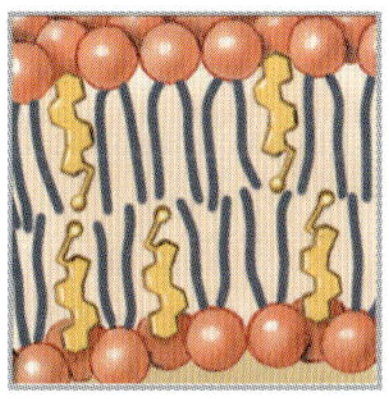

- • plasma membrane (원형질막)
- • glycocalyx (당질층)
- • integral protein (내재 단백질)
- • phospholipid bilayer (인지질 이중층)
- • microfilament (미세섬유)
- • intermediate filament (중간잔섬유)
- • microtubule [미세(소)관]
- • thick filament (두꺼운 미세섬유)
- • centriole(중심소체)
- • cilia(섬모)

3.3

소포체(세포질그물)와 유리 리보솜에서의 단백질 합성은 기본적으로 미토콘드리아 작용에 의해 공급되는 에너지에 의존한다

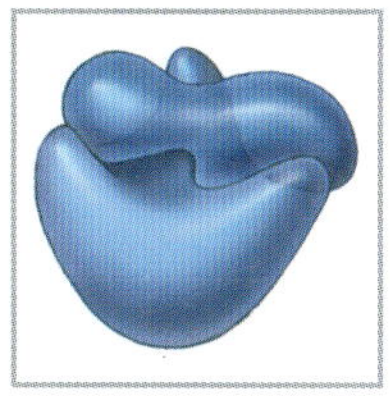

- • endoplasmic reticulum(ER, 소포체)
- • cisternae(시스터네)
- • rough endoplasmic reticulum(RER, 조면소포체)
- • smooth endoplasmic reticulum(SER, 활면소포체)
- • ribosomes(리보솜)
- • fixed ribosome (고정 리보솜)
- • free ribosome (유리 리보솜)
- • mitochondria (미토콘드리아)
- • matrix(기질)
- • cristae(크리스테)
- • aerobic metabolism (유기 대사)

3.4

골지복합체는 포장센터이다

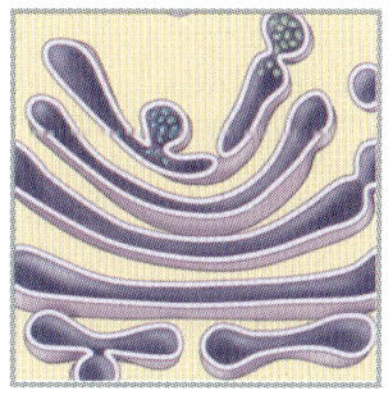

- • Golgi apparatus (골지복합체)
- • cisternae (수조, 시스터네)
- • membrane renewal vesicles (막재생소포)
- • secretory vesicles (분비소포)
- • lysosomes(리소좀)
- • transport vesicles (운반소포)
- • autolysis(자가분해)
- ○ membrane flow (막 유농)

3.5

핵은 DNA, RNA, 단백질 및 효소들을 포함하고 있다

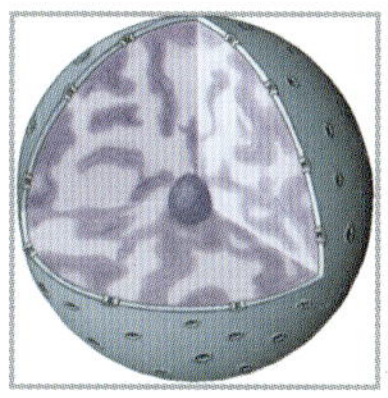

- • nucleus(핵)
- • nuclear envelope (핵막)
- • nuclear pores(핵공)
- • nucleoplasm(핵질)
- • nucleolus(인)
- • chromatin(염색질)
- • chromosomes (염색체)
- • centromere(중심절)

• = 해당 모듈에서 굵은 문자로 표시한 용어

3.6

단백질 합성에는 DNA, 효소 및 세 종류의 RNA가 관여한다

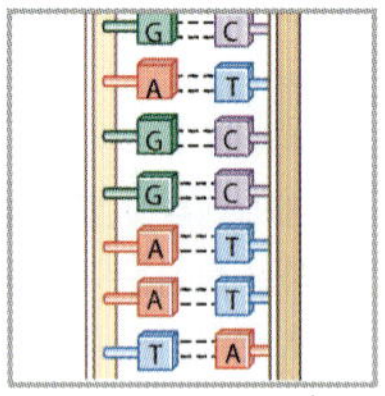

- • genetic code (유전암호)
- • gene(유전자)
- • triplet(3중자)
- • messenge RNA (mRNA, 전령 RNA)
- • codons(코돈)
- • transcription(전사)
- • translation(번역)
- • ribosomal RNA (rRNA, 리보솜 RNA)
- • transfer RNA (tRNA, 운반 RNA)
- • anticodon(안티코돈)

3.7

각 세포는 생장기와 분열기를 포함하는 생활환을 가지고 있다

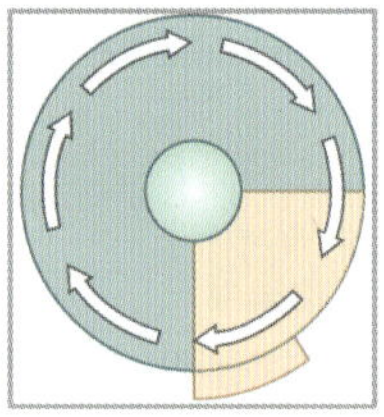

- • cell division (세포분열)
- • apoptosis (세포예정사)
- • mitosis(유사분열, 핵분열)
- • meiosis(감수분열)
- • daughter cell (딸세포)
- • interphase(간기)
- • cytokinesis (세포질분열)
- • DNA replication (DNA 복제)
- • DNA polymerase (DNA 중합효소)

3.8

핵분열은 세포질분열에 의해 딸세포들을 분리시키기 전에 염색체들을 분배한다

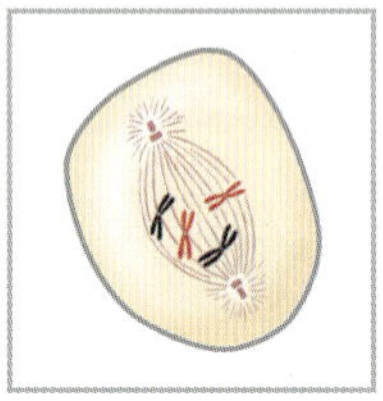

- • mitosis(핵분열)
- • cytokinesis (세포질분열)
- • spindle fiber (방추사)
- • prophase(전기)
- • chromatid(염색분체)
- • cleavage furrow (분열 고랑)
- • metaphase(중기)
- • metaphase plate (중기판)
- • anaphase(후기)
- • telophase(말기)

3.9

비정상적인 세포 생장과 분열이 종양과 암의 특징이다

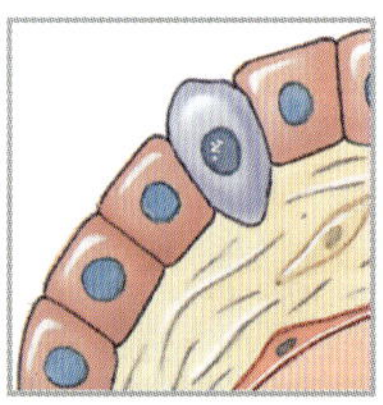

- ○ cancer(암)
- ○ mutation(돌연변이)
- • tumor(종양)
- • benign tumor (양성종양)
- • invasion(침투)
- • malignant tumor (악성종양)
- • metastasis(전이)

2절

세포 안팎으로의 물질 출입은 어떻게 이루어지나?

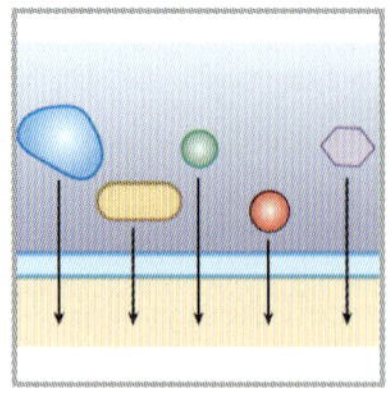

- • permeability(투과성)
- • freely permeable membranes (자유 투과막)
- • selectively permeable membranes (선택적 투과막)
- • impermeable membranes (불투과막)
- • diffusion(확산)
- • carrier-mediated transport (운반체 매개 수송)
- • vesicular transport (소포 수송)

3.10

확산은 농도차에 따른 이동이다

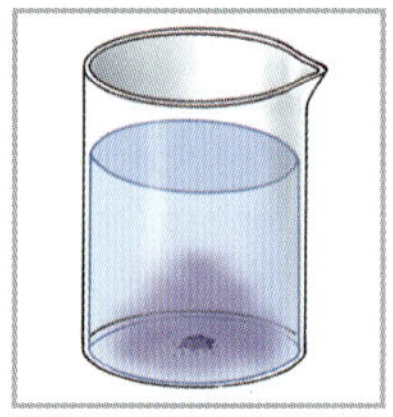

- • diffusion(확산)
- • gradient(경사)
- • osmosis(삼투)

3.11

수동 또는 능동적인 과정에 의해 물질이 세포 안팎으로 이동한다

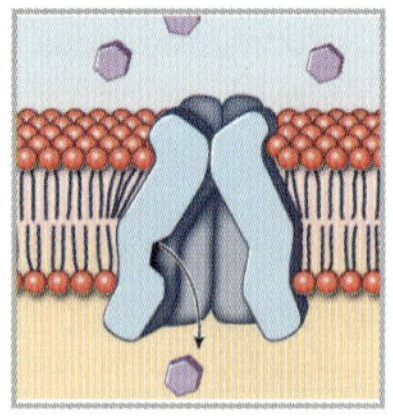

- ○ diffusion(확산)
- ○ osmosis(삼투)
- ○ facilitated diffusion (촉진확산)
- • active transport (능동수송)
- • sodium-potassium exchange pump (나트륨-칼륨 교환 펌프)
- • pinocytosis (포음작용)
- ○ cell drinking (세포 마시기)
- • receptor-mediated endocytosis (수용체, 매개 세포내 섭취)
- • phagocytosis (포식작용)
- • pseudopodia (위족)
- • phagocytes (macrophages) (식세포, 대식세포)
- • exocytosis (세포외배출)

3절

Tissue(조직)

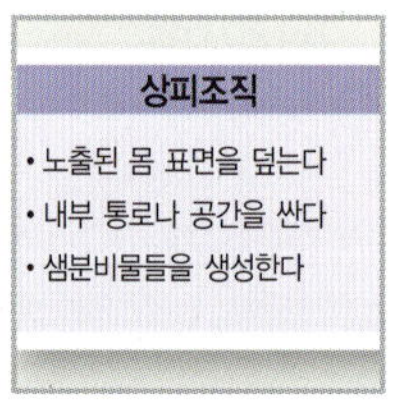

- • tissue(조직)
- ○ epithelial tissue (상피조직)
- ○ connective tissue (결합조직)
- ○ muscle tissue (근육조직)
- ○ neural tissue (신경조직)

• = 해당 모듈에서 굵은 문자로 표시한 용어

3.12

조직은 특정 세포 및 세포 생성물의 집합체이다

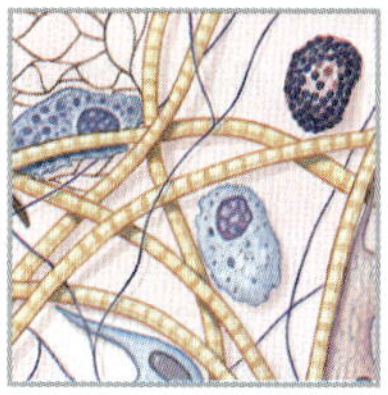

- histology(조직학)
- primary tissue type (기본조직 유형)
- epithelial tissue (상피조직)
- connective tissue (결합조직)
- matrix(기질)
- ground substance (무형질)
- muscle tissue (근육조직)
- skeletal muscle tissue (골격근조직)
- cardiac muscle tissue (심장근조직)
- smooth muscle tissue (평활근조직)
- neural tissue (신경조직)
- neurons(뉴런)
- neuroglia (신경교세포)
- central nervous system (중추신경계)
- peripheral nervous system (말초신경계)

3.13

상피조직은 표면을 덮고 구조물 내강을 싸며 분비샘을 형성한다

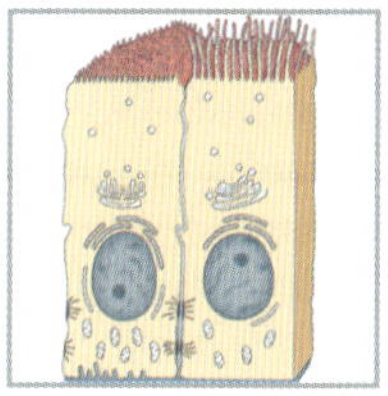

- epithelia(상피)
- gland(분비샘)
- exocrine gland (외분비샘)
- endocrine gland (내분비샘)
- apical surface (지유면)
- basal surface (바닥면)
- lumen(강소)
- squamous(편평)
- cuboidal(입방)
- columnar(원주)
- simple epithelium (단층상피)
- stratified epithelium (중층 상피)

3.14

상피세포는 구조적, 기능적으로 광범위하게 상호 연결되어 있다

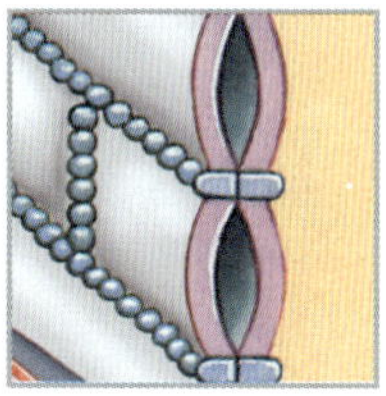

- tight junction (밀착결합)
- gap junction (틈새연접)
- desmosomes (데스모좀)
- basement membrane (기저막)
- connexons(커넥손)
- cell adhesion molecule(CAM, 세포부착물질)
- proteoglycans (프로테오글리칸)
- avascular(무혈관)

3.15

편평상피 세포는 납작하고 모양이 불규칙하다

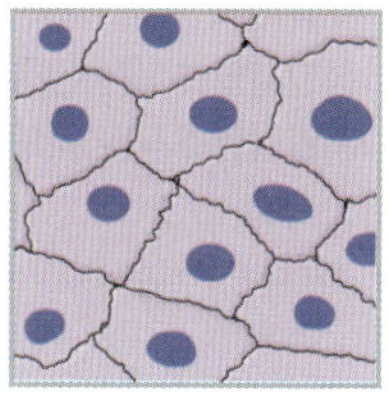

- squamous epithelium (편평상피)
- simple squamous epithelium (단층편평상피)
- stratified squamous epithelium (중층편평상피)
- keratinized(각질화)
- nonkeratinized (비각질화)

3.16

입방 및 이행상피는 외부로 연결되는 통로나 공간에서 볼 수 있다

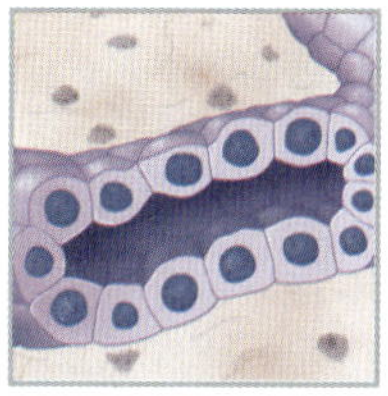

- cuboidal epithelium(입방상피)
- simple cuboidal epithelium(단층입방상피)
- stratified cuboidal epithelium(중층입방상피)
- transitional epithelium(이행상피)

3.17

원주상피는 일반적으로 흡수 기능을 수행하거나 화학적, 환경적 스트레스로부터 보호해 준다

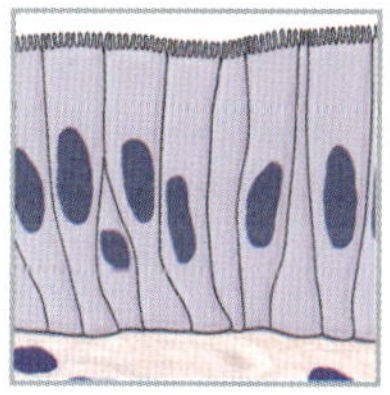

- columnar epithelium(원주상피)
- simple columnar epithelium(단층원주상피)
- pseudostratified columnar epithelium (위중층원주상피)
- stratified columnar epithelium(중층원주상피)

3.18

샘상피는 분비작용을 할 수 있도록 분화되어 있다

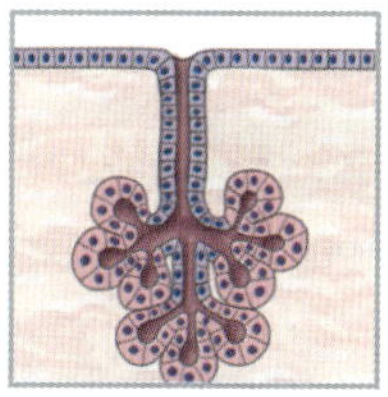

- endocrine gland (내분비샘)
- exocrine gland (외분비샘)
- ducts(관)
- mucous cell (점액세포)
- ○ serous gland (장액세포)
- ○ mucous gland (점액샘)
- ○ mixed gland (혼합샘)
- mucus(점액)
- merocrine secretion (샘분비)
- apocrine secretion (부분분비)
- holocrine secretion (온분비)

• = 해당 모듈에서 굵은 문자로 표시한 용어

3.19

성긴결합조직은 완충 및 지지작용을 하고, 치밀결합조직은 강도를 부여한다

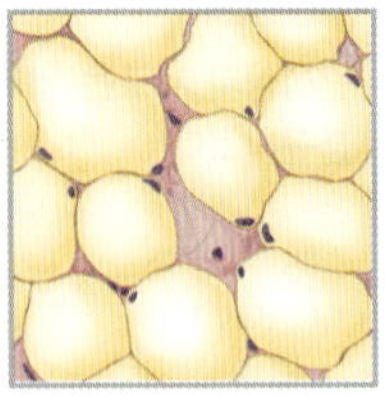

- loose connective tissues (성긴결합조직)
- areolar tissue (성긴조직)
- reticular fiber (그물조직)
- collagen fiber (콜라겐섬유)
- elastic fiber (탄력섬유)
- melanocyte (멜라닌세포)
- fixed macrophage (고정 대식세포)
- mast cell(비만세포)
- fibroblast (섬유모세포)
- adipocyte (지방세포)
- plasma cell (형질세포)
- free macrophage (자유대식세포)
- stem cell(줄기세포)
- lymphocytes (림프구)
- ground substance (바탕질)
- adipose tissue (지방조직)
- dense connective tissue (치밀결합조직)
- dense regular connective tissue (치밀규칙결합조직)
- dense irregular connective tissue (치밀불규칙결합조직)

3.20

막은 물리적 장벽이다

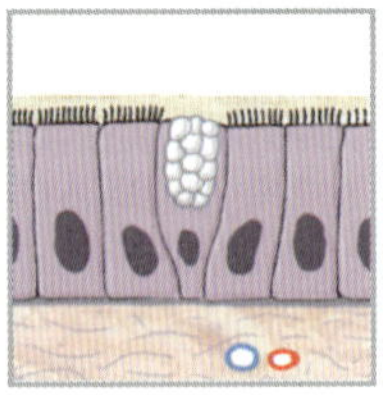

- synovial membrane (윤활막)
- synovial fluid (윤활액)
- mucous membrane (점막)
- lamina propria (고유판)
- serous membrane (장막)
- pleura(가슴막)
- peritoneum(복막)
- pericardium(심장막)
- transudate(삼출물)
- cutaneous membrane (피부막)

3.21

연골은 유연한 지지골격으로 작용한다

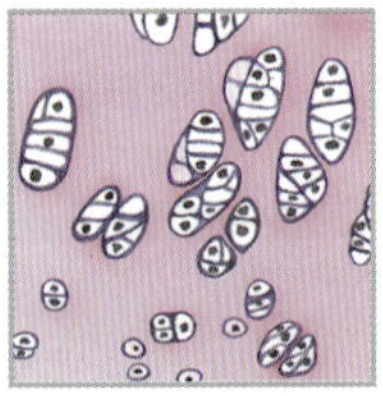

- cartilage(연골)
- chondroitin sulfate (콘드로이틴 황산염)
- chondrocyte (연골세포)
- lacunae(연골방)
- perichondrium (연골막)
- hyaline cartilage (유리연골)
- elastic cartilage (탄력연골)
- fibrocartilage (섬유연골)

3.22

뼈는 몸의 강력한 지지대이다

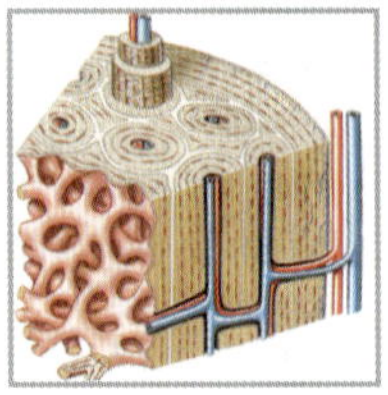

- osseous tissue (뼈조직)
- compact bone (치밀뼈)
- spongy bone (해면뼈)
- periosteum(골막)
- osteocytes(뼈세포)
- canaliculi(뼈세포관)
- central canal (중심관)
- osteon(골원)

3.23

근육조직은 수축하도록 특화되어 있고, 신경조직은 소통하도록 특화되어 있다

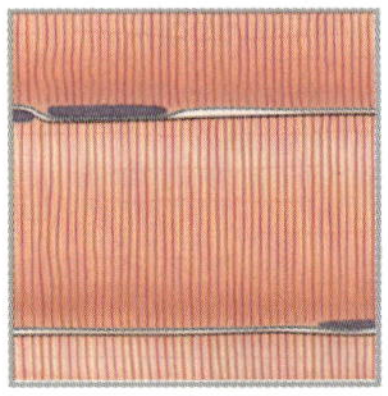

- muscle tissue (근육조직)
- skeletal muscle tissue(골격근조직)
- striated(가로무늬)
- cardiac muscle tissue(심장근조직)
- intercalated discs (개재판)
- smooth muscle tissue(평활근조직)
- neural tissue (신경조직)
- neurons(뉴런)
- neuroglia(glial cell) (신경교세포, 아교세포)
- dendrite(수상돌기)
- axon(축삭)
- cell body(세포체)

3.24

조직 손상에 대한 반응으로 염증과 재생이 있다

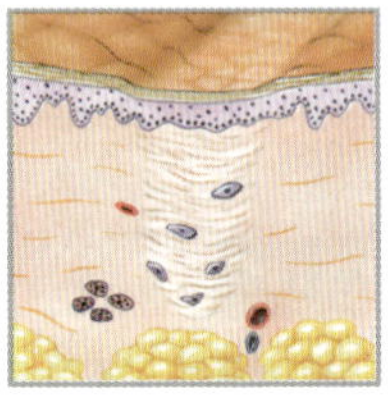

- ○ mast cell activation (비만세포 활성)
- inflammation (염증)
- infection(감염)
- dilate(팽창)
- regeneration(재생)
- scar tissue (반흔조직)
- fibrosis(섬유화)

• = 해당 모듈에서 굵은 문자로 표시한 용어

3장 종합 복습 문제

1. A 용액과 B 용액이 선택적 투과장벽에 의해 분리되어 있다. 시간이 지나 A 쪽의 액체가 증가하였다. 처음에 용질의 농도가 더 높았던 용액은 어느 쪽인가?
2. 막으로 둘러싸인 세포소기관이 있다면 어떤 이점이 있을까?
3. 소환관에서의 중요한 구조적 특징은 소화관 내벽을 싸는 노출된 표면에 밀착연접이 존재한다는 점이다. 이 연접은 왜 중요한 것일까?
4. 몸 분비물을 화학적으로 상세하게 분석하기 위한 재료가 있다고 가정할 때, 그 분비물이 merocrine(샘분비)인지 apocrine(부분분비)인지 어떻게 알 수 있을까?
5. 실험시간에 학생이 평행으로 배열하여 끈을 형성하는 조밀한 단백질 섬유들로 이루어진 조직을 관찰한다. 가로무늬는 없으나 작은 핵들이 관찰된다. 이 학생은 이 조직을 골격근이라고 인식하였다. 왜 학생의 판단이 틀렸는가? 관찰한 조직은 무엇인가?

3장에 있는 모든 모듈, 절, 종합 복습 문제의 풀이를 알고 싶으면 이 책의 뒷부분에 청색 식별표로 표시한 해답 페이지를 참조하시오.

4

외피계통 (The Integumentary System)

번역: 김완종

학습성과

다음 각 학습성과 번호는 본문의 모듈 번호와 일치하며, 독자는 4장을 모두 공부한 후에 각 학습성과를 실천할 수 있어야 한다.

1절 • Skin(피부)의 Functional Anatomy(기능해부학)

4.1 표피의 주요한 구조적 특징들을 기술하고, 각 기능의 중요성을 설명한다.

4.2 개인 간 피부색의 차이가 나타나는 이유는 무엇인지 설명하고, 몇 종류의 피부암을 비교해 본다.

4.3 진피와 피하층의 구조와 기능을 기술한다.

4.4 피부와 관련하여 햇빛과 내분비 기능의 상호작용을 기술한다.

2절 • Skin(피부)의 Accessory Organ(부속기관)

4.5 털 생성의 기작을 설명하고 털의 구성과 색에 대한 구조적 기초를 설명한다.

4.6 피부에 분포하는 여러 종류의 외분비샘들을 기술하고, 각 분비샘에서 나오는 분비물에 대해 논의한다.

4.7 전형적인 손톱(발톱)의 구조에 대해 설명한다.

4.8 + **임상의학 모듈** 피부에 대한 노화의 영향들을 간추려본다.

4.9 + **임상의학 모듈** 손상에 대해 피부가 어떻게 반응하는지 그리고 피부가 회복되는 단계들을 설명한다.

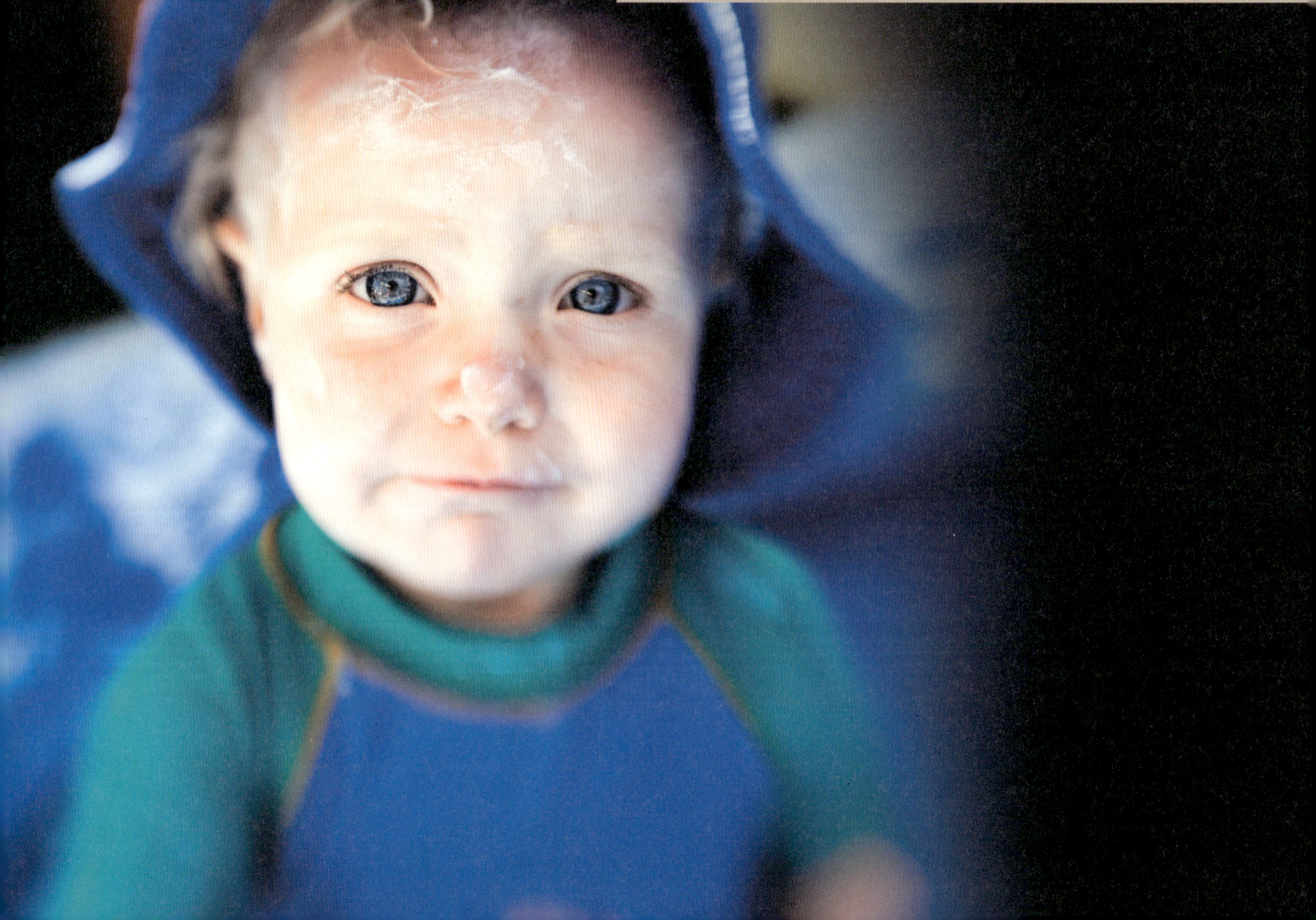

Skin(피부)의 Functional Anatomy (기능해부학)

Integumentary system(외피계통) 또는 간단하게 **integument(외피;** in-TEG-U-ment)는 피부막과 부속구조인 두 성분으로 구성되어 있다. **Cutaneous membrane(피부막),** 즉 피부는 표층 상피인 표피와 아래 진피 결합조직으로 구성되어 있다. **Accessory structure(부속구조)**에는 털, 손톱, 발톱 및 여러 외분비샘들이 포함된다. 외피계통은 우리가 외부 세계와 만나는 곳으로서 종종 적대적이기도 한 환경에 대한 우리 몸의 1차 방어선이기도 한다.

Cutaneous Membrane (피부막)

Epidermis(표피; *epi*, above)는 중층편평상피로 이루어져 있다.

Dermis(진피)는 areolar tissue(성긴조직)의 유두층과 치밀 불규칙 결합조직의 그물층으로 이루어져 있다.

Hypodermis(피하층), 즉 피부 아래층은 외피를 그 아래 조직 및 기관들과 분리시킨다. 피하층은 종종 외피계통의 일부로 간주되지 않지만 결합조직 섬유들이 진피 섬유들과 상호 연결되기 때문에 여기서 포함시켜 다루기로 한다.

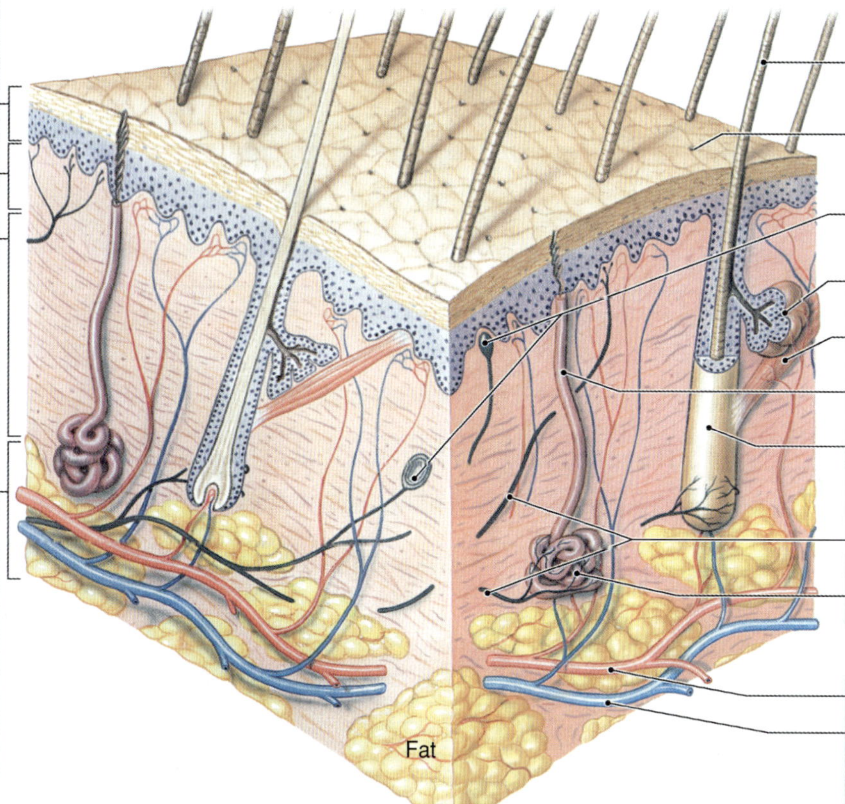

Accessory Structure (부속 구조)

Cutaneous plexus (피부혈관얼기)는 동맥과 정맥의 그물망으로서 외피계통 조직에 분포하는 더 작은 혈관들에 연결된다.

1 외피계통은 피부막과 여러 부속 구조 등 2개의 주요 성분으로 구성되어 있다.

외피계통의 기능

- 아래 조직과 기관들을 충격, 파손, 체액 소실 및 화학적 손상으로부터 보호
- 외피 분비샘에서의 염, 물 및 유기 노폐물 배설
- 필요에 따라 냉기를 차단 혹은 발산함으로써 정상적인 체온 유지
- 아래 조직을 자외선으로부터 보호하는 멜라닌 생성
- 파손을 막아주고 물을 차단하는 케라틴 생성
- 정상적인 칼슘 대사에 중요한 호르몬인 calcitriol(칼시트리올)로 전환되는 일종의 스테로이드 비타민 D_3 합성
- 진피와 피하층 지방조직에 있는 지방세포에 지질 저장
- 촉각, 압각, 통각 및 온각 자극을 감지
- 병원체 및 피부암에 대한 면역반응 조절

표피는 다양한 기능이 있는 층들로 구성되어 있다

표피는 체내에서 가장 풍부한 상피세포들인 **keratinocyte(각질세포;** ke-RAT-i-nō-sīt**)**들이 대부분을 차지하고 있다. 이 세포들은 여러 개의 층을 형성한다. 표피 가장 아래 층에 있는 줄기세포들은 끊임없이 분열하여 노출 표면에서 탈락될 각질세포들을 생성한다.

1 표피 깊은 층은 진피 쪽으로 확장된 표피 융기를 형성한다. 이 융기들은 표피쪽으로 돌출된 **dermal papillae(진피유두)**에 근접한다. 이 융기와 유두는 부착면적을 증가시키고 표피를 진피에 단단하게 결합하도록 해주기 때문에 중요하다.

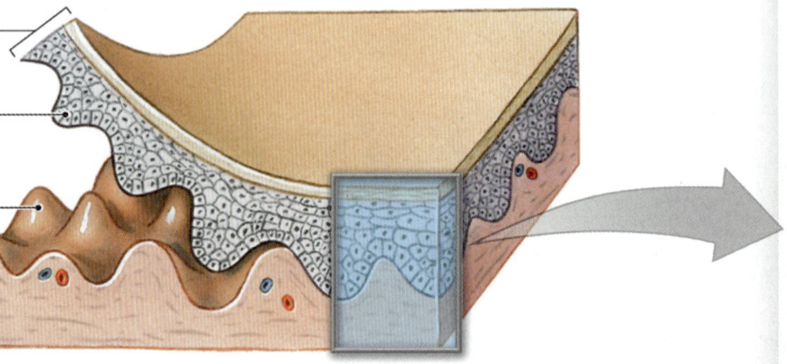

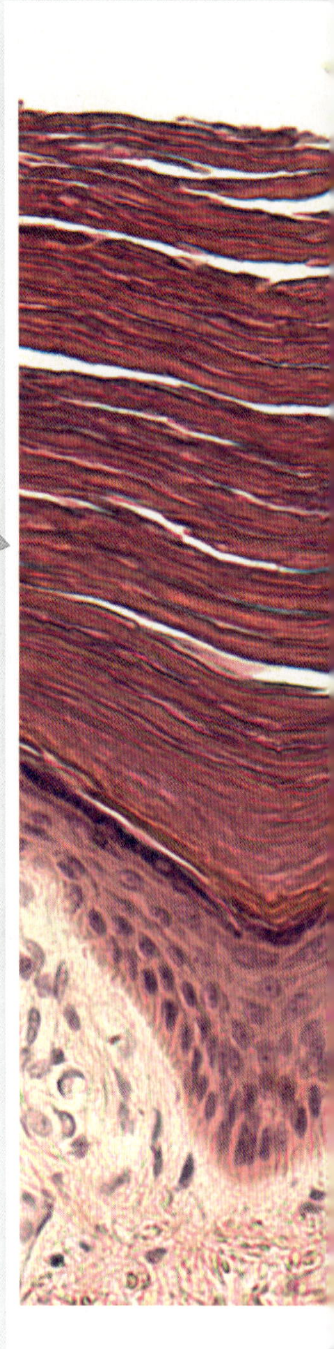

2 **Thin skin(얇은 피부)**은 체표면 대부분을 덮고 있으며, 4개의 층으로 구성되어 있고 두께가 비닐주머니 정도(약 0.08 mm)이다.

3 **Thick skin(두꺼운 피부)**은 손바닥과 발바닥에서 볼 수 있으며 제5의 층을 포함하고 있다. 이 피부는 보통의 페이퍼타월 정도(약 0.5 mm)의 두께이다. "두껍고", "얇고"는 표피의 상대적인 두께를 의미하는 것이지 외피 전체의 두께가 아니다.

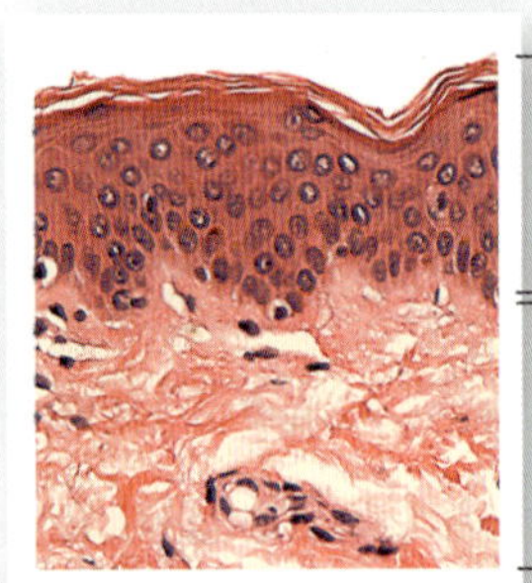

Thin skin (얇은 피부) LM × 225

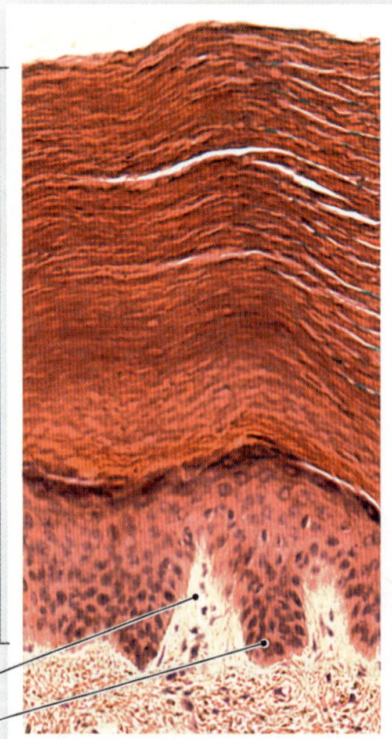

Thick skin(두꺼운 피부) LM × 225

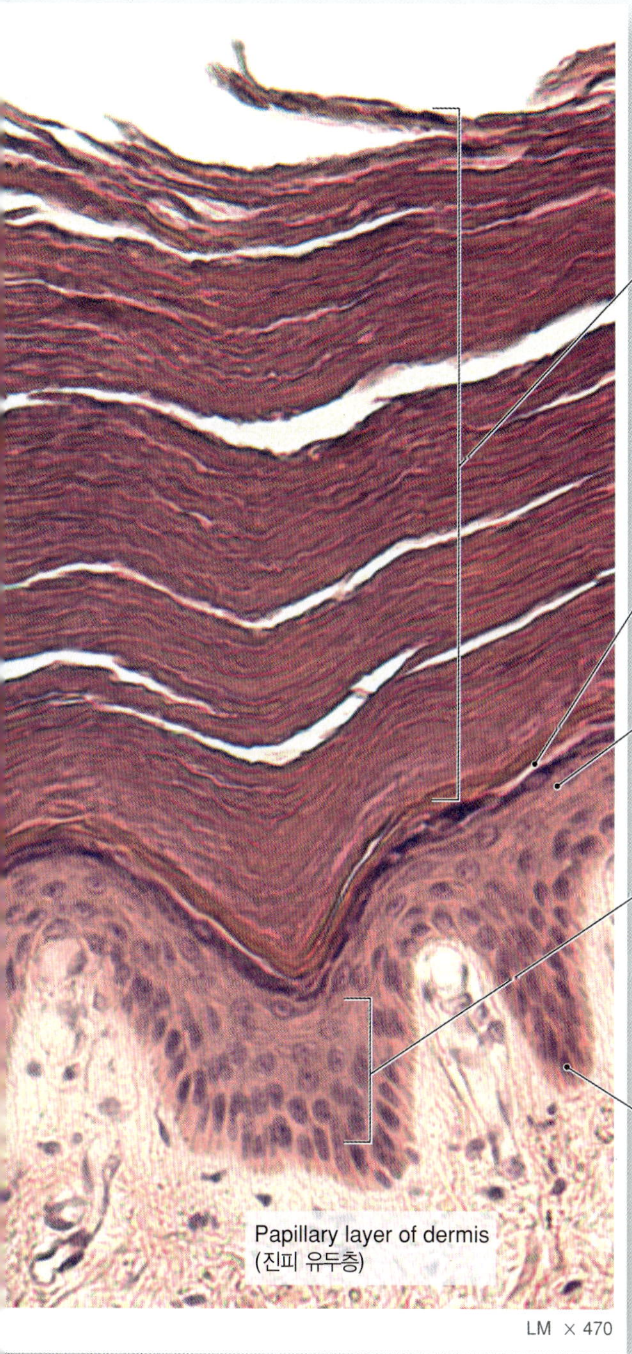

4 다른 상피들과 마찬가지로, 표피에도 혈관이 존재하지 않는다. 상피세포들은 진피내 모세혈관으로부터 확산되는 산소와 영양소에 의존하고 있다. 따라서 가장 큰 대사요구성을 갖는 세포들은 아래쪽 진피에 가장 근접하여 존재하게 된다.

Layers of the Epidermis(표피층)

Stratum corneum(각질층): 외부 표면에 노출된 층으로서 각질층은 보통 15-30층의 각질세포들을 포함하고 있다. 각화과정을 통해 **keratin(케라틴;** KER-a-tin; *keros*) 단백질로 채워진 세포들로 보호작용을 하는 세포층이 형성된다. 각질층의 죽은 세포들은 서로 데스모좀에 의해 단단하게 연결되어 있다. 표피 가장 아래층(바닥층)에서 각질층까지 한 세포가 이동하는데 7~10일 정도 시간이 걸린다. 죽은 세포들은 보통 노출된 각질층에 약 2주 정도 머물다가 탈락되거나 제거된다.

Stratum lucidum(투명층): 손바닥과 발바닥의 두꺼운 피부에서 투명층은 각질층과 그 아래층을 분리시킨다. 투명층 세포들은 편평하고, 조밀하게 붙어 있으며 대부분의 세포소기관은 소실되어 케라틴 단백질로 채워져 있다. 투명층에 도달하는 시점에서 세포들은 죽고 탈수된다.

Stratum granulosum(과립층): 이 "과립이 포함된 층"은 3~5층의 각질세포들로 구성되어 있다. 세포들이 이 층에 이르는 시점에 대부분의 세포들은 분열을 멈추고 다량의 케라틴을 만들기 시작한다. 케라틴섬유들이 발달하면서 세포들은 점차 가늘어지고 편평해지면 막은 비후해지고 투과성이 감소된다.

Stratum spinosum(가시층): 이 "가시 모양의 층"은 데스모좀에 의해 결합하고 있는 8~10층의 각질세포들로 이루어져 있다. 조직 표본관찰에서 세포들이 조그만 핀쿠션처럼 보이기 때문에 이런 이름이 붙여졌다. 각질세포들은 세포질이 위축되고 세포골격 성분과 데스모좀만 남게 되어 그렇게 보이는 것이다. 가시층에는 표피를 통해 들어오는 미생물이나 피부암에 대한 방어작용을 자극함으로써 면역반응에 관여하는 **dendritic cell(수지상세포)**들도 포함되어 있다.

Stratum basale(바닥층): 바닥층은 표피의 맨 아래층이다. 반데스모좀에 의해 세포는 표피와 진피 유두층 근처 성긴조직에 부착되어 있다. **Basal cell(바닥세포)**은 바닥층 대부분을 차지하고 있다. 바닥세포는 줄기세포로서 분열하여 피부 표면에서 제거되거나 탈락하는 각질세포를 대체하게 된다. 털이 없는 피부 표면 부위에는 **Merkel cell(메르켈세포)**이라고 하는 특수한 상피세포가 바닥세포들 사이에 흩어져 있다. 메르켈세포는 촉각에 예민하여 압박하면 감각신경종말을 자극하는 화학물질을 방출한다.

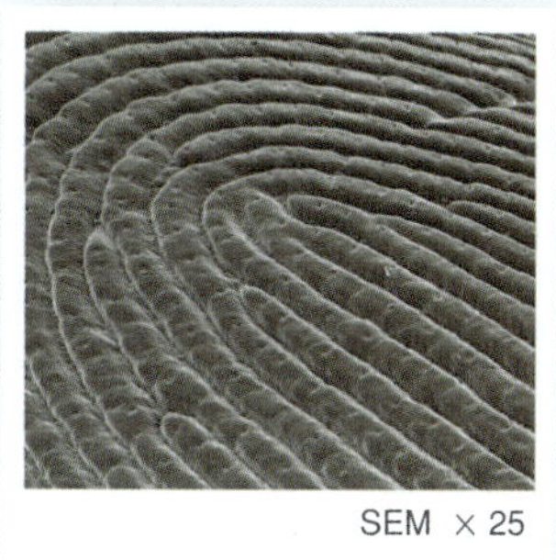

5 손가락 끝 두꺼운 피부의 융기 패턴이 지문을 형성하는데, 이것은 1세기 이상 범죄수사에서 개인을 식별하는데 사용되고 있다. 이 주사전자현미경 사진은 집게손가락 지문을 보여주고 있다.

모듈 4.1 복습

a. 두꺼운 피부의 표피층을 열거하시오. (심층에서 표층으로)

b. 비듬은 두피 외층의 세포들이 지나치게 탈락하여 생기는 것이다. 이러한 비듬은 어떤 표피층에서 유래한 세포들로 이루어진 것인가?

c. 유리조각이 손바닥 표피 세 번째 층을 찔렀다. 어떤 층인가?

피부색에 영향을 미치는 요인은 표피 색소와 진피 혈액순환이다

피부색에 영향을 미치는 두 요인: 피부 색소 및 진피에서의 혈액순환 정도.

1 피부색에 관여하는 주요 색소는 카로틴과 멜라닌이다. 사진은 피부가 흰 사람의 얇은 피부 절편을 보여주고 있다. 멜라닌세포와 바닥세포들의 비율이 신체 부위에 따라 1:4에서 1:20 사이 범위에 있다. 전신을 덮고 있는 피부에는 제곱미터당 약 1,000개의 멜라닌세포들이 있다. 개인간 피부 색소 차이는 멜라닌세포의 수가 다르기 때문이 아니라, 색소 생성 정도가 다르기 때문이다. 백색 피부를 가진 사람에서도 멜라닌세포들은 정상적으로 분포하고 있으나, 멜라닌 색소를 생성할 수 없다. 아래 그림은 바닥층에 있는 하나의 멜라닌세포를 보여주고 있다.

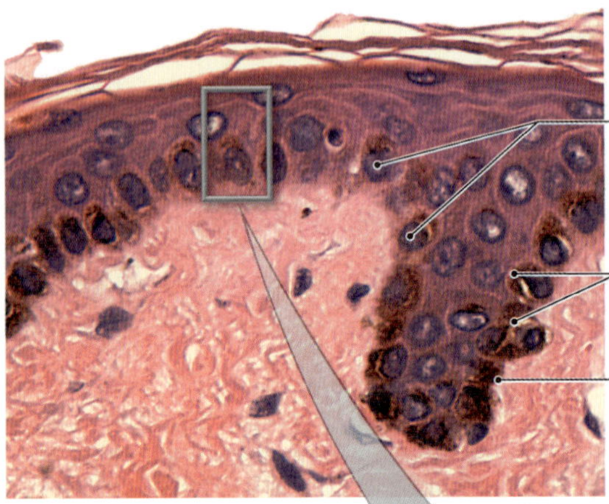

Thin skin(얇은 피부) LM × 400

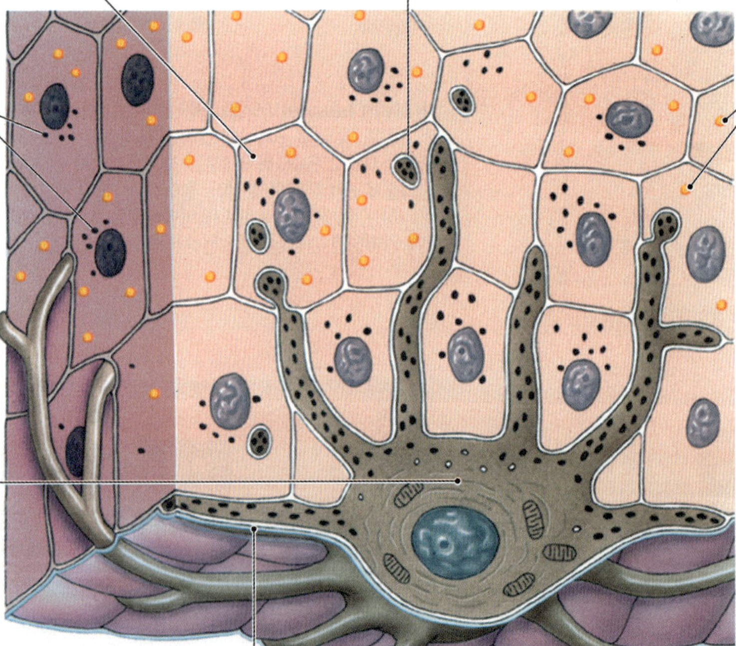

1 **Melanin(멜라닌)**은 **melanocyte(멜라닌세포)**에서 생성되는 갈색, 황갈색 혹은 흑색 색소이다.

2 멜라닌세포는 바닥층에 표피세포 아래 혹은 사이에 끼어서 존재한다. 멜라닌세포는 아미노산 티로신으로부터 합성되고 **melanosome(흑색소포)**이라고 하는 세포내 주머니에 농축되어 있다.

3 흑색소포들은 멜라닌세포에서 각질세포로 전달된다. 피부가 검은 사람에서 흑색소포들은 더 커져서 피부 색소가 더 진해지고 계속적으로 유지된다.

4 **Carotene(카로틴;** KAR-uh-tēn)은 주황색 색소로서 표피세포들에 축적된다. 피부가 흰 사람의 각질층에서 가장 뚜렷하지만, 진피와 피하의 지방조직에 축적되기도 한다. 카로틴은 여러 종류의 황색 채소에도 존재한다.

5 피부색은 유전적으로 결정된다. 그러나 자외선(UV)에 대한 반응으로 색소가 증가하여 햇볕에 피부가 탈 수 있다.

2 진피에서의 순환은 혈액이 붉은 색소인 헤모글로빈으로 채워진 적혈구들을 포함하고 있기 때문에 피부색에 영향을 미친다. 헤모글로빈은 산소와 결합하면 선홍색이 되어 진피에 있는 모세혈관들이 붉은 색조를 띠게 되며 이러한 특징은 피부가 흰 사람에서 가장 두드러지게 나타난다. 만약 혈관들이 팽창하면 붉은 색조는 훨씬 더 강해져서 우리 피부가 냉각장치처럼 작용하여 열을 내보내도록 해준다. 혈류가 줄어들면 조직내 산소량이 감소하게 되고 이런 조건에서는 헤모글로빈이 산소를 방출하여 암적색으로 변하게 된다. 표면에서 보면 피부는 푸른색을 띠게 된다. 이런 색조를 **cyanosis(청색증;** sī-uh-NŌ-sis; *kyanos*, blue)라고 한다. 어떤 피부색을 지닌 사람에서도 청색증은 입술 혹은 손톱 밑과 같이 매우 얇은 피부에서 뚜렷하게 관찰할 수 있다.

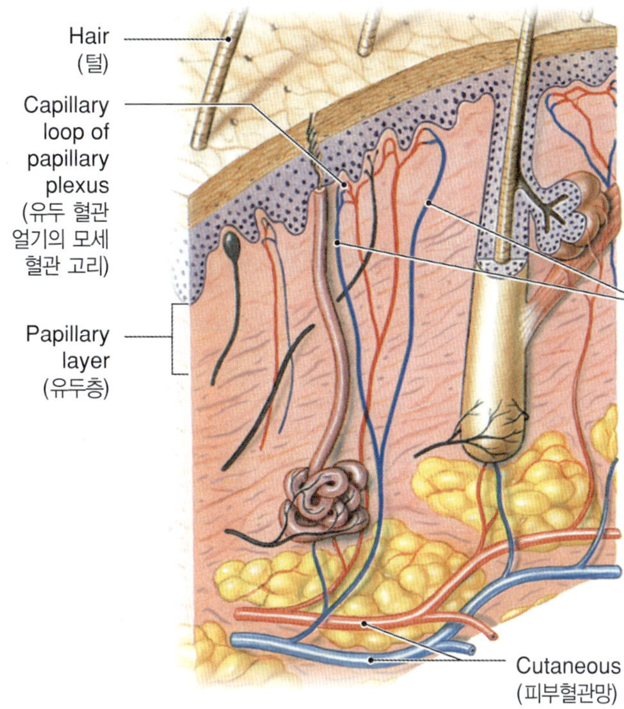

피부 유두층에는 진피와 표피에 산소와 영양소를 공급하는 모세혈관 그물인 **papillary plexus (유두 혈관얼기)**가 있다.

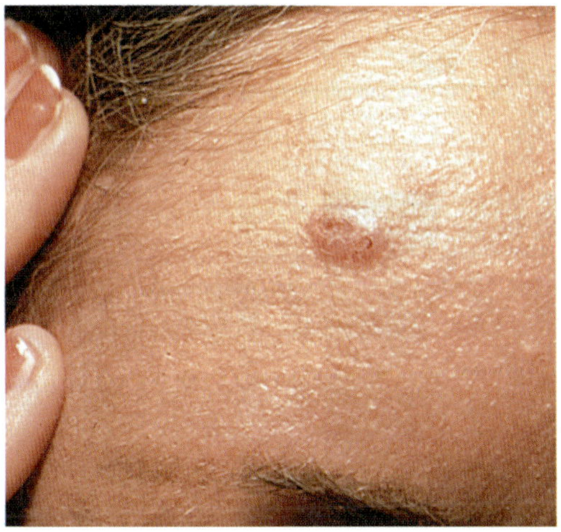

3 피부암은 가장 흔한 암 종류이나. 피부암 중에서 가장 잘 나타나는 유형은 **basal cell carcinoma(바닥세포 상피암)**로서 종종 혹처럼 보인다. 이것은 바닥층에서 시작되는 암으로서 햇볕 또는 일광욕 침대에서 자외선(UV)에 과다하게 노출되어 돌연변이가 발생함으로써 야기되는 것이다. 바닥세포 상피암은 전이(신체 다른 부위로 이동)가 잘 되지 않아서, 대부분 사람들은 생존이 가능하다. 각질세포의 흑색소포들은 핵 주변에 집중되어 있어서 DNA에 대한 그늘막처럼 작용하기 때문에 멜라닌은 UV에 대해 보호기능이 있다. **Squamous cell carcinoma(편평세포 상피암)**는 두 번째로 빈발하는 피부암이다. 햇볕에 노출되는 부위만 한정되어 발생하는데, 표면이 거칠고 붉은 반점이 있는 혹이 형성된다. 이 피부암은 바닥세포 상피암보다는 전이가 잘 된다. 두 종류의 피부암 모두 종양을 외과적으로 제거하면 이 암에 걸려도 대부분의 경우 생존에는 문제가 없다.

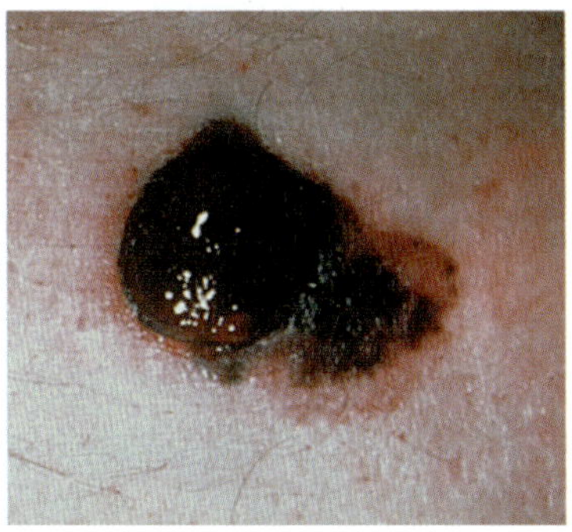

4 피부암에서 가장 심각한 종류인 **malignant melanoma(악성 흑색종;** mel-a-NŌ-muh)는 아주 위험하다. 암으로 전환된 멜라닌세포들은 빠르게 증식하여 림프계를 통해 전이된다. 얼마나 조기에 진단되었는지에 따라 장기 생존 여부가 결정된다. 국소적인 상태에서 조기에 발견되어 외과적 수술로 초기에 제거하면 5년 생존율이 99%이다. 그러나 넓게 전이될 때까지 발견되지 않았을 때 5년 생존율은 14%로 떨어진다. 초기 단계에 흑색종을 진단하기 위해서는 피부를 잘 관찰해서 그에 대한 안목을 지니고 있어야 한다. 연상 기호 ABCDE를 활용하면 암의 주요 특징들을 기억하기가 쉽다. A는 asymmetry(비대칭)를 의미하는데 흑색종은 모양이 불규칙하다. B는 border(경계)에 대한 약자로서 경계가 불확실하다. C는 color(색깔)로서 흑색종은 보통 얼룩덜룩하다. D는 diameter(직경)의 약자로 5 mm 이상 자라면 위험하다. E는 elevation(볼록 올라온다)된다는 의미로 흑색종은 일반적으로 피부 표면 위로 솟아오른다.

모듈 4.2 복습

a. 표피에 포함되어 있는 두 색소의 이름을 말하시오.

b. 왜 햇볕에 노출되면 피부가 검게 탈까?

c. 3 종류 피부암을 위험도에 따라 나누시오.

진피는 표피를 지탱해 주고, 피하층은 진피를 신체 다른 부위에 연결한다

Dermis(진피)는 표피와 피하층 사이에 존재한다. 진피에는 두 종류의 섬유가 있어서 장력에 견딜 수 있다. 콜라겐섬유들은 강력하고 장력에 저항하지만 쉽게 구부러지고 꼬일 수 있으며, 탄력섬유들은 구부러지고 꼬였다가 다시 원래 길이로 되돌아간다. 탄력섬유는 탄력성을 부여하고, 콜라겐섬유는 조직에 손상을 줄 정도로 휘어지는 것을 제한한다. 노화, 호르몬 변화 및 자외선의 영향으로 진피의 엘라스틴의 양이 영구적으로 감소된다. 그 결과로 주름살과 탄력이 감소된다.

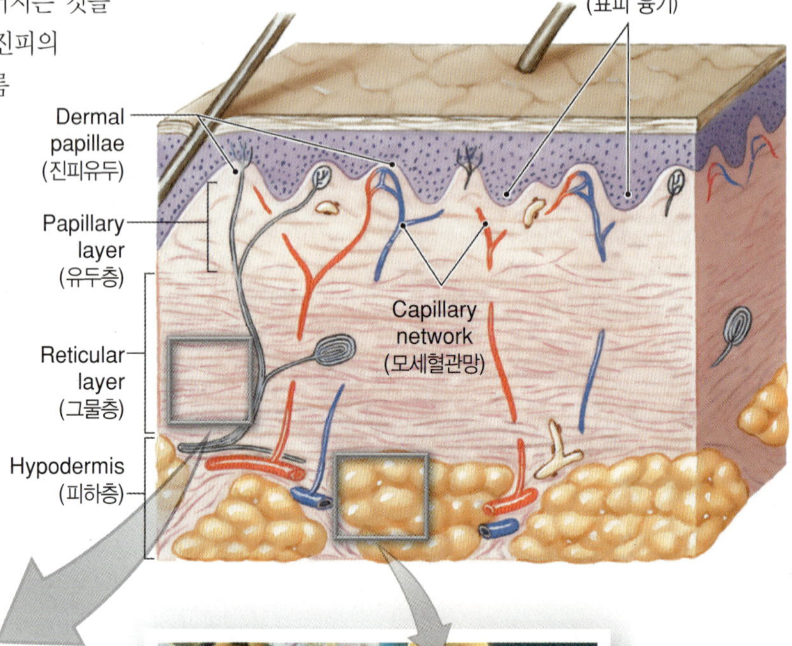

1 **Papillary layer(유두층)**는 성긴조직으로 구성되어 있다. 이 층에는 또한 모세혈관과 림프관이 포함되고 피부 표면으로 연결되는 감각뉴런들도 있다. 유두층이라는 이름은 표피 융기 사이로 돌출된 진피 유두에서 붙여졌다. 이 층에는 촉각 수용기들도 포함되어 있다.

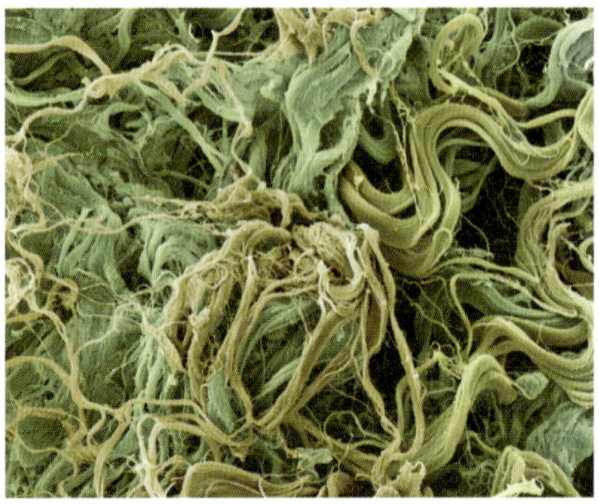

Reticular layer of dermis(진피의 그물층) SEM × 1500

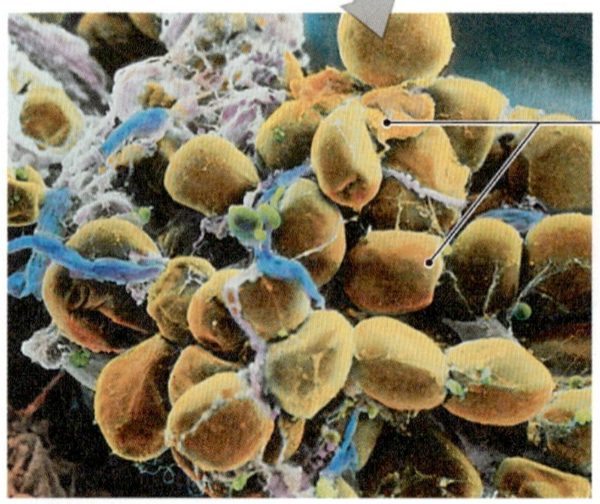

Hypodermis(피하층) SEM × 250

2 **Reticular layer(그물층)**는 콜라겐섬유와 탄력섬유들을 포함하는 치밀불규칙결합조직이 그물처럼 엉켜 이루어져 있다. 콜라겐섬유 다발은 표층과 심층으로 더 확장되어 뻗어 있다. 진피의 그물층과 유두층에는 혈관, 림프관, 신경섬유나 털주머니와 땀샘과 같은 부속기관들이 포함되어 있다.

3 **Hypodermis(피하층)**는 피부와 심층 구조를 분리시킨다. 피부가 독립적인 운동을 가능하게 해주면서 아래의 조직을 안정화시킨다. 지방조직이 많이 분포하고 있기 때문에 에너지 저장의 주요 장소이기도 하다.

모듈 4.3 복습

a. 진피의 위치에 대해 설명하시오.
b. 표피에 산소와 영양소를 공급하는 모세혈관이나 감각 뉴런들은 어디에 분포하는가?
c. 스트레칭을 반복할 수 있는 진피의 능력은 무엇 때문일까?

외피는 자외선을 필요로 하는 내분비 기능을 가지고 있다

1 햇볕에 너무 노출되면 상피세포들과 아래 조직들이 손상될 수 있음에도 불구하고, 자외선은 **vitamin D_3(비타민 D_3)** 합성에 필수적인 역할을 하기 때문에 햇빛에 적당히 노출하는 것이 좋다.

Sources of Vitamin D_3(비타민 D_3의 기원)

Sunlight(햇빛): 가시층과 바닥층의 표피세포들이 자외선에 노출되면 콜레스테롤과 유사한 스테로이드가 비타민 D_3로 전환된다. 이 비타민은 기저막을 가로질러 인접한 모세혈관 속으로 이동한다.	**Diet(음식물):** 음식물로부터 비타민 D_3를 흡수할 수 있으나 어류, 어류 알 및 조개 이외에 식품에는 거의 포함되어 있지 않다. 오늘날 "비타민 D가 강화된" 여러 식품 생산품들로 우유와 두유 및 오렌지주스 등이 있다.

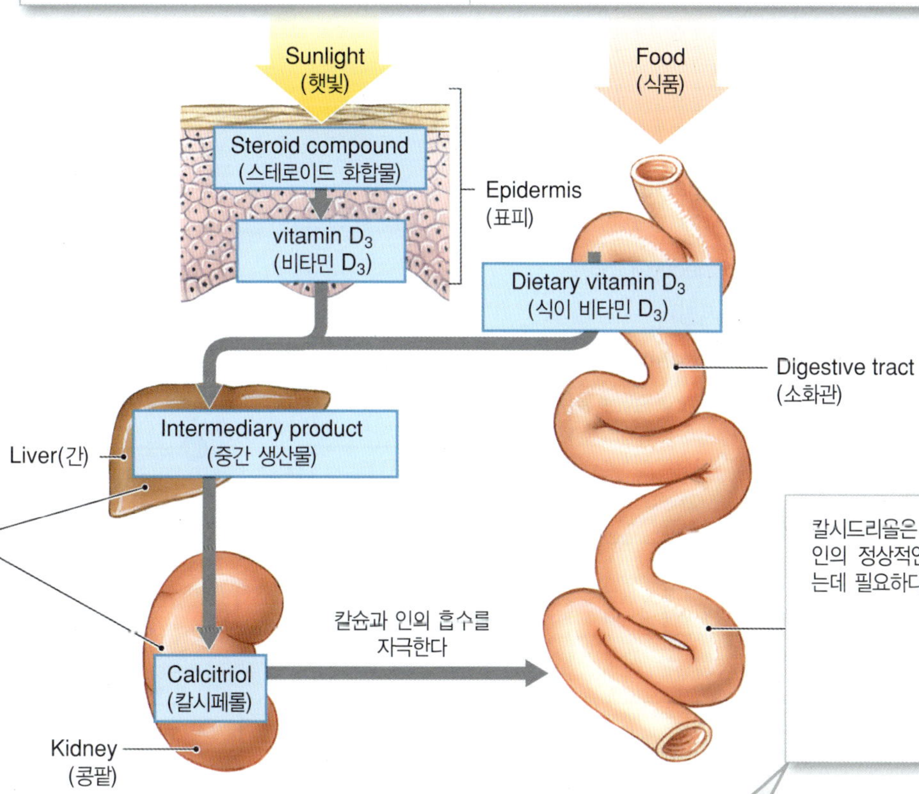

간은 비타민 D_3를 콩팥에서 **calcitriol(칼시트리올;** kal-si-TRĪ-ol) 호르몬을 합성하는 데 쓰이는 중간물질로 전환시킨다.

칼시드리올은 소장에서 칼슘과 인의 정상적인 흡수를 자극하는데 필요하다.

2 여기 보이는 다리는 휘고 골화가 잘 안 되는 질병인 **rickets(구루병)**의 특징을 보여주고 있다. 구루병은 피부가 햇빛에 노출되지 않고 음식을 통해 비타민 D_3 섭취가 부족한 성장 중인 어린이에서 발생한다. 뼈의 모양은 괜찮으나 뼈기질 속에 칼슘과 인산이 부족하기 때문에 강도가 떨어진다. 구루병은 미국에서 비타민 D_3가 여러 식품 속에 포함시키고 있어서 거의 소멸되고 있다. 성인의 경우 비타민 D_3 결핍에 의한 구루병은 잘 발생하지 않으나, 뼈밀도가 감소하게 되어 부러질 위험이 높고 치유과정이 지연된다. 노인들에서는 구루병이 급성인 경우가 흔한데 그 이유는 햇빛에 노출시키더라도 피부의 비타민 D_3 생성이 약 75%로 감소하기 때문이다.

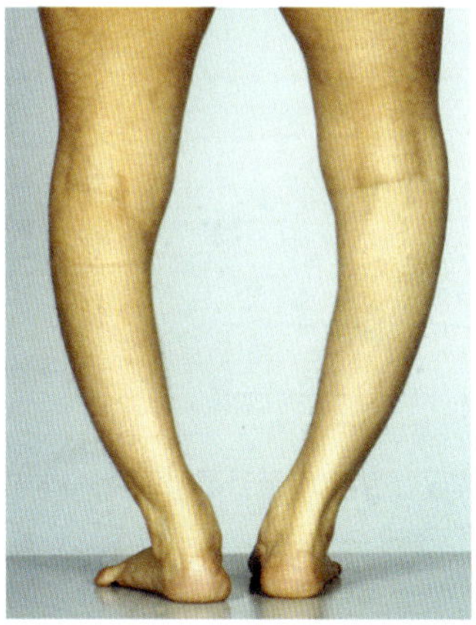

모듈 4.4 복습

a. 비타민 D_3의 기원 2가지를 기술하시오.

b. 햇빛 노출과 비타민 D_3 사이의 연관성을 설명하시오.

c. 어떤 문화권에서는 여성들이 외출 시 머리에서 발가락까지 덮게 되어 있다. 이 여성들이 노후에 뼈에 이상이 발생할 위험성이 높은 이유를 설명하시오.

1. 단답형

오른쪽 모식도에서 피부막과 그 아래의 성긴 결합 조직에 대해 기술하시오.

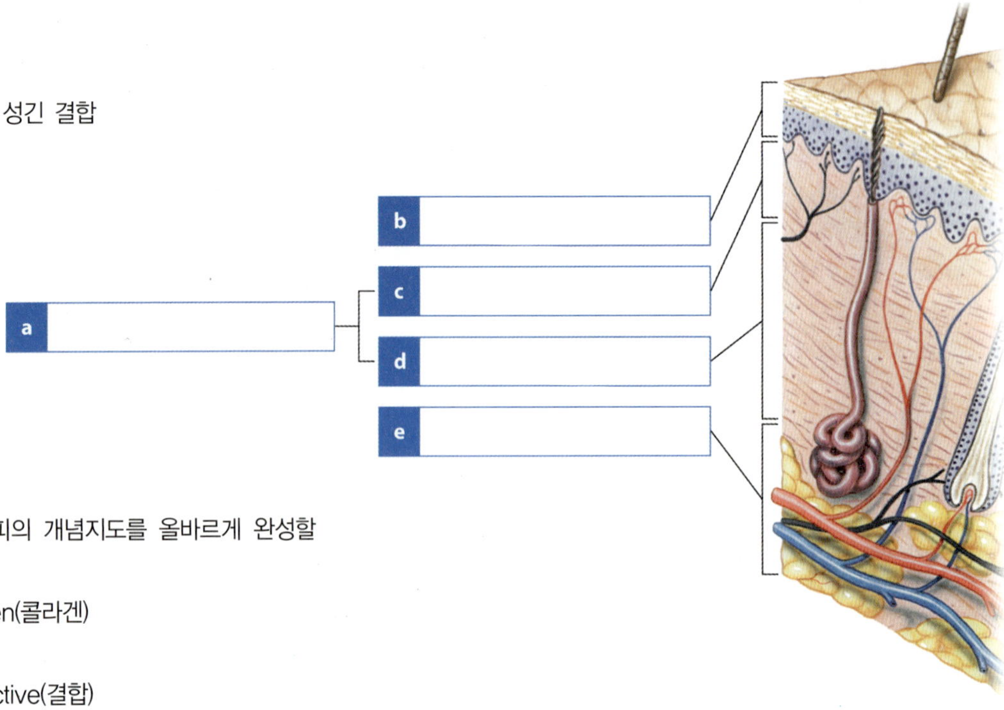

2. 개념지도

아래의 용어들을 한 번만 사용하여 외피의 개념지도를 올바르게 완성할 수 있도록 빈칸을 채우시오.

- accessory structure(부속구조)
- collagen(콜라겐)
- collagen(콜라겐)
- connective(결합)
- epidermis(표피)
- fat(지방)
- granulosum(과립층)
- hypodermis(피하층)
- nerve(신경)
- papillary layer(유두층)
- reticular layer(그물층)

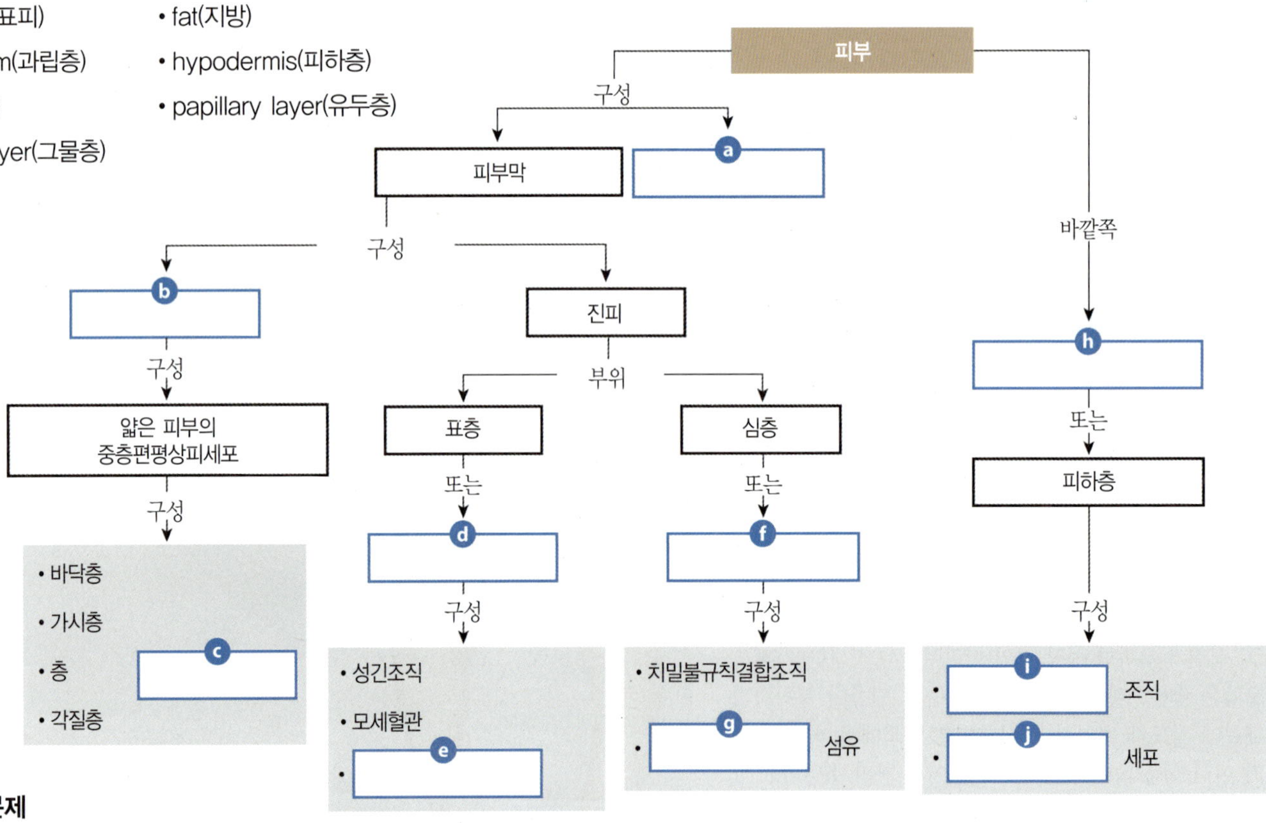

3. 절 종합 문제

a. 오랫동안 거품 목욕을 하거나 손으로 설거지를 한 후 종종 손이 쭈글쭈글해지거나 "부풀어지는" 일이 생길 수 있다. 왜 그런지 설명하시오.

b. 표피세포와 자외선의 관계를 가지고, 소장에서 칼슘과 인의 흡수를 예로 들면서 일련의 과정을 설명하시오.

Skin(피부)의 Accessory Organ(부속기관)

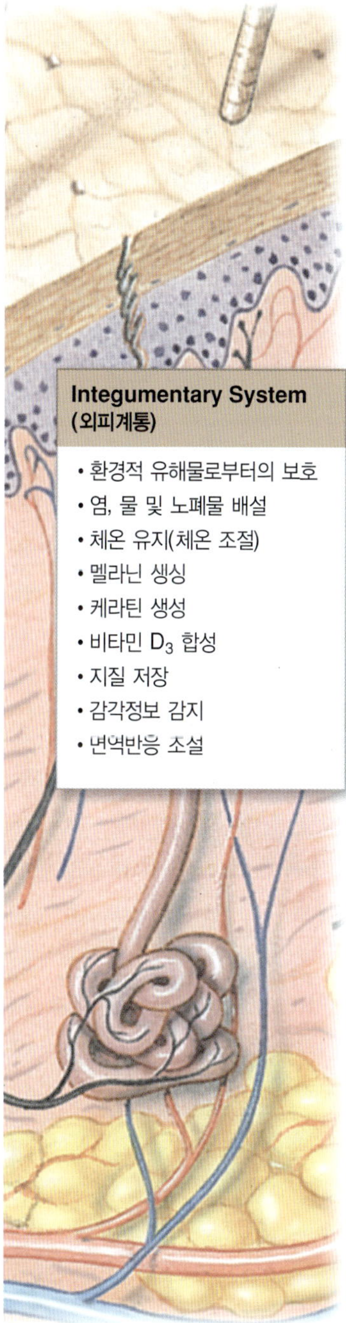

Integumentary System (외피계통)

- 환경적 유해물로부터의 보호
- 염, 물 및 노폐물 배설
- 체온 유지(체온 조절)
- 멜라닌 생싱
- 케라틴 생성
- 비타민 D_3 합성
- 지질 저장
- 감각정보 감지
- 번역반응 소설

Cutaneous membrane (피부막)

Epidermis(표피)

- 외상 및 화학물질로부터 진피 보호
- 피부의 투과성 조절 및 수분 손실 방지
- 병원체 감염 방지
- 비타민 D_3 합성
- 감각 수용기는 촉각, 압각, 통각 및 온각을 감지한다.
- 병원체와 피부암에 대한 면역반응 조절

Dermis(진피)

Papillary Layer(유두층)

- 영양소 공급 및 표피 지탱

Reticular Layer(그물층)

- 표피를 통과한 병원체의 확산 억제
- 지질 저장
- 피부를 아래 조직에 부착
- 감각 수용기는 촉각, 압각, 통각, 진동 및 온도를 감지한다.
- 혈관은 체온소설을 돕는다.

Accessory structures (부속 구조들)

Hair Follicles(털주머니)

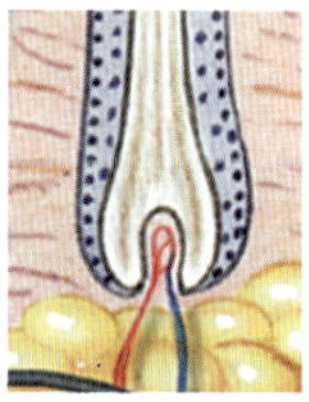

- 머리뼈를 보호하는 털 생성
- 전신 표면의 미세한 촉각을 감지하는 털 생성

Exocrine Glands(외분비샘)

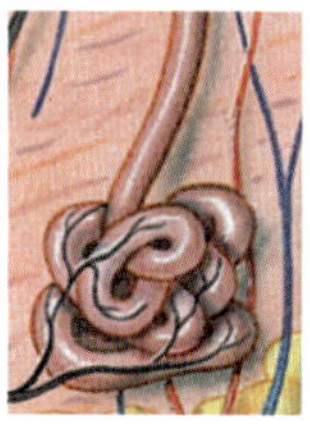

- 체온조절 보조
- 노폐물 배설
- 표피 윤활작용

Nails(손톱 및 발톱)

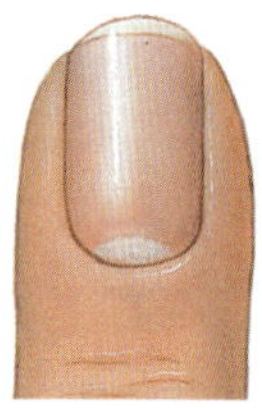

- 손가락과 발가락 끝을 보호하고 지탱

털은 특수화된 털주머니에서 만들어지는 죽어서 각화된 세포들이다

Hair(털)는 손바닥, 발바닥, 손가락과 발가락의 옆, 입술 및 외부 생식기 부위를 제외하고 몸 전체 피부에 나 있다. 인체에는 250만 개 정도의 털이 나 있고, 그 중 75%는 머리 이외의 전신에 분포하고 있다. 털은 털주머니라고 하는 기관에서 만들어지는 죽어 있는 구조이다.

1 **Hair follicle(털주머니)**은 한 개의 털을 형성하는데 기여하는 상피와 결합조직으로 이루어진 작은 구조를 말한다.

2 털은 털주머니 바닥에서 형성되기 시작한다. 여기서 상피세포들이 덩어리를 이루어 모세혈관과 신경들을 포함하는 결합조직인 작은 **hair papilla(털유두)**를 둘러싼다.

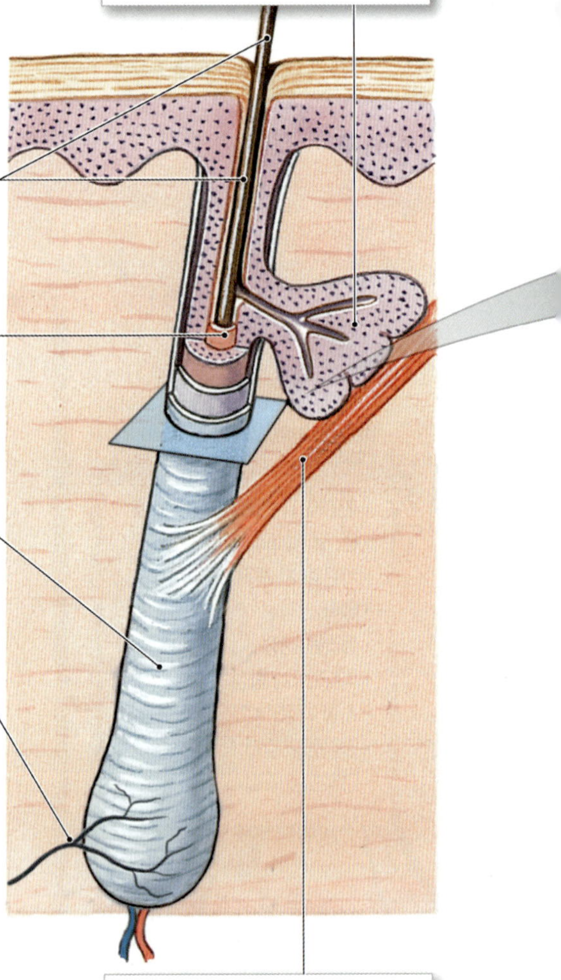

Sebaceous gland(기름샘)는 피부의 털과 인근 표면을 덮는 분비물을 생성한다.

Hair shaft(털줄기)는 외부에서 볼 수 있는 부분으로 털주머니 안에서부터 시작한다.

털을 피부에 고정시키는 **hair root(털뿌리)**는 털이 생겨나기 시작하는 털주머니 바닥에서 털줄기가 털주머니 벽에 연결되는 지점까지 확장된다.

결합조직 수초는 털주머니 상피세포 주변을 둘러싼다.

감각신경의 **root hair plexus(털뿌리 얼개)**가 각 털주머니 바닥부분을 둘러싼다.

Arrector pili(털세움근; a-REK-tor PĪ-lē; plural)는 수축하여 털주머니를 끌어당겨 털이 곧게 서서 "goosebump(닭살)"가 돋게 하는 평활근이다.

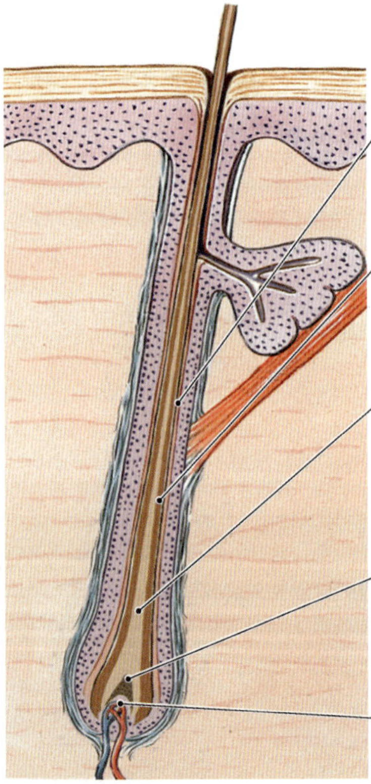

털의 **cuticle(큐티클)**은 털기질 가장자리에서 생성되는 세포들로 이루어져 있다. 큐티클은 털의 표면을 구성한다.

털의 **cortex(피질)**은 큐티클 깊이 있는 중간 세포층이다.

털의 **medulla(수질)** 혹은 core(속)는 털 기질 중앙의 세포들로 구성되어 있다.

털 바닥 가운데 근처 세포들이 분열하면서 딸세포들은 점차 표면으로 밀리게 된다. 이 부위를 **matrix(기질)**라고 하며 털이 자라나는 부위이다.

털유두는 혈관과 신경들로 채워진 결합조직 덩어리이다.

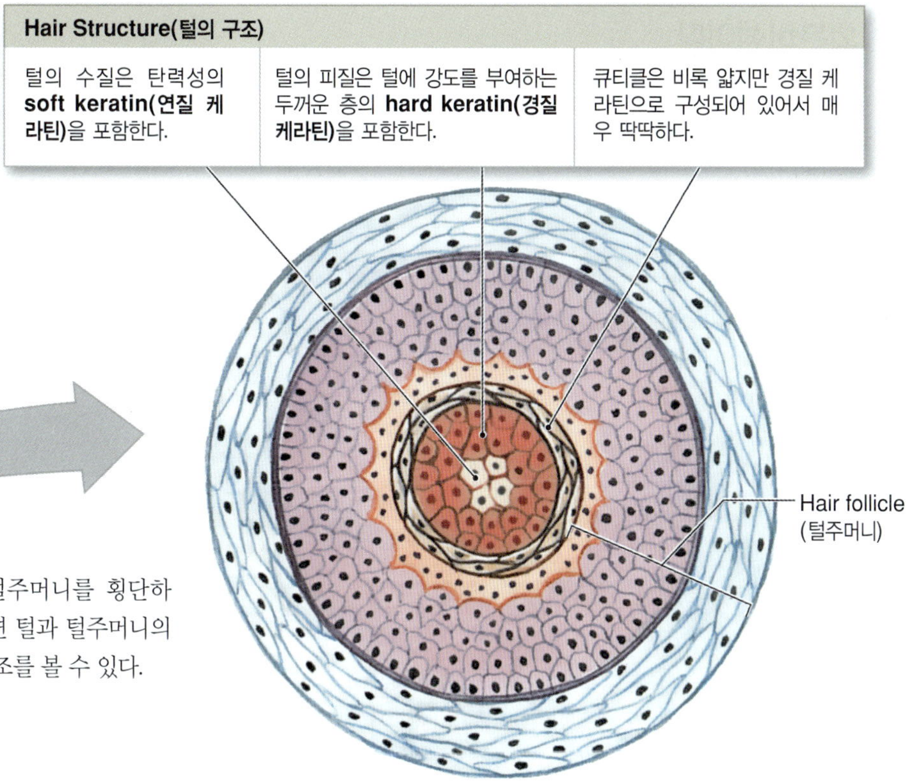

3 털주머니를 횡단하면 털과 털주머니의 내부 구조를 볼 수 있다.

4 털은 활성기와 휴면기로 이루어진 **hair growth cycle(털생장주기)**에 따라 자라고 탈락한다. 생장 속도와 생장주기의 길이는 잘려져 있지 않은 개별적인 털 길이의 차이에 따라 달라진다.

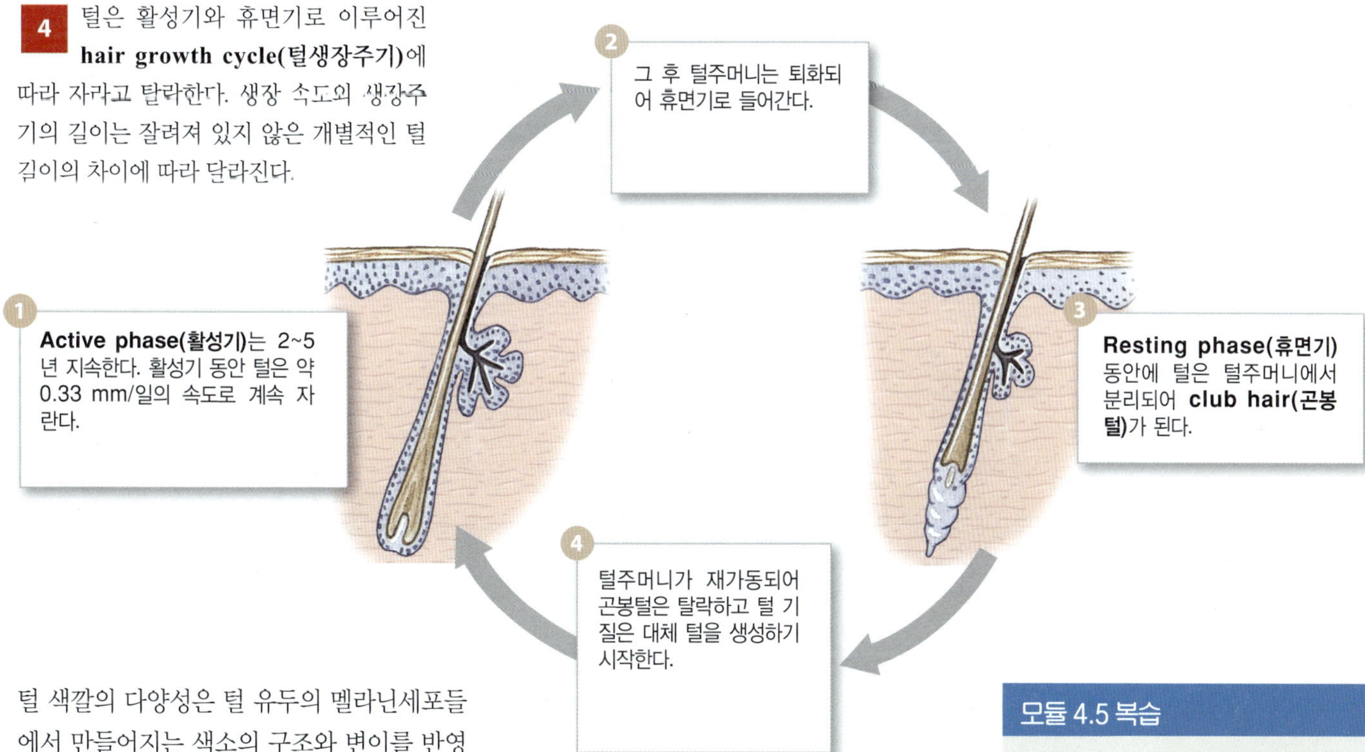

털 색깔의 다양성은 털 유두의 멜라닌세포들에서 만들어지는 색소의 구조와 변이를 반영한다. 멜라닌 유형에 따라 머리털이 암갈색, 갈색 혹은 붉은색을 나타낸다. 노화에 따라 색소 생성이 줄어들기 때문에 털색이 옅어진다. 흰 머리는 색소가 결핍되고 털 줄기의 수질에 기포들이 있어서 발생한다.

모듈 4.5 복습

a. 털 한 올의 전형적인 구조를 기술하시오.

b. Arrector pili muscle(털세움근)이 수축하면 무슨 일이 일어날까?

c. 털을 당기면 아프지만 자를 때는 아프지 않은데 그 이유는?

기름샘과 땀샘은 피부에 분포하는 외분비샘이다

기름샘과 땀샘을 중심으로 외분비 분비물을 생성하는 부속 구조들의 구조와 기능을 알아보자. 이 외분비샘들은 표피를 매끄럽게 하고, 노폐물을 배설하며 체온조절을 도와준다.

1 **Sebaceous**(se-BĀ-shus) **gland(기름샘)**는 트리글리세리드, 콜레스테롤, 단백질 및 전해질이 섞여 있는 피지를 생성하여 전분비 방식으로 방출한다. 기름샘은 한 개씩의 털주머니와 연관되어 있고 duct(관)를 공유하고 있어서 simple branched gland(단일 가지 분비샘)로 분류된다. 기름샘에서 방출된 지질은 분비샘의 lumen(강소)으로 들어간다. 털세움근이 수축하면 기름샘을 압박하여 털주머니와 피부 표면으로 기름을 보낼 수 있게 된다. 기름은 털과 주변 피부가 촉촉하고 건강을 유지하도록 해준다.

Sebaceous Gland(기름샘)

기름샘은 털줄기와 주변 표피를 덮는 **sebum(피지, 기름)**을 분비한다. 피지는 털줄기를 윤택하게 해주고 건조하거나 부러지지 않도록 해준다. 피지는 또한 항균 기능도 있다.

Typical Sebaceous Gland(전형적인 기름샘)

Secrete into hair follicle
(털주머니 속으로 분비)

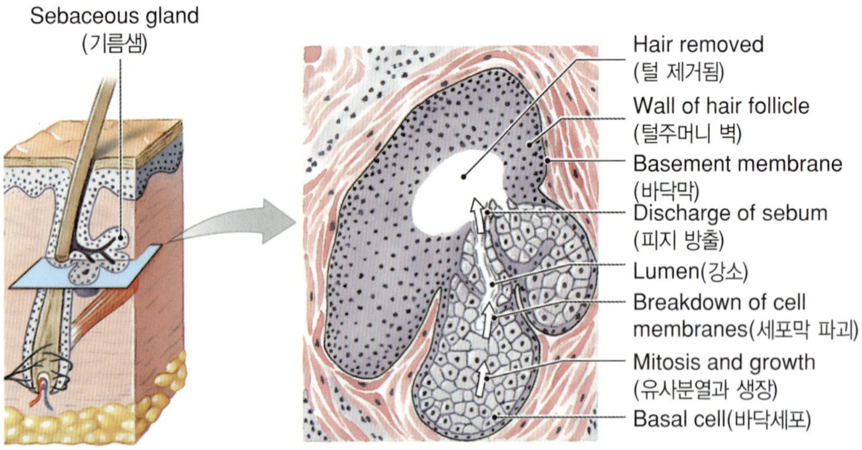

Sebaceous Follicle(기름샘 주머니)

얼굴, 등, 가슴, 유두 및 외부생식기와 같은 피부 표면으로 분비

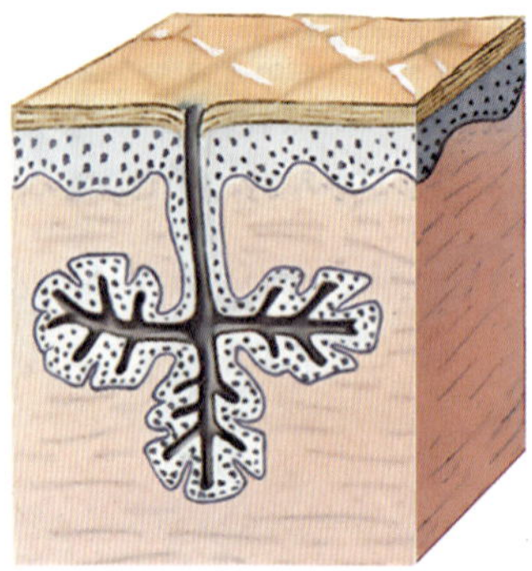

Sweat Gland(땀샘)

땀샘은 샘분비 방식으로 물과 같은 용액의 땀을 생성한다. 표피 표면을 씻어내고 기타 특별한 기능들도 수행한다.

Apocrine Sweat Gland(부분분비 땀샘)

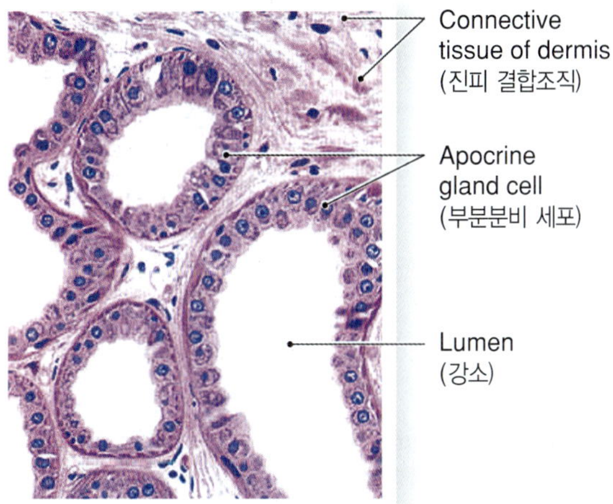

Section of apocrine sweat gland (부분분비 땀샘의 절단면) LM × 375

- 분포 제한(겨드랑이, 사타구니, 유두)
- 점액성의 분비물 생성
- Ceruminous gland(외이의 귀지샘)와 젖을 생성하는 mammary gland(유선)를 포함
- 호르몬에 의해 영향 받음
- 냄새 감각과 같은 후각과 관련된 기능

Merocrine Sweat Gland(샘분비 땀샘)

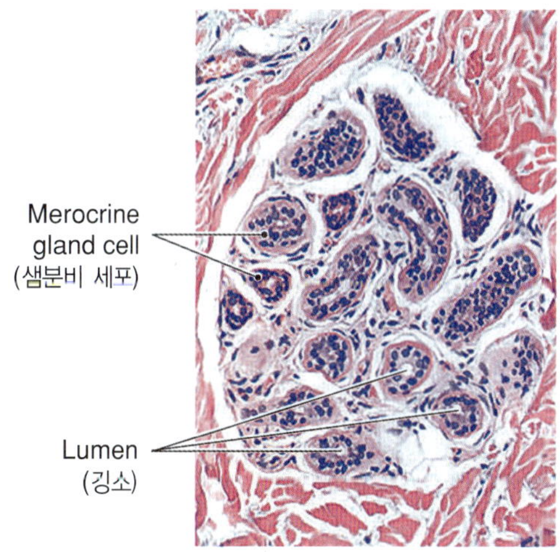

Section of merocrine sweat gland (샘분비 땀샘의 절단면) LM × 210

- 대부분 부위의 피부에 분포
- 전해질을 함유한 물과 유사한 분비물 생성
- 샘분비 기작
- 일차적으로 신경계의 조절을 받음
- 체온조절과 배설에 중요
- 약간의 항균 효과
- Sweat pore(땀 구멍)

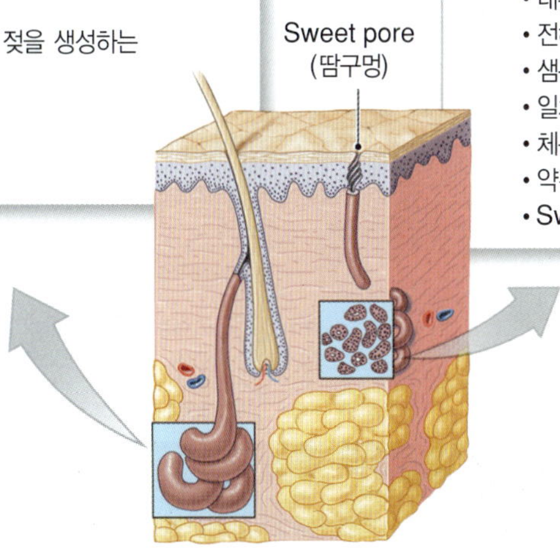

2 **Apocrine sweat gland(부분분비 땀샘)**는 겨드랑이, 젖꼭지 주변 및 pubic region(두덩부위) 털주머니 속으로 땀을 분비한다. 이 분비샘은 끈적거리고 탁하며 냄새가 많이 나는 분비물을 생성한다. 이름과는 달리 이 분비샘은 샘분비 방식에 의존한다. 성인 피부에는 또한 2~5백만 개의 샘분비 땀샘이 있어서 피부 표면 위로 직접 분비물을 방출한다. 손바닥과 발바닥에는 그 수가 최대이다. 손바닥에는 약 1 cm^2당 500개의 샘분비 땀샘이 있는 것으로 추정된다.

모듈 4.6 복습

a. 피부에 분포하는 두 종류의 외분비샘을 말하시오.

b. Sebaceous secretion(피지 분비)의 기능은 무엇인가?

c. 탈취제는 어떤 종류의 피부선에서 나오는 분비물의 냄새를 제거하기 위해 사용되는가?

손(발)톱은 손가락과 발가락 끝부분을 보호하는 각질 표피세포들의 두꺼운 판이다

Nail[손(발)톱]은 손가락과 발가락의 끝부분의 등쪽 노출된 표면에 돌출하고 있다. 손(발)톱은 손가락과 발가락이 달리거나 물건을 잡는 것과 같은 기계적 압박에 의해 손상되지 않도록 도와준다.

1 이 표층 단면은 손(발)톱의 공통적인 특징을 보여주고 있다. 손(발)톱 몸통은 케라틴으로 꽉 찬 죽은 세포들이 밀집되어 구성되어 있다. 몸통은 주변 상피의 깊이까지 우묵하게 박혀 있다.

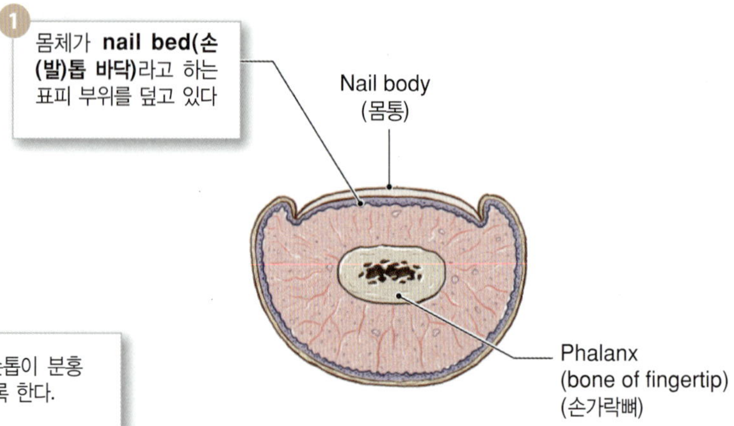

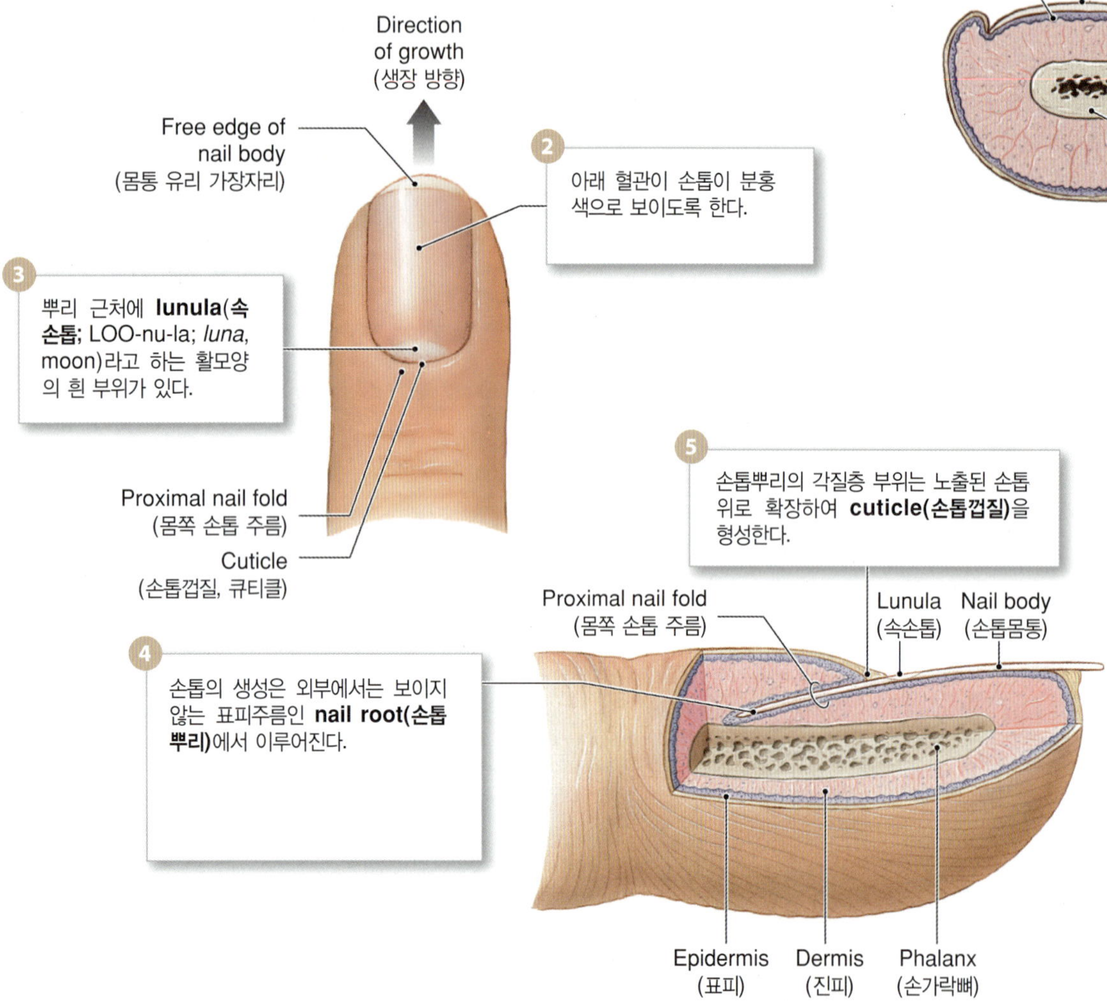

2 손톱을 생성하는 세포들은 신진대사를 바꾸는 건강상태에 따라 영향을 받기 때문에 손톱의 모양, 구조 또는 형태 변화는 건강 진단에 유용한 정보를 제공하기도 한다. 예를 들어 바닥층에서 줄기세포들이 빠르게 분열하는 상태인 psoriasis(마른 버짐, 건선)는 손톱이 찌그러지거나 패이게 한다. 어떤 혈액성 질환은 손톱을 오목하게 하는 원인이 되기도 한다.

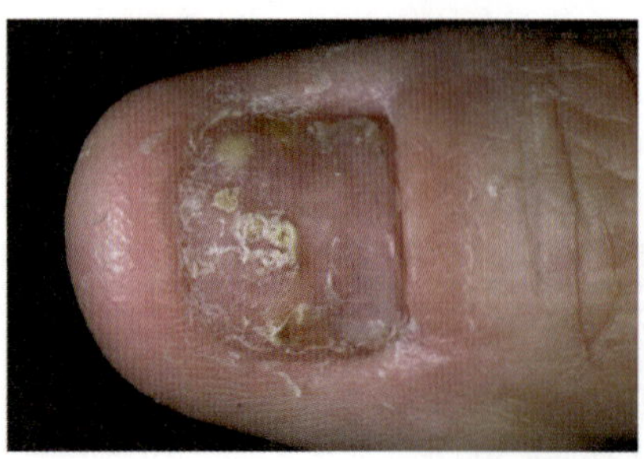

모듈 4.7 복습

a. Nail bed(손톱 바닥)를 정의하시오.
b. 전형적인 손톱에 대해 기술하시오.
c. 손톱은 어디에서 생성되는가?

노화에 따라 외피의 변화가 나타난다

Fewer Melanocyte (멜라닌세포 감소)

멜라닌세포의 작용이 줄어들어서 밝은 피부를 가졌던 사람의 피부가 매우 창백해진다.

Drier Epidermis (표피 건조)

기름샘에서 분비되는 피지가 줄어들어 피부는 건조해지고 각피가 생기기도 한다.

Thinning Epidermis (표피두께 얇아짐)

바닥세포의 작용 저하로 표피가 얇아지고 표피와 진피간 결합이 약해져 사람의 나이가 들수록 상처나 창상이 잘 생기고, 피부 감염도 발생하기 쉬워진다. 피부의 대사작용도 마찬가지로 줄어든다. 표피에서는 정상적으로 비타민 D_3가 합성되는데, 나이가 들면 이 기능이 떨어져서 근육도 약해지고 뼈가 잘 부러지기도 한다.

Diminished Immune Response (면역 반응 저하)

21세가 되면 dendritic cell(가지돌기세포)들의 수가 절반으로 감소한다. 이러한 면역세포의 감소로 면역반응의 감수성이 줄어들고 피부 손상과 감염에 취약해지게 된다.

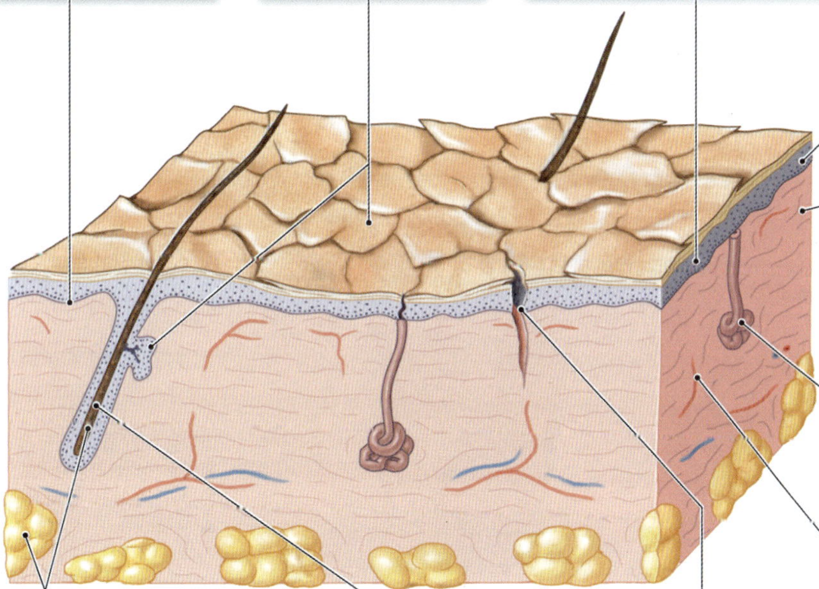

Thinning Dermis (진피 얇아짐)

진피가 얇아지고 elastic fiber(탄력섬유)들의 수도 감소하여 피부가 더 약해지고 상처회복도 더디어진다. 피부가 처지고 주름이 생기는 이러한 결과는 햇볕에 가장 많이 노출되는 신체 부위에서 뚜렷해진다.

Decreased Perspiration (땀 분비 감소)

샘분비 땀샘의 활동이 저하되어 땀 분비가 제대로 이루어지지 않아서, 나이가 든 사람들은 젊은 사람들처럼 열발산이 어렵게 된다. 따라서 노인들은 더운 환경에서 체온이 과열될 위험성이 더 높다.

Altered Hair and Fat Distribution (털과 지방 분포의 변화)

성호르몬의 감소로 털 및 체지방 분포와 같은 2차 성징이 사라지기 시작한다. 따라서 나이가 90~100세인 사람은 남녀가 비슷하게 보이는 경향이 있다.

Fewer Active Follicle (털주머니 활성 감소)

털주머니들은 기능이 약화되거나 점점 얇은 털을 생성하게 된다. 멜라닌세포의 감소로 털의 색도 회색 또는 흰색으로 변화한다.

Slower Skin Repair (피부 상처 회복 지연)

피부 상처 회복이 점점 느려진다. 젊은 성인의 경우 피부 물집이 치유되는데 3~4주 소요된다. 그러나 65세된 성인의 경우 동일한 회복과정이 6~8주 걸린다.

Reduced Blood Supply (혈액 공급 감소)

진피에서 혈액 공급이 감소하여 피부가 차게 되고, 이것이 온도 수용기를 자극하여 따뜻한 방에 있어도 춥게 느껴지는 것이다. 나이가 많아짐에 따라 혈액순환과 땀샘 기능이 감소하기 때문에 몸의 열을 발산할 수 있는 능력도 줄어들어, 체온이 위험할 정도로 치솟는 경우도 있게 된다.

노화는 외피 모든 구조에 영향을 미친다. 이 그림은 주요한 구조적, 기능적 변화들을 요약한 것이다. 그래서 피부 외부의 점진적인 변화는 사람의 나이를 추정하는데 무의식적으로 사용하는 시각적 단서를 제공해 주고 있다. 얼굴 성형수술이 인기가 있는 이유도 이 때문이다.

모듈 4.8 복습

a. 노화과정이 피부에 미치는 몇 가지 공통적인 영향들을 제시하시오.

b. 나이가 들면 왜 머리가 희거나 회색으로 변하는가?

c. 나이가 들면 여름 더위에 잘 견디지 못하고 더위와 관련된 질병에 취약해지는 이유는 무엇일까?

외피는 심한 손상 후에도 스스로 치유된다

외피계통은 뚜렷한 기능적 독립성을 보인다- 신경계와 내분비계의 작용 없이 직접 혹은 자동적으로 반응하기도 한다. 피부가 손상되었을 경우 두드러진 국소적 조절작용을 볼 수 있다. 상처 후 피부가 재생되는 단계들을 보여주고 있다.

1 최초의 피부 상처로 피가 나고 비만 세포들을 활성화한다.

2 몇 시간 후, 상처 딱지가 생기고 바닥층 세포들은 상처 가장자리로 이동한다. 대식세포들이 상처 부스러기들을 제거하고 상처 부위로 혈류량이 증가하면서 더 많은 포식세포들이 모인다. 상처 가장자리 주변이 응고되어 상처받지 않은 조직과 부분적으로 분리되도록 한다.

Initial Injury(상처 초기)

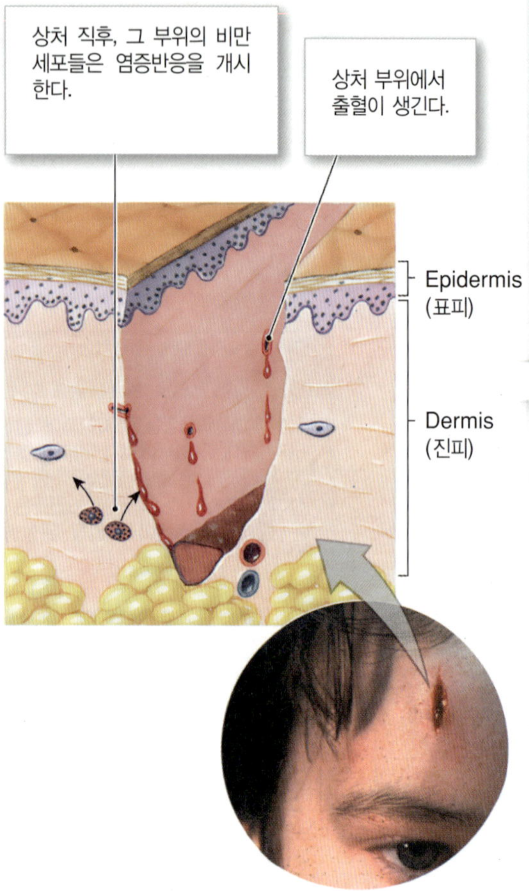

After Several Hour(수 시간 후)

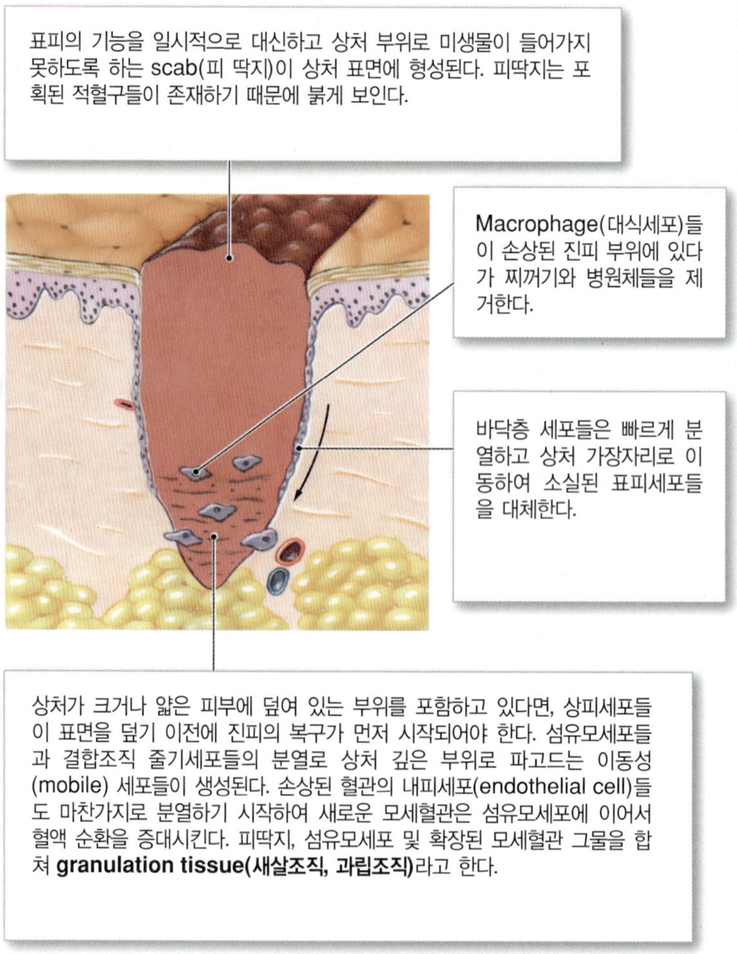

3 상처 후 1주일이 경과하면, 섬유모세포 작용으로 생성된 그물망 위로 이동하는 표피세포들에 의해 딱지가 줄어든다. 상처 주변에서 포식작용이 거의 완료되고 blood clot(피떡)도 제거된다.

4 몇 주가 지나, 상처 딱지가 떨어지고 표피가 완성된다. 상처 부위는 약간 오목해지기는 하지만, 진피의 섬유모세포들이 반흔조직을 생성하여 채워주기 때문에 표피가 점차 볼록해지게 된다.

After One Week(1주일 후)

시간이 지나면서 피떡의 깊은 곳도 분해되고, 모세혈관의 수도 감소한다. 섬유모세포 작용으로 콜라겐 섬유와 전형적인 무형질이 나타나기 시작한다. 진피에는 아직도 지나치게 많은 콜라겐 섬유들이 있고 혈관은 거의 발달하지 않기 때문에, 외피가 원래 상태로 완전히 회복되지는 않는다.

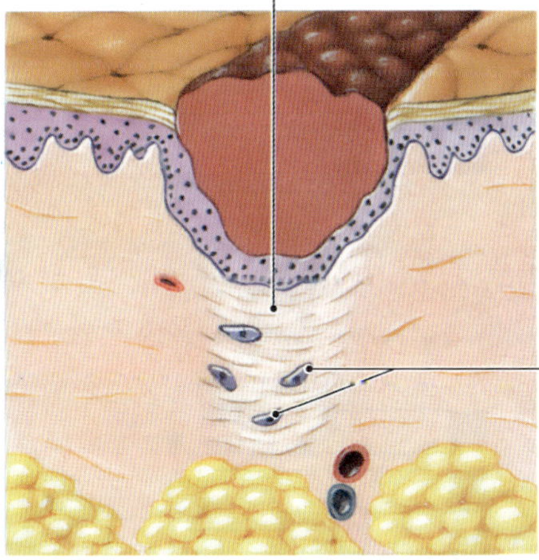

After Several Week(수 주일 후)

심하게 손상된 털주머니, 기름샘 혹은 땀샘, 근육세포 및 신경들은 잘 회복되지 않고, 이들은 섬유성 조직으로 대체된다. 상처회복 과정의 마지막 단계로 신축성이 없고, 섬유로 구성된 비세포성 **scar tissue(반흔조직)**가 형성된다.

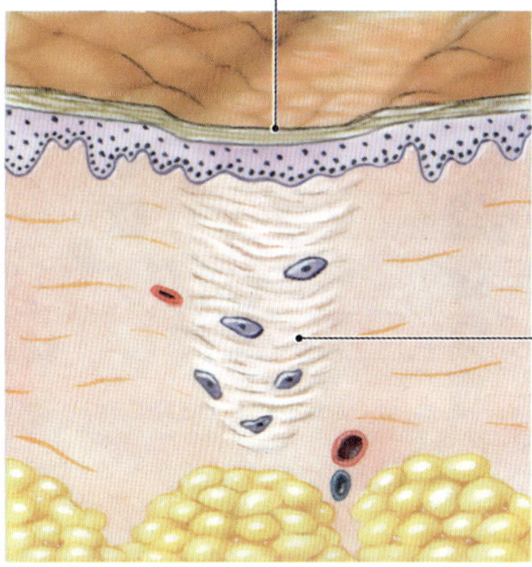

5 어떤 성인의 경우, 거무스름한 피부를 갖는 사람들에서 종종 나타나는데, 반흔조직이 조직 회복에 필요한 이상으로 형성될 수 있다. 이렇게 생긴 것을 **keloid(반흔, 케로이드;** KĒ-loyd) 라고 하는데 상처 부위에서 시작하여 주변 진피까지 확대된 볼록하고 두꺼운 반흔조직이다. 케로이드는 반짝거리고 매끄러운 표피로 덮여 있으며, 등 위쪽, 어깨, 가슴 앞쪽 혹은 귓불에 많이 생긴다. 이것은 크게 해가 되지는 않으며, 일부 원주민 문화권에서는 일부러 몸 장식의 한 형태로 케로이드를 발생시키기도 한다.

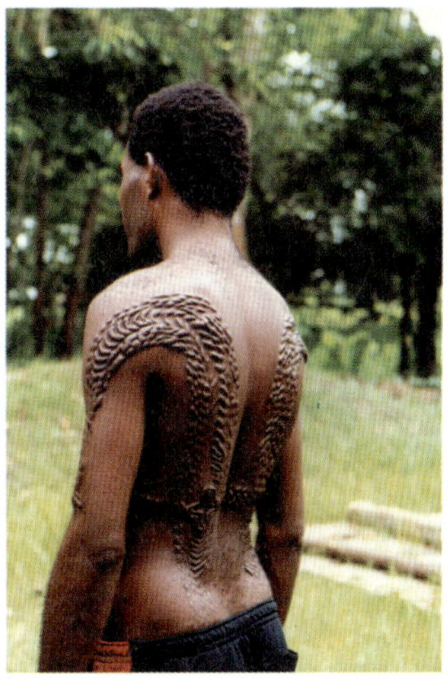

모듈 4.9 복습

a. 피부 상처 회복의 첫 단계를 제시하시오.
b. Granulation tissue(새살조직)에 대해 기술하시오.
c. 피부가 꽤 큰 손상을 입은 후에도 어째서 효과적으로 재생될 수 있는가?

1. 연결하기

다음 용어들과 관련 설명이 가장 밀접한 것을 연결하시오.

- malignant melanoma(악성 흑색종)
- wrinkled skin(주름진 피부)
- nail root(손(발)톱 뿌리)
- sebum(피지)
- apocrine sweat gland(부분분비 땀샘)
- cuticle(손(발)톱 껍질)
- merocrine sweat gland(샘분비 땀샘)
- scab(상처 딱지)
- reticular layer of dermis(진피 그물층)
- arrector pili(털세움근)

a ____________ 전해질을 포함하는 액체성 분비물 생성
b ____________ 외부에서 보이지 않는 상피 주름
c ____________ 겨드랑이에 분포
d ____________ 피부표면 피떡
e ____________ 털 생성 부위
f ____________ 탄력섬유 감소
g ____________ 지질 분비
h ____________ 비정상적인 멜라닌 세포가 림프계를 통해 전이됨
i ____________ 털을 곧추서도록 함
j ____________ 털의 표면

2. 명칭 표기

전형적인 손톱의 구조이다. 부위 명칭을 채우시오.

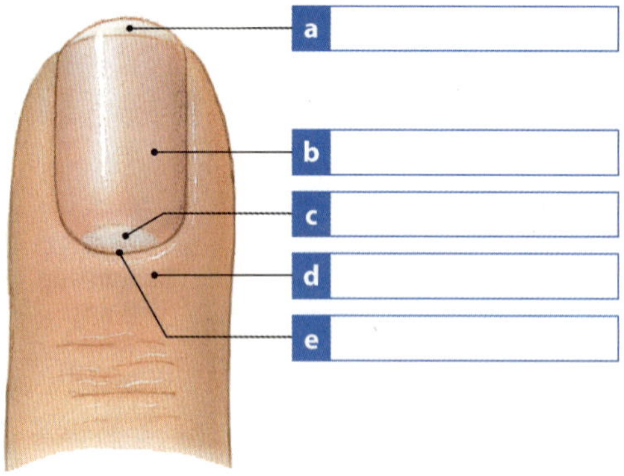

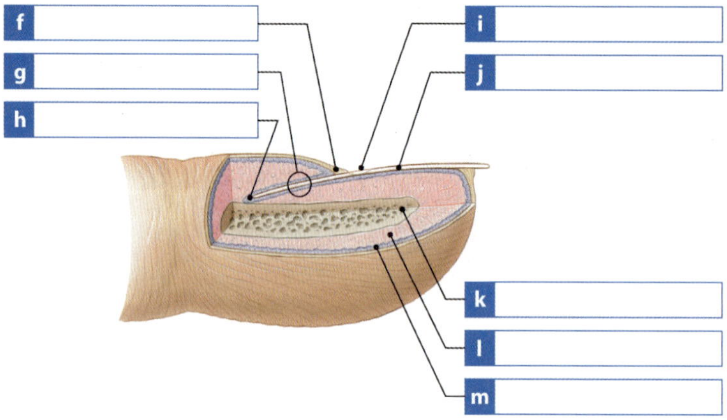

3. 명칭 표기

털 주머니의 구조이다. 부위 명칭을 채우시오.

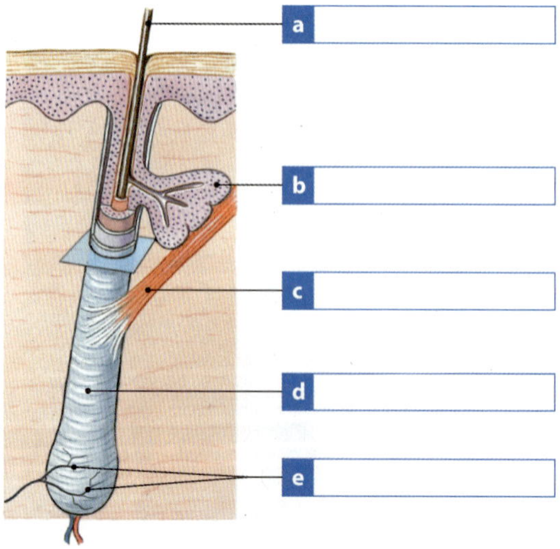

4. 절 종합 문제

두 환자가 응급실에 실려왔다. 한 사람은 칼에 손가락이 잘리고, 다른 사람은 못에 발을 디뎌 찔렸다. 어느 상처가 감염될 가능성이 더 큰가? 왜 그런가?

핵심 용어로 윤곽 파악하기

각 모듈마다 차례대로 열거한 용어를 이용하여 내용을 요약하시오.

1절

Skin(피부)의 Functional Anatomy(기능해부학)

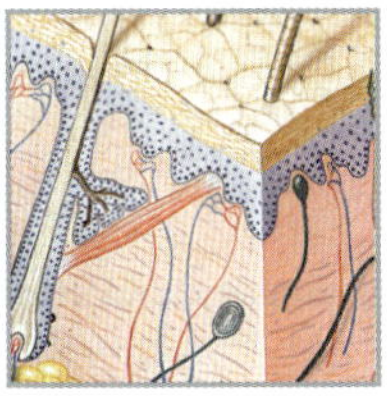

- integumentary system(외피계통)
- integument(외피)
- cutaneous membrane(피부막)
- epidermis(표피)
- dermis(진피)
- hypodermis(피하층)
- accessory structure(부속구조)
- cutaneous plexus(피부 혈관얼기)

4.1

표피는 다양한 기능이 있는 층들로 구성되어 있다

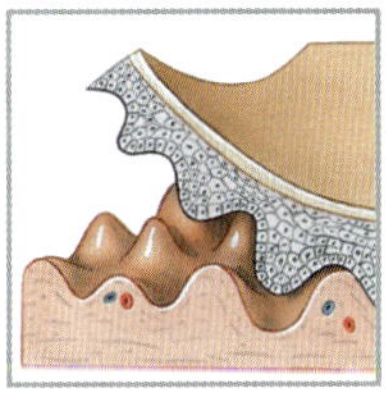

- keratinocyte(각질세포)
- dermal papillae(진피유두)
- thin skin(얇은 피부)
- thick skin(두꺼운 피부)
- stratum corneum(각질층)
- keratin(케라틴)
- stratum lucidum(두명층)
- stratum granulosum(과립층)
- stratum spinosum(가시층)
- dendritic cell(수지상세포)
- stratum basale(바닥층)
- basal cell(바닥세포)
- Merkel cell(메르켈세포)

4.2

피부색에 영향을 미치는 요인은 표피 색소와 진피 혈액순환이다

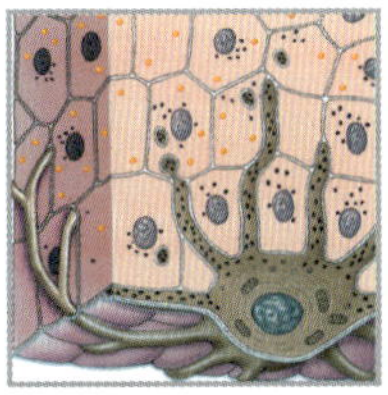

- melanin(멜라닌)
- melanocyte(멜라닌세포)
- melanosome(흑색소포)
- carotene(카로틴)
- cyanosis(청색증)
- papillary plexus(유두 혈관얼기)
- basal cell carcinoma(바닥세포 상피암)
- squamous cell carcinoma(편평세포 상피암)
- malignant melanoma(악성 흑색종)

4.3

진피는 표피를 지탱해 주고, 피하층은 진피를 신체 다른 부위에 연결한다

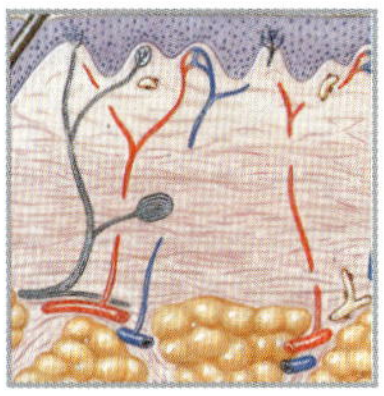

- dermis(진피)
- papillary layer(유두층)
- reticular layer(그물층)
- hypodermis(피하층)

4.4

외피는 자외선을 필요로 하는 내분비 기능을 가지고 있다

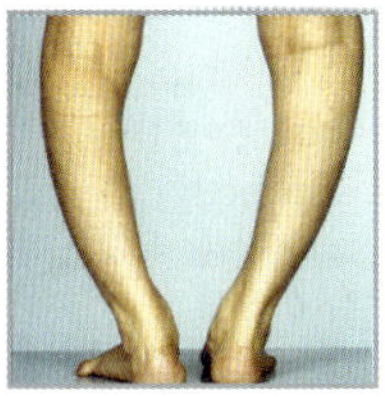

- vitamin D_3(비타민 D_3)
- sunlight(햇빛)
- diet(음식물)
- calcitriol(칼시트리올)
- ricket(구루병)

2절

Skin(피부)의 Accessory Organ(부속기관)

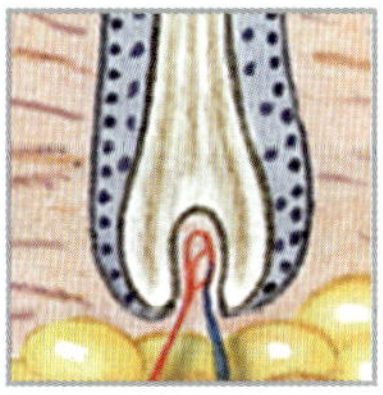

- hair follicle(털주머니)
- exocrine gland(외분비샘)
- nail(손(발)톱)

4.5

털은 특수화된 털주머니에서 만들어지는 죽어서 각화된 세포들이다

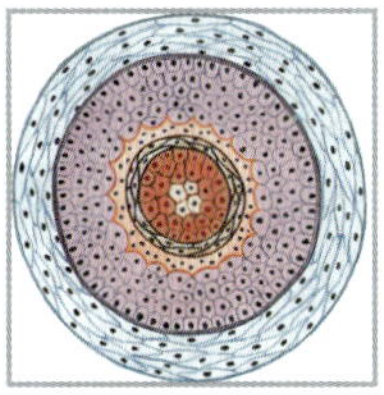

- Hairs(털)
- hair follicle(털주머니)
- hair shaft(털줄기)
- hair root(털뿌리)
- root hair plexus(털뿌리 혈관얼기)
- sebaceous gland(기름샘)
- arrector pili(털세움근)
- hair papilla(털유두)
- cuticle(큐티클)
- cortex(피질)
- medulla(수질)
- matrix(기질)
- soft keratin(연질 케라틴)
- hard keratin(경질 케라틴)
- hair growth cycle(털생장주기)
- active phase(활성기)
- resting phase(휴면기)
- club hair(곤봉털)

• = 해당 모듈에서 굵은 문자로 표시한 용어

4.6

기름샘과 땀샘은 피부에 분포하는 외분비샘이다

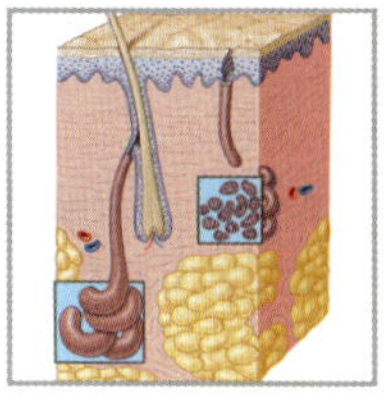

- sebaceous gland (기름샘)
- sebum(피지, 기름)
- sebaceous follicle (기름샘 주머니)
- sweat gland(땀샘)
- apocrine sweat gland (부분분비 땀샘)
- merocrine sweat gland (샘분비 땀샘)

4.7

손(발)톱은 손가락과 발가락 끝부분을 보호하는 각질 표피세포들의 두꺼운 판이다

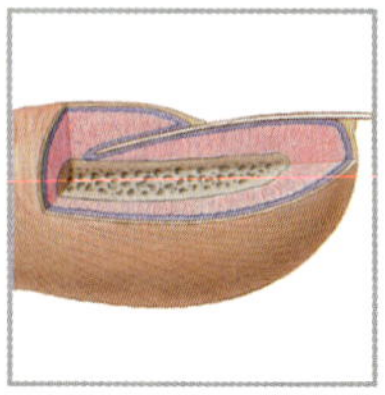

- nail(손(발)톱)
- nail body (손(발)톱 몸통)
- nail bed (손(발)톱 바닥)
- lunula(속손(발)톱)
- nail root (손(발)톱 뿌리)
- cuticle (손(발)톱 껍질)

4.8

노화에 따라 외피의 변화가 나타난다

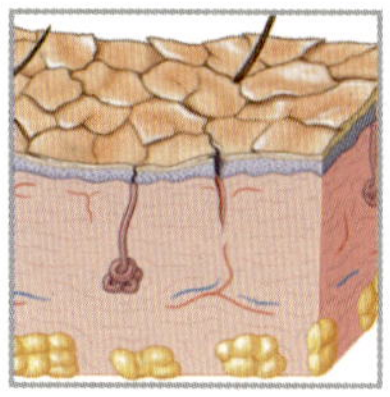

- fewer melanocyte (멜라닌세포 감소)
- drier epidermis (표피 건조)
- thinning epidermis (표피두께 얇아짐)
- diminished immune response (면역반응 저하)
- thinning dermis (진피 얇아짐)
- decreased perspiration (땀 분비 감소)
- altered hair and fat distribution (털과 지방 분포의 변화)
- fewer active hair follicle (털주머니 활성 감소)
- slower skin repair (피부 상처 회복 지연)
- reduced blood supply (혈액 공급 감소)

4.9

외피는 심한 손상 후에도 스스로 치유된다

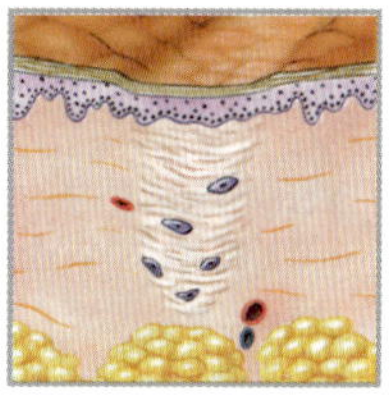

- scab(상처 딱지)
- granulation tissue(새살조직, 과립조직)
- scar tissue(반흔조직)
- keloid(반흔, 케로이드)

4장 종합 복습 문제

1. Dermis(진피)를 구성하는 주요 두 층은 무엇이고, 각 층은 무엇으로 이루어져 있는가?
2. 창상 후 피부 재생의 4 단계를 요약하시오.
3. 임상 시험에서, 약물이 피부를 통해 확산으로 투여될 수 있다. 이러한 방법을 transdermal administration(경피 투여)이라고 한다. 왜 지용성 약물이 수용성 약물보다 이 경피 투여에 더 적절한가?
4. 햇볕에 적당히 노출하는 것은 아이들의 뼈 성장에 적절하고 필요한 일이다. 하늘이 오염되거나 구름이 짙어서 햇볕이 부족한 곳에서 어떤 아이가 살고 있다면, 뼈의 성장이 저해되는 것을 최소화하기 위해 할 수 있는 일은 무엇인가?
5. 많은 사람들이 염색약으로 머리에 색을 입혀 원래의 모습을 바꾼다. 머리 염색과정에서 머리 어느 층이 첨가된 화학물질에 의해 영향을 받는 것으로 생각하는가?

4장에 있는 모든 모듈, 절, 종합 복습 문제의 풀이를 알고 싶으면 이 책의 뒷부분에 청색 식별표로 표시한 해답 페이지를 참조하시오.

• = 해당 모듈에서 굵은 문자로 표시한 용어

5

뼈대계통 (The Skeletal System)

번역: 이규석

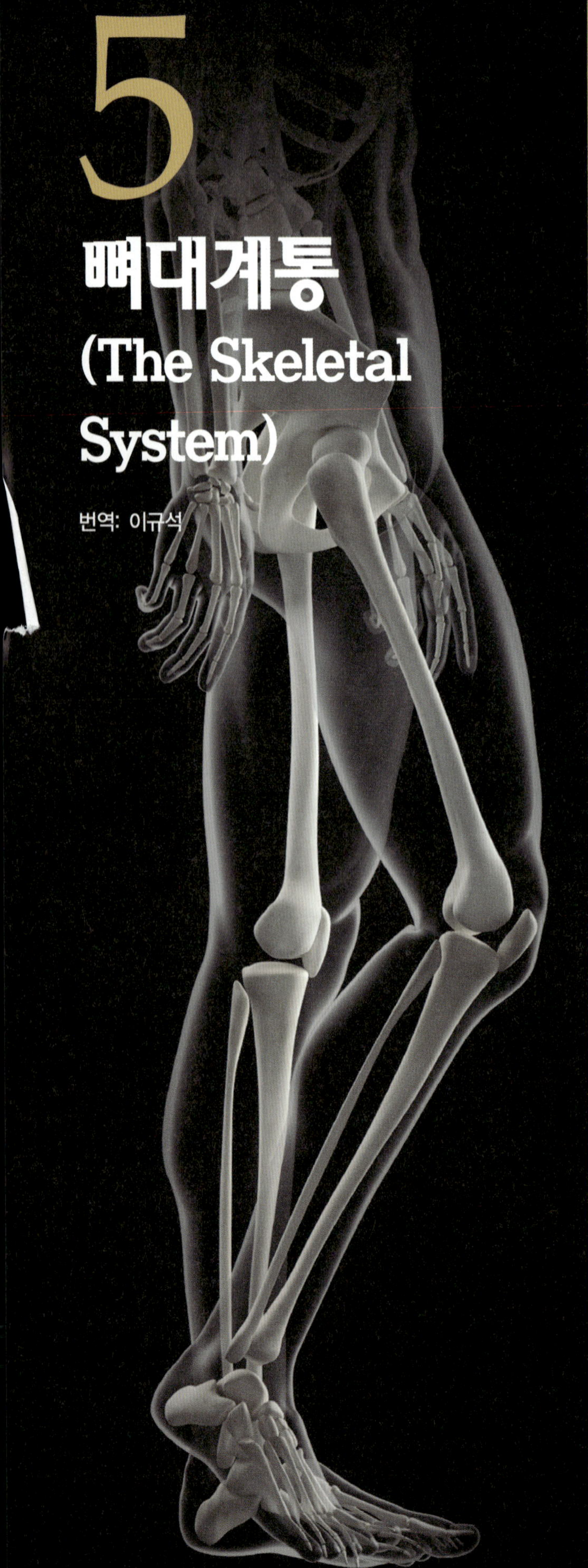

학습성과

다음 각 학습성과 번호는 본문의 모듈 번호와 일치하며, 독자는 5장을 모두 공부한 후에 각 학습성과를 실천할 수 있어야 한다.

1절 • 뼈대계통을 구성하는 뼈

5.1 모양에 따라 뼈를 분류하고 주요 surface feature(표면구조의 특징)를 서술한다.

5.2 전형적인 긴뼈의 각 부위를 구분하고 치밀뼈와 해면뼈의 위치를 서술한 후 긴뼈 내부의 해부학적 구조를 서술한다.

5.3 뼈를 구성하는 세 가지 세포를 나열하고 그 세포의 주요 기능을 알아본 후 칼슘 항상성을 요약한다.

5.4 치밀뼈와 해면뼈의 구조와 기능을 비교한다.

5.5 연골뼈형성을 요약한다.

5.6 ➕ **임상의학 모듈** 비정상 뼈의 성장과 발달에 관련된 여러 임상적 질환에 대하여 토론한다.

5.7 ➕ **임상의학 모듈** 여러 가지 골절에 대해 서술하고 치유과정을 설명한다.

2절 • Skeleton(뼈대)

5.8 머리뼈와 얼굴뼈를 알아보고 머리뼈의 봉합을 확인한 후 그 위치를 파악한다.

5.9 머리뼈의 표면 특징을 알아보고 서술한다.

5.10 머리뼈 단면에서 볼 수 있는 주요 부위를 표시하고 코복합체를 구성하는 요소들을 알아보고 서술한다.

5.11 머리뼈와 이와 연관된 뼈를 나열하고 목뿔뼈의 기능과 특징을 토론한다.

5.12 숫구멍을 정의하고 의의를 설명한다. 유아, 어린이 그리고 성인의 머리뼈에 나타나는 구조적 차이를 서술한다.

5.13 척주굽이와 기능을 알아보고 서술한다. 부위에 따른 척추의 특징을 확인하고 척추뼈의 각 구조에 대해 서술한다.

5.14 목뼈와 등뼈의 구조적, 기능적 특징을 토론한다.

5.15 꼬리뼈, 엉치뼈, 등뼈의 두드러진 구조적, 기능적 특징을 토론한다.

5.16 가슴우리를 서술하고 등뼈와 갈비뼈를 잇는 관절 그리고 갈비뼈와 복장뼈를 잇는 관절의 중요성을 설명한다.

5.17 ➕ **임상의학 모듈** 척주뒤굽음증, 척주옆굽음증, 척주앞굽음증을 비교하고 대조한다.

5.18 팔이음뼈를 구성하는 뼈를 알아보고 기능과 표면의 특징을 서술한다.

5.19 위팔과 아래팔을 구성하는 뼈에 대해 알아보고 기능과 표면 특징을 서술한다.

5.20 손목과 손을 구성하는 뼈를 알아보고 그 위치를 해부학적 용어를 사용하여 서술한다.

5.21 다리이음뼈를 구성하는 볼기뼈의 기능과 표면 특징을 서술한다.

5.22 골반에 대해 알아보고 남성과 여성골반의 구조적 기능적 차이를 토론한다.

5.23 넙다리뼈와 정강뼈, 종아리뼈의 기능과 표면 특징을 알아본다.

5.24 발목과 발의 뼈에 대해 알아보고 그 위치를 해부학적 용어를 사용하여 서술한다.

3절 • 관절의 구조와 운동

5.25 윤활관절의 기본적인 구조를 서술하고 부속구조와 기능을 서술한다.

5.26 각 윤활관절의 구조와 기능의 상관관계를 설명한다.

5.27 ➕ **임상의학 모듈** 척추사이원반과 뼈엉성증과 연관된 질병에 대해 서술한다.

5.28 ➕ **임상의학 모듈** 관절염에 대해 설명하고 관절의 구조와 기능에 미치는 영향에 대해 서술한다.

뼈대계통을 구성하는 뼈

뼈대계통은 여러 뼈, 연골, 인대 그리고 그들을 안정시키고 연결하는 결합조직으로 구성된다. 이 장에서는 뼈에 대한 전반적인 해부학적 지식을 학습하고 뼈 성장과 remodeling(재구성) 그리고 치유과정을 학습함으로써 뼈조직 전반에 걸쳐 설명할 것이다.

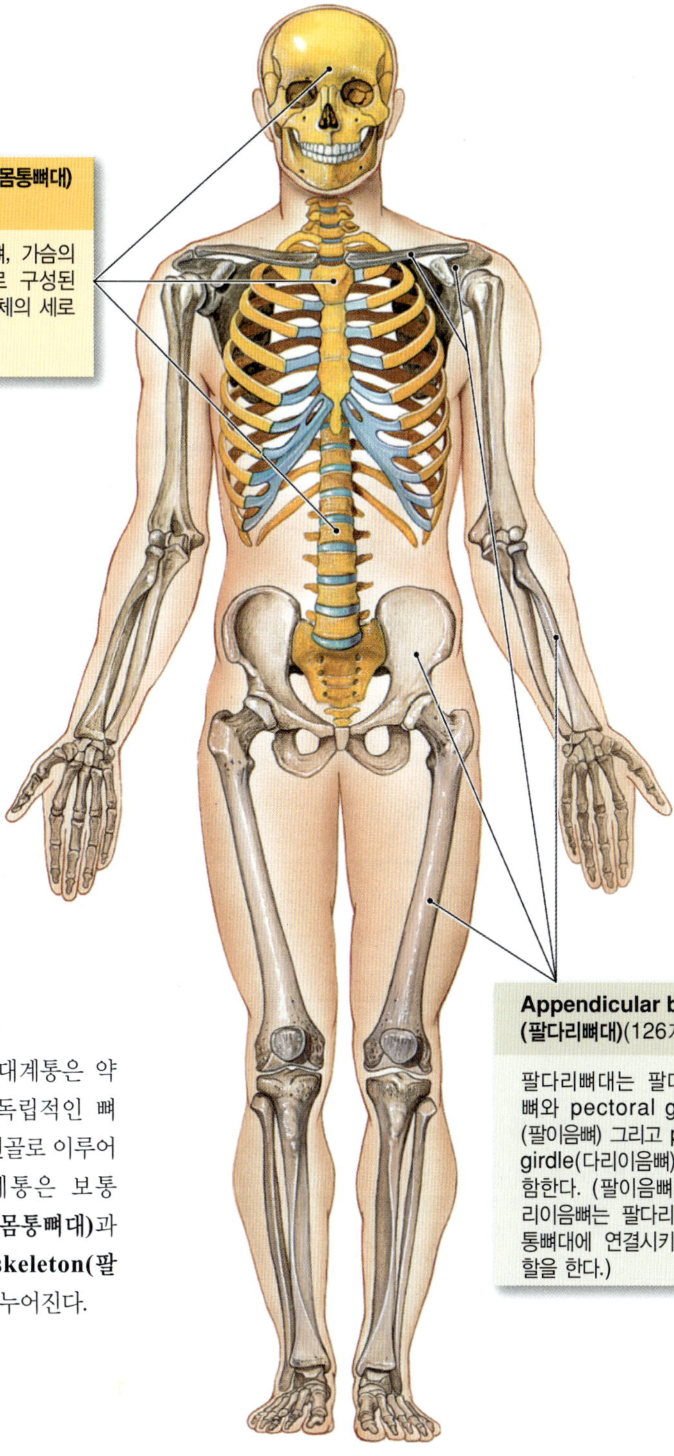

Axial skeleton(몸통뼈대) (80개)

몸통뼈대는 머리뼈, 가슴의 뼈, 그리고 척주로 구성된다. 몸통뼈대는 신체의 세로축으로 배열한다.

Appendicular bone (팔다리뼈대)(126개)

팔다리뼈대는 팔다리의 뼈와 pectoral girdle(팔이음뼈) 그리고 pelvic girdle(다리이음뼈)을 포함한다. (팔이음뼈와 다리이음뼈는 팔다리를 몸통뼈대에 연결시키는 역할을 한다.)

1 성인의 뼈대계통은 약 206개의 독립적인 뼈 및 이와 연관된 연골로 이루어져 있다. 뼈대계통은 보통 **axial skeleton(몸통뼈대)**과 **appendicular skeleton(팔다리뼈대)**으로 나누어진다.

뼈대계통의 기능

- **Support(버팀목):** 뼈대계통은 신체의 구조적인 지지대 역할을 한다. 각 뼈 혹은 뼈들은 부드러운 조직과 기관들이 부착할 수 있는 틀 역할을 한다.
- **Storage of Minerals(무기물 저장소):** 뼈의 칼슘염은 체액의 정상적인 칼슘과 인산염 농도를 유지하는 중요한 저장소이다. 칼슘은 인체에서 가장 풍부한 무기물이다. 보통 인체는 1~2 kg의 칼슘을 비축한다. 그 중 98%가 뼈에 저장된다.
- **Blood Cell Production(혈구 생성):** 적혈구, 백혈구, 혈소판은 뼈의 내부를 채우는 적색골수에서 생성된다.
- **Protection(보호):** 섬세한 조직과 기관들은 종종 뼈대에 둘러싸여 있다. 갈비뼈는 심장과 폐를 보호하고 머리뼈는 뇌를 둘러싸고 있으며 척추뼈는 척수를 보호한다. 또한 골반은 소화기관과 생식기관을 감싸고 있다.
- **Movement(운동):** 뼈대를 이루는 뼈들은 뼈대근육에서 생성된 힘의 강도와 방향을 바꾸는 지렛대 역할을 한다. 따라서 생성된 운동은 손끝의 섬세한 운동에서부터 몸 전체를 움직이는 강한 운동까지 다양하다.

2 뼈대는 앞서 요약한 것처럼 여러 필수적인 기능을 한다. 이 모든 기능들은 궁극적으로 뼈조직의 특별하고 역동적인 특성에 의해 이루어진다. 실험실 연구나 사후 동물의 뼈대에서 제작된 뼈표본은 이 살아 있는 조직의 마른 잔존물일 뿐이다. 이 뼈표본과 살아 있는 뼈조직의 관계는 인공 건조된 목재와 살아 있는 나무의 관계와 같다.

5.1

뼈는 모양과 구조에 따라 분류되며 표면에 다양한 특징을 가진다

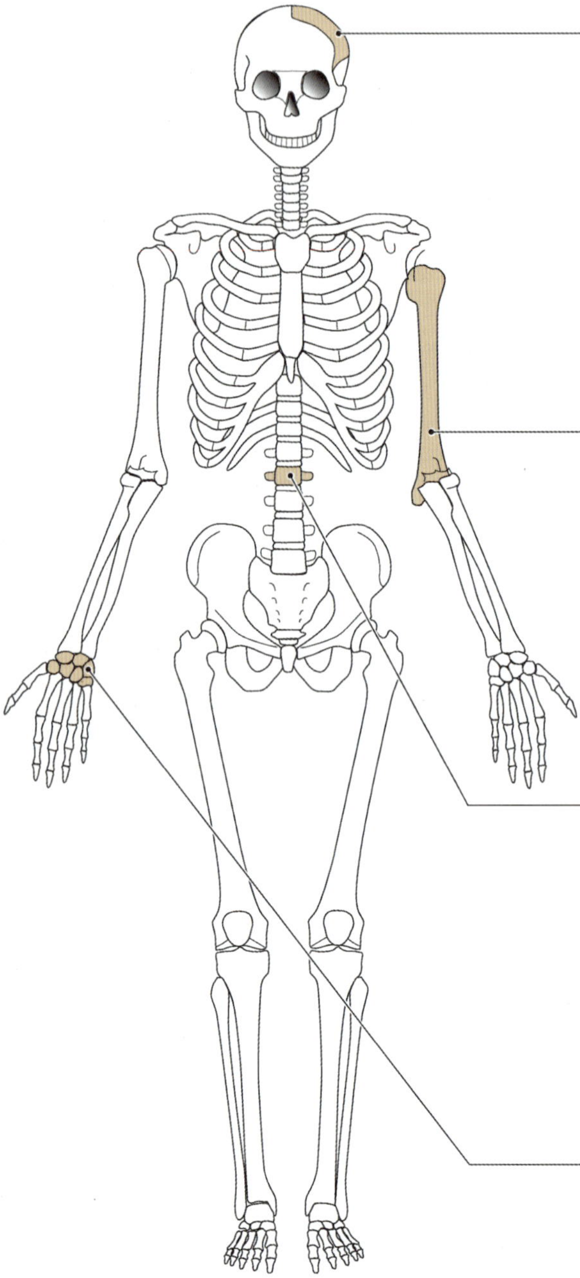

1 보통 성인의 206개의 주요 뼈는 각각의 모양에 따라 4종류로 나눌 수 있다.

Flat bone(납작뼈)

Flat bone(납작뼈)은 얇고 거의 평행한 두 층의 뼈를 가진다. 납작뼈는 머리덮개뼈, 복장뼈, 갈비뼈 그리고 어깨뼈로 구성된다. 이 뼈들은 아래의 부드러운 조직을 보호하고 뼈대근육의 부착을 위해 넓은 표면을 가진다.

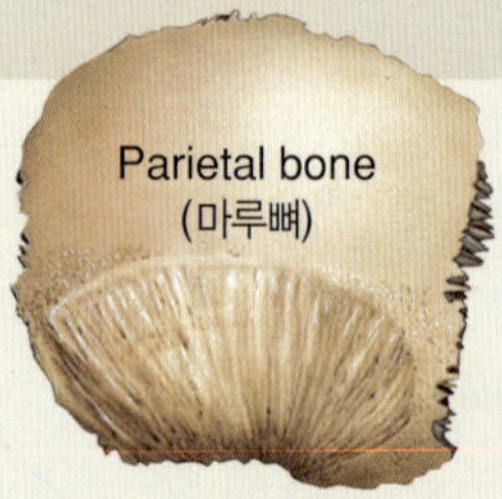

Long bone(긴뼈)

Long bone(긴뼈)은 상대적으로 길고 가는 형태를 한다. 긴뼈는 위팔과 아래팔, 넙다리와 종아리, 손바닥, 발바닥, 손가락, 그리고 엄지손•발가락에 위치한다. 넙다리의 긴뼈인 넙다리뼈는 우리 몸에서 가장 크고 무거운 뼈이다.

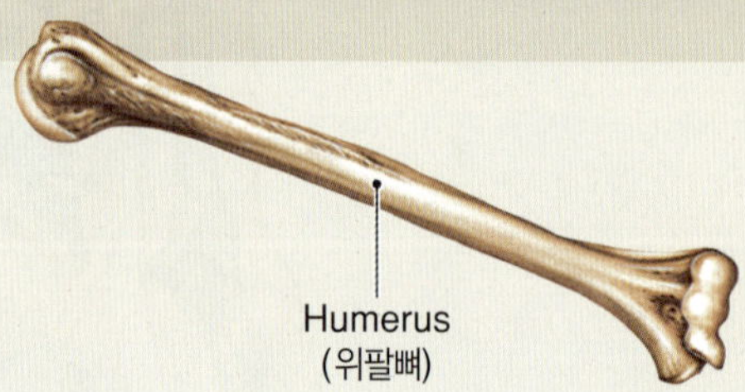

Irregular bone(불규칙뼈)

Irregular bone(불규칙뼈)은 복잡한 모양을 한다. 짧고 납작하고 톱니모양 혹은 능선 형태의 표면을 갖는다. 골반의 엉치뼈와 몇 개의 머리뼈가 불규칙뼈에 속한다.

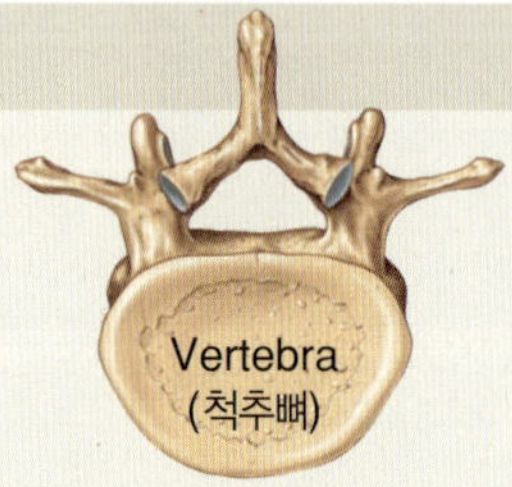

Short bone(짧은뼈)

Short bone(짧은뼈)은 작고 입방형태이다. 짧은뼈의 예는 손목에 있는 뼈(손목뼈)와 발목에 있는 뼈(발목뼈)이다.

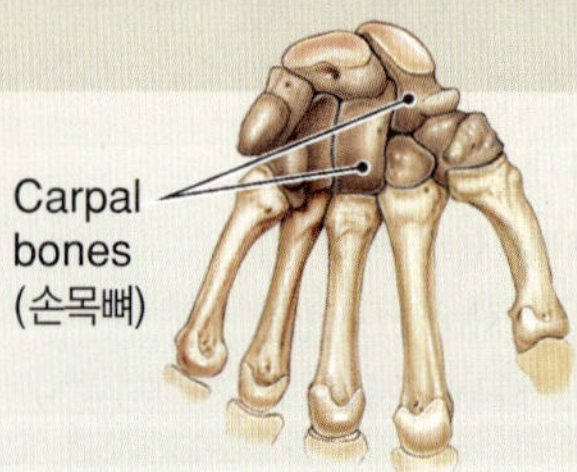

2 다음 그림들은 뼈의 표지로 알려진 **surface feature(표면 특징)**의 종류이다. 우리 몸에 있는 각각의 뼈는 특정 기능과 관련된 특유의 외부 및 내부 특징을 가진다. 돌출되어 있는 구조는 힘줄과 인대가 부착하거나 인접한 뼈들이 서로 관절을 이루게 한다. 뼈 내부에 있는 함몰, 홈 그리고 굵은 혈관이나 신경이 뼈와 나란히 놓이거나 관통하는 위치이다.

1 Skull(머리뼈)의 표면 특징

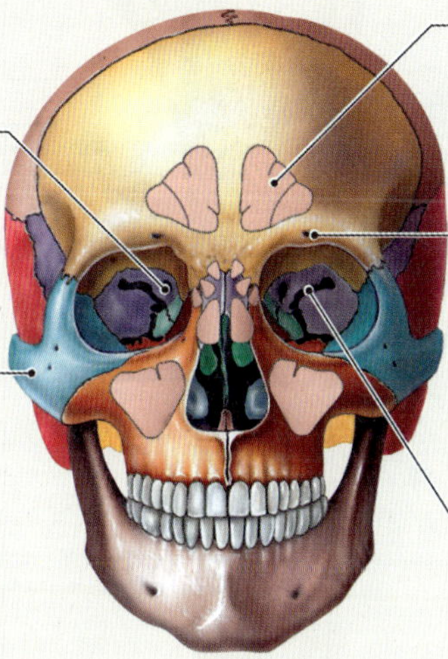

2 Humerus(위팔뼈)의 표면 특징

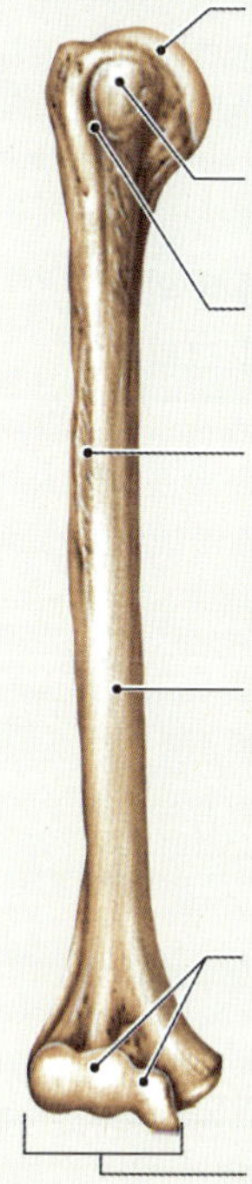

3 Femur(넙다리뼈)의 표면 특징

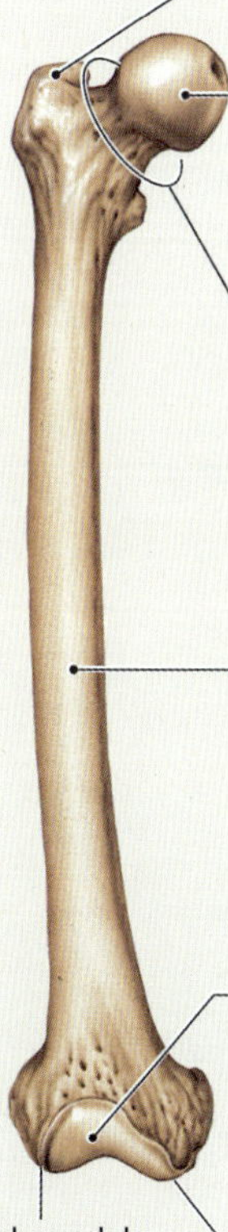

4 Pelvis(골반)의 표면 특징

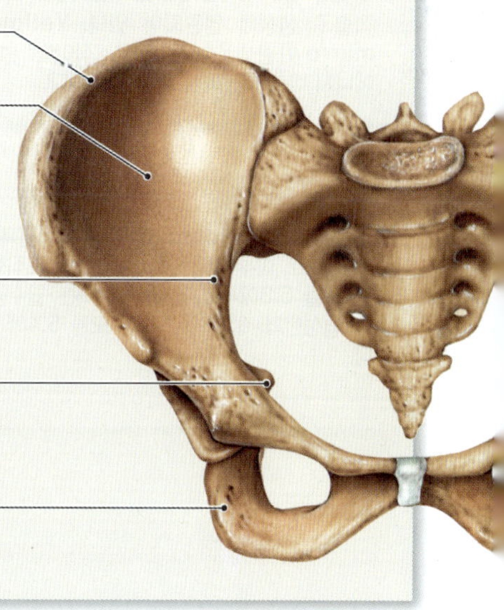

모듈 5.1 복습

a. 표면 특징을 정의하시오.

b. 모양에 따라 뼈를 4 종류로 구분하시오.

c. 결절과 거친면을 비교하시오.

긴뼈는 풍부한 혈액 공급을 받는다

여기에서 전형적인 긴뼈의 여러 측면을 살펴본다.

The Humerus(위팔뼈)

1 이 오른쪽 위팔뼈의 앞에서 외부 구조, 주요 부분의 경계 그리고 관절연골의 위치를 볼 수 있다.

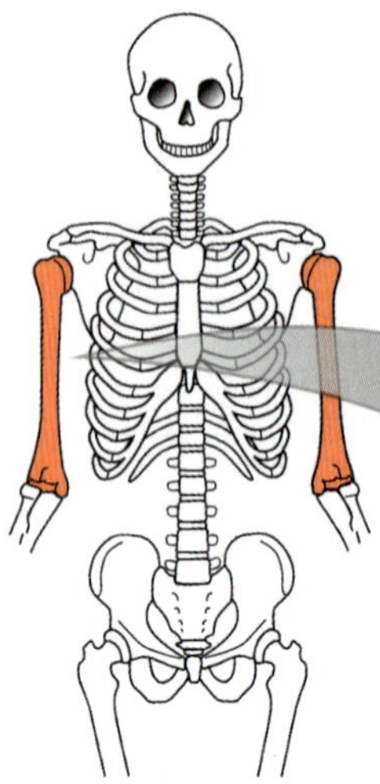

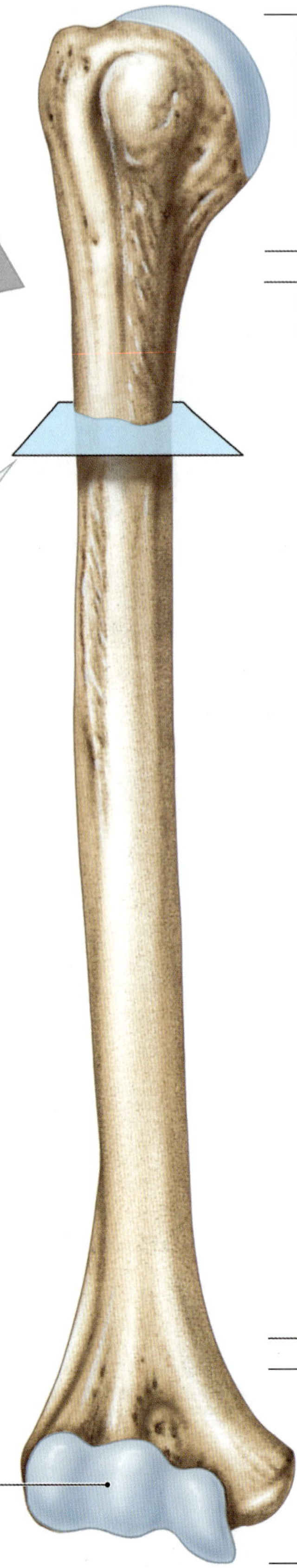

Epiphysis(뼈끝; e-PIF-i-sis)는 뼈의 양쪽 끝의 확장된 부분이다.

Diaphysis(뼈몸통)는 긴 관형태이다.

2 이 오른쪽 위팔뼈의 단면도는 골수공간의 위치를 보여준다.

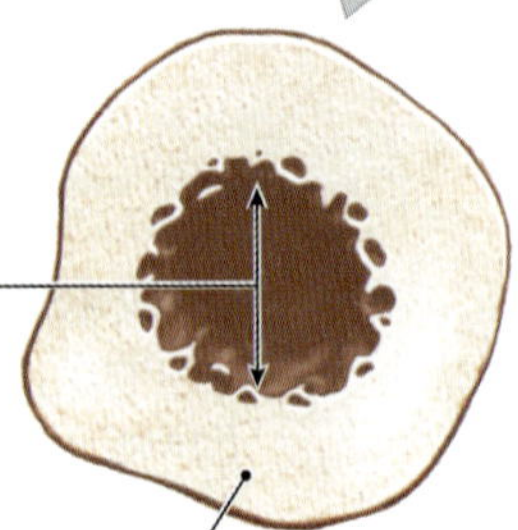

Marrow cavity(골수공간)는 뼈몸통 내부의 빈 공간을 말한다. 살아 있을 때는 혈관조직인 골수로 채워져 있다. **Red bone marrow(적색골수)**는 적혈구 생성에 연관되어 있다. **Yellow bone marrow(황색골수)**는 지방조직이다. 황색골수는 에너지 비축 측면에서 매우 중요하다.

뼈몸통의 벽은 **compact bone(치밀뼈)**의 두꺼운 층으로 이루어져 있다. 치밀뼈의 조직학적 구조는 모듈 5.3에서 다룬다. 해면뼈는 골수공간에 막을 형성한다. 이것의 구조는 모듈 5.4에서 논의한다.

Articular cartilage(관절연골)는 다른 뼈와 관절을 이루는 뼈끝을 덮는다. 연골은 혈관이 없고 산소와 영양공급 및 노폐물 제거는 윤활액에 의해 이루어진다.

3 뼈가 성장하고 유지되기 위해서는 풍부한 혈액 공급이 필요하다.

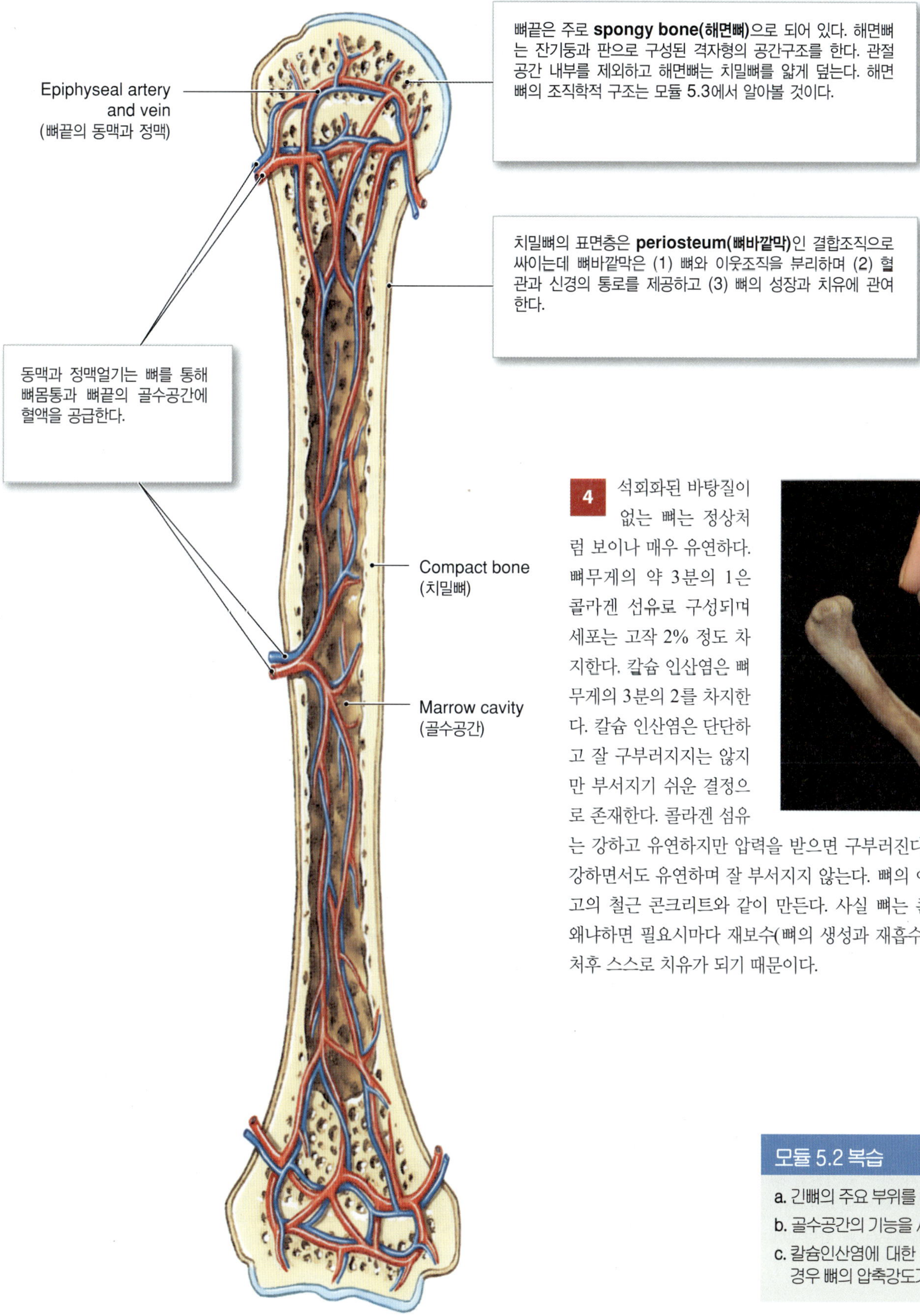

4 석회화된 바탕질이 없는 뼈는 정상처럼 보이나 매우 유연하다. 뼈무게의 약 3분의 1은 콜라겐 섬유로 구성되며 세포는 고작 2% 정도 차지한다. 칼슘 인산염은 뼈무게의 3분의 2를 차지한다. 칼슘 인산염은 단단하고 잘 구부러지지는 않지만 부서지기 쉬운 결정으로 존재한다. 콜라겐 섬유는 강하고 유연하지만 압력을 받으면 구부러진다. 뼈속의 단백질 결정은 강하면서도 유연하며 잘 부서지지 않는다. 뼈의 이러한 특징들은 뼈를 최고의 철근 콘크리트와 같이 만든다. 사실 뼈는 콘크리트보다 훨씬 낫다. 왜냐하면 필요시마다 재보수(뼈의 생성과 재흡수의 순환)가 가능하고 상처후 스스로 치유가 되기 때문이다.

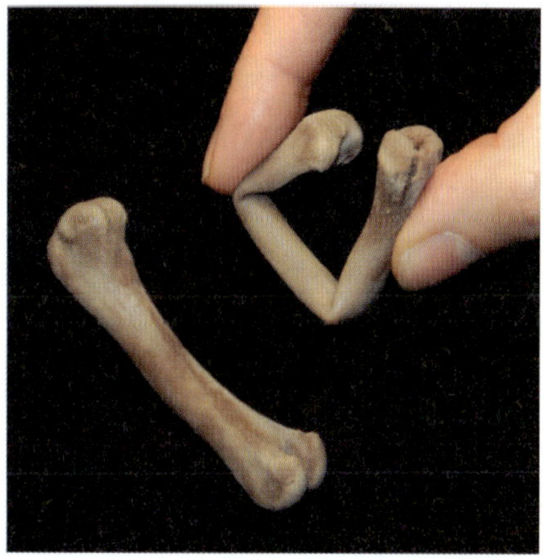

모듈 5.2 복습

a. 긴뼈의 주요 부위를 나열하시오.
b. 골수공간의 기능을 서술하시오.
c. 칼슘인산염에 대한 콜라겐의 비율이 증가할 경우 뼈의 압축강도가 어떻게 변화하는가?

뼈는 뼈세포, 뼈모세포, 뼈파괴세포가 산재하는 석회화된 바탕질로 구성된다

치밀뼈과 해면뼈 모두 동일한 3종류의 세포를 가지고 있다.

1 **Osteocyte(뼈세포;** OS-tē-ō-sīt; *osteo*, 뼈 + *cyte*, 세포)는 성숙한 뼈의 세포로 주변 바탕질 성분의 순환을 통해 단백질과 무기질의 양을 유지한다. 뼈세포는 화학물질을 배출하여 인접한 바탕질을 용해시키며 이때 방출된 무기질은 혈액으로 들어간다. 그 후 뼈세포는 무기질 결정의 축적을 자극하며 바탕질을 재구성한다. 뼈세포는 손상된 뼈를 재생시키는 역할도 한다.

바탕질의 층을 **lamellae(뼈층판;** lah-MEL-lē)라고 한다.

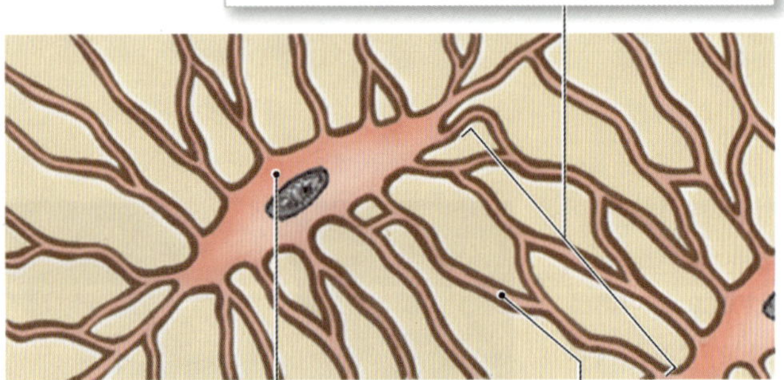

뼈세포는 뼈에 있는 대부분의 세포로 각각의 뼈세포는 바탕질의 층 사이의 공간인 **lacuna(뼈세포방)**을 차지하고 있다. 뼈세포는 세포분열을 하지 않으며 뼈세포방에는 하나의 뼈세포가 들어 있다.

뼈세포의 돌기는 바탕질에 형성된 **canaliculi(뼈소관)**로 뻗는다. 뼈소관은 뼈방과 연결되어 영양분 확산을 위한 통로인 맥관통로를 형성한다.

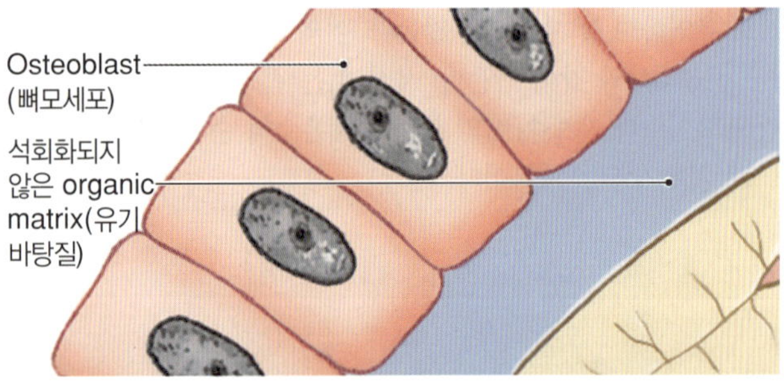

2 **Osteoblast(뼈모세포;** OS-tē-ō-blast; *blast*, 모세포)는 **ossification(뼈형성)**에서 새로운 바탕질을 생성한다. 뼈모세포는 바탕질의 단백질과 기타 유기물을 생성하고 배출한다. 또한 인산칼슘의 농도를 증가시켜 뼈를 형성하는 유기바탕질에 칼슘염을 축적하게 한다. 뼈세포는 뼈 바탕질에 완전히 둘러싸인 뼈모세포를 말한다.

3 **Osteoclast(뼈파괴세포;** OS-tē-ō-clast; *clast*, 파괴)는 뼈 바탕질을 제거하고 재활용하는 세포이다. 이 세포는 거대한 세포로 50개 이상의 핵을 가진다. 뼈파괴세포는 단핵구와 큰포식세포를 생성하는 동일한 줄기세포로부터 발생한다. 뼈파괴세포로부터 방출되는 산과 단백질가수분해(단백질을 소화하는) 효소는 바탕질을 용해시켜 무기질을 사이물질로 배출한다. **osteolysis(뼈용해;** OS-tē-OL-i-sis; *lysis*, 용해) 혹은 재흡수 과정은 체액의 칼슘과 인산이온의 농도를 조절하는데에 중요하다.

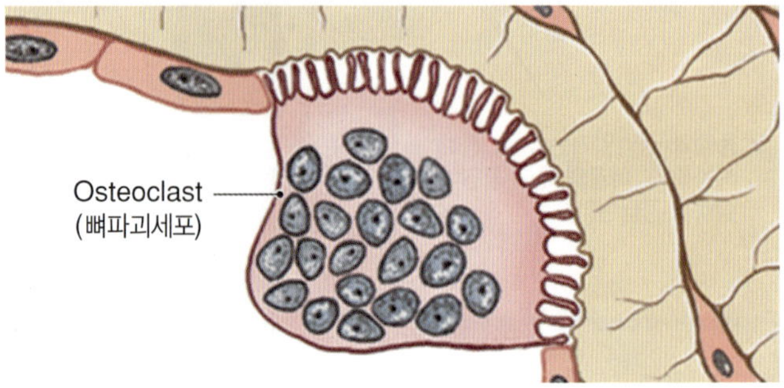

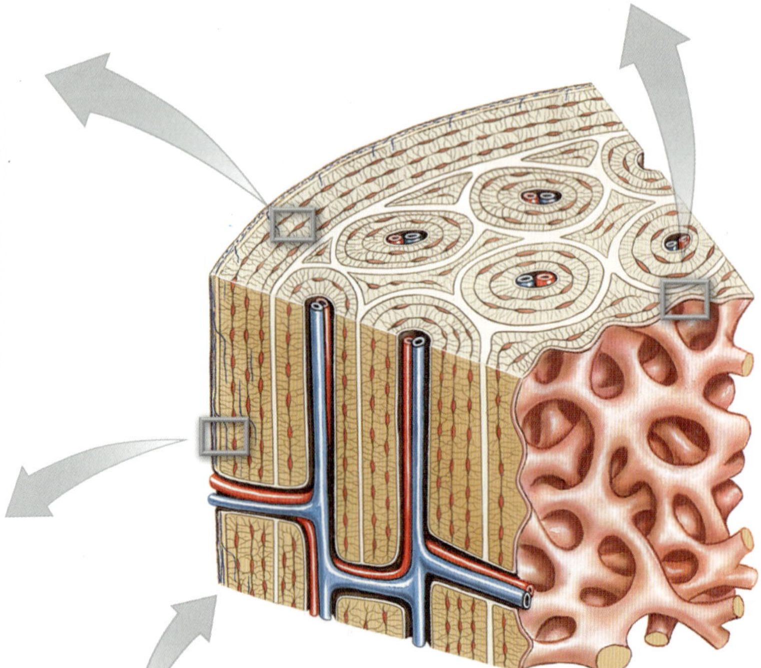

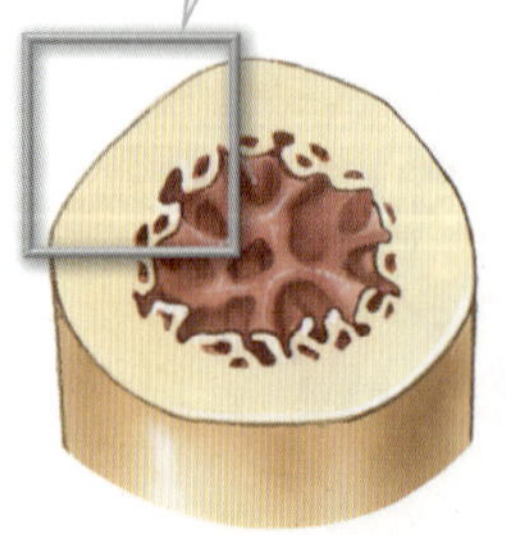

4 성숙 치밀뼈의 기본적인 기능 단위는 **osteon(뼈단위;** OS-tē-on) 혹은 하버스계통이다. 뼈단위의 중요한 특징들은 모듈 3.22에 소개되어 있으니 참고 바란다.

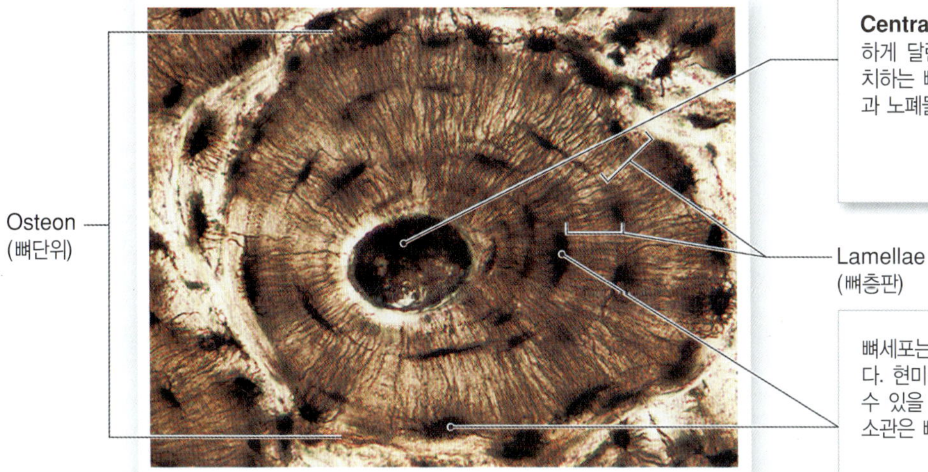

Compact bone(치밀뼈)

Central canal(중심관)은 일반적으로 뼈 표면과 평행하게 달린다. 중심관 내부의 동맥과 정맥은 뼈단위에 위치하는 뼈세포에 영양을 공급한다. 또한 방출된 칼슘이온과 노폐물의 제거통로가 된다.

뼈세포는 뼈층판 사이에 있는 **lacunae(뼈세포방)**에 있다. 현미경표본 제작을 위해 작은 뼈 조각을 빛을 전도할 수 있을 정도로 얇게 갈았다. 이 과정에서 뼈세포방과 뼈소관은 뼈 가루로 채워져 검게 보인다.

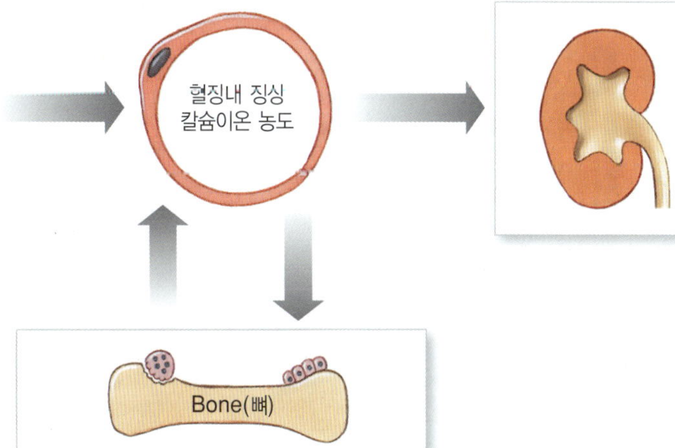

창자에서 칼슘과 인산이온이 음식을 통해 흡수된다. 흡수율은 호르몬으로 조절된다.

콩팥에서 칼슘과 인산이온이 소변으로 빠져나가는 양을 조절한다.

뼈대 내부에서 뼈모세포는 계속해서 새로운 뼈바탕질을 축적한다. 동시에 뼈파괴세포는 바탕질을 용해시켜 방출된 칼슘과 인산이온을 혈액으로 보낸다. 뼈모세포와 뼈파괴세포의 활성 균형은 호르몬으로 조절된다.

5 **Calcium ion(칼슘이온)**은 여러 생리적 과정에 관여하며 정상농도에서 약간의 변화가 생겨도 세포대사에 영향을 미친다. 칼슘이온농도가 일정하게 유지되는 것은 창자, 뼈 그리고 콩팥의 균형잡힌 활동에 의한다.

체액의 칼슘 농도가 30~35% 이상 증가하거나 감소할 경우 신경원과 근육세포의 기능이 붕괴되어 치명적인 결과를 초래할 수 있다. 칼슘이온 농도는 아주 잘 조절되어 하루에 10%이상 변동이 생기는 경우는 드물다.

모듈 5.3 복습

a. 뼈세포, 뼈모세포, 뼈파괴세포를 정의하시오.
b. 치밀뼈의 기본적인 기능 단위는 무엇인가?
c. 뼈파괴세포의 활동이 뼈모세포의 활동을 능가할 때 뼈에 어떤 영향을 끼치는가?

5.4

치밀뼈는 평행한 뼈단위를 가지며 해면뼈는 잔기둥 얼기를 가진다

1 각 뼈단위의 뼈층판은 중심관 주변에 배열된 일련의 원통을 형성한다. 가로단면에서 볼 때 이 뼈층판은 과녁과 흡사하며 **central canal(중심관)**은 중심부와 같다. 하나의 뼈단위는 아주 두꺼운 벽을 가진 빨대처럼 보인다. 이 구조는 아주 튼튼하기 때문에 끝을 누르거나 당겨 떼어내기 힘들다. 하지만 끝을 잡고 옆에서 밀면 비교적 쉽게 부러진다. 긴뼈의 뼈몸통 내부의 뼈단위는 뼈몸통의 긴축과 평행하다. 그래서 뼈몸통은 양쪽 끝에 가해지는 강한 힘에도 부러지지 않는다. 넙다리뼈는 몸무게의 10~15배의 무게를 부서지지 않고 견뎌낼 수 있다. 그러나 훨씬 약한 힘이 몸통 옆에서 가해지면 긴뼈는 대부분 부러진다. 넙다리뼈도 마찬가지이다.

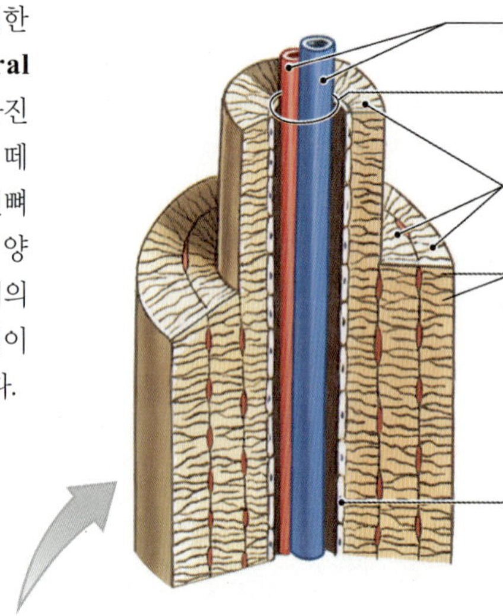

2 긴뼈 뼈몸통의 단면도를 통해 뼈단위와 혈관의 구성이 관찰되며 치밀뼈와 해면뼈를 비교할 수 있다.

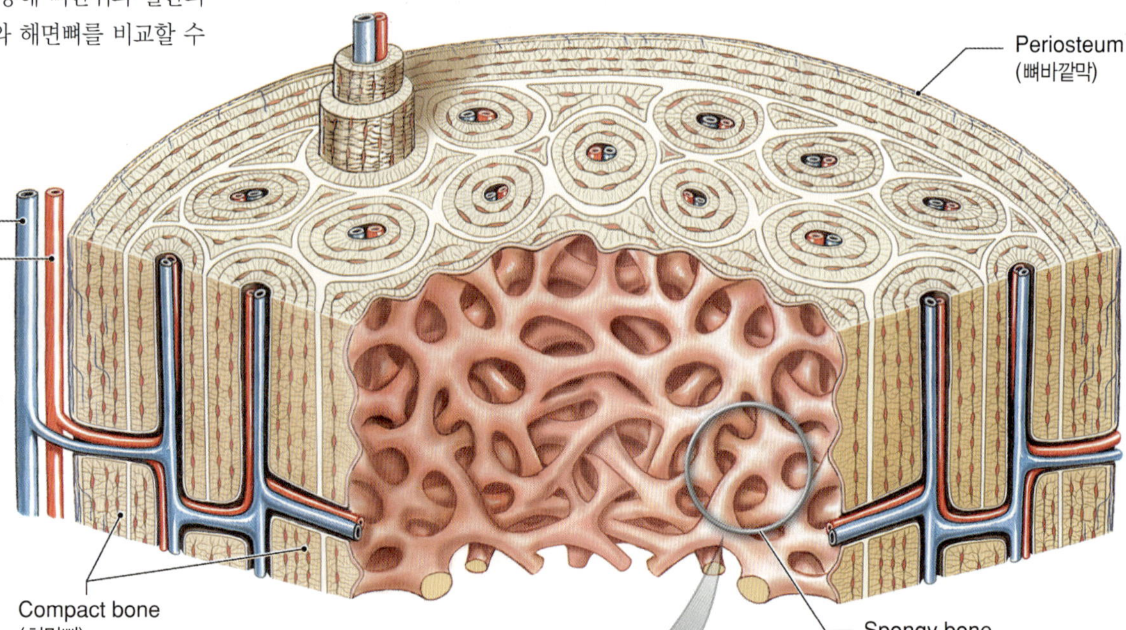

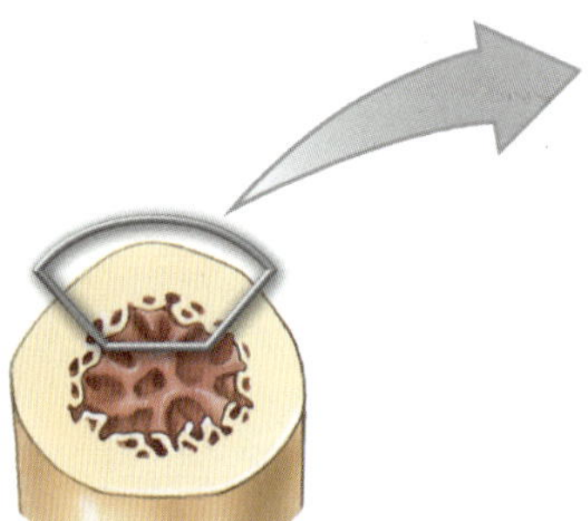

3 해면뼈는 뼈에 압력이 덜 가해지거나 여러 방향에서 가해지는 곳에 위치한다. 해면뼈의 바탕질은 **trabeculae(잔기둥)**라는 판을 형성한다. 해면뼈의 바탕질에는 혈관이 없다. 영양소는 뼈소관을 따라 이동하여 뼈세포에 도달한다. 해면뼈는 치밀뼈보다 훨씬 가볍기 때문에 뼈의 무게를 가볍게 함으로써 근육이 뼈를 움직이기 쉽게 한다.

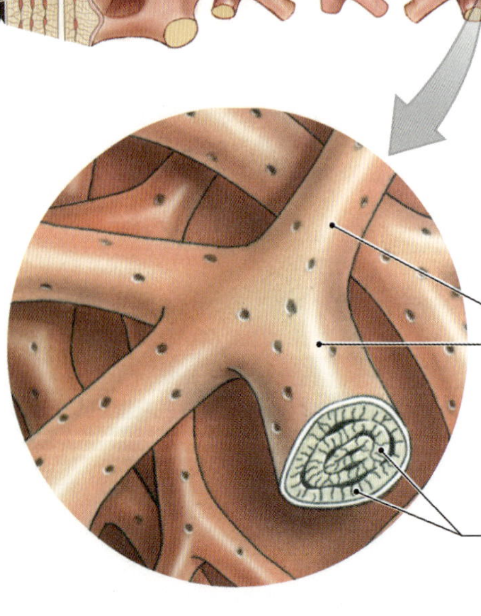

4 뼈의 직경은 표면에서 일어나는 **appositional growth(부가성장)**를 통해 두꺼워진다. 부가성장의 경우 뼈바깥막 속층에 있는 세포가 뼈모세포로 분화되고 뼈표면에 바탕질을 첨가한다. 따라서 뼈층판의 연속적인 층을 뼈의 외부 표면에 첨가한다. 이 뼈층판 사이에 갇힌 뼈모세포는 뼈세포로 분화한다. 시간이 흐르면서 깊은 곳에 있는 뼈층판은 치밀뼈를 대표하는 뼈단위로 재활용되고 대체된다.

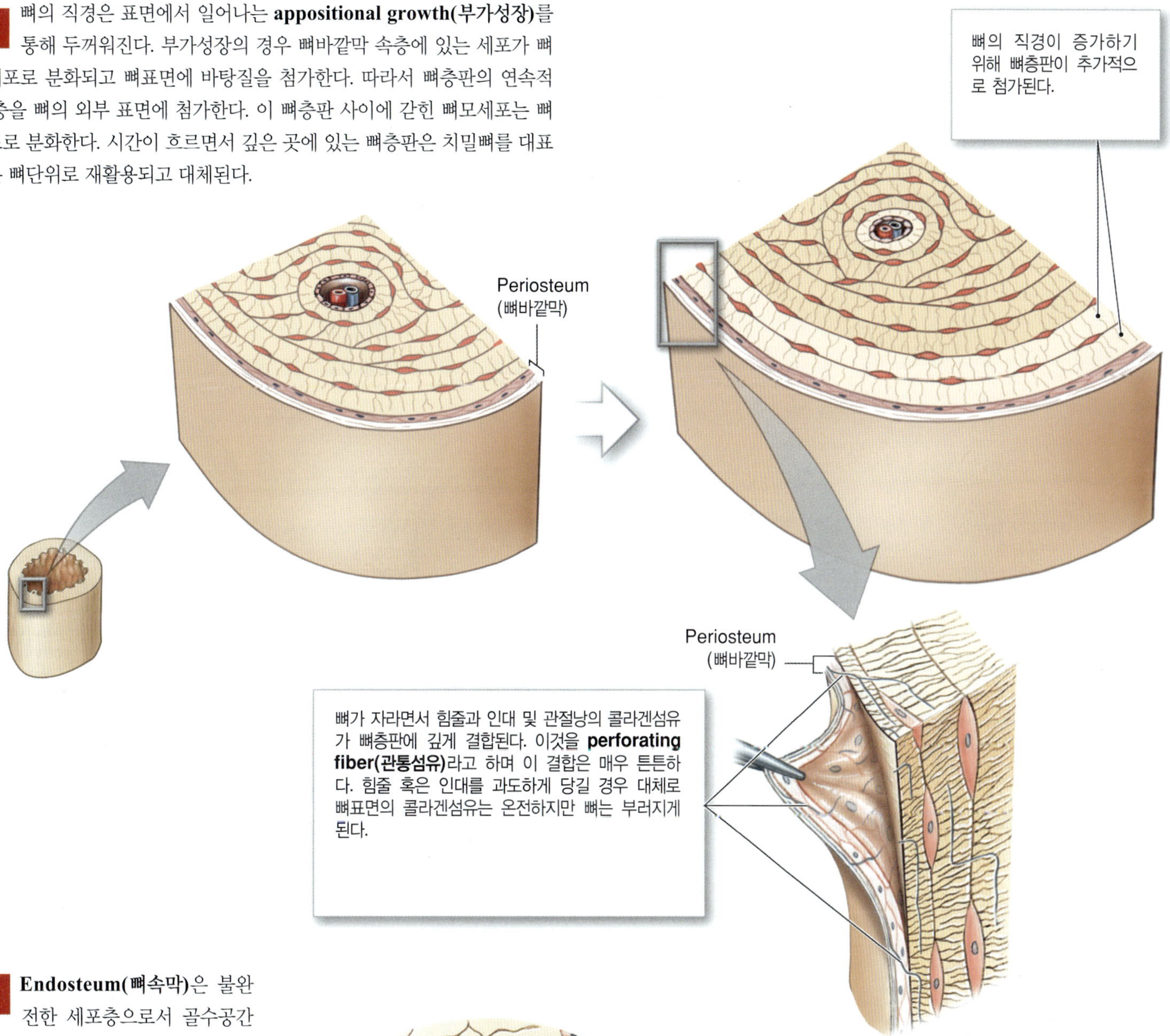

5 **Endosteum(뼈속막)**은 불완전한 세포층으로서 골수공간 내부를 둘러싼다. 뼈속막은 뼈의 성장, 치유, 재구성 시 활성화되는데 해면뼈의 trabeculae(잔기둥)를 덮으며 또한 중심관 내부 표면을 둘러싼다. 세포층이 불완전한 곳에서는 바탕질이 노출된다. 이렇게 노출된 부위에서 뼈파괴세포와 뼈모세포는 바탕질 성분을 제거하거나 저장할 수 있다.

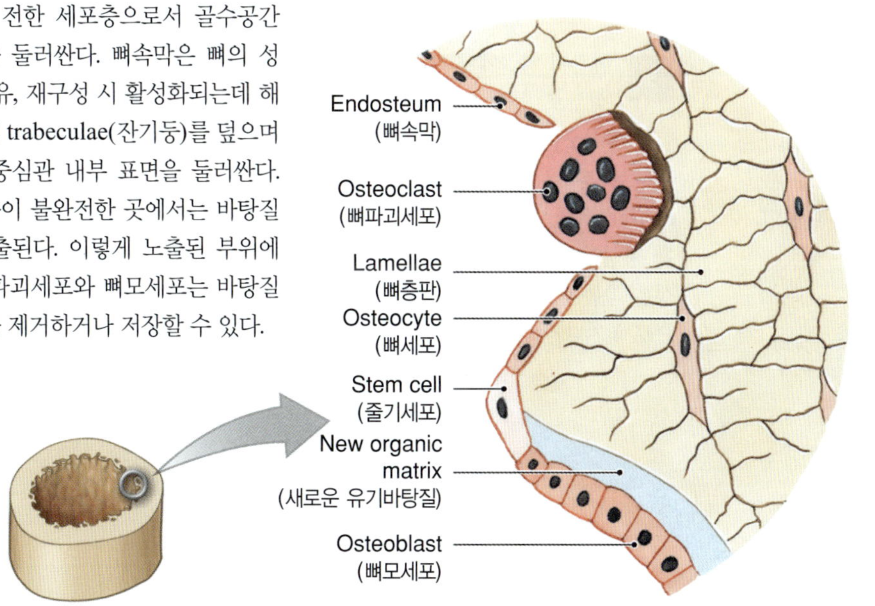

모듈 5.4 복습

a. 부가성장을 정의하시오.

b. 뼈바깥막과 뼈속막을 구분하시오.

c. 어떤 뼈표본에 뼈층판이 없는 뼈단위가 있다. 이 뼈는 뼈끝과 뼈몸통 중 어느 부위에 속하는가?

가장 일반적인 뼈형성 방법은 연골이 뼈로 교체되는 것이다

배자시기에 뼈형성이 시작될 때 모든 뼈대는 연골상태이다. 이 연골들은 **endochondral** (en-dō-KON-drul, *emdo-*, 내부 + *clondros*, 연골) **ossification(연골속뼈형성)** 과정을 통해서 서서히 뼈로 교체된다. 다음의 그림들은 연골뼈형성의 주요 단계를 보여준다. 이 과정은 성인 뼈의 작은 모델인 연골로부터 시작한다. 성장하기 시작하면서 뼈의 직경과 길이가 자란다. 직경의 성장은 부가성장에 의한다.

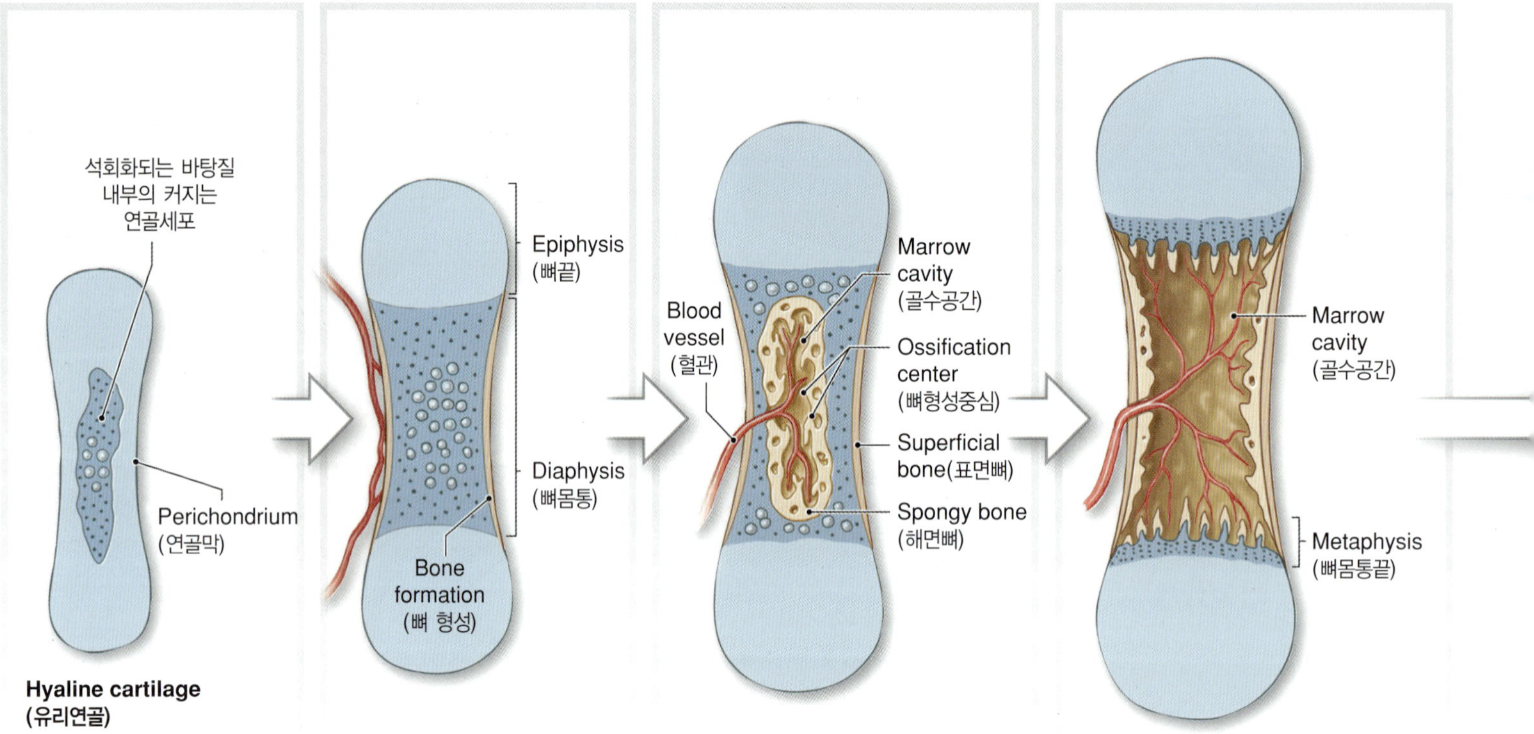

1 연골이 커지면서 몸통 중심부의 연골세포의 크기가 대단히 커진다. 바탕질은 여러 잔기둥을 형성하며 곧 석회화되기 시작한다. 이후 커진 연골세포는 죽어 연골 내에 구멍을 남기면서 소멸된다.

2 연골의 모서리 주변에서 혈관이 자라기 시작하며 연골막의 세포가 뼈모세포로 변한다. 이후 연골 몸통의 외부에 뼈층이 덮인다.

3 혈관이 연골에 침투하여 중심부로 들어간다. 혈관과 함께 들어오는 섬유모세포가 뼈모세포로 분화하면서 **ossification center(뼈형성중심)**에서 해면뼈를 형성하기 시작한다. 이후 뼈형성은 몸통을 따라서 뼈의 양쪽 끝으로 퍼져나간다.

4 성장이 진행하면서 골수공간이 형성되고 재구성이 발생한다. 연골몸통의 뼈조직이 두꺼워지며 각 뼈끝 주변의 연골은 뼈몸통으로 교체된다. 이후의 성장은 길이와 직경의 증가에 의한다.

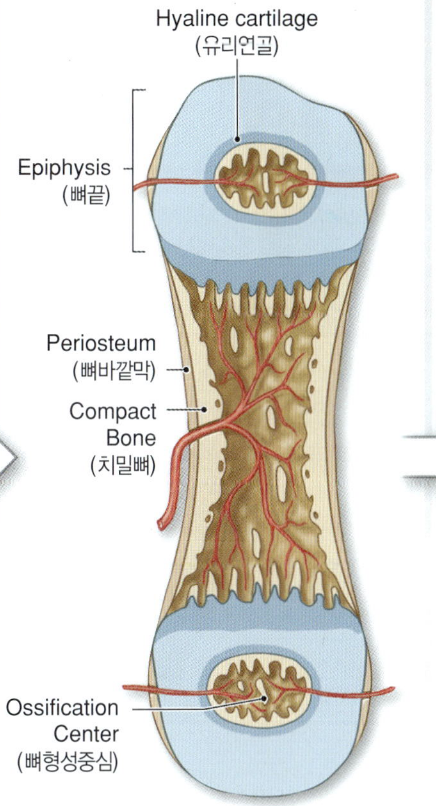

5 모세혈관과 뼈모세포는 연골 끝으로 들어와 그곳에 뼈형성 중심을 만든다.

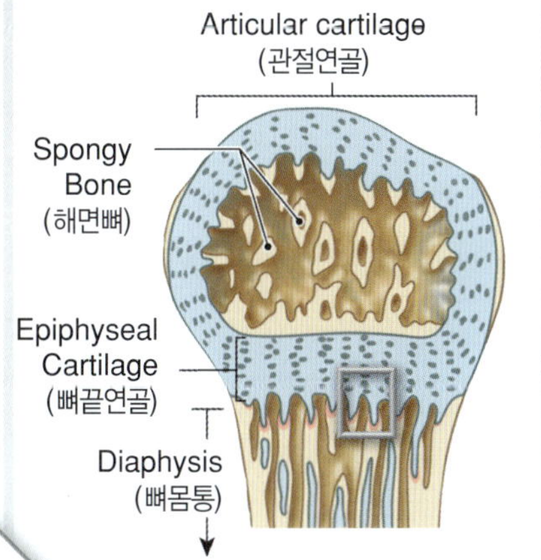

6 곧 뼈끝은 해면뼈로 채워진다. 관절연골은 관절공간에 노출된다. 시간이 지나면 얇은층으로 줄어든다. **Epiphyseal cartilage(뼈끝연골)**는 뼈끝과 뼈몸통을 분리한다. 이 부분이 성장 중인 뼈의 성장판이다.

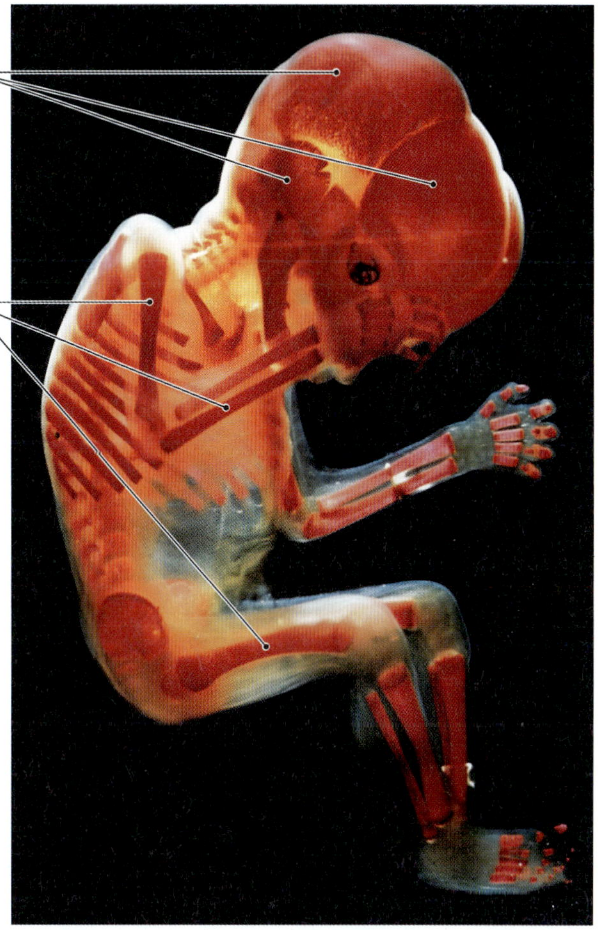

7 발생 16주기 되면 성인뼈의 대부분이 확인되며 연골뼈형성이 계속 진행된다. 그러나 납작뼈는 다른 방법으로 형성된다. **Intramembranous ossification(막속뼈형성)**은 줄기세포가 배자 결합조직이나 섬유성 결합조직 내에서 뼈모세포로 분화할 때 시작된다. 막속뼈형성은 진피의 깊은 층에서 일어나며 이때 발생하는 뼈를 **membrane bone(막성뼈)**이라 한다. 머리덮개뼈, 아래턱뼈 및 뼈테두리(연골뼈형성에서 연골의 표면을 덮는 뼈) 등이 예이다. 막성뼈는 또한 힘줄 내에서도 형성되는데 무릎뼈가 그 예이다.

사춘기가 되면 성호르몬, 성장호르몬 그리고 갑상선호르몬이 증가하며 뼈 성장이 급격히 증가한다. 뼈모세포는 연골세포가 새로운 뼈끝연골을 생산하는 속도보다 빠르게 뼈를 생산하기 시작한다. 따라서 뼈모세포의 활성이 뼈끝연골의 성장을 따라잡게 되고 뼈끝연골은 얇아져서 결국 사라진다. 뼈끝성장이 멈추는 것을 뼈끝폐쇄라고 한다. 성인이 되었을 때도 연골의 위치였던 자리는 **epiphyseal line(뼈끝선)**으로 남으며 X선으로 보인다. 이 뼈끝선은 뼈끝성장이 멈춘 후에도 남는다.

모듈 5.5 복습

a. 연골속뼈형성에 대해 서술하시오.
b. 막속뼈형성 시기 동안 어떤 조직이 뼈로 교체되는가?
c. 넙다리의 X선사진을 보고 그 사람이 성장을 마쳤는지를 어떻게 알 수 있는가?

기형적 뼈의 성장과 발달은 뚜렷한 신체 특징을 동반한다

다양한 내분비계통 혹은 대사장애로 인해 비정상적인 뼈 성장이 야기된다. 여기서 우리는 뼈 전체에 영향을 미치는 여러 질환에 대해 생각해 볼 것이다.

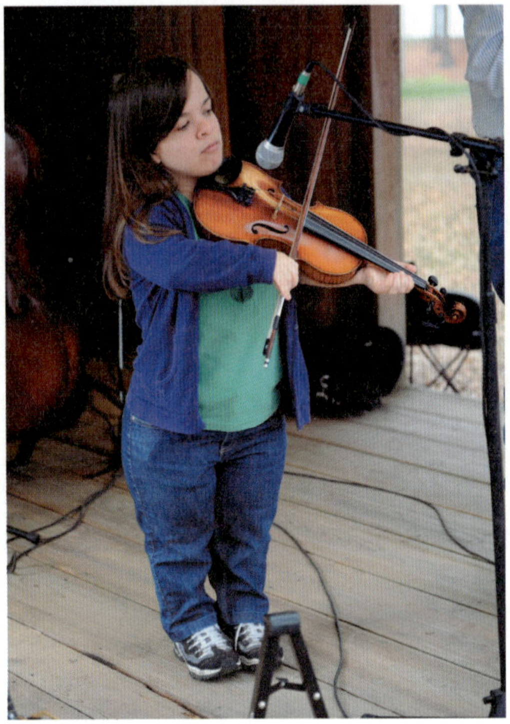

1 **Pituitary growth failure(뇌하수체성장이상)**의 경우 성장호르몬이 충분하게 분비되지 않아 뼈끝연골의 성장이 줄고 뼈가 비정상적으로 짧아지게 된다. 이 질환은 미국 내에서 점차 줄어드는데 그 이유는 아이들이 합성된 사람 성장호르몬으로 치료되기 때문이다.

2 **Achondroplasia(연골형성부전증**; a-kon-drō-PLĀ-zē-uh)는 비정상적인 뼈끝 활성으로 인해 발생한다. 이 경우 긴뼈의 뼈끝연골 성장이 비정상적으로 느리며 또한 빨리 뼈로 교체된다. 결국 질환자는 짧고 다부진 팔다리를 가지게 된다. 비록 뼈가 비정상적으로 발달하여도 몸통의 크기는 정상이며 성적 그리고 정신적인 발달은 영향을 받지 않는다.

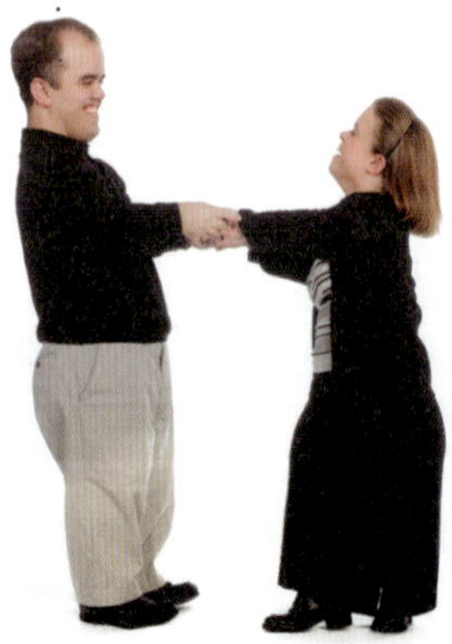

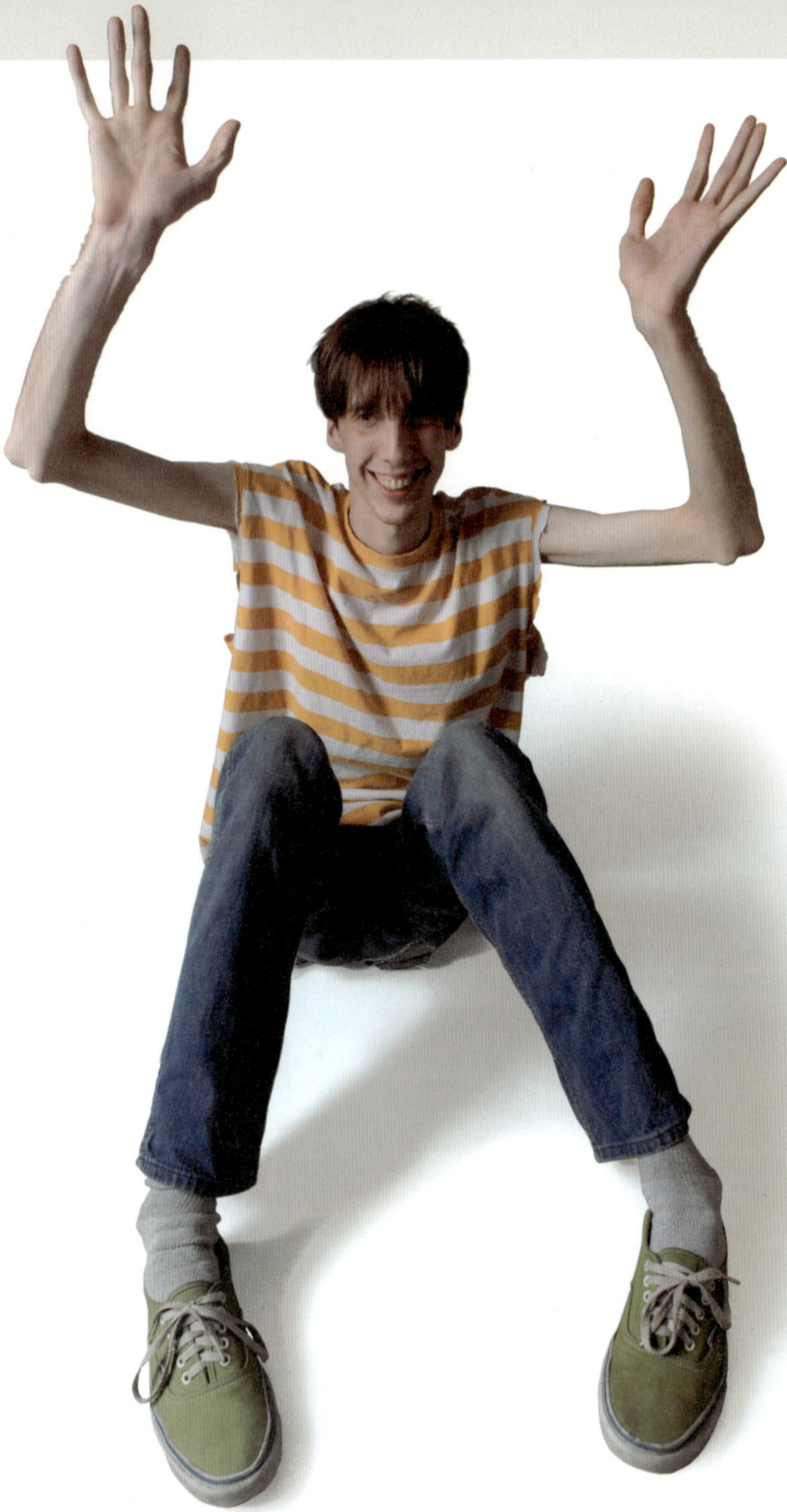

3 여러 유전적 대사질환이 여러 계통에 영향을 미쳐 뼈대계통의 성장과 발달에 영향을 준다. 이러한 질병들은 몸의 비율에 특징적인 변화를 일으킨다. 예를 들어 **Marfan's syndrome(마르판증후군)**을 앓고 있는 환자는 뼈끝연골의 지나친 연골 생성으로 인해 키가 매우 크며 길고 가는 팔다리를 가진다. 비록 두드러진 신체 특징이 나타나지만 특징적인 몸의 비율 자체는 위험하지 않다. 그러나 결합조직의 구조에 영향을 미치는 중요한 변이는 생명에 치명적인 심혈관 질환을 초래할 수 있다.

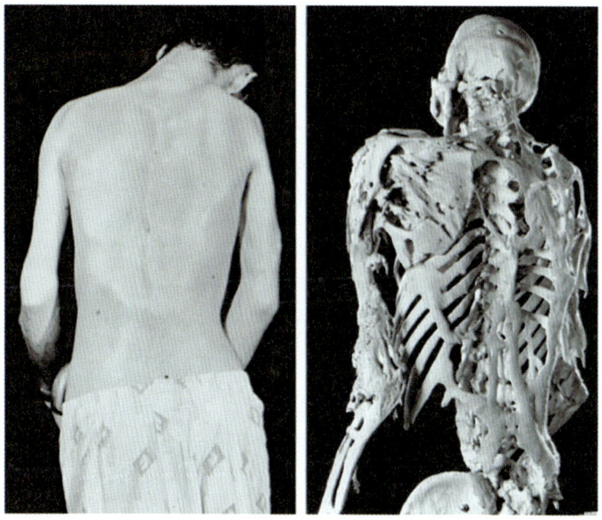

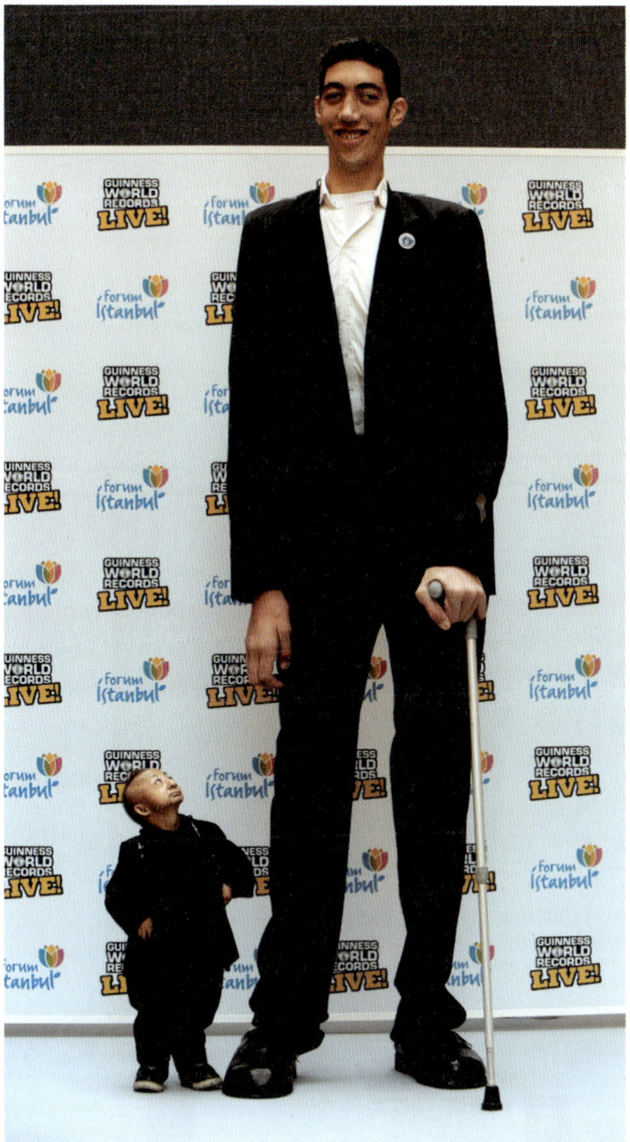

5 비정상적인 질환의 경우 결합조직의 줄기세포가 뼈모세포로 바뀌어 뼈를 생성한다. 왼쪽 사진의 사람은 단일 유전자 돌연변이 질환으로 인해 뼈대근육 주위에 뼈가 축적되는 희귀 질환인 **fibrodysplasia ossification progressiva(FOP, 진행성뼈형성섬유형성이상)**를 앓고 있다. 오른쪽 사진의 뼈는 비정상적인 뼈형성이 어느 범위까지 일어나는지 보여준다. 비정상적인 위치에서 발달하는 뼈를 **heterotopic bone**(*hetero*, 다른) 또는 **ectopic bone**(*ektos*, 외부의)**(딴곳뼈)**이라 한다. 고통을 줄여주거나 질환을 약화시키는 방법은 없으며 환자는 40세 정도까지만 생존한다.

6 만일 성장호르몬 수치가 뼈끝연골이 닫힌 후에도 비정상적으로 증가하면 뼈대는 더 이상 길어지지 않고 두꺼워진다. 특히 얼굴, 턱, 그리고 손 등의 뼈가 그러하다. 연조직 구조의 성장과 변형은 신체적 특징을 변화시킨다. 예를 들면 얼굴윤곽에서 두드러진다. 이러한 신체적 변화는 **acromegaly(말단비대증)**에서 나타난다.

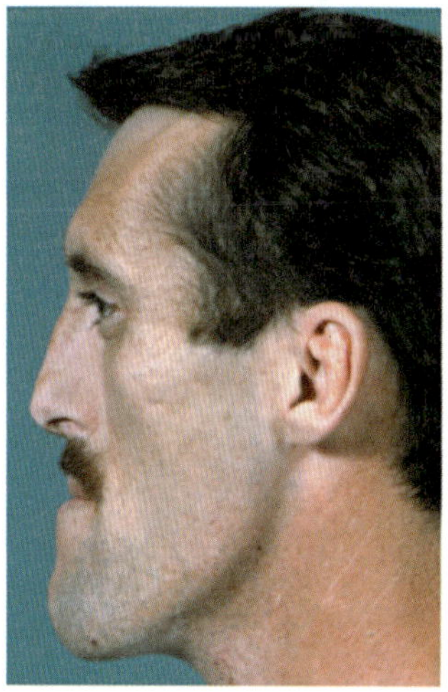

4 **Gigantism(거인증)**은 사춘기 이전에 성장호르몬이 과도하게 분비되면서 발생한다. 이 질환을 앓는 사람은 2.7 m 이상 자라고 몸무게도 200 kg 이상 나가는 경우도 있다. 사춘기가 연장되며 성인이 되었을 때 말단비대증을 앓고 있는 사람의 얼굴과 비슷한 특징을 보인다.

모듈 5.6 복습

a. 마르판증후군에 대해 서술하시오.
b. 거인증과 말단비대증을 비교하시오.
c. 현재 미국에서 뇌하수체성장이상이 흔하지 않는 이유가 무엇인가?

골절은 뼈에 금이 가거나 부러지는 것이다

뼈의 무기물에 의한 강한 특성에도 불구하고, 극심한 무게나 갑작스러운 충격 혹은 이상한 방향으로부터의 압박에 노출되면 뼈는 금이 가거나 심할 경우 부러질 수 있다. 이러한 손상을 **fracture(골절)**라 한다. 손상이 심해도 혈액의 공급과 뼈속막과 뼈바깥막의 세포 성분이 살아 있다면 대부분의 골절은 치유가 된다.

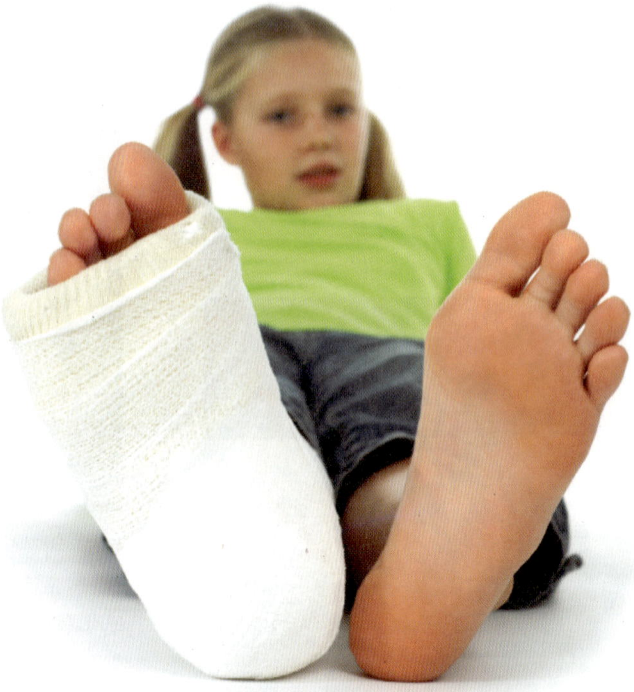

Repair of a Fracture(골절의 치유)

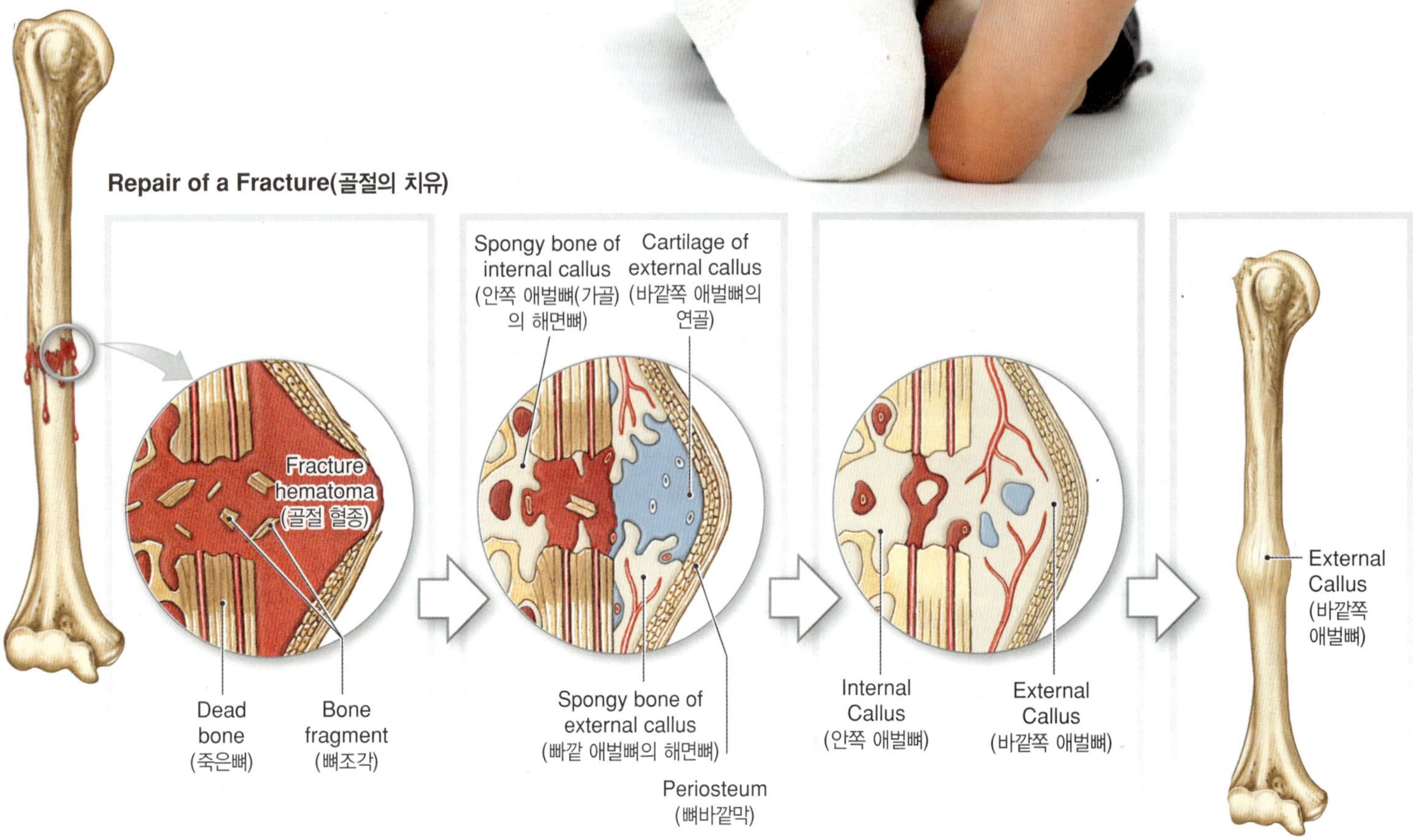

1 골절이 발생하면 대규모의 출혈이 일어난다. 여러 시간이 흐르면 **fracture hematoma(골절혈종)**라 불리는 피떡이 생긴다.

2 안쪽 애벌뼈가 해면뼈 망을 형성하여 안쪽 모서리에 연결되고 연골과 뼈의 바깥 애벌뼈가 바깥쪽 모서리를 안정시킨다.

3 바깥쪽 애벌뼈의 연골이 뼈로 교체되고 해면뼈의 잔기둥이 부서진 끝을 접합한다. 골절 부위 근처의 뼈 조각은 제거되고 교체된다.

4 붓기는 처음에는 골절 부위에 흔적을 남긴다. 시간이 흐르면 이 부위는 재구성되어 약간의 흔적만 남게 될 것이다.

Types of Fractures(골절의 종류)

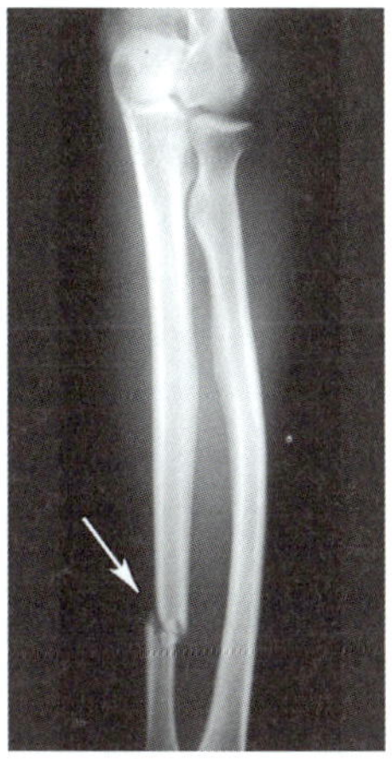

Transverse fracture(가로골절), 예로서 자뼈의 골절은 뼈몸통의 긴축을 가로질러 부러진다.

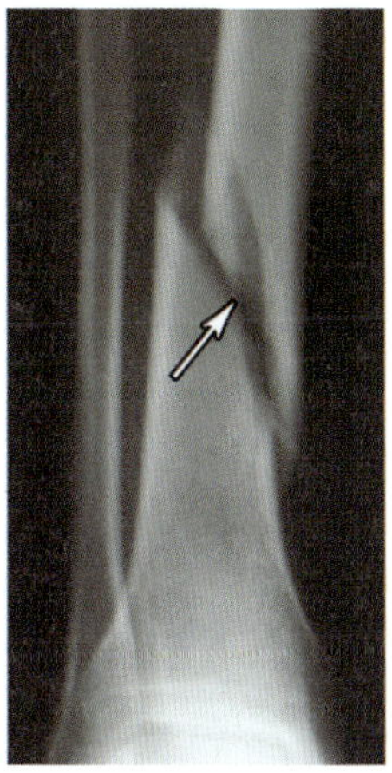

사진은 정강뼈의 **spiral fracture(나선형골절)**로 뼈의 길이를 따라서 가해지는 비트는 힘에 의해서 생긴다.

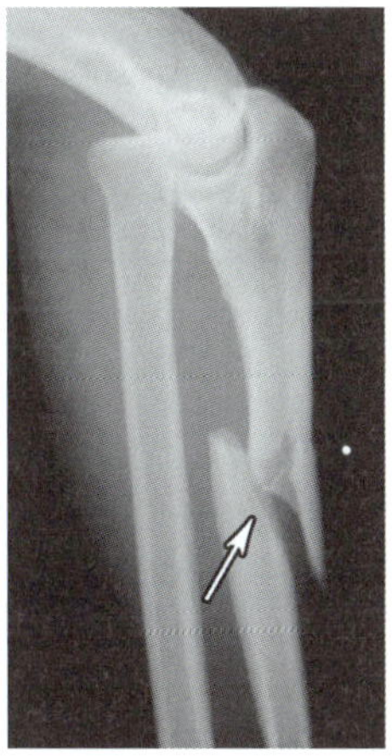

Displaced fracture(전위골절)는 새롭고 비정상적인 뼈의 정렬을 야기한다. **Nondisplaced fracture(비전위골절)**는 뼈나 뼈조각의 정상적인 정렬을 유지한다.

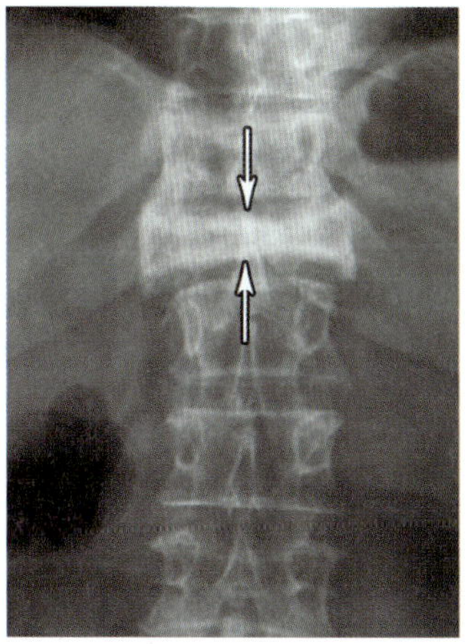

Compression fracture(압박골절)는 크게 엉덩방아를 찧는 것과 같이 강한 힘이 가해진 척추뼈에서 발생한다.

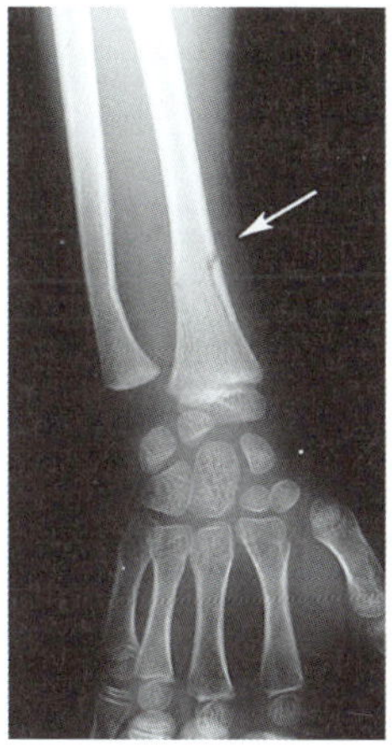

사진의 노뼈골절과 같은 **greenstick fracture(생나무골절)**는 뼈몸통의 한쪽만 부러지고 다른 쪽은 구부러진다. 이런 종류의 골절은 주로 어린이들에게서 발생하는데 이는 어린이의 긴뼈가 완전히 뼈형성이 안돼 약하기 때문이다.

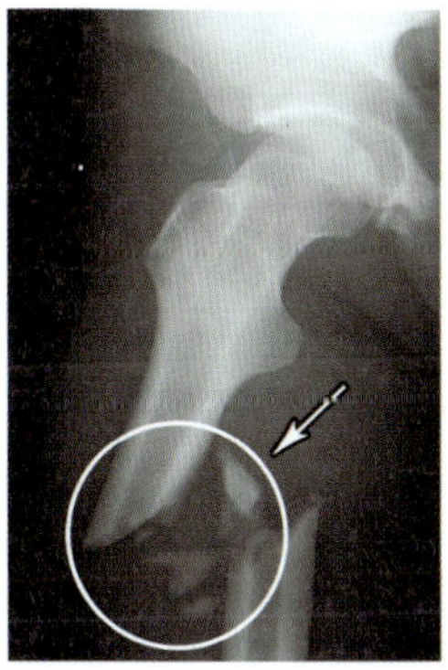

사진의 넙다리뼈의 골절과 같은 **comminuted fracture(분쇄골절)**는 부상 부위의 뼈를 산산이 조각낸다.

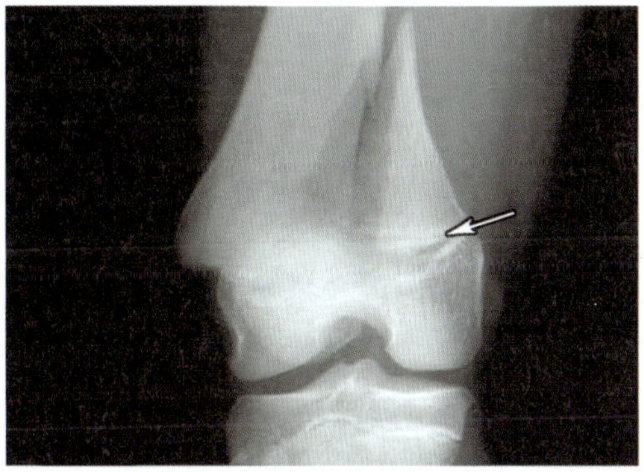

사진의 넙다리뼈 골절과 같은 **epiphyseal fracture(뼈끝골절)**는 뼈 바탕질이 석회화되고 연골세포가 죽어가는 부위에서 발생하는 경향이 있다. 적절히 치료되지 않으면 뼈끝과 뼈끝연골 사이의 골절은 이 부위의 성장을 멈추게 한다.

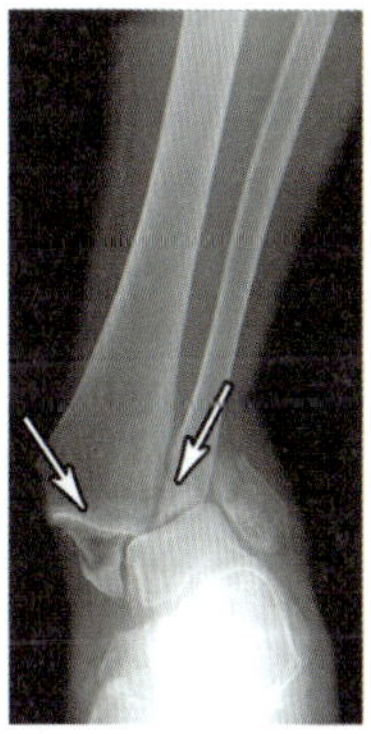

Pott's fracture(포트골절)는 발목에서 발생하며 정강뼈와 종아리뼈에 영향을 끼친다.

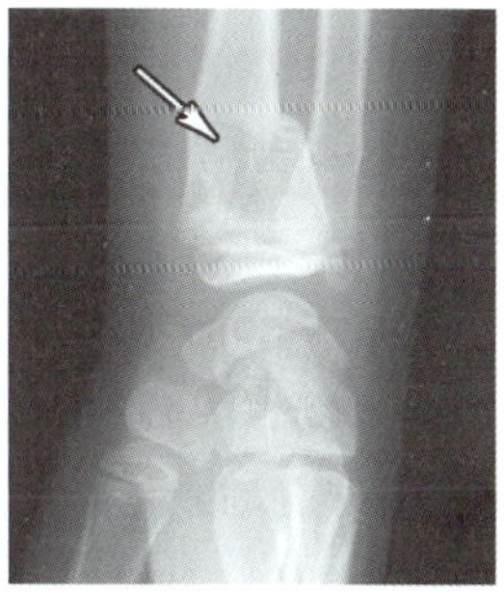

Colles fracture(콜리골절)는 손목의 골절로서 넘어질 때 충격을 완화하기 위해 손을 뻗는 과정에서 주로 발생한다.

5 골절은 형태, 위치, 금이나 부서진 부위의 특성 등을 기준으로 명명된다. 골절의 주요한 종류는 여기에 X선 사진으로 나타나 있다. **Closed(simple) fracture(단순골절)**는 완전히 내부의 골절이다. 이 골절은 오직 X선을 통해서만 볼 수 있는데 이는 피부밖으로 나오지 않기 때문이다. **Open(compound) fracture(개방골절)**는 뼈가 피부 밖으로 돌출되는 골절이다. 눈에 띄는 이 골절은 감염과 과도한 출혈로 인해 단순골절보다 더 위험하다. 골절은 대부분 한 유형 이상으로 발생한다.

모듈 5.7 복습

a. 개방골절과 단순골절을 정의하시오.
b. 골절 후 뼈가 회복되는 단계를 나열하시오.
c. 골절 치유 도중 언제 바깥쪽 애벌뼈(가골)가 형성되는가?

1. 용어

아래의 칸에 설명에 맞는 용어를 쓰시오.

a ______________ 복잡한 형태의 뼈
b ______________ 긴뼈의 확장된 끝부분
c ______________ 뼈 표면의 얕게 파인 부분
d ______________ 뼈속의 중심 공간
e ______________ 해면뼈의 잔기둥과 판 모양의 바탕질
f ______________ 뼈 바탕질을 제거하고 재생하는 세포
g ______________ 뼈조각을 많이 발생시키는 골절유형
h ______________ 성장하는 뼈에서 뼈몸통과 뼈끝을 분리하는 조직
i ______________ 치밀뼈의 기본 기능 단위
j ______________ 뼈의 직경을 확장하는 뼈 성장의 종류
k ______________ 연골이 뼈로 교체되는 단계

2. 개념지도

아래에 있는 용어들을 사용하여 뼈형성에 대한 개념지도를 올바르게 완성하시오.

- Lacunae(뼈세포방)
- Osteocyte(뼈세포)
- collagen(콜라겐)
- intramembranous ossification(막속뼈발생)
- compact bone(치밀뼈)
- periosteum(뼈바깥막)
- hyaline cartilage(유리연골)

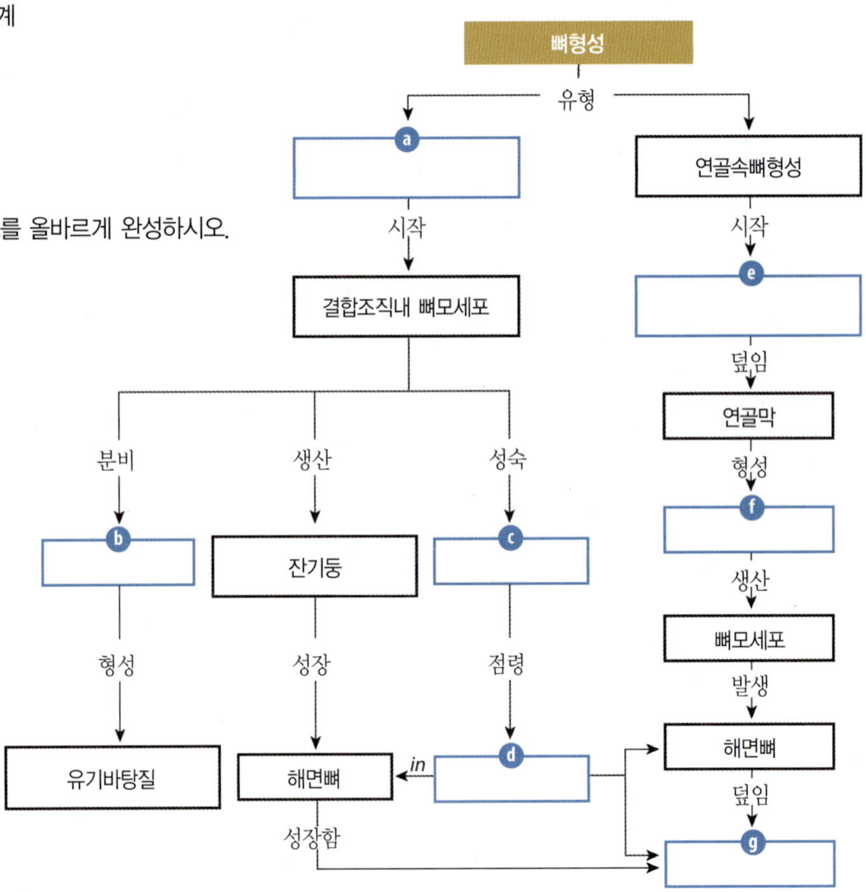

3. 절 종합 문제

놀이터에서 놀던 10살 소녀 레베카는 추락하여 오른쪽 다리가 골절되었다. 응급실에서 의사는 부모에게 뼈끝과 뼈몸통이 만나는 정강이뼈의 몸쪽끝이 부러졌다고 말했다. 골절 부위는 잘 치료되어 치유되었다. 18살 때 받은 정기건강검사에서 레베카는 그녀의 오른쪽 다리가 왼쪽보다 2 cm가 짧다는 것을 알게 되었다. 그 이유는 무엇일까?

Skeleton(뼈대)

Axial skeleton(몸통뼈대)은 몸의 세로축을 형성한다. 몸통뼈대에는 머리뼈 그리고 관련된 뼈, 가슴우리, 척주 그리고 여러 연골들이 속한다. **Appendicular skeleton(팔다리뼈대)**은 팔다리와 지지하는 요소들 혹은 팔다리를 몸통에 연결시키는 관절을 포함한다.

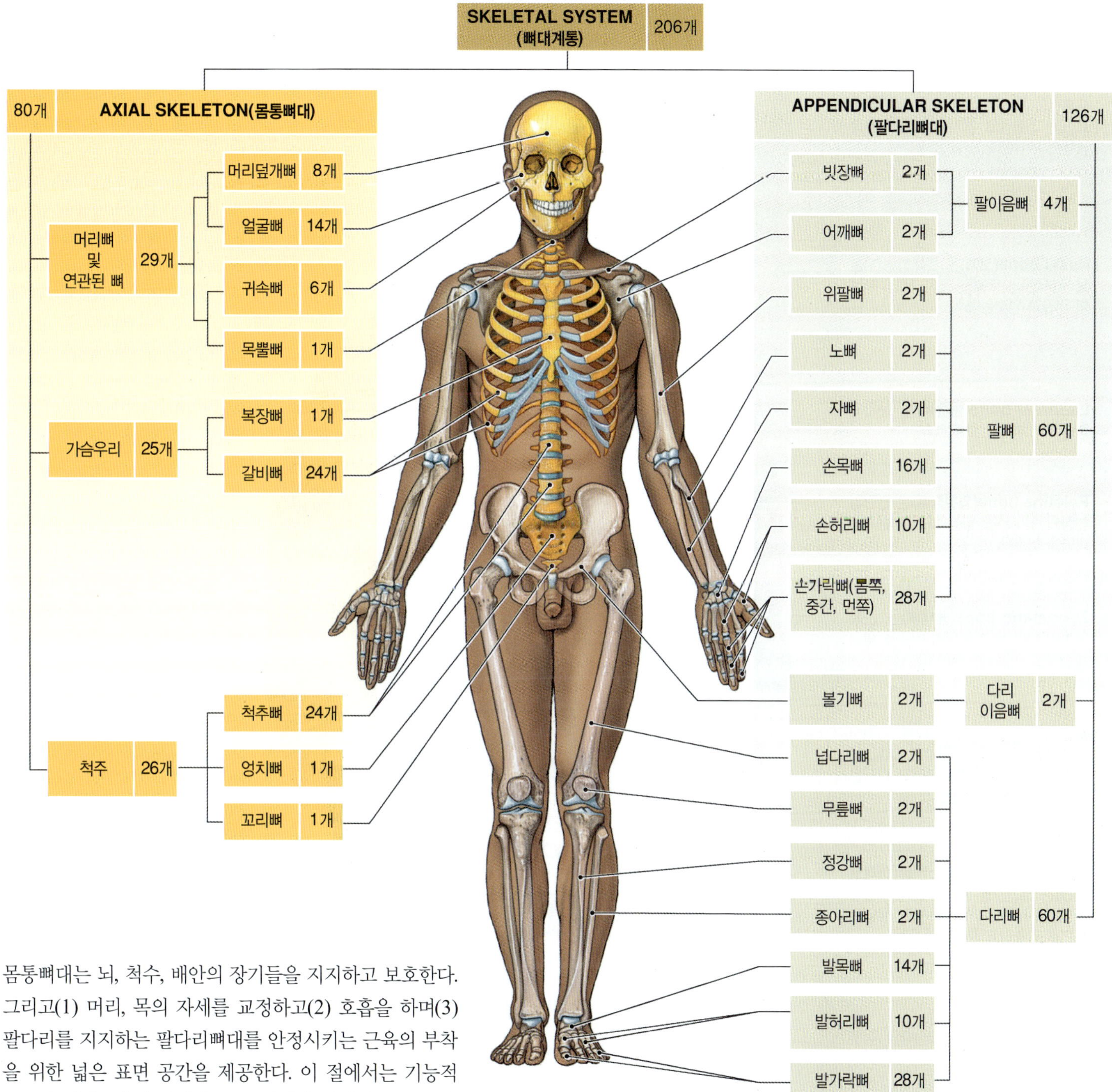

몸통뼈대는 뇌, 척수, 배안의 장기들을 지지하고 보호한다. 그리고(1) 머리, 목의 자세를 교정하고(2) 호흡을 하며(3) 팔다리를 지지하는 팔다리뼈대를 안정시키는 근육의 부착을 위한 넓은 표면 공간을 제공한다. 이 절에서는 기능적 중요성(뼈대근육의 부착과 주요 신경과 혈관의 통로로서)을 갖거나 신체 구조물의 영역과 위치를 나타내는 표면특징을 강조하게 된다.

얼굴뼈는 앞쪽 머리뼈에서 두드러지며 머리덮개뼈는 뒤쪽에서 두드러진다

1 우선 머리뼈의 앞쪽면을 보자. 머리뼈를 뇌의 집이라고 한다면 얼굴뼈는 현관이라고 할 수 있다. 머리뼈는 22개의 뼈로 구성되는데 8개는 뇌머리뼈에 속하며 14개는 얼굴뼈에 속한다.

Facial Bone(얼굴뼈)

Facial bone(얼굴뼈)은 소화관과 호흡관의 입구를 보호하고 지지한다. 표정을 조절하고 씹기에 관련된 얼굴 근육이 부착한다.

Nasal bone(코뼈)은 콧대의 윗부분을 지지한다. 코뼈는 코의 말단 부분의 연골과 연결된다.

Lacrimal bone(눈물뼈)은 눈확의 중간벽의 부위를 형성한다.

Palatine bone(입천장뼈)은 단단입천장의 뒷부분을 형성하고 각 눈확의 바닥을 이룬다.

Zygomatic bone(광대뼈)은 눈확 옆쪽의 벽이 되고 광대뼈 부분을 형성한다.

Maxillae(위턱뼈)는 윗니를 지지하고 눈확 모서리의 아랫부위, 바깥 콧구멍의 가장자리, 윗턱 그리고 대부분의 단단입천장을 형성한다.

Inferior nasal conchae(아래코선반)는 코공간을 통하는 공기의 난류를 형성하고 상피면적을 늘려 유입된 공기를 따뜻하고 축축하게 한다.

Vomer(보습뼈)는 뼈코중격의 아랫부분을 형성한다.

Mandible(아래턱뼈)은 아랫턱을 형성한다.

Coronal suture(관상봉합)
(서술을 보려면 다음 페이지를 보시오)

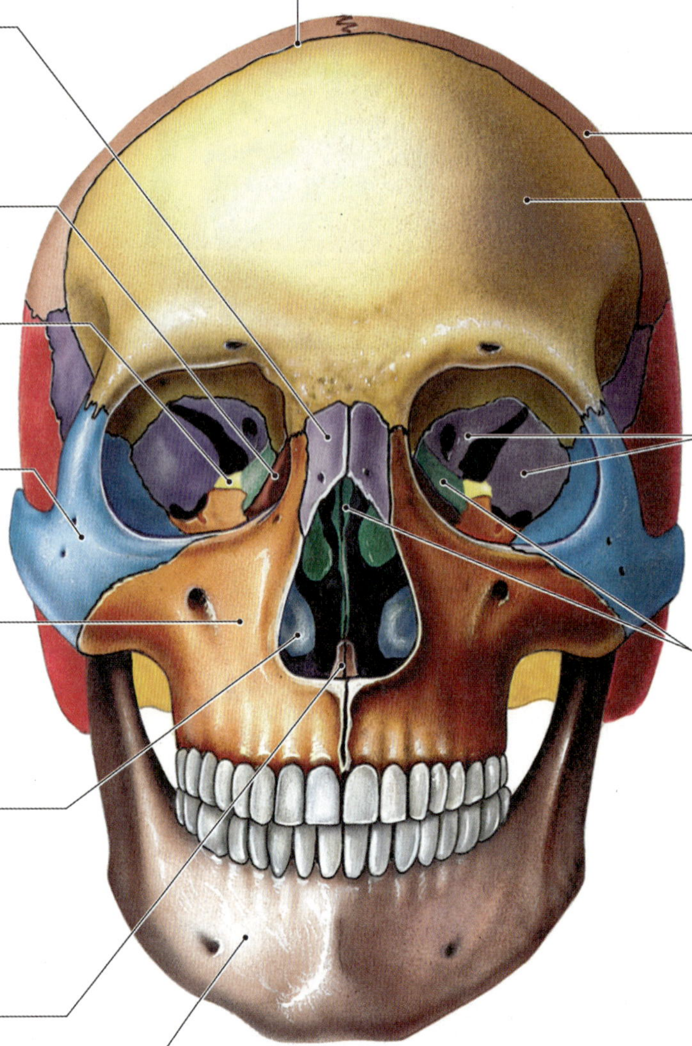

Cranial Bone(머리의 뼈)

Cranial bone(머리의 뼈)은 **cranium(머리덮개뼈)**을 형성하여 뇌를 보호한다. 뇌의 위치를 안정화시키는 혈관, 신경, 막은 머리덮개뼈의 안쪽면에 붙어 있다. 이것의 바깥면은 눈, 턱 그리고 머리를 움직이는 근육의 부착 위한 공간을 제공한다.

Parietal bone(마루뼈)

Frontal bone(이마뼈)은 머리덮개뼈의 앞부분과 눈확의 윗부분을 형성한다. 이 뼈 내부에 있는 frontal sinus(이마굴)에서 분비되는 점액은 코공간의 표면을 씻어내는 역할을 한다.

Sphenoid(나비뼈)는 머리덮개뼈의 바닥부분을 형성하고, 머리덮개뼈와 얼굴뼈를 결합시키며 머리뼈의 양쪽을 강화하는 가로대 역할을 한다.

Ethmoid(벌집뼈)는 머리덮개뼈의 앞안쪽 바닥, 코공간의 지붕 그리고 코중격과 눈확의 안쪽벽을 형성한다.

2 앞쪽 그림은 얼굴뼈가 두드러진 특징을 가졌지만 뒤쪽 그림은 머리덮개뼈들이 두드러진 특징을 가진다. 뒤통수뼈와 관자뼈의 여러 두드러진 특징이 확인되며 뒤통수뼈, 마루뼈, 이마뼈는 머리덮개를 형성한다.

Cranial Bones(머리의 뼈들)

양쪽 **parietal bone(마루뼈)**은 머리뼈의 위쪽과 옆쪽 부분을 형성한다.

Occipital bone(뒤통수뼈)은 cranium(머리덮개뼈)의 뒤쪽, 옆쪽 그리고 아래쪽의 표면을 차지한다.

양쪽 **temporal bone(관자뼈)**은 (1) 머리덮개뼈의 양쪽 옆부위를 형성하고 얼굴뼈와 관절로 연결되어 있으며 (2) 아래턱뼈와 관절로 연결되며 (3) 속귀의 감각기관을 감싸고 보호하며 (4) 머리를 움직이고 턱을 닫는 근육의 부착부위이다.

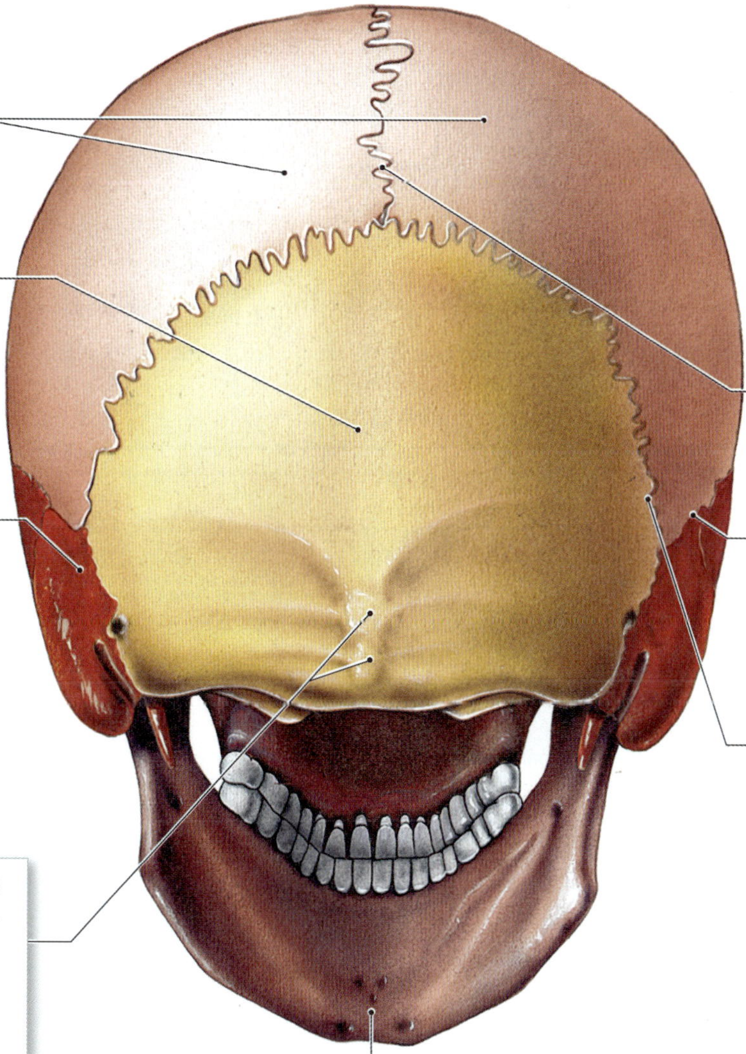

External occipital crest (바깥뒤통수뼈능선)는 아래로 확장하여 목의 척추뼈를 안정시키는 인대의 부착부위가 된다.

Mandible (아래턱뼈)

Sutures(봉합)

아래턱뼈가 머리덮개뼈와 연결되어 있는 부위를 제외하고 **suture(봉합)**라고 불리는 성인 머리뼈의 사이의 결합은 움직이지 않는다. 봉합에서 뼈들은 치밀한 섬유결합조직으로 단단하게 묶여 있다.

Coronal suture(관상봉합)(다음 페이지 참조)는 이마뼈를 마루뼈에 결합시킨다.

Sagittal suture(시상봉합)는 마루뼈사이봉합으로 시옷봉합에서 관상봉합까지 뻗어 있다.

머리뼈 양 옆의 **squamous** (SKWĀ-mus) **suture(비늘봉합)**은 관자뼈와 마루뼈의 경계를 형성한다.

Lambdoid(LAM-doyd) **suture(시옷봉합;** *lambda*, + *eidos*, 형태**)**는 머리뼈 뒤면을 가로질로 아치형태로 나타난다. 이 봉합은 뒤통수뼈를 두 개의 마루뼈로부터 분리한다.

모듈 5.8 복습

a. 얼굴뼈에 대해 알아보시오.

b. 퀸시는 머리를 맞아서 cranium(머리덮개뼈) 위가쪽면에 골절이 생겼다. 골절된 뼈는 어느 뼈인가?

c. 다음에 나오는 뼈들을 얼굴뼈인지 머리의 뼈인지 구분하시오: 보습뼈, 벌집뼈, 나비뼈, 관자뼈, 아래코선반.

5.9

머리뼈의 표면 특징은 기능을 나타낸다

1 이 머리뼈의 가쪽그림은 어떻게 큰 뼈들이 서로 연결되는지 보여주며 머리의 뼈와 얼굴뼈의 중요한 특징을 설명한다.

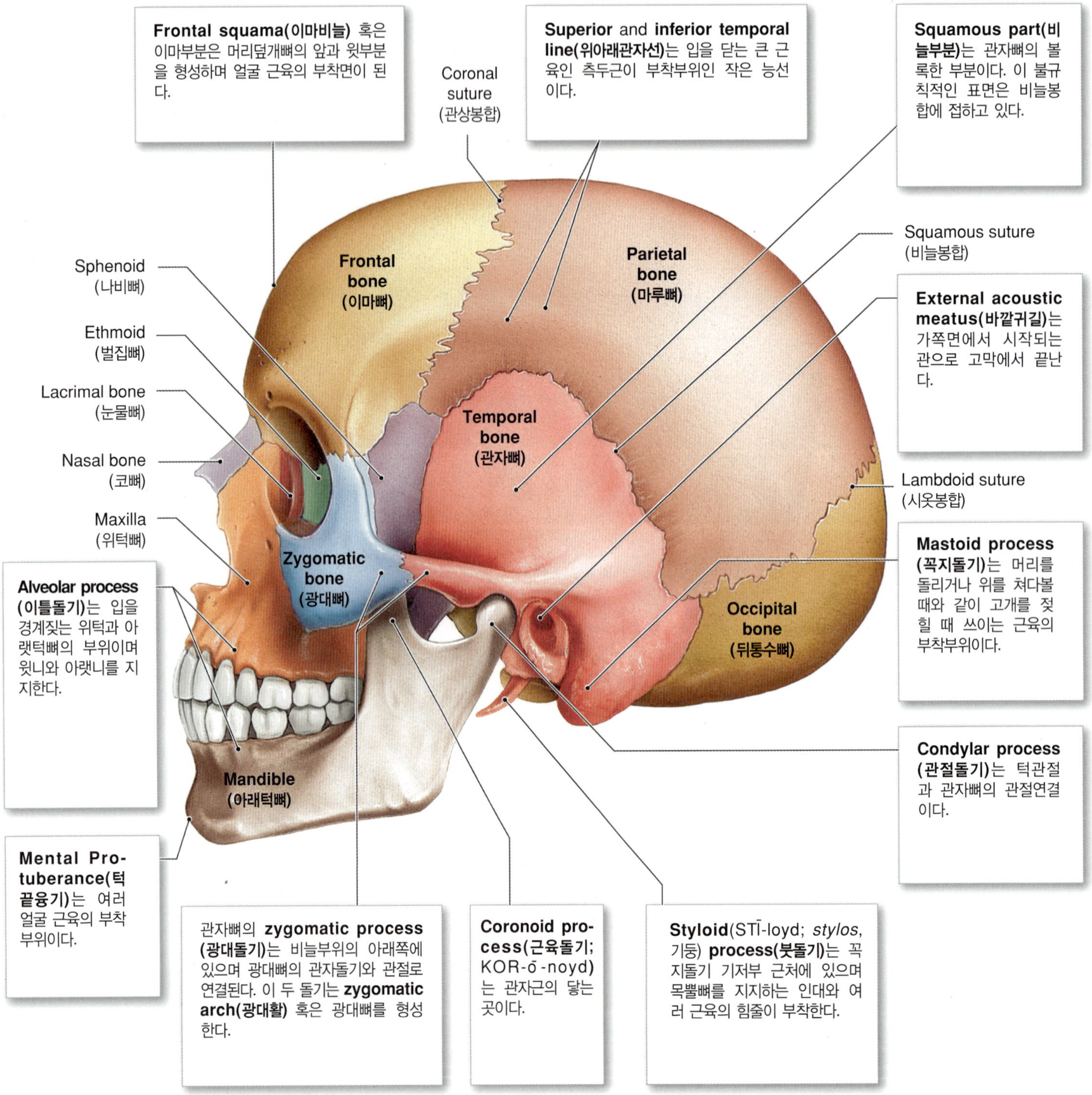

2 이 아래면 그림에서 척수와 뇌를 연결하는 구멍은 물론 혈관과 신경의 중요한 통로를 볼 수 있다.

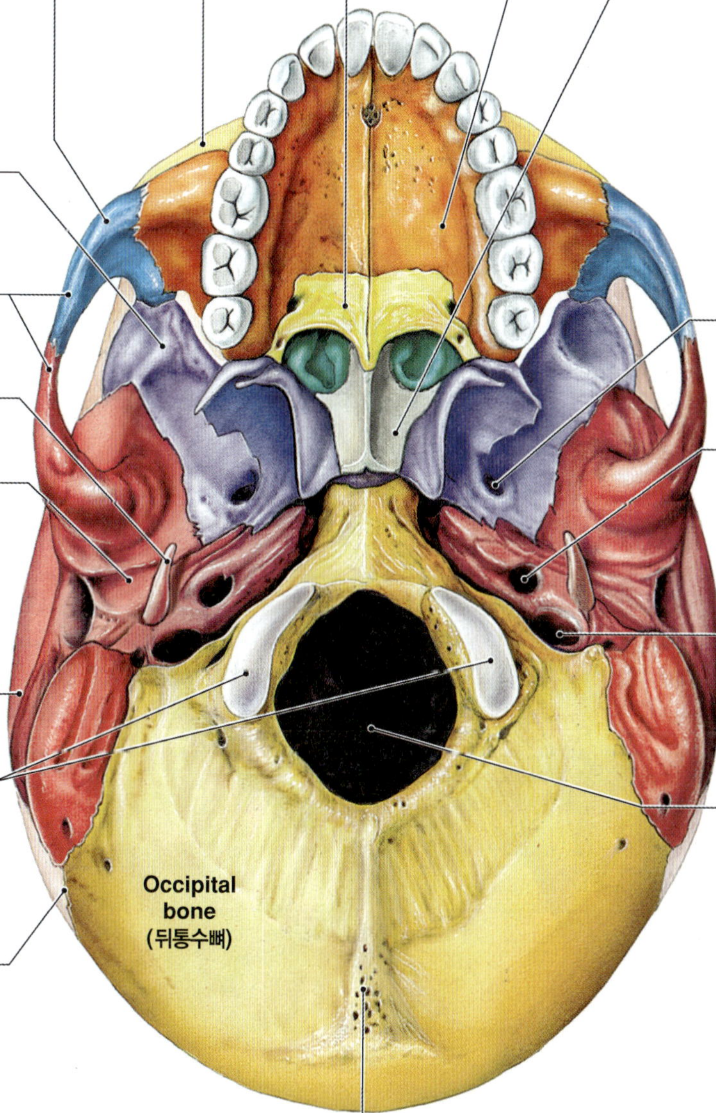

관자뼈의 아랫면에 있는 **mandibular fossa(턱관절오목)**는 아래턱뼈와 관절을 이룬다.

Occipital condyles(뒤통수뼈관절융기)는 머리뼈와 첫째 목뼈 사이의 관절을 이룬다.

Foramina(구멍)

Foramen ovale(타원구멍; ō-VAH-lē)은 턱으로 가는 신경의 길 역할을 한다.

Carotid canal(목동맥관)은 뇌로 가는 주요 동맥인 속목동맥의 통로이다.

Jugular foramen(목정맥구멍)은 뒤통수뼈와 관자뼈 사이에 위치한다. 속목정맥이 이 구멍을 통과하며 뇌에서 나오는 정맥혈을 운반한다.

Foramen magnum(큰구멍)은 머리공간과 척주를 둘러싸는 척주관을 연결시킨다. 이 구멍은 뇌와 척수의 경계부가 된다.

모듈 5.9 복습

a. 목동맥관이 있는 뼈를 알아보고 이 관을 통과하는 구조물을 열거하시오.

b. 척수의 통로를 형성하는 뼈와 그 구멍의 이름을 열거하시오.

c. 이틀돌기는 어느 뼈에 있고 어떤 기능을 하는가?

5.10

머리뼈의 단면도를 통해 또 다른 특징적인 부위를 볼 수 있다

1 이 수평절단면은 이전 모듈의 아랫면과 비교해야 한다.

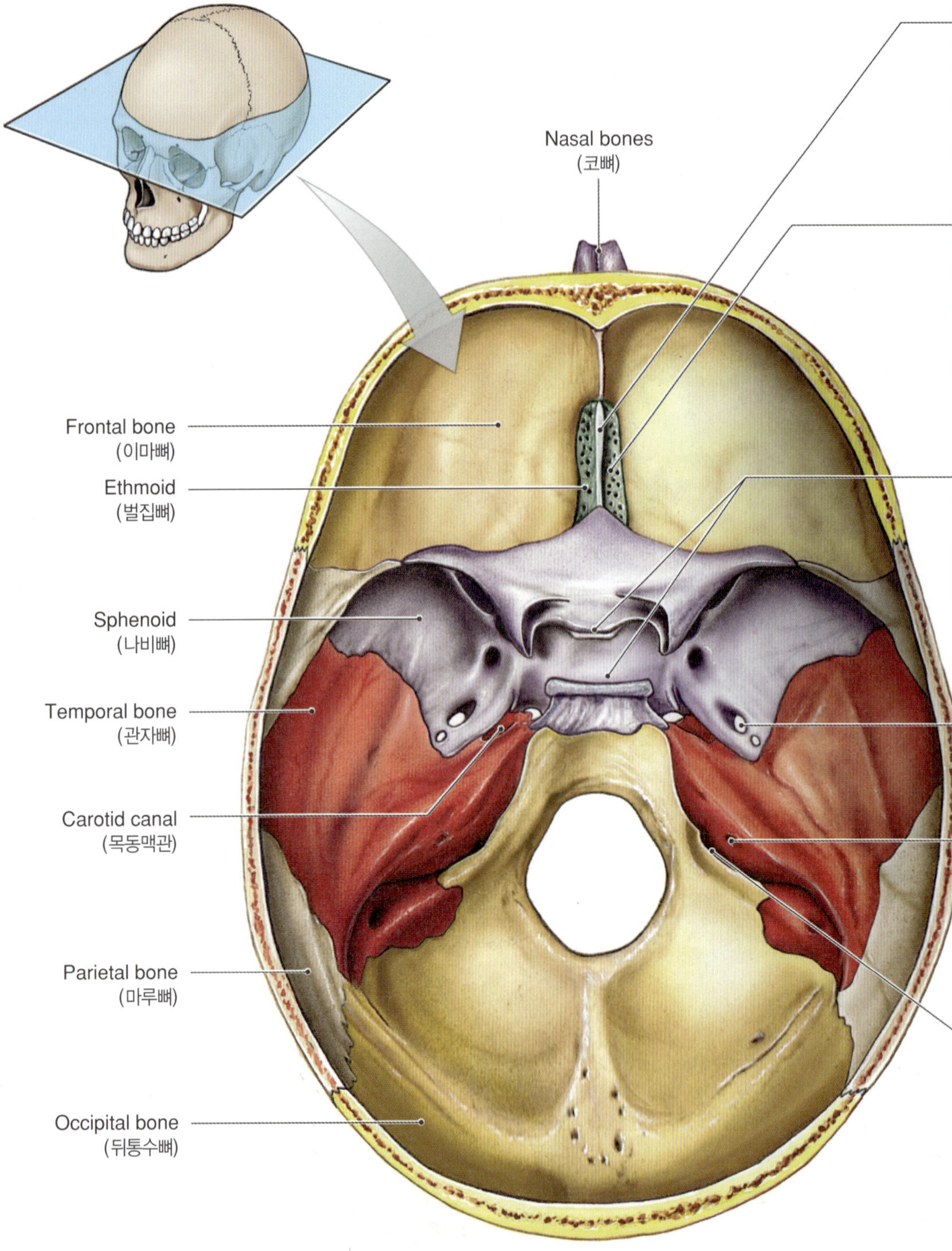

Crista galli(볏돌기; *crista*, 능선 + *gallus*, 닭; 요리사의 닭볏모양 모자)는 체판 위로 튀어나온 뼈 능선이다. 뇌의 위치를 안정되게 하는 조직인 대뇌낫이 이 능선에 붙는다.

Cribriform plate(체판; *cribrum*, 체)는 머리뼈의 앞안쪽 바닥과 코공간의 지붕을 형성한다. 체판 내의 후각구멍은 냄새를 맡는 후각신경의 통로가 된다.

Sella turcica(안장; TUR-si-kuh)는 뼈로된 터키 안장모양의 폐쇄부로 몸통의 위 표면에 위치한다. 안장은 뇌하수체를 둘러싼다.

Internal acoustic meatus(속귀길)는 혈관과 신경을 속귀로 운반한다. 속귀에서 나오는 큰 감각신경은 평형감각과 청각을 관장한다.

숫구멍은 유아와 어린아이의 머리뼈 성장을 가능하게 한다

머리뼈는 성장하는 뇌를 둘러싼다. 출생시기가 되면 뇌는 급격하게 커진다. 물론 머리뼈도 성장하지만 뇌의 성장 속도를 따라가지 못한다. 태어날 때 머리의 뼈들은 유연한 섬유결합조직으로 연결되어 있다. 이 섬유연결조직은 머리뼈가 손상을 받지 않도록 쉽게 일그러지는데 이는 유아가 산도를 안정적으로 빠져나올 수 있게 한다. 머리의 뼈 사이의 가장 큰 섬유성 부위를 **fontanelle(숫구멍)**이라 한다.

1 이 가쪽그림은 유아의 얼굴뼈가 머리덮개뼈와 비교해서 얼마나 작은지 보여준다.

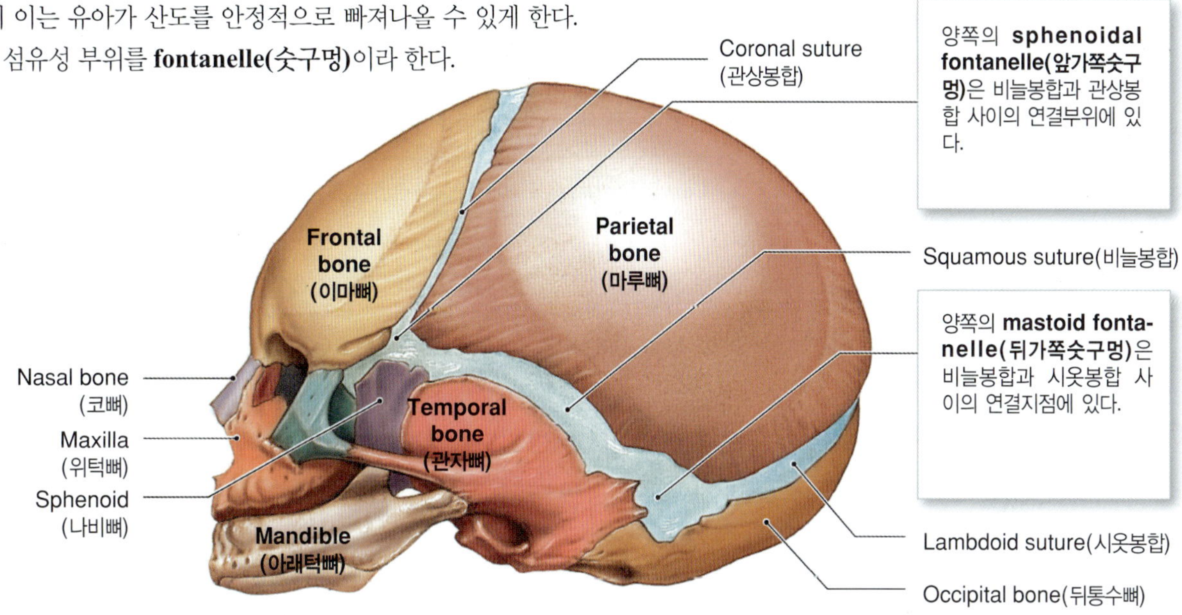

2 이 위쪽 그림은 성인 머리뼈의 봉합이 될 섬유성 영역의 넓이와 비교해 앞숫구멍의 크기를 보여준다

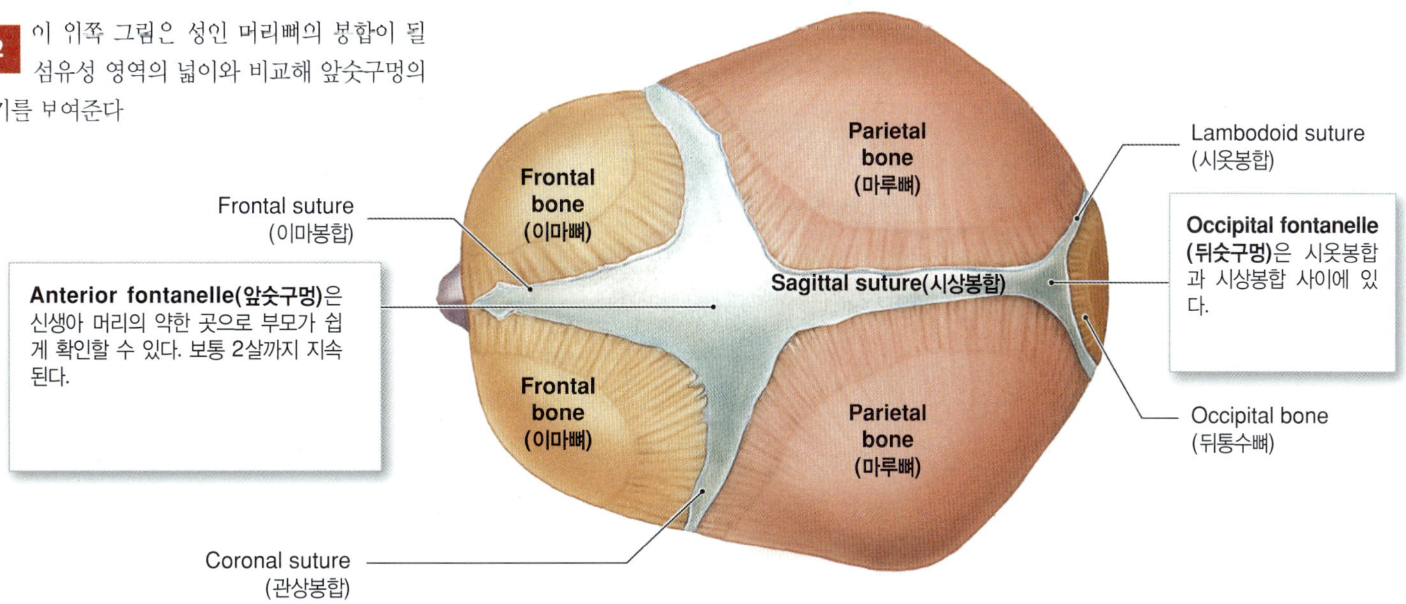

뒤통수뼈, 나비뼈, 뒤가쪽숫구멍은 태어난 후 1~2개월 내에 사라진다. 숫구멍이 사라진 후에도 뼈들은 섬유결합조직으로 분리되어 있다. 머리뼈의 가장 중요한 성장은 5세 이전에 일어난다. 이 시기에 뇌의 성장이 멈추며 머리뼈 봉합에서 뼈형성이 이루어진다.

모듈 5.12 복습

a. 숫구멍을 정의하시오.
b. 주요 숫구멍을 알아보시오.
c. 숫구멍은 어떤 목적을 위한 것인가?

5.13

척주는 4개의 척주굽이를 가지며 척추뼈는 형태적, 국소적 차이를 보인다

1 성인의 척주는 26개의 척추뼈로 구성된다. 즉, 24개의 척추뼈, 엉치뼈 그리고 꼬리뼈이다. 척추뼈는 머리, 목 그리고 몸통의 무게를 지탱하며 궁극적으로는 몸무게를 다리의 뼈대로 전달한다. 또한 척추뼈는 척수를 보호하고 앉거나 서 있을 때 꼿꼿한 자세를 유지하게 한다. 성인 척주의 총길이는 평균 71 cm이다.

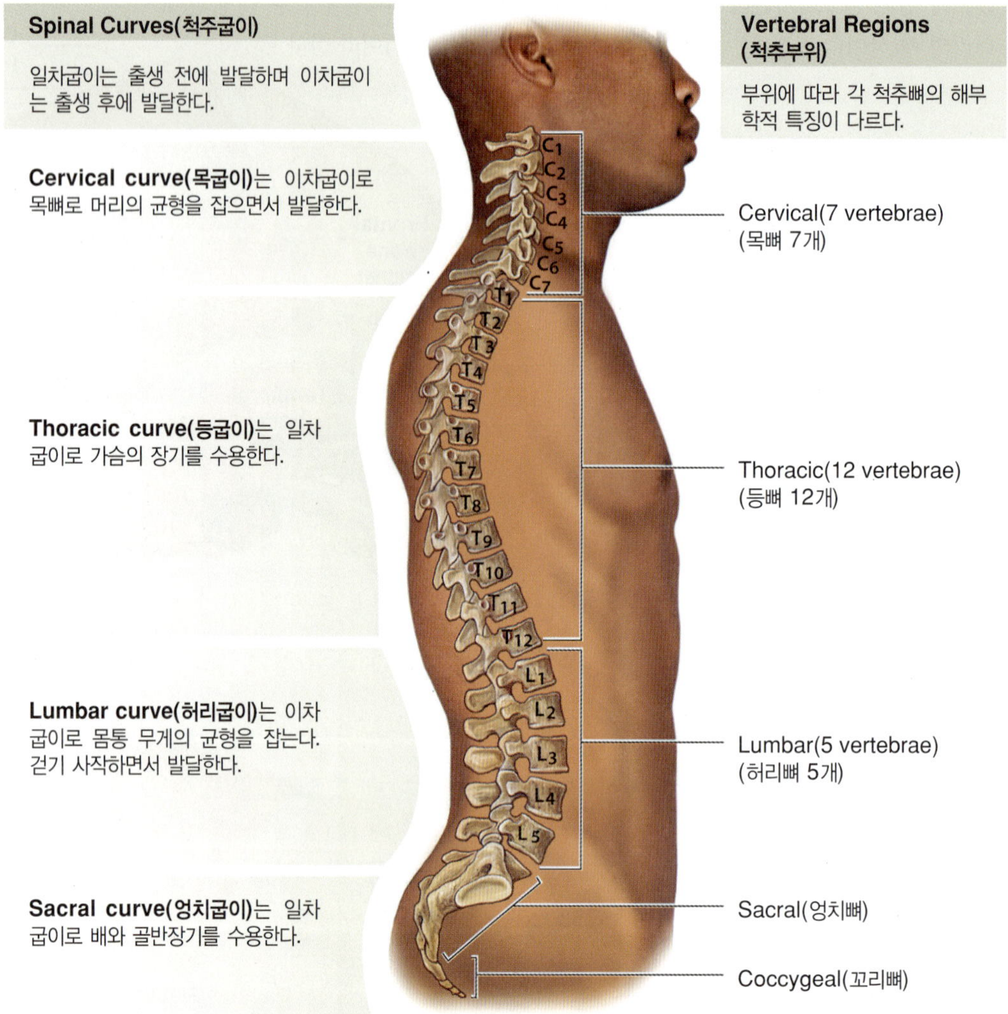

부위에 따른 척추뼈의 구조와 기능의 차이

	목뼈(7개)	등뼈(12개)	허리뼈(5개)
위치	목	가슴	등의 아랫부위(허리)
몸통	작고 원형이며 굽어 있다.	중간이고 심장모양이며 편평하고 갈비오목을 가진다.	크고 원형이며 편평하다.
척추구멍	크다	보다 작다	가장 작다
가시돌기	길고 끝이 나뉘며 아래를 향한다.	길고 가늘며 아래를 향한다.	두껍고 넓으며 뒤를 향한다.
가로돌기	가로돌기 구멍이 있다.	대부분 2개의 갈비오목을 가진다.	짧고 관절면이나 구멍이 없다.
기능	머리뼈를 지탱하고 머리의 운동이 가능하게 하며 뇌와 척수의 위치를 잡아준다.	머리, 목, 팔, 몸통의 무게를 지탱하고 갈비뼈와 관절을 이루어 가슴우리의 용량을 변화시킨다.	머리, 목, 팔, 몸통의 무게를 지탱한다.

2 각 척추뼈는 3개의 기본적인 부분으로 이루어져 있다: (1) 관절돌기, (2) 척추고리, (3) 척추몸통.

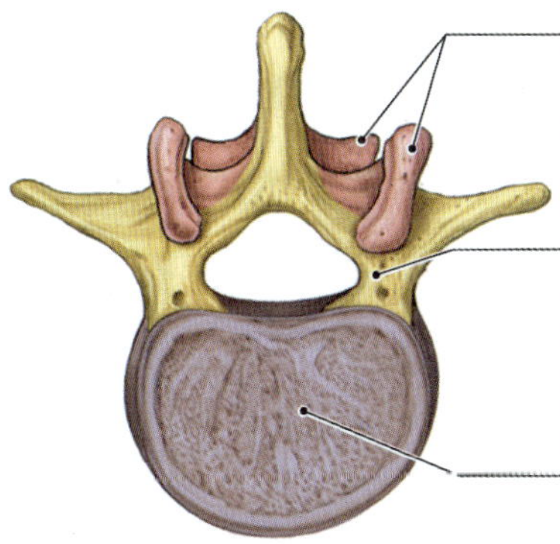

Vertebra(척추)의 부분

Articular process(관절돌기)는 인접한 척추뼈와 관절로 연결되며 위아래로 뻗어 있다.

Vertebral arch(척추(뼈)고리)는 척추구멍의 앞쪽과 가쪽 가장자리를 형성한다.

Vertebral body(척추(뼈)몸통)은 척추의 한 부분으로서 척주의 축을 따라 몸무게를 전달한다.

3 척추고리는 4개의 부위로 나눌 수 있다: 가시돌기, 고리판, 가로돌기, 그리고 고리뿌리이다.

Vertebra foramen(척추구멍)은 척추몸통과 척추고리에 의해 형성된다.

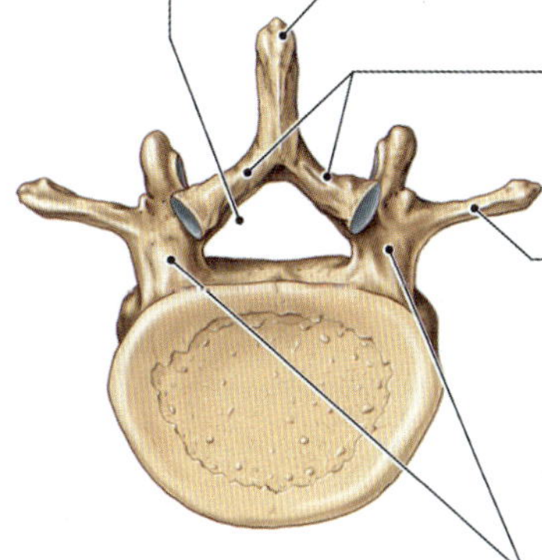

The Vertebral Arch(척추고리)

Spinous process(가시돌기)는 양쪽 고리판이 합쳐져 척추고리를 형성하는 지점에서 뒤쪽으로 돌출된다.

Laminae(고리판; LAM-i-nē)는 척추구멍의 지붕을 형성한다.

Transverse process(가로돌기)는 고리판이 고리뿌리와 연결되는 지점에서 양쪽 가쪽으로 돌출된다. 이 돌기는 근육의 부착지점이 되며 갈비뼈와 관절을 이룬다.

Pedicle(고리뿌리; PED-i-kul)는 척추고리의 측면을 형성한다.

4 이 3개의 척추뼈 가쪽그림은 척추뼈들이 어떻게 척주관을 형성하는지 보여준다.

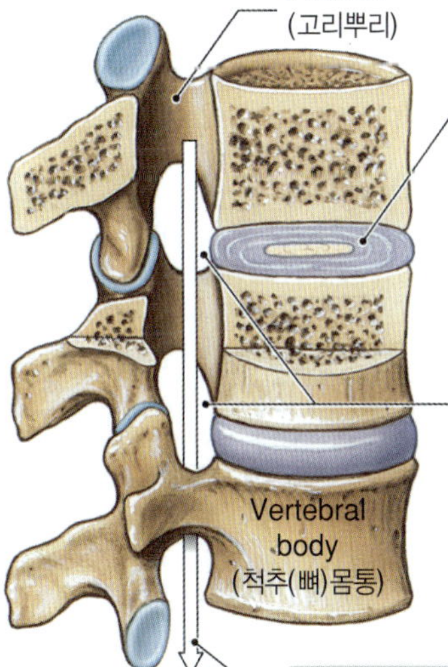

인접한 척추의 몸통은 인대로 서로 연결되어 있으나 **intervertebral discs(척추사이원반)**인 섬유연골이 덩이로 분리되어 있다.

위아래의 연속적인 **pedicle(고리뿌리)** 사이의 공간을 **intervertebral foramina(척추사이구멍)**라 한다. 척수로부터 나오거나 들어가는 신경과 혈관이 이 구멍을 지난다.

위아래로 연속된 척추뼈의 척추구멍은 모여서 척수를 감싸는 **vertebral canal(척주관)**을 형성한다.

5 각 관절돌기들은 관절오목이라고 불리는 매끄럽고 오목한 **articular facet(관절면)**을 가지고 있다. 뒷면에서 보면 척추고리는 척주관의 지붕을 형성한다.

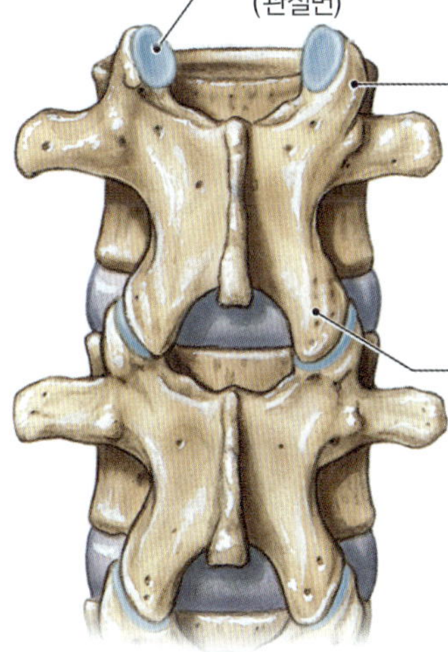

Superior articular process(위관절돌기)는 바로 위에 있는 척추뼈의 아래 관절돌기와 관절을 이룬다.

Inferior articular process(아래관절돌기)는 더 아래 있는 척추뼈(혹은 허리의 마지막 척추뼈일 경우 엉치뼈)의 위관절돌기와 관절을 이룬다.

특정한 척추뼈를 언급할 때 대문자 C, T, L, S, 그리고 C_o를 쓰는데 이는 각각 목뼈, 등뼈, 허리뼈, 엉치뼈 및 꼬리뼈를 나타낸다. 또한 우리는 하단에 숫자를 표시해서 그 위치에 있는 척추의 관계적인 위치를 나타낸다. 1은 머리뼈로부터 가장 가까운 척추뼈를 의미한다. 예를 들면, C_3은 3째 목뼈를 의미한다. C_1은 머리뼈와 연결된다. 비슷한 예로 L_4는 4째 허리뼈를 의미한다. L_1은 T_{12}와 붙어 있다.

모듈 5.13 복습

a. 전형적인 척추뼈의 주요 요소를 열거하시오.
b. 척추의 이차굽이는 어떤 중요성이 있는가?
c. 척추사이원반은 어느 척추뼈의 어느 부분에 부착하는가?

우리 몸에는 7개의 목뼈와 12개의 등뼈가 있다

Cervical Vertebrae(목뼈)

척주에서 가장 작은 cervical vertebrae(목뼈)는 뒤통수뼈에서부터 가슴까지 이어진다.

1 목뼈의 척추구멍은 매우 크다. 이 위치에서 척수는 뇌를 몸의 나머지와 연결하는 축삭을 함유하고 있다. 그러나 목뼈는 머리의 무게만 지지하기 때문에 척추몸통은 상대적으로 작고 가볍다. 엉치뼈로 가며 지탱해야 할 몸무게는 무거워지고 따라서 척추몸통은 커진다.

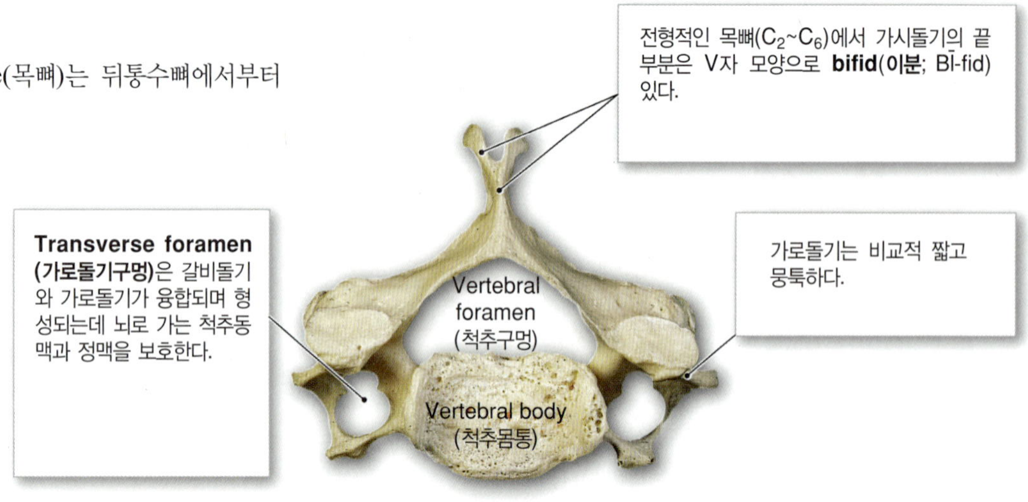

Cervical vertebra (superior view)
목뼈(위면)

2 처음의 두 목뼈는 머리를 움직이게 함과 동시에 머리뼈를 지탱하고 안정하게 한다. 첫째 목뼈인 **atlas(고리뼈)**(C_1)는 척추몸통과 가시돌기가 없다. 하지만 앞고리와 뒷고리로 이루어진 크고 둥근 척추구멍이 있다. 둘째 목뼈인 **axis(중쇠뼈)**(C_2)는 몸통 윗부분에 튀어나온 치아돌기만 제외하면 아래의 목뼈와 흡사하다.

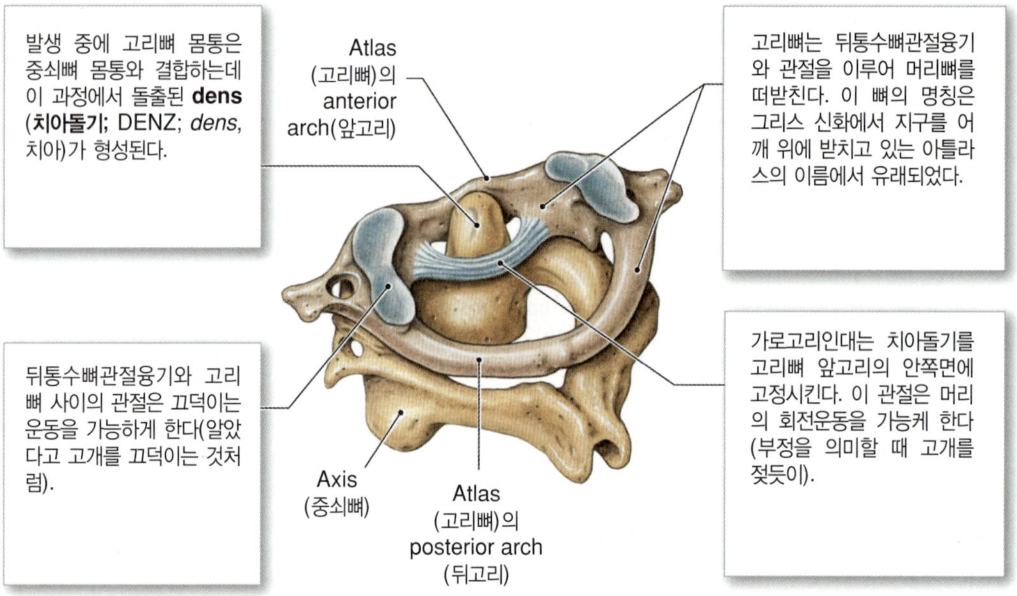

3 마지막 목뼈는 매우 튼튼한 가시돌기를 가지고 있다. 이 가시돌기는 손으로도 만져지는 단단한 결절로 끝난다. 튼튼하고 탄력있는 인대는 여기서 시작되며 뒤통수뼈에 부착한다. 머리가 꼿꼿히 세워져 있을 때 이 인대는 활시위처럼 목굽이를 근육활동없이 유지시킨다.

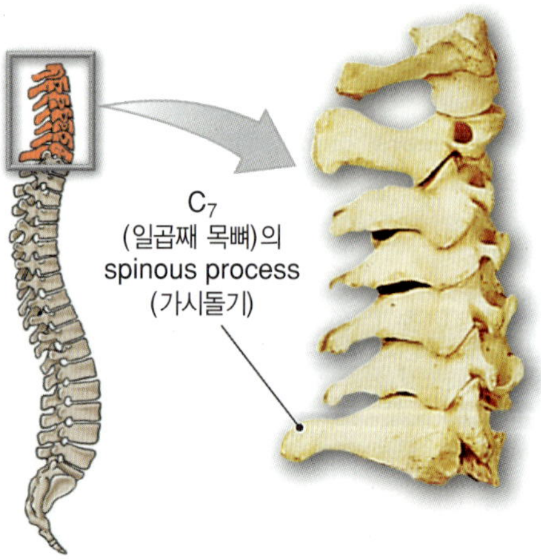

Thoracic Vertebrae(등뼈)

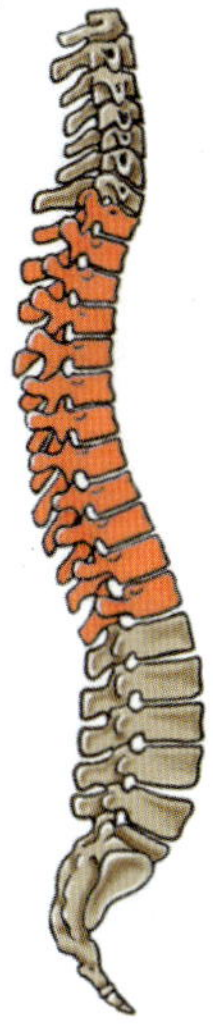

4 인체에는 12개의 **thoracic vertebrae(등뼈)**가 있다. T_1부터 T_{12}까지 각각의 척추 몸통은 바로 위의 몸통보다 조금 더 크다. 왜냐하면 척추에 가해지는 무게는 내려갈수록 커지기 때문이다.

5 전형적인 등뼈는 목뼈보다 훨씬 큰 심장 모양의 몸통을 가지고 있으며 척추구멍은 매우 작다.

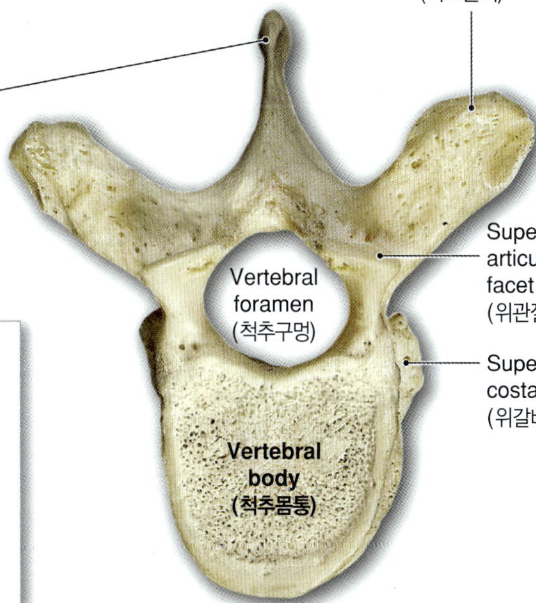

Thoracic vertebra (superior view)
등뼈(위면)

6 각 등뼈는 척추몸통에 있는 **costal facet(갈비오목)**에서 갈비뼈와 관절을 이룬다. T_1에서 T_{10}까지 척추뼈의 가로돌기 또한 갈비오목을 가지고 있다. 11번과 12번 갈비뼈는 가로돌기와 관절을 이루지 않는다. 그래서 이들을 "floating rib(뜬갈비뼈)"이라 한다.

길고 가는 가시돌기는 뒤아래쪽으로 돌출된다. T_{10}, T_{11}, T_{12}의 가시돌기는 등굽이에서 허리굽이로 이행되는 과정으로 허리뼈의 가시돌기와 점차 비슷해진다.

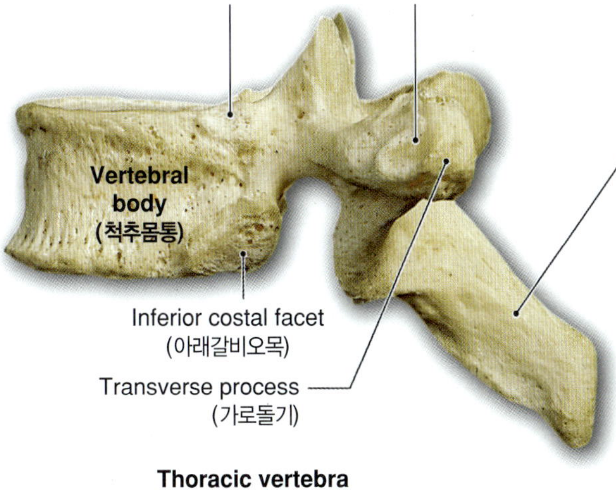

Thoracic vertebra (lateral view)
등뼈(가쪽면)

모듈 5.14 복습

a. 죠는 치아돌기의 뿌리에 금이 갔다. 어떤 뼈가 골절되었으며 골절된 뼈는 어디에 위치해 있는가?

b. 사람의 척추를 살펴보면 척수를 위한 큰 구멍 말고도 가로돌기에 있는 작은 구멍도 볼 수 있다. 척주의 어떤 부위에 이런 형태의 척추가 있는가?

c. 손으로 사람 척주의 중간 부위를 짚다보면 느껴지는 부위는 척추뼈의 어느 부위인가?

인체에는 5개의 허리뼈와 융합척추뼈로 구성된 엉치뼈와 꼬리뼈가 있다

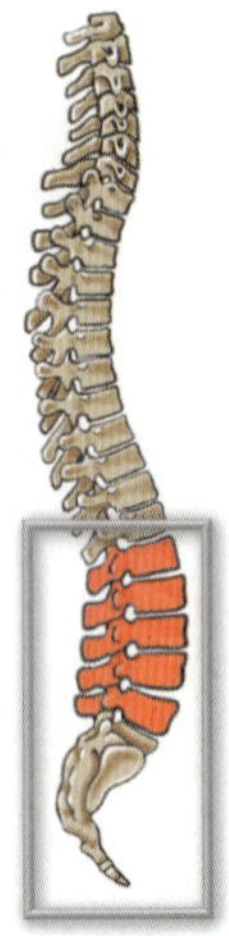

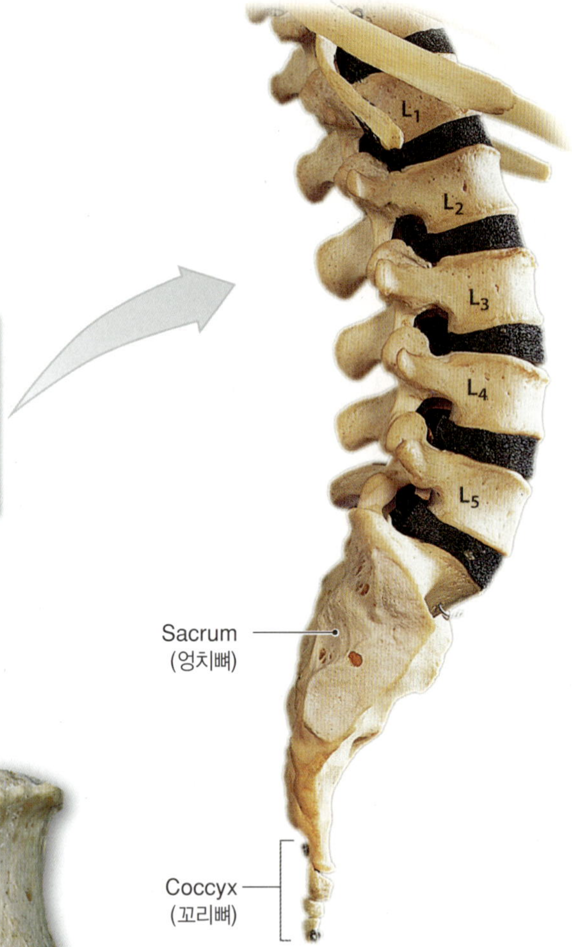

Lumbar Vertebrae(허리뼈)

1 5개의 **lumbar vertebrae(허리뼈)**는 가장 큰 척추뼈이며 이것들은 몸무게의 대부분이 가해진다. 이 척추뼈들의 압박골절은 어느 나이에서나 일어날 수 있으나 노화나 뼈엉성증(골다공증)으로 뼈의 강도가 약해진 후에 주로 나타난다.

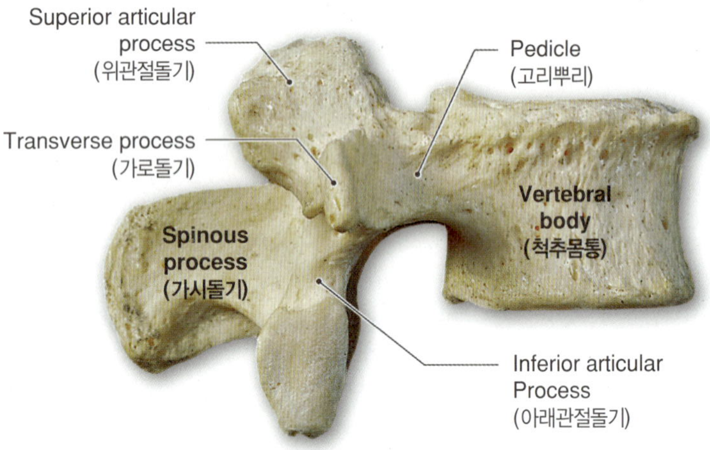

Lateral view
(가쪽면)

2 전형적인 허리뼈 몸통은 등뼈의 몸통보다 두껍고 위와 아랫면은 원형에 가깝다. 또 다른 특징으로(1) 허리뼈는 갈비오목이 없고; (2) 가로돌기에 갈비오목이 없고 가늘며 (3) 척추구멍은 삼각형이며 (4) 굵고 짧은 가시돌기는 위를 향하며 (5) 위관절돌기가 안쪽을 향하고 (6) 아래관절돌기는 가쪽을 향한다.

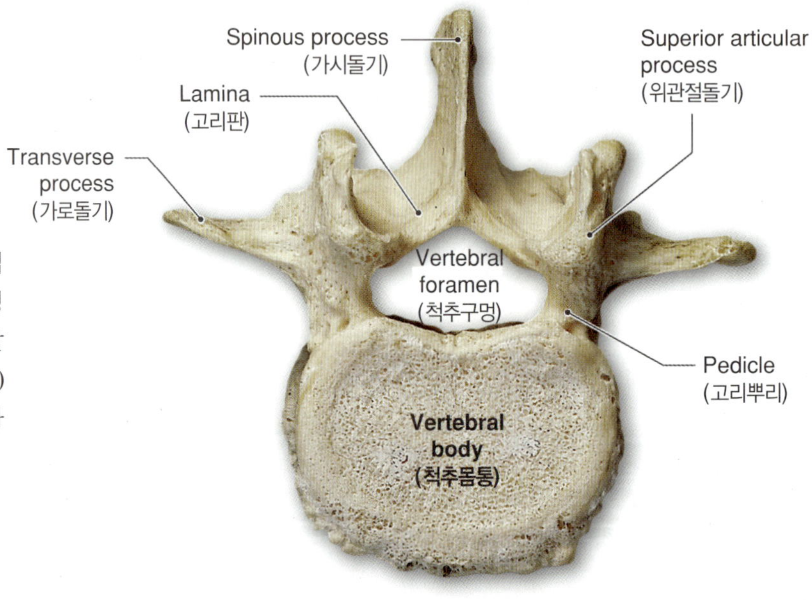

Superior view
(위면)

Sacrum(엉치뼈)와 Coccyx(꼬리뼈)

Sacrum(엉치뼈)은 5개의 척추뼈가 융합되어 있다. 이 척추뼈들은 사춘기 직후에 융합하기 시작하며 일반적으로 25~30세 때 완전히 융합된다. 엉치뼈는 생식기관, 소화기관, 비뇨기관을 보호하며 양쪽으로 pelvic girdle(다리이음뼈)인 볼기뼈와 관절을 이룬다.

3 엉치뼈의 앞면은 오목하며 뒷면은 볼록하다. 굽은 정도는 남성이 여성보다 두드러진다.

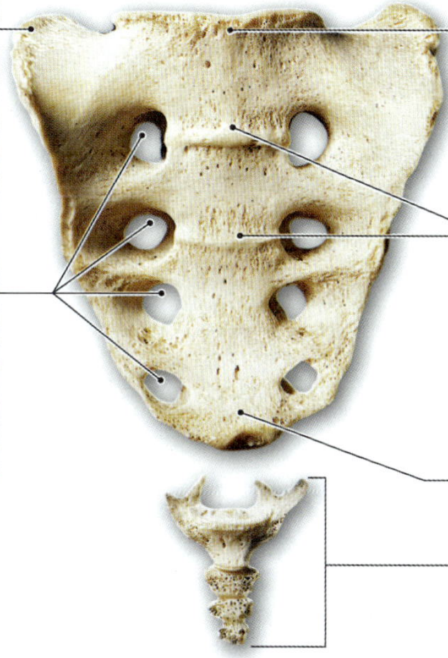

4 엉치뼈의 뒤면은 근육이 부착하는 넓은 면적을 보여준다.

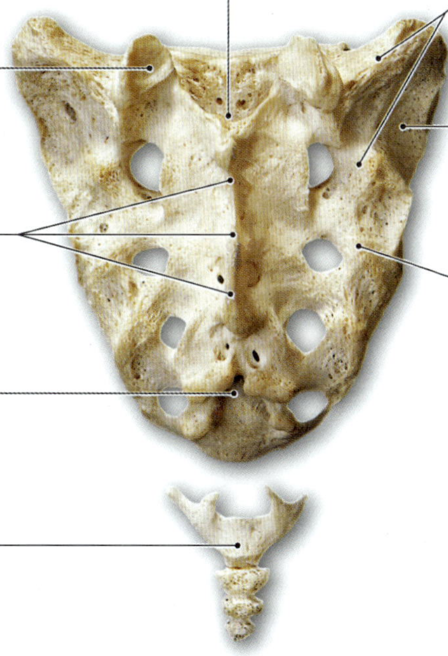

모듈 5.15 복습

a. 허리뼈와 엉치뼈에는 몇 개의 척추뼈가 있는가?
b. 어떤 구조가 다리이음뼈의 뒤쪽벽을 형성하는가?
c. 허리뼈의 몸통이 큰 이유는 무엇인가?

5.16

가슴우리는 가슴안의 기관들을 보호하고 근육 부착부위 역할을 한다

Thoracic cage(가슴우리)는 가슴안의 벽에 지지 뼈대 역할을 한다. 가슴우리는 등뼈, 갈비뼈 및 복장뼈로 이루어져 있다. 갈비뼈와 복장뼈는 호흡 시 중요하게 움직이는 rib cage(갈비우리)를 형성한다. 가슴우리는 가슴안에 있는 심장, 폐, 가슴샘, 그리고 다른 구조들을 보호한다. 갈비우리는 호흡에 관여하는 근육, 척주의 위치를 잡아주는 근육, 그리고 팔이음뼈와 팔뼈의 움직임에 관여하는 근육이 부착한다.

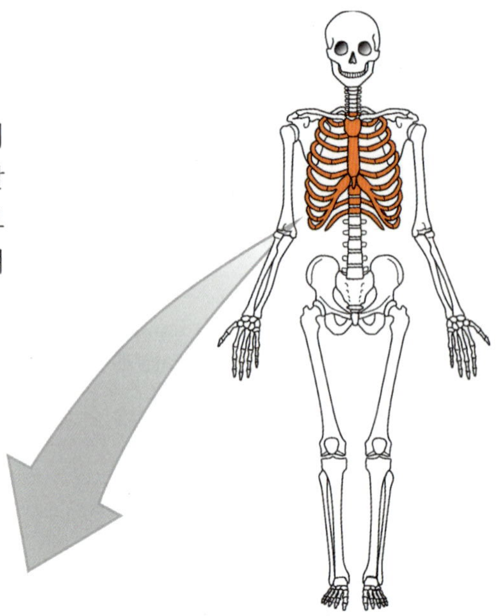

1 가슴우리의 앞면은 복장뼈, 갈비연골, 그리고 갈비의 주요 유형를 보여준다.

빗장관절 사이에 위치한 **jugular notch(목아래패임)**는 자루의 윗면에 있는 얕은 패임이다.

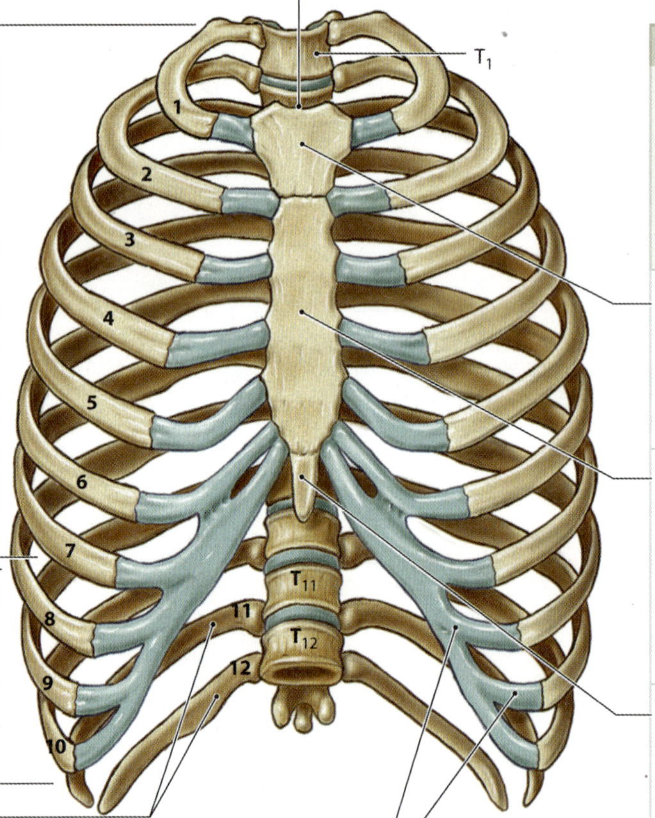

Rib(갈비뼈)

Rib(갈비뼈)은 가슴안의 뒤와 옆을 강화한다. 갈비뼈 1~7번으로 갈수록 길이와 굽이의 반경이 서서히 커진다. 갈비뼈는 움직임이 자유롭고 가장 유연한 뼈 중 하나이지만 급격한 타격과 심각한 충격에는 부러질 수 있다. 다행히도 갈비뼈는 연결 조직과 주위 근육으로 잘 안정이 되어 있어서 개방 골절은 흔치 않으며 부목을 댈 필요도 없다.

True ribs(참갈비뼈)(1~7번 갈비뼈)는 갈비연골로 복장뼈에 연결된다.

False rib(거짓갈비뼈)은 복장뼈와 직접 연결되지 않는다. (8~10번 갈비뼈는 위쪽 갈비연골에 연결된다.)

마지막 두 쌍의 갈비뼈(11번과 12번)는 **floating rib(뜬갈비뼈)(vertebral rib)**이라 하는데 이는 복장뼈에 연결되지 않고 척추뼈와 몸통벽의 근육에 연결되기 때문이다.

Costal cartilage(갈비연골)은 갈비뼈를 하나하나 혹은 통째로 복장뼈와 연결시킨다.

Sternum(복장뼈)

성인의 **sternum(복장뼈)**은 편평하며 가슴벽의 앞쪽 정중앙에 위치한다. 복장뼈는 3개의 특징적인 부위를 가지는데 성인이 되면 융합된다.

Manubrium(자루): 넓고 사다리꼴 형태인 자루는 빗장뼈와 갈비의 첫 번째 쌍이 연골을 통해 관절로 연결된다.

Body(몸통): 몸통은 자루의 아래에 붙으며 정중앙선을 따라 아래로 퍼진다. 갈비뼈 2~7번 쌍의 각 갈비연골이 이 부분에 연결된다.

Xiphoid process(칼돌기)는 복장뼈의 가장 작은 부위로서 복장뼈 몸통의 아랫면에 붙어 있다.

모듈 5.16 복습

a. 참갈비뼈와 거짓갈비뼈를 어떻게 구분되는가?

b. 복장뼈의 세 부위는 무엇인가?

c. 갈비뼈와 복장뼈 외에 어떤 뼈들이 가슴우리를 형성하는가?

몸통뼈대의 기형은 자세와 균형에 직접적인 영향을 미친다

척주는 움직이고 균형을 잡고 몸통과 머리를 지지해야 한다. 뼈, 근육 혹은 신경을 손상시키는 환경이나 사고는 모양을 뒤틀리게 하고 기능을 손상시키는 결과를 초래한다.

1 **Kyphosis(척주뒤굽음증;** kī-FŌ-sis; *kyphos*, humpbacked, bent)가 생기면 정상적인 등굽이가 뒤로 지나치게 휘어져 꾸부정한 등모양을 야기시킨다. 척주뒤굽음증은 주로 다음에 의해 발생한다. (1) 척추뼈 몸통의 앞부분에서 발생하는 압박골절과 연관된 뼈엉성증, (2) 척추뼈에 닿는 근육의 지속적인 수축, (3) 기형적 척추 성장.

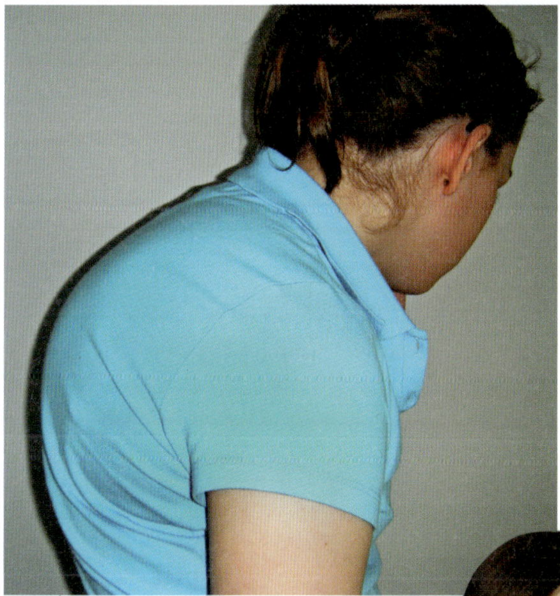

2 **Scoliosis(척주옆굽음증;** skō-lē-Ō-sis; *scoliosis*, crookedness)는 척주굽이가 기형적으로 옆으로 굽는 병을 말한다. 척주옆굽음증은 척주굽이의 가장 흔한 질병이다. 이 질병은 발생과정의 문제, 척추몸통의 손상, back(등)의 한쪽에 영향을 주는 근육마비(소아마비)로 인해 초래될 수 있다. 4/5의 경우는 이 기형적 척주굽이의 구조적이나 기능적인 원인을 판단하기 어렵다. Idiopathic(특발성, 원인불명의) 척주옆굽음증은 성장이 급격하게 이루어지는 청소년기의 여성에게서 주로 나타난다. 정도가 약하면 성장이 끝난 후에 스스로 교정될 수 있다. 정도가 조금 심하면 인위적 보조 장구로 더 진행되는 것을 막을 수 있다. 아주 심한 경우에는 철 막대나 케이블을 심어서 펴주는 수술로 치료될 수 있다.

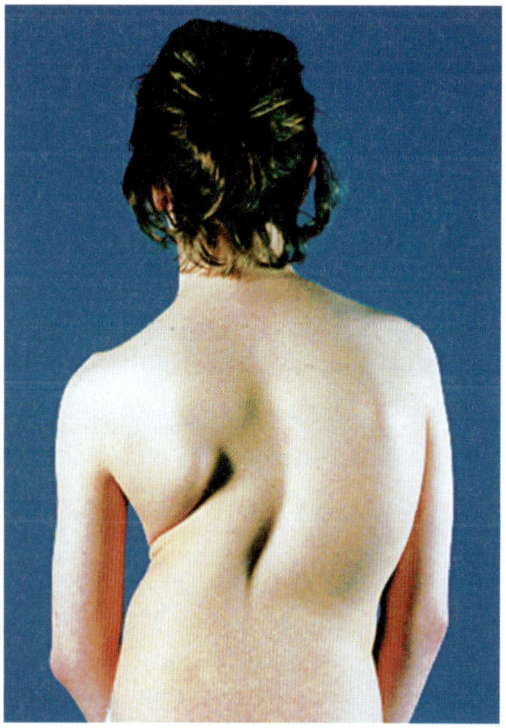

3 **Lordosis(척주앞굽음증;** lor-DŌ-sis; *lordosis*, a bending backward)가 생기면 복부와 엉덩이 부위가 비정상적으로 돌출된다. 척주앞굽음증의 원인은 허리굽이가 비정상적으로 앞으로 형성되기 때문이다. 이것은 임신이나 복부비만 혹은 배벽 근육의 약화로 인해 일어날 수 있다.

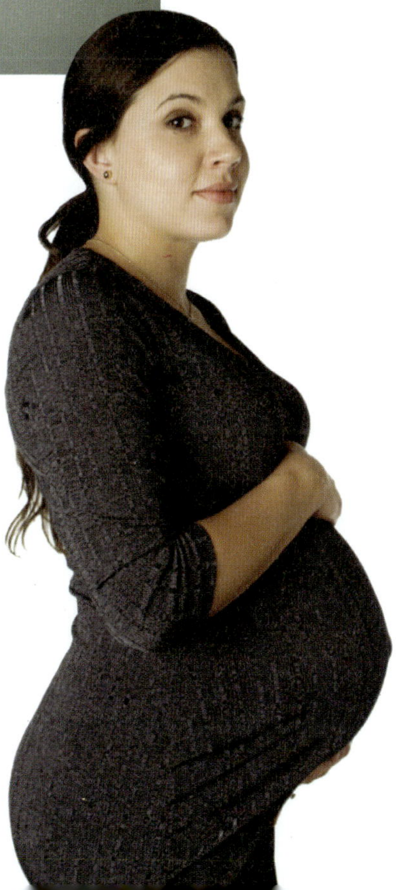

모듈 5.17 복습

a. 척주뒤굽음증의 원인 세 가지를 나열하시오.
b. 임신이 어떻게 척주앞굽음증의 발생에 영향을 미치는가?
c. 주로 어떤 상황에서 척주옆굽음증이 발생하는가?

5.18

팔이음뼈-빗장뼈, 어깨뼈-는 팔을 몸통뼈대에 연결시킨다

각 팔은 **pectoral girdle(팔이음뼈)**를 통해 몸통과 관절을 이룬다. 팔이음뼈는 2개의 S모양의 **clavicle(빗장뼈)** 및 2개의 넓고 편평한 **scapulae(어깨뼈;** SKAP-ū-lē)로 이루어져 있다.

1 빗장뼈는 복장뼈 자루의 위쪽에서 시작된다.

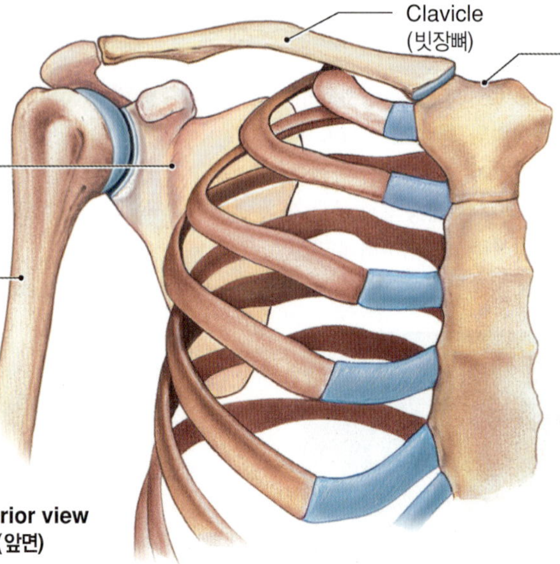

Anterior view
(앞면)

2 각 빗장뼈는 피라미드 모양의 **sternal end(복장끝)** 부분에서 복장뼈와 관절을 이루며 가쪽으로 가며 앞쪽으로 중간까지 굽어 있다. 그 다음 뒤쪽으로 부드러운 굽이를 형성하며 어깨뼈의 **acromion(봉우리;** a-KRŌ-mē-on)와 관절로 연결된다.

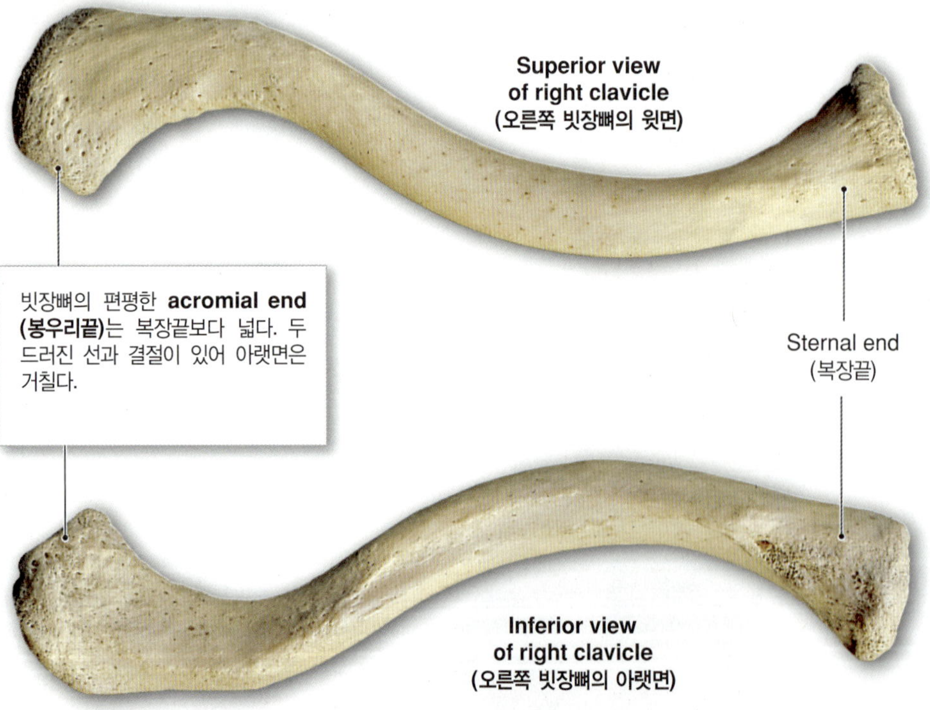

Superior view of right clavicle (오른쪽 빗장뼈의 윗면)

Inferior view of right clavicle (오른쪽 빗장뼈의 아랫면)

3 각 어깨뼈 **body(몸통)**의 앞면은 넓고 매끄러운 삼각형 모양을 한다. 이 삼각형의 세 부위는 각각 **superior border(위모서리)**, **medial**(vertebral) **border(안쪽**(척추)**모서리)**, **lateral**(axillary) **border(가쪽**(겨드랑)**모서리)**가 된다. 어깨뼈를 제 위치에 놓이게 하는 근육들은 이 모서리를 따라 붙는다. 이 삼각형의 꼭지점을 각각 **superior angle(위각)**, **inferior angle(아래각)**, **lateral angle(가쪽각)**이라 한다. 앞면의 오목한 부분을 **subscapular fossa(어깨뼈밑오목)**라고 부른다.

4 어깨뼈의 뒤면은 볼록하며 근육이 붙을 수 있는 돌출된 능선과 돌기들이 있다.

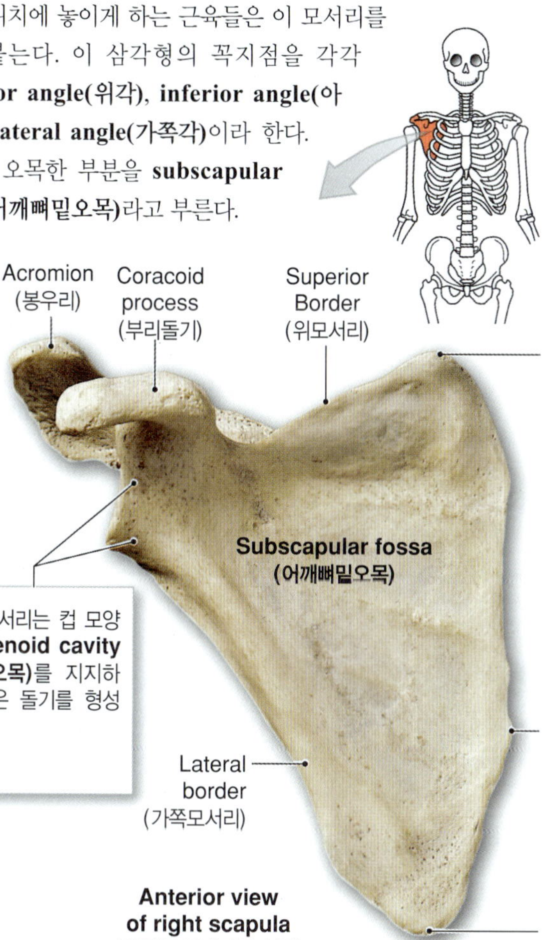

Anterior view of right scapula (오른쪽 어깨뼈의 앞면)

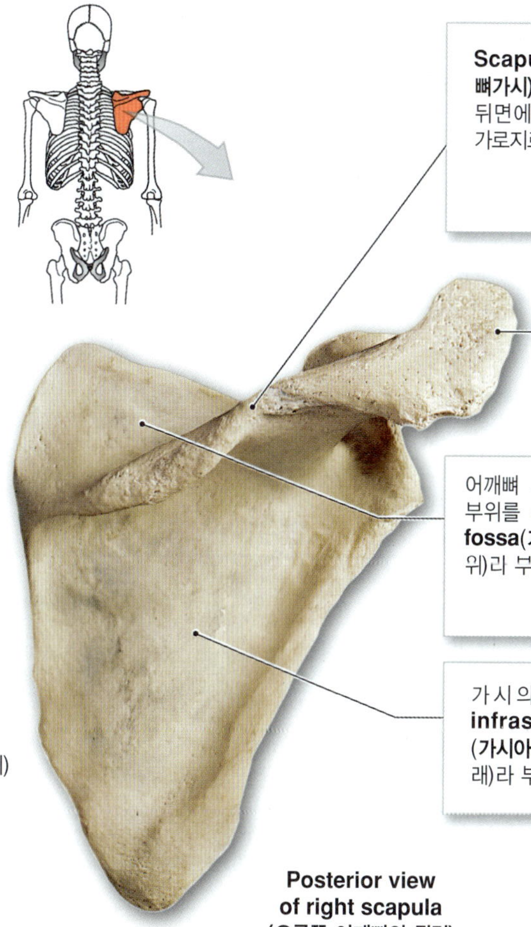

Posterior view of right scapula (오른쪽 어깨뼈의 뒷면)

5 어깨뼈의 가쪽면에서 접시오목의 표면과 어깨관절주머니와 근육이 부착하는 돌기가 보인다.

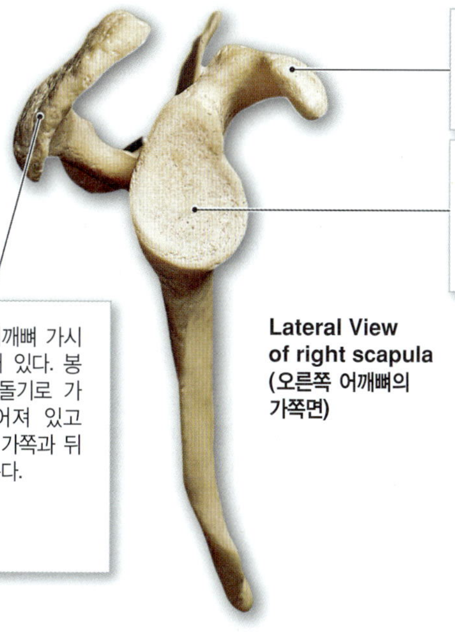

Lateral View of right scapula (오른쪽 어깨뼈의 가쪽면)

모듈 5.18 복습

a. 팔이음뼈에 있는 뼈들을 나열하시오.

b. 빗장뼈가 부러지면 어깨뼈의 운동과 안정성에 어떻게 영향을 미치나?

c. 접시오목을 통해 어깨뼈와 관절연결되는 뼈는 무엇인가?

위팔뼈는 아래팔의 노뼈 그리고 자뼈와 관절을 이룬다

팔의 뼈대는 위팔뼈, 아래팔뼈, 손목, 손으로 구성된다. 해부학적으로 통상 “arm(팔)”이라는 용어는 팔의 전체가 아니라 어깨에서부터 팔꿈치까지의 몸쪽 부분을 지칭한다. 오른쪽 팔의 뼈들을 살펴본다.

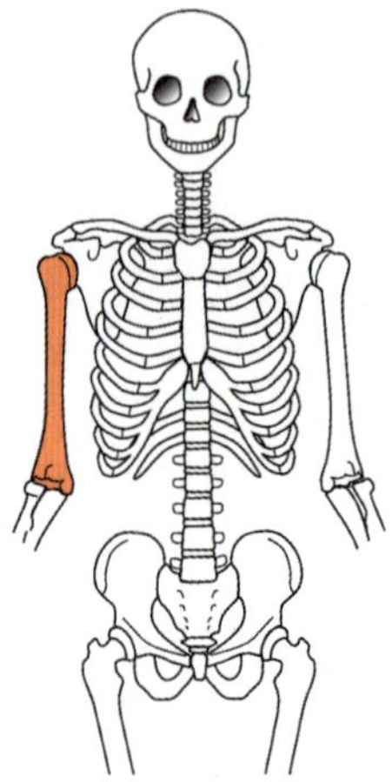

1 위팔은 **humerus(위팔뼈)**로만 구성되며 어깨에서 팔꿈치까지 뻗는다. 아래팔의 뼈와 먼쪽관절 근처에서 뼈몸통에서 **medial epicondyle(안쪽위관절융기)**와 **lateral epicondyle(가쪽위관절융기)**가 돌출된다. 위관절융기는 관절융기 위에 위치한 관절끝 근처의 돌출부위로 근육이 부착하는 공간을 제공한다.

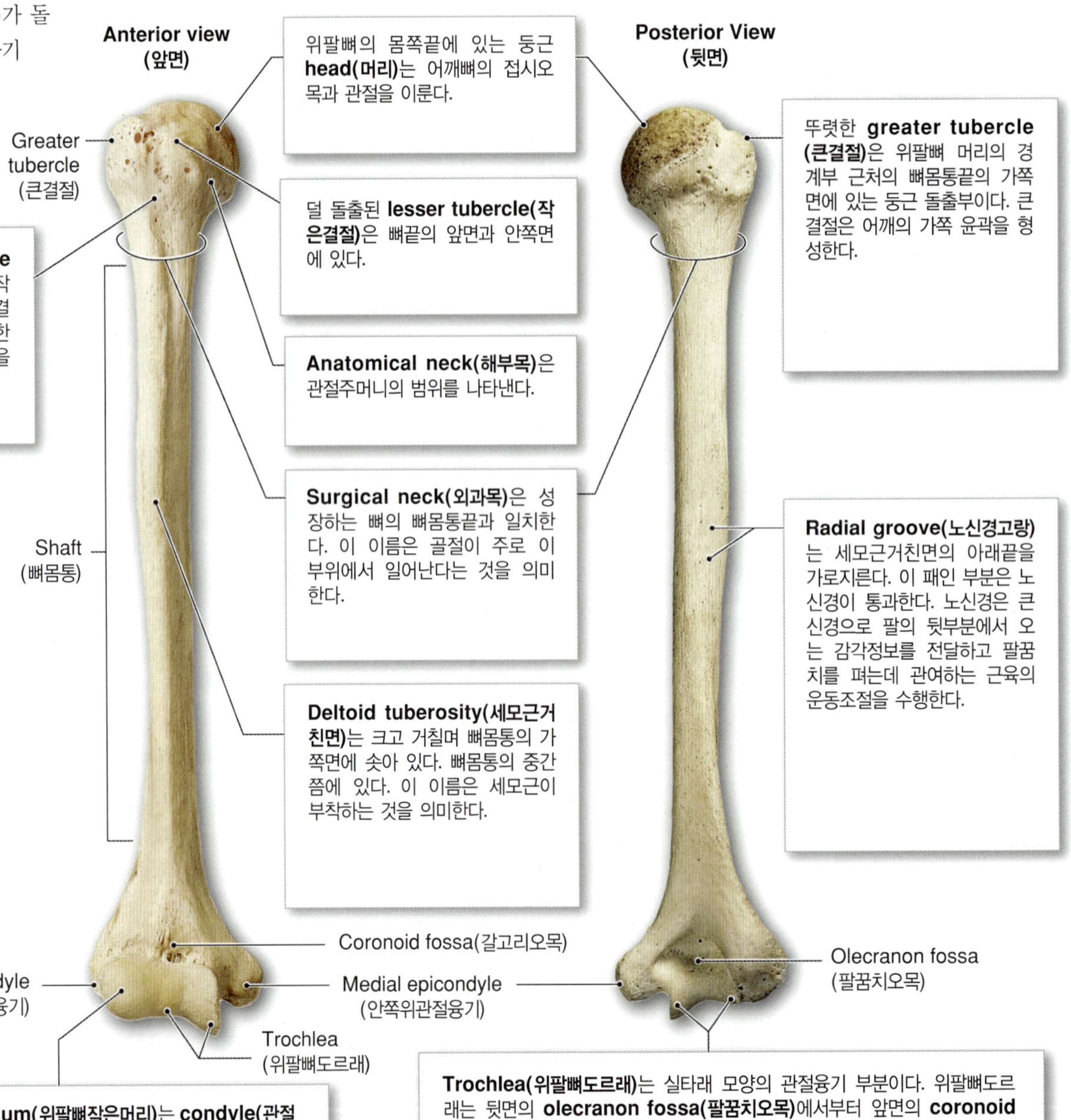

Intertubercular groove (결절사이고랑)는 큰결절과 작은결절 사이에 위치한다. 두 결절은 근육이 부착하는 중요한 부위이다; 큰 힘줄이 이 고랑을 주행한다.

위팔뼈의 몸쪽끝에 있는 둥근 **head(머리)**는 어깨뼈의 접시오목과 관절을 이룬다.

덜 돌출된 **lesser tubercle(작은결절)**은 뼈끝의 앞면과 안쪽면에 있다.

Anatomical neck(해부목)은 관절주머니의 범위를 나타낸다.

Surgical neck(외과목)은 성장하는 뼈의 뼈몸통끝과 일치한다. 이 이름은 골절이 주로 이 부위에서 일어난다는 것을 의미한다.

Deltoid tuberosity(세모근거친면)는 크고 거칠며 뼈몸통의 가쪽면에 솟아 있다. 뼈몸통의 중간쯤에 있다. 이 이름은 세모근이 부착하는 것을 의미한다.

뚜렷한 **greater tubercle(큰결절)**은 위팔뼈 머리의 경계부 근처의 뼈몸통끝의 가쪽면에 있는 둥근 돌출부이다. 큰결절은 어깨의 가쪽 윤곽을 형성한다.

Radial groove(노신경고랑)는 세모근거친면의 아래끝을 가로지른다. 이 패인 부분은 노신경이 통과한다. 노신경은 큰 신경으로 팔의 뒷부분에서 오는 감각정보를 전달하고 팔꿈치를 펴는데 관여하는 근육의 운동조절을 수행한다.

둥근 **capitulum(위팔뼈작은머리)**는 **condyle(관절융기)**의 가쪽면을 형성한다. 관절융기에서 위팔뼈는 아래팔의 자뼈, 노뼈와 관절을 이룬다. 관절융기는 두 개의 관절부위로 구분된다.

Trochlea(위팔뼈도르래)는 실타래 모양의 관절융기 부분이다. 위팔뼈도르래는 뒷면의 **olecranon fossa(팔꿈치오목)**에서부터 앞면의 **coronoid fossa(갈고리오목)**까지 이어진다. 이 함몰부위로 팔꿈치가 최대 범위로 움직였을 경우 자뼈의 팔꿈치머리가 들어간다.

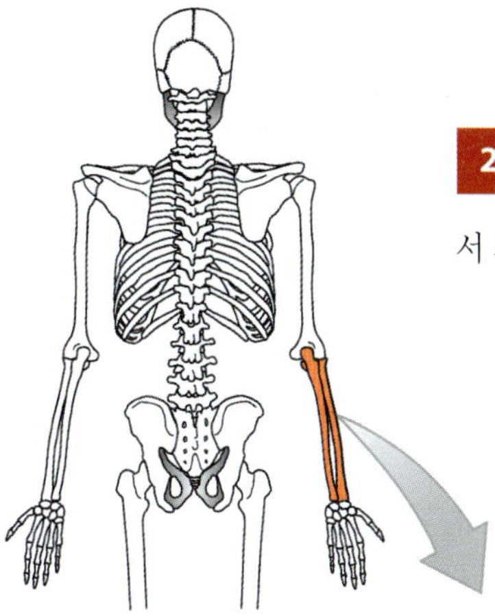

2 **Ulna(자뼈)**와 **radius(노뼈)**는 평행하게 배열하며 아래팔을 지지하는 뼈이다. 해부학적 위치에서 자뼈는 노뼈의 안쪽에 위치한다.

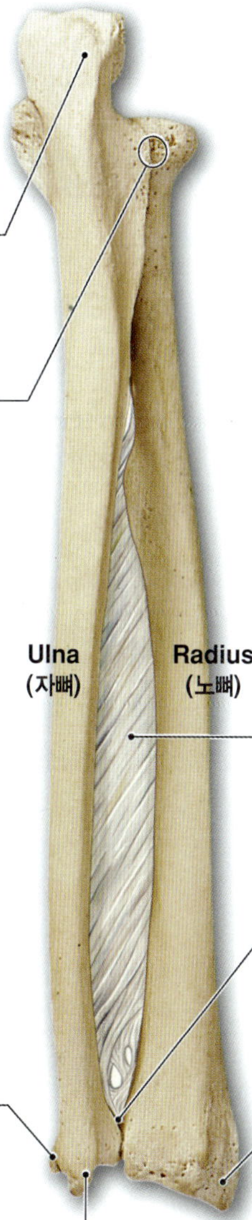

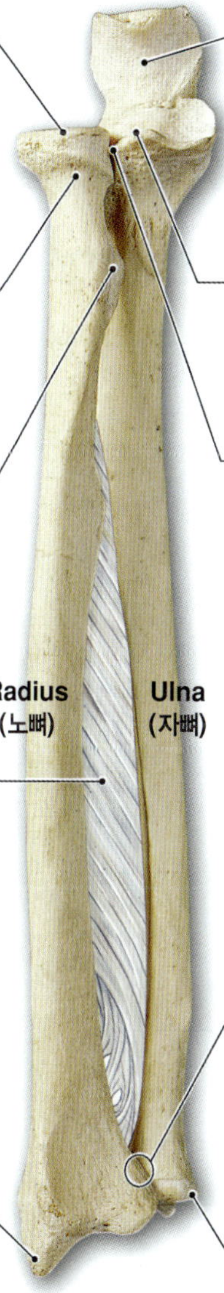

자뼈의 위쪽 끝인 **olecranon(팔꿈치머리)**은 팔꿈치의 끝부분이다.

Proximal radio-ulnar joint
(몸쪽노자관절)

원반형태의 **radial head(노뼈머리)**는 위팔뼈 작은머리와 관절을 이룬다. 굽힘 동안 노뼈머리는 위팔뼈의 노뼈오목으로 향한다.

노뼈 **neck(목)**은 노뼈머리에서 노뼈거친면까지 이어진다.

Radial tuberosity(노뼈거친면)는 위팔두갈래근의 부착부위이다. 위팔두갈래근은 위팔의 앞면에 있는 큰 근육이다.

Interosseous membrane(뼈사이막)은 자뼈와 노뼈의 몸통을 연결하는 섬유성 막이다.

노뼈의 **ulnar notch(자패임)**는 자뼈머리와 관절을 이룬다.

노뼈의 **붓돌기(styloid process)**는 손목관절을 안정화시킨다. 노뼈의 말단 끝부분은 손목뼈와 관절로 연결되어 있다.

자뼈의 **trochlear notch(도르래패임)**는 위팔뼈도르래와 팔꿈치관절을 이룬다.

Coronoid process(갈고리돌기)는 도르래패임의 아래 가장자리를 형성한다.

매끄러운 **radial notch(노패임)**는 **proximal radio-ulnar joint(몸쪽노자관절)**에서 노뼈의 머리와 관절을 이룬다.

자뼈 머리의 가쪽면은 노뼈의 먼쪽끝과 관절을 이루어 **distal radio-ulnar joint(먼쪽노자관절)**을 형성한다.

Ulnar head(자뼈머리)는 가늘고 둥글다.

Ulnar head
(자뼈머리)

자뼈의 짧은 **styloid process(붓돌기;** *styloid*, long and pointed)는 머리의 뒤쪽 및 가쪽에 붙어 있다. 연골인 관절원반은 붓돌기에 붙어 있다. 관절원반은 자뼈머리와 손목뼈를 분리시킨다.

모듈 5.19 복습

a. 위팔과 아래팔에 있는 뼈를 확인하시오.

b. 팔꿈치 양쪽에 있는 2개의 둥근 돌출부를 확인하고 어느 뼈에 있는 구조인지 말하시오.

c. 해부학적 자세에서 아래팔의 가쪽에 위치하는 뼈는 무엇인가?

손목은 손목뼈로 이루어지며 손은 손허리뼈와 손가락뼈로 이루어진다

1 **Carpus(손목)**는 두 줄로 배열된 8개의 손목뼈로 이루어진다. 한 줄은 4개의 근위 손목뼈로, 다른 한 줄은 4개의 먼쪽 손목뼈로 이루어진다.

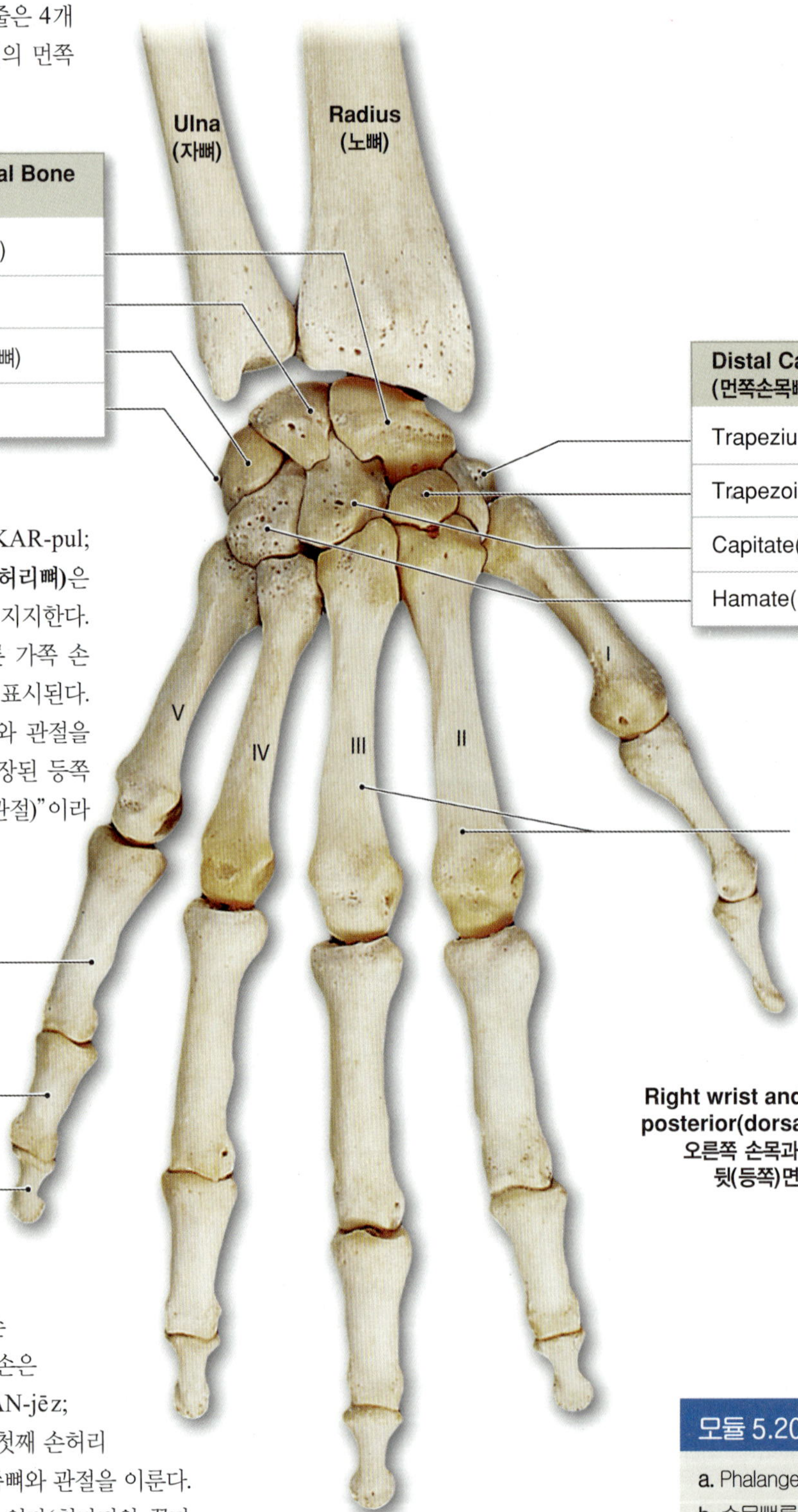

Right wrist and hand, posterior(dorsal) view
오른쪽 손목과 손, 뒤(등쪽)면

2 5개의 **metacarpal**(met-uh-KAR-pul; *metacarpus*, hand) **bone(손허리뼈)**은 먼쪽손목뼈와 관절을 이루며 손을 지지한다. 손허리뼈는 큰마름뼈와 관절을 이룬 가쪽 손허리뼈에서 시작해서 로마 숫자로 표시된다. 먼쪽에서 손허리뼈는 몸쪽손가락뼈와 관절을 이룬다. 이 관절에서 손허리뼈의 확장된 등쪽 면은 종종 "knuckle(손허리손가락관절)"이라 한다.

3 먼쪽에서 손허리뼈는 몸쪽손가락뼈와 관절을 이룬다. 각 손은 14개의 **phalanges(손가락뼈;** fa-LAN-jēz; 단수는 *phalanx*)로 이루어져 있다. 첫째 손허리뼈는 **pollex(엄지;** POL-eks)의 몸쪽뼈와 관절을 이룬다. 엄지는 2개의 손가락뼈로 이루어져 있다(첫마디와 끝마디). 다른 손가락들은 3개의 손가락뼈로 이루어져 있다(첫마디, 중간마디, 끝마디).

모듈 5.20 복습

a. Phalanges(손가락뼈)를 정의하시오.

b. 손목뼈를 열거하시오.

c. 빌은 망치를 사용하던 도중에 사고로 그의 첫 번째 손가락 끝마디뼈를 골절당했다. 어떤 손가락이 부러졌는가?

볼기뼈는 엉덩뼈, 궁둥뼈, 두덩뼈가 융합하여 형성된다

1 **Pelvic girdle(다리이음뼈)**은 한 쌍의 **hip bone(볼기뼈, coxal bone)**으로 이루어져 있다. 각 볼기뼈는 3개의 뼈인 **ilium(엉덩뼈**; IL-ē-um; 복수는 *ilia*), **ischium(궁둥뼈**; *ischia*), **pubis(두덩뼈**; PŪ-bis)가 융합하여 형성된다.

Pubic symphysis(두덩결합)의 경우 오른쪽과 왼쪽의 두덩뼈가 중간의 섬유연골덩이를 통해 서로 관절을 이룬다.

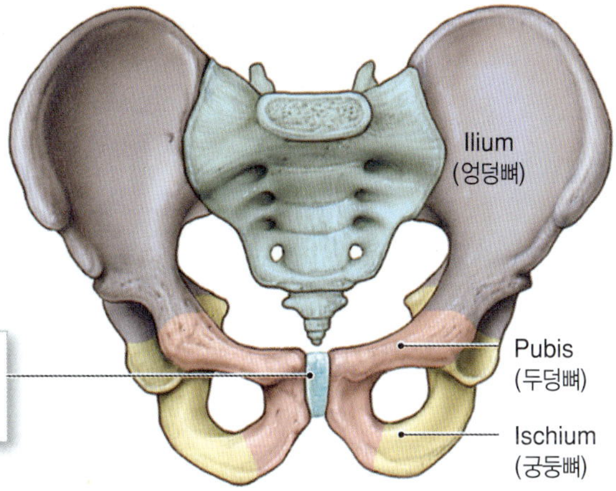

2 가쪽면에서 엉덩뼈는 볼기뼈의 대부분을 차지한다. 엉덩뼈의 가장자리를 따라 위치하는 특징적인 부위로 **iliac spine(엉덩뼈가시)**은 중요한 근육과 인대가 부착한다; 볼기근육이 부착하는 **gluteal lines(볼기근선)**, 주요 신경(궁둥신경)이 통과하여 다리로 주행하는 **greater sciatic**(sī-AT-ik) **notch(큰궁둥패임)**가 있다.

3 안쪽면은 골반을 안정화시키는 거친 관절면과 궁둥뼈와 두덩뼈의 추가적인 특징들을 보여준다.

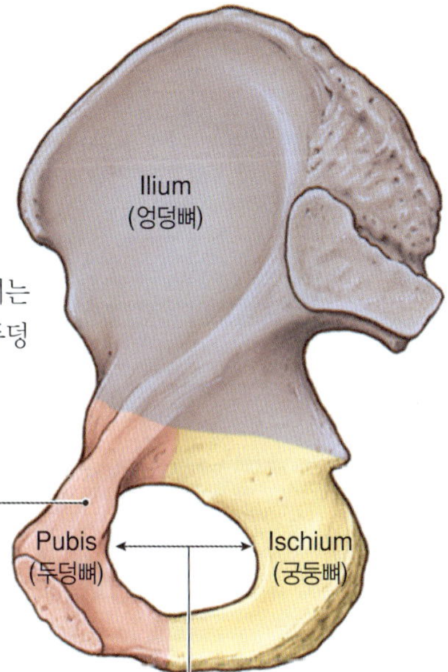

Obturator(OB-too-rā-tor) **foramen(폐쇄구멍)**은 콜라겐 섬유막으로 막힌 공간이다. 이 구멍은 볼기의 근육이 부착하는 부위이며 **ischial ramus(궁둥뼈가지)**, **inferior pubic ramus(두덩뼈아래가지)**, **superior pubic ramus(두덩뼈위가지)**로 경계지워진다.

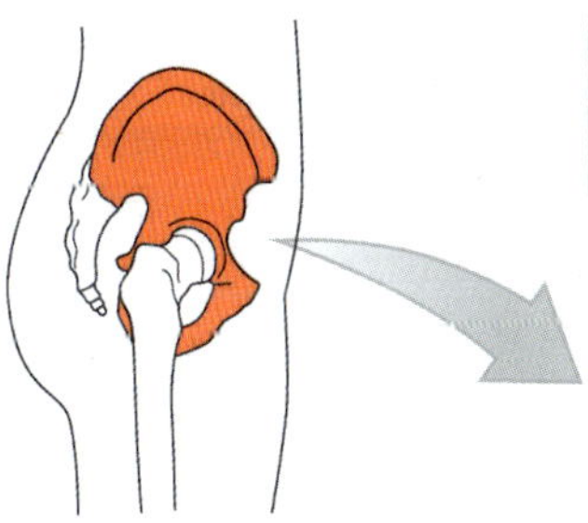

Iliac crest(엉덩뼈능선)는 근육이 붙는 중요한 능선이다.

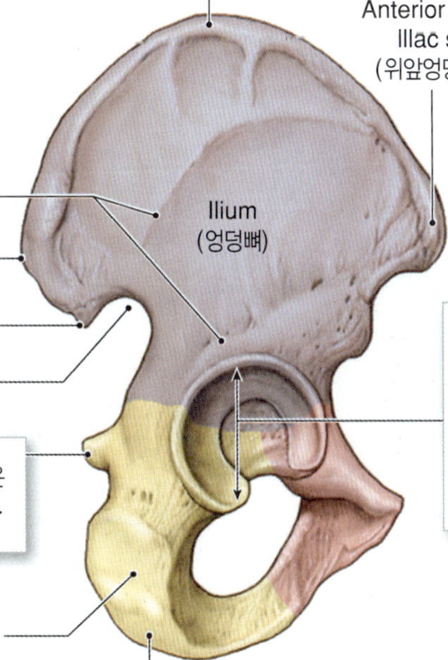

Acetabulum(절구; as-e-TAB-ū-lum; *acetabulum*, 식초컵)은 오목한 구멍으로 넙다리뼈의 머리와 관절을 이룬다. 엉덩뼈, 궁둥뼈, 두덩뼈는 3개로 조각난 파이의 모양으로 절구 안에서 접한다.

Ischial spine(궁둥뼈가시)은 큰궁둥패임 아래로 돌출되어 있다.

Ischial tuberosity(궁둥뼈결절)는 앉을 때 몸무게를 지탱하는 거친 돌출부이다.

모듈 5.21 복습

a. 절구를 서술하시오.

b. 볼기뼈를 구성하는 융합된 3개의 뼈는 무엇인가?

c. 자리에 앉을 때 볼기뼈의 어떤 부분이 몸무게를 지탱하는가?

골반은 2개의 볼기뼈와 엉치뼈, 꼬리뼈로 이루어진다

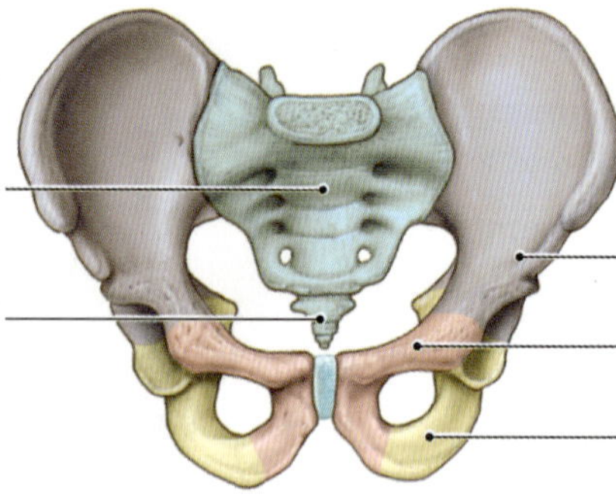

1 **Pelvis(골반)**는 볼기뼈 2개와 엉치뼈, 꼬리뼈로 구성된다. 여러 인대들이 엉치뼈의 가쪽 모서리와 엉덩뼈능선, 궁둥뼈결절, 궁둥뼈가시를 연결시킨다. 또 다른 인대들은 엉덩뼈를 뒤쪽의 허리뼈에 연결시킨다. 이러한 인대들의 연결로 인해 골반의 안정성이 증가한다.

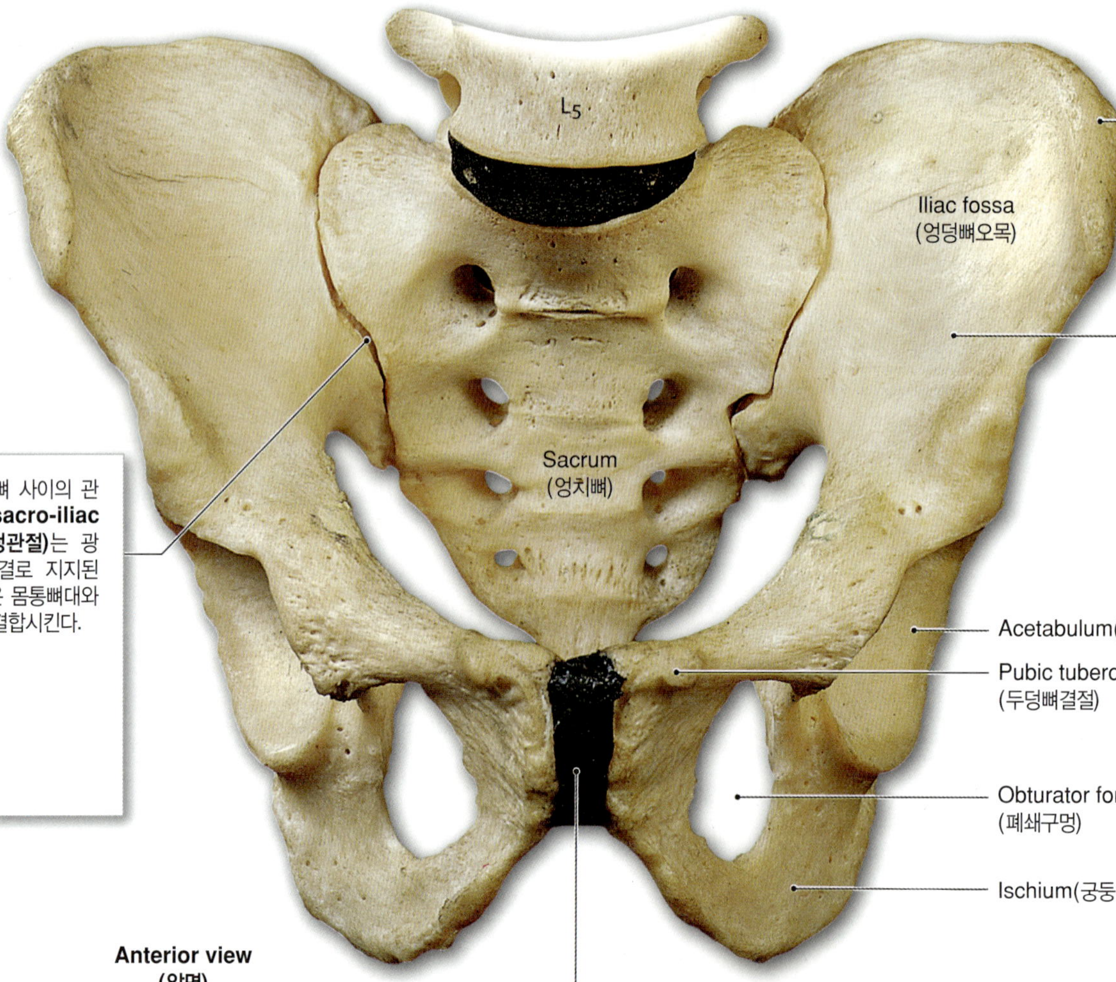

엉치뼈와 엉덩뼈 사이의 관절인 각각의 **sacro-iliac joint(엉치엉덩관절)**는 광범위한 인대연결로 지지된다. 이 관절들은 몸통뼈대와 팔다리뼈대를 결합시킨다.

**Anterior view
(앞면)**

Pubic symphysis(두덩결합)는 섬유연골덩이로서 두 두덩뼈 사이에 관절을 형성한다.

2 골반은 **false**(greater) **pelvis(거짓**(큰)**골반)**과 **true**(lesser) **pelvis(참**(작은)**골반)**으로 나눌 수 있다. 거짓골반은 배안의 장기들을 싸고 있다. 참골반(보라색으로 표시된)은 배골반안 중에 골반안을 싸고있다.

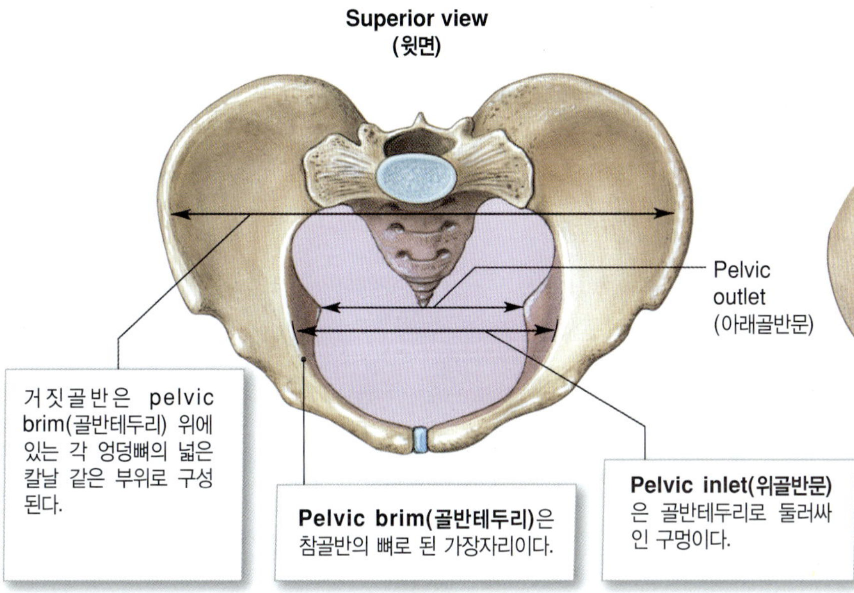

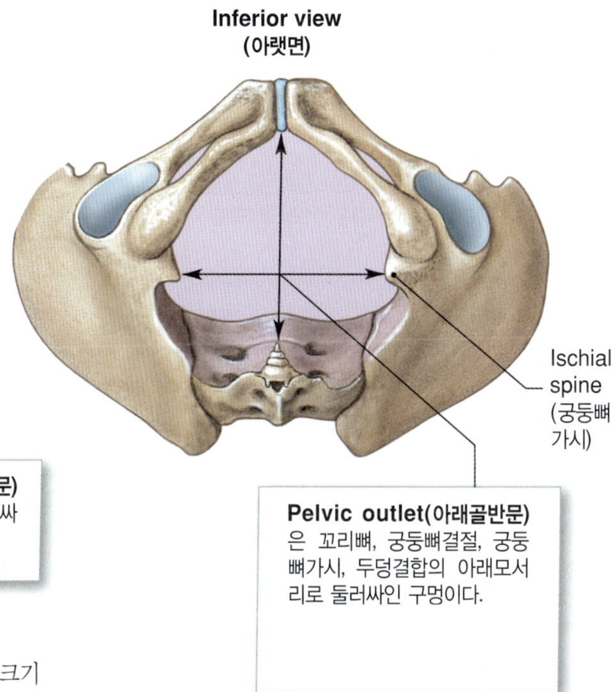

3 여성의 골반 모양은 남성과 비교했을 때 다소 차이가 있다. 몇 가지 차이점은 몸크기와 근육량의 차이에서 기인한다. 예를 들면 여성의 골반은 일반적으로 매끄럽고 가벼우며 덜 뚜렷한 구조를 한다. 여성들은 출산을 위해 또 다른 특징을 가지는데 아래와 같다.

- 확대된 아래골반문
- 100° 이상의 넓은 두덩밑각(두덩뼈 사이의 아래 각도),
- 엉치뼈와 꼬리뼈의 굽이가 작다. 남성은 아래골반문으로 아치형태로 더 굽어 있다.
- 넓고 더 둥근 위골반문
- 위쪽 방향까지 뻗지 않는 비교적 넓은 골반
- 가쪽으로 멀리 돌출되지만 엉치뼈 위쪽까지는 뻗어 있지 않은 엉덩뼈

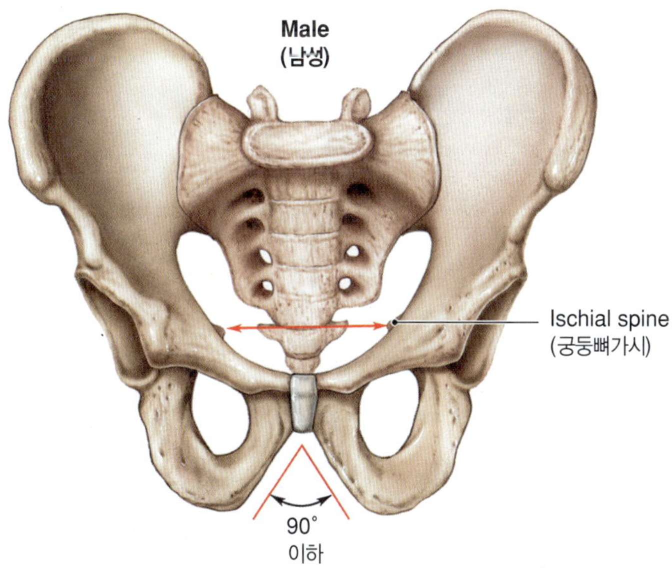

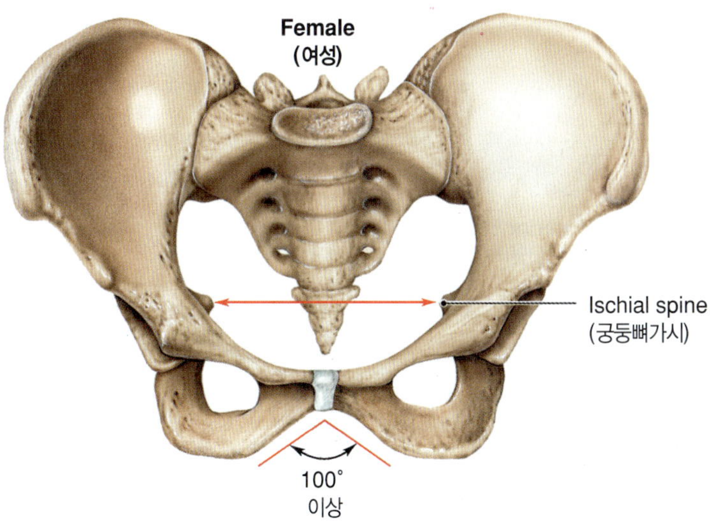

모듈 5.22 복습

a. 골반을 구성하는 뼈를 열거하시오.
b. 두덩뼈는 앞쪽에서 어떤 구조에 의해 결합되는가?
c. 여성의 골반은 출산을 위해 어떻게 적응되었나?

넙다리뼈는 무릎뼈, 정강뼈와 관절을 이룬다

다리뼈는 **femur(넙다리뼈)**, **patella(무릎뼈)**, **tibia(정강뼈)**, **fibula(종아리뼈)**, **tarsal bone(발목뼈)**, **metatarsal bone(발허리뼈)**, **phalange(발가락뼈)**로 이루어져 있다. 즉, 해부학적 용어는 일반적인 단어의 사용과 차이가 있다. 해부학적 용어로 "leg"는 다리전체가 아닌 종아리 부분만을 지칭한다. 그래서 우리는 위다리와 아래다리가 아닌 넙다리와 종아리라는 용어를 사용할 것이다. 다리의 기능 해부학적 구조는 팔과 다르다. 그 이유는 다리가 몸무게를 바닥으로 전달하기 때문이다.

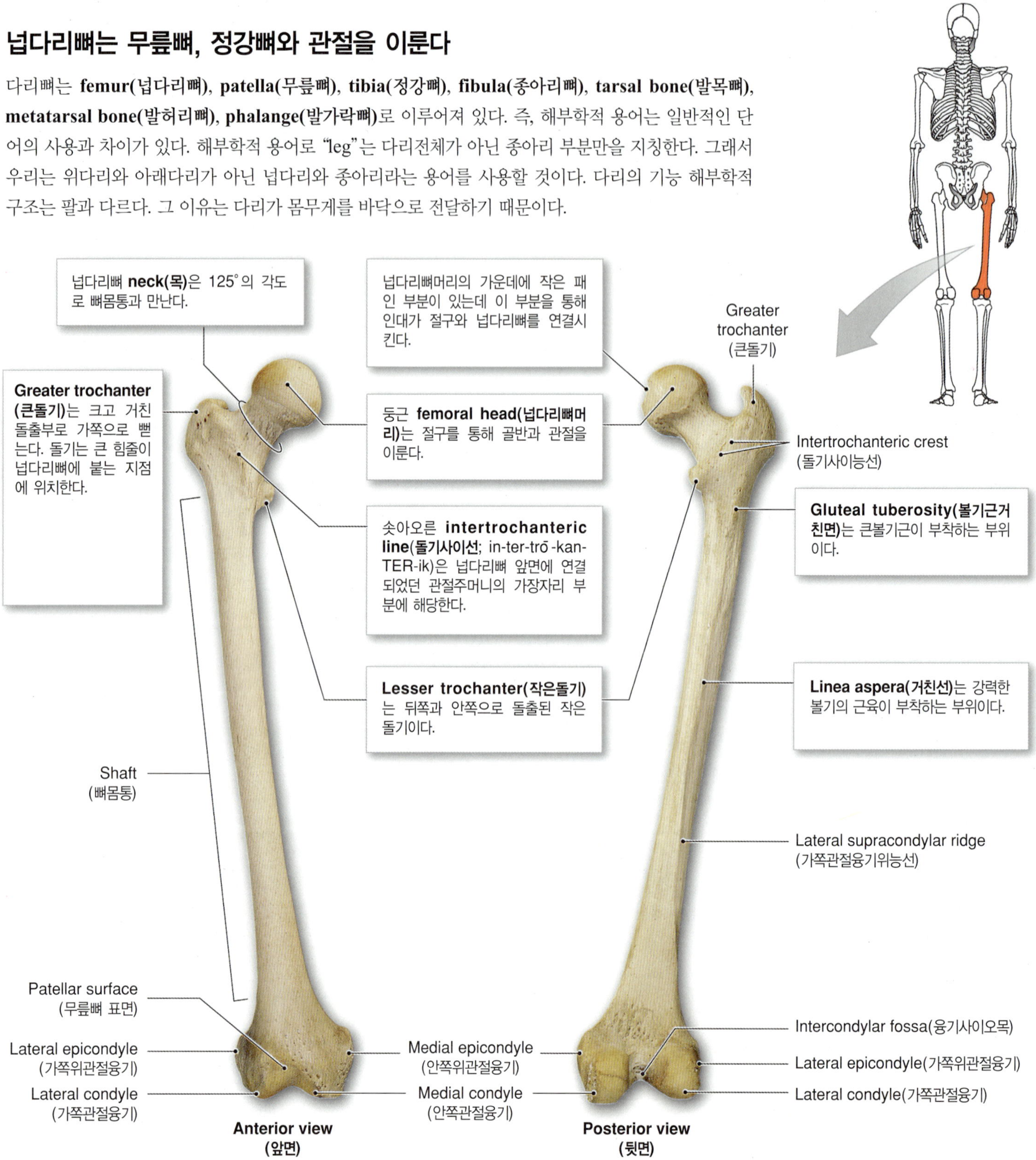

1 넙다리뼈는 인체에서 가장 길고 무거운 뼈이다. 넙다리뼈는 볼기뼈와 엉덩관절로 연결되며 정강뼈와 무릎관절로 연결된다.

2 넙다리뼈의 먼쪽부분에서 **medial condyle(안쪽관절융기)**와 **lateral condyle(가쪽관절융기)**는 무릎관절을 형성한다. 앞쪽과 아래쪽에서 두 관절융기는 **patellar surface(무릎면)**에 의해 나누어진다. 무릎면은 무릎뼈가 움직이는 자리로 매끄러운 관절면이다. 뒤쪽에서 안쪽과 가쪽관절융기는 깊은 **intercondylar fossa(융기사이오목)**으로 나뉘며 이 오목이 앞쪽까지 뻗지는 않는다.

3 **Tibia(정강뼈;** TIB-ē-uh)는 안쪽의 큰 뼈이다. 정강뼈의 몸쪽끝에서 **medial(안쪽)**과 **lateral tibial condyles(가쪽정강뼈관절융기)**는 넙다리뼈의 안쪽과 가쪽관절융기와 관절을 이룬다. 가는 **fibula(종아리뼈;** FIB-ū-luh)는 정강뼈의 가쪽 모서리와 평행하게 위치하지만 무릎관절을 이루지 않으며 몸무게를 지탱하지도 않는다. 그러나 종아리뼈는 발과 발가락을 움직이는 근육이 부착하는 중요한 부위이다. 또한 종아리뼈의 먼쪽 끝은 발목의 가쪽까지 퍼져 있어 발목관절의 안정에 중요하다.

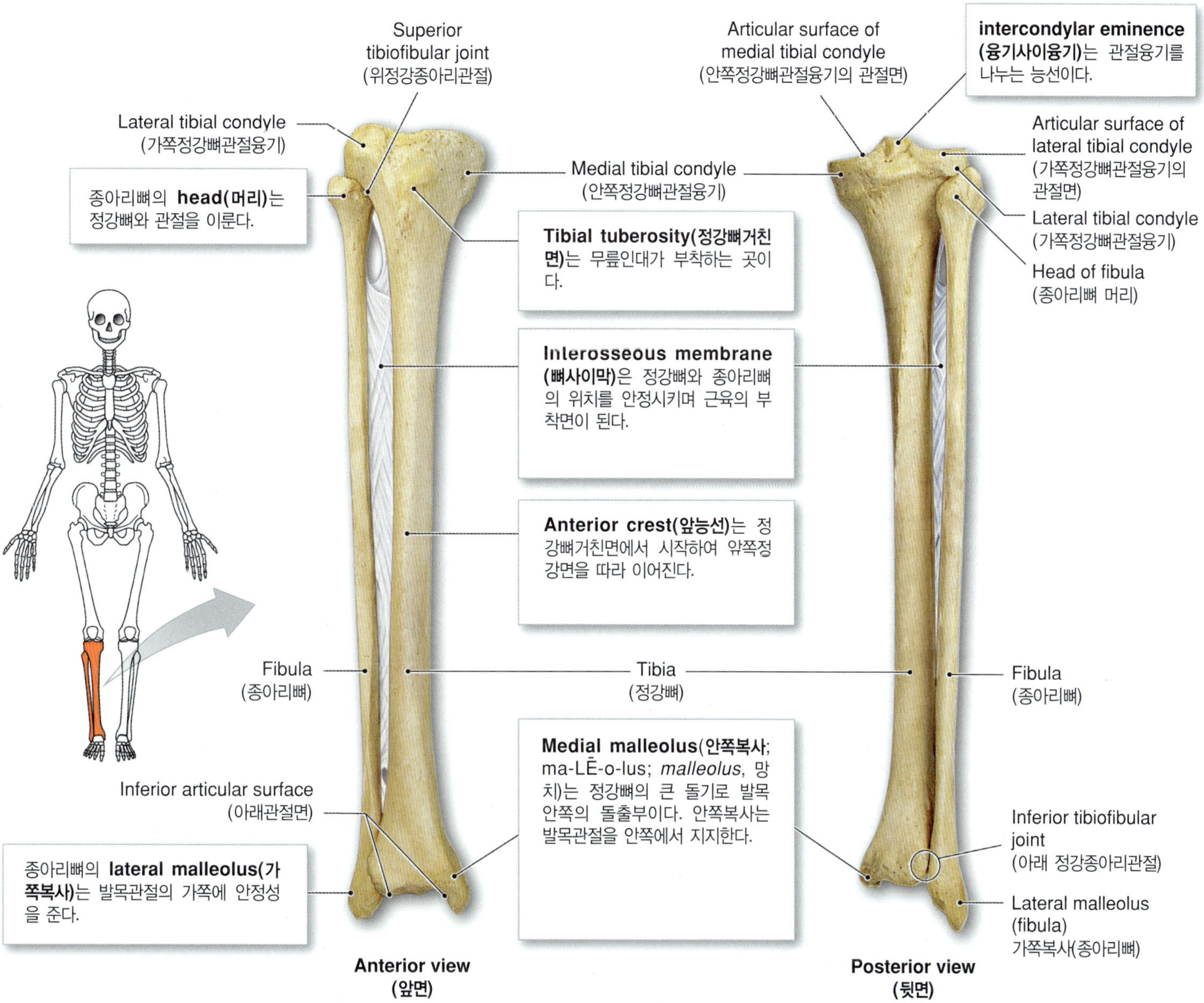

모듈 5.23 복습

a. 다리의 뼈를 알아보시오.

b. 절구는 어떤 구조와 관절로 연결되는가?

c. 종아리뼈는 무릎관절에 관여하지 않고 무게를 견디지도 않는다. 하지만 부러지면 걷기가 힘들어진다. 왜일까?

발목과 발은 발목뼈, 발허리뼈, 발가락뼈로 이루어진다

1 **Ankle(발목)**의 뼈는 발의 뼈를 통해 몸무게를 다리에서 지면으로 전달한다. 발목과 발의 결합은 매우 튼튼하면서도 걸을 때, 달릴 때, 뛸 때의 몸무게 변화를 처리할 수 있을 만큼 유연해야 한다.

Ankle(발목)

발목은 7개의 **tarsal bone(발목뼈)**으로 이루어져 있다.

3개의 **cuneiform bone(쐐기뼈)**은 서로 관절을 이루며 한 줄로 정렬되어 있다. 이것들은 위치에 따라 이름이 붙혀진다; 안쪽, 중간, 가쪽

Metatarsals(발허리뼈)

입방뼈와 쐐기뼈의 먼쪽은 **metatarsal bones(발허리뼈)**와 연결되어 있다. 5개의 긴 발허리뼈는 발의 먼쪽부분을 형성한다.

발허리뼈는 발바닥을 가로질러서 안쪽부터 가쪽까지 로마 숫자 I~V로 표시된다. 몸쪽에서 발허리뼈 I~III은 세개의 쐐기뼈와 관절을 이루고 발허리뼈 IV와 V는 입방뼈와 관절을 이룬다. 먼쪽에서 각 발허리뼈는 발가락 첫마디뼈와 연결된다.

Phalanges(발가락뼈)

Phalanges(발가락뼈)는 손가락과 해부학적 구성이 같다. 발가락은 14개의 발가락뼈로 구성된다. **hallux(엄지발가락)**은 2개의 발가락뼈(첫마디, 끝마디)를 가진다. 다른 4개의 발가락은 각각 3개의 발가락뼈를 가진다(첫마디, 중간마디, 끝마디).

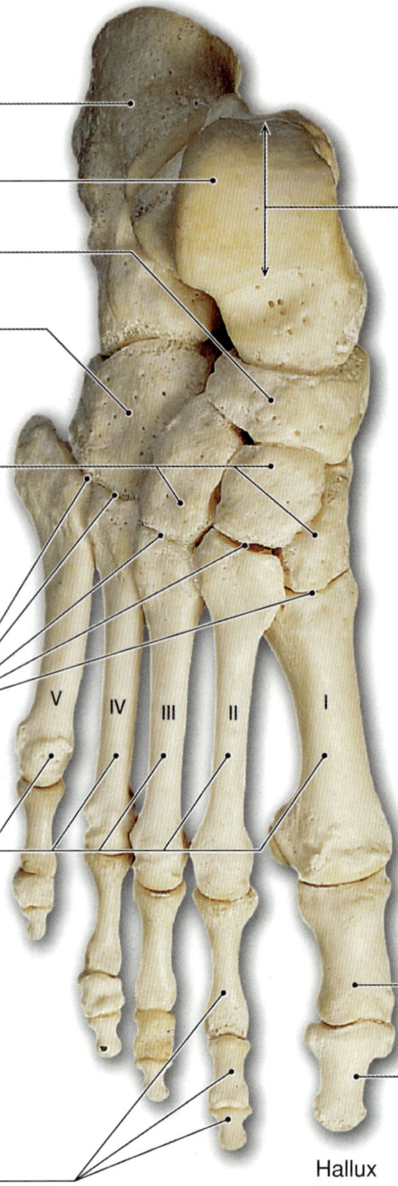

목말뼈와 정강뼈 사이의 관절은 도르래 모양의 관절돌기인 **trochlea(도르래)**의 위쪽과 안쪽면을 가로질러 형성된다.

Superior view
(윗면)

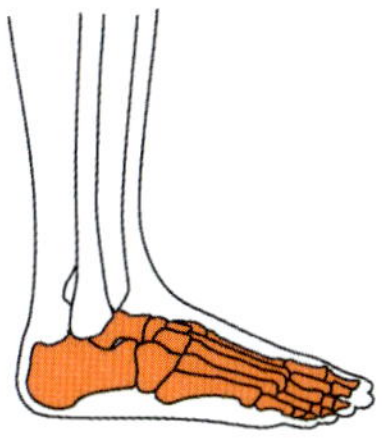

Trochlea(도르래)의 가쪽면은 종아리뼈의 가쪽복사와 관절을 이룬다.

발꿈치뼈의 뒷부분은 거칠고 손잡이 모양의 돌출부이다. 종아리 근육에서 일어난 **calcaneal tendon**(Achilles tendon)(**발꿈치힘줄,** 아킬레스건)의 부착부위이다.

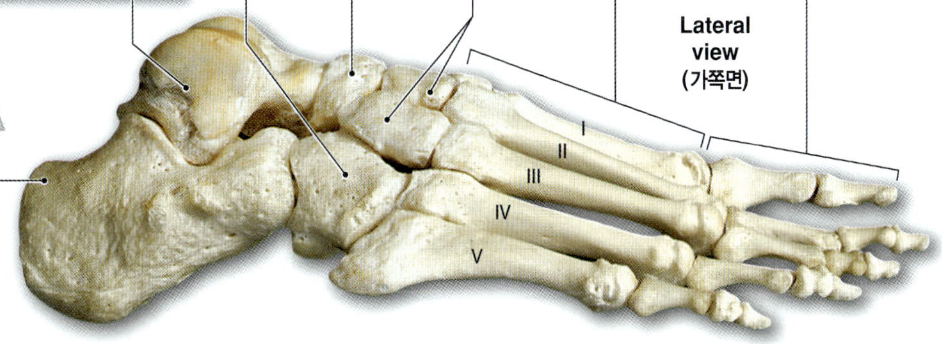

Lateral view (가쪽면)

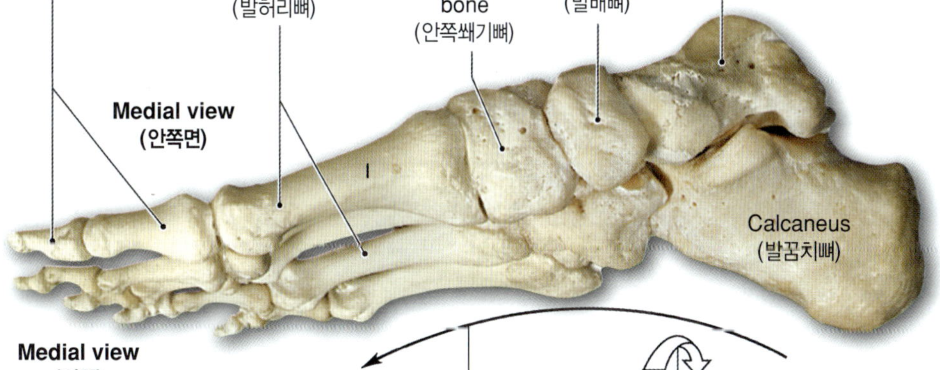

Medial view (안쪽)

2 몸무게의 전달은 **longitudinal arch of the foot(세로발바닥활)**을 따라 일어난다. 앞으로 전달되는 몸무게의 양은 발의 위치와 몸무게가 가해지는 위치에 따라 다르다. 발뒤꿈치로 버티고 서 있으면 몸무게는 모두 발꿈치힘줄에 얹히게 된다. 그러나 발끝으로 서게 되면 모든 몸무게는 발허리뼈와 발가락뼈로 전달된다. 정상적으로 서 있으면 모든 몸무게는 뒤꿈치힘줄과 발허리뼈의 먼쪽끝 사이에 골고루 분배된다.

세로발바닥활은 인대와 힘줄이 발꿈치뼈와 발허리뼈의 먼쪽을 연결하기 때문에 존재한다. 그러나 세로발바닥활의 가쪽(발꿈치) 부분은 중간(목말)부분에 비해 훨씬 적은 굽이를 가지고 있다. 그 이유는 목말부분이 탄력성이 훨씬 더 강하기 때문이다. 따라서 발의 안쪽발바닥면이 올라와 있어 아랫면에 공급되는 근육, 신경, 혈관들이 땅바닥과 발허리뼈 사이에서 눌리지 않는다.

Transverse arch(가로발바닥활)는 세로굽이의 정도가 안쪽과 가쪽모서리로 가며 변하기 때문에 존재한다.

발의 활은 태어날 때부터 이미 존재한다. 그러나 가끔은 제대로 발달하지 않는 경우가 있다. **Congenital talipes equinovarus(선천성안쪽들린휜발증, 내반족)(곤봉발)**가 생기면 비정상적인 근육의 발달로 인해 자라는 뼈와 관절을 망가뜨린다. 한쪽 혹은 양쪽 발 모두 생길 수 있으며 증세의 상태는 약하거나 중간이거나 혹은 매우 심각할 수 있다. 많은 경우 정강뼈, 발목, 발이 영향을 받는다. 이때 세로발바닥활이 심하게 휘고, 뒤집어질 수 있다. 만약 두 발 모두 이 증상을 보이면 두 발바닥이 마주 보게 된다. 이 병은 1/1000의 확률로 유아에게서 발생하는데 남자아이에서 두 배 정도 많이 발생한다. 유아시기에 보조물이나 다른 지지물을 이용한 신속한 치료로 완화되며, 반 이하의 경우는 수술을 필요로 한다.

모듈 5.24 복습

a. 발목뼈를 알아보시오.

b. 발의 무슨 뼈가 몸의 무게를 정강뼈로부터 발가락으로 전달하는가?

c. 10살 소년인 조이는 뒤로 뛰다가 오른쪽 발뒤꿈치를 디디다가 발이 골절됐다. 발의 어느 뼈가 골절되었는가?

1. 개념지도

아래의 각 용어들을 한 번씩 이용하여 빈칸을 채워넣어 뼈대 개념지도를 올바르게 완성하시오.

- floating rib(뜬갈비뼈)
- temporal(관자뼈)
- mandible(아래턱뼈)
- axial(몸통)
- hyoid(목뿔뼈)
- sacral(엉치뼈)
- vertebral column(척주)
- lacrimal(눈물뼈)
- xiphoid process(칼돌기)
- occipital(뒤통수뼈)
- sternum(복장뼈)
- skull(머리뼈)
- thoracic(가슴의)
- longitudinal(세로의)
- lumbar(허리뼈)

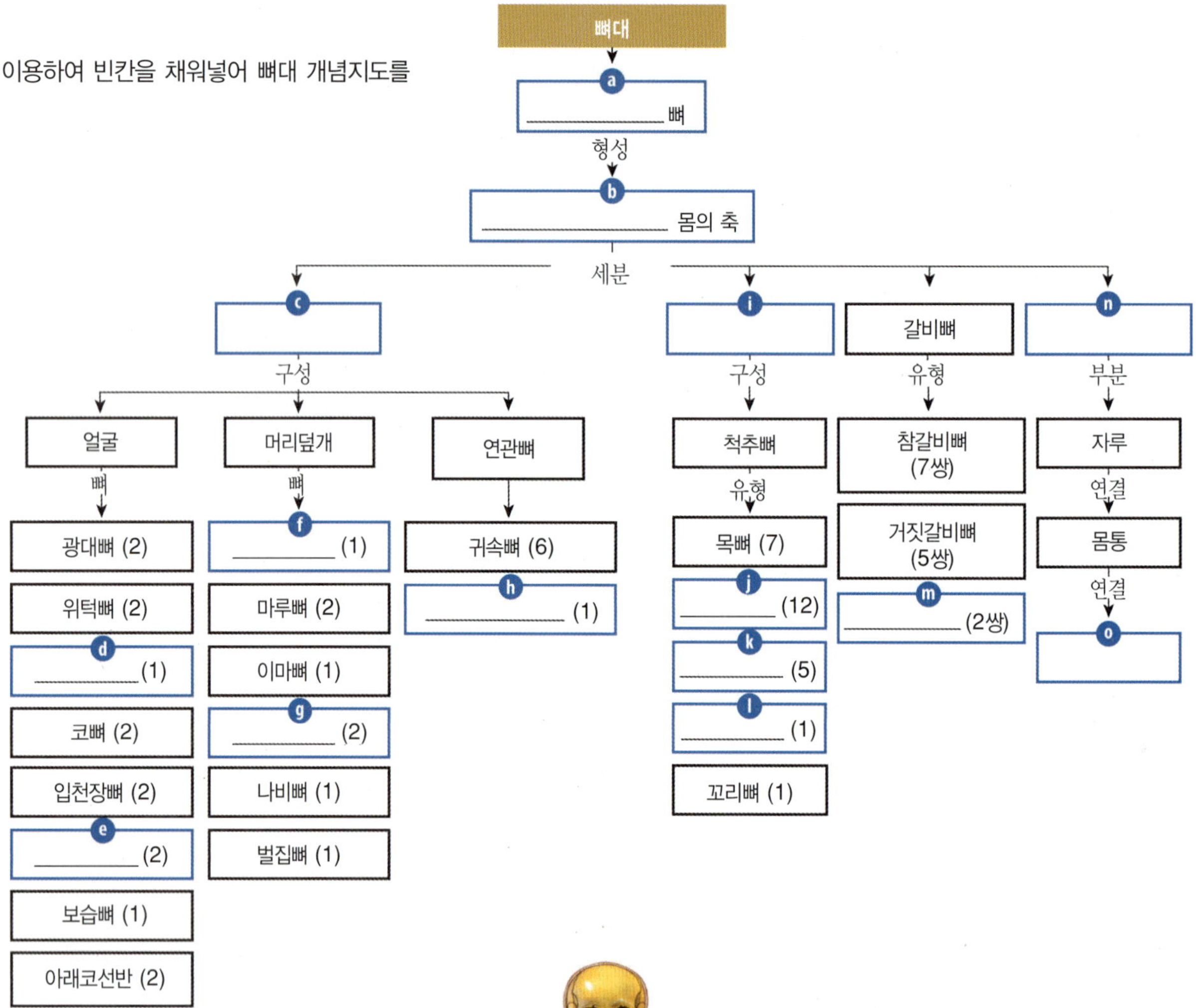

2. 명칭 표기

오른쪽 그림의 팔다리뼈대를 구성하는 뼈를 기입하시오.

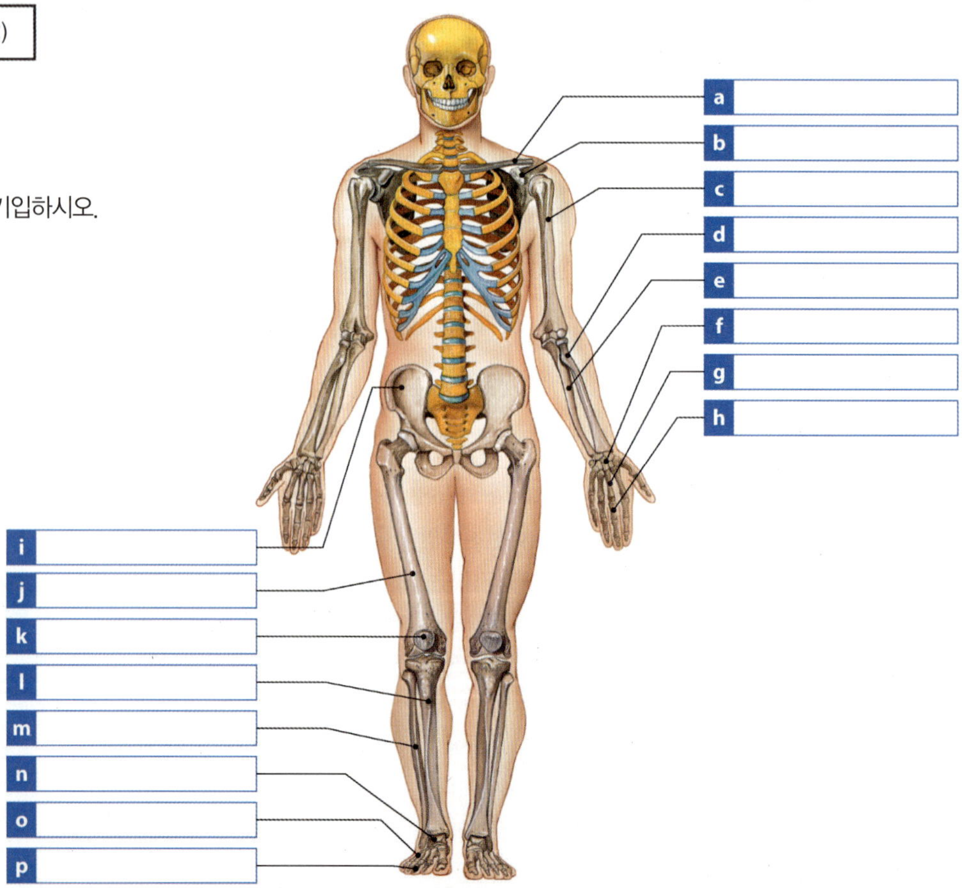

관절의 구조와 운동

뼈는 상대적으로 잘 구부러지지 않기 때문에 2개의 뼈가 연결되는 **articulations**(joint; **관절**)에서만 움직일 수 있다. 관절의 해부학적 구조에 따라 운동의 종류와 정도가 결정된다. 각 관절은 힘과 움직임에 대한 요구를 충족한다. 결과적으로 관절은 운동의 범위에 따라 다르며 이러한 범위를 **Range of motion(ROM, 운동범위)**이라 한다. 관절은 종종 운동의 범위에 따라 해부학적 구조에 기초하여 세분화된다.

기능과 구조에 따른 관절의 분류

기능(운동의 범위)	구조(연결형태)와 유형	내용	예
Synarthrosis(no movement) **못움직관절**(부동관절) 못움직관절에서 두뼈의 뼈끝은 매우 근접하여 있으며 때때로 서로 맞물려 있다. 이 매우 강한 관절은 뼈 사이의 움직임이 있어서는 안되는 위치에 있다.	**Fibrous(섬유연결)** Suture(봉합) 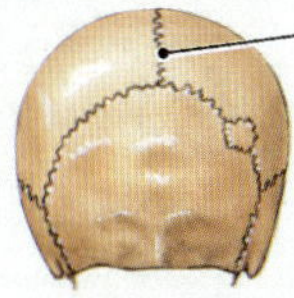	**Suture(봉합)**는 섬유(치밀결합조직)연결로 된 톱니형태로 맞물린다.	머리의 뼈 사이
	Gomphosis (못박이관절) 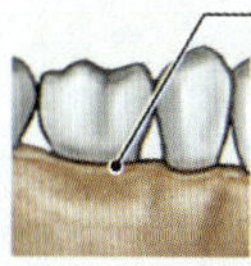	**Gomphosis(못박이관절;** gom-FŌ-sis)는 섬유연결이며 이틀뼈에 치아가 박혀 있다.	치아와 턱 사이
	Cartilaginous **(연골결합)** Synchondrosis (유리연골결합) 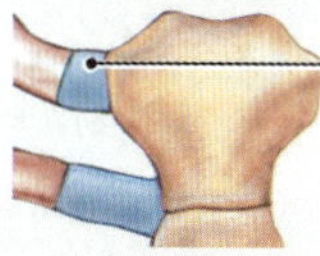	**Synchondrosis(유리연골결합;** sin-kon-DRŌ-sis)는 연골판이 삽입된 형태이다.	첫 번째 갈비뼈와 복장뼈 사이
Amphiarthrosis(little movement) **좀움직관절**(약한 운동) 좀움직관절은 못움직관절보다는 넓은 운동이 가능하지만 자유롭게 움직이지는 않는다. 관절을 이루는 뼈들은 콜라겐섬유나 연골로 연결된다.	**Fibrous(섬유관절)** Syndesmosis (인대결합) 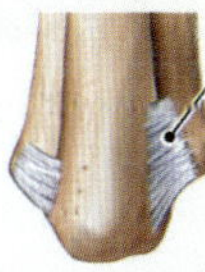	**Syndesmosis(인대결합;** sin-dez-MŌ-sis)에서 뼈들은 인대로 연결되어 있다.	정강뼈와 종아리뼈 사이
	Cartilaginous **(연골관절)** Symphysis (섬유연골결합) 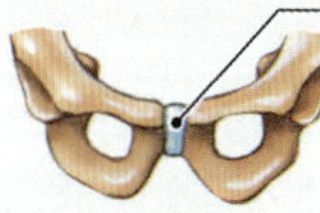	**Symphysis(섬유연골결합)**에서 뼈가 섬유연골덩이로 연결된다.	골반의 왼쪽과 오른쪽 사이
Diarthrosis(free movement) **움직관절**(자유로운 운동)	**Synovial(윤활관절)** 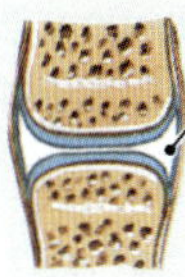	**Diarthroses**, 또는 **synovial joint**(**움직관절, 윤활관절;** si-NŌ-ve-ul)는 관절주머니로 싸이고 윤활액을 포함하는 복잡한 구조를 한다.	운동의 범위에 따라 세분

못움직관절과 좀움직관절의 구조는 맞물려 있는 뼈들이 직접 연결된 형태로 단순하다. 윤활관절은 구조적으로 매우 복잡하며 운동의 범위가 넓다. 이 절에서 윤활관절의 구조와 기능을 논의한다.

윤활관절은 자유롭게 움직이며 윤활액을 포함한다

이 모듈에서는 윤활관절의 일반적인 구조에 관해 토론한다. 또한 윤활관절의 주요 요소인 관절연골과 부속구조에 초점을 맞출 것이다.

1 정상 상태에서 윤활관절 내의 뼈표면은 서로 맞닿을 수 없다. 왜냐하면 이 표면은 매끄러운 관절연골로 덮여 있기 때문이다. 이러한 특징만으로도 관절이 움직일 때의 마찰을 줄일 수 있다. 그러나 관절에 압력이 가해질 때도 매끄러운 관절연골은 서로 맞닿지 않는다. 왜냐하면 관절공간 내에서 윤활액의 얇은 층으로 분리되기 때문이다.

Components of Synovial Joint(윤활관절의 구성)

Articular cartilage(관절연골)는 유리연골과 비슷하다. 그러나 관절연골은 연골막을 가지고 있지 않으며 바탕질은 다른 연골보다 수분을 더 많이 함유한다.

Joint capsule(articular capsule)**(관절주머니)**는 치밀하고 섬유성이며 힘줄, 인대 같은 부속구조로 보강된다.

관절공간 내의 **synovial fluid(윤활액)**는 관절에 기름칠을 하며 충격을 흡수하고 마모를 막고 관절연골의 연골세포를 지지한다.

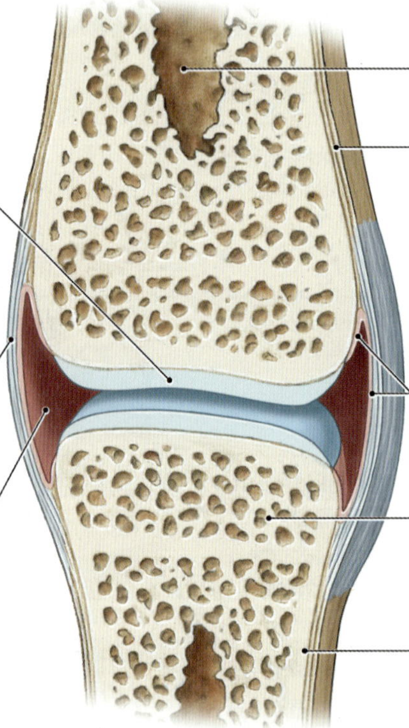

2 이 표에 윤활액의 주요 기능을 요약하였다. 윤활액은 관절공간을 덮는 윤활막에서 생성된다. 정상적인 운동을 할 때 윤활액은 성긴조직에서 관절공간으로 순환한다. 또한 관절연골에 스며들어 산소와 영양소를 연골세포에 제공하고 대사산물을 제거한다.

Functions of Synovial Fluid(윤활액의 기능)

- **Lubrication(윤활):** 움직일 때 관절연골의 부위가 눌리면 관절에서 윤활액이 나와 마주하는 두 표면 사이에 스며든다. 이 얇은 액체층은 관절면의 마찰을 줄여준다.
- **Nutrient Distribution(영양소 분배):** 관절 내의 윤활액은 계속 순환하며 관절연골의 연골세포에 영양소를 공급하고 노폐물을 제거한다. 관절이 움직이거나 관절연골의 압축과 팽창으로 인해 윤활액이 연골바탕질에서 드나들며 순환하게 된다.
- **Shock Absorption(충격 흡수):** 윤활액은 압력이 가해졌을 때 관절의 충격을 흡수한다. 예를 들면 조깅을 할 때 무릎에는 매우 강한 압력이 가해지는데 윤활액은 이 힘을 관절표면에서 관절주머니 바깥쪽으로 분배한다.

3 무릎과 같은 복잡한 윤활관절에는 다양한 덧구조가 있어 안정성이 보강된다. 여러 부속구조는 무릎 단면도에서 볼 수 있다.

넙다리네갈래근육의 힘줄은 무릎뼈의 기저부에 부착한다. 비록 관절의 일부는 아닐지라도 관절 주위의 힘줄은 움직임의 범위를 제한하고 기계적으로 지지한다.

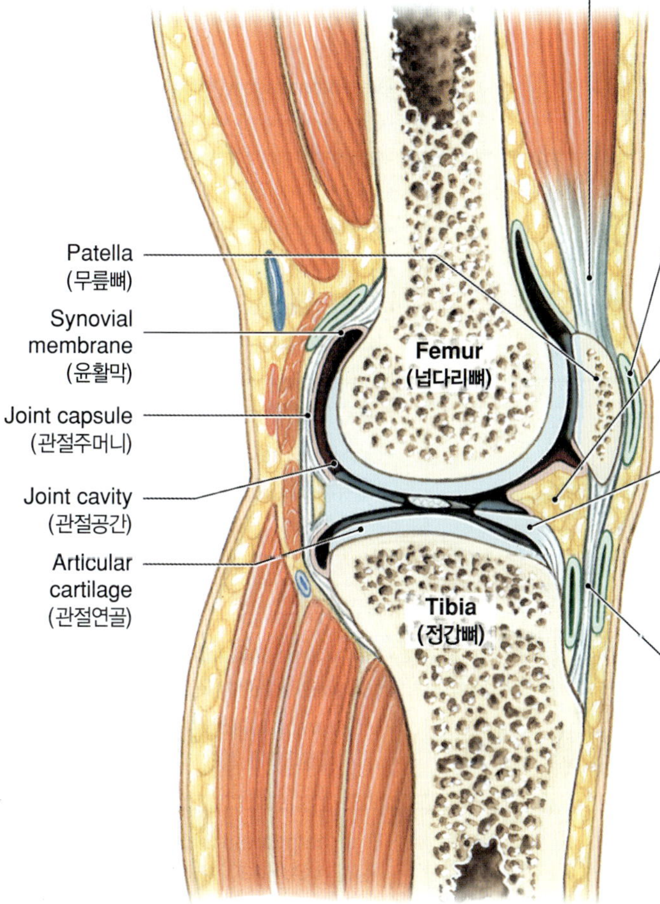

Accessory Structures Supporting the Knee
(무릎을 지지하는 부속구조)

Bursa(윤활주머니; BUR-sa)는 작고 액체로 채워진 결합조직 주머니이다. 윤활주머니는 윤활액을 포함하며 윤활막으로 덮여 있다. 윤활주머니는 대체로 힘줄과 인대가 다른 조직과 마찰하는 부위에 위치한다. 무릎관절등 대부분의 윤활관절 주위에 위치한 윤활주머니는 마찰을 줄여주며 충격을 흡수한다.

Fat pads(지방덩이)는 윤활막 층으로 덮인 지방조직의 덩어리이다. 일반적으로 관절주머니 표면에 위치한다. 지방덩이는 관절연골을 보호하고 관절의 포장재 역할을 한다. 뼈가 움직이면 지방덩이는 관절공간의 모양이 변하면서 생긴 공간을 채운다.

Meniscus(관절반달)는 윤활관절 내의 맞물리는 뼈 사이의 섬유연골판이다. 관절반달(관절원반)은 윤활공간을 나누며 윤활액을 운반하고 관절면의 형태에 다양성을 제공한다.

Accessory ligament(부속인대)는 윤활관절을 지지하고 강화한다.

관절은 잘 움직이면서 동시에 강할 수는 없다. 관절의 운동범위가 넓을수록 관절은 약해진다. 가장 튼튼한 관절인 못움직관절은 움직일 수 없다. 반면에 어깨관절과 같은 윤활관절은 못움직관절에 비해 훨씬 약하나 운동범위가 넓다. 윤활관절은 운동이 정상범위를 초과하면 손상된다. 지지구조가 심한 압박으로부터 관절을 보호하지 못하면 **dislocation(탈구)**이 일어난다. 탈구되면 관절면의 위치가 정상위치에서 벗어난다. 탈구가 발생하면 관절연골이 손상되고, 인대가 찢어지며 관절주머니가 손상된다. 비록 관절 내부에는 통증 수용기가 없지만 관절주머니, 인대, 힘줄에 분포하는 신경은 매우 예민하기 때문에 탈골이 발생하면 매우 고통스럽다.

모듈 5.25 복습

a. 탈구를 정의하시오.

b. 윤활관절의 구성요소를 서술하고 각각의 기능을 알아보시오.

c. 윤활액의 비정상적인 순환으로 인해 관절연골이 퇴화되는 이유는 무엇인가?

해부학적 구성이 윤활관절의 기능적 특성을 결정한다

관절 기능을 정확히 기술하려면 운동의 종류를 나타내는 용어를 사용해야 한다. 다음의 그림 요약은 관절면의 형태를 토대로 윤활관절을 분류하였다. 또한 관절구조를 단순화된 관절 모델로 나타내었고 각각의 관절의 종류별 예를 열거하였다.

윤활관절의 종류		관절운동의 모델	예
Gliding joint (미끄럼관절) 편평한 관절면을 가지며 미끄럼운동이 가능하다.	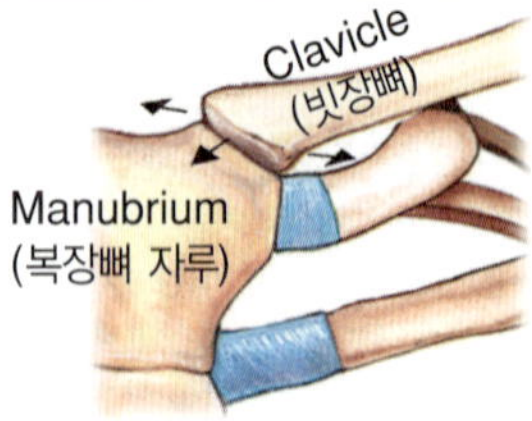 	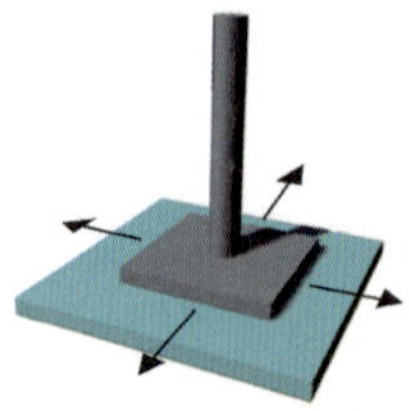	• 봉우리빗장관절과 복장빗장관절 • Intercarpal joint(손목뼈사이관절), intertarsal joint(발목뼈사이관절) • Vertebrocostal joint(척추갈비관절) • Sacro-iliac joint(엉치엉덩관절)
Hinge joint (경첩관절) 쪽 문의 경첩과 같이 한축 운동이 가능하다.	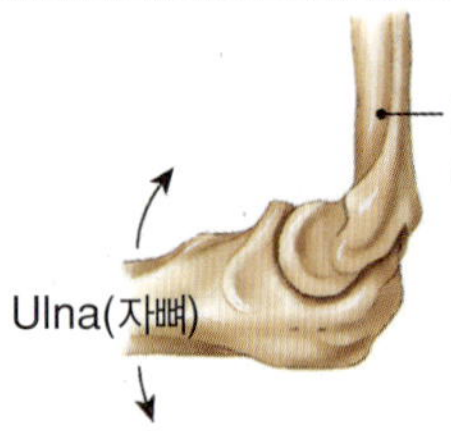 	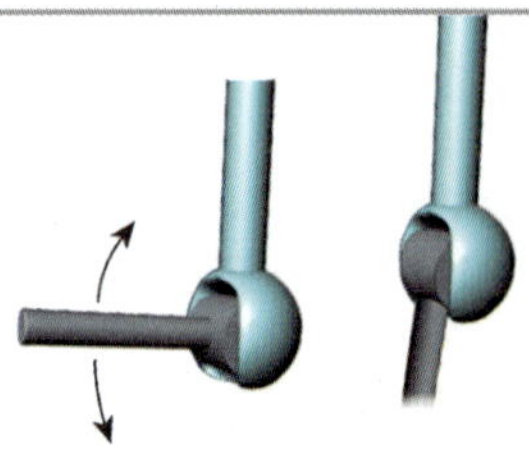	• Elbow joint(팔굽관절) • Knee joint(무릎관절) • Ankle joint(발목관절) • Interphalangeal joint (손 · 발가락뼈사이관절)
Pivot joint (중쇠관절) 축은 고정된 채 회전운동이 가능하다.	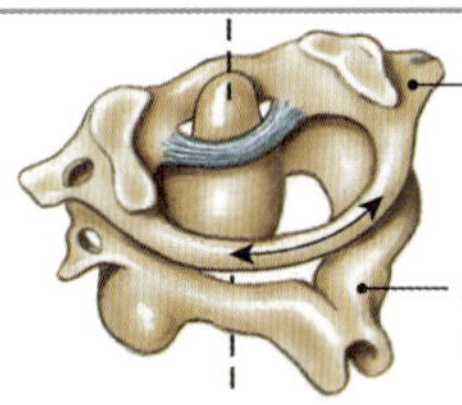 	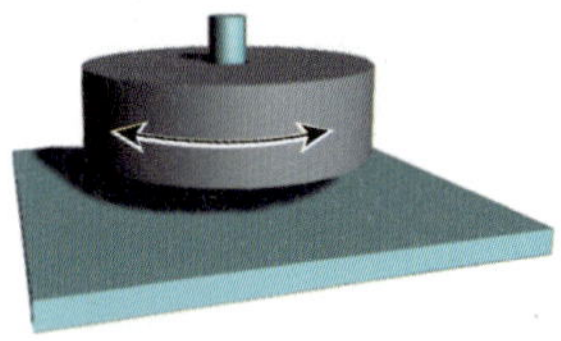	• Atlas(고리뼈)/axis(중쇠뼈) • Proximal radio-ulnar joint (몸쪽노자관절)
Condylar joint (타원관절) 두축운동이 가능하며 회전운동은 어렵다.	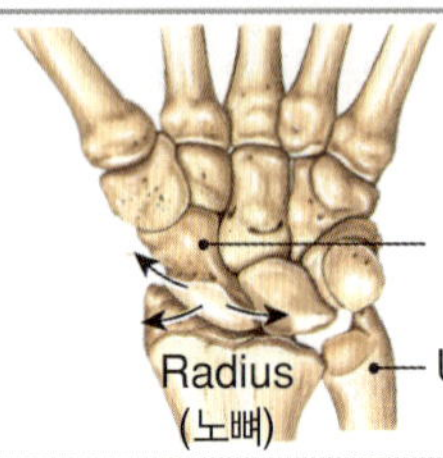 	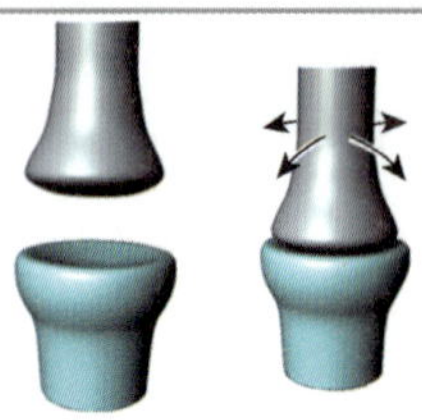	• Radiocarpal joint(노손목관절) • Metacarpophalangeal joint (손허리손가락관절) 2-5 • Metatarsophalangeal joint (발허리발가락관절)
Saddle joint (안장관절) 두축운동이 가능하며 회전운동은 어렵다.	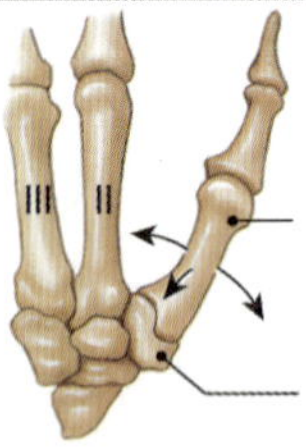 	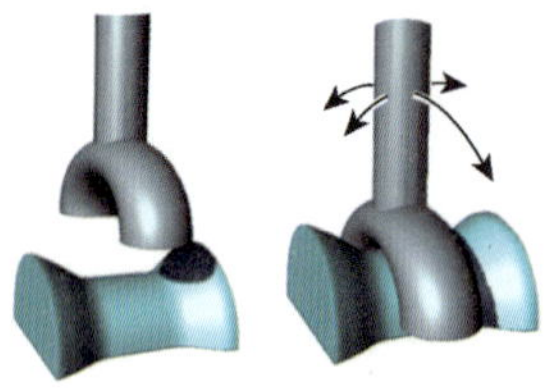	• First carpometacarpal joint (첫째 손목손허리 관절)
Ball-and-socket joint(절구관절) 여러 방향은 물론 회전운동이 가능하다.	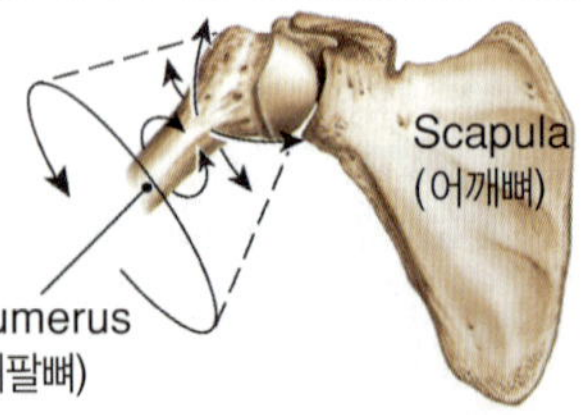 	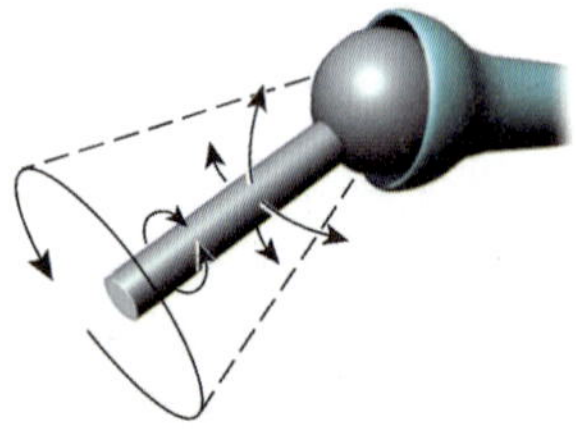	• Shoulder joint(어깨관절) • Hip joint(엉덩관절)

모듈 5.26 복습

a. 윤활관절의 종류를 알아보시오.

b. 어떤 종류의 윤활관절이 가장 넓은 범위의 운동을 하는가?

c. 다음 부위의 윤활관절 종류를 표시하시오. 어깨, 팔꿈치, 엄지손가락

인접한 척추뼈 사이에 몸통 무게에 눌리는 척추사이원판이 있다

중쇠뼈에서 엉치뼈까지 인접한 척추뼈 몸통은 섬유연골로 구성된 **intervertebral disc(척추사이원반)**가 끼여 있어 충격을 흡수한다. 각각의 원반은 젤라틴성 수질핵이 중심을 이루고 섬유조직이 가장자리에 위치하여 충격을 흡수한다.

1 극한 압력이 척추사이원반을 찌그러뜨리는데 일부가 척수관으로 부풀어 나갈 수 있다. 이러한 상태는 가쪽단면에서 볼 수 있으며 **bulging disc(부푼 척추사이원반)**라 한다. 이때 연골의 거친 바깥부분이 부풀게 되는데 노화과정으로 판단된다.

2 만일 척추사이원반이 척추관에서 뒤로 부풀게 되면 척수가 영향을 받아 통증과 함께 감각이상이나 근육수축에 문제를 일으킬 가능성이 있다. 이러한 상태를 **herniated disc(척추사이원반 탈출증)**이라 하며 젤라틴성 수질핵이 바깥의 섬유연골층을 통해 빠져나와 발생한다.

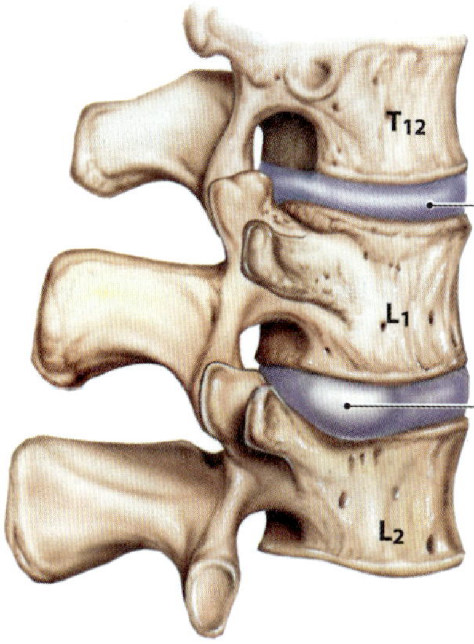

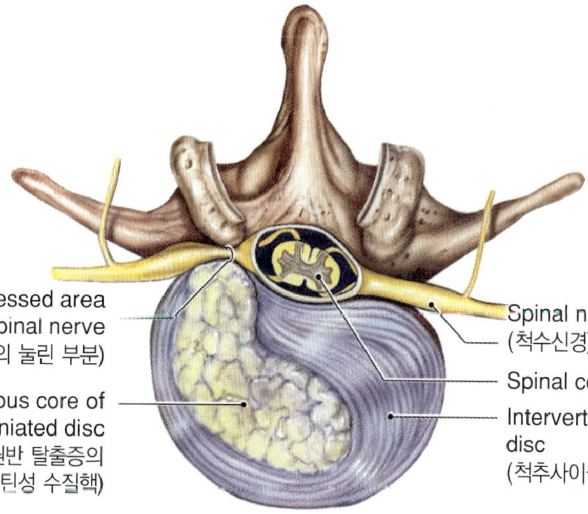

3 뼈는 노화과정 중에 가늘어지고 약해진다. 뼈의 질량 감소는 30~40세부터 생기며 뼈모세포의 활성이 감소하게 되지만 뼈세포의 활성은 예전 상태로 지속된다. 그 후 10년마다 여성은 뼈질량의 8% 정도 감소하며 남성은 3% 정도 감소한다. 뼈질량의 감소가 시작되면 **osteoporesis(뼈엉성증;** os-tē-ō-po-RŌ-sis; *porosus*, 많은 구멍이 뚫린)를 야기한다. 뼈엉성증과 척추사이원반의 충격흡수 기능 감소가 동시에 오면 노인이 종종 겪는 척추골절이 발생한다.

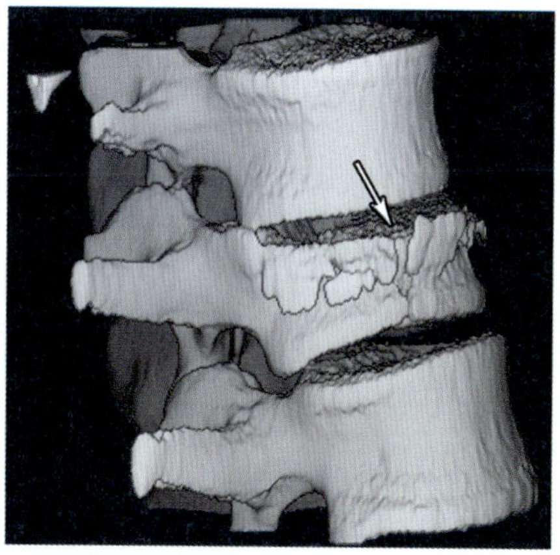

Lumbar vertebra(허리뼈)에 발생한 compression fracture(압박골절)의 진단

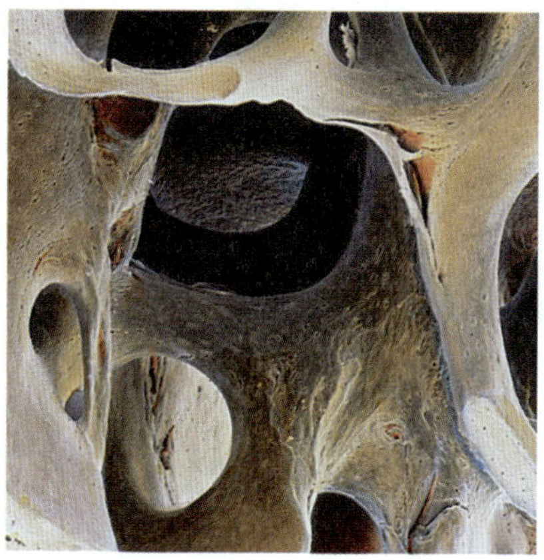

정상 spongy bone(해면뼈) SEM × 25

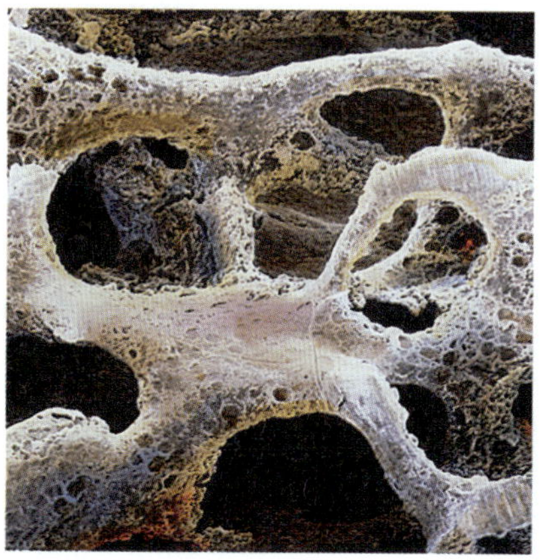

Osteoporosis(뼈엉성증) 상태의 spongy bone(해면뼈) SEM × 21

모듈 5.27 복습

a. 척추사이원반은 어떤 기능을 하는가?

b. 부푼 척추사이원반과 척수사이원반 탈출증을 비교하시오.

c. 뼈엉성증이란 무엇인가?

관절염은 정상적인 관절구조와 기능을 손상시킨다

Joint(관절)는 일생동안 닳고 찢기며 나이가 들면서 관절 기능에 문제가 생긴다. **Rheumatism(류마티즘;** ROO-much-tiz-um)이란 뼈, 근육 등에 영향을 미쳐 통증과 경화를 수반하는 질병을 지칭하는 용어이다. 류마티즘에는 여러 종류가 있다. **Arthritis(관절염;** ar-THRĪ-tis)란 윤활연골에 영향을 끼치는 류마티즘에서 기인한 질병을 의미한다. 관절염은 항상 관절연골의 손상을 동반하나 구체적인 원인은 다양하다. **Osteoarthritis(뼈관절염;** os-tē-ō-ar-THRĪ-tis)는 보통 60세 이상의 노인에서 발생하며 관절표면의 손상이 누적되었거나 콜라겐 생성에 영향을 미치는 유전적 요인에 의해 발생한다. 미국인구중 60세 이상의 여성에서 약 25%, 남성에서 15% 정도가 뼈관절염의 증상을 보인다.

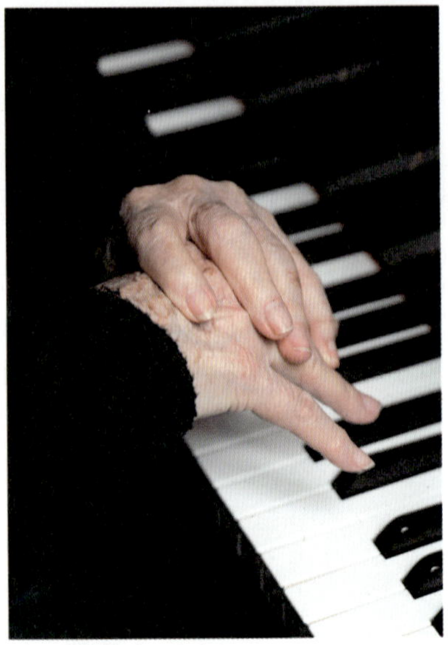

Normal Joint(정상관절)

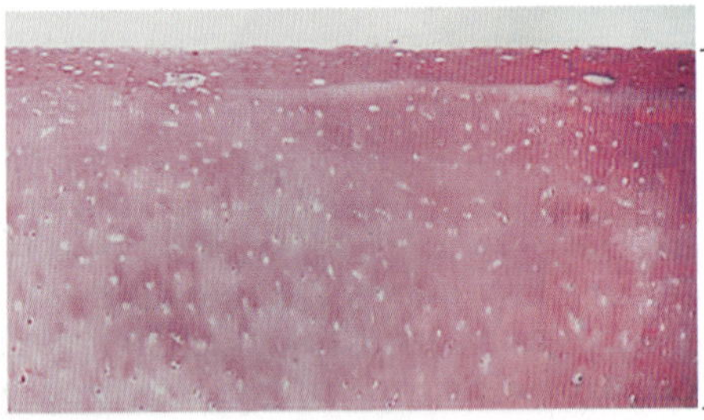

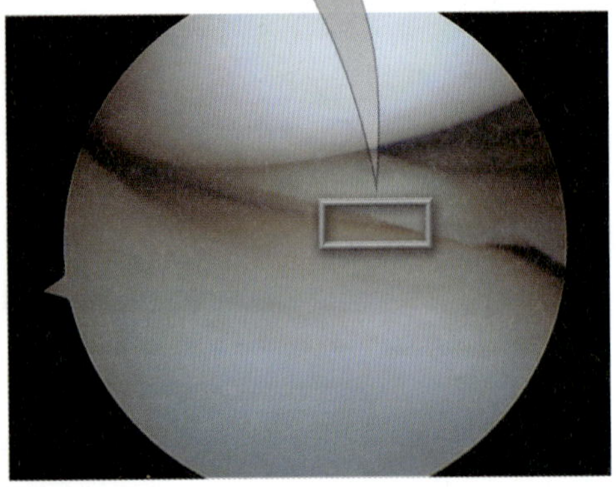

Normal cartilage(정상연골)의 arthroscopic view(관절경 사진)

1 정상관절연골 사진. 연골이 두껍고 표면이 부드럽고 매끈하다.

Arthritic Joint(관절염 발생 관절)

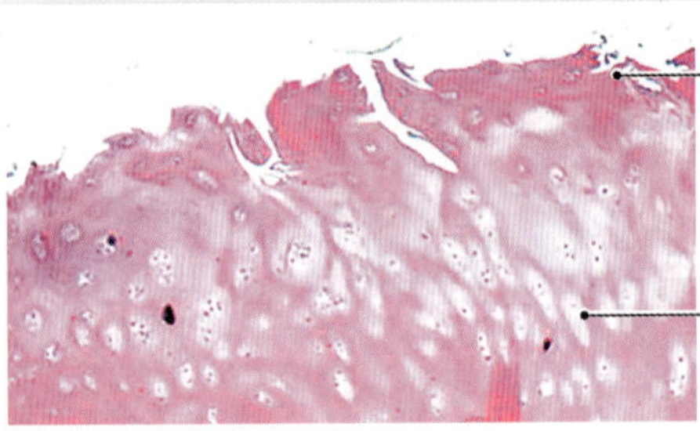

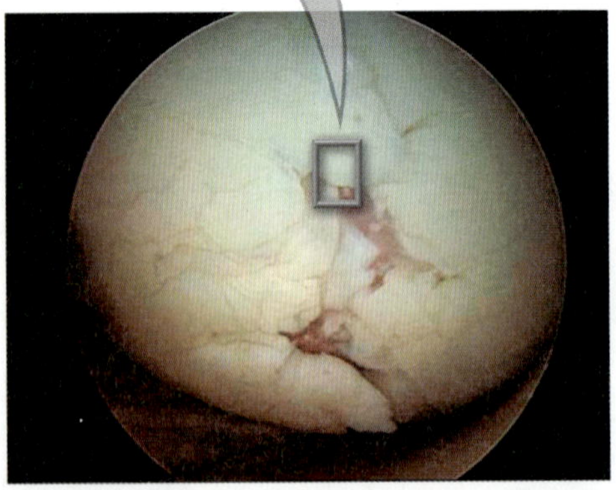

Damaged cartilage(손상된 연골)의 arthroscopic view(관절경 사진)

2 뼈관절염에 의해 손상된 관절연골 사진. 노출된 표면이 매끈하고 부드러운 면에서 콜라겐섬유의 거친 털 모양으로 변한다. 이러한 변화로 인해 관절의 마찰이 증가하여 관절연골의 퇴화를 더욱 촉진시킨다.

3 임상의사는 여러 가지 방법으로 질병이 발생한 관절의 구조를 검진한다. 왼쪽 무릎관절의 내부를 보여주는 관절경 사진으로 인대의 손상을 보여준다. **Arthroscope(관절경)**은 가느다란 광섬유를 이용하여 큰 수술없이 관절의 내부를 볼 수 있다. 광섬유는 가는 유리나 플라스틱 철사로 빛을 전달한다. 광섬유는 쉽게 굽어 무릎관절등의 관절에 적용되며 의사가 관절내부의 상태를 볼 수 있다. 필요에 따라 작은 수술구멍을 뚫어 잘 휘는 수술장비를 관절내부로 넣어 관절경으로 관찰하며 수술도 할 수 있다. 이것을 **arthroscopic surgery(관절경 수술)**이라 하며 무릎관절등의 관절수술을 편리하게 한다.

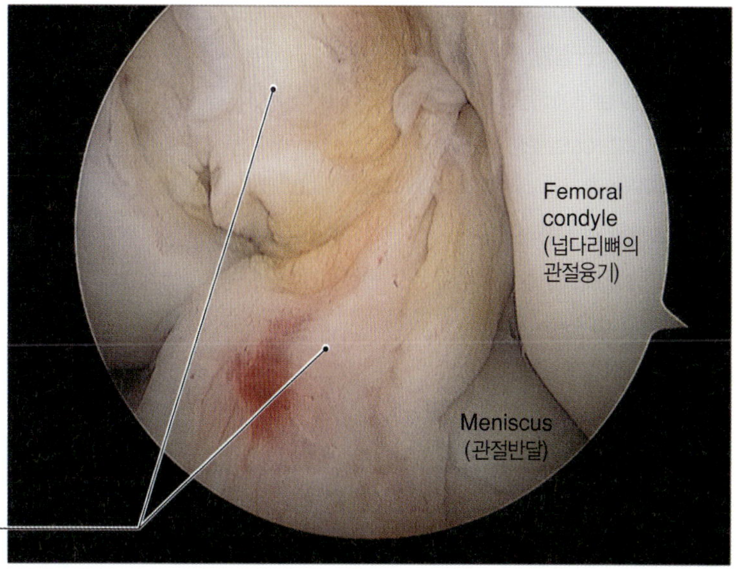

4 정기적인 운동, 물리치료, 아스피린과 같은 염증치료약으로 관절염의 진행을 늦출 수 없게 되면 사진과 같은 인공관절이 마지막 치료방법이다. 인공관절은 운동성을 회복하고 통증을 줄여준다. 그러나 불행하게도 인공관절은 수명이 약 10년 정도밖에 되지 않아 80~90세에 인공관절 교제수술을 한다는 것은 아주 괴로운 일이다.

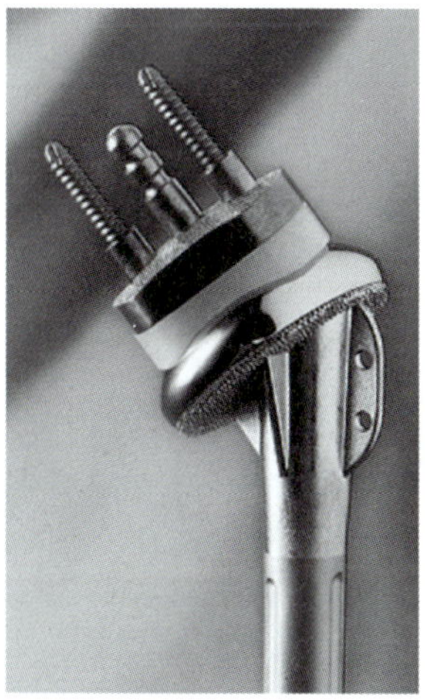

Artificial shoulder
(인공어깨관절)

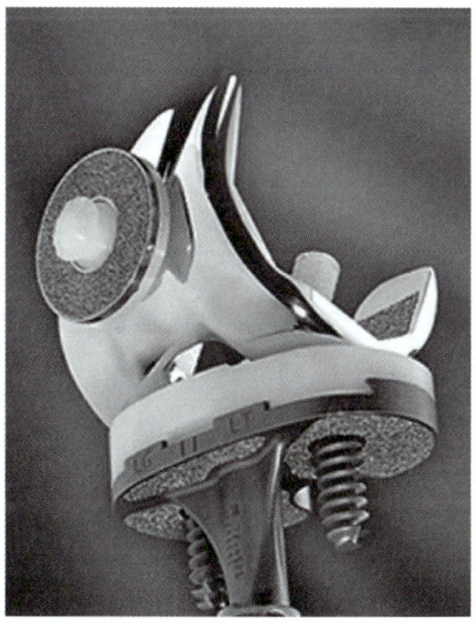

Artificial knee
(인공무릎관절)

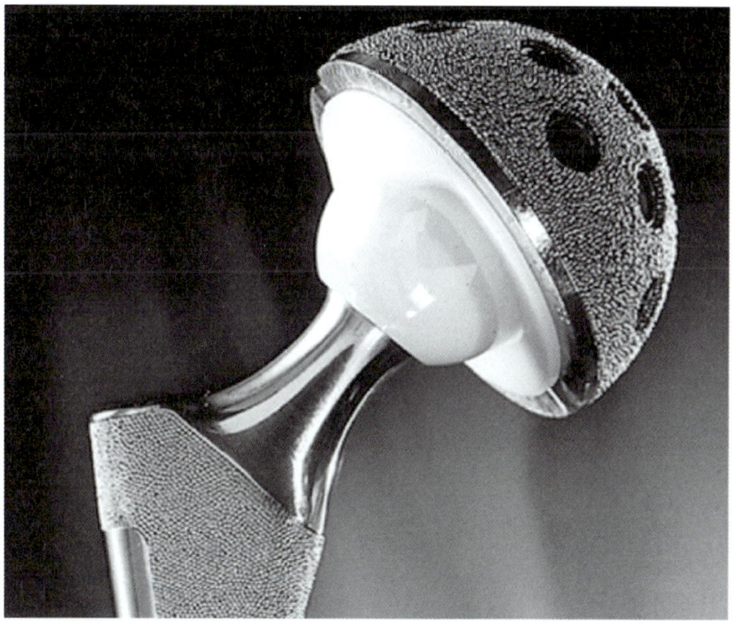

Artificial hip
(인공엉덩관절)

모듈 5.28 복습

a. 류마티스 관절염과 뼈관절염(퇴행성 관절염)을 비교하시오.

b. 관절경을 설명하시오.

c. 관절염의 진행을 늦추기 위해 무엇을 할 수 있는가?

1. 연결하기

다음 용어에 맞는 설명을 찾아 연결하시오.

• Amphiarthrosis(좀움직관절)	a ______	운동이 자유로운 관절
• Arthritis(관절염)	b ______	연골막이 결핍됨
• synovial fluid(윤활액)	c ______	절구관절
• synarthrosis(못움직관절)	d ______	관절반달
• fluid-filled pouch(액체가 찬 주머니)	e ______	운동성이 없는 관절
• diarthrosis(움직관절)	f ______	뼈질량이 감소됨
• fibrocartilage discs(섬유연골 관절원반)	g ______	주머니
• hip joint(엉덩관절)	h ______	약간 움직이는 관절
• osteoporosis(뼈엉성증)	i ______	관절연골의 손상
• articular cartilages(관절연골)	j ______	윤활과 양분을 제공함

2. 명칭 표기

오른쪽의 윤활관절에서 각 구조을 표시하시오.

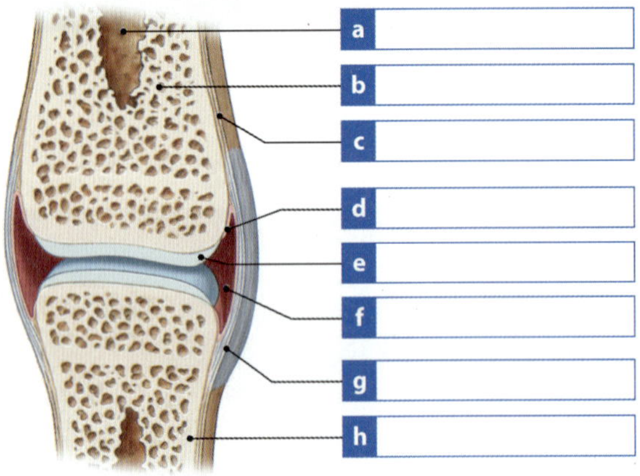

3. 단답형

관절운동에 따른 각 모델이 나타내는 윤활관절의 유형을 쓰시오.

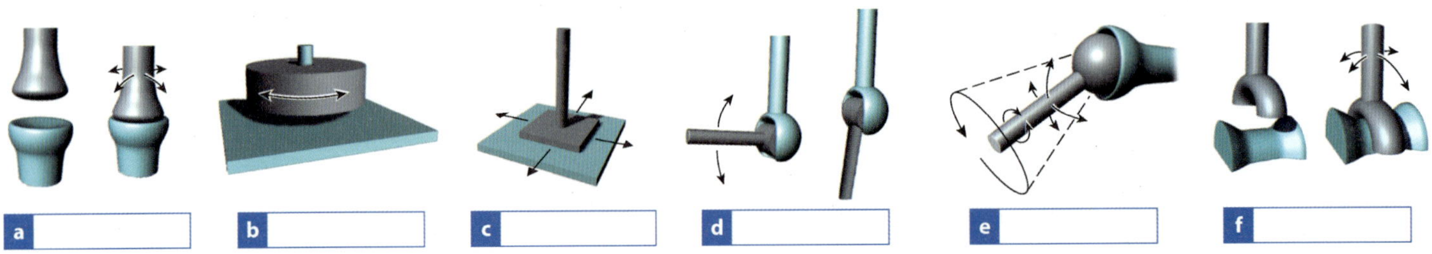

4. 단답형

왜 척추골절은 노인들에게 많이 발생하는가?

____

____

핵심 용어로 윤곽 파악하기

각 모듈마다 차례대로 열거한 용어를 이용하여 내용을 요약하시오.

1절

뼈대계통을 구성하는 뼈

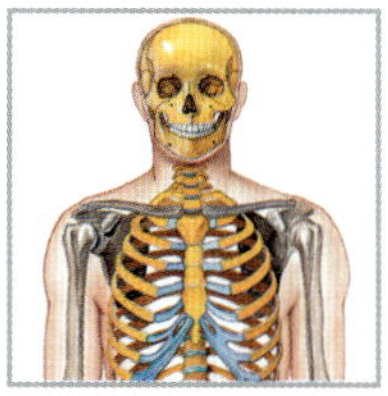

- axial skeleton(몸통뼈대)
- appendicular skeleton(팔다리뼈대)

5.1

뼈는 모양과 구조에 따라 분류되며 표면에 다양한 특성을 가진다

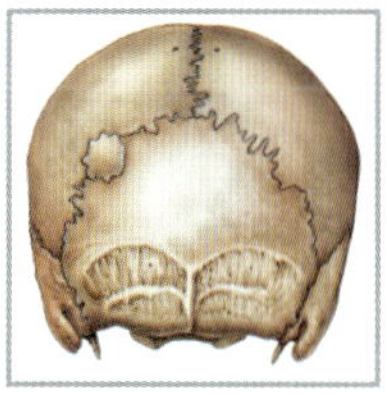

- flat bones(납작뼈)
- long bones(긴뼈)
- irregular bones(불규칙뼈)
- short bones(짧은뼈)
- surface features(표면 특징)
- canal(meatus)(관)
- process(돌기)
- sinus(굴)
- foramen(구멍)
- fissure(틈새)
- head(머리)
- tubercle(결절)
- sulcus(고랑)
- tuberosity(거친면)
- diaphysis(뼈몸통)
- trochlea(도르래)
- condyle(관절융기)
- trochanter(돌기)
- neck(목)
- facet(관절면)
- crest(능선)
- fossa(오목)
- line(선)
- spine(가시)
- ramus(가지)

5.2

긴뼈는 풍부한 혈액 공급을 받는다

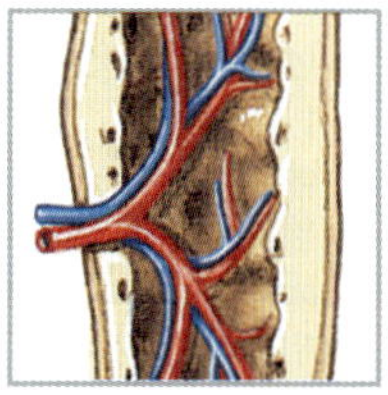

- epiphysis(뼈끝)
- diaphysis(뼈몸통)
- marrow cavity(골수공간)
- red bone marrow(적색골수)
- yellow bone marrow(황색골수)
- compact bone(치밀뼈)
- articular cartilage(관절연골)
- spongy bone(해면뼈)
- periosteum(뼈바깥막)

5.3

뼈는 뼈세포, 뼈모세포, 뼈파괴세포가 산재하는 석회화된 바탕질로 구성된다

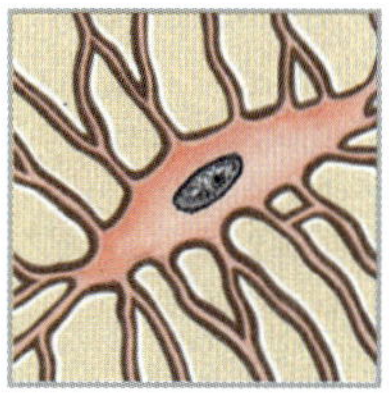

- osteocytes(뼈세포)
- lamellae(뼈층판)
- lacuna(뼈세포방)
- canaliculi(뼈소관)
- osteoblasts(뼈모세포)
- ossification(뼈형성)
- osteoclasts(뼈파괴세포)
- osteolysis(뼈용해)
- osteon(뼈단위)
- central canal(중심관)
- lacunae(뼈세포방)
- calcium(칼슘)

5.4

치밀뼈는 평행한 뼈단위를 가지며 해면뼈는 잔기둥 얼기를 가진다

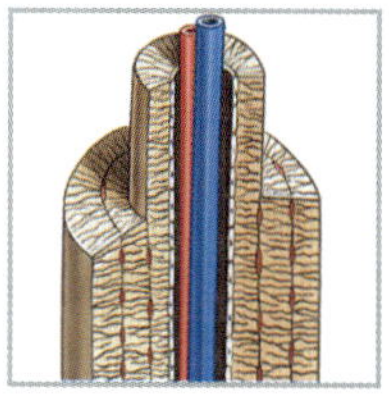

- central canal(중심관)
- trabeculae(잔기둥)
- appositional growth(부가성장)
- perforating fibers(관통섬유)
- endosteum(뼈속막)

5.5

가장 일반적인 뼈형성 방법은 연골이 뼈로 교체되는 것이다

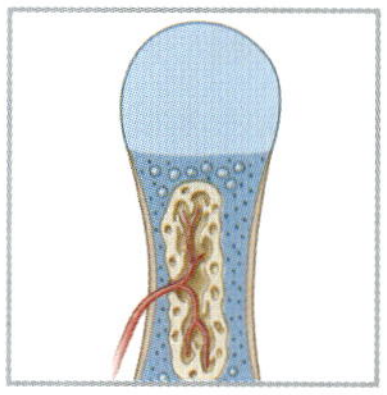

- endochondral ossification(연골속뼈형성)
- ossification center(뼈형성중심)
- epiphyseal cartilage(뼈끝연골)
- intramembranous ossification(막속뼈형성)
- membrane bone(막속뼈)
- epiphyseal line(뼈끝선)

5.6

기형직 뼈의 성장과 발달은 뚜렷한 신체 특징을 동반한다

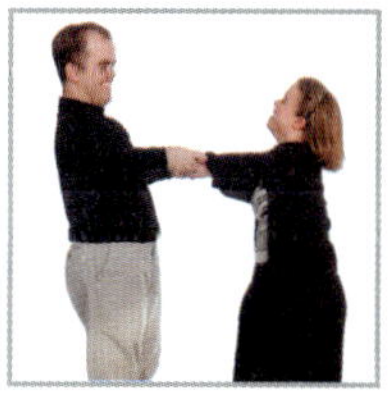

- pituitary growth failure(뇌하수체성장이상)
- achondroplasia(연골형성부전증)
- Marfan's syndrome(마르판증후군)
- Gigantism(거인증)
- fibrodysplasia ossificans progressiva(FOP, 진행성뼈형성섬유형성이상)
- heterotopic(ectopic) bones(딴곳뼈)
- acromegaly(말단비대증)

5.7

골절은 뼈에 금이 가거나 부러지는 것이다

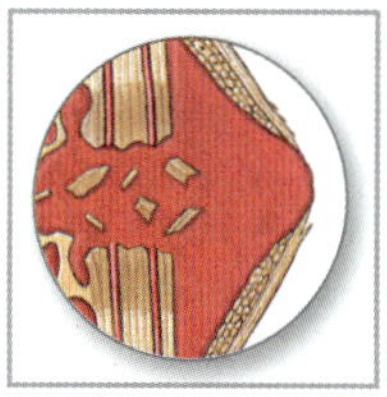

- fracture(골절)
- fracture hematoma(골절혈종)
- internal callus(안쪽 애벌뼈, 가골)
- external callus(바깥쪽 애벌뼈, 가골)
- closed(simple) fractures(폐쇄(단순)골절)
- open(compound) fractures(개방(복합)골절)
- transverse fractures(가로골절)
- spiral fractures(나선형골절)
- displaced fractures(전위골절)
- nondisplaced fractures(비전위골절)
- compression fractures(압박골절)
- greenstick fracture(생나무골절)
- comminuted fractures(분쇄골절)
- epiphyseal fractures(뼈끝골절)
- Pott's fracture(포트골절)
- Colles fracture(콜리골절)

• = 해당 모듈에서 굵은 문자로 표시한 용어

2절

Skeleton(뼈대)

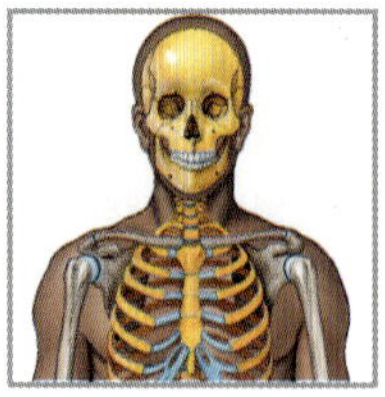

- axial skeleton (몸통뼈대)
  - skull and associated bones (머리뼈 및 연관된 뼈)
  - thoracic cage (가슴우리)
  - vertebral column (척주)
- appendicular skeleton (팔다리뼈대)
  - pectoral girdle (팔이음뼈)
  - upper limbs(팔뼈)
  - pelvic girdle (다리이음뼈)
  - lower limbs(다리뼈)

5.8

얼굴뼈는 앞쪽 머리뼈에서 두드러지며 머리덮개뼈는 뒤쪽에서 두드러진다

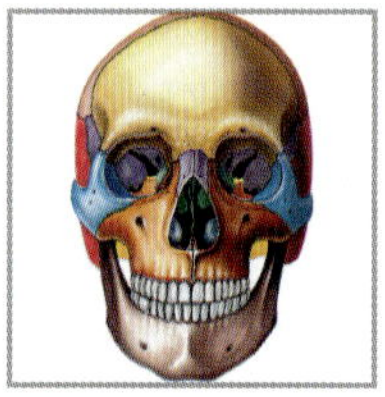

- facial bones(얼굴뼈)
- nasal bones(코뼈)
- lacrimal bones (눈물뼈)
- palatine bones (입천장뼈)
- zygomatic bones (광대뼈)
- maxillae(위턱뼈)
- inferior nasal conchae (아래코선반)
- vomer(보습뼈)
- mandible(아래턱뼈)
- cranial bones (머리의 뼈)
- cranium(머리덮개뼈)
- frontal bone(이마뼈)
- sphenoid(나비뼈)
- ethmoid(벌집뼈)
- parietal bones (마루뼈)
- occipital bone (뒤통수뼈)
- temporal bones (관자뼈)
- external occipital crest (바깥뒤통수뼈능선)
- sutures(봉합)
- coronal suture (관상봉합)
- sagittal suture (시상봉합)
- squamous suture (비늘봉합)
- lambdoid suture (시옷봉합)

5.9

머리뼈의 표면 특징은 기능을 나타낸다

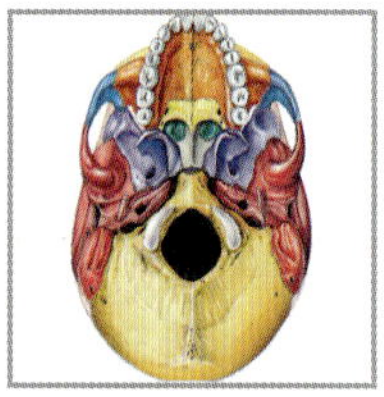

- frontal squama (이마비늘)
- superior temporal lines(위관자선)
- inferior temporal lines(아래관자선)
- squamous part (비늘부분)
- external acoustic meatus(바깥귀길)
- mastoid process (꼭지돌기)
- condylar process (관절돌기)
- styloid process (붓돌기)
- coronoid process (근육돌기)
- zygomatic process (광대돌기)
- zygomatic arch (광대활)
- mental protuberance (턱끝융기)
- alveolar processes (이틀돌기)
- mandibular fossa (턱관절오목)
- occipital condyles (뒤통수뼈관절융기)
- foramen ovale (타원구멍)
- carotid canal (목동맥관)
- jugular foramen (목정맥구멍)
- foramen magnum (큰구멍)

• = 해당 모듈에서 굵은 문자로 표시한 용어

5.10

머리뼈의 단면도를 통해 또 다른 특징적인 부위를 볼 수 있다

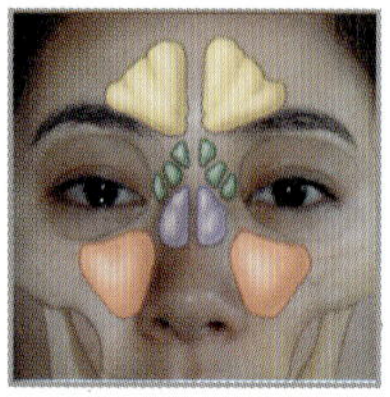

- crista galli(볏돌기)
- cribiform plate (체판)
- sella turcica(안장)
- internal acoustic meatus(속귀길)
- nasal complex (코복합체)
- paranasal sinuses (코곁굴)
- frontal sinus (이마굴)
- ethmoidal air cell (벌집공기세포)
- maxillary sinus (위턱굴)
- sphenoidal sinus (나비굴)
- superior nasal conchae(위코선반)
- middle nasal conchae (중간코선반)
- inferior nasal conchae (아래코선반)

5.11

머리뼈와 연관된 뼈들은 특별한 기능이 있다

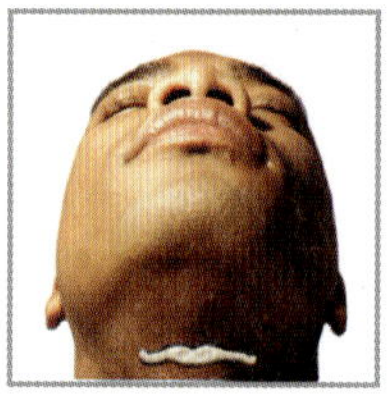

- auditory ossicles(귀속뼈)
- hyoid bone(목뿔뼈)
- greater horns(큰뿔)
- lesser horns(작은뿔)

5.12

숫구멍은 유아와 어린아이의 머리뼈 성장을 가능하게 한다

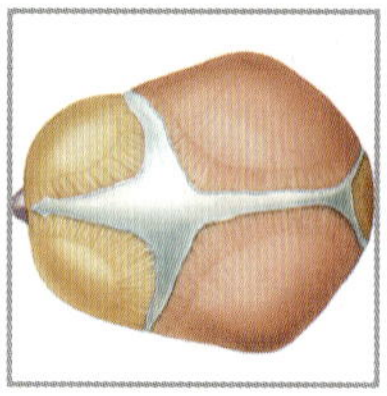

- fontanelles(숫구멍)
- sphenoidal fontanelles (앞가쪽숫구멍)
- mastoid fontanelles (뒤가쪽숫구멍)
- anterior fontanelle (앞숫구멍)
- occipital fontanelle (뒤숫구멍)

5.13

척주는 4개의 척추굽이를 가지며 척추뼈는 형태적, 국소적 차이를 보인다

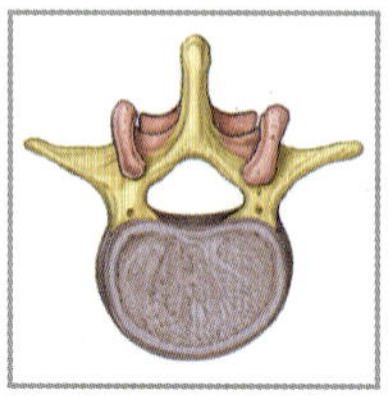

- cervical curve (목굽이)
- thoracic curve (등굽이)
- lumbar curve (허리굽이)
- sacral curve (엉치굽이)
- articular processes (관절돌기)
- vertebral arch (척추고리)
- vertebral body (척추몸통)
- vertebral foramen(척추구멍)
- spinous process (가시돌기)
- laminae(고리판)
- transverse processes (가로돌기)
- pedicles(고리뿌리)
- intervertebral discs (척추사이원반)
- intervertebral foramina (척추사이구멍)
- vertebral canal (척주관)
- articular facet (관절면)
- superior articular processes (위관절돌기)
- inferior articular processes (아래관절돌기)

5.14

우리 몸에는 7개의 목뼈와 12개의 등뼈가 있다

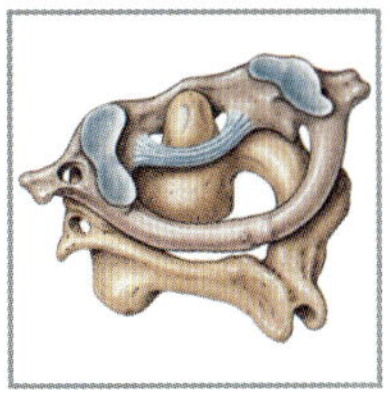

- cervical vertebrae (목뼈)
- transverse foramen (가로돌기구멍)
- bifid(이분)
- atlas(고리뼈)
- axis(중쇠뼈)
- dens(치아돌기)
- thoracic vertebrae (등뼈)
- costal facets (갈비오목)

5.15

인체에는 5개의 허리뼈와 융합척추뼈로 구성된 엉치뼈와 꼬리뼈가 있다

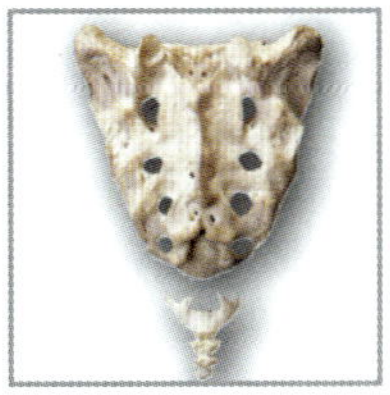

- lumbar vertebrae (허리뼈)
- sacrum(엉치뼈)
- ala(날개)
- sacral foramina (엉치뼈구멍)
- base(of sacrum) (엉치뼈바닥)
- sacral promontory (엉치뼈곶)
- apex(of sacrum) (엉치뼈끝)
- sacral canal (엉치뼈관)
- superior articular processes (위관절돌기)
- median sacral crest (정중엉치뼈능선)
- sacral hiatus (엉치뼈틈새)
- coccyx(꼬리뼈)
- sacral tuberosity (엉치뼈거친면)
- auricular surface (귓바퀴면)
- lateral sacral crest (가쪽엉치뼈능선)

5.16

가슴우리는 가슴안의 기관들을 보호하고 근육 부착부위 역할을 한다

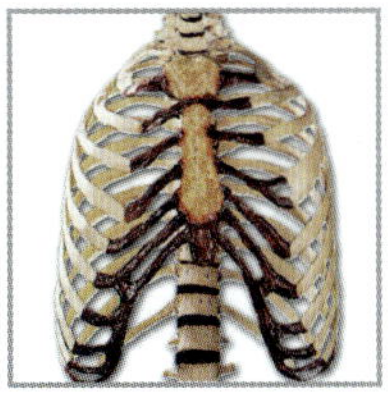

- thoracic cage (가슴우리)
- ribs(갈비뼈)
- true ribs(참갈비뼈)
- costal cartilages (갈비연골)
- false ribs (거짓갈비뼈)
- floating ribs (뜬갈비뼈)
- vertebral ribs (척추갈비뼈)
- jugular notch (목아래패임)
- sternum(복장뼈)
- manubrium (복장뼈자루)
- body(of sternum) (복장뼈 몸통)
- xiphoid process (칼돌기)

5.17

몸통뼈대의 기형은 자세와 균형에 직접적인 영향을 미친다

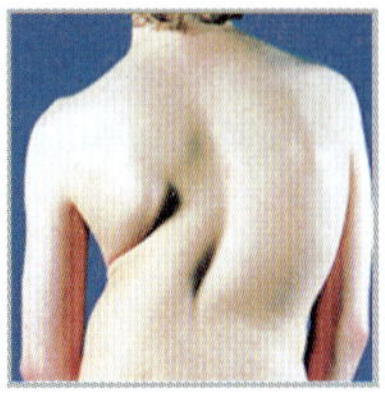

- kyphosis(척주뒤굽음증)
- scoliosis(척주옆굽음증)
- lordosis(척주앞굽음증)

5.18

팔이음뼈–빗장뼈, 어깨뼈–는 팔을 몸통뼈대에 연결시킨다

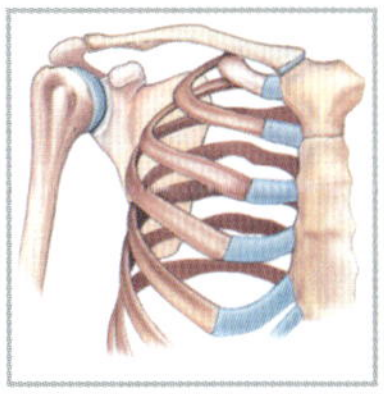

- pectoral girdle (팔이음뼈)
- clavicles(빗장뼈)
- scapulae(어깨뼈)
- sternal end(복장끝)
- acromion(봉우리)
- acromial end(of clavicle) (빗장뼈의 봉우리끝)
- body(of scapula) (어깨뼈의 몸통)
- superior border (위모서리)
- medial border (안쪽모서리)
- lateral border (가쪽모서리)
- superior angle(위각)
- inferior angle (아래각)
- lateral angle(가쪽각)
- subscapular fossa (어깨뼈밑오목)
- glenoid cavity (접시오목)
- scapular spine (어깨뼈가시)
- supraspinous fossa (가시위오목)
- infraspinous fossa (가시아래오목)
- coracoid process (부리돌기)

5.19

위팔뼈는 아래팔의 노뼈 그리고 자뼈와 관절을 이룬다

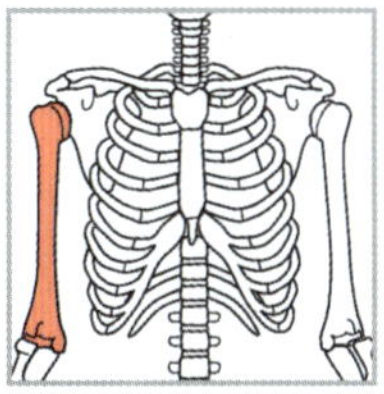

- humerus(위팔뼈)
- medial epicondyle (안쪽위관절융기)
- lateral epicondyle (가쪽위관절융기)
- intertubercular groove (결절사이고랑)
- capitulum (위팔뼈 작은머리)
- condyle(관절융기)
- head(of humerus) (위팔뼈의 머리)
- lesser tubercle (작은결절)
- anatomical neck (해부목)
- surgical neck (외과목)
- deltoid tuberosity (세모근거친면)
- greater tubercle (큰결절)
- radial groove (노신경고랑)
- trochlea (위팔뼈도르래)
- olecranon fossa (팔꿈치오목)
- coronoid fossa (갈고리오목)
- ulna(자뼈)
- radius(노뼈)
- olecranon(팔꿈치머리)
- ulnar head (자뼈머리)
- styloid process(ulna) (자뼈 붓돌기)
- radialhead (노뼈 머리)
- neck(of radius) (노뼈목)
- radial tuberosity (노뼈거친면)
- interosseous membrane (뼈사이막)
- ulnar notch(자패임)
- styloid process(radius) (노뼈붓돌기)
- trochlear notch (도르래패임)
- coronoid process (갈고리돌기)
- radial notch(노패임)
- proximal radio-ulnar joint (몸쪽노자관절)
- distal radio-ulnar joint(먼쪽노자관절)

• = 해당 모듈에서 굵은 문자로 표시한 용어

5.20

손목은 손목뼈로 이루어지며 손은 손허리뼈와 손가락뼈로 이루어진다

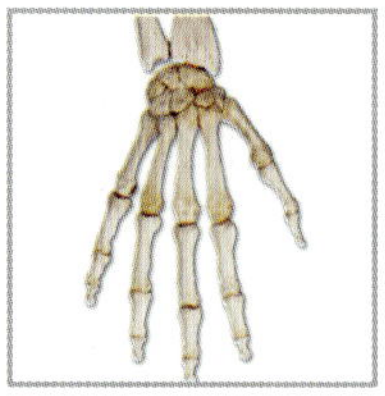

- carpus(손목)
  - scaphoid(손배뼈)
  - lunate(반달뼈)
  - triquetrum(세모뼈)
  - pisiform(콩알뼈)
  - trapezium (큰마름뼈)
  - trapezoid (작은마름뼈)
  - capitates(알머리뼈)
  - hamate(갈고리뼈)
- metacarpal bones (손허리뼈)
- phalanges(손가락뼈)
- pollex(엄지)

5.21

볼기뼈는 엉덩뼈, 궁둥뼈, 두덩뼈가 융합하여 형성된다

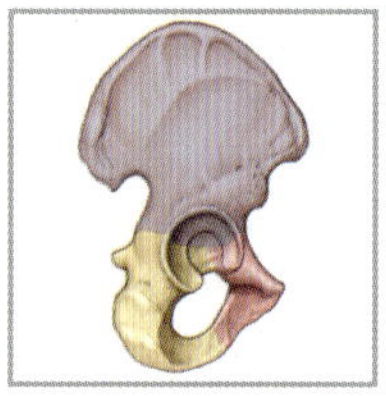

- pelvic girdle (다리이음뼈)
- hip bones(볼기뼈)
- ilium(엉덩뼈)
- ischium(궁둥뼈)
- pubis(두덩뼈)
- pubic symphysis (두덩결합)
- iliac spines (엉덩뼈가시)
- gluteal lines(볼기선)
- greater sciatic notch (큰궁둥패임)
- iliac crest (엉덩뼈능선)
- acetabulum(절구)
- ischial tuberosity (궁둥뼈결절)
- ischial spine (궁둥뼈가시)
- obturator foramen (폐쇄구멍)
- ischial ramus (궁둥뼈가지)
- inferior pubic ramus (두덩뼈아래가지)
- superior pubic ramus (두덩뼈위가지)

5.22

골반은 2개의 볼기뼈와 엉치뼈, 꼬리뼈로 이루어진다

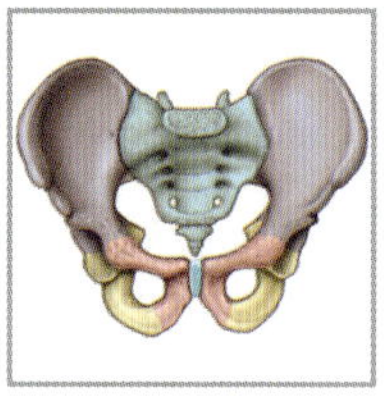

- pelvis(골반)
- sacro-iliac joint (엉치엉덩관절)
- pubic symphysis (두덩결합)
- false pelvis (거짓골반)
- true pelvis(참골반)
- pelvic brim (골반테두리)
- pelvic inlet (위골반문)
- pelvic outlet (아래골반문)

5.23

넙다리뼈는 무릎뼈, 정강뼈와 관절을 이룬다

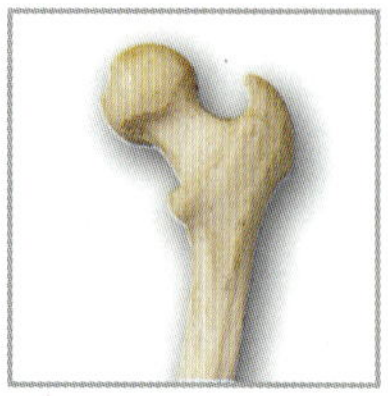

- femur(넙다리뼈)
- patella(무릎뼈)
- tibia(정강뼈)
- fibula(종아리뼈)
- tarsal bones(발목뼈)
- metatarsal bones (발허리뼈)
- phalanges(발가락뼈)
- neck(femur) (넙다리뼈목)
- greater trochanter (큰돌기)
- femoral head (넙다리뼈머리)
- intertrochanteric line(돌기사이선)
- lesser trochanter (작은돌기)
- gluteal tuberosity (볼기근거친면)
- linea aspera(거친선)
- medial condyle (안쪽관절융기)
- lateral condyle (가쪽관절융기)
- patellar surface (무릎면)
- intercondylar fossa (융기사이오목)
- tibia(정강뼈)
- medial tibial condyle (안쪽정강뼈관절융기)
- lateral tibial condyle (가쪽정강뼈관절융기)
- fibula(종아리뼈)
- head(fibula) (종아리뼈머리)
- lateral malleolus (가쪽복사)
- tibial tuberosity (정강뼈거친면)
- interosseous membrane (뼈사이막)
- anterior crest(tibia) (정강뼈앞능선)
- medial malleolus (안쪽복사)
- intercondylar eminence (융기사이융기)

5.24

발목과 발은 발목뼈, 발허리뼈, 발가락뼈로 이루어진다

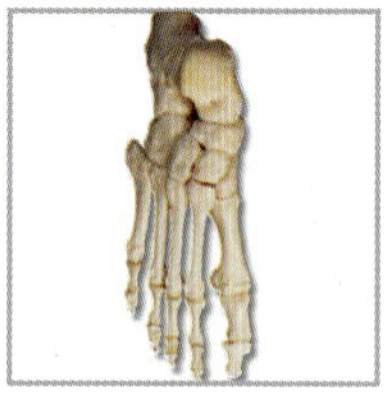

- ankle(발목)
- tarsal bones(발목뼈)
  - calcaneus(발꿈치뼈)
  - talus(목말뼈)
  - navicular(발배뼈)
  - cuboid(입방뼈)
- cuneiform bones (쐐기뼈)
- trochlea(도르래)
- metatarsal bones (발허리뼈)
- phalanges(발가락뼈)
- hallux(엄지발가락)
- calcaneal tendon (발꿈치힘줄)
- longitudinal arch (세로발바닥활)
- transverse arch (가로발바닥활)
- congenital talipes equinovarus (선천성안쪽들린휜발증)

3절

관절의 구조와 운동

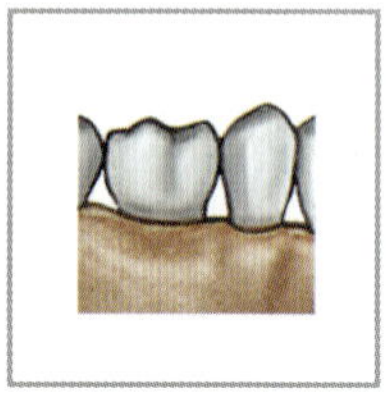

- articulations(관절)
- range of motion (ROM, 운동범위)
- synarthrosis (못움직관절)
- suture(봉합)
- gomphosis (못박이관절)
- synchondrosis (유리연골결합)
- amphiarthrosis (좀움직관절)
- syndesmosis (인대결합)
- symphysis (섬유연골결합)
- diarthrosis(움직관절)
- diarthroses(synovial joints) (움직관절, 윤활관절)

• = 해당 모듈에서 굵은 문자로 표시한 용어

5.25

윤활관절은 자유롭게 움직이며 윤활액을 포함한다

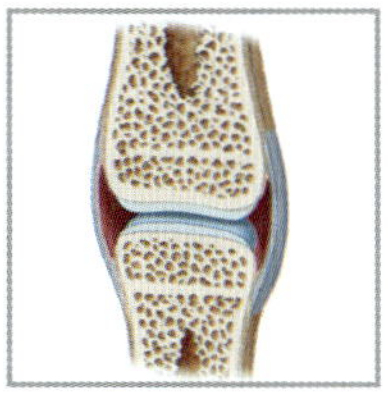

- articular cartilages (관절연골)
- joint capsule (관절주머니)
- synovial fluid (윤활액)
- bursa(윤활주머니)
- fat pads(지방덩이)
- meniscus(관절반달)
- accessory ligaments (부속인대)
- dislocation(탈구)

5.26

해부학적 구성이 윤활관절의 기능적 특성을 결정한다

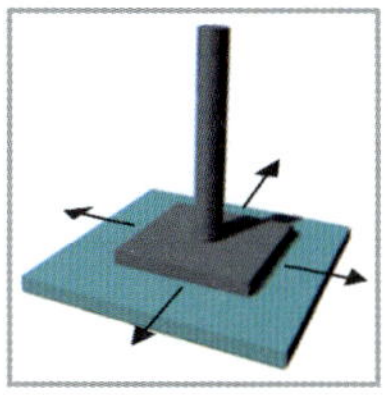

- gliding joint (미끄럼관절)
- hinge joint (경첩관절)
- pivot joint(중쇠관절)
- condylar joint (타원관절)
- saddle joint (안장관절)
- ball-and-socket joint (절구관절)

5.27

인접한 척추뼈의 사이에 몸통 무게에 눌리는 척추사이원판이 있다

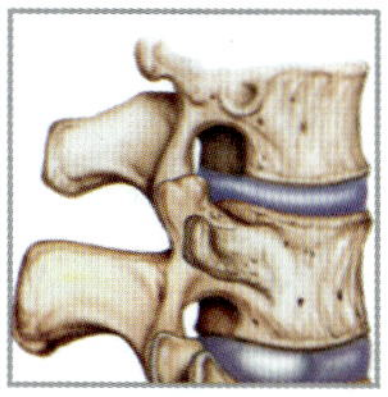

- intervertebral disc(척추사이원반)
- bulging disc(부푼 척수사이원반)
- herniated disc(척수사이원반 탈출증)
- osteoporosis(뼈엉성증)

5.28

관절염은 정상적인 관절구조와 기능을 손상시킨다

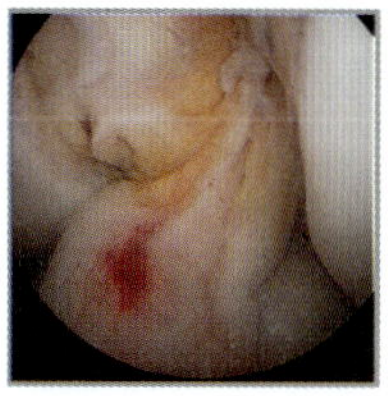

- rheumatism(류마티즘)
- arthritis(관절염)
- osteoarthritis(뼈관절염)
- arthroscope(관절경)
- arthroscopic surgery(관절경 수술)

• = 해당 모듈에서 굵은 문자로 표시한 용어

5장 종합 복습 문제

1. 해면뼈에 뼈단위가 없다면 뼈세포에 양분공급은 어떻게 하는가?
2. 긴뼈 몸통의 측면에서 가해지는 충격이 긴축을 따라 가해지는 충격보다 위험한 이유가 무엇인가?
3. 의사가 어린이의 성장율을 검사하기 위해 손의 엑스레이 사진을 보는 이유가 무엇인가?
4. 유적을 발굴하는 동안 인류학자가 여러 개의 작은 머리뼈를 발견하였다. 이 뼈에서 이마뼈, 마루뼈, 뒤통수뼈를 조사한 후 1살이 채 되지않은 아이의 머리뼈로 결론내렸다. 어떻게 연령을 추정하였는가?
5. 뼈엉성증을 가진 환자는 어깨보다는 볼기뼈가 잘 부러지는데 그 이유가 무엇인가?

5장에 있는 모든 모듈, 절, 종합 복습 문제의 풀이를 알고 싶으면 이 책의 뒷부분에 청색 식별표로 표시한 해당 페이지를 참조하시오.

6

근육계통 (The Muscular System)

번역: 이규석

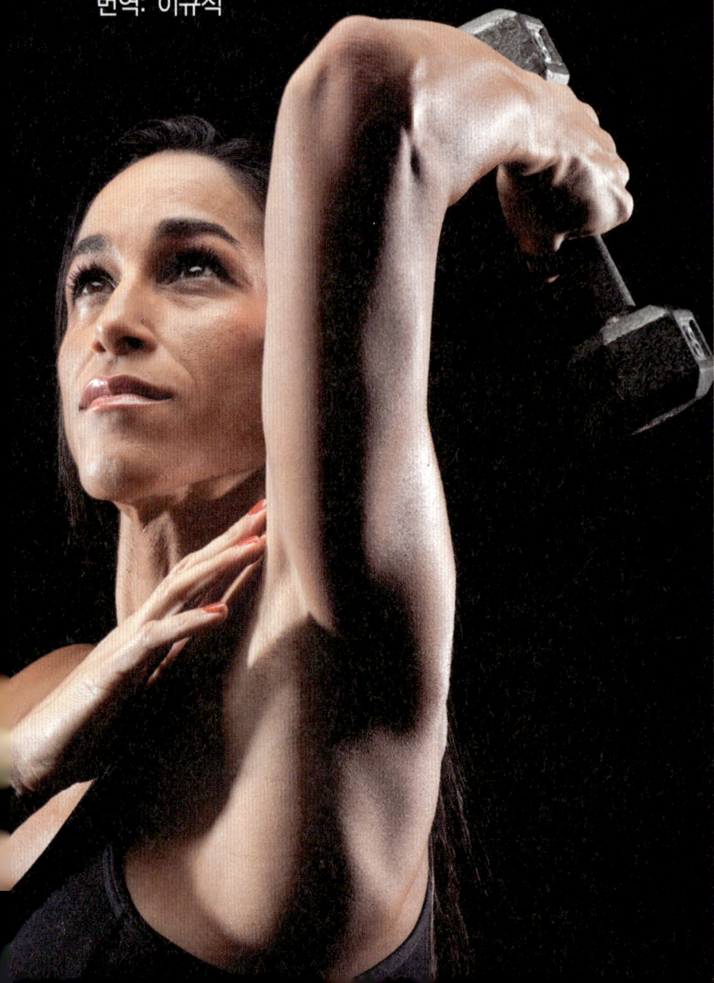

학습성과

다음 각 학습성과 번호는 본문의 모듈 번호와 일치하며, 독자는 6장을 모두 공부한 후에 각 학습성과를 실천할 수 있어야 한다.

1절 • Skeletal Muscle Tissue(뼈대근육조직)의 기능해부학

6.1 뼈대근육의 조직학적 구성을 서술한다.

6.2 근육원섬유마디의 구조적 성분을 확인하고 가는잔섬유와 굵은잔섬유를 구분한다.

6.3 신경근육연접의 성분을 확인하고 뼈대근육섬유의 신경조절을 요약한다.

6.4 Sliding filament theory(미끄럼잔섬유이론)를 서술한다.

6.5 근육수축에서 ATP의 역할을 기술하고 뼈대근육섬유의 수축을 단계별로 설명한다.

2절 • 뼈대근육조직의 기능적 특성

6.6 근육섬유의 긴장을 유도하는 기전을 서술하고 뼈대근육수축 시 최대긴장을 유발하는 요인을 논의한다.

6.7 근육긴장을 일으키는 motor unit(운동단위)의 역할을 설명한다.

6.8 Isotonic contraction(등장성수축)과 isometric contraction(등축성수축)을 비교한다.

6.9 휴지기 시, 적당한 활동 시, 최대활동 시 ATP가 근육에서 생산되는 과정을 서술한다.

6.10 **+ 임상의학 모듈** 근육의 hypertrophy(비대), atrophy(위축), paralysis(마비), rigor mortis(사후강직)와 연관된 생리적 요인을 설명한다.

3절 • 근육계통의 기능적 구성

6.11 근육의 명칭에 따라 그 근육의 위치, 외형, 기능을 구별하여 설명한다.

6.12 몸의 운동 중 flexion(굽힘), extension(폄), abduction(벌림), adduction(모음), 휘돌림을 서술한다.

6.13 몸의 rotation(회전운동)과 그 외 특이운동을 기술한다.

6.14 근육을 axial muscle(몸통근육)과 appendicular muscle(팔다리근육)로 구분하고 핵심적인 근육을 열거한다.

6.15 머리와 목의 주요근육과 그들의 origin(이는곳), insertion(닿는곳), action(작용)을 확인한다.

6.16 Vertebral column(척주)의 주요 근육과 그들의 이는곳, 닿는곳, 작용을 확인한다.

6.17 몸통의 주요 근육과 그들의 이는곳, 닿는곳, 작용을 확인한다.

6.18 주요 appendicular muscle of trunk(팔다리이음근육)와 이들을 잇는곳, 닿는곳, 작용을 확인한다.

6.19 Arm(위팔), forearm(아래팔), finger(손가락)의 주요 근육과 이들을 잇는곳, 닿는곳, 작용을 확인한다.

6.20 다리를 움직이는 주요 근육과 이들을 잇는곳, 닿는곳, 작용을 확인한다.

6.21 발과 발가락을 움직이는 주요 근육과 이들을 잇는곳, 닿는곳, 작용을 확인한다.

Skeletal Muscle Tissue(뼈대근육조직)의 기능해부학

우리 몸을 구성하는 네 가지 기본조직 중 하나인 근육조직은 주로 수축할 수 있게 분화된 근육세포로 구성된다. 세 가지 근육조직-뼈대근육, 심장근육, 민무늬근육-외에 어떤 조직도 몸을 움직이게 할 수 없다. 이번 장에서는 뼈대근육조직의 구조와 기능을 학습한다. 뼈대근육조직의 각 세포는 하나의 근육섬유이다. 뼈대근육은 뼈대근육조직과 결합조직, 신경, 혈관으로 구성된 기관이다. 뼈대근육은 직접 혹은 간접적으로 뼈에 연결되며 오른쪽에 기술한 여러 기능을 수행한다.

근육조직

뼈대근육조직

뼈대근육조직의 수축은 뼈를 당겨 몸을 움직이게 하며 걷고 춤추고 사과를 먹고 우크레레(작은 기타)를 연주하게 한다.

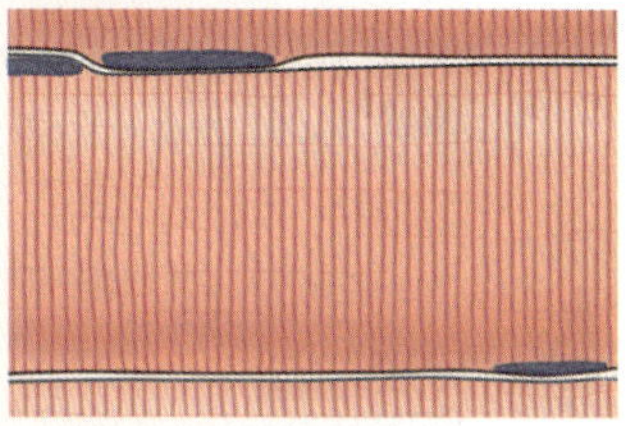

심장근육조직

심장근육조직의 수축은 심장에서 혈액을 혈관으로 이동시킨다.

(12징 참소)

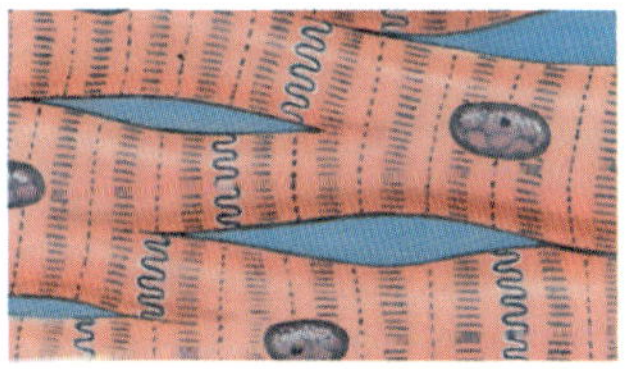

민무늬근육조직

민무늬근육조직은 소화관을 따라 음식물을 이동시키며 작은 혈관의 직경을 조절한다.

(15장 참조)

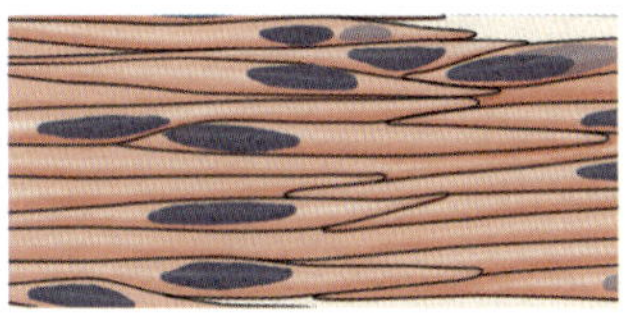

모듈 6.1에서 전형적인 뼈대근육의 기능해부를 학습한다. 이번 절에서는 수축할 수 있게 하는 미세구조적 특징을 학습한다.

뼈대근육조직의 기능

- **Production skeletal movement(뼈대의 운동 유도).** 뼈대근육의 수축은 힘줄을 당겨 뼈를 움직인다. 이러한 움직임은 팔을 펴거나 숨을 쉬는 단순한 형태에서 수영, 스키타기, 타자치기와 같은 고도의 협동운동 형태로 다양하게 일어난다.
- **Maintain Posture and Body Position (몸의 자세유지).** 뼈대근육의 긴장은 몸의 자세를 유지한다.-예를 들어 책을 읽을 때 머리는 그래로 유지되며 또 걸을 때 발이 몸무게의 중심을 잡는다. 지속적인 근육의 활동이 없다면 똑바로 앉거나 설 수 없다.
- **Support Soft Tissues(부드러운 조직 지지).** 배벽과 골반공간의 바닥은 뼈대근육층으로 구성된다. 이 근육들은 내장기관의 무게를 지탱하며 내부조직을 보호한다.
- **Guard Entrances and Exits(내용물의 출입 조절).** 뼈대근육은 소화관과 비뇨관의 구멍을 싼다. 이 근육들(조임근)은 삼키거나 배변 혹은 배뇨를 위해 의지적인 조절을 한다.
- **Maintain Body Temperature(체온유지).** 근육수축은 에너지를 필요로 한다. 에너지는 몸에서 사용될 때 이 중 일부는 열로 전환된다. 근육작용에 의해 방출된 열은 정상 기능에 필요한 범위 내에서 체온을 유지한다.
- **Provide Nutrient Reserves(영양분 저장).** 음식물에 충분한 단백질이나 열량이 결핍될 경우 뼈대근육에 있는 수축단백질이 파괴되어 아미노산을 형성하여 혈액으로 방출한다. 간은 이 아미노산 중 일부를 사용하여 포도당을 합성하며 일부는 에너지를 생산하는데 사용한다.

뼈대근육은 뼈대근육조직과 결합조직, 혈관과 신경을 포함한다

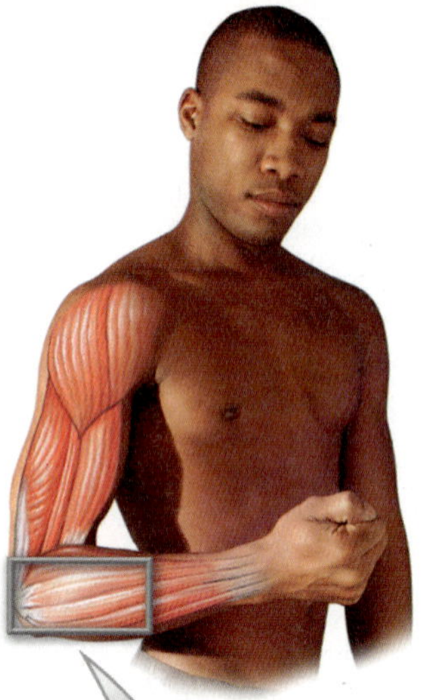

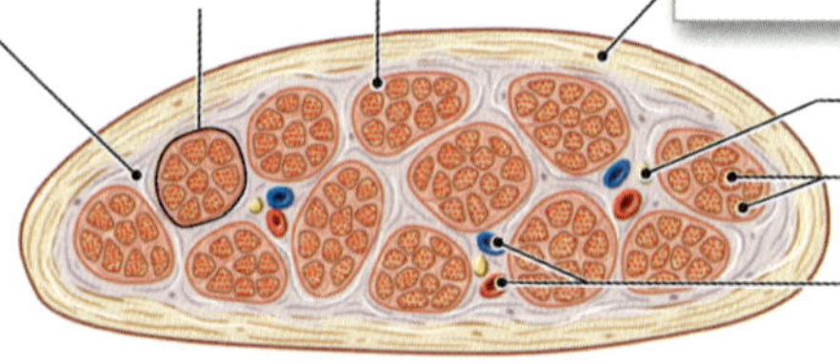

Epimysium(근육바깥막; ep-i-MIZ-ē-um; *epi*-, 위 + *mys*, 근육)은 콜라겐섬유가 치밀한 층으로 전체 근육을 둘러싼다. 근육바깥막은 근육을 주위 조직, 기관과 구별짓는다. 이 막은 치밀결합조직층과 연결된다.

1 **Skeletal muscle(뼈대근육)**은 뼈대근육섬유, 수축력을 전달하는 결합조직, 근육섬유에 양분을 공급하는 혈관 및 수축을 조절하는 신경을 함유하는 복합 기관이다.

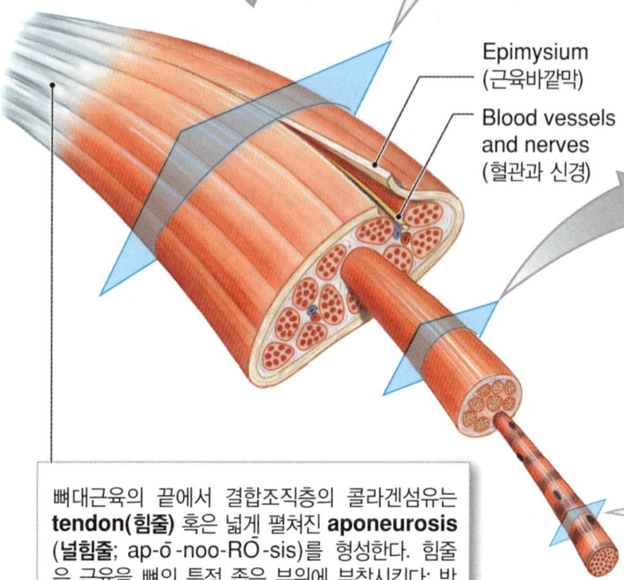

뼈대근육의 끝에서 결합조직층의 콜라겐섬유는 **tendon(힘줄)** 혹은 넓게 펼쳐진 **aponeurosis** (**널힘줄**; ap-ō-noo-RŌ-sis)를 형성한다. 힘줄은 근육을 뼈의 특정 좁은 부위에 부착시킨다; 반면 널힘줄은 한 개의 뼈 이상의 넓은 부착부분을 갖고 있다. 뼈에 접촉하는 부위에서 콜라겐섬유가 뼈의 기질까지 뻗어 단단히 부착한다. 그러므로 근육의 수축은 뼈를 움직인다.

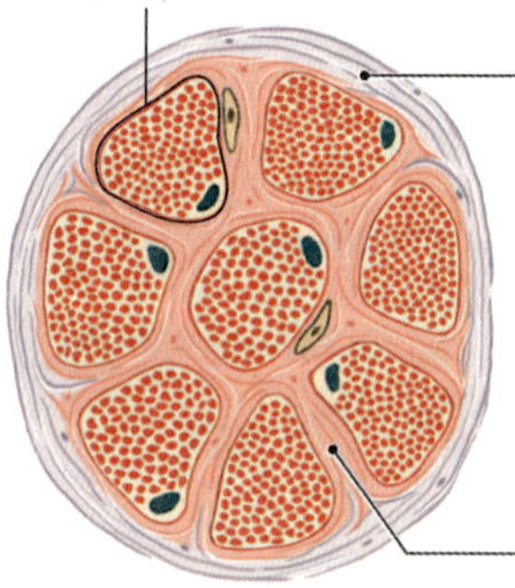

Perimysium(근육다발막; per-i-MIZ-ē-um; *peri*-, 주위)은 뼈대근육을 각 다발로 구분하는 섬유층이다. 콜라겐섬유와 탄력섬유 외에 근육다발막은 혈류를 유지하고 근육다발내 근육섬유의 수축을 조절하는 혈관, 신경을 함유한다.

2 **Muscle fascicle(근육다발;** EAS-i-kl; *fasciculus*, 다발)은 근육섬유 덩어리다. 근육다발막의 결합조직섬유는 근육다발들을 서로 구분한다.

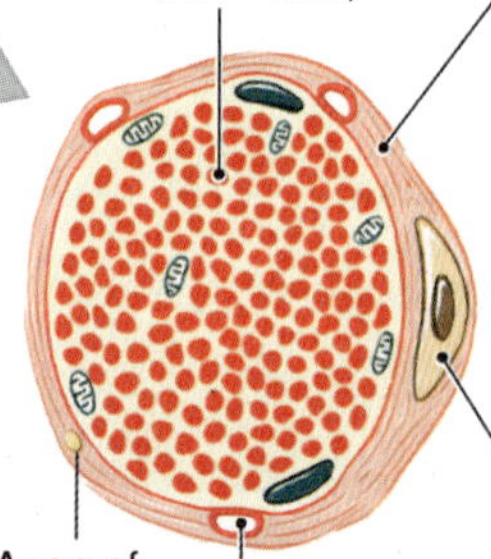

근육다발에서 미세한 결합조직인 **endomysium(근육섬유막;** en-dō-MIZ-ē-um; *endo*-, 내부)은 각각의 뼈대근육섬유를 둘러싸며 이웃근육섬유에 약하게 연결된다.

근육섬유 사이에 흩어져 있는 줄기세포는 손상된 근육조직을 재생시키는 기능을 담당한다.

3 각 **muscle fiber(근육섬유)**는 얇은 근육섬유막에 싸이며 모세혈관, 줄기세포, 근육섬유를 조절하는 신경원의 축삭을 함유한다.

4 성숙한 뼈대근육섬유는 무수히 많다. 하나의 근육섬유는 직경이 100 μm 길이는 30 cm 혹은 12인치 정도 된다. 각 뼈대근육섬유는 수백 개의 핵을 갖는다. 이 핵의 유전자는 정상 근육수축에 필요한 효소과 구조단백질의 생산을 조절한다. 뼈대근육섬유는 크기와 외형이 특이하여 특별한 용어가 사용된다. plasma membrane(형질막)은 **sarcolemma(근육세포막;** sar-kō-LEM-uh; *sarkos*, 살(근육) + *lemma*, 껍질)라 하고 세포질은 **sarcoplasm(근육세포질;** SAR-kō-plazm)이라 한다.

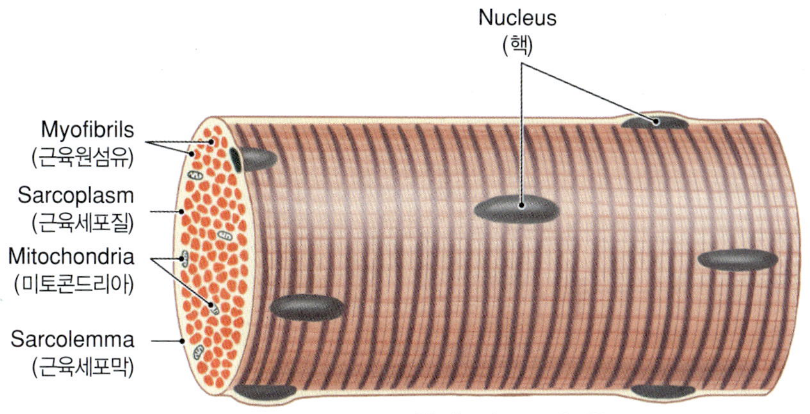

Skeletal muscle fiber
(뼈대근육섬유)

5 **Myofibril(근육원섬유;** *myo*-, 근육)은 원통형태이며 직경은 근육섬유 전체 길이에 걸쳐 1~2 μm이다. 한 개의 뼈대근육섬유의 근육세포질은 수백에서 수천에 이르는 근육원섬유를 함유한다. 각각의 근육원섬유는 띠모양을 하며 반복적으로 나란히 위치하므로 전체 근육섬유가 띠 혹은 가로무늬를 갖는 것 같이 보인다.

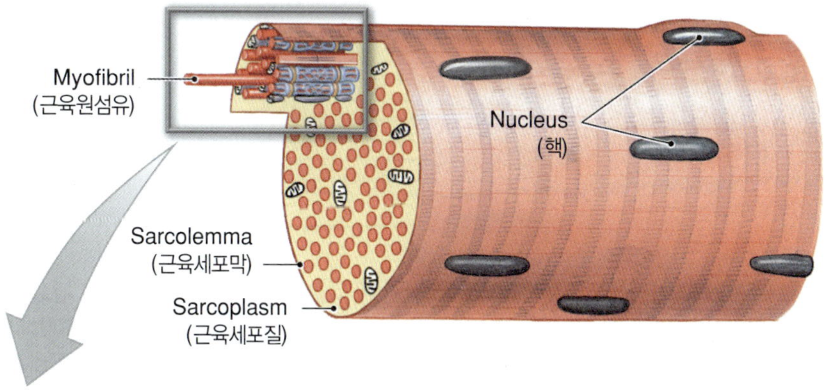

6 근육원섬유는 **myofilament(근육잔섬유)**라는 단백질성 잔섬유다발로 구성된다. 가장 풍부한 근육잔섬유는 **thin filament(가는잔섬유)**인데 주로 액틴으로 구성되며 **thick filament(굵은잔섬유)**는 주로 미오신으로 구성된다.

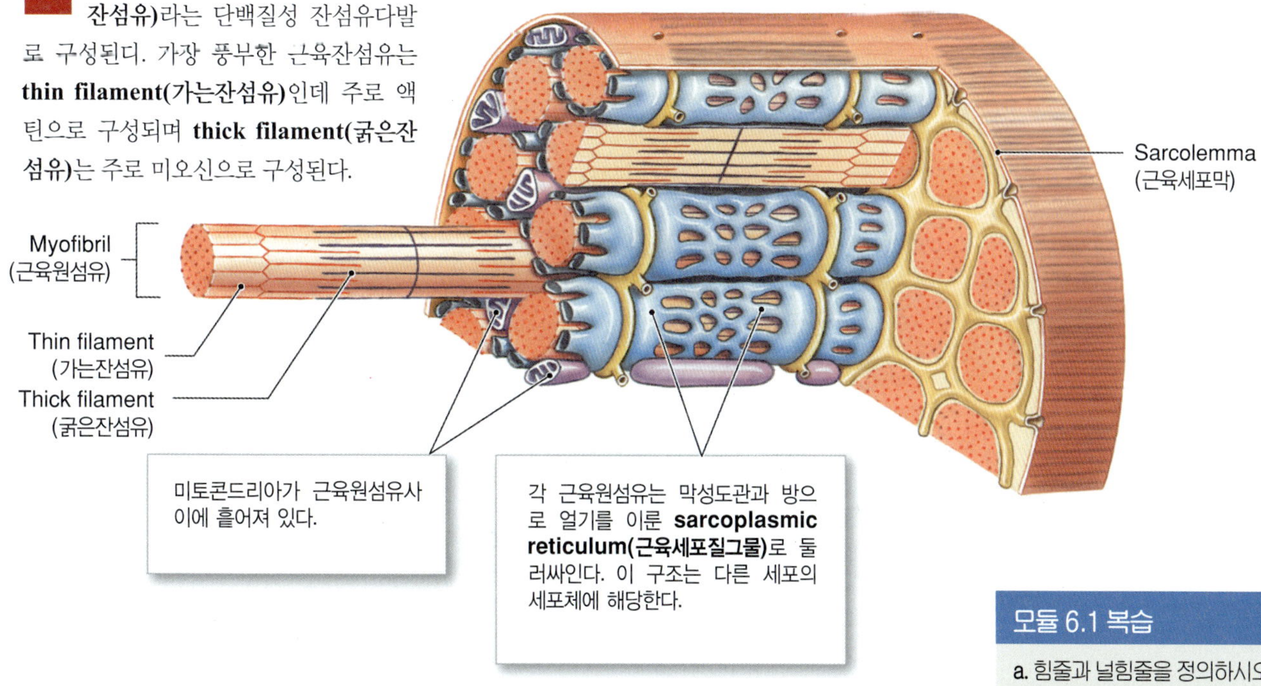

미토콘드리아가 근육원섬유사이에 흩어져 있다.

각 근육원섬유는 막성도관과 방으로 얼기를 이룬 **sarcoplasmic reticulum(근육세포질그물)**로 둘러싸인다. 이 구조는 다른 세포의 세포체에 해당한다.

모듈 6.1 복습

a. 힘줄과 널힘줄을 정의하시오.

b. 뼈대근육조직과 연결된 결합조직을 기술하시오.

c. 근육섬유, 근육원섬유, 근육잔섬유의 관계를 설명하시오.

뼈대근육섬유는 수백에서 수천 개의 근육원섬유마디로 구성된 수축할 수 있는 근육원섬유로 형성된다

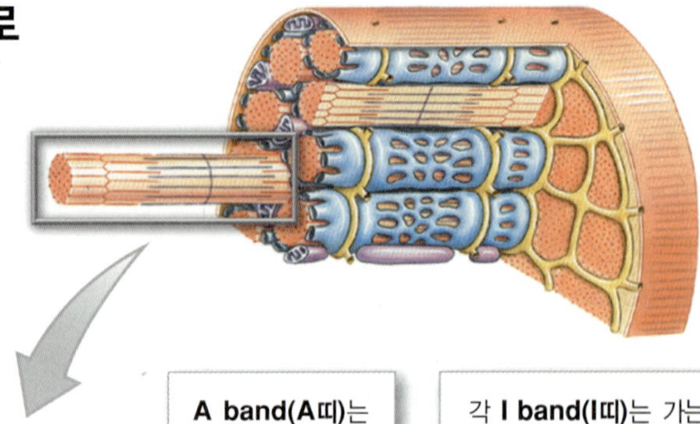

1 근육원섬유는 기능단위인 **sarcomeres(근육원섬유마디;** SAR-kō-mērz; *sarkos*, 살(근육) + *meros*, 일부)가 반복된 구조를 한다. 각각의 근육원섬유는 거의 10,000개의 근육원섬유마디로 구성되며 휴지기상태에서 길이는 2 μm 정도이다.

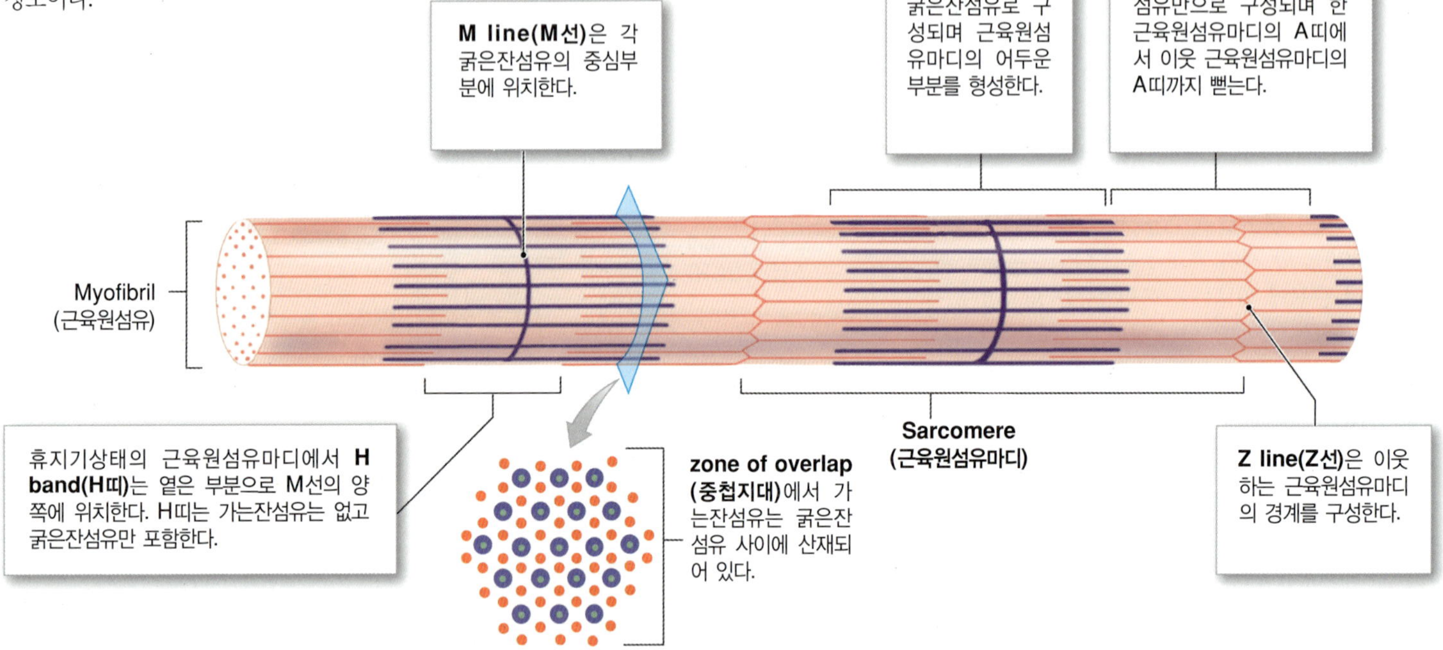

가는잔섬유의 구조

2 근육원섬유마디의 양쪽끝에서 가는잔섬유는 Z선에 부착된다. 아래 확대그림에서 지적한 것과 같이 각 잔섬유는 주로 **actin(액틴)**단백질로 구성되며 소량의 다른 단백질도 함유한다.

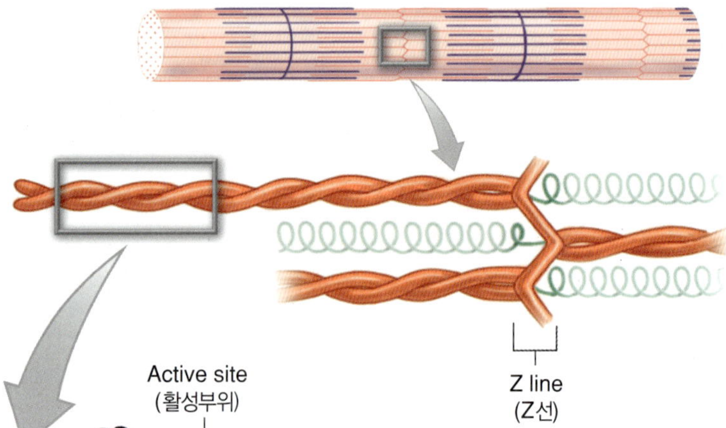

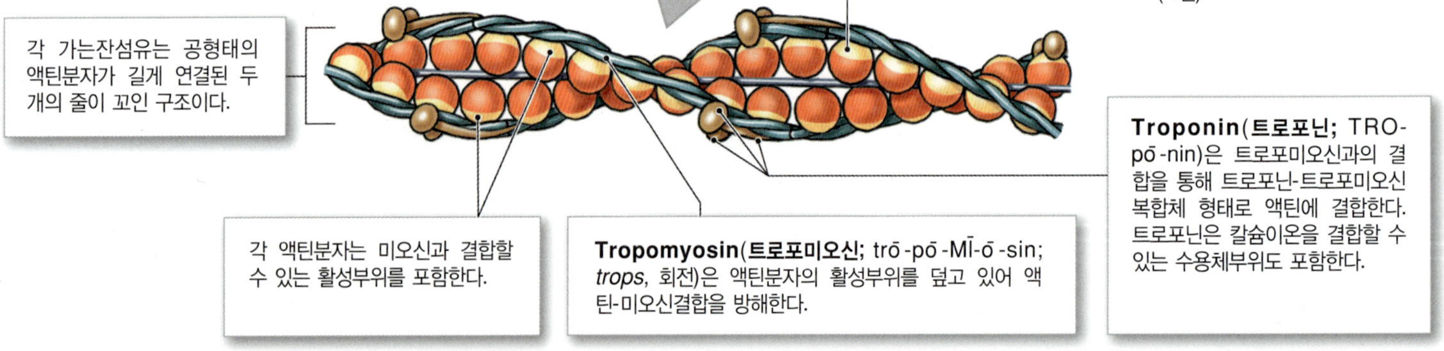

굵은잔섬유의 구조

3 각각의 굵은잔섬유는 약 300개의 **myosin molecule(미오신분자)**를 포함한다. 모든 미오신 분자는 꼬리가 M선 쪽으로 배열된다.

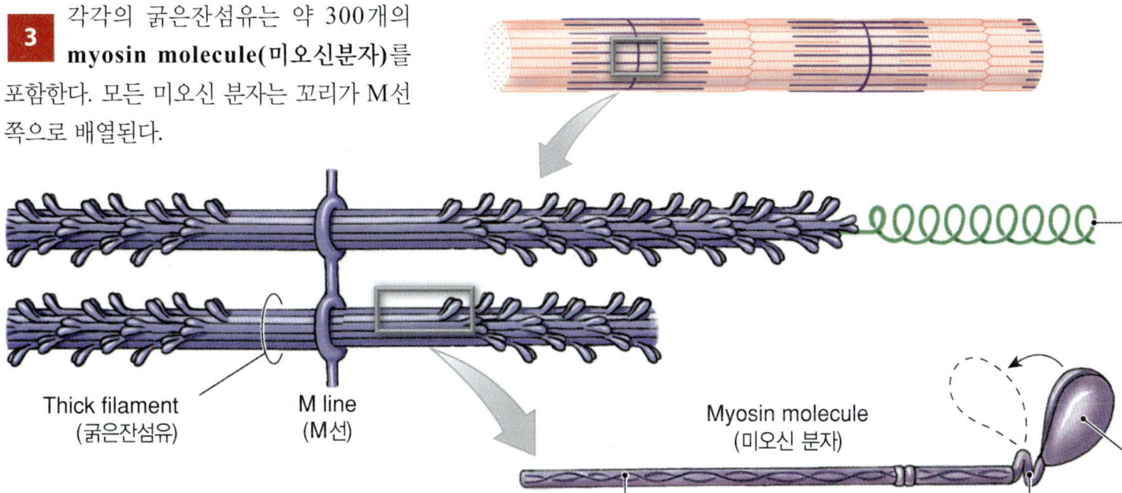

각 굵은잔섬유는 I띠를 가로질러 Z선까지 계속되는 중심부를 갖는다. I띠에서 노출된 중심부는 탄력이 있어 늘어난 후 원위치한다. 이러한 특성이 굵은잔섬유와 가는잔섬유의 일정한 배열을 유지하게 한다.

굵은잔섬유에서 각각의 긴 미오신 **tail(꼬리)**은 다른 미오신 분자와 결합한다.

머리와 꼬리 사이의 연결은 머리가 기저부에서 회전하게 하는 경첩으로 작용한다.

노출된 **head(머리)**는 두 개의 공형태의 단백질 소단위를 갖는다. 수축하는 동안 미오신 머리는 가는잔섬유와 결합하여 교차다리를 형성한다.

4 근육세포막은 근육세포질을 주위의 사이질과 분리하며 근육세포막을 중심으로 안팎에서 양전하와 음전하가 달리 분포한다. 이러한 전하의 차이를 **membrane potential(막전위)**이라고 한다. 모든 살아 있는 세포는 막전위를 갖는데 형질막의 선택적 투과성에 의해 형성된다. 뼈대근육세포에서 막전위의 급격한 변화는 근육수축을 유도하는 첫 번째 단계이다. 막전위의 변화는 근육세포막의 한 곳에서 신경원의 작용으로 시작되는데 근육섬유의 전체 표면을 거쳐 빠르게 전파된다.

Sarcoplasmic reticulum(SR, 근육세포질그물)은 무과립속형질그물과 마찬가지로 각 근육원섬유 주위에 그물구조로 배열한다. T소관의 한쪽에는 SR의 팽창된 소관이 결합하여 넓은 방을 형성한다. SR의 막에는 칼슘이온을 근육세포질에서 SR로 보내는 이온펌프가 있다. 근육의 수축은 T소관의 막전위변화로 인해 저장된 칼슘이온을 근육세포질로 방출하며 시작된다.

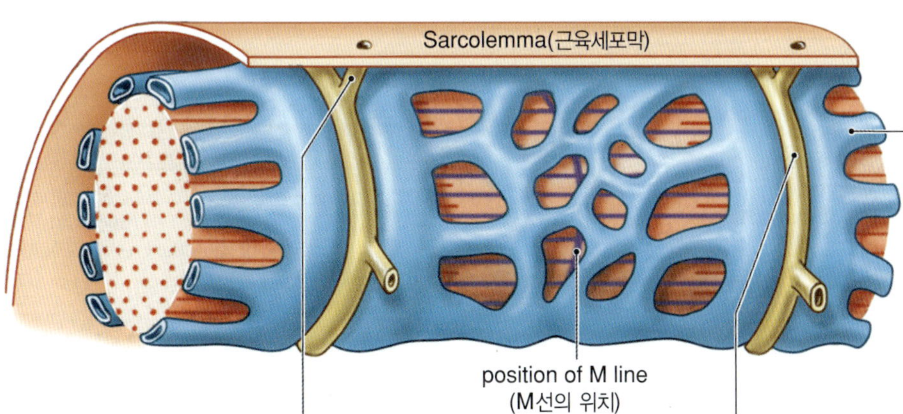

Transverse tubule(가로소관) 또는 **T tubule(T소관)**은 근육세포막에서 수직으로 근육세포질로 뻗은 좁은 관이다. T소관은 근육섬유에 마치 산을 관통하는 터널과 같이 통로를 형성한다. 근육세포막의 막전위의 변화는 T소관을 타고 세포내부로 신속하게 전달된다.

근육세포질의 내부에서 T소관은 각 중첩지대에서 근육원섬유마디를 둘러싼다. T소관이 근육원섬유를 둘러싸는 곳에서 이 소관은 근육세포질그물의 막에 강하게 결합한다.

모듈 6.2 복습

a. 근육원섬유마디에서 중첩지대란 무엇인가?

b. 가는잔섬유와 굵은잔섬유의 성분을 기술하시오.

c. 근육세포질그물은 다른 세포의 어떤 구조에 해당하는가?

뼈대근육섬유는 운동신경원의 자극에 의해 수축한다

뼈대근육섬유는 신경계통의 조절하에서만 수축한다. 신경계통은 세포사이연접인 **neuromuscular junction(NMJ, 신경근육연접)**에서 뼈대근육섬유의 수축을 조절한다. NMJ는 근육섬유 전체 길이의 중간정도에 위치한다.

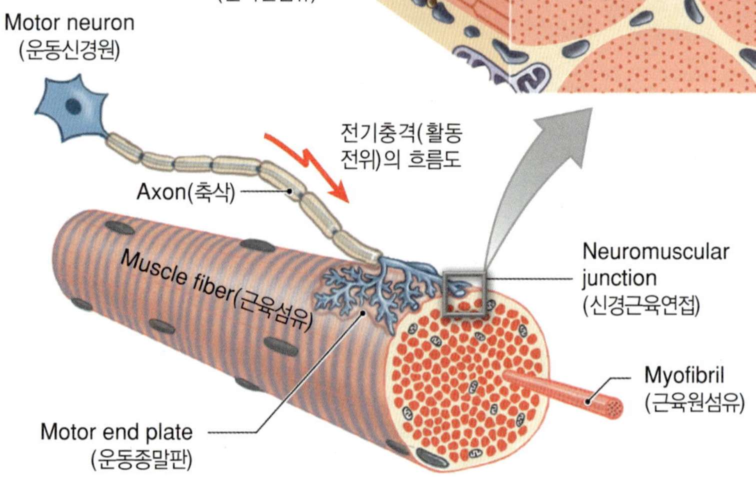

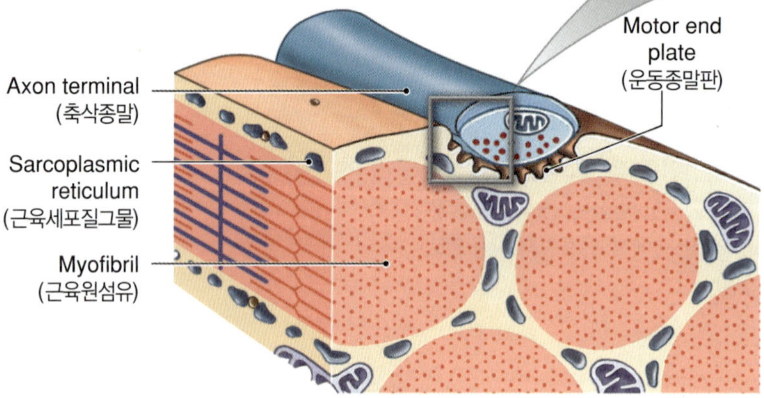

1 한 개의 축삭은 분지하여 한 개 이상의 뼈대근육섬유를 조절하며 각 근육섬유는 한 개의 NMJ만을 갖는다. NMJ에서 **axon terminal(축삭종말)**은 운동신경원과 뼈대근육섬유를 연결하는 **motor end plate(운동종말판)**와 근접해 있다. 운동신경원은 근육을 수축시키는 신경원이다.

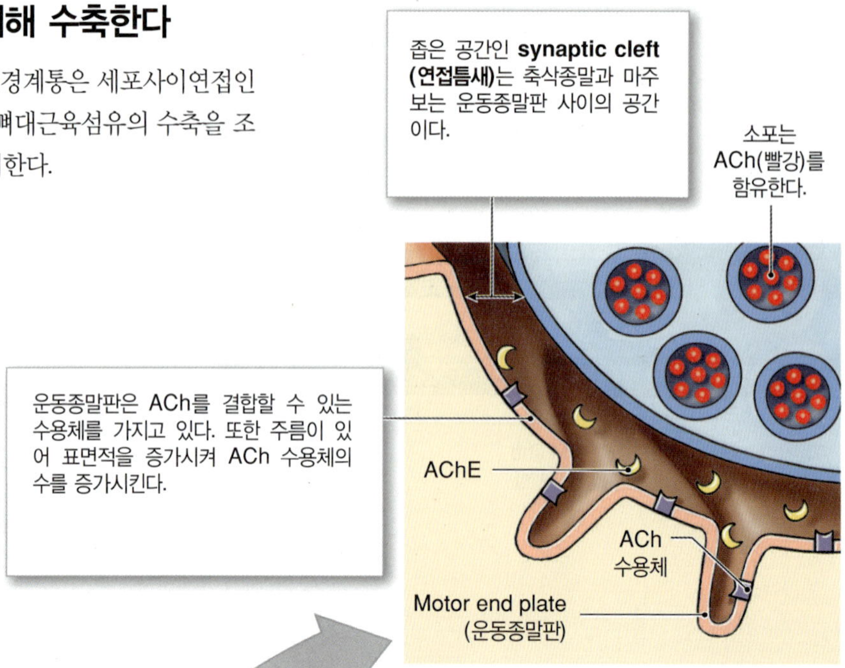

2 축삭종말의 세포질에는 **acetylcholine(ACh, 아세틸콜린;** as-e-til-KŌ-lēn) 분자로 채워진 소포가 있다. 아세틸콜린은 신경절달물질로서 신경원에서 방출되어 다른 세포의 형질막의 투과성을 변화시킨다. 연접틈새와 근육세포막은 ACh를 분해하는 **acetylcholinesterase (AChE, 아세틸콜린가수분해효소)**를 함유한다.

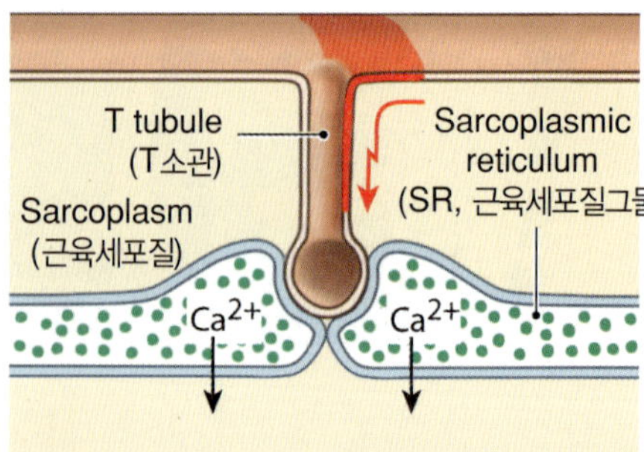

8 활동전위가 근육세포질그물의 T소관을 타고 흘러감에 따라 SR의 투과성이 변하고 칼슘이온이 중첩지대의 근육원섬유마디로 쏟아진다. 이러한 일련의 과정을 통해 근육섬유의 수축이 시작된다(모듈 6.4 참조).

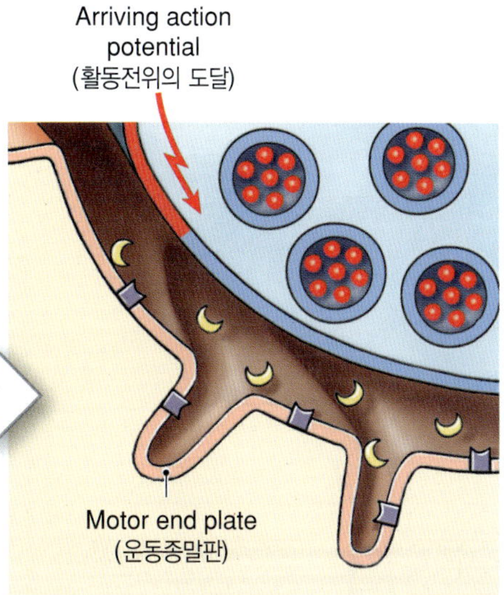

3 전기충격 혹은 **action potential(활동전위)**가 도달하면 축삭종말에서 ACh의 방출이 시작된다. 활동전위는 막전위의 급격한 변화이고 축삭의 전체 길이를 따라 전달된다.

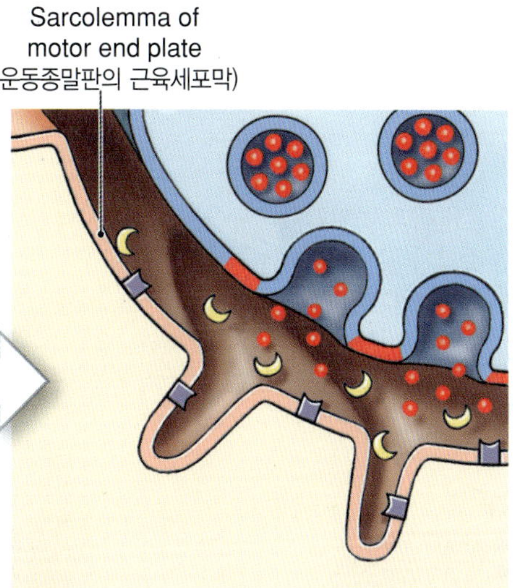

4 막전위가 축삭종말에 도달하면 막투과성이 변해 ACh가 연접틈새로 세포외 배출을 시작한다.

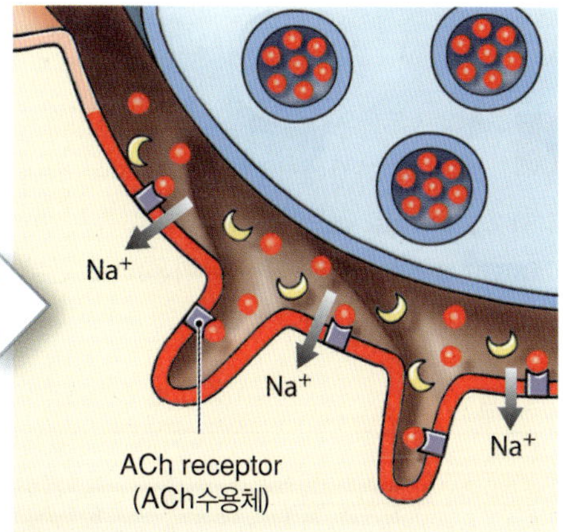

5 ACh분자가 연접틈새를 가로질러 확산되어 운동종말판의 ACh수용체와 결합한다. ACh의 결합은 나트륨이온에 대한 막투과성을 변화시킨다. 세포바깥액이 고농도의 나트륨이온을 함유하며 세포안쪽의 농도는 아주 낮은 상태이므로 나트륨이온이 근육세포질로 몰려간다.

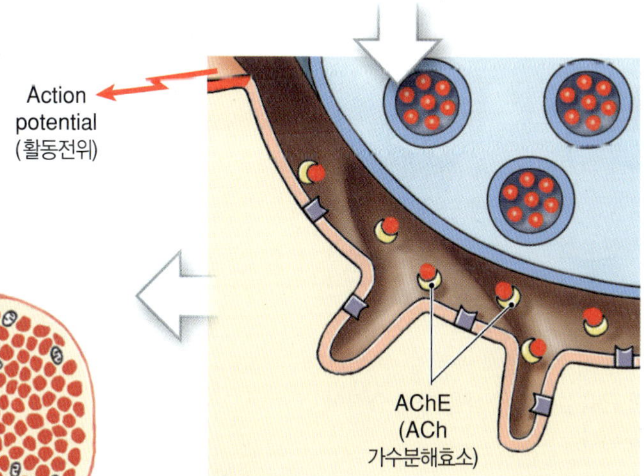

6 양으로 하전된 나트륨이온의 급격한 유입으로 근육세포막에서 활동전위가 생긴다. AChE는 신속하게 ACh를 연접틈새에서 분해되어 ACh수용체를 불활성화시킨다.

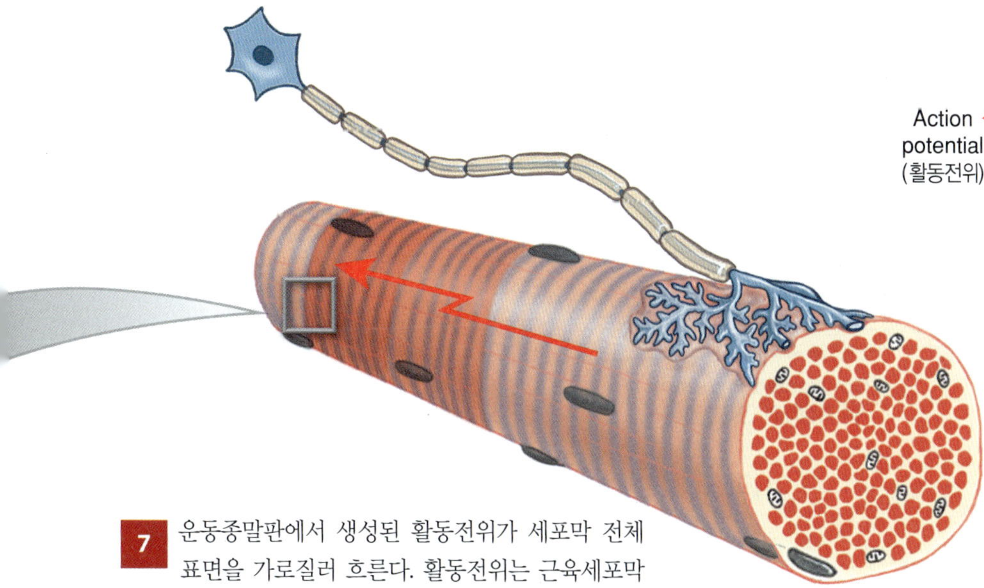

7 운동종말판에서 생성된 활동전위가 세포막 전체 표면을 가로질러 흐른다. 활동전위는 근육세포막을 가로질러 순간적으로 일어나는 전기적 사건이기 때문에 활동전위의 효과는 신속하다. 그렇지만 ACh가 분해되기 때문에 그 효과는 짧다. 또 다른 활동전위가 축삭종말에 도달하기까지 운동종말판에 작용하는 더 이상의 자극은 없다.

모듈 6.3 복습

a. 신경근육연접을 서술하시오.

b. 아세틸콜린 방출을 차단하는 약물은 근육수축에 어떤 영향을 미치는가?

c. 만일 연접틈새에 AChE가 없다면 어떤 일이 생길지 예측해 보시오.

Sliding filament theory(미끄럼잔섬유이론)는 수축 시 발생하는 물리적 변화를 설명한다

1 뼈대근육섬유가 수축할 때 가는잔섬유는 굵은잔섬유 속으로 미끄러진다. 이 과정에서(1) H띠와 I띠는 짧아지며(2) 중첩지대는 길어지고(3) Z선은 서로 접근하며(4) A띠의 폭은 변하지 않는다. 이것을 **sliding filament theory(미끄럼잔섬유이론)**라고 한다.

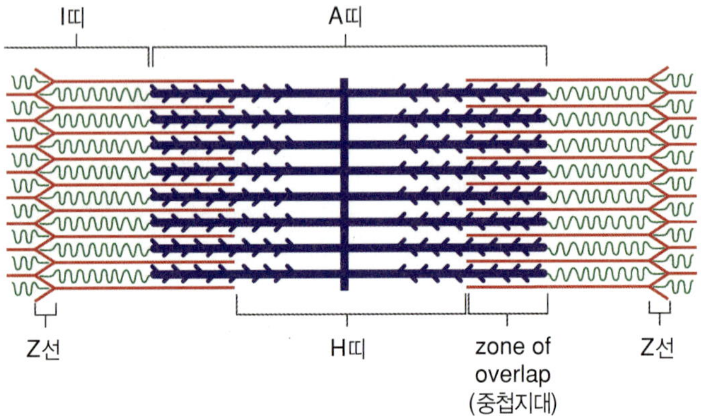

Sarcomere at rest
(휴지기상태의 근육원섬유마디)

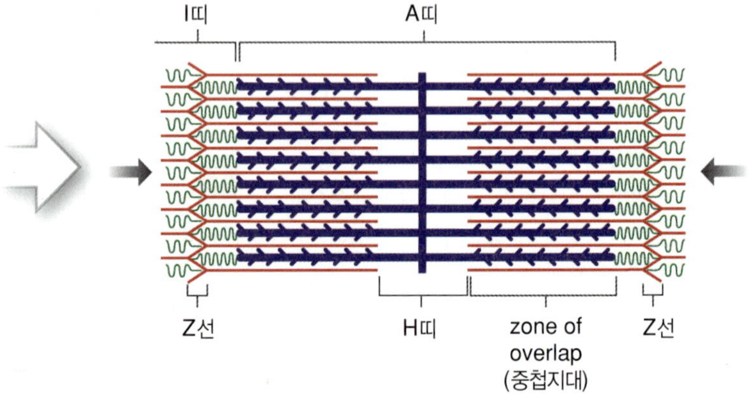

Sarcomere contraction and filament sliding
(근육원섬유의 수축과 잔섬유의 미끄럼)

2 수축하는 동안 미끄럼은 모든 근육원섬유마디에서 일어나 근육원섬유가 짧아진다. 근육원섬유가 각 Z선의 근육세포막 혹은 근육섬유의 끝에 부착되어 있기 때문에 근육원섬유가 짧아지면 근육섬유가 짧아진다. 근육섬유의 양쪽 끝이 자유롭게 움직일 수 있다면 근육섬유는 중심을 향해 움직이게 된다.

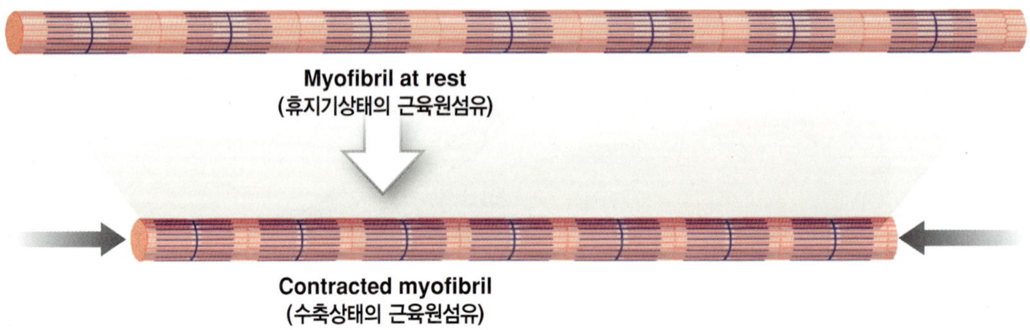

근육원섬유의 한쪽 끝이 고정되어 있고 다른 쪽 끝이 자유롭게 움직일 수 있다면 자유로운 쪽이 고정된 쪽으로 당겨진다.

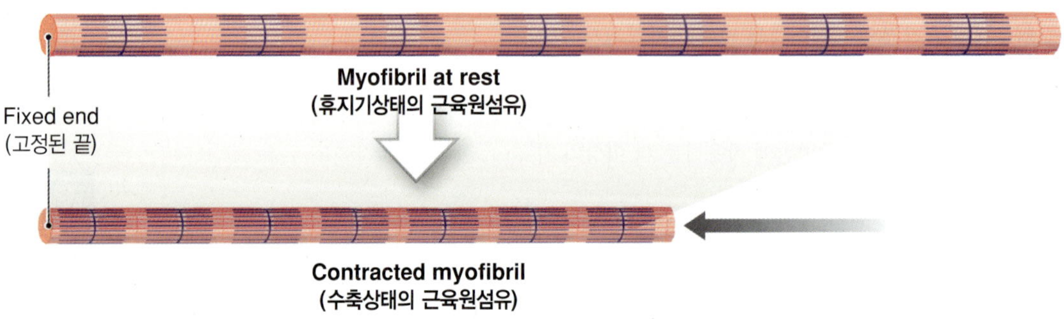

3 근육원섬유의 각 끝은 근육섬유의 한쪽 끝에 연결되어 있고 뼈대근육의 모든 근육섬유는 힘줄을 통해 뼈에 연결된다. 따라서 뼈대근육의 근육섬유에서 근육원섬유마디가 수축하면 연결된 뼈를 당기게 된다. 이러한 운동은 관절을 중심으로 일어난다.

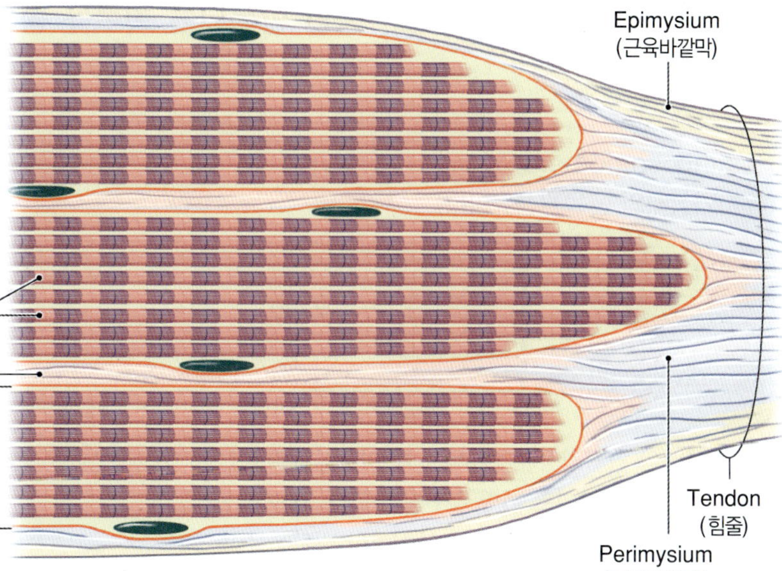

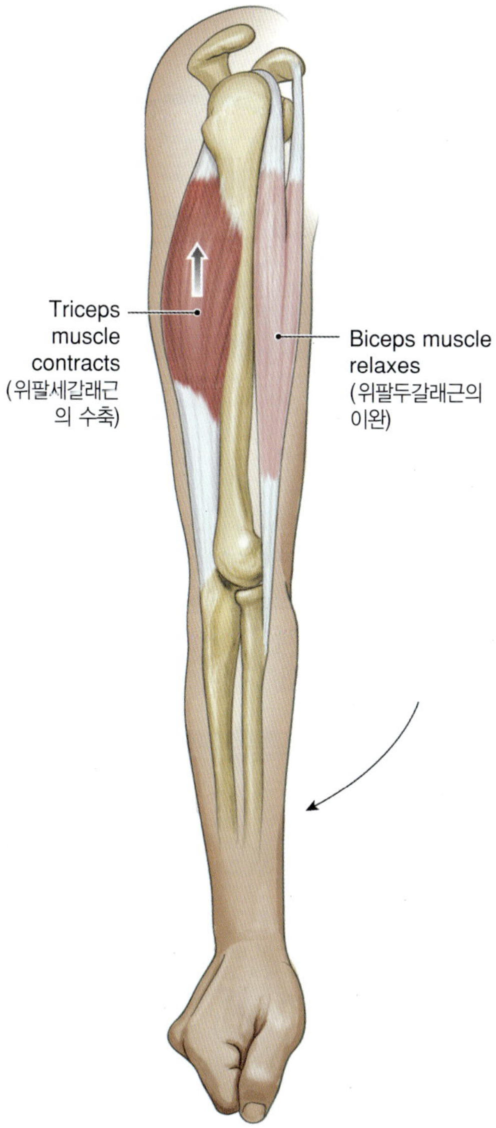

4 근육수축은 에너지원으로 ATP를 이용하는 과정이다. 뼈대근육은 수백에서 수천 개의 뼈대근육섬유로 구성되며 근육의 수축력은 주어진 순간에 얼마나 많은 근육섬유가 활성상태인지로 결정된다.

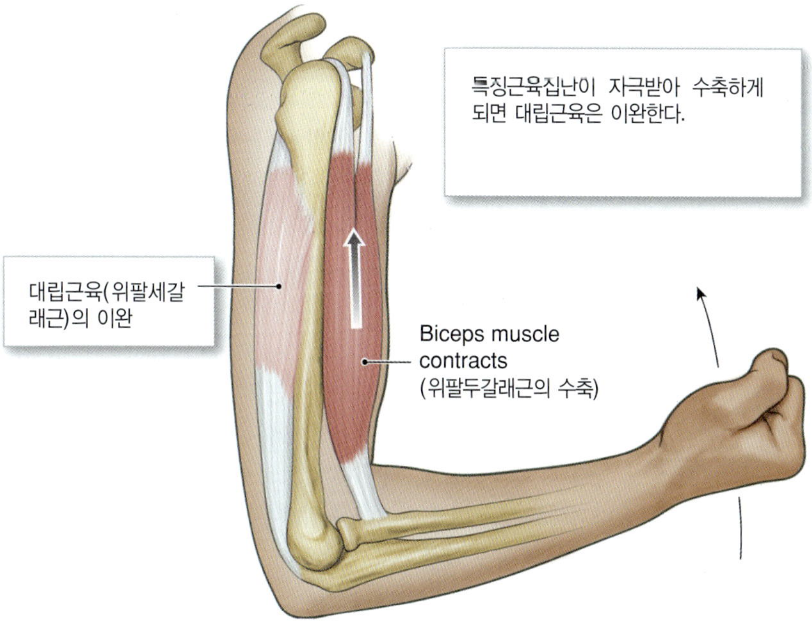

5 근육섬유의 길이가 늘어나는 기전은 특별히 없다. 뼈대근육이 수축한 이후 원래길이로 되돌아 오는데 중력, 대립근육의 수축, 수축에 의해 늘어난 결합조직의 탄성 등을 통하여 이루어진다.

모듈 6.4 복습

a. 미끄럼잔섬유이론을 정의하시오.

b. 수축하는 동안 근육원섬유마디에서 생기는 변화를 요약하시오.

c. 만일 근육의 길이가 늘어나는 특정 기전이 없다면 수축 후 근육이 원래 길이를 유지하는 방법이 무엇인가?

근육섬유의 수축은 수축하는 동안 반복되는 회로를 통해 ATP를 이용한다

Resting sarcomere (휴지기상태의 근육원섬유마디)

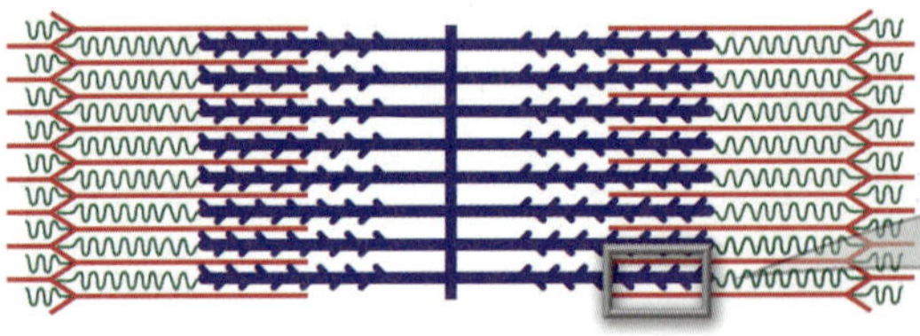

휴지기상태의 근육원섬유마디에서 각 미오신의 머리는 수축에 이용될 에너지로 이미 충전되어 있다. 각 미오신 머리는 M선과 반대방향을 향한다. 이러한 위치에서 미오신의 머리는 쥐덫의 용수철같이 곧추서 있게 된다. 미오신 머리가 곧추서는데는 ATP를 분해하여 얻는 에너지가 필요하다. 그러기 위해 미오신 머리는 ATP를 분해하는 효소로서 작용한다. 수축주기가 시작되면 분해산물인 ADP와 인산(P)은 미오신 머리에 결합된 상태를 유지한다.

수축주기의 시작

1 **Contraction cycle(수축주기)**은 일련의 여러 단계를 수반하는데 중첩지대 내로 칼슘이온이 도착함과 동시에 시작된다.

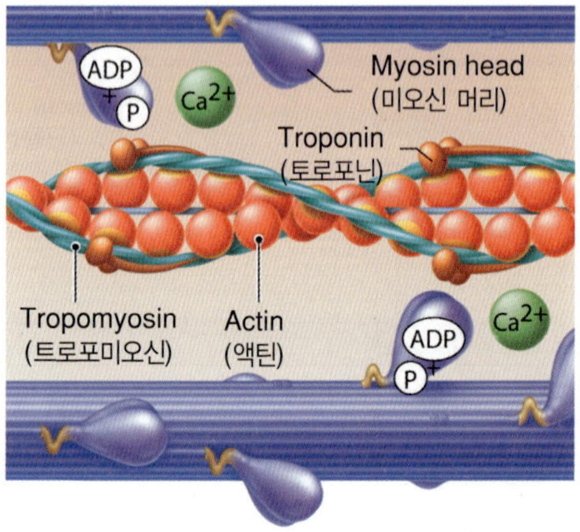

Contracted sarcomere (수축한 근육원섬유마디)

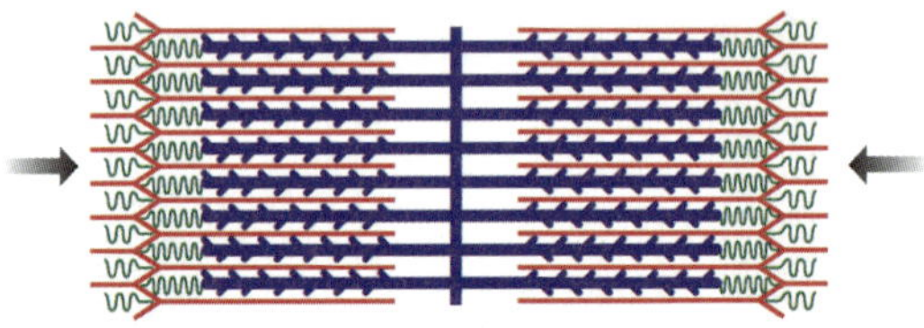

칼슘이온 농도가 높고 ATP가 충분하면 전체주기는 매초당 여러 번 반복한다. 자극이 없어지면 SR은 칼슘이온을 근육세포질에서 빼내 나중을 위해 저장한다. 트로포닌 분자는 위치가 바뀌며 트로포미오신 사슬을 활성부위로 이동시켜 교차다리가 더 이상 형성되지 않게 한다.

Myosin reactived(미오신의 재가동)

6 미오신의 재가동은 노출된 미오신 머리가 ATP를 ADP와 P로 분해시키면서 시작된다. 방출된 에너지는 미오신 머리가 다시 곧추서게 한다.

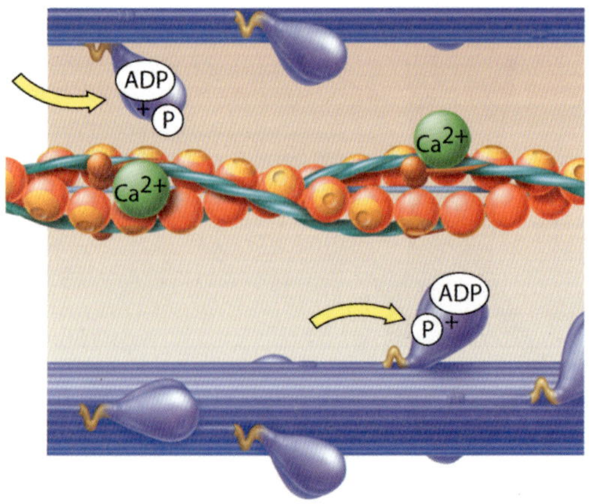

Active site exposed(활성부위의 노출)

2 칼슘이온이 트로포닌에 결합하면 액틴과 트로포닌-트로포미오신 복합체 사이의 결합이 약해진다. 트로포닌 분자는 위치가 바뀌며 트로포미오신 분자를 밀어내 액틴에 위치한 활성부위를 노출시켜 에너지로 충전된 미오신 머리와 결합하게 한다.

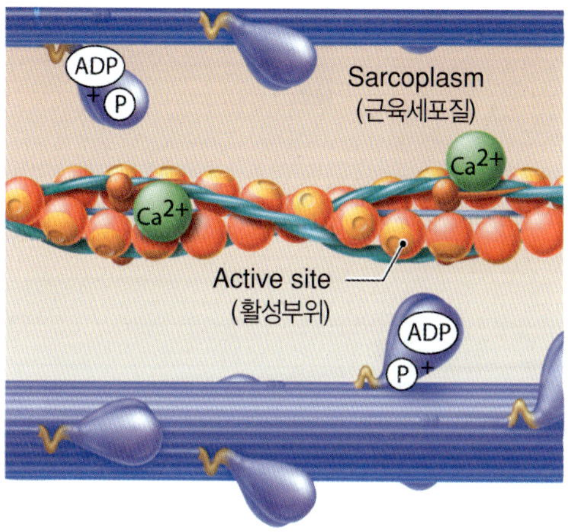

Cross-bridge form(교차다리 형성)

3 활성부위가 노출되면 에너지로 충전된 미오신 머리가 활성부위와 결합하여 교차다리를 형성한다.

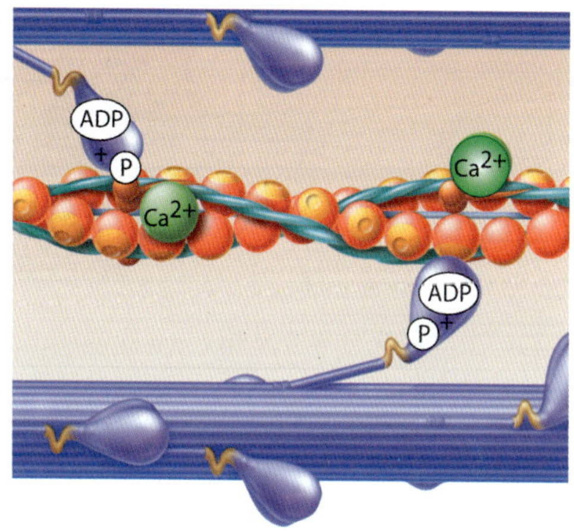

Myosin head pivot(미오신 머리의 회전)

4 교차다리가 형성된 후 저장된 에너지는 방출되어 미오신 머리가 M선을 향해 회전하게 한다. 이것을 파워스트로크(강하게 치기)라고 하며 결합되어 있던 ADP와 P가 방출된다.

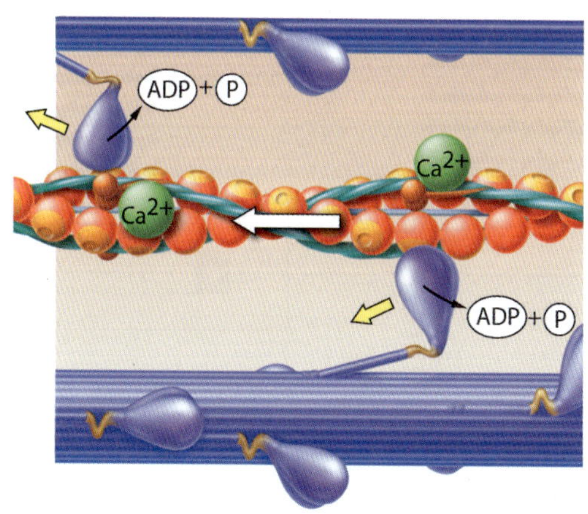

Cross-bridge detach(교차다리 분리)

5 또 다른 ATP가 미오신 머리에 결합하면 미오신 머리와 액틴의 활성부위 사이의 연결이 해체된다. 활성부위는 노출되어 또 다른 교차다리를 형성할 수 있다.

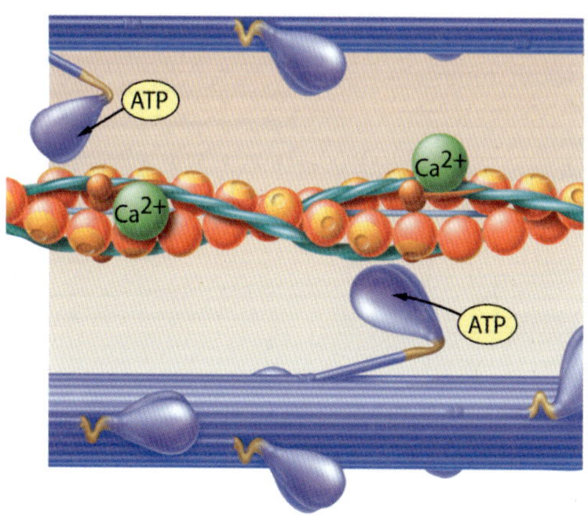

모듈 6.5 복습

a. 근육수축을 위해 에너지로 공급되는 분자는 무엇인가?

b. 수축주기가 시작되면 일어나는 5가지 단계를 열거하시오.

c. 무엇이 미오신 재가동을 야기하는가?

1. 명칭 표기

다음의 뼈대근육섬유에서 각 구조물의 이름을 적으시오.

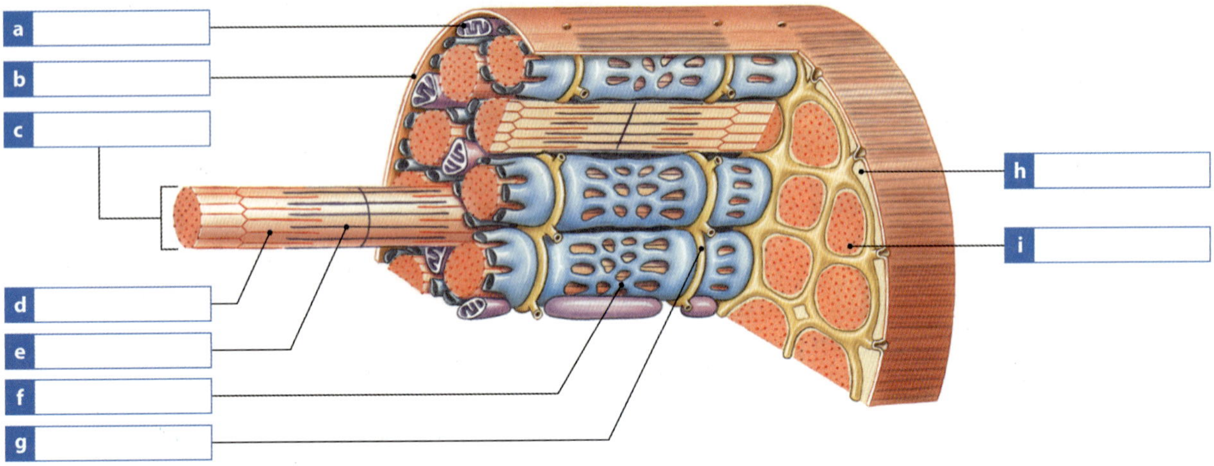

2. 명칭 표기

다음 그림의 근육원섬유마디에서 각 구조물의 이름을 적으시오.

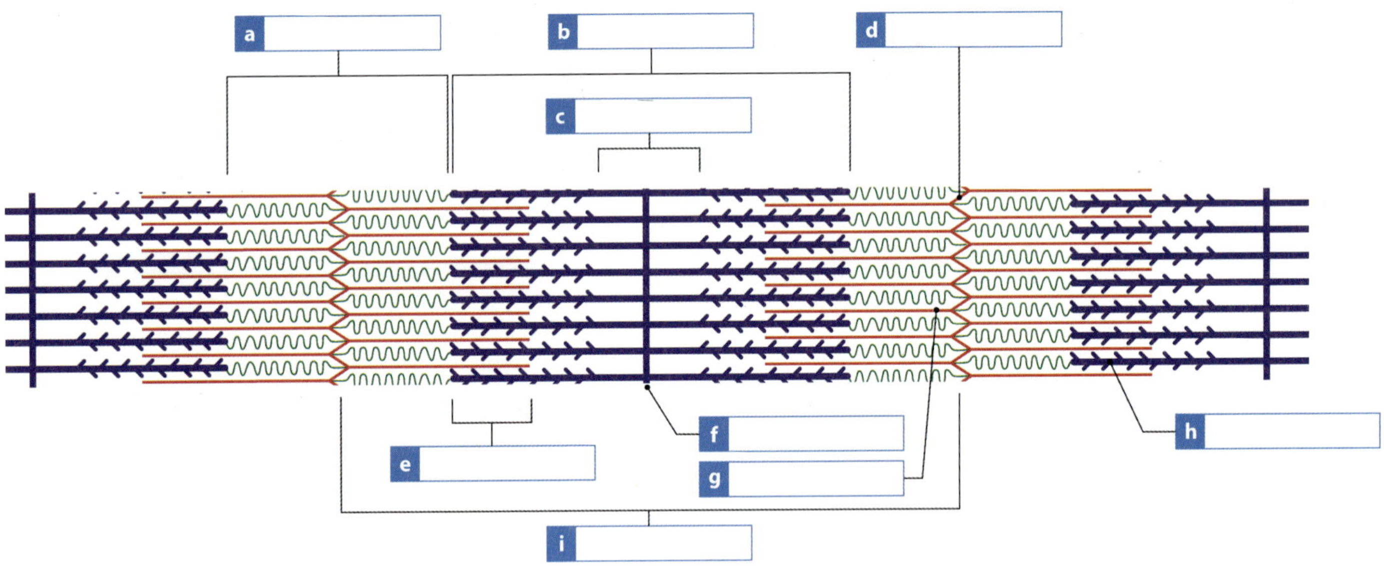

3. 용어

빈 곳에 지시한 접두어를 포함하는 굵게 표기한 용어를 이번 절에서 골라 적으시오.

접두어	의미	용어
myo-(근육의)	muscle(근육)	a ______
sarko-(살)	flesh(가로무늬근)	b ______

뼈대근육조직의 기능적 특성

뼈대근육조직이 어떻게 작용하는지 학습하기 전에 보다 더 숙고해야 할 몇 가지가 있음을 기억해야 한다.

신경조절

뼈대근육섬유는 신경근육연접에서 운동신경의 자극으로 수축한다. 자극은 축삭종말로 활동전위의 형태로 도달한다.

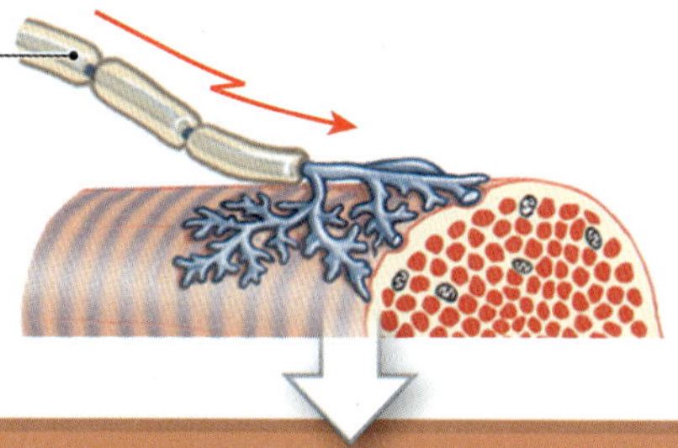

흥분-수축 결합

흥분-수축 결합은 근육세포막(흥분)에서 활동전위의 생성과 근육수축의 시작 사이의 연속이다. 활동전위는 축삭종말에서 ACh를 연접틈새로 방출케 한다. ACh는 축삭종말판으로 확산되어 수용체와 결합한 후 나트륨채널을 열리게 해 근육세포막에 활동전위를 유발한다.

근육세포막의 활동전위는 T소관을 타고 이동해 근육세포질그물로부터 칼슘이온의 방출을 유도한다.

그 다음 수축주기가 시작되고 ATP가 공급되는 한 계속되며 활동전위는 축삭종말판에서 지속적으로 생성된다.

굵은잔섬유와 가는잔섬유가 상호반응함에 따라 근육원섬유마디가 짧아져 근육섬유의 끝부분을 서로 당겨 근접시킨다.

수축하는 동안 전체 뼈대근육은 짧아져 양쪽 끝부분의 힘줄을 당겨 **tension(긴장)**시킨다.

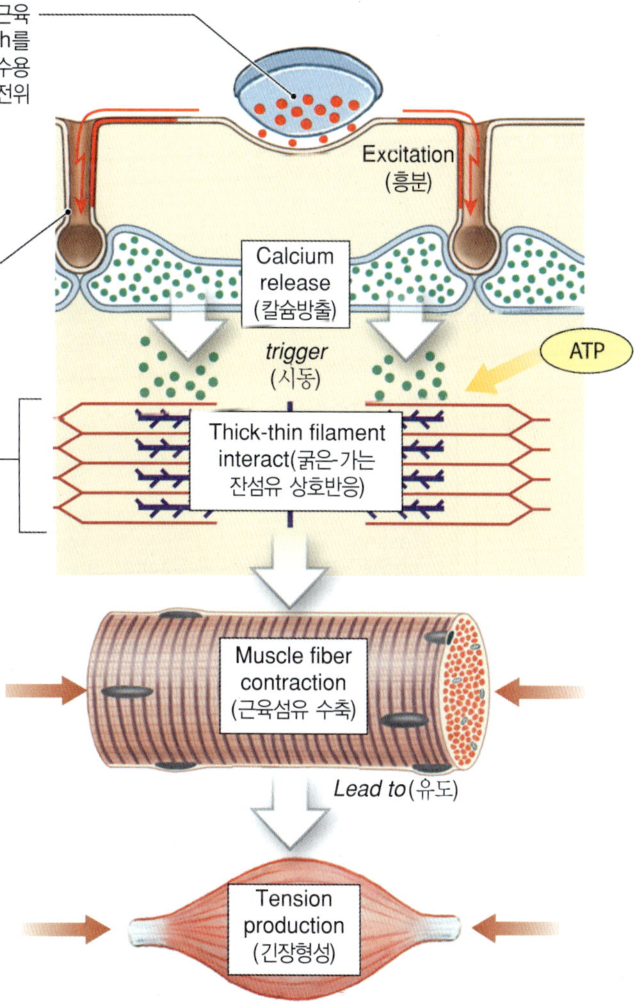

이번 절에서는 긴장이 생기는 기전, 근육수축의 분류방법과 에너지 공급의 기전, 근육섬유의 종류에 따라 반응하는 기전의 차이를 학습한다.

긴장형성은 근육자극률이 증가함에 따라 최대치로 증가한다

1 근육섬유가 짧아짐에 따라 주변 결합조직을 당기게 된다. 오른쪽 그래프는 근육섬유에서 발생하는 긴장도로서 근육섬유에서 일어나는 한번의 자극-수축-이완의 연속과정인 **twitch(순간수축)**의 두 예를 보여준다. 순간수축은 지속시간이 근육에 따라 다른데 근육의 유형과 위치, 내적 혹은 외적 환경조건 등의 요인에 따라 결정된다. 비록 전기자극이 실험실 내에서 근육의 순간수축을 일으킬 수 있는데 너무 짧아 정상 수축의 일부로 볼 수 없지만 뼈대근육에 따라 기능적 특성이 다르게 나타낸다.

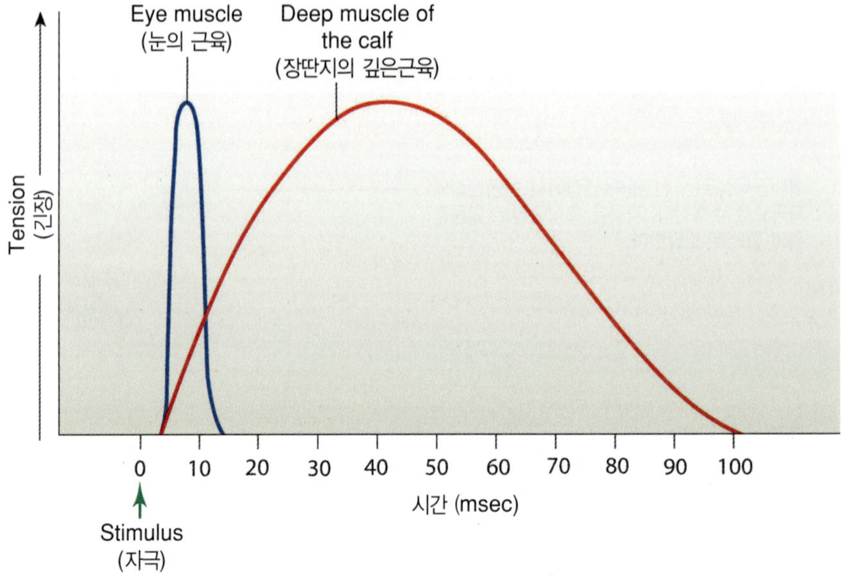

2 이 그래프는 장딴지근의 근육섬유에서 40 msec 동안 일어나는 변화를 보여준다.

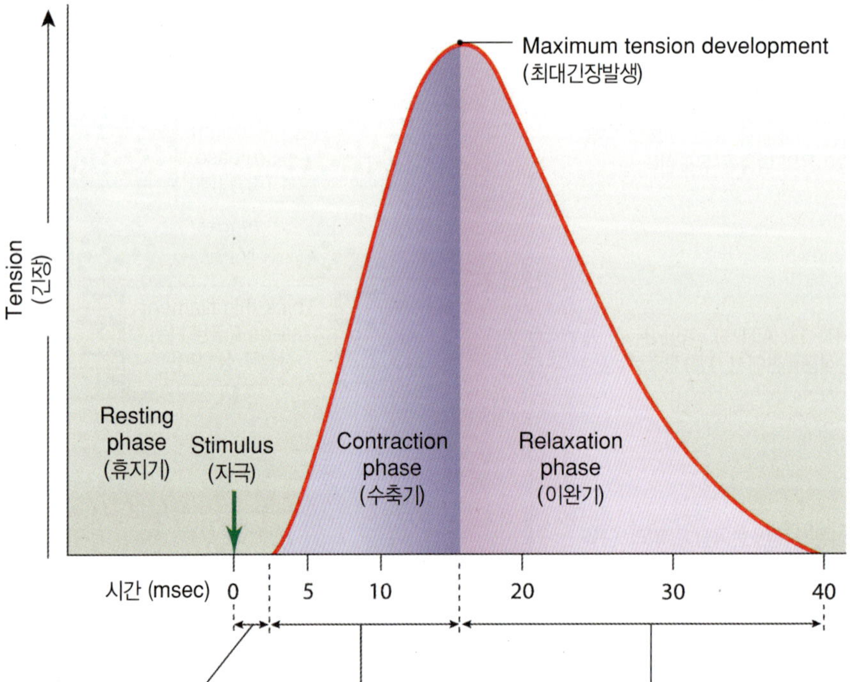

자극의 초기에 **latent period(잠복기)**가 있고 전형적으로 약 2 msec 동안 지속된다. 잠복기 동안에도 활동전위는 근육세포막을 타고 흐르며 근육세포질그물에서 칼슘이온이 방출된다. 수축주기가 아직 시작되지 않았기 때문에 근육섬유는 잠복기 동안 긴장을 형성하지 못한다.

Contraction phase(수축기)는 13 msec 정도 지속되는데 긴장이 최대치로 올라간다. 긴장도가 올라갈수록 칼슘이온이 트로포닌에 결합하여 가는잔섬유에 있는 활성부위가 노출되고 교차다리반응이 시작된다.

Relaxation phase(이완기)는 약 25 msec 지속된다. 이 기간 동안 칼슘농도는 떨어지고 트로포닌은 활성부위를 덮어 교차다리가 분리되며 감소한다. 결국 긴장은 휴지기상태로 되돌아간다.

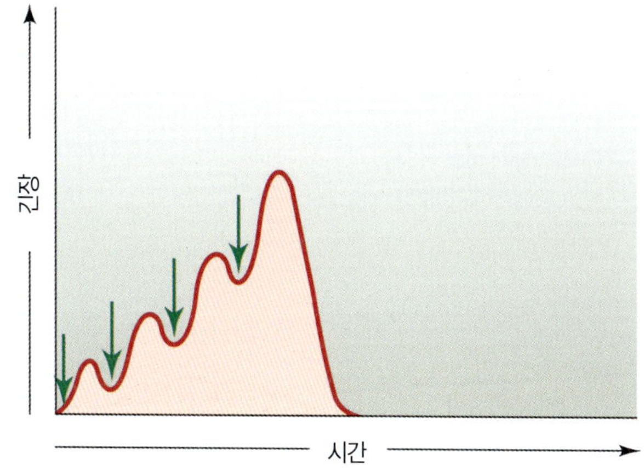

3 만일 또 다른 자극이 이완기가 끝나기 전에 도달하면 보다 강력한 또 다른 수축이 일어난다. 이러한 방식으로 반복적 순간수축은 **wave summation(수축파가중)**을 계속한다. 한번의 순간수축의 지속여부가 수축파가중을 일으킬 수 있는 최대시간을 결정한다.

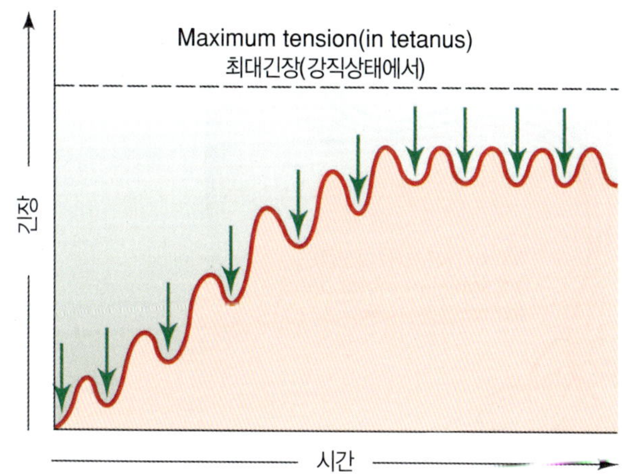

4 수축과 이완의 빠른 주기 동안 최대에 근접한 긴장도를 일으키는 근육은 **incomplete tetanus(불완전강직**, 경련성 긴장) 상태에 있다고 할 수 있다. (그래프에서 점선을 주목하고 그 아래는 강직상태에서 발생하는 최대 긴장을 나타낸다.)

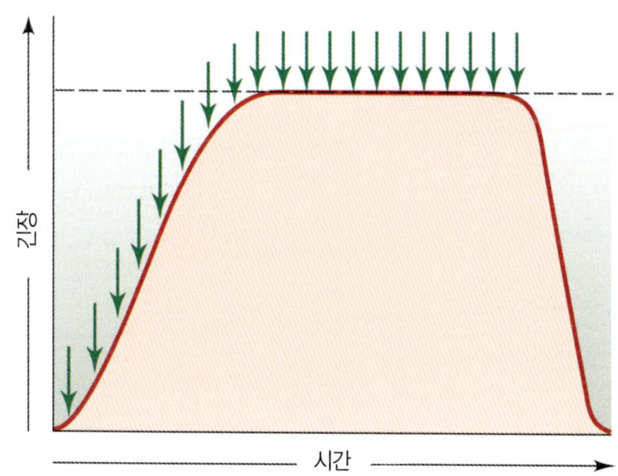

5 **Complete tetanus(완전강직)**는 높은 자극빈도에 의해 이완기가 소멸될 때 일어난다. 완전강직 동안 활동전위가 너무 빨리 도달하여 근소포체의 칼슘이온을 회수하지 못한다. 근육세포질에 높은 칼슘이온농도로 인해 수축이 장기간 지속된다. 비록 실험조건에서 근육을 강직시킬 수는 있지만 정상 활동 과정에서는 최대긴장을 일으키기는 쉽지 않다. 왜냐하면 정상적인 운동은 긴장의 형성 정도를 정확히 통제하고 또 지속적으로 변화시켜야 할 필요가 있기 때문이다.

KEY

↓ = Stimulus(자극)

모듈 6.6 복습

a. 순간수축을 정의하시오.
b. 순간수축의 이완기에 일어나는 현상을 서술하시오.
c. 완전강직과 불완전강직을 비교하시오.

뼈대근육은 운동단위가 얼마나 자극받는가에 따라 근육의 긴장이 달라진다

1 전형적인 뼈대근육은 수천의 근육섬유를 갖는다. 일부 운동신경원은 몇 개의 근육섬유를 지배하지만 대부분 수천 개를 지배한다. 긴장의 형성 정도는 자극받는 근육섬유 개수를 조절하여 무의식적으로 통제한다.

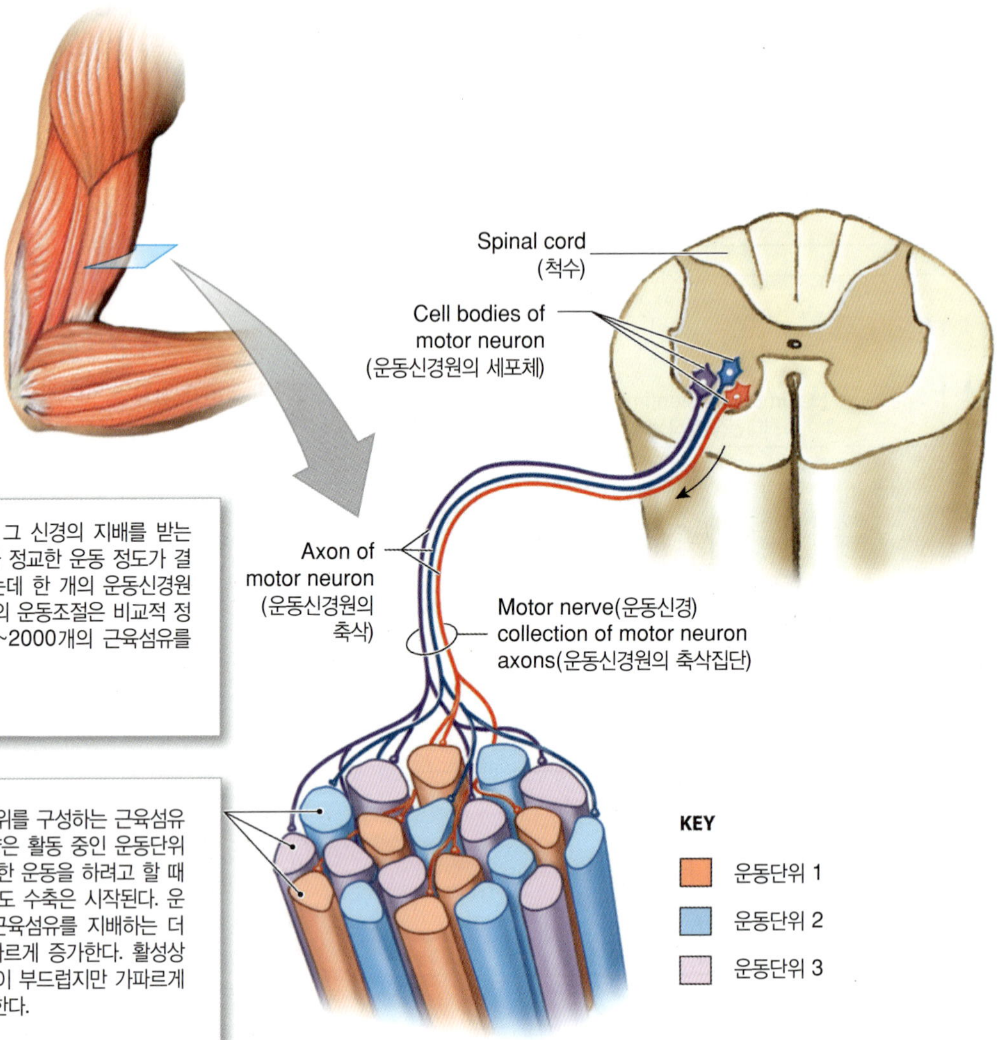

Motor unit(운동단위)은 하나의 운동신경원과 그 신경의 지배를 받는 모든 근육섬유를 말한다. 운동단위의 크기에 따라 정교한 운동 정도가 결정된다. 눈의 근육은 정확한 운동조절이 요구되는데 한 개의 운동신경원이 약 4~6개의 근육섬유를 지배한다. 반면 다리의 운동조절은 비교적 정교하지 않아 한 개의 운동신경원이 대략 1000~2000개의 근육섬유를 지배한다.

각 운동단위를 구성하는 근육섬유는 다른 운동단위를 구성하는 근육섬유와 섞여 있다. 그렇기 때문에 힘줄을 당기는 방향은 활동 중인 운동단위의 개수가 변해도 바뀌지 않는다. 만일 어떤 특별한 운동을 하려고 할 때 근육에 존재하는 가장 작은 운동단위가 작동하여도 수축은 시작된다. 운동이 지속되며 보다 빠르고 강력한 힘을 내는 근육섬유를 지배하는 더 많은 운동단위가 활동하게 되어 긴장형성이 가파르게 증가한다. 활성상태의 운동단위 개수가 증가함으로써 근육의 긴장이 부드럽지만 가파르게 증가하는 것을 **recruitment(점증긴장)**이라고 한다.

전체 근육이 수축하지 않을 때도 운동단위의 일정 수는 항상 활성상태를 보인다. 일부 근육섬유의 수축은 운동을 유발할 정도의 충분한 긴장을 형성하지는 않지만 근육 자체를 단단하게 한다. 뼈대근육의 이러한 휴지기긴장을 **muscle tone(근육긴장)**이라 하며 느끼지 못하게 조절된다. 각 운동단위의 활성도는 일정하게 변하며 개개의 근육섬유는 힘줄에서 일정한 긴장이 유지되는 동안에도 이완할 수 있다. 활동 중인 근육섬유는 에너지를 사용하므로 근육긴장이 클수록 휴지기의 대사율이 높아진다. 증가된 근육긴장은 휴지기의 에너지 소모율을 약간 증가시키나 시간이 갈수록 누적되며 24시간 내내 지속된다.

모듈 6.7 복습

a. 운동단위를 정의하시오.
b. 점증긴장이란 무엇인가?
c. 운동단위에서 근육섬유 수와 운동의 정확성과의 관계를 설명하시오.

6.8

근육수축은 등장성(동적)이거나 등축성(정적)으로 일어난다

Isotonic contraction(등장성수축)

1 **Isotonic contraction(등장성수축;** *iso-*, 동등 + *tonos*, 긴장**)**의 경우 긴장이 증가하면 뼈대근육의 길이가 변한다. 책상 위의 물건을 들어올리고, 걷고 달리는 것은 등장성수축에 의한다. 조직단면상에서 1 cm^2에 있는 뼈대근육이 완전강직되면 약 4 kg의 긴장을 만든다. 만일 그 근육에 2 kg의 무게를 매달아 자극하면 그 근육은 짧아진다.

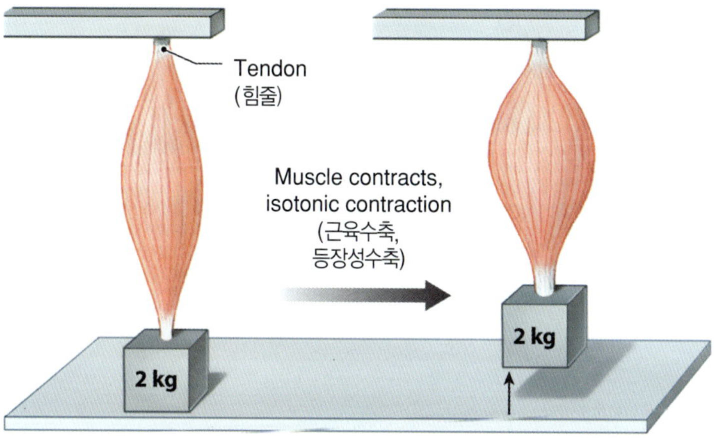

2 교차다리가 어떤 물체의 무게를 견딜 정도의 긴장을 형성한 후(이 경우 2 kg의 무게인데) 근육이 짧아지기 시작한다. 처음 얼마 동안 근육섬유의 긴장은 힘줄의 긴장이 무게를 넘어설 때까지 증가한 후 근육이 짧아지며 뼈대근육의 긴장은 일정하게 유지된다.

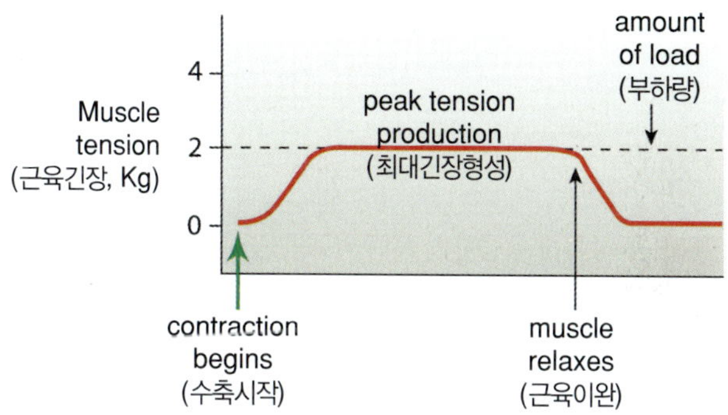

Isometric contraction(등축성긴장)

3 등장성수축과 달리 **isometric contraction(등축성수축;** *metric*, 측정**)**의 경우 근육의 길이가 전반적으로 변하지 않으며 형성되는 긴장은 가해진 무게를 들어올릴 수 없다. 만일 물체의 무게가 최대긴장과 같거나 무거울 경우 근육이 수축했을 때에도 물체는 움직이지 않는다. 수축하는 근육은 부풀지만 등장성수축보다는 덜하다. 등축성수축의 경우 근육이 짧아지지는 않지만 개개의 근육섬유는 결합조직이 늘어나는 정도로 짧아진다. 긴장이 하중를 초과하지 않기 때문에 근육섬유는 더 이상 짧아지지 않는다.

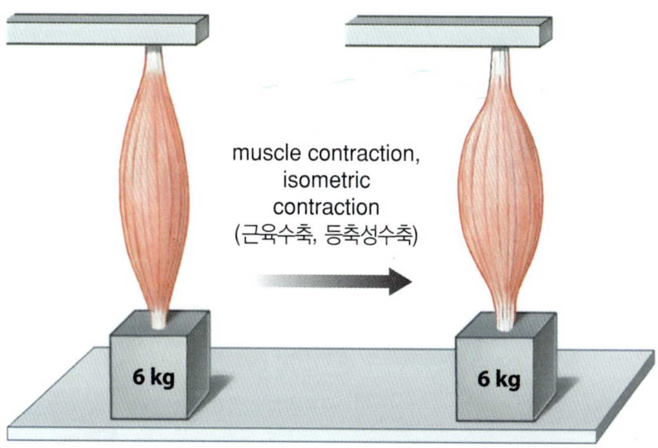

4 만일 근육이 6 kg의 무게를 들어올릴 수 있을 만큼의 긴장을 형성하지 못하면 그 물체는 움직이지 않는다.

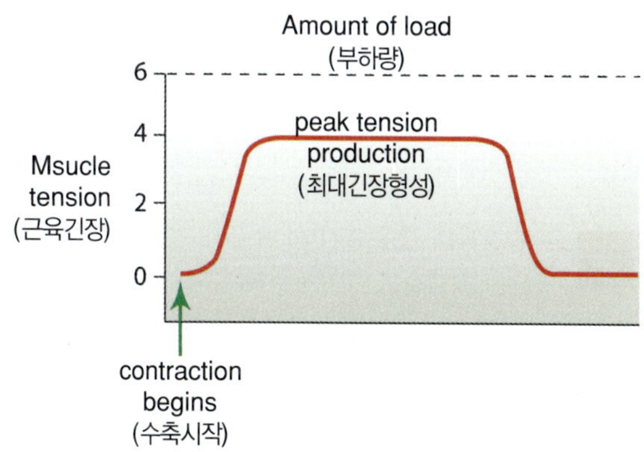

일어서거나 앉을 때 몸을 똑바로 유지시키는 근육의 반사수축의 대부분은 중력에 대항하는 근육의 등축성수축이 관여한다.

모듈 6.8 복습

a. 등장성수축과 등축성수축을 비교하시오.

b. 뼈대근육이 짧아지지 않고도 수축할 수 있는가? 그렇다면 그 이유를 설명하시오.

c. 위의 두 개의 그래프에서 어떤 수축형태가 가장 큰 긴장을 형성하는가?

6.9

근육수축은 호흡 혹은 무호흡에 의해서 형성된 다량의 ATP를 필요로 한다

1 휴지기의 뼈대근육의 경우 ATP 요구량이 낮다. 필요량 이상의 산소가 미토콘드리아에 공급되며 과잉의 ATP를 생산한다. 남은 ATP는 또 다른 고에너지 형태의 **creatine phosphate(CP, 인산크레아틴)**와 글리코겐을 저장하기 위해 사용된다. 휴지기 근육섬유는 혈액으로부터 지방산과 포도당을 흡수한다. 지방산은 미토콘드리아에서 분해되어 ATP를 생산하는데, 생산된 ATP는 크레아티닌을 인산크레아티닌으로 바꾸고 포도당을 글리코겐으로 바꾸는데 이용한다.

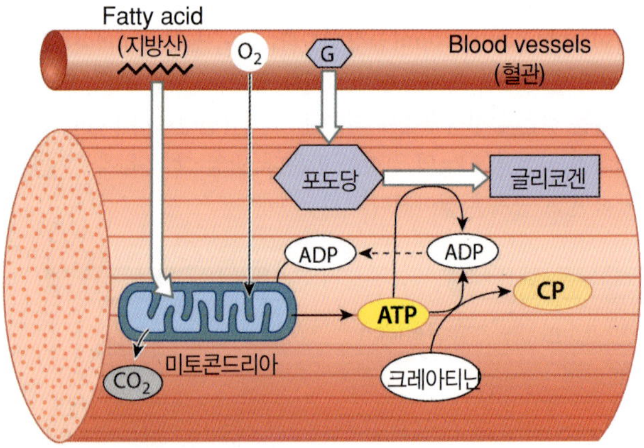

휴지기상태의 근육

2 적당하게 운동하면 ATP의 요구량이 증가한다. 이러한 요구에 의해 미토콘드리아의 산소 소비율이 증가하게 된다. 뼈대근육은 주로 미토콘드리아에서 호흡을 통한 **pyruate(피루브산염)** 대사에 의존한다. 두 개의 3-탄소인 피루브산염은 한 개의 6-탄소인 포도당을 효소로 분해하여 생산된다. 비록 피루브산염이 생성되며 소량의 ATP가 생산되지만 주로 미토콘드리아의 피루브산염 대사에 의해서 많은 양이 생성된다. 미토콘드리아의 활성이 ATP의 요구량을 충족시키는 한에서 근육은 저장하고 있는 글리코겐, 지질, 아미노산이 고갈될 때까지 지치지 않는다. 따라서 여러 시간을 운동하는 달리기 선수 같은 운동선수의 근육이 지치지 않는 것도 그러한 이유이다.

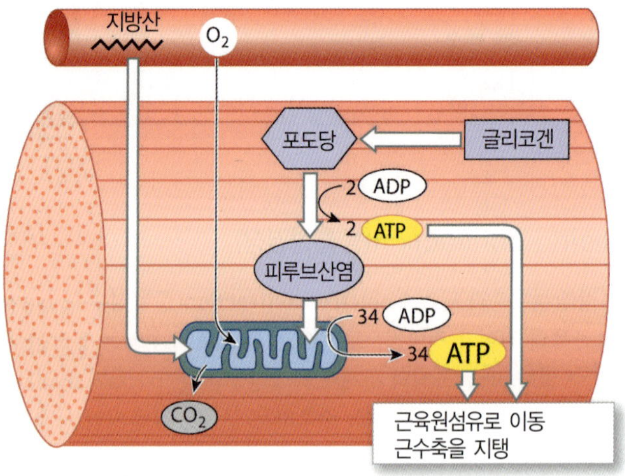

적당한 활성상태의 근육

3 최대 운동의 경우 ATP의 요구가 엄청나서 미토콘드리아의 ATP 생산은 최대율로 증가하는데 증가 정도는 산소활용능력에 의해 결정된다. 극한운동 시 미토콘드리아에 의해 공급되는 ATP는 필요량의 1/3 정도에 불과하다. 나머지는 무호흡(산소결핍)으로 포도당을 피루브산염으로 분해하며 생산된다. 피르부산염의 농도가 증가함에 따라 피루브산염이 **lactic acid(젖산)**으로 변하여 3-탄소분자인 **lactate(젖산염)**과 한 개의 수소이온으로 분해된다. 극한 운동 시 젖산의 생성은 세포 안과 밖의 pH를 떨어뜨려 운동시작 후 얼마 지나지 않아 pH의 변화로 인해 필수 효소의 특성이 변화되어 근육섬유가 더 이상 수축하지 않는다. 단거리 선수는 보통 이러한 유형의 근육피로도를 경험한다.

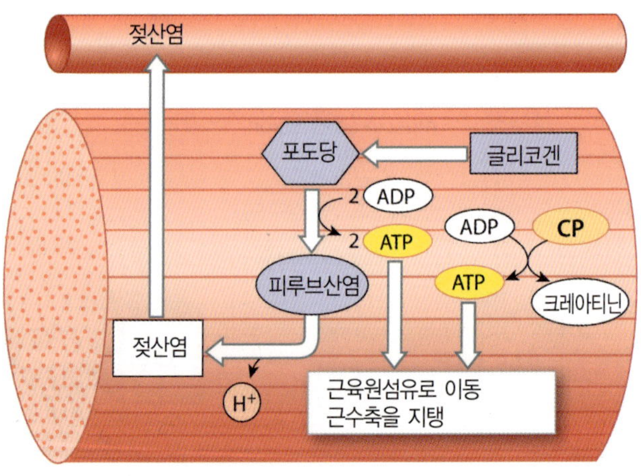

최대 운동 중인 근육

최대 운동

최대 운동에서 생성된 젖산염의 대부분은 근육섬유에서 확산을 통해 혈액으로 이동한다. 이 젖산염은 간으로 흡수되어 피루브산염으로 전환되기 시작한다.

회복

이 과정은 운동이 끝날 때까지 계속된다. 그 이유는 근육섬유 내의 젖산염농도가 비교적 높고 젖산염이 혈액으로 계속 확산되기 때문이다. 간이 재흡수한 젖산염을 피루브산염으로 전환하여 형성된 피루브산염의 약 30% 정도는 미토콘드리아에서 분해되어 ATP를 생산하고 나머지 70%의 피루브산염을 포도당으로 전환하는데 이용한다. 이 포도당은 혈액으로 방출되어 뼈대근육섬유로 흡수된 후 글리코겐 저장을 위해 이용된다.

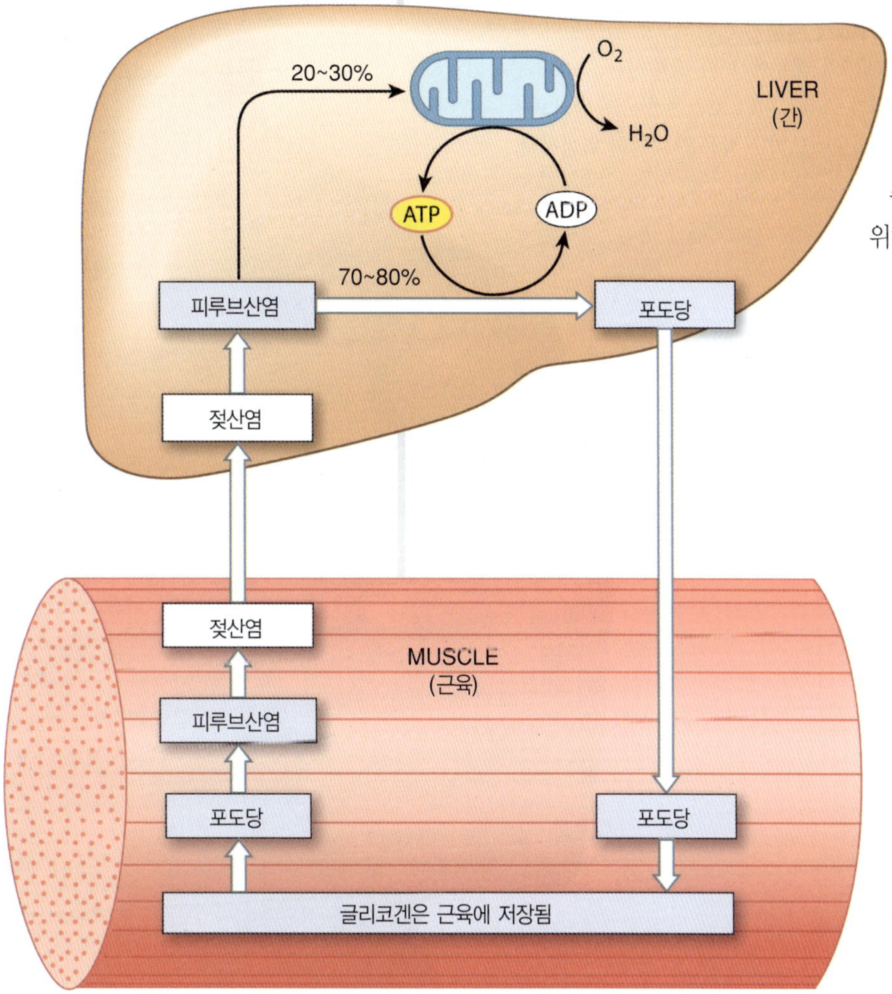

4 최대 운동 시에 근육섬유에서 방출된 젖삼염의 대부분은 근육조직에서 혈액으로 확산된다. 간은 젖산염을 재흡수한 후 재순환시켜 포도당을 형성하여 혈액으로 방출한다. 이러한 상호변환, 즉 젖산염이 간으로 이동한 후 포도당이 근육세포로 되돌아오는 순환을 **Cori cycle(코리회로)**이라고 한다. 회복기에도 몸의 산소요구량은 정상 휴지기에 비해 높다. 즉 더 많은 ATP와 산소가 필요하다. 정상 즉 운동전상태로 되돌아오는데 필요한 산소의 양을 **oxygen debt(산소부채)**라 한다.

모듈 6.9 복습

a. 휴지기 근육섬유에 저장되는 두 성분의 에너지를 확인하시오.
b. 어떤 조건에서 근육섬유가 젖산염을 생산하는가?
c. 산소부채를 정의하시오.

몇 가지 요인에 의해 근육이 비대, 위축, 마비된다

1 반복적으로 소모적인 자극을 겪음에 따라 근육섬유에는 미토콘드리아가 많아지고 당분해효소의 농도가 높아지며 저장된 글리코겐의 양이 많아진다. 또한 근육섬유는 더 많은 근육원섬유를 가지며 각 근육원섬유는 더 많은 굵은잔섬유와 가는잔섬유를 함유한다. 즉 근육이 확대 또는 **hypertrophy(비대)**된다. 근육섬유의 개수는 크게 변하지 않지만 각 근육섬유의 직경이 증가하기 때문에 전반적으로 확대된다. 또한 근육은 긴장생산능력이 근육의 단면적에 비례하기 때문에 보다 강해진다. 육체미선수의 근육이 근육비대의 좋은 예이다. 비록 비대가 스테로이드 호르몬을 사용함으로써 증가시킬 수는 있지만 힘든 훈련이 필요하다. 스테로이드의 부작용은 대단히 위험하다.

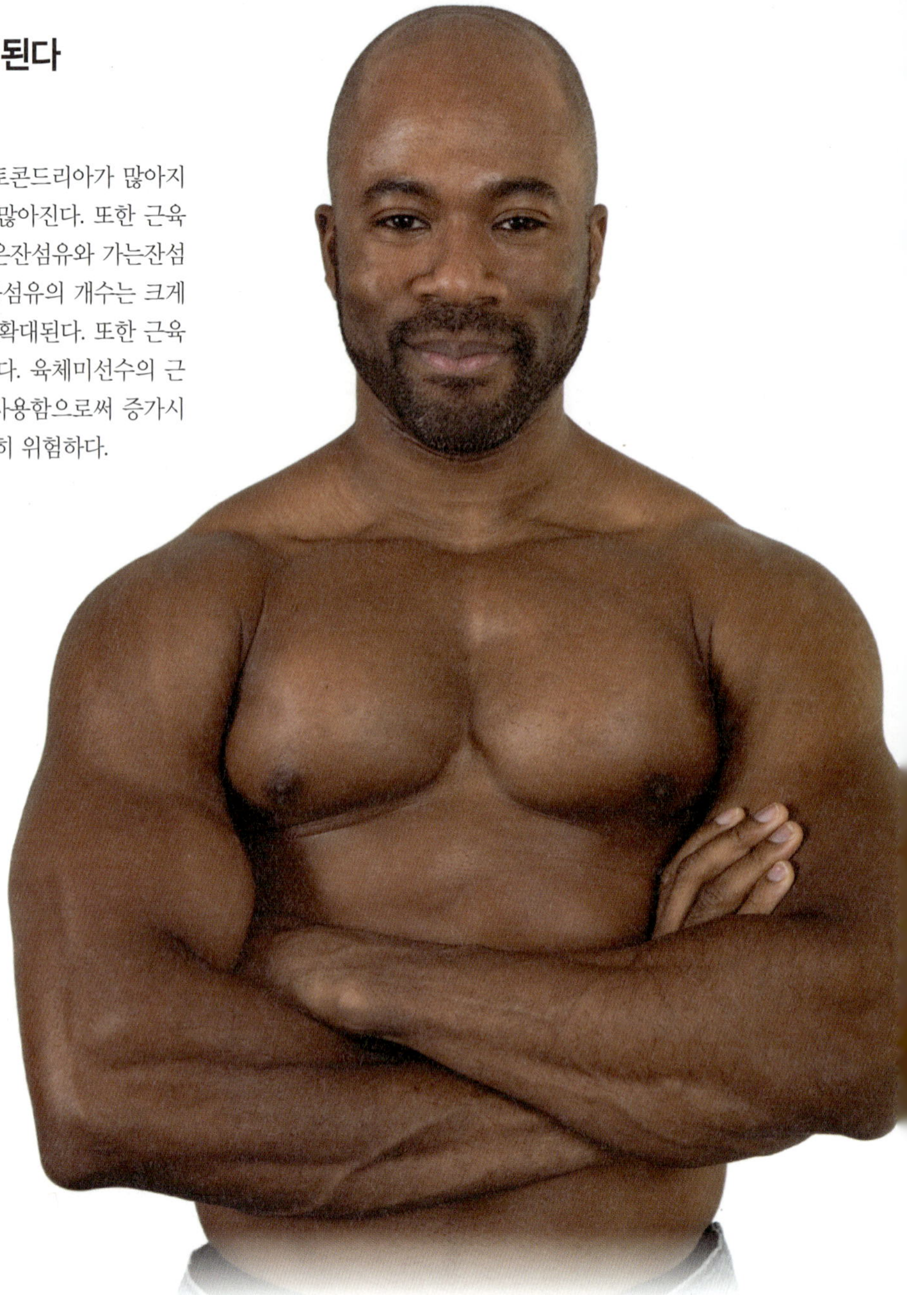

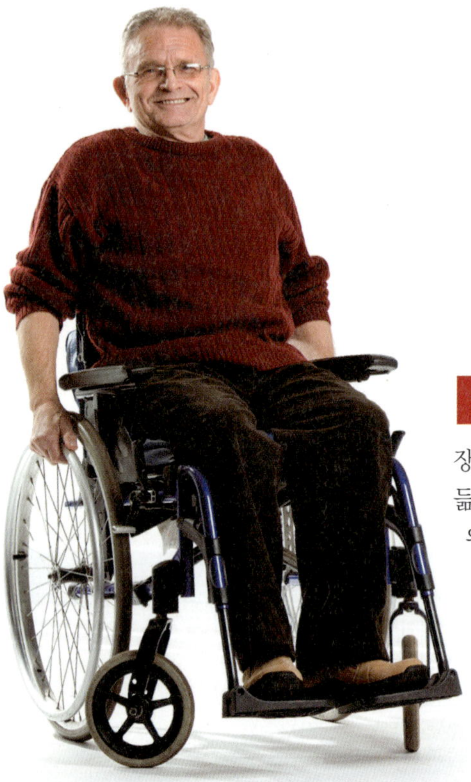

2 정기적으로 운동신경원이 자극하지 않는 뼈대근육은 긴장도와 부피가 줄어든다. 그러면 근육은 얇아지고 근육섬유는 작고 약해진다. 이와 같이 근육의 크기와 긴장도 및 힘이 감소하는 것을 **atrophy(위축)**라 한다. 또 어느 정도의 근육 위축은 나이가 듦에 따라 생긴다. 척수손상과 같은 신경계 손상에 의해 마비가 온 사람은 점차 근육이 위축되며 또 근육을 사용하지 않아도 위축이 온다. 근육사용 감소가 일시적일지라도 위축이 오는데 팔에 깁스를 하기 전후를 비교해 보면 알 수 있다. 근육 위축은 처음에는 회복이 되나 근육섬유가 죽으면 회복되지 않는다. 위축이 심화되면 영원히 기능손실이 발생한다. 이것이 일시적으로 근육을 움직일 수 없는 사람에 대해 물리치료를 하는 이유이다.

3 이 그림은 뼈대근육에 미치는 여러 임상적인 상태를 보여준다. 뼈대근육은 운동신경원의 지배를 받으므로 신경계통의 질환은 간접적으로 근육계통에 영향을 미친다.

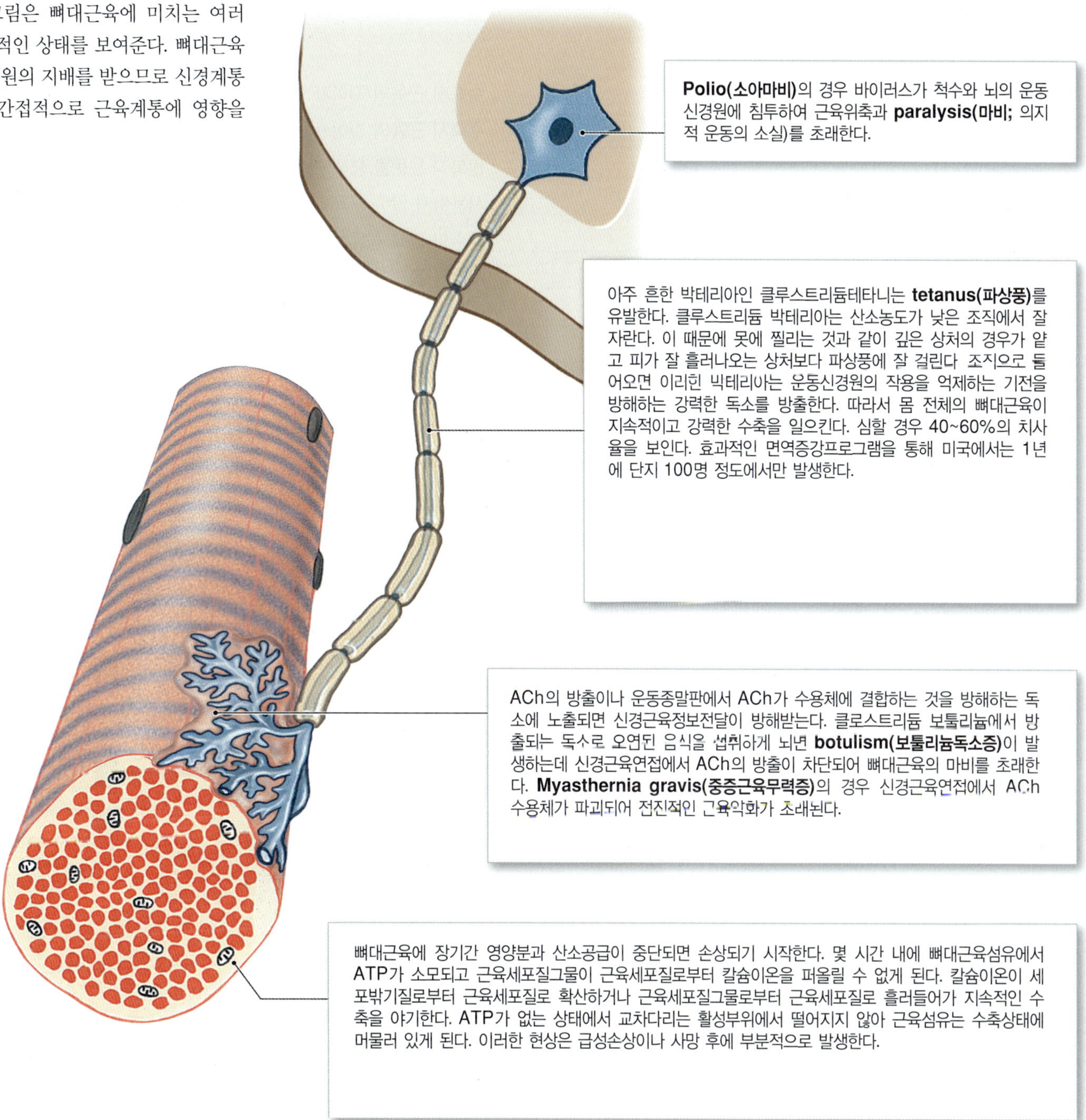

사망직후 뼈대근육의 수축현상인 **rigor mortis(사후강직)**는 몸 전체에서 발생하는데 얼굴, 목, 팔 등의 작은 근육에서부터 시작된다. 근육세포질그물이 손상되며 내부의 칼슘이온이 흘러나와 지속적인 수축이 시작된다. ATP가 고갈되며 근육은 수축상태를 유지한다. 모든 뼈대근육이 사후강직현상을 겪게 되므로 시신은 널판지처럼 굳어진다. 보통 사망후 2~7시간 이내에서 시작되어 1~6일이 경과하여 부패가 시작되며 사라진다. 이 시간은 온도와 같은 환경적인 영향에 따라 달라진다. 법의학자는 환경적 조건과 사후강직의 정도로 사망시간을 추정할 수 있다.

모듈 6.10 복습

a. 근육의 비대와 위축을 정의하시오.

b. 프레드는 다리에 깁스를 하고 6주 후에 제거하였다. 진료테이블에서 내려오다 넘어졌다. 그 이유를 설명하시오.

c. 시신의 유연성 혹은 경직성의 정도가 살해당한 시간을 추정하는데 중요한 단서를 어떻게 제공하는지 설명하시오.

1. 연결하기

다음 용어에 맞는 설명을 짝지으시오.

- isometric contraction(등축성수축)
- atrophy(위축)
- oxygen(산소)
- rigor mortis(사후강직)
- motor unit(운동단위)
- lactic acid(젖산)
- isotonic contraction(등장성수축)
- hypertrophy(비대)

a ______________ 수축시 근육의 길이가 변하지 않는다.

b ______________ 수축시 근육의 길이가 변한다.

c ______________ 반복적 운동을 통해 근육의 크기가 증가한다.

d ______________ 사용하지 않아 근육의 크기가 감소한다.

e ______________ 다수의 근육 섬유는 하나의 운동신경원의 지배를 받는다.

f ______________ 사망후 몸의 근육이 전반적으로 수축한다.

g ______________ 미토콘드리아에서 ATP의 생산을 필요로 한다.

h ______________ 최대의 근육활동시 생산된다.

2. 명칭 표기

다음 용어를 사용하여 혈관과 휴지기 상태의 뼈대근육에 지적된 구조물을 적으시오.

- creatine(크레아틴)
- glycogen(글리코겐)
- CP
- glucose(포도당)
- O_2
- fatty acids(지방산)

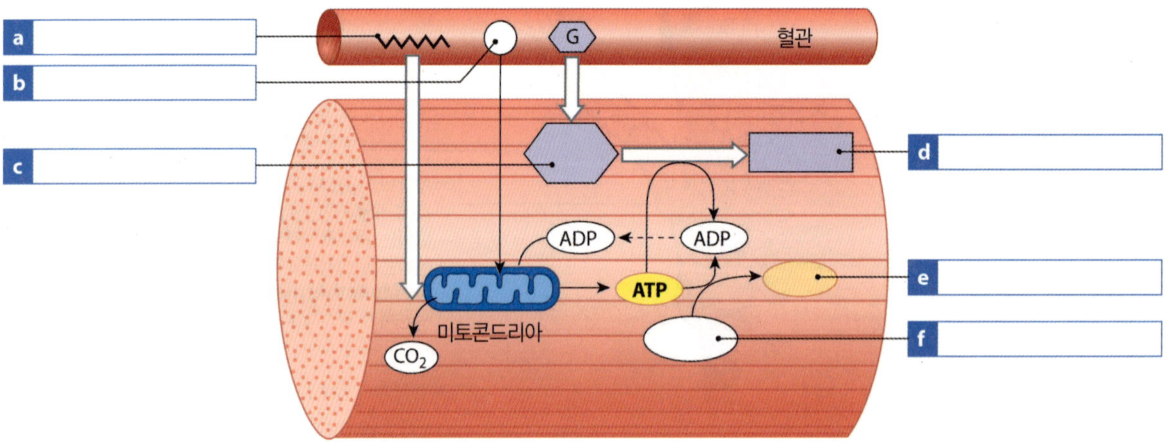

3. 절 종합 문제

a 지속적인 근육 활동시 생산되는 젖산염의 대사과정을 설명하시오.

b 근육계통의 몇몇 임상증상이 신경계통의 질환으로 인해 생긴다. 신경계통의 질환이 소아마비, 파상풍, 보툴리눔독소증, 중증근육무력증을 야기하는 기전을 설명하시오.

c 사후강직 현상을 유발하는 생리적 기전을 설명하시오.

근육계통의 기능적 구성

Muscular system(근육계통) 중 뼈대근육은 우리 몸무게의 반 정도를 차지한다.

1 근육계통은 다른 기관 계통에 비해 몸무게에 더 영향을 준다.

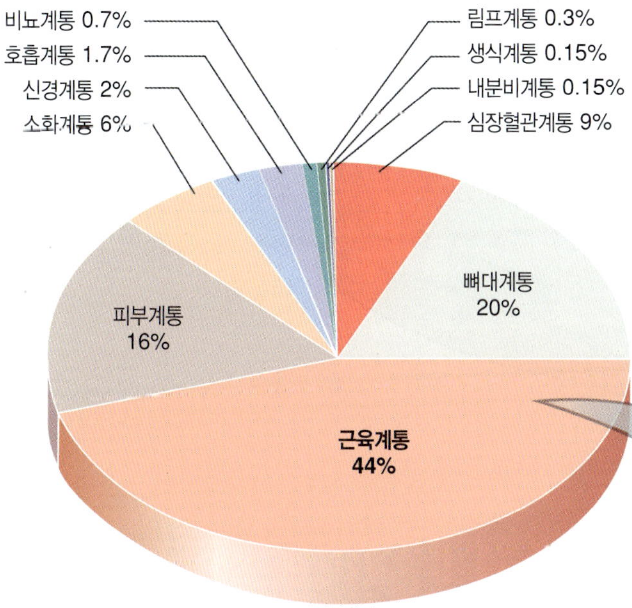

2 근육계통은 몸통근육과 팔다리근육으로 구분한다. **Axial muscle(몸통근육)**은 몸통뼈대를 지지하며 자세를 유지한다. **Appendicular muscle(팔다리근육)**은 팔과 다리를 지지하고 움직인다.

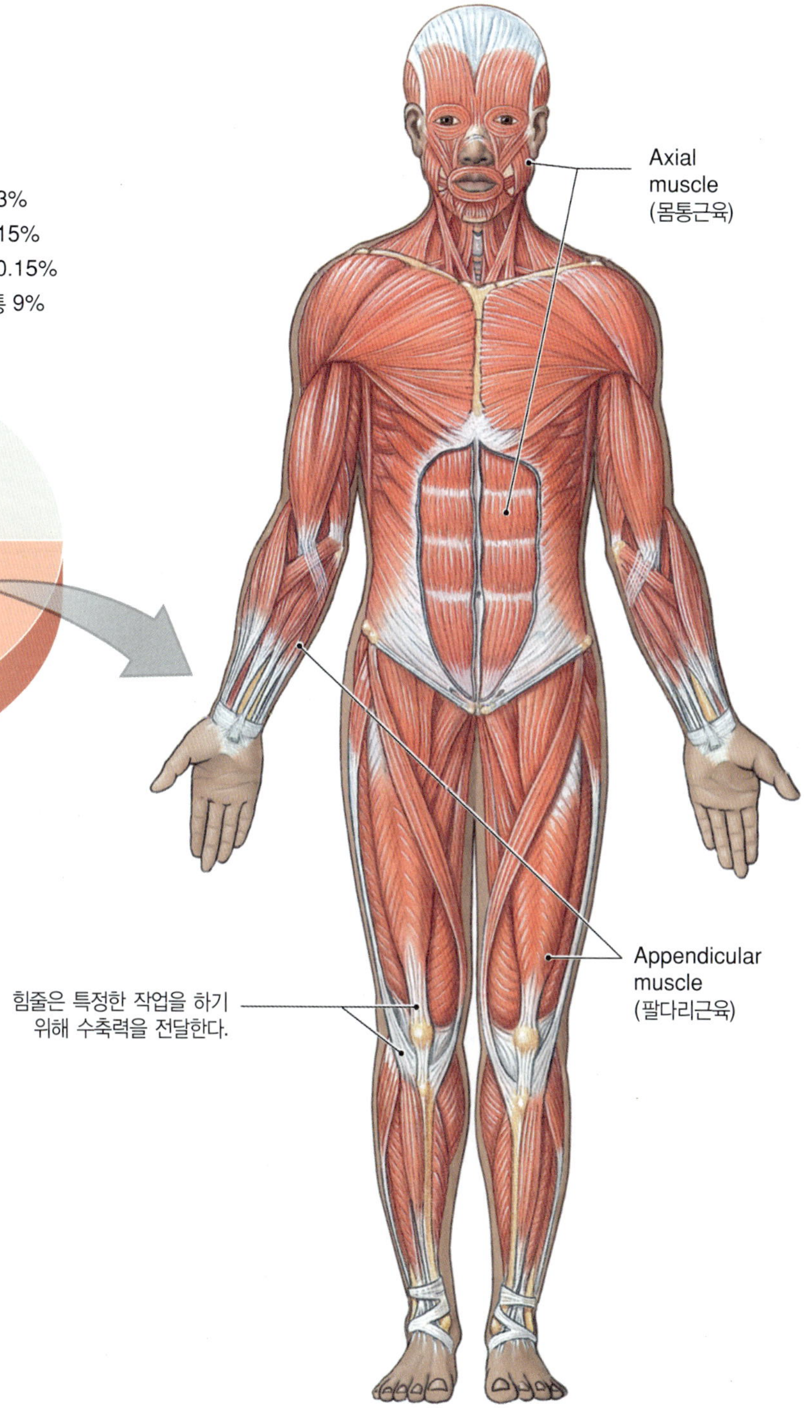

이번 절에서는 근육계통의 기능적 구성을 학습한다. 사람의 몸은 크기, 모양, 작용이 다른 700개 정도의 뼈대근육을 가지고 있다. 비록 개개의 뼈대근육섬유가 유사한 방법과 비슷한 정도로 수축하지만 뼈대근육의 작용은 근육섬유의 구성양상과 뼈대에 부착한 근육의 양에 따라 달라진다.

근육의 이름은 형태나 작용을 의미한다

1 대부분의 경우 수축하는 동안 근육의 한쪽 끝은 고정되어 있고 다른 한쪽이 움직인다. 고정된 쪽을 근육의 **origin(잇는곳)**이라고 한다. 대부분의 근육은 뼈에서 일어나지만 일부 근육은 결합조직에서 일어난다. 움직임이 있는 다른 쪽끝을 **insertion(닿는곳)**이라고 한다. 해부학적 자세에서 잇는곳은 대체로 닿는곳에 비해 몸쪽에 위치한다. 그렇지만 잇는곳과 닿는곳을 아는 것보다 양쪽의 부착부분과 작용을 알아내는 것이 더 중요하다. 근육이 수축할 경우 근육은 특정 운동 또는 **action(작용)**을 하게 된다. 일반적으로 특정 관절에서 일어나는 운동을 중심으로 작용을 설명한다.

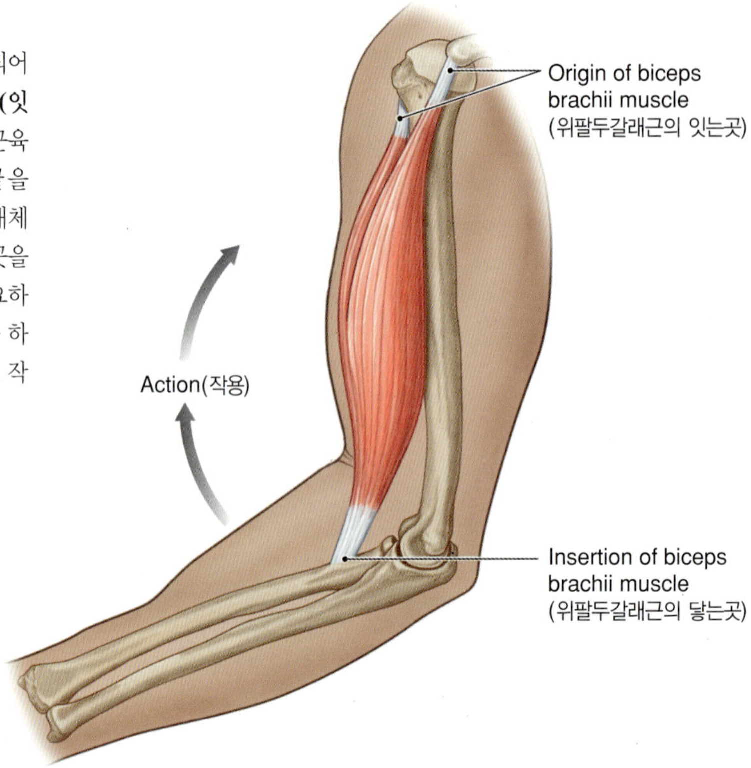

2 복잡한 운동에서 근육은 집단으로 움직인다. 그 근육들의 협동작용으로 특정 운동이 효과적으로 일어난다. 그 근육들의 기능을 토대로 주작용근, 대항근, 협동근이라 한다.

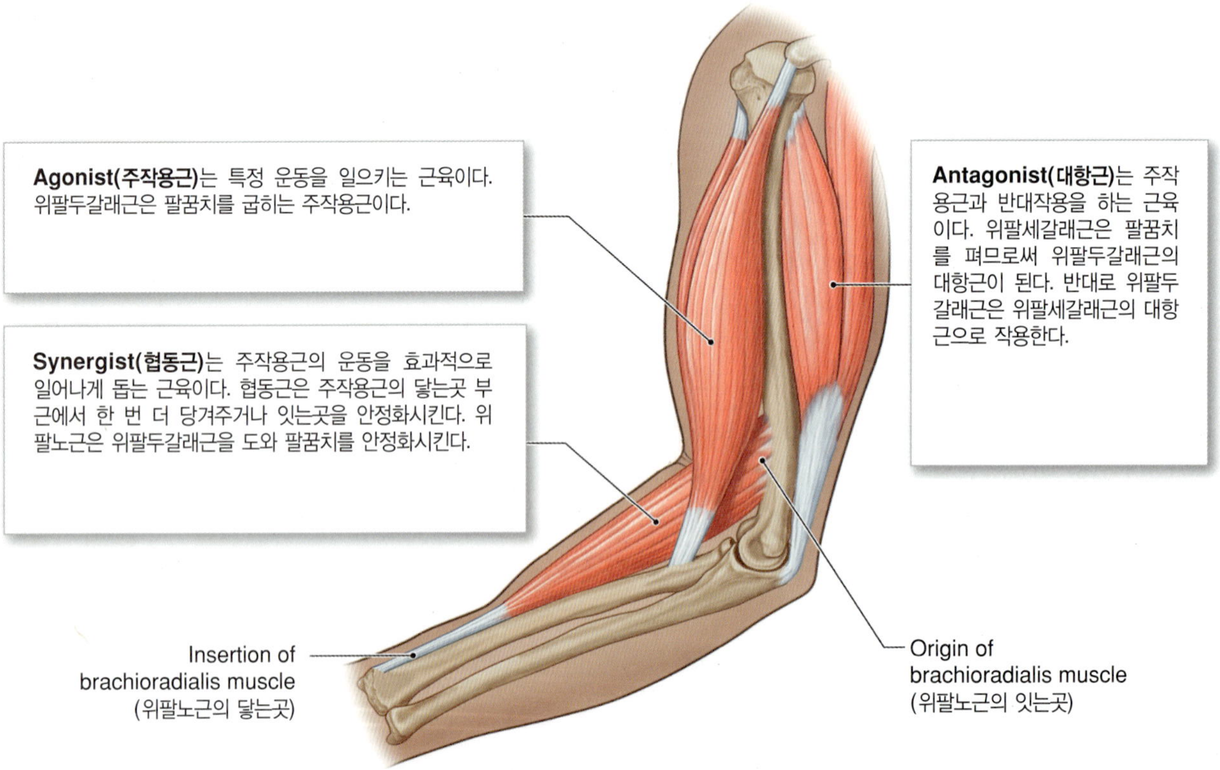

근육의 명칭

몸의 특정 부위를 지칭하는 명칭*

Abdominal(배)
Ancon(팔꿈치)
Auricular(귀)
Brachial(팔)
Capitis(머리)
Carpi(손목)
Cervicis(목)
Coccygeal(꼬리)
Costal(갈비)
Cutaneous(피부)
Femoris(넙다리)
Glossal(혀)
Hallux(엄지발가락)
Ilium(엉덩)
Inguinal(샅)
Lumbar(허리부위)
Nasalis(코)
Nuchal(뒷목)
Ocular(눈)
Oris(입)
Palpebra(눈꺼풀)
Pollex(엄지손가락)
Popliteal(무릎뒤)
Psoas(허리)
Radial(아래팔)
Scapular(어깨)
Temporal(관자)
Thoracic(가슴)
Tibial(정강)
Ulnar(자뼈)

위치, 방향, 근다발의 구성을 지칭하는 명칭

Anterior(앞)
External(밖)
Extrinsic(바깥기원)
Inferior(아래)
Internal(표면에서 깊은)
Intrinsic(고유)
Lateral(가쪽)
Medial(안쪽)
Oblique(비스듬)
Posterior(뒤)
Deep(깊은)
Rectus(똑바른)
Superficial(표면쪽)
Superior(머리쪽)
Transverse(가로)

근육의 구조적 특징을 지칭하는 명칭

이는곳의 특성

Biceps(두 개의 갈래)
Triceps(세 개의 갈래)
Quadriceps(네 개의 갈래)

모양

Deltoid(세모)
Orbicularis(둘레)
Pectinate(빗살)
Piriformis(배모양)
Platy-(편평)
Pyramidal(피라밋)
Rhomboid(마름모)
Serratus(톱니)
Splenius(널판지)
Teres(둥글고 긴)
Trapezius(마름)

기타 특별한 특징

Alba(흰)
Brevis(짧은)
Gracilis(얇은)
Latae(넓은)
Latissimus(가장 넓은)
Longissimus(가장 긴)
Longus(긴)
Magnus(큰)
Major(보다 큰)
Maximus(가장 큰)
Minimus(가장 작은)
Minor(보다 작은)
Vastus(큰, 넓은)

작용을 지칭하는 명칭

일반

Abductor(몸통에서 멀어지는 운동)
Adductor(몸통으로 향하는 운동)
Depressor(내리는 운동)
Extensor(똑바르게 하는 운동)
Flexor(굽히는 운동)
Levator(올리는 운동)
Pronator(엎드리는 자세를 함)
Supinator(눕는자세를 함)
Tensor(긴장시키는 운동)

특별한 기능, 형태

Buccinator(피리부는 근육)
Risorius(웃음)
Sartorius(비스듬한 주행)

*다른 국소 용어는 모듈 1.6을 참조하라.

3 이 표는 뼈대근육을 명명하는데 가장 중요한 용어를 요약하였다. 이러한 용어에 익숙해지면 특정 근육을 확인하고 기억하는데 도움이 될 것이다. 모든 뼈대근육의 전체 명칭에는 "근육"을 표기한다[예외로 platysma(넓은목근)와 diaphragm(가로막)이 있다.]. 비록 biceps brachii muscle(위팔두갈래근)이 바른 표기이지만 그림이나 표 등에서는 단순하게 biceps brachii(위팔두갈래근)로 표기한다.

모듈 6.11 복습

a. 근육의 작용과 관련하여 협동근을 정의하시오.
b. 위팔두갈래근과 위팔세갈래근의 관계는 무엇인가?
c. 긴노쪽손목굽힘근의 명칭이 의미하는 것은?

해부학적 자세를 기준으로 일어나는 운동을 표현하는데 폭넓게 사용되는 기술적 용어

몸이 운동하고 있을 때 그 운동을 표현하는 용어를 이해하기가 가장 쉽다. 뼈대근육이 작용할 때 그 운동을 표현하는 용어를 사용하기 때문에 모듈 6.12와 모듈 6.13에서 제시하게 될 용어와 익숙해져야 한다.

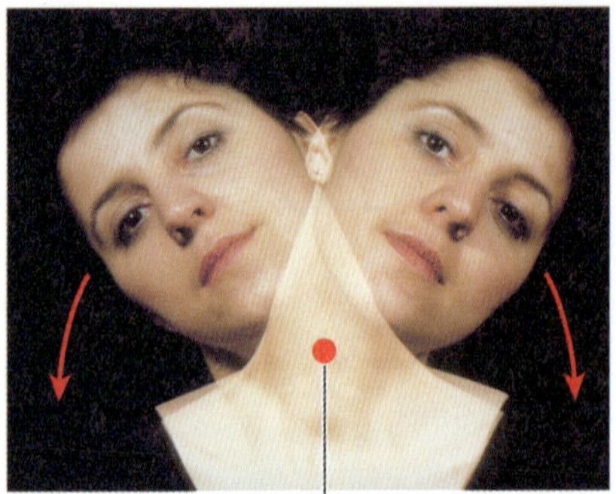

Lateral flexion(가쪽굽힘)은 척주를 옆으로 굽힐 때를 말한다. 이 운동은 목과 가슴부위에서 뚜렷하다.

Flexion(굽힘)과 Extension(폄)

1 굽힘과 폄은 보통 팔다리 긴뼈의 운동을 나타내지만 몸통뼈대의 운동을 표현하기도 한다. 예를 들어 머리를 숙일 때 목의 척추사이관절을 굽힌 것이 된다.

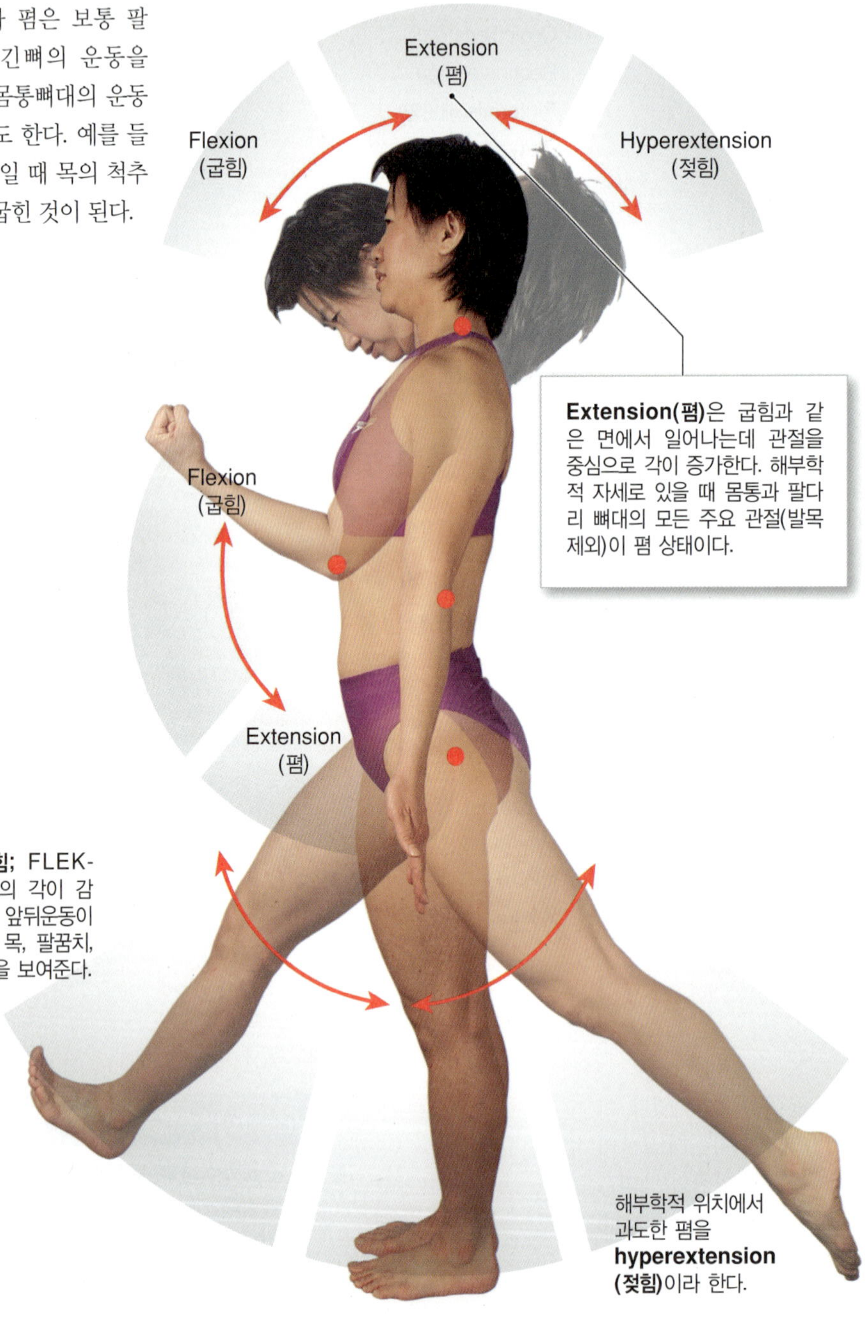

Extension(폄)은 굽힘과 같은 면에서 일어나는데 관절을 중심으로 각이 증가한다. 해부학적 자세로 있을 때 몸통과 팔다리 뼈대의 모든 주요 관절(발목 제외)이 폄 상태이다.

Flexion(**굽힘;** FLEK-shun)은 관절의 각이 감소하는 형태의 앞뒤운동이다. 이 그림은 목, 팔꿈치, 넙다리의 굽힘을 보여준다.

해부학적 위치에서 과도한 폄을 **hyperextension** **(젖힘)**이라 한다.

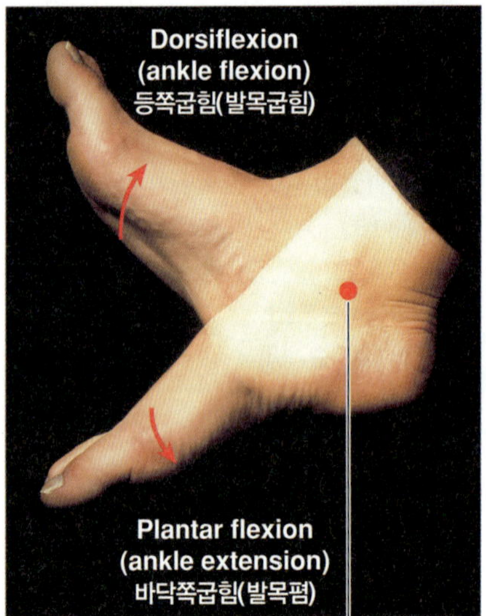

Dorsiflexion(등쪽굽힘)은 발목관절에서의 굽힘이며 발꿈치를 축으로 발가락쪽을 들어올려 발바닥이 올라온다. **Plantar flexion**(**바닥쪽굽힘;** *planta*, sole)은 반대운동으로 까치발로 설 때 발목을 펴서 발꿈치가 올라온다.

Abduction(벌림)과 Adduction(모음)

중앙에 있는 손가락이나 발가락을 중심으로 손가락이나 발가락을 서로 멀어지게 하는 운동이 벌림이다. 이 운동의 반대가 모음의 운동이다. (손은 셋째손가락을 중심으로 멀어지게 벌리고 가깝게 모은다; 발은 둘째발가락을 중심으로 벌리거나 모은다.)

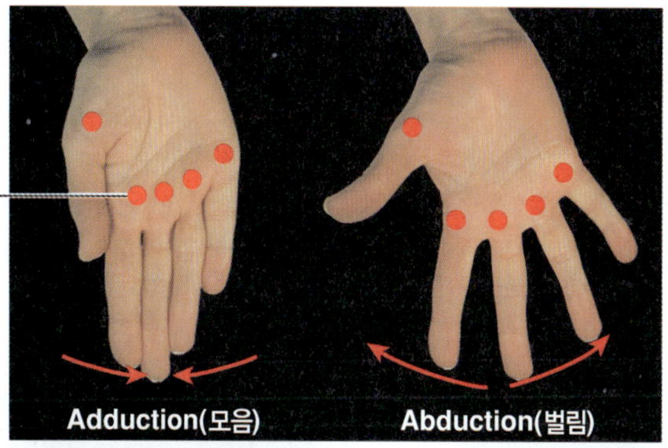

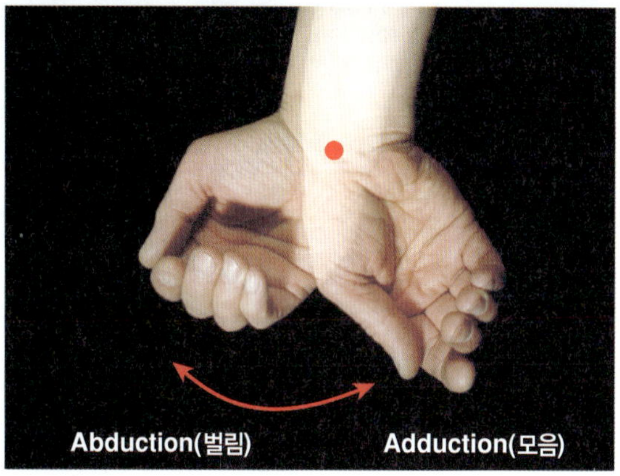

2 벌림과 모음은 몸통뼈대의 운동이 아니라 팔다리뼈대의 운동이다.

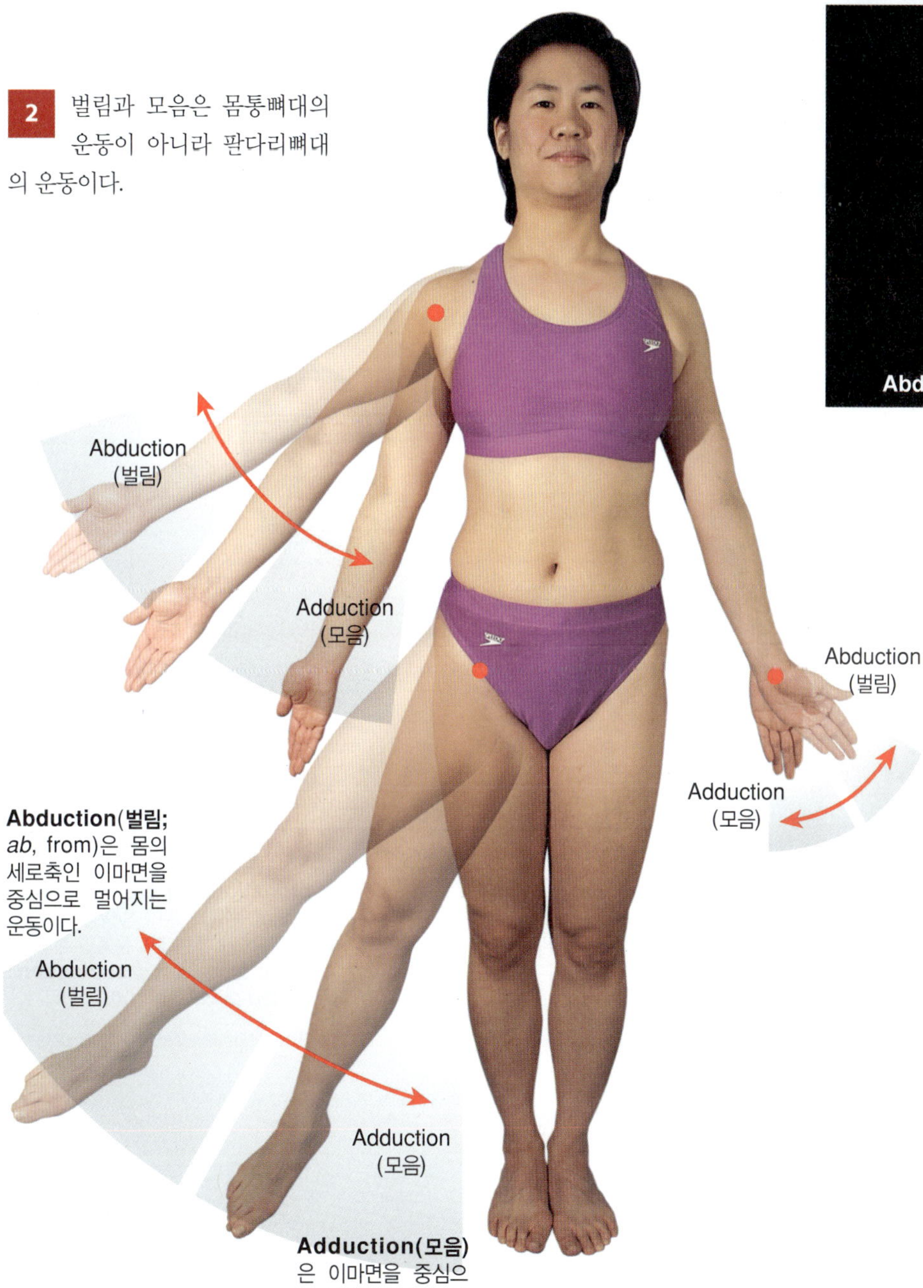

Abduction(벌림; *ab*, from)은 몸의 세로축인 이마면을 중심으로 멀어지는 운동이다.

Adduction(모음)은 이마면을 중심으로 몸의 세로축을 향하는 운동이다.

Circumduction(휘돌림)

3 팔을 큰 원을 그리며 돌리는 운동이 **circumduction(휘돌림)**이다. 이 운동에서 팔을 회전하지 않고 손으로 원을 그리게 된다.

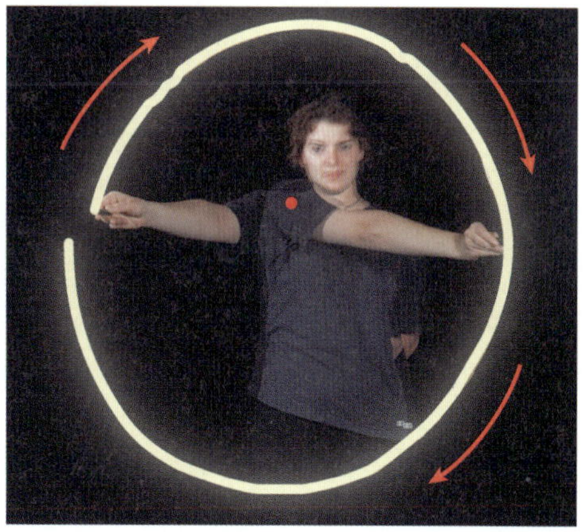

모듈 6.12 복습

a. 뜀틀 운동을 할 때 다리는 어떤 운동을 해야 하는가?

b. 경첩관절에서 일어나는 운동은 어떤 운동인가?

c. 등쪽굽힘과 바닥쪽굽힘을 비교하시오.

6.13

보다 제한된 용어가 돌림운동과 특수운동을 표현한다

Rotation(돌림)

1 몸통의 돌림운동은 왼쪽과 오른쪽의 돌림을 의미한다. 팔다리의 돌림은 안쪽 또는 가쪽돌림으로 표현한다. 아래팔의 돌림운동을 표현하기 위해 특정 용어가 사용된다.

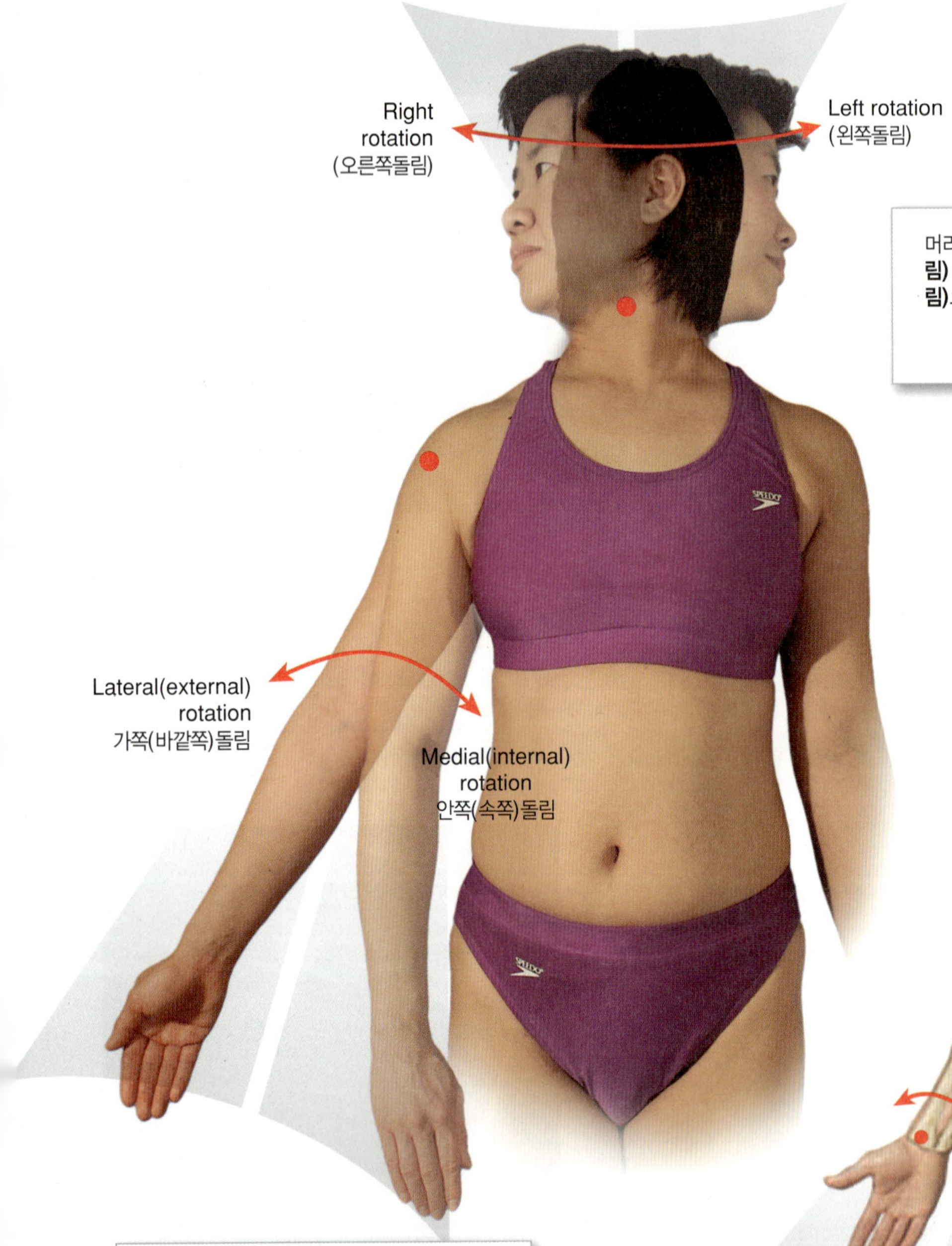

머리의 돌림은 **left ratation(왼쪽돌림)** 혹은 **right rotation(오른쪽돌림)**으로 이루어진다.

Medial rotation(안쪽돌림) 동안 팔의 앞면이 몸통의 세로축을 향해 이동한다. 반대의 운동이 **lateral rotation(가쪽돌림)**이다.

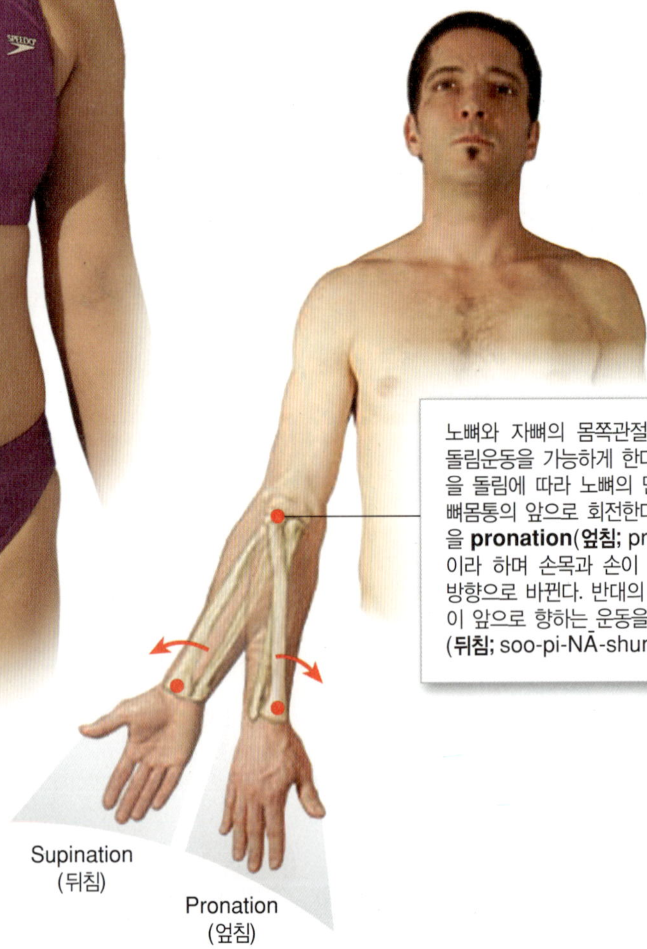

노뼈와 자뼈의 몸쪽관절은 노뼈머리의 돌림운동을 가능하게 한다. 노뼈의 몸통을 돌림에 따라 노뼈의 먼쪽 뼈끝은 자뼈몸통의 앞으로 회전한다. 이러한 운동을 **pronation(엎침;** prō-NĀ-shun)이라 하며 손목과 손이 앞방향에서 뒤방향으로 바뀐다. 반대의 운동인 손바닥이 앞으로 향하는 운동을 **supination (뒤침;** soo-pi-NĀ-shun)이라 한다.

Special Movements(특수운동)

2 특별한 관절 혹은 특별한 운동을 나타내는 특수 용어가 여러 가지 있다.

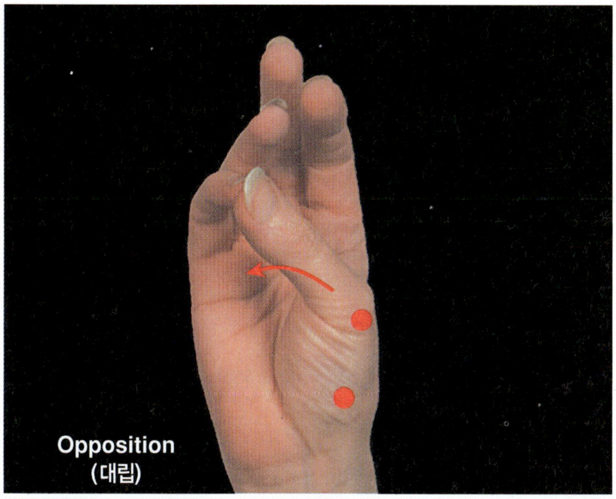

Opposition(대립)은 손바닥을 향한 엄지손가락과 다른 손가락의 운동이다. 대립은 엄지손가락과 손바닥사이에 물건을 쥘 수 있게 한다. 이 운동은 첫째 손목손허리관절과 손허리손가락관절의 움직임이 관여한다. 다섯째 손허리손가락관절에서 굽힘이 이 운동을 돕는다.

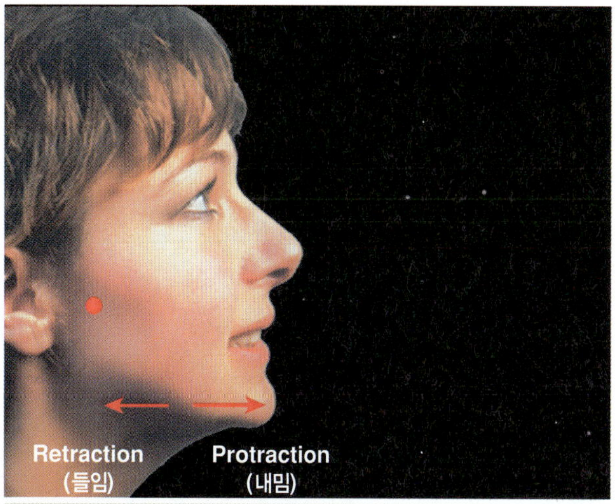

Protraction(내밈)은 수평면에서 몸의 일부가 앞으로 움직이는 것을 의미한다. **Retraction(들임)**은 반대의 운동이다. 아래치아로 위입술을 깨물 때 아래턱을 내밀게 되며 팔을 교차할 때 빗장뼈가 내밀어진다.

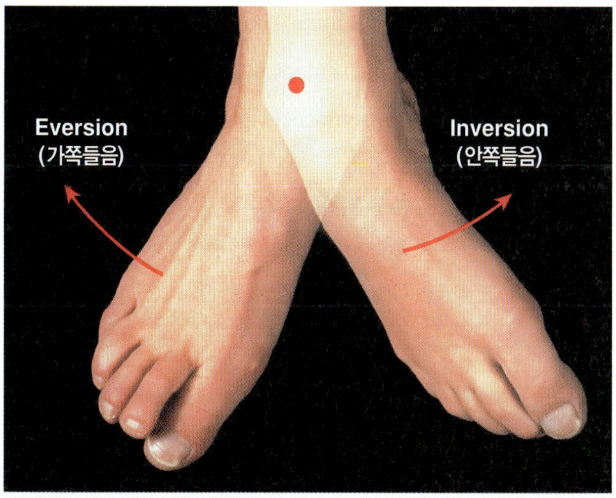

Inversion(안쪽들음)은 발을 꼬아 발바닥이 안쪽을 향하는 운동이며 발바닥의 안쪽가장자리를 들어올린다. 반대운동이 **eversion(가쪽들음;** ē-VER-zhun)이다.

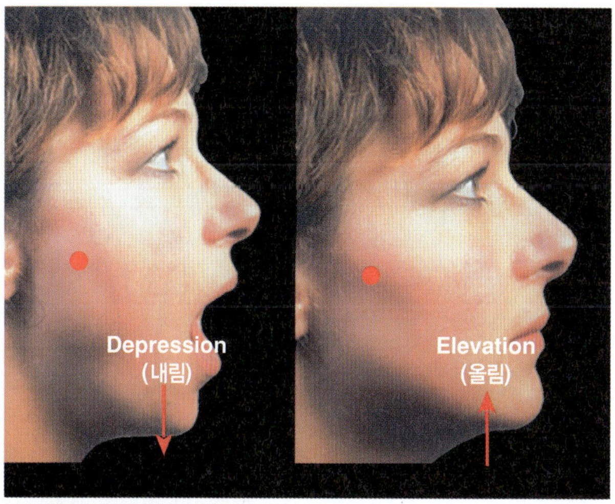

Depression(내림)과 **elevation(올림)**은 구조물이 위아래방향으로 각각 움직일 때 일어난다.

모듈 6.13 복습

a. 손가락 소리내기는 엄지손가락과 셋째 손가락의 손허리손가락관절 사이의 어떤 운동에 의하는가?

b. 노뼈머리의 돌림에 의해 어떤 운동이 일어나는가?

c. 꼭맞는 장갑을 낄 때 일어나는 운동은 어떤 것인가?

뼈대근육은 잇는곳과 작용을 기준으로 몸통근육과 팔다리근육으로 나눈다

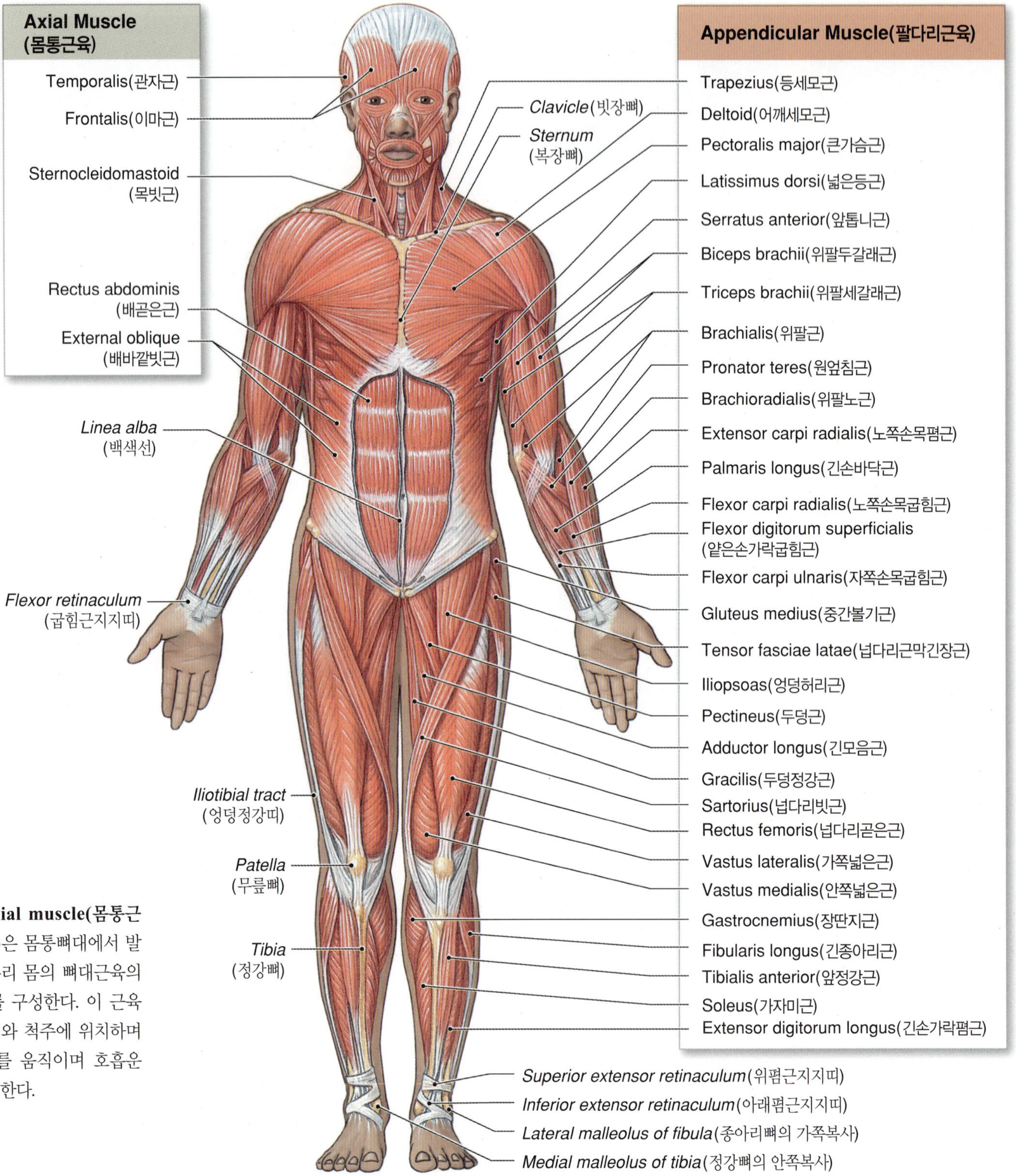

1 **Axial muscle(몸통근육)**은 몸통뼈대에서 발달하며 우리 몸의 뼈대근육의 약 60%를 구성한다. 이 근육들은 머리와 척주에 위치하며 가슴우리를 움직이며 호흡운동에 관여한다.

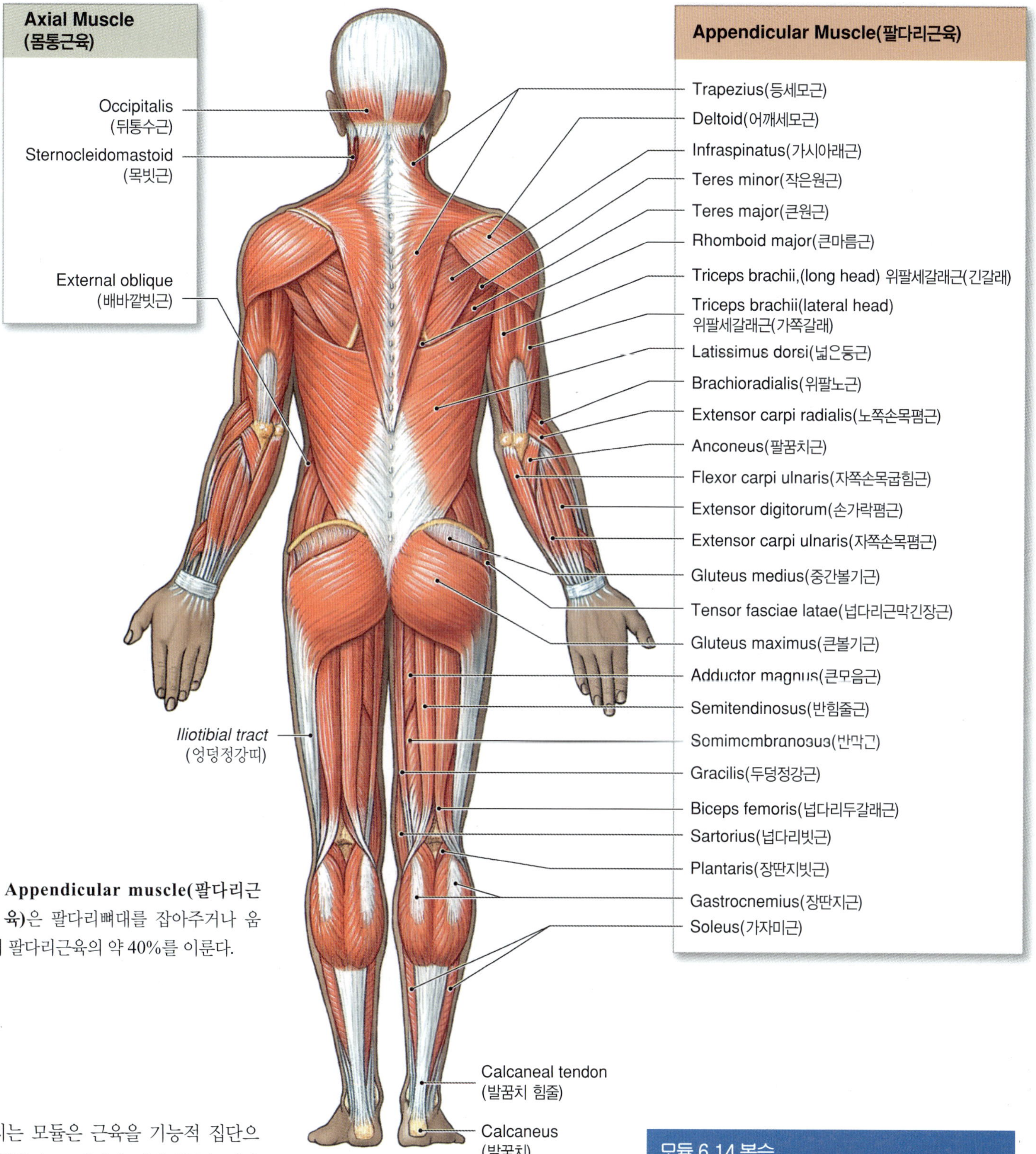

2 **Appendicular muscle(팔다리근육)**은 팔다리뼈대를 잡아주거나 움직이며 팔다리근육의 약 40%를 이룬다.

이어지는 모듈은 근육을 기능적 집단으로 구분한다. 그렇지만 뼈대계통은 집단으로 기능을 나타내므로 각각의 그림에서 한 근육집단보다 많이 표시될 것이다. 또 근육계통이 아닌 구조물은 이탤릭체로 표시할 것이다.

모듈 6.14 복습

a. 몸통근육의 기능은 무엇인가?

b. 다음 근육은 몸통 혹은 팔다리근육 중 어디에 속하는가?: 위팔두갈래근, 배바깥빗근, 관자근, 안쪽넓은근

c. 이번 모듈의 그림에 표시된 구조물 중 어느 것이 근육이 아닌가?

6.15

머리와 목의 근육은 먹는 과정에 중요하며 의사소통에도 이용된다

얼굴의 표정근육은 머리뼈의 표면에서 일어난다. 닿는곳인 근육바깥막은 결합조직으로서 피부의 진피를 구성한다. 그러므로 표정근육이 수축하면 피부가 움직인다.

1 다음 앞쪽 그림은 오른쪽 얼굴의 얕은근육과 왼쪽얼굴의 깊은근육을 보여준다.

Facial Muscles(얼굴근육)

Frontalis(이마근)

잇는곳: 두피의 널힘줄

닿는곳: 눈썹과 코뿌리의 피부

작용: 눈썹을 올리고 이마의 주름을 형성한다.

Orbicularis oculi(눈둘레근)

잇는곳: 눈확의 안쪽모서리

닿는곳: 눈꺼풀주위의 피부

작용: 눈을 감게 한다.

Zygomaticus(광대근)

잇는곳: 광대뼈

닿는곳: 입과 위입술의 각

작용: 입과 위입술의 모서리를 당기고 올린다.

Platysma(넓은목근)

잇는곳: 둘째 갈비연골과 어깨뼈 봉우리 사이의 위쪽 가슴

닿는곳: 아래턱뼈와 볼의 피부

작용: 목의 피부를 당기고 아래턱뼈를 내림

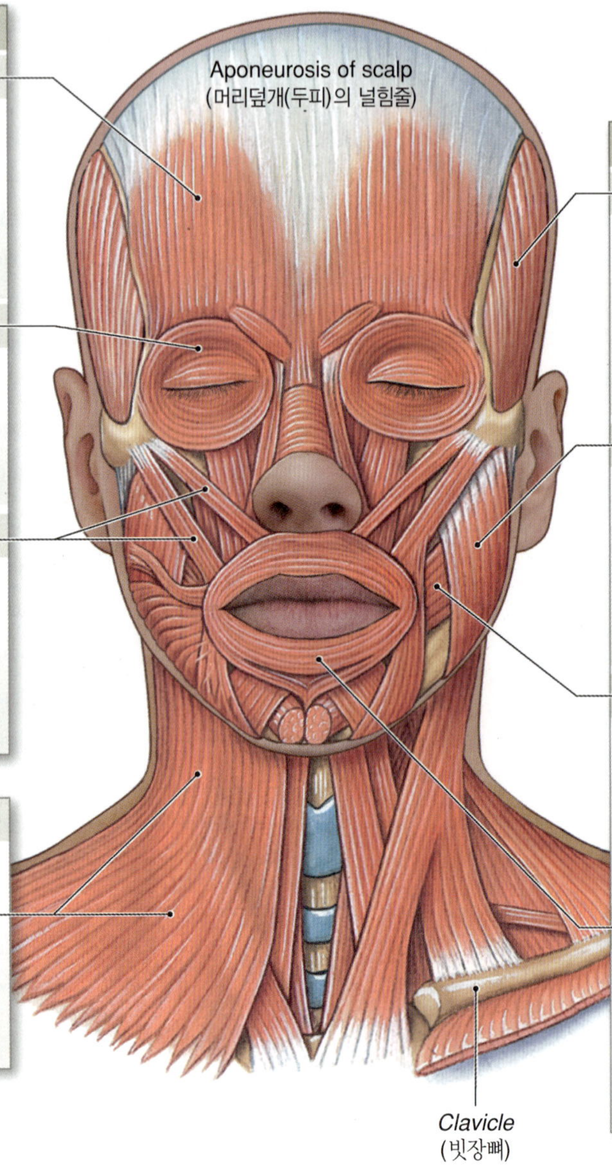

Facial Muscles(얼굴근육)

Temporalis(관자근)

잇는곳: 머리뼈의 관자선

닿는곳: 아래턱뼈의 근육돌기

작용: 아래턱뼈를 올려 위턱뼈와 맞닿게 한다.

Masseter(깨물근)

잇는곳: 광대활

닿는곳: 아래턱뼈 가지의 가쪽면

작용: 아래턱뼈를 올려 위턱뼈와 맞닿게 한다.

Buccinator(볼근)

잇는곳: 위턱뼈와 아래턱뼈의 이틀돌기

닿는곳: 입둘레근

작용: 볼을 누른다.

Orbicularis oris(입둘레근)

잇는곳: 위턱뼈와 아래턱뼈

닿는곳: 입술

작용: 입술을 오무린다.

2 다음의 가쪽 단면은 주요 얼굴근육을 보여준다. 입술의 움직임에 관여하는 근육이 풍부하다.

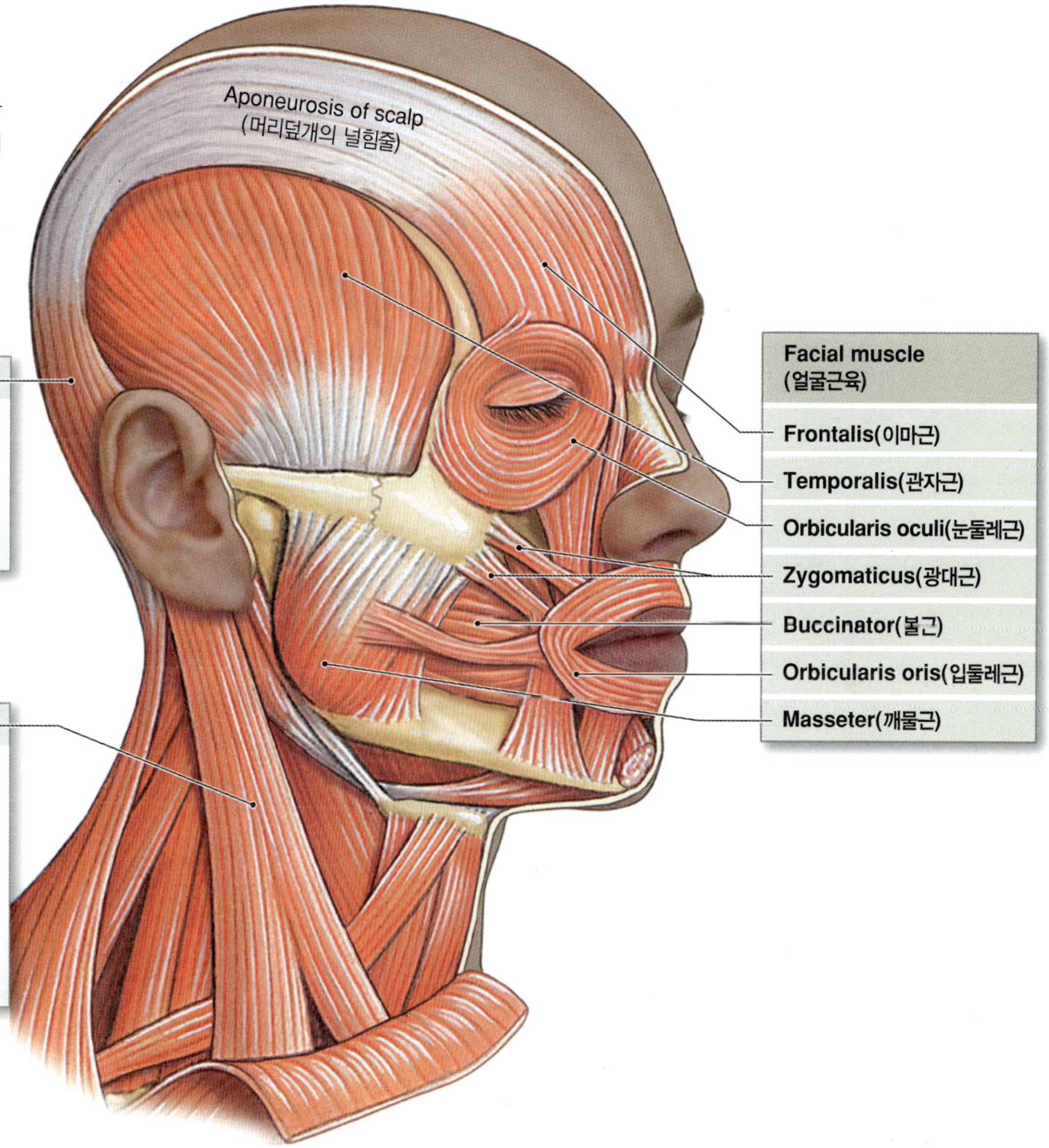

Occipitalis(뒤통수근)

잇는곳: 뒤통수뼈와 관자뼈

닿는곳: 머리덮개의 널힘줄

작용: 머리덮개를 긴장시키고 당긴다.

Sternocleidomastoid(목빗근)

잇는곳: 빗장갈래는 빗장뼈, 복장갈래는 복장뼈

닿는곳: 머리뼈의 꼭지부위, 관자뼈와 뒤통수뼈의 근접부위

작용: 양쪽수축으로 목을 굽힘, 한쪽 수축으로 그 방향으로 목의 회전

모듈 6.15 복습

a. 얼굴의 표정근은 어디에서 이는가?

b. 사과를 먹을 때 관련된 근육을 열거하시오.

c. 미소지을 때 관여하는 근육에는 어떤 것이 있는가?

6.16

척주의 근육은 몸통뼈대를 지탱하고 잡아준다

1 **Msucle of the vertebral comumn(척주의 근육)**은 여러 층으로 배열된다. 이 근육들은 갈비뼈나 척추뼈의 돌기에서 일어나거나 닿는다. 이 근육이 엉치뼈에서 머리뼈까지 뻗어 있지만 각 근육은 다양한 길이의 여러 독립된 근육으로 구성된다.

Spinal Extensor(척추폄근), Superficial Layer(얕은층)

Splenius capitis(머리널판근)

Erector Spinae(척주세움근)

척주세움근은 척주에 근접하는 정도에 따라 세분한다.

Spinalis(가시근)

잇는곳: 등뼈와 위쪽허리뼈의 가시돌기와 가로돌기

닿는곳: 위쪽 등뼈의 가시돌기

작용: 척주를 폄

Longissimus(가장긴근)

잇는곳: 아래쪽 목뼈와 가슴뼈 및 허리뼈의 가로돌기

닿는곳: 관자뼈의 꼭지돌기; 중간위쪽의 목뼈, 등뼈의 가로돌기; 갈비뼈의 아랫면

작용: 양쪽 작용으로 척주를 펴고 한쪽 작용으로 그 방향으로 돌림과 굽힘

Iliocostalis(엉덩갈비근)

잇는곳: 갈비뼈 가장자리, 엉덩뼈능선, 허리뼈의 가시돌기

닿는곳: 중간아래쪽 목뼈의 가로돌기; 아래 7개의 갈비뼈의 아랫면

작용: 척주를 펴거나 가쪽으로 굽히고 갈비뼈를 올리거나 내린다.

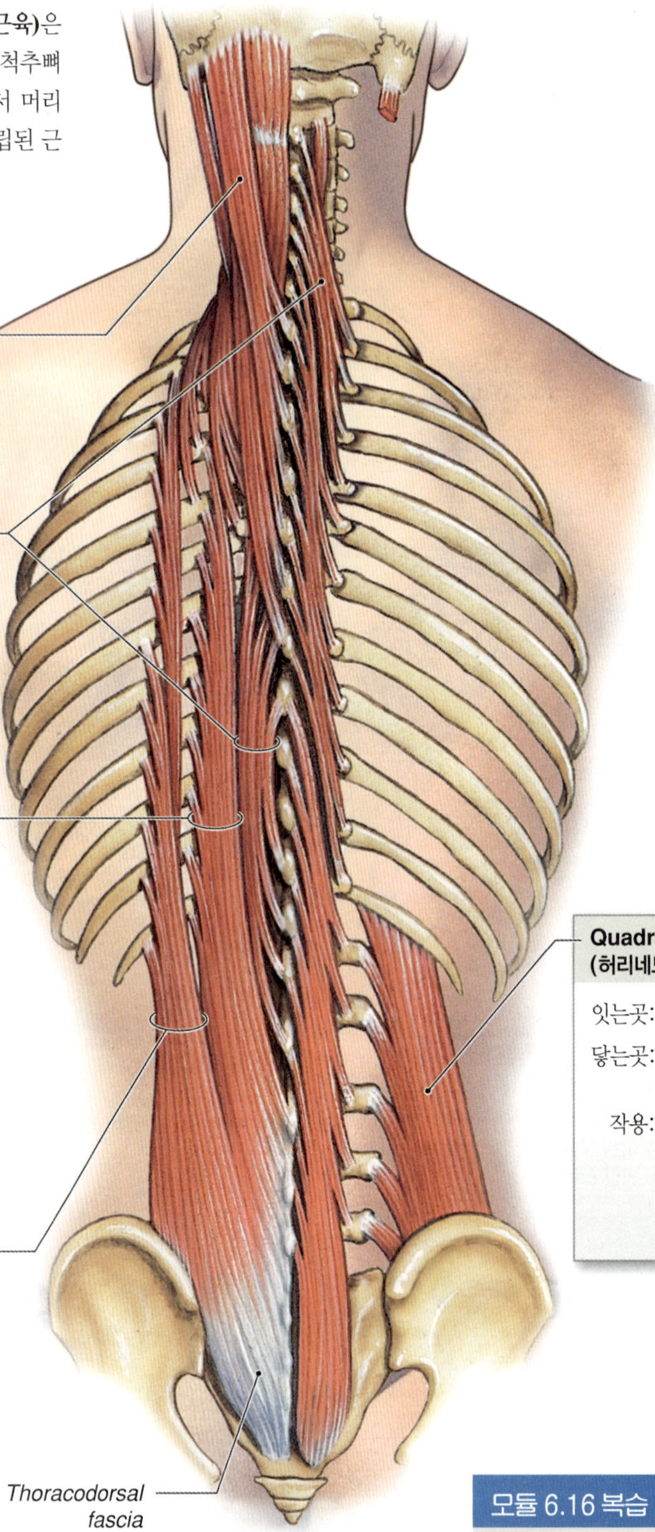

Posterior view
(뒷면)

Quadratus lumborum (허리네모근)

잇는곳: 엉덩뼈능선

닿는곳: 마지막 갈비뼈와 허리뼈의 가로돌기

작용: 공통작용으로 갈비뼈를 내리고 한쪽 작용으로 척주를 가쪽으로 굽힌다.

모듈 6.16 복습

a. 척주를 중심으로 안쪽에서 가쪽으로 위치하는 척주세움근을 열거하시오.

b. 엉덩뼈능선에서 일어나는 척주의 근육은 무엇인가?

c. 머리뼈에 닿는 척주폄근을 열거하시오.

6.17

빗근육과 곧은근육이 몸통의 근육벽을 형성한다

1 *Oblique* muscle(빗근육)은 몸통축에 각을 형성하여 위치하며 곧은근육은 몸통축에 평행하게 위치한다.

Oblique Group(빗근육)

Thoracic Region(가슴부위)

External intercostal(바깥갈비사이근)

잇는곳: 각 갈비뼈의 아래가장자리

닿는곳: 바로 아래 갈비뼈이 위가장자리

작용: 갈비뼈를 올림

Internal intercostal(속갈비사이근)

잇는곳: 각 갈비뼈의 위가장자리

닿는곳: 바로 위 갈비뼈의 아래가장자리

작용: 갈비뼈를 내린다.

Abdominal Region(배부위)

External oblique(배바깥빗근)

잇는곳: 5~12 갈비뼈의 바깥아래가장자리

닿는곳: 백색선과 엉덩뼈능선

작용: 복압을 올리고 갈비뼈를 내리며 척주를 굽힌다.

Internal oblique(배속빗근)

잇는곳: 등허리근막과 엉덩뼈능선

닿는곳: 아래쪽 갈비뼈, 복장뼈의 칼돌기

작용: 복압을 올리고 갈비뼈를 내리며 척주를 굽힌다.

Transversus abdominis(배가로근)

잇는곳: 6~12 갈비연골, 엉덩뼈능선, 등허리근막

닿는곳: 백색선과 두덩뼈

작용: 복압을 올린다.

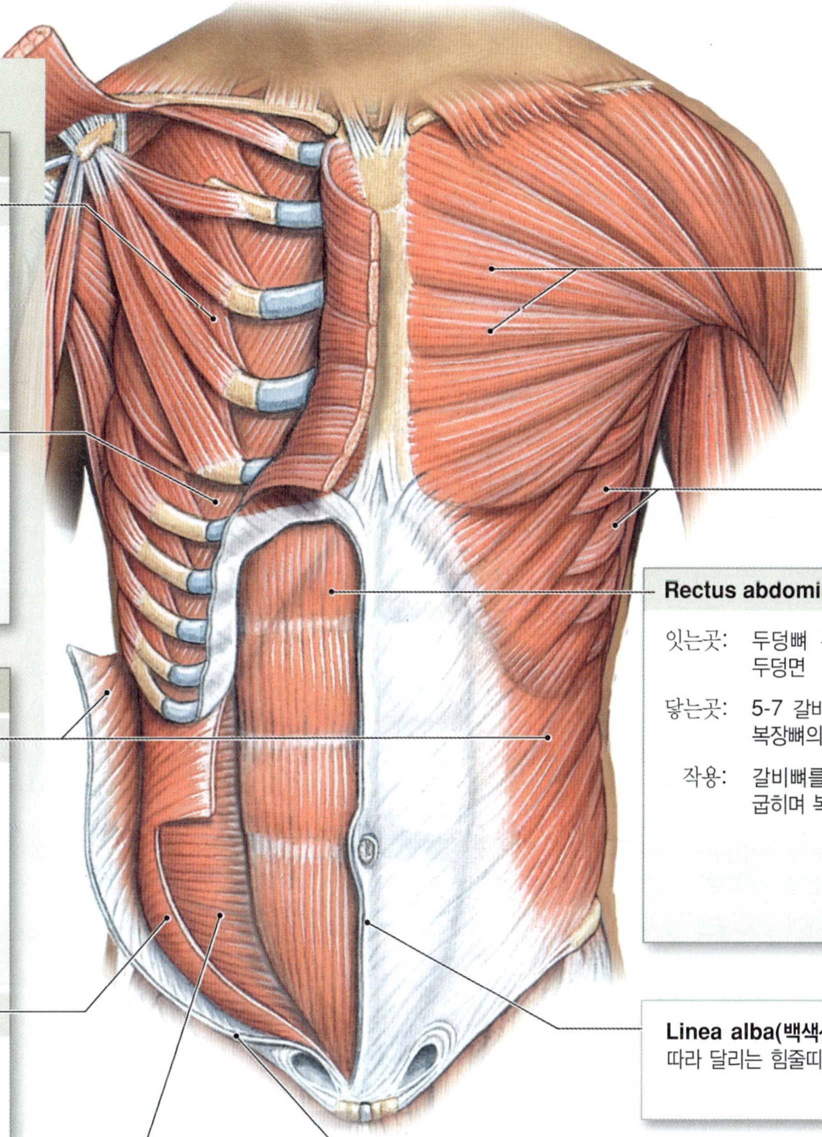

Rectus abdominis(배곧은근)

잇는곳: 두덩뼈 두덩결합 부위의 두덩면

닿는곳: 5-7 갈비연골의 아랫면과 복장뼈의 칼돌기

작용: 갈비뼈를 내리고 척주를 굽히며 복압을 올린다.

Linea alba(백색선)는 앞 정중선을 따라 달리는 힘줄띠이다.

Anterior view
(앞면)

깊은근육이 몸의 오른쪽에 보이며 얕은근육인 빗근육과 곧은근육이 왼쪽에 보인다.

모듈 6.17 복습

a. 얕은쪽에서 깊은쪽으로 배근육을 열거하시오.

b. 바깥갈비사이근이 손상되면 어떤 중요한 기능에 영향을 미치는가?

c. 만일 어떤 사람이 당신의 배를 가격한다면 몸의 자세가 어떻게 변하는가?

큰 몸통근육과 팔다리근육은 몸통에서 일어난다

1 모듈 6.15-6.17에서 몸통근육을 학습하였다. 일반적으로 몸통에서 일어나는 근육은 팔다리의 큰 움직임을 조절한다. 이 근육은 크기가 크고 힘이 세다. 먼쪽으로 팔다리근육은 작아지고 수가 많아지며 운동은 정교해진다.

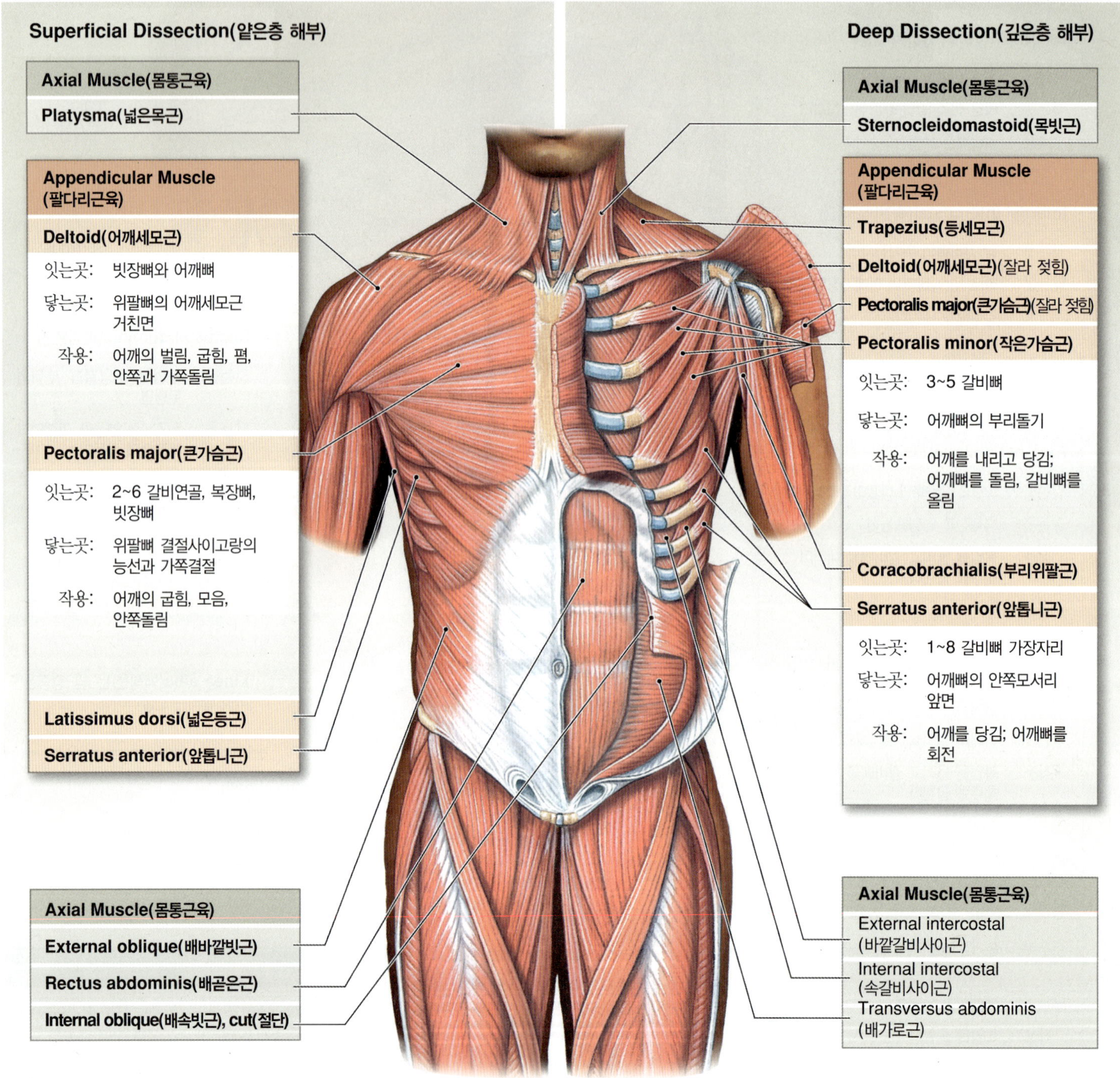

2 몸통의 뒷면은 팔이음뼈가 위팔뼈에서 일어나는 팔다리근육이 두드러진다.

Superficial Dissection(깊은층 해부)

Deep Dissection(깊은층 해부)

Nuchal ligament(목덜미인대)는 뒤통수뼈에서 전체 목뼈의 가시돌기에 연결된다.

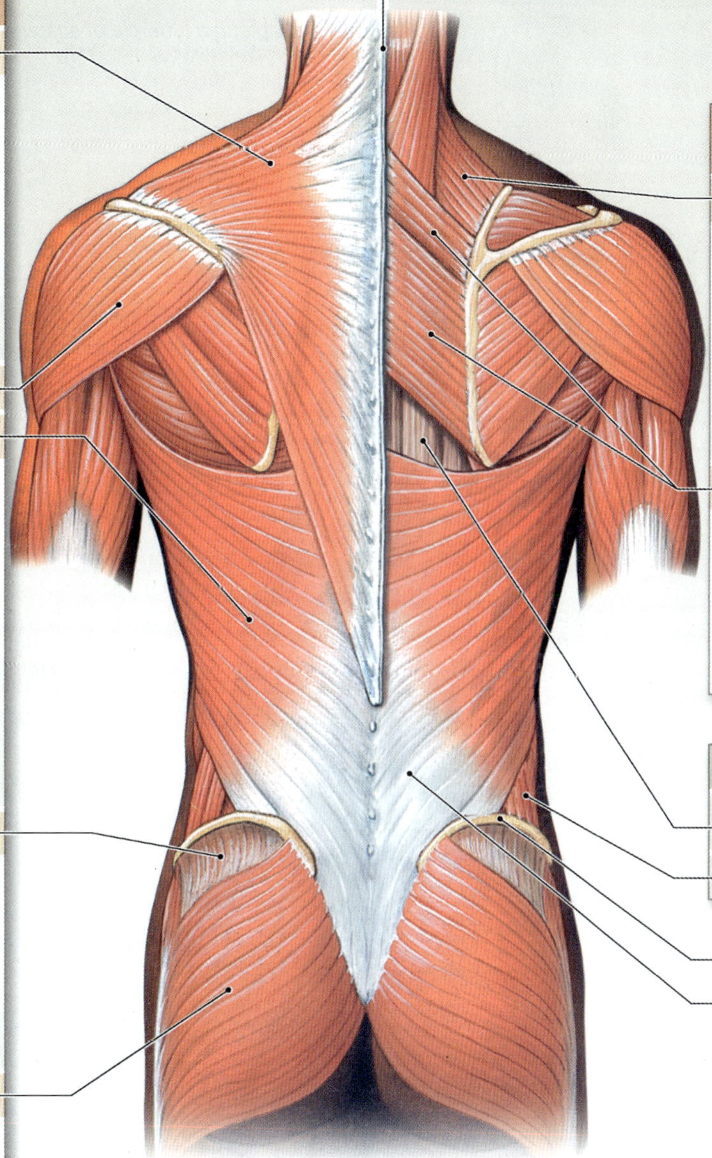

Appendicular Muscle (팔다리근육)

Trapezius(등세모근)

잇는곳: 뒤통수뼈, 목덜미인대, 등뼈의 가시돌기

닿는곳: 빗장뼈와 어깨뼈

작용: 어깨뼈를 올리고 회전, 빗장뼈를 올림, 목을 폄

Deltoid(어깨세모근)

Latissimus dorsi(넓은등근)

잇는곳: 허리뼈와 아래쪽 등뼈의 가시돌기, 8~12 갈비뼈와 등허리근막

닿는곳: 위팔뼈의 결절사이고랑이 바닥

작용: 어깨를 펴고 모으고 안쪽 돌림

Gluteus medius(중간볼기근)

잇는곳: 엉덩뼈능선, 엉덩뼈의 볼기근선

닿는곳: 넙다리뼈의 큰돌기

작용: 넙다리를 벌리고 안쪽돌림

Gluteus maximus(큰볼기근)

잇는곳: 엉덩뼈능선, 엉덩뼈, 엉치뼈, 꼬리뼈, 등허리근막

닿는곳: 엉덩정강띠와 넙다리뼈의 볼기근거친면

작용: 넙다리의 폄과 가쪽돌림

Appendicular Muscle (팔다리근육)

Levator scapulae (어깨올림근)

잇는곳: 처음 4개의 목뼈 가로돌기

닿는곳: 어깨뼈의 위모서리의 안쪽 가장자리

작용: 어깨를 올림

Rhomboid muscle(마름근육)

잇는곳: 일곱째 목뼈와 다섯째 등뼈의 가시돌기

닿는곳: 어깨뼈의 안쪽 가장자리

작용: 어깨를 모음

Axial Muscle(몸통근육)

Erector spinae muscle group (척주세움근육)

External oblique(배바깥빗근)

Iliac crest(엉덩뼈능선)

Thoracolumbar fascia (등허리근막)

모듈 6.18 복습

a. 어깨를 움추릴 때 어떤 근육이 관여하는가?

b. 위팔뼈에 닿는 팔다리근육을 나열하고 팔을 들어올리는 근육을 지적하시오.

c. 다음 근육들은 몸통근육 혹은 팔다리근육 중 어디에 속하는지 지적하시오: 어깨세모근, 배바깥빗근, 큰볼기근, 큰가슴근

6.19

몸쪽 팔다리근육은 먼쪽 팔다리근육에 비해 크고 강하며 수가 적고 작용은 정확하지 않다

1 다음 뒷면 그림은 팔꿈치와 손목을 펴는 얕은층의 근육을 보여준다.

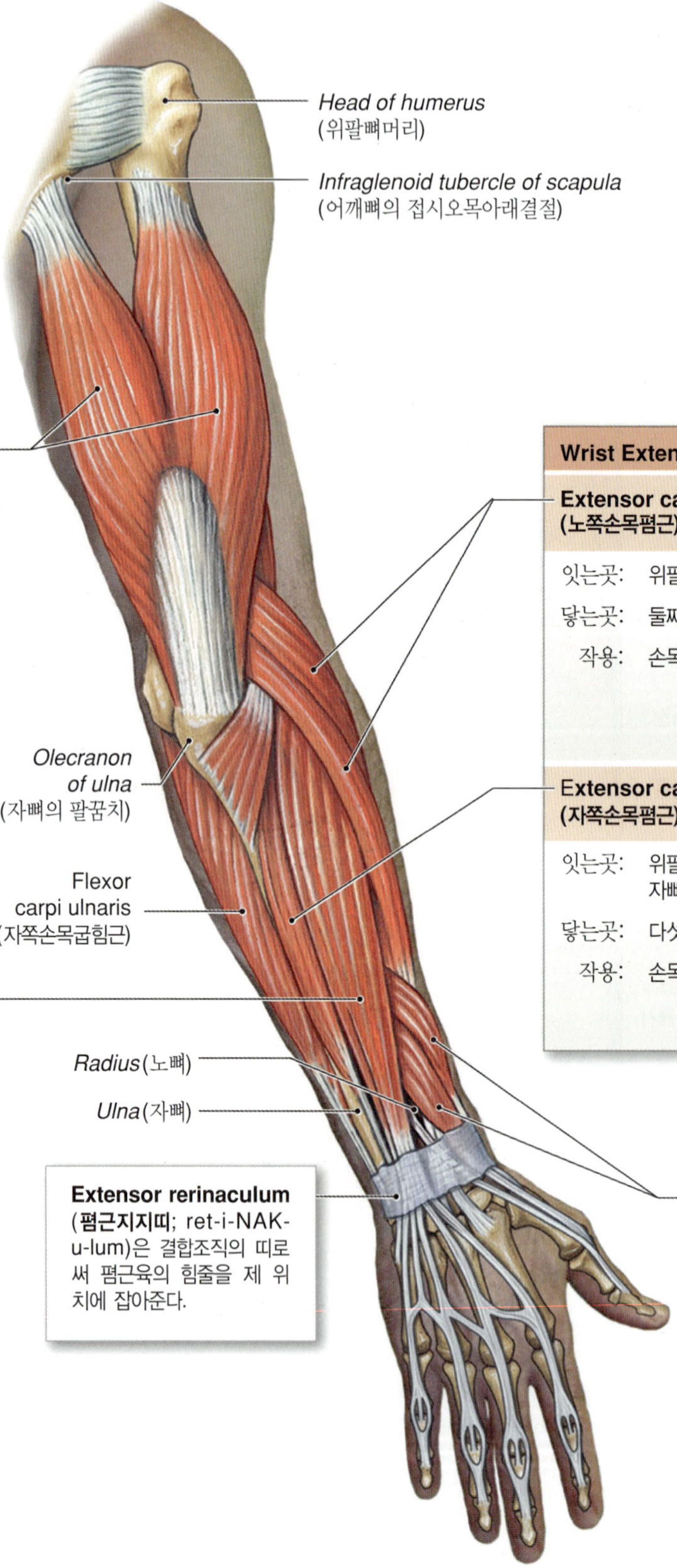

Elbow Extensor(팔꿈치폄근육)

Triceps brachii(위팔세갈래근)

잇는곳: 위팔뼈의 윗쪽과 가쪽모서리, 위팔뼈의 뒷면, 어깨뼈에서 각각 일어남

닿는곳: 자뼈의 팔꿈치

작용: 팔꿈치의 폄, 어깨의 폄과 모음

Muscles that Extend the Finger (손가락을 펴는 근육)

Extensor digitorum muscle (손가락폄근)

잇는곳: 위팔뼈의 가쪽 위관절융기

닿는곳: 손가락뼈의 뒷면

작용: 손가락과 손목을 폄

Wrist Extensor(손목폄근육)

Extensor carpi radialis (노쪽손목폄근)

잇는곳: 위팔뼈의 가쪽위관절융기

닿는곳: 둘째, 셋째 손허리뼈의 바닥

작용: 손목의 폄과 벌림

Extensor carpi ulnaris (자쪽손목폄근)

잇는곳: 위팔뼈의 가쪽위관절융기; 자뼈의 등쪽면

닿는곳: 다섯째 손허리뼈의 바닥

작용: 손목의 폄과 모음

Extensor rerinaculum (폄근지지띠; ret-i-NAK-u-lum)은 결합조직의 띠로써 폄근육의 힘줄을 제 위치에 잡아준다.

아랫팔과 손목에서 일어나는 근육들은 손가락의 복잡한 운동을 조절한다.

2 이 앞면은 팔꿈치와 손목의 굽힘에 관여하는 얕은근육을 보여준다.

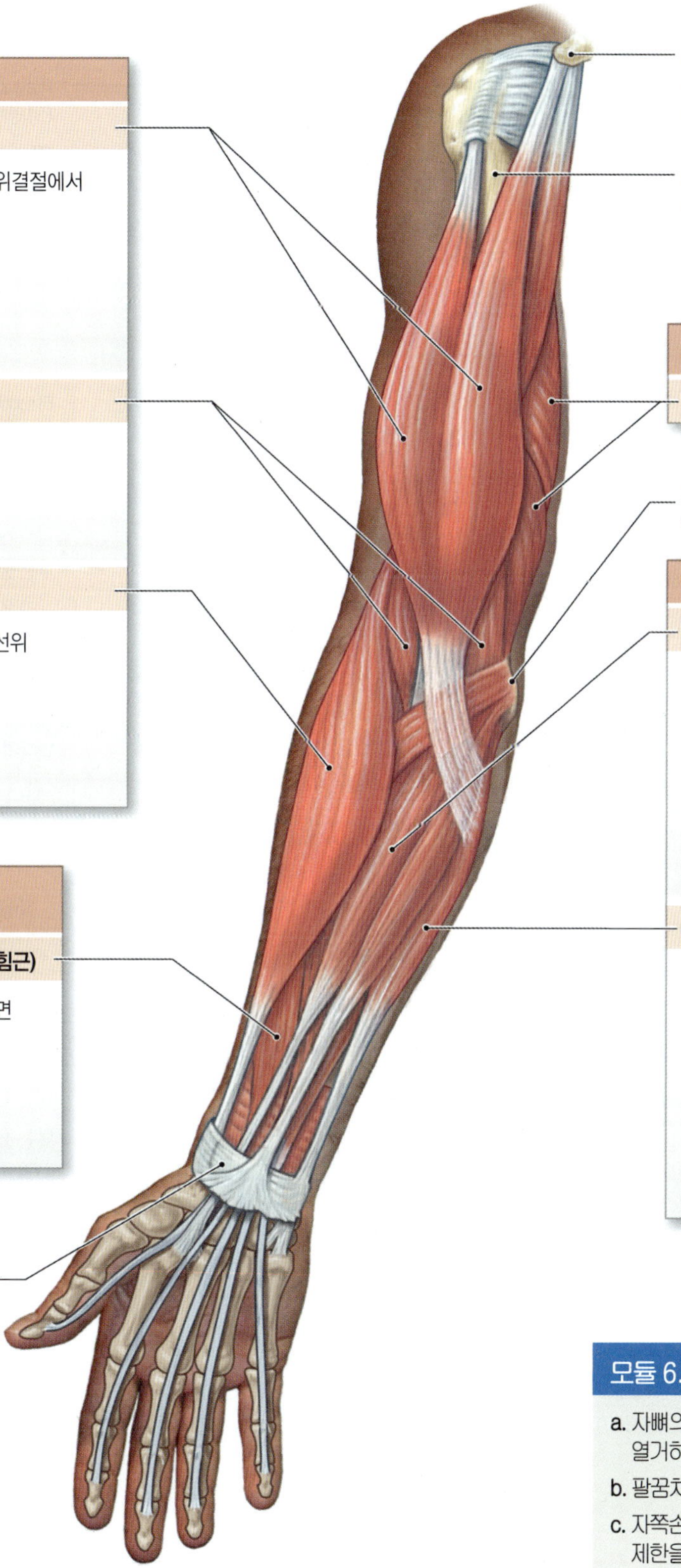

Elbow Flexor(팔꿈치굽힘근육)

Biceps brachii(위팔두갈래근)

잇는곳: 어깨뼈의 부리돌기; 관절오목위결절에서 각각 일어남

닿는곳: 노뼈거친면

작용: 팔꿈치와 어깨의 굽힘; 뒤침

Brachialis(위팔근)

잇는곳: 위팔뼈의 먼쪽 앞면

닿는곳: 자뼈거친면

작용: 팔꿈치의 굽힘

Brachioradialis(위팔노근)

잇는곳: 위팔뼈의 가쪽위관절융기의 능선위

닿는곳: 노뼈붓돌기의 가쪽면

작용: 팔꿈치의 굽힘

Muscles that Flex the Finger (손가락굽힘근육)

Flexor digitorum muscles(손가락굽힘근)

잇는곳: 위팔뼈의 안쪽위관절융기; 자뼈면

닿는곳: 손가락뼈의 앞면

작용: 손가락의 굽힘

Flexor retinaculum (굽힘근지지띠)은 결합조직띠로써 굽힘근의 힘줄을 잡아준다.

Elbow Extensor(팔꿈치폄근육)

Triceps brachii(위팔세갈래근)

Wrist Flexor(손목굽힘근육)

Flexor carpi radialis(노쪽손목굽힘근)

잇는곳: 위팔뼈의 안쪽위관절융기

닿는곳: 둘째, 셋째 손허리뼈의 바닥

작용: 손목의 굽힘과 벌림

Flexor carpi ulnaris(자쪽손목굽힘근)

잇는곳: 위팔뼈의 안쪽위관절융기; 자뼈의 팔꿈치

닿는곳: 안쪽손목뼈와 다섯째 손허리뼈

작용: 손목의 굽힘과 모음

모듈 6.19 복습

a. 자뼈의 팔꿈치에 닿아 작용하는 팔의 근육을 열거하시오.

b. 팔꿈치의 굽힘에 관여하는 근육을 열거하시오.

c. 자쪽손목굽힘근에 손상이 생기면 어떤 운동에 제한을 받는가?

골반과 넙다리뼈에서 일어나 다리를 움직이는 근육

1 **Flexors of the knee(무릎굽힘근육)**은 다리이음뼈에서 일어나 넙다리의 뒤와 안쪽면을 따라 주행한다. 넙다리 뒤에 위치하는 반힘줄근, 넙다리두갈래근, 반막근을 **hamstring muscle(넙다리뒤근육)**이라 한다. 이 중 어느 한 근육에서 염좌가 발생하면 늘어진 넙다리뒤근육이라 한다.

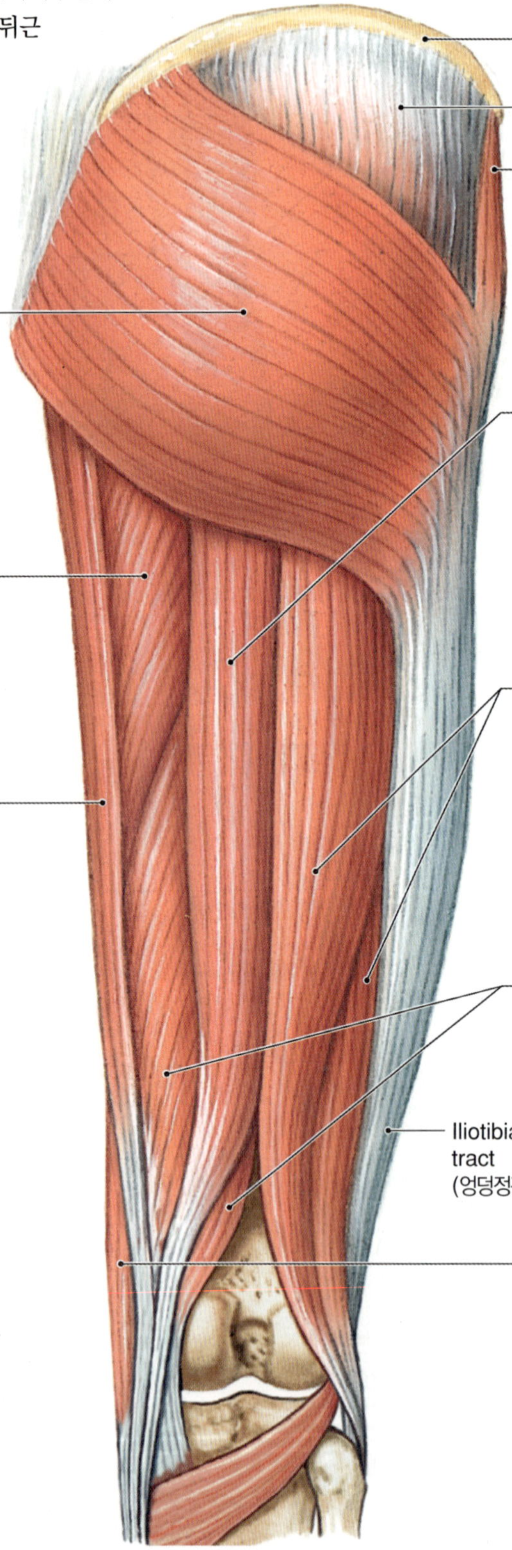

Adductor Group(모음근육)	
Adductor muscle(모음근)	
잇는곳:	두덩뼈 아래가지
닿는곳:	넙다리뼈 거친선
작용:	넙다리의 모음과 굽힘
Gracilis(두덩정강근)	
잇는곳:	두덩뼈의 아래가지
닿는곳:	정강뼈의 안쪽관절융기 아래 안쪽면
작용:	넙다리의 모음과 안쪽돌림

Flexors of the Knee(무릎의 굽힘근육)	
Semitendinosus(hamstring muscle) 반힘줄근(넙다리뒤근육)	
잇는곳:	궁둥뼈결절
닿는곳:	정강뼈의 몸쪽, 안쪽면
작용:	무릎의 굽힘; 넙다리의 폄과 안쪽돌림
Biceps femoris(hamstring muscle) 넙다리두갈래근(넙다리뒤근육)	
잇는곳:	궁둥뼈결절과 넙다리뼈의 거친선
닿는곳:	종아리뼈 머리, 정강뼈의 가쪽관절융기
작용:	무릎의 굽힘, 넙다리의 폄과 가쪽돌림
Semimembranosus(hamstring muscle) 반막근(넙다리뒤근육)	
잇는곳:	궁둥뼈결절
닿는곳:	절강뼈 안쪽관절융기의 뒷면
작용:	무릎의 굽힘; 넙다리의 폄과 안쪽돌림
Sartorius(넙다리빗근)	
잇는곳:	위앞엉덩뼈 가시
닿는곳:	정강뼈의 안쪽면
작용:	무릎의 굽힘; 넙다리의 굽힘과 가쪽돌림

2 **Extensors of the knee(무릎폄근육)**의 대부분은 넙다리뼈에서 일어나 앞과 가쪽을 거쳐 주행한다. 무릎폄근육은 모두 **quadriceps muscle(넙다리네갈래근)**이라 한다.

Tensor fasciae latae (넙다리근막긴장근)

잇는곳: 엉덩뼈능선과 위앞엉덩뼈가시

닿는곳: 엉덩정강띠

작용: 넙다리의 굽힘과 안쪽돌림

Iliopsoas muscle(엉덩허리근)

잇는곳: 엉덩뼈오목과 T_{12}~L_5 척추뼈

닿는곳: 넙다리뼈작은돌기

작용: 넙다리의 굽힘

Extensors of the Knee, Quadriceps muscle(무릎의 폄근육, 넙다리네갈래근)

Rectus femoris(넙다리곧은근)

잇는곳: 아래앞엉덩뼈가시와 절구 테두리

닿는곳: 무릎인대를 경유하여 정강뼈거친면

작용: 무릎의 폄; 넙다리의 굽힘

Vastus lateralis(가쪽넓은근)

잇는곳: 넙다리뼈의 큰돌기, 거친선

닿는곳: 무릎인대를 경유하여 정강뼈거친면

작용: 무릎의 폄

Vastus intermedius(중간넓은근; 넙다리곧은근과 가쪽넓은근의 깊은쪽에 위치)

잇는곳: 넙다리뼈면과 거친선

닿는곳: 무릎인대를 경유하여 정강뼈거친면

작용: 무릎의 폄

Vastus medialis(안쪽넓은근)

잇는곳: 넙다리거친선의 전체길이

닿는곳: 무릎인대를 경유하여 정강뼈거친면

작용: 무릎의 폄

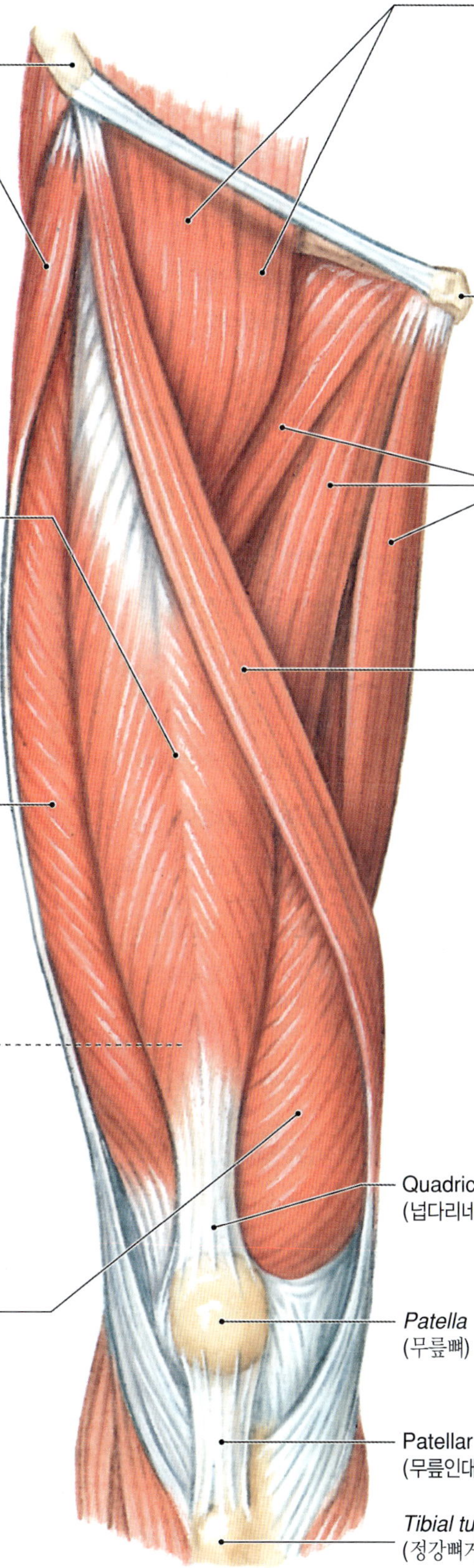

모듈 6.20 복습

a. 넙다리네갈래근을 열거하시오.

b. 무릎을 굽히는 근육에는 어떤 것이 있는가?

c. 의자에 앉을 때 사용하는 근육과 그 근육의 작용을 말하시오.

발과 발가락을 움직이는 주요 근육은 정강뼈와 종아리뼈에서 일어난다

1 다음 두 개의 뒤에서 본 그림은 오른쪽 다리의 얕은층과 깊은층의 근육을 보여준다.

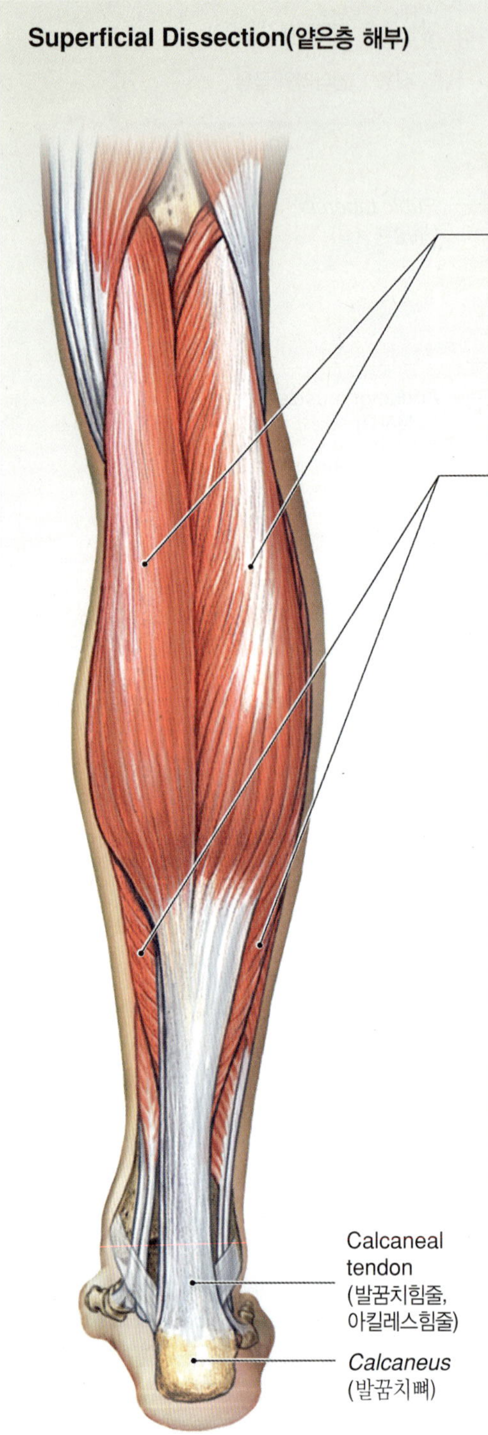

Ankle Extensor(발목폄근육)

Gastrocnemius(장딴지근)

잇는곳: 넙다리뼈 관절융기

닿는곳: 아킬레스힘줄을 통한 발꿈치뼈

작용: 발목의 폄(바닥쪽 굽힘)

Soleus(가자미근)

잇는곳: 종아리뼈의 머리와 몸통, 정강뼈 몸통의 뒤안쪽

닿는곳: 아킬레스힘줄을 통한 발꿈치뼈

작용: 발목의 폄(바닥쪽 굽힘)

Fibularis longus(긴종아리근)

잇는곳: 정강뼈 가쪽관절융기, 종아리뼈의 머리와 그 부근

닿는곳: 첫째 발허리뼈와 안쪽쐐기뼈

작용: 발의 가쪽들음과 발목의 폄; 발바닥활을 지탱

Digital Flexor(발가락굽힘근육)

Flexor digitorum longus (긴발가락굽힘근)

잇는곳: 정강뼈의 뒤와 안쪽면

닿는곳: 먼쪽발가락의 아래면

작용: 2~5 발가락의 굽힘

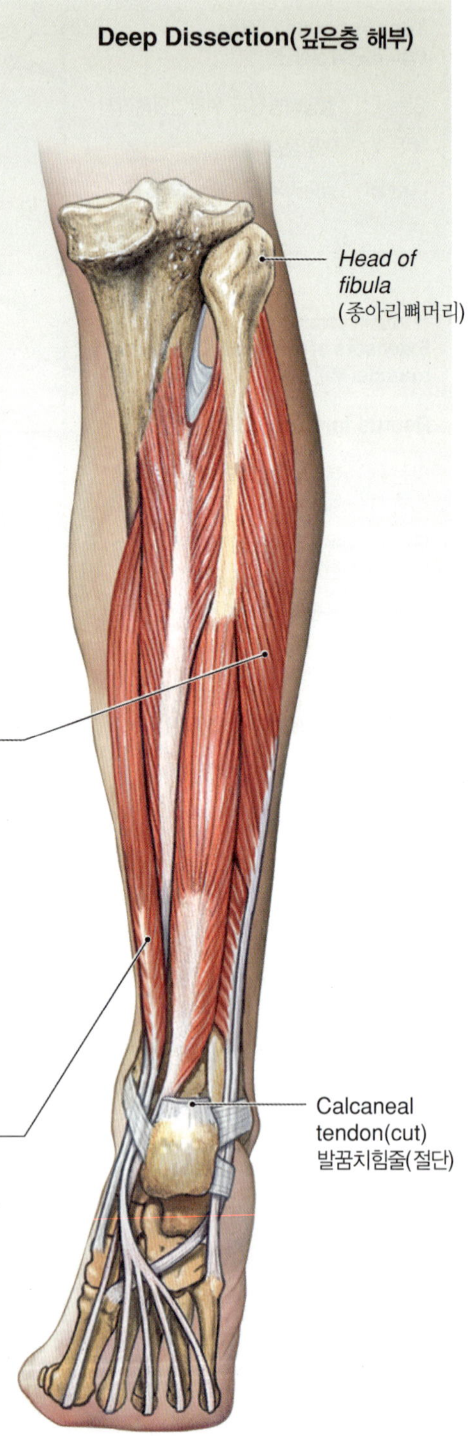

2 다음의 가쪽과 안쪽단면은 주요 표면 근육의 배열을 보여준다.

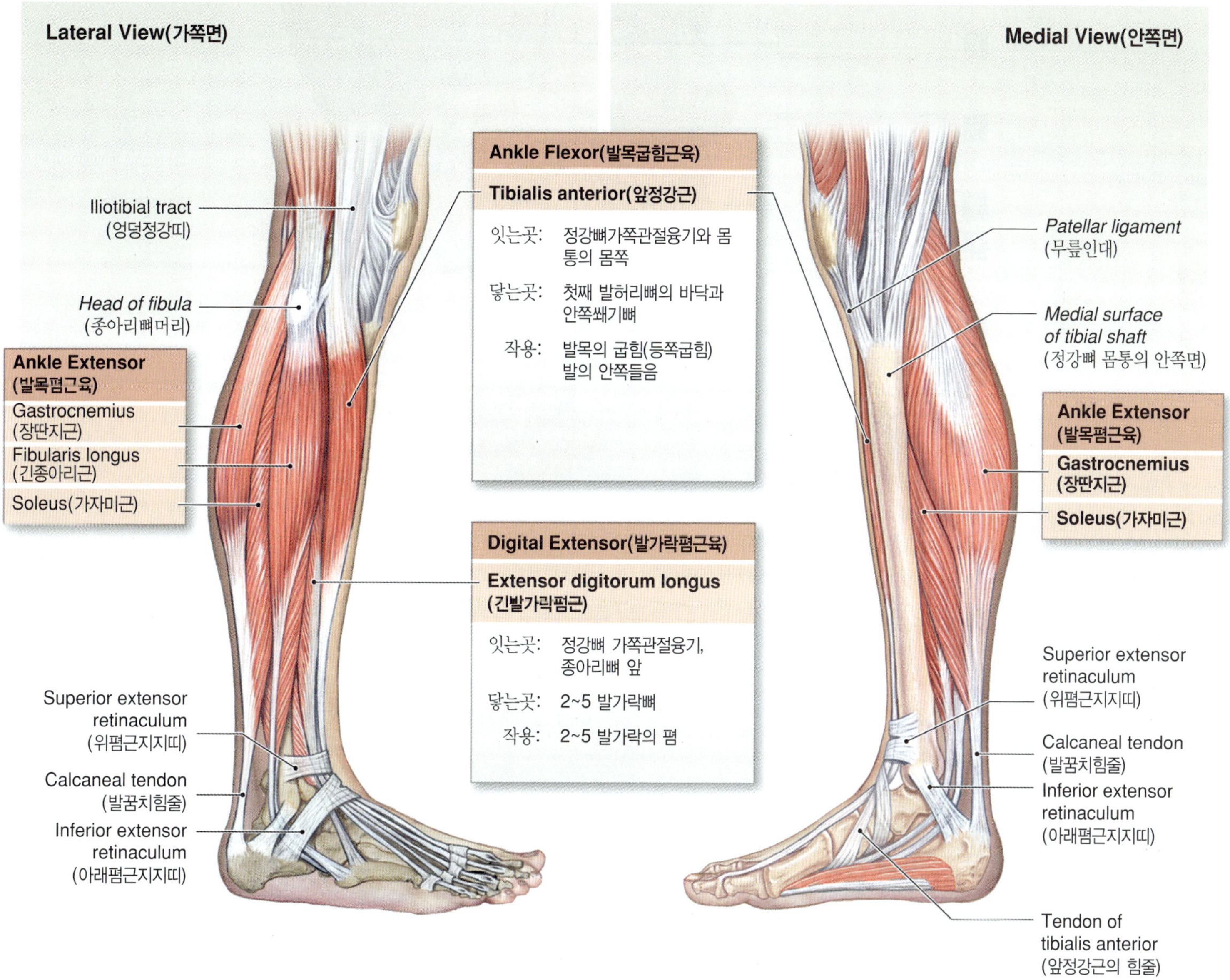

발목의 움직임에 관여하는 가장 큰 근육은 **gastrocnemius muscle(장딴지근)**과 **soleus muscle(가자미근)**이다. 이 두 근육은 걷거나 달릴 때 필요한 운동인 폄의 작용(발목의 바닥쪽굽힘)을 한다. 발가락을 움직이는 근육은 훨씬 작고 정강뼈와 종아리뼈의 표면에서 일어난다. 힘줄집이 발목관절을 가로지르는 곳에서 힘줄을 둘러싼다. **Superior and inferior retinaculum(위아래폄근지지띠)**은 아교섬유로 이루어진 지지띠로 힘줄집을 제 위치에 잡아준다.

모듈 6.21 복습

a. 발바닥 굽힘의 작용을 하는 근육의 이름은 무엇인가?

b. 운전할 때 엑셀레이터를 밟는다. 이때 관련된 운동과 근육을 설명하시오.

c. 발꿈치힘줄이 손상되면 발의 운동에 어떤 영향을 미치는가?

1. 명칭 표기

다음 그림에서 지시한 얼굴과 목의 근육 이름을 쓰시오.

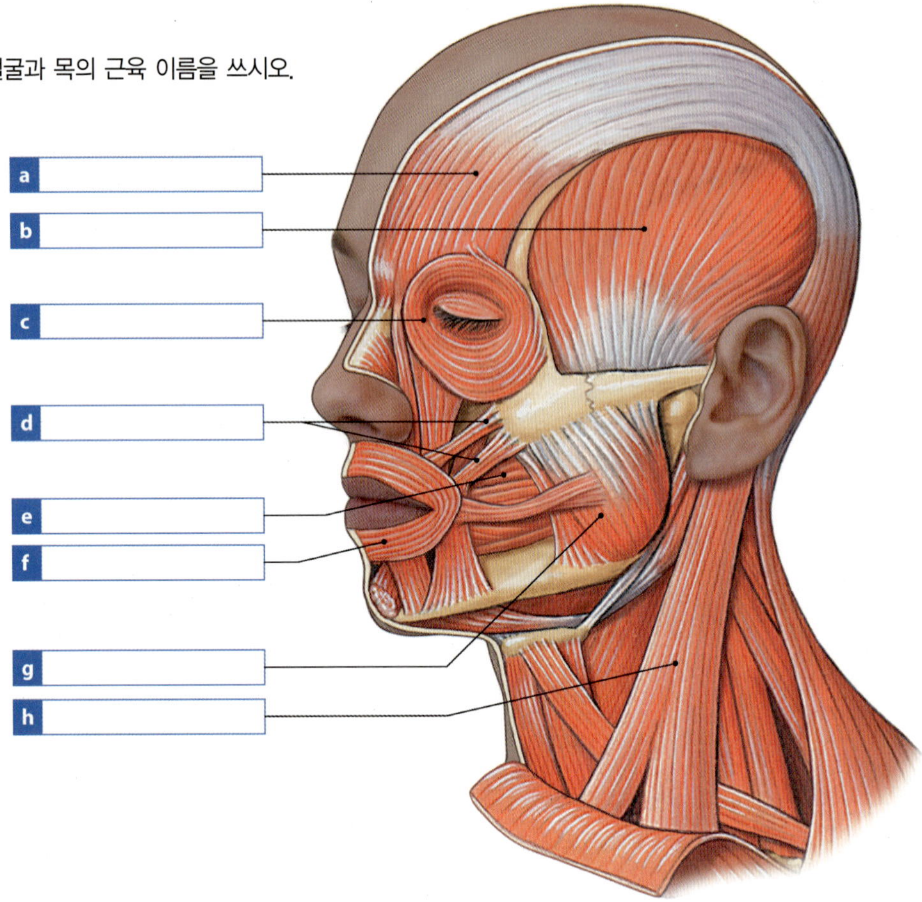

2. 명칭 표기

아래 그림에서 지시한 넙다리와 종아리를 움직이는 근육의 이름을 쓰시오.

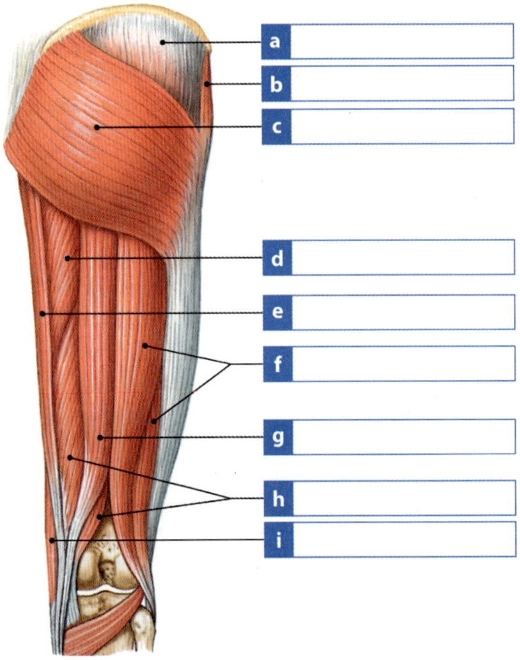

3. 명칭 표기

아래 그림에서 지시한 발과 발가락을 움직이는 근육을 쓰시오.

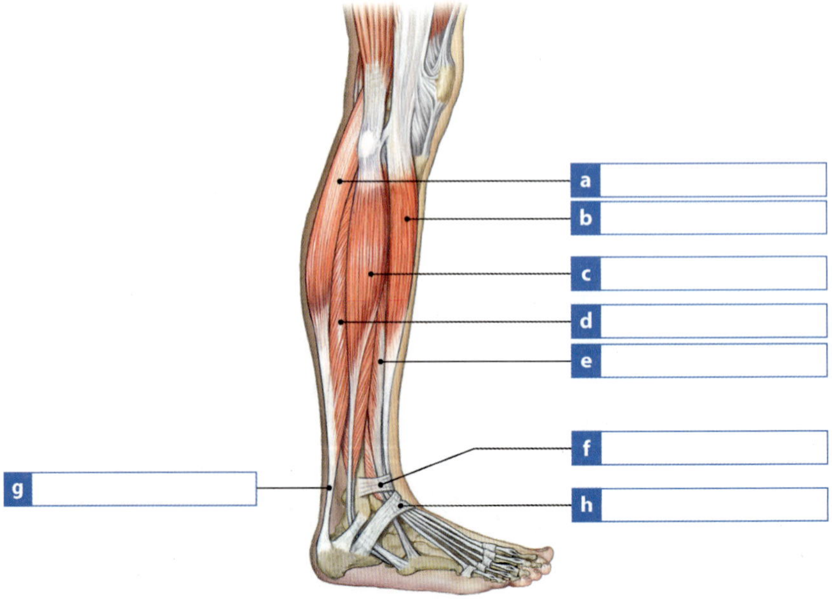

핵심 용어로 윤곽 파악하기

각 모듈마다 차례대로 열거한 용어를 이용하여 내용을 요약하라.

1절

Skeletal Muscle Tissue(뼈대근육조직)의 기능해부학

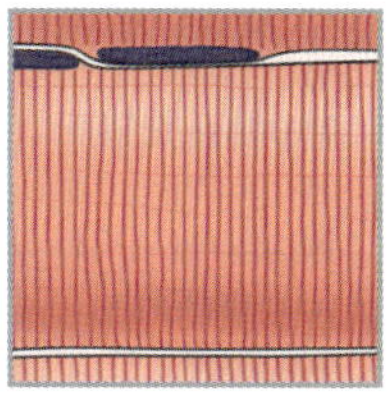

- skeletal muscles(뼈대근육)
- skeletal muscle tissue(뼈대근육조직)
- cardiac muscle tissue(심장근육조직)
- smooth muscle tissue(민무늬근육조직)

6.1

뼈대근육은 뼈대근육조직과 결합조직, 혈관과 신경을 포함한다

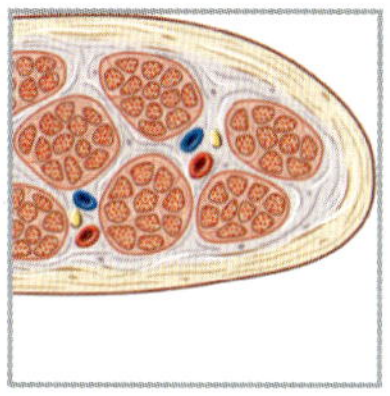

- epimysium (근육바깥막)
- skeletal muscle (뼈대근육)
- perimysium (근육다발막)
- muscle fascicle (근육다발)
- endomysium (근육섬유막)
- muscle fibers (근육섬유)
- tendon(힘줄)
- aponeurosis(널힘줄)
- sarcolemma (근육세포막)
- sarcoplasm (근육세포질)
- myofibril (근육원섬유)
- myofilaments (근육잔섬유)
- thin filaments (가는잔섬유)
- thick filaments (굵은잔섬유)
- sarcoplasmic reticulum (근육세포질그물)

6.2

뼈대근육섬유는 수백에서 수천 개의 근육원섬유마디로 구성된 수축할 수 있는 근육원섬유로 형성된다

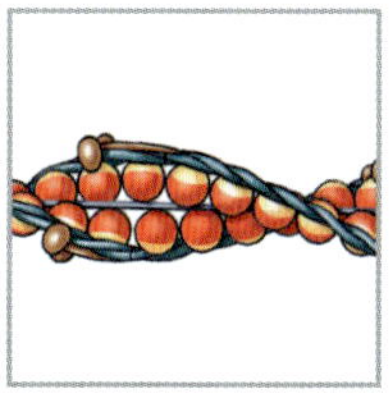

- skeletal muscle fiber(뼈대근육섬유)
- sarcomeres(근육원섬유마디)
- H band(H띠)
- M line(M선)
- zone of overlap (중첩지대)
- A band(A띠)
- I band(I띠)
- Z lines(Z선)
- actin(액틴)
- tropomyosin (트로포미오신)
- troponin(트로포닌)
- thick filaments(굵은잔섬유)
- myosin molecules (미오신분자)
- tail(꼬리)
- head(머리)
- membrane potential (막전위)
- transverse tubules (T tubules)(가로소관, T소관)
- sarcoplasmic reticulum(SR, 근육세포질그물)

6.3

뼈대근육섬유는 운동신경원의 자극에 의해 수축한다

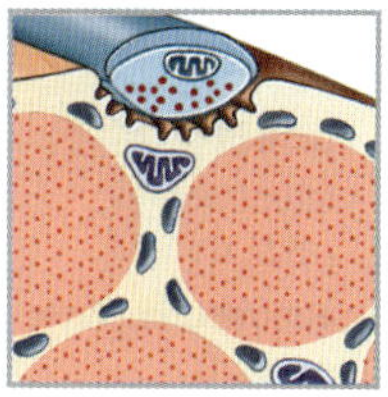

- neuromuscular junction(NMJ, 신경근육연접)
- axon terminal (축삭종말)
- motor end plate (운동종말판)
- synaptic cleft (연접틈새)
- acetylcholine(ACh, 아세틸콜린)
- acetylcholinesterase (AChE, 아세틸콜린 가수분해효소)
- action potentia (활동전위)

6.4

Sliding filament theory(미끄럼잔섬유이론)는 수축 시 발생하는 물리적 변화를 설명한다

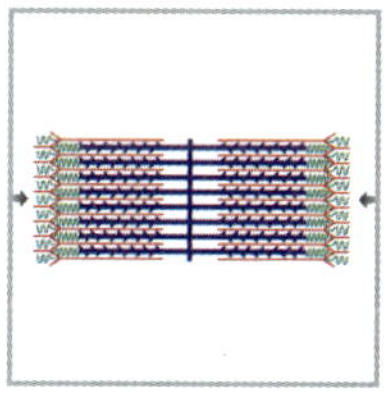

- sliding filament theory (미끄럼잔섬유이론)
- ◦ sarcomere (근육원섬유마디)
- ◦ myofibril at rest (휴지기상태의 근육원섬유)
- ◦ contracted myofibril (수축상태의 근육원섬유)

6.5

근육섬유의 수축은 수축하는 동안 반복하는 회로를 통해 ATP를 이용한다

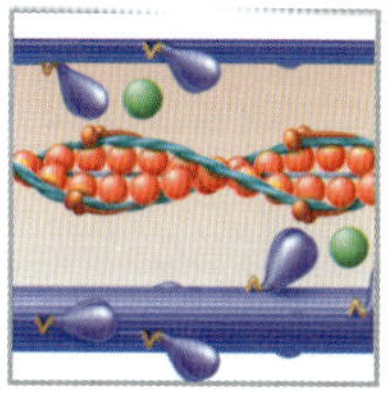

- contraction cycle (수축주기)
- ◦ active-site exposure (활성부위의 노출)
- ◦ cross-bridge formation (교차다리 형성)
- ◦ myosin head pivoting (미오신 머리의 회전)
- ◦ cross-bridge detachment (교차다리 해체)
- ◦ myosin reactivation (미오신 재활성화)

2절

뼈대근육조직의 기능적 특성

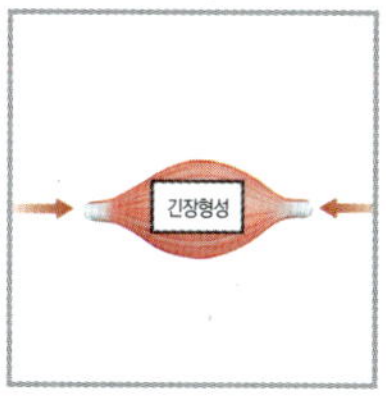

- ◦ neural control(신경조절)
- ◦ excitation-contraction coupling(흥분-수축 결합)
- tension(긴장)

• = 해당 모듈에서 굵은 문자로 표시한 용어

6.6

긴장형성은 근육자극률이 증가함에 따라 최대치로 증가한다

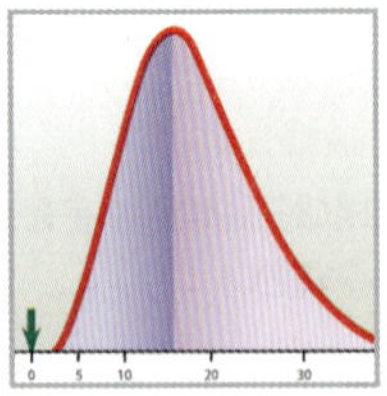

- twitch(순간수축)
- latent period (잠복기)
- contraction phase (수축기)
- relaxation phase (이완기)
- wave summation (수축파가중)
- incomplete tetanus (불완전강직)
- complete tetanus (완전강직)

6.10

몇 가지 요인에 의해 근육이 비대, 위축, 마비된다

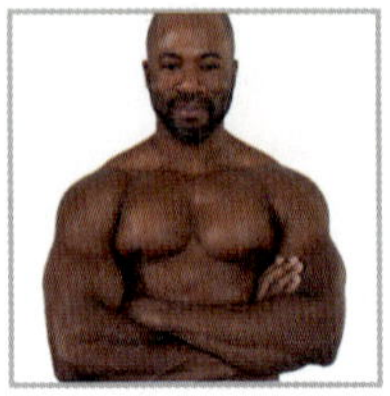

- hypertrophy(비대)
- atrophy(위축)
- polio(소아마비)
- paralysis(마비)
- tetanus(파상풍)
- botulism (보툴리늄독소증)
- myasthenia gravis (중증근육무력증)
- rigor mortis (사후강직)

6.7

뼈대근육은 운동단위가 얼마나 자극받는가에 따라 근육의 긴장이 달라진다

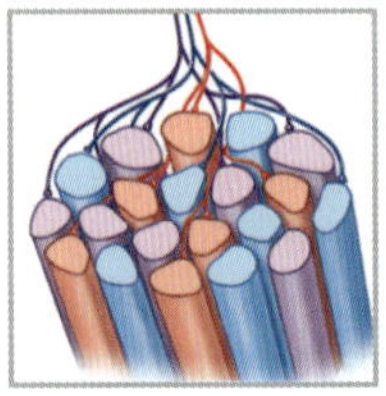

- motor unit(운동단위)
- recruitment(점증긴장)
- muscle tone(근육긴장)

3절

근육계통의 기능적 구성

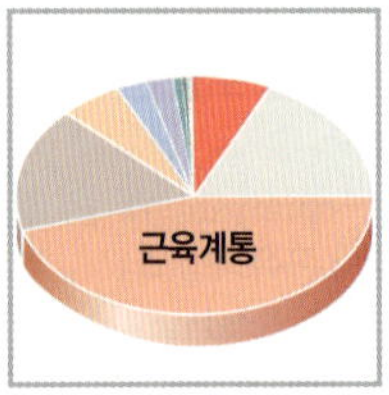

- muscular system(근육계통)
- axial muscles(몸통근육)
- appendicular muscles(팔다리근육)

6.8

근육수축은 등장성(동적)이거나 등축성(정적)으로 일어난다

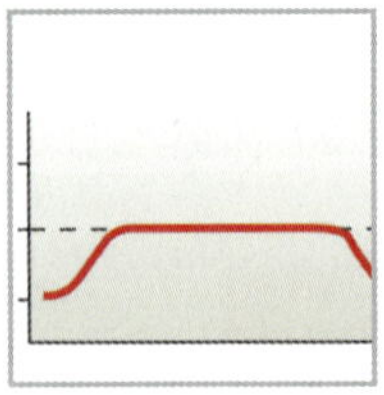

- isotonic contraction(등장성수축)
- isometric contraction(등축성수축)

6.11

근육의 이름은 형태나 작용을 의미한다

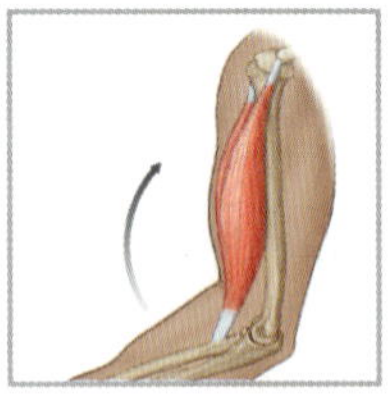

- origin(잇는곳)
- insertion(닿는곳)
- action(작용)
- agonist(주작용근)
- synergist(협동근)
- antagonis(대항근)

6.9

근육수축은 호흡 혹은 무호흡에 의해서 형성된 다량의 ATP를 필요로 한다

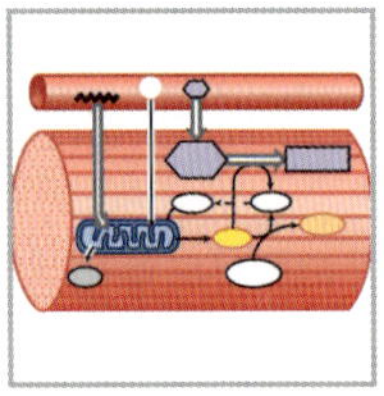

- creatine phosphate(CP, 인산크레아틴)
- pyruvate(피루브산염)
- lactic acid(젖산)
- lactate(젖산염)
- Cori cycle(코리회로)
- oxygen debt(산소부채)

6.12

해부학적 자세를 기준으로 일어나는 운동을 표현하는데 폭넓게 사용되는 기술적 용어

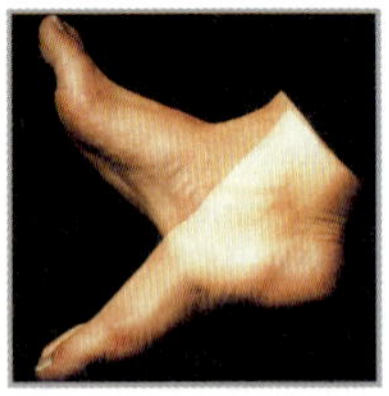

- flexion(굽힘)
- extension(폄)
- hyperextension (젖힘)
- lateral flexion (가쪽굽힘)
- dorsiflexion (등쪽굽힘)
- plantar flexion (바닥쪽굽힘)
- abduction(벌림)
- adduction(모음)
- circumduction (휘돌림)

• = 해당 모듈에서 굵은 문자로 표시한 용어

6.13

보다 제한된 용어가 돌림운동과 특수운동을 표현한다

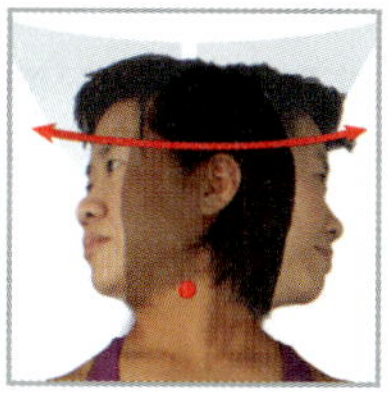

- • left rotation (왼쪽돌림)
- • right rotation (오른쪽돌림)
- • medial rotation (안쪽돌림)
- • lateral rotation (가쪽돌림)
- • pronation(엎침)
- • supination(뒤침)
- • opposition(대립)
- • protraction(내밈)
- • retraction(들임)
- • inversion(안쪽들음)
- • eversion(가쪽들음)
- • depression(내림)
- • elevation(올림)

6.14

뼈대근육은 잇는곳과 작용을 기준으로 몸통근육과 팔다리근육으로 나눈다

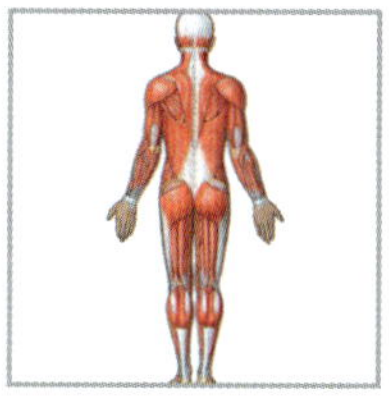

- • axial muscles(몸통근육)
- • appendicular muscles(팔다리근육)

6.15

머리와 목의 근육은 먹는 과정에 중요하며 의사소통에도 이용된다

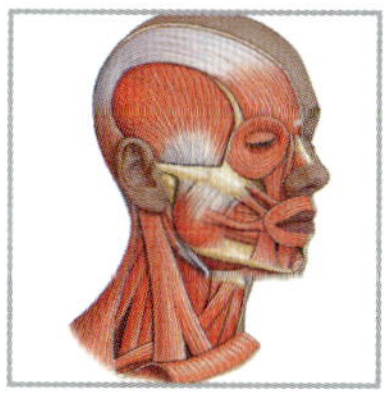

- ○ facial muscles (얼굴근육)
- • frontalis(이마근)
- • orbicularis oculi (눈둘레근)
- • zygomaticus (광대근)
- • temporalis(관자근)
- • platysma(넓은목근)
- • masseter(깨물근)
- • buccinators(볼근)
- • orbicularis oris (입둘레근)
- • occipitalis (뒤통수근)
- • sternocleidomastoid (목빗근)

6.16

척주의 근육은 몸통뼈대를 지탱하고 잡아준다

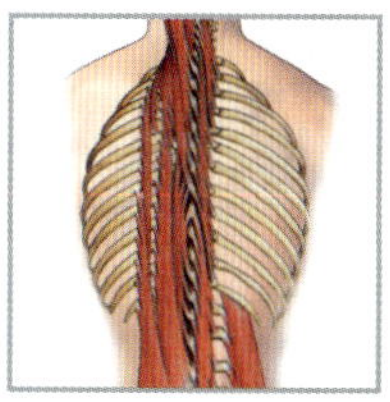

- • muscles of the vertebral column (척주의 근육)
- ○ spinal extensors (척주폄근)
- ○ splenius capitis (머리널판근)
- ○ erector spinae muscles (척주세움근육)
- • spinalis(가시근)
- • longissimus (가장긴근)
- • iliocostalis (엉덩갈비근)
- • quadratus lumborum (허리네모근)

6.17

빗근육과 곧은근육이 몸통의 근육벽을 형성한다

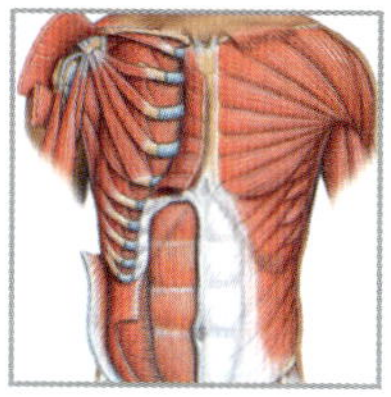

- ○ oblique group (빗근육집단)
- ○ thoracic region (가슴부위)
- • external intercostals (바깥갈비사이근)
- • internal intercostals (속갈비사이근)
- ○ abdominal region (배부위)
- • external oblique (배바깥빗근)
- • internal oblique (배속빗근)
- • transversus abdominis (배가로근)
- • rectus abdominis (배곧은근)
- • linea alba(백색선)

6.18

큰 몸통근육과 팔다리근육은 몸통에서 일어난다

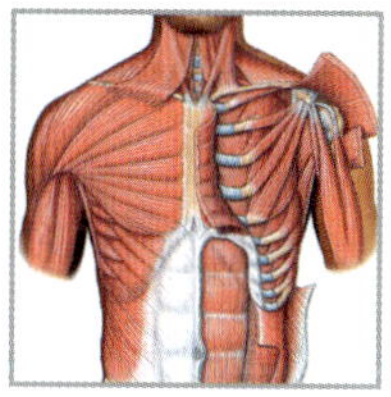

- ○ appendicular muscles(팔다리근육)
- • deltoid(어깨세모근)
- • pectoralis major (큰가슴근)
- • latissimus dorsi (넓은등근)
- • serratus anterior (앞톱니근)
- • trapezius(등세모근)
- • pectoralis minor (작은가슴근)
- ○ coracobrachialis (부리위팔근)
- • nuchal ligament (목덜미인대)
- • gluteus medius (중간볼기근)
- • gluteus maximus (큰볼기근)
- • levator scapulae (어깨올림근)
- • rhomboid muscles (마름근육)

6.19

몸쪽 팔다리근육은 먼쪽 팔다리근육에 비해 크고 강하며 수가 적고 작용은 정확하지 않다

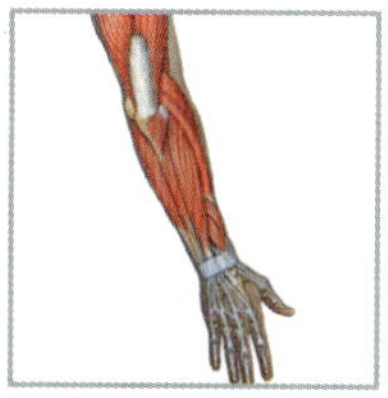

- ○ extensors(폄근들)
- • triceps brachii (위팔세갈래근)
- • extensor digitorum muscles (손가락폄근)
- • extensor carpi radialis (노쪽손목폄근)
- • extensor carpi ulnaris (자쪽손목폄근)
- • extensor retinaculum (폄근지지띠)
- ○ flexors(굽힘근)
- • biceps brachii (위팔두갈래근)
- • brachialis(위팔근)
- • brachioradialis (위팔노근)
- • flexor digitorum muscles (손가락굽힘근)
- • flexor retinaculum (굽힘근지지띠)
- • flexor carpi radialis (노쪽손목굽힘근)
- • flexor carpi ulnaris (자쪽손목굽힘근)

• = 해당 모듈에서 굵은 문자로 표시한 용어

6.20

골반과 넙다리뼈에서 일어나 다리를 움직이는 근육

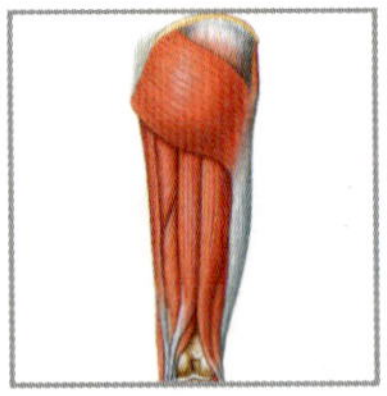

- flexors of the knee (무릎굽힘근육)
- hamstring muscles (넙다리뒤근육)
- ◦ adductor group (모음근육)
- adductor muscles (모음근)
- gracilis(두덩정강근)
- semitendinosus (반힘줄근)
- biceps femoris (넙다리두갈래근)
- semimembranosus (반막근)
- sartorius (넙다리빗근)
- extensors of the knee(무릎폄근육)
- quadriceps muscles (넙다리네갈래근)
- tensor fasciae latae (넙다리근막긴장근)
- rectus femoris (넙다리곧은근)
- vastus lateralis (가쪽넓은근)
- vastus intermedius (중간넓은근)
- vastus medialis (안쪽넓은근)
- iliopsoas muscles (엉덩허리근)

6.21

발과 발가락을 움직이는 주요 근육은 정강뼈와 종아리뼈에서 일어난다

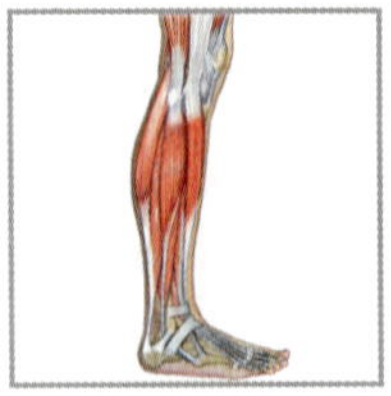

- ◦ ankle extensor (발목폄근육)
- gastrocnemius (장딴지근)
- soleus(가자미근)
- fibularis longus (긴종아리근)
- ◦ digital flexors (발가락굽힘근육)
- flexor digitorum longus (긴발가락굽힘근)
- ◦ ankle flexors (발목굽힘근육)
- tibialis anterior (앞정강근)
- ◦ digital extensors (발가락폄근육)
- extensor digitorum longus (긴발가락폄근)
- gastrocnemius muscles (장딴지근)
- soleus muscles (가자미근)
- superior retinacula (위지지띠)
- inferior retinacula (아래지지띠)

• = 해당 모듈에서 굵은 문자로 표시한 용어

6장 종합 복습 문제

1. 신경근육연접에서 일어나는 연속적 과정을 기술하시오.
2. 근육세포에서 포도당으로부터 ATP를 생산하기 위해 사용하는 두 가지 기전은 어떤 것인가?
3. 강력한 살충제는 유기인산염을 함유하는데 이 물질은 아세틸콜린가수분해효소의 작용을 방해한다. 테리는 유기인산염이 함유된 살충제를 부주의하게 사용하였다. 장갑과 마스크를 착용하지 않아 피부와 호흡기를 통해 흡입하였다. 유기인산염 독성으로 테리가 겪게 될 증상이 무엇인가?
4. 피살자의 사망 시각은 몸의 유연성/경직성으로 판단할 수 있다. 그 이유를 설명하시오.
5. 제라드는 넙다리근육, 특히 넙다리네갈래근을 발달시키고 싶었다. 이 목표를 달성하기 위해 제라드에게 추천하면 좋은 운동은 무엇인가?

6장에 있는 모든 모듈, 절, 종합 복습 문제의 풀이를 알고 싶으면 이 책의 뒷부분에 청색 식별표로 표시한 해답 페이지를 참조하시오.

7

중추신경계통 (The Central Nervous System)

번역: 박경한

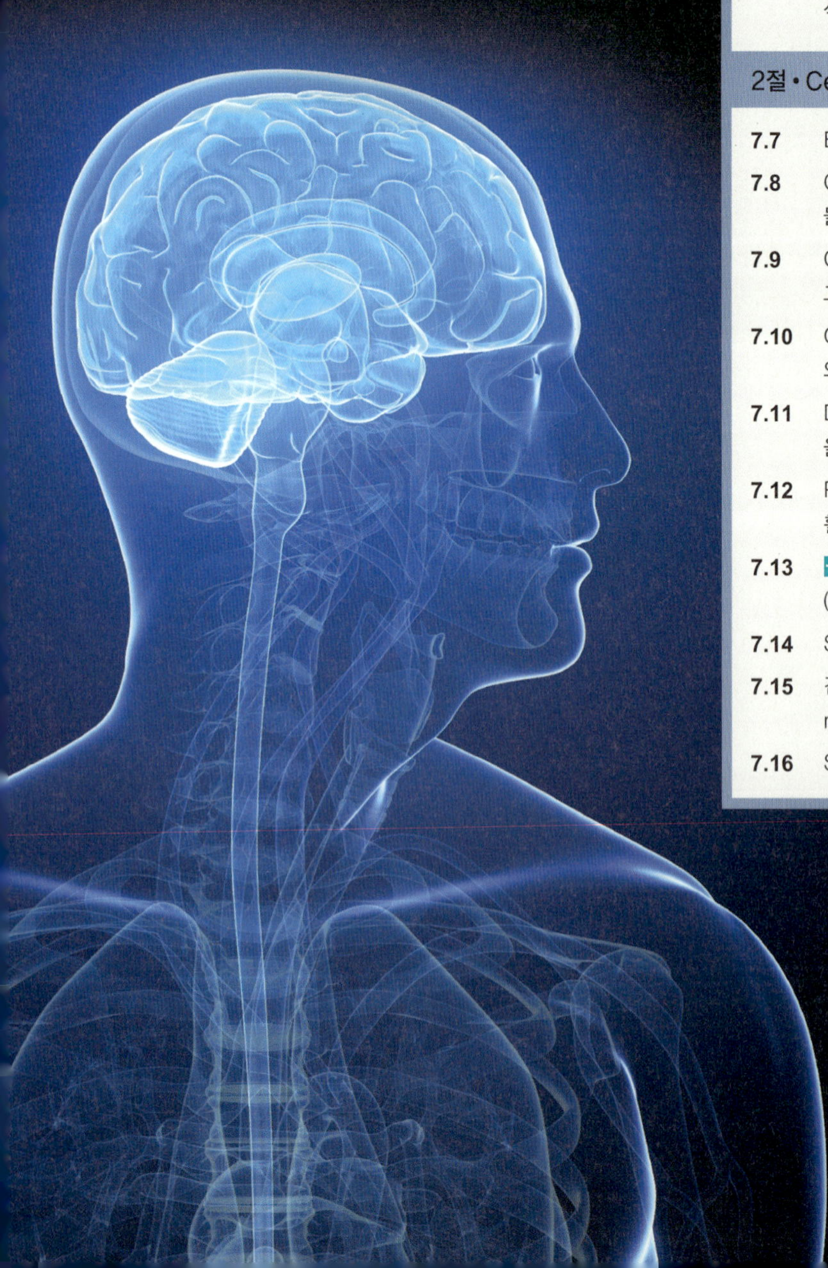

학습성과

다음 각 학습성과 번호는 본문의 모듈 번호와 일치하며, 독자는 7장을 모두 공부한 후에 각 학습성과를 실천할 수 있어야 한다.

1절 • Neuron(신경세포)과 Neuroglia(신경아교세포)

7.1 전형적인 neuron을 그린 후에 세부 명칭을 표시하고 설명하며, neuron을 구조와 기능을 기준으로 분류하고 설명한다.

7.2 CNS(중추신경계통)에 있는 neuroglia의 종류를 확인하고 그 위치와 기능을 설명한다.

7.3 PNS(말초신경계통)에 있는 Schwann cell(신경집세포)과 satellite cell(위성세포)의 위치와 기능을 설명하고 neuron을 기능을 기준으로 세 가지로 분류한다.

7.4 Membrane potential(막전위)을 설명하고, 신경 작용에 membrane potential이 담당하는 역할을 요약한다.

7.5 Continuous propagation(연속전도)과 saltatory propagation(도약전도)을 비교하고, action potential(활동전위)이 전파되는 속도에 영향을 미치는 요인들을 논의한다.

7.6 Synapse(시냅스, 연접)의 일반적 구조를 설명하고, 활동전위가 axon terminal(축삭종말)에 도달했을 때 일어나는 변화를 요약한다.

2절 • Central Nervous System의 구조와 기능

7.7 Brain(뇌)의 주요 부위의 명칭을 열거하고, 각각의 위치와 기능을 지적하고 설명한다.

7.8 Cranial meninges(뇌막)를 기술하고, cerebrospinal fluid(뇌척수액)가 어떻게 만들어지고 순환하는지 설명한다.

7.9 Cerebrum(대뇌)의 표면 구조를 구분하는 데 기준이 되는 중요한 경계들을 열거하고 그 위치를 지적한다.

7.10 Cerebral cortex(대뇌겉질)에서 motor area(운동영역)와 sensory area(감각영역)와 association area(연합영역)의 위치를 지적하고, 각 영역의 기능을 논의한다.

7.11 Diencephalon(사이뇌)과 brain stem(뇌줄기)과 cerebellum(소뇌)의 구조와 기능을 설명한다.

7.12 Reticular formation(그물체)에 관해 기술하고, reticular activating system(그물활성화계통)의 기능을 설명한다.

7.13 **임상의학 모듈** 뇌파를 검사하는 방법을 기술하고, 정상 electroencephalogram(뇌파도)에 나타나는 여러 가지 뇌파가 각각 어떤 의미가 있는지를 설명한다.

7.14 Spinal cord(척수)의 구조에서 볼 수 있는 특징에 관해 논의한다.

7.15 감각정보와 운동명령을 처리하고 중계하는 데 gray matter(회색질)와 white matter(백색질)가 담당하는 역할을 설명한다.

7.16 Spinal meninges(척수막)에 관해 기술한다.

Neuron(신경세포)과 Neuroglia(신경아교세포)

7장에서는 neural tissue(신경조직)의 구조를 검토하고 neurophysiology(신경생리학)의 기본 원리를 소개한다. 신경 기능을 논의하려면 먼저 nervous system(신경계통)의 기본적 기능과 구성체계를 이해해야 한다. 아래 흐름도는 신경계통의 주요 구성요소와 기능을 나타낸다.

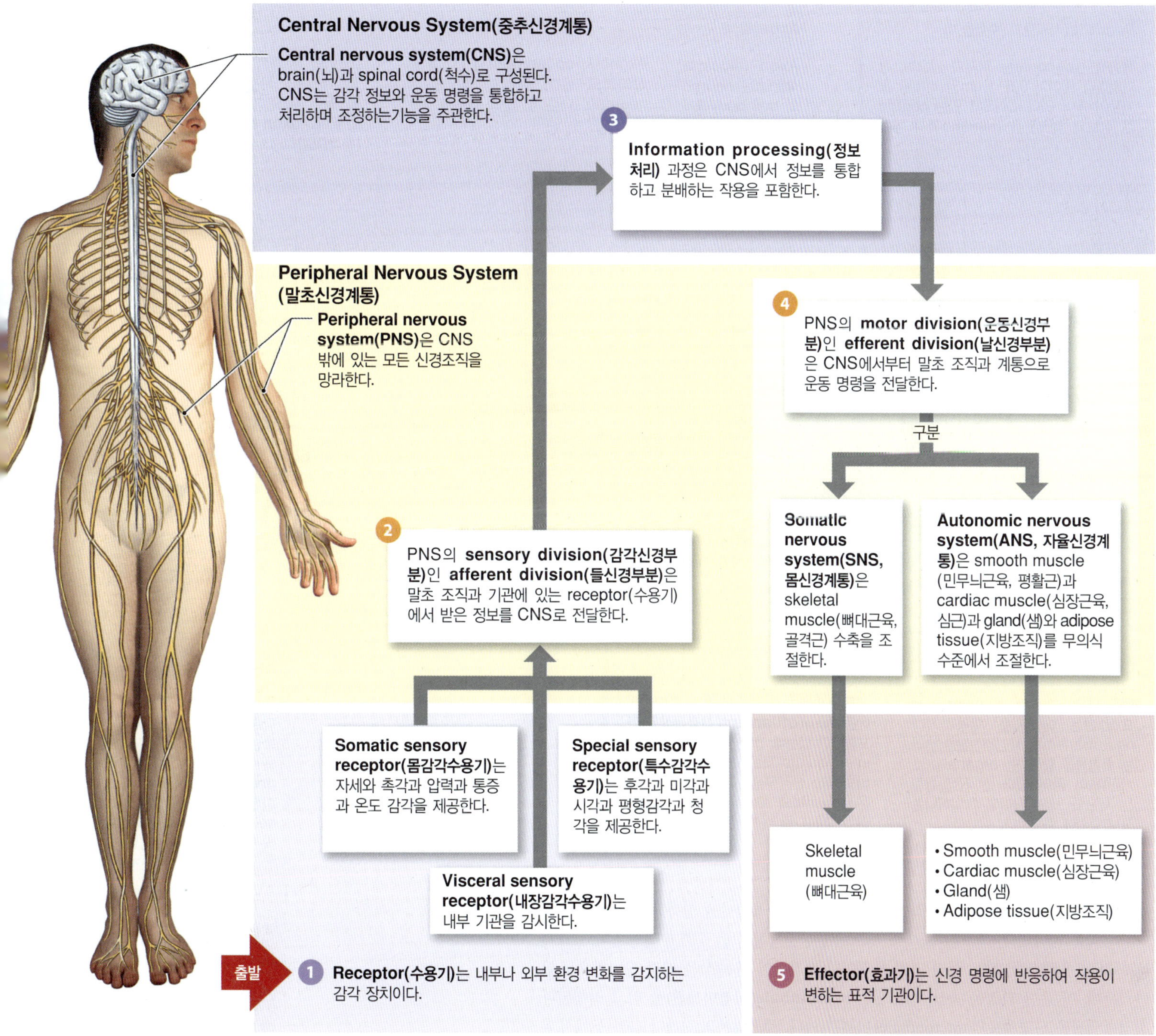

Neuron(신경세포, 신경원)은 세포 사이에서 정보를 교환하도록 특화된 신경계통의 주연 세포이다

이번 모듈에서는 neuron 구조의 특징을 검토한다. Neuron은 크게 세 부분으로 구성된다. Dendrite(가지돌기)는 외부 환경이나 다른 neuron으로부터 자극을 받아들이고, cell body(세포체)는 nucleus(핵)와 기타 organelle(소기관)들을 포함하며, axon(축삭)은 다른 세포로 정보를 운반한다.

Dendrite(가지돌기, 수상돌기)

전형적인 dendrite는 가지가 많으며, 각 가지마다 길이가 0.5~1 μm인 미세한 돌기들이 돋아 있다. CNS에 있는 neuron은 정보의 대부분을 dendrite에서 받는다.

Axon(축삭)

Axon hillock(축삭둔덕)은 neuron의 cell body에서 axon이 시작하는 곳이다.

Axon에서 **collaterals(곁가지)**가 시작되기도 한다. 곁가지 덕분에 한 neuron이 다른 몇 개의 세포에 정보를 전달할 수 있다.

Axon의 본 줄기는 끝나기 직전에 여러 차례 미세한 돌기들로 갈라진다. 각 돌기의 끝마다 **axon terminal(축삭종말)**이 하나씩 있다.

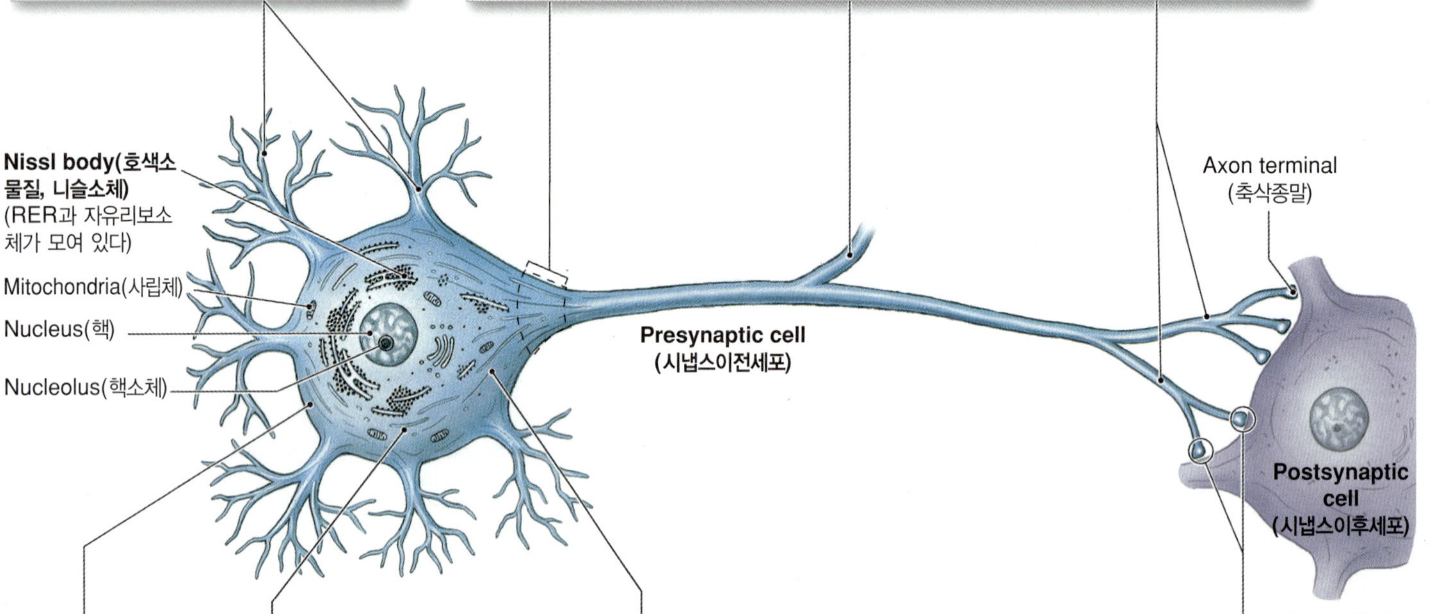

Cell body(세포체)

핵을 에워싸고 있는 cytoplasm(세포질)에는 에너지를 제공하거나 neurotransmitter(신경전달물질)라는 화합물을 합성하는 organelle(소기관)들이 들어 있다. 신경전달물질은 세포와 세포 사이에서 일어나는 정보 교환에 중요하다.

세포체에 있는 cytoskeleton(세포뼈대)에는 **neurofilament(신경잔섬유)**가 포함되어 있는데, 이는 다른 세포에 있는 intermediate filament(중간잔섬유)와 비슷하다. 신경잔섬유로 구성된 다발들은 dendrite와 axon의 내부로 연장되어 이 가느다란 돌기들을 지지한다.

Synapse(시냅스, 연접)

Synapse는 신경세포가 다른 세포와 정보를 교환하는 특별한 곳이다. 모든 synapse에는 **presynaptic cell(시냅스이전세포)**과 **postsynaptic cell(시냅스이후세포)**이 하나씩 포함된다.

1 여기에 있는 그림은 대표적인 신경세포의 주요 특징만을 함축해서 표현했다. 축삭은 하나의 긴 세포질 돌기로, 세포체에서 시작하여 먼 곳까지 연장된다. 효소나 lysosome(용해소체) 같은 여러 가지 물질이나 소기관이 긴 축삭을 따라 쌍방향으로 운반되는데, 이 운반 과정은 축삭 속에 있는 **neurotubule(신경미세관)**을 타고 진행된다. 신경미세관은 신경세포의 microtubule(미세관)이다. 세포성분의 잔해나 다른 곳에서 온 화학물질이 축삭종말에 모이면 이 축삭운반 장치가 이들을 곧 세포체로 운반한다.

구조가 다양한 Neuron(신경세포)

신경세포는 구조를 기준으로 크게 세 종류로 나뉜다.

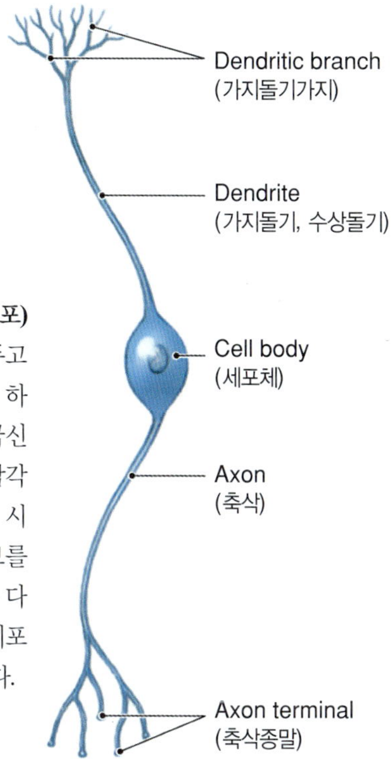

2 **Bipolar neuron(두극신경세포)**은 돌기가 세포체를 사이에 두고 두 개 있다. 즉 dendrite(가지돌기) 하나와 axon(축삭) 하나가 있다. 두극신경세포는 수가 많지는 않지만 특수감각기관(눈, 코, 귀 등)에 모여 있으며, 시각이나 후각이나 청각에 관한 정보를 말초 수용기세포에서부터 뇌에 있는 다른 신경세포로 전달한다. 두극신경세포는 다른 신경세포에 비해 크기가 작다.

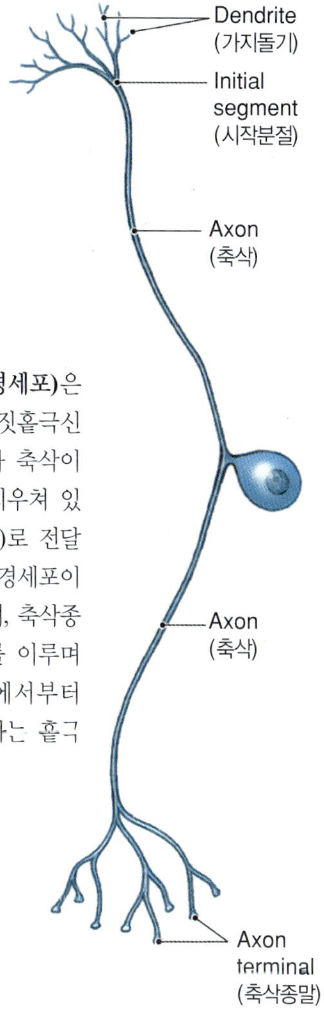

3 **Unipolar neuron(홑극신경세포)**은 pseudounipolar neuron(거짓홑극신경세포)이라고도 하며, 가지돌기와 축삭이 이어져 있고, 세포체는 한쪽으로 치우쳐 있다. 감각정보를 CNS(중추신경계통)로 전달하는 신경세포들은 대부분 홑극신경세포이다. 축삭은 1 m가 넘을 수도 있으며, 축삭종말이 CNS에서 synapse(시냅스)를 이루며 끝난다. 가장 긴 것은 발가락끝에서부터 spinal cord(척수)로 감각을 전달하는 홑극신경세포의 축삭이다.

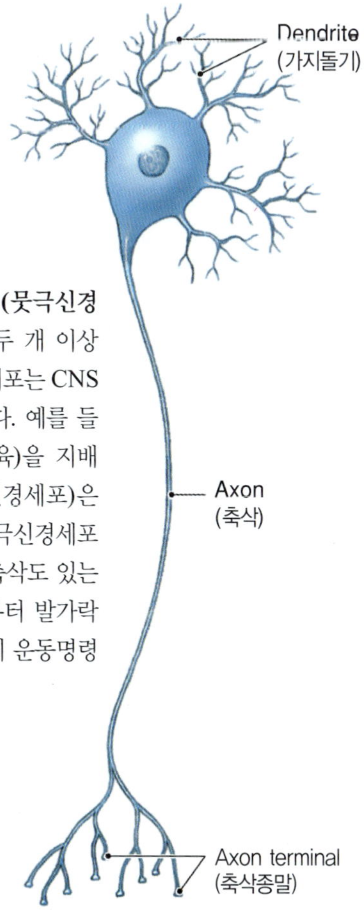

4 **Multipolar neuron(뭇극신경세포)**은 가지돌기가 두 개 이상 있고 축삭이 하나 있다. 이 세포는 CNS에서 가장 흔한 신경세포이다. 예를 들어 skeletal muscle(뼈대근육)을 지배하는 motor neuron(운동신경세포)은 모두 뭇극신경세포이다. 홑극신경세포 축삭만큼 긴 뭇극신경세포 축삭도 있는데, 가장 긴 것은 척수에서부터 발가락을 움직이는 작은 근육들까지 운동명령을 하달한다.

대부분의 CNS 신경세포는 centriole(중심소체)이 없고 세포분열을 할 수 없다. 따라서 신경세포는 다른 세포와 달리 손상이나 질병 때문에 죽어도 새로운 신경세포로 채워지지 않는 것이 일반적이다. Neural stem cell(신경줄기세포)이 성인 신경계통에도 남아 있기는 하지만 대개 이 세포는 활동을 활발히 하지 않는다. 단 후각을 받아들이는 olfactory bulb(후각망울)나 망막이나 hippocampus(해마)에 있는 신경줄기세포는 활동을 활발히 할 수 있다. 해마는 대뇌의 일부분으로, 기억을 저장하는 데 관여한다.

모듈 7.1 복습

a. 전형적인 neuron(신경세포)을 구성하는 구조들의 명칭을 열거하시오.

b. 신경세포를 그 구조에 따라 분류하시오.

c. CNS 신경세포는 손상을 입으면 대개는 다른 신경세포로 대체되지 않는다. 그 이유는 무엇인가?

Oligodendrocyte(희소돌기아교세포)와 astrocyte(별아교세포)와 ependymal cell(뇌실막세포)과 microglia(미세아교세포)는 CNS(중추신경계통)의 neuroglia(신경아교세포)들이다

Neuroglia(신경아교세포)는 **glial cell(아교세포)**이라고도 하며, PNS(말초신경계통)와 CNS에서 neuron(신경세포)들을 지지하고 보호하는 세포로서, neuron보다 수가 많고 종류가 다양해서 전체 신경계통 부피 중 약 절반을 차지한다. CNS 신경조직이 PNS와는 다르게 구성되어 있는 주된 이유는 CNS는 신경아교세포의 종류가 더 많기 때문이다. CNS 신경아교세포에 관한 지식을 아래 그림에 요약했다.

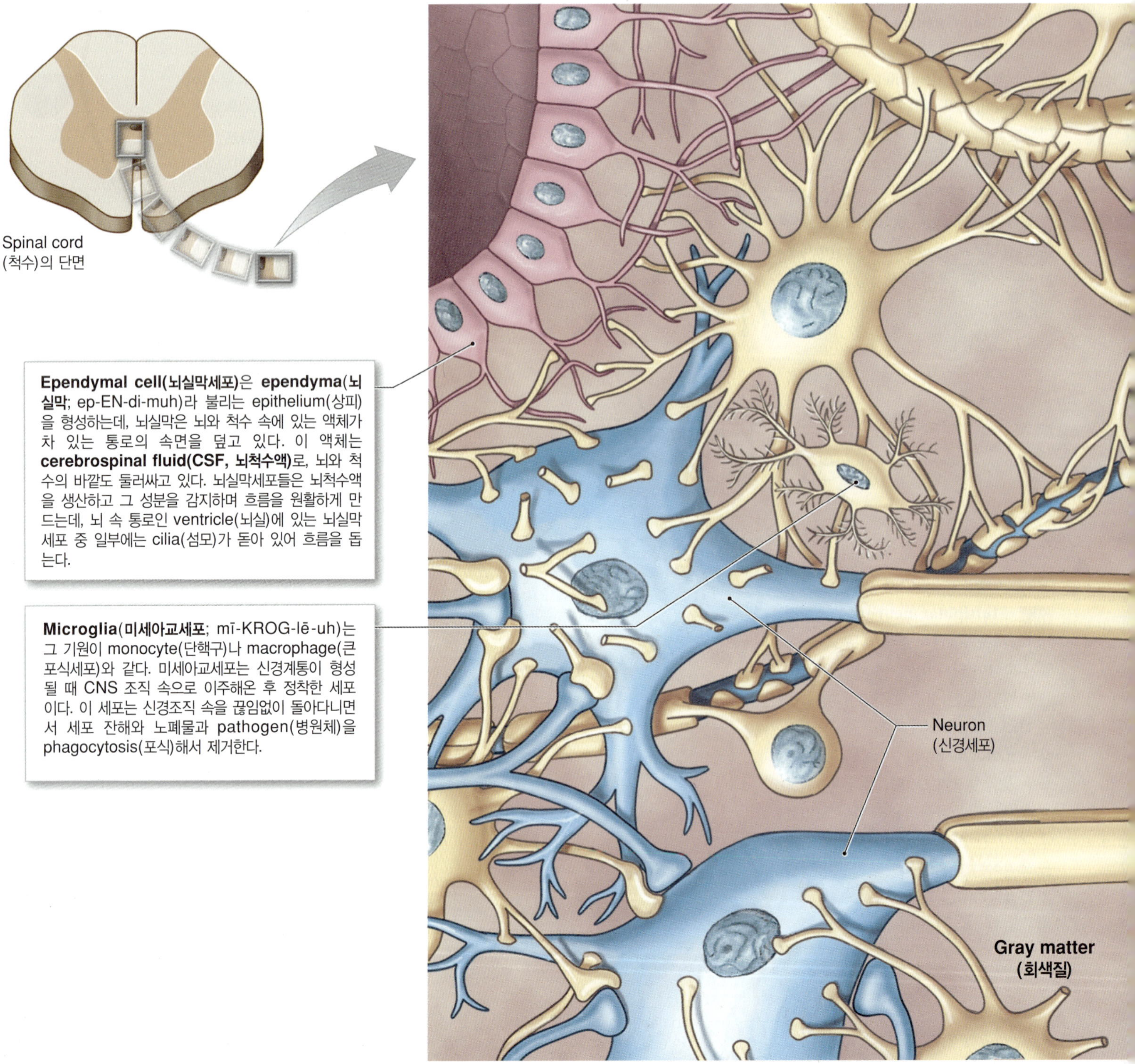

Astrocyte(별아교세포)는 **blood-brain barrier(혈액뇌장벽)**를 유지하는 데 기여한다. 이 장벽 덕분에 혈액 속을 순환하는 각종 화학물질과 호르몬으로부터 CNS가 격리될 수 있다. 별아교세포는 신경조직의 구조를 지탱하며, 신경세포를 에워싸고 있는 interstitial fluid(사이질액)에 들어 있는 여러 가지 이온과 영양소와 기체 농도를 조절하며, synapse(시냅스)에서 분해되거나 재흡수되지 않고 남은 neurotransmitter(신경전달물질)를 흡수해서 재활용시키고, CNS가 손상을 입은 후에 scar(흉터) 조직을 만든다.

Oligodendrocyte(희소돌기아교세포; ol-i-gō-DEN-drō-sīt; *oligo*-는 적음을 뜻함)는 축삭들의 위치를 고정시킴으로써 CNS 내부 구조의 틀을 형성한다. 이 세포들은 **myelin(미엘린**; MĪ-e-lin)도 생산한다. 미엘린은 lipid(지질)가 많이 포함된 막으로, 축삭을 둘러싸서 nerve impulse(신경자극, 신경임펄스)가 전도되는 속도를 향상시킨다. 미엘린이 만들어지기 시작할 때 희소돌기아교세포의 돌기들의 끝부분이 넓어져서 세포질은 매우 적고 거의 다 세포막으로만 이루어진 거대한 판이 형성된다. 이 '빈대떡'처럼 납작눌린 판이 축삭을 둘둘 감아서 두루마리 화장지처럼 촘촘히 감긴 층들이 형성된다. 이 층들이 **myelin sheath(미엘린집, 말이집, 수초)**를 구성한다.

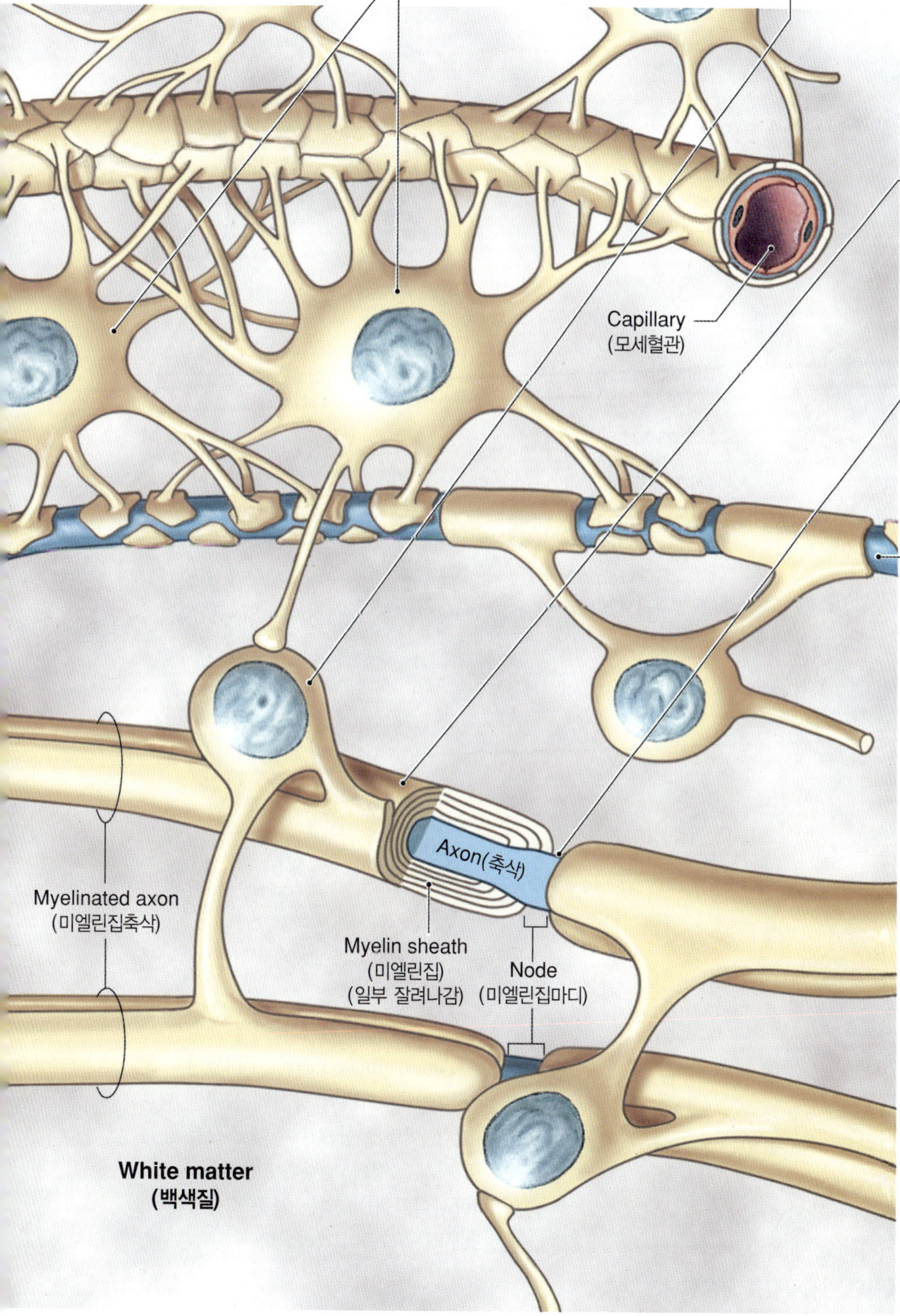

상당수 희소돌기아교세포들이 축삭을 따라 길이 방향으로 미엘린집을 형성한다. 이러한 축삭을 **myelinated axon(미엘린집축삭)**이라 한다. 희소돌기아교세포 하나는 여러 개의 축삭에서 미엘린집을 여러 개 형성한다. 미엘린집축삭은 대부분이 미엘린집에 싸여 있는데, 미엘린집이 감싸고 있는 축삭의 각 부분을 **internode(마디사이분절**; *inter*는 '사이'라는 뜻임)라 한다.

서로 이웃한 두 마디사이분절 사이에 있는 몇 마이크로미터에 불과한 작은 간격을 **node(미엘린집마디, 랑비에마디)**라 한다. 미엘린집축삭들로 구성된 말초신경을 맨눈으로 보면 하얗게 윤이 나는데, 미엘린에 지질이 포함되어 있는 것이 가장 큰 이유이다. 따라서 CNS에서 미엘린집축삭이 많은 부위는 **white matter(백색질)**를 이룬다.

CNS에 있는 모든 축삭이 미엘린집에 둘러싸여 있지는 않다. CNS의 **unmyelinated axon(무미엘린집축삭)**은 대개 neuroglia(신경아교세포)와 무관하다. 조밀하게 모여 있는 신경세포체들과 synapse(시냅스)하는 비교적 짧은 축삭이나 collateral(곁가지)에 무미엘린집축삭이 많다. 신경세포체들과 가지돌기들과 무미엘린집축삭들로 구성된 부위는 회색을 띠는데, 이 부위들이 CNS의 **gray matter(회색질)**를 구성한다.

모듈 7.2 복습

a. 중추신경계통의 neuroglia(신경아교세포)는 어떤 것이 있는지 확인하시오.

b. 혈액 속을 순환하는 각종 화학물질과 호르몬으로부터 CNS를 보호하는 데 기여하는 신경아교세포는 무엇인가?

c. 감염된 CNS 조직에서 수가 늘어나는 신경아교세포는 무엇인가?

Schwann cell(신경집세포, 슈반세포)과 satellite cell(위성세포)은 PNS(말초신경계통)에 있는 sensory neuron(감각신경세포)과 motor neuron(운동신경세포)의 axon(축삭)과 cell body(세포체)를 보호한다

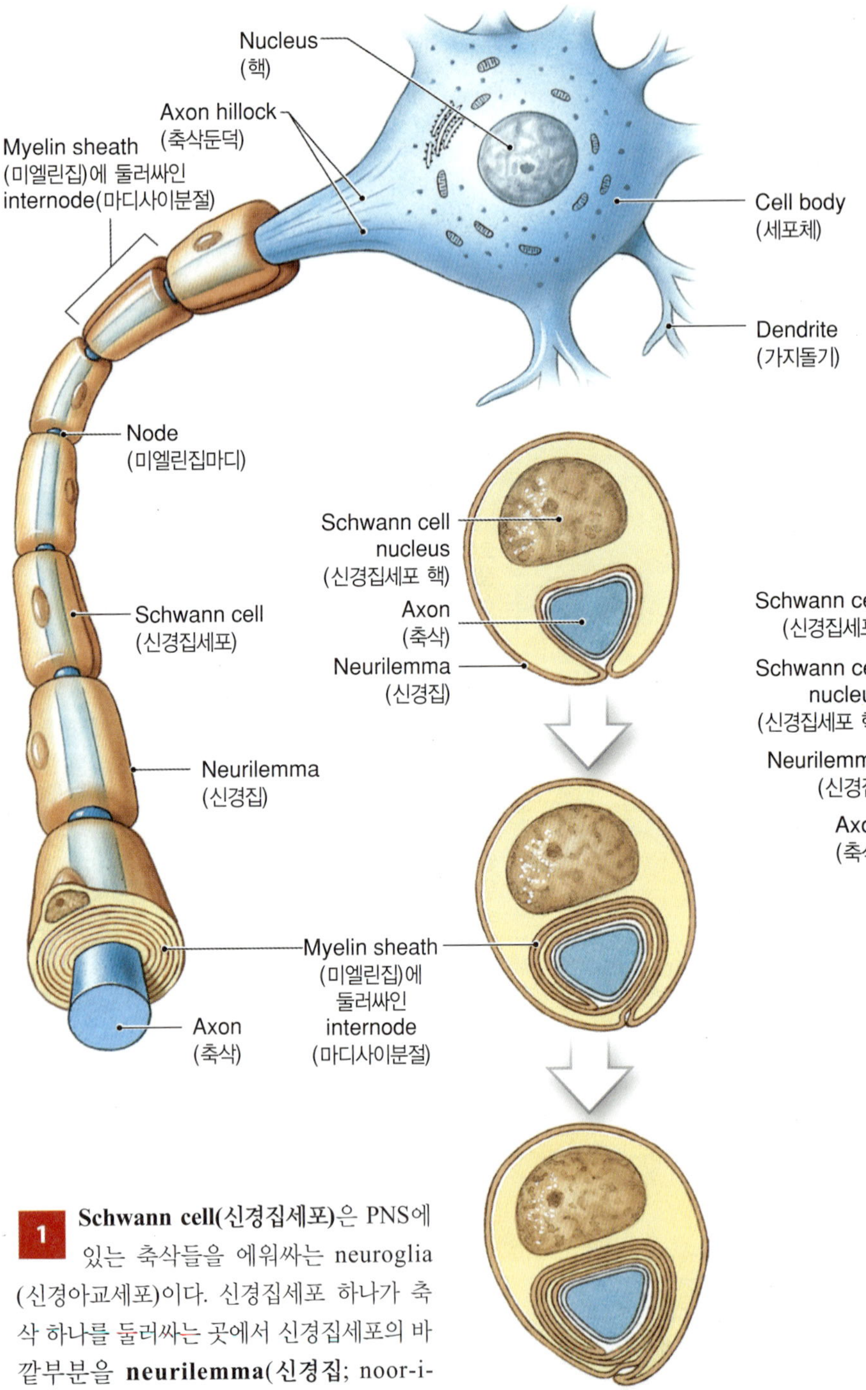

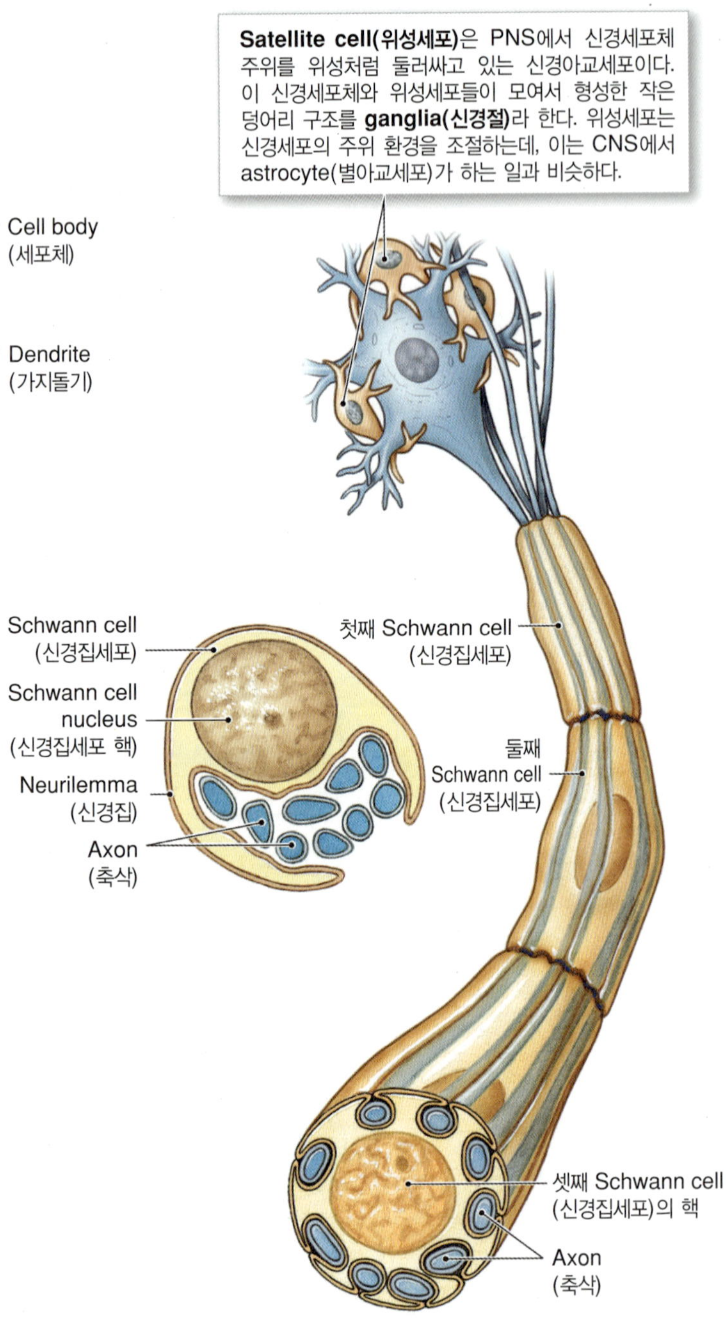

1 **Schwann cell(신경집세포)**은 PNS에 있는 축삭들을 에워싸는 neuroglia(신경아교세포)이다. 신경집세포 하나가 축삭 하나를 둘러싸는 곳에서 신경집세포의 바깥부분을 **neurilemma(신경집**; noor-i-LEM-uh)라 한다. 신경집세포는 myelinated axon(미엘린집축삭)과 unmyelinated axon(무미엘린집축삭)을 막론하고 PNS에 있는 대부분의 축삭을 둘러싸서 축삭이 interstitial fluid(사이질액)와 접촉하지 않도록 막는다.

2 이 그림은 PNS에 있는 축삭에서 myelination(미엘린집형성)이 일어나는 과정을 설명하고 있다. 신경집세포 하나는 축삭 하나의 한 마디사이분절에서만 미엘린집을 형성한다.

3 신경집세포 하나가 여러 개의 unmyelinated axon(무미엘린집축삭)을 한 마디씩 동시에 둘러쌀 수 있다. 이렇게 함으로써 이 축삭들의 위치가 고정되고, 주위 interstitial fluid(사이질액)에 있는 각종 화학물질로부터 축삭들이 격리된다.

Central Nervous System(CNS, 중추신경계통)

Sensory neuron(감각신경세포)과 motor neuron(운동신경세포) 사이에는 대개 interneuron(사이신경세포)이 하나 이상 존재한다. 사이신경세포는 PNS로부터 감각정보를 받을 뿐 아니라 CNS에 있는 다른 사이신경세포로부터도 신호를 받는다. 사이신경세포는 기억과 계획과 학습 같은 고위 기능들도 담당한다.

Somatic motor neuron(몸운동신경세포)은 skeletal muscle(뼈대근육)에 분포한다. 우리는 이 신경세포의 작용을 우리 의도에 따라 통제할 수 있다. 몸운동신경세포의 세포체는 CNS 내부에 있으며, 세포체에서 뻗어나간 축삭들은 모여서 **peripheral nerve(말초신경)**를 이룬다. 이 축삭은 neuromuscular junction(신경근육연접)에서 skeletal muscle fiber(뼈대근육섬유)를 지배한다.

Visceral motor neuron(내장운동신경세포)은 뼈대근육 이외의 모든 effector(효과기), 즉 온몸에 있는 smooth muscle(민무늬근육)과 gland(샘)와 cardiac muscle(심장근육)과 adipose cell(지방세포)에 분포한다. CNS에 있는 내장운동신경세포는 첫 조에 해당되며, PNS에 있는 다음 조의 내장운동신경세포들을 조절한다.

Peripheral Nervous System (PNS, 말초신경계통)

Sensory ganglia(감각신경절)

감각신경세포는 unipolar neuron(홑극신경세포)으로, 그 세포체들은 PNS에 있는 **감각신경절**에 모여 있다. **Sensory neuron(감각신경세포)**은 PNS 중 afferent division(들신경부분)을 구성하여 sensory receptor(감각수용기)에서 시작한 감각정보를 CNS로 전달한다. **Somatic sensory neuron(몸감각신경세포)**은 주위 환경과 우리 몸의 위치 변화를 감시한다. **Visceral sensory neuron(내장감각신경세포)**은 우리 신체의 내부 환경과 organ system(계통)의 변화를 감시한다.

Autonomic ganglia(자율신경절)

둘째 조를 이루는 내장운동신경세포들이 말초 효과기에 분포한다. 이 신경세포들은 세포체가 PNS의 **자율신경절**에 모여 있다.

Afferent fiber(들신경섬유)는 감각수용기에서부터 CNS까지 이어지는 축삭이다.

Efferent fiber(날신경섬유)는 CNS에서부터 말초 조직으로 명령을 선날하는 축삭이다.

Internal receptor(내수용기)는 소화계통과 호흡계통과 심장혈관계통과 비뇨계통과 생식계통 등을 감시하면서 신장(늘어남)과 깊이 가해지는 압박과 통증 등을 감지한다.

Proprioceptor(고유수용기; prō-prē-ō-SEP-tor)는 뼈대근육과 관절의 위치와 운동 정도를 감지한다.

External receptor(외수용기)는 주위 환경에 관한 정보를 촉각과 온도와 압력감각의 형태로 제공하며, 더 복잡한 감각인 미각과 후각과 시각과 평형감각과 청각 등으로도 제공한다.

Somatic effector(몸효과기)

Skeletal muscle fiber(뼈대근육섬유)

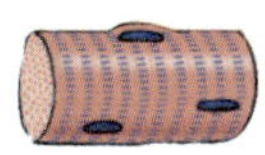

Visceral effector(내장효과기)

Smooth muscle(민무늬근육)

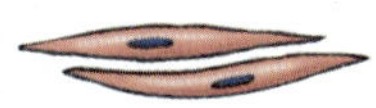

Gland(샘)

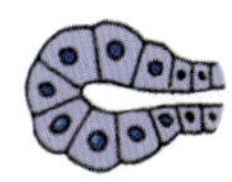

Cardiac muscle(심장근육)

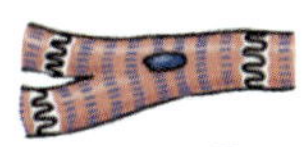

Adipose tissue(지방조직)

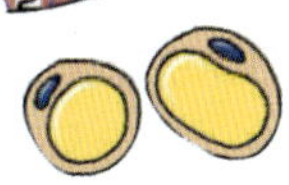

출발 **Sensory receptor(감각수용기)**에서 일어나는 변화는 감각신경세포나 특수하게 변형된 감각신경세포의 돌기들이 감지한다.

4 이 간단한 흐름도를 보면 기능을 기준으로 분류한 세 가지 신경세포인 **sensory neuron(감각신경세포)**과 **interneuron(사이신경세포)**과 **motor neuron(운동신경세포)**의 기본적 관계를 알 수 있다. 인체에는 약 1000만 개의 감각신경세포와 약 200억 개의 사이신경세포와 약 50만 개의 운동신경세포가 있다.

색깔 범례

- 파란 화살표 = Somatic(몸) (감각 및 운동)
- 주황 화살표 = Visceral(내장) (감각 및 운동)

모듈 7.3 복습

a. Schwann cell(신경집세포)과 satellite cell(위성세포)을 비교하시오.

b. Neurilemma(신경집)를 설명하시오.

c. 신경세포를 기능에 따라 세 가지로 분류하시오.

신경계통에서 일어나는 모든 정보 전달과 처리는 개별 neuron(신경세포)의 membrane potential(막전위) 변화에 따라 결정된다

신경계통에서 일어나는 모든 다양한 기능들은 세포와 세포 사이에 일어나는 정보 전달에 기반을 둔다. 각 신경세포는 다른 신경세포나 종류가 다른 세포와 정보를 소통한다. 정보 소통이 어떻게 일어나는지는 그 신경세포의 plasma membrane(세포막, 형질막)의 투과성 변화에 따라 결정된다.

1 Plasma membrane(세포막)은 selective permeability(선택투과성)가 있으며, cytosol(세포질액)과 extracellular fluid(세포바깥액)는 구성 성분이 서로 다르다. 보통 상황에서는 세포막 내부가 바깥에 비해 약간 음전하를 띤다. 왜 그럴까? 세포막 바깥에는 양이온이 약간 더 많으며, 세포막 속에는 음이온이 약간 더 많기 때문이다. 이렇게 전하가 불균등하게 분포하는 상태를 **membrane potential(막전위)**이라 하는데, 이는 모든 살아 있는 세포의 특성이다. 막전위는 이온마다 세포막 투과성이 다르기 때문에 형성되며, active transport(능동운반)도 막전위 형성에 기여한다.

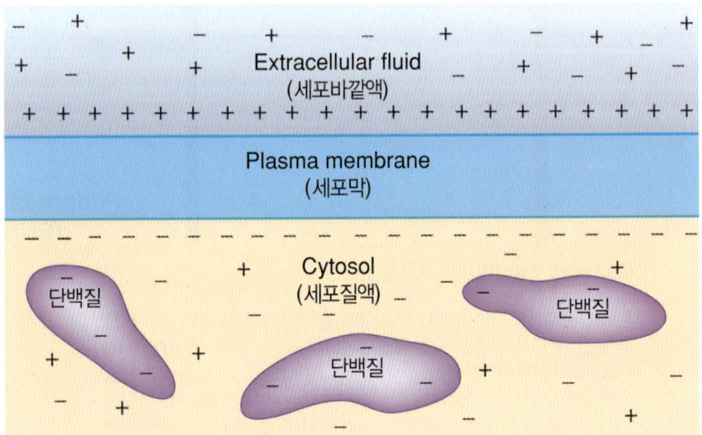

2 Extracellular fluid(ECF, 세포바깥액)에는 나트륨 이온(Na^+)과 염소 이온(Cl^-) 농도가 높지만 세포질액에는 칼륨 이온(K^+)과 음전하를 띤 단백질(Pr^-) 농도가 높다. 이 이온들은 세포막의 lipid(지질) 성분을 막힘 없이 통과할 수 없다. 이 이온들은 membrane channel(막통로)을 통과하거나 능동운반을 거쳐야만 세포를 출입할 수 있다. 막전위가 형성되는 가장 큰 이유는 세포막에 수많은 나트륨 통로와 칼륨 통로가 항상 열려 있기 때문이다. 각 이온 통로마다 어떤 이온이 통과할 수 있는지는 이 통로의 크기와 모양과 구조에 따라 결정된다. 세포가 자극을 받지 않은 상태일 때는 닫혀 있는 나트륨 통로와 칼륨 통로도 세포막에 있다. 어떤 통로들은 특정 신경전달물질에 노출되었을 때 열리며, 또 다른 통로들은 막전위가 크게 변하면 이에 대한 반응으로 열리거나 닫힌다.

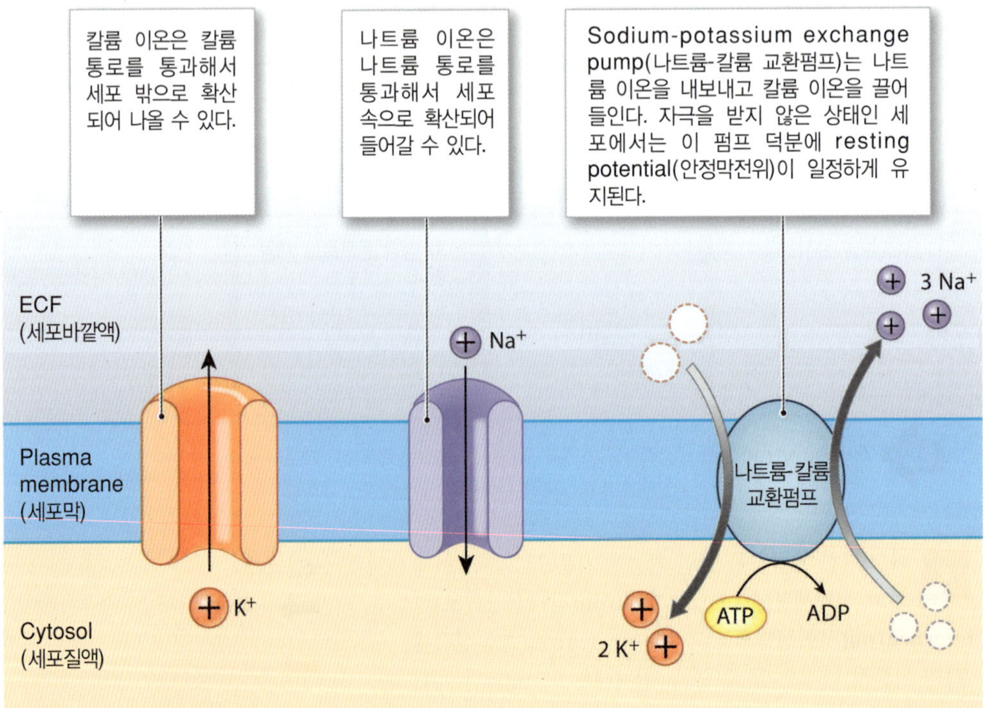

3 이 그림에는 신경 작용에 membrane potential(막전위)이 담당하는 역할을 요약했다. 막전위가 변하면 여러 가지 중요한 작용이 일어난다. 예를 들어 근육 수축과 샘 분비가 촉발되고, 신경계통에서 정보가 전달된다.

1. 자극을 받지 않은 상태의 막전위를 **resting potential(안정막전위)**이라 한다. 모든 신경 작용은 한 신경세포의 안정막전위가 변화함으로써 시작된다.

2. 전형적인 자극이 한 번 가해지면 그 부위에 국한해서 안정막전위 변화가 잠깐 일어난다. 이 변화는 자극에서 멀어질수록 감소하는데, 이 막전위 변화를 **graded potential(단계전위)**이라 한다.

3. 단계전위 값이 어느 단계 이상으로 크면 axon(축삭)의 세포막에서 **action potential(활동전위)**이 촉발된다. 활동전위는 그 세포막의 한 지점에서 한 번 일어나는 전기 작용이다. 한 지점에서 한번 발생한 활동전위는 축삭의 표면을 따라 axon terminal(축삭종말)을 향해 전파된다.

4. 전형적인 **synaptic activity(시냅스작용)**가 일어나는 과정에서 presynaptic cell(시냅스이전세포)이 화합물을 방출한다. 이 화합물은 **neurotransmitter(신경전달물질)**라 하며, postsynaptic cell(시냅스이후세포) 세포막에 있는 receptor(수용체)에 결합함으로써 이 세포막의 투과성을 변화시킨다.

5. 신경세포체는 저마다 최대 수천에서 수만에 이르는 축삭종말들로 뒤덮여 있다. 어떤 순간에도 이 축삭종말들 중 일부는 작용을 하고 있는데, 일부 축삭종말은 신경세포를 자극하는(흥분시키는) 화학물질을 분비하고 다른 일부 축삭종말은 신경세포를 억제하는 화학물실을 분비하기도 한다. 이 신경세포의 축삭에 활동전위가 발생할지 아닐지를 결정하는 것은 이 흥분 및 억제 화학물질 작용의 총합이다. 이는 신경계통에서 일어나는 가장 단순한 형태의 **information processing(정보 처리)**이다.

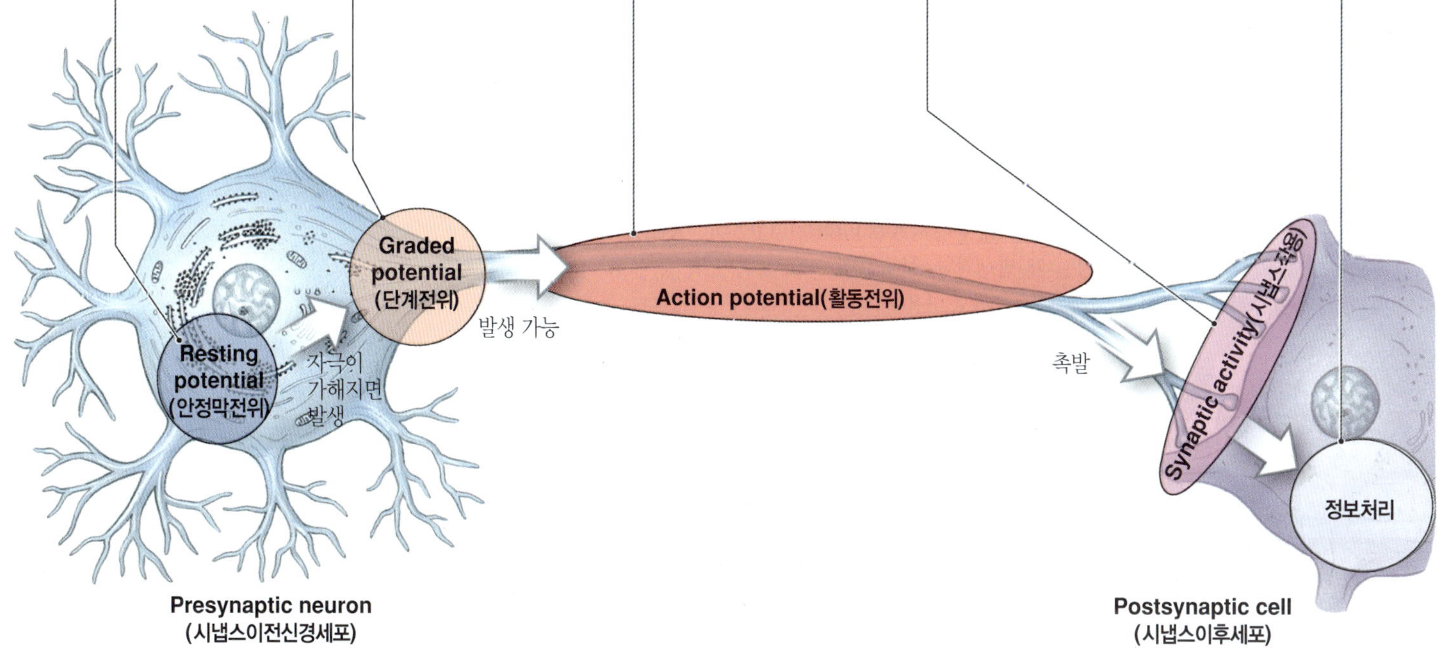

모듈 7.4 복습

a. Membrane potential(막전위)을 정의하시오.

b. Sodium-potassium exchange pump(나트륨-칼륨 교환펌프)의 작용은 무엇인가?

c. 세포의 막전위가 변화함으로 인해 일어나는 신체 기능을 세 가지 열거하시오.

Action potential(활동전위)은 continuous propagation(연속전파)이나 saltatory propagation(도약전도)을 통해서 그 세포막의 다른 부분에 영향을 미칠 수 있다

1 이 그래프는 여러 가지 화학 자극이 신경세포체에 가해진 후 시간이 지남에 따라 membrane potential(막전위)이 변하는 양상을 나타낸다. Resting membrane potential(안정막전위)은 음성인데, 이는 세포막 바깥에 비해 속에 음전하가 많기 때문이다. 이 같이 전하가 불균등하게 분포한 상태를 **polarization (분극)**이라 한다.

ACh(아세틸콜린) 등의 neurotransmitter(신경전달물질)가 자극을 가하면 자극을 받지 않은 세포막에서는 닫혀 있던 sodium channel(나트륨 통로)이 열린다. 나트륨 이온들이 세포막을 통과함에 따라 본래 음전하가 훨씬 더 많던 세포막 내부는 음전하가 덜 많아지고, 그 결과 세포막이 덜 분극 상태가 된다. 이 변화를 **depolarization(탈분극)**이라 한다.

신경전달물질 자극이 사라지면 sodium-potassium exchange pump(나트륨-칼륨 교환펌프)가 작용하여 세포막을 본래 안정막전위 상태로 되돌린다. 이 과정을 **repolarization(재분극)**이라 한다.

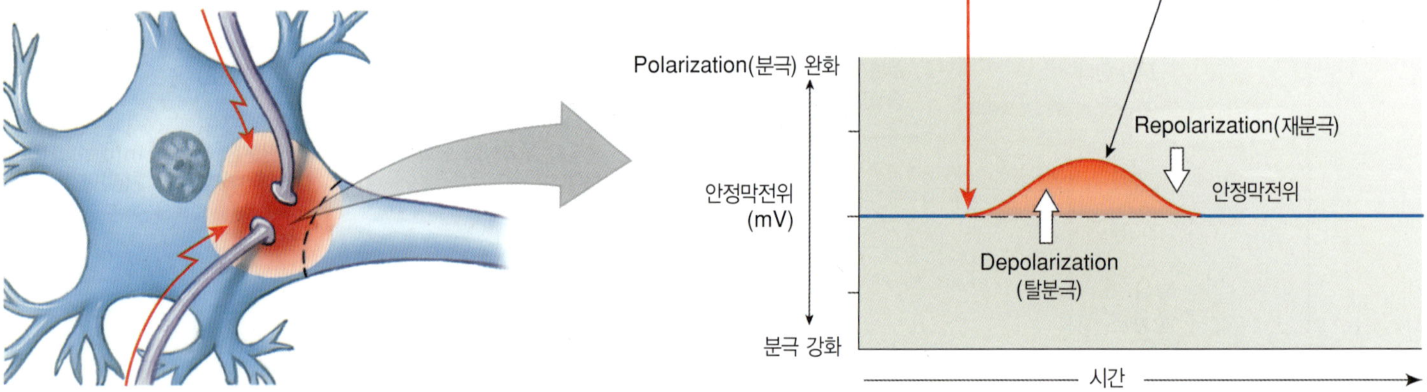

2 활동전위는 graded potential(단계전위)이 세포막을 threshold potential(문턱값 전위)에 이르기까지 탈분극시킬 때 발생한다. 문턱값에 이르면 막이 덜 분극 됨에 따라 일부 막통로가 반응하기 시작한다. 그리고 다음 세 가지 큰 변화가 일어난다.

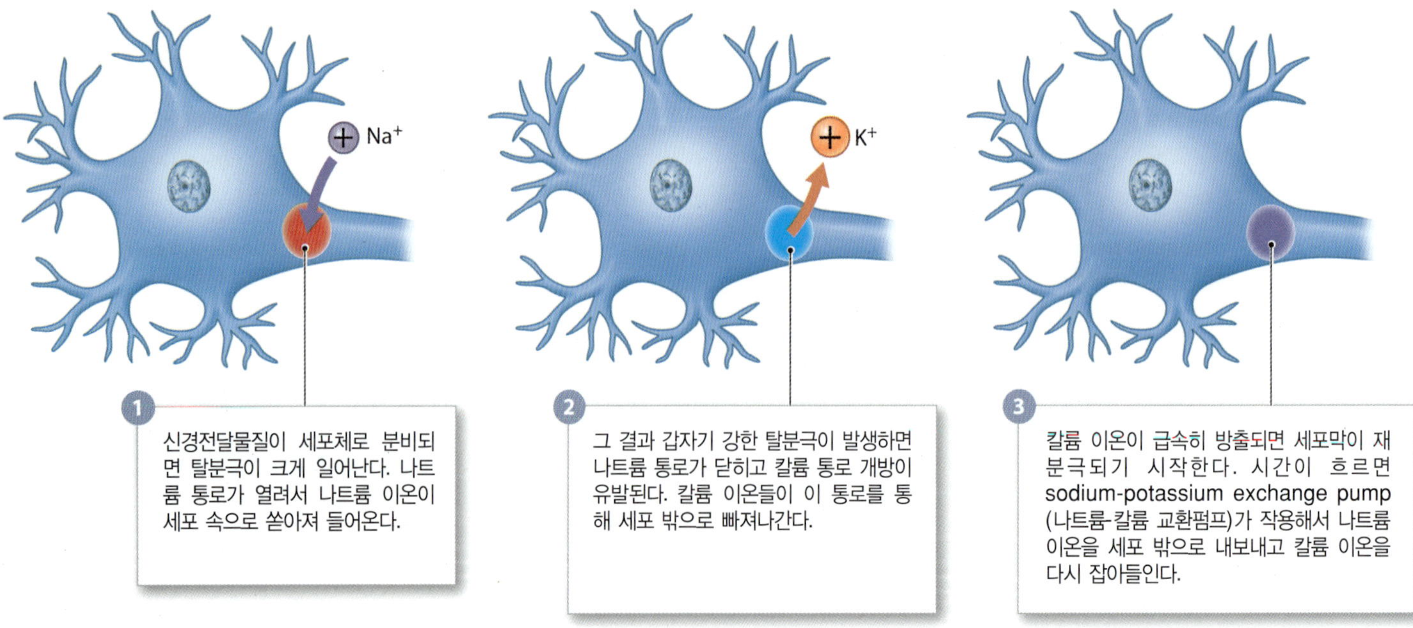

1. 신경전달물질이 세포체로 분비되면 탈분극이 크게 일어난다. 나트륨 통로가 열려서 나트륨 이온이 세포 속으로 쏟아져 들어온다.

2. 그 결과 갑자기 강한 탈분극이 발생하면 나트륨 통로가 닫히고 칼륨 통로 개방이 유발된다. 칼륨 이온들이 이 통로를 통해 세포 밖으로 빠져나간다.

3. 칼륨 이온이 급속히 방출되면 세포막이 재분극되기 시작한다. 시간이 흐르면 sodium-potassium exchange pump(나트륨-칼륨 교환펌프)가 작용해서 나트륨 이온을 세포 밖으로 내보내고 칼륨 이온을 다시 잡아들인다.

3 한 지점에서 활동전위가 한 번 발생할 때 이곳의 막전위가 변하고, 그에 인접한 세포막 부위는 신경전달물질에 노출되지 않았지만 이웃 지점의 막전위 변화로 인해 활동전위가 촉발된다.

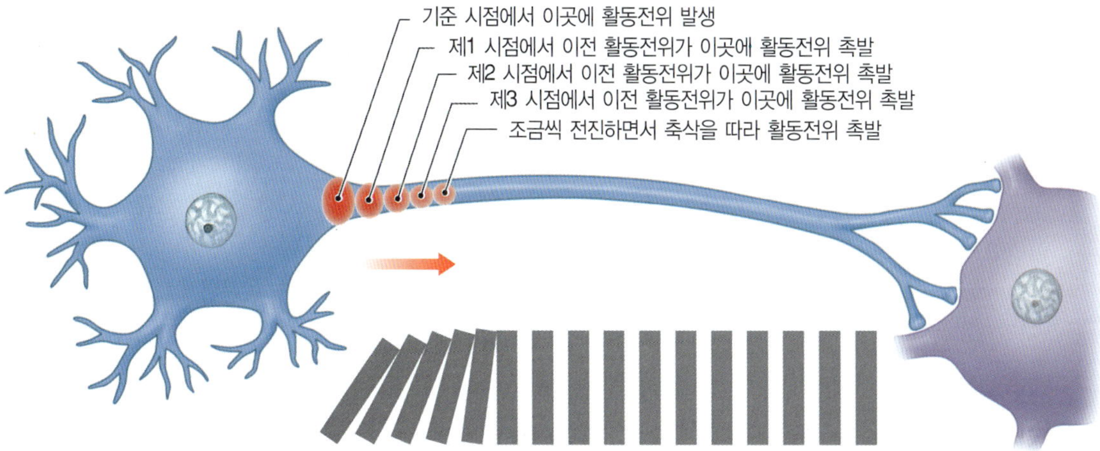

이 과정은 **continuous propagation(연속전파)**이라 하는데, 촘촘히 세운 도미노가 무너지는 과정과 비슷하다. 각 도미노 패가 다음 패를 넘어뜨리듯이 활동전위가 축삭을 따라 천천히 전파된다.

4 Myelinated axon(미엘린집축삭)의 세포막은 node(미엘린집마디)에서만 노출되어 있다. 따라서 활동전위도 미엘린집마디에서만 발생할 수 있다. 이는 활동전위가 축삭을 따라 한 미엘린집마디에서 다음 미엘린집마디로 뛰어넘듯 전파됨을 뜻한다.

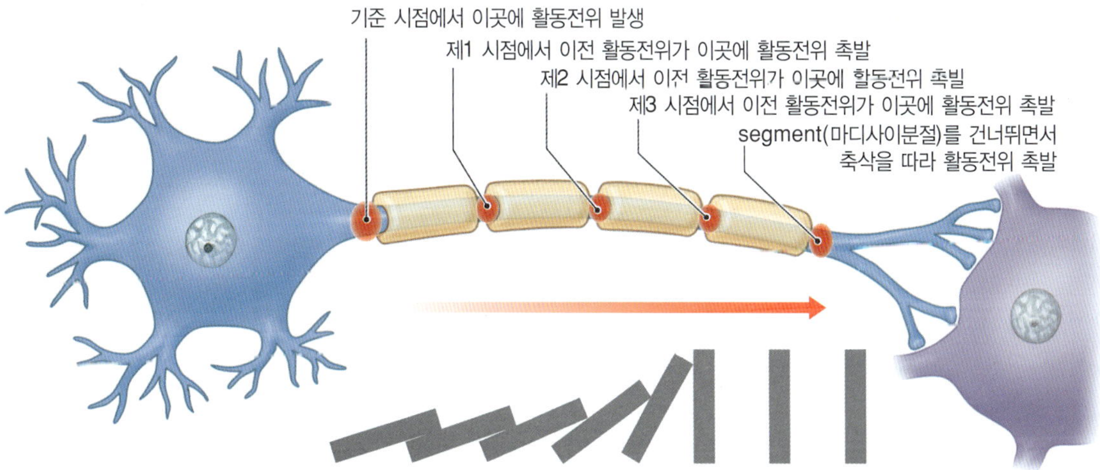

이 과정은 **saltatory propagation(도약전도**; *saltare*는 도약을 뜻함)이라 하는데, 연속전파보다 훨씬 빠르다. 도미노 패들은 서로 멀찍이 떨어져 있기 때문에 넘어지는 거리도 훨씬 더 길다.

Axon(축삭)의 지름도 전파 속도에 영향을 미친다. 굵은 myelinated axon(미엘린집축삭)이 활동전위 전파 속도가 가장 빠르다. 그런데 인체 신경계통의 모든 축삭이 myelin sheath(미엘린집)에 둘러싸여 있지는 않다. 그 이유가 무엇일까? 가장 설득력이 있는 이유는 물리적으로 불가능하기 때문으로 추정된다. 만일 모든 감각정보와 운동명령이 굵은 미엘린집축삭을 통해 전달된다면 우리의 peripheral nerve(말초신경)는 수도관 정도로 굵어야 하며, spinal cord(척수)는 드럼통만큼 폭이 넓어야 한다. 대신에 인체는 정보를 우선순위를 매겨서 차별하는 방식을 택했다. 생명을 위협하는 존재에 대한 감각정보나 손상을 막을 운동 명령처럼 긴급한 정보는 미엘린집축삭을 통해 전달한다(이는 인터넷 메신저에 비유할 수 있다). Unmyelinated fiber(무미엘린집신경섬유)는 덜 긴급한 감각정보와 운동명령을 전달한다.

모듈 7.5 복습

a. Depolarization(탈분극)과 repolarization(재분극)에 관해 기술하시오.

b. Continuous propagation(연속전파)과 saltatory propagation(도약전도)을 비교하시오.

c. Myelin sheath(미엘린집)와 action potential(활동전위) 전파 속도의 상관관계를 설명하시오.

Synapse(시냅스)에서는 정보가 presynaptic cell(시냅스이전세포)에서부터 postsynaptic cell(시냅스이후세포)로 전달된다

신경계통에서는 정보가 한 곳에서 시작하여 다른 곳까지 axon(축삭)을 따라 action potential(활동전위) 형태로 전달되는데, 이를 'nerve impulse(신경자극, 신경임펄스)' 라고도 한다. 이 정보는 한 신경세포 내에서 축삭을 따라 전달되는 데 그치지 않고 어떤 방식으로든 다른 신경세포나 effector(효과기) 세포에도 전달되어야 의미가 있다. 이러한 세포 사이 전달은 **synapse(시냅스, 연접)**에서 일어난다. 두 신경세포로 이루어진 시냅스에서는 정보가 presynaptic neuron(시냅스이전신경세포)에서 postsynaptic neuron(시냅스이후신경세포)으로 중계된다. 시냅스이전세포는 거의 언제나 신경세포이지만 몇 가지 특별한 예외가 있는데, 그 예로는 sensory receptor(감각수용기)가 있다.

1 시냅스이전세포에서 시냅스이후세포로 정보를 전달하는 과정은 **neurotransmitter(신경전달물질)**라는 화학물질이 **synaptic cleft(시냅스틈새)**로 분비됨으로써 일어나는 경우가 가장 많다. 시냅스틈새는 두 세포 사이에 있는 좁은 공간이다. Axon terminal(축삭종말)은 시냅스틈새에서 분해된 신경전달물질의 파편을 재흡수해서 다시 조립할 수 있다.

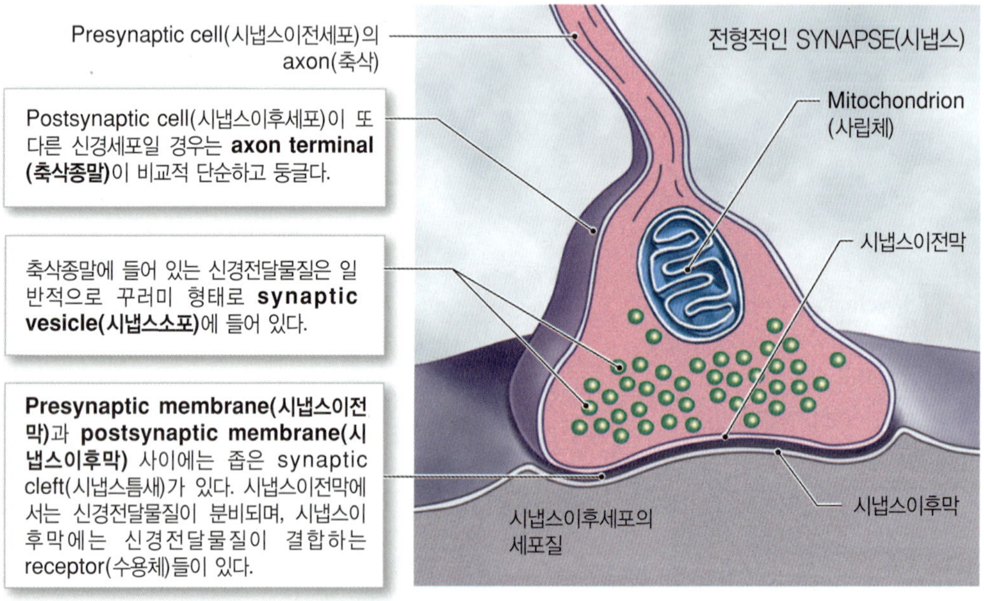

2 신경계통이 매우 복잡하고 기능이 많은 이유 중 하나가 신경계통에서 쓰이는 신경전달물질이 100가지 이상이며, 각 신경전달물질마다 작용 방식이 다르다는 사실이다. 몇 가지 중요한 신경전달물질을 다음 표에 소개한다.

대표적 Neurotransmitter(신경전달물질)

신경전달물질	화학 구조	설명
Acetylcholine (ACh, 아세틸콜린)	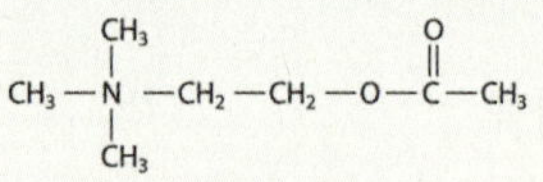	CNS와 PNS에 광범위하게 분포; neuromuscular junction(NMJ, 신경근육연접)에서 분비됨; 가장 많이 연구되어 잘 알려진 신경전달물질
Norepinephrine (NE, 노르에피네프린)	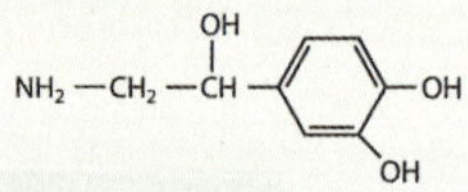	주의집중과 의식, 체온 조절 등에 관여; 교감신경계통 신경전달물질
Epinephrine (E, 에피네프린)	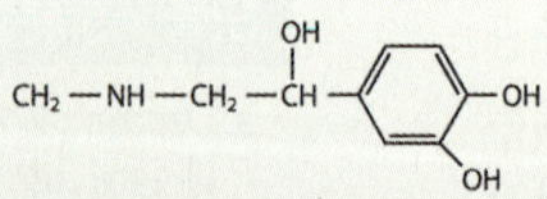	CNS 농도 낮음; CNS에서의 기능이 불확실함
Serotonin(세로토닌)	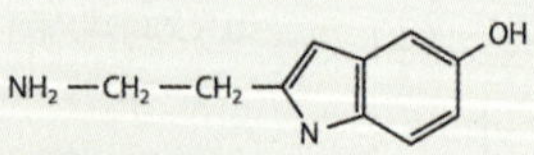	감정 상태, 기분, 체온에 중요; 엑스타시를 포함한 몇 가지 불법 환각제가 세로토닌 수용체에 작용한다
Glutamate(글루탐산염)	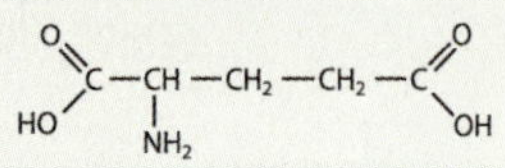	CNS에서 가장 많고 중요한 흥분성 신경전달물질

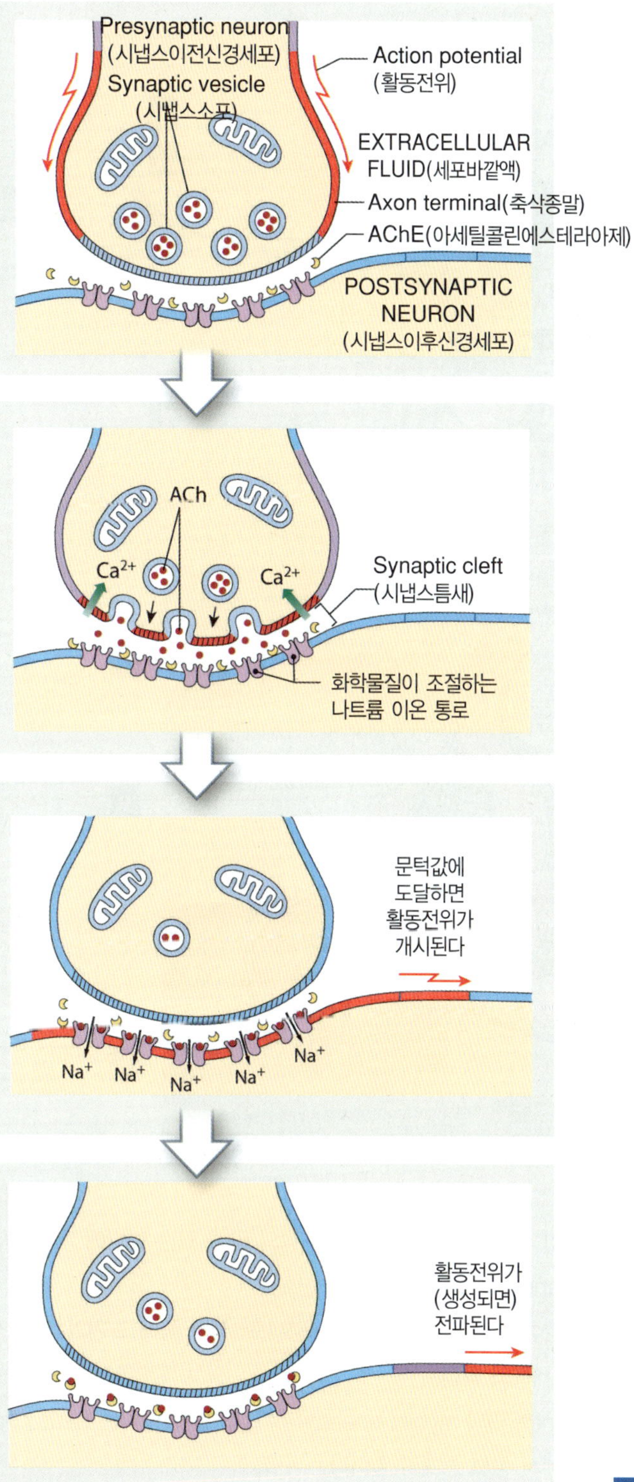

1단계
활동전위가 시냅스이전세포의 축삭종말에 도달한다. 활동전위로 인해 축삭종말이 depolarization(탈분극)되고, 탈분극이 일어나면 신경전달물질이 방출되도록 자극된다.

2단계
축삭종말이 탈분극되면 칼슘 통로가 열린다. 세포바깥액에 있던 칼슘 이온들은 축삭종말 속으로 쏟아져 들이온 후 ACh(아세틸콜린)가 exocytosis(세포외배출) 방식을 거쳐 시냅스틈새로 방출되도록 촉발한다.

3단계
방출된 아세틸콜린은 시냅스틈새를 가로질러 postsynaptic membrane(시냅스이후막)에 있는 닫힌 상태인 나트륨 이온 통로에 결합한다. 아세틸콜린이 많이 분비될수록 반응하는 수용체가 많아져서 탈분극이 커진다. 탈분극 정도가 충분히 크면 postsynaptic neuron(시냅스이후신경세포)에 활동전위가 발생한다.

4단계
시냅스이후막에 일어나는 작용은 잠깐만 지속되는데, 이는 시냅스틈새에 acetylcholinesterase(AChE, 아세틸콜린에스테라아제)가 있기 때문이다. AChE는 ACh를 분해한다.

3 Action potential(활동전위)이 축삭종말에 도달했을 때 아세틸콜린이 신경전달물질로 분비되는 시냅스에서 일어나는 변화를 그림으로 요약했다. Neuromuscular junction(신경근육연접)에서 일어나는 정보 전달 과정도(모듈 6.3에 기술한 과정) 이 그림과 사실상 동일한 단계들을 거친다.

활동전위가 축삭종말에 도달하는 순간과 연접이후막에 작용하는 순간 사이에는 0.2~0.5 msec 정도의 synaptic delay(시냅스지연)가 일어난다. 얼핏 생각하면 0.5 msec이 그리 길지 않은 시간 같지만 이 시간 동안 활동전위는 7 cm 이상 이동할 수 있다. 사슬처럼 일렬로 연결된 신경세포들을 통해 정보가 전달될 때는 시냅스지연이 차례로 누적되어 제법 길어진다. Reflex(반사)가 생존에 중요한 이유가 바로 이 때문이다. 반사 과정에서는 시냅스가 대개 한두 번만 일어나기 때문에 자극을 받으면 자동 반응이 즉각 일어날 수 있다.

모듈 7.6 복습

a. Synapse(시냅스)의 구조에 관해 기술하시오.
b. Action potential(활동전위)이 axon terminal(축삭종말)에 도달했을 때 시냅스에서 일어나는 변화 과정을 기술하시오.
c. Postsynaptic cell(시냅스이후세포)에 depolarization(탈분극)이 잠시만 일어나는 이유는 무엇인가?

1. 명칭 표기

다음 neuron(신경세포) 그림에서 각 구조의 명칭을 기입하시오.

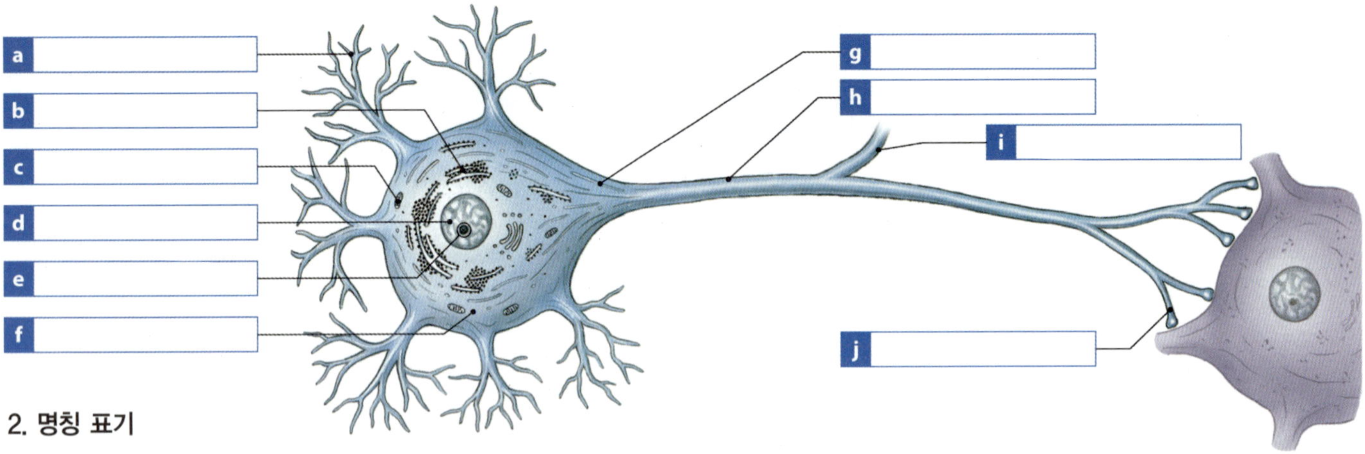

2. 명칭 표기

다음 synapse(시냅스) 그림에서 각 구조의 명칭을 기입하시오.

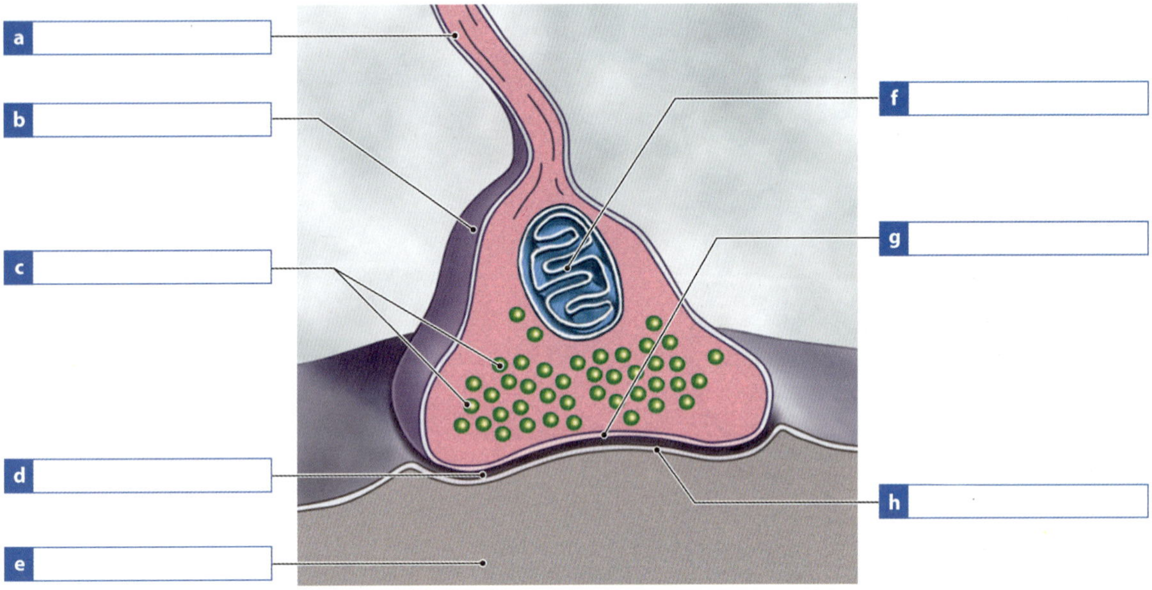

3. 용어

이번 절에서 굵은 문자로 표시하여 설명했던 용어 중 하나를 골라 다음 각 정의 앞에 있는 빈칸에 기입하시오.

a ________________ 전파되는 membrane potential(막전위)의 변화

b ________________ 구조를 기준으로 분류한 세 가지 neuron(신경세포) 집단 중에 크기가 가장 작은 것

c ________________ 자극을 받지 않은 세포의 막전위

d ________________ 중추신경계통 axon(축삭)의 myelin sheath(미엘린집)를 형성하는 neuroglial cell(신경아교세포)

e ________________ 두 신경세포 사이에서 정보 중계가 일어나는 구조

f ________________ 막전위가 덜 polarization(분극)된 상태로 변하는 현상

g ________________ 기능을 기준으로 분류한 세 가지 신경세포 집단 중에 수가 가장 많은 것

h ________________ 화학물질 자극이 사라진 후 막전위가 더 분극된 상태로 돌아가는 현상

4. 절 종합 문제

Guillain-Barré syndrome(길랭-바레 증후군; *ghee-yan bah-ray*)은 myelin sheath(미엘린집)가 degeneration(변성)되어 마비 증상이 일어날 수 있는 질환이다. 미엘린집 변성으로 인해 근육 마비가 일어나는 과정을 설명하시오.

Central Nervous System(중추신경계통)의 구조와 기능

이번 절에서는 brain(뇌)과 spinal cord(척수)의 구조와 기능을 소개한다. 성인 뇌는 전신의 신경조직 중 약 97%를 포함하고 있다. 전형적인 성인 뇌는 무게가 약 1.4 kg이며 부피는 약 1200 mL이다. 뇌의 크기는 사람마다 상당한 차이가 있다. 대체로 남성 뇌는 여성 뇌보다 약 10% 큰데, 이는 평균적인 신체 크기의 차이 때문이다. 뇌 크기와 지능 사이에는 상관관계가 없다. 뇌가 750 mL로 가장 작은 사람도 2100 mL로 가장 큰 사람도 뇌 기능은 정상이다.

1 수정 후 약 4주가 지난 배아의 뇌와 척수를 옆에서 본 그림으로, 중추신경계통이 시작하는 속이 빈 원통 구조인 **neural tube(신경관)**가 관찰된다. 머리 부분에는 다음 세 부분이 급속히 커지면서 그 내부 공간도 함께 확장된다.

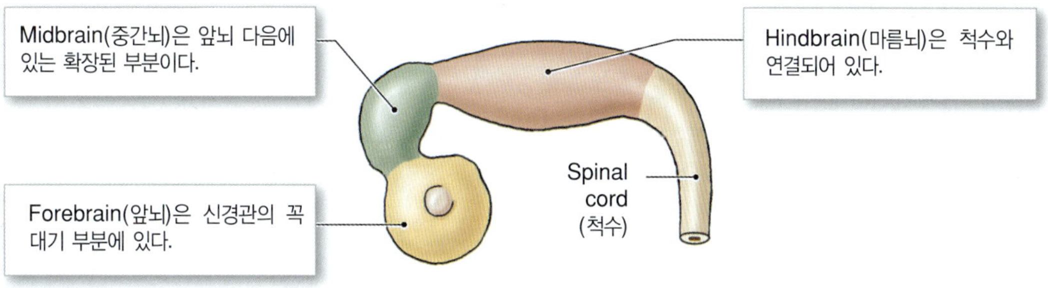

2 수정 후 5주가 되면 뇌는 배치 상태가 변하고 앞뇌와 마름뇌가 각각 분할되어 완성된 뇌 구조의 기틀이 형성된다.

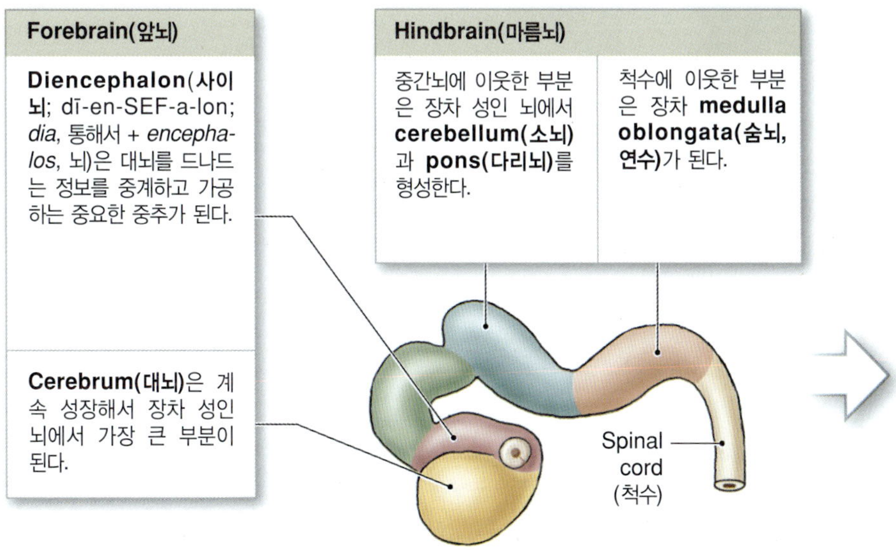

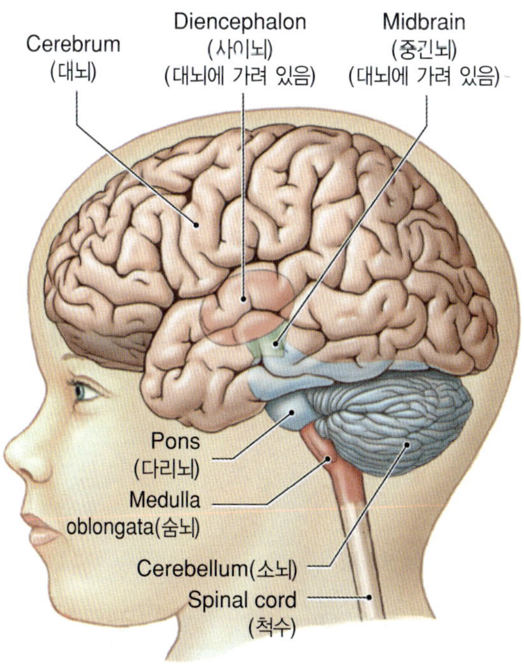

3 발생이 진행됨에 따라 대뇌가 점점 더 커져서 다른 뇌 부분을 덮는다.

7.7

Brain(뇌)은 각 부분마다 구조와 기능에 뚜렷한 특징이 있다

1 이 뇌 그림은 뇌의 주요 부위와 부위별 기능을 간략하게 표시한 것이다. 각 부위마다 다른 색깔로 표시했는데, 7장에 있는 모든 그림에 이 색깔 구분 원칙이 적용된다.

Cerebrum(대뇌)

성인 뇌의 **cerebrum**(se-RĒ-brum)은 커다란 좌우 두 **cerebral hemisphere(대뇌반구)**로 나뉜다. 대뇌반구의 겉면은 주름이 많이 접혀 있으며, gray matter(회색질)로 이루어진 겉층인 **cerebral cortex(대뇌겉질, 대뇌피질)**가 덮고 있다. 대뇌반구의 기능은 의식적인 사고, 기억 저장, 정보 처리, 감각 처리, skeletal muscle(뼈대근육) 수축 조절 등이 있다.

Fissure(틈새)는 깊은 sulcus(고랑)로, 대뇌반구를 몇 부분으로 세분한다.	**Gyri**(**이랑**; JĪ-rī; 단수는 *gyrus*)는 대뇌겉질에 있는 주름에서 솟아 있는 부분으로, 대뇌겉질의 표면적을 넓힌다.	**Sulci**(**고랑**; SUL-sī; 단수는 *sulcus*)는 대뇌겉질에 있는 얕게 패인 함몰부로, 이랑과 이랑 사이를 가른다.

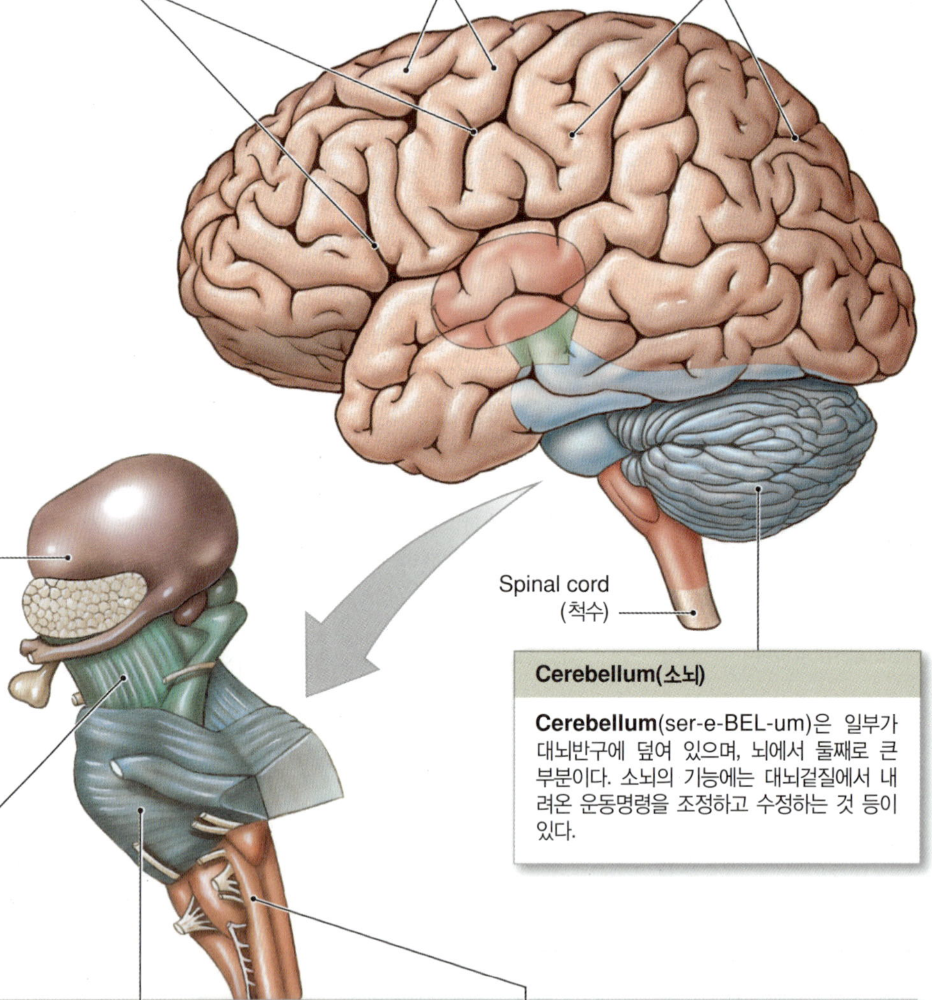

Diencephalon(사이뇌)

사이뇌는 대뇌반구와 나머지 CNS 부분 사이를 연결하는 구조이자 둘 사이에서 정보를 중계한다.

Thalamus(**시상**; THAL-a-mus)에는 감각정보를 중계하고 처리하는 중추가 있다.

Hypothalamus(**시상하부**; *hypo*-는 아래를 뜻함)는 사이뇌의 바닥을 이루며, 감정과 자율신경기능과 호르몬 생산을 담당하는 중추들이 있다.

Cerebellum(소뇌)

Cerebellum(ser-e-BEL-um)은 일부가 대뇌반구에 덮여 있으며, 뇌에서 둘째로 큰 부분이다. 소뇌의 기능에는 대뇌겉질에서 내려온 운동명령을 조정하고 수정하는 것 등이 있다.

Brain stem(뇌줄기, 뇌간)

뇌줄기는 중간뇌와 다리뇌와 숨뇌로 구성된다.	**Midbrain(중간뇌)**은 시각과 청각 정보를 처리하고 시각이나 청각 자극이 유발한 반사를 조절한다. 의식을 유지하도록 돕는 중추들도 있다.	**Pons**(**다리뇌**; *pons*는 교량이라는 뜻임)는 소뇌와 뇌줄기를 연결한다. 다리뇌에는 tract(신경로)와 중계중추가 있으며, somatic motor control(몸운동 조절)과 visceral motor control(내장운동 조절) 기능도 있다.	**Medulla oblongata(숨뇌)**는 감각정보를 뇌줄기 중 다른 부분으로 중계하거나 시상으로 중계한다. 숨뇌에는 심장박동수와 혈압 등과 같은 자율신경 기능을 조절하는 중요한 중추들도 있다.

2 발생 과정에서 neural tube(신경관)의 내부에 있던 공간은 대뇌반구와 사이뇌와 다리뇌 및 소뇌와 숨뇌에서 각각 확장되어 **ventricle(뇌실**; VEN-tri-kl)이 된다. 각 뇌실은 cerebrospinal fluid(뇌척수액)로 차 있으며, 속면이 ependymal cell(뇌실막세포)들로 덮여 있다.

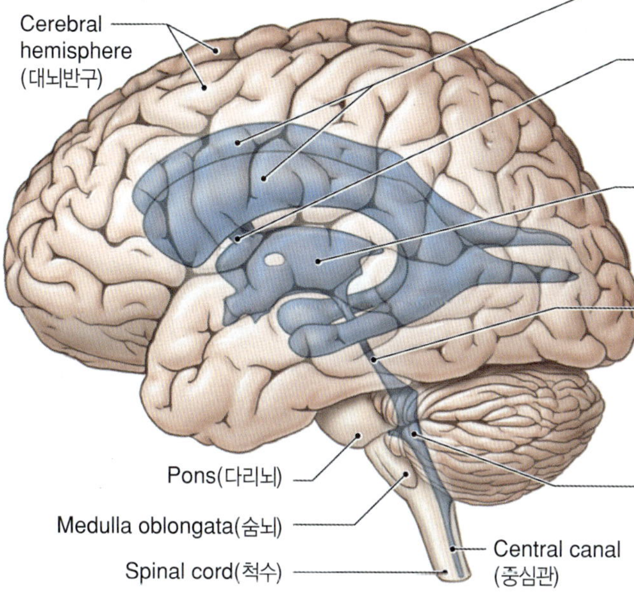

전체 ventricle(뇌실)을 옆에서 본 그림

뇌의 전체 ventricle(뇌실)

좌우 각 cerebral hemisphere(대뇌반구)의 내부에 커다란 **lateral ventricle(가쪽뇌실)**이 하나씩 있다.

좌우 각 가쪽뇌실은 **interventricular foramen(뇌실사이구멍)**을 통해 셋째뇌실에 연결된다.

Third ventricle(셋째뇌실)은 diencephalon(사이뇌) 속에 있다.

Cerebral aqueduct(중간뇌수도관)는 midbrain(중간뇌) 속에 있는 가느다란 관으로, 셋째뇌실을 넷째뇌실에 연결한다.

Fourth ventricle(넷째뇌실)은 pons(다리뇌)에서 시작해서 medulla oblongata(숨뇌) 중 잇부분까지 연장된다. 그 아래에서는 넷째뇌실이 좁아져서 spinal cord(척수)의 central canal(중심관)이 된다.

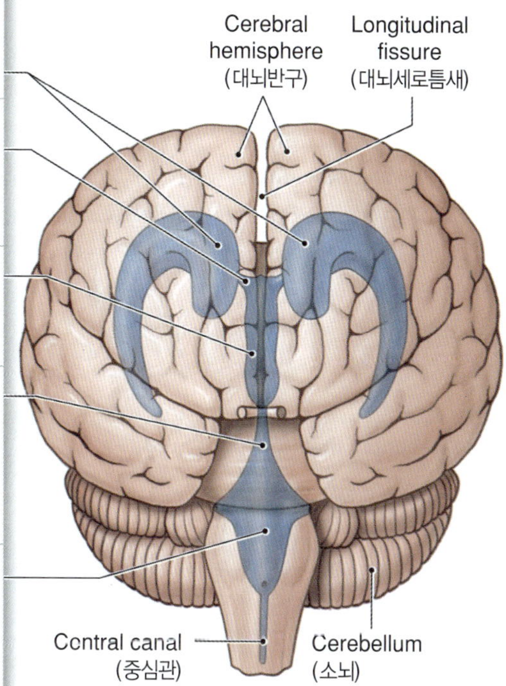

전체 ventricle(뇌실)을 앞에서 본 그림

3 뇌의 coronal section(관상단면) 그림으로, 각종 뇌실과 그 사이를 잇는 통로가 관찰된다.

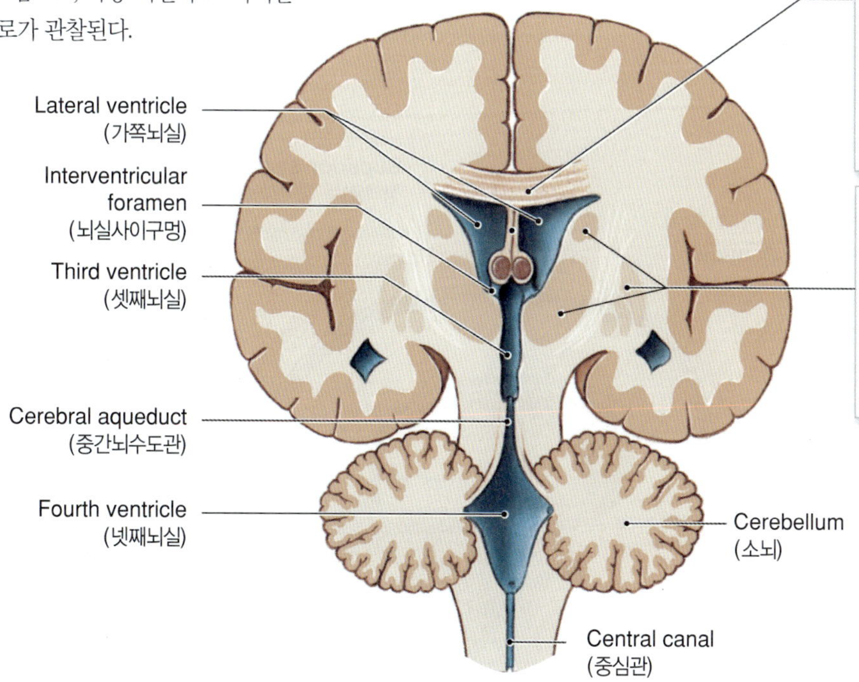

Corpus callosum(뇌들보)은 white matter(백색질)로 이루어진 굵은 신경로 다발로서, 좌우 대뇌반구 사이를 연결한다. 뇌들보는 2억 개가 넘는 축삭들로 이루어져 있으며, 1초에 약 40억번씩 신경자극을 전달한다.

Nucleus(신경핵; 복수는 *nuclei*)는 CNS 내 신경세포체가 모여 있는 곳이다. **Basal nuclei(basal ganglia, 바닥핵)**는 각 대뇌반구 내부에 위치한다. 바닥핵은 muscle tone(근육긴장)을 잠재의식 수준에서 조절하며, 걷기나 달리기 같은 학습된 복합 운동을 지휘하는 데 도움을 준다.

모듈 7.7 복습

a. 뇌의 주요 부분들의 이름을 열거하고, 각 부분마다 대표적인 구조의 이름도 열거하시오.

b. Medulla oblongata(숨뇌)의 역할을 기술하시오.

c. Cerebral aqueduct(중간뇌수도관)가 막히면 어느 뇌실들 사이의 연결이 차단되는가?

Cranial meninges(뇌막)와 cerebrospinal fluid(뇌척수액)는 brain(뇌)을 보호하고 지지한다

머리뼈와 뇌막과 뇌척수액이 섬세한 뇌 조직을 물리적 충격으로부터 보호한다. 그밖에 blood-brain barrier(혈액뇌장벽)라는 장치가 있어서 온몸을 순환하는 혈액의 화학물질로부터 뇌의 신경조직을 격리한다.

1 **Cranial meninges(뇌막)**를 구성하는 세 층, 즉 **dura mater(경막)**와 **arachnoid mater(거미막, 지주막)**와 **pia mater(연막)**는 spinal meninges(척수막)의 세 층과 연속된다. 세 용어의 라틴어 어원을 알면 각각의 이름을 이해하는 데 도움이 된다. 라틴어로 어머니를 뜻하는 *mater*는 감싸서 보호하는 막이라는 뜻으로 쓰인다. 바깥층인 *dura*는 단단하다는 뜻이고, 중간층인 *arachnoid*는 거미줄을 닮았다는 뜻이며, 속층인 *pia*는 부드럽다는 뜻이다.

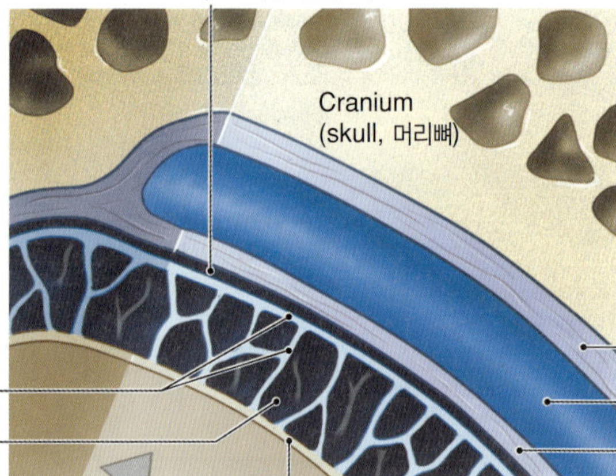

2 Arachnoid mater(거미막)

거미막은 바깥에 있는 상피층과 이를 연막에 연결하는 그물처럼 생긴 섬유조직으로 구성되어 있다. 거미막은 뇌의 표면만 덮고 고랑 속 깊은 곳까지는 따라가지 않는다. Subarachnoid space(거미막밑공간)는 액체가 찬 공간으로, 거미막과 연막 사이를 가른다.

1 Dura mater(경막)

경막은 바깥층과 속층으로 구성된다. 바깥층은 머리뼈의 periosteum(뼈막, 골막)과 합쳐져 있다. 따라서 epidural space(경막바깥공간)는 원래 없는 공간이다. Cranial dura(뇌경막)의 바깥층과 속층은 몇 곳에서 분리되어 있는데, 두 층 사이에는 커다란 dural sinus(경막정맥굴)가 있다. 뇌 정맥에 있는 혈액이 이 정맥굴로 배출된다.

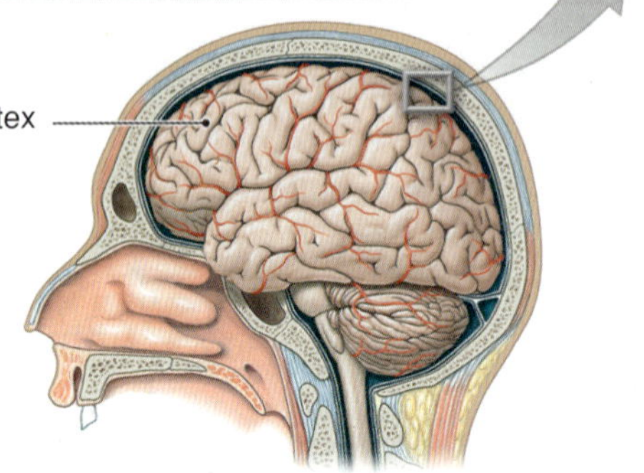

3 Pia mater(연막)

연막은 뇌 표면에 달라붙어 있다. 연막은 뇌의 모든 주름(이랑과 고랑)을 따라 속속들이 연장되며, 뇌혈관 가지들이 뇌 표면을 뚫고 속으로 들어갈 때 동행한다.

2 경막 속층은 몇몇 부위에서 **cranial cavity(머리뼈안)** 중심을 향해 연장되어 **dural fold(경막주름)**를 형성한다. 경막주름은 머리뼈 안의 중심을 향해 들어갔다가 곧 되돌아오는 판이다. 뇌는 경막주름이 지지하는 덕분에 위치가 더 안정된다. **Dural sinus(경막정맥굴)**는 뇌 정맥을 받아들이는 변형된 굵은 정맥으로, 경막주름의 내부에 자리잡고 있다. 대표적인 경막주름은 세 가지가 있다.

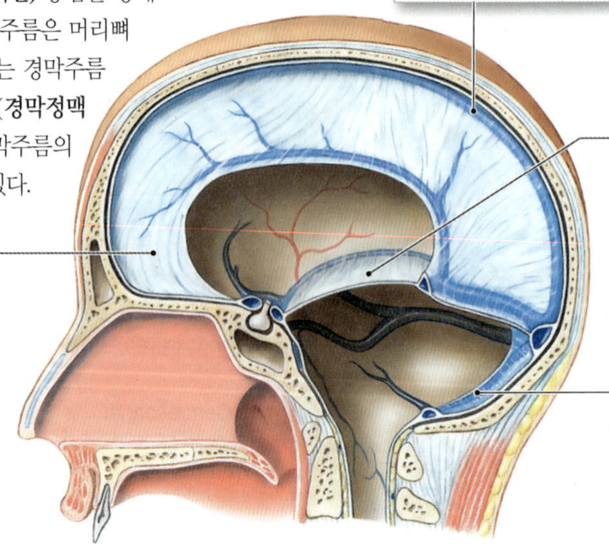

Superior sagittal sinus(위시상정맥굴)는 경막정맥굴 중에 가장 크다.

Falx cerebri(대뇌낫; FALKS SER-e-brī; *falx*는 낫을 뜻함)는 좌우 cerebral hemisphere(대뇌반구) 사이로 돌출된 경막주름이다. 그 아랫부분은 앞에서 crista galli(볏돌기)에, 뒤에서 occipital bone(뒤통수뼈)의 internal occipital crest(속뒤통수뼈능선)에 부착된다. 대뇌낫 내부에 superior sagittal sinus(위시상정맥굴)와 inferior sagittal sinus(아래시상정맥굴)가 들어 있다.

Tentorium cerebelli(소뇌천막; ten-TŌ-rē-um ser-e-BEL-ī; *tentorium*은 천막이라는 뜻임)는 cerebral hemisphere(대뇌반구)와 cerebellum(소뇌) 사이를 가른다.

Falx cerebelli(소뇌낫)는 소뇌천막 아래로 정중선을 따라 좌우 cerebellar hemisphere(소뇌반구) 사이를 가른다.

3 **Cerebrospinal fluid(CSF, 뇌척수액)**는 CNS의 겉면을 완전히 둘러싸면서 적신다. 각 ventricle(뇌실) 속에는 **choroid plexus(맥락얼기)**가 있다. 맥락얼기는 특수하게 변형된 ependymal cell(뇌실막세포)과 모세혈관이 합쳐서 형성된 구조로, 뇌척수액을 생산해서 일정한 부피로 유지한다. CSF는 맥락얼기에서부터 각종 뇌실을 통해 순환하다가 척수의 central canal(중심관) 속을 채운다. CSF가 순환하는 과정에서 각종 물질들이 CSF에서 CNS 조직의 interstitial fluid(사이질액)로, 또는 그 반대방향으로 확산되는데, 이때 물질들은 뇌실막세포를 통과해야 한다.

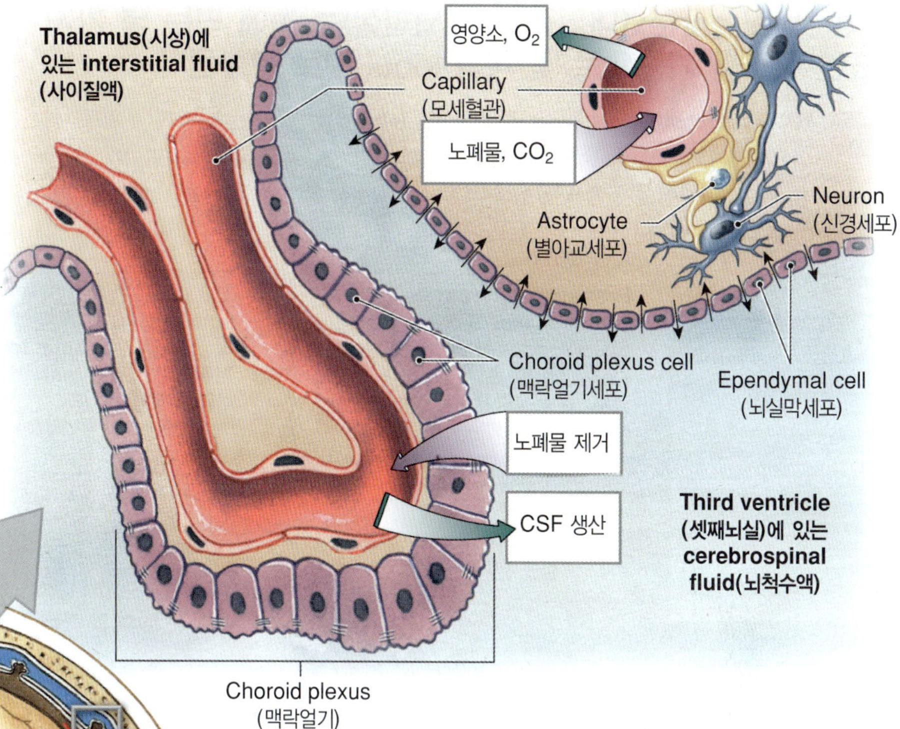

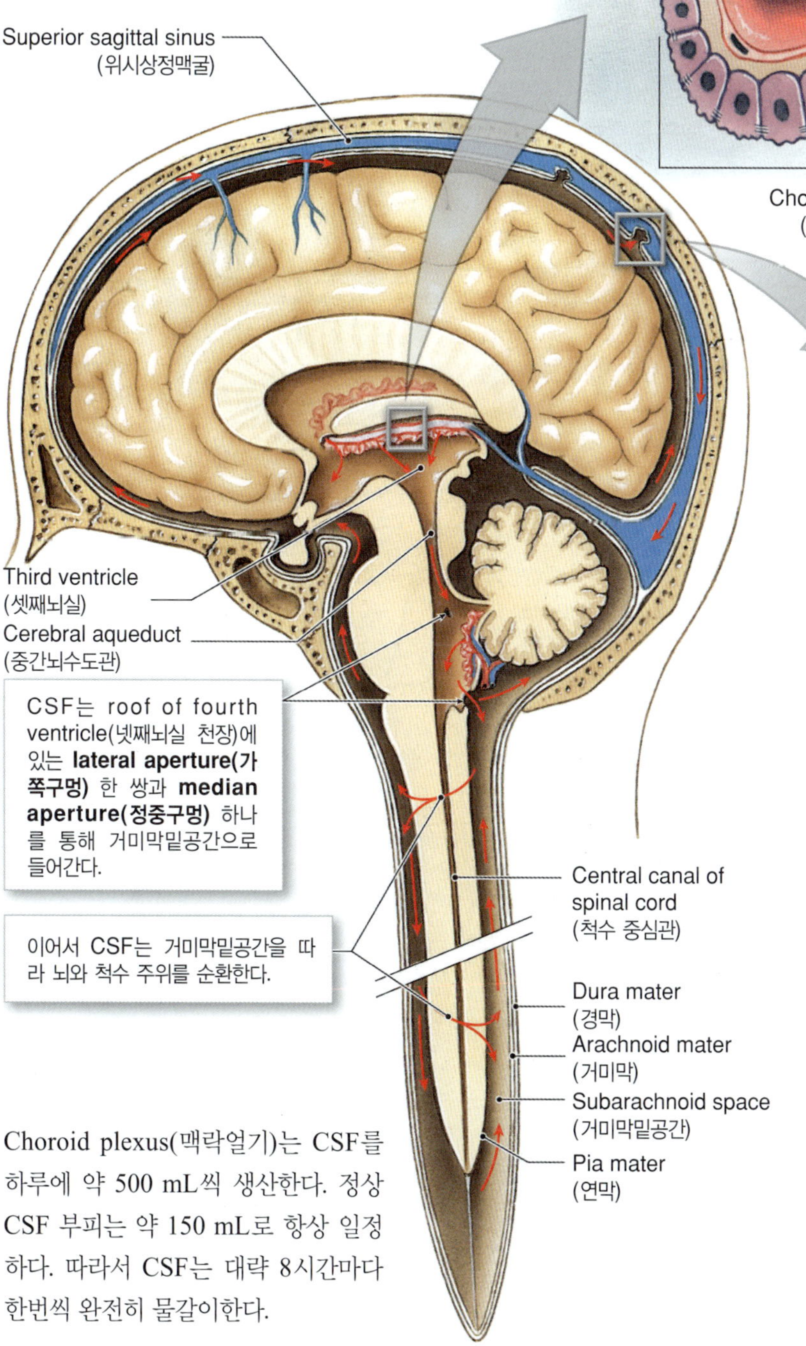

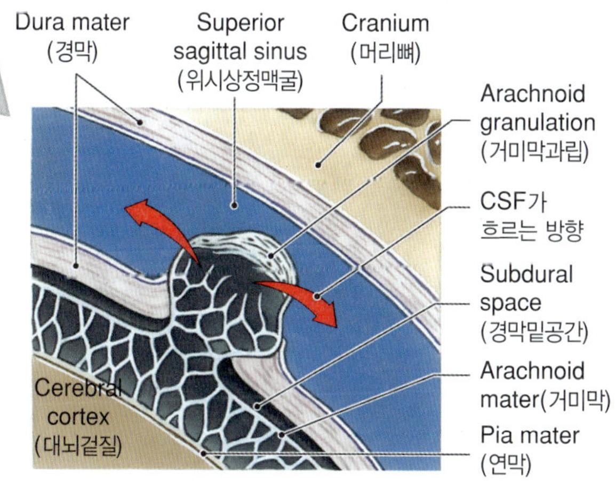

4 Arachnoid mater(거미막)가 버섯 모양으로 연장된 구조들이 경막 속층을 뚫고 superior sagittal sinus(위시상정맥굴)로 돌출된다. 성인에서는 이 구조들이 모여서 커다란 **arachnoid granulation(거미막과립)**을 형성하는데, 이곳에서 뇌척수액이 위시상정맥굴로 흡수되고, 이 정맥굴의 혈액은 결국 심장으로 배출된다.

Choroid plexus(맥락얼기)는 CSF를 하루에 약 500 mL씩 생산한다. 정상 CSF 부피는 약 150 mL로 항상 일정하다. 따라서 CSF는 대략 8시간마다 한번씩 완전히 물갈이한다.

모듈 7.8 복습

a. Cranial meninges(뇌막) 세 겹의 이름을 겉에서부터 속까지 차례대로 열거하시오.

b. Choroid plexus(맥락얼기)에서부터 CSF(뇌척수액)가 흐르는 방향을 추적하시오.

c. Arachnoid granulation(거미막과립)을 통해 확산하는 뇌척수액의 양이 감소하면 뇌실에 있는 뇌척수액의 양은 어떻게 되겠는가?

Cerebral cortex(대뇌겉질, 대뇌피질)는 눈에 띄는 몇 가지 표면 구조를 기준으로 몇 개의 lobe(엽)로 분할된다

1 좌우 각 cerebral hemisphere(대뇌반구)는 **lobe(엽)**라 불리는 몇 가지 부위로 나눌 수 있다. 뇌는 sulcus(고랑)와 gyrus(이랑)의 배열 양상이 지문처럼 사람마다 조금씩 다르지만, 엽과 엽 사이의 경계는 누구에서나 쉽게 식별할 수 있다. 각 엽은 그 곁을 덮고 있는 머리뼈 이름을 따서 명명한다.

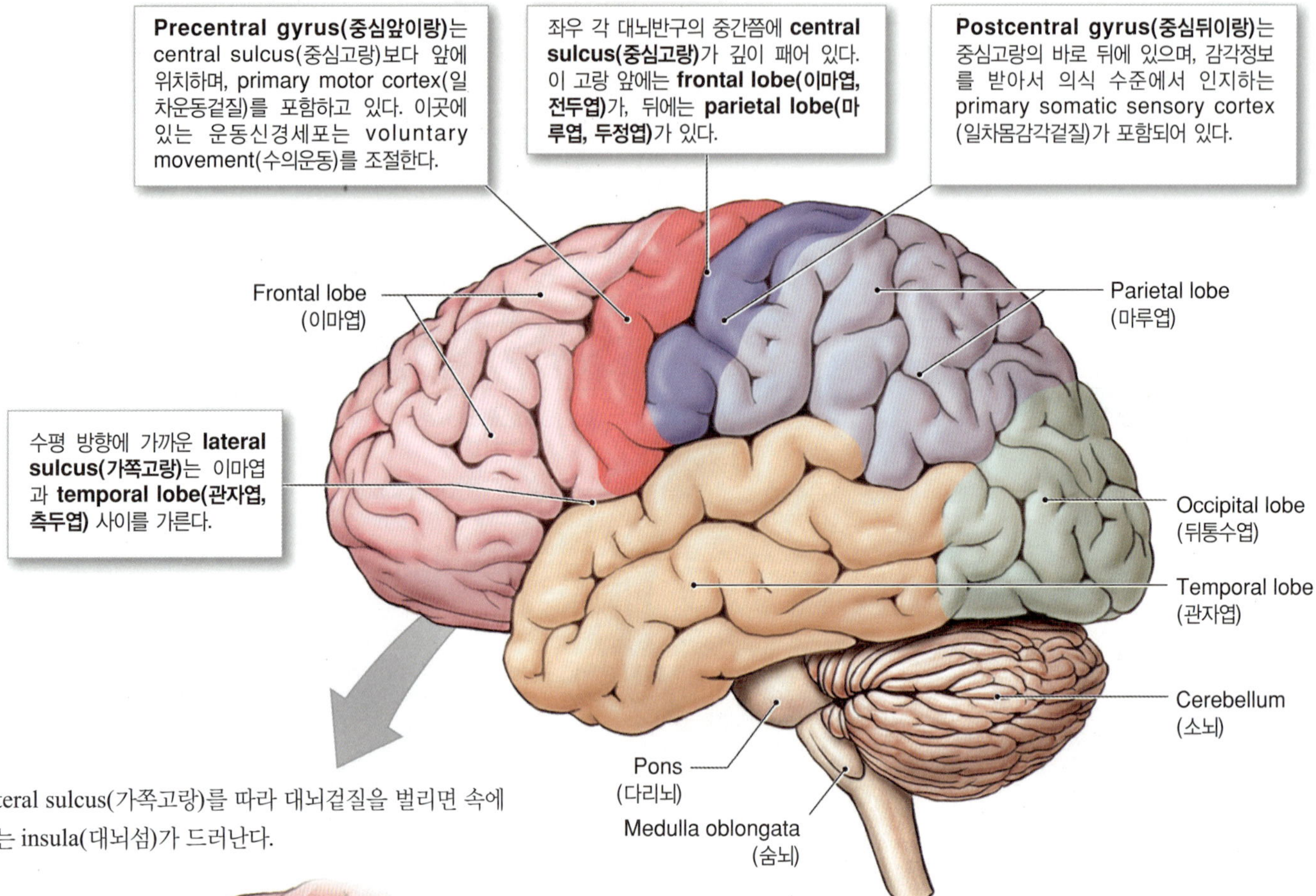

2 Lateral sulcus(가쪽고랑)를 따라 대뇌겉질을 벌리면 속에 있는 insula(대뇌섬)가 드러난다.

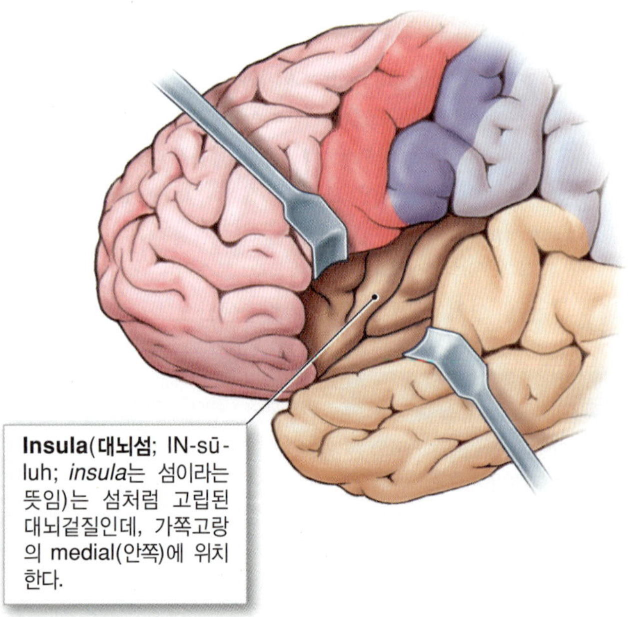

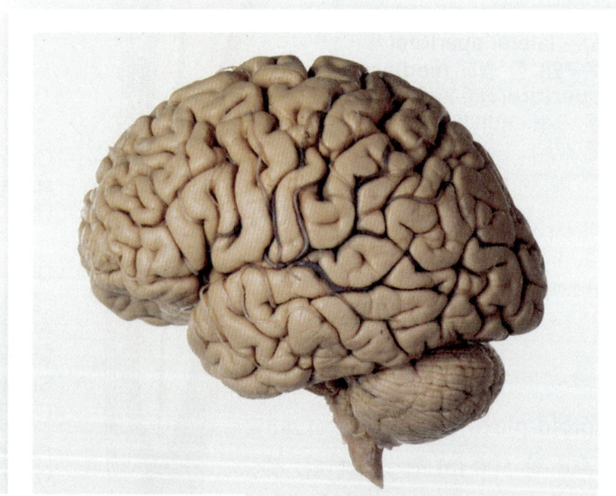
뇌를 옆에서 촬영한 사진

3 뇌의 정중단면 그림으로, 대뇌반구의 안쪽면에서 lobe(엽)의 경계를 표시했다. 대뇌반구가 나머지 뇌의 대부분을 덮고 있음을 알 수 있다. 혼동을 줄이기 위해 대뇌에 속하지 않은 구조들의 영어 이름은 모두 이탤릭체로 표시했다.

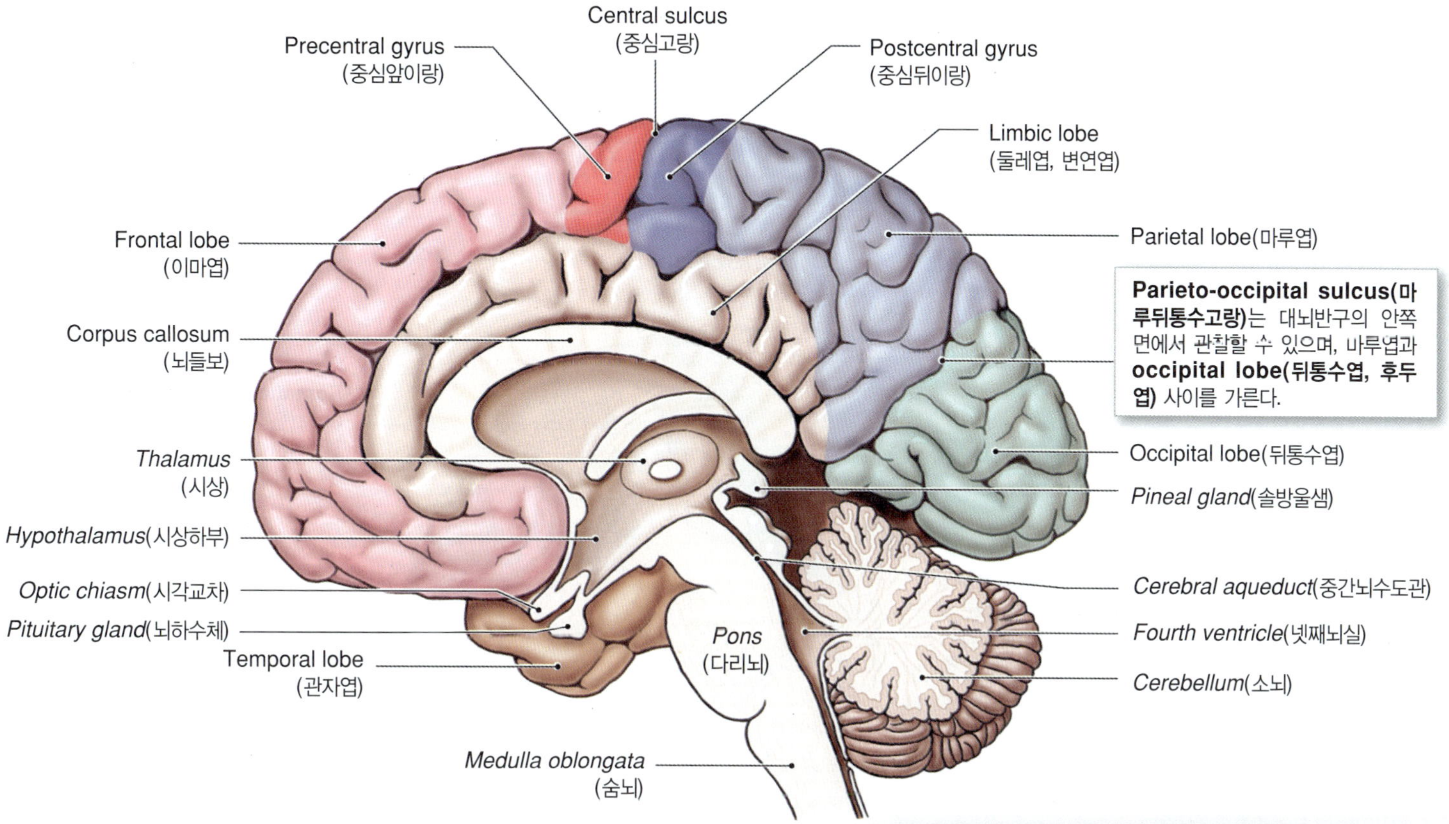

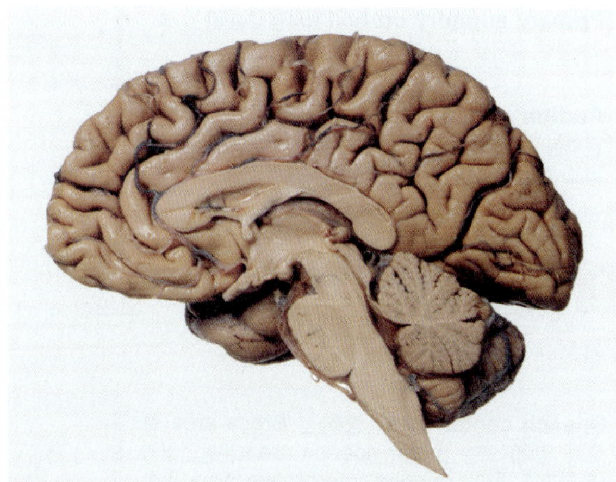
정중단면

앞으로 cerebral hemisphere(대뇌반구)에 관해 공부할 때 다음 사실들을 기억하시오.

- 좌우 각 대뇌반구는 신체 반대편으로부터 감각정보를 받고, 반대쪽 신체로 운동명령을 보낸다. 구체적으로 설명하면 왼쪽 대뇌반구의 motor area(운동영역)는 오른쪽 신체의 근육들을 조절하고, 오른쪽 대뇌반구의 운동영역은 왼쪽 신체의 근육들을 조절한다. 이렇게 반대편으로 넘어가는 곳은 brain stem(뇌줄기)이나 spinal cord(척수)에 있는데, 이 현상에 어떤 중요한 기능이 있는지는 알지 못한다.
- 좌우 대뇌반구는 모양이 같고 기능도 비슷한 것 같지만 중요한 차이점이 있다.
- Cerebral cortex(대뇌겉질)의 특정 기능이 반드시 특정 부위에서만 일어나지는 않는다. 서로 다른 기능이 일어나는 부위 사이의 경계는 명확하지 않고 상당히 많이 겹친다. 의식 같은 대뇌겉질의 일부 기능은 어느 한 부위에서만 일어난다고 단정할 수 없다. 아무튼 주지하다시피 건강한 사람은 뇌의 모든 부분을 사용한다.

모듈 7.9 복습

a. Cerebrum(대뇌)의 lobe(엽)에는 어떤 것이 있는지 확인하고, 그 이름이 무엇에 근거하는지를 지적하시오.

b. Insula(대뇌섬)에 대해 기술하시오.

c. 왼쪽 postcentral gyrus(중심뒤이랑)가 손상되면 어떤 증상이 일어날까?

Cerebral cortex(대뇌겉질)의 각 lobe(엽)에는 특별히 정해진 기능을 수행하는 부위들이 있다

1 **Primary motor cortex(일차운동겉질)**는 skeletal muscle(뼈대근육)에 수의운동 명령을 하달하고, **primary somatic sensory cortex(일차몸감각겉질)**는 general somatic sensory information(일반몸감각정보)을 받는다. 시각과 청각과 후각과 미각 등의 special sense(특수감각)는 각각 다른 대뇌겉질 부위에 도달한다. 대뇌겉질에 있는 각각의 감각이나 운동 영역은 이웃한 **association area(연합영역)**에 연결된다. 연합영역은 받은 정보를 해석하거나 운동반응을 조정하는 대뇌겉질 영역이다.

Motor Cortex(운동겉질)

일차운동겉질에서 가장 중요한 신경세포는 **pyramidal cell(피라밋세포)**이라 불린다. 그 세포체가 작은 피라미드를 닮았기 때문이다.

Somatic motor association area(몸운동연합영역)는 습득한 운동 조정을 주관한다.

Insula(대뇌섬)에 있는 **gustatory cortex(미각겉질)**는 미각수용기에서 온 정보를 받는다.

Olfactory cortex(후각겉질)는 후각수용기에서 온 감각정보를 받는다.

Auditory Cortex(청각겉질)

Primary auditory cortex(일차청각겉질)는 소리 정보 감지를 주관한다.

Auditory association area(청각연합영역)는 일차청각겉질에서 일어나는 감각작용을 꾸준히 살피고 소리(말소리 등)를 인식한다.

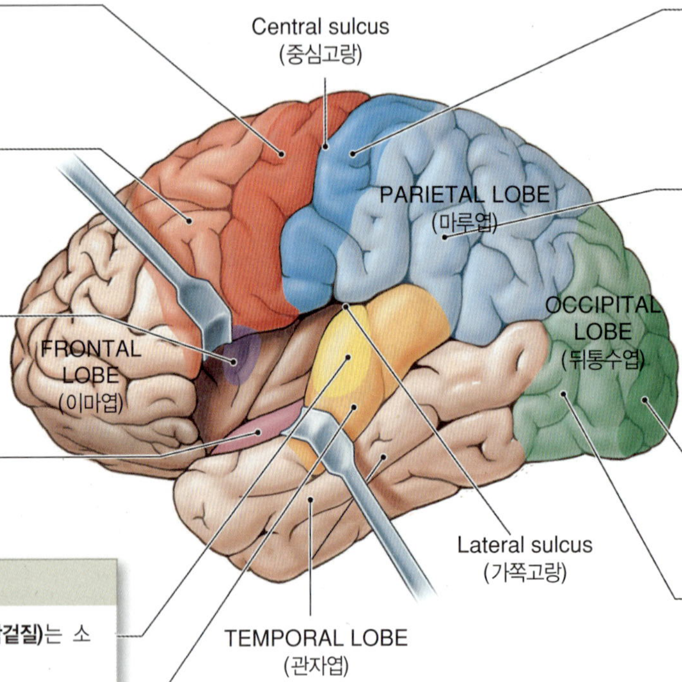

Sensory Cortex(감각겉질)

일차몸감각겉질 신경세포들은 촉각, 압력감각, 통증, 진동감각, 온도감각 등을 담당하는 수용기에서 시작된 somatic sensory information(몸감각정보)을 받는다.

Somatic sensory association area(몸감각연합영역)는 일차몸감각겉질에서 일어나는 작용을 꾸준히 살핀다. 이 연합영역 덕분에 우리는 미세한 접촉도 인식할 수 있다. 그 예로는 모기가 우리 팔에 내려앉을 때 일어나는 촉각 등이 있다.

Visual Cortex(시각겉질)

Primary visual cortex(일차시각겉질)는 thalamus(시상)의 lateral geniculate nucleus(가쪽무릎핵)에서 온 정보를 받는다.

Visual association area(시각연합영역)는 일차시각겉질에서 어떤 작용이 일어나고 있는지를 살피고 그 결과를 해석한다. c, a, r이라는 세 글자를 볼때 시각연합영역은 이들이 'car'라는 단어를 형성함을 인식한다.

2 **Integrative center(통합중추)**는 말하기나 글쓰기나 수학이나 공간위치관계를 이해하는 것처럼 복잡한 과정을 수행하는 데 관여하며, 대개 왼쪽이나 오른쪽 대뇌반구 중 한쪽에 국한되어 있다.

Speech center(말하기 중추)는 Broca area(브로카 영역) 또는 motor speech area(운동언어영역)라고도 하며, general interpretive area(종합해석영역)와 같은 쪽 대뇌반구에 있다. 이 중추는 정상적으로 말을 할 때 필요한 호흡과 발성 패턴을 조절한다.

Prefrontal cortex(이마앞겉질)는 대뇌겉질 연합영역들에서 온 정보를 중계한다. 이 과정에서 이마앞겉질은 사건이나 행위의 결과를 예상하는 것 같은 추상적 지적 기능을 수행한다.

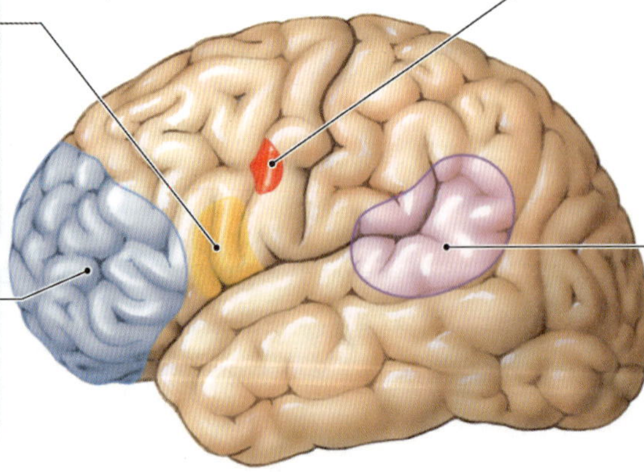

Frontal eye field(이마엽안구운동영역)는 이 책을 읽을 때 일어나는 것 같은 학습된 안구운동을 조절한다.

General interpretive area(종합해석영역, 베르니케 영역)는 모든 감각연합영역들로부터 정보를 받는다. 이 해석영역은 분석중추로서, 한쪽 대뇌반구에만 있고(거의 다 왼쪽), 감각정보를 통합하고 복잡한 시각 및 청각 기억에 접근하는 과정을 조정함으로써 그 사람의 전체적 특성을 결정하는 데 중요하다.

3 좌우 대뇌반구는 각각 특정 기능들을 주관하는데, 대개 반대쪽 대뇌반구에서는 이 기능이 일어나지 않는다. 이러한 부위별 특성화를 **hemispheric lateralization(대뇌반구편측화, 대뇌반구쪽치우침)**이라 한다.

왼쪽 Cerebral Hemisphere(대뇌반구)	오른쪽 대뇌반구
대부분의 사람들은 왼쪽 대뇌반구에 speech center(말하기 중추)와 general interpretive center(종합해석중추)가 있으며, 언어에 기반한 기능을 주관하는 대뇌반구도 왼쪽이다. 예를 들어 읽기와 글쓰기와 말하기는 왼쪽 대뇌반구에서 일어나는 작용이 좌우한다. 그밖에 손 운동을 조절하는 왼쪽 대뇌반구의 premotor cortex(운동앞겉질)는 오른손잡이가 왼손잡이에 비해 넓다. 왼쪽 대뇌반구는 수학이나 논리 같은 분석 작업을 수행하는 데에도 중요하다.	오른쪽 대뇌반구는 감각정보를 분석하고 신체를 감각 환경에 연계시킨다. 오른쪽 대뇌반구에 있는 interpretive center(해석중추)는 우리로 하여금 촉각과 후각과 시각과 미각과 느낌을 이용해서 친숙한 대상을 확인할 수 있게 한다. 예를 들어 오른쪽 대뇌반구는 타인의 얼굴을 알아보고 삼차원 위치관계를 이해하는 데 주도적인 역할을 한다. 또한 말에 내포된 감정을 해석하는 데에도 중요하다. 예를 들어 위협하는 'Get lost!(꺼져!)'와 궁금해서 물어보는 'Get lost?(길을 잃었니?)'를 구별한다.

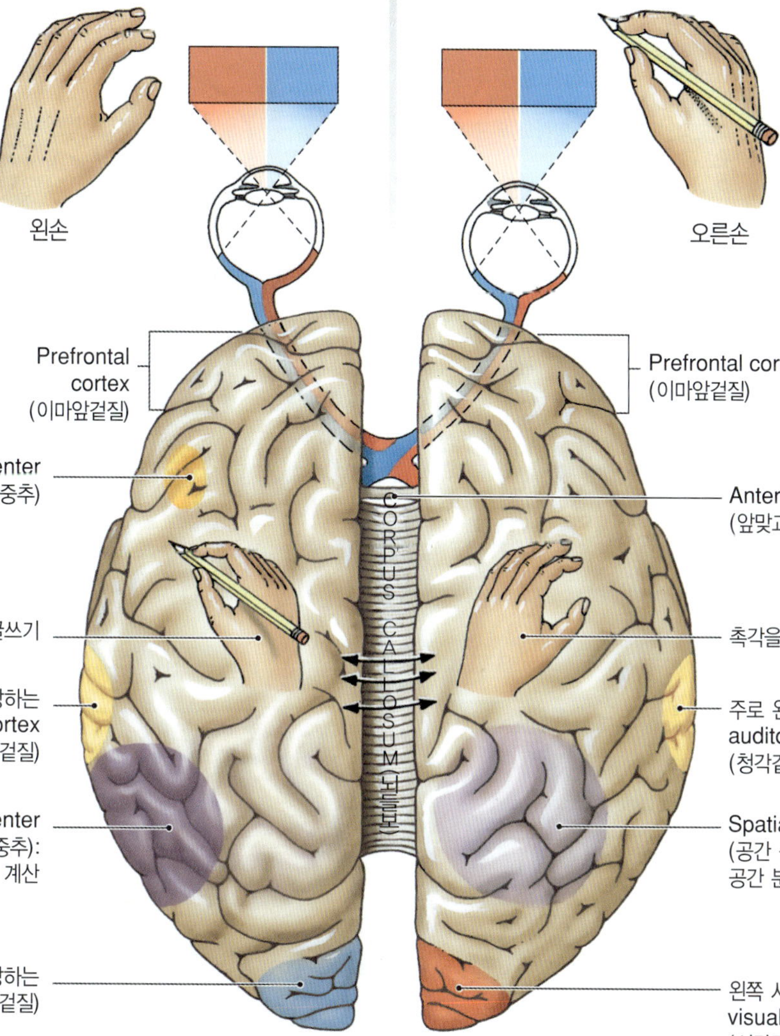

왼손잡이는 전체 인구 중 약 9%를 차지한다. 왼손잡이는 오른쪽 대뇌반구가 왼손(능숙한 손) 운동을 조절하지만, 말하기나 분석 기능에 관여하는 중추는 대부분 왼쪽 대뇌반구에 있다. 흥미롭게도 음악가와 화가는 왼손잡이의 비율이 유난히 높다. 이러한 연관성이 나타나는 이유는 왼손잡이는 오른쪽 대뇌반구에 있는 왼손 담당 primary motor cortex(일차운동겉질)와 운동연합영역이 spatial visualization(공간 심상화, 공간 시각화)과 감정에 관여하는 연합영역 근처에 위치하기 때문일지 모른다.

모듈 7.10 복습

a. Primary motor cortex(일차운동겉질)는 어디에 위치하는가?

b. Temporal lobe(관자엽)가 손상을 입으면 어떤 감각이 영향을 받겠는가?

c. Stroke(뇌졸중) 환자가 말을 하지 못한다. 뇌의 어느 부분이 손상을 입었을까?

7.11

Diencephalon(사이뇌)과 brain stem(뇌줄기)과 cerebellum(소뇌)에 있는 중계중추는 우리가 의식하지 못하는 정보를 처리한다

1 **Diencephalon(사이뇌, 간뇌)**은 third ventricle(셋째뇌실)을 에워싸고 있으며, 좌우 thalamus(시상) 및 hypothalamus(시상하부) 등으로 구성된다. 시상의 한 부분이 사이뇌의 천장을 형성한다. 천장 중 앞부분에는 커다란 choroid plexus(맥락얼기)가 발달되어 있다. 뒷부분에는 **pineal gland(솔방울샘, 송과체)**가 있다. 솔방울샘은 melatonin(멜라토닌)이라는 호르몬을 분비하는 내분비기관이다. 멜라토닌에는 여러 가지 기능이 있지만 가장 중요한 것은 낮과 밤의 주기를 조절하는 기능이다.

Diencephalon(사이뇌)

Thalamus(시상)

셋째뇌실은 좌우 시상 사이를 가른다. 좌우 각 시상은 thalamic nuclei(시상핵) 집단으로 이루어진 달걀처럼 생긴 회색질 덩어리다. 시상은 후각을 제외한 모든 감각이 우리 의식에 도달하기 전에 마지막으로 거치는 중계국이다. 시상은 일종의 여과 장치로 작용하여 시상에 도달한 감각정보 중 일부만이 primary sensory cortex(일차감각겉질)로 보내진다. 나머지는 뇌에 있는 잠재의식 중추로 중계된다. 시상은 또한 의도적인 수의운동 명령과 의도대로 통제할 수 없는 불수의운동 명령을 조정하는 데 한몫을 한다.

Hypothalamus(시상하부)

시상하부에는 다음 여덟 가지 중요한 조절중추와 통합중추가 있다. (1) 분노와 기쁨과 통증과 성적 흥분에 관여하는 잠재의식 중추가 있는데, 이는 *limbic system*(둘레계통, 변연계)이라 하는 더 광범위한 신경망의 일부이다. (2) Pons(다리뇌)와 medulla oblongata(숨뇌)에 있는 심장박동수나 혈압이나 호흡이나 소화 기능 등을 담당하는 자율신경 중추의 작용을 조절한다. (3) 신경계통과 내분비계통의 작용을 조정한다. (4) Antidiuretic hormone(ADH, 항이뇨호르몬)과 oxytocin(옥시토신) 등을 포함한 여러 가지 호르몬을 분비한다. (5) 배고픔과 갈증과 관계가 있는 행동을 할 '충동'을 일으킨다. (6) 개인의 의도에 따른 수의기능과 그렇지 않은 자율신경기능이 충돌 없이 매끄럽게 일어나도록 조정한다. (7) 정상 체온을 유지하도록 조절한다. (8) 하룻동안 일어나는 활동 주기를 조정한다.

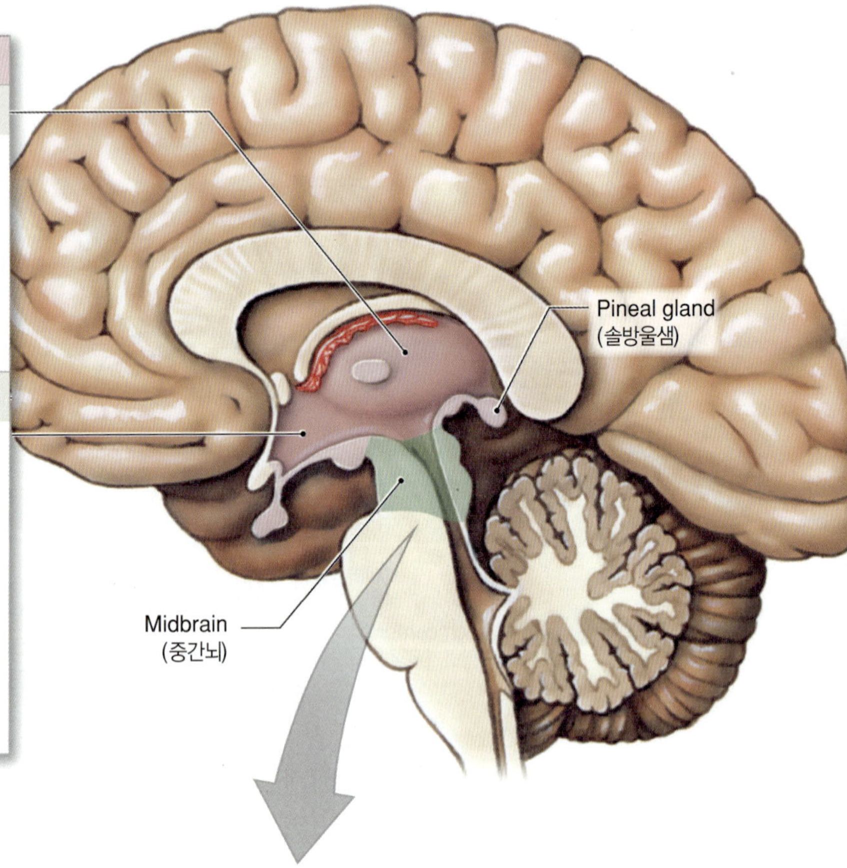

2 **Midbrain(중간뇌, 중뇌)**에는 **colliculi**(둔덕; ko-LIK-u-lī; 단수는 *colliculus*로, 낮은 언덕이라는 뜻임)가 두 쌍이 있다. Colliculus는 일종의 sensory nucleus(감각핵)로, 시각반사나 청각 처리에 관여한다. 중간뇌에는 (1) 안구운동을 조절하는 두 가지 뇌신경(III, IV) 운동핵과 (2) reticular formation(그물체; 모듈 7.12 참조)의 본부와 (3) muscle tone(근육긴장)과 자세를 유지하는 데 관여하는 신경핵과 (4) basal nucleus(바닥핵)의 운동조절 작용을 통제하는 신경핵인 **substantia nigra(흑색질)**도 있다.

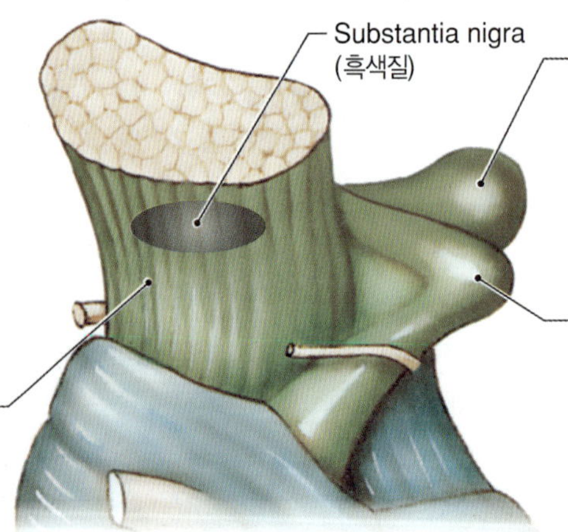

Superior colliculus(위둔덕) 한 쌍은 눈이 부시게 번쩍이는 불빛 같은 시각 자극이 가해질 때 눈이나 머리나 목에서 일어나는 반사운동을 조절한다.

Inferior colliculus(아래둔덕) 한 쌍은 청각을 중계하고, 청각 자극(큰 소리 등)을 받았을 때 머리와 목과 몸통에서 일어나는 반사운동을 조절한다.

Cerebral peduncle(대뇌다리; *peduncle*은 작은 발이라는 뜻임)에는 아래로 내려가는 nerve fiber(신경섬유) 다발들이 들어 있다. 이 내림신경섬유 중 일부는 pons(다리뇌)를 거쳐 소뇌로 들어가고, 나머지는 좌우 각 대뇌반구에 있는 primary motor cortex(일차운동겉질)에서 시작된 수의운동명령을 하달한다.

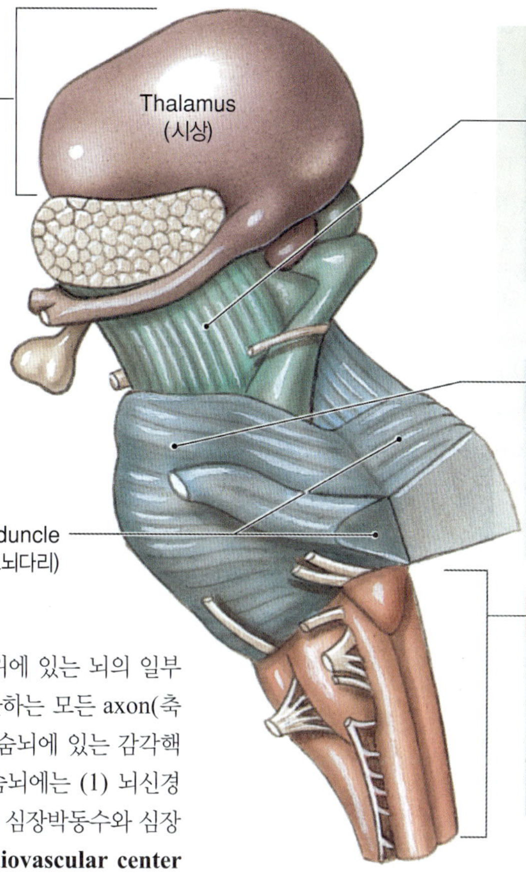

Brain Stem
(brainstem, 뇌줄기, 뇌간)

Midbrain(중간뇌, 중뇌)

- 시각과 청각 정보를 처리한다
- 자동 운동반응인 reflex(반사)를 일으킨다
- 의식을 유지한다

Pons(다리뇌, 교뇌)

- 정보를 소뇌와 시상으로 중계한다
- 잠재의식 수준의 somatic motor (몸운동) 및 visccral motor(내장운동) 중추가 있다

Medulla oblongata(숨뇌, 연수)

- 감각정보를 시상과 기타 뇌줄기 부분으로 중계한다
- 내장기능(순환계통, 호흡계통, 소화계통 등)을 조절하는 자율신경 중추가 있다

3 **Pons(다리뇌, 교뇌)**는 대뇌와 소뇌 사이를 잇는 교량 같은 구조이다. 대뇌에서 다리뇌를 거쳐 소뇌로 전달되는 정보는 **cerebellar peduncle(소뇌다리)** 중 하나를 통과한다. 소뇌다리는 세 쌍이 있는데, 각각 소뇌를 중간뇌와 다리뇌와 척수에 연결한다. 다리뇌에 있는 신경핵 중에는 뇌신경 네 쌍(V~VIII)의 감각핵과 운동핵이 있다. 나머지 다리뇌 신경핵은 호흡 속도와 깊이를 무의식 수준에서 조절하는 데 관여한다.

4 **Medulla oblongata(숨뇌, 연수)**는 척수 바로 위에 있는 뇌의 일부분이다. 따라서 뇌와 척수 사이에서 정보를 교환하는 모든 axon(축삭)은 숨뇌를 통해 올라가거나 내려간다. 이 축삭들은 숨뇌에 있는 감각핵이나 운동핵에서 synapse(시냅스)를 이루기도 한다. 숨뇌에는 (1) 뇌신경 다섯 쌍(VIII~XII)과 관련이 있는 감각핵과 운동핵, (2) 심장박동수와 심장수축력과 말초조직에서의 혈액 흐름을 조절하는 **cardiovascular center(심장혈관중추)**, (3) 호흡운동의 기본 속도를 설정하는 **respiratory rhythmicity center(호흡주기중추)**도 있다.

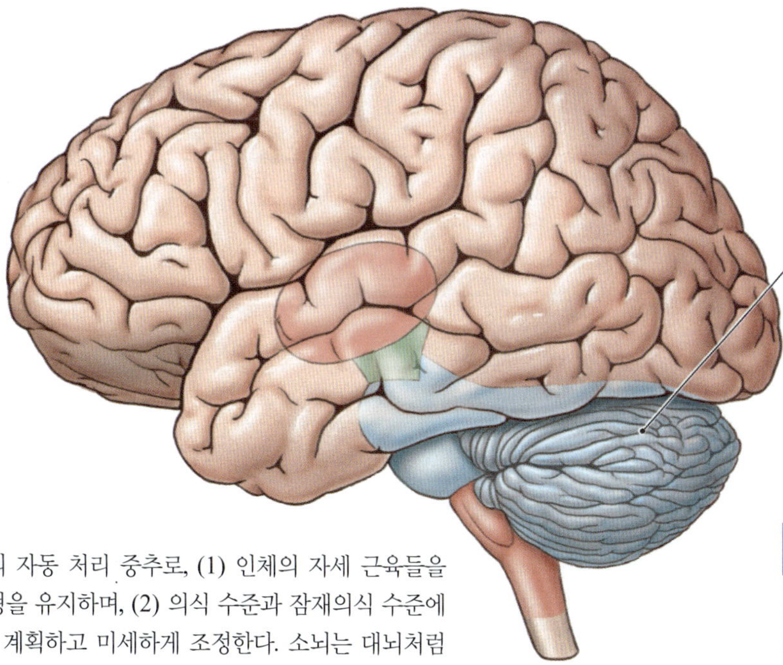

Cerebellum(소뇌)

- 여러 가지 개별 운동으로 복잡하게 구성된 somatic motor(몸운동)가 충돌 없이 매끄럽게 일어나도록 조정한다
- 뇌와 척수에 있는 다른 somatic motor center(몸운동중추)에서 나오는 명령을 미세하게 조절한다

5 소뇌는 일종의 자동 처리 중추로, (1) 인체의 자세 근육들을 조절하고 균형을 유지하며, (2) 의식 수준과 잠재의식 수준에서 조절되는 운동을 계획하고 미세하게 조정한다. 소뇌는 대뇌처럼 속에 white matter(백색질)가 있고 그 겉을 *cerebellar cortex*(소뇌 겉질)라는 gray matter(회색질) 층이 덮고 있다.

모듈 7.11 복습

a. Diencephalon(사이뇌)에 있는 두 가지 중요한 부분의 이름을 열거하시오.

b. Brain stem(뇌줄기)을 구성하는 세 부분은 각각 무엇인가?

c. Cerebellum(소뇌)의 두 가지 기능은 무엇인가?

Midbrain(중간뇌)에 있는 reticular activating system(그물활성화계통)은 의식 유지를 관장한다

Brain stem(뇌줄기)에 있는 **reticular formation(그물체, 망상체)**은 그물처럼 연결된 신경망으로서, 잠재의식 수준에서 일어나는 여러 가지 기능들을 조절한다. 중간뇌 그물체에는 **reticular activating system(RAS)**이 있다. RAS에서 나오는 신경신호는 대뇌겉질 활성에 직접 영향을 미친다. RAS 작용이 활발하지 않으면 우리 자신도 활발히 활동하지 않으며, RAS가 활발해지면 우리 자신의 집중력이나 각성 상태가 향상된다.

1 간략하게 묘사한 뇌의 정중단면 그림으로, 그물체가 뇌줄기 중 대부분에 걸쳐 연장되어 있음을 알 수 있다. 다양한 감각경로에서 온 정보가 뇌줄기를 거쳐 RAS에 도달하며, 이어서 RAS는 광범위한 cerebral cortex(대뇌겉질) 영역을 자극한다.

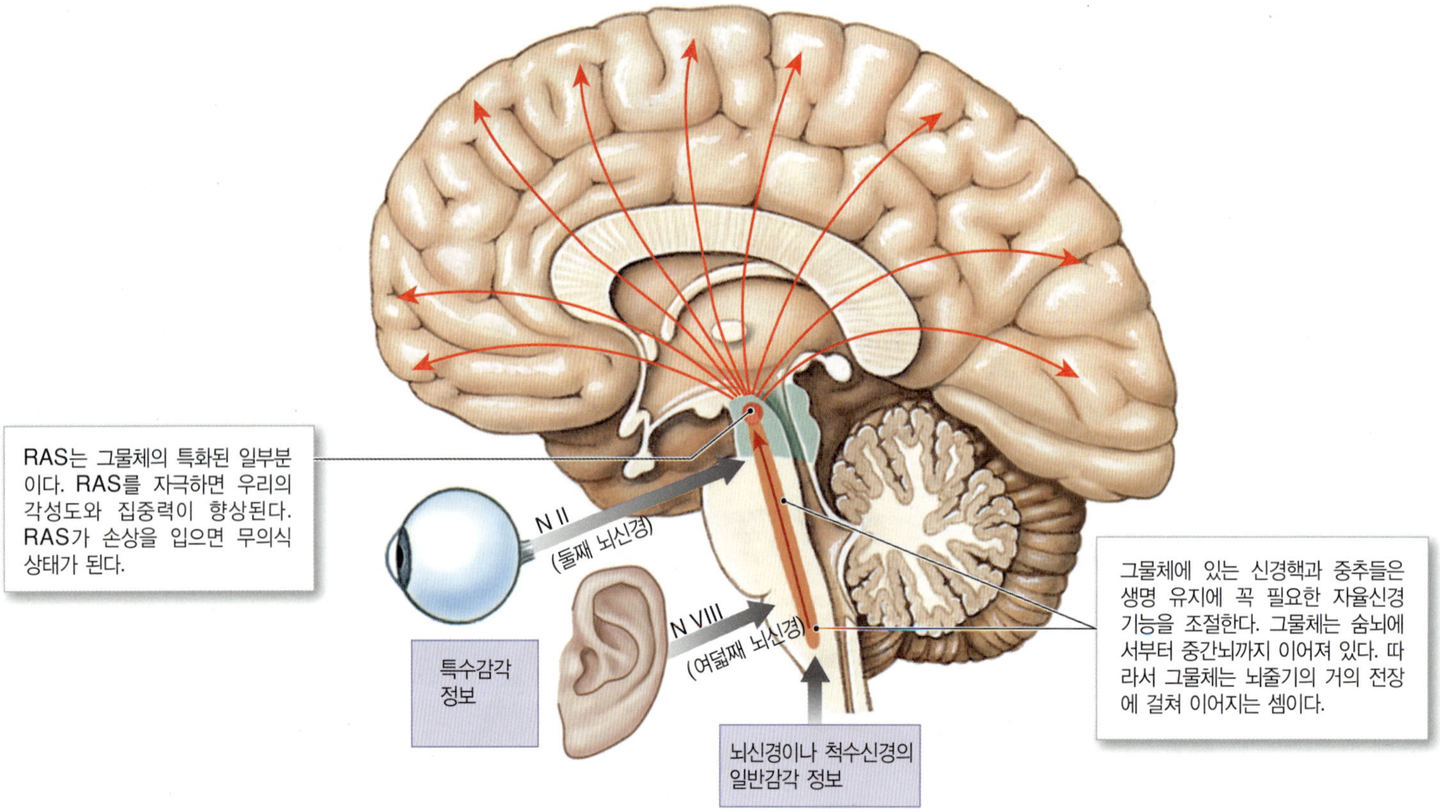

장시간 활동을 하다 보면 자극을 받아도 그물체가 덜 반응하게 된다. 그러면 우리 자신도 덜 기민해지고 더 졸린 상태가 된다. 그러다가 결국 의식을 잃고 잠이 든다. 그물체와 RAS를 활성화시킬 만큼 강한 자극이 가해지면 자극의 종류에 관계없이 잠에서 깨어날 수 있다. 잠에서 깨는 데 필요한 자극의 강도는 시간이 지날수록 점차 약해진다.

모듈 7.12 복습

a. Reticular formation(그물체)에 관해 기술하시오.

b. Reticular activating system(RAS, 그물활성화계통)에 관해 기술하시오.

c. 당신이 자고 있는데 RAS가 갑자기 활발히 작동하기 시작했다. 무슨 일이 벌어질까?

뇌 작용의 변화 과정은 외부에 전극을 설치한 후에 살펴볼 수 있다. 이 기록을 electroencephalogram(EEG, 뇌파도)이라 한다

1 신경세포의 기능은 전기 임펄스를 통해 일어난다. 뇌에는 약 1,000억 개나 되는 신경세포들이 있고 대뇌의 중심에는 white matter(백색질)를 이루는 axon(축삭)들이 있다. 뇌는 작용하면 항상 전기장을 생성하는데, 이 전기장은 scalp(머리덮개, 두피)에 전극을 설치하면 측정할 수 있다. 이 전기 작용은 각종 nucleus(신경핵)들과 cerebral cortex(대뇌겉질) 영역들이 활발히 작용하거나 잠잠해짐에 따라 끊임없이 변한다. **Electroencephalogram(EEG, 뇌파도)**은 뇌의 전기 작용을 기록한 검사 결과이다. 이때 관찰되는 전기 기록의 기본 형태를 **brain wave(뇌파)**라 한다. 뇌파의 여러 가지 기본 형태는 그 frequency(주파수; 단위 시간당 파동 횟수)와 amplitude(진폭; 파동의 높이)를 기준으로 구별한다.

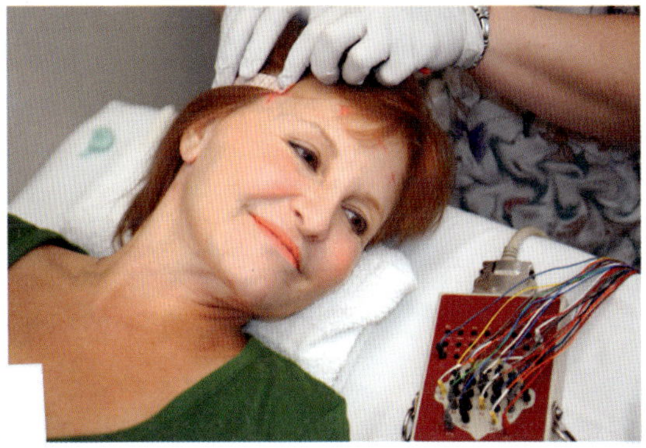

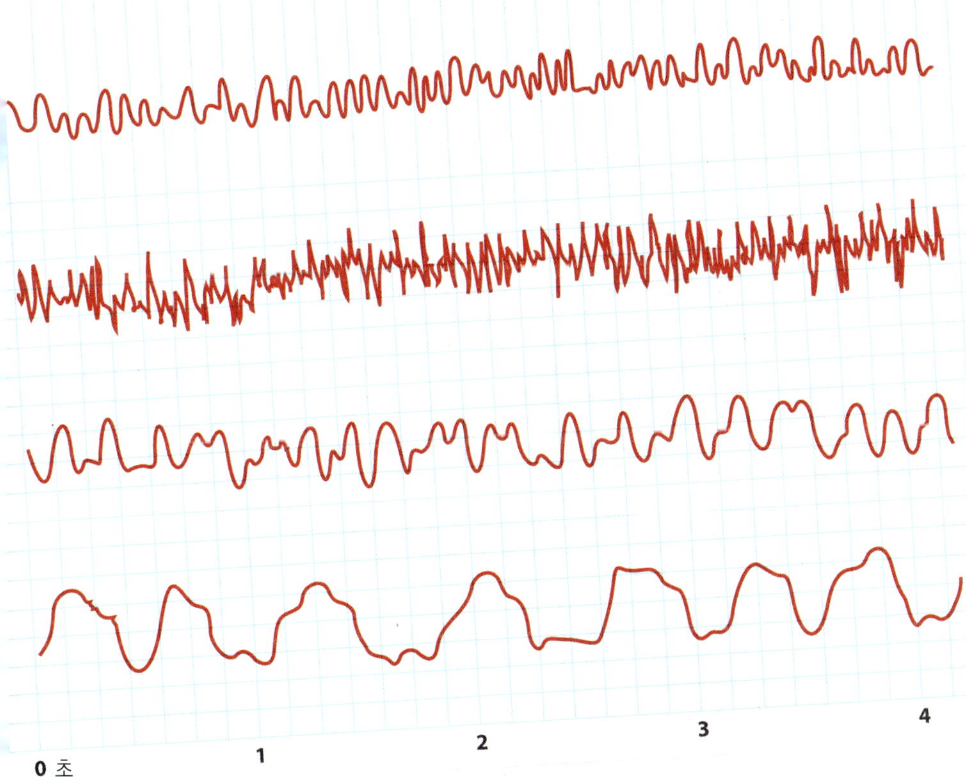

Alpha wave(알파파)는 깨어 있으면서 두 눈을 감고 쉬고 있는 건강한 성인 뇌에서 나타난다. 알파파는 잠잘 때 사라지며, 몇 가지 특정 과제에 집중하기 시작할 때에도 사라진다.

Beta wave(베타파)는 주파수가 알파파보다 높고, 스트레스를 받으면서 힘든 일에 몰두하고 있는 사람이나 심리적 긴장 상태에 있는 사람에서 선형석으로 나타난다.

Theta wave(세타파)는 정상 성인이 잠을 잘 때 잠깐 나타나기도 하지만 어린이나 심한 좌절 상태인 성인에서 주로 나타난다. 다른 상황에서 세타파가 나타난다면 뇌 종양 등의 뇌 질환이 있을 가능성이 있다.

Delta wave(델타파)는 진폭이 매우 크고 주파수가 낮은 뇌파다. 델타파는 나이에 관계없이 깊이 잠들었을 때 정상적으로 나타난다. 델타파는 아직 뇌가 성장 중인 영아에서도 나타나고, 종양이나 막힌 혈관이나 염증 등으로 인해 뇌의 일부가 손상된 깨어 있는 성인에서도 나타난다.

좌우 대뇌반구에서 일어나는 전기 작용은 대체로 동시에 일어나는데, 이 동시성은 'pacemaker(속도 조정장치)' 작용 때문에 나타난다. Pacemaker 작용은 thalamus(시상)가 관여하는 것으로 생각된다. 따라서 좌우 두 대뇌반구에 동시성이 사라졌다면 대뇌 특정 부분에 손상이 일어났거나 기타 대뇌 이상이 생겼을 가능성이 있다. 예를 들어 한쪽 대뇌반구에 종양이 생기거나 손상이 발생하면 그 대뇌반구의 뇌파 형태가 변하고, 따라서 두 대뇌반구의 뇌파 형태가 더 이상 동일하지 않게 된다. **Seizure(발작)**는 일시적인 대뇌 장애로, 비정상 운동이나 특이한 감각이나 부적절한 행동이 일어나거나, 이 징후와 증상들 중 몇 가지가 함께 나타난다. 발작이 특징인 질환을 seizure disorder(발작질환) 또는 **epilepsy(뇌전증, 간질)**라 한다. 발작은 여러 가지가 있지만 모두 뇌파도에서 매우 뚜렷한 변화가 나타난다. 이 변화는 대뇌겉질 중 한 부분에서 시작하지만, 연못에 생긴 파문처럼 전체 대뇌겉질로 퍼져나가기도 한다.

모듈 7.13 복습

a. Electroencephalogram(EEG, 뇌파도)을 정의하고 뇌파도에 나타나는 네 가지 뇌파에 관해 기술하시오.

b. 당신은 지금 이 교과서를 읽고 있다. 바로 지금 뇌파 검사를 받는다면 어떤 유형의 뇌파가 나타나리라고 예상하는가?

c. Seizure(발작)와 epilepsy(뇌전증, 간질)의 차이를 설명하시오.

Spinal cord(척수)는 gray matter(회색질)와 white matter(백색질)로 구성되어 있다

성인 척수는 길이가 약 45 cm이고, 가장 굵은 곳의 폭이 약 14 mm이다. 척수 단면은 바깥층이 백색질이고 속이 회색질이다. 회색질은 작은 central canal(중심관)을 에워싸고 있다.

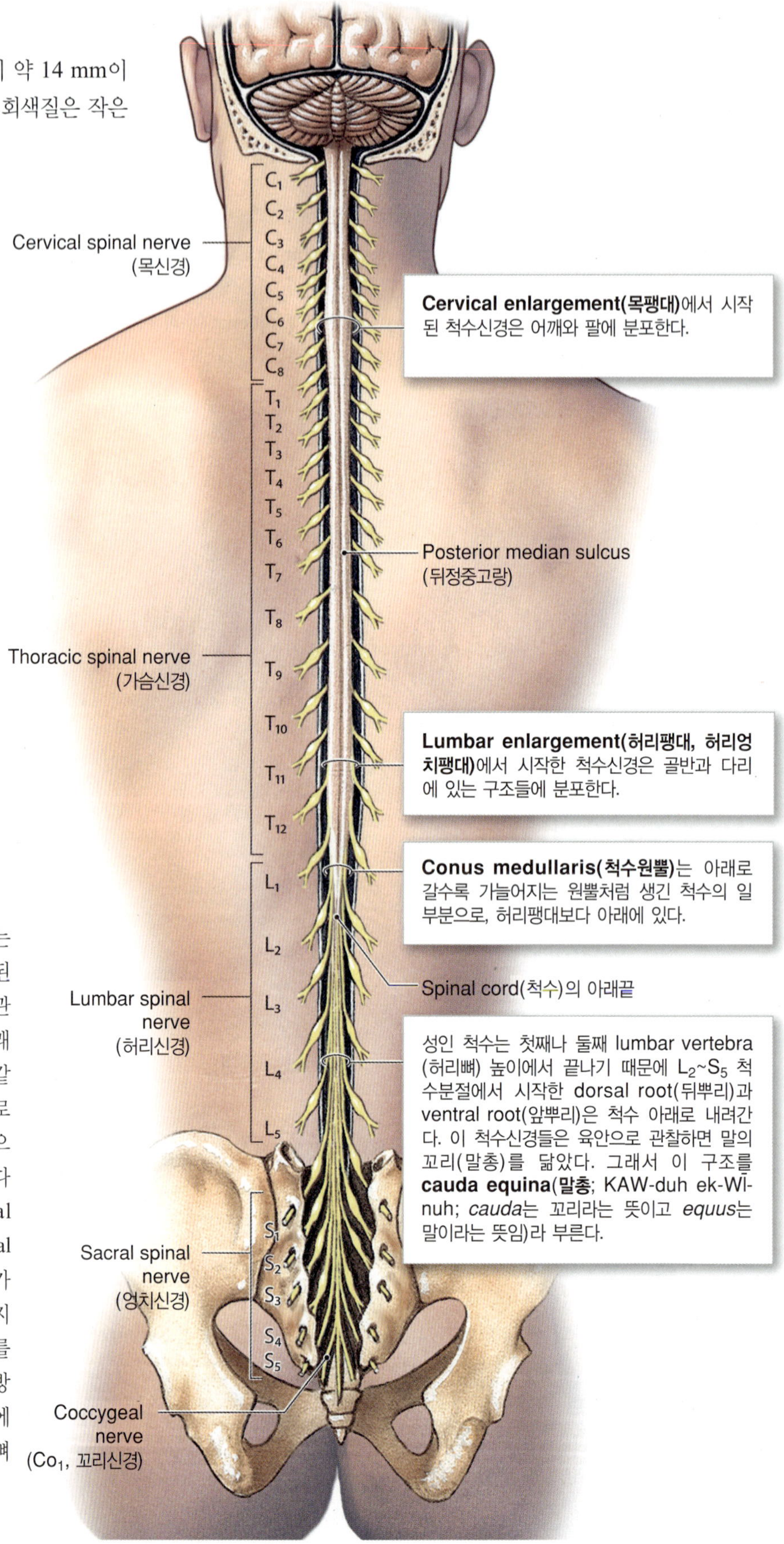

1 척수는 모두 31개의 segment(분절)로 구분할 수 있는데, 각 분절마다 spinal nerve(척수신경) 한 쌍이 시작된다. 몇 번째 척수신경 쌍인지는 vertebra(척추뼈)와의 위치 관계로 확인할 수 있다. 첫째 thoracic vertebra(등뼈)보다 아래를 지나는 척수신경들은 바로 위에 있는 척추뼈와 순서가 같다. 즉 T_1 척수신경은 T_1 척추뼈 바로 아래를 통해 척주 밖으로 나오고, T_2 척수신경은 T_2 척추뼈 바로 아래를 통해 척주 밖으로 나오는 식으로 계속된다. 하지만 목부위는 배열 상태가 다르다. 첫째 척수신경 쌍인 C_1은 머리뼈와 첫째 cervical vertebra(목뼈) 사이를 지난다. 이러한 이유 때문에 각 cervical nerve(목신경)는 그 바로 아래에 있는 척추뼈(목뼈)와 순서가 같다. 달리 말하면 C_2 목신경은 C_2 척추뼈 위로 나오며, 나머지 목신경들도 같은 방식으로 순서가 정해진다. 척수신경 순서를 정하는 방법은 이렇게 두 가지가 있는데, 첫째 방법이 다음 방법으로 바뀌는 곳은 마지막(일곱째) 목뼈와 첫째 등뼈 사이에 있다. 이곳을 통과하는 척수신경은 C_8로 정한다. 따라서 목뼈는 7개뿐이지만 목신경은 8쌍이다.

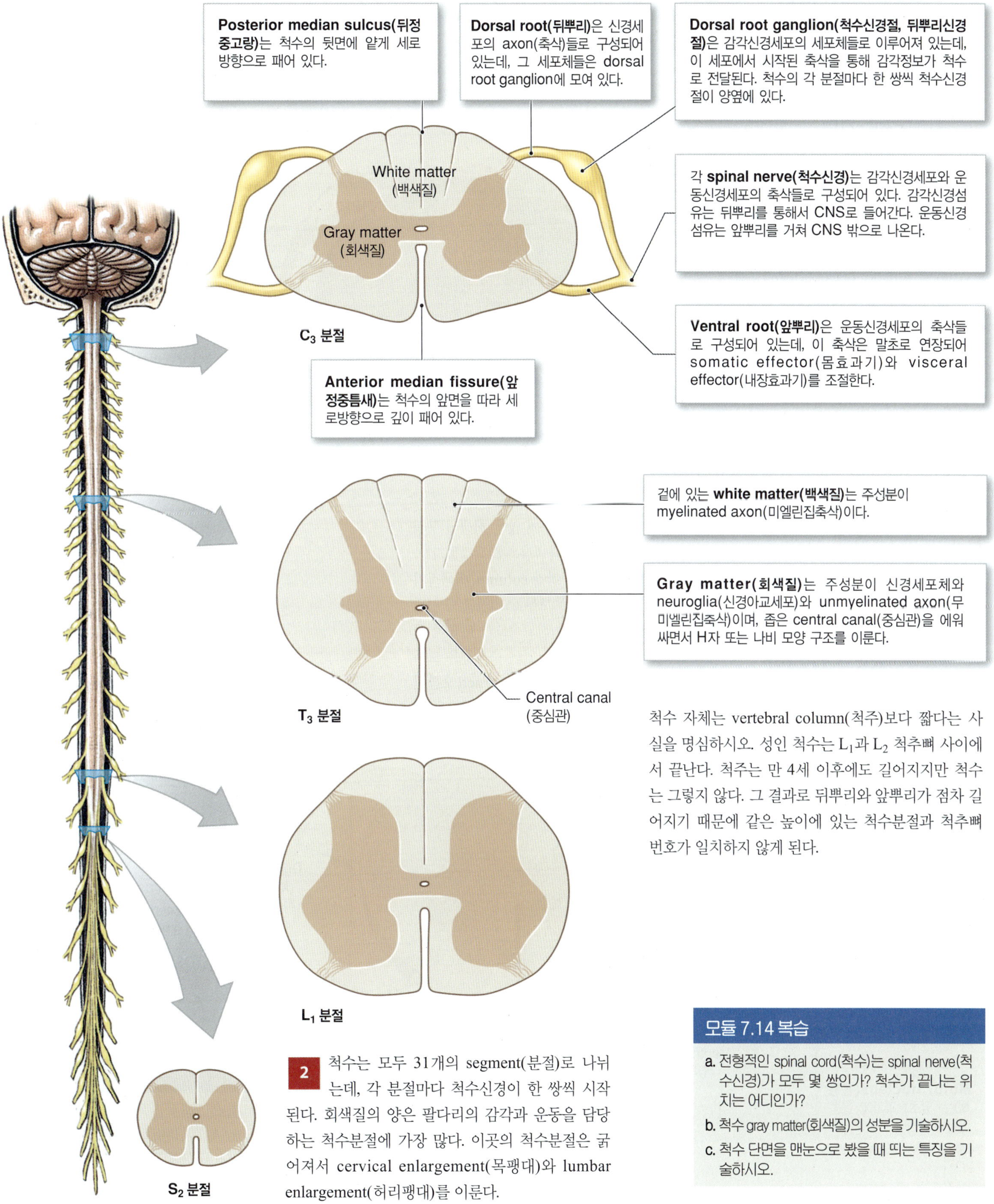

척수 자체는 vertebral column(척주)보다 짧다는 사실을 명심하시오. 성인 척수는 L_1과 L_2 척추뼈 사이에서 끝난다. 척주는 만 4세 이후에도 길어지지만 척수는 그렇지 않다. 그 결과로 뒤뿌리와 앞뿌리가 점차 길어지기 때문에 같은 높이에 있는 척수분절과 척추뼈 번호가 일치하지 않게 된다.

2 척수는 모두 31개의 segment(분절)로 나뉘는데, 각 분절마다 척수신경이 한 쌍씩 시작된다. 회색질의 양은 팔다리의 감각과 운동을 담당하는 척수분절에 가장 많다. 이곳의 척수분절은 굵어져서 cervical enlargement(목팽대)와 lumbar enlargement(허리팽대)를 이룬다.

모듈 7.14 복습

a. 전형적인 spinal cord(척수)는 spinal nerve(척수신경)가 모두 몇 쌍인가? 척수가 끝나는 위치는 어디인가?

b. 척수 gray matter(회색질)의 성분을 기술하시오.

c. 척수 단면을 맨눈으로 봤을 때 띄는 특징을 기술하시오.

Gray matter(회색질)는 integration(통합)이 일어나는 곳이고, white matter(백색질)는 정보를 운반한다

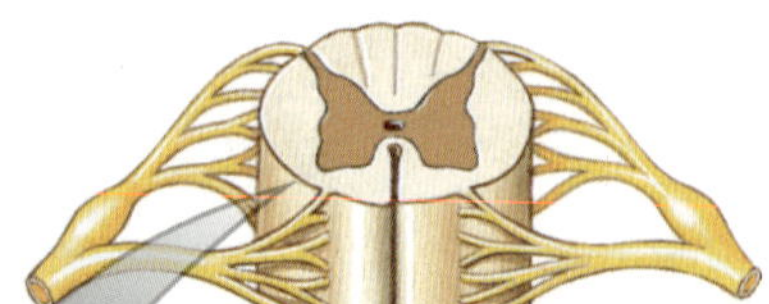

척수의 한 분절을 앞 및 위에서 본 그림

1 이 가로단면 사진에는 spinal cord(척수)의 주요 특징들이 대부분 관찰된다. 이 사진을 아래에 있는 그림과 비교하시오.

회색질의 구조와 구성

척수 회색질이 바깥을 향해 돌출된 부분을 **horn(뿔)**이라 한다.

Posterior gray horn(뒤회색질뿔)에는 somatic sensory nucleus(몸감각핵)와 visceral sensory nucleus(내장감각핵)가 있다.

Lateral gray horn(가쪽회색질뿔)은 thoracic cord(가슴척수)와 lumbar cord(허리척수)에만 있으며, visceral motor nucleus(내장운동핵)가 포함되어 있다.

Anterior gray horn(앞회색질뿔)에는 somatic motor nucleus(몸운동핵)가 있다.

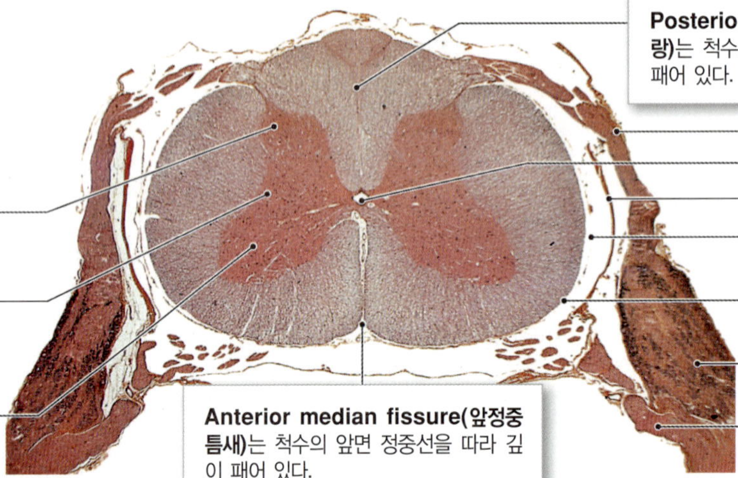

Posterior median sulcus(뒤정중고랑)는 척수의 뒷면 정중선을 따라서 얕게 패어 있다.

Anterior median fissure(앞정중틈새)는 척수의 앞면 정중선을 따라 깊이 패어 있다.

2 척수 구조의 특징만 간단히 표시한 그림으로, 위 사진에서 설명하지 않은 회색질 구성을 나타내고 있으며, 백색질의 부위별 구성도 소개하고 있다. 백색질은 회색질뿔과 마찬가지로 담당하는 신체 부위에 따라 배열되어 있다. 백색질은 좌우 각각 **column(백색질기둥, 섬유단)**이라 불리는 세 부위로 구분할 수 있다. 세 백색질기둥은 모두 tract들로 구성되어 있다. 각각의 **tract(신경로)**는 지름과 myelin sheath(미엘린집)와 전도속도가 비교적 균일한 axon(축삭)들로 구성된 다발로서, CNS에 있다. 한 신경로에 들어 있는 축삭들은 모두 동일한 유형의 정보(감각이나 운동)를 동일한 방향으로 중계한다. **Ascending tract(오름신경로)**는 뇌를 향해 감각정보를 운반하고, **descending tract(내림신경로)**는 운동명령을 척수로 하달한다.

회색질의 기능별 구성

척수 회색질에 있는 신경세포체들은 **nucleus(신경핵)**라 불리는 기능 집단들로 조직되어 있다.

Sensory nucleus(감각핵)는 말초수용기에서 시작된 감각정보를 받아서 중계한다.

Motor nucleus(운동핵)는 말초효과기에 운동명령을 보낸다.

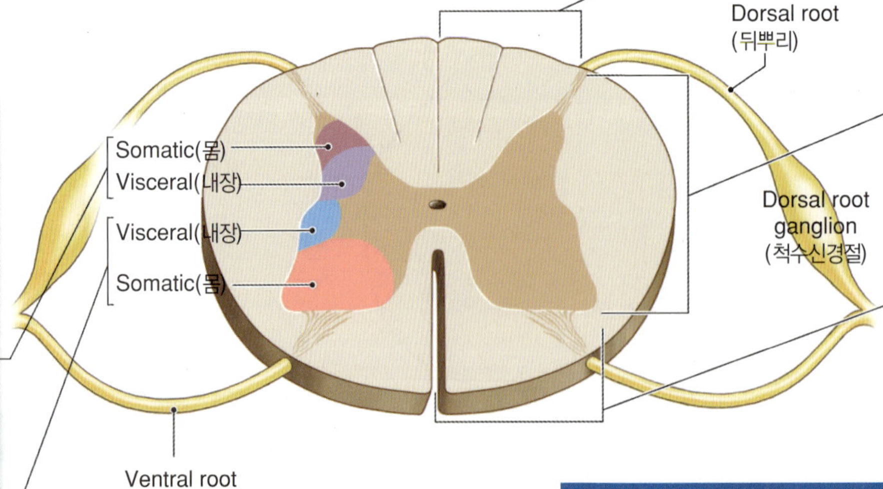

백색질의 구조와 기능별 구성

Posterior white column(뒤백색질기둥, 뒤섬유단)은 뒤회색질뿔과 뒤정중고랑 사이를 차지한다.

Lateral white column(가쪽백색질기둥, 가쪽섬유단)은 척수의 양옆에서 앞백색질기둥과 뒤백색질기둥 사이에 위치한 백색질로 구성된다.

Anterior white column(앞백색질기둥, 앞섬유단)은 앞회색질뿔과 앞정중틈새 사이를 차지한다.

모듈 7.15 복습

a. 척수 회색질을 이루는 세 horn(뿔)의 이름을 열거하시오.

b. Sensory nucleus(감각핵)와 motor nucleus(운동핵)를 비교하시오.

c. White column(백색질기둥, 섬유단) 세 곳을 열거하시오.

Spinal cord(척수)는 meninges(뇌척수막, 수막)가 둘러싸고 있는데, 뇌척수막은 dura mater(경막)와 arachnoid mater(거미막)와 pia mater(연막)로 구성되어 있다

신경조직은 섬세하기 때문에 충격으로부터 보호를 받아야 하는데, 척수를 둘러싸고 있는 vertebral canal(척주관)도 뼈로 이루어져 있기 때문에 부딪히면 손상을 입을 수 있다. **Spinal meninges(척수막**; me-NIN-jēz; *meninx*는 막이라는 뜻임)는 척수를 둘러싸는 세 겹의 막으로, 척수가 심하게 움직이지 않도록 어느 정도 고정하고 척수에 가해지는 충격을 흡수한다. 이 층들 내부에서 혈관이 갈라진 후 척수에 산소와 영양소를 공급한다. 척수막은 경막과 거미막과 연막으로 구성되어 있다. 척수막은 머리뼈에 있는 foramen magnum(큰구멍)에서 cranial meninges(뇌막)와 연속된다. 뇌막은 뇌를 둘러싼다.

1 척수를 해부한 후 뒤에서 본 그림으로, 척수막 세 층의 기본적 위치관계를 알 수 있다.

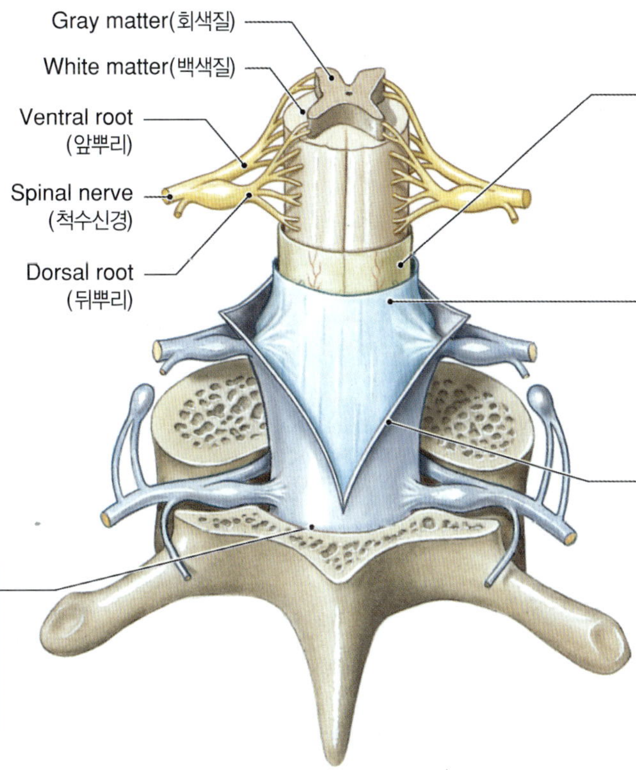

Spinal meninges(척수막)

Pia mater(연막)는 elastic fiber(탄력섬유)와 collagen fiber(아교섬유)가 그물처럼 얽혀 있으며, 척수의 겉면에 단단히 밀착해 있다.

Arachnoid mater(거미막)는 척수막 중 중간층이다. 거미막 밑에는 subarachnoid space(거미막밑공간)가 있는데, 이 공간은 거미막의 상피층과 연막의 바깥면 사이를 따라 이어진다.

튼튼한 섬유조직인 **dura mater(경막)**는 척수막 중 가장 바깥층이다. 좁은 subdural space(경막밑공간)는 경막과 거미막 사이를 가른다.

척수 경막과 척주관 벽 사이에는 **epidural space(경막바깥공간)**가 있는데, 이 공간에 혈관과 지방조직이 들어 있다. 지방조직은 척주관에 덧댄 쿠션이라 할 수 있다.

2 Cerebrospinal fluid(CSF, 뇌척수액) 표본을 조금 뽑는 시술을 **spinal tap(척추천자)** 또는 **lumbar puncture(허리천자)**라 한다. 이때 L_1이나 L_2 척추뼈 높이까지만 이어지는 척수가 다치지 않도록 바늘을 L_2와 sacrum(엉치뼈) 사이에서 삽입한다. 뇌척수액이 자체 압력으로 인해 바깥으로 흘러나오도록 한 후 이를 조금만(3~9 mL) 모으기도 한다. 척추천자는 spinal anesthesia(척수마취) 마취제를 주입하기 위해서, CNS 감염이 의심될 때, 심한 요통이나 두통이나 disc(척추사이원반) 질환이나 stroke(뇌졸중) 중 일부 유형의 원인을 찾으려고 할 때 실시한다.

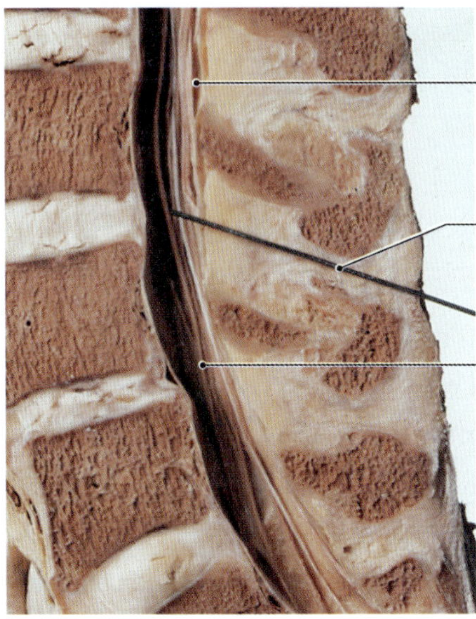

모듈 7.16 복습

a. Spinal meninges(척수막)을 구성하는 세 층은 무엇인가?

b. Epidural space(경막바깥공간)는 어디에 있는 공간이며, 이곳에는 무엇이 들어 있는가?

c. Spinal tap(척추천자)을 L_2 척추뼈보다 아래에서 시행하는 이유는 무엇인가?

1. 명칭 표기

다음 뇌 그림에서 각 구조의 명칭을 기입하시오.

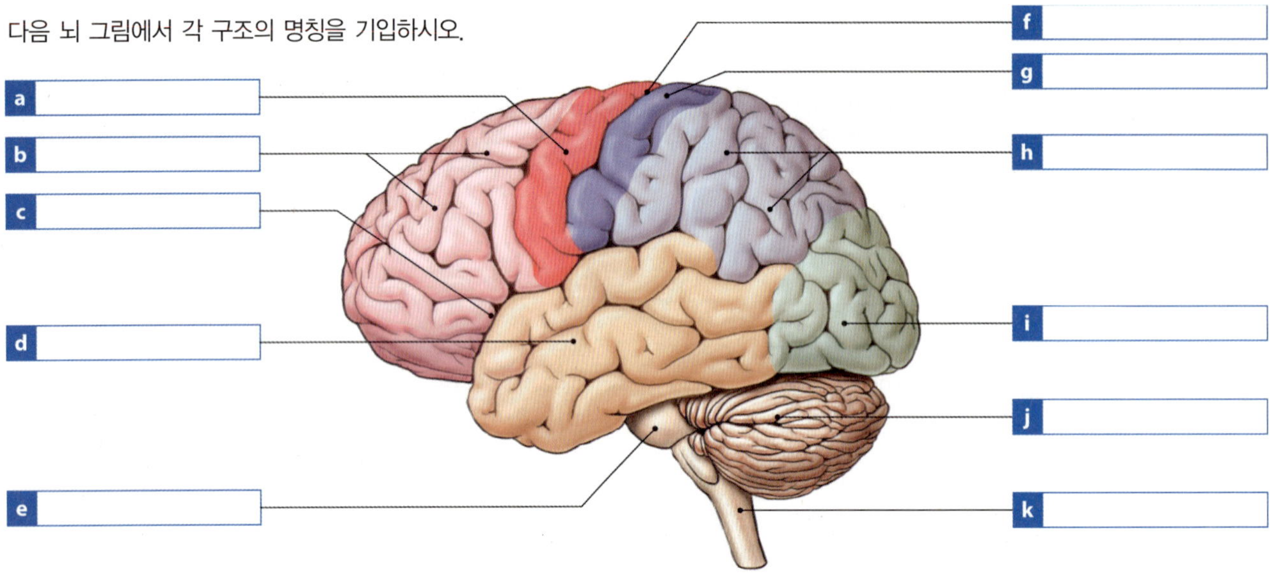

2. 명칭 표기

다음 spinal cord(척수) 가로단면 그림에서 각 구조의 명칭을 기입하시오.

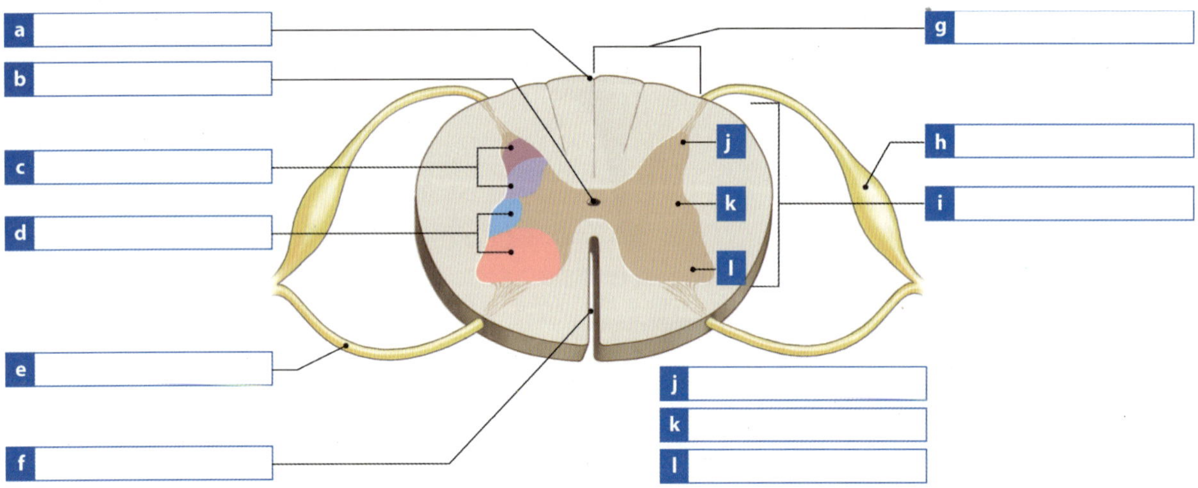

3. 용어

이번 절에서 굵은 문자로 표시해서 설명했던 용어 중 하나를 골라 다음 각 정의 앞에 있는 빈칸에 기입하시오.

a ____________________ Spinal cord(척수)에서 white matter(백색질)를 구성하는 세 가지 부위

b ____________________ Primary motor cortex(일차운동겉질)를 포함하고 있는 대뇌의 gyrus(이랑)

c ____________________ 심장 박동과 호흡속도를 조절하는 중추가 포함된 brain stem(뇌줄기) 부위

d ____________________ 뇌와 척수만 둘러싸면서 이들을 지지하고 안정시키는 막들

e ____________________ 척수보다 아래에 있는 spinal nerve(척수신경)의 긴 dorsal root(뒤뿌리)과 ventral root(앞뿌리)들로 구성된 구조

f ____________________ 후각을 제외하고 의식 수준에 도달하는 모든 감각정보가 마지막으로 거치는 중계국

g ____________________ 척수막 중 가장 바깥층

h ____________________ 사건이나 행동의 결과를 예측하는 통합 중추가 있는 cerebral cortex(대뇌겉질)

i ____________________ CNS(중추신경계통)를 에워싸면서 적시는 체액

핵심 용어로 윤곽 파악하기

각 모듈마다 차례대로 열거한 용어를 이용하여 내용을 요약하시오.

1절

Neuron(신경세포)과 Neuroglia(신경아교세포)

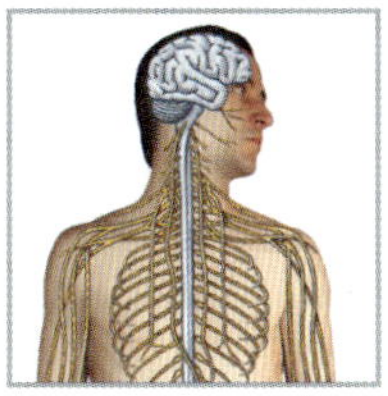

- receptor(수용기)
- visceral sensory receptor (내장감각수용기)
- somatic sensory receptor (몸감각수용기)
- special sensory receptor (특수감각수용기)
- sensory (afferent) division (감각신경부분, 들신경부분)
- peripheral nervous system (PNS, 말초신경계통)
- information processing (정보 처리)
- central nervous system (CNS, 중추신경계통)
- motor (efferent) division (운동신경부분, 날신경부분)
- somatic nervous system (SNS, 몸신경계통)
- autonomic nervous system (ANS, 자율신경계통)
- effector(효과기)

7.1

Neuron(신경세포, 신경원)은 세포 사이에서 정보를 교환하도록 특화된 신경계통의 주연 세포이다

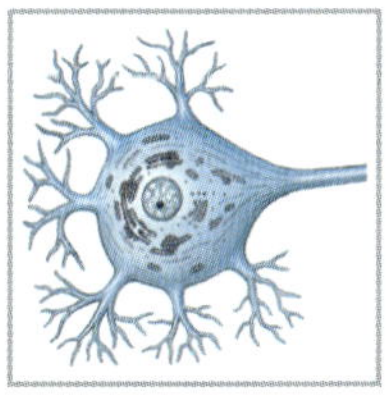

- ○ dendrite(가지돌기)
- ○ cell body(세포체)
- ○ axon(축삭)
- neurotubule (신경미세관)
- axon hillock (축삭둔덕)
- collaterals(곁가지)
- axon terminal (축삭종말)
- Nissl body (호색소물질, 니슬소체)
- filament(잔섬유)
- synapse (시냅스, 연접)
- presynaptic cell (시냅스이전세포)
- postsynaptic cell (시냅스이후세포)
- bipolar neuron (두극신경세포)
- unipolar neuron (홑극신경세포)
- multipolar neuron (뭇극신경세포)

7.2

Oligodendrocyte(희소돌기아교세포)와 astrocyte(별아교세포)와 ependymal cell(뇌실막세포)과 microglia(미세아교세포)는 CNS(중추신경계통)의 neuroglia(신경아교세포)들이다

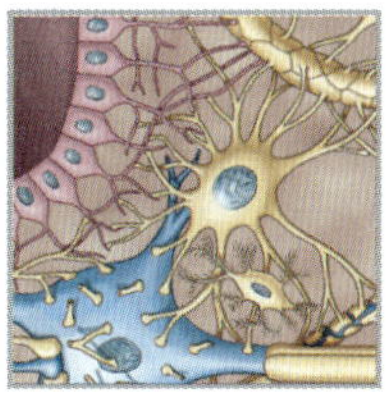

- neuroglia(glial cell, 신경아교세포, 아교세포)
- ependymal cell (뇌실막세포)
- ependyma(뇌실막)
- cerebrospinal fluid (CSF, 뇌척수액)
- microglia (미세아교세포)
- astrocyte (별아교세포)
- blood–brain barrier (혈액뇌장벽)
- oligodendrocyte (희소돌기아교세포)
- myelin(미엘린)
- myelin sheath (미엘린집, 말이집)
- myelinated axon (미엘린집축삭)
- internode (마디사이분절)
- node(미엘린집마디, 랑비에마디)
- white matter (백색질)
- unmyelinated axon (무미엘린집축삭)
- gray matter(회색질)

7.3

Schwann cell(신경집세포, 슈반세포)과 satellite cell(위성세포)은 PNS(말초신경계통)에 있는 sensory neuron(감각신경세포)과 motor neuron(운동신경세포)의 axon(축삭)과 cell body(세포체)를 보호한다

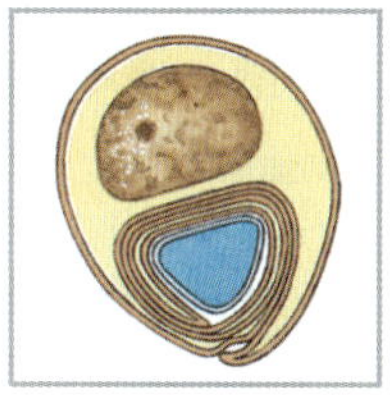

- Schwann cell(신경집세포, 슈반세포)
- neurilemma(신경집)
- satellite cell (위성세포)
- ganglia(신경질)
- sensory neuron (감각신경세포)
- interneuron (사이신경세포)
- motor neuron (운동신경세포)
- sensory receptor (감각수용기)
- internal receptor (내수용기)
- proprioceptor (고유수용기)
- external receptor (외수용기)
- afferent fiber (들신경섬유)
- sensory ganglia (감각신경절)
- sensory neuron (감각신경세포)
- somatic sensory neuron (몸감각신경세포)
- visceral sensory neuron (내장감각신경세포)
- somatic motor neuron (몸운동신경세포)
- peripheral nerve (말초신경)
- visceral motor neuron (내장운동신경세포)
- efferent fiber (날신경섬유)
- autonomic ganglia (자율신경절)
- ○ somatic effector (몸효과기)
- ○ visceral effector (내장효과기)

7.4

신경계통에서 일어나는 모든 정보 전달과 처리는 개별 neuron(신경세포)의 membrane potential(막전위) 변화에 따라 결정된다.

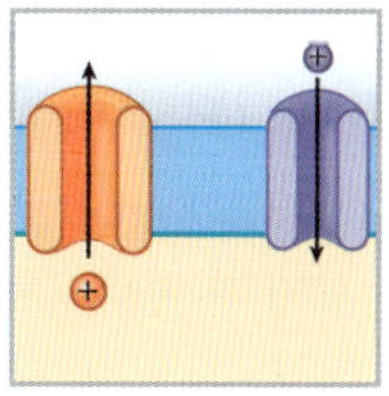

- membrane potential (막전위)
- resting potential (안정막전위)
- graded potential (단계전위)
- action potential (활동전위)
- synaptic activity (시냅스작용)
- neurotransmitter (신경전달물질)
- information processing (정보 처리)

7.5

Action potential(활동전위)은 continuous propagation(연속전파)이나 saltatory propagation(도약전도)을 통해서 그 세포막의 다른 부분에 영향을 미칠 수 있다

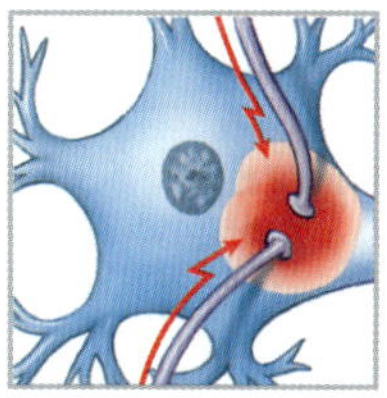

- polarization(분극)
- depolarization (탈분극)
- repolarization (재분극)
- continuous propagation (연속전파)
- saltatory propagation (도약전도)

• = 해당 모듈에서 굵은 문자로 표시한 용어

7.6

Synapse(시냅스)에서는 정보가 presynaptic cell(시냅스이전세포)에서부터 postsynaptic cell(시냅스이후세포)로 전달된다

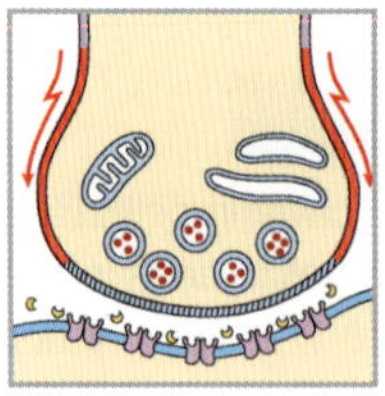

- synapse (시냅스, 연접)
- neurotransmitter (신경전달물질)
- synaptic cleft (시냅스틈새)
- axon terminal (축삭종말)
- synaptic vesicle (시냅스소포)
- presynaptic membrane (시냅스이전막)
- postsynaptic membrane (시냅스이후막)

2절

Central Nervous System(중추신경계통)의 구조와 기능

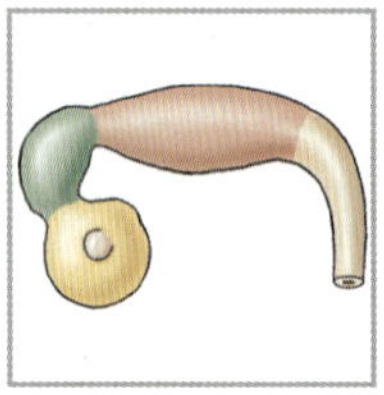

- neural tube(신경관)
- diencephalon (사이뇌)
- cerebrum(대뇌)
- cerebellum(소뇌)
- pons(다리뇌)
- medulla oblongata (숨뇌, 연수)

7.7

Brain(뇌)은 각 부분마다 구조와 기능에 뚜렷한 특징이 있다

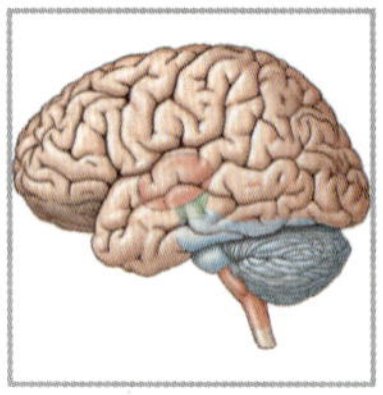

- cerebrum(대뇌)
- cerebral hemisphere (대뇌반구)
- cerebral cortex (대뇌겉질, 대뇌피질)
- fissure(틈새)
- gyri(이랑)
- sulci(고랑)
- diencephalon (사이뇌)
- thalamus(시상)
- hypothalamus (시상하부)
- brain stem (뇌줄기, 뇌간)
- midbrain(중간뇌)
- pons(다리뇌)
- medulla oblongata(숨뇌)
- ventricle(뇌실)
- lateral ventricle (가쪽뇌실)
- interventricular foramen (뇌실사이구멍)
- third ventricle (셋째뇌실)
- cerebral aqueduct (중간뇌수도관)
- fourth ventricle (넷째뇌실)
- corpus callosum (뇌들보)
- nuclei(신경핵)
- basal nuclei(바닥핵)

7.8

Cranial meninges(뇌막)와 cerebrospinal fluid(뇌척수액)는 brain(뇌)을 보호하고 지지한다

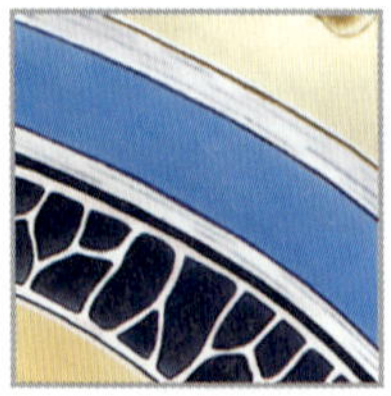

- cranial meninges (뇌막)
- dura mater(경막)
- arachnoid mater (거미막, 지주막)
- pia mater(연막)
- dural fold(경막주름)
- dural sinus (경막정맥굴)
- superior sagittal sinus(위시상정맥굴)
- tentorium cerebelli (소뇌천막)
- falx cerebelli (소뇌낫)
- falx cerebri(대뇌낫)
- cerebrospinal fluid (CSF, 뇌척수액)
- choroid plexus (맥락얼기)
- lateral aperture (가쪽구멍)
- median aperture (정중구멍)
- arachnoid granulation (거미막과립)

7.9

Cerebral cortex(대뇌겉질, 대뇌피질)는 눈에 띄는 몇 가지 표면 구조를 기준으로 몇 개의 lobe(엽)로 분할된다

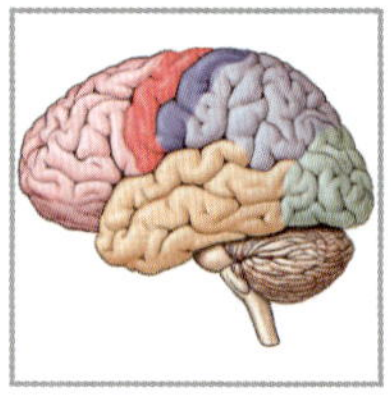

- lobe(엽)
- precentral gyrus (중심앞이랑)
- central sulcus (중심고랑)
- frontal lobe (이마엽, 전두엽)
- parietal lobe (마루엽, 두정엽)
- postcentral gyrus (중심뒤이랑)
- lateral sulcus (가쪽고랑)
- temporal lobe (관자엽, 측두엽)
- insula(대뇌섬)
- parieto-occipital sulcus (마루뒤통수고랑)
- occipital lobe (뒤통수엽, 후두엽)

7.10

Cerebral cortex(대뇌겉질)의 각 lobe(엽)에는 특별히 정해진 기능을 수행하는 부위들이 있다

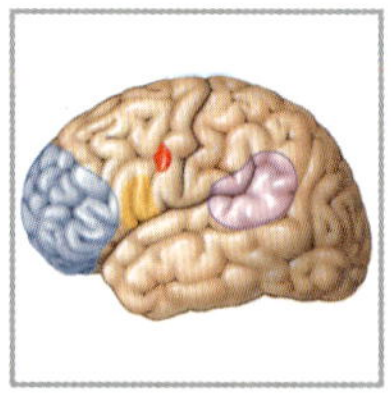

- primary motor cortex (일차운동겉질)
- primary somatic sensory cortex (일차몸감각겉질)
- association area (연합영역)
- ○ motor cortex (운동겉질)
- pyramidal cell (피라밋세포)
- somatic motor association area (몸운동연합영역)
- gustatory cortex (미각겉질)
- olfactory cortex (후각겉질)
- ○ auditory cortex (청각겉질)
- primary auditory cortex (일차청각겉질)
- auditory association area (청각연합영역)
- ○ sensory cortex (감각겉질)
- somatic sensory association area (몸감각연합영역)
- ○ visual cortex (시각겉질)
- primary visual cortex (일차시각겉질)
- visual association area (시각연합영역)
- integrative center (통합중추)
- speech center (말하기 중추)
- prefrontal cortex (이마앞겉질)
- frontal eye field (이마엽안구운동영역)
- general interpretive area (종합해석영역)
- hemispheric lateralization (대뇌반구편측화)

• = 해당 모듈에서 굵은 문자로 표시한 용어

7.11

Diencephalon(사이뇌)과 brain stem(뇌줄기)과 cerebellum(소뇌)에 있는 중계중추는 우리가 의식하지 못하는 정보를 처리한다

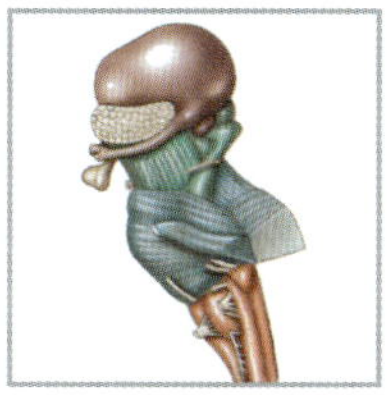

- diencephalon (사이뇌)
- pineal gland (솔방울샘)
- thalamus(시상)
- hypothalamus (시상하부)
- midbrain (중간뇌, 중뇌)
- colliculi(둔덕)
- substantia nigra (흑색질)
- cerebral peduncle(대뇌다리)
- pons(다리뇌, 교뇌)
- cerebellar peduncle (소뇌다리)
- medulla oblongata (숨뇌, 연수)
- cardiovascular center (심장혈관중추)
- respiratory rhythmicity center (호흡주기중추)

7.12

Midbrain(중간뇌)에 있는 reticular activating system(그물활성화계통)은 의식 유지를 관장한다

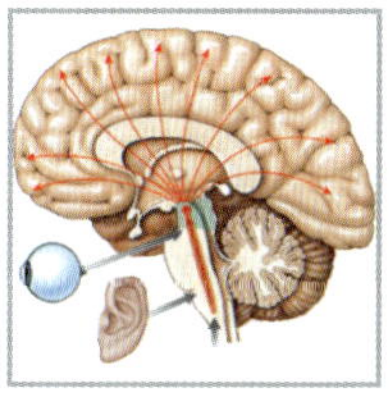

- reticular formation(그물체, 망상체)
- reticular activating system (RAS, 그물활성화계통)

7.13

뇌 작용의 변화 과정은 외부에 전극을 설치한 후에 살펴볼 수 있다. 이 기록을 electroencephalogram(EEG, 뇌파도)이라 한다

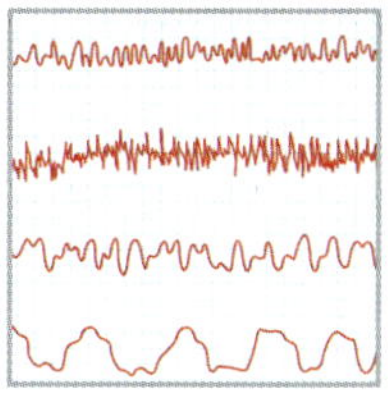

- electroencephalogram (EEG, 뇌파도)
- brain wave(뇌파)
- alpha wave(알파파)
- beta wave(베타파)
- theta wave(세타파)
- delta wave(델타파)
- seizure(발작)
- epilepsy (뇌전증, 간질)

7.14

Spinal cord(척수)는 gray matter(회색질)와 white matter(백색질)로 구성되어 있다

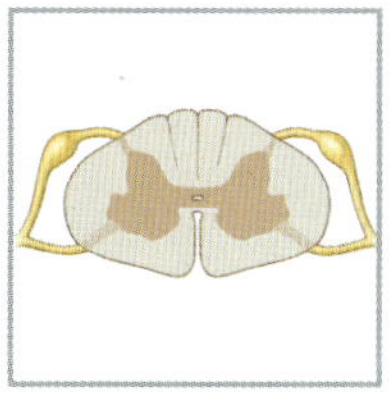

- cervical enlargement (목팽대)
- lumbar enlargement (허리팽대)
- conus medullaris (척수원뿔)
- cauda equina(말총)
- posterior median sulcus (뒤정중고랑)
- dorsal root(뒤뿌리)
- dorsal root ganglion (척수신경절)
- spinal nerve (척수신경)
- ventral root(앞뿌리)
- anterior median fissure(앞정중틈새)
- white matter (백색질)
- gray matter(회색질)

7.15

Gray matter(회색질)는 integration(통합)이 일어나는 곳이고, white matter(백색질)는 정보를 운반한다

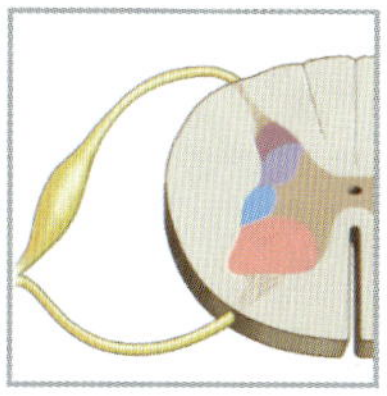

- horn(뿔)
- posterior gray horn(뒤회색질뿔)
- lateral gray horn (가쪽회색질뿔)
- anterior gray horn (앞회색질뿔)
- posterior median sulcus (뒤정중고랑)
- anterior median fissure (앞정중틈새)
- column (백색질기둥, 섬유단)
- tract(신경로)
- ascending tract (오름신경로)
- descending tract (내림신경로)
- ○ gray matter(회색질)
- nuclei(신경핵)
- sensory nuclei (감각핵)
- motor nuclei (운동핵)
- ○ white matter (백색질)
- posterior white column (뒤백색질기둥)
- lateral white column (가쪽백색질기둥)
- anterior white column (앞백색질기둥)

7.16

Spinal cord(척수)는 meninges(뇌척수막, 수막)가 둘러싸고 있는데, 뇌척수막은 dura mater(경막)와 arachnoid mater(거미막)와 pia mater(연막)로 구성되어 있다

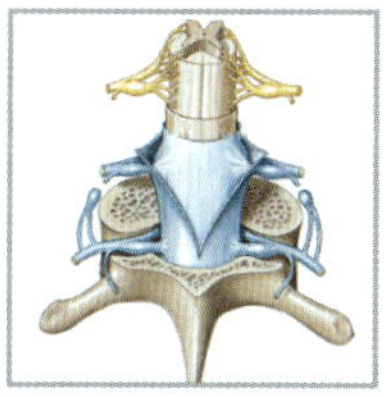

- spinal meninges (척수막)
- pia mater(연막)
- arachnoid mater (거미막)
- dura mater(경막)
- epidural space (경막바깥공간)
- spinal tap(척추천자, lumbar puncture 허리천자)

7장 종합 복습 문제

1. Cerebrospinal fluid(CSF, 뇌척수액)가 존재하는 모든 CNS 부위를 열거하고, CSF의 기능을 설명하시오.
2. C_7 위치에서 척수가 절단되었을 때 나타날 증상을 예측해서 설명하시오. T_{10} 위치에서 척수가 절단되었을 때와 어떻게 다른지도 설명하시오.
3. 좌우 대뇌반구의 대표적인 기능 차이를 열거하시오.
4. 중추신경계통 신경세포는 centriole(중심소체)이 없고 세포분열을 할 수 없다. 그렇다면 뇌에 생긴 암은 어떻게 발생했을까?
5. 호흡 및 심장 기능과 관련이 있는 뇌 부위는 어디인가?

7장에 있는 모든 모듈, 절, 종합 복습 문제의 풀이를 알고 싶으면 이 책의 뒷부분에 청색 식별표로 표시한 해당 페이지를 참조하시오.

• = 해당 모듈에서 굵은 문자로 표시한 용어

8

말초신경계통과 자율신경계통 (The Peripheral and Autonomic Nervous Systems)

번역: 박경한

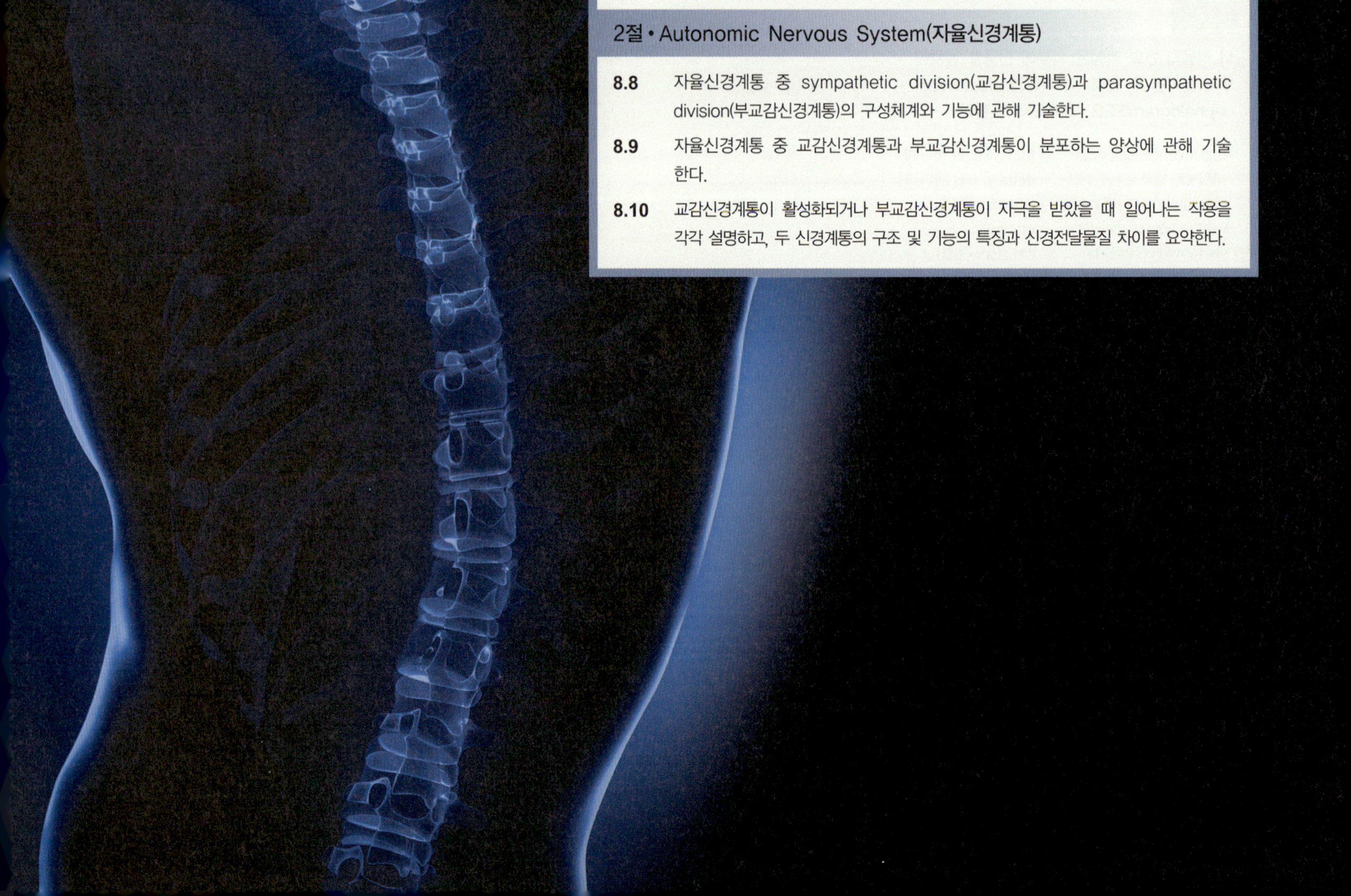

학습성과

다음 각 학습성과 번호는 본문의 모듈 번호와 일치하며, 독자는 8장을 모두 공부한 후에 각 학습성과를 실천할 수 있어야 한다.

1절 • Peripheral Nervous System(말초신경계통)

8.1 Spinal nerve(척수신경)의 주성분에 관해 기술하고, dermatome(피부분절)과 shingles(대상포진)에 관해 논의한다.

8.2 Cranial nerve(뇌신경) 12쌍의 이름을 열거하고, 각 뇌신경의 기능 구분과 분포 양상을 확인한다.

8.3 Nerve plexus(신경얼기)를 정의하고, 네 가지 주요 신경얼기에는 무엇이 있는지, 그리고 그 분포양상은 어떠한지를 설명한다.

8.4 감각경로와 운동경로에 관해 기술한다.

8.5 Reflex(반사)를 정의하고, stretch reflex(뻗침반사, 신장반사)와 withdrawal reflex(회피반사)가 일어나는 단계에 관해 기술한다.

8.6 **임상의학 모듈** 왜 반사를 검사하는지를 설명하고, 고위중추가 어떻게 반사반응을 조절하는지를 기술한다.

8.7 **임상의학 모듈** Referred pain(연관통증), Parkinson disease(파킨슨병), rabies(광견병), cerebral palsy(뇌성마비), amyotrophic lateral sclerosis(근육위축가쪽경화증), Alzheimer disease(알츠하이머병), multiple sclerosis(다발경화증)에서 신경계통이 담당하는 역할에 관해 기술한다.

2절 • Autonomic Nervous System(자율신경계통)

8.8 자율신경계통 중 sympathetic division(교감신경계통)과 parasympathetic division(부교감신경계통)의 구성체계와 기능에 관해 기술한다.

8.9 자율신경계통 중 교감신경계통과 부교감신경계통이 분포하는 양상에 관해 기술한다.

8.10 교감신경계통이 활성화되거나 부교감신경계통이 자극을 받았을 때 일어나는 작용을 각각 설명하고, 두 신경계통의 구조 및 기능의 특징과 신경전달물질 차이를 요약한다.

Peripheral Nervous System(말초신경계통)

Central nervous system(중추신경계통)은 **peripheral nervous system(PNS)**을 통해 받은 감각정보를 처리한 후 PNS로 운동명령을 전달한다. PNS는 peripheral nerve들로 이루어진 신경망이다. **Peripheral nerve(말초신경)**는 어디에서 시작하는지를 기준으로 구분할 수 있다. 뇌에서 시작한 말초신경은 **cranial nerve(뇌신경)**이고, 척수에서 시작한 말초신경은 **spinal nerve(척수신경)**이다.

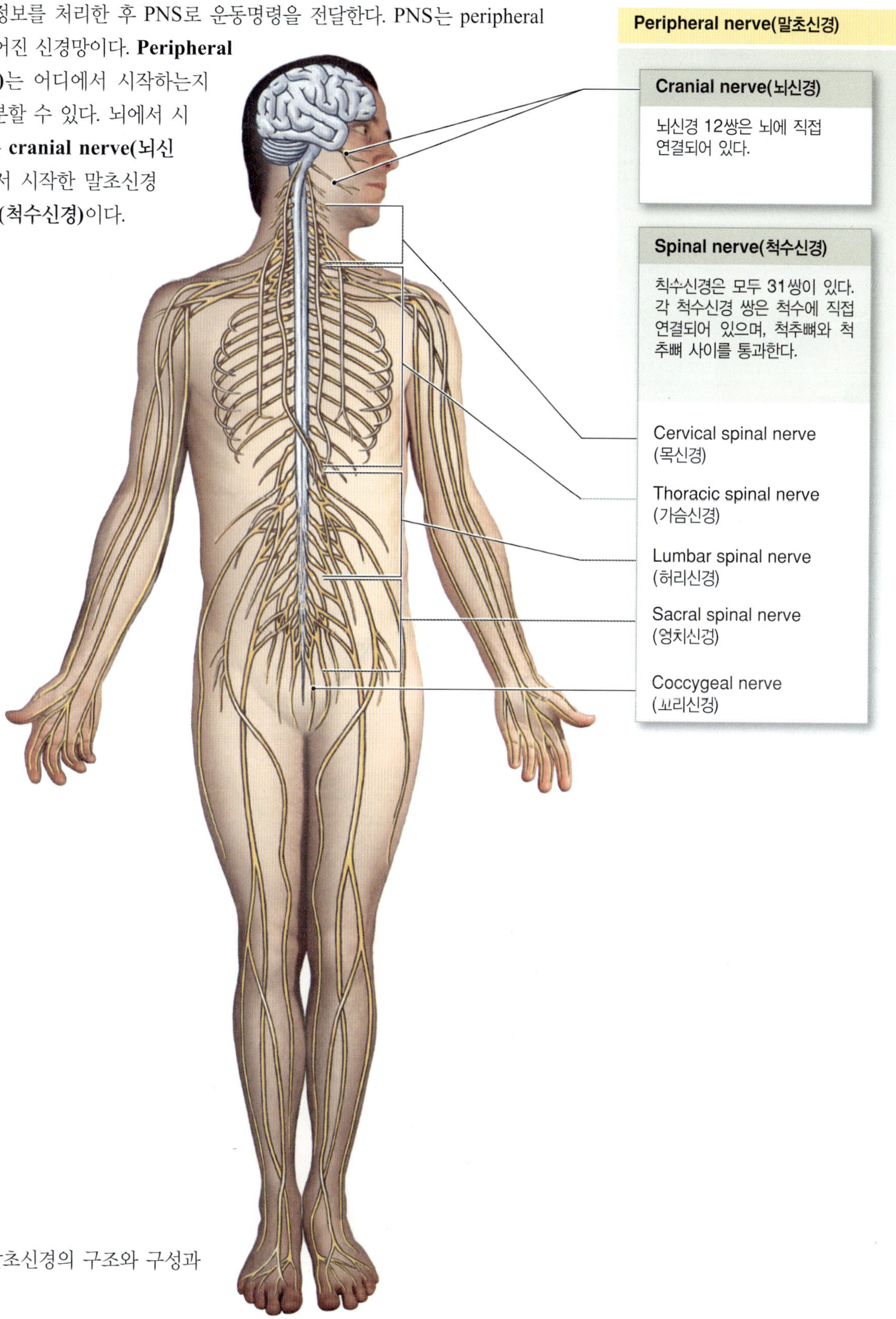

이번 절에서는 말초신경의 구조와 구성과 분포를 공부한다.

각 spinal nerve(척수신경)는 구조와 분포 양상에 일정한 원칙이 있다

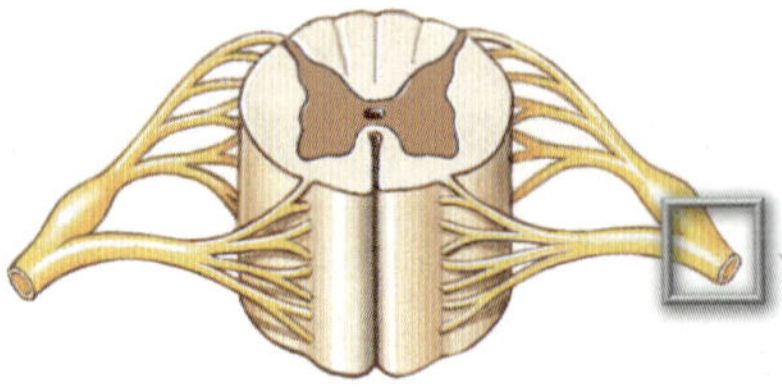

1 척수는 각 segment(분절)마다 척수신경이 한 쌍씩 연결되어 있다. 각 척수신경은 일련의 결합조직막으로 덮여 있는데, 이 결합조직막들은 척수신경에 연결된 peripheral nerve(말초신경)들에 있는 결합조직막과 연속되어 있다. 이 막들은 척수신경 단면그림에서 가장 쉽게 확인할 수 있는데, 뼈대근육에 있는 결합조직막들과 유사한 점이 많다.

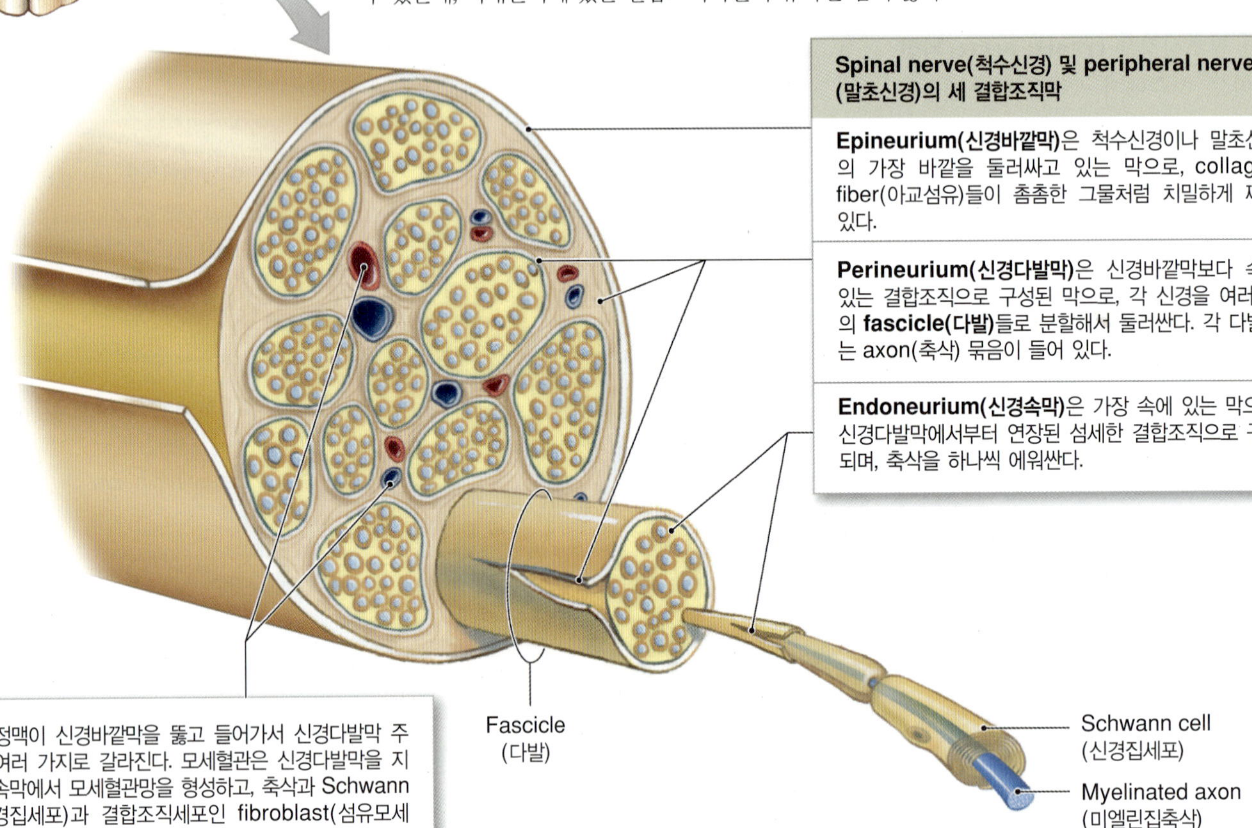

Spinal nerve(척수신경) 및 peripheral nerve(말초신경)의 세 결합조직막

Epineurium(신경바깥막)은 척수신경이나 말초신경의 가장 바깥을 둘러싸고 있는 막으로, collagen fiber(아교섬유)들이 촘촘한 그물처럼 치밀하게 짜여 있다.

Perineurium(신경다발막)은 신경바깥막보다 속에 있는 결합조직으로 구성된 막으로, 각 신경을 여러 개의 **fascicle(다발)**들로 분할해서 둘러싼다. 각 다발에는 axon(축삭) 묶음이 들어 있다.

Endoneurium(신경속막)은 가장 속에 있는 막으로, 신경다발막에서부터 연장된 섬세한 결합조직으로 구성되며, 축삭을 하나씩 에워싼다.

동맥과 정맥이 신경바깥막을 뚫고 들어가서 신경다발막 주위에서 여러 가지로 갈라진다. 모세혈관은 신경다발막을 지나 신경속막에서 모세혈관망을 형성하고, 축삭과 Schwann cell(신경집세포)과 결합조직세포인 fibroblast(섬유모세포)에 혈액을 공급한다.

2 척수신경은 곧 갈라져서 **rami(가지**; RĀ-mī; 단수는 *ramus*)를 이룬다. 이 가지들에는 autonomic nervous system(ANS, 자율신경계통)에 속하는 visceral motor fiber(내장운동신경섬유)도 포함되어 있다. Thoracic spinal cord(가슴척수)와 상위 lumbar spinal cord(허리척수)에서 시작된 척수신경에는 **sympathetic division(교감신경계통)**의 운동신경섬유도 포함되어 있는데, 교감신경은 소위 'fight or flight' response(맞섬도피반응)를 일으킨다.

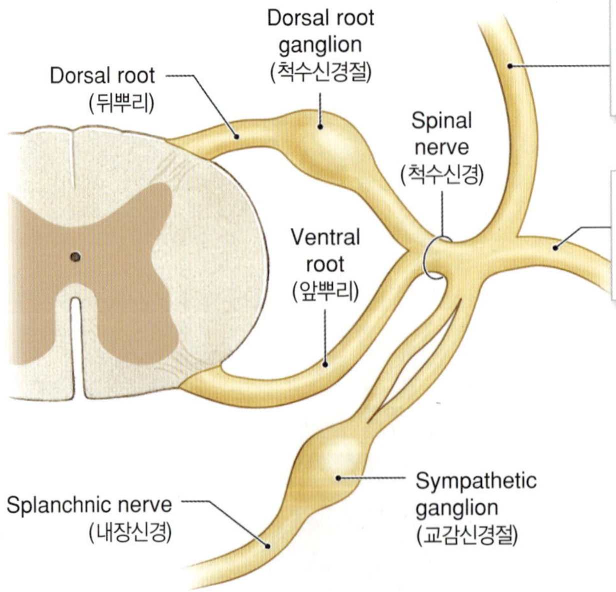

Dorsal ramus(뒤뿌리)는 등에 있는 근육과 관절과 피부에 분포한다.

Ventral ramus(앞뿌리)는 팔다리는 물론 가쪽몸통벽과 앞몸통벽에 있는 구조들에 분포한다.

3 한 척수신경 쌍이 감각을 감지하는 좌우 대칭인 피부 영역을 **dermatome(피부분절)**이라 한다. 각 척수신경 쌍마다 정해진 피부분절 영역이 있지만 서로 이웃한 피부분절은 영역이 어느 정도 겹친다. C_1 척수신경은 대개 피부에 분포하는 감각신경이 없는데, 있으면 C_2 및 C_3와 함께 scalp(머리덮개, 두피)에 분포한다. 얼굴은 cranial nerve(뇌신경) 한 쌍이 분포한다. 가장 아래에 있는 척수신경은 coccygeal nerve(C_o, 꼬리신경)이다. 꼬리신경의 피부분절은 이 그림에 표시하지 않았다.

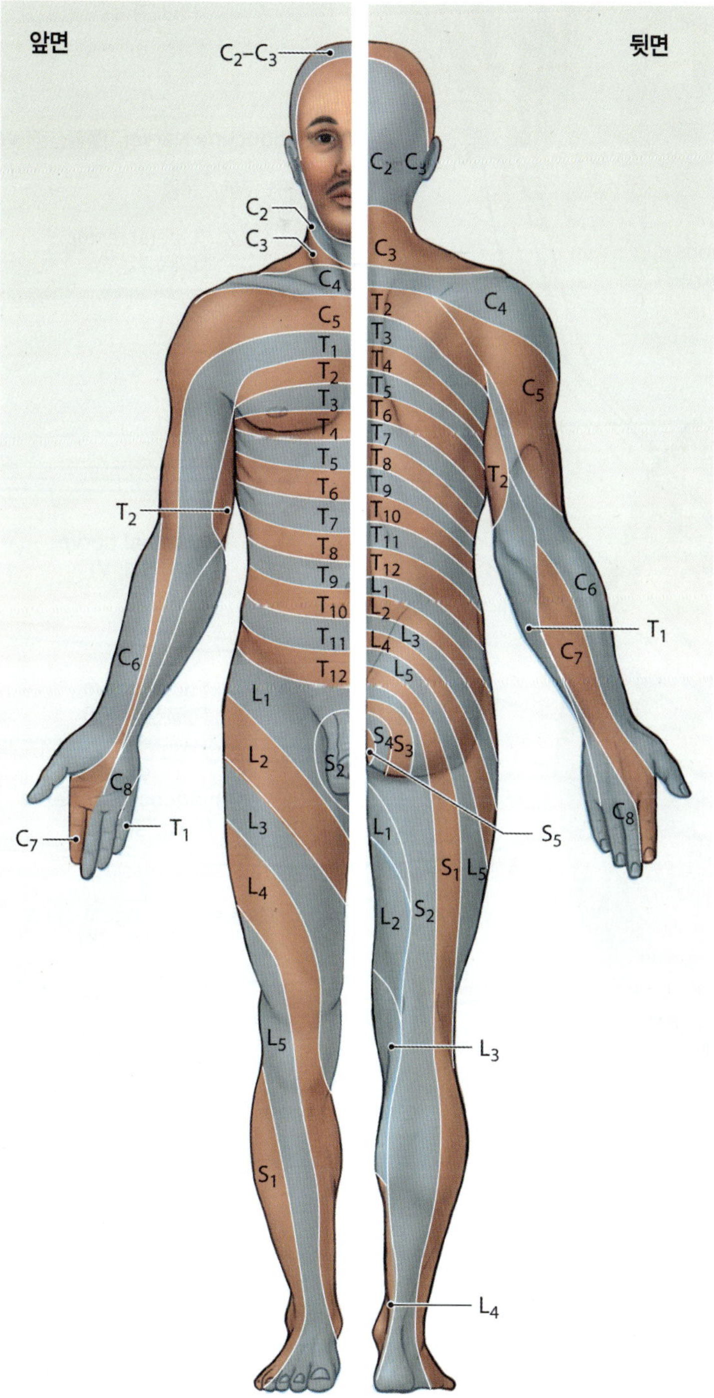

4 피부분절은 임상의학에서 중요하다. 척수신경이나 dorsal root ganglion(척수신경절) 하나가 손상을 입거나 감염이 생기면 해당 피부 부위에서 감각이 사라지는 특유의 증상이 나타나기 때문이다. 그밖에 특정 말초신경이 분포하는 피부 영역에 특징적인 징후가 나타나기도 한다. 이 사진에 있는 피부 발진은 척수신경절에 일어난 바이러스 감염인 **shingles(대상포진**; 허리띠를 뜻하는 라틴어인 *cingulum*에서 유래)의 증상이다. 대상포진은 varicella-zoster virus(VZV, 수두대상포진바이러스) 때문에 일어나는데, 이 바이러스는 chickenpox(수두)를 일으키는 바이러스와 동일한 herpes virus(헤르페스 바이러스)이다. 이 질환은 통증이 심한 발진과 물집이 나타나는데, 그 부위는 감염된 감각신경이 분포하는 영역과 그에 관련된 피부분절과 일치한다. 과거에 수두를 앓은 사람은 누구나 대상포진이 발병할 위험이 있다. 왜냐하면 수두를 일으켰던 바이러스가 척수신경절에 잠복하고 있기 때문이다. 이 바이러스를 재활성화시키는 유발 요인이 무엇인지는 밝혀지지 않았다. 2006년에 미국 식품의약국은 수두를 앓은 적이 있는 60세 이상 노인에게 VZV 예방주사인 Zostavax를 사용할 수 있도록 허가했다.

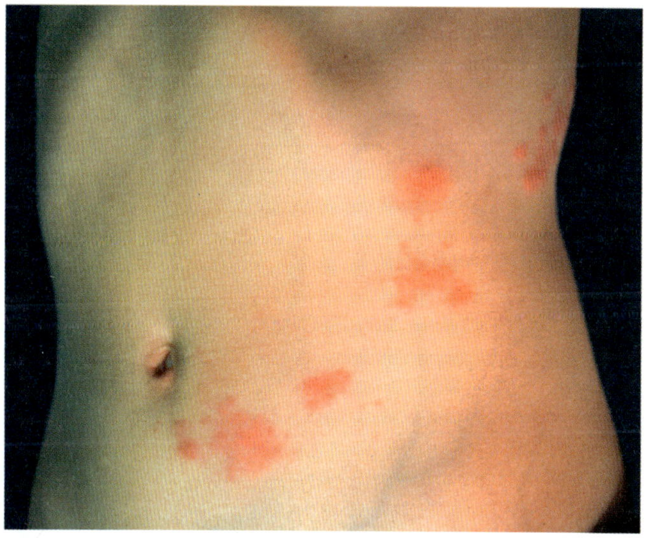

모듈 8.1 복습

a. Spinal nerve(척수신경)와 peripheral nerve(말초신경)에 있는 세 가지 결합조직막이 무엇인지 알아보고, 척수신경의 주요 가지에는 어떤 것들이 있는지 확인하시오.

b. Dermatome(피부분절)에 관해 기술하시오.

c. Shingles(대상포진)의 원인을 설명하시오.

Cranial nerve(뇌신경) 12쌍은 감각신경과 특수감각신경과 운동신경과 혼합신경으로 구분된다

뇌신경 12쌍은 PNS의 일부분이지만 뇌에 직접 연결되고 뇌의 배쪽면에서 볼 수 있다. 뇌신경은 척수신경과 마찬가지로 결합조직막에 둘러싸여 있다. 뇌신경 이름은 기능이나 모양과 관련이 있다. 각 뇌신경에 표시된 로마숫자는 대뇌에서 시작해서 뇌에 연결된 위치에 따라 차례대로 정해진다.

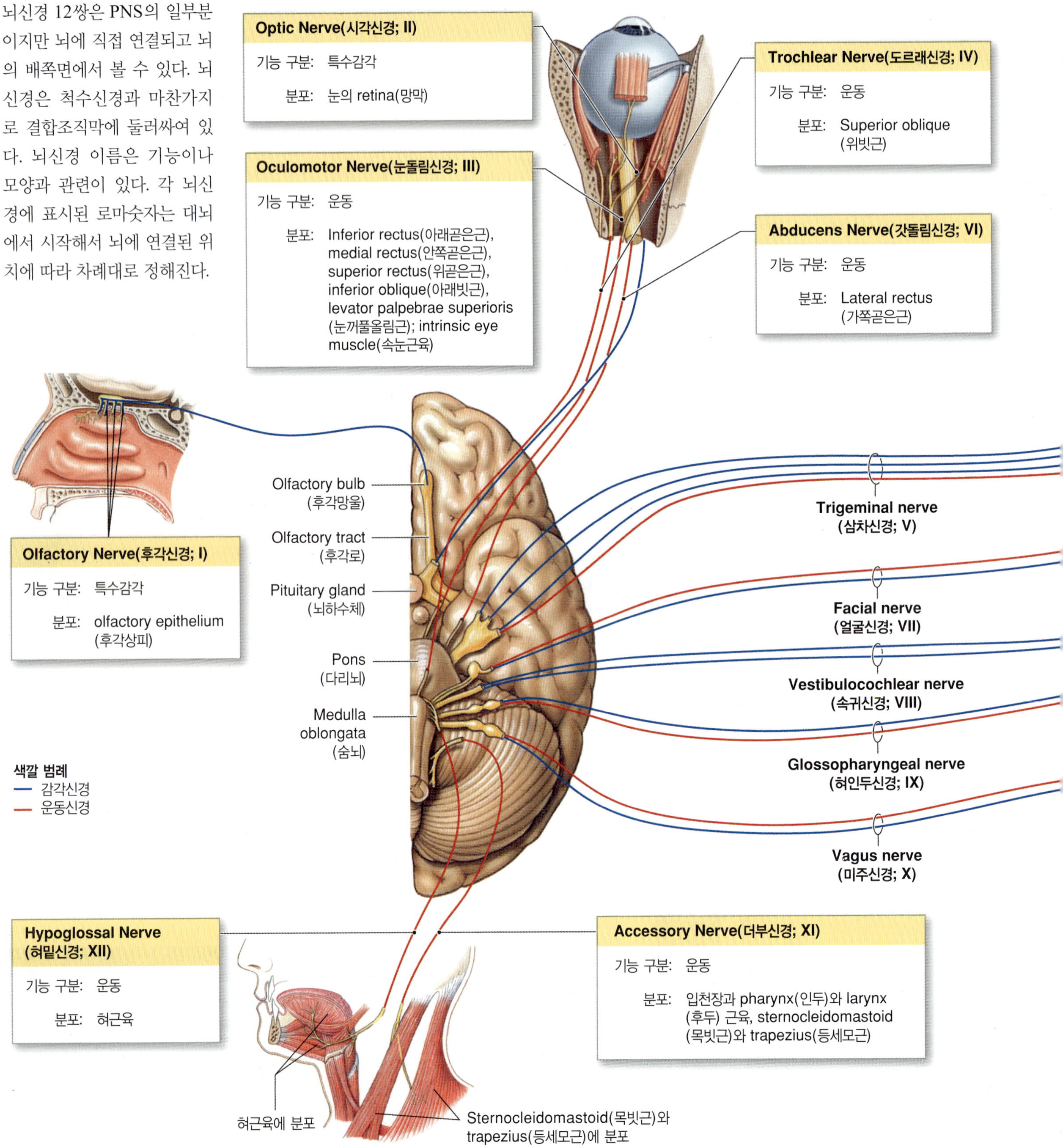

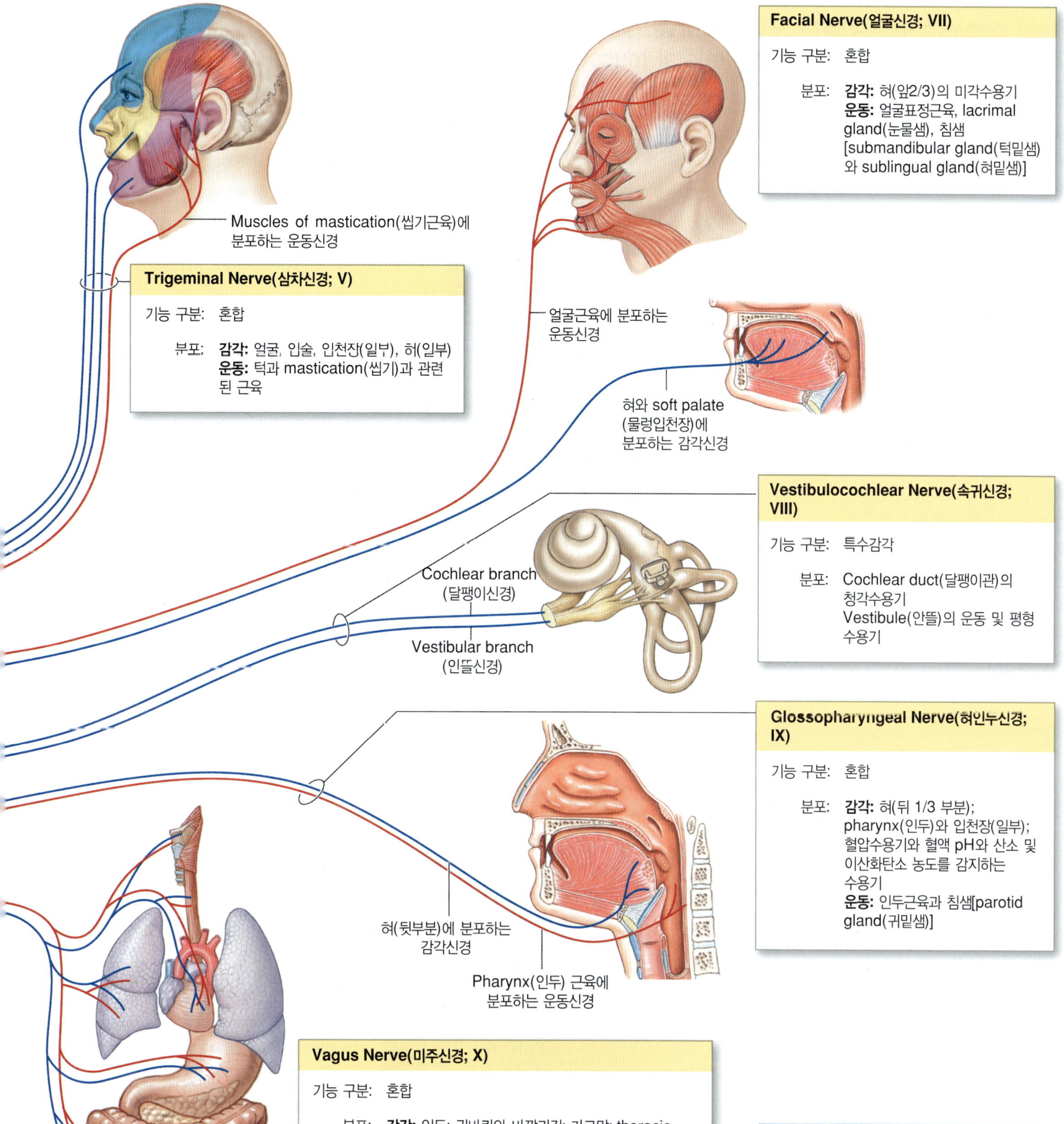

모듈 8.2 복습

a. Cranial nerve(뇌신경)의 이름을 순서대로 열거하시오.

b. 운동 기능만 있는 뇌신경들을 열거하시오.

c. 혼합신경인 뇌신경들을 열거하시오.

Spinal nerve(척수신경)들은 모여서 nerve plexus(신경얼기)를 형성하고, 여기에서 시작된 신경들이 피부와 skeletal muscle(뼈대근육, 골격근)에 분포한다

발생 과정에서 여러 척수신경의 ventral ramus(앞가지)들이 지배하고 있던 작은 뼈대근육들은 대개 합쳐져서 큰 근육을 형성한다. 즉 근육은 대개 여러 성분으로 시작된다. 큰 근육을 형성하는 작은 근육 성분들 사이의 경계는 사라지기도 하지만 각 근육 성분들마다 서로 다른 척수신경 앞가지들이 계속 분포해서 운동을 조절하고 감각을 담당한다. 근육 성분들이 합쳐지는 과정에서 서로 이웃한 척수신경 앞가지들의 신경섬유들이 혼합되고, 결국 여러 척수신경으로 구성된 말초신경들이 차례대로 형성된다. 이렇게 신경들이 그물처럼 얽혀 있는 복잡한 구조를 **nerve plexus(신경얼기**; PLEK-sus; *plexus*는 땋은 머리카락이나 장식술을 뜻함)라 부른다.

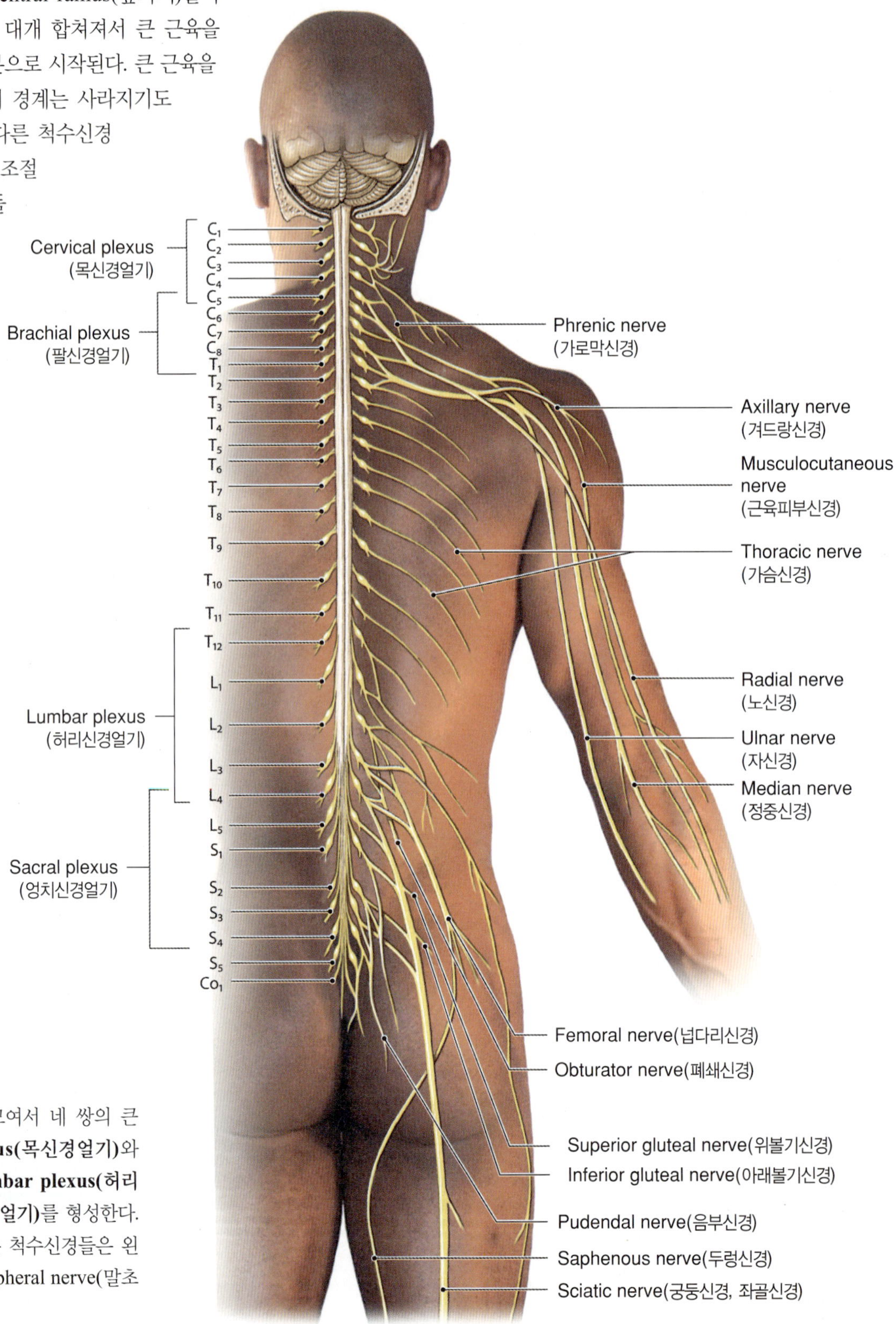

1 Ventral ramus(앞가지)들은 모여서 네 쌍의 큰 신경얼기, 즉 **cervical plexus(목신경얼기)**와 **brachial plexus(팔신경얼기)**와 **lumbar plexus(허리신경얼기)**와 **sacral plexus(엉치신경얼기)**를 형성한다. 이 사진에서 각 신경얼기를 형성하는 척수신경들은 왼쪽에 표시했고, 오른쪽에는 주요 peripheral nerve(말초신경)들을 표시했다.

2 Cervical plexus(목신경얼기)는 C_1~C_5 척수신경의 앞가지들로 구성된다. 목신경얼기에서 시작된 말초 신경들은 목근육에 분포하고 thoracic cavity(가슴안)로 이어진다. **Phrenic nerve(가로막신경)**는 목신경얼기에서 가장 중요한 신경으로, 가장 중요한 호흡 근육인 diaphragm(가로막, 횡격막) 전체를 지배한다. 목신경얼기에서 시작된 다른 신경들은 목과 가슴(윗부분)의 피부에 분포한다.

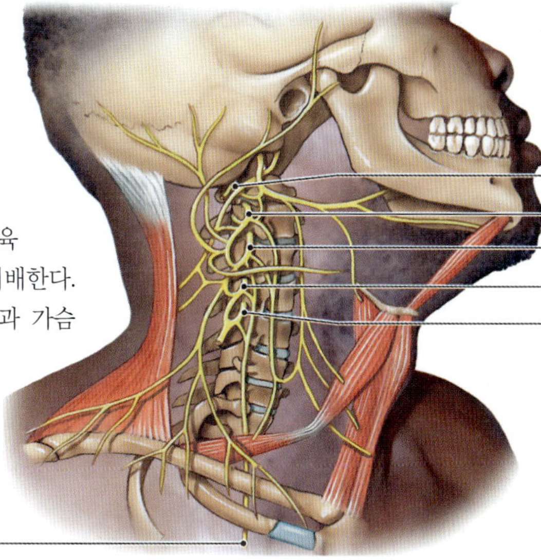

3 Brachial plexus(팔신경얼기)는 pectoral girdle(팔이음부위)과 팔에 분포하며, C_5~T_1 척수신경의 앞가지들이 구성한다.

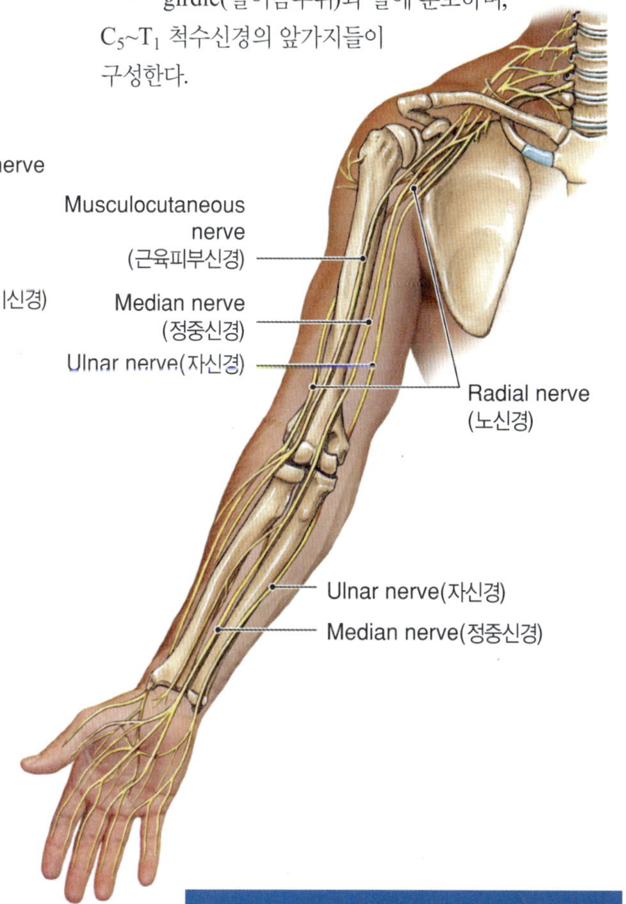

4 Lumbar plexus(허리신경얼기)와 sacral plexus(엉치신경얼기)는 각각 lumbar spinal cord(허리척수)와 sacral spinal cord(엉치척수)에서 시작된다. 이 신경얼기들에서 시작되는 말초신경들은 pelvic girdle(다리이음부위)과 다리에 분포한다.

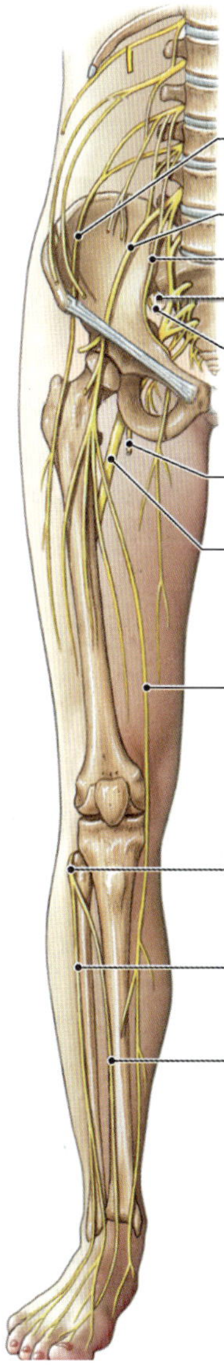

모듈 8.3 복습

a. Nerve plexus(신경얼기)를 정의하고 대표적인 신경얼기를 열거하시오.

b. 어느 신경얼기가 손상을 입으면 호흡 능력이 타격을 받을까?

c. Brachial plexus(팔신경얼기)에서 시작된 주요 신경들을 열거하시오.

8.4

정보는 sensory pathway(감각경로)나 motor pathway(운동경로)를 따라서 PNS와 CNS의 정보처리 중추 사이를 오간다

Sensory Pathway(감각경로)

Posterior column pathway(뒤백색질기둥경로)로는 위치를 정확히 파악하는 미세촉각(감별촉각)과 압력감각과 진동감각과 proprioception(고유감각)이 전달된다. 고유감각은 신체(특히 팔다리)의 운동과 위치를 파악하는 감각이다. 이 정보들은 말초수용기에서부터 뒤백색질기둥경로를 따라 전달되며, 결국 대뇌반구에 있는 primary somatic sensory cortex(일차몸감각겉질)에서 끝난다.

1 일반적인 감각경로에서는 sensory neuron(감각신경세포)이 감각을 CNS로 들여보낸다. 이 감각신경세포를 **first-order neuron(일차신경세포)**이라 하며, 이 세포에서 시작된 axon(축삭)들은 **second-order neuron(이차신경세포)**이라 불리는 interneuron(사이신경세포)에 synapse(시냅스) 한다. 이차신경세포는 세포체가 대개 척수나 brain stem(뇌줄기)에 위치한다. 우리가 감각을 인식하려면 이차신경세포의 축삭이 thalamus(시상)에 있는 **third-order neuron(삼차신경세포)**과 시냅스해야 한다. 대개는 이차신경세포의 축삭이 위로 올라가는 도중에 반대쪽 CNS로 넘어간다. 삼차신경세포는 일차몸감각겉질에서 시냅스한다. 아래 그림은 **posterior column pathway(뒤백색질기둥경로)** 그림이다.

Sensory homunculus(감각축소인간)는 특정 신체 부위별로 이를 담당하는 일차몸감각겉질의 면적을 종합해서 만든 가상 인체 지도이다. 감각축소인간의 신체 비율은 각 부위에 분포하는 감각수용기의 수에 비례한다. 수용기가 많을수록 정보를 처리하는 데 필요한 대뇌겉질 신경세포가 많다.

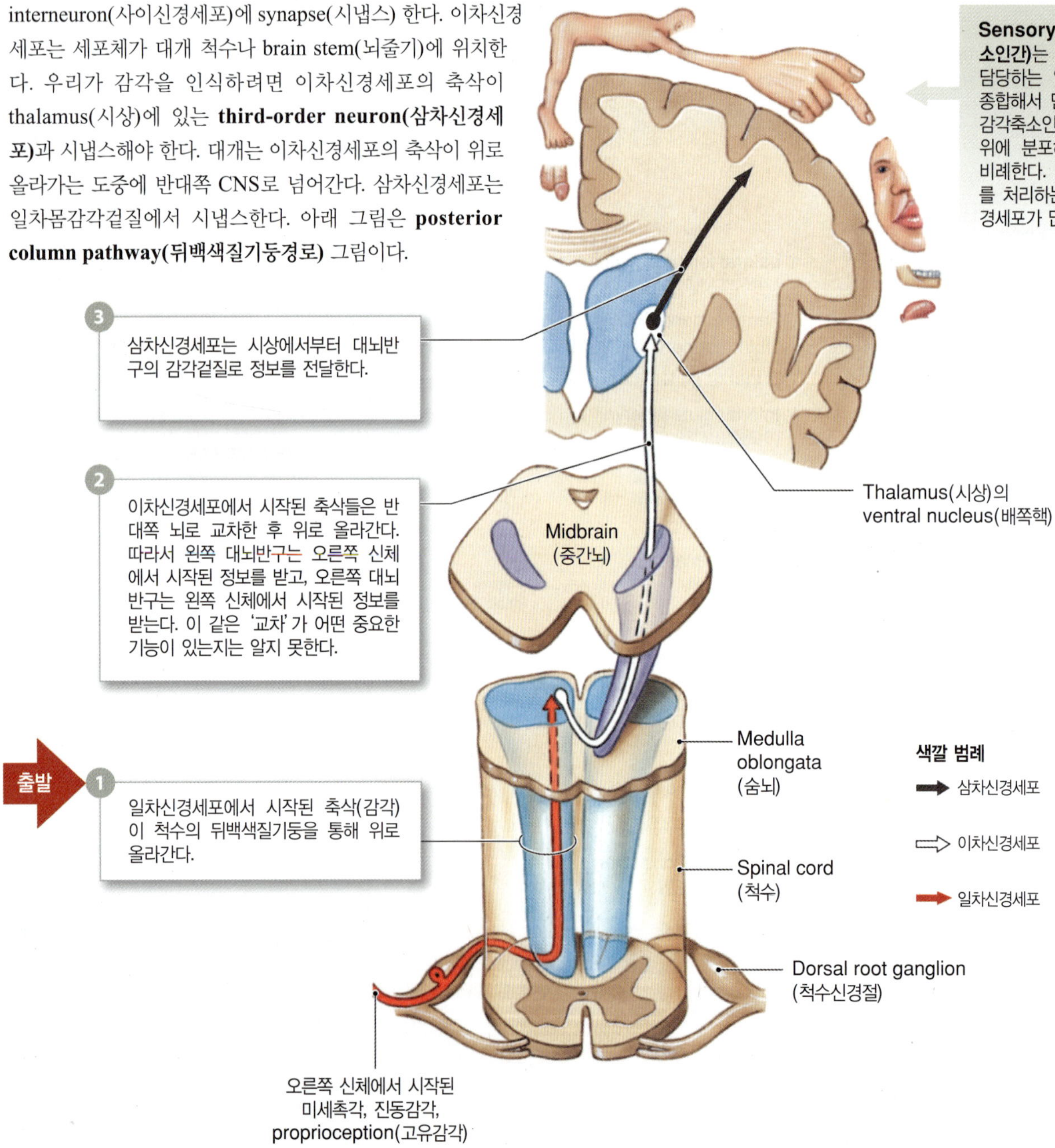

Motor Pathway(운동경로)

운동경로는 motor neuron(운동신경세포)이 두 개 이상 포함된다. **Upper motor neuron(위운동신경세포)**은 세포체가 CNS의 정보처리중추에 모여 있으며, **lower motor neuron(아래운동신경세포)**은 세포체가 brain stem(뇌줄기)이나 척수의 nucleus(신경핵)에 모여 있다.

2 **Corticospinal pathway(corticospinal tract, 겉질척수로)**는 뼈대근육(골격근)을 우리 의도에 따라 조절하는 수의운동을 담당한다. 이 신경로는 과거에 pyramidal system(피라미드 계통)이라고도 했는데, 이 신경로가 primary motor cortex(일차운동겉질)에 있는 피라미드처럼 생긴 신경세포에서 시작하기 때문이다. 이 위운동신경세포의 축삭은 아래로 뇌줄기와 척수까지 내려가서 뼈대근육을 조절하는 아래운동신경세포와 시냅스한다.

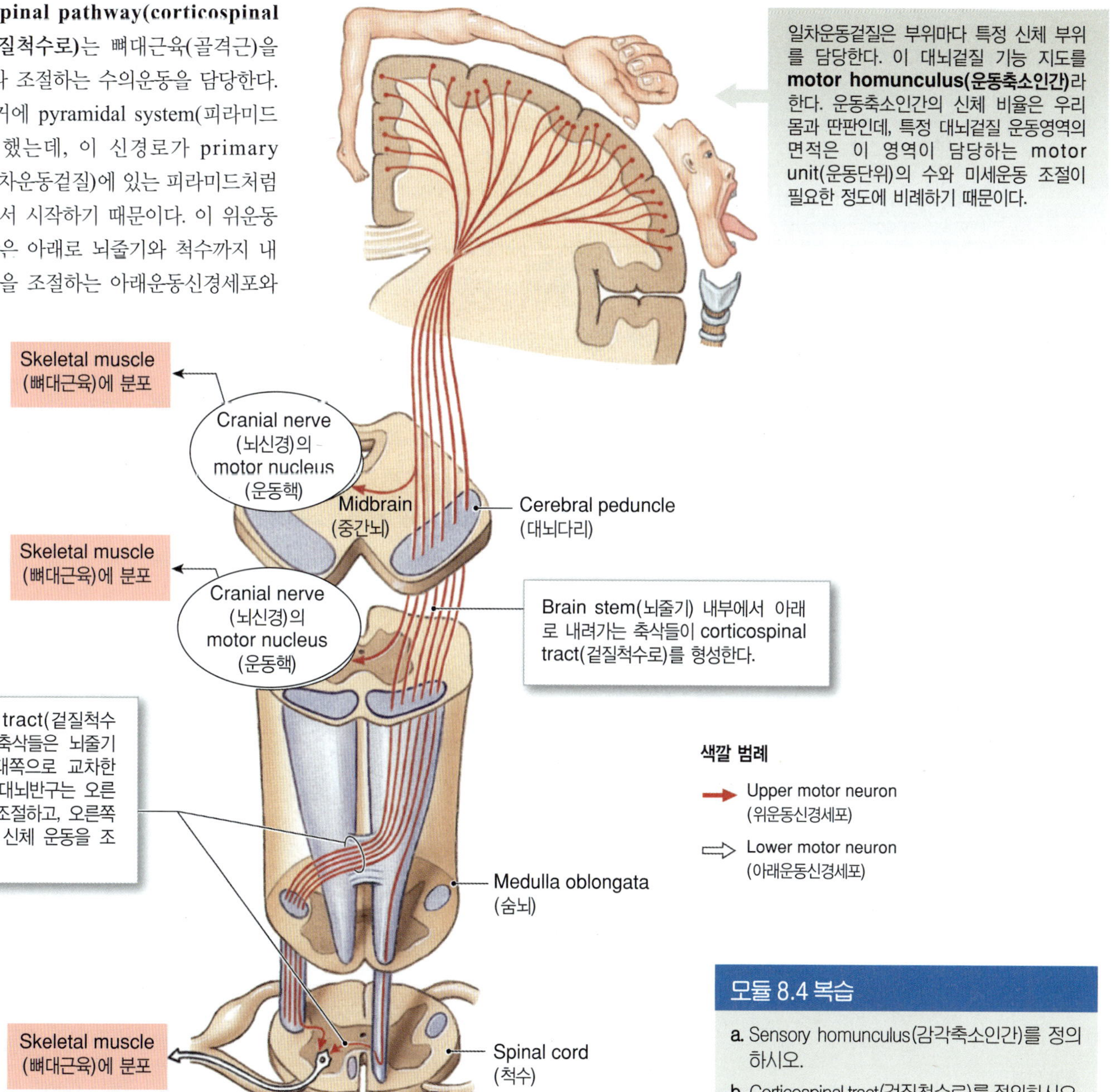

모듈 8.4 복습

a. Sensory homunculus(감각축소인간)를 정의하시오.

b. Corticospinal tract(겉질척수로)를 정의하시오.

c. 오른쪽 cerebral hemisphere(대뇌반구)는 어느 쪽 신체를 조절하는가?

8.5

Reflex(반사)는 자극을 받은 후 즉시 일어나는 자동 반응이다

Reflex는 특정 자극을 받았을 때 즉시 일어나는 자동 반응이다. 반사는 organ(기관)이나 organ system(계통, 기관계통)의 기능을 재빨리 조정함으로써 homeostasis(항상성)를 유지한다. 이 반응은 거의 한결같다. 즉 특정 반사가 유발될 때마다 대개 동일한 운동 반응이 일어난다.

1 한 반사가 진행되는 회로를 **reflex arc(반사활, 반사궁)**라 한다. 반사활은 receptor(수용기)에서 시작해서 근육섬유 등의 peripheral effector(말초효과기)에서 끝난다. 반사활이 가장 간단하고 빠른 반사는 **stretch reflex(뻗침반사, 신장반사)**로, 한 예인 **patellar reflex(무릎반사)**를 그림으로 표시했다. 이 반사를 구성하는 신경세포는 단 두 개뿐으로, 감각신경세포와 운동신경세포가 하나씩이다.

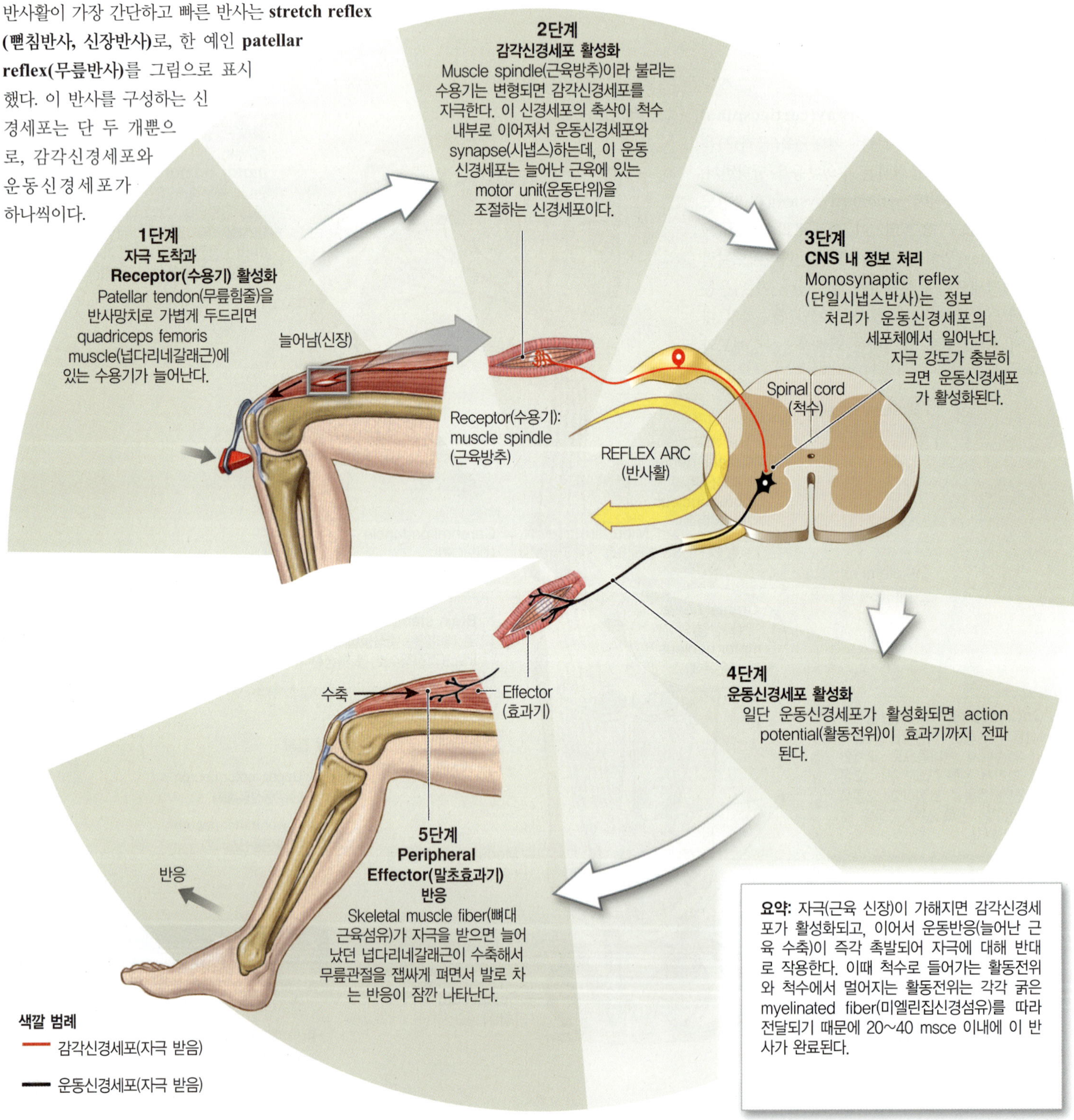

요약: 자극(근육 신장)이 가해지면 감각신경세포가 활성화되고, 이어서 운동반응(늘어난 근육 수축)이 즉각 촉발되어 자극에 대해 반대로 작용한다. 이때 척수로 들어가는 활동전위와 척수에서 멀어지는 활동전위는 각각 굵은 myelinated fiber(미엘린집신경섬유)를 따라 전달되기 때문에 20~40 msce 이내에 이 반사가 완료된다.

2 좀 더 복잡한 반사는 신경세포가 셋 이상 관여하는데, 이 신경세포들은 감각과 반사 반응에 관한 정보를 척수나 뇌에 있는 다른 신경세포나 중추로 중계할 수 있다. **Withdrawal reflex(회피반사)**가 일어나면 자극을 받았던 신체 부분이 자극에서 멀리 다른 곳으로 이동한다.

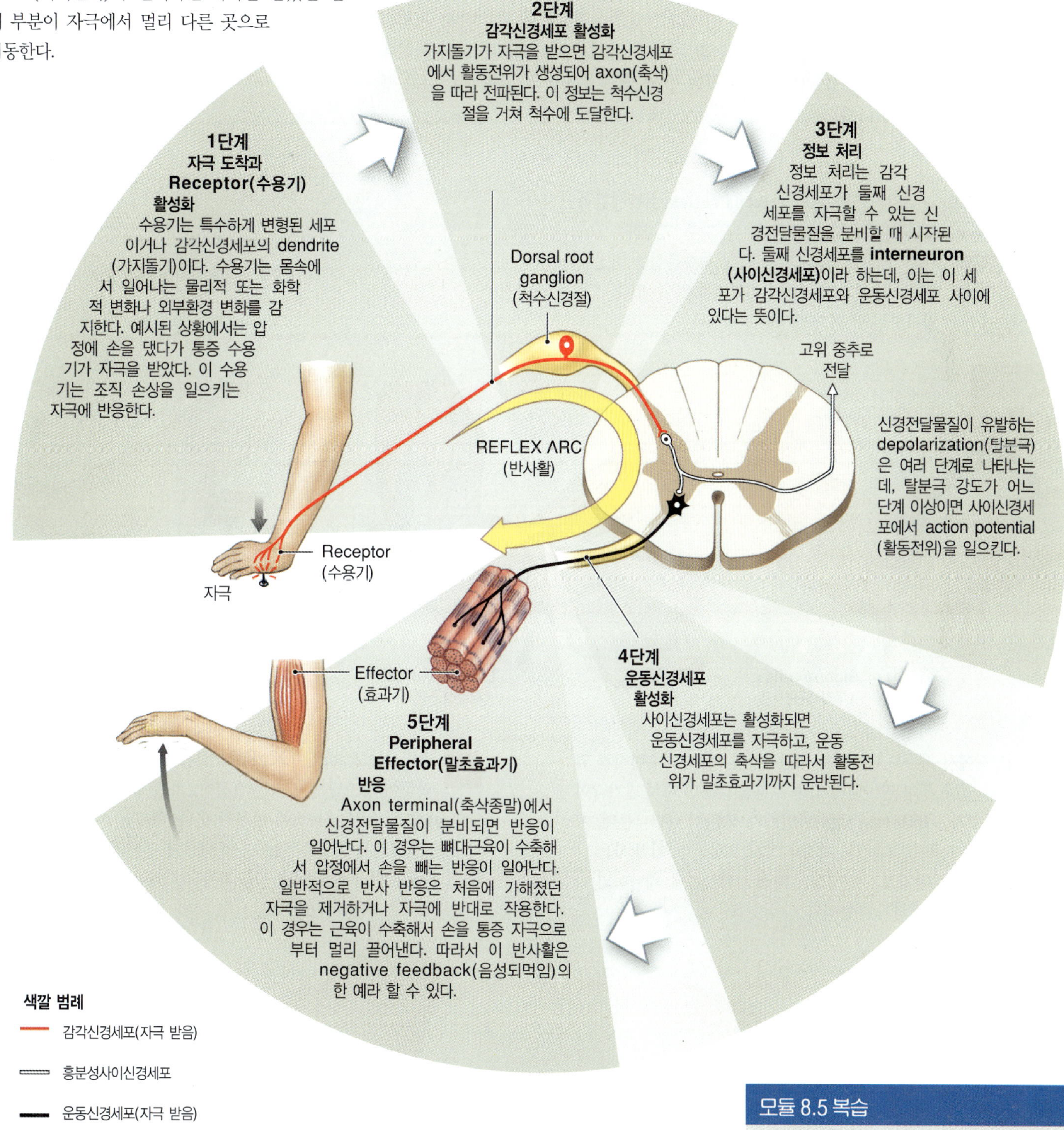

모듈 8.5 복습

a. Reflex(반사)는 어떤 공통 특징들이 있는가?

b. 반사를 정의하고 reflex arc(반사활)를 구성하는 성분들을 열거하시오.

c. Patellar reflex(무릎반사)에서 일어나는 반응과 이 반사에 참여하는 효과기를 확인하시오.

Reflex(반사)를 검사하면 어느 CNS 부위가 손상을 입었는지와 손상이 얼마나 심한지를 판단할 수 있다

뇌는 반사활을 구성하는 운동신경세포나 사이신경세포를 촉진하거나(돕거나) 억제함으로써 반사 활동에 큰 영향을 미칠 수 있다. 반사에 참여하는 운동신경세포를 촉진하는 과정을 **reinforcement(강화)**라 한다. 예를 들어 손깍지 낀 두 손을 당겨서 떼내려고 시도하는 상태에서 patellar tendon(무릎힘줄)을 가볍게 두드리면 발이 씰룩 움직이는 정도가 아니라 뻥 차는 정도로 큰 반응이 일어난다.

1 **Biceps reflex(두갈래근반사)**와 **triceps reflex(위팔세갈래근반사)**와 **ankle-jerk reflex(발목반사)**는 진찰할 때 자주 검사하는 stretch reflex(뻗침반사, 신장반사)이다. 이 반사들은 각각 특정 척수분절이 관장한다. 따라서 이 반사를 검사하면 해당 척수분절의 상태가 어떤지를 알 수 있다. 오른쪽 페이지 표에는 진찰 때 자주 검사하는 몇 가지 반사를 정리했다.

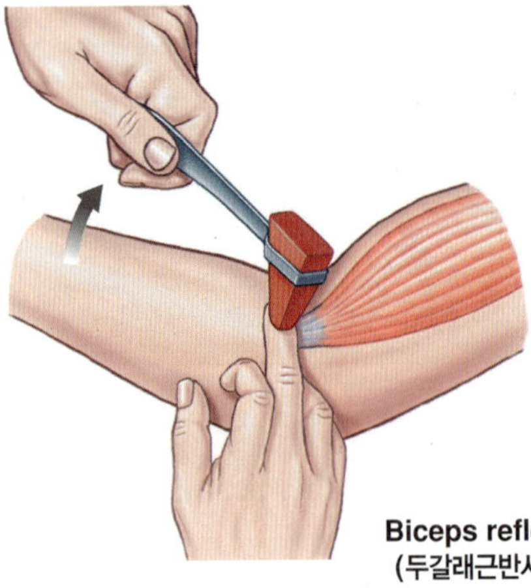
Biceps reflex
(두갈래근반사)

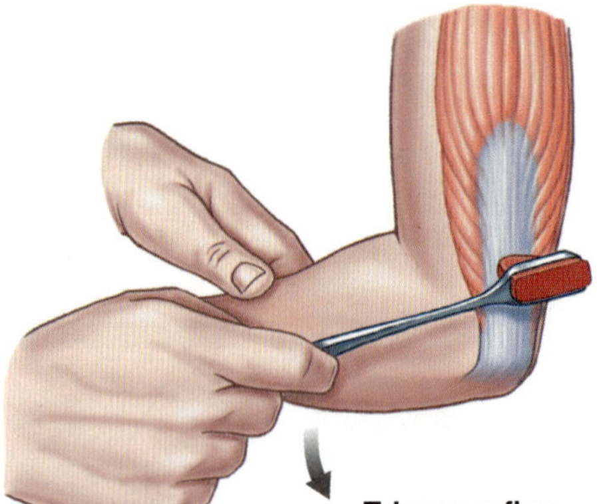
Triceps reflex
(세갈래근반사)

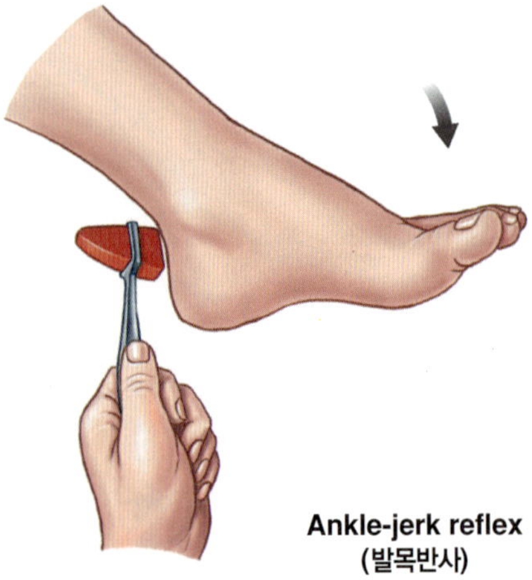
Ankle-jerk reflex
(발목반사)

2 대뇌겉질에서 척수로 내려오는 내림신경섬유들이 척수반사를 억제할 수 있다. 영아 발바닥의 가쪽 부분을 긁으면 다섯 발가락이 부챗살처럼 펼쳐지는 **Babinski sign(바빈스키 징후)**이 나타나는데, 이를 양성 Babinski reflex(바빈스키 반사)라고도 표현한다. 이 반사는 나이가 들면서 내림운동신경로가 완성됨에 따라 사라지는데, 왜냐하면 이 신경로가 이 반사를 억제하기 때문이다.

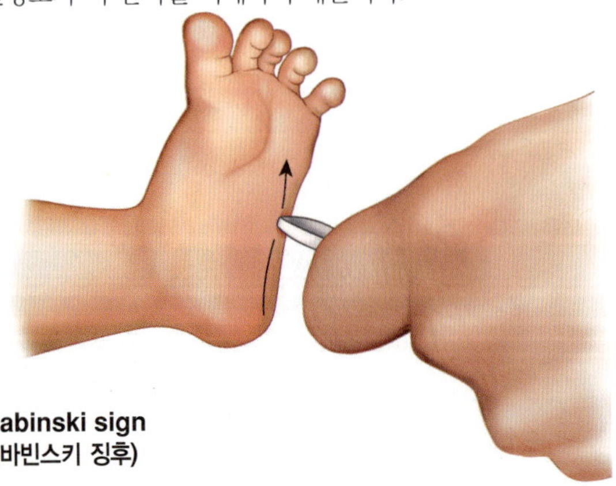
Babinski sign
(바빈스키 징후)

3 정상 성인은 발바닥의 가쪽 부분을 긁으면 약 1초 뒤에 발가락들이 동그랗게 말리는데(굽힘), 이를 **plantar reflex(발바닥반사)** 또는 음성 바빈스키 반사라 한다. 하지만 어른도 고위중추나 내림신경로가 손상을 입으면 바빈스키 징후가 다시 나타난다. CNS 손상이 의심될 때 이 반사를 자주 검사하는 것도 이 때문이다.

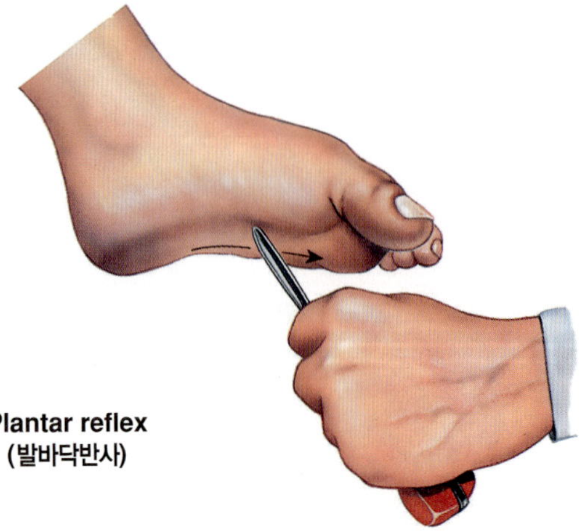
Plantar reflex
(발바닥반사)

4 **Abdominal reflex(배근육반사)**는 descending inhibition(내림억제)이 아닌 descending facilitation(내림촉진)에 따라 일어난다. 이 반사는 정상 성인에서 나타나는데, 피부를 쓰다듬으면 배근육이 반사적으로 움찔하는 twitch(단일수축)가 일어나고, 그 결과 배꼽이 자극 지점을 향해 움직인다. 배근육반사가 나타나지 않는다면 내림신경로가 손상되었을 가능성이 있다.

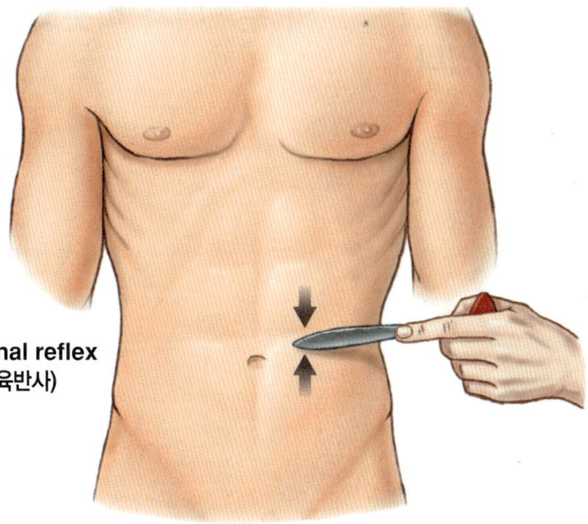

Abdominal reflex
(배근육반사)

5 이 표는 환자를 진찰할 때 자주 검사하는 반사를 모아서 정리한 것으로, 각 반사를 검사함으로써 평가하는 말초신경과 척수분절을 함께 표시했다.

진찰할 때 검사하는 반사

Reflex(반사)	자극	Afferent Nerve(들신경)	척수분절	Efferent Nerve(날신경)	정상 반응
Abdominal reflex (배근육반사)	배 피부를 쓰다듬는다	Thoracic n.*(가슴신경)들	T_7~T_{12} 중 자극이 들어오는 분절	Thoracic n.들	배근육이 수축해서 배꼽이 자극 지점을 향해 끌려감
Plantar reflex (발바닥반사)	발바닥의 가쪽 부분을 따라 세로 방향으로 긁는다	Tibial n.(정강신경)	S_1, S_2	Tibial n.	발가락 관절을 flexion(굽힘)
Biceps reflex (두갈래근반사)	Bicpes brachii (위팔두갈래근)의 insertion(닿는곳) 근처에서 그 힘줄을 두드린다	Musculocutaneous n.(근육피부신경)	C_5, C_6	Musculocutaneous n.	팔꿉관절을 굽힘
Triceps reflex (세갈래근반사)	Tricpes brachii (위팔세갈래근)의 insertion 근처에서 그 힘줄을 두드린다	Radial n.(노신경)	C_6, C_7	Radial n.	팔꿉관절을 extension(폄)
Brachioradialis reflex(위팔노근반사)	Radius(노뼈)의 styloid process(붓돌기) 근처에서 forearm (아래팔)을 두드린다	Radial n.	C_5, C_6	Radial n.	팔꿉관절 굽힘, supination(뒤침)
Patellar reflex (무릎반사)	Patellar tendon (무릎힘줄)을 두드린다	Femoral n. (넙다리신경)	L_2~L_4	Femoral n.	무릎을 폄
Ankle-jerk reflex (발목반사)	Calcaneal tendon (발꿈치힘줄)을 두드린다	Tibial n.	S_1, S_2	Tibial n.	발목을 폄 [plantar flexion (발바닥굽힘)]

*n. = nerve

모듈 8.6 복습

a. 척수반사의 reinforcement(강화)를 정의하시오.

b. 반사를 검사하는 목적은 무엇인가?

c. 22세 여성이 등을 다친 후에 양성 Babinski reflex(바빈스키 반사)가 나타났다. 이 검사 결과가 무엇을 의미하는가?

신경계통 질환은 신경세포나 그 경로의 문제에서 비롯되거나 둘 모두에 문제가 생겨서 발생할 수 있다

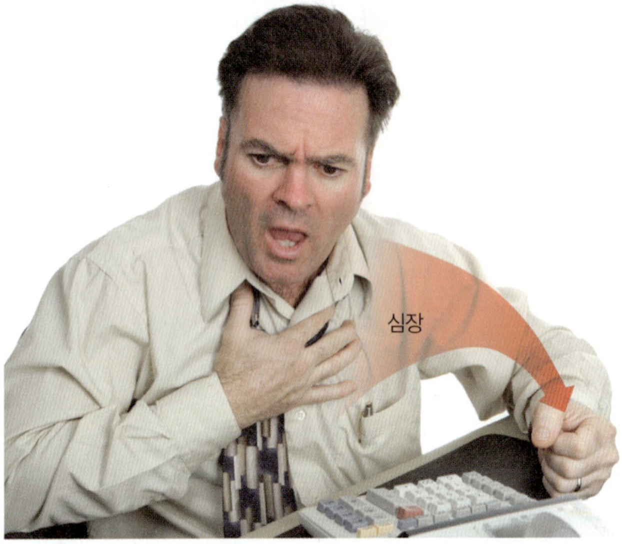

Referred Pain(연관통증)

1 **연관통증**은 실제 일어난 곳이 아닌 신체 부분에서 감지되는 통증이다. 잘 알려진 예는 속칭 심장마비라 하는 myocardial infarction(심근경색증)이 일어날 때 나타나는 통증으로, 왼팔에서 느끼는 경우가 많다. 강렬한 내장통증 감각이 한 척수분절에 도달하면 spinothalamic tract(척수시상로)가 시작되는 interneuron(사이신경세포)이 자극을 받을 수 있다. 이 사이신경세포가 작용하면 primary somatic sensory cortex(일차몸감각겉질)가 자극을 받기 때문에 통증 자극이 처음 시작된 내장이 아닌 체표면 중 특정 부분에서 통증을 느끼게 된다.

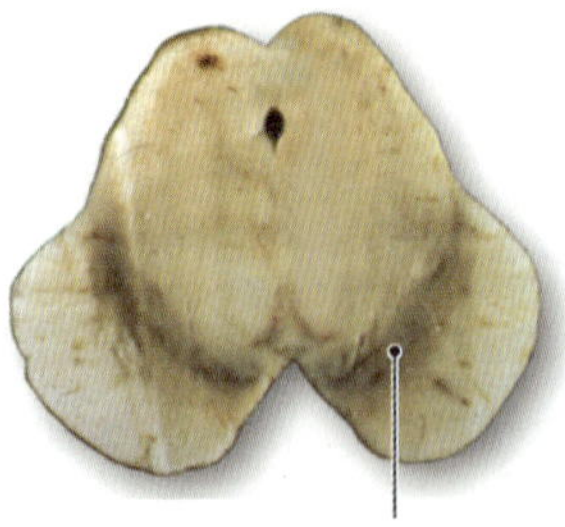

Parkinson Disease(파킨슨병)

2 **파킨슨병**은 substantia nigra(흑색질) 신경세포들이 파괴되거나 dopamine(도파민)을 덜 분비할 때 발병한다. 환자는 basal nuclei(basal ganglia, 바닥핵)가 더 활발히 작용하게 되기 때문에 뼈대근육(골격근) 긴장이 상승하여 rigidity(경축)와 stiffness(경직)가 나타난다. 파킨슨병 환자는 voluntary movement(수의운동)를 시작하기가 곤란해지는데, 이는 반대로 작용하는 근육 집단이 이완되지 않기 때문이다. 이 근육들보다 강한 힘을 가해야 운동이 일어날 수 있다. 일단 운동이 시작되면 처음부터 끝까지 열심히 노력하고 집중해야 운동을 의도대로 조절할 수 있다.

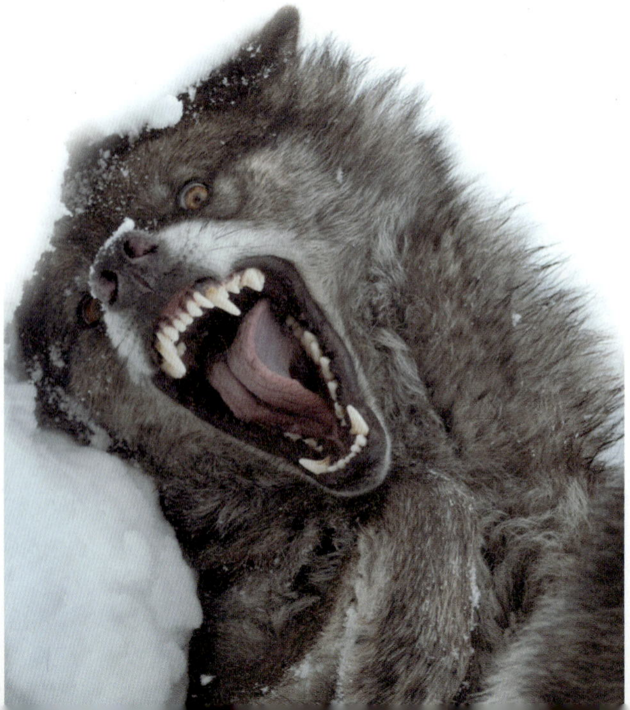

Rabies(광견병)

3 **광견병**은 PNS(말초신경계통)와 CNS(중추신경계통)가 말초신경의 axon(축삭)을 통해 물질을 교환하는 것과 직접적인 관련이 있는 질환 중 하나로, 진행 과정이 매우 인상적이다. 광견병에 걸린 동물에 물리면 광견병 바이러스가 말초 조직으로 주입되고, 이곳에 있는 axon terminal(축삭종말)로 금세 들어간다. 그리고 이 축삭을 따라서 CNS 내부로 전달되기 때문에 치명적인 결과를 초래할 위험성이 있다. 중금속을 포함한 여러 가지 독소와 일부 병원성 세균과 기타 바이러스들도 이런 방식으로 방어벽을 우회하여 CNS로 침투할 수 있다.

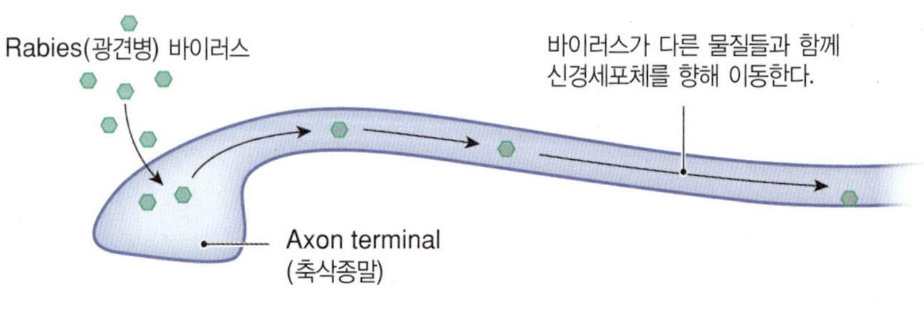

Cerebral Palsy(CP, 뇌성마비)

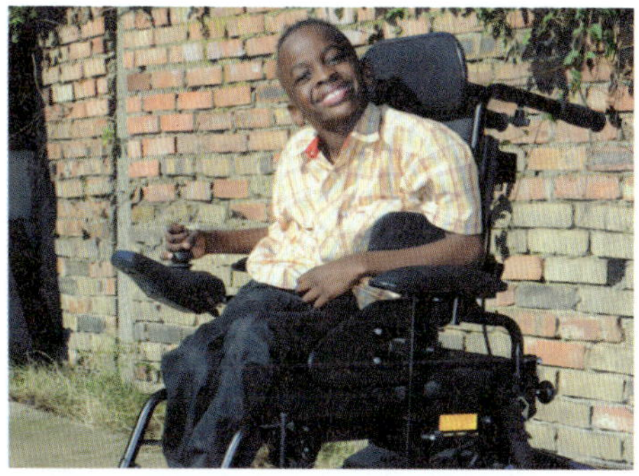

4 **뇌성마비**라는 용어는 수의운동 수행이 지장을 받는 징후가 영아기나 소아기에 처음 나타나는 여러 가지 질환을 뜻한다. 뇌성마비는 평생 지속된다. 원인은 임산부의 약물(알코올 등) 노출, 운동신경로가 제대로 발생하지 않게 만드는 유전자 결함, 임산부 감염, 조산이나 난산과 관련이 있는 외상 등이 있다.

ALS(근육위축가쪽경화증)

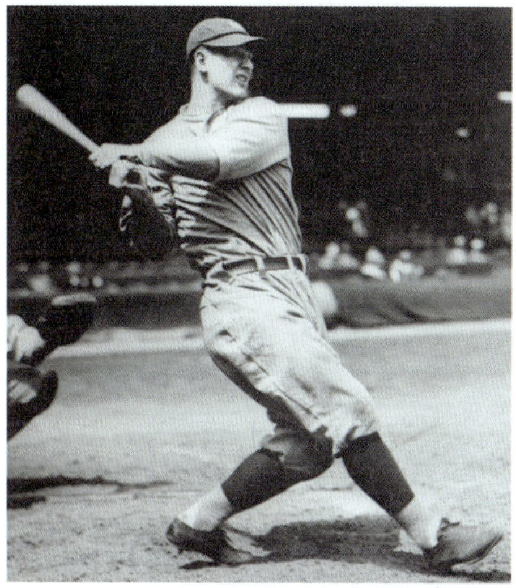

5 **Amyotrophic lateral sclerosis(ALS)**는 점점 더 심해지는 변성질환으로, 척수와 brain stem(뇌줄기)과 cerebral hemisphere(대뇌반구)에 있는 운동신경세포가 변성된다. 변성은 upper motor neuron(위운동신경세포)과 lower motor neuron(아래운동신경세포)에서 모두 일어난다. Axonal transport(축삭운반) 결함이 이 병의 원인으로 생각된다. 한 운동신경세포와 그 지배를 받는 근육섬유들은 서로 밀접하게 연관되어 있기 때문에 CNS 신경세포가 파괴되면 해당 뼈대근육에 atrophy(위축)가 일어난다. 이 병은 흔히 *Lou Gehrig disease*(루 게릭 병)라고도 하는데, Lou Gehrig은 이 병으로 사망한 미국 뉴욕 양키스 야구팀의 유명 선수의 이름이다. 영국의 저명한 물리학자인 Stephen Hawking도 이 병을 앓고 있다.

Alzheimer Disease(알츠하이머병)

6 **Alzheimer disease(AD)**는 점점 더 악화되는 질환으로, 대뇌의 고능 기능이 사라지는 증상을 보인다. 이 병은 속칭 노망이라 하는 **senile dementia(노년치매)**의 가장 흔한 원인이다. 증상은 대개 50~60세나 그 이후에 처음 나타나지만 가끔은 더 젊은 사람에서 나타나기도 한다. 미국에서만 200만명이 이 병의 한 유형을 앓고 있다고 추정되는데, 여기에는 65세 초과 노인의 약 15%와 85세 초과 노인 중 거의 절반이 포함되며, 한 해 약 10만명이 이 병으로 인해 사망한다. 환자의 뇌를 현미경으로 검사하면 hippocampus(해마) 등의 부위에서 신경세포의 안팎에 이상 소견이 발견된다. 해마는 기억 처리가 주로 일어나는 곳이다.

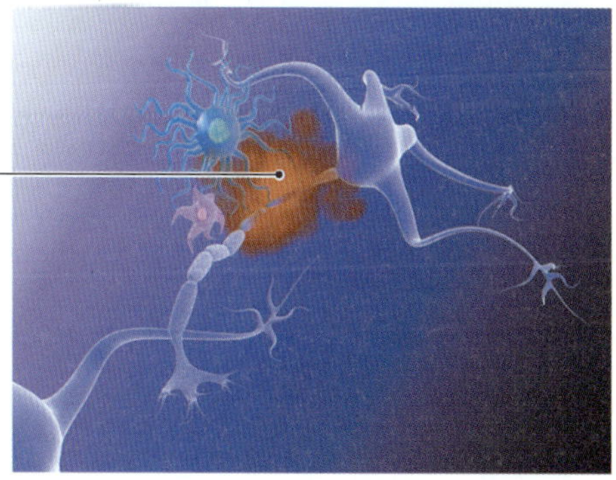

Multiple Sclerosis(MS, 다발경화증)

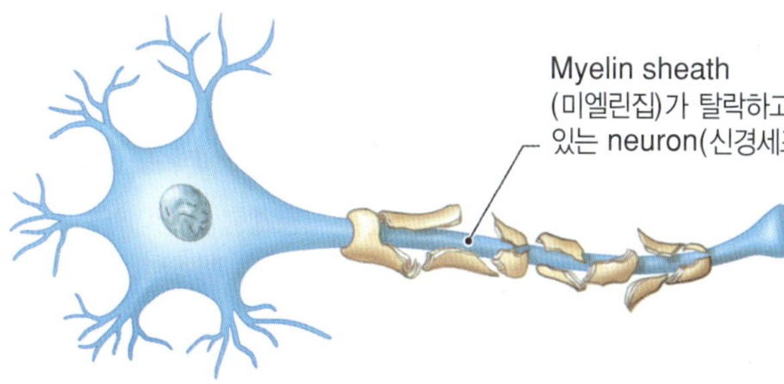

7 **Multiple sclerosis**(skler-Ō-sis; 단단함을 뜻하는 *sklerosis*에서 유래했다)는 demyelination(미엘린집탈락, 탈수초)이 반복해서 일어나는 질병으로, optic nerve(시각신경)와 뇌와 척수에 있는 축삭에서 미엘린집탈락이 일어난다. 자주 나타나는 징후와 증상에는 부분 시력상실이 있으며, 말하기나 균형이나 전반적인 운동 조정 등의 장애도 자주 일어난다. 운동 조정 장애의 예에는 배변과 배뇨 조절 장애가 있다. 증상이 반복되는 주기와 회복 정도는 환자마다 다르다. 전체 환자 중 약 1/3은 이 질환이 점차 심해지고 증상이 반복 발생할 때마다 기능 장애가 점점 더 심해진다. 증상이 처음 나타나는 시기는 대개 30~40세이며, 여성 발병률이 남성에 비해 1.5배 높다.

모듈 8.7 복습

a. Referred pain(연관통증)을 정의하시오.

b. Rabies(광견병)에 걸리는 과정을 기술하시오.

c. Amyotrophic lateral sclerosis(ALS, 근육위축가쪽경화증)에 관해 기술하시오.

1. 단답형

다음 그림에서 각 cranial nerve(뇌신경)의 명칭을 기입하고, 그 기능을 표시하되 운동신경은 M, 감각신경은 S, 운동과 감각을 모두 담당하는 뇌신경은 B로 표시하시오.

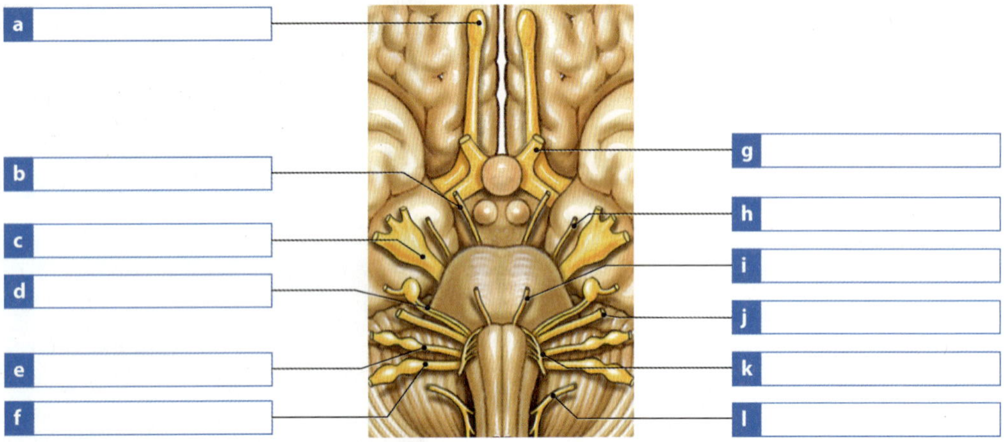

2. 명칭 표기

Reflex arc(반사활)에 관한 다음 그림에서 각 구조의 명칭을 기입하시오.

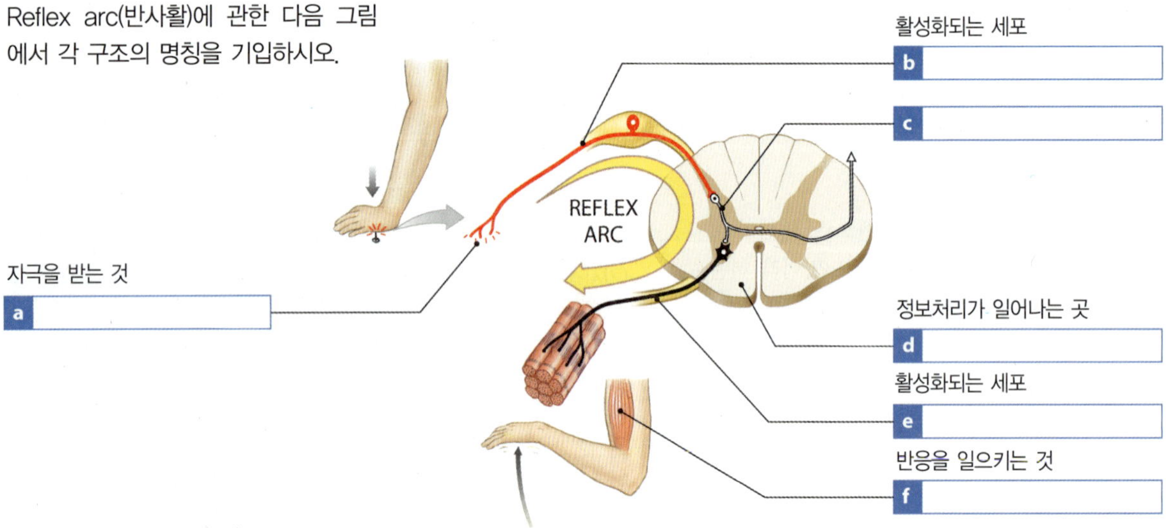

3. 용어

이번 절에서 굵은 문자로 표시해서 설명했던 용어 중 하나를 골라 다음 각 정의 앞에 있는 빈칸에 기입하시오.

a ________________ 한 dermatome(피부분절)을 따라서 피부 발진이 나타나는 질환

b ________________ Spinal nerve(척수신경)를 둘러싸는 가장 바깥의 결합조직막

c ________________ 중추신경계통 손상이 의심될 때 자주 검사하는 반사

d ________________ Diaphragm(가로막)에 분포하는 nerve(신경)

e ________________ Nerve(신경)들이 그물처럼 복잡하게 얽힌 신경망

f ________________ Cerebral cortex(대뇌겉질)에서 시작해서 spinal cord(척수)로 연결되는 운동신경로

g ________________ 척수에서 시작해서 대뇌겉질로 이어지는 감각신경로

h ________________ 한 spinal nerve(척수신경)에 있는 결합조직막 중 가장 속에 있는 것

i ________________ 영아기나 소아기에 처음 나타나며, 수의운동 수행에 영향을 미치는 질환

j ________________ 운동신경세포를 촉진함으로써 반사가 향상되는 현상

Autonomic Nervous System(자율신경계통)

지금까지는 **somatic nervous system(SNS, 몸신경계통)**의 구성에 주안점을 두고 공부했다. SNS는 우리 몸에 있는 skeletal muscle(뼈대근육)들을 의식이나 잠재의식 수준에서 조절한다. 이번 절에서는 대체로 우리 의도와 무관하게 내장기능을 조절하는 **autonomic nervous system(ANS)**을 공부하게 된다.

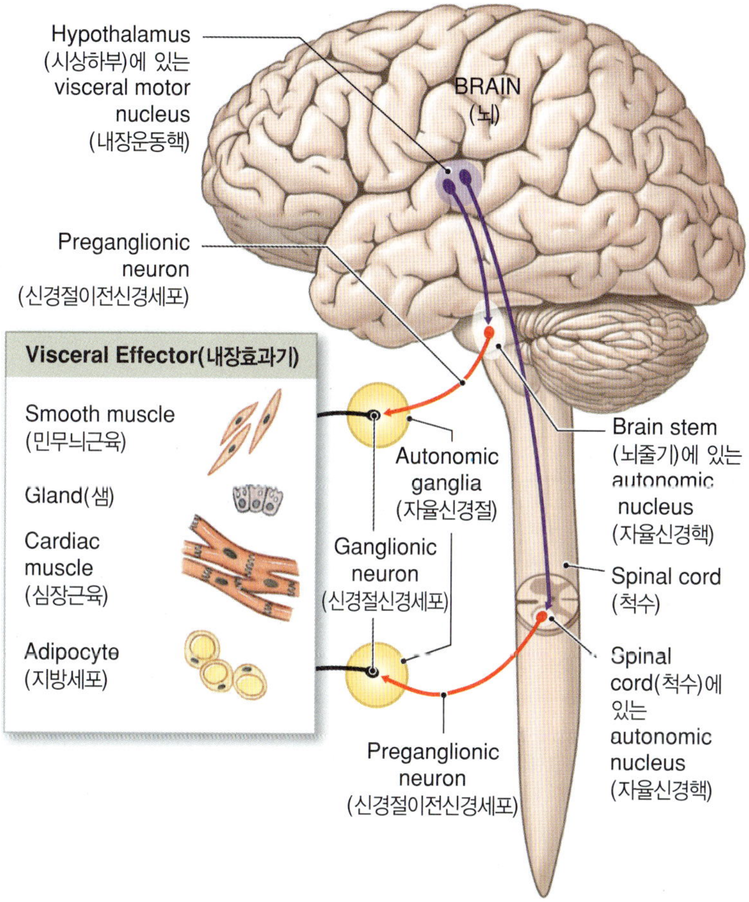

1 SNS는 중추신경계통에 있는 운동신경세포가 뼈대근육을 직접 조절한다. Lower motor neuron(아래운동신경세포)은 척수나 뇌에서 일어나는 반사가 조절하기도 하며, upper motor neuron(위운동신경세포)이 조절하기도 한다. 위운동신경세포의 세포체는 뇌에 있는 nucleus(신경핵)나 primary motor cortex(일차운동겉질)에 모여 있다.

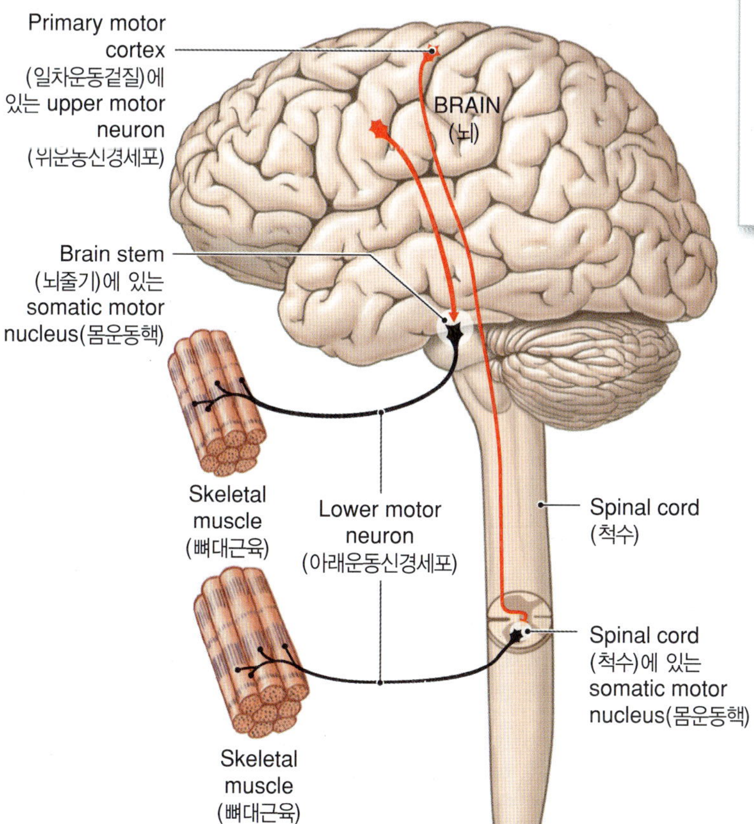

2 자율신경계통 작용의 통합중추는 hypothalamus(시상하부)에 위치한다. 이 자율신경 중추에 있는 신경세포들은 SNS로 치면 위운동신경세포에 해당된다. 그러나 아래운동신경세포는 하나가 아니라 두 신경세포가 직렬로 연결되어 있다. 두 신경세포(내장운동신경세포) 중에 세포체가 뇌줄기나 척수에 있는 것을 **preganglionic neuron(신경절이전신경세포)**이라 한다. 이 신경세포는 visceral reflex arc(내장반사활)에 포함되며, 이 세포들의 작용 중 대부분은 시상하부에서 하달된 명령에 따른 것이 아니라 반사로 인한 즉각 반응이라 할 수 있다. 신경절이전신경세포의 axon(축삭)들은 CNS 밖으로 나와서 **ganglionic neuron(신경절신경세포)**과 synapse(시냅스)한다. 신경절신경세포는 말초에 있는 신경절에 모여 있는 내장운동신경세포이다. 이 신경절을 **autonomic ganglia(자율신경절)**라 하며, 수백 개의 신경절신경세포들이 이곳에 모여 있다. 신경절신경세포의 축삭은 cardiac muscle(심장근육)이나 smooth muscle(민무늬근육)이나 gland(샘)나 adipose tissue(지방조직) 등의 내장효과기에 분포한다.

Sympathetic division(교감신경계통)에는 chain ganglia(sympathetic trunk ganglia, 교감신경줄기 신경절)와 collateral ganglia(곁신경절, 척주앞신경절)와 adrenal medulla(부신속질) 등이 있고…

교감신경계통의 구성체계

1 ANS 중 교감신경계통에서 thoracic spinal cord(가슴척수)와 상위 lumbar spinal cord(허리척수)에서 시작된 preganglionic neuron(신경절이전신경세포)은 ganglionic neuron(신경절신경세포)과 synapse(시냅스)하는데, 신경절신경세포는 다음 중 하나에 위치한다. 즉 (1) 척수 근처에 있는 교감신경줄기 신경절이나 (2) abdominopelvic cavity(배골반안)에 있는 곁신경절에 모여 있거나 (3) 부신속질에 있는 변형된 신경절신경세포로 존재한다. 신경절신경세포는 부교감신경계통에 비해 vertebral column(척주)에 가까이 위치하기 때문에 신경절이전신경세포의 축삭인 **preganlionic fiber(신경절이전섬유)**는 짧고, 신경절신경세포의 축삭인 **postganglionic fiber(신경절이후섬유)**는 길다. 신경절이전섬유의 축삭종말은 신경전달물질로 **acetylcholine(ACh, 아세틸콜린)**을 분비하고, 신경절이후섬유의 축삭종말에서는 **norepinephrine(NE, 노르에피네프린)**이 분비된다.

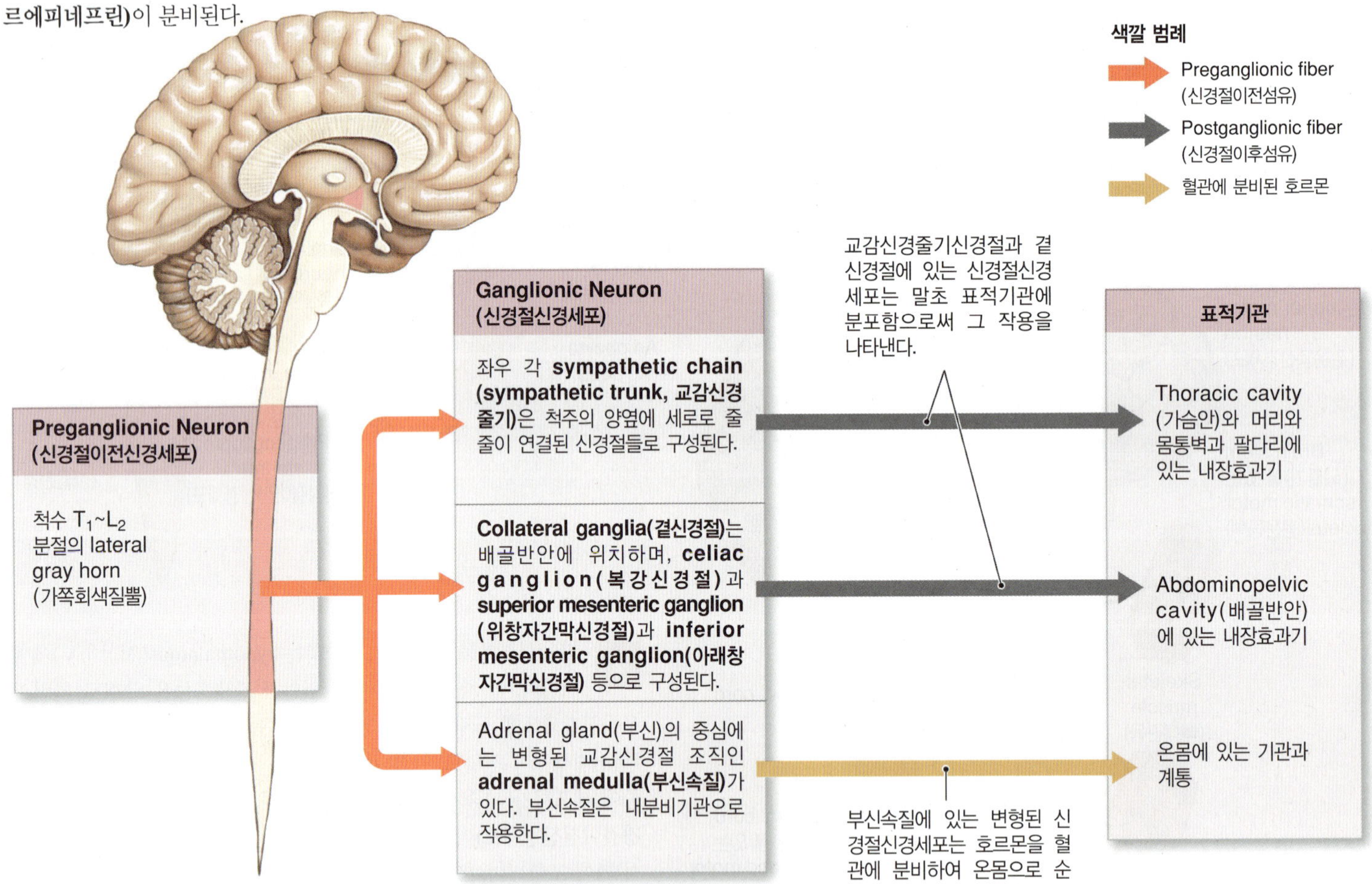

교감신경계통은 인체로 하여금 신체 활동을 활발히 하도록 준비시킨다. 교감신경계통은 완전히 활성화되면 소위 'fight or flight' response(맞섬도피반응)를 일으킨다. 우리 몸은 이 반응 덕분에 위기에 대비할 수 있는데, 위기가 닥치자마자 신체활동이 맹렬하게 일어난다. 교감신경 작용이 강화되면 다음 변화가 일어난다. (1) 정신이 더 기민해지고, (2) 대사율이 향상되며, (3) 소화기능과 비뇨기능이 저하되고, (4) 보유 에너지가 활성화되며, (5) 호흡수가 늘어나고 호흡길이 확장되고, (6) 심장박동수와 혈압이 상승하며, (7) 땀샘이 활발히 작용한다.

... parasympathetic division(부교감신경계통)에는 terminal ganglia(종말신경절)나 intramural ganglia(벽속신경절)가 있다

부교감신경계통의 구성체계

2 ANS의 부교감신경계통에서는 일반적으로 신경절이전신경세포 하나가 6~8개의 신경절신경세포와 시냅스한다. 신경절신경세포들은 표적기관 근처에 있는 **terminal ganglia(종말신경절)**나 표적기관 조직에 포함되어 있는 **intramural ganglia(벽속신경절)**에 모여 있다. 종말신경절은 대개 쌍으로 있는데, 그 예로는 뇌신경에 연결된 부교감신경절이 있다. 벽속신경절은 일반적으로 신경절신경세포들이 포도송이 모양으로 모여 있다. 부교감신경계통은 신경절이전섬유와 신경절이후섬유의 축삭종말이 모두 아세틸콜린을 분비한다.

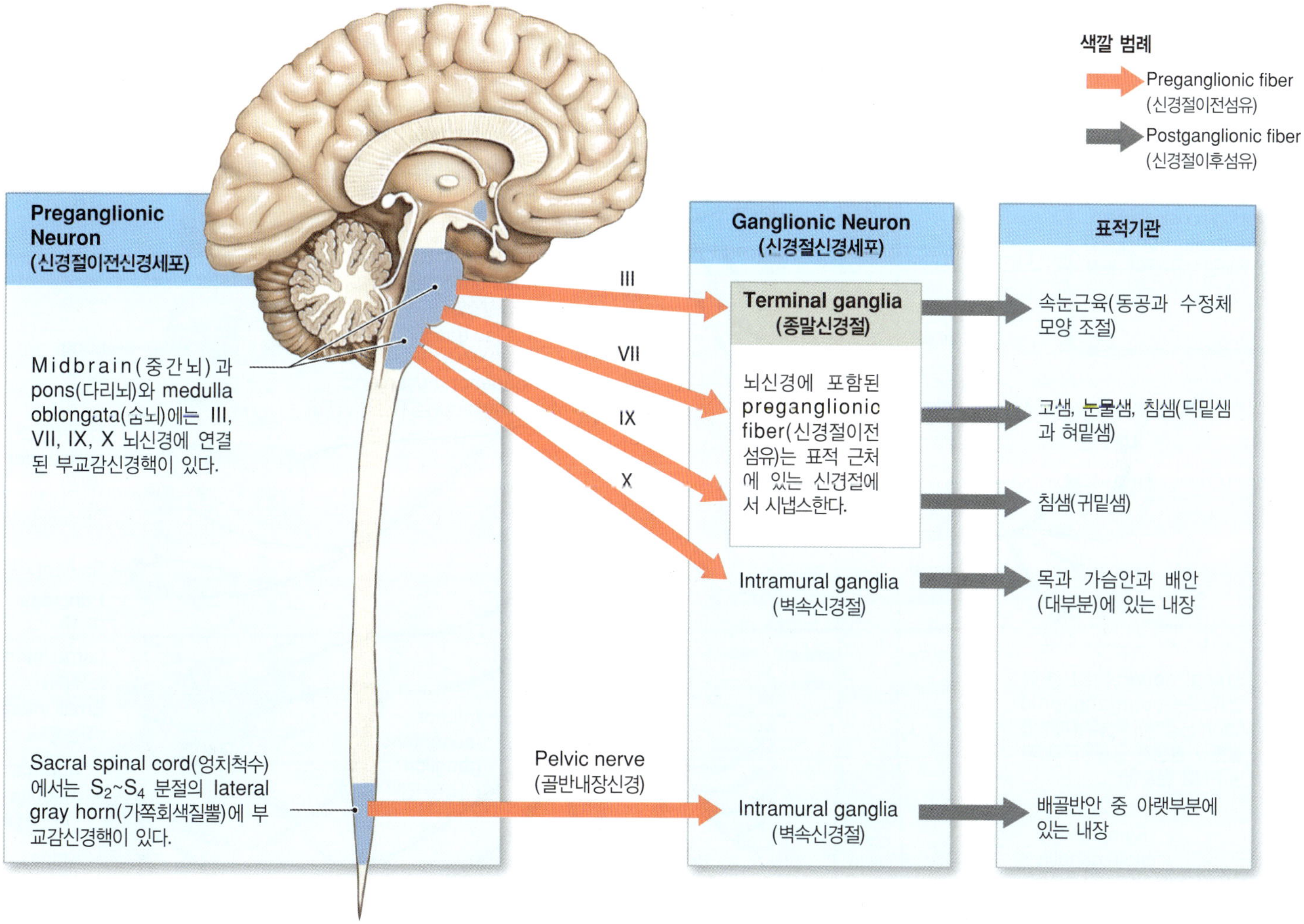

부교감신경계통은 내장기능을 조절하고 에너지를 저장하게 한다. 부교감신경계통은 소위 'rest and digest(휴식 및 소화)' 신경계통이라고도 한다. 부교감신경계통이 활발히 작용하면 다음과 같은 반응이 일어난다. (1) 대사율이 낮아지고, (2) 심장박동수와 혈압이 낮아지며, (3) 침샘과 소화샘의 분비물이 많아지고, (4) 소화관 운동이 활발해지며 소화관에 혈류가 많이 공급되고, (5) urination(배뇨)과 defecation(배변)이 촉진된다.

모듈 8.8 복습

a. 교감신경계통이나 부교감신경계통 작용이 향상되면 일반적으로 일어나는 반응들을 열거하시오.

b. Intramural ganglion(벽속신경절)에 관해 기술하시오.

c. 신경자극이 척수에서부터 교감신경계통을 통해 abdominopelvic cavity(배골반안)에 있는 표적기관에 도달하는 과정을 추적하시오.

자율신경계통의 두 구성원(교감신경계통과 부교감신경계통)은 한 기관에 함께 분포하는 경우가 많지만 분포 양상은 서로 다르다

교감신경계통의 신경분포

1 이 그림의 왼쪽에는 교감신경계통이 피부와 기타 조직(뼈대근육과 기타 몸통벽 조직 포함)에 분포하는 양상이, 오른쪽에는 내장에 분포하는 양상이 표시되어 있다.

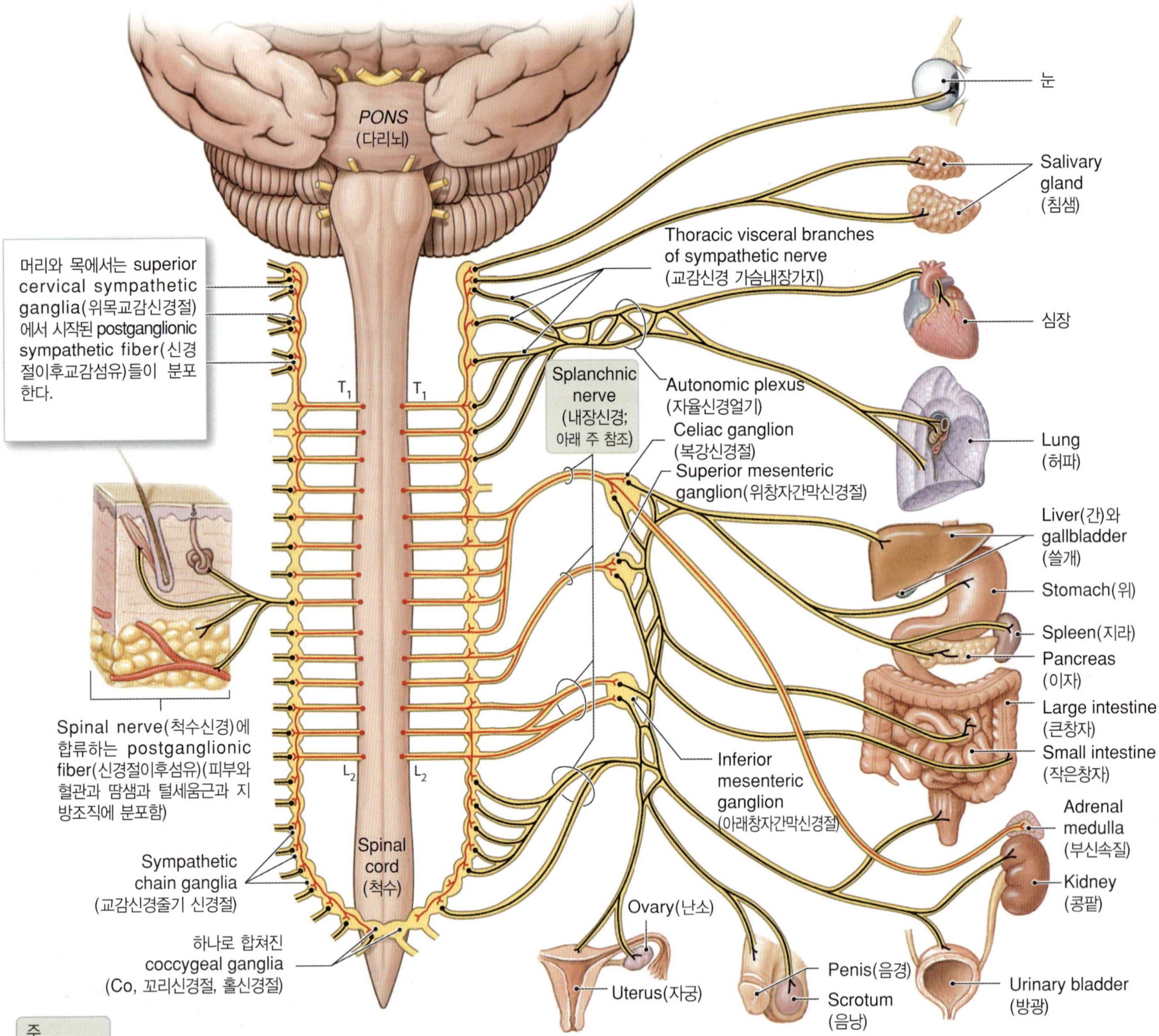

주

Collateral ganglia(곁신경절)로 진행하는 신경절이전섬유는 **splanchnic nerve**(SPLANK-nik)를 형성한다. 심장과 허파 등의 thoracic cavity(가슴안) 구조에 분포하는 신경절이후섬유들은 다발을 이루어 **thoracic visceral branches of sympathetic nerve(교감신경 가슴내장가지)**를 형성한다.

색깔 범례

- Preganglionic neuron (신경절이전신경세포)
- Ganglionic neuron (신경절신경세포)

부교감신경계통의 분포

2 이 그림은 부교감신경계통이 한쪽 신체에 분포하는 양상을 나타낸다. 반대쪽은 따로 그리지 않았지만 양상이 동일하다.

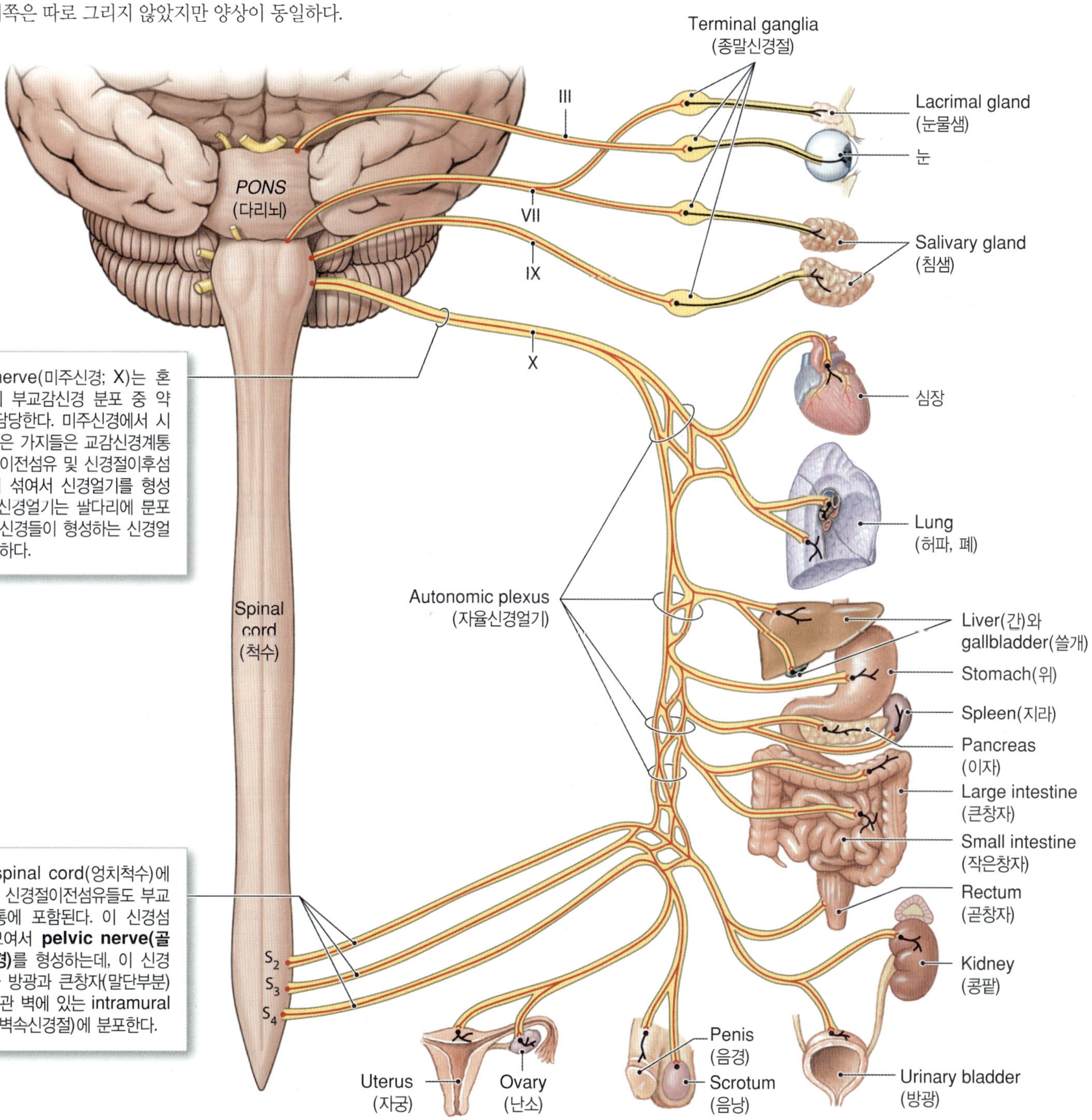

Vagus nerve(미주신경; X)는 혼자서 전체 부교감신경 분포 중 약 75%를 담당한다. 미주신경에서 시작된 수많은 가지들은 교감신경계통의 신경절이전섬유 및 신경절이후섬유와 한데 섞여서 신경얼기를 형성한다. 이 신경얼기는 쌀다리에 분포하는 척수신경들이 형성하는 신경얼기와 비슷하다.

Sacral spinal cord(엉치척수)에서 시작된 신경절이전섬유들도 부교감신경계통에 포함된다. 이 신경섬유들은 모여서 **pelvic nerve(골반내장신경)**를 형성하는데, 이 신경은 콩팥과 방광과 큰창자(말단부분)와 생식기관 벽에 있는 intramural ganglia(벽속신경절)에 분포한다.

모듈 8.9 복습

a. Splanchnic nerve(내장신경)를 정의하시오.

b. 어느 신경이 부교감신경 분포의 대부분을 담당하는가?

c. Thoracic visceral branches of sympathetic nerve(교감신경 가슴내장가지)에 관해 기술하시오.

교감신경계통과 부교감신경계통의 작용 차이는 구조(해부학) 및 기능 (생리학) 차이에서 비롯된다

교감신경계통 기능의 특징

1 교감신경계통은 전체가 재빨리 활성화될 수 있는데, 이는 부교감신경계통과 다른 점이다. 아래 표는 교감신경계통이 활성화되었을 때 나타나는 효과를 정리한 것이다.

교감신경계통이 활성화되면 나타나는 효과

교감신경계통은 말초 시냅스에서 NE(노르에피네프린)를 분비함으로써, 그리고 혈관을 통해 온몸에 E(에피네프린)와 NE를 퍼뜨림으로써 조직과 기관의 활성을 변화시킬 수 있다. 피부 혈관에 있는 민무늬근육섬유 같은 특정 효과기에 작용하는 visceral motor fiber(내장운동신경섬유)는 반사 과정에서 다른 내장효과기와 무관하게 활성화될 수 있다.

그러나 위기가 닥치면 교감신경계통 전체가 반응한다. 이 현상은 **sympathetic activation(교감신경 활성화)**이라 하는데, 시상하부에 있는 교감신경중추가 지휘한다. 교감신경 활성화가 일어나면 그 효과는 말초에 국한하지 않고 CNS 활성도 변한다. 교감신경 활성화가 일어나는 동안 우리 몸에는 다음 변화가 일어난다.

- Reticular activating system(그물활성화계통)이 자극을 받음으로써 각성도가 향상되기 때문에 흥분하고 과민해진다.
- 힘이 솟는 느낌이 들어서 위험을 무시하고 통증 자극에 대해 일시적으로 무감각해지는 경우가 많다.
- Pons(다리뇌)와 medulla oblongata(숨뇌)에 있는 심장혈관중추와 호흡중추의 활성이 상승하여 혈압이 오르고 심장박동과 호흡속도가 빨라지며 호흡이 깊어진다.
- Muscle tone(근육긴장)이 전반적으로 올라가서 긴장한 모습이 역력해지며, 몸을 떨기 시작하기도 한다.
- 근육세포와 간세포에 저장했던 글리코겐이 더 빨리 분해되고 지방조직에 있던 지질이 방출되는 방식으로 비축 에너지를 동원한다. 이러한 변화들이 앞서 언급한 말초 조직 변화와 함께 일어나면 스트레스 유발 상황에 대응하는 데 필요한 준비가 갖추어진다.

2 아래 그림과 표에 교감신경계통의 구조와 기능의 특징을 요약했다.

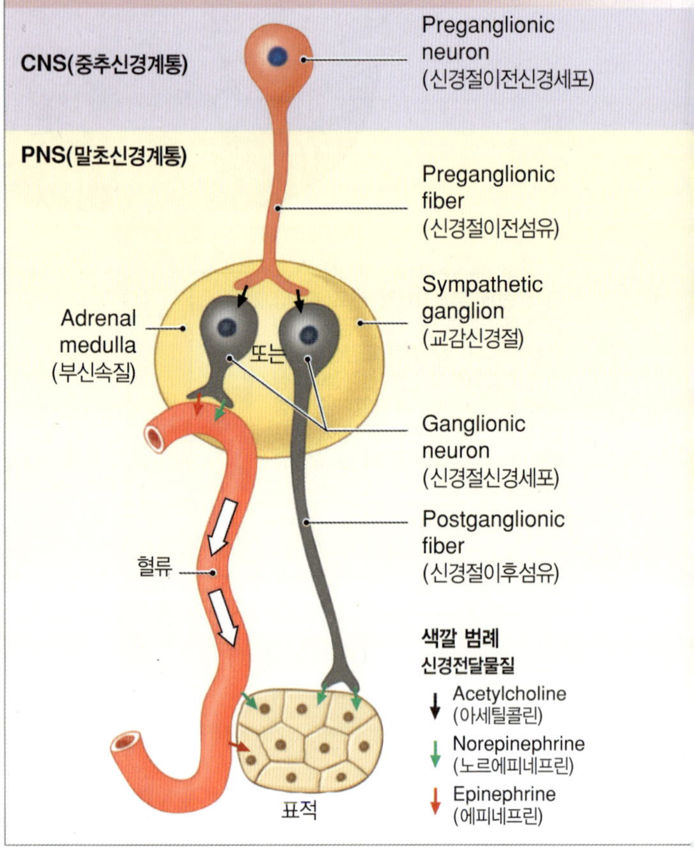

특성	교감신경계통
CNS visceral motor neuron(내장운동신경세포)의 위치	T_1~L_2 척수분절의 lateral gray horn(가쪽회색질뿔)
PNS 신경절 위치	척주 근처 sympathetic chain ganglia (교감신경줄기 신경절)
Preganglionic fiber (신경절이전섬유)	짧다
신경전달물질	ACh(아세틸콜린)
Postganglionic fiber (신경절이후섬유)	길다
신경전달물질	대개 NE(노르에피네프린)
전반적 기능	대사 자극; 각성도 향상; 위급 상황에 대비, 소위 'fight or flight(맞섬도피)' 반응

부교감신경계통 기능의 특징

3 아래 그림과 표에 부교감신경계통의 구조와 기능의 특징을 요약했다.

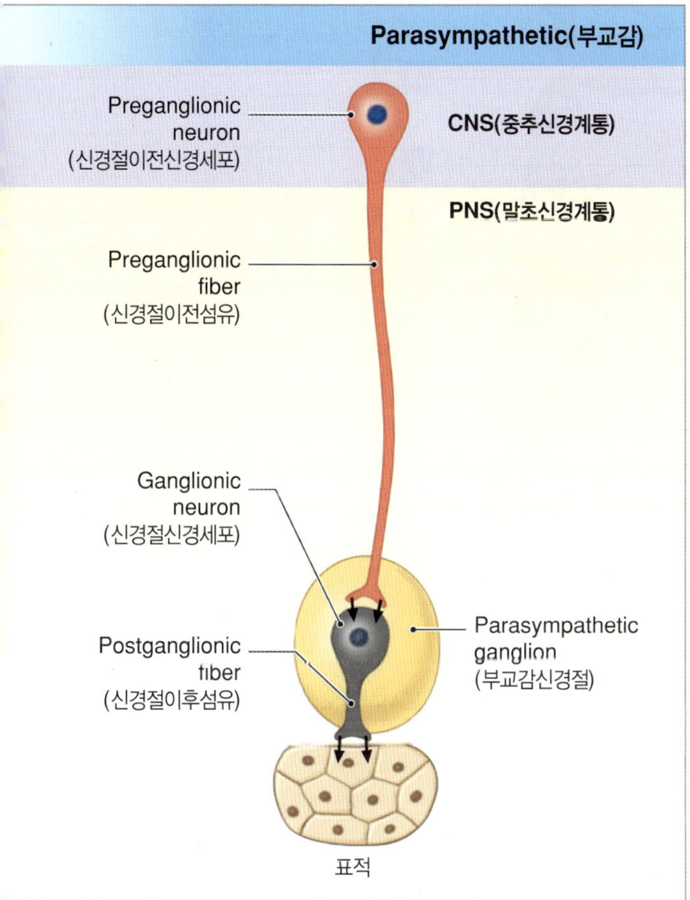

특성	부교감신경계통
CNS visceral motor neuron(내장운동 신경세포)의 위치	Brain stem(뇌줄기)과 S_2~S_4 척수분절
PNS 신경절 위치	대개 intramural ganglia (벽속신경절)
Preganglionic fiber (신경절이전섬유)	교감신경계통에 비해 길다
신경전달물질	ACh(아세틸콜린)
Postganglionic fiber (신경절이후섬유)	교감신경계통에 비해 짧다
신경전달물질	ACh
전반적 기능	휴식 촉진; 영양소 섭취와 에너지 저장, 소위 'rest and digest(휴식 및 소화)' 반응

4 부교감신경계통은 혈류로 직접 신경전달물질을 분비하지는 않기 때문에 광범위한 작용은 일으키지 않는다. 아래 표는 부교감신경계통이 활성화되었을 때 나타나는 효과를 정리한 것이다.

부교감신경계통이 활성화되면 나타나는 효과

부교감신경계통은 교감신경계통과 달리 전체가 함께 조절을 받지도 않으며 전반적으로 활성화되지도 않는다. 부교감신경계통은 꾸준히 작용하지만 그 작용은 본질적으로 특정 구조나 부위의 내부 상태에 반응하여 일어나는 반사 작용이다. 부교감신경계통이 일으키는 대표적인 효과는 다음과 같다.

- 동공 수축(빛이 눈에 들어오는 양을 제한함), 가까운 물체에 수정체의 초점을 맞춤.
- 소화샘 분비. 소화샘에는 침샘, 위샘, duodenal gland(샘창자샘), 창자샘, 외분비 및 내분비 pancreas(이자), 간 등이 있다.
- 말초 조직 세포가 영양소를 흡수하여 활용하도록 촉진하는 호르몬 분비.
- 성적 흥분과 관련이 있는 혈류 및 샘 분비 변화.
- 소화관 대부분의 민무늬근육 작용 상승.
- Defecation(배변)이 일어나도록 자극하고 조정.
- Urination(배뇨) 과정에서 방광 수축.
- 기도 수축.
- 심장의 박동수와 수축력 감소.

이 기능들은 휴식과 음식 소화와 에너지 흡수에 그 목적이 있다. 부교감신경계통을 자극하면 혈액 내 영양소의 양이 전반적으로 증가한다. 인체 모든 세포들은 이에 반응하여 영양소를 흡수한 후 이를 anabolism(합성대사, 동화)에 이용한다. 합성대사 활동의 예로는 성장, 세포분열, 에너지 저장(지질이나 글리코겐 형태) 등이 있다.

모듈 8.10 복습

a. 모든 부교감신경계통 신경세포가 분비하는 신경전달물질은 무엇인가?

b. 부교감신경계통을 anabolic system(합성대사 신경계통)이라 부르는 이유는 무엇인가?

c. 긴장한(초조한) 사람에서 나타나는 전형적인 인체 기능 변화에는 어떤 것들이 있는가?

1. 명칭 표기

다음 교감신경계통 그림에서 각 구조의 명칭을 기입하시오. 그리고 preganglionic fiber(신경절이전섬유)는 적색으로, postganglionic fiber(신경절이후섬유)는 흑색으로 표시해서 교감신경계통이 분포하는 양상을 도시하시오.

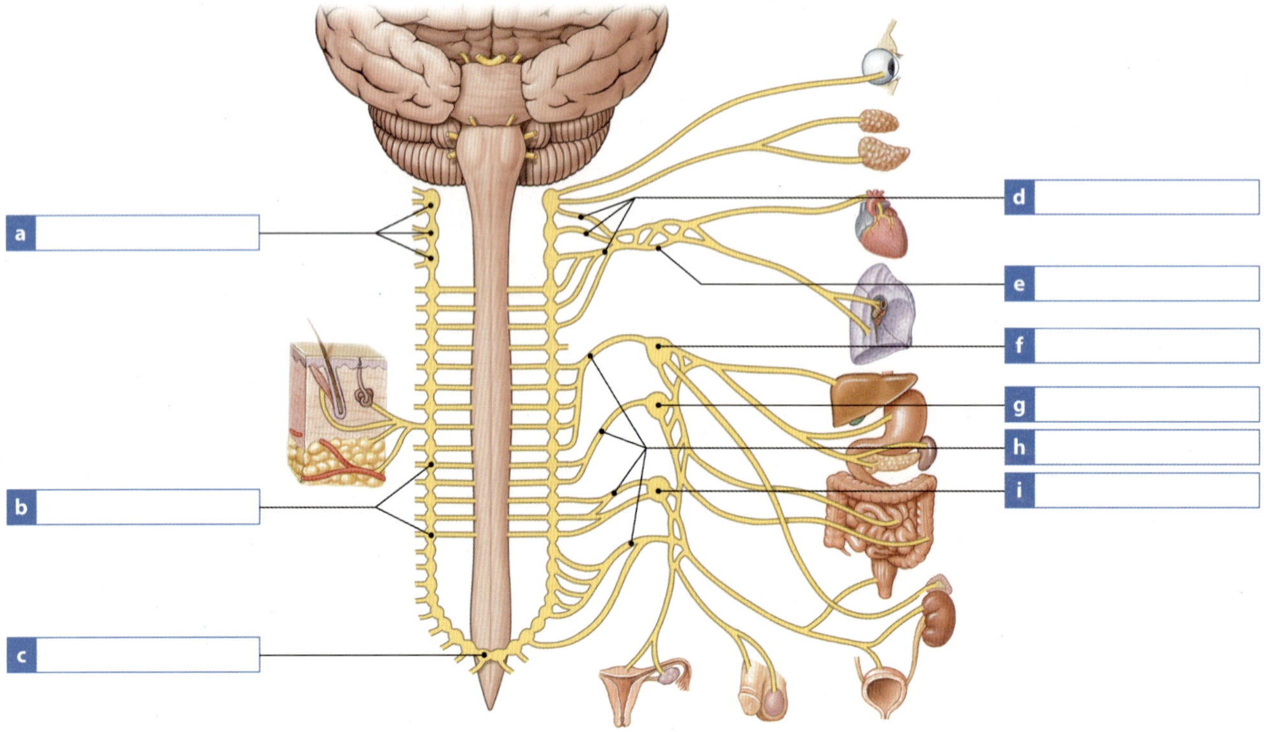

2. 연결하기

다음 각 작용을 주관하는 자율신경계통이 무엇인지 빈칸에 기입하되 교감신경계통은 S로, 부교감신경계통은 P로 표시하시오.

a ______ metabolic rate(대사율) 저하
b ______ 침샘과 소화샘 분비 증가
c ______ 대사율 향상
d ______ 배뇨 및 배변 촉진
e ______ 땀샘 활성화
f ______ 정신이 더 기민해짐
g ______ 심장박동수와 혈압 저하
h ______ 보유 에너지 활성화
i ______ 심장박동수와 혈압 상승
j ______ 소화와 비뇨 기능 저하
k ______ 소화관 운동이 활발해지고 소화관에 공급되는 혈류가 늘어남
l ______ 호흡수가 늘어나고 호흡길이 확장됨
m ______ 동공이 수축하고 가까운 물체에 눈의 초점을 맺음

3. 절 종합 문제

자율신경계통의 두 구성원인 교감신경계통과 부교감신경계통의 특징들을 다음 각 항목마다 비교하여 설명하시오. ANS: a. 중추신경계통 visceral motor neuron(내장운동신경세포)의 위치; b. 말초신경계통 ganglia(신경절)의 위치; c. Preganglionic fiber(신경절이전섬유)의 길이 비교와 이 섬유가 분비하는 신경전달물질; d. Postganglionic fiber(신경절이후섬유)의 길이 비교와 이 섬유가 분비하는 신경전달물질; e. 전반적 기능.

핵심 용어로 윤곽 파악하기

각 모듈마다 차례대로 열거한 용어를 이용하여 내용을 요약하시오.

1절

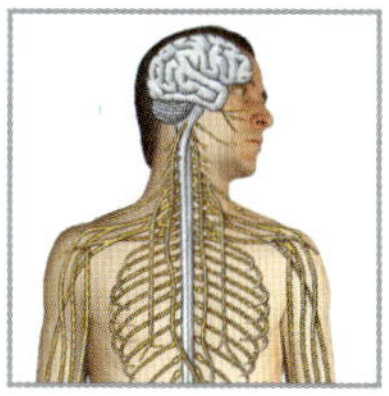

Peripheral Nervous System (말초신경계통)

- peripheral nervous system(PNS, 말초신경계통)
- peripheral nerve(말초신경)
- cranial nerve(뇌신경)
- spinal nerve(척수신경)

8.1

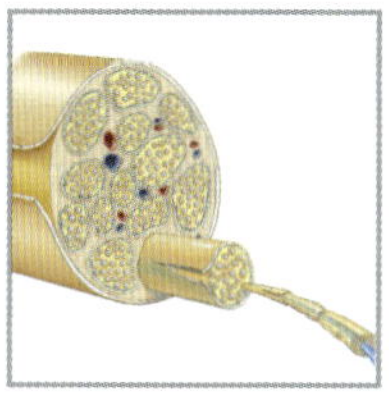

각 spinal nerve(척수신경)는 구소와 분포 양상에 일정한 원칙이 있다

- epineurium (신경바깥막)
- perineurium (신경다발막)
- fascicle(다발)
- endoneurium (신경속막)
- rami(가지)
- sympathetic division (교감신경계통)
- dorsal ramus (뒤가지)
- ventral ramus (앞가지)
- dermatome (피부분절)
- shingles(대상포진)

8.2

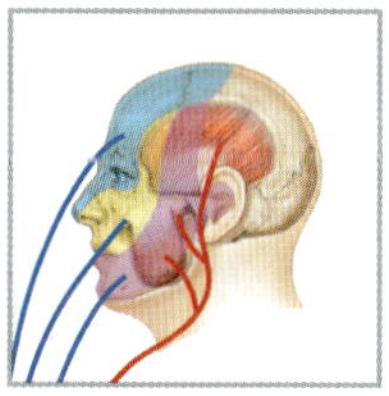

Cranial nerve(뇌신경) 12쌍은 감각신경과 특수 감각신경과 운동신경과 혼합신경으로 구분된다

- olfactory nerve (후각신경; I)
- optic nerve (시각신경; II)
- oculomotor nerve (눈돌림신경; III)
- trochlear nerve (도르래신경; IV)
- trigeminal nerve (삼차신경; V)
- abducens nerve (갓돌림신경; VI)
- facial nerve (얼굴신경; VII)
- vestibulocochlear nerve (속귀신경; VIII)
- glossopharyngeal nerve (혀인두신경; IX)
- vagus nerve (미주신경; X)
- accessory nerve (더부신경; XI)
- hypoglossal nerve (혀밑신경; XII)

8.3

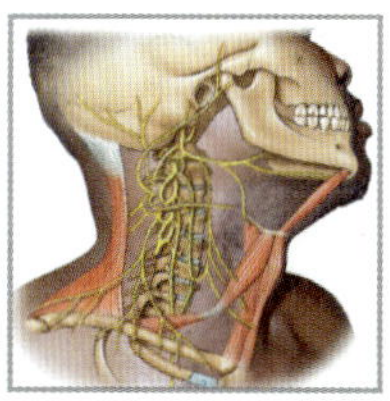

Spinal nerve(척수신경)들은 모여서 nerve plexus(신경얼기)를 형성하고, 여기에서 시작된 신경들이 피부와 skeletal muscle(뼈대근육, 골격근)에 분포한다

- nerve plexus (신경얼기)
- cervical plexus (목신경얼기)
- brachial plexus (팔신경얼기)
- lumbar plexus (허리신경얼기)
- sacral plexus (엉치신경얼기)
- phrenic nerve (가로막신경)

8.4

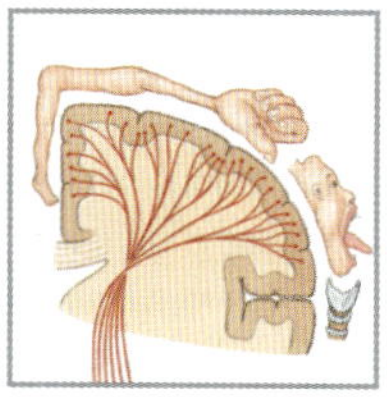

정보는 sensory pathway(감각경로)나 motor pathway(운동경로)를 따라서 PNS와 CNS의 정보처리 중추 사이를 오간다

- first-order neuron (일차신경세포)
- second-order neuron (이차신경세포)
- third-order neuron (삼차신경세포)
- posterior column pathway (뒤백색질기둥경로)
- sensory homunculus (감각축소인간)
- upper motor neuron (위운동신경세포)
- lower motor neuron (아래운동신경세포)
- corticospinal tract (겉질척수로)
- motor homunculus (운동축소인간)

8.5

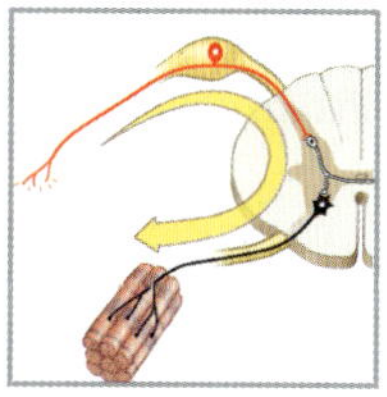

Reflex(반사)는 자극을 받은 후 즉시 일어나는 자동 반응이다

- reflex(반사)
- reflex arc(반사활)
- stretch reflex (뻗침반사, 신장반사)
- patellar reflex (무릎반사)
- withdrawal reflex(회피반사)
- interneuron (사이신경세포)

8.6

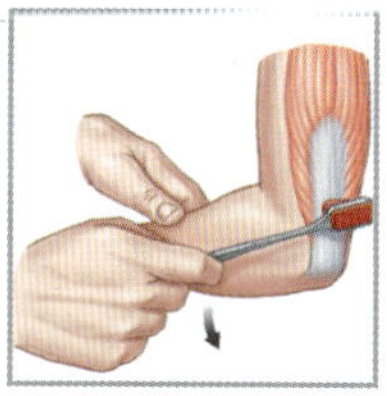

Reflex(반사)를 검사하면 어느 CNS 부위가 손상을 입었는지와 손상이 얼마나 심한지를 판단할 수 있다

- reinforcement(강화)
- biceps reflex (두갈래근반사)
- triceps reflex (세갈래근반사)
- ankle-jerk reflex (발목반사)
- Babinski sign (바빈스키 징후)
- plantar reflex (발바닥반사)
- abdominal reflex (배근육반사)

8.7

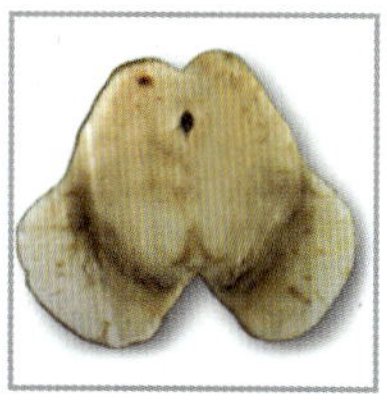

신경계통 질환은 신경세포나 그 경로의 문제에서 비롯되거나 둘 모두에 문제가 생겨서 발생할 수 있다

- referred pain (연관통증)
- Parkinson disease (파킨슨병)
- rabies(광견병)
- cerebral palsy (CP, 뇌성마비)
- amyotrophic lateral sclerosis (ALS, 근육위축가쪽경화증)
- Alzheimer disease (AD, 알츠하이머병)
- senile dementia (노년치매)
- multiple sclerosis (MS, 다발경화증)

• = 해당 모듈에서 굵은 문자로 표시한 용어

2절

Autonomic Nervous System (자율신경계통)

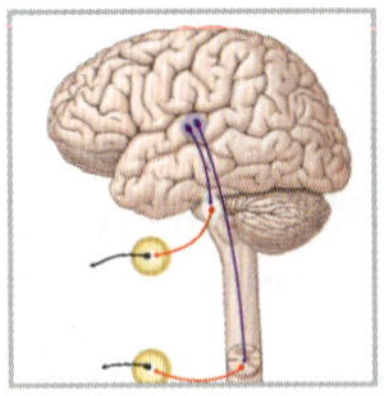

- somatic nervous system(SNS, 몸신경계통)
- autonomic nervous system(ANS, 자율신경계통)
- preganglionic neuron(신경절이전신경세포)
- ganglionic neuron(신경절신경세포)
- autonomic ganglia(자율신경절)

8.8

Sympathetic division(교감신경계통)에는 chain ganglia(교감신경줄기신경절)와 collateral ganglia(곁신경절)와 adrenal medulla(부신속질) 등이 있고 parasympathetic division(부교감신경계통)에는 terminal ganglia(종말신경절)나 intramural ganglia(벽속신경절)가 있다

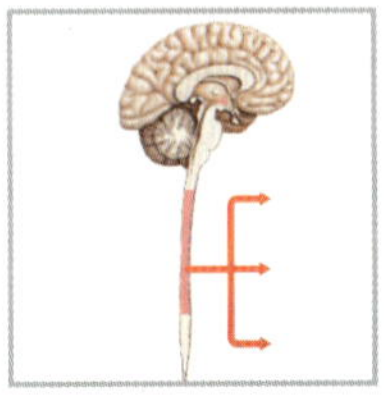

- preganglionic fiber (신경절이전섬유)
- postganglionic fiber (신경절이후섬유)
- acetylcholine (ACh, 아세틸콜린)
- norepinephrine(NE, 노르에피네프린)
- sympathetic chain (교감신경줄기)
- collateral ganglia (곁신경절)
- celiac ganglia (복강신경절)
- superior mesenteric ganglia (위창자간막신경절)
- inferior mesenteric ganglia (아래창자간막신경절)
- adrenal medulla (부신속질)
- terminal ganglia (종말신경절)
- intramural ganglia (벽속신경절)

• = 해당 모듈에서 굵은 문자로 표시한 용어

8.9

자율신경계통의 두 구성원(교감신경계통과 부교감신경계통)은 한 기관에 함께 분포하는 경우가 많지만 분포 양상은 서로 다르다

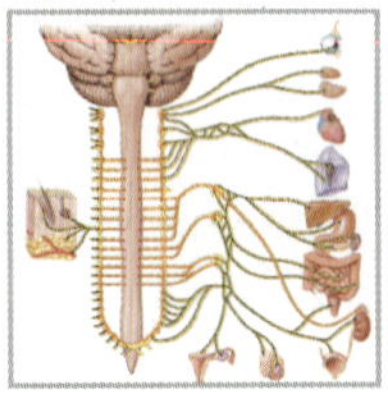

- splanchnic nerve (내장신경)
- thoracic visceral branches of sympathetic nerve (교감신경 가슴내장가지)
- pelvic nerve (골반내장신경)

8.10

교감신경계통과 부교감신경계통의 작용 차이는 구조(해부학) 및 기능(생리학) 차이에서 비롯된다

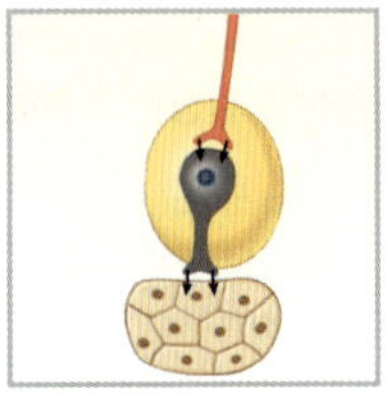

- sympathetic activation(교감신경 활성화)

8장 종합 복습 문제

1. 노력하지 않고 cranial nerve(뇌신경)의 이름과 순서와 기능을 암기할 수 있는 사람은 거의 없다. 그래서 대부분의 학생들이 다양한 암기법을 쓴다. 그 중 하나가 'Oh, Once One Takes The Anatomy Final, Very Good Vacations Are Heavenly'로, 각 단어의 첫 글자가 열 두 뇌신경의 영어 이름을 가리킨다. 이 암기법을 이용해서 뇌신경 12쌍을 순서대로 열거하시오.
2. 감각경로를 구성하는 first-order neuron(일차신경세포)과 second-order neuron(이차신경세포)과 third-order neuron(삼차신경세포)의 관계를 기술하시오.
3. Motor homunculus(운동축소인간)란 무엇인가? Sensory homunculus(감각축소인간)와는 어떻게 다른가?
4. Patellar reflex(무릎반사)의 반응 속도는 withdrawal reflex(회피반사)에 비해 훨씬 빠르다. 그 이유를 설명하시오.
5. 척수에서 교감신경섬유가 출현하는 양상이 부교감신경섬유와 어떻게 다른지를 기술하시오.

8장에 있는 모든 모듈, 절, 종합 복습 문제의 풀이를 알고 싶으면 이 책의 뒷부분에 청색 식별표로 표시한 해답 페이지를 참조하시오.

9

감각작용 (The Senses)

번역: 김완종

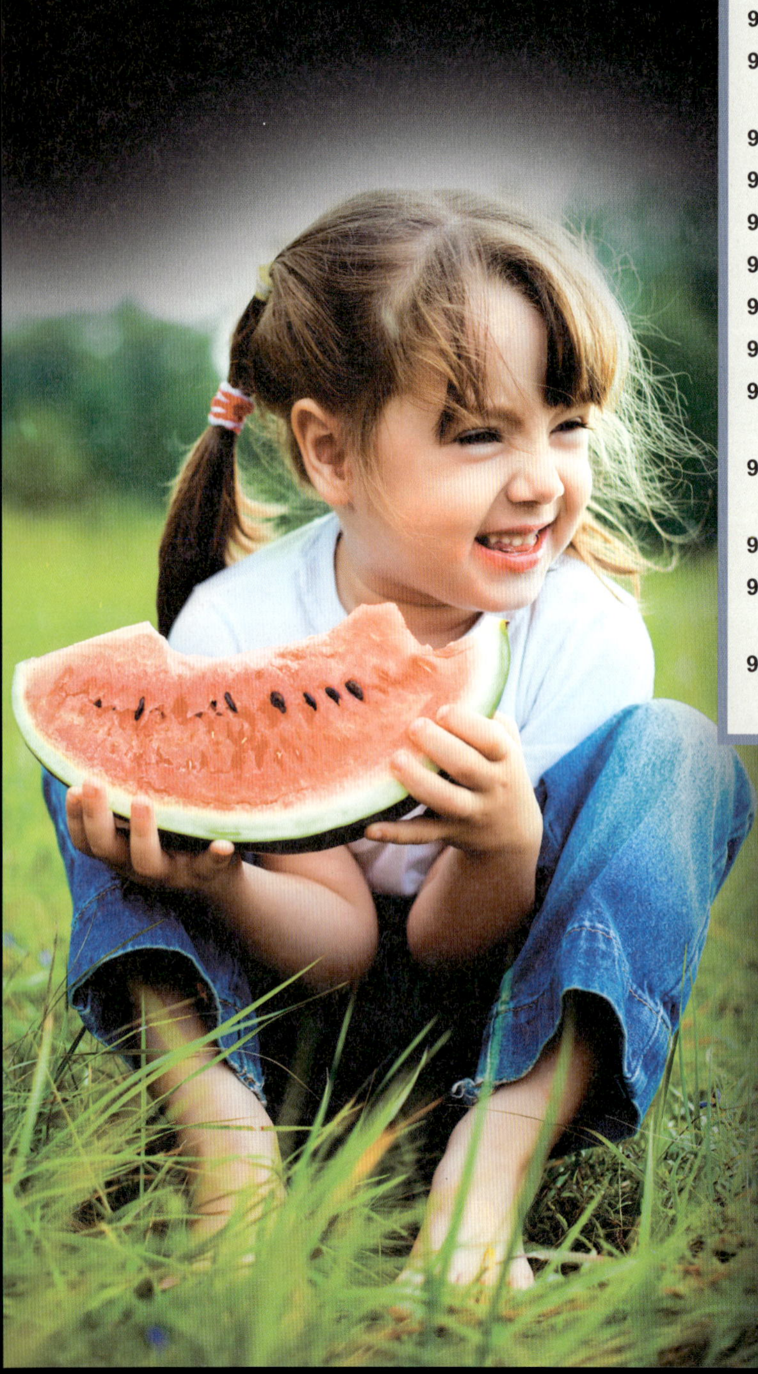

학습성과

다음 각 학습성과 번호는 본문의 모듈 번호와 일치하며, 독자는 9장을 모두 공부한 후에 각 학습성과를 실천할 수 있어야 한다.

1절 • General Sense(일반감각)

9.1 피부에 분포하는 감각수용기들의 종류와 그들의 기능을 이해한다

9.2 항상성 유지를 위한 압수용기와 화학수용기의 역할을 설명한다.

2절 • Special Sense(특수감각)

9.3 후각기관과 대뇌로 가는 후각경로에 대해 기술하고, 미각과 관련된 기관들과 뇌신경에 대해 기술한다.

9.4 바깥, 가운데 및 속 귀의 구조를 기술하고 기능이 어떻게 수행되는지를 설명한다.

9.5 뼈미로와 막미로의 구조와 기능을 기술한다.

9.6 반고리관, 타원주머니, 둥근주머니에 있는 털세포들의 기능을 기술하고, 중력과 선가속에 반응하는 기작을 설명한다.

9.7 달팽이관과 나선기관을 기술하고, 나선관의 구조와 기능을 기술한다.

9.8 청각과 관련한 음높이 및 음량을 느끼는 해부학적, 생리학적 토대를 기술한다.

9.9 눈의 부속구조들을 살펴보고, 그들의 기능을 설명하며, 결막염에 대해 이해한다.

9.10 안구 벽의 층들과 앞뒤 눈 방을 살펴보고, 외재성 눈 근육들의 이름과 기능을 말한다.

9.11 빛이 어떻게 망막 오목으로 모이는지 설명한다.

9.12 상이 망막에 집중되는 과정을 설명한다.

9.13 망막층의 구조와 기능을 설명하고, 막대 및 원뿔세포들의 분포를 기술하며, 시력에 대한 빛수용기들의 역할을 논의한다.

9.14 빛 수용작용을 설명하고, 빛수용기의 구조를 기술하며, 시각색소가 어떻게 활성화되는지 설명하며, 우리가 어떻게 색을 구분할 수 있는지 기술한다.

9.15 시각경로가 뇌에 정보를 어떻게 배분하는지 설명한다.

9.16 **임상의학 모듈** 각막, 수정체 혹은 눈 모양과 관련하여 여러 조절상의 문제들을 기술한다.

9.17 **임상의학 모듈** 노화에 따른 후각, 미각, 시각, 평형감각 및 청각과 관련된 질병들을 기술한다.

General Sense(일반감각)

1 **General sense(일반감각)**라는 말은 온도, 통증, 촉각, 압력, 진동 및 고유수용기에 대한 감각을 기술하는데 사용한다. 감각정보는 몸 안팎의 상태를 감시하는 특수한 세포 혹은 세포질돌기인 **sensory receptor(감각수용기)**들이 받아들인다. 가장 간단한 수용기로는 감각뉴런의 dendrite(가지돌기, 수상돌기)가 있다. 오른쪽 그림처럼, 자유 신경종말이라고 하는 가지돌기의 끝 가지는 부속구조물로 보호되어 있지 않다. 풀뿌리가 땅속으로 뻗어 있는 것처럼, 자유 신경종말은 조직 속으로 확장되어 있다. 이 수용기들은 여러 자극들을 받아들일 수 있기 때문에 수용기 specificity(특이성)는 거의 없다. 예를 들어 조직 손상에 반응하여 통각을 일으키는 자유 신경종말은 화학적 자극, 압력, 온도변화 혹은 외상에 의해서도 자극된다.

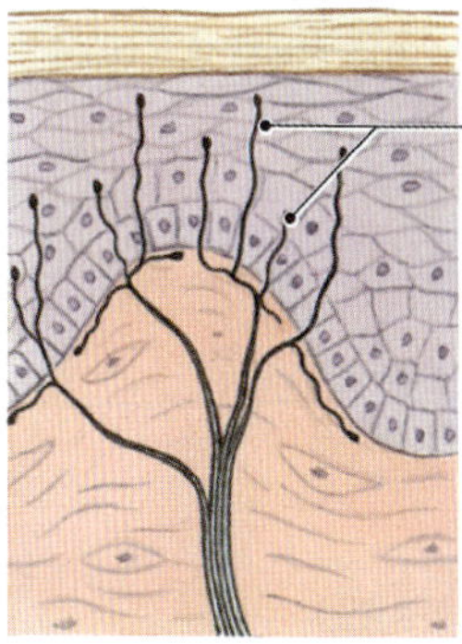

2 일반 감각수용기는 구조가 간단하고 몸에 넓게 분포하고 있다. 이 개념도에서 보여주듯이, 이 수용기들은 1차 자극의 성질에 따라 분류한다.

일반 감각수용기들의 기능적 분류

Nociceptor (통각수용기)

Nociceptor(통각수용기)는 통증수용기이다. 자극을 받아들이는 면적이 넓고 광범위한 자유신경종말이다. 두 종류의 축삭–A형과 C형 섬유–들이 통각을 운반한다.

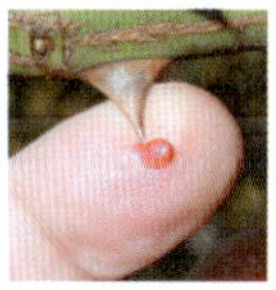

Thermoreceptor (온도수용기)

Thermoreceptor(온도수용기)는 진피, 골격근, 간 및 시상하부에 분포하는 자유신경종말이나. 냉각수용기가 온각수용기보다 3~4배 더 많다. 이 두 수용기의 구조적 차이는 없다.

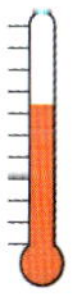

Mechanoreceptor (기계적 수용기)

Mechanoreceptor(기계적 수용기)는 원형질막이 구부러지는 자극에 예민하다. 이 막은 이온통로를 가지고 있어서 신장, 압축, 꼬임 등 막의 변형에 반응하여 개폐된다.

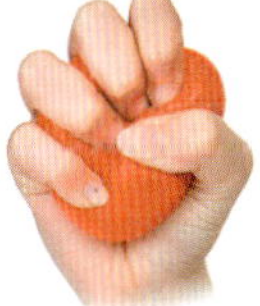

Chemoreceptor (화학수용기)

Chemoreceptor(화학수용기)는 체액(간질액, 혈장 및 뇌척수액) 속에 용해되어 있는 수용성 및 지용성 물질에 반응한다.

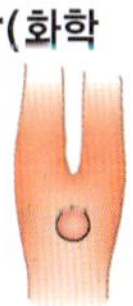

Proprioceptor(고유수용기)는 관절과 근육의 위치를 감지한다. 일반감각 수용기들 중에서 구조 및 기능이 가장 복잡한 수용기이다.

Baroreceptor(압수용기; bar-ō-rē-SEP-torz; *baro*-, 입력**)**는 혈관, 소화관, 호흡관, 비뇨관의 벽에서 압력의 변화를 감지한다.

Tactile receptor(촉각수용기)는 촉각, 압각 및 진동 감각을 맡는다. 촉각은 모양과 구조에 관한 정보를 제공하고, 한편 압각은 기계적인 변형의 정도와 빈도를 나타낸다.

9.1

피부의 일반 감각수용기들의 형태와 기능은 매우 다양하다

인체에는 수백만 개의 일반 감각수용기들이 분포하고 있다. 항상 외부환경과 마주하고 항상성이 깨질 위험에 처하고 있는 피부에 수용기들이 가장 다양하게 분포하고 있다는 사실은 놀랄 일이 아니다. 이 개요도는 피부에 있는 중요한 수용체 종류의 구조 및 기능적 특징들을 소개하고 있다.

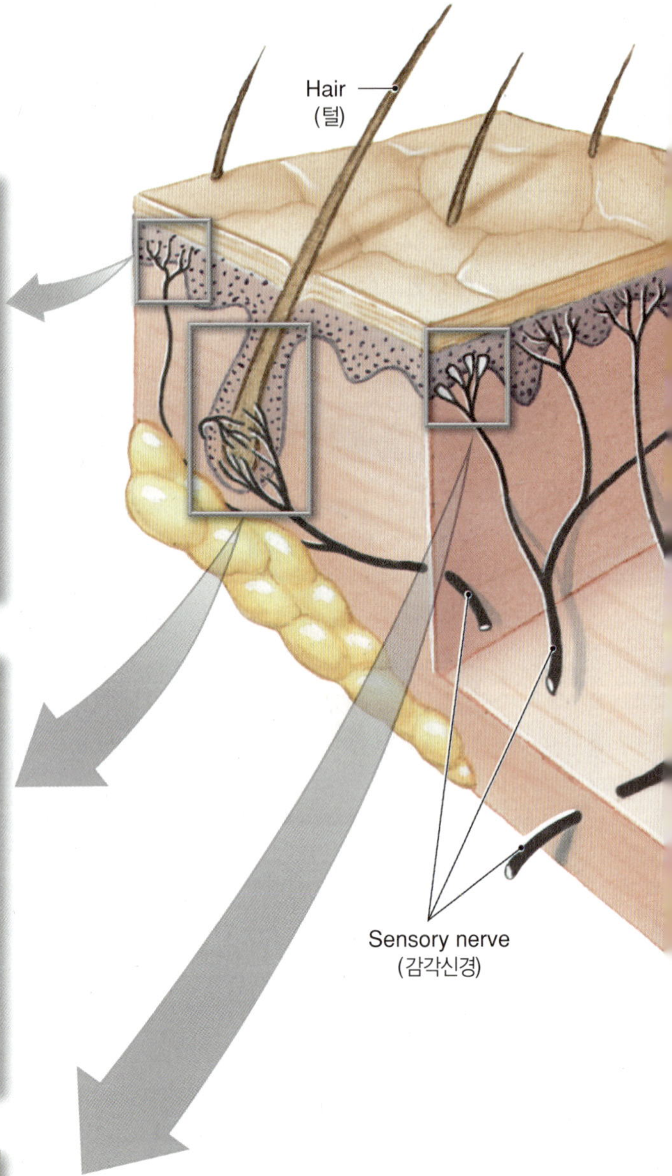

Free Nerve Endings(자유신경종말)

Free nerve ending(자유신경종말)은 감각 뉴런의 가지 끝부분들이다. 이들은 어떤 부속 구조에 의해 보호되지 않고 특이성도 없다. 촉각, 통각, 온도 자극에 반응한다. 자유신경종말은 피부에서 가장 흔한 수용기이다.

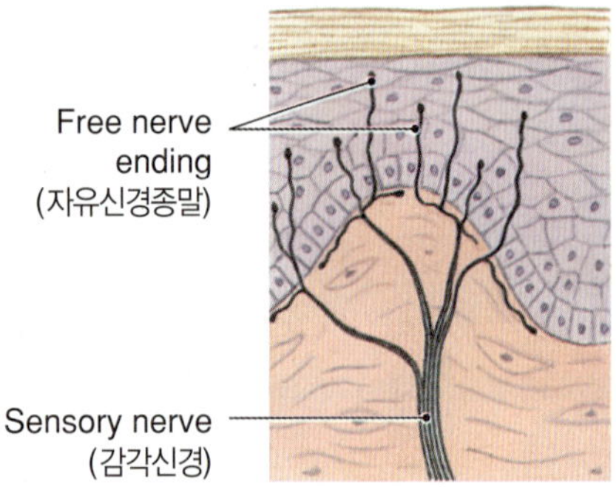

Root Hair Plexus(털뿌리 신경얼기)

털이 있는 곳이면 어디든지 **root hair plexu(털뿌리 신경얼기)**라고 하는 자유신경종말이 몸 표면의 변형과 운동을 감지한다. 털이 구부러지면 털주머니가 움직여 감각 가지돌기를 변형시켜 활동전위를 일으킨다.

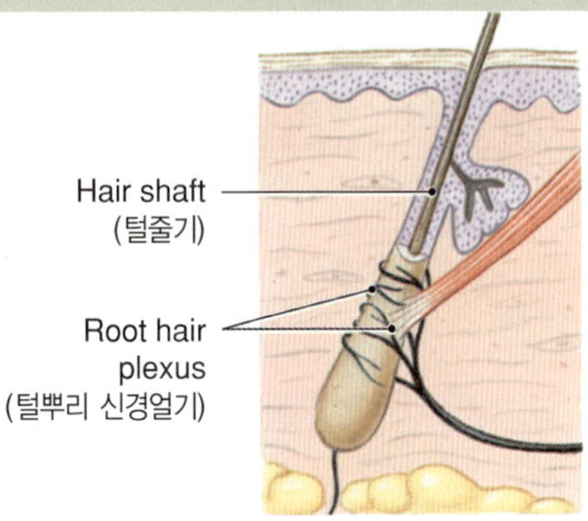

Tactile Disc(촉각원반)

Tactile disc(촉각원반)는 미세한 촉각과 압력 수용기이다. 구심성 미엘린 신경섬유의 가지돌기가 피부 표피 바닥층에 있는 아주 큰 상피세포들과 접촉하고 있다.

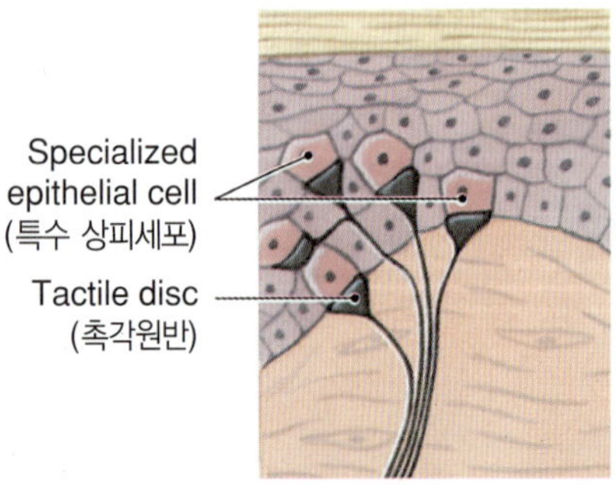

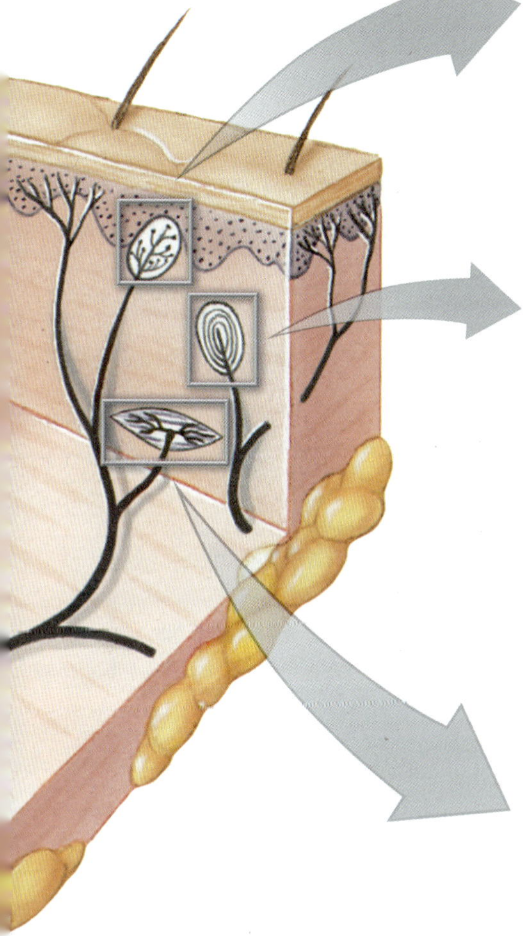

Tactile Corpuscle(촉각소체)

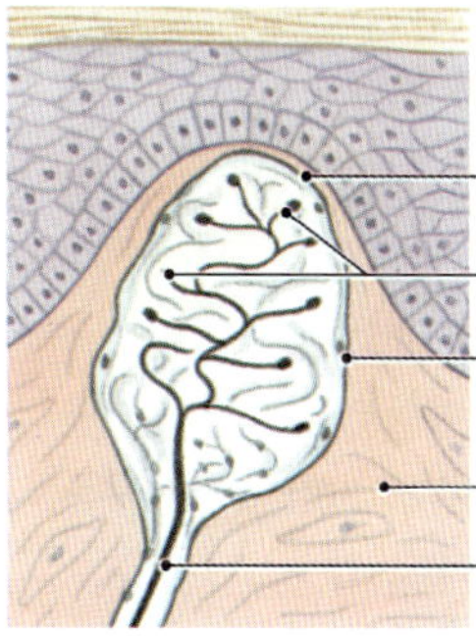

소체는 감각신경의 끝 부위 구조이다. Meissner corpuscle(마이스너소체; MĪs-ner)라고도 하는 **tactile corpuscle(촉각소체)**은 미세한 촉각과 압력 및 저주파 진동 자극을 담당한다. 이 수용기들은 접촉 1초 이내에 자극에 대한 감수성이 약해진다. 눈꺼풀, 입술, 손끝, 젖꼭지 및 외부생식기에 가장 풍부하다. 가지돌기들은 꼬이고 엉켜 있으며, 변형된 슈반세포(Schwann cell)에 의해 둘러싸여 있다. 섬유성 피막이 촉각소체 전체를 둘러싸서 진피에 단단히 부착시켜 주고 있다.

Lamellated Corpuscles(층판소체)

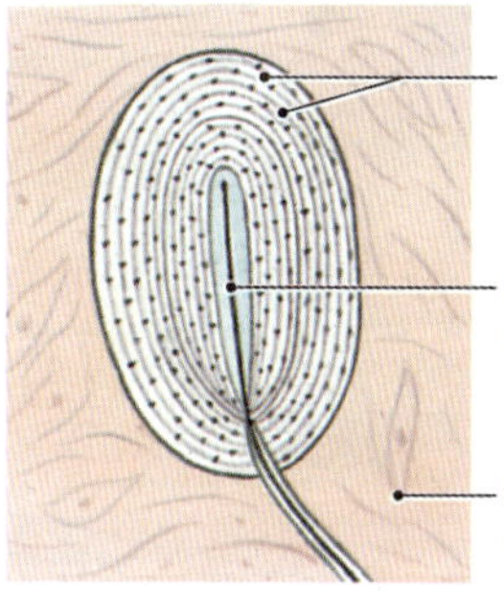

Lamellated corpuscle(층판소체; LAM-e-lāt-ed; *lamella*, 얇은 판) 혹은 pacinian corpuscle(파치니소체; pa-SIN-ē-an)는 깊은 압력에 예민하다. 파동이나 고주파 진동 자극에 가장 민감하다. 콜라겐 섬유와 섬유모세포들로 이루어진 동심원층 안에 가지돌기가 존재하고 있다. 동심원층은 간질액과 분리되어 있어서 직접적인 압각 이외의 자극들로부터 가지돌기를 보호해주는 역할을 한다. 몸 표면 감각정보는 진피, 손가락, 젖샘, 외부생식기에 있는 층판소체에 의해 제공된다. 내장 감각정보는 장간막, 췌장 및 요도와 방광 벽에 존재하는 층판소체가 제공한다.

Ruffini Corpuscles(루피니소체)

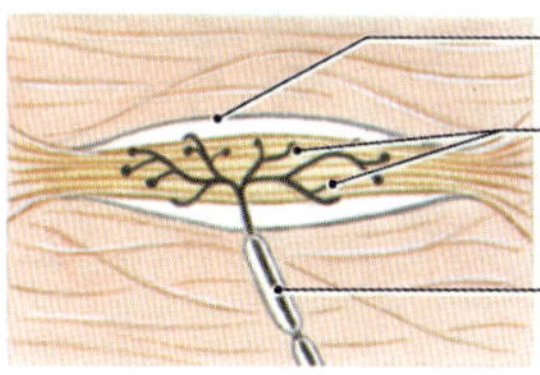

Ruffini corpuscle(루피니소체; roo-FĒ-nē)은 깊은 진피에서의 압력이나 뒤틀림에 민감하다. 이 수용기들은 일정한 자극에 대해 감수성이 줄어드는 **adaptation(적응)**이 거의 없다. 피막이 진피와 연결되어 있는 콜라겐 섬유들을 둘러싼다. 피막 안에 가지돌기 그물이 콜라겐 섬유들과 서로 엉켜 있다. 진피에서의 어떤 장력이나 뒤틀림이 피막 섬유들을 잡아당기거나 꼬이게 한다. 여기에 연결된 가지돌기들이 당겨지거나 압축되는 것이 구심성 미엘린 신경섬유의 작용을 변화시키는 것이다.

촉각의 민감도는 감염, 질병 및 감각 뉴런의 손상 등에 의해 변화할 수 있다. 촉각 반응의 위치 분석은 진단상의 중요성을 지니고 있다. 예를 들어, 피부 분절 경계를 따라 감각 상실을 조사하면 잘못된 척수신경이나 다른 신경들을 찾아내는데 도움을 줄 수 있다.

모듈 9.1 복습

a. 피부에 분포하는 촉각수용기 6종류를 말하고, 자극에 대한 감수성을 비교하시오.

b. 진피에만 존재하는 촉각수용기는 어떤 종류인가?

c. 계속적인 깊은 압력에 더 민감한 것은 lamellated corpuscle(층판소체)인가, Ruffini corpuscle(루피니소체)인가?

압수용기와 화학수용기는 내장 감각경로와 같은 중요한 자율 반사를 시작한다

압수용기와 화학수용기는 자율신경계에 의한 기관들의 기능을 반사적으로 조절하는 과정에 중요한 역할을 수행한다.

1 **Baroreceptor(압수용기)**는 압력의 변화를 감지하는 수용기들이다. 속이 빈 기관, 혈관 및 호흡관, 소화관 및 비뇨관 벽의 탄력조직 내에 가지를 친 신경종말들로 이루어져 있다. 압력이 변하면 이 구조들의 탄력적인 벽은 늘어나거나 줄어들게 된다. 이러한 변화가 수용기의 가지돌기를 뒤틀어 활동전위 발생 속도를 바꾸게 되는 것이다. 압수용기는 carotid artery(목동맥)와 aorta(대동맥) 같은 큰 혈관 벽의 sinus(팽대부)에서 혈압을 감지한다. 압수용기에 의해 전달된 정보는 심장 기능을 조절하거나 생체 조직에 보내는 혈류량을 맞추는 과정에 주요한 역할을 한다. 폐의 압수용기는 폐 확장 정도를 감지한다. 이 정보는 숨뇌(연수)에 있는 호흡주기 중추로 전달되어 호흡 속도를 조절하게 된다. 비뇨관 및 소화관에 있는 압수용기는 urination(배뇨)과 같은 다양한 내장 반응을 시작하도록 한다.

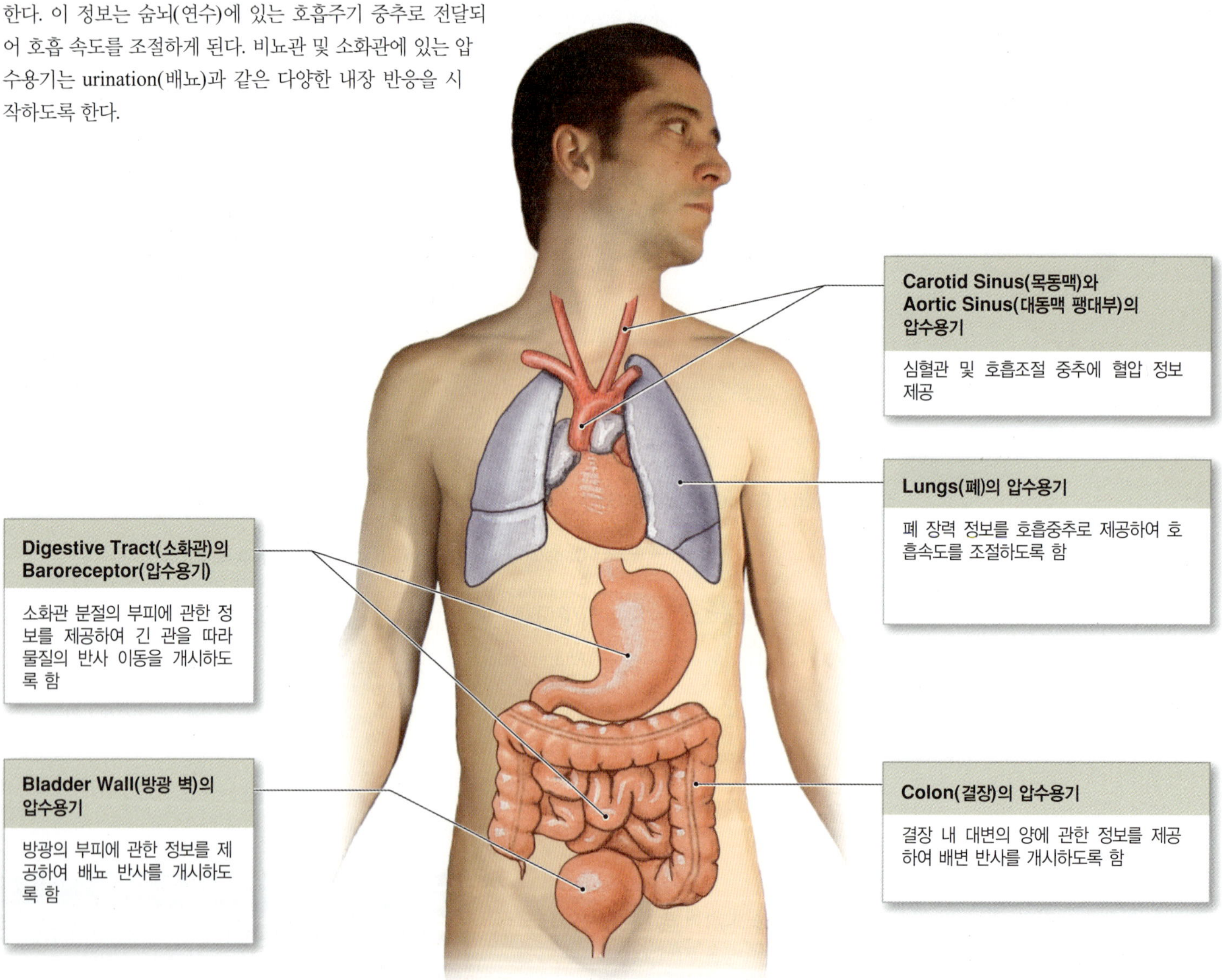

2 **Chemoreceptor(화학수용기)**들은 특정 화학물질 혹은 화합물의 작은 변화도 감지해내는 특화된 뉴런들이다. 화학수용기 뉴런들이 분포하는 부위는 (1) 뇌의 medulla oblongata(숨뇌, 연수) 및 기타 부위, (2) 목 양쪽의 **internal carotid artery(안목동맥)** 및 (3) **aortic arch(대동맥궁)**의 큰 가지 사이에 있는 **aortic body(대동맥토리)** 등이다. 숨뇌의 호흡중추에 있는 뉴런들은 cerebrospinal fluid(CSF, 뇌척수액) 내 pH와 이산화탄소 농도를 감지한다. 경동맥과 대동맥토리는 동맥혈 안의 pH와 이산화탄소 농도를 감지한다. 이러한 화학수용기들은 호흡 및 심혈관계의 기능을 반사적으로 조절하는 과정에 중요한 역할을 한다.

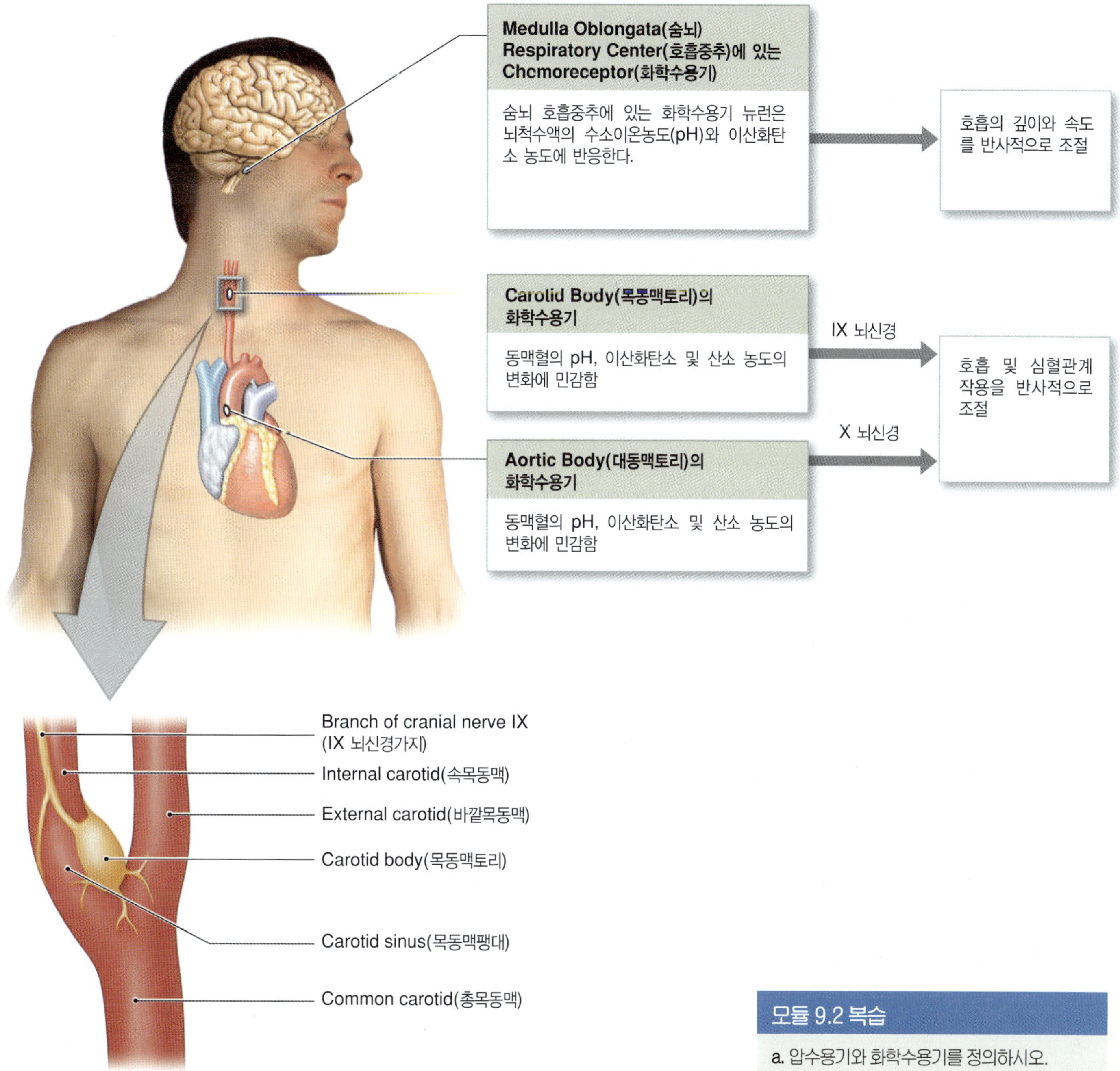

3 목동맥팽대의 확대 모습과 목동맥토리의 위치.

모듈 9.2 복습

a. 압수용기와 화학수용기를 정의하시오.
b. 혈액의 pH 변화에 민감한 수용체의 종류는?
c. 압수용기는 몸의 어디에 분포하는가?

1. 명칭 표기

피부에 존재하는 촉각수용기의 종류를 표시하시오.

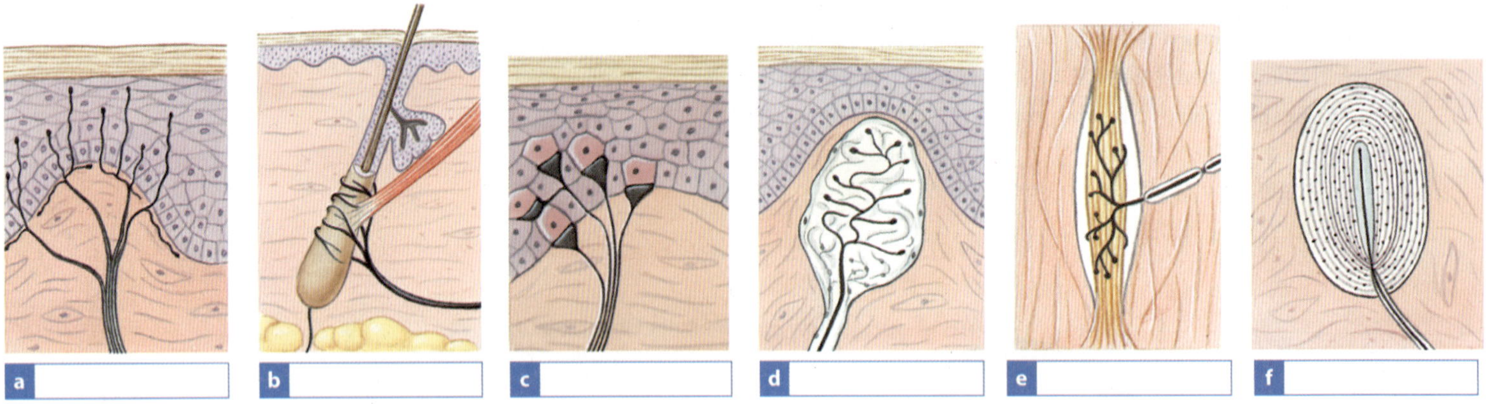

2. 연결하기

다음 용어들에 대해 가장 가깝게 설명한 것을 연결하시오(어떤 용어는 한 번 이상 사용됨).

- thermoreceptor(온도수용기)
- nociceptor(통각수용기)
- baroreceptor(압수용기)
- tactile receptor(촉각수용기)
- chemoreceptor(화학수용기)
- proprioceptor(고유수용기)
- free nerve ending(자유신경종말)

a ____________________ 피부에 가장 흔한 수용체

b ____________________ 체액에 용해된 물질들에 민감

c ____________________ 촉감, 압력 및 진동 감각 정보 제공

d ____________________ 큰 혈관벽에 존재하는 기계수용기

e ____________________ 시상하부에 존재하는 수용기 유형

f ____________________ 숨뇌(연수)에 존재하는 수용기 유형

g ____________________ 온도에 민감

h ____________________ 목동맥과 대동맥토리에 존재하는 수용기 유형

i ____________________ 목동맥과 대동맥팽대에 존재하는 수용기 유형

j ____________________ 근육과 관절의 위치를 감지하는 기계수용기

k ____________________ 통각 정보 제공

3. 단답형

a 일반감각이란 무엇인가?

____

____

b 우리 팔에 앉아 피를 빠는 모기에 의해 자극되는 일반 감각수용기들을 열거하시오.

____

____

Special Sense(특수감각)

Special sense(특수감각)는 **olfaction**(smell, **후각**), **vision**(sight, **시각**), **gustation**(taste, **미각**), **equilibrium**(balance, **평형감각**) 및 **hearing(청각)** 등이다. 이 감각작용들은 일반 감각들의 수용기보다 구조가 더 복잡한 수용기들에 의해 제공된다. 특수감각 수용기들은 눈과 귀처럼 주변 조직이 수용기를 보호해 주는 sense organ(감각기관) 안에 분포한다. 이 수용기들이 제공하는 정보는 대뇌피질의 특정부위(청각 피질, 시각 피질 등)와 brain stem(뇌줄기)의 중추로 보내진다.

1 후각작용을 하는 감각수용기들은 변형된 뉴런들이다. 한편 미각작용에 관여하는 수용기들은 감각뉴런들에 정보를 보내주는 특화된 수용기 세포들이다. 각 경우에서, 감각수용기들은 외부환경에 누출된 상피 안에 존재하며 정보는 CNS(중추신경계)로 전달되어 데이터 처리과정을 거친다.

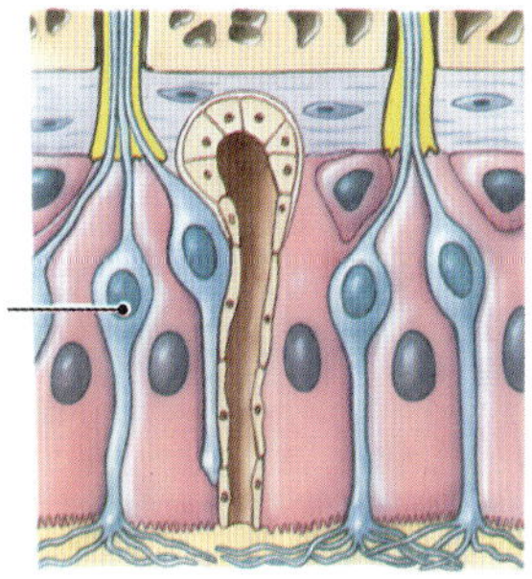

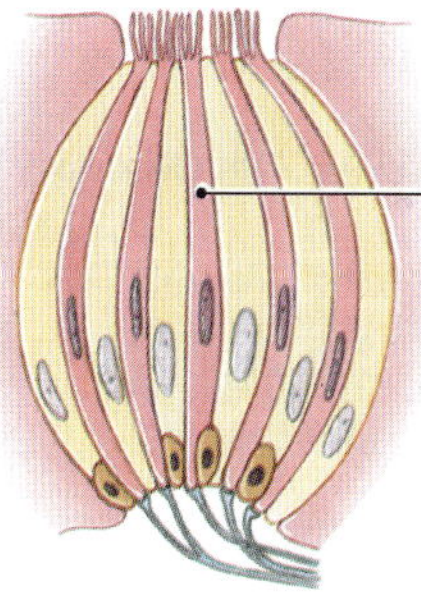

2 반대로, 평형 및 청각에 관련된 수용기들은 외부환경과 분리되어 있고 보호받고 있다. 이 수용기들은 복잡한 감각기관인 귀 안에 분포하고 있으며, 감각정보들은 CNS로 가기 전에 통합되고 체계화한다.

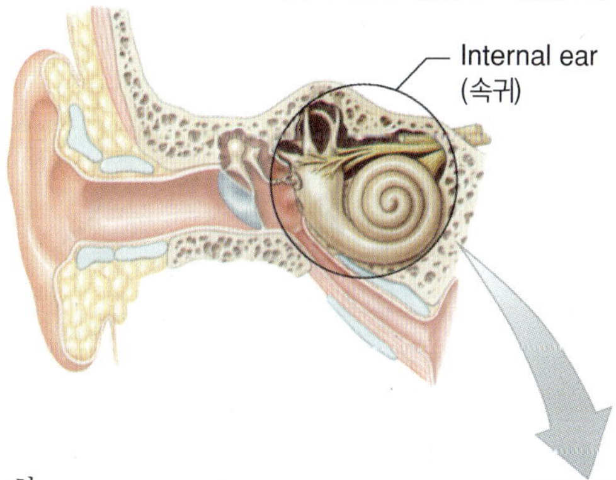

3 속귀의 수용기들을 **hair cell(털세포)**들이라고 하는데, 그 이유는 자유표면에 다른 세포들의 섬모나 미세융모와 비슷한 특수화된 돌기들이 덮여 있기 때문이다. 이들은 기본적으로 접촉 또는 운동에 민감한 기계수용기들이고, 지지세포들로 둘러싸여 있으며 감각뉴런의 가지돌기들로 자극을 전달한다. 외부의 힘으로 털세포 돌기들을 밀면 원형질막의 뒤틀림이 생겨 털세포가 화학전달물질을 방출하는 정도가 변화하게 된다. 이런 방식으로 털세포들은 기계적 자극의 방향과 강도에 관한 정보를 제공하게 되는 것이다.

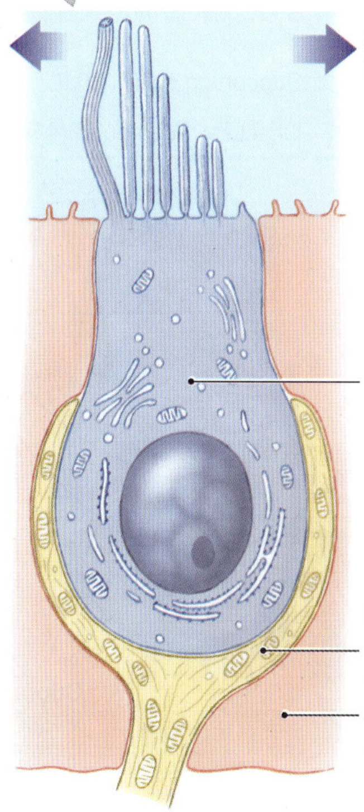

후각작용에는 특수한 화학수용기 뉴런들이 관여하며 미각수용기는 특수한 상피세포들이다

Olfaction(후각작용)

1 냄새 감각, 즉 **olfaction(후각)**은 한 쌍의 **olfactory organ(후각기관)**에 의해 제공된다. 후각기관은 코중격 양쪽 코안(비강)에 존재하고 있으며, cribriform plate(체판) 아래 표면, 수직판의 위 및 ethmoid bone(벌집뼈)의 superior nasal conchae(코선반)를 덮고 있다.

Cerebrum(대뇌)로 가는 Olfactory Pathway(후각경로)				
후각기관 안에 있는 감각뉴런들이 공기 중 화학물질에 의해 자극된다. 1,000~2,000개의 후각수용기들이 5 cm^2 면적 안에 밀집되어 있다.	후각상피를 떠난 축삭들은 20개 이상의 다발로 모여져 벌집뼈의 체판을 뚫고 지난다.	체판 바로 위에 있는 **olfactory bulb(후각망울)**에서 첫 시냅스가 이루어진다.	후각망울을 떠난 축삭들은 **olfactory tract(후각로)**를 따라 후각피질, 시상하부 및 변연계로 이어진다.	변연계와 시상하부로 보내진 후각정보는 기억은 물론 어떤 냄새가 불러 일으키는 심오한 정서 및 행동반응을 일으킨다.

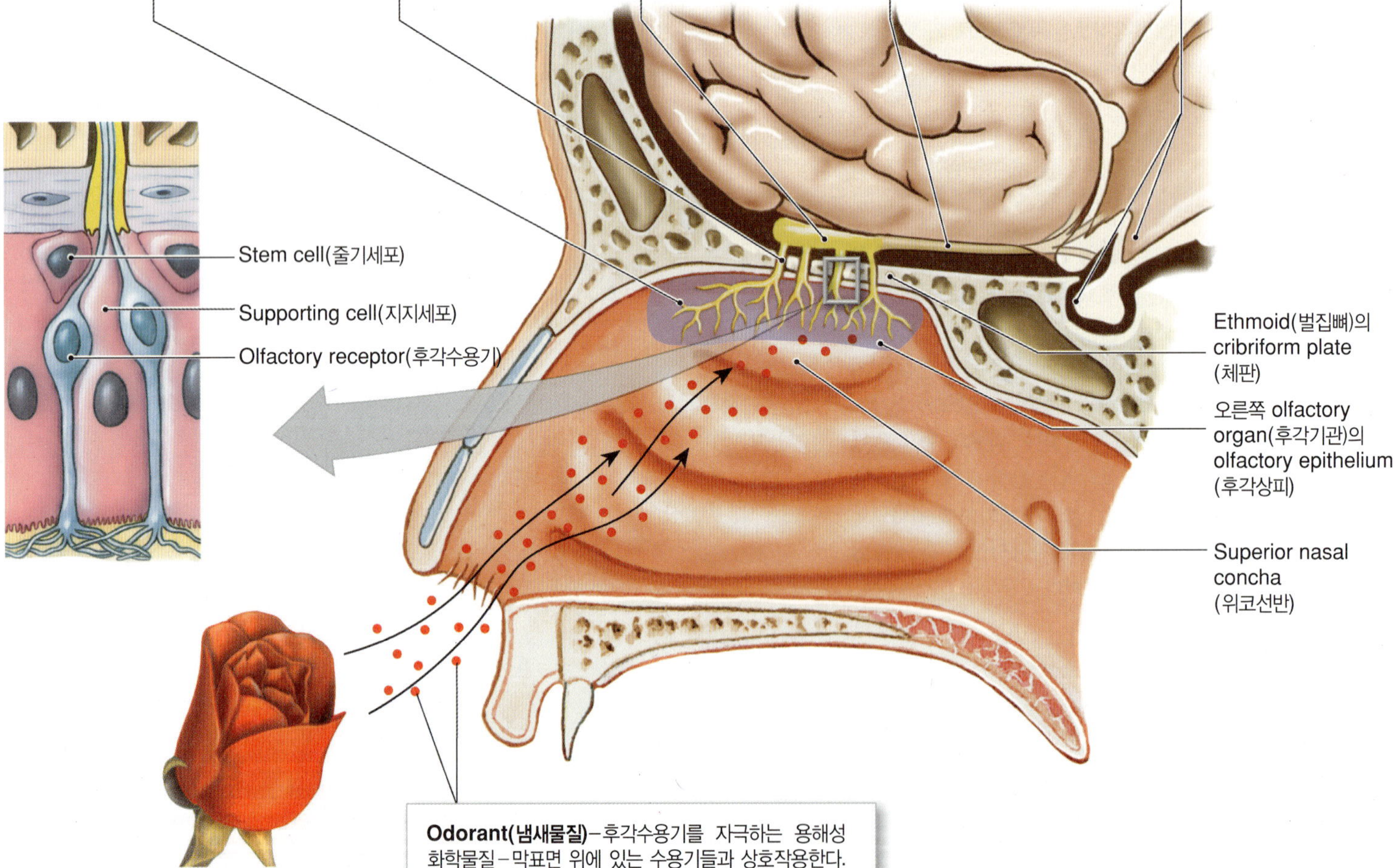

Odorant(냄새물질)–후각수용기를 자극하는 용해성 화학물질–막표면 위에 있는 수용기들과 상호작용한다. 일반적으로 냄새물질들은 작은 유기물로서 후각수용기를 활성화할 수 있는 물질은 4종류 정도 된다.

Gustation(미각)

맛, 즉 **gustation(미각)**은 우리가 먹는 음식과 물에 관한 정보를 제공해준다. **Taste receptor(맛수용기)** 즉 **gustatory receptor(미각수용기**; GUS-ta-tor-ē)는 혀 위 표면과 인두와 후두 인접부위에 분포하고 있다. 가장 중요한 맛수용기들은 혀 위에 있다.

2 혀 위 표면에는 **lingual papillae(혀유두**; pa-PIL-ē; *papilla*)라고 하는 상피 돌기가 존재하고 있다. 사람 혀에는 3종류의 혀유두가 있다: (1) circumvallate papillae (벽유두), (2) fungiform papillae(버섯유두) 및 (3) filiform papillae(실유두)이다. 벽유두와 버섯유두는 **taste bud(맛봉오리, 미뢰)**라고 하는 감각구조 안에 맛수용기와 특수 상피세포를 포함하고 있다. 성인의 경우 약 5,000개의 맛봉오리가 있다.

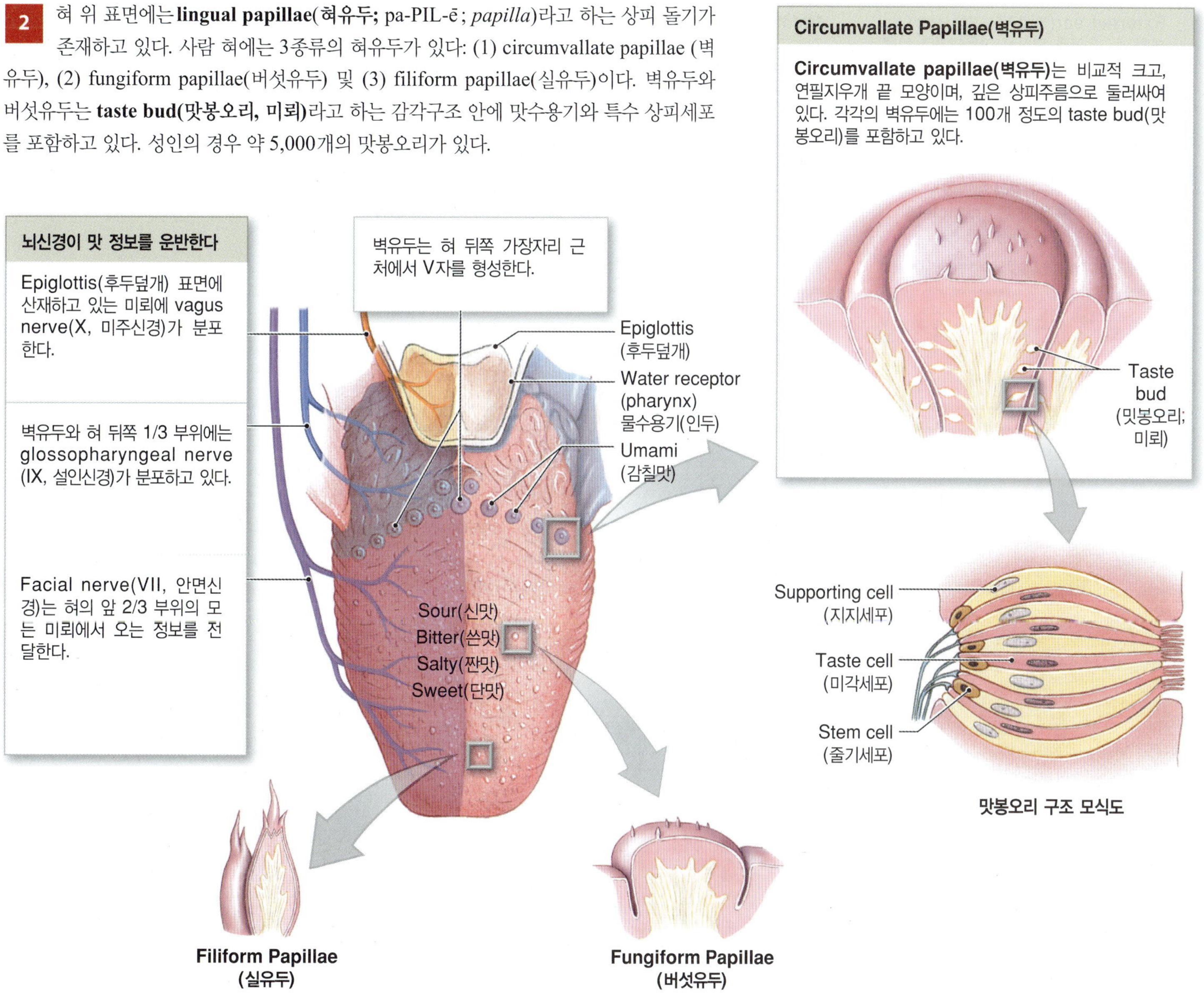

3 4개의 주요 미각－단맛, 짠맛, 신맛, 쓴맛－의 감수성은 혀 장축에 따라 다르다는 증거가 있다. 그러나 미뢰 구조의 차이는 없으며, 혀 모든 부위의 미뢰들이 4가지 주요 미각정보를 제공해 준다. 두 개의 다른 미각이 더 있다. **Umami(감칠맛**; oo-MAH-mē)는 쇠고기 국물, 닭고기 국물 및 파르메산 치즈의 특징적인 맛이다. 이 맛은 아미노산, 작은 펩티드 및 뉴클레오티드에 민감한 수용기에 의해 감지된다. 이 수용기들은 벽유두의 미뢰에 존재하고 있다. **Water receptor(물수용기)**들은 특별하게 인두에 집중하고 있다. 시상하부가 이 수용기들의 감각정보를 가공하여 수분평형과 혈액량에 영향을 준다.

모듈 9.3 복습

a. 후각 및 후각수용기들을 설명하시오.
b. 미각과 미각수용기들을 설명하시오.
c. 후각상피에서 시작하는 후각경로를 순서대로 말하시오.

귀는 바깥귀, 가운데귀 및 속귀로 나누어진다

1 귀는 해부학적으로 3부위로 나눈다. 바깥귀와 가운데귀는 청각에 관여하고, 속귀는 청각과 평형감각 두 가지 역할을 수행한다.

External Ear(바깥귀, 외이)	Middle Ear(가운데귀, 중이)	Internal Ear(속귀, 내이)
External ear(바깥귀)–귀에서 보이는 부위–는 음파를 모아서 가운데귀로 보낸다.	**Middle ear(가운데귀)**는 고막에 의해 바깥귀길(바깥귀길)과 분리된 공기가 차 있는 공간으로 tympanic cavity(고실)라고도 한다.	**Internal ear(속귀)**는 청각 및 평형감각을 담당하는 감각기관들을 포함하고 있다. 가운데귀로부터 증폭된 음파를 받아들인다.

탄력연골은 바깥귀길이 열려 있는 상태를 유지하도록 해주고 **auricle(귓바퀴)**의 유연성을 제공한다.

Auditory ossicle(귀속뼈)은 가운데귀에 있는 세 개의 작은 뼈들이다. 이 뼈들은 고막을 속귀 수용기 복합체들 중 하나에 연결시킨다.

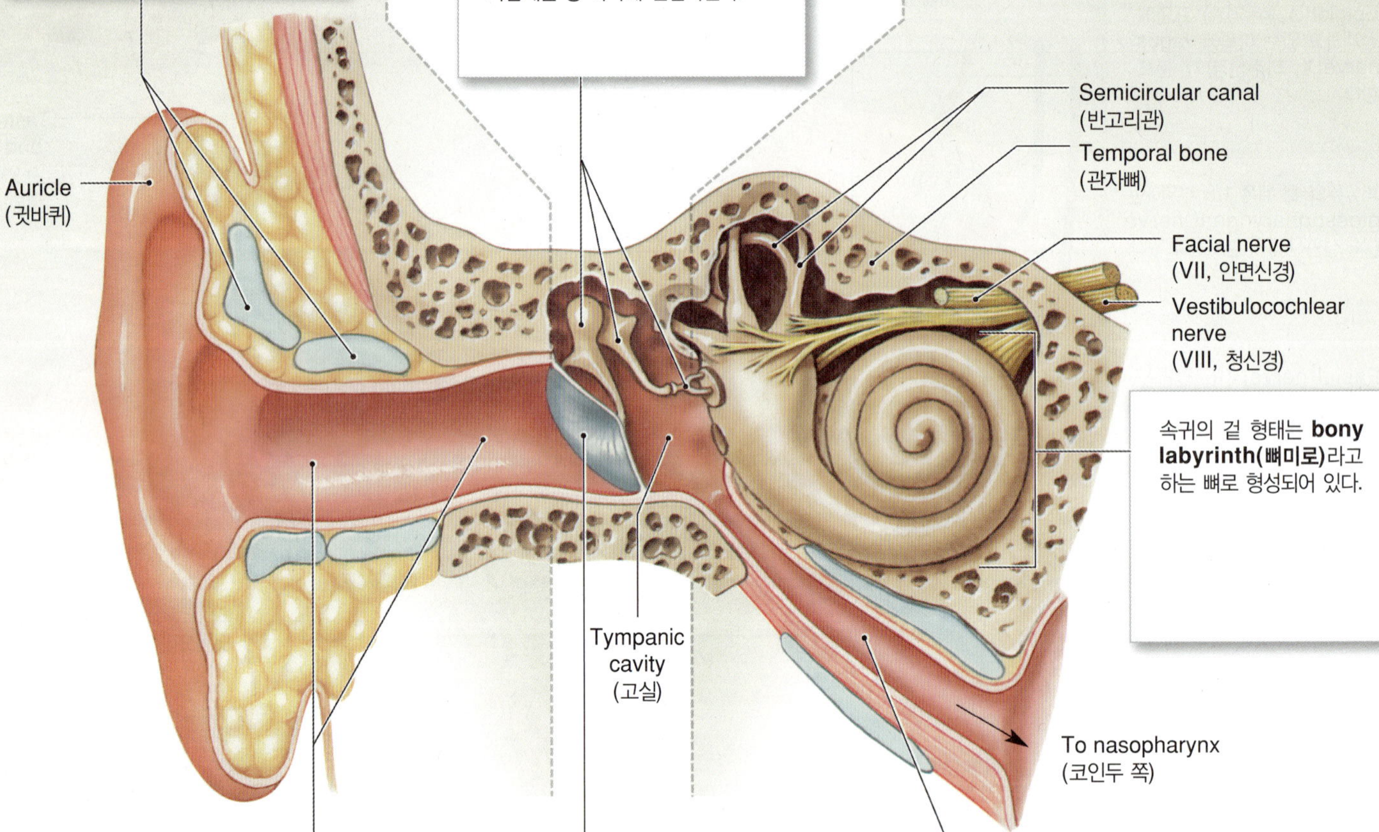

속귀의 겉 형태는 **bony labyrinth(뼈미로)**라고 하는 뼈로 형성되어 있다.

External acoustic meatus(바깥귀길)는 관자뼈 안에 있는 통로이다. 이 통로 피부에는 작고 밖으로 돌출된 털들이 있고 **ceruminous gland(귀지샘)**가 있어서 **cerumen(귀지)**이라고 하는 왁스 물질을 분비한다. 귀지와 털들은 외부 이물질이나 곤충들이 예민한 내부구조로 들어오지 않도록 도와준다. 귀지는 바깥귀길에서 미생물의 생장을 저지함으로써 바깥귀의 감염 우려를 줄여주기도 한다.

Tympanic membrane (eardrum, **고막**)은 바깥귀길 끝부위에 위치하고 있다. 고막은 바깥귀와 가운데귀를 나누는 얇고, 반투명한 판이다.

Auditory tube(귀관)는 Eustachian tube(유스타기오관)라고도 한다. 귀관은 고막 양쪽의 압력을 같게 해준다. 불행하게도, 귀관은 미생물들이 코인두에서 가운데귀로 이동하는 것을 허용할 수밖에 없다. 미생물의 침입은 **otitis media(중이염)**라고 하는 불쾌한 가운데귀 감염증에 걸리기도 한다.

2 가운데귀에는 3개의 귀속뼈가 있고, 귀관을 통해 인두 윗부분(코인두)과, 다수의 조그만 연결들을 통해 꼭지 공기세포들과 통하고 있다. 귀속뼈 사이의 관절은 체내에서 가장 작은 윤활관절이다. 각 귀속뼈는 작은 관절낭과 관절낭 주변 인대들에 의해 지탱되고 있다.

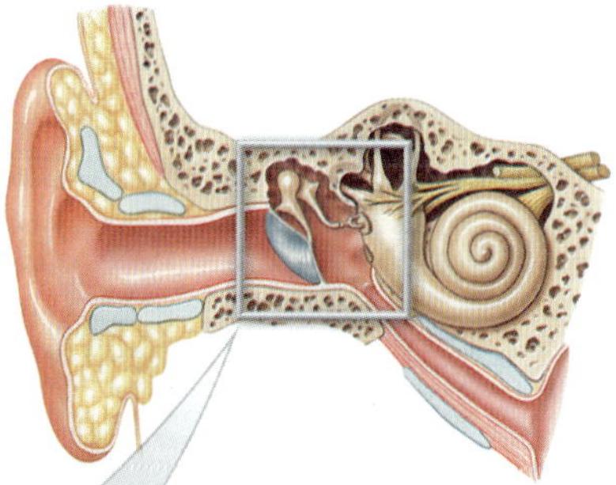

Auditory Ossicle(귀속뼈)

Malleus(망치뼈; *malleus*, hammer)는 고막 안쪽 표면 3곳에 부착하고 있다.

Incus(모루뼈; *incus*, anvil)는 가운데 이소골로 망치뼈와 등자뼈에 부착하고 있다.

Stapes(등자뼈; *stapes*, stirruop)의 바닥 가장자리는 속귀를 둘러싸는 뼈의 입구인 oval window(안뜰창)에 붙어 있다.

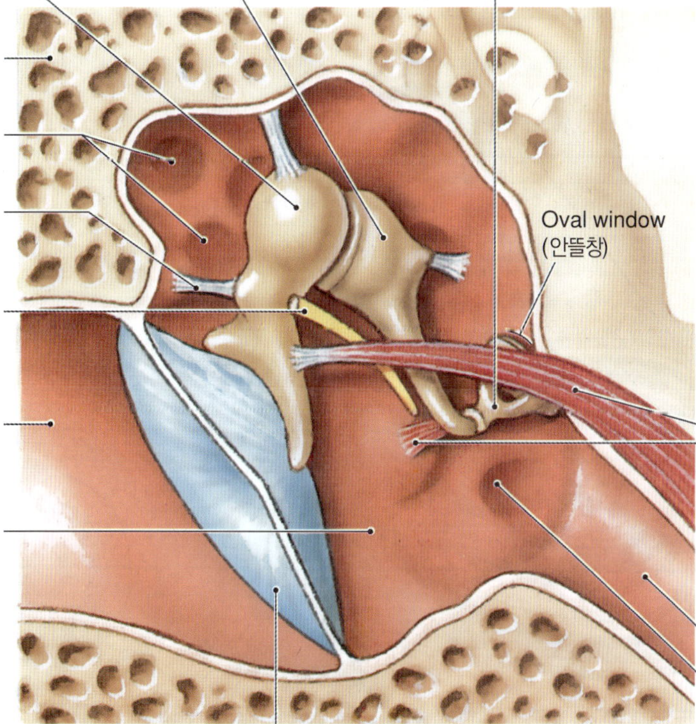

Middle Ear(가운데귀)의 근육들

망치뼈와 등자뼈에는 작은 골격근이 연결되어 있다. 이 근육들이 수축하면 고막에서 안뜰창으로 전달되는 진동의 크기가 감소한다.

음파가 도달하면 고막을 진동시키고, 그럼으로써 음파가 기계적 운동으로 전환하게 된다. 귀속뼈들은 진동을 속귀로 전달한다. 왜냐하면 고막의 안팎으로의 움직임이 등자뼈의 rocking motion(요동운동)을 일으키는 방식으로 연결되어 있기 때문이다. 이처럼 귀속뼈들은 고막에 전달된 힘을 모아서 안뜰창에 집중시켜주는 지렛대 역할을 하는 것이다. 고막은 안뜰창보다 22배 더 크고 무겁기 때문에 상당한 증폭이 일어나서, 우리는 매우 약한 소리도 들을 수 있는 것이다. 그러나 그런 증폭의 정도는 매우 큰 소리에 노출되었을 때는 문제가 발생되기도 한다. 망치뼈와 등자뼈에 삽입된 근육이 수축하여 너무 시끄러운 상황에서 고막과 귀속뼈가 격렬한 요동에 의해 손상되지 않도록 보호해준다.

모듈 9.4 복습

a. 가운데귀에 존재하는 세 개의 작은 뼈들의 이름을 말하시오.

b. Auditory tube(귀관)의 기능은 무엇인가?

c. 바깥귀가 잘 감염되지 않는 이유는 무엇인가?

뼈미로는 막미로를 보호해 준다

1 속귀에는 평형 및 청각과 같은 특수감각을 담당하는 수용기들이 있다. 속귀는 뼈미로와 막미로로 나누어진다.

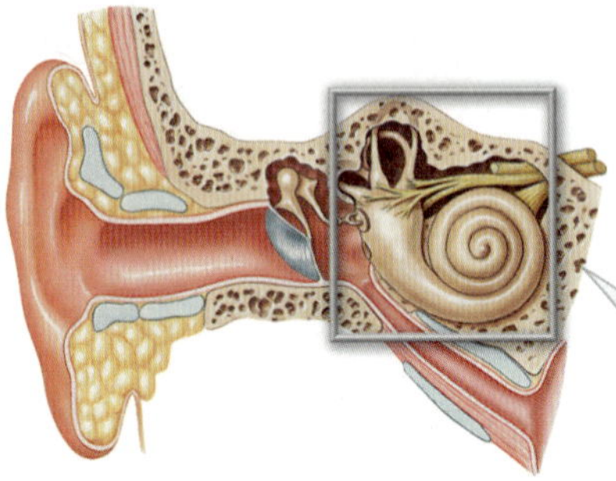

Bony Labyrinth(뼈미로)

Bony labyrinth(뼈미로)는 막미로를 둘러싸서 보호하는 뼈 껍질이다. 뼈미로와 막미로 사이에는 뇌척수액과 아주 유사한 액체인 perilymph(바깥림프)가 흐르고 있다. 뼈미로는 세 부분으로 이루어져 있는데, **semicircular canal(반고리관)**, **vestibule(안뜰**; VES-ti-būl) 및 **cochlea(달팽이관**; KOK-lē-a; *cochlea*, 달팽이 껍데기)이다.

Semicircular canal (반고리관) | Vestibule (안뜰) | Cochlea (달팽이관)

Membranous Labyrinth(막미로)

액체로 채워진 관과 공간들에는 평형 및 청각을 담당하는 수용기들이 있는데, 이 부위들을 통털어 **membranous labyrinth(막미로)**라고 한다. 막미로는 내림프라는 액체로 채워져 있다. 속귀에 있는 수용기 세포들은 특정한 이온조성을 갖는 내림프에 노출되었을 경우에만 기능을 할 수 있다.

Semicircular duct(반고리관)의 수용기들 머리 회전에 의해 자극된다.

안뜰에는 **utricle(타원주머니**; Ū-tre-kl)과 **saccule(둥근주머니**; SAK-ūl)이라고 하는 한 쌍의 막 주머니가 있는데, 중력과 선형 가속 감각을 제공한다.

Cochlear duct(달팽이관)는 달팽이(cochlea) 안에 포함되어 있는 가느다랗고 긴 막미로 부분이다. 달팽이관은 외림프로 채워진 한 쌍의 공간 사이에 존재하고 있다. 이 복잡한 구조는 나선 배열을 하고 있어서 달팽이 껍질을 닮았다.

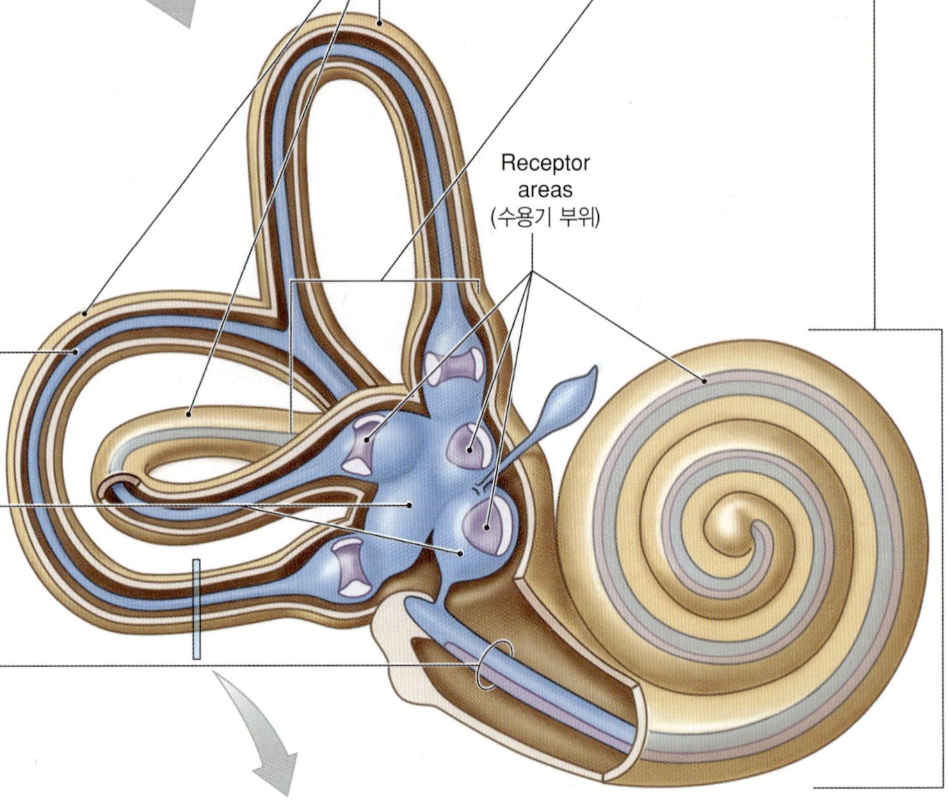

2 이 반고리관의 횡단면은 뼈미로, 바깥림프, 막미로 및 속림프 간의 관계를 보여주고 있다.

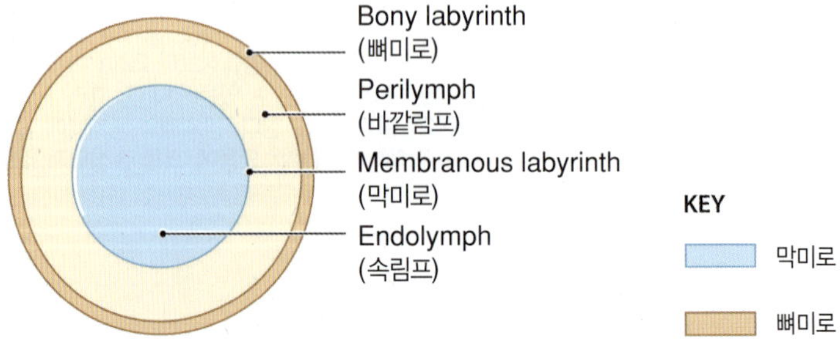

3 막미로의 부위와 기능에 관한 내용들을 요약한 간단한 개요도를 보여주고 있다.

Membranous Labyrinth(막미로)

막미로는 속림프로 채워져 있고 바깥림프와 뼈미로에 의해 둘러싸여져 있다.

Vestibular Complex(equilibrium)안뜰복합체(평형감각)

Vestibular complex(안뜰복합체)는 회선, 중력 및 선형가속을 감시함으로써 평형감각을 제공하는 속귀 부분이다.

Semicircular Duct (반고리관)

세 개의 반고리관이 서로 다른 세 평면의 회전운동을 감지한다.

Utricle(타원주머니) 및 Saccule(둥근주머니)

이 방은 중력에 대한 머리 위치에 민감한 수용기들을 포함하고 있으며, 선형 가속에 대한 반응도 수행한다.

Cochlear Duct(hearing) 달팽이관(청각)

안뜰창에 있는 등자뼈의 움직임이 압력파를 발생시켜 달팽이관의 길이에 따라 특정 위치에 있는 털세포들을 자극한다.

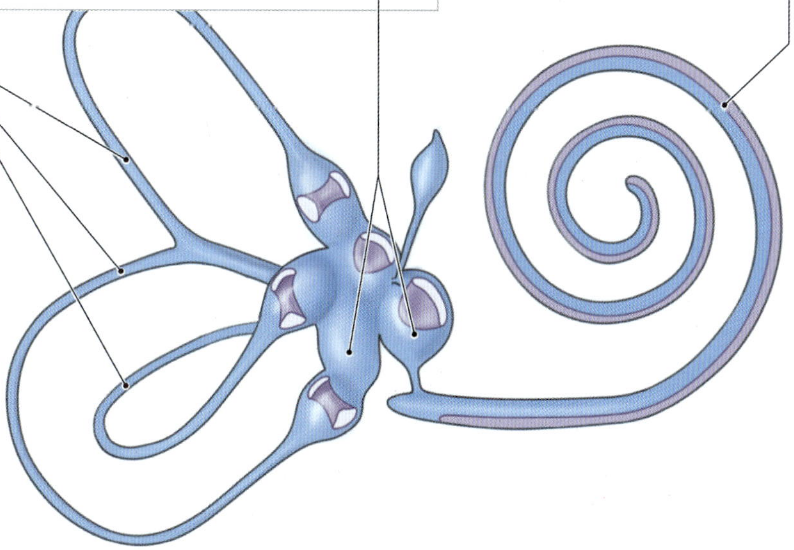

수용기들의 구조와 방향은 막미로의 부위에 따라 다르다. 그래서 각 부위마다 감수성이 서로 다르다. 안뜰에 있는 수용기들은 중력이나 가속에 대해 반응하고, 반고리관에 있는 수용기들은 회전에 대해서만 반응하며, 달팽이관 속의 털세포들은 소리에만 반응한다.

모듈 9.5 복습

a. 뼈미로의 구성요소들을 제시하시오.

b. 막미로와 뼈미로를 분리시키는 것은 무엇인가?

c. 막미로 안에 있는 여러 수용기 복합체들에 대해 부위별 sensitivity(감수성)의 차이를 설명하시오.

반고리관 털세포들은 회전에 반응하고, 타원주머니와 둥근주머니 털세포들은 중력과 선형 가속에 대해 반응한다

Anterior(앞), **posterior(뒤)** 및 **lateral semicircular duct(옆 반고리관)**는 타원주머니와 연속되어 있다. 각 반고리관에는 수용체들을 포함하는 넓은 부위인 **ampulla(팽대부)**가 있다.

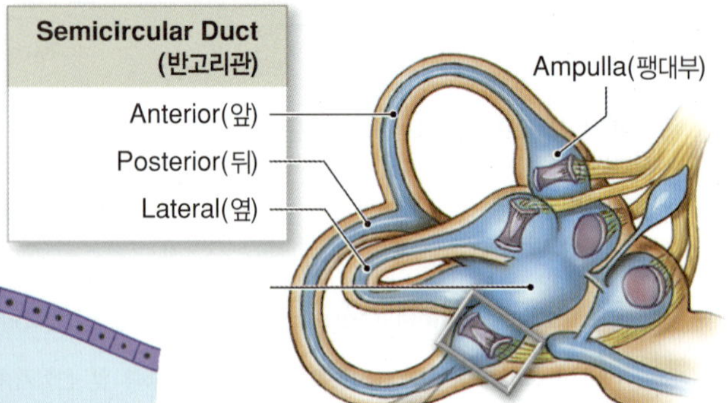

1 수용기들을 포함하고 있는 팽대부 벽을 **crista ampullaris(팽대능선)**라고 한다. 각 팽대능선은 유연하고, 탄력성을 갖는 젤라틴 구조인 **cupula(마루)**에 결합되어 있다. 팽대능에서 털세포 돌기들은 마루 속에 파묻혀 있다.

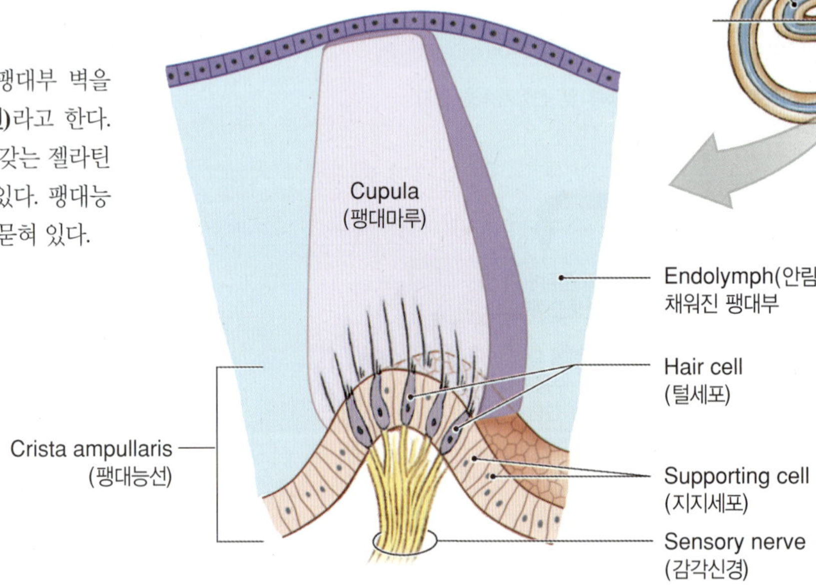

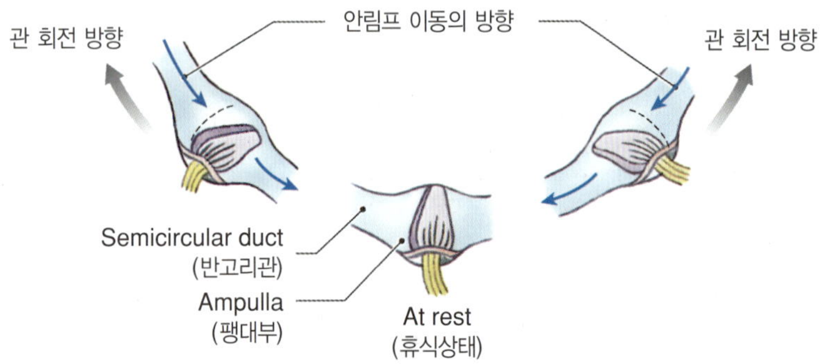

2 팽대마루는 주변 속림프의 밀도와 매우 비슷해서, 마루가 수용기 표면 위에 떠 있게 된다. 머리를 반고리관 면에서 회전하면, 관 길이를 따라 속림프의 움직임이 마루를 옆으로 밀게 되고 수용기 돌기들을 변형시킨다. 어떤 방향으로의 액체 이동이 털세포들을 자극하게 되고 반대로의 이동은 억제하게 되는 것이다. 속림프의 움직임이 멈춰지면 탄력적인 마루가 정상 위치로 되돌아간다.

3 가장 복잡한 운동이라고 하더라도 3개의 회전면에서 운동 방향을 분석할 수 있다. 각 반고리관은 이 회전운동들 중 하나에 반응한다. "아니오"라고 머리를 흔드는 것과 같은 수평회전은 옆 반고리관 털세포들을 자극한다. "예"라고 끄덕이는 운동은 앞 반고리관, 머리를 옆으로 기울이는 운동은 뒤 반고리관의 수용기들을 활성화시킨다.

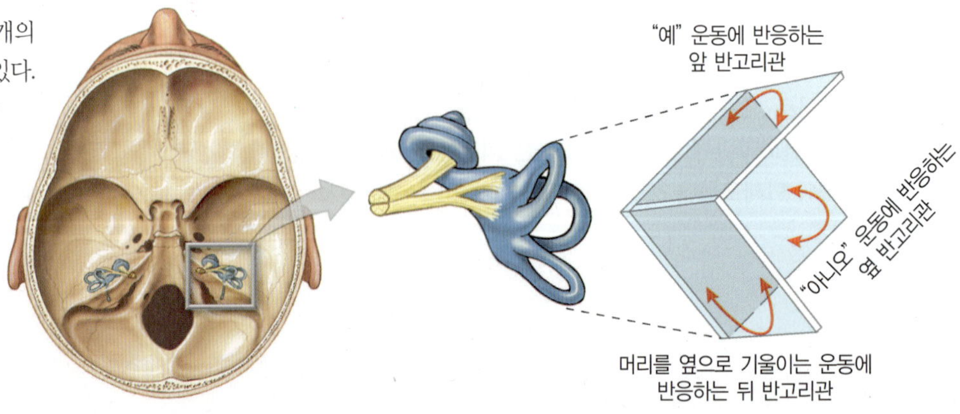

4 타원주머니와 둥근주머니 각각은 감각구조인 **macula(평형반)**가 있어서 몸이 움직이는지 정지되었는지 등의 평형감각을 제공해준다. 타원주머니 속의 평형반은 수평운동 변화에 민감하다. 둥근주머니 속의 평형반은 수직운동에 민감하다.

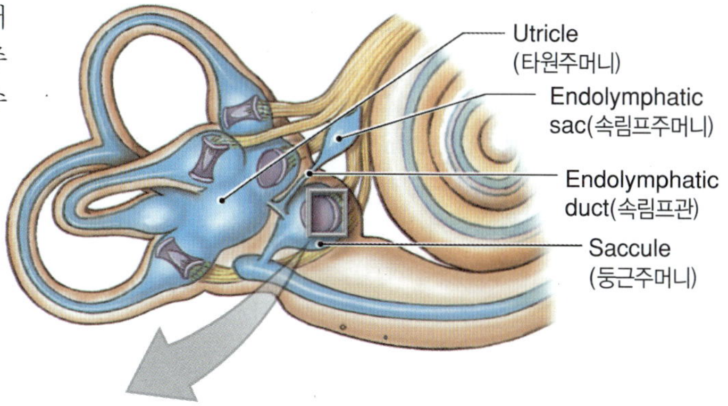

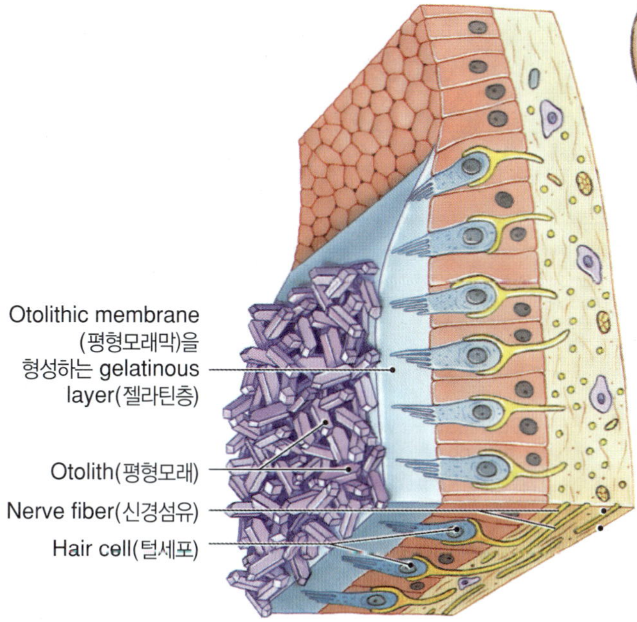

5 털세포 돌기들은 표면에 조밀하게 탄산칼슘 결정체들이 쌓여 있는 젤라틴성 평형모래막에 파묻혀 있다. 이 탄산칼슘 결정체들을 **otolith**("ear stone", **평형모래;** 이석)라고 한다.

6 머리의 위치가 바뀌면 평형반의 털세포 돌기들이 뒤틀리게 되고 뇌로 신호가 보내진다.

머리가 정상적으로 곧바로 있을 때, 평형모래들은 평형반의 평형모래막 위에 놓여져 있다. 그 무게가 평형반 표면 위를 누르고 털세포돌기들은 옆이나 다른 방향이 아니라 아래로 털세포돌기들을 밀게 되는 것이다.

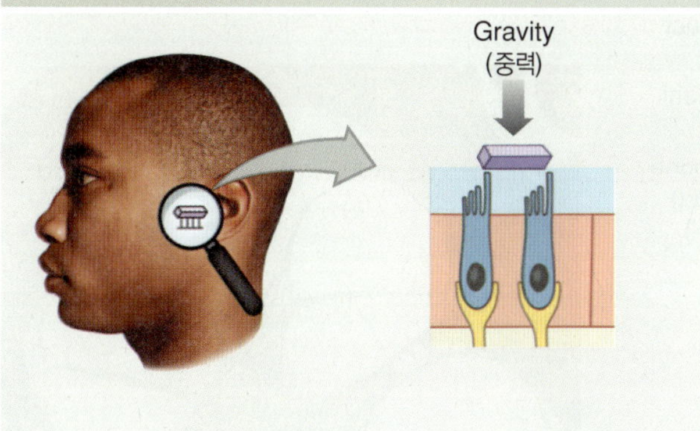

머리를 기울이면 평형모래 위를 미는 중력이 옆으로 바뀌게 되어 털세포돌기들을 뒤틀리게 하고 평형반 수용기들을 자극하게 된다. 이러한 기작은 자동차가 급발진했을 때처럼 선형 가속을 인식하는 것에도 적용된다. 평형모래는 뒤늦게 반응하며, 털세포에 작용하는 효과는 머리를 뒤로 기울이는 것과 비슷하다.

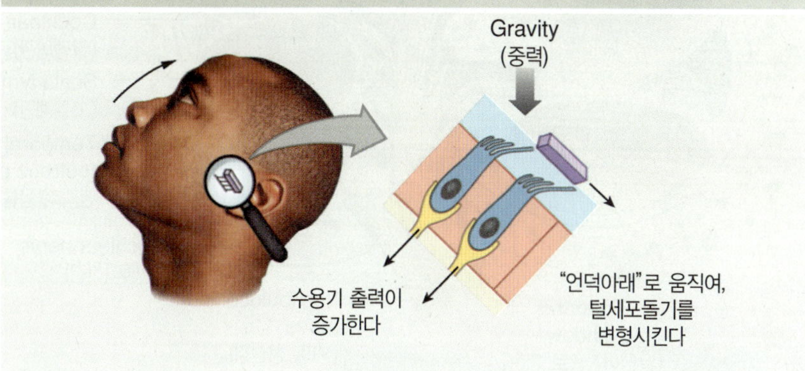

모듈 9.6 복습

a. Otolith(평형모래)를 정의하시오.

b. Saccule(둥근주머니)와 utricle(타원주머니)에 있는 수용기들의 기능을 예를 들어 설명하시오.

c. 옆 반고리관의 cupula(팽대마루)를 다치면 어떤 인지작용에 방해가 나타날까?

달팽이관에는 나선기관의 털세포들이 포함되어 있다

1 달팽이관은 한 쌍의 바깥림프방, 즉 **scala vestibuli(안뜰계단)**와 **scala tympani(고실계단)** 사이에 위치하고 있다. 뼈미로가 **oval window(안뜰창**; 안뜰계단의 바닥)와 **round window(달팽이창**; 고실계단의 바닥)를 제외한 전체 나선관의 외표면을 싸고 있다. 안뜰계단과 고실계단은 달팽이 나선관의 끝에서 연결되어 있기 때문에 이들은 사실상 하나의 기다랗고 연속적인 바깥림프방을 형성하는 것이다. 이 방은 안뜰창에서 시작하여 안뜰계단을 통해 확장하고 달팽이관 꼭대기 근처까지 진행하다가 고실계단을 따라 돌아와서 달팽이창에서 끝난다.

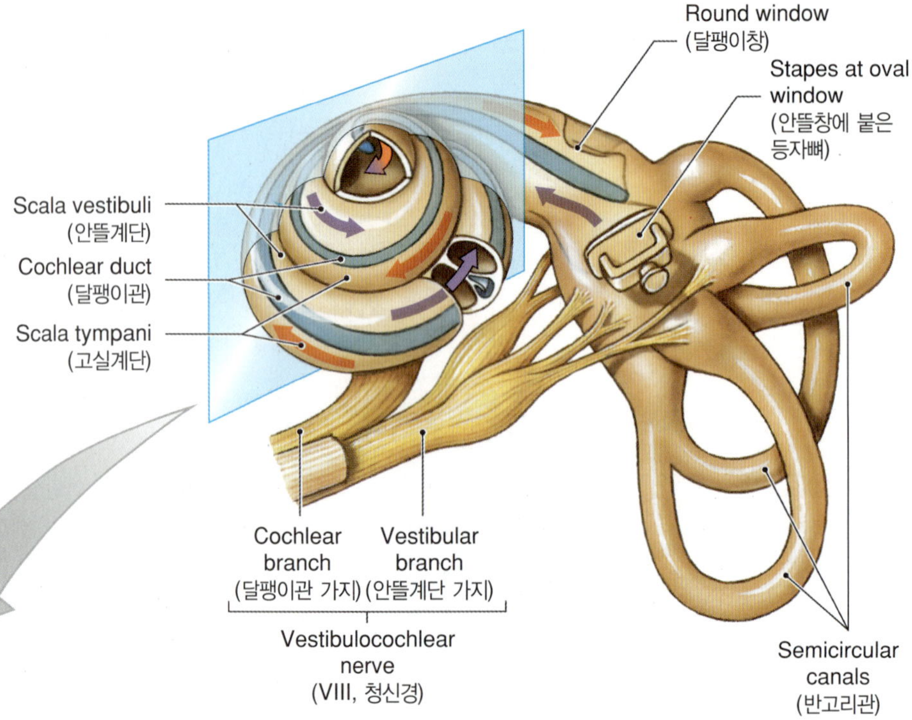

KEY

- 안뜰창에서 나선관 끝으로
- 나선관 끝에서 달팽이창으로

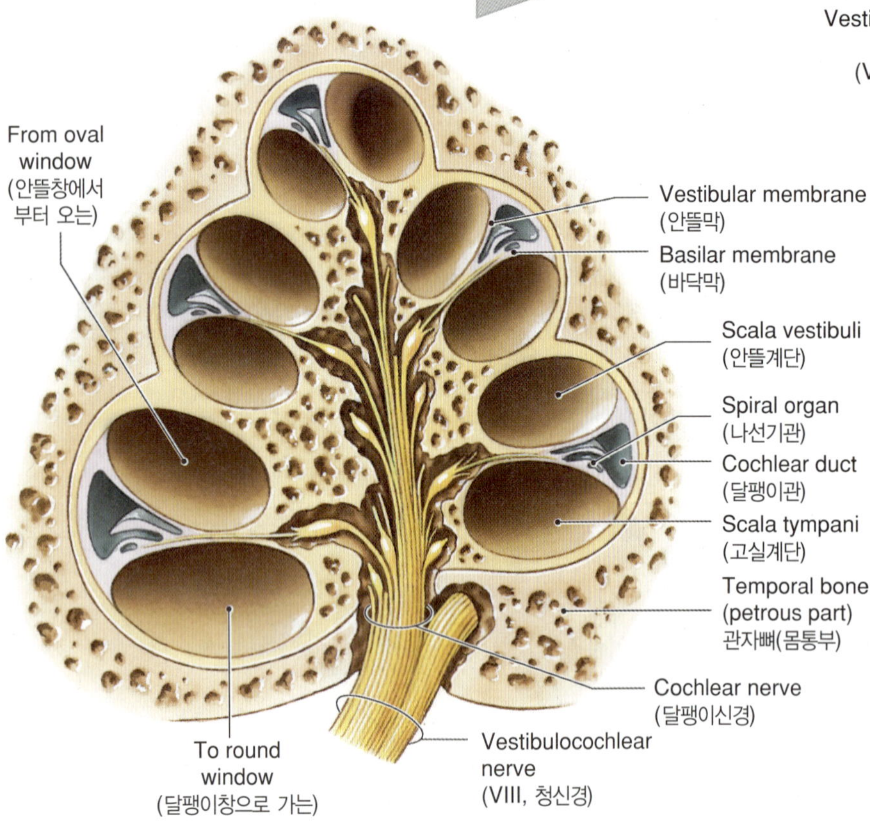

2 달팽이관은 안뜰계단과 고실계단 사이에 달려 있는 길고 꼬인 관이다. 달팽이관의 털세포들은 **spiral organ(나선기관)** 즉 Corti(코르티)기관이라고 하는 구조 속에 분포하고 있다. 나선기관은 바닥막 위에 존재한다. 달팽이관 공간처럼 나선기관도 달팽이관 전체 길이에 뻗어 있다.

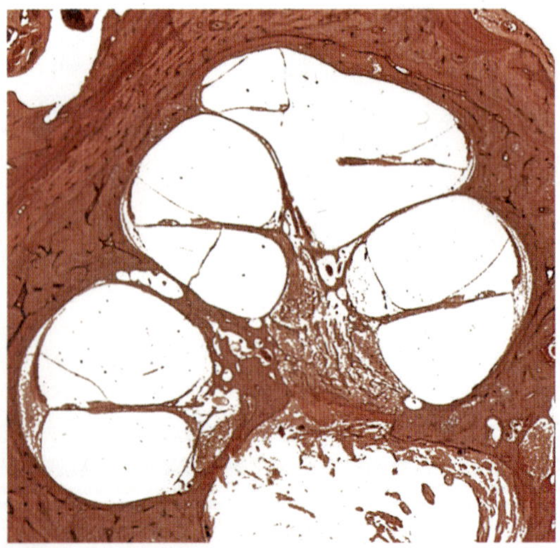

달팽이 나선기관의 단면도 LM × 200

3 이 단면도는 달팽이기관의 1회전면을 보여주고 있다. **Vestibular membrane(안뜰막)**에 의해 달팽이관과 안뜰계단이 분리되어 있고, **basilar membrane(바닥막)**에 의해 달팽이관과 고실계단이 분리되어 있다. 안뜰계단과 고실계단에는 바깥림프가 채워져 있다. 나선기관을 포함하고 있는 달팽이관은 속림프로 채워져 있다.

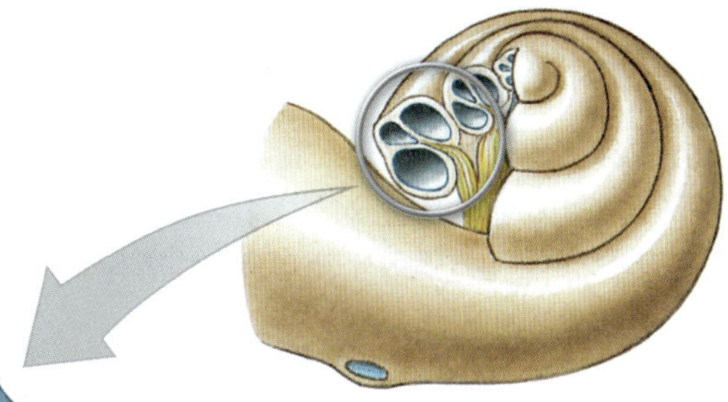

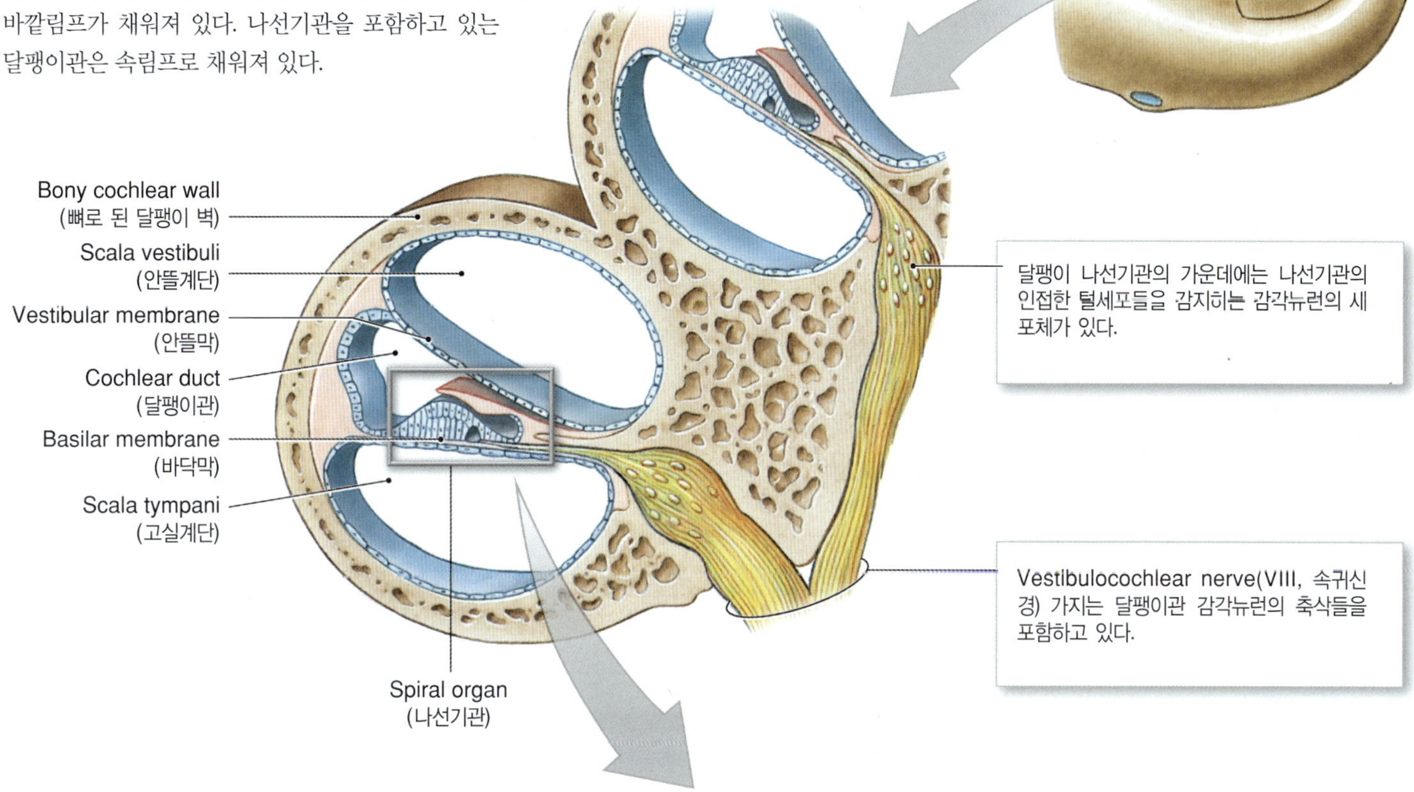

달팽이 나선기관의 가운데에는 나선기관의 인접한 털세포들을 감지하는 감각뉴런의 세포체가 있다.

Vestibulocochlear nerve(VIII, 속귀신경) 가지는 달팽이관 감각뉴런의 축삭들을 포함하고 있다.

4 나선기관의 털세포들은 연속된 종대열로 배열되어 있다. 돌기들은 위의 **tectorial membrane(덮개막**; tek-TOR-ē-al; *tectum*, 천장)과 접촉하고 있다. 이 막은 달팽이관 내벽에 단단하게 부착하고 있다. 바닥막의 한 부분이 바깥림프 내 압력 변화에 반응하여 바닥막이 위아래로 움직이면, 털세포 돌기들이 덮개막의 압력 때문에 뒤틀리게 된다. 운동량이 증가하면 더 많은 털세포들–더 많은 줄의 털세포들–이 자극된다. 고막에 도달한 음파에 의해 바깥림프에서의 이러한 압력 변화가 일어나는 것이다.

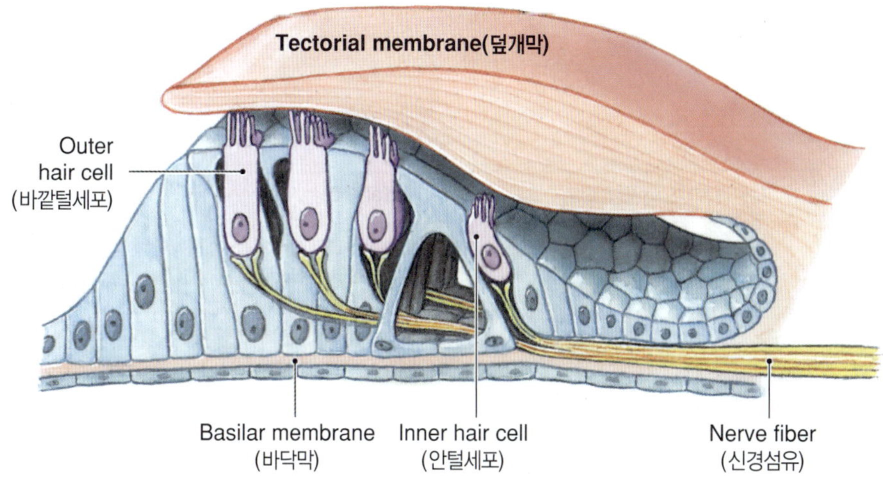

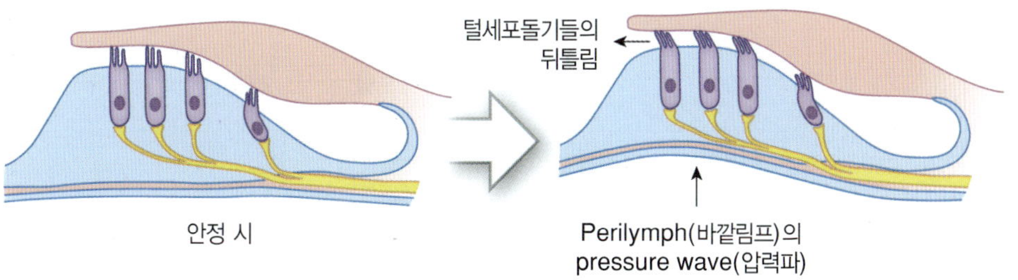

모듈 9.7 복습

a. 나선기관은 어디에 있는가?

b. 안뜰계단, 고실계단 및 달팽이관 안의 액체들의 이름을 말하시오.

c. 달팽이 나선기관 단면도에서 광학현미경으로 볼 수 있는 구조들을 열거하시오.

9.8

소리높이와 음량은 바닥막이 움직이는 정도에 의해 감지된다

1 청각은 공기나 물과 같은 매질을 통해 전달되는 압력파들로 이루어지는 소리의 인식과정이다. 공기 중에서 각 압력파는 공기 분자들을 압축하게 된다.

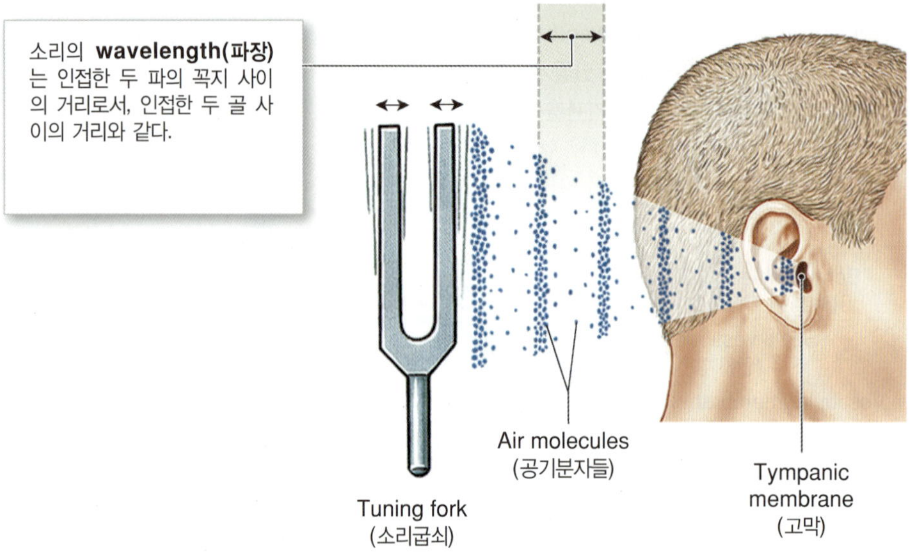

2 음파는 S자 모양 곡선이 규칙적으로 반복되는 그래프로 나타낼 수 있다. 해수면에서 음파는 공기를 통해 1235 km/h (768 mph)의 속도로 이동할 수 있다. **Frequency(진동수)**는 특정 시간에 고막과 같은 일정 지점을 지나는 음파의 수이다. 물리학자들은 그 용어를 "cycle(주기)"로 쓴다. 따라서 음파의 진동수는 초당 cycles per second(cps, 주기의 수), 즉 **hertz(Hz, 헤르츠)**로 나타낸다. 우리가 소리의 높이를 인식하는 것은 그 진동수에 대한 감각반응인 것이다. high pitch(고음, 단파장)는 진동수가 15,000 Hz 이상이고, low pitch(저음, 장파장)는 100 Hz 이하의 진동수를 갖는다.

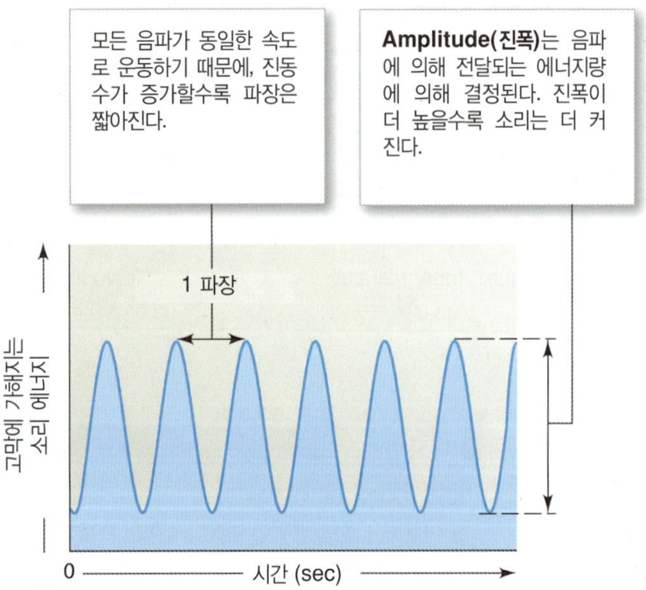

3 이 표는 우리에게 익숙한 소리의 **intensity(세기)**–음파 속 에너지 세기–를 나타낸 것이다. 에너지 함량이나 진폭이 커질수록 소리는 더 커진다. 소리 에너지는 **decibel(dB, 데시벨;** DES-i-belz)로 나타낸다.

대표적인 소리들의 세기

데시벨 (dB) 수준	예	노출 위험 시간
0	들을 수 있는 가장 낮은 소리	
30	조용한 도서관; 부드러운 속삭임	
40	조용한 사무실; 거실; 차길에서 먼 침실	
50	한가한 차길 근처; 냉장고, 산들바람	
60	20 피트 떨어진 에어컨; 대화; 재봉틀 작동	
70	시끄러운 식당	계속 들으면 위험할 수 있음
80	지하철; 혼잡한 도시 차길; 2피트 떨어진 자명종 시계; 공장 소음	8시간 이상
90	트럭 소리; 소음나는 가전제품; 공구, 잔디 깎는 기계	8시간 이내
100	사슬톱; 보일러실; 공기 드릴	2시간
120	"헤비메탈" 록 콘서트; 모래 분사; 근거리 천둥소리	즉시 위험
140	총소리; 제트기	즉시 위험
160	로켓 발사	청각 상실 피할 수 없음

4 음파에너지는 물리적 압력이다. 음파가 어떤 유연한 물체에 충돌하면 물체는 그 압력에 반응하게 된다. 진동수와 진폭의 합이 정확하게 주어진다면, 그 물체는 음파와 같은 진동수로 진동하게 되는데 이런 현상을 **resonance(공명)**라고 한다. 결과적으로 다른 진동수를 갖는 압력파는 막의 다른 부분에 영향을 주게 된다. 진동이 발생하는 위치에 따라 **pitch(소리높이)**가 달라진다. 자극받는 털세포의 수는 **volume(음량)**을 결정한다.

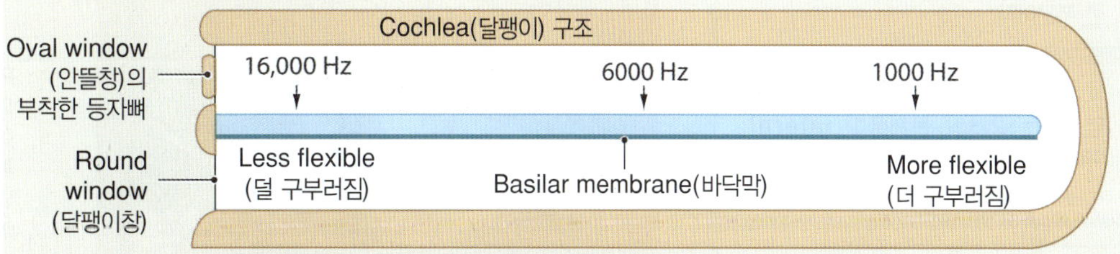

이 모식도는 진동수가 다른 음파들에 의해서 바닥막이 움직이는 위치를 나타내주고 있다

5 이 그림은 청각 과정을 요약해 보여준다.

Events Involved in Hearing(청각 과정)

1	2	3	4	5	6
음파가 고막에 도달	고막 움직임이 귓속뼈에 전달	안뜰창에 부착된 등자뼈의 움직임이 안뜰계단 내 바깥림프에 압력 발생	압력파가 고실계의 바닥막을 움직임	바닥막의 진동이 덮개막에 접촉한 털세포들의 진동 유발	자극받은 부위와 세기에 대한 정보가 VIII 뇌신경인 청신경을 따라 중추신경계로 전달

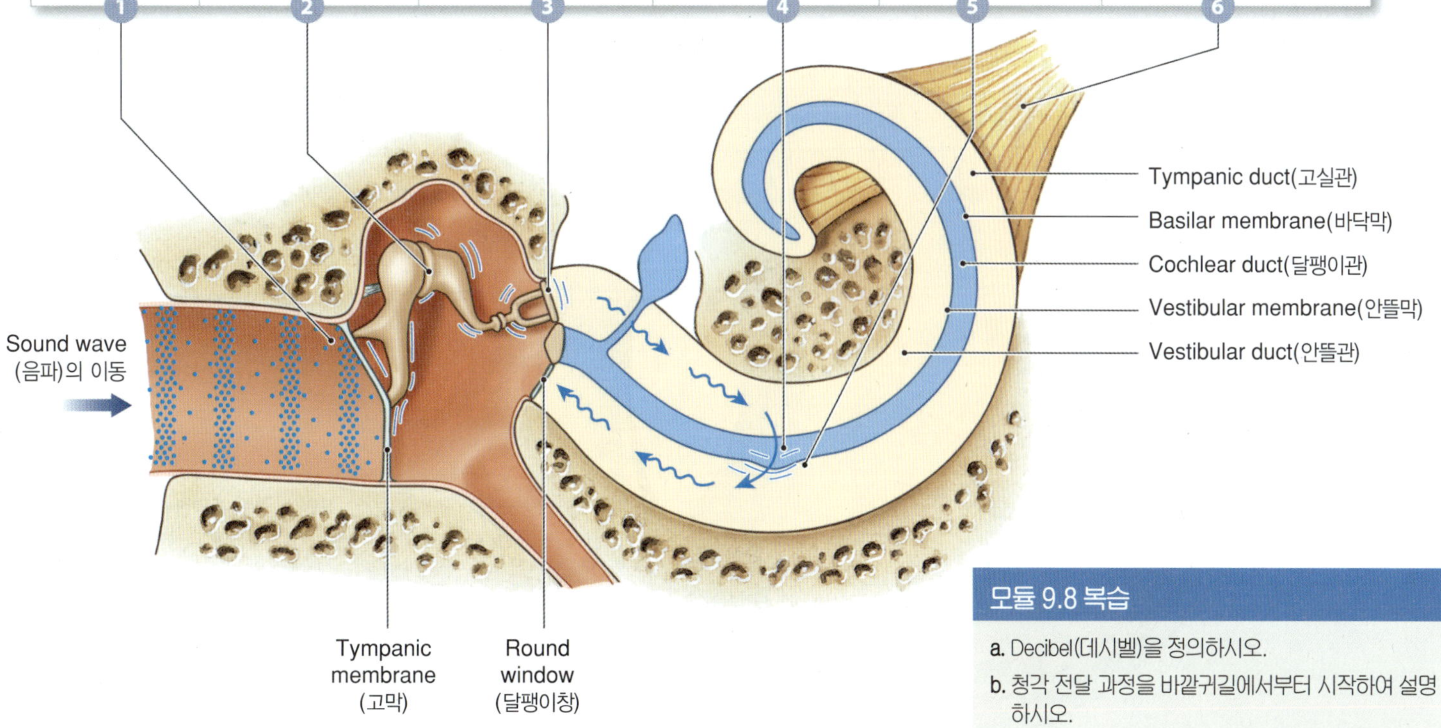

모듈 9.8 복습

a. Decibel(데시벨)을 정의하시오.
b. 청각 전달 과정을 바깥귀길에서부터 시작하여 설명하시오.
c. 바깥림프 압력이 증가하여도 달팽이창이 팽창할 수 없다면 소리 인식에 어떤 영향이 나타날까?

9.9

눈의 부속구조들은 눈 속으로 빛을 모으는 한편 보호기능을 수행한다

1 눈 **accessory structure(부속구조)**들로서는 눈꺼풀, 속눈썹, 눈의 표면 상피들과 눈물을 생성하여 분비하거나 제거하는 구조들을 포함하고 있다.

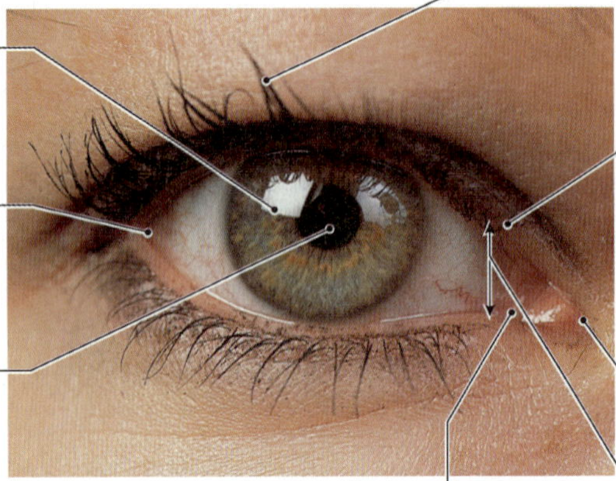

Cornea(각막)는 눈 앞 표면의 투명한 부분이다.

옆으로는 2개의 눈꺼풀이 **lateral canthus(옆 안각)**에 연결되어 있다.

빛은 각막과 색깔을 띠는 **pupil(홍채)**의 가운데 빈 부위인 **iris(동공)**를 통해 지나간다.

Lacrimal caruncle(눈물언덕; KAR-ung-kul)의 분비샘에서는 충분히 숙면을 취한 다음 종종 볼 수 있는 탁한 분비물인 눈곱의 원인이 되는 탁한 분비물을 생성한다.

Eyelid(눈꺼풀)와 Eyelash(속눈썹)

눈꺼풀 가장자리를 따라 나 있는 **eyelash(속눈썹)**는 눈으로 들어오는 외부 이물질을 막아주는 매우 거친 털들이다.

Palpebra(눈꺼풀; pal-PĒ-bra, eyelid)는 피부가 연속된 것이다. 눈꺼풀을 계속해서 깜박이는 것은 눈 표면에 윤활액을 제공하고 먼지나 파편들을 제거하는 기능을 한다. 눈꺼풀은 섬세한 눈 표면을 보호하기 위해 위아래가 가까이 붙을 수 있게 되어 있다.

두 눈꺼풀은 가운데 부위 중앙 **canthus(안각;** KAN-thus)에서 연결된다.

Palpebral fissure(눈꺼풀틈새)는 위아래 눈꺼풀의 틈을 말한다.

2 눈꺼풀 안쪽과 눈의 표면을 덮는 상피를 **conjunctiva(결막;** kon-junk-TĪ-vuh**)**라고 한다. 그것은 특수화한 중층 편평상피에 의해 덮인 점막이다.

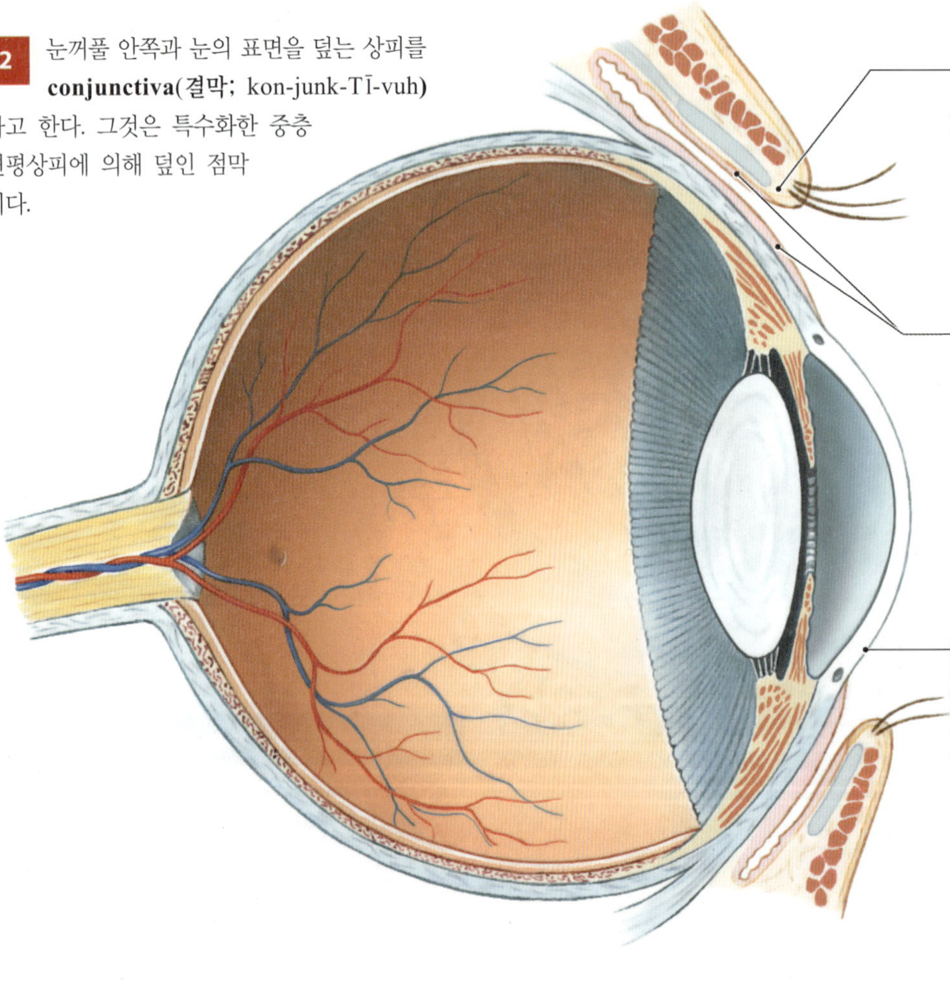

눈꺼풀의 안쪽 가장자리에는 변형된 기름샘인 **tarsal gland(눈꺼풀판샘)** 즉 Meibomian gland(마이보미언 샘; mī-BŌ-mē-a)가 있다. 이 샘에서는 지질이 풍부한 생성물을 분비하여 눈꺼풀이 서로 달라붙지 않도록 한다.

결막은 눈 앞 표면에 있는 투명한 부분인 각막 표면을 덮는 매우 약한 상피에 연속되어 있다.

3 눈물을 계속 분비함으로써 결막 표면이 축축하고 깨끗하게 유지된다. 눈물은 마찰을 감소시키고, 먼지를 제거하며 세균 감염을 막아주고 결막 상피에 영양소와 산소를 공급해준다. **Lacrimal apparatus(눈물기관)**는 눈물을 생성하고 내보내며 제거하는 기능을 수행한다. 각 눈의 눈물기관은 (1) **lacrimal gland (눈물샘)**, (2) lacrimal canaliculi(눈물소관), (3) lacrimal sac(눈물주머니) 및 (4) nasolacrimal duct(코눈물관)이다.

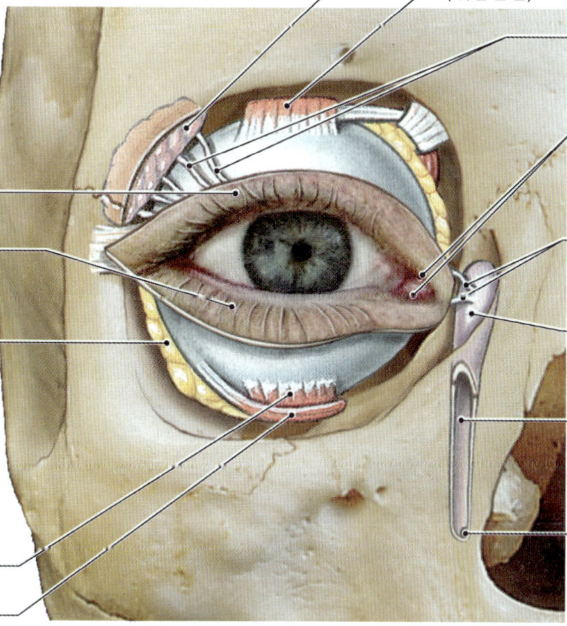

안구 뒤 orbital fat (눈확 지방)는 눈이 움직일 때 완충작용을 한다.

Component of the Lacrimal Apparatus (눈물기관의 구성 요소들)

아몬드 형의 lacrimal gland(눈물샘)는 매일 1 ml의 약알칼리성 액체인 눈물을 생산한다. 눈물은 윤활작용을 가능하게 하고 각막세포가 필요한 영양소와 산소를 공급해준다. 눈물샘 분비물에는 항균성 효소인 **lysozyme(리소자임)**과 항체들을 포함하고 있어서 병원체가 체내로 들어오는 것을 미리 방어하는 기능을 한다.

Tear duct(눈물관)는 눈물샘에서 윗 눈꺼풀 뒤 공간으로 눈물을 운반한다.

Lacrimal puncta(눈물구멍)는 눈물이 빠져나오는 두 개의 작은 구멍이다.

Lacrimal canaliculi(눈물소관)는 눈물구멍과 눈물주머니를 연결하는 조그만 통로이다.

Lacrimal sac(눈물주머니)은 lacrimal sulcus(눈물고랑) 안에 있는 작은 방이다.

Nasolacrimal duct(코눈물관)는 눈물주머니 아래 끝에서 시작하며 눈물을 코로 운반한다.

코눈물관은 코선반뼈이 아래 옆 좁은 통로 속으로 눈물을 보낸다.

4 **Conjunctivitis(결막염)** 혹은 pinkeye (홍안병)는 결막 표면이 손상받아 자극된 결과로 발생한다. 가장 뚜렷한 증상인 redness(적열) 상태는 결막 상피 깊은 부위의 혈관들이 팽창하여 생긴 것이다. 이러한 상태는 결막 표면이 병원체에 감염되거나 물리적 또는 화학적 자극 및 알러지에 의해 일어날 수 있다.

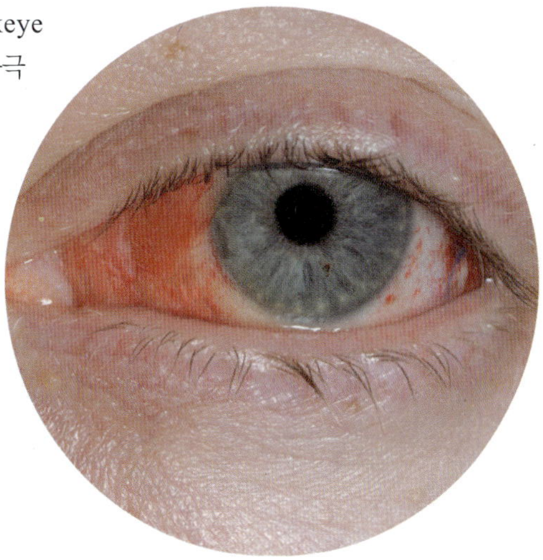

모듈 9.9 복습

a. 눈과 연관된 부속 구조들을 열거하시오.
b. Conjunctivitis(결막염)를 설명하시오.
c. 눈의 어느 층이 부적절한 눈물 생성에 영향을 먼저 받게 될까?

눈은 층으로 된 벽으로 이루어지고, 속은 비어서 앞뒤 방이 액체로 차 있다

1 눈(안구) 벽은 세 층으로 되어 있다.

Fibrous Layer(섬유층)

눈의 가장 바깥층은 **fibrous layer(섬유층)**로 각막 및 **sclera(공막;** SKLER-uh)로 구성되어 있다. 이 두 구조는 연속되어 있는데, 둘 사이 경계를 **corneal limbus(각막가장자리)**라고 한다. 섬유층은 (1) 기계적 지지작용과 물리적 보호작용, (2) 외재성 눈 근육의 부착장소로 작용하며 (3) 각막을 포함하고 있다.

Vascular Layer(혈관층)

Vascular layer(혈관층)에는 다수의 혈관, 림프관 및 내재성(평활근) 눈 근육들이 포함되어 있다. 이 중간층의 기능은 (1) 눈 조직에 혈관과 림프관들을 제공하고, (2) 눈으로 들어오는 빛의 양을 조절한다. 또한 (3) 눈의 chamber(방)들에서 순환하는 수양액을 분비하고 재흡수하며, (4) 초점을 맞추는데 필수 부위인 수정체의 모양을 조절한다.

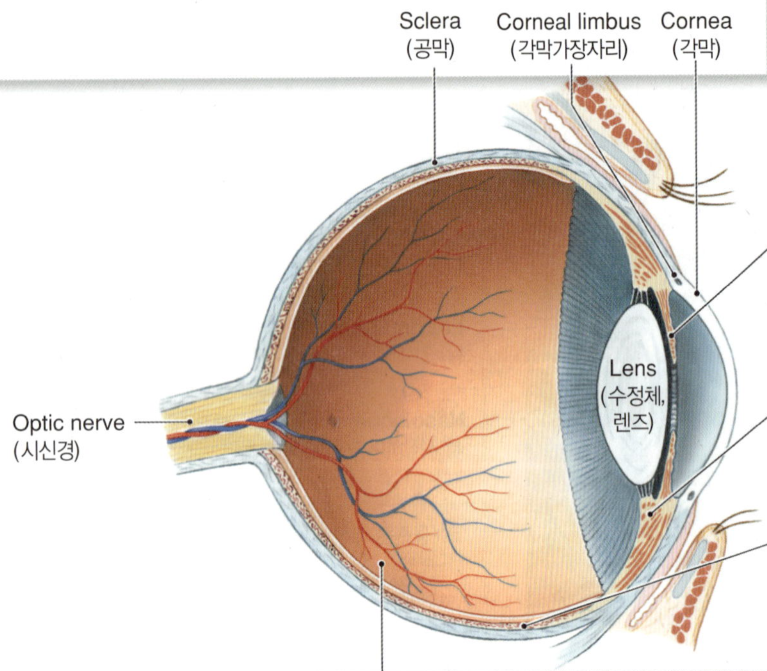

Iris(홍채)는 투명한 각막 표면을 통해 눈에 보인다. 여기에는 혈관, 색소 세포들 및 평활근 섬유층들이 포함되어 있다. 이 근육들을 수축하면, 동공의 지름과 눈으로 들어오는 빛의 양이 변하게 된다.

Ciliary body(섬모체)는 눈 안으로 두껍게 불룩 나온 부위이다. 여기에는 평활근 고리와 **aqueous humor(방수)**라고 하는 액체를 분비하는 상피세포들이 있다. 섬모체에서 뻗어나온 인대들이 홍채와 동공 뒤에서 수정체를 붙들어 매고 있다.

Choroid(맥락막)는 공막에 덮힌 혈관층이다. 맥락막에는 발달된 모세혈관망이 포함되어 있어서 망막층 안의 신경조직에 산소와 영양소를 운반해준다.

Neural Layer(신경층)

Neural layer(신경층) 즉 **retina(망막)**는 눈에서 가장 안쪽 층이다. 망막은 빛을 흡수하는 얇은 바깥층(색소층)과 빛에 민감한 세포들인 **photoreceptor(빛수용기)**들을 포함하는 두꺼운 안층으로 이루어져 있다.

2 위에서 본 단면도로서 섬모체와 수정체가 눈 안을 작은 **anterior cavity(앞공간)**와 큰 **posterior cavity(뒷공간)**로 나눈다.

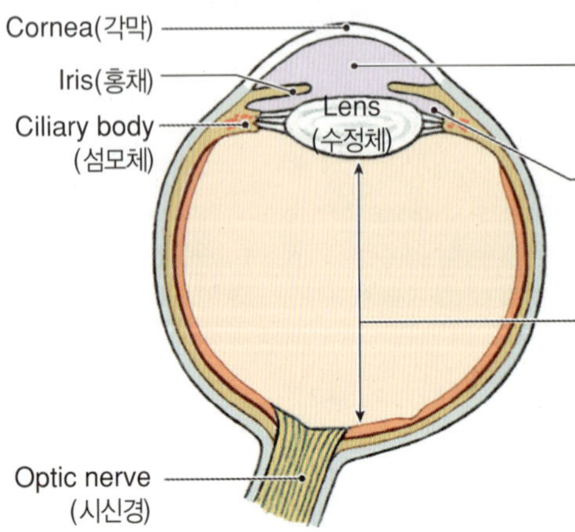

Anterior Cavity(앞공간)

Anterior chamber(앞방)는 각막에서 홍채까지 확장되어 있다.

Posterior chamber(뒷방)는 홍채와 섬모체 및 수정체 사이로 확장되어 있다.

Posterior Cavity(뒷공간)

뒷공간의 대부분은 **vitreous body(유리체)**, 즉 유리체액이라고 알려진 젤라틴성 물질로 차 있다.

Extrinsic Eye Muscle(외재성 눈근육)

외재성 눈 근육은 눈의 위치를 잡아준다.

3 6개의 외재성 근육들 중 5개는 오른 눈 옆면도에서 볼 수 있다.

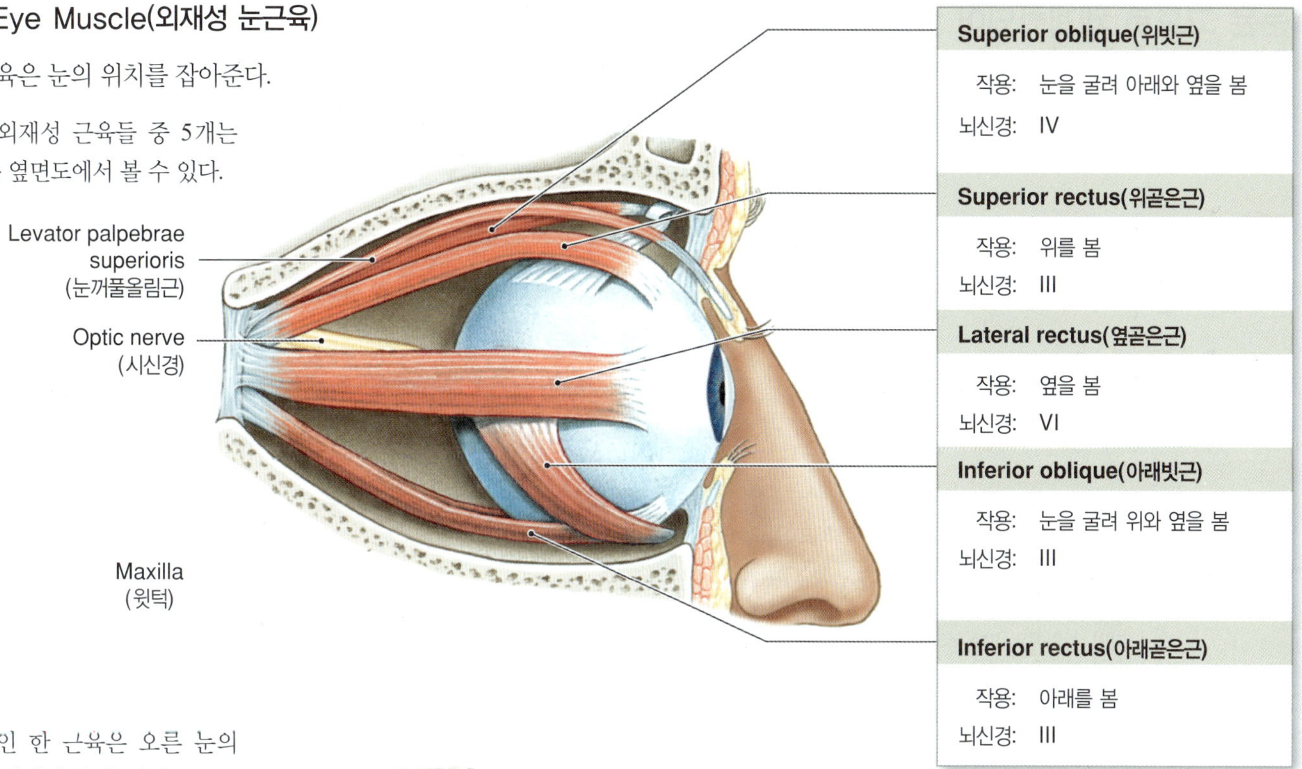

4 추가적인 한 근육은 오른 눈의 가운데 면에서 볼 수 있다.

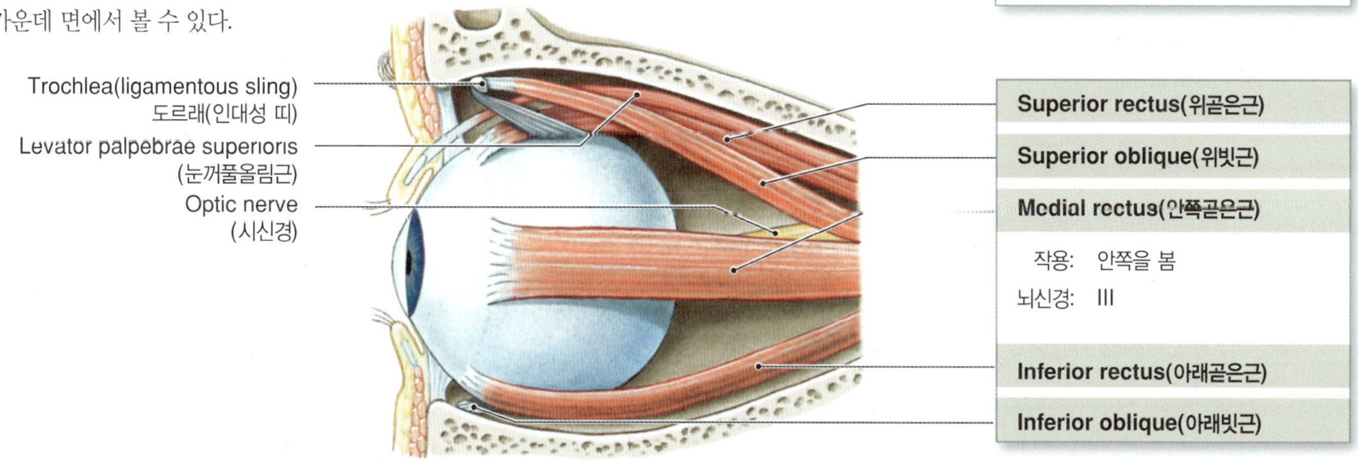

5 이 오른 눈의 앞면도는 각자 독립적으로 작용하는 외재성 눈 근육들의 수축으로 일어나는 눈의 운동방향을 보여주고 있다.

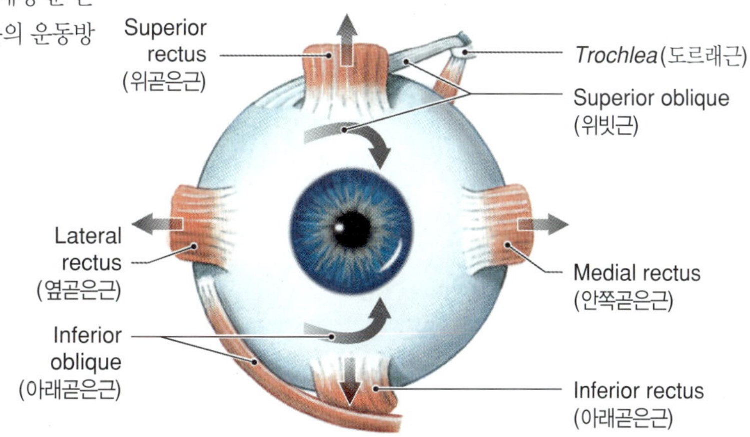

모듈 9.10 복습

a. 눈의 세 층의 이름을 말하시오.

b. 특징적인 눈의 색깔을 결정하는 것은 무엇인가?

c. Extrinsic eye muscle(외재성 눈 근육)들의 명칭을 말하고 어떤 방향으로 눈을 움직이는지 설명하시오.

9.11

눈은 고도로 체계화되어 있으며 망막의 중심오목에 빛을 모으는 일관된 시축을 가지고 있다

1 아래 단면도는 눈 해부도에서 눈의 위치 설정 및 빛을 망막의 빛수용기에 도달시키는 일과 관련된 중요한 구조들을 나타내고 있다.

Cornea(각막)는 빛이 눈으로 들어가도록 하기 때문에 이 구조가 투명하고 깨끗해야 하는 것은 눈의 기능에 필수적이다. 각막은 빛 통과를 방해하지 않도록 주로 여러 층의 콜라겐 섬유들을 포함하는 치밀한 기질로 이루어져 있다. 각막에는 혈관이 없어서 겉상피세포들은 산소와 영양소들을 자유표면을 가로질러 흐르는 눈물로부터 얻는다.

Lens(수정체)는 각막 뒤에 존재하고 섬모체에서 유래한 **suspensory ligament(걸이인대)**에 의해 붙들려 있다. 수정체는 치밀한 섬유성 피막으로 둘러싸인 동심원층의 세포들로 구성되어 있다. 세포들은 길쭉하고 투명한 단백질로 채워져 있어서 수정체가 깨끗하고 빛을 모을 수 있도록 한다. 수정체 가장자리 주위에는 피막섬유들이 걸이인대의 섬유들과 뒤섞여 있다. 수정체의 기본적인 기능은 시각 상의 초점을 빛수용기에 맞추는 것으로, 수정체의 모양을 변화시킴으로써 가능해진다.

걸이인대의 장력은 수정체가 구형으로 되는 것을 막아준다.

섬모체는 수정체를 지탱하고 모양을 조절한다.

망막에는 빛수용기, 색소세포, 지지세포 및 뉴런들이 분포하고 있다.

맥락막의 혈관은 눈 안의 모든 구조들에 직간접적으로 영양소를 공급한다.

공막, 즉 "눈 흰자위"는 콜라겐 및 탄력섬유들을 포함하는 치밀 섬유성 결합조직으로 구성되어 있다. 이 층은 눈 뒤쪽 시신경이 나가는 부분에서 가장 두껍고, 앞쪽 표면에서 가장 얇다. 공막은 눈이 움직이는 동안 눈의 모양을 안정화시킨다. 6개의 외재성 눈 근육들과 공막은 콜라겐 섬유들이 혼합되어 있는 상태로 연결되어 있다.

Optic nerve(N II, **시신경**)는 뇌로 시각정보를 운반한다.

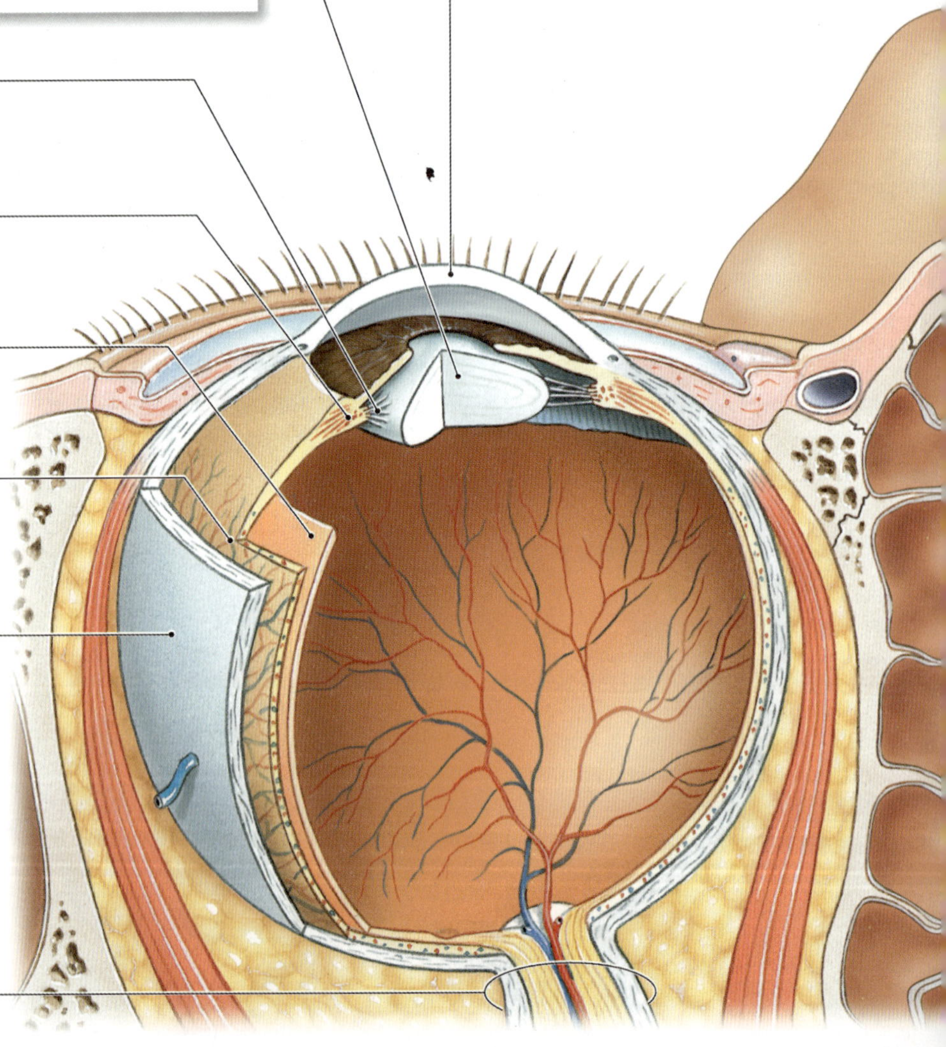

2 눈으로 들어오는 빛의 양과 수정체를 통해 지나가는 양은 홍채에 있는 두 층의 동공근육들에 의해 조절된다. 이 평활근이 수축하면 동공의 지름이 변화한다. 두 근육층 모두 자율신경계의 지배를 받고 있다. 밝은 빛에 대한 반응으로 부교감신경이 활성화하면 동공은 작아지고, 반면에 어두운 빛에 대한 교감신경의 활성화로 동공은 확장된다.

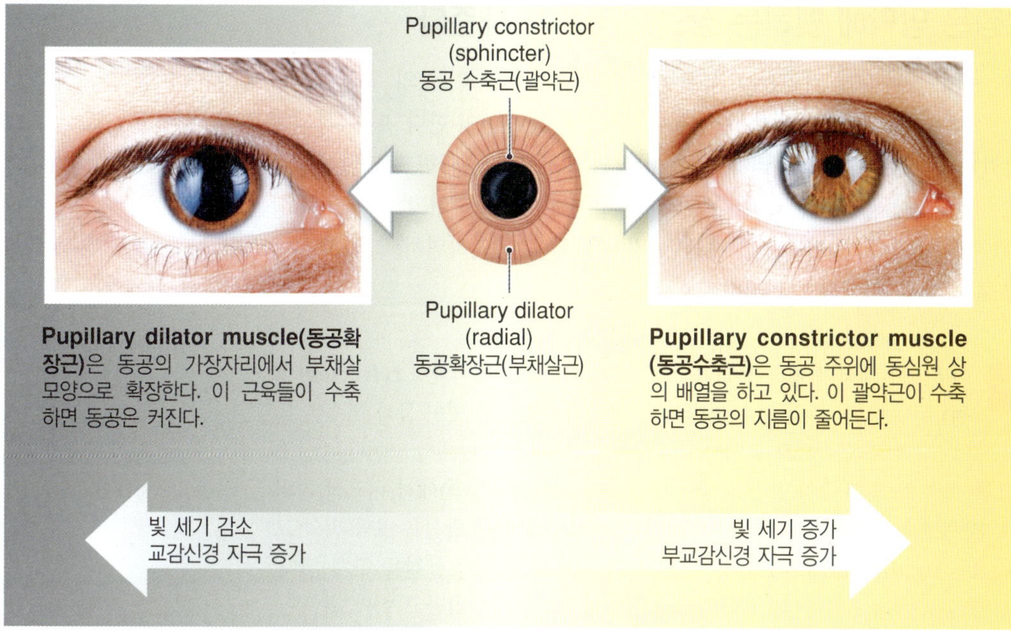

3 각막과 수정체 중심을 빛이 지나면서 눈의 어떤 부위보다도 빛수용기들이 최대로 밀집된 특별한 부위를 때리게 된다.

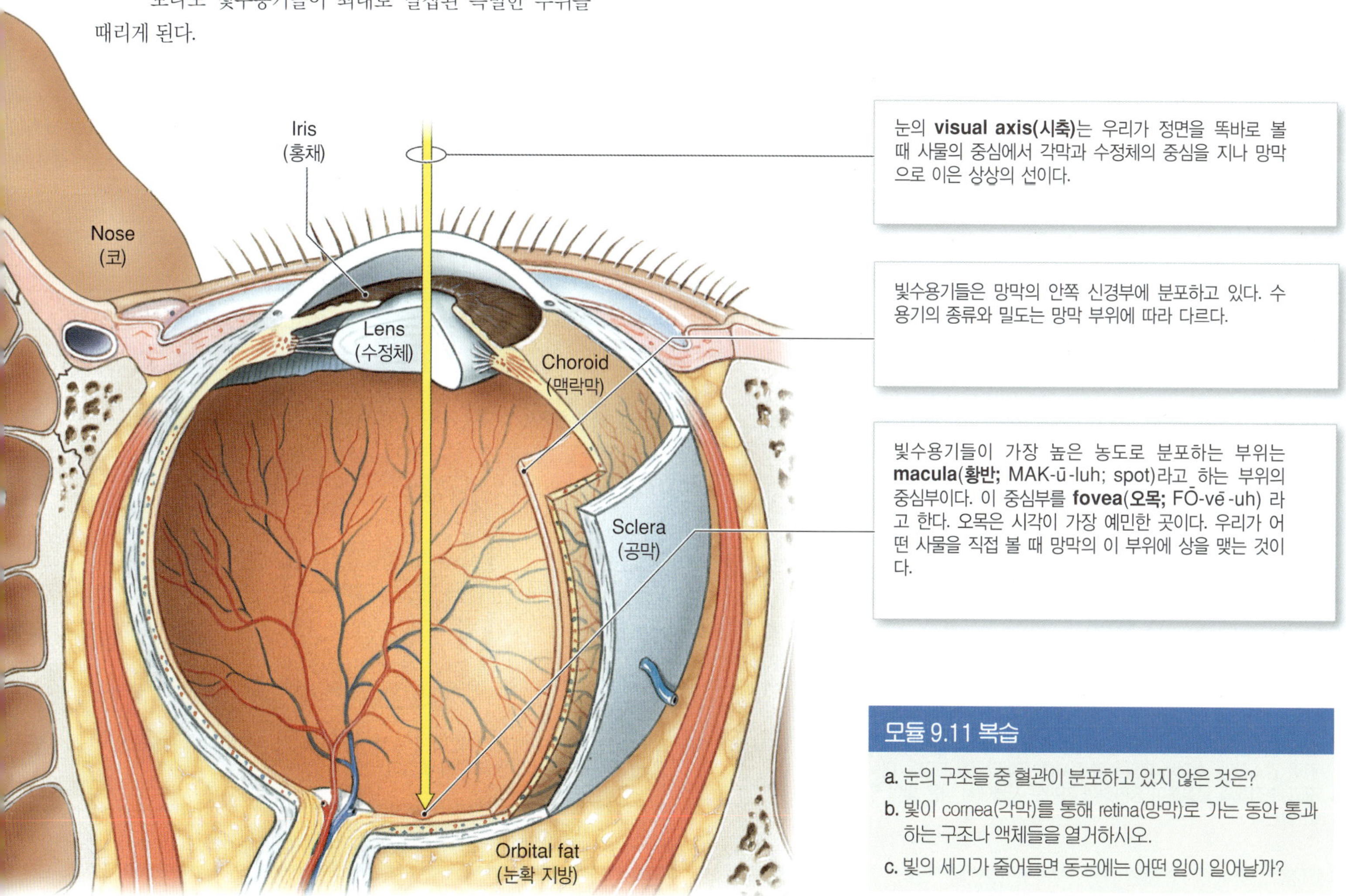

모듈 9.11 복습

a. 눈의 구조들 중 혈관이 분포하고 있지 않은 것은?

b. 빛이 cornea(각막)를 통해 retina(망막)로 가는 동안 통과하는 구조나 액체들을 열거하시오.

c. 빛의 세기가 줄어들면 동공에는 어떤 일이 일어날까?

초점은 망막에 맺히는 상을 선명하게 해준다

눈을 종종 카메라에 비유한다. 유용한 정보를 제공하고자, 눈의 수정체는 카메라 렌즈처럼 마찬가지로 들어오는 이미지의 초점을 맞추어야 한다. 어떤 상의 초점이 "맞았다"는 것은 사물로부터 오는 빛이 망막의 표면에 정확하게 도달해서 사물의 작은 상을 형성해야 하는 것이다. 만일 빛이 정확하게 초점이 맞지 않으면 상은 흐릿하게 나타난다. 일반적으로 초점은 빛이 각막을 통과하면서, 그리고 수정체를 통과하면서 두 단계로 맞춰진다:

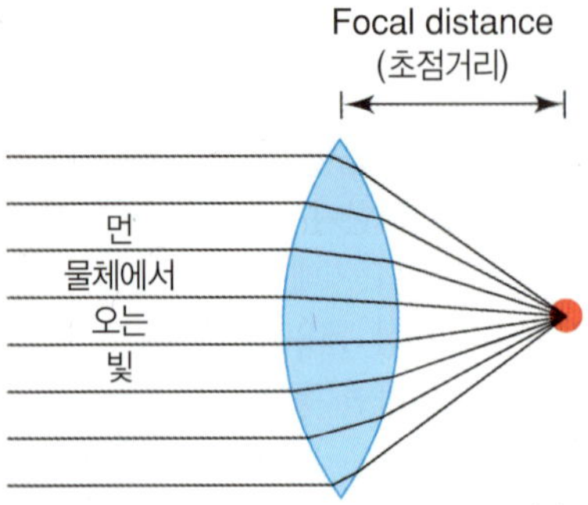

1 어떤 매질에서 진행하던 빛이 밀도가 다른 매질로 들어가면 **refracted(굴절)** 된다. 사람 눈의 경우 최대의 굴절은 공기에서 온 빛이 물과 비슷한 밀도를 갖는 각막 조직 속으로 들어갈 때 나타난다. 우리는 각막에서 일어나는 굴절 정도를 바꿀 수 없다. 2차 굴절은 빛이 aqueous humor(수양액)에서 비교적 치밀한 수정체로 들어갈 때 나타난다. 수정체는 사물로부터 오는 광선을 망막 위의 교차지점인 **focal point(초점)**에 정확하게 맞추기 위해 필요한 굴절을 하게 된다. 수정체 중심부와 초점 간의 거리를 **focal distance(초점거리)**라고 한다. 눈이든 카메라든, 초점거리는 물체에서 수정체(렌즈)까지의 거리와 수정체의 모양에 의해 결정된다.

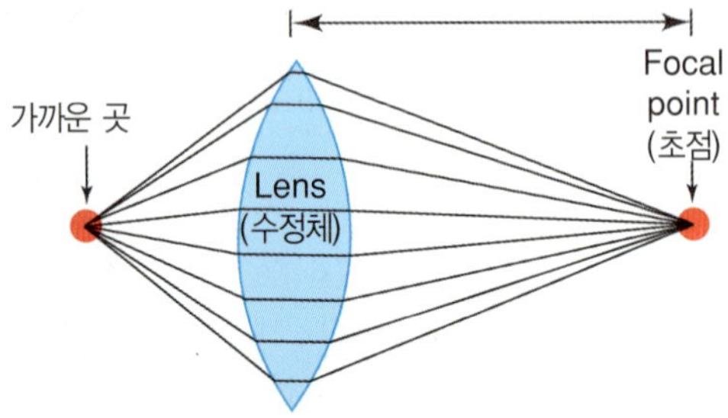

광원이 가까우면 가까울수록, 초점거리는 길어진다

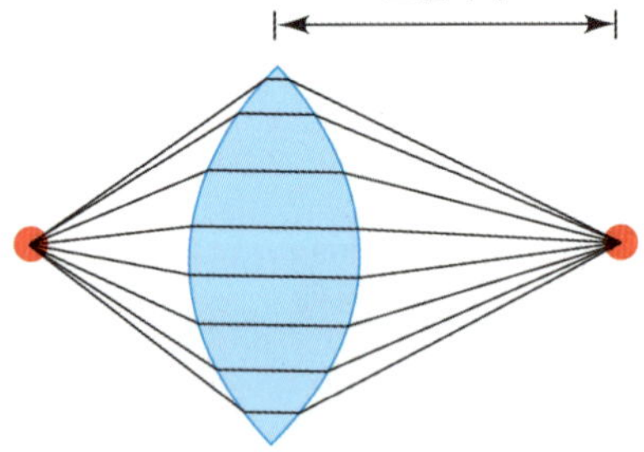

수정체가 더 둥글수록, 초점거리는 짧아진다

2 카메라는 디지털 이미지 센서에 가깝거나 멀게 렌즈를 이동시키면서 상의 초점을 맞춘다. 이렇게 초점을 맞추는 방법은 수정체에서 황반까지의 거리를 바꿀 수 없기 때문에 우리 눈에서는 일어날 수 없다. 대신 초점거리가 일정하게 유지되도록 하기 위해 수정체의 모양을 변화시킴으로써 상의 초점을 맞추는데, 이 과정을 **accommodation(조절작용)**이라고 한다.

가까운 곳을 보기 위해서: 섬모체 근육은 수축하고 수정체는 둥글게 변해야 한다

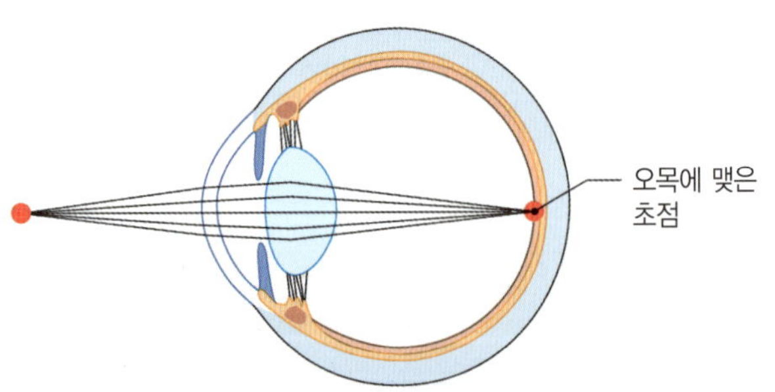

섬모체의 근육이 수축하면, 섬모체는 수정체 쪽으로 움직이고 걸이인대의 장력이 감소한다. 수정체 피막은 수정체를 끌어당겨서 모양을 더욱 구형으로 바꾸고 수정체의 굴절률이 증가하여 가까운 사물에서 나온 빛이 망막 위에 초점이 맺힌다.

먼 곳을 보기 위해서: 섬모체 근육은 이완하고 수정체는 편평해져야 한다

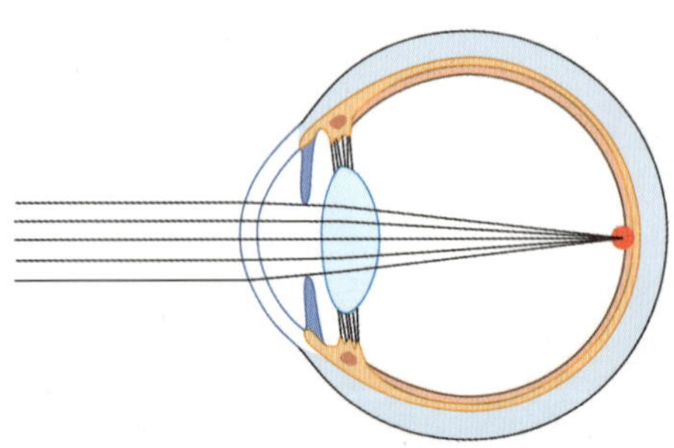

모양체 근육이 이완하면 걸이인대가 수정체를 끌어당겨 수정체가 더 편평해지고 먼 곳 사물의 상이 망막 위에 초점이 맺힌다.

3 보이는 물체는 단일 점이 아닌 컴퓨터 스크린 상의 픽셀처럼 다수의 개별 점들로 이루어져 있다. 눈의 경우, 각 점에서 나온 빛이 망막에 초점이 맺혀 원래의 축소된 상을 만들게 된다. 그러나 상은 거꾸로 역전되어 있다. 뇌는 이 상을 거꾸로 해석하기 때문에 우리는 망막에 맺힌 상의 방향과 물체의 방향 간의 차이를 알 수 없는 것이다. 이러한 보상작용은 경험에 의해 학습된다– Visual image(시각 상)를 거꾸로 바꾸는 안경을 착용한 사람은 변화에 대해 비교적 빠르게 적응할 수 있는 것과 같은 이치이다.

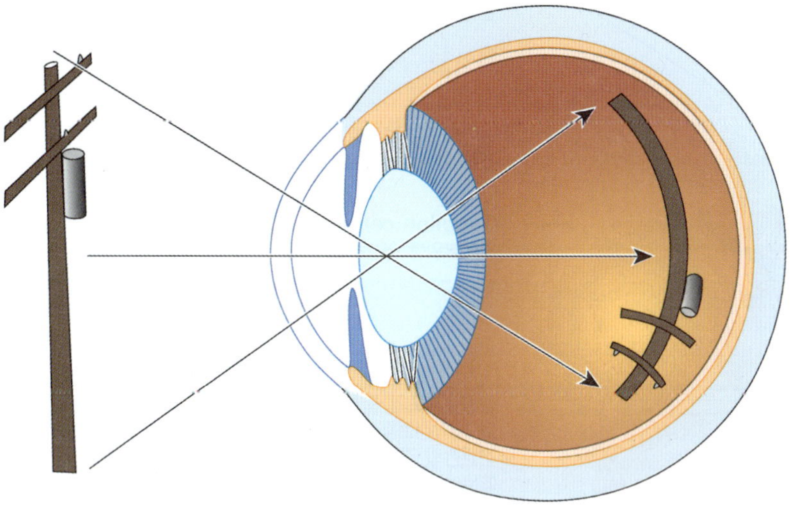

전신주를 보고 있는 눈의 시상단면을 생각해 보자. 전신주 꼭대기의 상은 망막의 바닥에 맺히고, 바닥이 상이 망막 꼭대기에 맺힌다. fovea(오목)는 망막의 단지 작은 면적을 차지하고 있어서 투사된 상이 매우 작기 때문에, 이 그림은 크기의 비율을 맞춰서 그리지 않았다. 따라서 교차는 수정체에서 나타나 있으나 사실상 오목 근처에 있는 것이다.

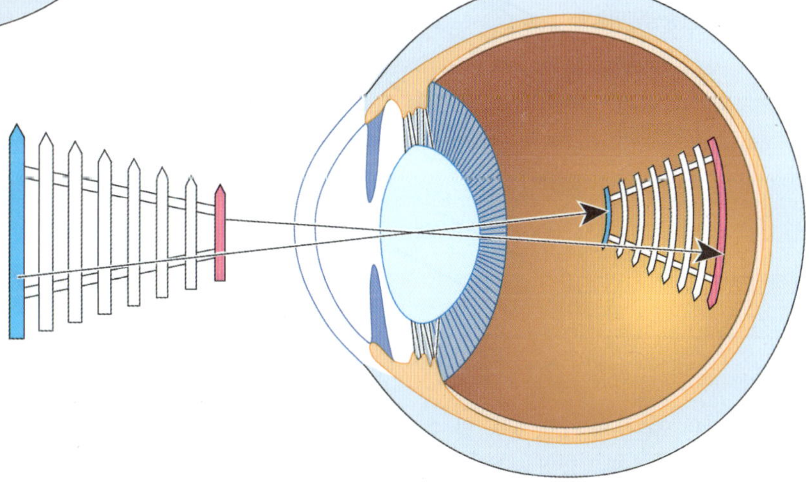

이번에는 말뚝 울타리를 보고 있는 눈의 시상단면을 생각해 보자. 울타리 왼쪽 가장자리 상은 망막의 오른쪽에 맺히고, 오른쪽 가장자리 상은 망막의 왼쪽에 맺힌다.

수정체에 매우 가까이 있는 사물을 보기 위해서는 최대한의 굴절이 필요하다. 뚜렷이 볼 수 있는 한계는 수정체의 탄력성의 정도에 의해 결정된다. 어린이들은 보통 눈에서 7~9 cm 떨어진 사물에 초점을 맞추지만, 세월이 흐르면서 수정체는 뻣뻣해지고 반응성이 감소한다. 젊은 성인은 보통 15~20 cm 떨어진 물체에 초점을 맞춘다. 나이가 듦에 따라 그 거리는 점차 증가하여 60세에 근점은 대체로 83 cm 정도이다.

모듈 9.12 복습

a. Focal point(초점)를 정의하시오.
b. 모양체 근육들이 이완하였을 때, 가까운 사물 혹은 먼 거리의 사물 중에서 어느 쪽을 보는 것인가?
c. Near point(시각의 근점)는 왜 일반적으로 나이에 따라 증가하는가?

망막의 신경조직은 여러 층의 특수한 빛수용기, 뉴런 및 지지세포들로 구성되어 있다

1 눈의 단면도로서 시신경이 시작되는 부위 근처에 있는 망막을 보여주고 있다.

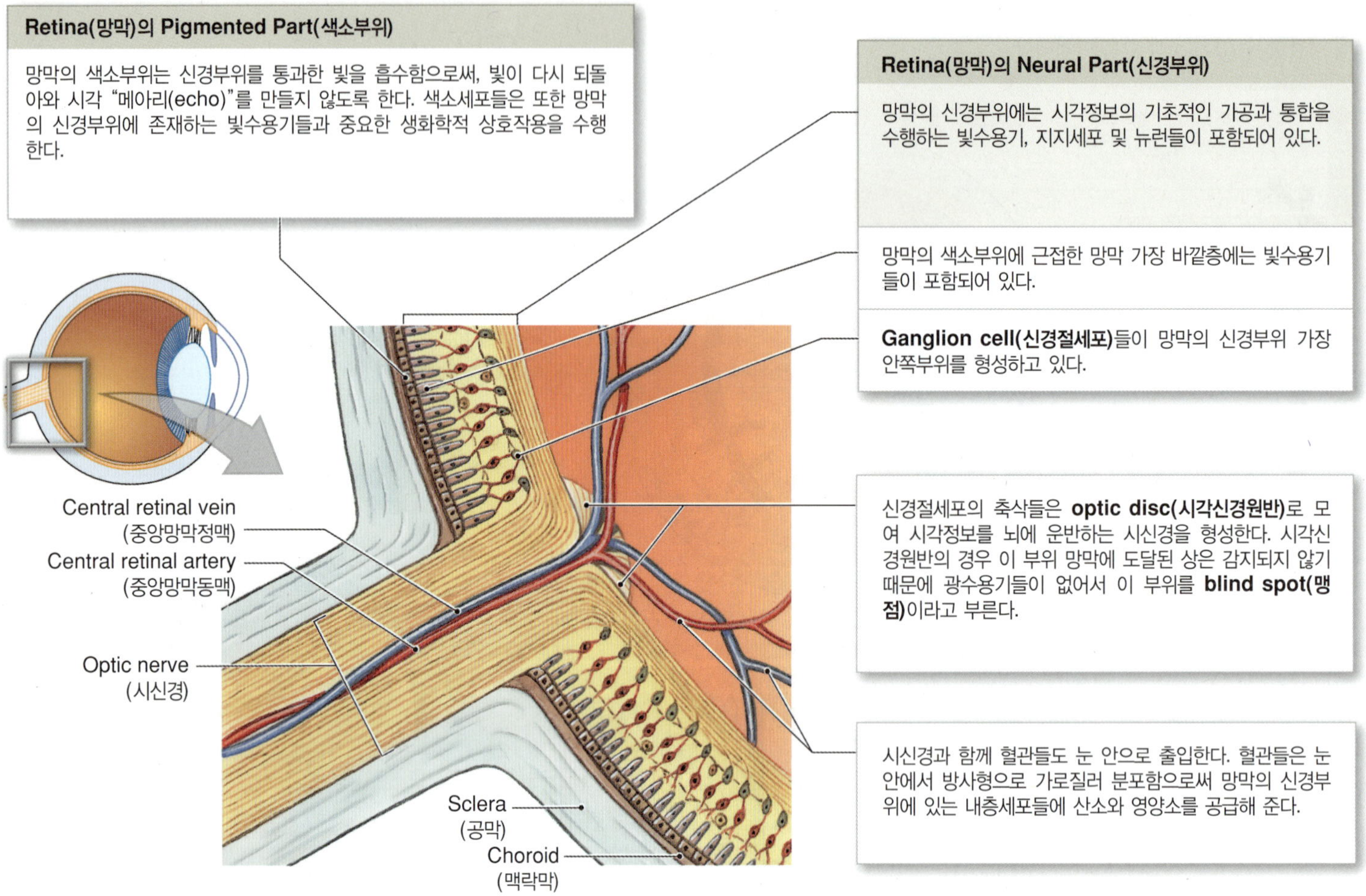

2 이것은 오른눈의 각막, 동공 및 수정체 부분을 통해 찍은 망막 사진이다.

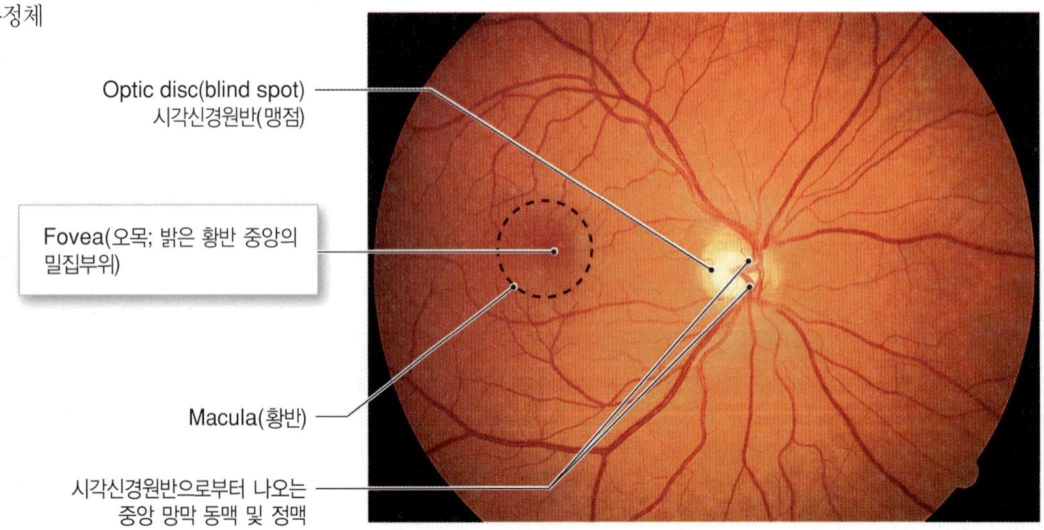

3 이 단면도는 망막이 두 종류의 빛수용기인 막대세포와 원뿔세포를 포함한 특수세포들로 여러 층을 형성하고 있음을 보여주고 있다.

Retina(망막)의 Photoreceptor (빛수용기)

Rod(막대)는 빛의 색깔들을 구분하지 못한다. 우리가 불빛이 흐릿한 방에서, 새벽에 또는 희미한 달빛 아래에서 볼 수 있게 해준다. 한 쪽 눈의 망막에는 약 1억 2,500만 개의 막대들이 있다. 망막 주변부에서 막대들의 밀도는 가장 높고, 원뿔들은 가장 적다.

Cone(원뿔)은 우리들의 색각을 제공한다. 막대의 경우보다 더 예민하고 뚜렷한 상을 제공하지만 원뿔은 보다 강한 빛을 필요로 한다. 각 눈의 망막에는 약 600만 개의 원뿔들이 있다. 황반의 오목부위에서 원뿔들의 밀도는 최대이고, 이곳에 막대는 없다.

막대와 원뿔들이 **bipolar cell(두극세포)**이라고 하는 뉴런들과 시냅스를 형성한다.

두극세포는 신경절세포와 시냅스를 형성한다.

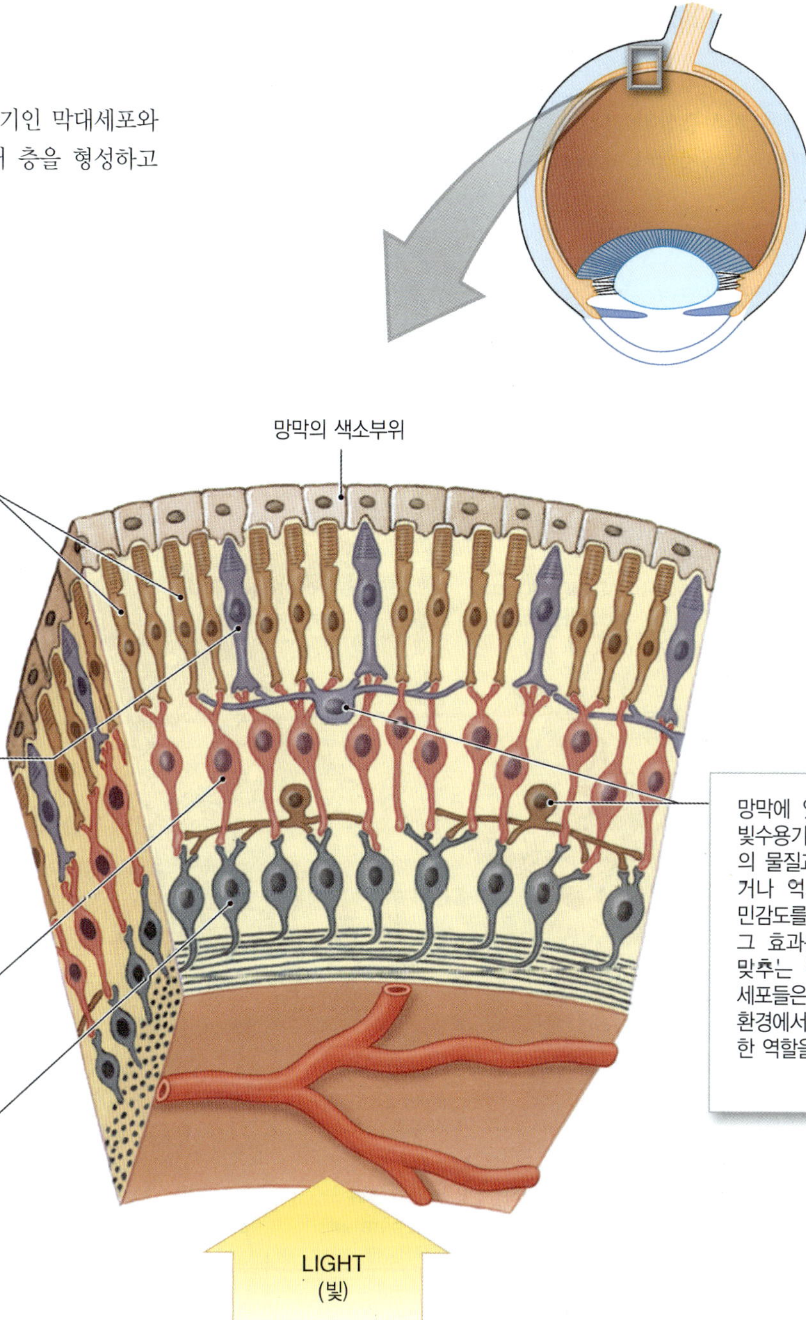

망막에 있는 다른 세포들은 빛수용기와 신경절세포들 간의 물질교환(소통)을 촉진하거나 억세함으로써 망막의 민감도를 변화시킬 수 있다. 그 효과는 TV에서 색상을 맞추는 것에 비유된다. 이 세포들은 어둡거나 밝은 빛 환경에서 눈의 조절에 중요한 역할을 수행하고 있다.

우리가 사물을 똑바로 쳐다볼 경우 상은 색각 및 상 선명도의 중심인 fovea(오목)에 맺힌다. 그러나 아주 희미한 빛에서는 원뿔이 기능을 발휘할 수 없다. 우리가 직접 응시하면 어두운 별을 볼 수 없으나 시선을 바꾸면서 쳐다보면 상이 좀 더 예민한 막대에 맺혀서 볼 수 있게 되는 것이 바로 이런 이유 때문이다.

모듈 9.13 복습

a. 막대와 원뿔을 정의하고, 기능들을 간단하게 진술하시오.

b. 불빛이 흐릿한 방에 들어가면 잘 보일까? 왜 그럴까, 왜 그렇지 않을까?

c. 만일 태어날 때부터 눈에 원뿔이 없었다면, 우리는 볼 수 있을까, 없을까? 이에 관하여 설명하시오.

9.14

막대와 원뿔의 외절에서 일어나는 빛수용은 시각색소들을 활성화하는 과정이다

망막의 막대와 원뿔은 가시광선의 기본단위인 photon(광자)을 감지하기 때문에 빛수용기라고 부른다. 빛에너지는 특징적인 파장(파고사이거리)을 갖는 파동으로 전달되는 복사 에너지의 한 형태이다. 우리 눈은 가시광선인 400~700 nm의 파장에 민감하다. 1 nm는 1 m의 10억분의 1이다.

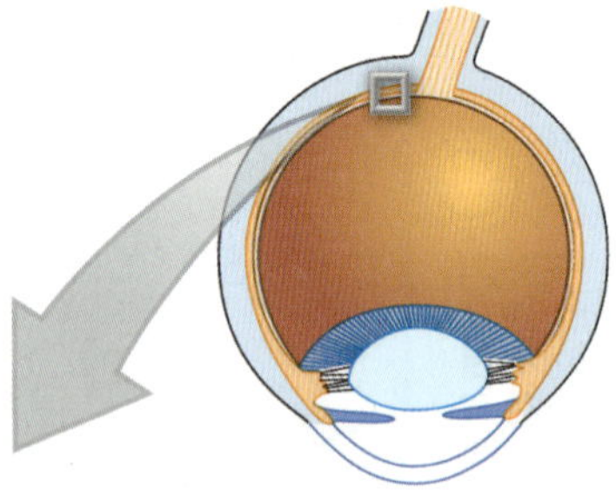

1 이 그림은 막대와 원뿔, 그리고 색소상피와 두극세포들의 구조적 특징을 보여주고 있다. 막대와 원뿔 둘 다 막성 판인 disc(원반)를 가지고 있으며, 여기에 **visual pigment(시각색소)**라고 하는 특별한 유기화합물이 포함되어 있다.

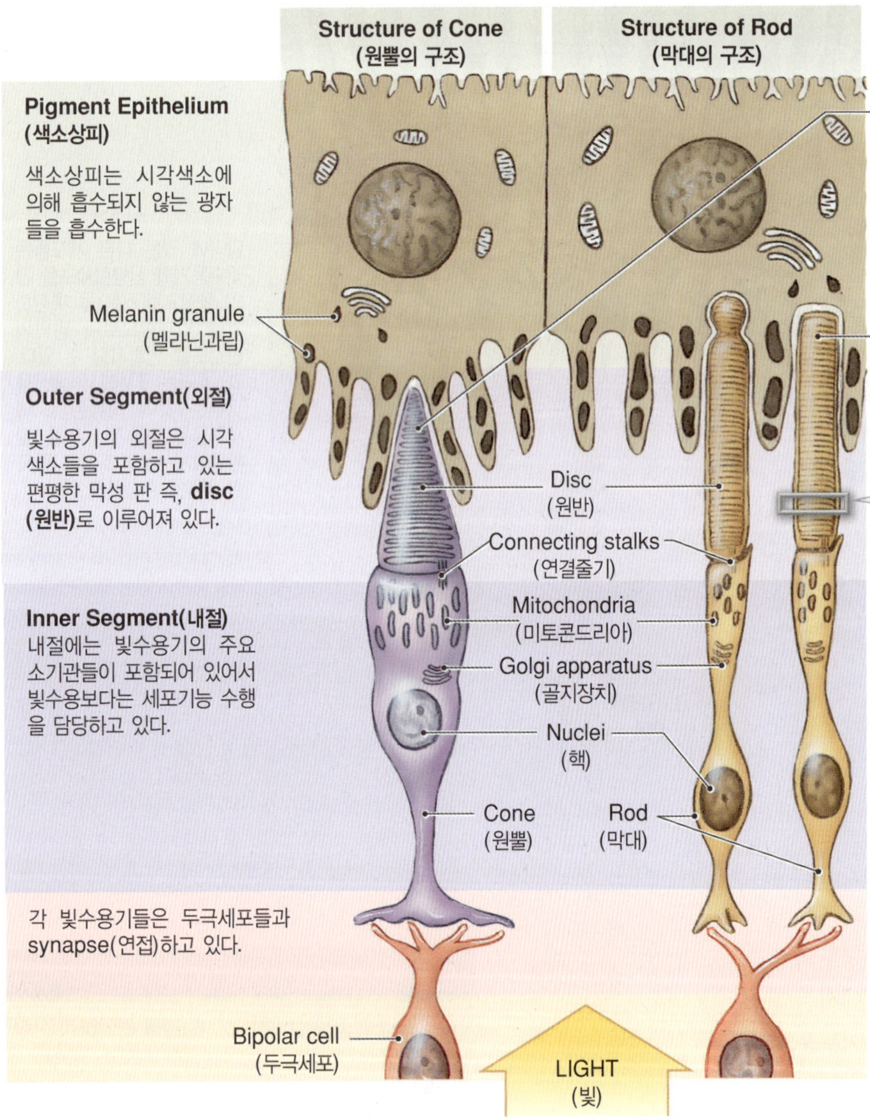

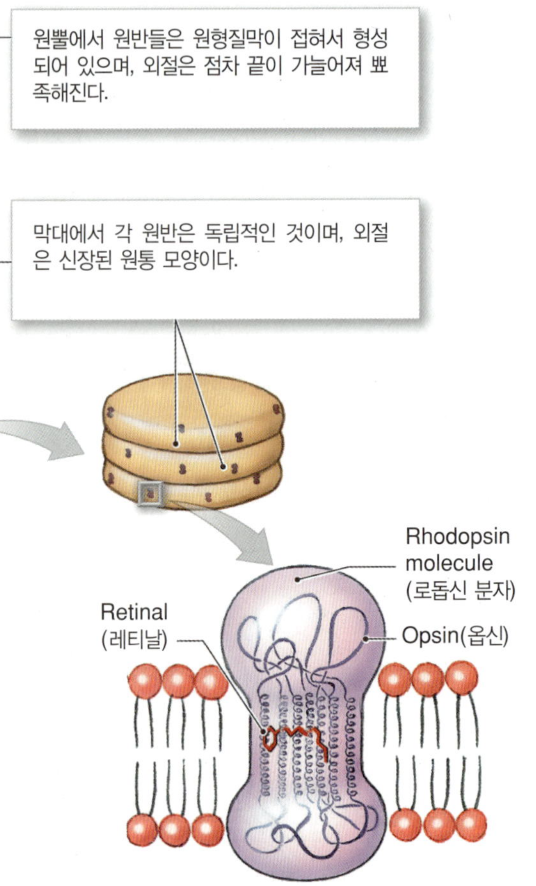

2 시각색소들은 막대에 존재하는 **rhodopsin(로돕신**; rō-DOP-sin)이라는 visual purple (시홍) 화합물에서 유래된 것들이다. 로돕신은 opsin(옵신)이라는 단백질이 비타민 A로부터 합성되는 **retinal(레티날**; RET-i-nal) 색소에 결합하고 있다. 옵신의 종류에 따라 레티날에 의해 흡수될 수 있는 빛의 파장이 결정된다.

3 빛이 시각색소에 도달하면, 레티날 분자는 모양의 변화가 나타나고, 이것이 외절의 투과성을 바꾼다. 투과성의 변화는 빛에너지를 신경충격으로 전환시키는 것과 같이 눈에서 신호전달의 열쇠가 된다.

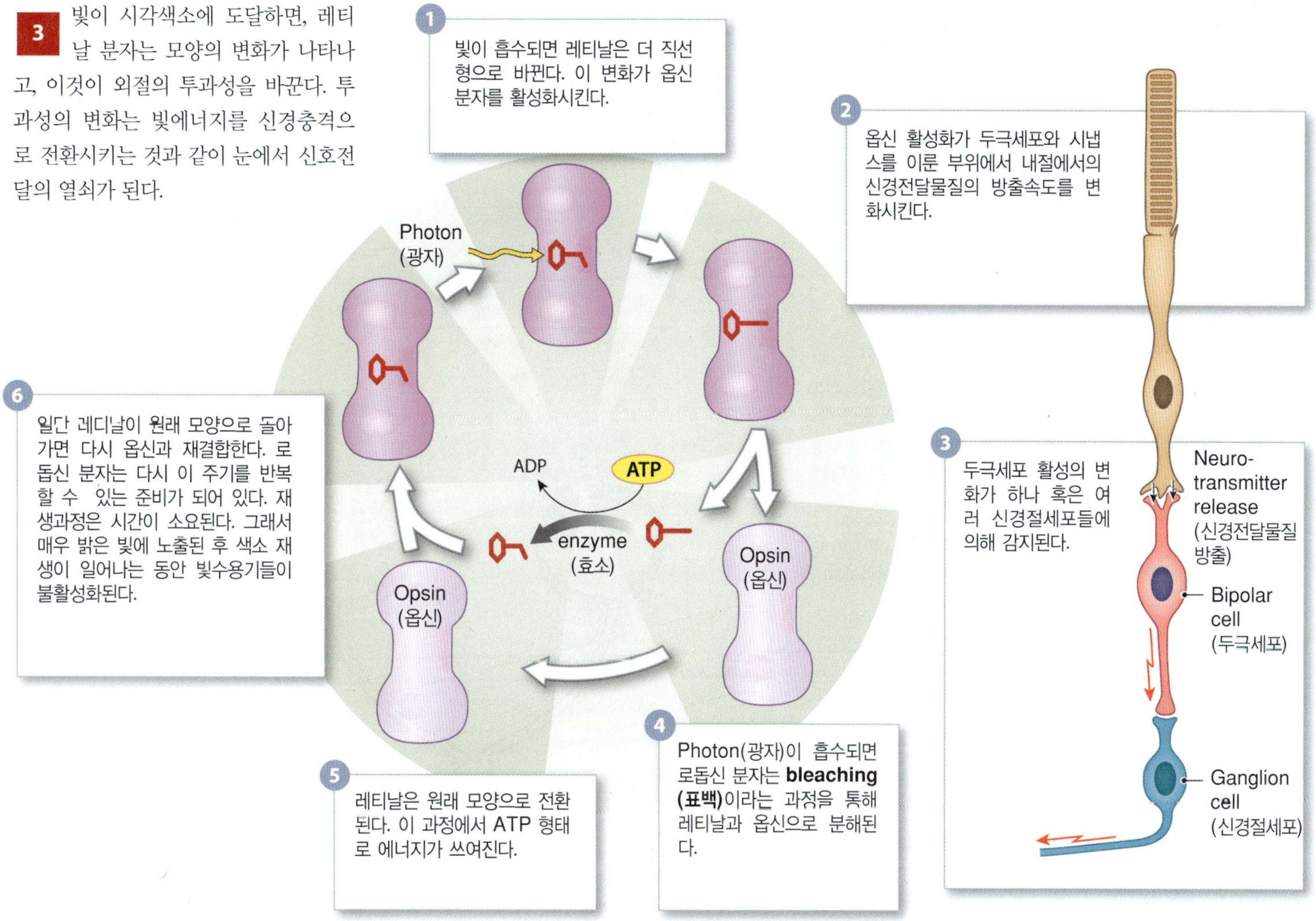

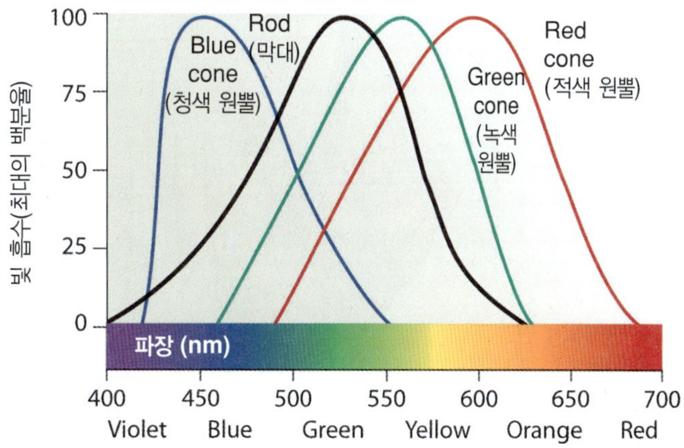

주목

만일 어떤 사람이 하나 이상의 원뿔색소가 결여되면 **color blindness (색맹)**가 된다. 보통의 경우 반성유전이고, 유전적 기초에 대해서는 뒷장에서 다루어질 것이다. 원뿔색소들이 없는 total color blindness(전색맹)는 매우 희귀하지만, 남성의 2%는 적색 혹은 녹색 원뿔색소가 없어서 부분적으로 색맹이다.

4 원뿔에는 세 종류가 있다: **blue cone(청색 원뿔), green cone(녹색 원뿔), red cone(적색 원뿔)**. 종류에 따라 서로 다른 범위의 파장에 민감한 옵신들을 가지고 있다. 여러 조합에 의한 자극들은 color vision(색각)의 기초가 된다. 정상 시력을 갖는 사람의 경우 전체 원뿔의 16%는 청색 원뿔, 10%는 녹색 원뿔 그리고 74%가 적색 원뿔이다. 파장의 감수성이 중복되기는 하지만 각 종류는 특별한 스펙트럼에 가장 민감하게 자극된다. 세 종류 모두 자극되면 흰색으로 인식된다. 또한 막대(원뿔이 아니라)가 자극되었을 때에도 흰색으로 인식된다. 이것이 우리가 빛이 어두운 곳으로 들어가거나 별빛 아래에서 걸어갈 때 모든 것들이 흑백으로만 보이는 이유이다.

모듈 9.14 복습

a. 세 종류의 원뿔들에 대하여 설명하시오.

b. 카메라 플래시를 보고 난 후 일시적으로 앞이 잘 보이지 않는 이유를 설명하시오.

c. 비타민 A가 결핍된 식사는 시각에 어떤 영향을 미칠 수 있는가?

시각경로에 따라 시각정보가 각 눈에서 두 대뇌반구로 분배된다

Visual Pathway(시각경로)

시각경로는 망막의 빛수용기에서부터 시작된다. 각 빛수용기는 특정 receptive field(수용야)를 가지고 있고, 자극이 오면 정보를 두극세포를 통해 신경절세포로 보낸다.

약 100만 개의 신경절세포들로부터 나온 축삭들은 시각신경원반 위에 수렴되고, 안구 벽을 지나 시신경(II)이 diencephalon(사이뇌, 간뇌) 쪽으로 진행한다.

각 눈에서 나온 두 시신경들은 간뇌의 optic chiasm(시신경교차)에 도달한다.

그 지점에서 섬유들 중 절반 정도는 뇌의 같은 쪽 lateral geniculate nucleus(가쪽무릎핵)로 가고, 한편 나머지 절반 정도는 교차되어 반대쪽 가쪽무릎핵에 도달한다.

각 가쪽무릎핵으로부터 시각정보는 그쪽 대뇌반구의 후두피질로 보내어진다. 각 가쪽무릎핵에 연결된 섬유다발은 시각피질과 함께 **optic radiation(시각부챗살)**으로 알려져 있다.

우리가 보는 상은 뒤통수엽(후두엽)의 시각피질에 도달한 정보의 통합을 반영하는 것이다. 각 눈은 약간 다른 시각상을 받아들인다. 왜냐하면 (1) 오목은 5~7.5 cm 떨어져 있고, (2) 코와 안와 때문에 반대쪽을 볼 수 없기 때문이다.

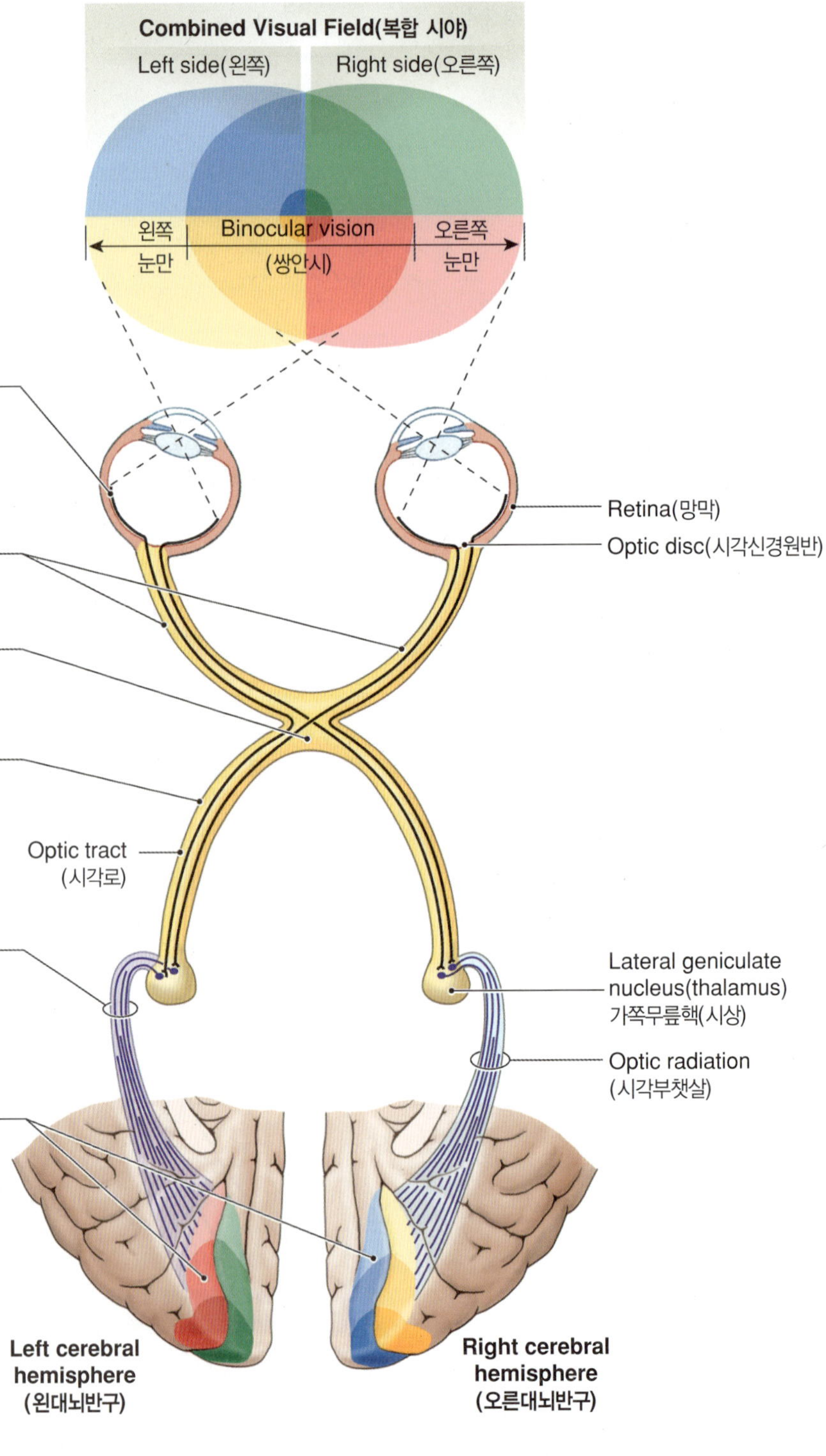

1 왼눈과 오른눈의 시각상이 중복되고, 각 대뇌반구의 시각피질은 두 눈에서 오는 정보를 받아들인다. 그러나 정보는 분류되어서 왼쪽 시각피질은 시야의 왼쪽 절반에 대한 정보를 받아들인다. 뇌는 두 눈이 받아들인 상에 있는 물체들의 상대적인 위치를 비교함으로써, 보이는 물체들 사이의 3차원적인 관계를 해석하는 **depth perception(거리감각, 깊이감각)**이 가능하다. 망막에서 시각상의 방향을 중복시키면서 시각피질의 지도 위아래가 뒤바뀌어 있다.

모듈 9.15 복습

a. 시각부챗살을 정의하시오.
b. 시각상은 어디에서 인지되는가?
c. 망막의 빛수용기에서부터 시각경로를 추적하시오.

원근조절 문제는 각막이나 수정체 혹은 눈 모양이 비정상적인 원인들 때문에 발생한다

Emmetropia(정시안)

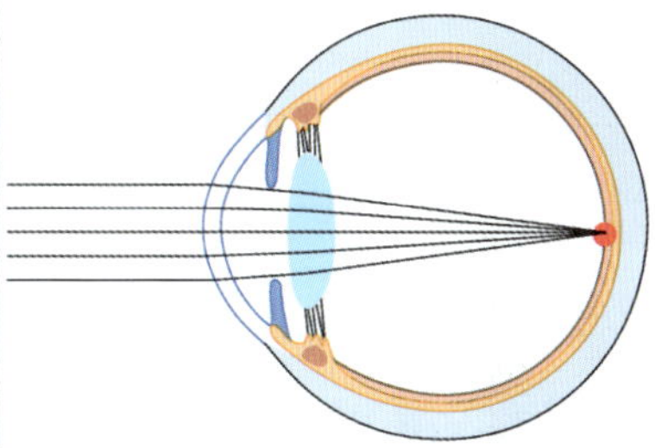

정상적인 건강한 눈의 경우, 모양체 근육이 이완하고 수정체가 편평해지면 먼 곳의 사물이 망막 표면에 초점이 맺힌다. 이런 상태를 **emmetropia(정시안;** *emmetro-*, 적절한 + *-opia*, 시력)라고 한다.

Myopia(근시)

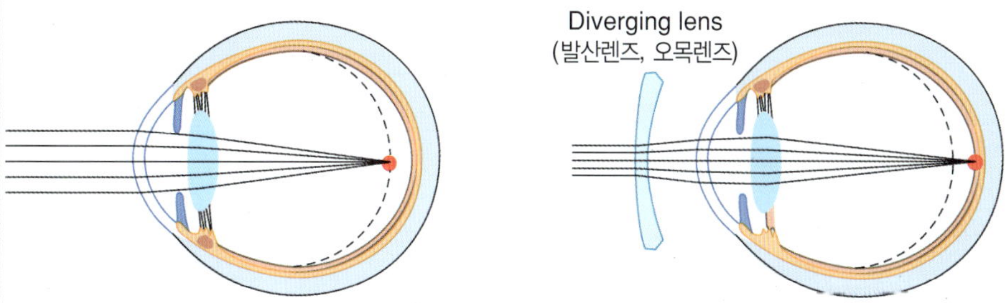

만약 안구가 너무 깊거나 수정체의 곡률이 너무 크면 먼 곳의 사물은 망막 앞에 초점이 형성된다. 이러한 사람은 가까운 곳의 시각은 뚜렷하지만 먼 곳의 사물은 초점이 맞지 않기 때문에 근시상태라 한다. 이런 상태를 공식적인 용어로는 **myopia(근시;** *myo-*, 눈을 감다 + *-opia*, 시력)라고 한다.

근시는 오목렌즈를 착용함으로써 치료될 수 있다. 오목렌즈는 적어도 하나의 오목한 표면을 보유하고 있기 때문에 빛을 펼쳐서 사물이 마치 관찰자 가까이 있는 것처럼 하는 것이다.

1 수정체의 기능이나 눈의 구조에 대한 작은 변이들은 외부 렌즈(안경 혹은 컨텍트 렌즈)로 교정될 수 있다.

Hyperopia(원시)

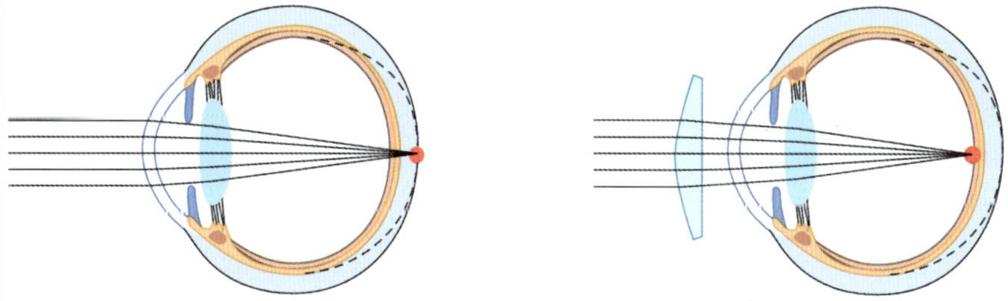

안구가 너무 얕거나 수정체가 너무 편평하면 **hyperopia(원시)**가 된다. 섬모체 근육은 심지어 먼곳에 있는 사물마저도 초점을 맞추기 위해서 수축하지 않으면 안 된다. 가까운 범위에서 렌즈는 망막에 초점을 맺을 만큼 충분히 굴절하지 않는다. 이러한 문제를 지닌 사람들을 먼 거리의 사물을 가장 분명하게 볼 수 있기 때문에 farsighted(원시상태)라 한다.

원시는 수렴렌즈(볼록렌즈)를 착용함으로써 교정될 수 있다. 수렴렌즈는 적어도 한 개의 볼록한 표면을 가지고 있어서 가까운 사물을 초점 맞추는데 필요한 부가적인 굴절률을 제공해준다.

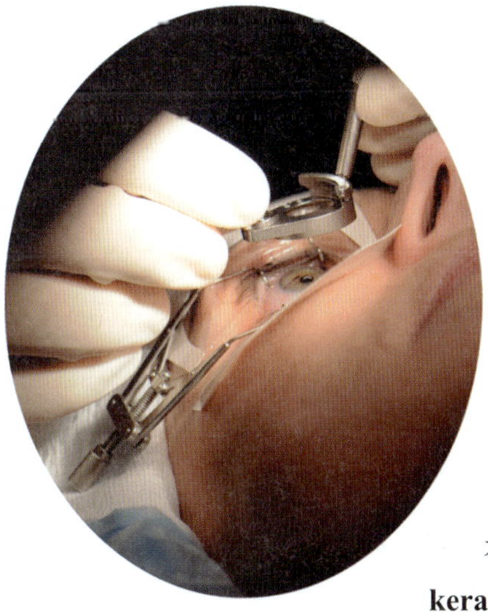

각막의 모양을 교정하는 수술로 근시와 원시를 교정하는 일이 가능해졌다. **Photorefractive keratectomy(PRK, 광회절각막절제술)**는 컴퓨터에 의해 작동되는 레이저로 각막을 정확한 형태로 교정하는 방법이다. 각막 두께의 약 10% 이하에 해당하는 10~20 μm 깊이의 조직만 제거한다. 전체 시술이 1분 이내에 완료될 수 있다. PRK의 변형인 **laser-assisted in-situ keratomileusis (LASIK, 라식수술)**가 있다. 이 시술은 각막의 내층의 모양을 교정하고 정상 각막상피 덮개를 덮는다. LASIK 환자의 약 70%가 정상 시력을 회복한다; 이 시술은 현재 가장 흔한 굴절수술 방식으로서, 미국에서는 해마다 10만 명의 사람들이 PRK 치료를 받는 것으로 추정된다. Corneal scarring(각막반흔)도 드물게 나타나며, 약 1,000만 명의 미국인들이 각막 굴절수술을 받았다. 그러나 아직도 많은 사람들은 독서용 안경이 필요하며 급성 혹은 장기적인 시각장애들이 발생하고 있다.

모듈 9.16 복습

a. Emmetropia(정시안)를 정의하시오.

b. 근시와 원시를 교정하는 두 가지 외과적 시술을 말하시오.

c. 원시를 교정하는 렌즈 종류는?

노화는 여러 특수감각 질병들과 관련이 있다; 외상, 감염 및 비정상적 자극은 특정 연령대에서 문제를 야기할 수 있다

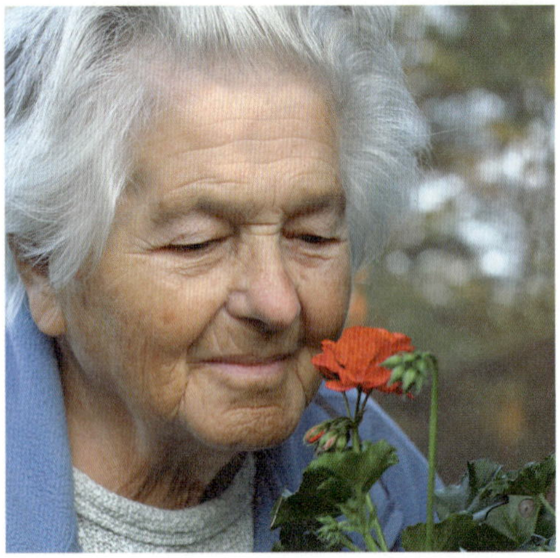

Olfaction(후각)

1 후각 질병은 머리가 다치거나 노화에 따른 변화로 일어날 수 있다. 만일 머리에 어떤 손상이 가해지면 후신경(N I)이 파괴되어 냄새를 느낄 수 없다. 다른 뉴런들과들 다르게 후각수용기 세포들은 줄기세포의 분열로 규칙적으로 교체된다. 이런 과정에도 불구하고 수용기의 전체 수는 나이에 따라 줄어들며, 남아 있는 수용기들도 덜 민감해지게 된다. 따라서 노인들은 약한 냄새를 감지하는데 어려움이 있다. 할머니들이 향수를 너무 많이 뿌리고 할아버지들이 면도 후에 바르는 화장수들이 강한 이유도 이 때문이다–자신들이 냄새를 맡을 수 있으려면 더 많은 방향제를 사용하지 않으면 안 된다.

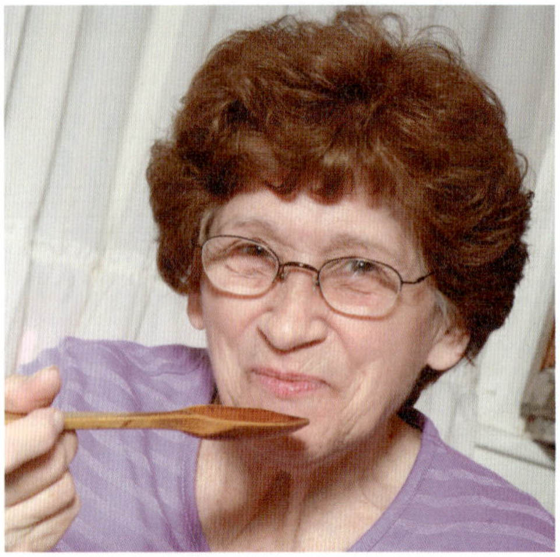

Gustation(미각)

2 미각 질병은 후각수용기, 맛봉오리(미뢰) 손상, 뇌신경 손상 및 노화관련 변화 등과 같은 문제들이 원인이 될 수 있다. 냄새자극은 또한 우리가 맛을 느끼는 일에 관여하기 때문에 감기처럼 후각수용기에 영향을 주는 질병에 걸리면 맛을 느끼는 감각이 매우 둔해진다. 미각이 떨어지는 원인이 입안 염증 혹은 감염에 의해 맛봉오리 손상일 경우도 있다. 그렇지 않으면 미각을 전달하는 뇌신경들(VII, IX, X)이 외상이나 종양에 의한 압박 때문에 나타날 수도 있다.

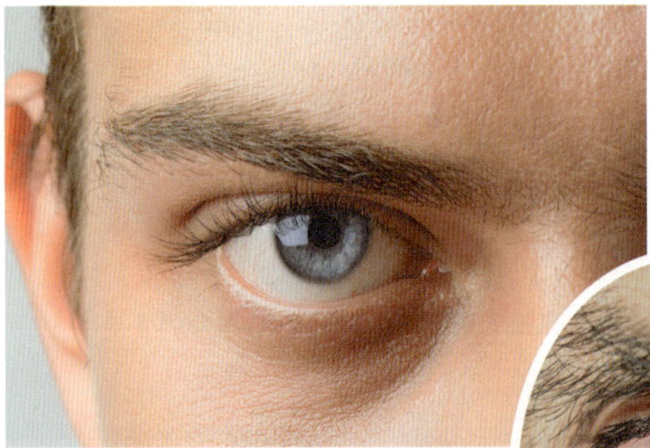

정상 눈

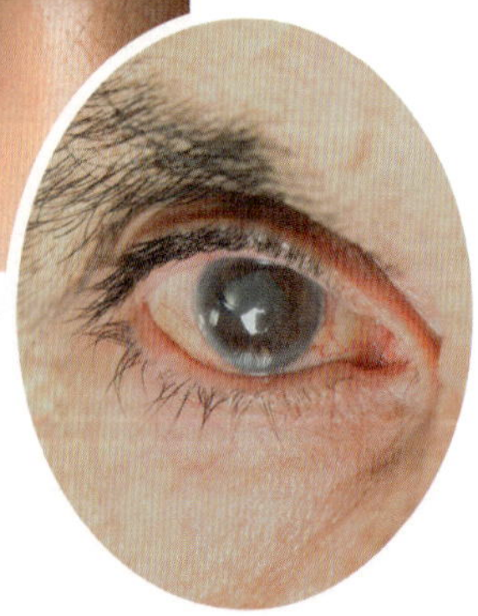

Cataract(백내장)에 걸린 눈

Vision(시각)

3 앞에서 이미 눈과 관련된 문제들에 대해 소개하였다. 수정체가 투명하지 못한 상태가–**cataract(백내장)**–손상, 방사선 혹은 약물에 대한 반응으로 나타날 수도 있으나 **senile cataract(노인성백내장)**는 노화의 자연스러운 결과이며 가장 흔한 형태이다. 상태가 진행되어 감에 따라 환자는 독서하는데 점점 더 밝은 불빛을 필요로 하게 되며, 결국 시력이 거의 없는 상태에 이를 수도 있다. 손상되거나 기능을 못하는 수정체를 인공수정체로 교체하고 눈에 잘 맞는 안경이나 콘택트렌즈를 사용한다.

Equilibrium(평형감각)

4 **Vertigo(현기증)**는 운동 착시이다. 현기증은 속귀 수용체, 청신경, 혹은 감각신경핵 및 중추신경계 경로와 관련된 기능 변화로 야기된다. 인위적으로 안림프(내림프)를 움직이게 하면 평형 수용기들이 자극을 받고 현기증이 일어날 수 있다. 예를 들어 외이도를 통해 찬물을 밀어넣으면 미로의 바깥부위 속림프가 차가워지고 일시적으로 약간의 현기증이 발생할 수 있다. 술을 과도하게 마시거나 어떤 약물을 복용하면 속림프 성분이 변하거나 털세포들을 혼란스럽게 하여 현기증이 생길 수도 있다. 아마도 가장 흔한 현기증의 원인은 **motion sickness(멀미)**일 것이다. 증상으로는 두통, 발한, 얼굴 창백, 메스꺼움 및 구토 등이 있다. 멀미를 예방하기 위해 흔하게 사용하는 약은 뇌줄기의 작용을 억제하는 것으로 보인다.

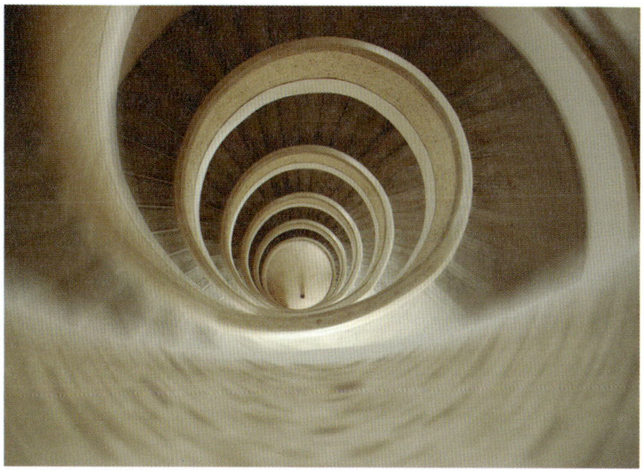

Hearing(청각)

5 최소한 600만 명의 미국인들이 부분적인 청각결손 즉 난청을 지니고 있는 것으로 추정된다. **Conductive deafness(전도성 난청)**는 고막에서 발생한 진동이 안뜰창으로 제대로 전달되지 않아서 발생된다. 그 원인들로는 외이도에 귀지가 지나치게 많거나 물이 차 있는 경우 또는 고막의 반흔 혹은 천공, 액체 때문에 귀속뼈의 불가동, 종양, 비정상적으로 뼈가 자라 귀속뼈의 운동을 제한(귀 경화증, otosclerosis)하는 것들이 있다. **Nerve deafness(신경성 난청)**는 달팽이관 혹은 청신경 경로에 문제가 있는 경우이다. 안뜰창에 도달한 진동을 수용기들이 반응하지 못하거나 그 반응이 중추신경계에 전달되지 못한다. 아주 큰 소음은 수용기 세포 위의 감각섬모들을 손상시켜 신경성 난청을 유발할 수 있다. 세균이나 바이러스 감염도 수용기 세포들을 파괴시키거나 감각신경에 손상을 입힐 수도 있다. 어린아이들이 최대 청각 범위를 갖고 있는데, 그들은 20 헤르츠의 윙윙거리는 소리에서 20,000 헤르츠의 끼익끽하는 소리까지 감지할 수 있다. 나이와 함께 고음이나 다른 손상들이 축적된다: 따라서 고막은 점점 탄력을 잃어가게 되고, 귀속뼈 사이의 관절도 뻣뻣해지고 달팽이창도 골화되어 간다. 결과적으로 나이가 많은 사람은 일반적으로 어느 정도의 청력 소실을 보일 수밖에 없다.

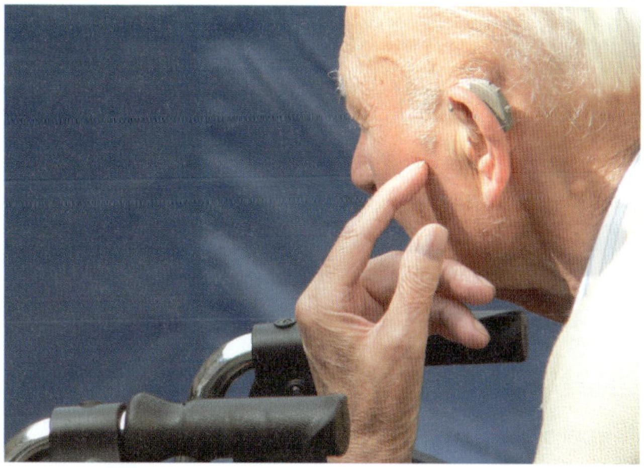

모듈 9.17 복습

a. 혀로부터 미각을 전달하는 뇌신경은?

b. 흔하게 보이는 두 개의 청각 관련 질병은 무엇인가?

c. Vertigo(현기증)의 원인은 무엇인가?

1. 명칭 표기

왼눈의 시상단면에 대한 다음 모식도에서 구조들의 명칭을 적으시오.

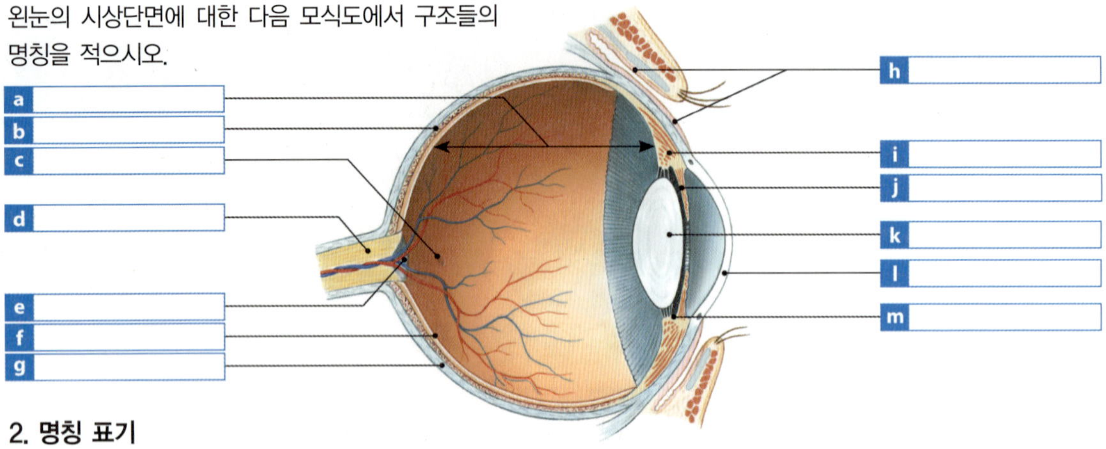

2. 명칭 표기

오른귀의 모식도에서 구조들의 명칭을 적으시오.

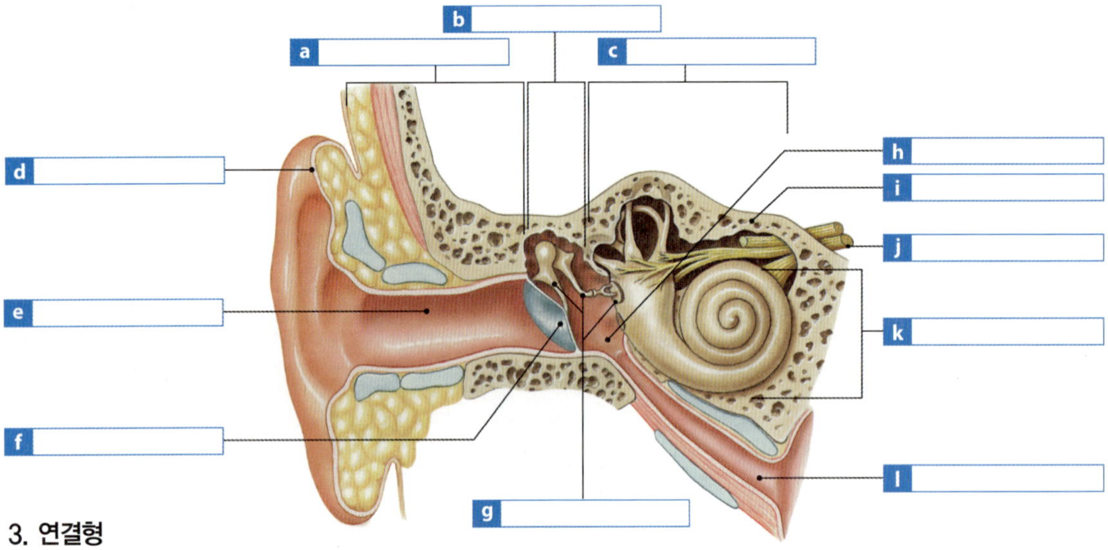

3. 연결형

다음의 용어들에 대해 가장 가깝게 설명한 것을 연결하시오.

- optic disc(시각신경원반)
- lingual papillae(혀유두)
- olfactory bulb(후각망울)
- stape(등자뼈)
- spiral organ(나선기관)
- taste bud(맛봉오리, 미뢰)
- endolymph(속림프, 내림프)
- cerebral cortex(대뇌피질)
- cone(원뿔)

a ________ 혀의 상피 돌기
b ________ 미각수용기들의 무리
c ________ 색을 인식하는 빛수용기
d ________ 모든 특수감각을 받아들임
e ________ "맹점"이라고 하는 망막부위
f ________ 안뜰창에 부착함
g ________ 후각수용들에 의해 첫 시냅스가 형성되어 있는 부위
h ________ 달팽이관 안에 털세포들을 포함
i ________ 속귀의 방과 관에 채워져 있는 액체

4. 절 종합 문제

가까이에서 터진 불꽃놀이의 밝은 플래시 빛 때문에 레이첼이 앞을 보지 못하게 된다. 이 결과는 그녀 망막에 일시적으로 남아 있던 "ghost" image("다중" 영상) 때문이다. 이러한 상은 무엇 때문에 나타나고, 어떻게 해서 사라지는가?

핵심 용어로 윤곽 파악하기

각 모듈마다 차례대로 열거한 용어를 이용하여 내용을 요약하라.

1절

General Sense(일반감각)

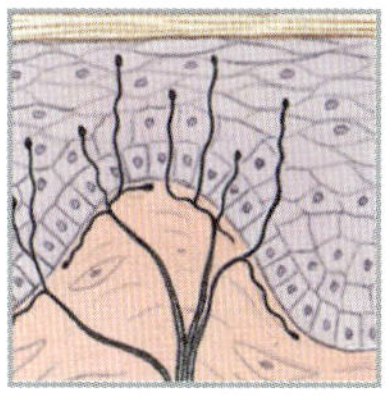

- sensory receptor(감각수용기)
- nociceptor(통각수용기)
- thermoreceptor(온도수용기)
- mechanoreceptor(기계적 수용기)
- proprioceptor(고유수용기)
- baroreceptor(압수용기)
- tactile receptor(촉각수용기)
- chemoreceptor(화학수용기)

9.1

피부의 일반 감각수용기들의 형태와 기능은 매우 다양하다

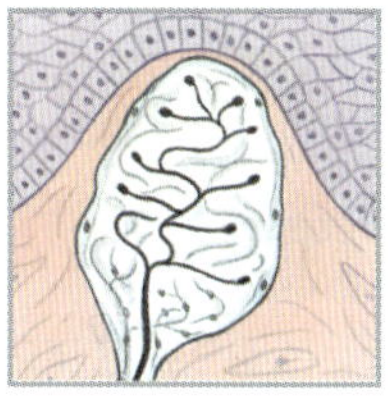

- free nerve ending (자유신경종말)
- root hair plexus (털뿌리 신경얼기)
- tactile disc (촉각원반)
- tactile corpuscle (촉각소체)
- lamellated corpuscle (층판소체)
- Ruffini corpuscle (루피니소체)
- adaptation(적응)

9.2

압수용기와 화학수용기는 내장 감각경로와 같은 중요한 자율반사를 시작한다

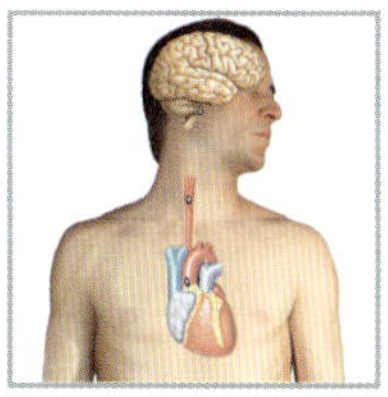

- baroreceptor(압수용기)
- chemoreceptor(화학수용기)
- carotid body(안목동맥, 경동맥)
- aortic body(대동맥토리, 대동맥체)

2절

Special Sense(특수감각)

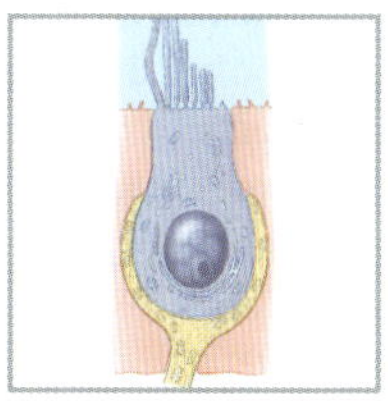

- special sense (특수감각)
- olfaction(후각)
- vision(시각)
- gestation(미각)
- equilibrium (평형감각)
- hearing(청각)
- ○ internal ear (속귀, 내이)
- hair cell(털세포)

9.3

후각작용에는 특수한 화학수용기 뉴런들이 관여하며 미각수용기는 특수한 상피세포들이다

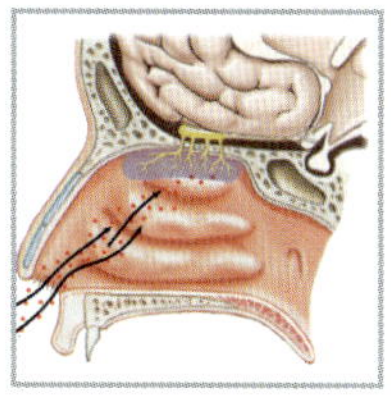

- olfactory organ (후각기관)
- olfactory bulb (후각망울)
- olfactory tract (후각로)
- odorant(냄새물질)
- gestation(미각)
- taste receptor (맛수용기)
- gustatory receptor (미각수용기)
- lingual papillae (혀유두)
- taste bud (맛봉오리, 미뢰)
- circumvallate papillae (벽유두)
- umami(감칠맛)
- water receptor (물수용기)

9.4

귀는 바깥귀, 가운데귀 및 속귀로 나누어진다

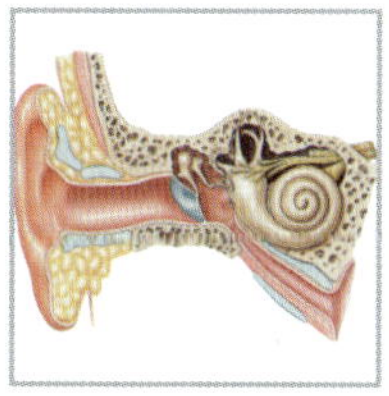

- external ear(외이)
- auricle(귓바퀴)
- external acoustic meatus (바깥귀길)
- ceruminous gland (귀지샘)
- cerumen(귀지)
- middle ear(가운데귀)
- auditory ossicle (귀속뼈)
- tympanic membrane (고막)
- internal ear(속귀)
- bony labyrinth (뼈미로)
- auditory tube(귀관)
- otitis media(중이염)
- malleus(망치뼈)
- incus(모루뼈)
- stape(등자뼈)

9.5

뼈미로는 막미로를 보호해 준다

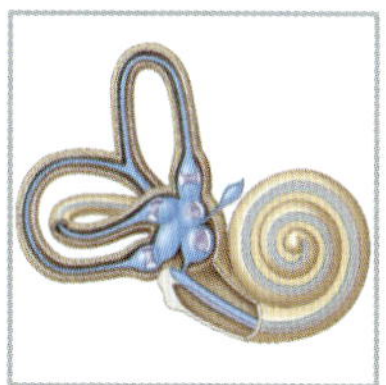

- internal ear(속귀)
- bony labyrinth (뼈미로)
- perilymph(바깥림프)
- semicircular canal (반고리관)
- vestibule(안뜰)
- cochlea(달팽이)
- membranous labyrinth(막미로)
- endolymph(속림프)
- semicircular duct (반고리관)
- utricle(타원주머니)
- saccule(둥근주머니)
- cochlear duct (달팽이관)
- vestibular complex (안뜰복합체)

• = 해당 모듈에서 굵은 문자로 표시한 용어

9.6

반고리관 털세포들은 회전에 반응하고, 타원주머니와 둥근주머니 털세포들은 중력과 선형 가속에 대해 반응한다

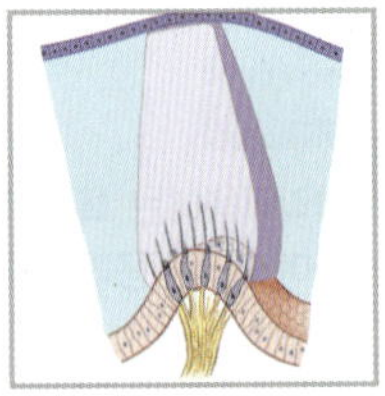

- anterior semicircular duct(앞 반고리관)
- posterior semicircular duct(뒤 반고리관)
- lateral semicircular duct(옆 반고리관)
- ampulladuct(팽대부)
- crista ampullaris(팽대능선)
- cupula(팽대마루)
- otolith(평형모래)
- maculae(평형반)

9.7

달팽이관에는 나선기관의 털세포들이 포함되어 있다

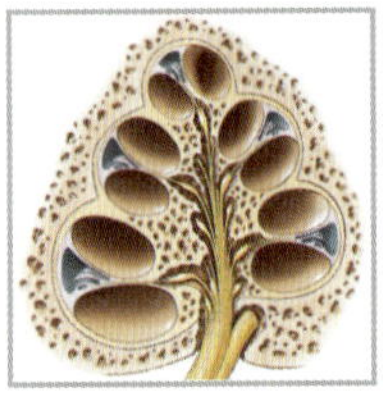

- cochlear duct(달팽이관)
- scala vestibule(안뜰계단)
- scala tympani(고실계단)
- oval window(안뜰창)
- round window(달팽이창)
- vestibular membrane(안뜰막)
- basilar membrane(바닥막)
- spiral organ(나선기관)
- tectorial membrane(덮개막)

9.8

소리높이와 음량은 바닥막이 움직이는 정도에 의해 감지된다

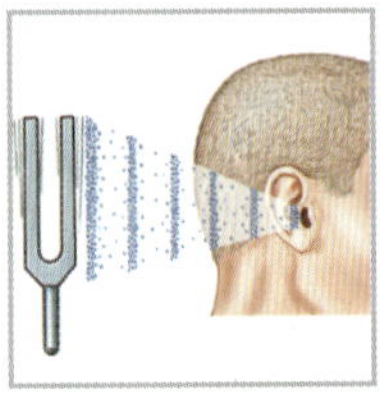

- wavelength(파장)
- frequency(진동수)
- hertz(Hz, 헤르츠)
- amplitude(진폭)
- intensity(세기)
- decibels(dB, 데시벨)
- resonance(공명)
- pitch(소리높이)
- volume(음량)

9.9

눈의 부속구조들은 눈 속으로 빛을 모으는 한편 보호기능을 수행한다

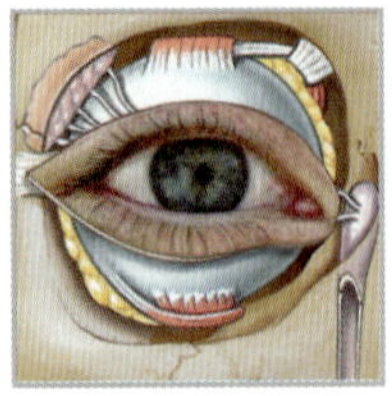

- accessory structure(부속구조)
- cornea(각막)
- lateral canthus(옆 안각)
- pupil(동공)
- iris(홍채)
- lacrimal caruncle(눈물언덕)
- eyelash(속눈썹)
- palpebral(눈꺼풀)
- medial canthus(중간 안각)
- palpebral fissure(눈꺼풀 틈새)
- conjunctiva(결막)
- tarsal gland(눈꺼풀판샘)
- lacrimal apparatus(눈물기관)
- lacrimal gland(눈물샘)
- lysozyme(리소자임)
- tear duct(눈물관)
- lacrimal puncta(눈물구멍)
- lacrimal canaliculi(눈물소관)
- lacrimal sac(눈물주머니)
- nasolacrimal duct(코눈물관)
- conjunctivitis(결막염)

9.10

눈은 층으로 된 벽으로 이루어지고, 속은 비어서 앞뒤 방이 액체로 차 있다

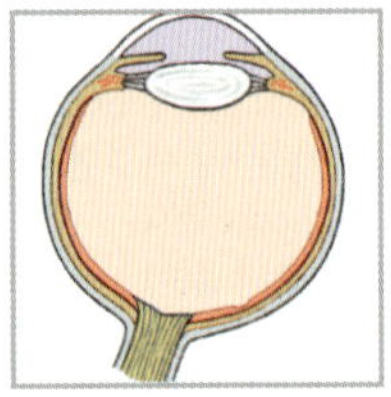

- fibrous layer(섬유층)
- ○ cornea(각막)
- sclera(공막)
- corneal limbus(각막가장자리)
- vascular layer(혈관층)
- iris(홍채)
- ciliary body(섬모체)
- choroid(맥락막)
- neural layer, retina(신경층, 망막)
- photoreceptor(빛수용기)
- anterior cavity(앞공간)
- anterior chamber(앞방)
- posterior chamber(뒷방)
- posterior cavity(뒷공간)
- vitreous body(유리체)

9.11

눈은 고도로 체계화되어 있으며 망막의 중심오목에 빛을 모으는 일관된 시축을 가지고 있다

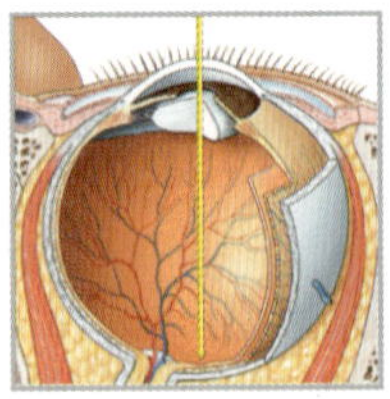

- suspensory ligament(걸이인대)
- optic nerve(시신경)
- pupillary dilator muscle(동공확장근)
- pupillary constrictor muscle(동공수축근)
- visual axis(시축)
- macula(황반)
- fovea(오목)

• = 해당 모듈에서 굵은 문자로 표시한 용어

9.12

초점은 망막에 맺히는 상을 선명하게 해준다

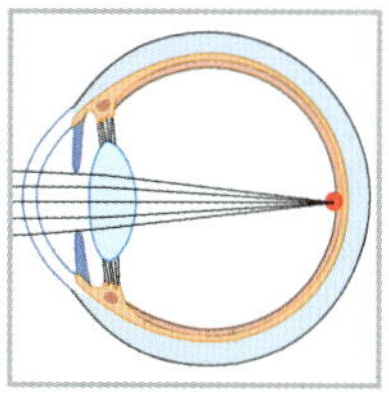

- refracted(굴절)
- focal point(초점)
- focal distance (초점거리)
- accommodation (조절작용)

9.13

망막의 신경조직은 여러 층의 특수한 빛수용기, 뉴런 및 지지세포들로 구성되어 있다

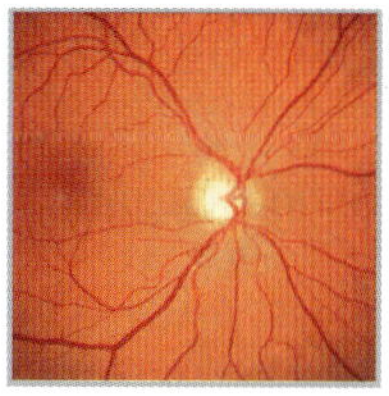

- ganglion cell (신경절세포)
- optic disc (시각신경원반)
- blind spot(맹점)
- rod(막대)
- cone(원뿔)
- bipolar cell (두극세포)

9.14

막대와 원뿔의 외절에서 일어나는 빛수용은 시각 색소들을 활성화하는 과정이다

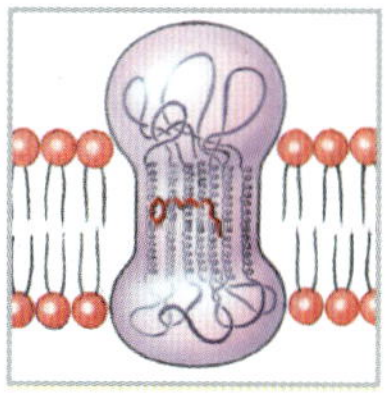

- visual pigment (시각색소)
- pigment epithelium (색소상피)
- ○ photoreceptor (빛수용기)
- outer segment(외절)
- disc(원반)
- inner segment(내절)
- rhodopsin(로돕신)
- opsin(옵신)
- retinal(레디날)
- bleaching(표백)
- blue cone (청색 원뿔)
- green cone (녹색 원뿔)
- red cone(적색 원뿔)
- color blindness (색맹)

• = 해당 모듈에서 굵은 문자로 표시한 용어

9.15

시각경로에 따라 시각정보가 각 눈에서 두 대뇌 반구로 분배된다

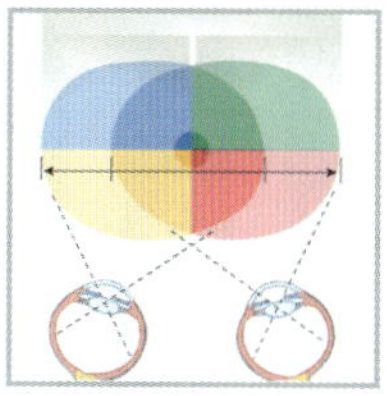

- depth perception(거리감각, 깊이감각)
- optic radiation(시각부챗살)
- ○ lateral geniculate nucleus(가쪽무릎핵)

9.16

원근조절 문제는 각막이나 수정체 혹은 눈 모양이 비정상적인 원인들 때문에 발생한다

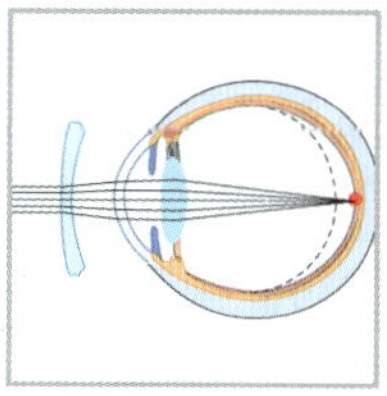

- emmetropia(정시안)
- myopia(근시)
- hyperopia(원시)
- photorefractive keratectomy(PRK, 광회절각막절제술)
- laser-assisted in-situ keratomileusis(LASIK, 라식수술)

9.17

노화는 여러 특수감각 질병들과 관련이 있다; 외상, 감염 및 비정상적 자극은 특정 연령대에서 문제를 야기할 수 있다

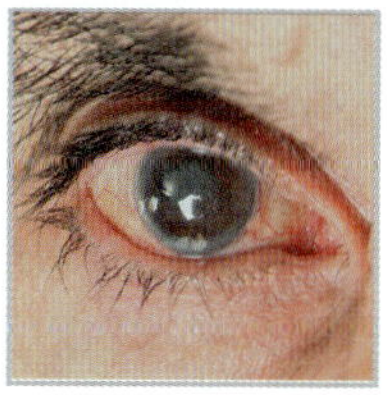

- cataract(백내장)
- senile cataract (노인성백내장)
- vertigo(현기증)
- motion sickness (멀미)
- conductive deafness (전도성 난청)
- nerve deafness (신경성 난청)

9장 종합 복습 문제

1. 우리 몸에서 일반감각과 특수감각을 비교하시오.
2. 후각이 오래 지속되고 우리 기억과 정서에 중요한 부분이 되는 이유는 무엇인가?
3. 여러분이 공원에서 약 10 m 떨어진 곳에 있는 사슴을 보고 있다. 친구가 당신의 어깨를 톡 치면서 질문을 던진다. 당신이 60 cm 떨어진 친구를 보려고 고개를 돌린다. 이 경우 당신 눈의 동공, 근육 및 수정체에서는 어떤 변화가 일어나는가?
4. 미국 독립기념일 축제의 불꽃놀이에 다녀온 후, 모나는 정상적인 말소리를 듣기가 어려워졌고, 귀에서는 "웅웅"하는 소리가 들린다. 무엇이 그녀의 청각에 문제가 되었을까?
5. 20층에서 1층으로 고속 엘리베이터를 탄 후, 분명히 멈추었는데도 수 초간 우리는 계속 내려가는 느낌을 받게 된다. 왜 그럴까?

9장에 있는 모든 모듈, 절, 종합 복습 문제의 풀이를 알고 싶으면 이 책의 뒷부분에 청색 식별표로 표시한 해답 페이지를 참조하시오.

10

내분비계통 (The Endocrine System)

번역: 김옥용

학습성과

다음 각 학습성과 번호는 본문의 모듈 번호와 일치하며, 독자는 10장을 모두 공부한 후에 각 학습성과를 실천할 수 있어야 한다.

1절 • Hormone(호르몬)과 Intercellular Communication(세포간 연락)

10.1 호르몬을 분류하여 설명하고, 내분비계통의 기관에서 분비되는 호르몬의 주요기능을 알아본다. 그리고 내분비의 2차적인 기능을 가진 기관을 열거한다.

10.2 비스테로이드 호르몬과 스테로이드 호르몬의 작용기전을 비교한다.

10.3 시상하부가 다른 내분비 기관을 어떻게 조절하는지 설명한다.

2절 • Endocrine Organ(내분비기관)

10.4 뇌하수체의 위치와 구조를 설명하고, 뇌하수체 호르몬, 표적세포 및 기능을 설명한다.

10.5 갑상샘의 위치와 구조를 설명하고, 갑상샘에서 분비하는 호르몬을 알아본다. 그리고 말초조직에서 갑상샘 호르몬의 효과를 설명한다.

10.6 부갑상샘의 위치와 구조를 설명하고, 부갑상샘이 생성하는 호르몬을 알아본다. 그리고 말초조직에서 부갑상샘 호르몬의 효과를 설명한다.

10.7 부신의 위치, 구조, 일반적인 기능을 설명하고, 부신겉질과 부신속질에서 생성되는 호르몬을 알아본다. 그리고 각 호르몬의 효과를 설명한다.

10.8 이자의 위치와 구조 및 이자의 주요 세포들과 이 세포들이 생성하는 호르몬을 알아본다. 또한 각 호르몬의 특성을 기능별로 분류하고, 혈당의 항상성을 요약한다.

10.9 송과샘의 위치를 설명하고, 멜라토닌의 기능을 알아본다.

10.10 **임상의학 모듈** 당뇨의 정의 및 제1형과 제2형 당뇨를 설명한다. 당뇨로 인해 발생하는 임상적인 문제점과 유형별 처방에 대해 설명한다.

10.11 스트레스 반응과 각 상태별로 나타날 수 있는 증상을 요약한다.

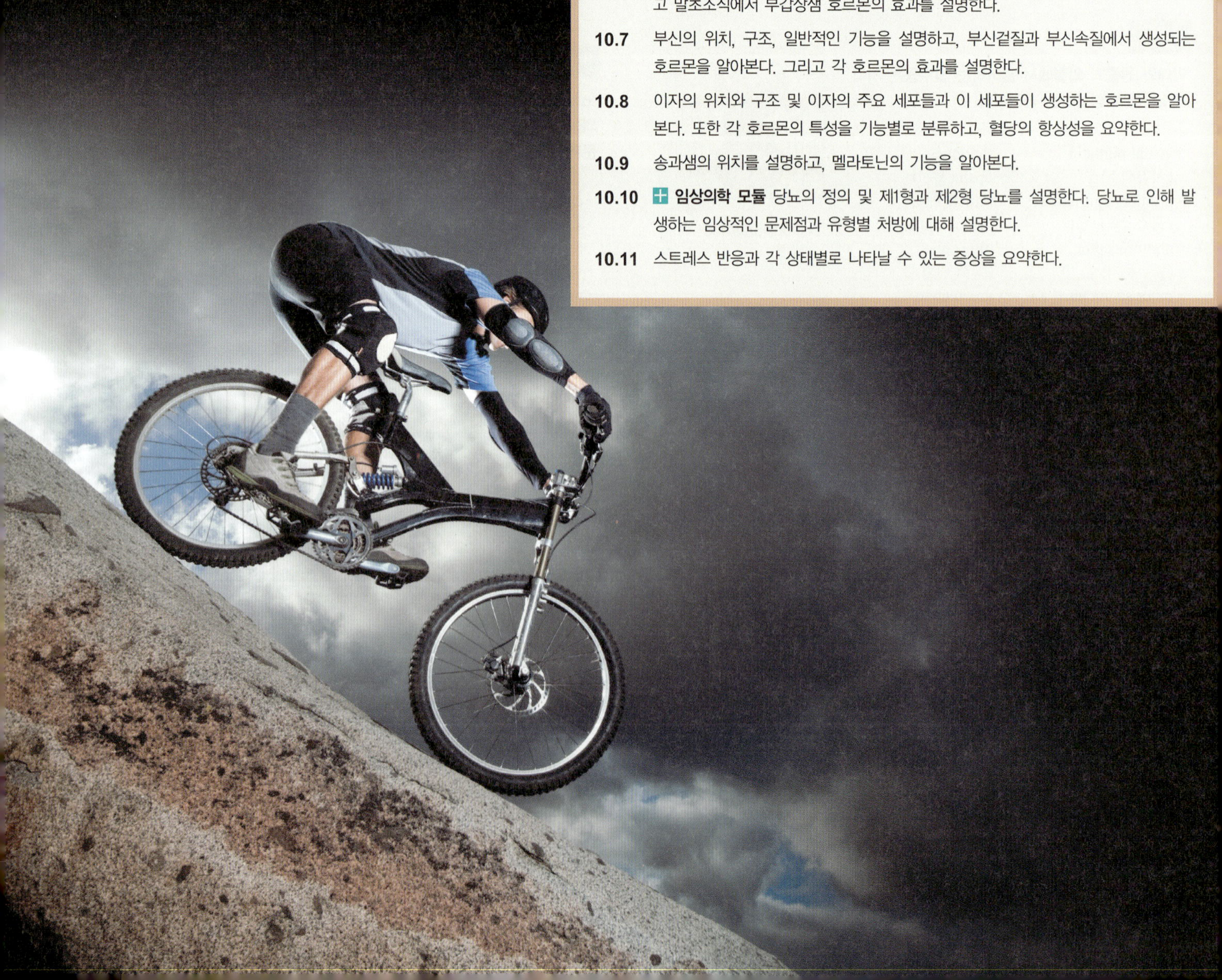

Hormone(호르몬)과 Intercellular Communication (세포간 연락)

항상성을 유지하기 위해서는 세포활동이 신체와 조화를 이루어야 한다. 이런 소통의 대부분은 화학전령물질이 세포외액(세포간질액과 혈액)으로 분비되어 일어난다. 화학물질에 의한 소통은 흔히 주변세포 사이에서 일어난다. 아래 표는 더 멀리 떨어져 있는 세포간 소통이 신경계통과 내분비계통 및 화학전령물질에 의해 조절되는 것을 나타낸다.

내분비계통과 신경계통에 의한 세포간 연락

세포형태	전달방식	화학전령물질	효과
Endocrine glandular cell (내분비샘 세포) 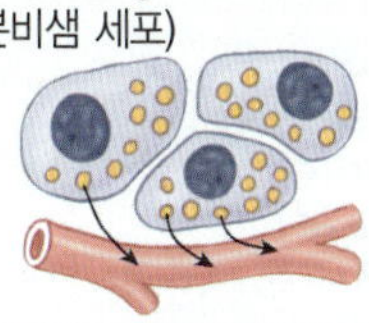	혈류	**Hormone(호르몬;** 특정조직에서 분비되어 혈류를 타고 신체의 다른 조직에 있는 표적세포로 이동함)	표적세포는 주로 다른 조직과 기관에 있으며 이에 알맞은 수용체가 있어야 함. 성장이나 발달 같은 장기간의 소통
Neuron (신경) 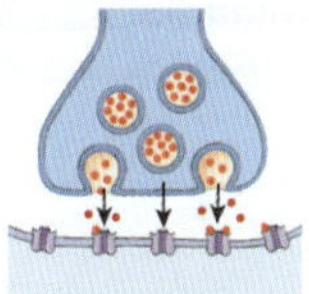	세포간극	신경전달물질	특정 부위로 한정됨; 표적세포에 알맞는 수용체가 있어야 함. 반사작용과 같은 짧고 빠른 소통

신경계통과 내분비계통의 차이는 비교적 분명해 보인다. 사실상 위에 설명한 차이점은 두 계통을 구분하는 근거가 된다. 하지만 자세히 살펴보면 이 두 계통 사이에는 구성방식에서 다음과 같은 공통점이 있다.

- 두 계통 모두 표적세포에 있는 특정 수용체와 결합하는 화학물질의 배출이 일어난다.
- 두 계통은 다양한 화학전령물질을 같이 사용한다. 예를 들어, 노르에피네프린과 에피네프린이 혈류로 분비되면 호르몬이라고 하고, 시냅스로 분비되면 신경전달물질이라고 한다.
- 두 계통의 활성은 주로 negative feedback(음성되먹임)으로 조절된다. 신경의 활동이나 분비된 호르몬은 처음 자극을 차단하거나 반대로 작용한다.
- 두 계통의 공통 목표는 서로 다른 세포, 조직, 기관 및 계통을 조화롭게 조절하여 항상성을 유지하는 것이다.

이 절에서는 내분비계통의 구조와 기능을 소개하고, 신경계통과 내분비계통의 상호작용에 대해 알아보기로 한다.

호르몬에는 아미노산 유도체, 펩티드 또는 지질 유도체 등이 있다

1 호르몬은 화학구조에 따라 세 그룹으로 나눌 수 있다. (1) **aminoacid derivative(아미노산 유도체)**, (2) **peptide derivative(펩티드 유도체)** (3) **lipid derivative(지질 유도체)**

아미노산 유도체

아미노산 유도체는 구조적으로 아미노산과 연관된 작은 분자이며, 아미노산은 단백질의 기본단위이다

티로신 유도체

갑상샘호르몬

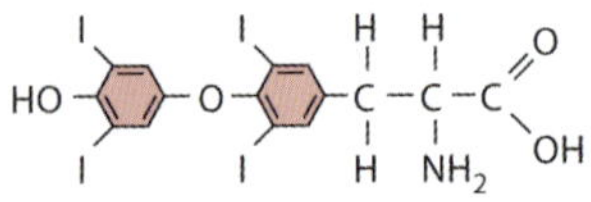

Thyroxine(T_4, 티록신)

카테콜아민

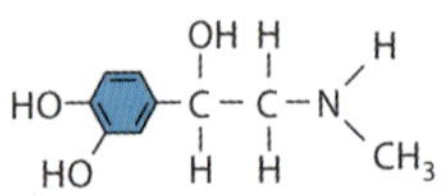

Epinephrine(에피네프린)

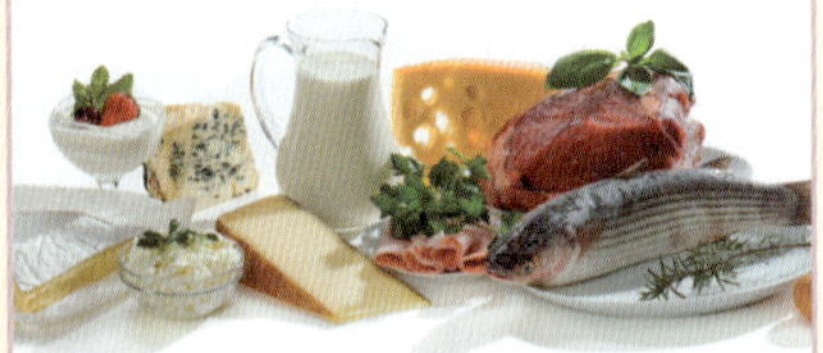

고기, 유제품, 생선이 티로신의 공급원이다.

트립토판 유도체

멜라토닌

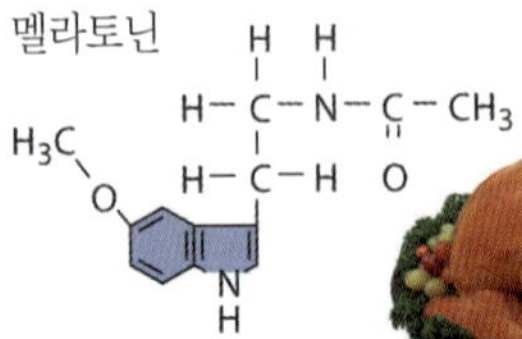

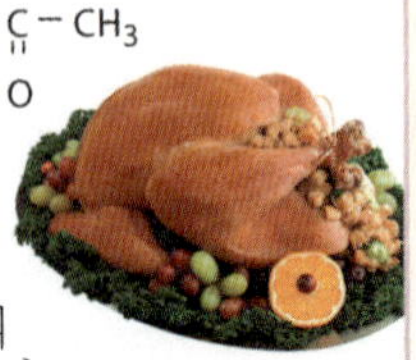

칠면조는 트립토판의 공급원으로 알려져 있다. 초콜릿, 귀리, 바나나, 말린 대추, 우유, 커티지 치즈, 땅콩 등도 공급원이다.

펩티드호르몬

Peptide hormone(펩티드호르몬)은 아미노산의 사슬 형태이며, **대부분이 prohormone (프로호르몬)**으로 합성된다. 호르몬의 비활성분자는 분비되기 전이나 후에 활성 호르몬으로 전환된다.

당단백질

200개 이상의 아미노산이 길게 연결된 단백질이며 탄수화물이 곁사슬로 연결된다. 뇌하수체 앞엽에서 분비하는 TSH(갑상샘자극호르몬), LH(황체형성호르몬), FSH(난포자극호르몬)가 여기에 포함된다.

짧은 폴리펩티드/작은 단백질

펩티드호르몬 그룹은 크고 다양하다. *Antidiuretic hormone*(ADH, 항이뇨호르몬)과 *oxytocin*(OXT, 옥시토신; 아미노산 9개의 길이) 같은 **short chain polypeptide(짧은사슬 폴리펩티드)** 사슬에서부터 growth hormone(GH, 성장호르몬; 191개의 아미노산), *prolactin* (PRL, 프로락틴; 198개의 아미노산) 같은 **small protein (작은 단백질)**에 이르기까지 다양하다. 시상하부, 심장, 흉선, 소화관, 이자 및 뇌하수체 뒤엽에서 분비하는 모든 호르몬이 여기에 포함된다.

지질 유도체

지질 유도체는 두 종류가 있으며, **eicosanoid(아이코사노이드)**와 steroid(스테로이드)이다. 아이코사노이드는 20개의 탄소로 구성된 지방산으로 아라키돈산 유도체이며 **steroid hormone(스테로이드호르몬)**은 콜레스테롤 유도체이다.

아이코사노이드

Eicosanoid(아이코사노이드; ī-kō-sa-noyd)는 세포활성을 조절하고 세포외액에서 효소의 작용(혈액응고 등)에 영향을 준다. 아이코사노이드의 한 종류인 **prostaglandin(프로스타글란딘)**은 주로 국소적인 세포활동을 조절한다.

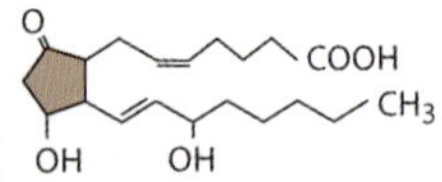

프로스타글란딘 *E*

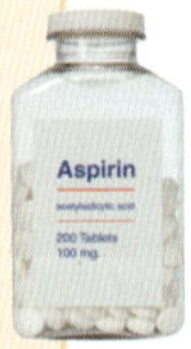

아스피린은 프로스타글란딘 생성을 억제한다.

스테로이드호르몬

Steroid hormone(스테로이드호르몬)은 생식기관(남성의 정소에서 안드로겐, 여성의 난소에서 프로게스테론)과 부신겉질(코르티코스테로이드), 콩팥(칼시트리올)에서 분비된다. 순환하는 스테로이드호르몬은 혈장에서 특수 운반단백질과 결합하므로, 분비된 펩티드 호르몬의 작용보다 더 오랫동안 순환계에 남아 있다.

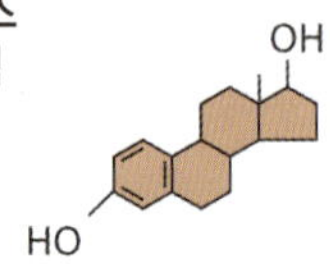

에스트로겐

2 **Endocrine system(내분비계통)**에는 호르몬 생성이 주기능인 기관(보라색으로 표시)들만 포함된다. 호르몬 분비조직을 포함한 기타 기관들이 많이 있지만 이것은 2차적인 내분비 기능이기 때문에 내분비계통에는 포함되지 않는다. 심장, 콩팥, 장, 흉선 및 생식기관 등을 예로 들 수 있으며 뒷부분에서 이 기관들의 내분비 기능을 알아보기로 한다.

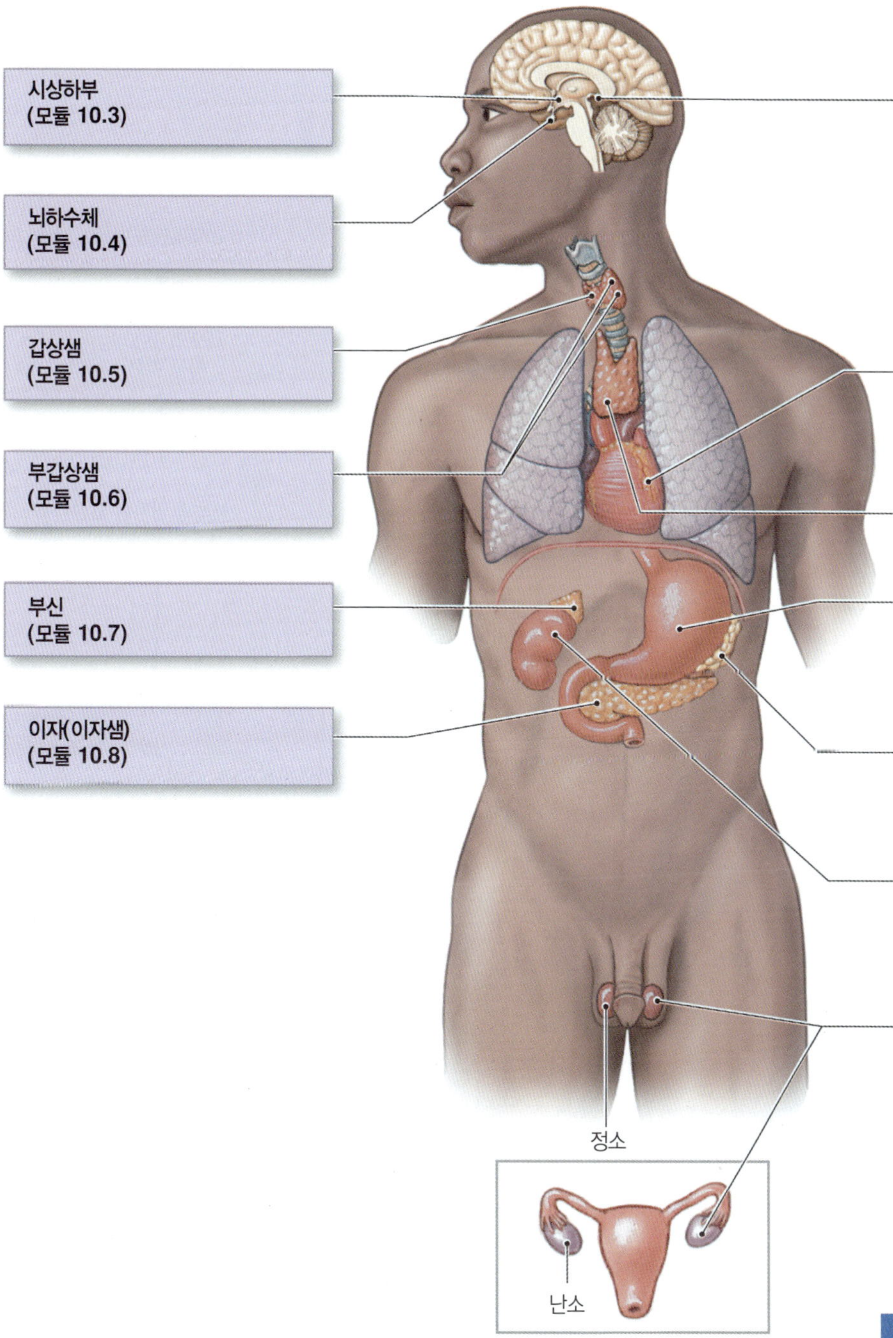

2차 내분비 기능을 가진 기관	
심장: 혈액량 조절에 관여하는 호르몬 분비	12장 참조
흉선: 면역반응을 자극하고 조절하는 호르몬 분비	13장 참조
소화관: 소화계통 기능, 포도당 대사 및 식욕 조절에 관여하는 많은 호르몬을 분비	15장 참조
지방소식: 식욕과 지방대사를 조절하는 호르몬 분비	16장 참조
신장: 혈액세포 생성과 장관에서 흡수하는 칼슘과 인의 비율을 조절하는 호르몬 분비	17장 참조
생식샘: 생식계통 기관들의 활성을 조절하고 성장, 대사, 성징에 영향을 주는 호르몬 분비	18장 참조

모듈 10.1 복습

a. 내분비계통을 정의하시오.

b. 호르몬의 구조적인 분류를 설명하시오.

c. 내분비계통의 1차 기관의 명칭과, 2차적인 내분비 기능을 가진 기관과 조직의 명칭을 나열하시오.

10.2

호르몬이 표적세포에 작용하는 데에는 2가지 주요 기전이 있다

1 비스테로이드 호르몬은 세포막의 수용체와 결합하여 G단백질을 활성화한다. G단백질은 **second messenger(2차 전령물질)**를 통해 표적세포에 효과를 발휘하는데, 2차 전령물질은 세포 사이의 중간물질로서 세포에 존재하는 효소의 활성을 변화시킨다. **Cyclic-AMP(c-AMP, 고리 AMP)** 같은 고에너지 화합물도 2차 전령물질의 하나이다.

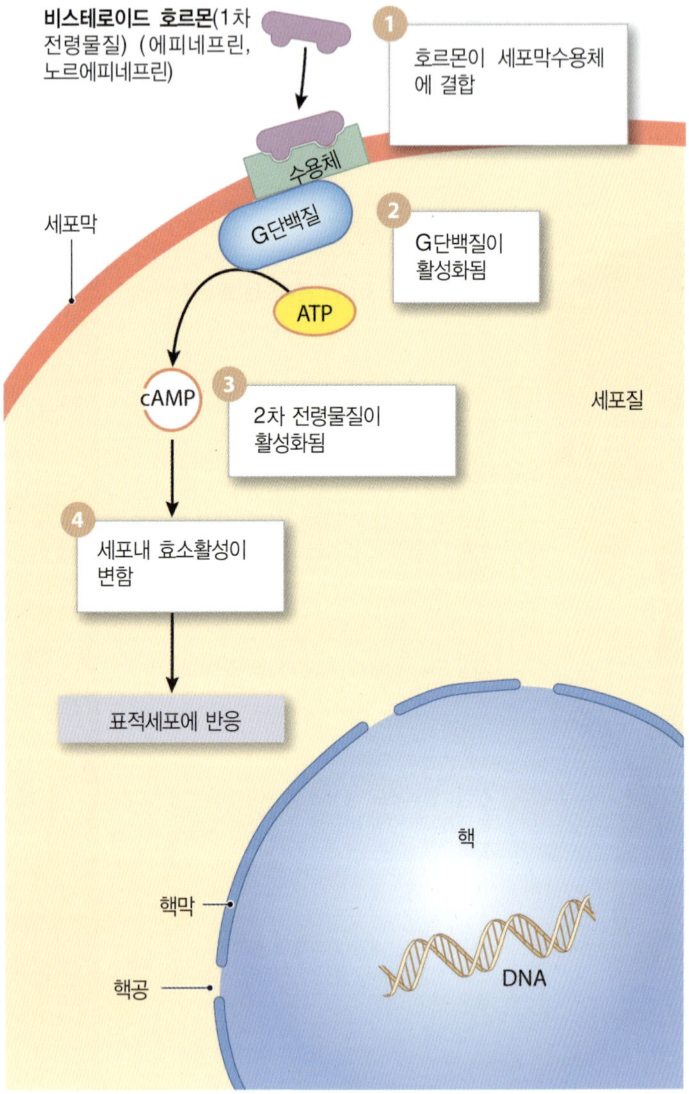

카테콜아민(E와 NE), 펩티드호르몬 및 아이코사노이드의 수용체는 표적세포의 세포막에 있다. 카테콜아민과 펩티드호르몬은 지용성이 아니기 때문에 세포막을 통과할 수 없다. 따라서 이 호르몬들은 세포막 표면에 있는 수용체 단백질과 결합한다. 아이코사노이드는 지용성이므로 세포막을 통해 확산되어 막 내부에 있는 수용체 단백질에 도달한다.

2 스테로이드호르몬은 지용성이므로 표적세포의 세포막을 직접 통과한다. 이 호르몬은 세포질과 핵 모두에 존재하는 수용체와 결합하여 유전자 활성과 단백질 합성에 영향을 준다.

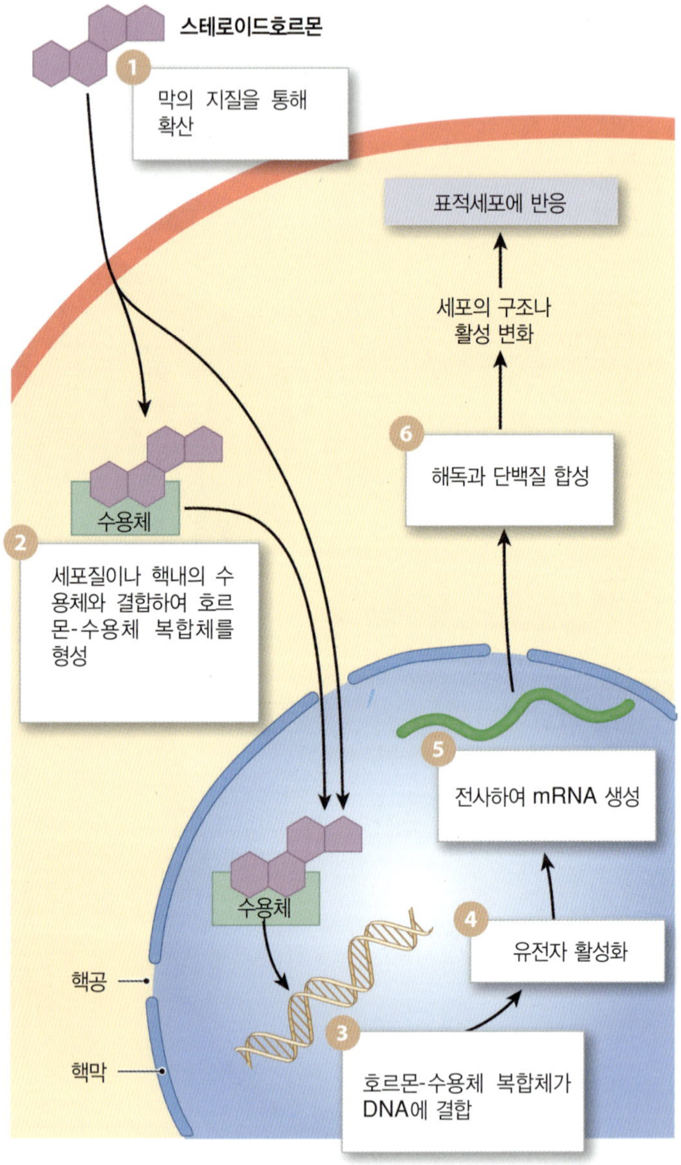

모듈 10.2 복습

a. 호르몬 작용의 2가지 기전을 설명하시오.

b. 어떤 종류의 호르몬이 세포막의 수용체와 결합하는가? 그 이유는 무엇인가?

c. 어떤 종류의 호르몬이 세포막을 통해 확산되어 세포질에 있는 수용체와 결합하는가?

시상하부는 직접 또는 간접으로 많은 내분비기관을 조절한다

1 **Hypothalamus(시상하부)**는 최고 수준의 내분비 조절에 해당하는 신경계통과 내분비계통의 활성을 제어한다. 시상하부는 다음의 3가지 기전을 통해 제어작용을 한다.

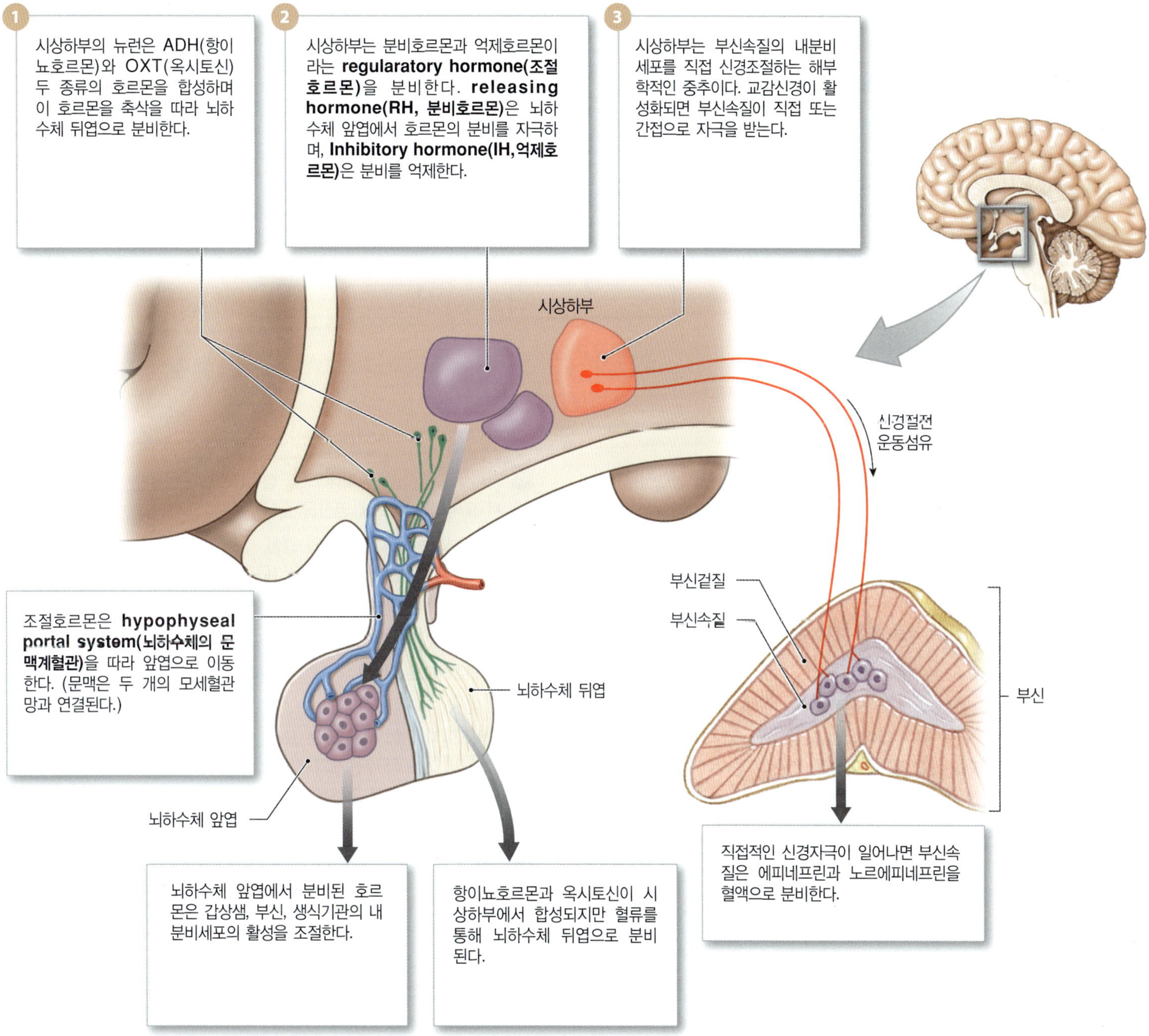

모듈 10.3 복습

a. 시상하부가 신경계통과 내분비계통의 기능을 제어하는 3가지 기전을 설명하시오.

b. 조절호르몬을 설명하시오.

c. 분비호르몬과 억제호르몬을 비교하시오.

1. 개념지도

빈칸에 알맞는 용어를 보기에서 골라 호르몬 개념지도를 완성하시오.

- 스테로이드호르몬
- 트립토판 유도체
- 당단백질
- 짧은 폴리펩티드
- 카테콜아민
- 펩티드호르몬
- 갑상샘호르몬
- 수송단백질
- 지질 유도체
- 작은 단백질
- 아이코사노이드

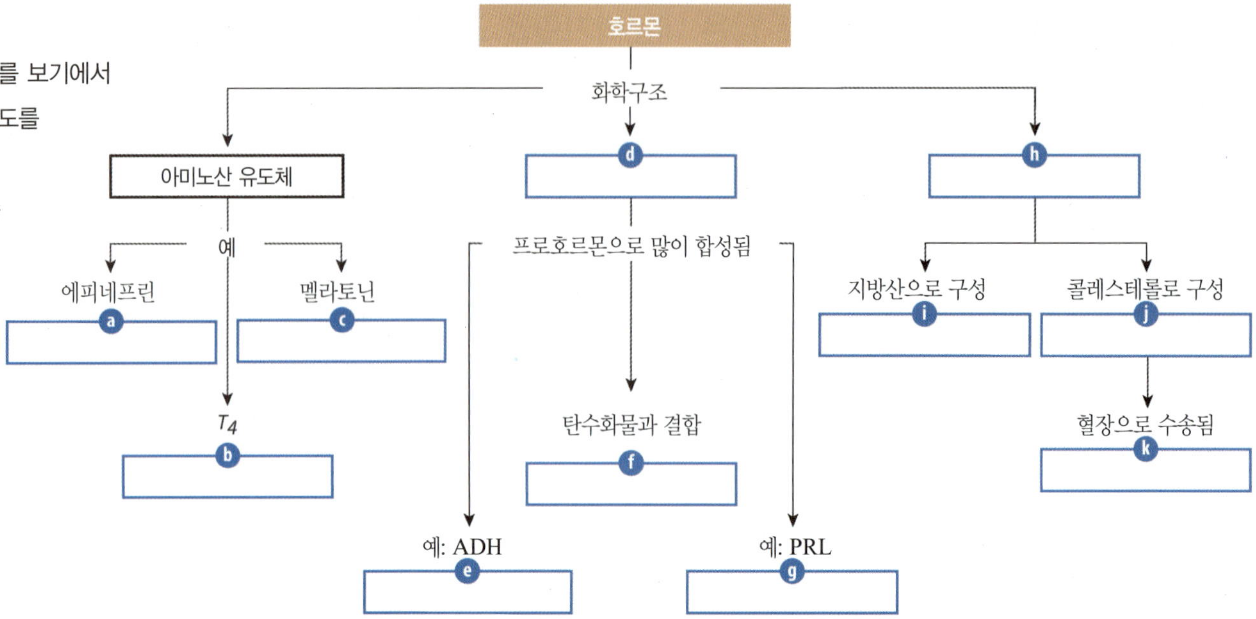

2. 선택형

다음 설명을 가장 잘 완성하는 문장을 고르시오.

a 내분비계통은 __________을(를) 이용하여 긴 시간 상호작용이 필요한 성장과 발달 과정을 조절한다.
- 항상성을 조절하는 신체적인 변화
- 세포대사 활성을 조절하는 DNA 합성
- 세포간 정보와 지시에 관여하는 화학전령물질
- 미토콘드리아를 추가로 생산하기 위한 세포의 핵 조절

b 내분비 세포에서 호르몬이 분비되면 __을(를) 변화시킨다.
- 신경전달물질의 분비되는 비율
- 환경자극에 대한 매우 특이적인 반응
- 같은 수용체를 가진 많은 조직과 기관이 동시에 대사활성을 갖는 것
- 신경계통과 내분비계통 사이의 해부학적 경계

c 내분비계통과 신경계통 사이의 구조적인 유사성은 ________ 두 계통 모두 호르몬을 혈류로 분비한다.
- 두 계통의 세포는 기능적으로 같다.
- 둘 다 환경 자극에 빠르게 반응한다.
- 두 계통 모두 표적세포와 특정 수용체가 결합하도록 하는 화학전령물질에 의존한다.

d 시상하부의 조절호르몬을 두 가지로 분류하면 ________________
- 체액성과 신경성이다.
- 방출성과 억제성이다.
- c-AMP와 G단백질이다.
- 스테로이드와 펩티드이다.

e 에피네프린, 노르에피네프린, 펩티드호르몬은 __________에 의해서 표적기관 세포에 영향을 준다.
- 핵내 있는 표적 수용체와 결합
- 수용체가 결합할 때 2차 전령물질 방출
- 리보솜에서 나타나는 효소의 작용
- 세포질에 있는 수용체와 결합

f 스테로이드호르몬은 __________에 의해서 표적기관 세포에 영향을 준다.
- 세포질이나 핵 내에 있는 표적 수용체와 결합
- 세포막의 표적 수용체와 결합
- 말초조직의 표적 수용체와 결합
- 세포막 수용체에서 2차전령물질을 분비

g 스테로이드호르몬은 펩티드호르몬보다 순환계에 더 오래 남아 있는데 그 이유는 __________
- 프로호르몬으로 생성되기 때문이다.
- 기본적인 탄소고리 구조에 곁가지가 연결되기 때문이다.
- 혈장에 있는 특정 수송단백질에 결합하기 때문이다.
- 헤모글로빈 분자에 붙어 세포에 이용되기 때문이다.

h 호르몬은 __________이 변화함으로써 표적세포의 작용을 변화시킨다.
- 세포막의 투과성
- 중요한 효소와 구조 단백질의 형태, 양, 활성
- 세포막을 구성하는 분자의 배열
- 호르몬이 표적기관의 세포에 영향을 주는 비율

Endocrine Organ(내분비기관)

다음은 호르몬 분비가 주기능인 6개의 기관을 중심으로 설명한 것이다.

뇌하수체

Pituitary gland(뇌하수체)는 부신겉질, 갑상샘, 생식기관의 내분비활동을 조절하는 많은 호르몬과 멜라토닌 생성을 자극하는 호르몬을 분비한다.

송과샘

Pineal gland(송과샘)는 멜라토닌을 분비하며, 이는 생식기능에 영향을 주고 일주기(낮/밤)리듬에 도움을 준다.

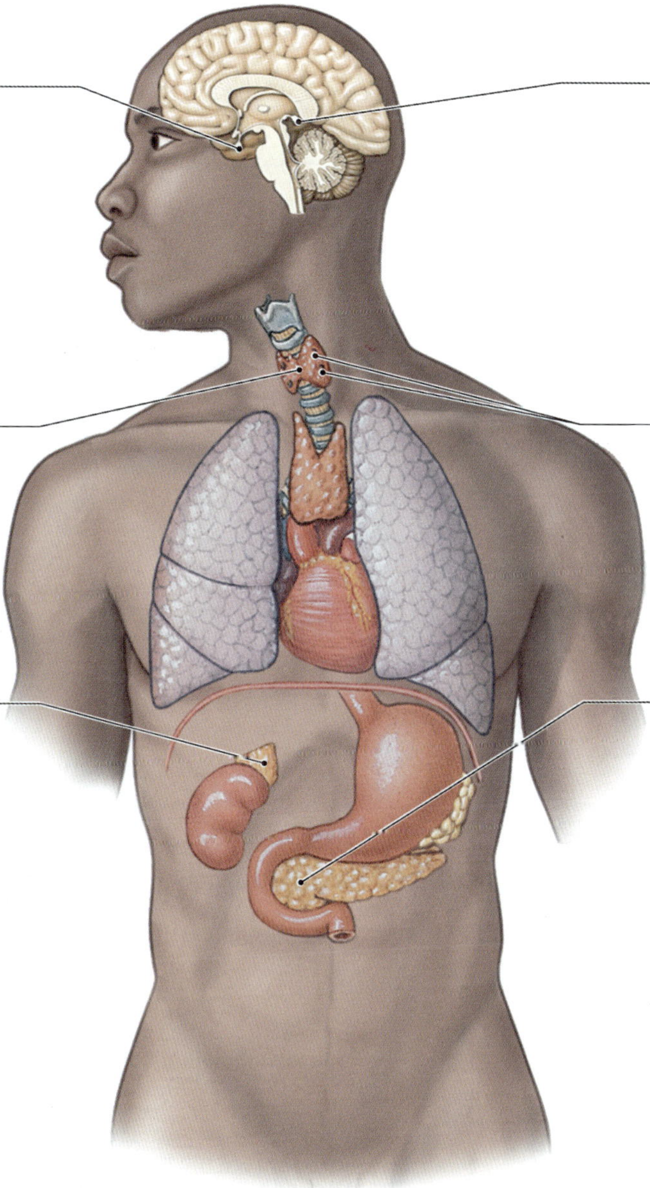

갑상샘호르몬

Thyroid gland(갑상샘)는 대사율과 체액의 칼슘농도를 조절하는 호르몬을 분비한다.

부갑상샘

Parathyroid gland(부갑상샘)는 체액의 칼슘이온 농도를 조절하는데 중요한 호르몬을 분비한다.

부신

Adrenal gland(부신)는 무기질 평형, 대사조절 및 스트레스에 대한 저항력과 관계된 호르몬을 분비한다. 부신속질은 교감신경이 활성화된 동안 E와 NE를 분비한다

이자(이자섬)

Pancreatic islet(이자섬)은 포도당 흡수 조절과 체조직의 활용을 조절하는 호르몬을 분비한다.

뇌하수체, 부갑상샘, 송과샘, 이자섬의 호르몬과 일부 부신 호르몬은 2차 전령계통을 통해 효과를 발휘하며, 주로 효소활성에 영향을 준다. 갑상샘호르몬과 기타 부신호르몬은 주로 유전자 활성을 변화시키는 작용을 하며 그 결과 호르몬 효과가 더 길게 나타난다.

10.4

뇌하수체는 주분비샘으로 작용한다

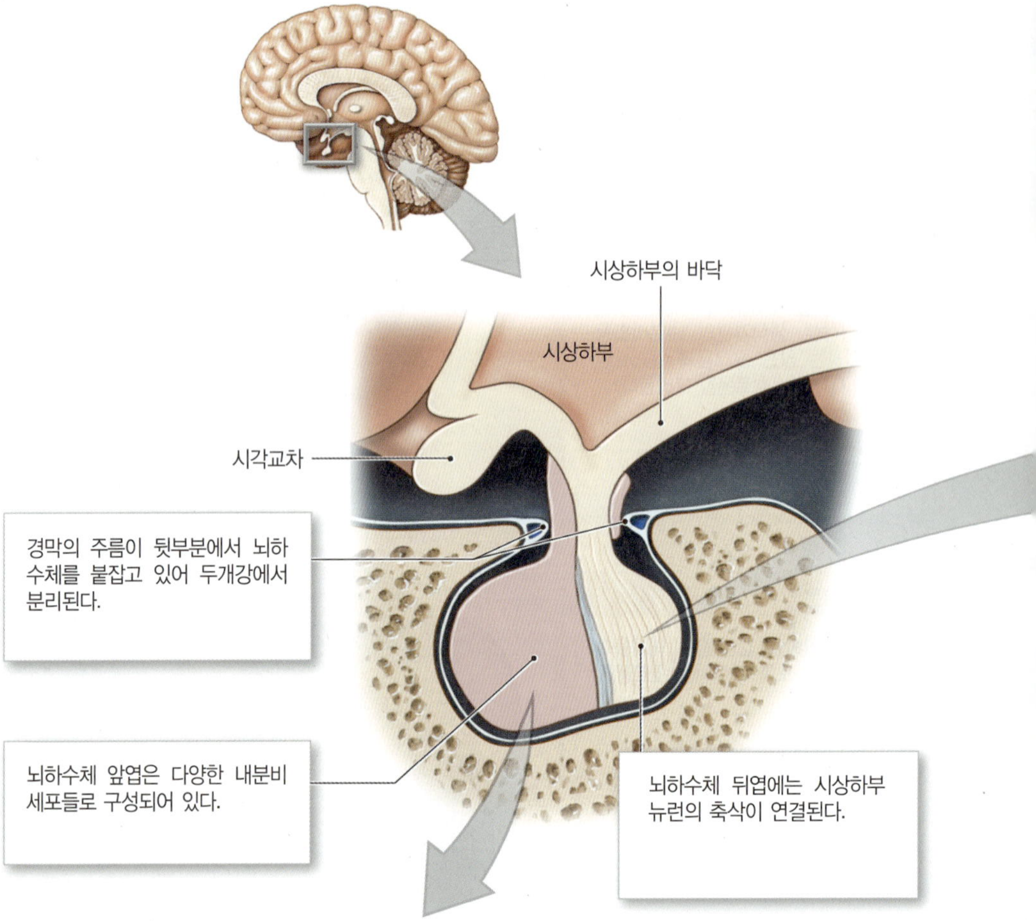

1 뇌하수체는 계란 모양의 작은 분비샘으로 sphenoid bone(나비뼈)에 있는 오목한 부분인 sella tunica(안장) 안에 들어 있다. 뇌하수체는 9가지 중요한 펩티드호르몬을 분비하는데, 앞엽에서 7가지, 뒤엽에서 2가지를 분비한다. 뒤엽호르몬은 시상하부에서 만들어진다. 9가지 호르몬 모두 막수용체에 결합하며 같은 2차 전령물질을 사용한다. 앞엽 호르몬을 **trophic hormone(자극호르몬;** *trope*, 돌려놓다)이라고도 하는데 이는 다른 분비샘을 작동시키거나 다른 기관의 기능을 지원하기 때문이다.

뇌하수체 전엽 호르몬

TSH(갑상샘자극호르몬)

Thyrotropin이라고도 하는 **thyroid stimulating hormone(갑상샘자극 호르몬, TSH)**은 갑상샘이 표적이며, 갑상샘호르몬 분비를 자극한다.

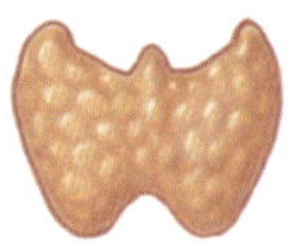

Thyroid gland
(갑상샘)

ACTH(부신겉질자극호르몬)

Adrenocoticotrophic hormone(ACTH, 부신겉질자극호르몬), coticotropin은 부신의 바깥부분인 겉질에서 스테로이드호르몬을 분비하도록 자극한다. 이 호르몬은 포도당 대사에 영향을 미치는 호르몬을 생성하는 표적세포에 작용한다.

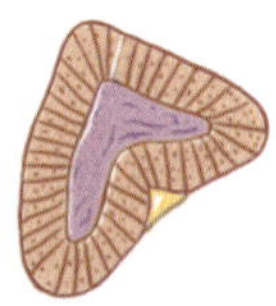

Adrenal gland
(부신)

Gonadotropin(FSH 또는 LH, 생식샘자극호르몬)

Gonadotrophin(생식샘자극호르몬; gō-nad-ō-TRŌ-pin)은 생식샘의 활동을 조절한다. (남자의 정소와 여자의 난소는 생식세포를 만들어낸다.)

Follicle-stimulating hormone (FSH, 난포자극호르몬)은 여성의 난포발달을 촉진시키며, 황체형성호르몬과의 조화로 난소의 세포에서 **estrogen(에스트로겐)**의 분비를 자극한다. 남성의 경우 FSH는 고환에서 정자의 발달을 촉진한다. 고환과 난소의 세포에서 분비되는 펩티드호르몬인 **inhibin(인히빈)**에 의해 억제된다.

Luitenizing(LOO-tē-in-ī-zing) **hormone(LH, 황체형성 호르몬)**은 배란을 유도하며, 여성의 생식세포 형성을 돕는다. 이 호르몬은 난소에서 에스트로겐과 프로게스틴 분비를 촉진시키며, 두 호르몬은 임신에 대비하여 신체를 준비시키는 호르몬이다. 남성의 경우, 정소의 interstitial cell(사이질 세포)에서 **androgen(안드로겐;** AN-drō-jen; *andros*, 남성)이라는 성호르몬 분비를 자극하며, 가장 중요한 안드로겐이 테스토스테론이다.

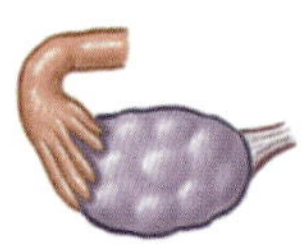

Ovary
(난소)

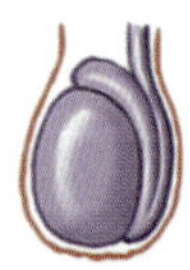

Testis
(정소)

뇌하수체 뒤엽 호르몬

ADH(항이뇨호르몬)

Vasopressin(바소프레신)으로도 알려진 **antidiuretic hormone(ADH, 항이뇨호르몬)**은 혈액의 용질 농도가 현저히 높거나 혈액량 또는 혈압이 떨어지는 다양한 자극으로 인해 분비된다. 용질농도가 상승하면 삼투수용기를 자극하며, 이는 체액의 삼투압 농도변화에 반응하는 특수화된 시상하부 뉴런이다. 삼투수용기는 신경분비뉴런을 자극하여 ADH를 분비한다.

- ADH의 주기능은 콩팥에서 소변으로 빠져나가는 수분의 양을 줄이는 것이다. 수분 손실을 최소화하면서 소화관에서 흡수된 수분도 유지되어 세포외액의 전해질 농도를 낮추게 된다.
- ADH는 또한 혈관수축, 즉 말초혈관을 수축시켜 혈압을 높인다.
- 알코올은 ADH의 분비를 억제하는데, 술을 마시면 소변의 양이 증가하는 것도 이런 이유 때문이다.

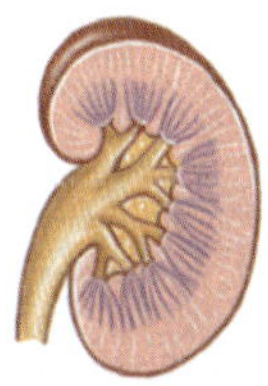

Kidney
(콩팥)

OXT(옥시토신)

여성의 경우 **oxytocin(OXT, 옥시토신;** *okytokos*, 빠른 출산)은 출산과 분만 시 자궁벽의 민무늬근을 자극한다. 분만 후 옥시토신은 젖샘의 분비세포와 배출관을 둘러싼 근상피 세포를 수축하도록 자극하여 모유기 분비되도록 한다. 성행위에 대한 옥시토신의 기능은 아직 불확실하지만 남성과 여성 모두성적 흥분을 느끼는 동안 혈중내 옥시토신 농도가 올라가는 것으로 알려져 있다.

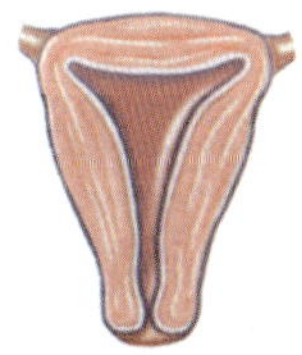

Uterus
(자궁)

GH(성장호르몬)

Growth hormone(GH, 성장호르몬)은 단백질의 합성률을 촉진시켜 세포성장과 생식을 자극한다. 골격근세포와 연골세포가 특히 GH에 민감하다.

- 상피조직과 결합조직에서 GH는 줄기세포의 세포분열과 딸세포의 분화를 촉진한다.
- 지방조직에서 GH는 지방세포를 자극하여 저장된 트리글리세리드를 분해하여 지방산을 혈액으로 방출하면, 여러 조직들이 포도당 분해를 멈추고 대신 지방산으로 ATP를 생산하는데 이를 **glucose-sparing effect(포도당 절약효과)**라고 한다.
- GH는 간에 저장된 글리코겐 분해를 자극하여 포도당을 혈류로 방출하도록 한다.

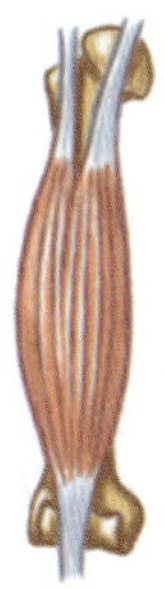

Muscular and skeletal system
(근골격계통)

PRL(젖분비호르몬)

Prolactin(PRL, 프로락틴; *pro-*, before + *lac*, 우유, 젖)은 다른 호르몬과 함께 젖샘의 발달을 자극한다. 또한 임신과 출산 후 수유기간 동안 PRL은 젖샘의 모유 생산을 촉진한다.

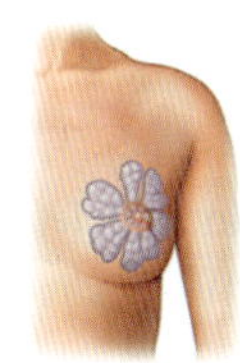

MSH(멜라닌세포자극호르몬)

뇌하수체 앞엽과 뒤엽이 근접한 좁은 부위에 해당하는 중간엽에서는 **melanocyte stimulating hormone (MSH, 멜라닌세포자극호르몬)**을 분비한다. MSH는 피부에 있는 멜라닌세포를 자극하여 멜라닌 생성을 촉진시킨다. 성인에서는 이 부위가 활동을 거의 하지 않으므로 순환혈액에 MSH가 거의 포함되어 있지 않다.

모듈 10.4 복습

a. 뇌하수체의 2개 엽의 명칭을 쓰고 이곳에서 분비되는 세포의 근원을 설명하시오.

b. 9개의 앞엽 호르몬과 표적세포를 설명하시오.

c. 탈수상태인 사람의 경우 뇌하수체 후엽에서 분비된 ADH 양은 어떠한가?

10.5

갑상샘호르몬은 대사와 칼슘이온 농도를 조절한다

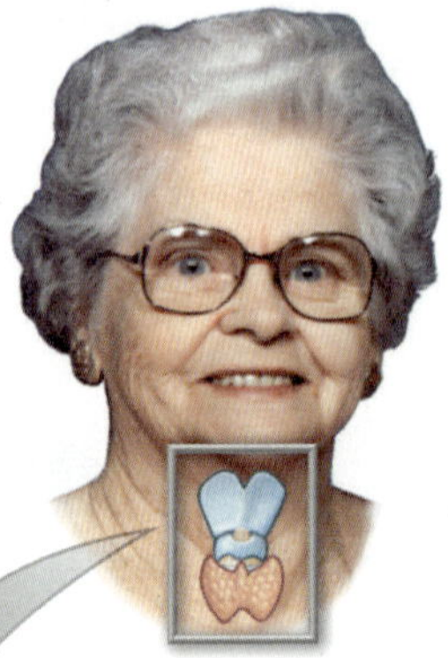

1 **Thyroid gland(갑상샘)**는 기관의 앞부분, thyroid cartilage(방패연골) 바로 아래 위치하며 후두의 앞면을 대부분 차지한다. 갑상샘의 두 개의 엽은 isthmus(갑상샘잘룩, IS-mus)라는 얇은 연결부위에 의해 연결되어 있다. 손가락으로 쉽게 갑상샘 부위를 느낄 수 있다. 갑상샘의 크기는 유전이나 환경, 영양조건에 따라 매우 다양하지만 평균 무게는 약 34 g 정도이다. 혈액이 많이 공급되므로 진한 붉은색을 띤다.

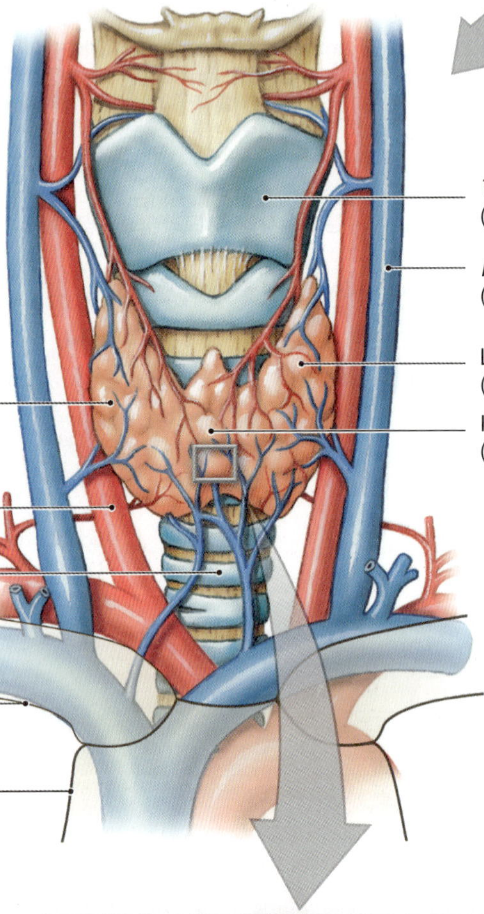

2 갑상샘에는 단층입방상피조직으로 덮인 구슬 모양의 수많은 **thyroid follicle(갑상샘소포)**이 있다. 소포 안에는 단백질을 다량 함유한 끈끈한 액체인 **colloid(콜로이드)**를 포함하고 있다. 모세혈관그물이 소포 주위를 둘러싸고 양분과 조절호르몬을 샘세포에 공급하며 분비물과 대사노폐물을 배출한다. 소포세포들은 **thyroglobulin(티로글로불린**; thī-rō-GLOB-ū-lin)이라는 구형단백질을 합성한다. 티로글로불린 분자는 thyrosine(티로신)이라는 아미노산을 함유하고 있다. 티로신 분자에 요오드이온이 첨가되어 갑상샘호르몬이 만들어진다. 그런 뒤 티로글로불린-호르몬 복합체는 갑상샘소포에 저장된다.

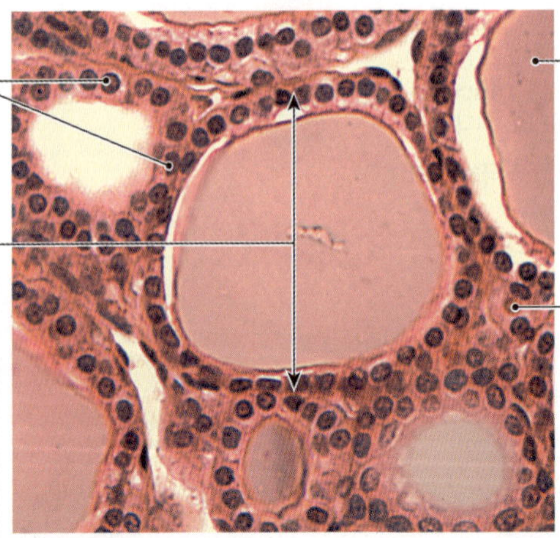

갑상샘소포의 단면 LM × 260

소포세포의 바닥막 사이에 끼어 있는 **C(clear) cell(C 세포)** 또는 parafollicular cell(소포곁세포)은 크고 희미하게 보이며, **calcitonin (CT, 칼시토닌)**을 분비하여 체액의 칼슘이온 농도를 조절한다.

3 갑상샘소포는 티로글로불린을 두 분자의 갑상샘호르몬인 **T_3(삼요오드티로닌)**와 **T_4(티록신)**로 분해하여 혈류로 보낸다(3과 4라는 수는 호르몬에 포함된 요오드이온의 수를 나타낸다). 갑상샘호르몬의 약 75%는 혈류로 들어가 운반단백질인 **thyroid-binding globulin(TBG, 갑상샘결합글로불린)**에 결합한다. 운반단백질은 갑상샘호르몬을 서서히 유리하며, 결합된 갑상샘 호르몬의 상당한 양을 비축하게 된다. 혈액에는 정상적으로 일주일 이상 사용할 수 있는 갑상샘호르몬이 있다.

4 갑상샘호르몬은 우선 수용체에 의해 세포막을 통과한다. 세포 내로 들어온 호르몬은 미토콘드리아나 핵에 있는 수용체와 결합한다. 이 호르몬이 미토콘드리아와 결합하면 ATP 생성을 증가시킨다. 핵에 있는 호르몬-수용체 복합체는 특정 유전자를 활성화하거나 전사율을 높이며, 이는 특정 효소의 농도를 증가 또는 감소시켜 세포대사율에 영향을 준다.

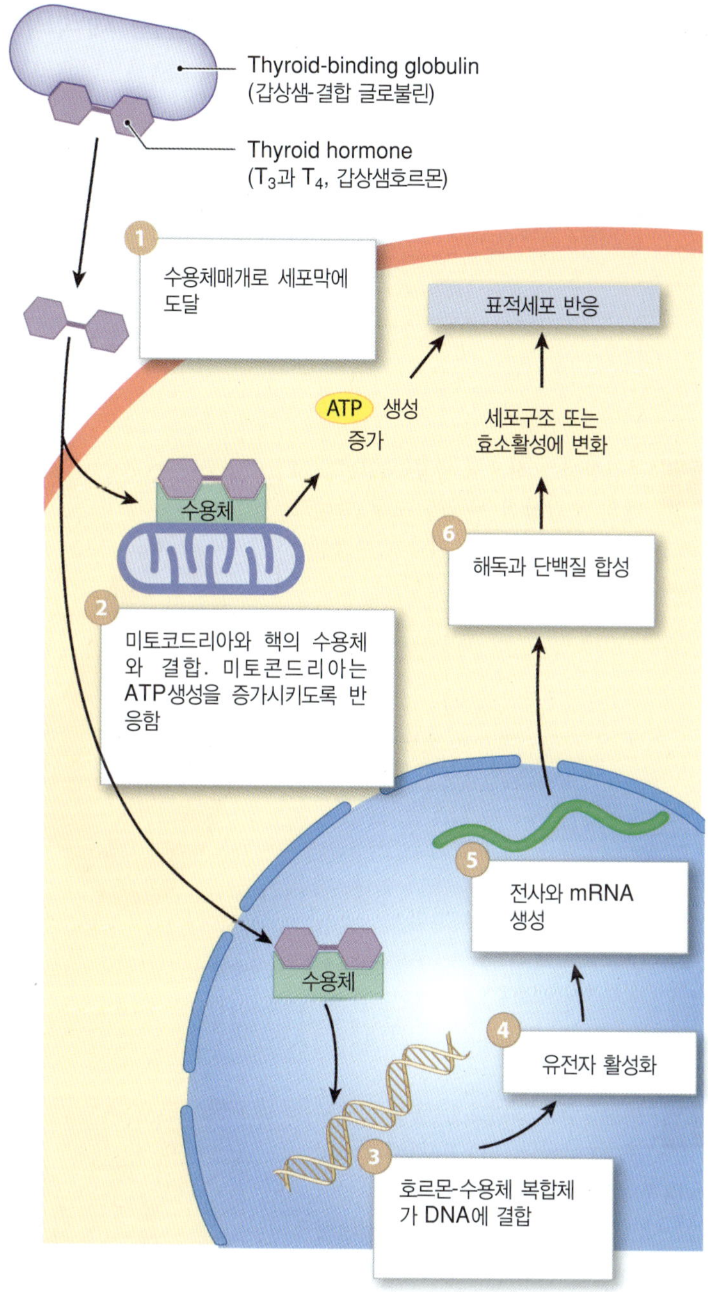

5 다음 표는 갑상샘호르몬이 말초조직에 나타내는 중요한 효과를 요약한 것이다.

말초조직에서 T_3와 T_4의 효과

- 대사율을 높인다(산소와 에너지 소모 증가); 어린이의 경우 체온 증가
- 심박률과 수축력이 증가; 일반적으로 혈압상승
- 교감신경 자극 활성 증가
- 산소와 이산화탄소 농도 변화에 의한 호흡중추의 정상활동 유지
- 적혈구 생성을 자극하여 산소운반을 높임
- 기타 내분비 조직의 활성을 자극
- 뼈의 무기질 교체율을 가속화

모듈 10.5 복습

a. 갑상샘에서 분비되는 세 종류의 호르몬 명칭을 쓰시오.

b. 갑상샘호르몬이 말초조직에 나타내는 5가지 효과를 설명하시오.

c. 갑상샘 제거 후(외과적으로 적출), 갑상샘호르몬의 농도 감소로 인한 증상이 나타나는데 약 일주일 걸린다. 왜 그런가?

부갑상샘에서 생성되는 부갑상샘호르몬은 체액의 칼슘이온 농도를 조절한다

두 쌍의 **parathyroid gland(부갑상샘)**는 갑상샘 뒷면에 파묻혀 있다.

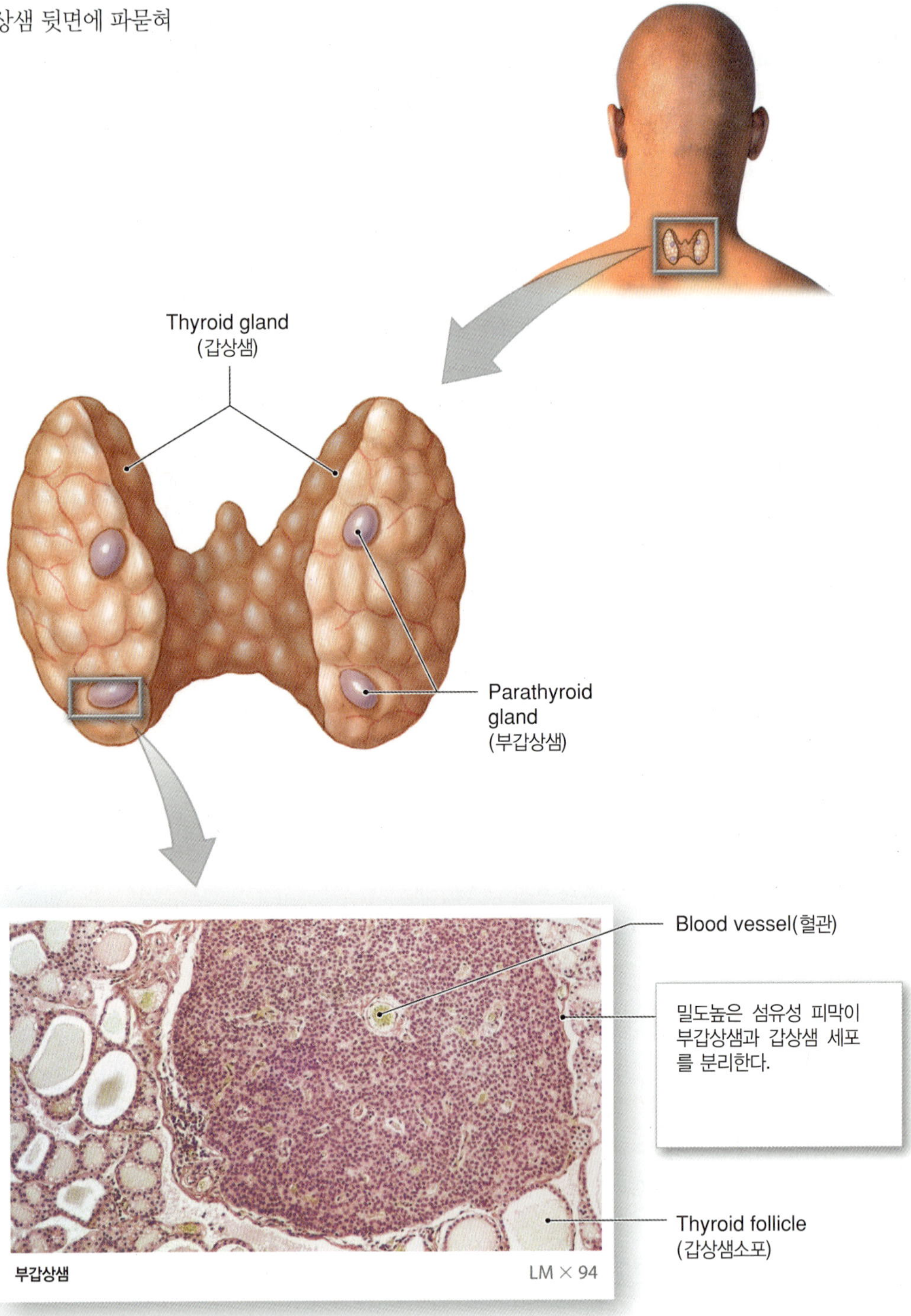

1 부갑상샘은 작은 강낭콩 모양이다. 4개의 부갑상샘 무게를 모두 합해도 1.6 g 정도이다. 갑상샘의 피막이 부갑상샘을 싸고 있어 위치를 고정해 준다.

2 부갑상샘은 적어도 두 종류의 세포로 구성된다. (1) **Parathyroid cell(부갑상샘세포)**은 부갑상샘호르몬을 만든다. (2) 다른 세포로는 기능이 잘알려져 있지 않은 **oxyphil(호산성세포)**이 있다. 갑상샘의 C세포처럼 부갑상샘세포도 순환하는 칼슘이온의 농도를 모니터한다. 혈액의 칼슘농도가 정상 이하로 떨어지면, 부갑상샘세포는 **parathyroid hormone (PTH, 부갑상샘호르몬)**을 분비한다. PTH분비는 체액의 Ca^{+}농도를 높인다.

3 부갑상샘호르몬과 칼시토닌(갑상샘에서 분비)은 체액의 칼슘이온 농도에 반대효과를 나타낸다. 하지만 건강한 성인의 경우 PTH는 콩팥에서 칼시트리올의 분비를 도와 순환하는 칼슘이온 농도의 1차 조절자로 작용한다. 갑상샘을 제거하여도 칼슘이온의 항상성에 별 영향을 주지 않는데 그 이유는 음식물로 섭취되는 것과 대사에 필요한 양이 아주 밀접하게 균형을 맞추어 혈액의 칼슘농도를 높이는 경우가 매우 드물기 때문이다. 하지만 몇 가지 대사질환을 치료하기 위해 칼시토닌을 임상적으로 처치할 경우 칼슘농도가 올라가 뼈형성 과정을 과다하게 일으킬 수 있다.

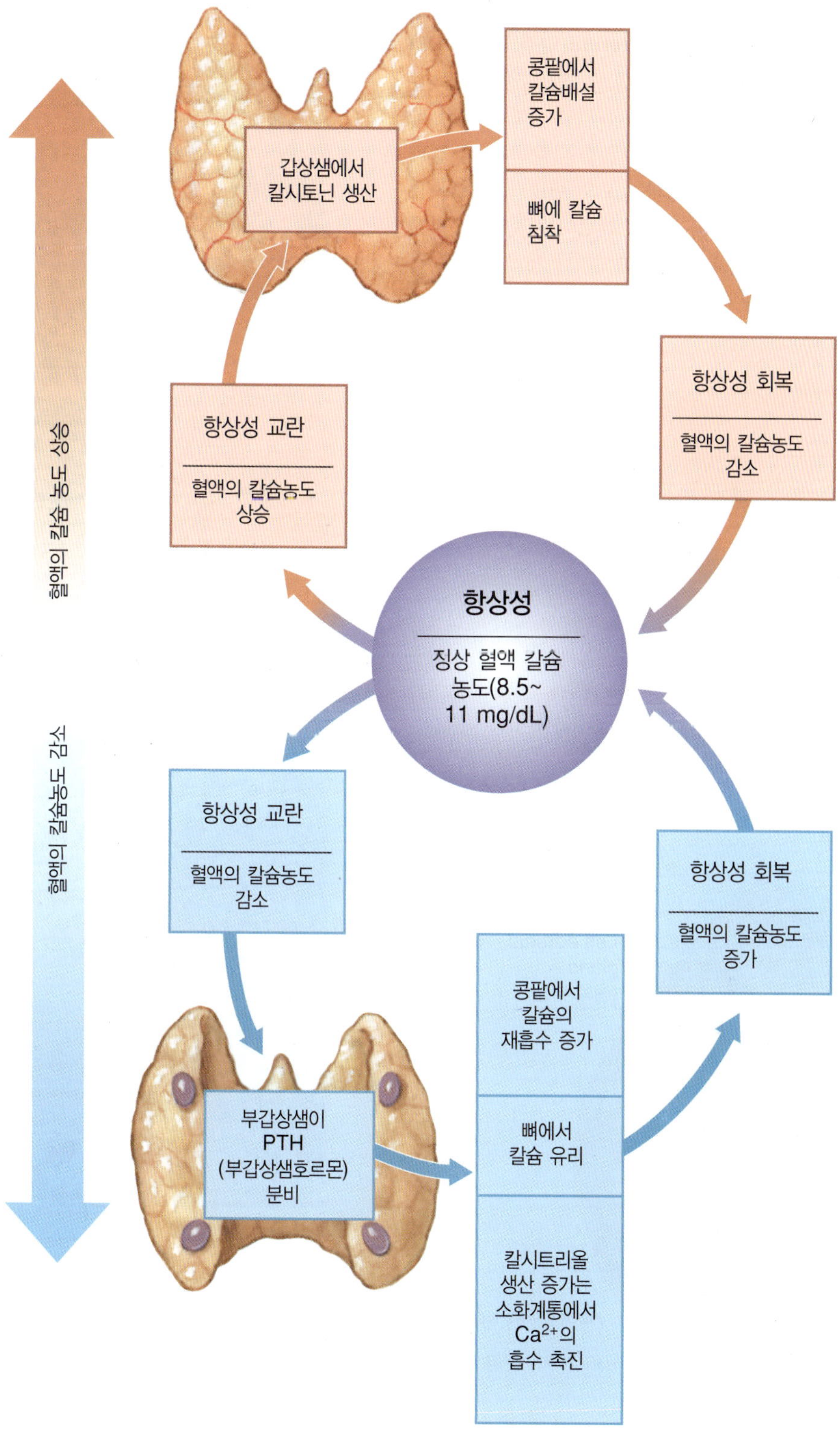

말초조직에서 부갑상샘의 효과

- *Osteoblast*(뼈모세포)와 *osteoclast*(뼈파괴세포)의 활동에 의해 뼈로부터 칼슘을 이동시킨다. PTH는 뼈모세포를 억제하여, 뼈에 칼슘 침착률을 억제한다. 뼈파괴세포의 활동은 지배적이며, 뼈기질을 침식시켜 혈장의 Ca^+농도를 높인다.
- 콩팥에 의한 Ca^+재흡수를 높인다.
- 콩팥에서 칼시트리올의 형성과 분비를 자극한다. 대체로 칼시트리올이나 PTH의 효과를 높이지만 칼시트리올의 중요한 효과 중 하나는 소화관에서 Ca^+과 PO_4^{3-}의 흡수를 높이는 일이다.

모듈 10.6 복습

a. 부갑상샘의 위치를 설명하시오.

b. 부갑상샘호르몬 농도가 혈액의 칼슘농도를 어떻게 높이는지 설명하시오.

c. 혈액의 칼슘농도가 증가되면 어느 호르몬의 분비가 증가되는가?

부신은 대사조절에 관여하는 호르몬을 생성한다

1 노란 피라미드 모양의 **adrenal gland(부신)**는 콩팥의 위 모서리에 위치한다. 부신도 콩팥처럼 복막 뒤에 있으며, 앞쪽 표면만 벽측복막으로 싸여 있다. 다른 내분비샘들처럼 부신도 혈관이 풍부하게 분포되어 있다.

2 부신은 저장지방 특히 콜레스테롤과 다양한 지방산으로 인해 노란색을 띤다. 부신겉질은 20여 가지 이상의 스테로이드호르몬을 만들어내는데 이를 모두 합해서 **corticosteroid(겉질스테로이드)**라고 한다. 다른 스테로이드호르몬과 마찬가지로 겉질스테로이드는 표적세포 핵 속의 유전자를 일정 비율로 전사하도록 결정하는 효과를 나타낸다. 그 결과 세포질에서 효소의 특성과 농도의 변화가 일어나 세포대사에 영향을 준다. 겉질스테로이드는 생명유지에 필수적이다. 만일 부신이 파괴되거나 제거될 경우 겉질스테로이드를 투여하지 않으면 죽게 된다.

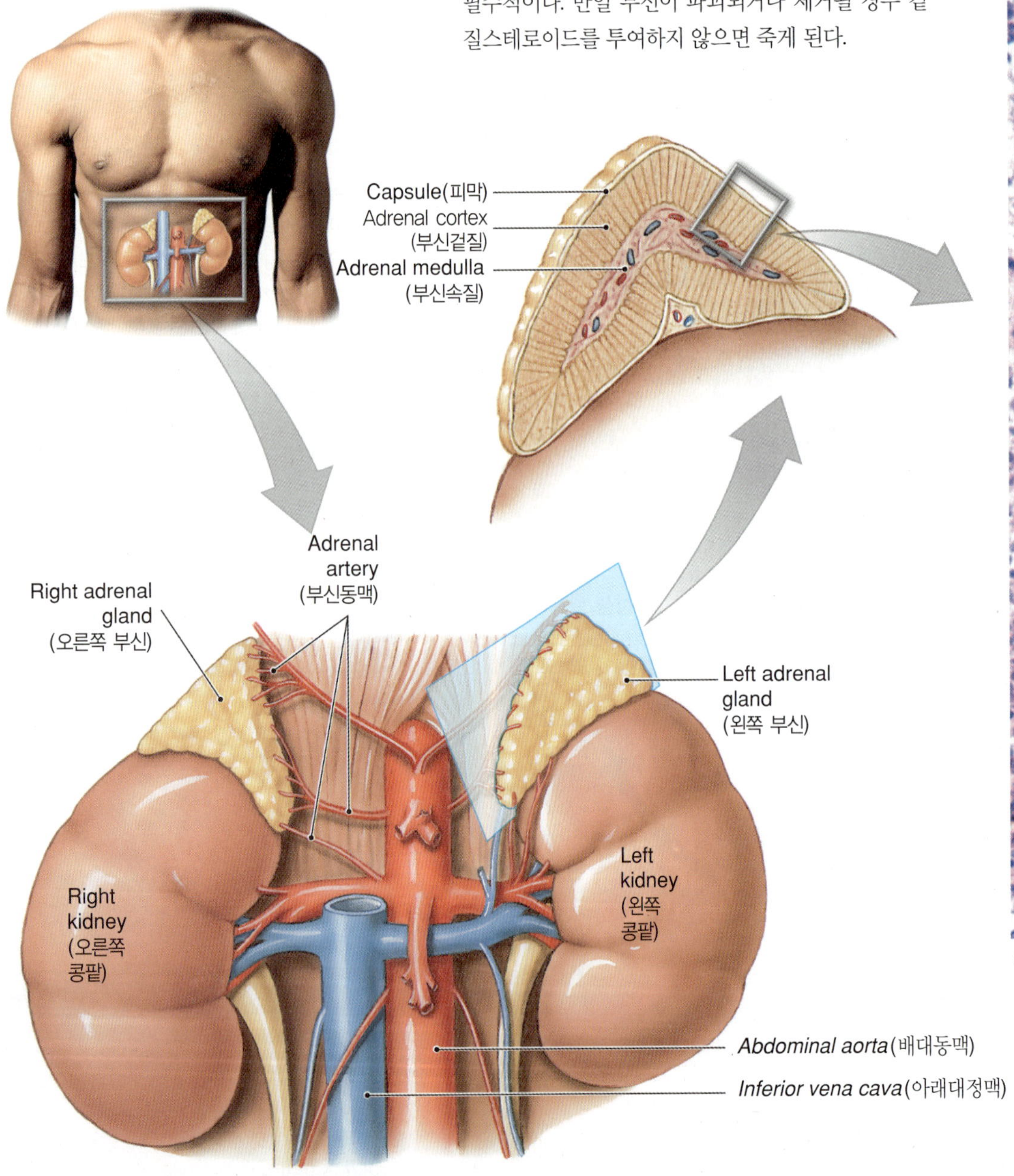

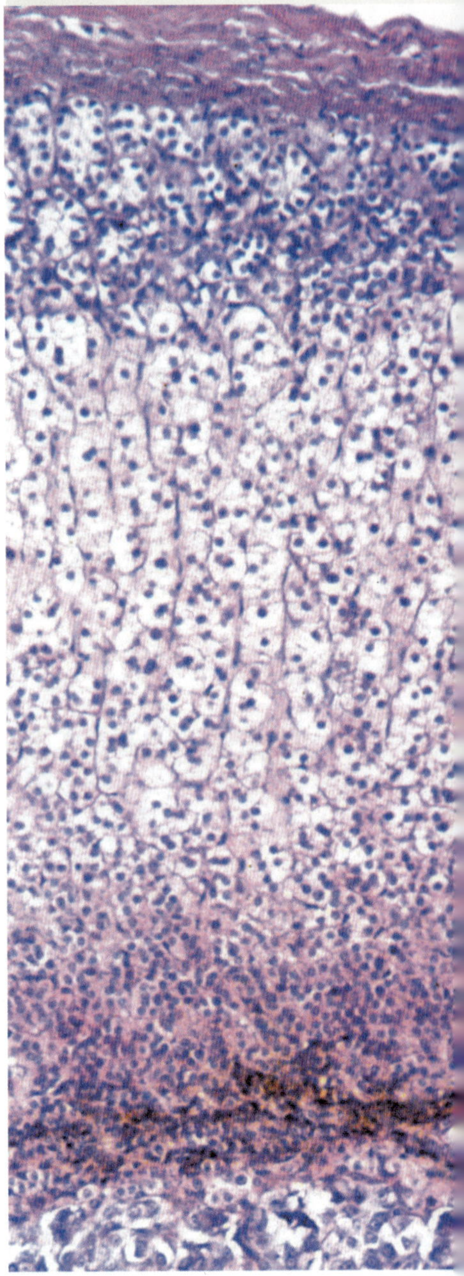

부신 LM × 250

3 부신겉질은 뚜렷하게 3부위로 나뉜다. 각 층은 특정 스테로이드호르몬을 합성한다. 겉질 안쪽에 있는 부신속질은 에피네프린과 노르에피네프린을 합성한다.

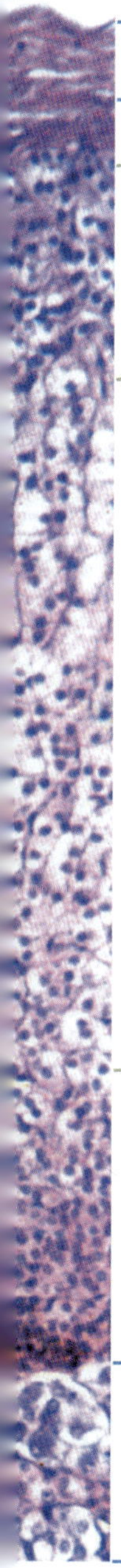

부신호르몬

부위	호르몬	표적세포/기관	호르몬 작용	조절
피막				
부신겉질				
부신겉질 외부	**Mineralocorticoid (MC, 무기질코르티코이드)**,주로 **aldosterone (알도스테론)**	콩팥	알도스테론은 특히 ADH가 있을 때 콩팥에서 Na^+와 수분 재흡수를 증가. 소변으로 K^+손실 증가	무기질코르티코이드 분비는 레닌-안지오텐신계의 활성으로 자극되며(모듈 12.11) 이 호르몬의 반내삭용을 하는 호르몬에 의해 억제됨
부신겉질의 넓은 중심부위	**Glucocorticoid(GC, 글루코코르티코이드)**는 포도당 대사에 영향을 주는 스테로이드호르몬, 주요 호르몬으로 **cortisol** (**코티솔;** KOR-ti-sol, 일명 하이드로코티손), 소량의 **corticosterone**(**코르티코스테론;** kor-ti-KOS-te-rōn). 간은 순환하는 코티솔을 **cortisone** (**코티손**)으로 전환하며, 이는 대사적으로 활성화된 당질코르티코이드임	대부분의 세포	글루코코르티코이드는 간에서 포도당과 글리코겐 생성률을 증가시킴. 골격근에서 아미노산과 지방조직에서 지방유리를 자극하고 말초세포의 지질대사 촉진. 이 작용이 성장호르몬의 포도당 절약효과를 도와줌(모듈10.4). 코티솔도 염증을 줄여주는 **anti-inflammentory effect (항염작용)**가 있음	글루코코르티코이드 분비는 뇌하수체 전엽에서 분비되는 ACTH(부신피질자극호르몬)에 의해 자극됨
부신속질과 경계가 되는 좁은 부위	소량의 안드로겐(남성호르몬)이 혈액에서 에스트로겐으로 전환될 수 있음	피부, 뼈, 기타조직. 정상 성인의 경우 효과가 적음	부신의 안드로겐은 사춘기 이전 청소년의 음모발달을 자극	안드로겐 분비가 ACTH에 의해 분비됨
부신속질	에피네프린(E)과 노르에피네프린(NE)	대부분의 세포	에피네프린과 노르에피네프린은 심장활동, 혈압, 글리코겐 분해, 혈당 농도를 증가시킴	에피네프린과 노르에피네프린은 교감신경 활성 중 교감신경 절전섬유에 의해 자극되어 분비됨

모듈 10.7 복습

a. 부신의 두 부위를 밝히고 각 부위에서 분비되는 호르몬을 나타내시오.

b. 알도스테론의 표적세포를 나타내시오.

c. 코티솔의 농도가 올라가면 혈당수치에 어떤 영향을 주는가?

이자섬에서는 인슐린과 글루카곤을 분비하여 세포 대부분이 이용하는 포도당을 조절한다

1 **Pancreas(이자)**는 stomach(위)의 아랫부분과 작은창자 근처에 있는 고리형태로 배골반강 내 위치한다. 가느다랗고 밝은색의 표면이 울퉁불퉁한 기관이다. 성인의 이자는 길이가 20~25 cm 정도이고 무게는 약 80 g이다. 이자는 외분비와 내분비의 두 가지 기능을 모두 가진다. **Exocrine pancreas(이자의 외분비부분)**는 이자 부피의 약 99%를 차지하며, 샘분비세포는 덩어리로 구성되어 분비관에 연결되어 있다. 샘조직과 분비관세포는 많은 양의 알카리성 효소가 풍부한 액체를 1~2개의 이자관을 통해 소화관의 내강으로 분비한다.

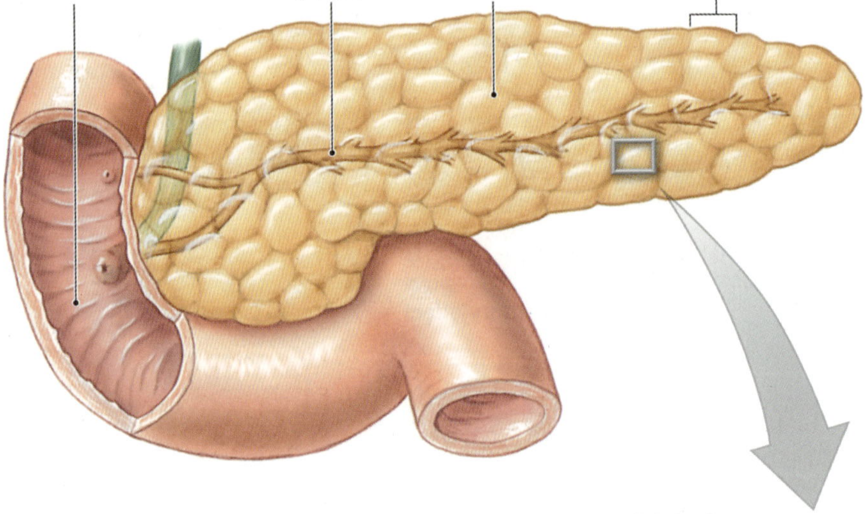

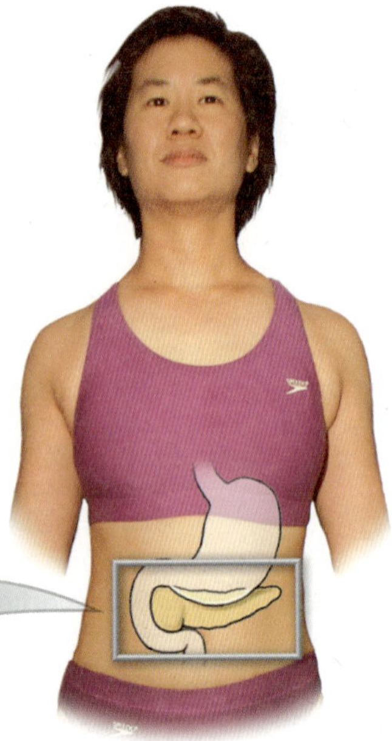

2 **Endocrine pancreas(이자의 내분비부분)**의 세포는 작은 집단을 이루어 외분비 세포 사이에 흩어져 있다. **Pancreatic islet(이자섬)** 또는 랑게르한스(LAN-ger-hanz)섬이라고 하는 내분비 집단은 이자 전체세포의 약 1%밖에 되지 않는다. 그럼에도 불구하고 이자에는 대략 200만 개의 이자섬이 있으며 이곳에서 분비하는 호르몬들은 생명유지에 필요하다.

Alpha cell(알파세포)는 **glucagon** (**글루카곤**; GLOO-ka-gon)을 분비한다. 글루카곤은 간에서 글리코겐을 포도당으로 분해 촉진하여 혈중 내 포도당 농도를 높인다.

Beta cell(베타세포)은 **insulin** (**인슐린**; IN-suh-lin)을 생성한다. 인슐린은 포도당의 흡수율과 세포에서의 활용을 증가시키고, 골격근과 간에서 글리코겐 합성을 증가시켜 혈중 내 포도당 농도를 낮춘다.

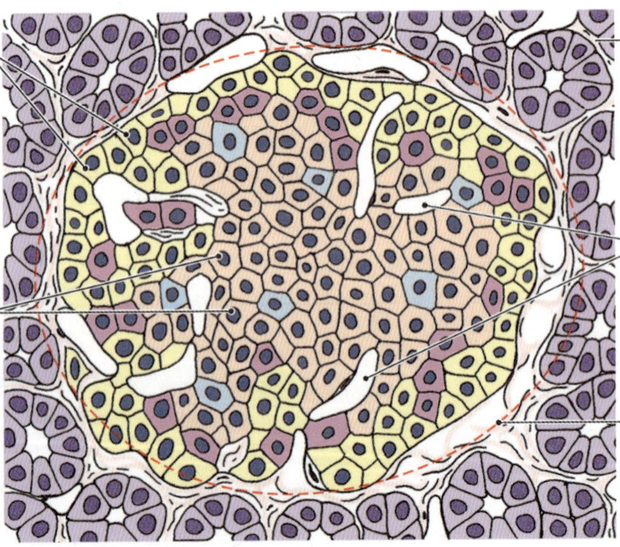

작은 집단을 형성하는 이자의 외분비 세포들은 이자관으로 끊임없이 분비한다. 외분비 세포집단을 **pancreatic acinus(이자샘꽈리)**라고 한다.

3 인슐린과 글루카곤은 혈중 포도당 농도를 조절하는 주요 호르몬이다. 혈중 포도당 농도가 증가하면 베타세포에서 인슐린이 분비되어 세포막을 통해 표적세포로 포도당의 수송을 자극한다. 혈중 포도당 농도가 감소하면 알파세포에서 글루카곤이 분비되어 간에서 글리코겐을 포도당으로 분해 촉진한다.

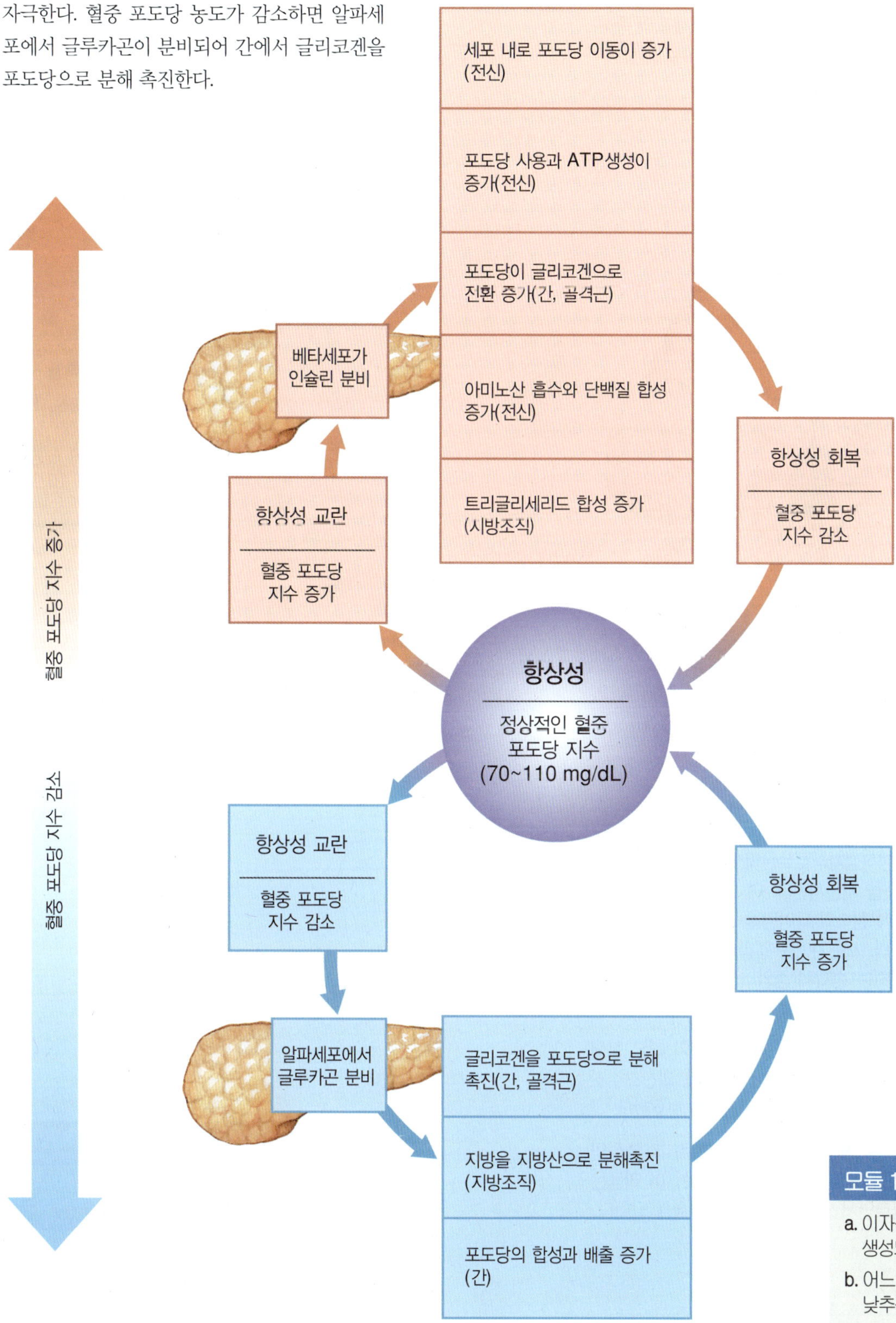

모듈 10.8 복습

a. 이자섬의 중요한 두 종류의 세포와 각각에서 생성되는 호르몬을 확인하시오.

b. 어느 호르몬이 분비되면 혈중 포도당 농도를 낮추는가?

c. 글루카곤의 농도가 오르면 간의 글리코겐 저장량에 어떤 영향을 주는가?

10.9

시상상부의 송과체(솔방울샘)는 멜라토닌을 분비한다

1 **Pineal gland(송과체)**는 시상상부의 일부이며, 셋째 뇌실의 천정 뒷부분에 놓여 있다. 송과체는 신경, 신경절, **melatonin(멜라토닌)**을 합성하는 특정 분비세포를 포함하고 있다. 시각경로를 이루는 신경세포의 축삭가지는 송과체로 들어와 멜라토닌 생성에 영향을 주는데 낮에 가장 낮고 밤에 가장 높다.

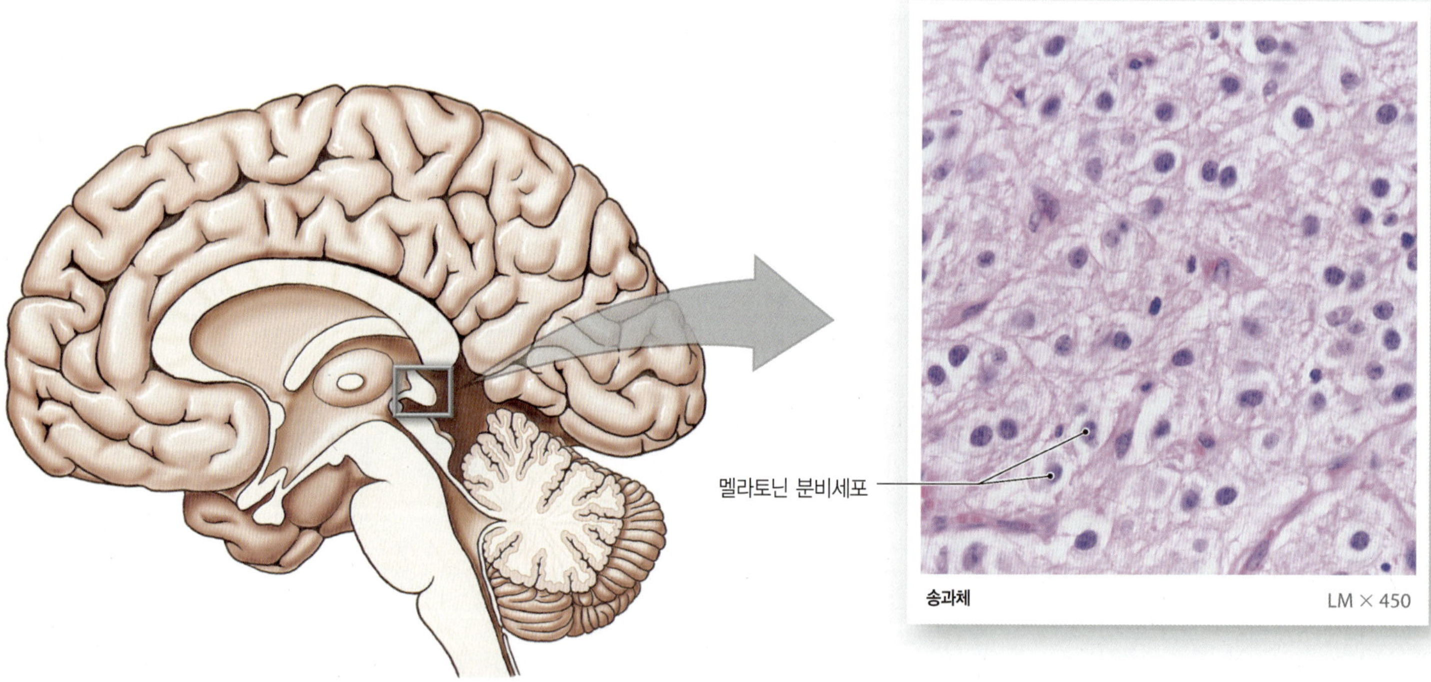

사람에서 멜라토닌의 기능

- 생식기능의 억제. 일부 포유류에서 생식샘자극호르몬의 분비 저하로 멜라토닌은 정자, 난자 및 생식기관의 성숙을 지연시킨다. 이 효과의 중요성은 아직도 확실하지 않지만, 사람에서 성적 성숙의 타이밍을 조절하는 역할을 할 수 있다는 증거가 많이 제시되고 있다. 사춘기에는 멜라토닌의 혈중 농도가 감소하여, 멜라토닌 생산을 하지 못하는 송과체 종양이 생기면 어린아이에게 사춘기가 일찍 나타나게 된다.
- 자유라디칼에 의한 조직손상을 막아줌. 멜라토닌은 항산화효과가 매우 탁월하여, 활동적인 신경조직에서 생길 수 있는 산화질소(NO)나 과산화수소(H_2O_2) 같은 **free radical(자유라디칼)**로부터 중추신경계를 보호한다.
- 낮과 밤의 행동주기 확립. 송과체는 활동이 주기적이므로, 기본적인 **circardian rhythm(하루주기 리듬)**을 유지하는데 관여한다 - 이 리듬은 매일 규칙적인 낮과 밤의 패턴을 따르면서 일어나는 생리적 변화를 말한다.

모듈 10.9 복습

a. 송과체의 위치를 설명하시오.

b. 여름 동안 낮이 길어지면 멜라토닌 생성에 어떤 영향을 미치는가?

c. 멜라토닌의 3가지 기능을 나열하시오.

당뇨는 혈중 포도당 농도가 지나치게 높아서 나타나는 내분비질환이다

Diabetes Mellitus(당뇨)

Diabetes Mellitus(당뇨; mel-Ī-tus; *mellitum*, honey)는 콩팥이 재흡수할 능력을 감당하지 못할 정도로 포도당 농도가 높은 것이 특징이다. 비정상적으로 혈중 포도당 농도가 높은 것을 **hyperglycemia(고혈당증;** hī-per-glī-SĒ-mē-ah)라고 한다. 당뇨의 경우 소변으로 당이 배출(**glycosuria; 당뇨,** glī-kō-SOO-rē-a)되며, 소변량이 크게 늘어난다(**polysuria, 다뇨증**). 당뇨병은 유전적 결함이나 돌연변이에 의해서도 일어날 수 있다. 충분한 양의 인슐린이 생성되지 않고, 비정상적인 인슐린분자가 합성되거나 결함이 있는 인슐린수용체 단백질이 만들어지는 경우도 있다.

제1형 당뇨병(인슐린 의존성)

Type 1(insulin dependent) diabetes(제1형 인슐린 의존성 당뇨병)의 경우, 이자의 베타세포가 충분한 인슐린을 합성하지 못한다. 제1형 당뇨환자들은 살기 위해 매일 여러 차례 인슐린 주사를 맞거나 인슐린 펌프 또는 장치를 통해 계속 인슐린 공급을 받아야 한다. 제1형 당뇨병은 전체 당뇨의 5~10% 정도를 차지하며 보통 소아기에 나타난다.

제2형 당뇨병(인슐린 비의존성)

Type 2(non-insulin dependent) diabetes(제2형 인슐린 비의존성 당뇨병)는 가장 흔한 당뇨병 형태이다. 제2형 당뇨환자들은 적어도 처음에는 정상적인 양의 인슐린을 생성하지만 조직이 적절히 반응하지 않는 인슐린 저항력이 있는 상태이다. 제2형 당뇨는 비만과 관련이 있으므로 식사와 운동으로 체중조절을 하는 것이 효과적인 치료방법이며, 특히 간에서 포도당의 합성과 분비율을 변화시키는 약물을 병행 투여하면 효과를 볼 수 있다.

1 당뇨를 치료하지 않으면 몸 전체의 대사활성에 문제가 생긴다. 조직의 에너지 위기, 즉 조직 대부분이 만성 기아상태가 되어 주변 조직에서 포도당을 흡수할 수 없으므로 지질이나 심지어 단백질까지도 분해하게 되므로 임상실환이 나타날 수도 있다. 이들 대사물질의 부산물인 케톤체가 증가하면서 체액이 산성으로 위험해질 수 있다. 이런 상태를 **diabetic ketoacidosis(당뇨병성 케톤산증)**라고 한다. 게다가 혈관의 구조도 비정상적으로 변하여 더욱 위험하다.

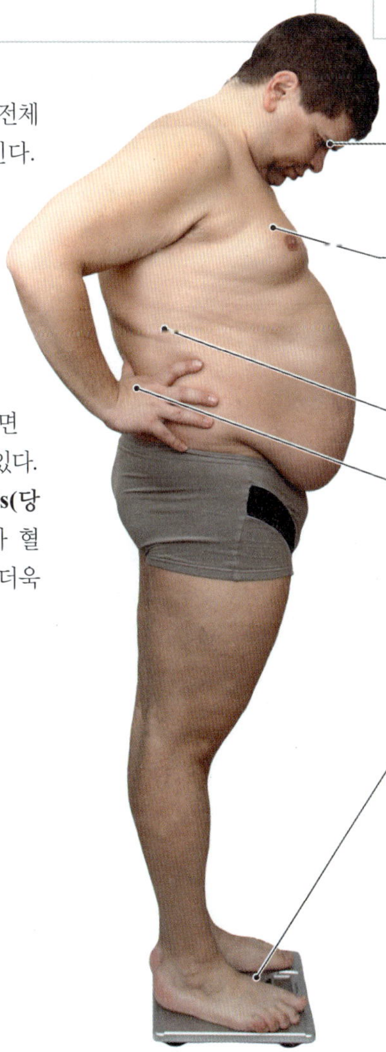

당뇨병에 의한 임상 질환

모세혈관이 증식하고 망막에 출혈이 생겨 부분적으로 또는 완전히 눈이 멀 수 있다. 이를 diabetic **retinopathy(당뇨망막병증)**라고 한다.

심장마비 초기에 퇴행성 심장혈류 차단이 일어날 수 있다. 특정 연령층에서 당뇨병인 사람이 정상인에 비해 심장마비가 3~5배 더 많다.

Diabetic nephropathy(당뇨병성 신장질환)은 콩팥에서 일어나는 퇴행성 변화로 신부전증을 일으킬 수 있다.

신경조직에 혈류가 잘 흐르지 못하여 말초신경과 비정상적인 자율신경 기능에 여러 가지 문제를 일으킬 수 있다. 이런 질병을 묶어서 **diabetic neuropathy(당뇨병성 신경질환)**라고 한다.

발끝까지 혈류 순환이 되지 않아 말초조직이 손상된다. 한 예로 발로 가는 혈류가 감소하여 조직이 죽거나 궤사, 감염, 한쪽 또는 양쪽 발가락이나 주요 부위가 소실될 수도 있다.

모듈 10.10 복습

a. 당뇨병을 정의하시오.

b. 당뇨병의 2가지 종류를 들고 설명하시오.

c. 당뇨병에 의한 3가지 임상 질환을 설명하시오.

10.11

스트레스는 항상성을 심각하게 위협하는 예측가능한 반응이다

물리적이든 정서적이든 항상성을 위협하는 상황은 어느 것이나 일종의 **stress(스트레스)**이다. 스트레스를 많이 받으면 특정 항상성의 적응력을 저하시킨다. 예를 들어, 체온이 떨어지면 몸을 떨거나 혈류변화가 일어나 체온을 정상으로 회복하게 된다. 게다가, 우리 몸은 스트레스를 받으면 이에 대한 좀 더 특별한 반응을 준비하면서도, 한편으로 몸이 대처할 수 있는 일반적인 반응을 나타낸다. 다양한 스트레스를 유발하는 인자에 노출되면 호르몬과 생리적인 조절의 기본 유형을 가지고 똑같은 반응을 시작하게 만든다. 이런 반응을 **stress response(스트레스 반응)**라고 하며 **general adaptation syndrome(GAS, 전신순응증후군)**이라고도 한다. 스트레스 반응에는 3단계인 알림기, 저항기, 탈진기가 있다.

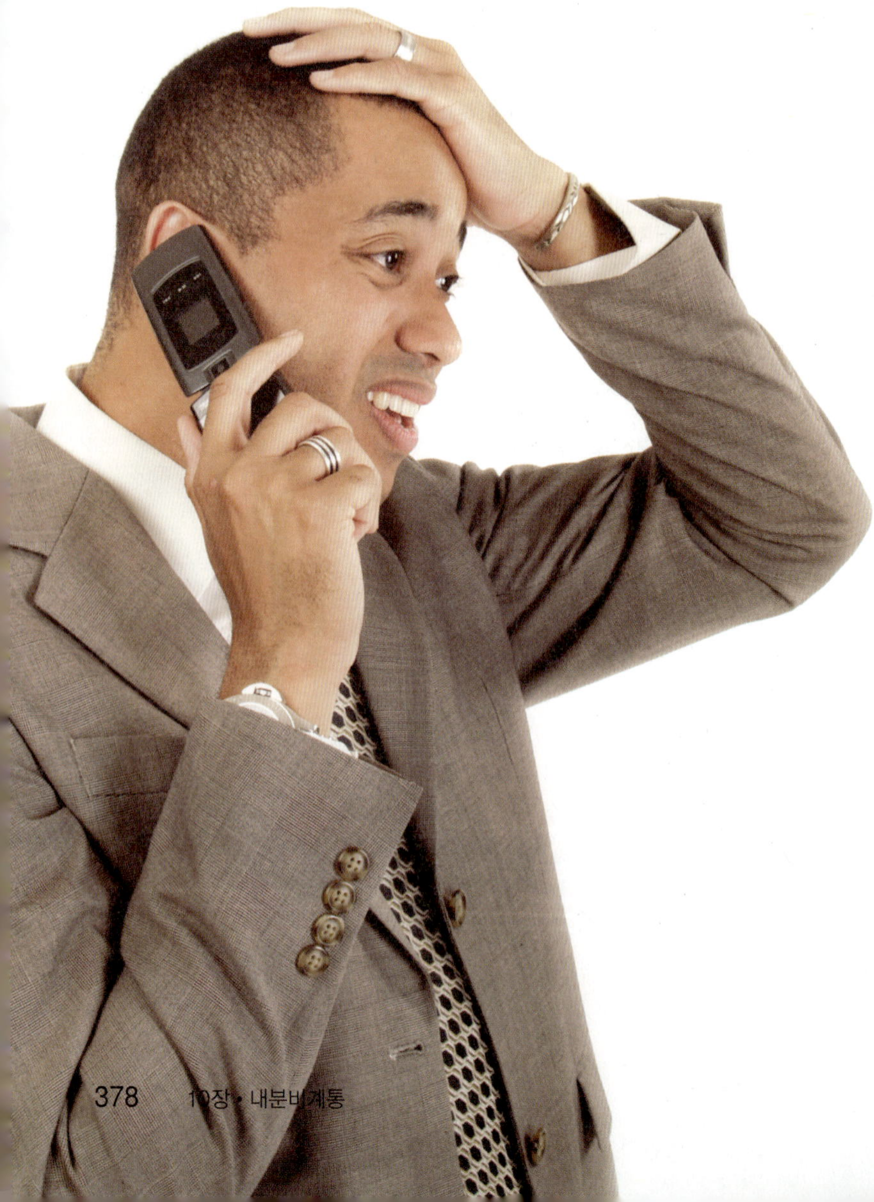

알림기

Alarm phase(알림기) 동안에는 스트레스에 대한 즉각적인 반응이 나타난다. 자율신경계통의 교감신경이 지시를 따르게 된다. 이 단계에서는 (1) 저장된 에너지가 주로 포도당 형태로 동원되고 (2) 신체가 "fight or fight" response(알림반응, 도피반응)를 통해 스트레스를 일으키는 원인에 대처하게 된다. 에피네프린은 알림기의 주된 호르몬으로 이것이 분비되면 교감신경도 활성화된다.

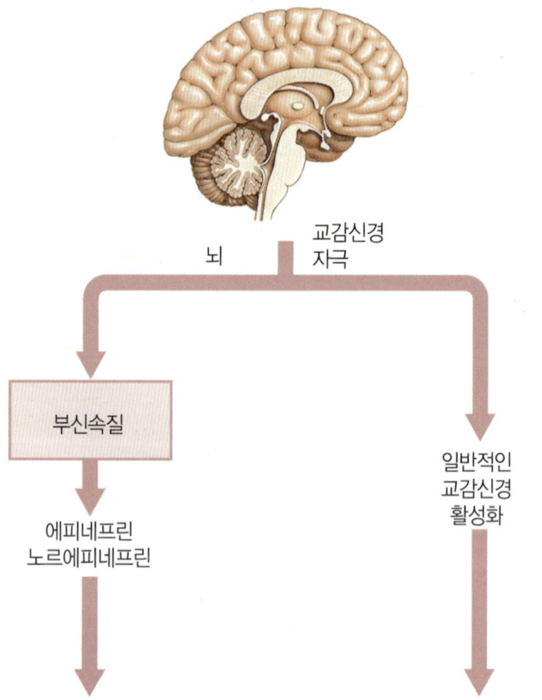

위기에 대한 단기적이고 즉각적인 반응

- 글리코겐과 지질을 동원하여 포도당으로 만든다
- 집중력 향상
- 모든 세포의 에너지 사용 증가
- 순환패턴의 변화
- 소화작용과 소변의 생성 억제
- 땀분비 증가
- 심박률과 호흡률 증가

저항기

만일 스트레스가 몇 시간 이상 지속되면 **resistant phase(저항기)**로 진입하게 된다. 이 시기에는 당질코르티코이드가 중요한 호르몬이다. 에피네프린, GH, 갑상샘호르몬도 이 시기에 관여한다. 이들 호르몬의 병용효과로 인해 저항기에는 더 많은 에너지를 필요로 한다. 신경조직은 많은 에너지를 필요로 하므로 신경은 적당한 양의 포도당을 공급해야 한다. 알림기에는 정상적인 포도당 농도를 유지하기 위해 글리코겐 저장량이 적절하지만 몇 시간 뒤에는 거의 고갈된다. 저항기에 호르몬은 포도당이 아닌 체내 저장된 대사물질을 동원하여 포도당을 신경조직에서 사용할 수 있도록 절약하게 된다.

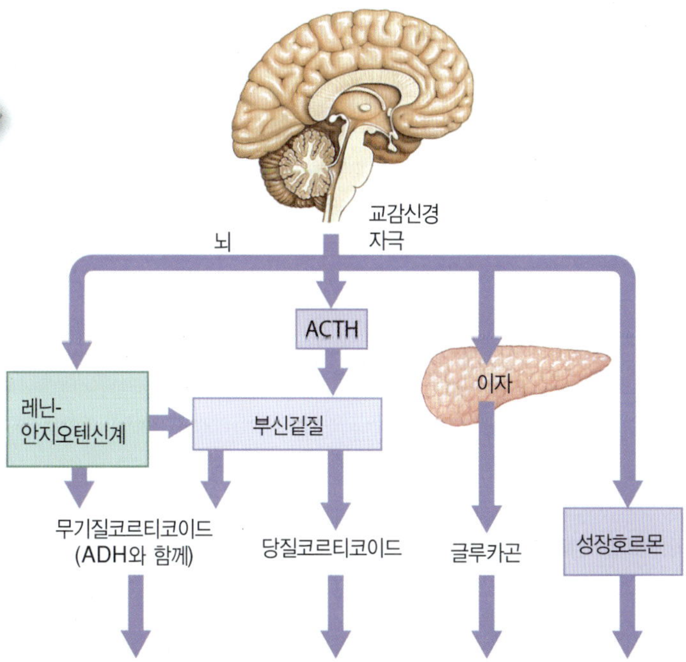

장기적인 대사성 조절

- 남아 있는 비축에너지를 동원. 지방조직이 지질을 배출, 골격근에서 아미노산 유리
- 포도당의 보존. 말초조직(신경조직 제외)은 지질을 분해하여 에너지를 얻음
- 혈중 포도당 농도 증가, 간에서 기타 탄수화물, 아미노산, 지질로부터 포도당 합성
- 염분과 물의 보존. 칼륨이온과 수소이온 손실

탈진기

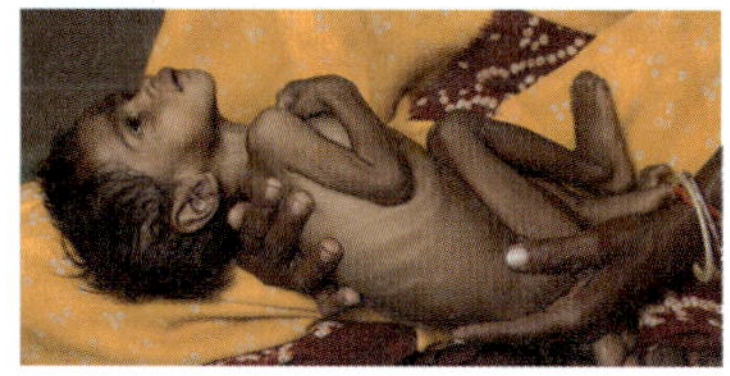

체내 지방 비축량이 수주간이나 수개월간 저항기를 유지시키기에 충분하지만 저항기가 계속 지속될 수는 없다. 저항기가 끝나면, 항상성 조절이 무너지면서 **exhaustion phase(탈진기)**가 시작된다. 즉각적으로 교정활동을 취하지 않으면 한 가지 이상의 계통이 기능을 잃어 치명적인 상태에 이르게 된다. 이미 주요 계통에 생긴 문제점에 무기질 불균형까지 겹치게 된다. 저항기에 생성된 알도스테론은 칼륨이온 대신 나트륨이온을 축적시킨다. 체내 칼륨량이 감소하면서, 특히 신경섬유나 근육섬유 등 여러 세포가 제 기능을 상실하게 된다. 심장기능 상실 같은 하나만으로 사망의 원인이 될 수도 있지만, 저항기에서 내분비와 대사 조절작용을 유지할 능력이 없어진다는 데에도 문제점이 포함되어 있다.

탈진기를 유발할 수 있는 요인들

- 신체의 주에너지원인 비축된 지방이 고갈되며 구조단백질이 문해되어 생명유지에 필요한 기관이 손상된다.
- 염증과 면역반응의 억제로 인한 감염이 나타나고, 저항기 대사활성에 필요한 당질코르티코이드의 2차 효과가 나타난다.
- 항이뇨호르몬과 알도스테론에 의한 혈압과 혈액량이 증가하여 심혈관계 손상이 나타난다.
- 부신겉질이 당질코르티코이드를 계속 생산하지 못하여 혈중 포도당 농도를 유지하기 힘들다.
- 적절한 체액과 전해질 균형을 유지하기 힘들다.

모듈 10.11 복습

a. 스트레스의 3단계 반응을 정리하시오.
b. 저항기를 설명하시오.
c. 생리활성계통이 붕괴되는 것은 스트레스의 어느 단계 중에 일어나는가?

1. 단답형

분비되는 호르몬의 주요 효과를 토대로 내분비샘을 표기하시오.

a ______________ 낮과 밤의 일주기를 나타낸다.
b ______________ 인슐린을 분비하여 포도당의 흡수와 사용을 조절한다.
c ______________ 무기질 평형, 대사조절 및 스트레스에 저항력을 조절한다.
d ______________ 부신겉질, 갑상샘, 생식기관의 분비를 조절한다.
e ______________ 대사율과 체액의 칼슘농도를 조절한다.
f ______________ 2쌍으로 구성된 샘조직으로, 감소된 체액의 칼슘농도에 반응하는 중요한 역할을 한다.

2. 연결하기

체내 작용에 맞는 호르몬을 골라 빈칸에 넣으시오.

• PTH(부갑상샘호르몬)	a ______________	젖샘의 젖분비를 자극한다.
• 코티솔	b ______________	세포의 성장과 분열을 자극한다.
• 글루카곤	c ______________	더 많은 산소와 에너지 소모를 자극한다.
• 칼시토닌	d ______________	콩팥에서 수분의 손실을 줄이고 혈관수축을 일으킨다.
• 알도스테론	e ______________	혈중 포도당 농도를 증가시킨다.
• 인슐린	f ______________	출산과 분만을 촉진시키는 자궁근의 수축을 자극한다.
• T_3,T_4(갑상샘호르몬)	g ______________	소화관에서 칼슘과 인의 흡수를 증가시킨다.
• GH(성장호르몬)	h ______________	염증을 감소시킨다.
• PRL(프로락틴)	i ______________	혈중 포도당 농도를 낮춘다.
• OXT(옥시토신)	j ______________	혈중 칼슘 농도 증가를 자극한다.
• ADH(항이뇨호르몬)	k ______________	혈중 칼슘 농도를 낮춘다.
• 칼시트리올	l ______________	콩팥에서 나트륨과 수분의 재흡수를 자극한다.

3. 연결하기

왼쪽의 용어와 가장 밀접한 관계가 있는 설명과 연결하시오.

• 요오드이온	a ______________	혈중내 용질 농도의 변화를 감지한다.
• 당질코르티코이드	b ______________	자극호르몬을 분비한다.
• 뇌하수체	c ______________	생식샘자극호르몬
• 항상성 위협	d ______________	부신겉질의 스테로이드호르몬 방출을 자극한다.
• 교감신경활성	e ______________	비정상적으로 혈당 농도가 높다.
• 고혈당증	f ______________	스트레스
• FSH	g ______________	고혈당증, 당뇨, 다뇨증
• 당뇨병	h ______________	GAS의 알림기
• ACTH	i ______________	GAS의 저항기
• 삼투수용기	j ______________	갑상샘호르몬을 만드는데 필요하다.

4. 절 종합 문제

호르몬은 다르게 만들어지지만 특정 조직과 기관에서 상호보완적인 작용을 하기도 한다. 칼슘대사와 관련하여 조직에서 칼시트리올과 부갑상샘호르몬이 어떤 다른 효과를 나타내는지 설명하시오.

____

____

____

핵심 용어로 윤곽 파악하기

각 모듈마다 차례대로 열거한 용어를 이용하여 내용을 요약하시오.

1절

Hormone(호르몬)과 Intercellular Communication(세포간 연락)

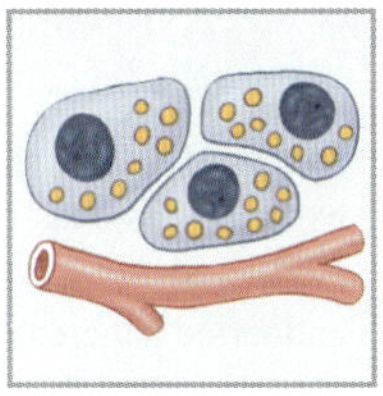

- ◦ endocrine system(내분비계통)
- • hormones(호르몬)
- ◦ nervous system(신경계통)
- ◦ neurotransmitters(신경전달물질)

10.1

호르몬에는 아미노산 유도체, 펩티드 또는 지질 유도체 등이 있다

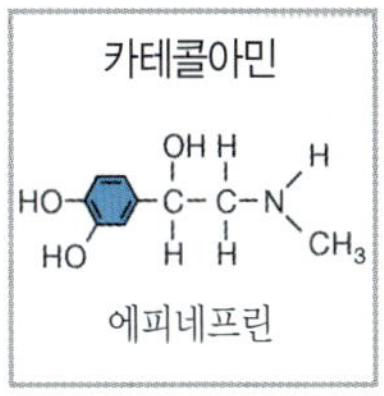

- • aminoacid derivatives (아미노산 유도체),
- • peptide derivatives (펩티드 유도체)
- • lipid derivatives (지질 유도체)
- • catecholamine (카테콜아민)
- • prohormone (프로호르몬)
- • short chain polypeptide (짧은사슬 펩티드)
- • small protein (작은 단백질)
- • eicosanoid (아이코사노이드)
- • prostaglandin (프로스타글란딘)
- • steroid hormone (스테로이드호르몬)
- • endocrine system (내분비계통)
- ◦ hypothalamus (시상하부)
- ◦ pituitary gland (뇌하수체)
- ◦ thyroid gland (갑상샘)
- ◦ adrenal gland(부신)
- ◦ pancreatic islets (이자섬)
- ◦ pineal gland(송과샘)
- ◦ parathyroid gland (부갑상샘)

10.2

호르몬이 표적세포에 작용하는 데에는 2가지 주요 기전이 있다

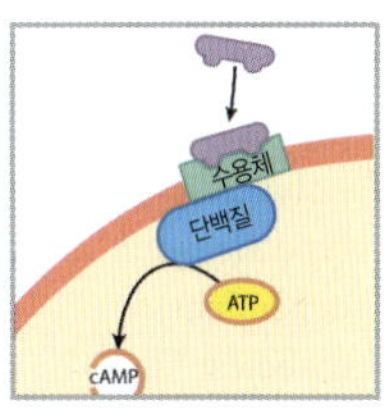

- • second messenger (2차 전령물질)
- • cyclic-AMP (c-AMP, 고리 AMP)
- ◦ nonsteroid hormone (비스테로이드 호르몬)
- ◦ steroid hormone (스테로이드호르몬)
- ◦ thyroid hormone (갑상샘 호르몬)

• = 해당 모듈에서 굵은 문자로 표시한 용어

10.3

시상하부는 직접 또는 간접으로 많은 내분비 기관을 조절한다

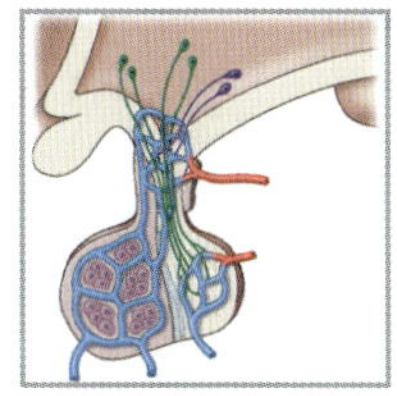

- • hypothalamus (시상하부)
- • regularatory hormone (조절호르몬)
- • releasing hormone (RH, 분비호르몬)
- • Inhibitory hormone (IH, 억제호르몬)
- • hypophyseal portal system (뇌하수체의 문맥계 혈관)

2절

Endocrine Organ(내분비기관)

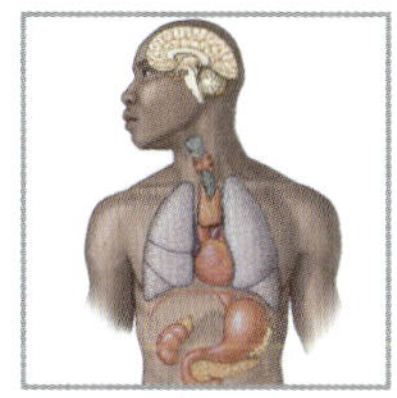

- • pituitary gland(뇌하수체)
- • thyroid gland(갑상샘)
- • adrenal gland(부신)
- • pineal gland(송과샘)
- • parathyroid gland(부갑상샘)
- • pancreatic islets(이자섬)

10.4

뇌하수체는 주분비샘으로 작용한다

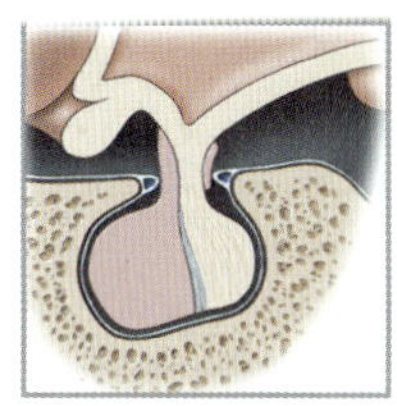

- • trophic hormone (자극호르몬)
- • antidiuretic hormone(ADH, 항이뇨호르몬)
- • vasopressin (바소프레신)
- • osmoreceptor (삼투수용기)
- • oxytocin (OXT, 옥시토신)
- • thyroid stimulating hormone (갑상샘자극호르몬)
- • adrenocoticotrophic hormone(ACTH, 부신겉질자극호르몬)
- • gonadotrophin (생식샘자극호르몬)
- • follicle-stimulating hormone(FSH, 난포자극호르몬)
- • estrogen (에스트로겐)
- • inhibin(인히빈)
- • luitenizing hormone (LH, 황체형성 호르몬)
- • androgen(안드로겐)
- • growth hormone (GH, 성장호르몬)
- • glucose-sparing effect (포도당 절약효과)
- • prolactin (PRL, 프로락틴)
- • melanocyte stimulating hormone(MSH, 멜라닌세포자극호르몬)

10.5

갑상샘호르몬은 대사와 칼슘이온 농도를 조절한다

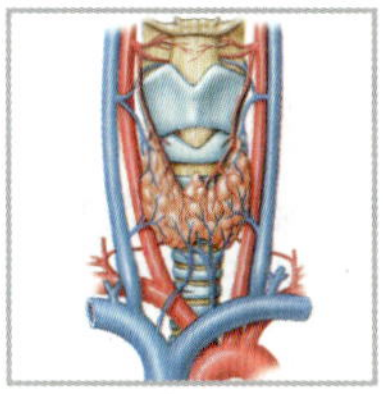

- thyroid gland (갑상샘)
- thyroid follicle (갑상샘소포)
- colloid(콜로이드)
- thyroglobulin (티로글로불린)
- C(clear) cell (C 세포)
- ◦ parafollicular cell (소포곁세포)
- calcitonin(CT, 칼시토닌)
- T_3(triiodothyronine, 삼요오드티로닌)
- T_4(thyroxine, 티록신)
- thyroid-binding globulin(TBG, 갑상샘결합글로불린)

10.6

부갑상샘에서 생성되는 부갑상샘호르몬은 체액의 칼슘이온 농도를 조절한다

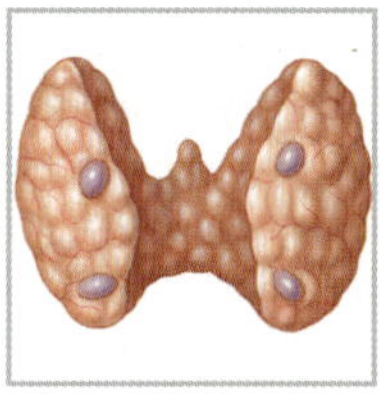

- parathyroid gland(부갑상샘)
- parathyroid cell(부갑상샘세포)
- oxyphil(호산성세포)
- parathyroid hormone(PTH, 부갑상샘호르몬)
- ◦ calcitriol(칼시트리올)

10.7

부신은 대사조절에 관여하는 호르몬을 생성한다

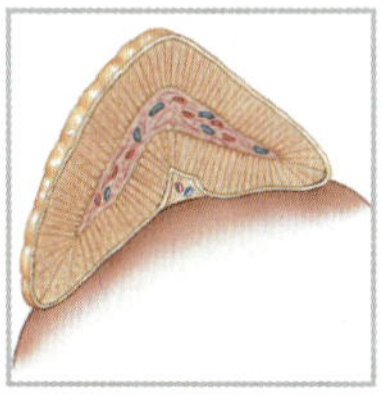

- adrenal gland(부신)
- ◦ retroperitoneal (복막 뒤)
- ◦ adrenal cortex(부신겉질)
- corticosteroid(겉질스테로이드)
- mineralocorticoid (MC, 무기질코르티코이드),
- aldosterone (알도스테론)
- glucocorticoid (GC, 글루코코르티코이드)
- cortisol(코티솔)
- corticosterone (코르티코스테론)
- cortisone(코티손)
- ◦ glucose-sparing effect (포도당 절약효과)
- anti-inflammentory effect(항염작용)
- ◦ androgen(안드로겐)
- ◦ adrenal medulla (부신속질)
- ◦ epinephrine (E, 에피네프린)
- ◦ norepinephrine (NE, 노르에피네프린)

10.8

이자섬에서는 인슐린과 글루카곤을 분비하여 세포 대부분이 이용하는 포도당을 조절한다

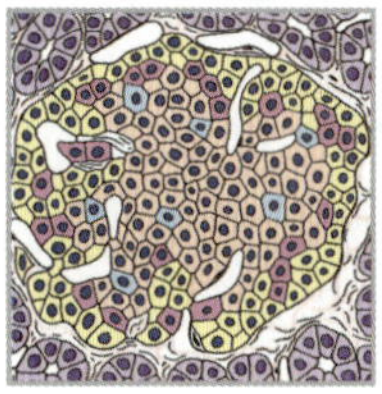

- pancreas(이자)
- exocrine pancreas (이자의 외분비부분)
- endocrine pancreas (이자의 내분비부분)
- pancreatic islets (이자섬)
- alpha cell(알파세포)
- glucagon(글루카곤)
- beta cells(베타세포)
- insulin(인슐린)
- pancreatic acini (이자샘꽈리)

10.9

시상상부의 송과체(솔방울샘)는 멜라토닌을 분비한다

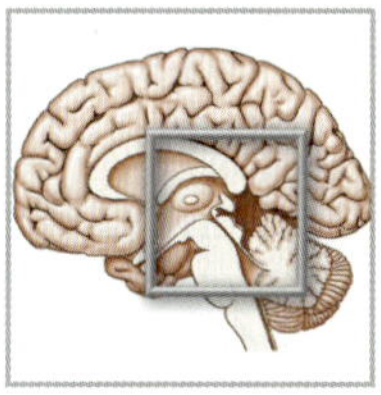

- pineal gland(송과체)
- melatonin(멜라토닌)
- free radical(자유라디칼)
- circardian rhythm(하루주기 리듬)

10.10

당뇨는 혈중 포도당 농도가 지나치게 높아서 나타나는 내분비질환이다

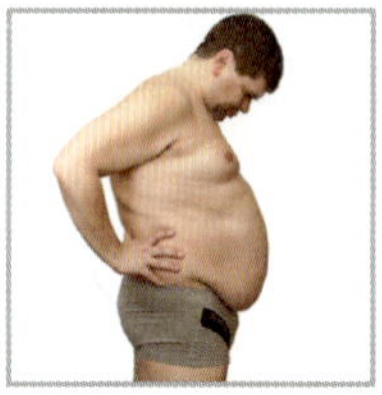

- diabetes mellitus (당뇨)
- hyperglycemia (고혈당증)
- glycosuria(당뇨)
- polysuria(다뇨증)
- type 1(insulin dependent) diabetes(제1형 인슐린 의존성 당뇨병)
- type 2(non-insulin dependent) diabetes(제2형 인슐린 비의존성 당뇨병)
- diabetic ketoacidosis (당뇨병성 케톤산증)
- diabetic retinopathy (당뇨망막병증)
- diabetic nephropathy (당뇨병성 신장질환)
- diabetic neuropathy (당뇨병성 신경질환)

• = 해당 모듈에서 굵은 문자로 표시한 용어

10.11

스트레스는 항상성을 심각하게 위협하는 예측가능한 반응이다

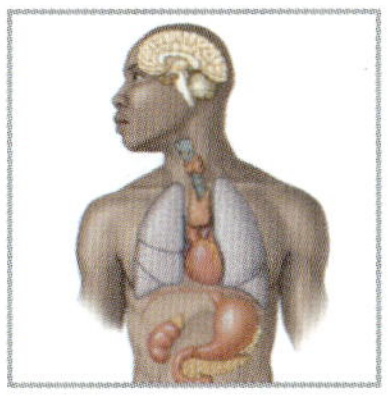

- stress(스트레스)
- stress response (스트레스 반응)
- general adaptation syndrome (GAS, 전신순응증후군)
- alarm phase(알림기)
- resistant phase (저항기)
- exhaustion phase (탈진기)

• = 해당 모듈에서 굵은 문자로 표시한 용어

10장 종합 복습 문제

1. 해부생리학 시간에 조교선생님이 시상하부가 중추신경계의 일부라고 주장한다. 당신은 시상하부가 신경계통과 내분비계통을 통합조절한다는 내용을 어떻게 주장할 것인가?
2. 부신속질의 조절은 겉질의 조절과 어떻게 다른가?
3. 문맥계 혈관이 시상하부와 뇌하수체 앞엽을 연결하고 있는데, 두 가지 장점은 무엇인가?
4. Julie는 임신 중이지만 어떤 출산전 관리도 받지 않고 있다. 그녀는 대부분 패스트푸드로 형편없는 식사를 하고 있다. 우유도 마시지 않고, 대신 콜라를 마신다. 이런 상황이 Julie의 부갑상샘호르몬 농도에 어떤 영향을 주겠는가?
5. a. 임상의가 진단한 바에 의하면, 환자 A와 환자 B에 나타나는 증세와 증상은 어떤 내분비기능을 하지 못하는 경우인가?

   환자 A:(↑) 소변배출량, (↑) 혈중내 포도당농도, 탈수, (↑) 갈증, (↑) 체액의 산성도

   환자 B: 피하밑조직이 부풀어옴, 탈모, 건조한 피부, 저체온, 근육약화, 느린 반사

   b. 각 질병은 어떤 샘조직과 관련이 있는가?

10장에 있는 모든 모듈, 절, 종합 복습 문제의 풀이를 알고 싶으면 이 책의 뒷부분에 청색 식별표로 표시한 해답 페이지를 참조하시오.

11

혈액 및 혈관 (Blood and Blood Vessels)

번역: 백승근

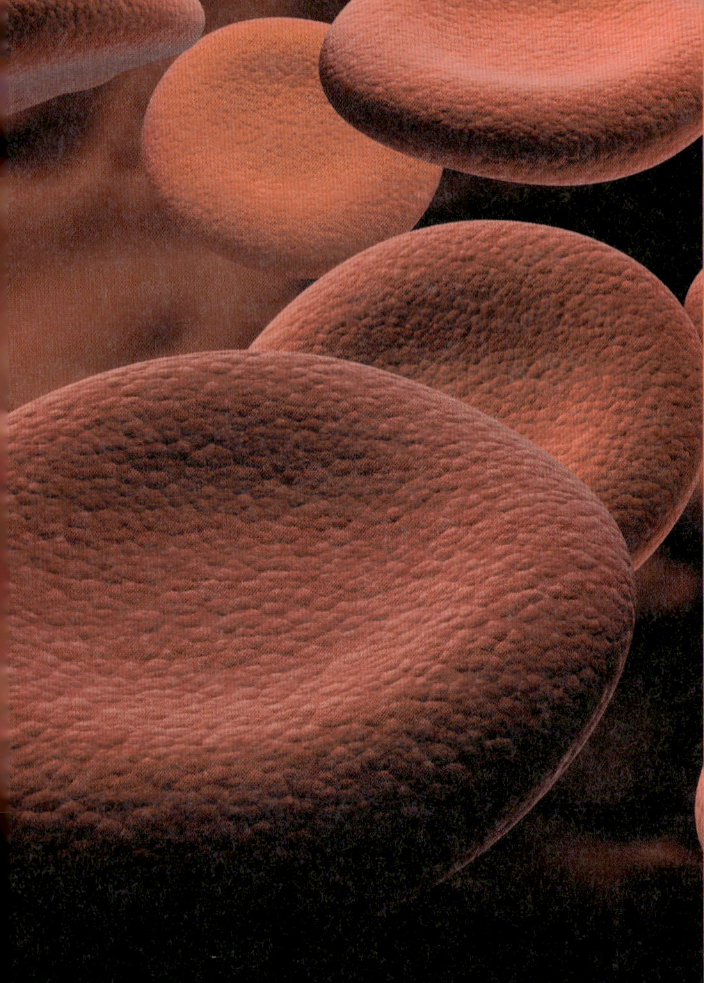

학습성과

다음 각 학습성과 번호는 본문의 모듈 번호와 일치하며, 독자는 11장을 모두 공부한 후에 각 학습성과를 실천할 수 있어야 한다.

1절 • Blood(혈액)

11.1 Blood(혈액)의 중요 성분과 특성을 설명한다.

11.2 Red blood cell(적혈구)의 특성과 기능을 열거하고, hemoglobin(헤모글로빈, 혈색소)의 구조 및 기능을 설명한다.

11.3 ABO blood type(ABO식 혈액형)과 Rh factor(Rh 인자)의 원리와 혈액형 및 혈액 적합성 검사의 중요성을 설명한다.

11.4 **임상의학 모듈** 신생아의 hemolytic disease(용혈성 질환)에 대하여 서술한다. 태아와 어머니 혈액형 사이에서 일어나는 cross-reaction(교차반응)의 임상적 중요성을 설명하고, 예방을 위한 조치들의 예를 들어 본다.

11.5 White blood cell(백혈구)의 다양한 유형을 알고, 그 유형을 과립형과 무과립형으로 분류한다. 각 유형의 구조 및 기능을 설명한다.

11.6 혈액 내 혈구성분의 분화 기원을 설명하고, platelet(혈소판)과 erythropoietin(적혈구형성인자)의 역할에 대하여 서술한다.

11.7 혈액응고 반응의 3단계를 설명하고, clot retraction(피떡수축)에 대하여 서술한다. Embolus(색전)와 thrombus(혈전)를 비교한다.

11.8 **임상의학 모듈** Venipuncture(정맥천자)의 유용성을 설명하고, 임상적으로 나타나는 혈액장애 유형에 대하여 서술한다.

2절 • Blood Vessels(혈관)의 Functional Anatomy(기능해부학)

11.9 혈관의 구조 및 기능에 근거하여 혈관 유형을 구별한다.

11.10 **임상의학 모듈** Arteriosclerosis(동맥경화)와 atherosclerosis(죽상경화)를 정의한다. 각 증상을 유발하는 위험인자들을 알고, 치료방법을 예시한다.

11.11 모세혈관계의 구조를 설명하고, 혈액과 간질액 간의 용해물질 교환에서 모세혈관의 기능에 대하여 서술한다.

11.12 정맥계를 서술하고, cardiovascular system(심장혈관계) 내 혈액 분포에 대해 말해 본다.

11.13 허파의 주요 동맥, 정맥 및 이들의 위치를 예로 들어 폐순환계를 설명한다.

11.14 체순환계의 주요 동맥과 정맥을 알고, 각각의 위치를 말해 본다.

11.15 Aortic arch(대동맥활) 및 superior vena cava(위대정맥)의 분지를 알고, 각각의 위치를 말해 본다.

11.16 Carotid artery(목동맥)의 분지와 external jugular vein(바깥목정맥)의 지맥을 알고, 각각의 위치를 말해 본다.

11.17 Internal carotid artery(속목동맥)과 vertebral artery(척추동맥)의 분지 및 internal jugular vein(속목정맥)의 지맥을 알고, 각각의 위치를 말해 본다.

11.18 Descending aorta(내림대동맥)의 분지와 vena cava(대정맥)의 지맥을 알고, 각각의 위치를 말해 본다.

11.19 Visceral arterial vessel(내장동맥)의 분지 및 hepatic portal system(간문맥계)의 지맥을 알고, 각각의 위치를 말해 본다.

11.20 Common iliac artery(온엉덩동맥)의 분지와 common iliac vein(온엉덩정맥)의 지맥을 알고, 각각의 위치를 말해 본다.

Blood(혈액)

1 **Cardiovascular system(심장혈관계통)**은 체액(혈액), 신체 여러 부위로 체액을 분배하는 일련의 전달관(혈관) 및 체액이 계속 흐르게 하는 펌프(심장)로 구성된다.

심장혈관계통의 구성요소

BLOOD(혈액)는 산소, 이산화탄소 및 혈액 세포를 분배한다. 영양분과 호르몬을 배달하고 노폐물을 수송한다. 체온조절 및 질병방어를 지원한다.

BLOOD VESSL(혈관)은 신체 곳곳에 혈액을 분배한다.

Capillary(모세혈관)를 통해 혈액과 interstitial fluid(간질액) 사이에서 확산이 일어난다.

Artery(동맥)는 심장으로부터 모세혈관으로 혈액을 운반한다.

Vein(정맥)은 모세혈관으로부터 심장으로 혈액을 되돌려 준다.

THE HEART(심장)은 혈액을 밀어내며 혈압을 유지한다.

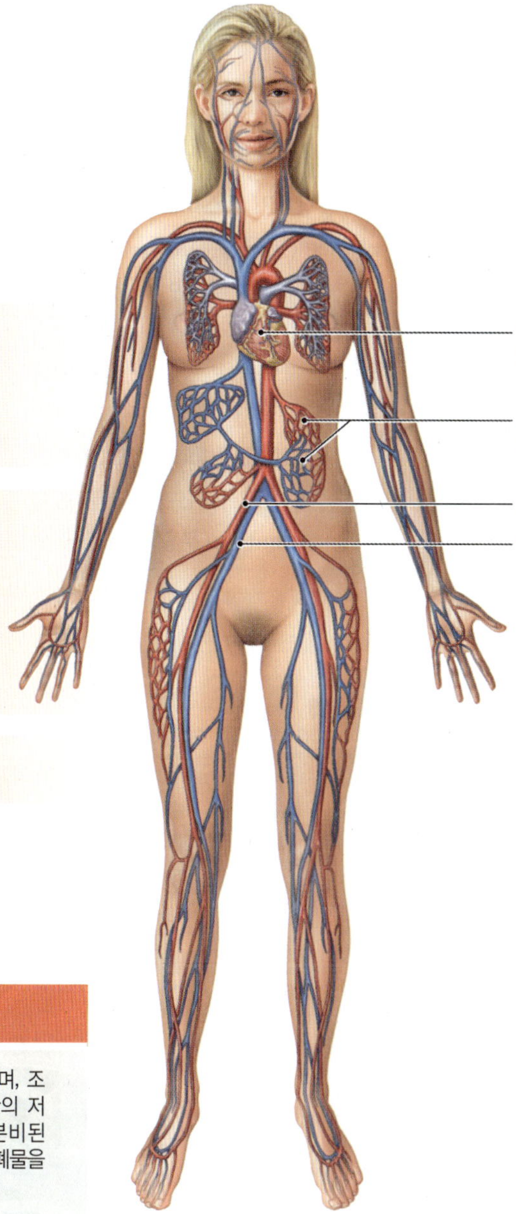

혈액의 기능

- **기체, 영양분, 호르몬 및 대사 노폐물의 수송.** 혈액은 허파로부터 말초조직으로 산소를 운반하며, 조직으로부터 허파로 이산화탄소를 수송한다. 혈액은 소화관에서 흡수되거나 지방조직 또는 간의 저장소에서 방출된 영양분을 분배한다. 혈액은 endocrine gland(내분비샘)로부터 분비된 hormone(호르몬)을 target cell(표적세포)로 운반하며, 배설을 위해 세포에서 생성된 노폐물을 흡수하여 kidney(신장)로 수송한다.
- **간질액의 pH 및 이온 조성 조절.** 골격근에 의해 생성되는 젖산처럼, 활동적인 조직에서 생성되는 acid(산)를 흡수하여 중화시킨다. 간질액과 혈액 사이의 확산은 칼슘 및 potassium(포타슘)과 같은 이온의 국소적 결핍 또는 과잉을 제거한다.
- **손상부위에서의 체액손실 제한.** 혈액에는 혈관벽 파괴에 반응하는 효소와 기타 물질들이 포함되어 있다. Blood clot(피떡)은 더 이상의 혈액손실을 방지하기 위한 임시 반창고로서 작용한다.
- **독소와 병원체에 대한 방어.** 혈액은 white blood cell(백혈구)을 수송하는데, 이들은 말초조직으로 이동하여 감염과 싸우거나 세포 잔해를 제거하기 위해 분화한다. 또한 혈액은 침입하는 미생물을 특이적으로 공격하는 antibody(항체) 단백질을 수송하기도 한다.
- **체온 안정화.** 혈액은 활동적인 골격근에 의해 생성된 heat(열)를 흡수하고, 그 열을 다른 조직에 재분배한다. 체온이 이미 높으면, 그 열은 피부 표면을 통해 소실될 것이다. 체온이 너무 낮으면, 따뜻한 혈액은 뇌와 기타 온도에 민감한 기관들로 보내진다.

2 이 절에서는 혈액의 구성과 기능에 대하여 살펴본다. 혈액은 다양한 기능과 놀라운 특성을 가진 fluid(체액)이다. 성인에서, 순환하는 혈액은 대략 75조의 신체 각 세포에 영양분, 산소 및 화학적 신호전달물질들을 제공하며, 노폐물을 제거할 장소까지 운반하는 수단을 제공한다. 또한 감염과 질병으로부터 말초조직을 방어하도록 분화된 세포들을 수송하기도 한다. 이러한 기능들은 매우 중요하기 때문에 혈액공급이 차단된 신체부위는 겨우 몇 분 내에 죽게 된다.

11.1

혈액은 혈장과 혈구성분으로 구성된 체액성 결합조직이다

혈액은 독특한 조성을 가진 체액성 결합조직으로 액상의 matrix(바탕질)인 **plasma(혈장**; PLAZ-muh)와 세포 또는 세포파편인 formed element(혈구성분)로 구성된다. 성인 남성의 심장혈관계통에는 5~6 L의 혈액이 포함되어 있다. 여성의 경우 4-5 L의 혈액이 포함되어 있다. 혈액량의 남녀 차이는 신체의 평균크기 차이를 반영한다. 분석이나 보관을 위해 혈액을 채취한 후, 그 혈액의 조성이 변하지 않았다는 것을 표시하기 위해 **whole blood(전혈)**이라는 용어를 사용한다. 그러나 한 성분에만 관심이 있다면, 전혈의 성분들은 분리되거나 **fractionation(분할, 분획)**될 수 있다.

1 혈장은 전혈 부피의 약 55%를 차지한다. 여러 가지 면에서, 혈장의 조성은 간질액과 유사하다. 이 유사성은 모세혈관벽을 통해 혈장과 간질액 사이에서 수분, 이온 및 작은 용질이 끊임없이 교환되기 때문에 나타난다.

혈장의 조성	
혈장 단백질	7%
기타 용질	1%
수분	92%

혈장은 유기 및 무기 분자, 혈구성분 및 열을 수송한다

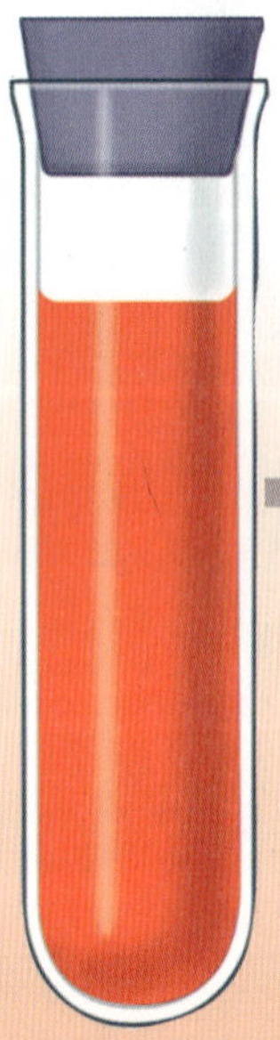

Whole blood (전혈)

혈장

55%
(범위: 46~63%)

+

혈구성분

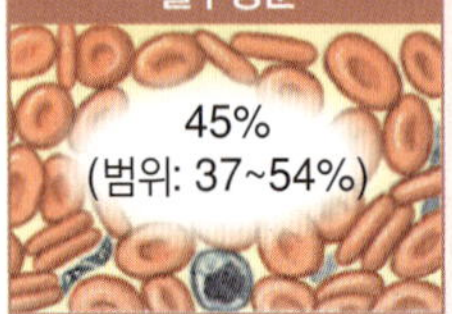

45%
(범위: 37~54%)

Hematocrit(헤마토크릿; he-MAT-ō-krit, 적혈구용적률)은 전혈에서 혈구성분이 차지하는 부피의 백분율로서, 헤마토크릿의 99.9%는 적혈구이다. 성인 남성의 정상 헤마토크릿 또는 **packed cell volume(PCV, 농축세포용적)**은 평균 47%(범위: 40~54%)이며, 여성에서는 42%(범위: 37~47%)이다. 성별 헤마토크릿의 차이는 주로 androgen(안드로겐, 남성 호르몬)이 적혈구 생성을 촉진시키는 반면, estrogen(에스트로겐, 여성 호르몬)은 그렇지 않다는 사실을 반영한다.

혈구성분	
혈소판	< .1%
백혈구	< .1%
적혈구	99.9%

2 혈구성분은 혈장에 부유하는 혈액 세포들과 세포파편들이며, 전혈 부피의 약 45%를 차지한다.

전혈의 특성

- 혈액의 온도는 대략 38°C로, 정상 체온보다 약간 높다.
- 혈액의 점성은 물보다 5배 강하다. 즉, 5배 짙다. 높은 혈액의 점성도는 혈장에 녹아 있는 단백질, 혈구성분 및 물 분자 간의 상호작용을 유발한다.
- 혈액의 pH는 평균 7.4(범위: 7.35~7.45)로 약알칼리성이다.

Plasma protein(혈장 단백질)

Loose connective tissue(성긴결합조직) 또는 cartilage(연골)와 같은 다른 결합조직에서 단백질들이 불용성 섬유질을 형성하는데 반해, 혈장 단백질은 용해된 상태로 존재한다. 평균적으로 100 mL의 혈장에는 7.6 g의 단백질이 포함되어 있는데, 간질액 농도의 5배이다. 대부분의 혈액 단백질은 크기가 크며, 구형의 형태를 가지고 있어 보통 혈류에서 벗어나지 못한다. 간은 모든 혈장 단백질의 90% 이상을 합성하여 방출한다.

Albumin(알부민; al-BŪ-minz)은 혈장 단백질의 약 60%를 차지한다. 가장 많은 혈장 단백질로서, 이 용질은 혈장 삼투압의 주요 발생인자로 작용한다.

Globulin(글로불린; GLOB-ū-linz)은 혈장 단백질의 약 35%를 차지한다. 주요 혈장 글로불린에는 항체와 운반글로불린이 포함된다. Antibody(항체)는 **immunoglobulin(면역글로불린;** i-mū-nō-GLOB-ū-linz)으로 불리기도 하며 외래 단백질과 병원체를 공격한다. **Transport globulin(운반글로불린)**은 작은 이온, 호르몬, 지질 및 기타 화합물에 결합한다.

Fibrinogen(피브리노겐; fi-BRIN-ō-jen, 섬유소원)은 혈액응고의 기능을 수행하며, 보통 혈장 단백질의 약 4%를 차지한다. 특정 조건에서, 피브리노겐 분자들은 **fibrin(피브린;** FĪ-brin, 섬유소)이라는 큰 불용성 섬유가닥을 만들기 위해 상호작용한다. 피브린은 피떡을 위한 기본적인 골격을 형성한다.

혈장에는 농도가 계속 변하는 활성 및 불활성 효소들과 호르몬들이 포함되어 있다.

기타 용질

일반적으로 기타 다른 용질들의 농도는 혈장과 간질액과 유사하다. 그러나 영양분과 노폐물의 농도 차이가 동맥혈과 정맥혈 사이에 있을 수 있다.

Electrolyte(전해질): 정상적인 세포외액의 이온조성은 세포의 생명 활동에 필수적이다. 주요 혈장 전해질은 Na^+, K^+ Ca^{2+}, Mg^{2+}, Cl^-, HCO_3^-, HPO_4^- 및 SO_4^{2-}이다.

Organic nutrient(유기 영양분): 유기 영양분은 ATP 생성, 성장 및 세포 부양을 위해 사용된다. 유기 영양분에는 지질(지방산, 콜레스테롤 및 글리세리드), 탄수화물(주로 포도당) 및 아미노산이 포함된다.

Organic waste(유기 노폐물): 노폐물은 분해 또는 배설 장소로 운반된다. 노폐물의 예로는 urea(요소), uric acid(요산), creatinine(크레아티닌), bilirubin(빌리루빈) 및 암모니아 이온 등이 있다.

혈소판

Platelet(혈소판; PLĀT-lets)은 막으로 이루어진 작은 cell fragment(세포파편)로서 혈액응고 과정에 중요한 효소들과 기타 물질들을 가지고 있다.

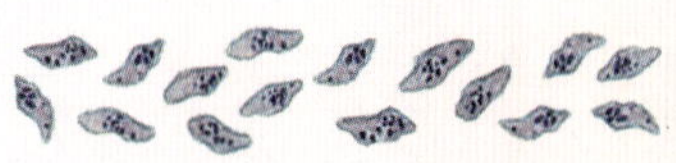

백혈구

White blood cell(또는 **leukocyte, 백혈구;** LOO-kō-sīt; *leukos*, white + *-cyte*)은 신체방어 기전에 참여한다. 약간씩 다른 기능을 수행하는 5 종류의 백혈구가 존재하는데, 이 장의 뒤에서 알아볼 것이다.

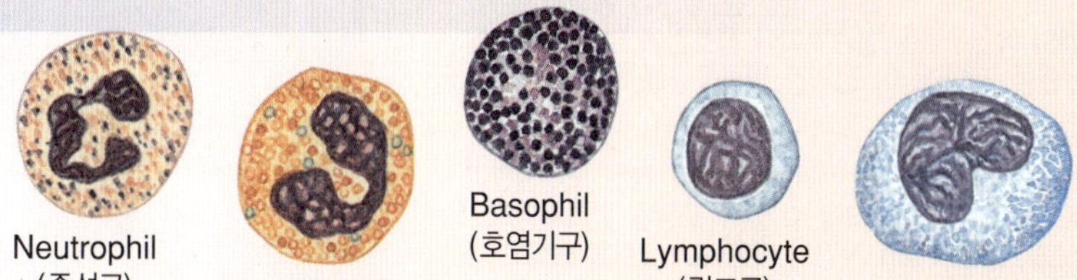

적혈구

Red blood cell(또는 **erythrocyte, 적혈구;** e-RITH-rō-sīt; *erythros*, red + *-cyte*)은 가장 많은 혈액 세포이다. 이 분화된 세포들은 혈액에서 산소운반에 필수적이다.

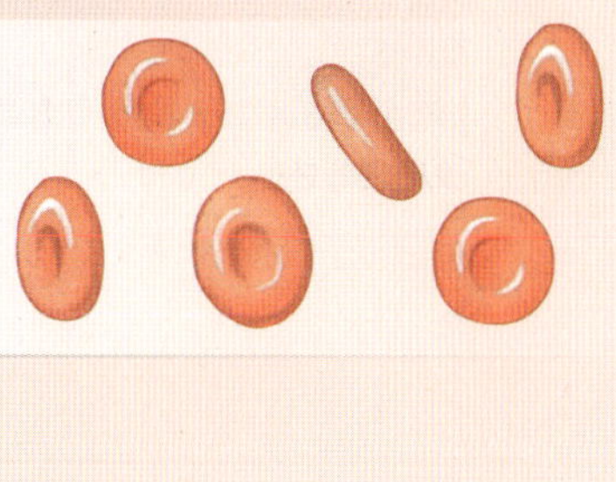

모듈 11.1 복습

a. 헤마토크릿을 정의하시오.

b. 전혈을 구성하는 2가지 성분을 확인하고, 각각의 조성을 열거하시오.

c. 감염이 일어나는 동안 혈액의 어떤 성분이 증가할 것인가?

가장 흔한 혈구성분인 적혈구에는 헤모글로빈이 포함되어 있다

1 인체는 막대한 수의 적혈구를 포함한다. 표준혈액검사, 즉 **red blood cell count(적혈구 수 계산)**는 전혈 1 μL당 적혈구 수를 나타낸다. 성인 남성의 전혈 1 μL 또는 1 mm^3에는 450만 ~630만 개의 적혈구가 들어 있으며, 여성의 경우 1 μL의 혈액에 420만 ~ 550만 개가 포함되어 있다. 전혈 한 방울에는 약 2억 6,000만 개의 적혈구가 들어 있으며, 성인의 전체 혈액에는 25조 개의 적혈구가 포함되어 있다. 따라서 적혈구는 모든 인체 세포들의 2/3를 차지한다.

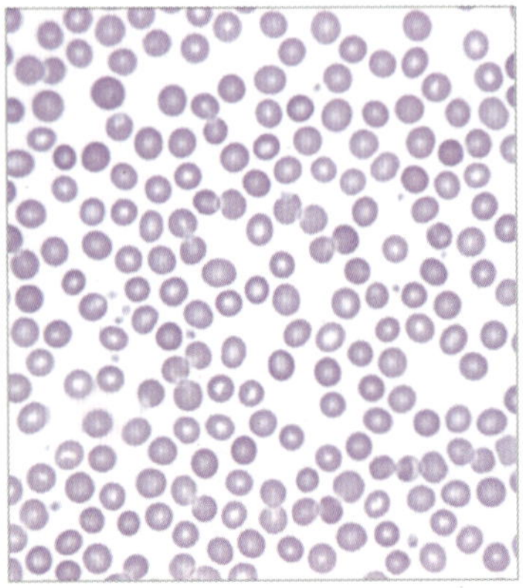

염색된 혈액 도말 표본 LM × 450

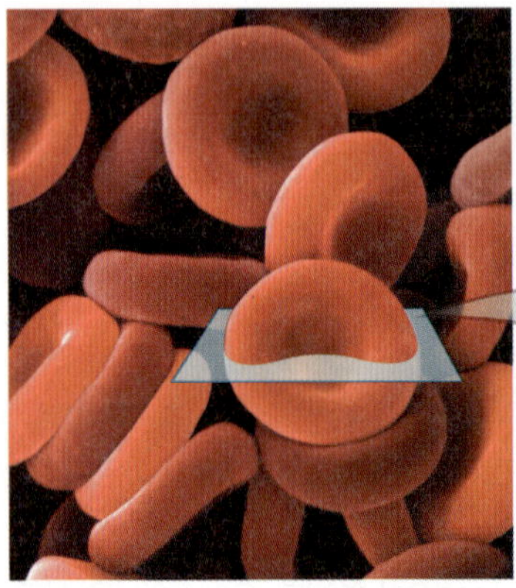

적혈구 채색된 SEM × 2100

2 적혈구는 중앙은 얇고 밖은 두터운 양면이 오목한 원반 모양이다.

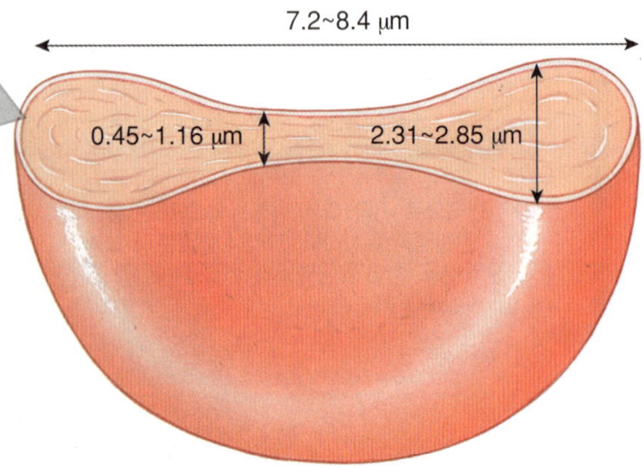

3 적혈구의 특이한 모양은 상세히 설명된 아래 표의 3가지 이유 때문에 중요하다.

적혈구의 기능적 측면

- **부피에 대한 넓은 표면적 비율.** 적혈구는 헤모글로빈이라는 세포 내 단백질에 결합된 산소를 운반하는데, 그 산소는 적혈구가 모세혈관을 지날 때 신속히 흡수되거나 방출되어야 한다. 단위 부피당 표면적이 클수록, 적혈구 내부와 주위 혈장 사이에서 일어나는 산소 교환이 더 빨라진다.
- **적혈구는 쌓일 수 있다.** 큰 접시들처럼, 적혈구들은 쌓일 수 있는데, 이로 인해 좁은 혈관을 통한 흐름이 용이하게 된다. 쌓인 적혈구들은 하나의 적혈구 직경보다 약간 큰 혈관을 통과할 수 있는 반면, 개개의 적혈구들은 혈관벽이나 상호간에 부딪치고 충돌하여 정체를 만들 것이다. 이 정체가 혈류를 제한하거나 차단할 수 있다.
- **Flexibility(유연성).** 적혈구는 매우 유연하여 작은 모세혈관이나 그 분지로 들어갈 때, 구부러질 수 있다. 모양을 변화시킴으로써, 개개의 적혈구들은 4 μm 직경의 좁은 모세혈관을 헤집고 나갈 수 있다.

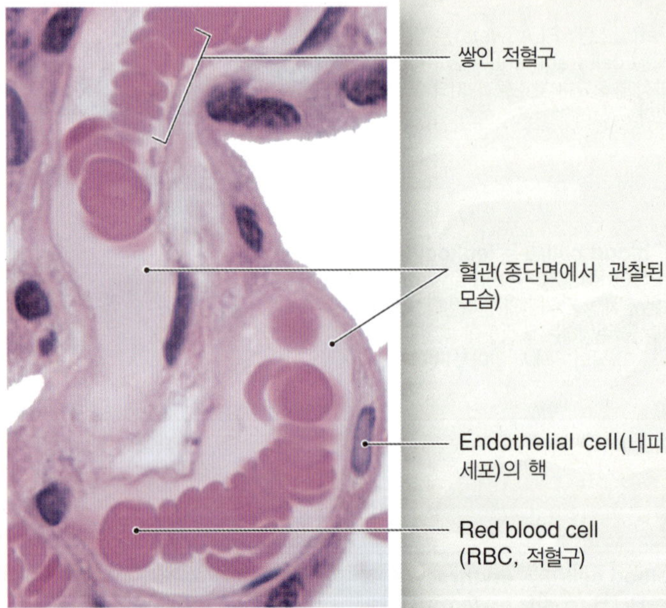

모세혈관의 단면 LM × 1430

4 적혈구는 우리가 3장에서 논의한 "전형적인 세포"와는 매우 다르다. 적혈구가 발생할 때, 핵을 포함한 대부분의 cell organelle(세포소기관)은 잃고, 오직 cytoskeleton(세포골격)만 보유하게 된다. 성숙한 적혈구에는 핵과 ribosome(리보소체)이 존재하지 않기 때문에, 적혈구는 세포분열을 할 수 없으며, 구조단백질이나 효소들도 합성할 수 없다. 그 결과, 적혈구는 상해로부터 스스로 회복될 수 없으며, 그 수명은 보통 120일 이하이다. 요컨대, 발생 중인 적혈구는 호흡기체 수송과 직접 관련되지 않은 세포소기관은 모두 잃는다. 호흡기체 수송기능은 **hemoglobin(Hb, 헤모글로빈)** 분자들에 의해 수행되는데, 이 헤모글로빈은 적혈구 내 단백질의 95% 이상을 차지한다. 전혈의 헤모글로빈 함유량은 전혈 100 mL(dL)당 Hb의 그램 수(g/dL)로 표시된다. 정상범위는 남성의 경우 14~18 g/dL이며, 여성은 12~16 g/dL이다.

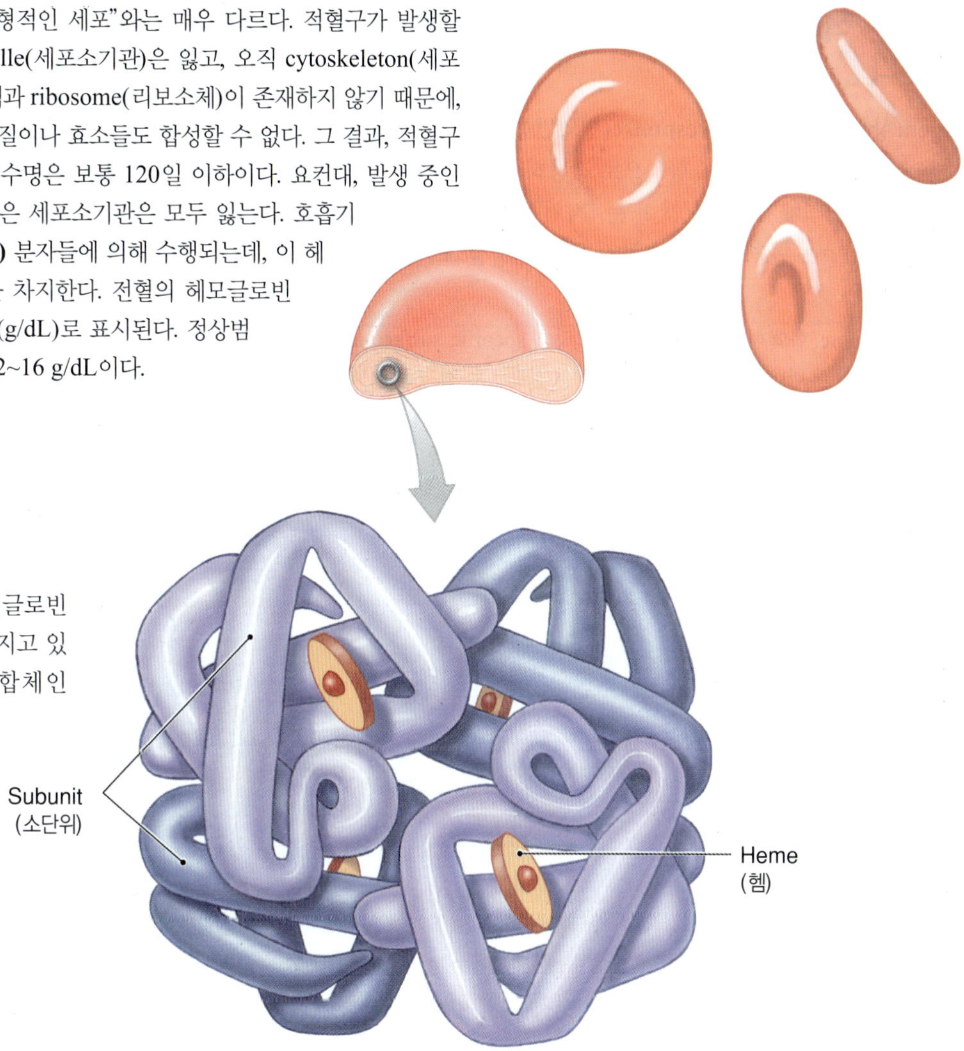

5 헤모글로빈은 4개의 globin subunit(글로빈 소단위)들로 구성된 복잡한 구조를 가지고 있다. 각 소단위들은 비단백질성 색소 복합체인 **heme(헴)** 분자를 하나씩 포함하고 있다.

6 각 헴 단위는 철이온 하나씩을 보유하고 있는데, 철은 하나의 산소분자와 반응하여 **oxyhemoglobin(HbO_2, 산소헤모글로빈)**을 형성할 수 있다. 산소헤모글로빈으로 채워진 적혈구를 포함하는 혈액은 선홍색을 띤다. 산소와 결합되지 않은 철을 포함한 헤모글로빈 분자를 **deoxyhemoglobin(탈산소헤모글로빈)**이라고 한다. 탈산소헤모글로빈으로 채워진 적혈구를 포함하는 혈액은 거의 포도주 같은 암적색을 띤다. 혈액으로 운반되는 산소의 약 98.5%가 적혈구 내부의 Hb 분자에 결합된 형태로 혈류를 통해 이동하며, 나머지 산소는 혈장에 녹아 있다.

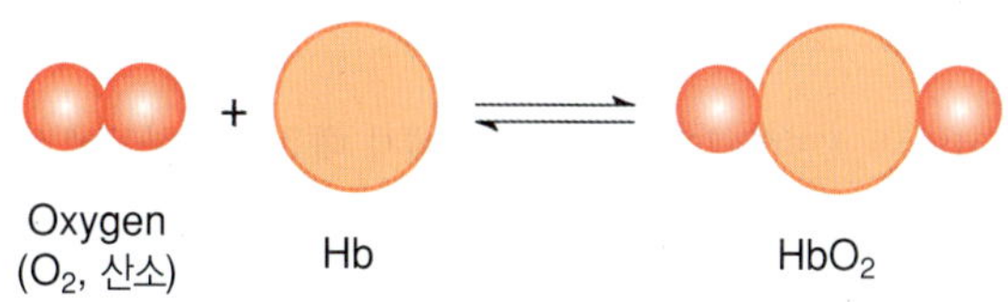

적혈구는 끊임없이 생성되며 재활용된다. 순환하는 적혈구의 약 1%가 매일 대체되는데, 그 과정에서 대략 300만 개의 새로운 적혈구가 매초마다 혈류에 입장한다. 전형적인 적혈구의 수명이 상대적으로 짧기 때문에 이런 빠른 대체 속도가 필요하다. 120일 동안 약 1,120 km를 순환한 후, 적혈구는 원형질막이 터지거나 간, 비장 또는 red bone marrow(적색골수)에서 대식세포에 의해 포획되어 그 수명을 다한다. 제거되는 속도와 비슷한 속도로 새로운 적혈구들이 혈류에 들어오는 한, 적혈구의 끊임없는 제기는 별로 눈에 띄지 않는다.

모듈 11.2 복습

a. 적혈구가 부피에 대한 넓은 표면적 비율을 갖는 것이 왜 중요한가?

b. 헤모글로빈에 대하여 설명하시오.

c. 산소헤모글로빈과 탈산소헤모글로빈을 비교하시오.

혈액형은 적혈구에 특이 표면항원이 존재하는지의 여부에 의해 결정된다

Antigen(항원)은 **immune response(면역반응)**라는 보호용 방어기전을 촉발하는 물질이다. 일부 다른 유형의 유기분자들도 항원으로 작용하기는 하지만, 대부분의 항원은 단백질이다. 세포의 원형질막에는 면역체계가 "정상" 또는 "자기"로 인식하는 **surface antigen(표면항원)**이 포함되어 있다. 다시 말해, 면역체계는 이 물질들을 "이물질"로 간주하여 공격하기보다는 무시한다.

1 **blood type(혈액형)**은 적혈구 원형질막의 specific surface antigen(특이 표면항원)에 의해 결정된 유형이다. 이 표면항원들은 유전적으로 결정된다. 우리의 면역체계는 고유의 적혈구에 있는 표면항원들은 무시한다. 그러나 혈장에는 이질적인 적혈구의 항원을 공격할 **antibody(항체)**들이 포함되어 있을 수 있다. 적어도 50여 종의 표면항원들이 적혈구에 발현되지만, A, B 및 Rh(또는 D)의 3가지 표면항원들이 특히 중요하다. A 및 B 표면항원의 존재 여부에 따라 4가지 혈액형이 존재한다.

Type A(A형)

A형의 혈액에는 A 표면항원만 발현하는 적혈구가 포함되어 있다.

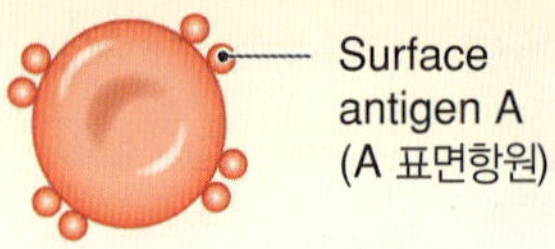

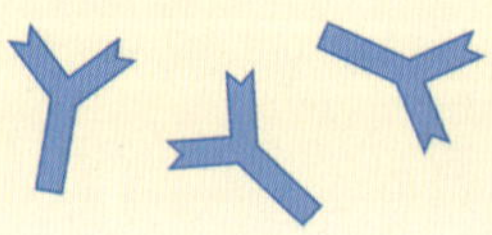

혈액형이 A형이라면, 혈장에는 B형 표면항원을 공격하는 anti-B antibody(항B 항체)가 들어 있다.

Type B(B형)

B형의 혈액에는 B 표면항원만 발현하는 적혈구가 포함되어 있다.

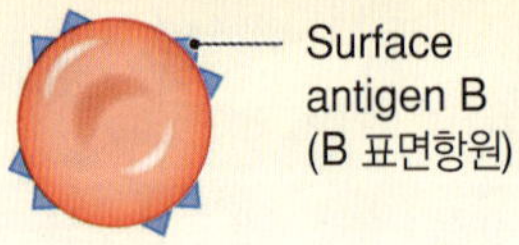

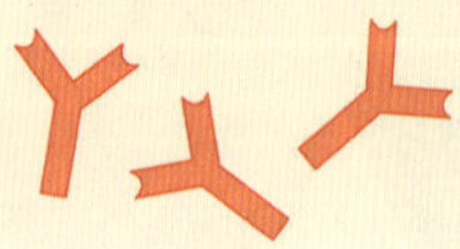

혈액형이 B형이라면, 혈장에는 A형 표면항원을 공격하는 anti-A antibody(항A 항체)가 들어 있다.

Type AB(AB형)

AB형의 혈액에는 A 및 B 표면항원 모두를 발현하는 적혈구가 포함되어 있다.

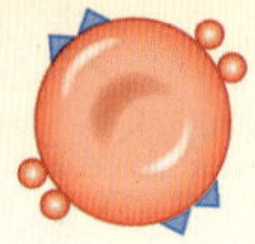

혈액형이 AB형이라면, 혈장에는 항A와 항B가 모두 들어 있지 않다. AB형의 사람은 어떤 유형의 혈액도 수혈 받을 수 있다. 이런 사람들을 대개 **universal recipient(만능 수혈자)**라고 한다.

Type O(O형)

O형의 혈액에는 A 및 B 표면항원이 모두 없는 적혈구가 포함되어 있다. 응급상황 시, 소량의 O형 혈액은 cross reaction(교차반응)의 우려 없이 거의 수혈이 가능하다. O형의 사람들은 보통 **universal donor(만능 공혈자)**로 불린다.

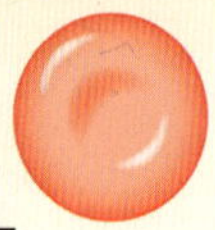

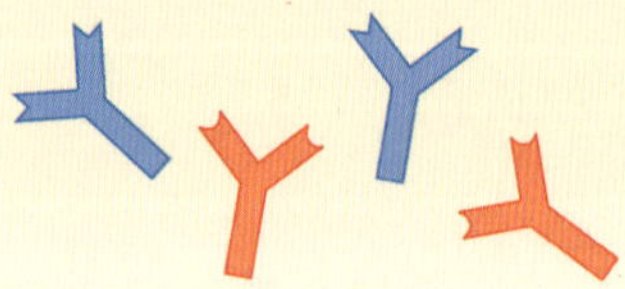

혈액형이 O형이라면, 혈장에는 항A와 항B가 모두 들어 있다.

2 한 혈액형의 적혈구 표면항원이 다른 혈액형에서 대응하는 항체에 노출되면, 적혈구는 **agglutinate(응집하다)** 또는 서로 엉겨 붙을 것이다. 이 과정을 **agglutination(응집)**이라고 한다. 적혈구에서는 막이 터지는 **hemolysis(용혈)**가 일어날 수 있다. 이런 **cross-reaction(교차반응)**은 매우 위험한데, 적혈구의 덩어리나 파편이 신장, 허파, 심장 또는 뇌의 작은 혈관을 틀어 막아서 영향을 받은 조직이 손상되거나 또는 파괴될 수 있기 때문이다. 심각한 출혈 때문에 치료를 받는 사람이 부적합한 혈액형의 혈액을 우연히 수혈 받으면 뜻밖의 교차반응이 발생할 수 있다.

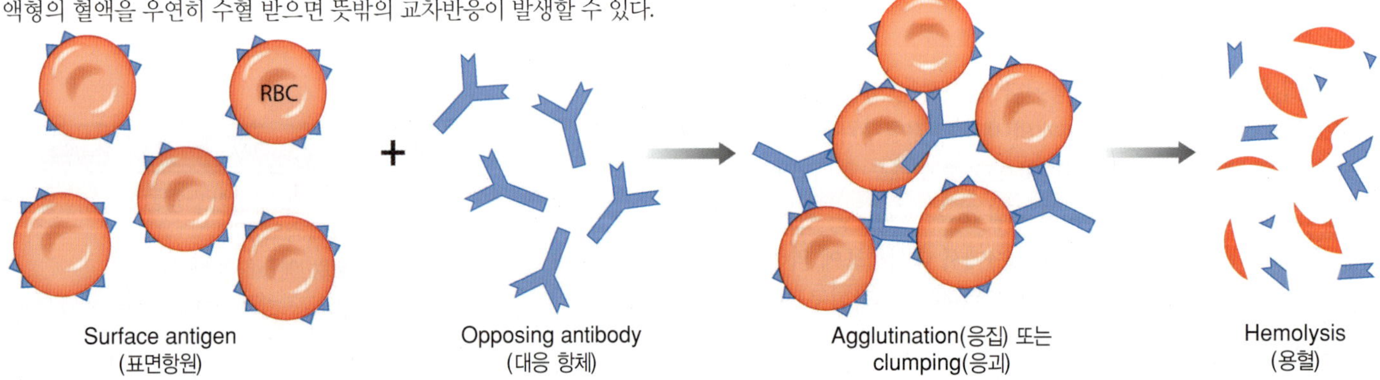

3 이 표가 나타내듯이, 다양한 혈액형이 인구에 고르게 분포하는 것은 아니다. **Rh positive(Rh^+, Rh 양성)**이라는 용어는 **Rh surface antigen(Rh 표면항원)**의 존재를 나타낸다. 이 항원의 부재는 **Rh negative(Rh^-, Rh 음성)**로 표시된다. 완전한 혈액형이 기록될 때, "Rh"는 보통 생략되며 혈액형은 O negative(O^-, O 음성), A positive(A^+, A양성) 등으로 기록된다.

혈액형 분포의 차이

인구	각 혈액형의 비율 (%)				
	O	A	B	AB	Rh^+
미국(평균)	46	40	10	4	85
아프리카계 미국인	49	27	20	4	95
백인	45	40	11	4	85
중국계 미국인	42	27	25	6	100
필리핀계 미국인	44	22	29	6	100
하와이 원주민	46	46	5	3	100
일본계 미국인	31	39	21	10	100
한국계 미국인	32	28	30	10	100
북아메리카 원주민	79	16	4	<1	100
남아메리카 원주민	100	0	0	0	100
오스트레일리아 원주민	44	56	0	0	100

4 네 명의 혈액 샘플에 대한 혈액형 검사 결과가 나타나 있다. 한 방울씩의 혈액을 표면항원 A, B 및 Rh에 대한 항체가 들어 있는 용액들과 섞는다. 샘플이 상응하는 표면항원 또는 항원을 가지고 있을 때, 응괴(응집)가 일어난다. 각 사람의 혈액형은 오른쪽에 나타나 있다. 교차반응 또는 **transfusion reaction(수혈반응)**이 매우 위험하기 때문에, 공혈자와 수혈자의 혈액형이 **직합(compatible)**한가에 대한 주의가 반드시 요구된다. 즉, 공혈자의 혈액 세포와 수혈자의 혈장이 교차반응을 일으키지 않아야 한다.

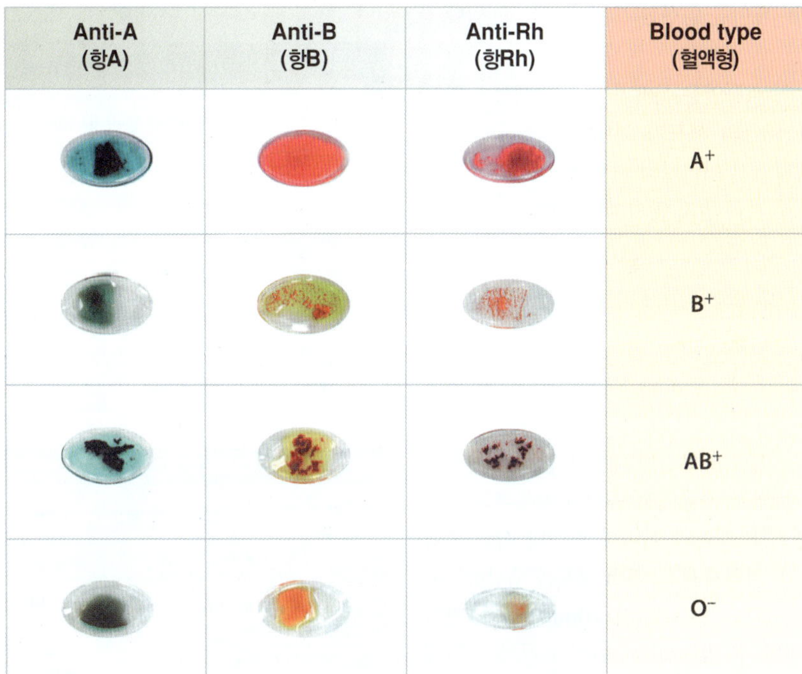

항A 및/또는 항B 항체의 존재는 유전적으로 결정되며, 이질적인 적혈구에 노출된 경험의 여부와 상관없이 일생 동안 변하지 않는다. 반면, Rh 음성인 사람의 혈장에 반드시 항Rh 항체가 있는 것은 아니다. 이 항체는 Rh 음성인 사람이 예전에 Rh 양성 적혈구에 노출되어 민감화되었을 경우에만 존재한다.

모듈 11.3 복습

a. 적혈구에 있는 표면항원의 기능은 무엇인가?

b. 어떤 혈액형(들)이 O형인에게 안전하게 수혈될 수 있는가?

c. A형인은 왜 B형인으로부터 안전하게 혈액을 받을 수 없는가?

신생아 용혈성 질환은 태아와 어머니 혈액형 사이의 교차반응으로 인한 적혈구 관련 장애질환이다

적혈구 원형질막에 표면항원의 발현을 조절하는 유전자들은 양부모로부터 제공된다. 아이는 부모와는 다른 유전자조합을 물려받을 것이며, 따라서 부모와 다른 혈액형을 가질 수 있다. 태아와 어머니의 혈관계가 밀접하게 얽혀 있는 임신기간 동안, 어머니의 항체가 태반을 건너 태아의 적혈구를 공격 또는 파괴할 수 있다. 그 결과로 나타나는 **hemolytic disease of the newborn(HDN, 신생아 용혈성 질환)**에는 여러 유형이 있는데, 일부는 확인 안 될 만큼 증상이 가볍다. Rh 표면항원과 관련된 이 질환들은 상당히 위험한데, 항A와 항B 항체와는 다르게, 항Rh 항체가 태반을 건너 태아의 혈류로 들어갈 수 있기 때문이다.

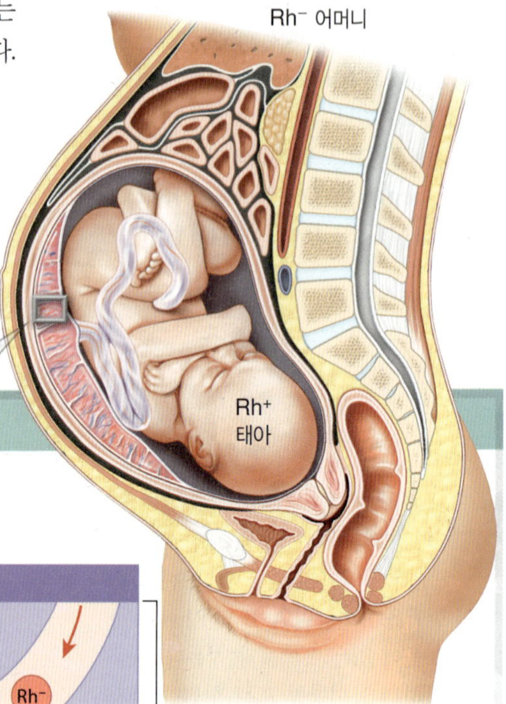

Rh⁻ 어머니의 첫 Rh⁺ 아기 임신

신생아 용혈성 질환의 가장 일반적인 형태가 Rh⁻ 여성이 Rh⁺ 태아를 임신한 후에 발생할 수 있다.

1 첫 임신 동안은 문제가 거의 발생하지 않는데, 태아의 세포가 어머니의 혈류에 거의 들어가지 않아서 어머니의 면역체계가 항Rh 항체를 만들도록 자극 받지 않기 때문이다.

2 태아 적혈구 항원에 대한 노출은 일반적으로 태반과 자궁에서 출혈이 발생하는 분만 시에 발생한다. 태아와 어머니 혈액의 이런 혼합이 어머니의 면역체계가 항Rh 항체를 생산하도록 자극할 수 있다. 이는 **sensitization(민감화, 면역화)**로 이어질 수 있는데, 이 반응을 통해 항원에 대한 특이 항체가 발생한다.

3 Rh⁺ 아이를 낳은 Rh⁻ 어머니들의 약 20%가 분만 후 6개월 내에 면역화된다. 분만 후까지는 항Rh 항체가 충분히 생산되지 않기 때문에, 해당 여성의 첫 아기는 영향을 받지 않는다.

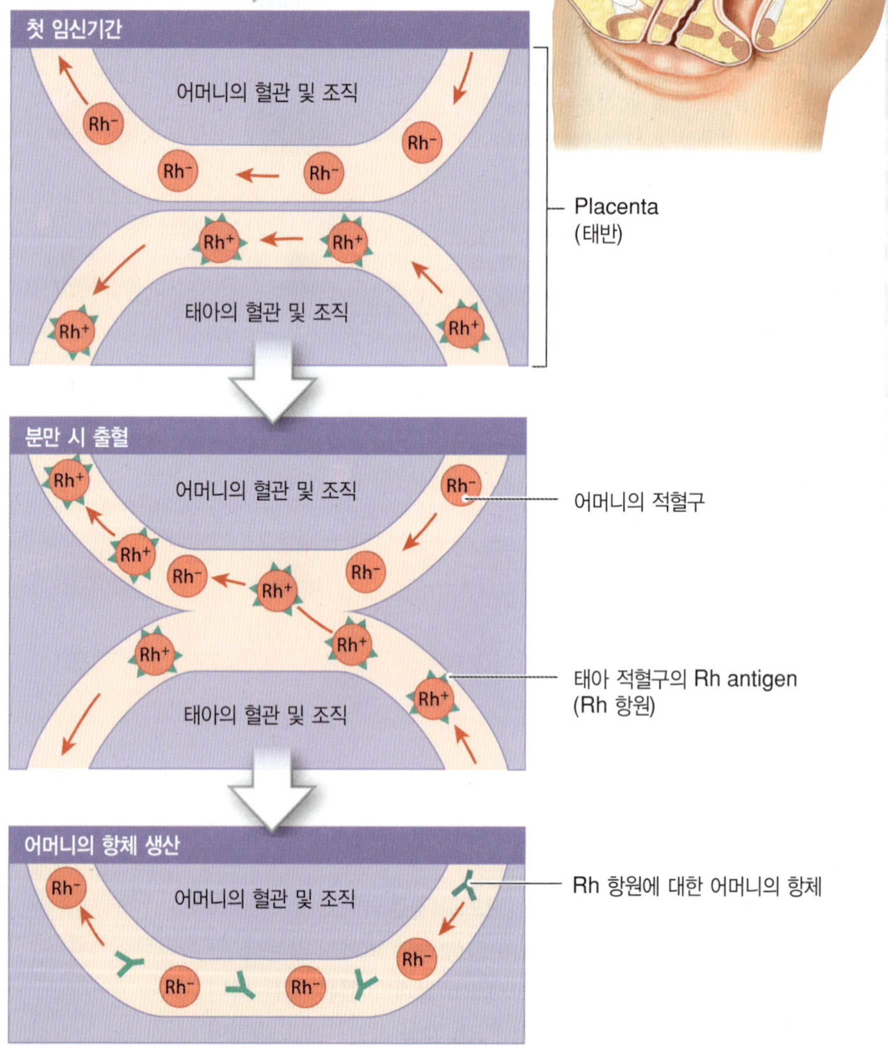

Rh⁻ 어머니의 두 번째 Rh⁺ 아기 임신

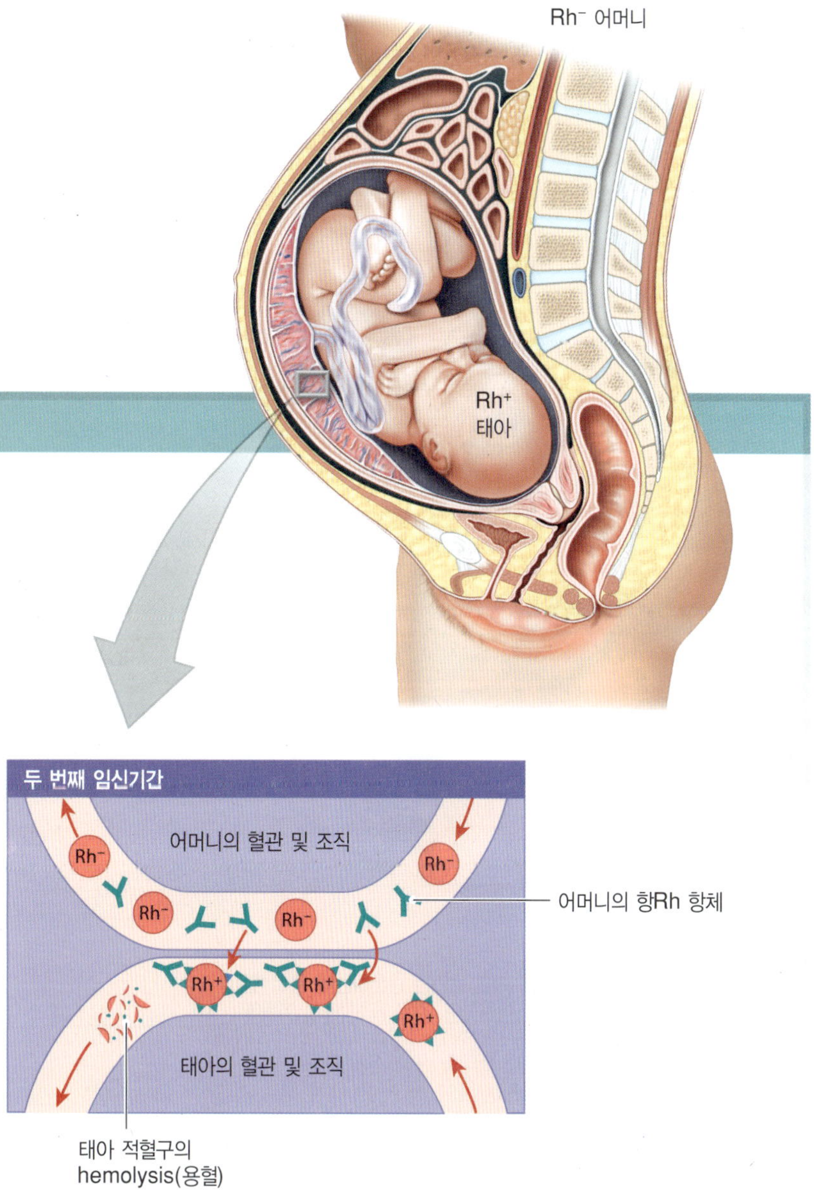

4 Rh⁺ 태아를 다시 임신하게 되면, 첫 분만 후 생산된 어머니의 항Rh 항체는 태반을 건너 태아의 혈류로 들어간다. 이 항체들은 태아의 적혈구를 파괴함으로써 위험한 빈혈(적혈구 부족)을 유발한다. 태아의 적혈구 요구량이 증가함에 따라, 적혈구는 발생을 마치기 전에 적색골수를 나와 혈류로 들어가기 시작한다. 이 미성숙 적혈구들이 erythroblast(적혈구모세포)이기 때문에, 신생아 용혈성 질환은 **erythroblastosis fetalis(태아적혈구모구증;** e-rith-rō-blas-TO-sis fē-TAL-is)로도 알려져 있다. 치료를 안하면, 태아는 아마 분만 전 또는 출생 후 곧 사망할 것이나. 분만 후 1~2개월 동안 어머니의 항체가 신생아에서 활동적이기 때문에, 손상된 적혈구는 물론 이 항체들을 제거하기 위해 갓난 아기의 전체 혈액을 대체해야 할지도 모른다. 다행히, RhoGAM(로감)이라는 이름으로 판매되는 항Rh 항체를 임신 26~28주차, 분만 시 및 분만 후에 어머니에게 주사함으로써 어머니의 항Rh 항체 생산을 예방할 수 있다. 태아의 적혈구가 어머니의 면역반응을 자극하기 전에, 이 항체들은 태반을 넘어오는 태아의 적혈구를 파괴한다. 어머니의 면역화가 발생하지 않기 때문에 항Rh 항체는 생산되지 않는다. 상대적으로 간단한 이 시술은 Rh 부적합으로 야기되는 신생아 용혈성 질환으로 인한 사망을 미국에서 거의 없앴다.

모듈 11.4 복습

a. 신생아 용혈성 질환을 정의하시오.

b. Rh⁻ 어머니에게 RhoGAM을 주사하는 이유는?

c. Rh⁻ 태아를 임신한 Rh⁺ 어머니에게 RhoGAM 주사가 필요한가? 당신의 대답을 설명하시오.

백혈구는 병원체, 독소, 세포 잔해 및 비정상적이거나 손상된 세포들로부터 신체를 방어한다

White blood cell(WBC 또는 leukocyte, 백혈구)은 아래 설명된 특성을 공유한다.

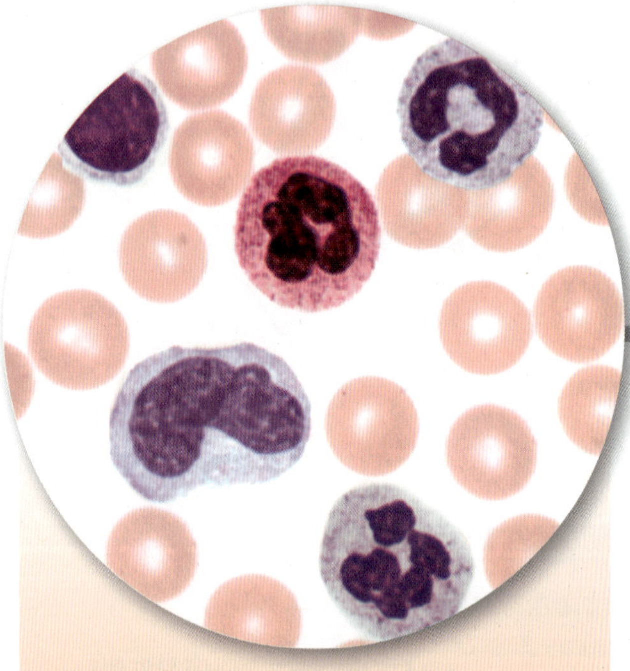

백혈구의 공통적인 특성

- 백혈구는 전체 수명 중 짧은 기간 동안만 순환하는데, 주로 혈류를 이용하여 조직 사이를 이동하며, 감염 또는 손상 부위에 신속히 도달한다. 백혈구는 성긴결합조직과 dense connective tissue(치밀결합조직)를 통해 신체 도처로 이동하는데 대부분의 시간을 보낸다.
- 모든 백혈구는 혈류 밖으로 이동할 수 있다. 혈류에서 순환하는 백혈구가 활성화될 때, 백혈구는 혈관벽에 맞닿아 부착하고, 주변 조직으로 들어가기 위해 인근의 내피세포들 사이를 비집고 나온다. 이 과정을 **diapedesis(혈구누출)**이라고 한다.
- 모든 백혈구는 특정한 화학적 자극에 끌린다. **Positive chemotaxis(양성 화학주성)**라고 하는 특성이 백혈구를 침입하는 병원체, 손상된 조직 및 다른 활성 백혈구로 안내한다.
- Neutrophil(중성구), eosinophil(호산구) 및 monocyte(단핵구)들은 phagocytosis(포식작용)를 할 수 있다. 이 phagocyte(포식세포)들이 pathogen(병원체), cell debris(세포 잔해) 또는 기타 물질들을 집어 삼킬 수 있다. Macrophage(대식세포)는 혈류에서 나와 활발한 포식성을 갖게 된 단핵구이다.

1 **Granular leukocyte(과립백혈구)**는 풍부한 세포질 과립을 가지고 있는데, 이 과립들이 Wright(라이트) 또는 Giemsa(김자) 같은 조직염색약을 흡수한다.

2 **Agranular leukocyte(무과립백혈구)**에는 조직염색약을 흡수하는 세포질 과립이 거의 없다.

White Blood Cell(백혈구)

세포유형	평균 세포 수 / μL	염색된 혈액 도말 표본에서의 모습	기능
Neutrophil(중성구) 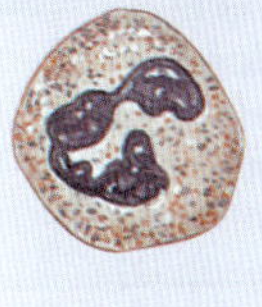	4150 (범위: 1,800~7,300) 감별계산: 50~70%	구형의 세포, 갈라진 나뭇잎 모양 또는 구슬을 꿴 실 모양의 핵, 크고 희미한 과립을 포함하는 세포질	포식작용: 손상되거나 감염된 조직에서 병원체 또는 세포 잔해를 집어 삼킴, cytotoxic(세포독성) 효소 및 화학물질 방출
Eosinophil(호산구) 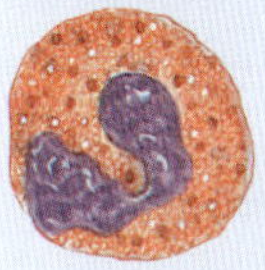	165(범위: 0~700) 감별계산: 2~4%	구형의 세포, 보통 2개의 엽으로 구성된 핵, 일반적으로 선홍색으로 염색되는 큰 과립을 포함하는 세포질	포식작용: 항체로 표지된 물질을 삼킴, 세포독성 효소 방출, 염증 완화, 알레르기 반응 및 기생충 감염 시 증가
Basophil(호염기구) 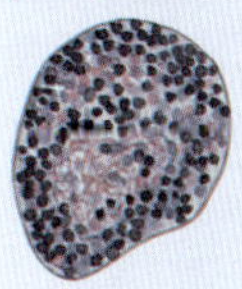	44(범위: 0~150) 감별계산: <1%	구형의 세포, 푸르게 염색되는 세포질의 치밀한 과립들에 의해 핵은 보통 보이지 않음	손상된 조직으로 입장하여 히스타민 및 염증을 촉진하는 기타 화학물질을 방출
Monocyte(단핵구) 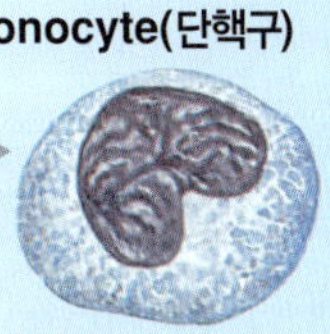	456(범위: 200~950) 감별계산: 2~8%	매우 큰 세포, 콩팥이나 말 편자 모양의 핵, 풍부한 세포질	포식작용: 조직으로 들어가 대식세포가 됨, 병원체 또는 세포 잔해를 집어 삼킴
Lymphocyte(림프구) 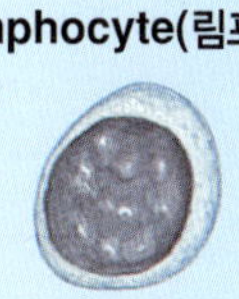	2185 (범위: 1,500~4,000) 감별계산: 20~40%	보통 구형의 세포, 적혈구보다 약간 큰 크기, 둥근 핵, 매우 적은 세포질	림프계의 세포, 특이 병원체 또는 독소에 대한 방어

혈액 1 μL에는 평균 7,000개(범위: 5,000~10,000)의 백혈구가 들어 있다. 병원체 감염, 염증 및 알레르기 반응을 포함하는 다양한 상황들이 순환하는 백혈구 개체군에서 특유의 변화들을 유발한다. 염색된 혈액 도말 표본을 검사하면, 백혈구 개체군의 **different count(감별계산)**가 가능해진다. 감별계산으로 보고된 값들은 100개의 백혈구 샘플 중 각 유형의 백혈구 수를 나타낸다.

모듈 11.5 복습

a. 백혈구의 5가지 유형을 확인하시오.

b. 베어 감염된 상처에서 가장 많이 발견될 백혈구의 유형은 무엇인가?

c. 염증이 일어나는 동안, 호염기구는 어떻게 반응하는가?

11.6

혈구성분들은 혈구모세포로부터 유래된 줄기세포에 의해 생성된다

1 혈구성분의 발생은 혈관이 매우 많이 분포하는 성인의 적색골수에서 **hematopoiesis(조혈)**라는 과정을 통해 일어난다.

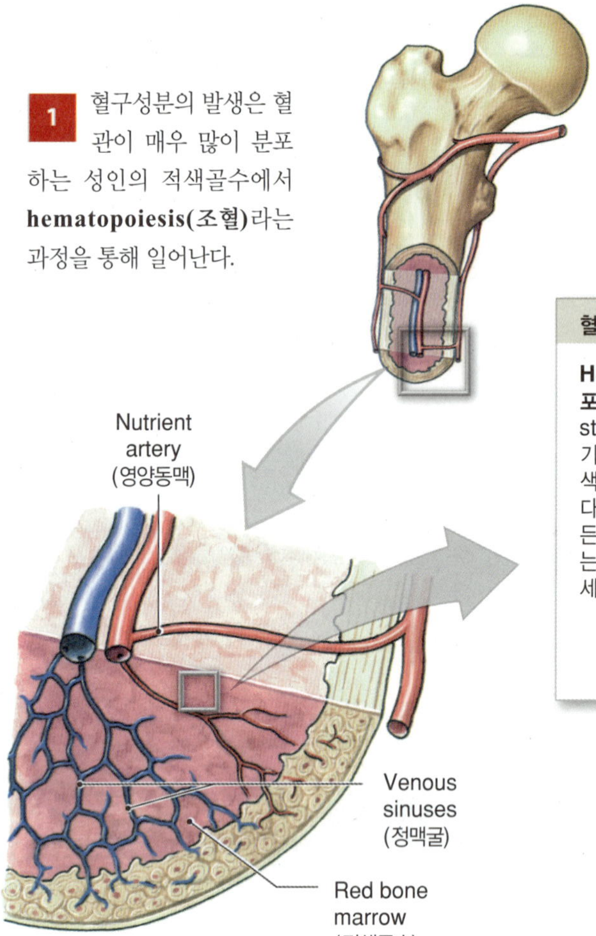

혈구모세포

Hemocytoblast(혈구모세포) 또는 multipotent stem cell(뭇분화 줄기세포)이 성인의 적색골수에서 발견된다. 이들의 분열은 모든 혈구성분을 생산하는 2가지 유형의 줄기세포를 낳는다.

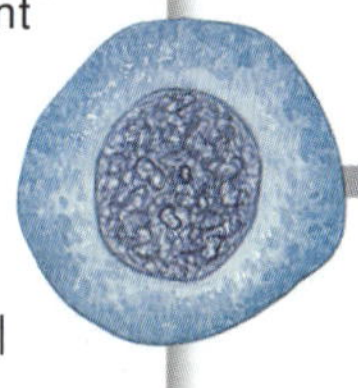

림프줄기세포

림프구 생성을 담당하는 **lymphoid stem cell (림프줄기세포)**은 적색골수에서 유래한다. 일부는 골수에 남지만, 다른 줄기세포들은 골수로부터 thymus(가슴샘), spleen(비장) 및 lymph node(림프절)를 포함하는 다른 **lymphoid tissue(림프조직)**로 이주한다. 그 결과, 적색골수뿐만 아니라 이 기관에서도 림프구들이 생성된다.

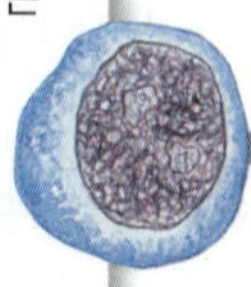

골수줄기세포

Myeloid stem cell(골수줄기세포)은 림프구 외 모든 유형의 혈구성분을 생성하기 위해 분열하는 적색골수의 줄기세포이다.

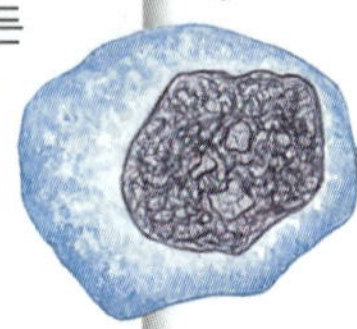

2 혈소판이 분화된 세포라기보다는 세포파편이기 때문에 "혈구성분"이란 용어가 적절하다. 이 표에는 혈소판에 대한 중요한 정보가 요약되어 있다.

혈소판의 구조와 기능

염색된 혈액 도말 표본에서의 모습	평균 개수/ μL	기능	비고
Platelet(혈소판)은 편평한 접시 모양으로 위에서 보면 구형으로, 단면 또는 혈액 도말 표본에서는 방추체 모양으로 나타난다. 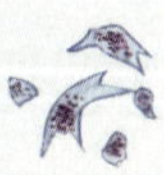	350,000(범위: 150,000 ~500,000)	혈소판은 서로 엉켜 손상된 혈관벽에 달라 붙으며, 혈액응고를 자극하는 화학 물질들을 방출한다.	혈소판은 끊임없이 대체된다. 각 혈소판은 포식세포들에 의해 주로 비장에서 제거되기 전에 9~12일 동안 순환한다.

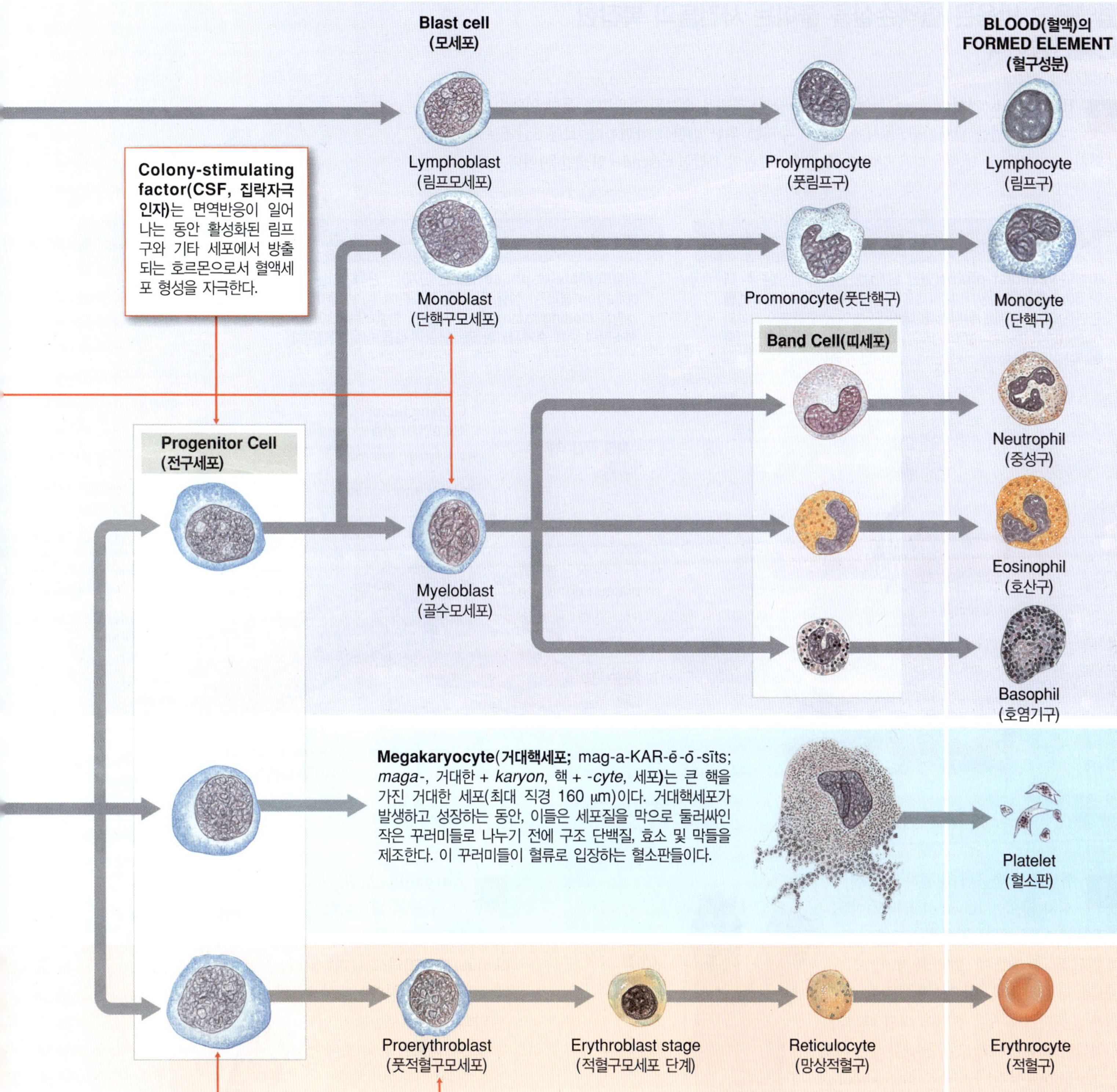

Colony-stimulating factor(CSF, 집락자극인자)는 면역반응이 일어나는 동안 활성화된 림프구와 기타 세포에서 방출되는 호르몬으로서 혈액세포 형성을 자극한다.

Megakaryocyte(거대핵세포; mag-a-KAR-ē-ō-sīts; *maga*-, 거대한 + *karyon*, 핵 + *-cyte*, 세포**)**는 큰 핵을 가진 거대한 세포(최대 직경 160 μm)이다. 거대핵세포가 발생하고 성장하는 동안, 이들은 세포질을 막으로 둘러싸인 작은 꾸러미들로 나누기 전에 구조 단백질, 효소 및 막들을 제조한다. 이 꾸러미들이 혈류로 입장하는 혈소판들이다.

Erythropoietin(EPO, 적혈구형성인자)은 말초조직, 특히 신장이 낮은 산소 농도에 노출될 때 혈장에 방출된다. 조직의 산소량이 낮은 상태를 **hypoxia(저산소증;** hī-POKS-ē-uh; *hypo*-, ~이하 + *oxy*-, 산소의 존재)라고 한다. 적혈구형성인자는 다음과 같은 상황에서 방출된다. (1) Anemia(빈혈), (2) 신장으로의 혈류가 감소할 때, (3) 폐질환 또는 높은 고도 때문에 허파 공기의 산소성분이 감소할 때, (4) 허파의 respiratory surface(호흡면)가 손상될 때. 일단 혈류에 방출되면, EPO는 적색골수 영역으로 운반되며, 그곳에서 적혈구를 생성하기 위해 줄기세포를 자극한다.

모듈 11.6 복습

a. Hemocytoblast(혈구모세포)를 정의하시오.

b. Erythropoietin(적혈구형성인자)의 역할을 설명하시오.

c. Lymphoid stem cell(림프줄기세포)과 myeloid stem cell(골수 줄기세포)이 생성하는 세포들의 유형을 비교하시오.

11.7

혈액응고 반응은 혈액손실을 줄이는 사건들의 복잡한 연쇄반응이다

1 **Hemostasis(지혈;** *haima*, 혈액 + *stasis*, 중지) 과정은 손상된 혈관벽을 통한 혈액손실을 차단하는 일을 담당한다. 동시에 조직의 수리를 위한 발판을 마련한다. 보통 3단계로 구분되지만, 지혈은 한 단계가 다음 단계를 촉발하는 일련의 복잡한 **cascade(연쇄반응)**이다.

Vascular Phase(혈관 단계)

지혈의 **vascular phase(혈관 단계)**는 손상이 발생한 후 대략 30분 동안 지속된다. 내피세포 반응과 vascular spasm(혈관연축)이 이 단계를 담당한다. 내피세포들이 수축하고 아래쪽의 basement membrane(기저막)이 혈류에 노출된다. 혈관연축은 혈관벽을 구성하는 평활근의 국소적인 수축이다.

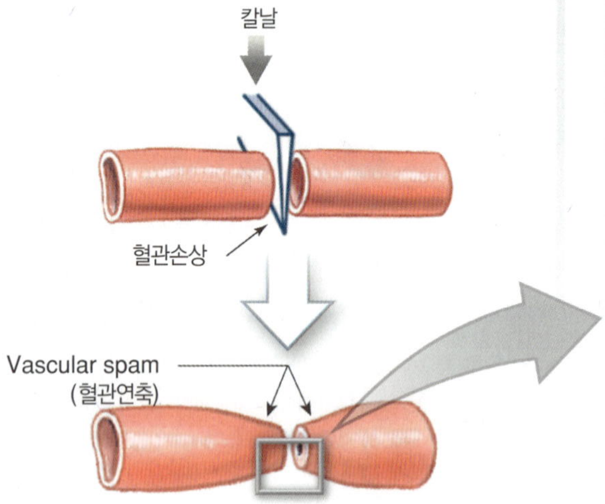

Platelet Phase(혈소판 단계)

지혈의 **platelet phase(혈소판 단계)**는 끈적거리는 내피세포 표면, 기저막, 노출된 collagen(콜라겐) 섬유 및 다른 혈소판에 혈소판들이 서로 부착하면서 시작된다. 혈소판은 clotting factor(응고인자)들을 방출하는데, 이 인자들은 상처부위에 응집하는 혈소판의 수를 증가시키며 국소혈관 수축을 더욱 자극한다.

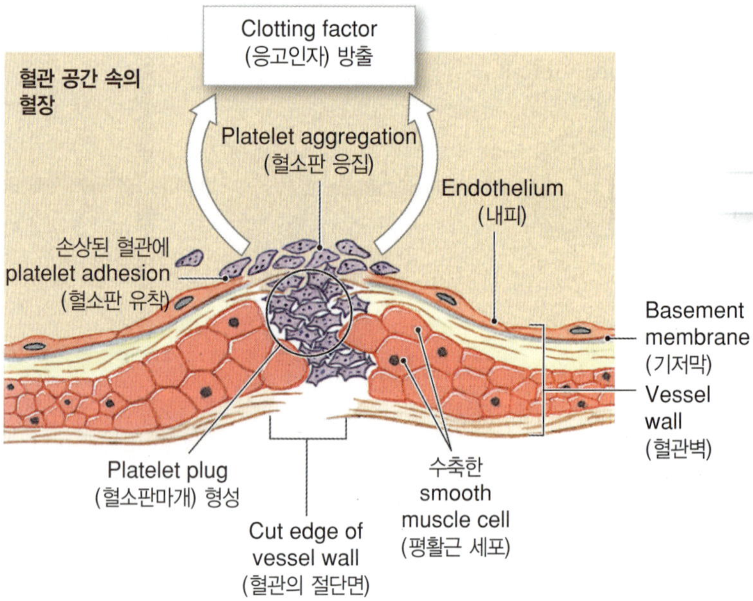

2 혈액응고 반응이 적절하게 조절되지 않으면, blood clot(피떡)이 손상부위보다는 혈류 중에 생성된다. 이 피떡들은 혈관벽에 달라붙지 않고, plasmin(플라스민, 섬유소용해효소)에 의해 분해되거나 작은 혈관에 박힐 때까지 끊임없이 표류할지도 모른다. 표류하는 피떡을 **embolus(색전;** EM-bō-lus; *embolos*, 마개)라고 한다. 색전에 의해 혈관이 막히면, 그 아래 영역으로의 혈액순환이 차단됨으로써 해당 조직은 사멸한다. 색전에 의한 갑작스런 혈관의 봉쇄를 **embolism(색전증)**이라고 하며, 혈액순환 차단에 의해 손상된 조직부위를 **infarction(경색)**이라 부르는데, 대개 줄여서 infarct라 한다. 뇌에서의 경색은 stroke(뇌졸중)으로 알려져 있으며, 심장에서의 경색은 myocardial infarction(심근경색) 또는 heart attack이라고 불린다.

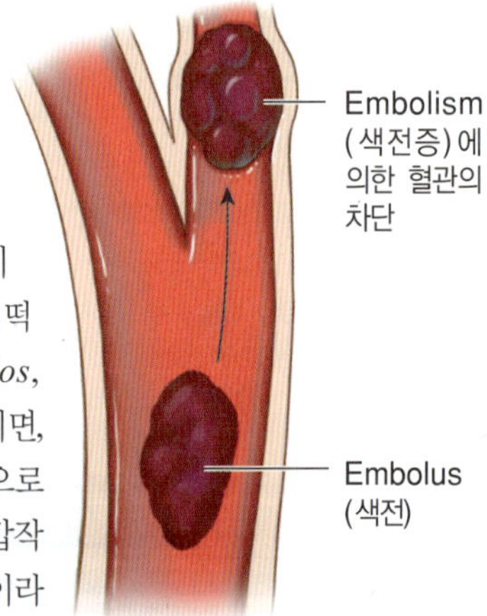

3 **Thrombus(혈전;** *thrombos*, 피떡)은 혈관벽에 붙어 있는 피떡이다. 혈전은 혈소판이 정상적인 혈관벽에 달라 붙을 때 형성되기 시작한다. 대개, plaque(플라크)라고 불리는 부위에 혈소판이 달라붙는데, 이 부위 혈관벽의 내피세포와 평활근 세포에는 많은 양의 지질이 포함되어 있으며, 이 세포들의 수축에 의해 혈관의 직경이 좁아져 있다.

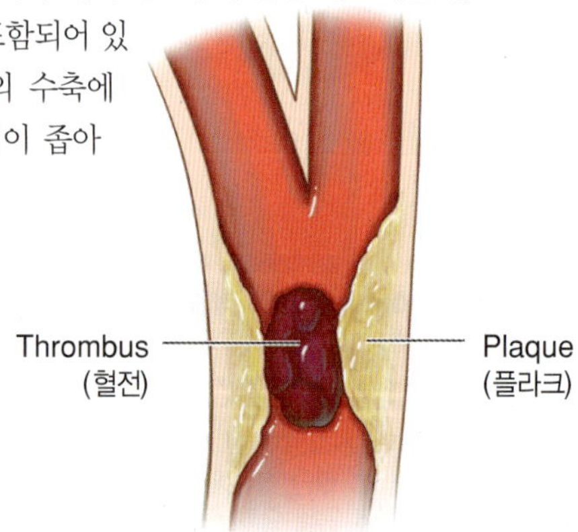

Coagulation Phase(응고 단계)

지혈의 **coagulation phase(응고 단계;** cō-ag-ū-LĀ-shun)는 혈관이 손상된 후 30초 이상이 경과하지 않으면 시작되지 않는다. Coagulation(응고) 또는 blood clotting(혈액응고)는 순환하는 fibrinogen(섬유소원)을 불용성 단백질인 **fibrin(섬유소)**으로 전환시키는 연속적인 복잡한 단계에 관련된다. 섬유소의 망상구조가 커지면서, 얽힌 섬유소 안에 혈액 세포들과 추가적인 혈소판들이 갇히게 됨으로써 피떡이 형성된다. 이 피떡이 혈관의 손상된 부분을 봉쇄한다. 혈장의 **procoagulant**(clotting factor, **응고인자**)들이 이 단계에서 핵심적인 역할을 수행한다. 중요한 응고인자에는 Ca^{2+} 과 로마 숫자로 표시되는 11가지의 단백질들이 포함된다. 많은 응고인자들이 proenzyme(효소전구체)인데, active enzyme(활성 효소)으로 전환될 때 혈액응고 과정에서 필수적 반응들을 유도한다. 하나의 효소전구체가 활성화되면 연쇄반응이 일어난다.

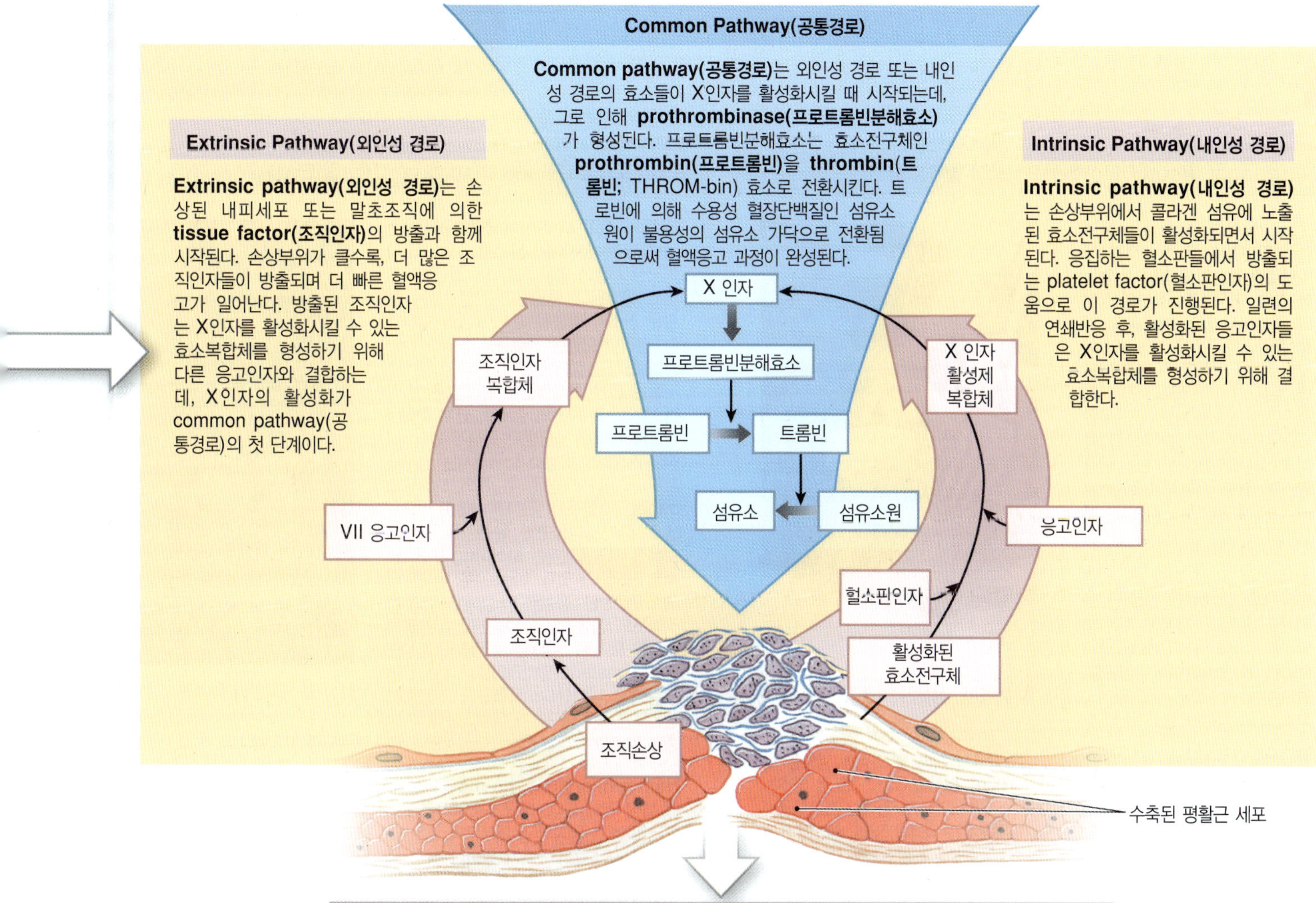

Clot Retraction(피떡수축)

일단 섬유소 그물구조가 형성되면, 혈소판과 적혈구들이 섬유소 가닥에 달라 붙는다. 그러면 혈소판은 수축하고, 전체 피떡에 **clot retraction(피떡수축)**이 일어난다. 30~60분에 걸쳐 계속되는 이 과정은 혈관의 잘린 양쪽 가장자리를 끌어당긴다.

손상된 혈관의 수리가 진행되면서, 피떡은 점차 용해된다. **Fibrinolysis(섬유소용해;** fī-bri-NOL-i-sis)라는 이 과정은 효소전구체인 **plasminogen(플라스미노겐)**의 활성화와 함께 시작되는데, 플라스미노겐은 공통경로에 의해 생성되는 트롬빈과 손상된 조직에서 방출되는 **tissue plasminogen activator(t-PA, 조직플라스미노겐 활성제)**에 의해 활성화된다. 플라스미노겐의 활성화는 **plasmin(플라스민;** PLAZ-min) 효소를 생성하며, 이 플라스민이 피떡의 기초를 서서히 파괴한다.

모듈 11.7 복습

a. 지혈과 그 3 단계의 명칭을 정의하시오.

b. 지혈의 혈관 단계, 혈소판 단계 및 응고 단계를 간략히 설명하시오.

c. Embolus(색전)와 thrombus(혈전)를 비교하시오.

혈액장애는 그 기원과 혈액특성의 변화에 의해 분류될 수 있다

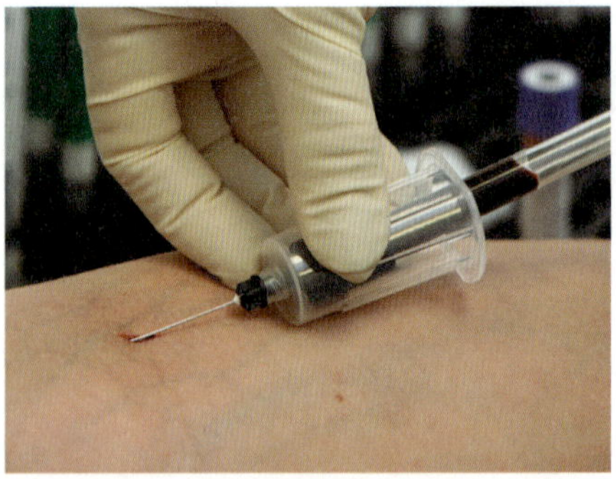

1 **Venipuncture(정맥천자**; VĒN-i-punk-chur; *vena*, 정맥 + *punctura*, 구멍) 과정은 혈액장애를 진단하는데 매우 중요하다. 신선한 전혈은 보통 팔꿈치 앞쪽 표면의 median cubital vein(팔오금중간정맥)과 같은 얕은정맥에서 채혈된다. 다음과 같은 이유로 정맥천자가 일반적으로 사용된다. (1) 얕은 정맥은 찾기가 쉽다. (2) 같은 크기의 동맥에 비해 혈관벽이 얇다. (3) 정맥계의 혈압이 상대적으로 낮아서 천자부위의 상처가 신속히 봉쇄된다. 대부분의 일반적인 임상과정에서는 정맥혈액을 검사한다.

2 혈액장애의 원인은 다양할 수 있다. 혈액장애의 주요 유형은 다음과 같다.

Nutritional Blood Disorder(영양상의 혈액장애)

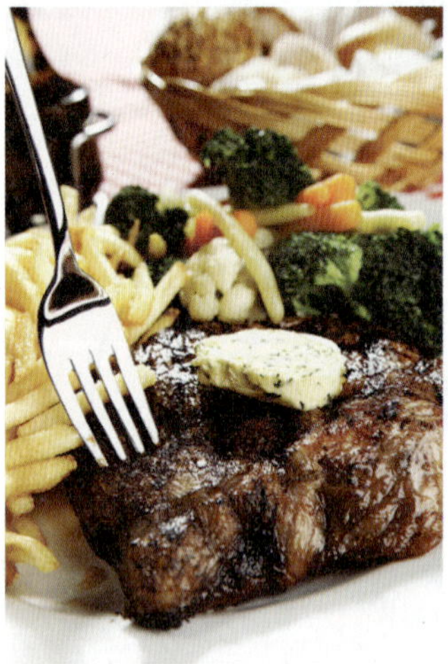

Iron deficiency anemia (철결핍빈혈)에서, 정상적인 헤모글로빈 합성이 일어날 수 없는데, 철분 저장 또는 철분의 섭취가 충분하지 않기 때문이다. 발생 중인 적혈구들은 기능적인 헤모글로빈을 합성할 수 없기 때문에, 보통 크기가 작으며 정상 적혈구만큼 산소를 운반하지 못한다. 특히 여성은 일반적으로 음식물 섭취를 통해 철분을 공급받는데, 철분 저장량이 정상 남성의 약 절반밖에 되지 않기 때문이다.

Vitamin B_{12}(비타민 B_{12}) 결핍은 적색골수에서 정상적인 줄기세포 분열에 지장을 주는데, 그 결과 **pernicious**(per-NISH-us) **anemia(악성빈혈)**을 유발할 수 있다. 적은 양의 적혈구가 생산되며, 생산된 적혈구는 비정상적으로 크고, 기형이 생길 수 있다.

칼슘이온과 **vitamin K(비타민 K)**는 혈액응고의 거의 전 과정에 영향을 미친다. 혈액응고 경로에 Ca^{2+}가 필요하기 때문에, 혈장의 Ca^{2+} 농도를 낮추는 어떤 장애라도 혈액응고의 문제를 유발할 수 있다. 게다가, 간에서 프로트롬빈을 포함하여 4가지 응고인자를 합성하기 위해서는 적당한 양의 비타민 K가 필요하다.

Congenital Blood Disorder(선천성 혈액장애)

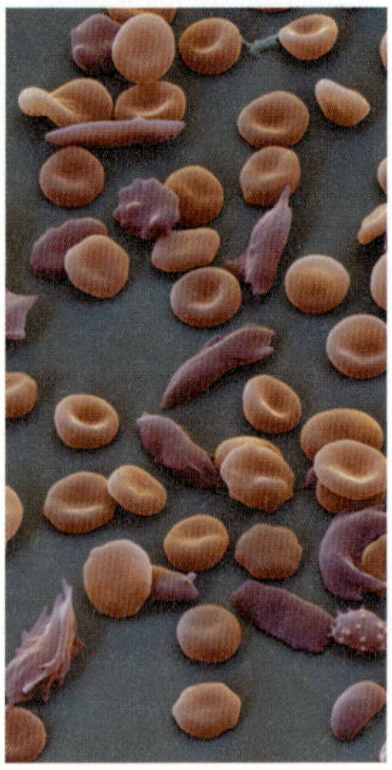

정상 및 낫모양의 적혈구

Sickle cell anemia(낫적혈구빈혈)는 헤모글로빈 분자에서 글로빈 소단위의 아미노산 서열에 영향을 미치는 돌연변이로 인해 유발된다. 돌연변이 적혈구들은 결합된 산소가 방출될 때 낫모양을 나타낸다. 이러한 모양은 적혈구를 허약하게 만들어 쉽게 손상되게 한다. 게다가, 낫적혈구들은 좁은 모세혈관에 달라붙을 수 있다. 혈액순환 차단의 결과로, 근처 조직은 산소를 제대로 공급받지 못하게 된다. 낫적혈구빈혈이 발생하기 위해서는 양부모로부터 하나씩 받은 두 개의 sickling gene(낫적혈구화 유전자) 사본이 반드시 필요하다. 낫적혈구화 유전자를 하나만 보유한 사람들에게는 **sickling trait(낫적혈구소질)**가 있다. 이런 경우, 대부분의 헤모글로빈은 정상적인 형태를 보이며, 적혈구도 정상적으로 기능한다. 낫적혈구소질은 모기로 전염되는 치명적인 기생충 질환인 malaria(말라리아)에 대한 일부 저항성을 나타낸다. 적혈구가 기생충에 감염되면 낫적혈구화가 유발되는데, 기생충에 감염된 낫적혈구들은 대식세포에 의해 포획되어 파괴된다.

Hemophila(혈우병; hē-mō-FĒ-lē-a)는 유전적인 bleeding disorder(출혈성 장애)이다. 대략 10,000명 중 1명에서 혈우병이 발생하며, 그 중 80~90%가 남성이다. 대부분의 혈우병은 응고인자 하나가 적게 생성됨으로써 유발된다. 응고인자가 얼마나 적게 생성되는가에 따라 혈우병의 심각성은 다양하다. 심각한 경우, 상대적으로 미미한 접촉에도 관절 및 근육주변에서 광범위한 출혈이 발생한다.

Thalassemia(지중해빈혈; thal-ah-SĒ-mē-uhs)는 헤모글로빈을 구성하는 정상적인 단백질 소단위를 적정량 생산하는 능력이 유전적으로 결핍되어 유발되는 다양한 혈액장애이다. 지중해빈혈의 심각성은 비정상적인 단백질 소단위의 종류 및 양에 따라 결정된다.

Infections of the Blood(혈액감염)

보통 혈액에는 미생물이 존재하지 않지만, 상처 또는 감염을 통해 혈액에 침투할 수 있다. **Bacteremia(세균혈증)**는 세균이 혈액 중에 순환하는 상태이지만, 혈액에서 증식하지는 않는다. **Viremia(바이러스혈증)**는 바이러스가 혈액 중에 순환하는 유사한 상태이다. **Sepsis(패혈증;** SEP-sis)는 신체조직의 광범위한 pathogenic infection(병원성 감염)을 의미한다. 혈액의 패혈증 또는 **septicemia(패혈증**, 이전에는 "blood poisoning"으로 알려짐)는 병원체가 혈액에서 증식하여 신체로 확산될 때 발생한다.

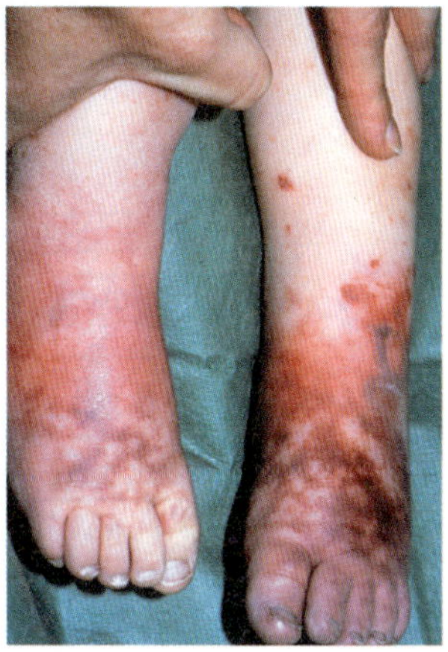

Meningococcal bacteria(수막구균)에 의한 septicemia(패혈증)에 걸린 유아

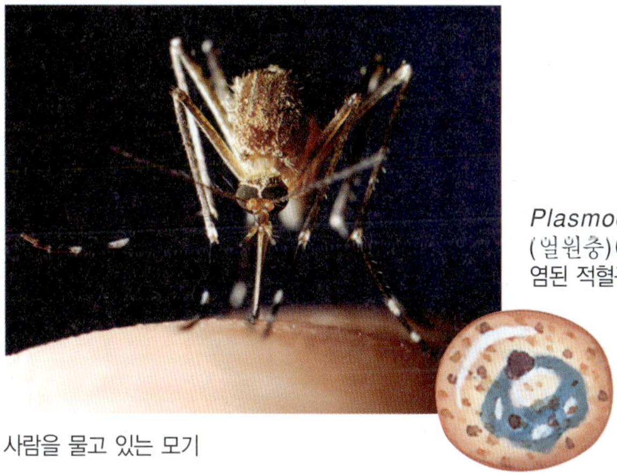

사람을 물고 있는 모기

Plasmodium(열원충)에 감염된 적혈구

Malaria(말라리아)는 *Plasmodium*(열원충)이라는 몇몇 종의 원생동물에 의해 유발되는 기생충질환이다. 열대지역 국가에서 가장 심각한 질병 중의 하나로 매년 150만~300만 명이 말라리아로 목숨을 잃는데, 그 중 절반 가량이 5세 이하의 어린이들이다. 말라리아는 모기에 의해 전염된다. 기생충은 처음 간세포에 감염된 뒤, 성장하여 적혈구를 감염시키는 작은 형태로 분열한다. 2~3일 간격의 주기로, 감염된 모든 적혈구는 일시에 터져 버리는데, 그 과정에서 다른 적혈구를 감염시키는 더 많은 기생충이 방출된다. 기생충 방출과 적혈구의 재감염은 말라리아를 특징짓는 발열과 오한의 주기와 일치한다. 죽은 적혈구들이 혈관을 차단할 수 있는데, 신장과 뇌 같은 생명유지 기관에서 tissue death(조직사)로 이어질 수 있다.

Cancers of the Blood(혈액암)

Leukemia(백혈병)는 혈액생성 조직의 암이다. 백혈병의 암세포들은 치밀한 tumor(종양)를 형성하지는 않지만, 대신 적색골수의 기원으로부터 신체 도처로 전이된다. 두 가지 유형의 백혈병, 즉 myeloid(골수성) 및 lymphoid(림프) 백혈병 모두 혈액 중에 백혈구가 증가하는 것이 특징이다. **Myeloid leukemia(골수성 백혈병)**의 특징은 비정상적인 과립구(중성구, 호산구 및 호염기구) 또는 적색골수의 다른 비정상적 세포들이 나타나는 것이다. **Lymphoid leukemia(림프 백혈병)**는 림프구 및 그들의 줄기세포와 관련된다. 미성숙한 비정상적 백혈구들이 혈액 중에 출현할 때 첫 증상이 나타난다. 백혈병은 치료되지 않으면 생명에 치명적이다.

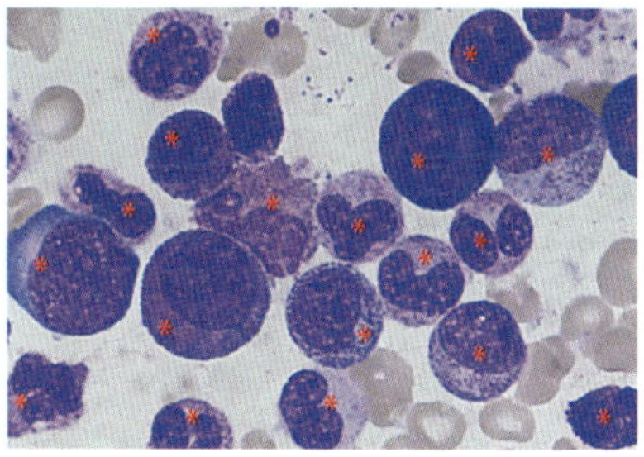

골수성 백혈병 환자의 혈액 도말 표본에서 관찰되는 비정상적인 백혈구들(*).

Degenerative Blood Disorder(퇴행 혈액장애)

Disseminated intravascular coagulation(DIC, 파종혈관내응고)은 세균독소들이 혈액응고 과정의 몇몇 단계를 활성화시켜 순환하는 혈액 내에서 fibrogen(심유소원)이 fibrin(섬유소)으로 전환되는 질환이다. 비록 많은 양의 섬유소가 포식세포들에 의해 제거되거나 플라스민에 의해 용해되지만, 작은 피떡들이 좁은 혈관을 막아 근처 조직을 손상시킬 수 있다. 섬유소원이 제거되는 속도에 맞춰 간이 충분한 섬유소원을 생산하지 못하면, 혈액응고는 저하되며 통제할 수 없는 출혈이 발생할 수 있다.

모듈 11.8 복습

a. Venipuncture(정맥천자)를 정의하시오.

b. 두 가지 유형의 leukemia(백혈병)를 확인하시오.

c. Iron deficiency anemia(철결핍빈혈)와 pernicious anemia(악성빈혈)를 비교하시오.

1. 개념지도

다음 목록의 용어를 사용하여 전혈 개념도의 빈칸을 채우시오.

- globulin(글로빈)
- electrolyte(전해질), glucose(포도당), urea(요소)
- protein(단백질)
- albumin(알부민)
- leukocyte(백혈구)
- fibrinogen(섬유소원)
- solute(용질)
- basophil(호염기구)
- erythrocyte(적혈구)
- formed element (혈구성분)
- plasma(혈장)
- eosinophil(호산구)
- lymphocyte(림프구)
- water(수분)
- platelet(혈소판)
- monocyte(단핵구)
- neutrophil(중성구)

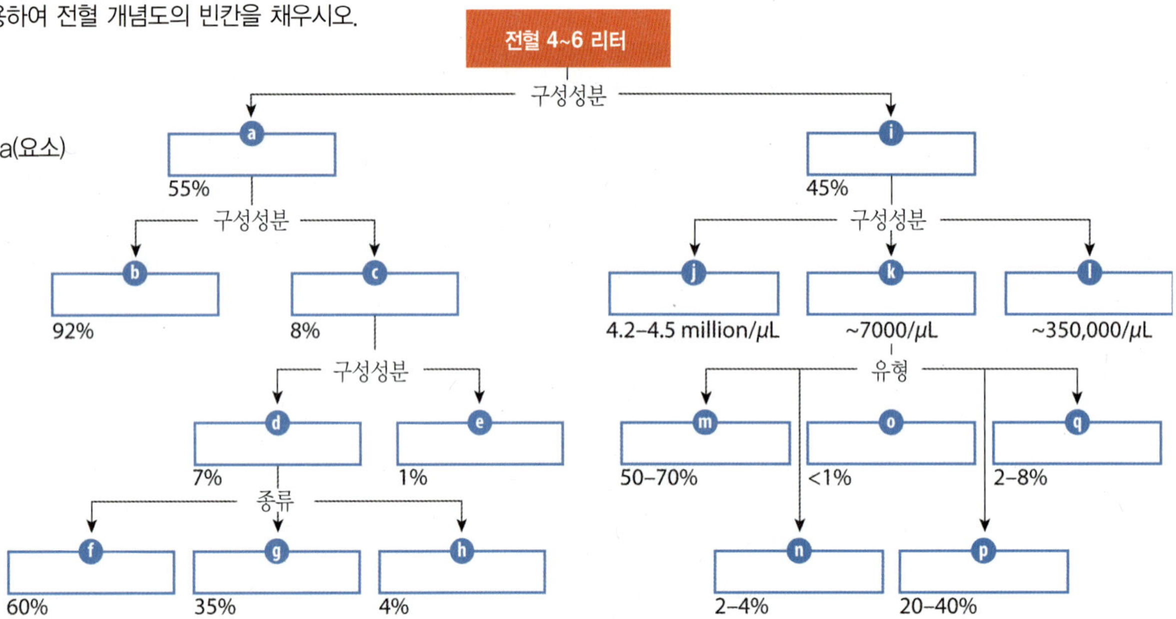

2. 연결하기

다음 용어들을 가장 어울리는 설명에 연결하시오.

liquid matrix(액상의 바탕질)	a ______	embolus(색전)
transport protein(운반단백질)	b ______	lack nuclei(핵이 없음)
RBC rupture(적혈구 파열)	c ______	plasma(혈장)
venipuncture(정맥천자)	d ______	macrophage(대식세포)
drifting blood clot(표류하는 피떡)	e ______	globulin(글로빈)
mature RBC(성숙한 적혈구)	f ______	agglutination(응집)
pigment complex(색소복합체)	g ______	specific immunity(특이면역)
platelet(혈소판)	h ______	malaria(말라리아)
erythropoietin(적혈구형성인자)	i ______	median cubital vein(팔오금중간정맥)
cross-reaction(교차반응)	j ______	heme(헴)
monocyte(단핵구)	k ______	hormone(호르몬)
lymphocyte(림프구)	l ______	blood clotting(혈액응고)

3. 절 종합 문제

사람의 성숙한 적혈구는 왜 단백질 합성과 mitosis(유사분열)를 할 수 없는가?

____

____

Blood Vessel(혈관)의 Functional Anatomy (기능해부학)

혈액은 심장과 말초조직 사이에 뻗쳐 있는 혈관망을 통해 흐른다. 이 혈관들은 **pulmonary circuit(폐순환계)**와 **systemic circuit(체순환계)**로 편성될 수 있는데, 폐순환계는 심장과 허파의 가스교환 표면 사이로 혈액을 운반하며, 체순환계는 심장과 신체의 나머지 부분 사이에 혈액을 운반한다. 각 순환계는 심장에서 시작하여 심장에서 끝나며, 혈액은 이 순환계를 통해 순차적으로 흐른다. 따라서 체순환계로부터 돌아오는 혈액은 다시 체순환계로 들어가기 전에 폐순환을 마쳐야 한다. 혈액은 **artery(동맥)** 또는 efferent vessel(수출혈관)을 통해 심장으로부터 멀리 운반되며, **vein(정맥)** 또는 afferent vessel(수입혈관)을 통해 심장으로 되돌아온다. **Capillary(모세혈관)**라고 하는 미세한 벽을 가진 혈관들이 가장 작은 동맥과 정맥들을 연결한다. 모세혈관을 exchange vessel(교환혈관)이라고 하는데, 얇은 벽을 통해 혈액과 주변 조직 사이에서 영양분, 용해된 가스 및 노폐물의 교환이 일어나기 때문이다.

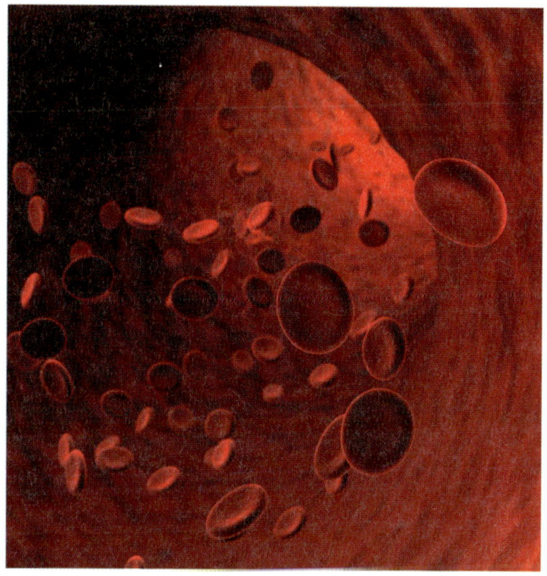

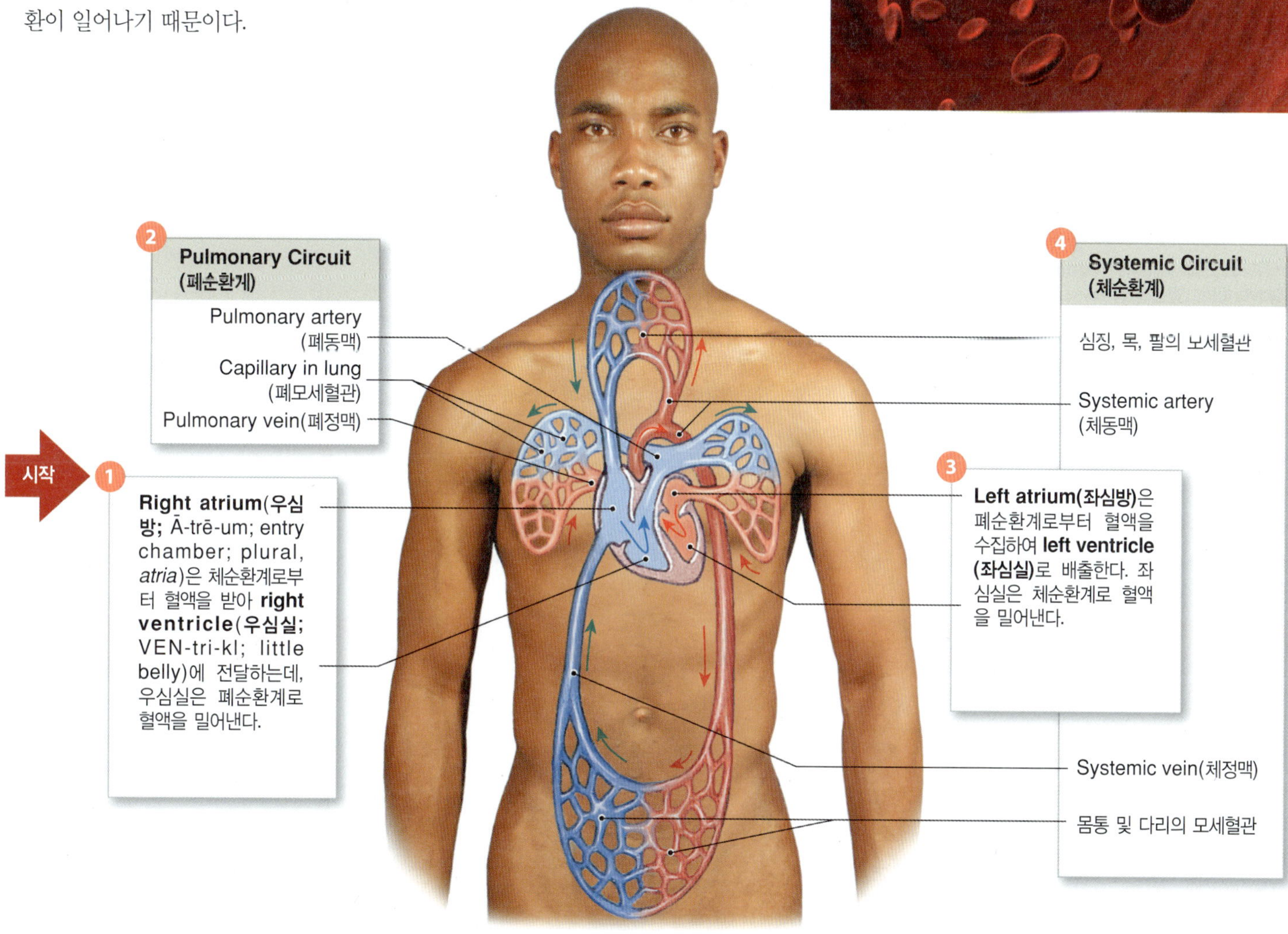

이 절에서 우리는 신체 주요 혈관들의 구조 및 분포에 대하여 자세히 알아볼 것이다.

11.9

동맥과 정맥의 벽 구조 및 두께는 다르다

1 동맥과 정맥의 벽은 뚜렷한 3개의 층으로 구성된다: tunica intima(혈관내막), tunica media(혈관중간막)과 tunica externa(혈관외막).

Tunica intima(tunica interna, 혈관내막)는 혈관의 가장 안쪽 층이다. 이 층에는 내피세포층과 그 아래 elastic fiber(탄력섬유)를 포함하는 결합조직층으로 구성된다. 동맥에서 혈관내막의 바깥쪽 가장자리에는 **internal elastic membrane(내탄력막)**이라고 하는 두꺼운 탄력섬유층이 포함되어 있다.

중간층인 **tunica media(혈관중간막)**는 성긴결합조직층의 기본구조에 동심원적인 평활근들로 구성된다. 평활근이 수축할 때, 혈관의 직경은 감소하는데, 이를 **vasoconstriction(혈관수축)**이라 한다. 평활근이 이완할 때, 직경이 넓어지는데, 이를 **vasodilation(혈관이완)**이라고 한다. External elastic membrane(외탄력막)은 동맥에서만 관찰된다.

혈관의 가장 바깥층인 **tunica externa**(tunica adventitia, **혈관외막**; eks-TER-nuh)는 결합조직층이다. 동맥에서, 이 층은 산재한 탄력섬유 띠와 collagen(콜라겐) 섬유로 구성된다. 정맥의 혈관외막은 보통 혈관중간막보다 두꺼우며, 탄력섬유망과 평활근 다발들을 포함한다. 혈관외막의 결합조직성 섬유들은 보통 인접한 조직의 결합조직과 섞이게 됨으로써 혈관을 안정되게 고정시킨다.

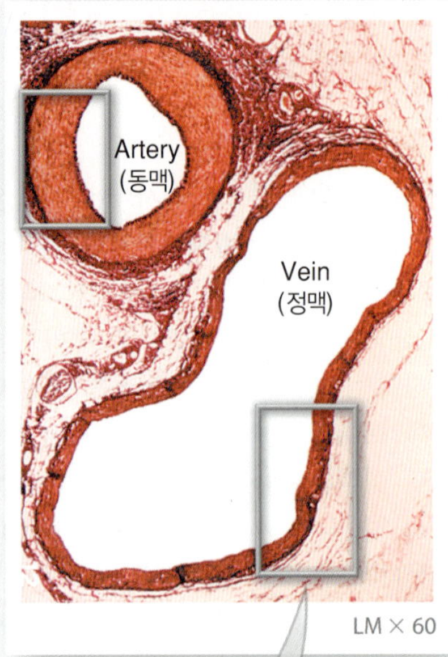

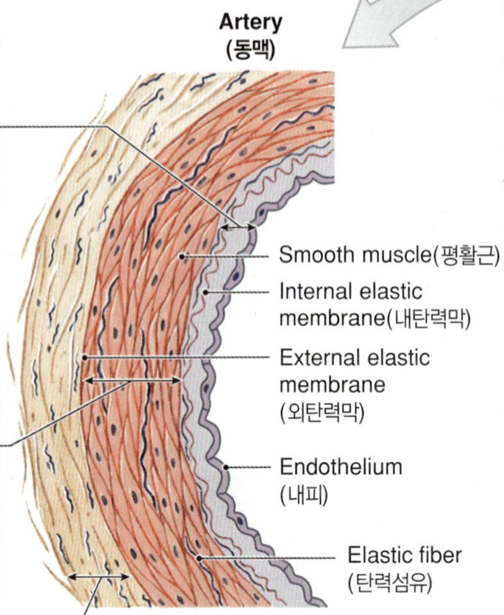

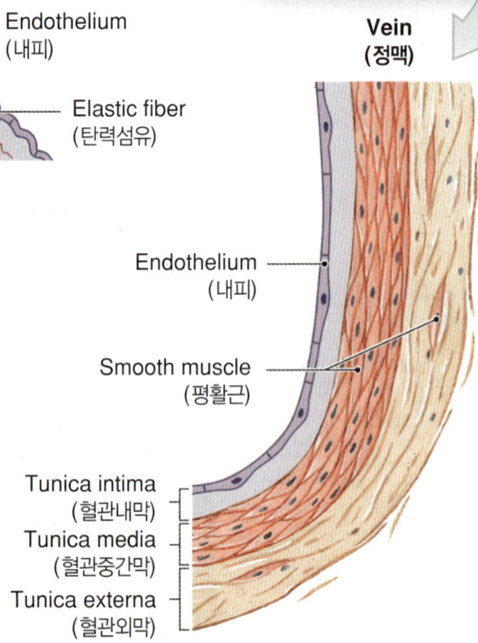

일반적인 동맥과 정맥의 특징

특징	일반적인 동맥	일반적인 정맥
단면에서의 일반적인 모습	보통 구형이며, 상대적으로 벽이 두꺼움	보통 편평하거나 접혀 있으며, 상대적으로 벽이 얇음
Tunica Intima(혈관내막)		
Endothelium(내피)	혈관수축에 의해 보통 주름져 있음	대개 평활근
Internal elastic membrane(내탄력막)	있음	없음
Tunica Media(혈관중간막)	두꺼우며, 주로 평활근 세포들과 탄력섬유로 구성	얇으며, 주로 평활근 세포들과 콜레겐 섬유로 구성
External elastic membrane(외탄력막)	있음	없음
Tunica Externa(혈관외막)	콜라겐과 탄력섬유로 구성	콜라겐, 탄력섬유 및 평활근 세포들로 구성

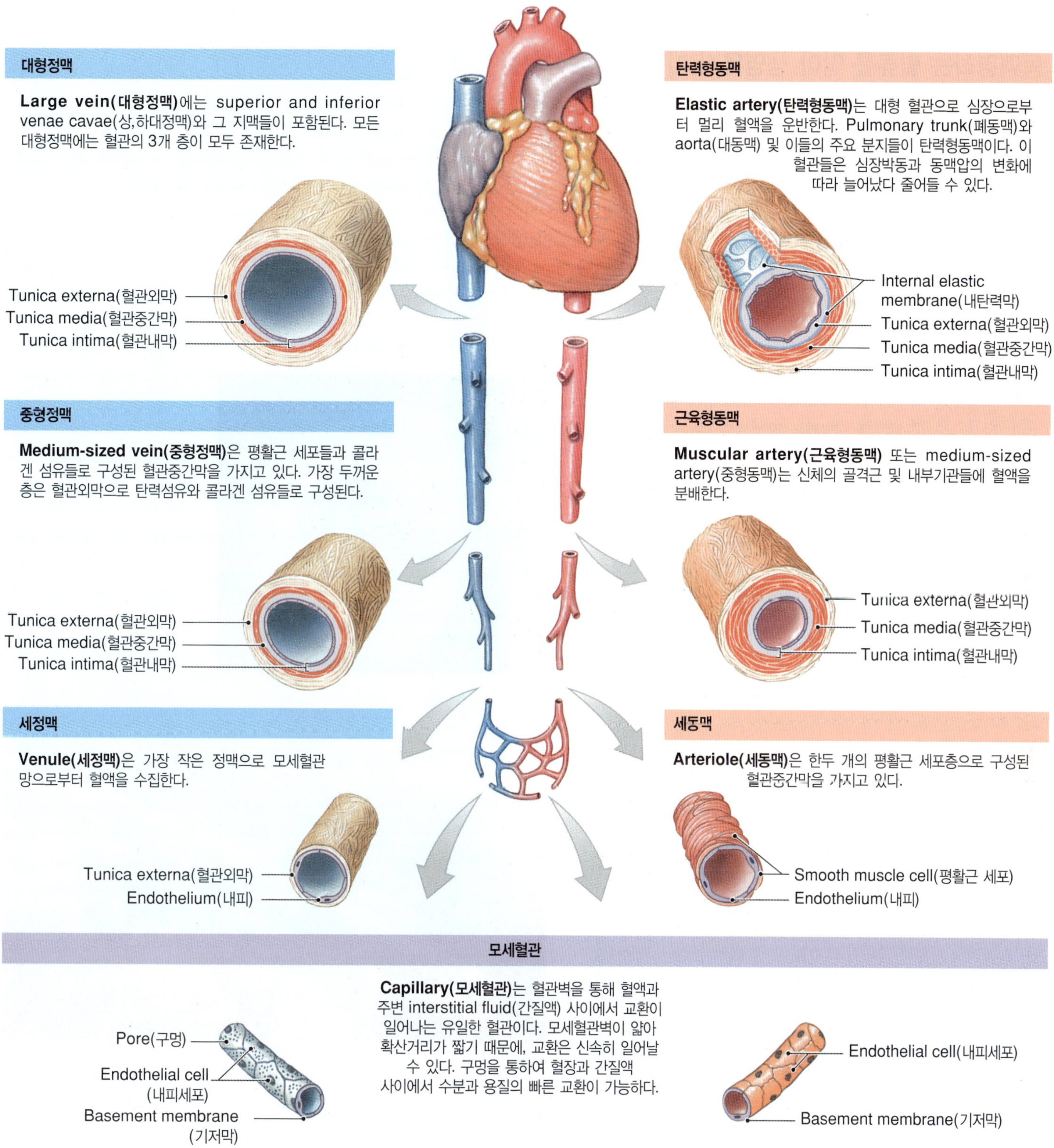

2 일반적으로 5종류의 혈관이 있다: 동맥, 세동맥, 모세혈관, 세정맥 및 정맥. **Artery(동맥)**는 심장으로부터 멀리 혈액을 운반한다. 동맥이 말초조직으로 들어감에 따라 반복적으로 분지가 이루어지는데, 이 분지들의 직경은 감소한다. 가장 작은 동맥의 분지를 arteriole(세동맥; ar-TĒR-ē-ōls)이라 한다. 혈액은 세동맥으로부터 모세혈관으로 이동하는데, 이곳에서 혈액과 간질액 간에 확산이 일어난다. 모세혈관의 혈액은 작은 정맥 또는 venule(세정맥)로 들어간다. 세정맥들은 더 큰 **vein(정맥)**을 형성하기 위해 합쳐지는데, 이 정맥들이 혈액을 심장으로 되돌아오게 한다.

모듈 11.9 복습

a. 일반적인 혈관의 종류 5가지를 열거하시오.

b. 모세혈관에 대하여 설명하시오.

c. 조직의 단면에서는 혈관중간막에 매우 적은 평활근 조직이 분포하며 작고 얇은 벽을 갖은 여러 개의 혈관들이 나타난다. 이 혈관들의 종류는 무엇인가?

동맥경화는 혈류를 막아 생명유지 기관들을 손상시킬 수 있다

Arteriosclerosis(동맥경화; ar-tē-rē-ō-skle-RŌ-sis; *arterio-*, 동맥 + *sklerosis*, 경화)는 동맥 혈관벽이 두꺼워지고 단단해지는 현상이다. 이 상태가 생명을 위협하는 것처럼 들리지는 않지만, 동맥경화와 관련된 합병증은 미국의 모든 사망 원인의 거의 절반을 차지한다. 동맥경화의 영향은 다양하다. 예를 들어, 심장동맥의 경화는 coronary artery disease(CAD, 관상동맥질환)와 잠재적인 heart attack(심장발작)의 원인이 되며, 뇌동맥의 경화는 stroke(뇌졸중)을 유발할 수 있다.

1 **Atherosclerosis(죽상경화;** ath-er-ō-skler-Ō-sis; *arterio-*, 지방퇴화)는 내피세포층의 손상과 관련하여 동맥의 중간막에 지질침착이 발생하는 질환이다. 죽상경화는 동맥경화의 가장 일반적인 형태로서 혈장 지질, 특히 콜레스테롤의 수치가 증가된 사람들에게서 발생하는 경향이 있다. 혈중 콜레스테롤 수치 증가로 인해 혈관 내강으로 돌출하는 지방 덩어리인 **atherosclerotic plaque(죽상경화판)**가 생길 수 있는데, 이것이 혈류를 차단한다. 나이든 사람들, 특히 나이든 남성에서 죽상경화판이 발생하기 가장 쉽다. 죽상경화를 유발하는 기타 중요 위험인자에는 고혈압과 흡연이 포함된다.

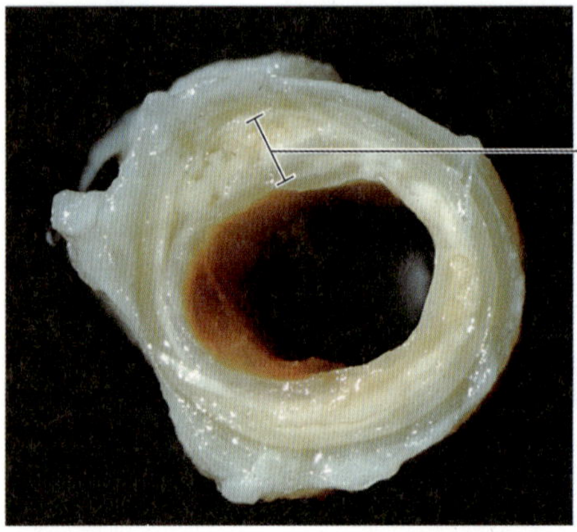

2 판은 혈관의 손상된 부분을 제거하고 대개 다리의 얕은 정맥에서 떼낸 혈관으로 대체함으로써 치료될 수 있지만, 이러한 수술은 어렵고 위험할 수 있다. **Balloon angioplasty(풍선혈관성형술;** AN-jē-ō-plas-tē; *angeion*, vessel)에서는, 팽창할 수 있는 풍선이 들어 있는 catheter(도관) 끝이 동맥에 삽입된다. 적당한 위치에서 풍선이 부풀려짐으로써 혈관벽의 판에 압력이 가해진다. 이 사진은 시체의 동맥에 삽입된 도관을 나타낸다. 도관 및 동맥의 방향과 상대적 크기를 알 수 있게 동맥이 개방되었다. 풍선혈관성형술은 작고 부드러운 판을 치료하는데 가장 효과적이다. 아래와 같은 몇 가지 이유로 인해 이 시술은 아주 매력적인 치료법으로 받아들여진다: (1) 수술 도중 사망률이 겨우 1% 정도, (2) 90% 이상의 성공률, (3) 외래환자 원칙의 시술.

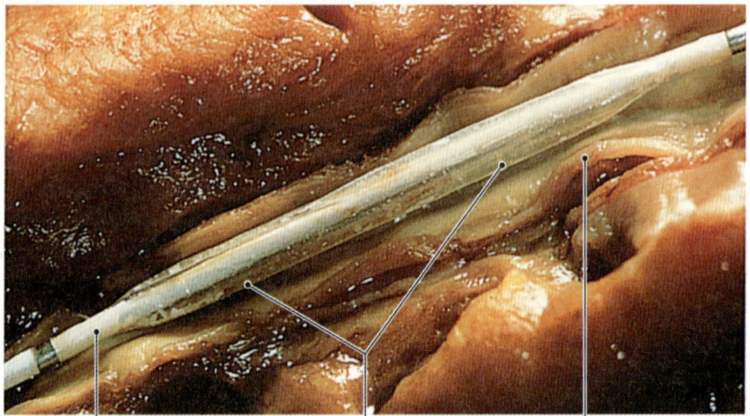

모듈 11.10 복습

a. 동맥경화와 죽상경화를 비교하시오.
b. 죽상경화를 유발하는 위험인자들을 확인하시오.
c. 풍선혈관성형술에 대하여 설명하시오.

모세혈관계라는 연결망의 일원으로서 모세혈관의 기능

1 **Capillary bed(모세혈관계)**에는 세동맥과 세정맥이 상대적으로 직접 연결된 곳이 몇몇 포함되어 있다. 이런 통로의 시작부분의 혈관벽에는 혈관의 직경을 변화시킬 수 있는 평활근이 분포한다. 이 부분을 **metarteriole(메타세동맥;** met-ar-TĒR-ē-ōl)이라고 한다. 통로의 나머지 부분은 구조적으로 모세혈관과 유사하다. 혈액은 보통 세동맥으로부터 세정맥으로 모세혈관계를 일정한 속도로 흐르지만, 각 모세혈관에서의 혈류속도는 매우 다양하다. Precapillary sphincter(모세혈관이전괄약근)가 분당 약 12회에 걸쳐 수축과 이완을 반복함으로써 각 모세혈관으로의 혈류를 조절한다. 이런 혈관직경의 율동적인 변화를 **vasomotion(혈관운동)**이라고 한다. 혈관운동이 일어나는 모세혈관에서는 안정적이고 일정하기보다는 간헐적인 혈류가 유발된다.

모세혈관계는 하나 이상의 동맥으로부터 혈액을 받을 수 있다. 이 **collateral artery(곁동맥)**들이 모세혈관계로 들어가서 하나로 합쳐져 세동맥을 형성한다. 하나의 모세혈관계에 들어오는 두 개의 곁동맥이 합쳐지는 예가 **arterial anastomosis(동맥연결, 동맥문합)**다. 동맥연결은 사실 일종의 보험과도 같은 것이다: 하나의 동맥이 눌리거나 막히더라도, 모세혈관에서의 순환은 계속될 것이다.

하나의 세동맥은 보통 수십 개의 모세혈관으로 갈라지며, 이 모세혈관들은 몇몇 세정맥으로 합쳐진다.

각 모세혈관으로의 혈류는 **precapillary sphincter (모세혈관이전괄약근)**라는 평활근의 띠에 의해 조절된다. 평활근 세포들의 수축 또는 이완이 모세혈관 입구의 직경을 변화시킴으로써 모세혈관으로의 혈류를 조절한다.

Arteriovenous anastomosis(동정맥연결; ar-tēr-ē-ō-VĒ-nus)는 세동맥과 세정맥의 직접적인 연결이다. 이 연결의 폭이 확대될 때, 혈액은 모세혈관계를 우회하여 정맥순환으로 직접 흐를 것이다. 이런 연결을 통한 혈류의 유형은 medulla oblongata(연수)의 cardiovascular center(심장혈관 중추)의 조절 하에서 교감신경에 의해 주로 조절된다.

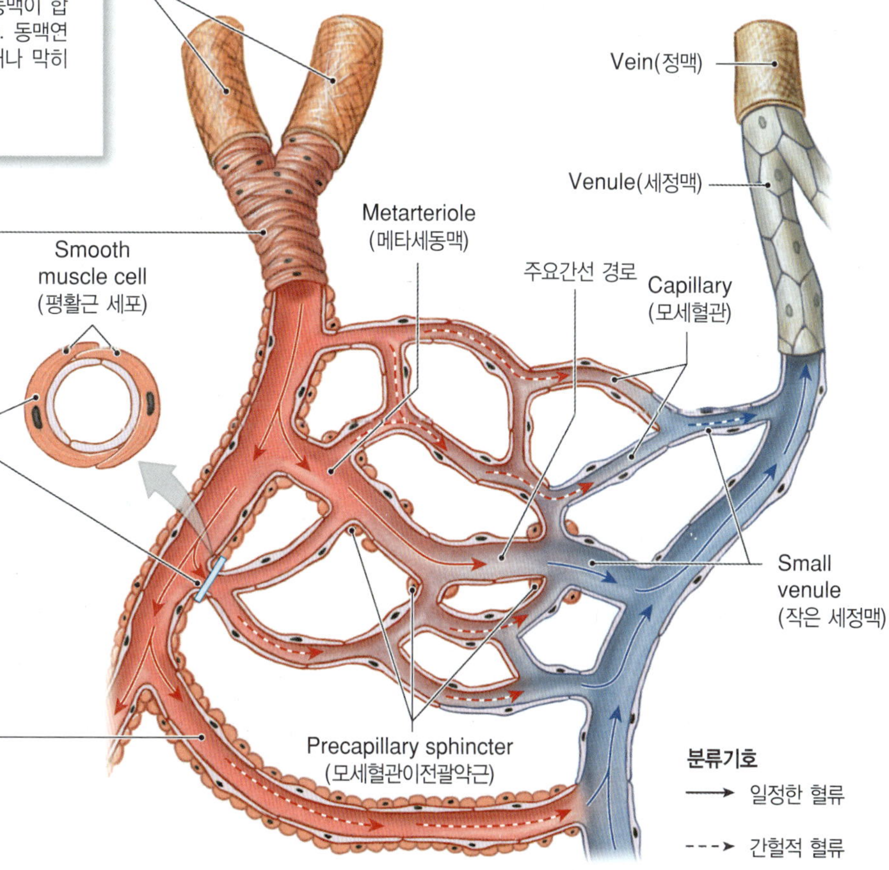

모듈 11.11 복습

a. Precapillary sphincter(모세혈관이전괄약근)의 역할은 무엇인가?

b. Vasomotion(혈관운동)을 정의하시오.

c. Arteriovenous anastomosis(동정맥연결)를 통한 혈류에 대하여 설명하시오.

11.12

정맥계의 혈압은 낮으며 신체 혈액량의 거의 2/3가 정맥계에 분포한다

동맥계의 혈압은 높다. 심장에 의해 발생한 거의 모든 힘이 동맥망과 수 km에 걸친 모세혈관으로 혈액을 밀어내는데 필요하다. 말초 세정맥에서의 혈압은 ascending aorta(오름대동맥)의 겨우 10%에 불과하며, 그 압력은 정맥계를 따라 계속 감소한다.

1 세정맥과 중형정맥에서의 혈압은 매우 낮아 중력을 극복할 수 없다. 이 크기의 다리정맥에는 **valve(판막)**가 있는데, 판막은 혈관내막이 접혀 혈관벽으로부터 돌출한 것으로 혈류의 방향을 지시한다. Venous valve(정맥판)는 모세혈관 쪽으로 혈액이 역류하는 것을 방지하기 위해 한쪽 방향으로만 혈액이 흐르도록 한다. 판막 근처의 정맥 혈관벽이 약해지거나 늘어나 꼬이게 되면, 판막은 적절히 기능하지 못할 수도 있다. 그러면 혈액이 정맥에 고여 혈관은 심하게 팽창된다. 그 결과는 대퇴부와 다리 피부에서의 **varicose vein(정맥류)**과 같은 미용상의 다소 불편한 문제에서부터 **hemorrhoid(치액)**에서처럼, 통증을 동반한 인접 조직의 변형에까지 이른다.

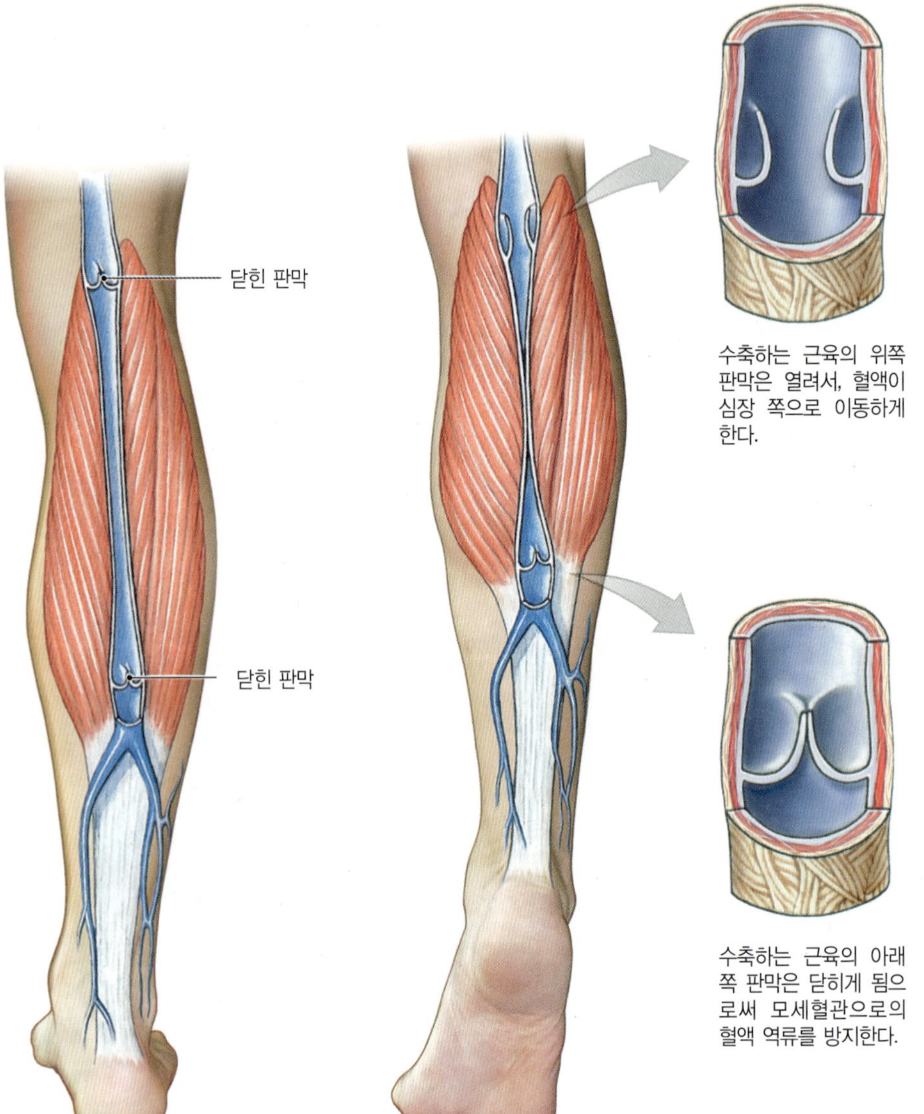

서 있을 때, 발의 정맥혈액은 심장으로 올라가기 위해 중력의 끌어내리는 힘을 극복해야만 한다. 판막은 정맥 내의 혈액을 구획화함으로써, 구획 간에 혈액을 나눈다.

혈관을 둘러싸는 골격근의 어떤 수축도 혈액을 심장 쪽으로 짜 올린다. 당신이 서 있을 때, 알아채지 못할 수도 있지만, 수축과 이완의 빠른 주기가 당신의 다리 근육에서 일어나고 있으며, 그것이 몸통 쪽으로 혈액을 밀어 올리는데 도움을 준다.

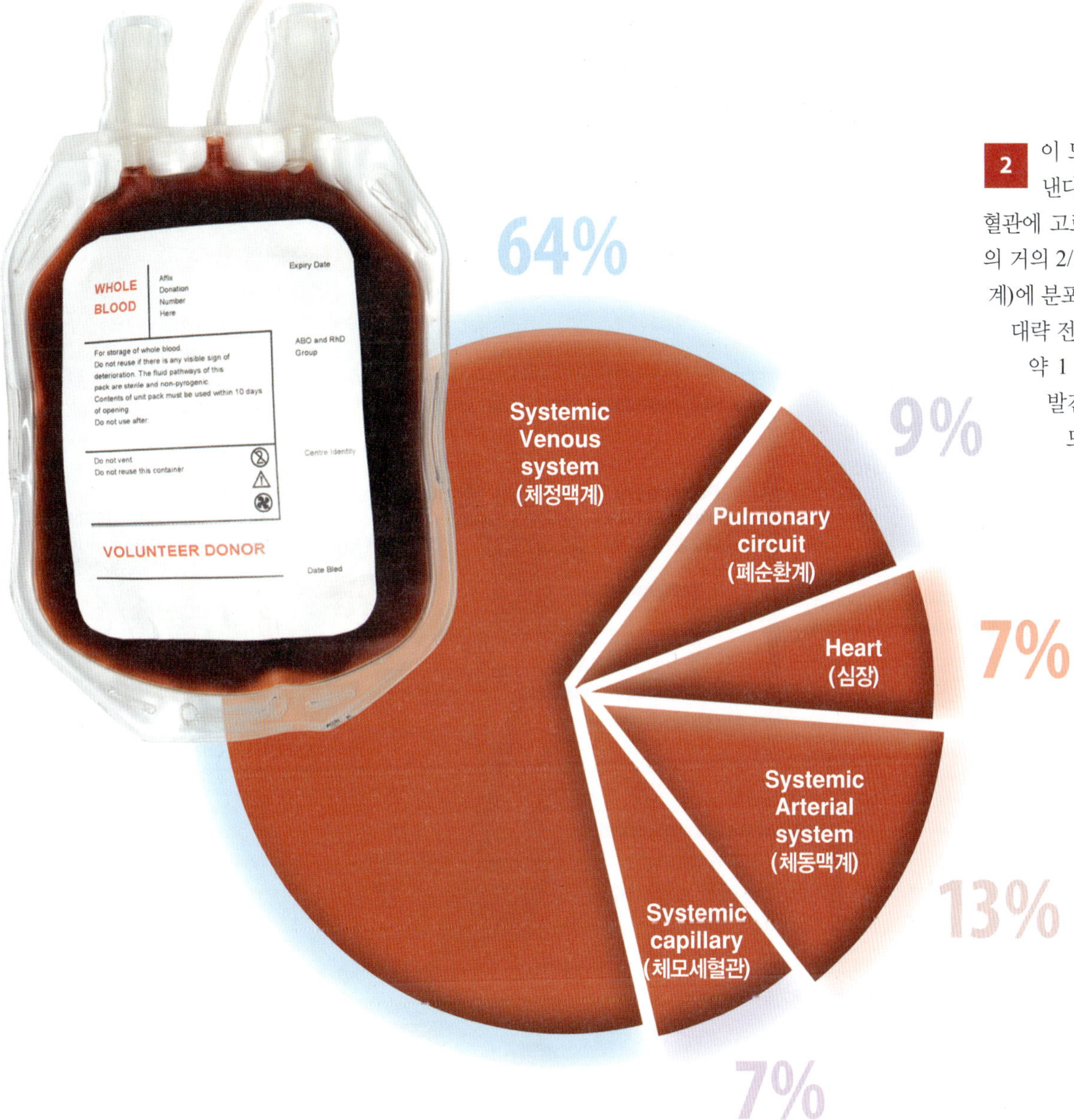

2 이 도표는 신체 총 혈액량의 분포를 나타낸다. 전체 혈액량이 동맥, 정맥 및 모세혈관에 고르게 분포하지는 않는다. 전체 혈액량의 거의 2/3가 systemic venous system(체정맥계)에 분포한다. 전체 혈액량이 6 L인 사람에서, 대략 전혈 3.5 L가 체정맥에 분포한다. 이 중, 약 1 L가 간, 골수 및 피부의 정맥망에서 발견된다. 폐순환, 심장 및 체동맥과 체모세혈관에 나머지 혈액(약 2.5 L)이 분포한다.

3 심각한 hemorrhage(출혈)가 발생하면, 신체는 정맥계의 혈액량을 줄임으로써 동맥계의 혈액량을 거의 정상 수준으로 유지한다. 관련된 기전에서, 연수의 vasomotor center(혈관운동중추)는 중형정맥 혈관벽의 평활근 세포를 지배하는 교감신경을 자극한다. 평활근의 수축은 **venoconstriction(정맥수축)**을 유발하여 정맥의 직경을 줄이고 정맥계에 분포하는 혈액의 양을 감소시킨다. 게다가 간, 골수 및 피부의 정맥망으로부터 혈액이 일반적인 순환으로 입장한다. 현저한 혈액손실에도 불구하고, 정맥계의 혈액량을 감소시킴으로써 동맥계의 혈액량을 거의 정상 수준으로 유지할 수 있다.

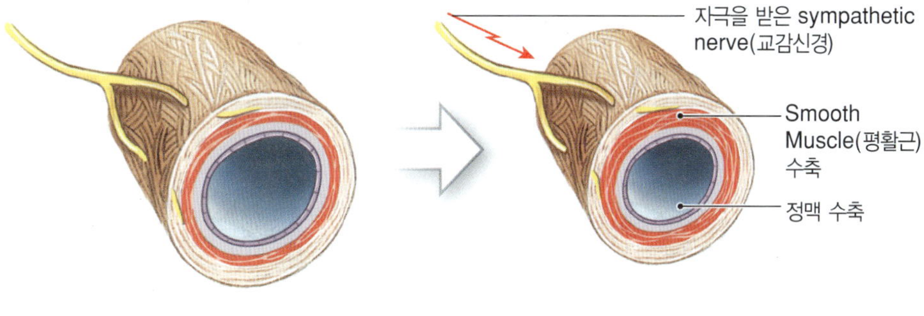

모듈 11.12 복습

a. Varicose vein(정맥류)을 정의하시오.
b. 판막은 왜 동맥이 아닌 정맥에 위치하는가?
c. 중력의 끌어내리는 힘에 대항하기 위해 정맥에서의 혈류는 어떻게 유지되는가?

11.13

상대적으로 짧은 폐순환계는 우심실로부터 탈산소화혈액을 허파로 운반하며 산소화혈액을 허파에서 좌심방으로 귀환시킨다

1 이 흐름도는 cadiovascular system(심장혈관계통)의 구성에 대한 개요를 제공한다. Pulmonary circuit(폐순환계)는 심장과 허파 사이에서 혈액을 수송하는 동맥과 정맥들로 구성된다. 이 순환계는 right ventricle(우심실)에서 시작하여 left atrium(좌심방)에서 끝난다. Systemic circuit(체순환계)의 동맥들이 좌심실로부터 oxygenated blood(산소화 혈액)와 영양분을 모든 기관과 조직에 운반하는데, 결국 deoxygenated blood(탈산소화 혈액)는 우심방으로 되돌아온다.

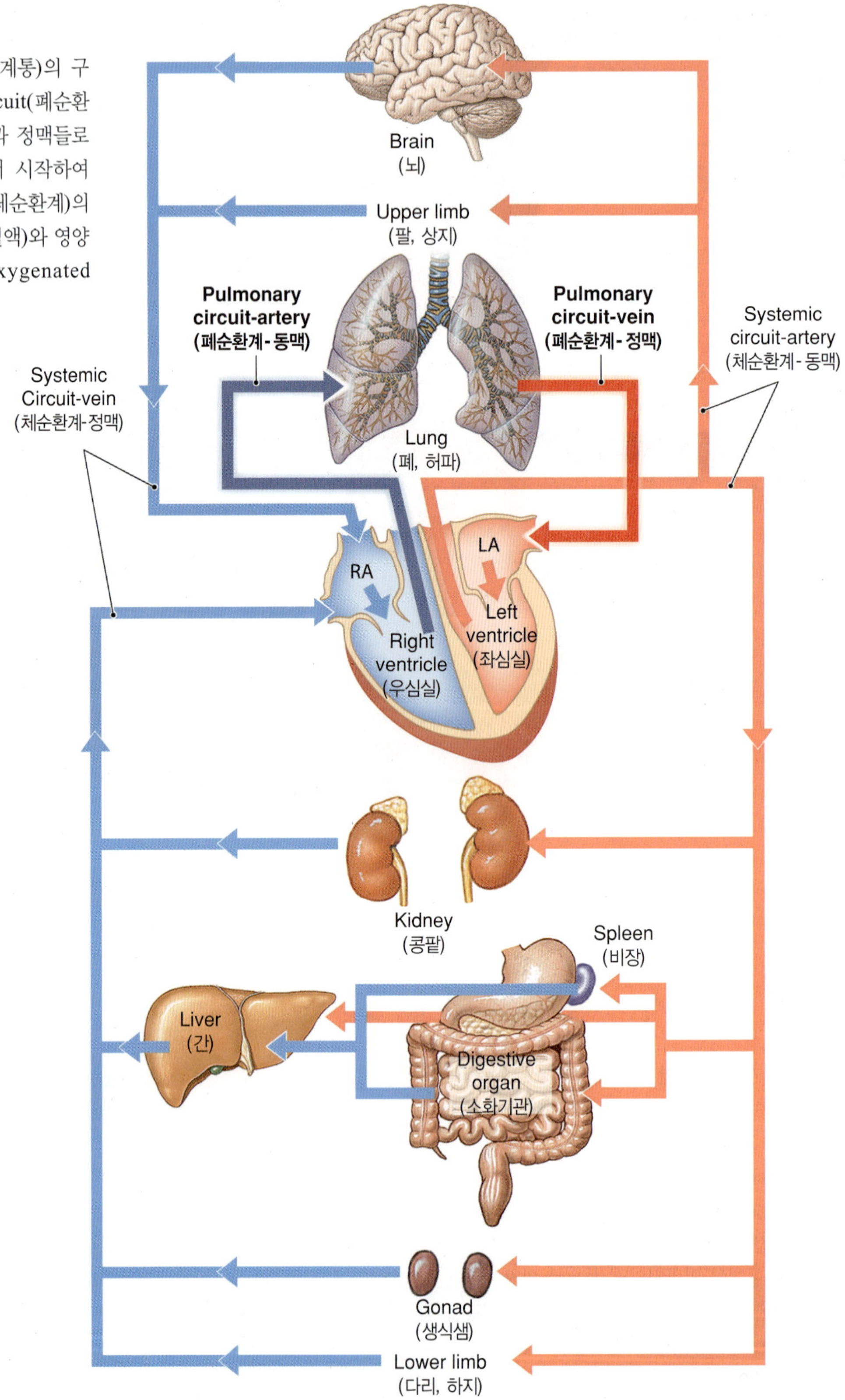

2 아래 표는 신체의 전체적인 혈관 구성을 요약하여 나타낸다.

혈관구성의 주요 경향

1. 가장 큰 혈관들이 심방 또는 심실에 연결되는 심장을 제외하면, 말초 동맥과 정맥의 분포는 좌우 신체에서 동일하다.
2. 하나의 혈관이 특정 해부학적 경계를 지나감에 따라 여러 개의 이름을 가질 수 있는데, 이를 통해 혈관이 말초로 멀리 뻗어 나갈 때 정확한 해부학적 기술이 가능하다. 예를 들어, external iliac artery(바깥엉덩동맥)는 몸통을 지나 다리로 들어감에 따라 femoral artery(넙다리동맥, 대퇴동맥)가 된다.
3. 조직과 기관들에는 보통 여러 개의 동맥과 정맥들이 분포한다. 대개 인접한 동맥 또는 정맥 간의 anastomosis(연결)는 하나의 혈관에서 일어나는 일시적이거나 심지어 영구적인 **occlusion(폐쇄)**의 영향을 감소시킨다.

3 폐순환계의 동맥들은 탈산소화 혈액을 운반한다는 측면에서 체순환계의 동맥들과는 다르다. (이것이 대부분의 도표에서 폐동맥이 체정맥과 같은 청색으로 처리되는 이유이다.) 관례상, 몇몇 대형동맥들을 trunk(동맥)라고 부르는데, **pulmonary trunk(폐동맥)**가 하나의 좋은 예가 된다. 폐동맥이 심장의 위쪽 경계를 넘어 휘어질 때, 좌우 **pulmonary artery(허파동맥)**으로 분지한다. 이 대형동맥들은 반복적으로 분지하여 점점 더 작은 동맥이 되기 전에 허파로 들어간다. 가장 작은 분지인 **pulmonary arteriole(허파세동맥)**은 **alveolus(폐포;** al-VĒ-ō-lī)라는 작은 공기 주머니를 둘러싸는 **alveolar capillary(폐포모세혈관)**에 혈액을 공급한다. 폐포의 벽은 모세혈관의 혈액과 흡식공기 사이에 가스교환이 일어날 수 있을 정도로 충분히 얇다; 혈액은 산소를 흡수하고 이산화탄소를 방출한다. 폐포모세혈관을 나온 산소화 혈액은 세정맥으로 입장하는데, 이 세정맥들은 합쳐져 **pulmonary vein(허파정맥)** 쪽으로 혈액을 운반하는 좀 더 큰 혈관을 형성한다. 한쪽 폐로부터 2개씩, 총 4개의 허파정맥이 산소화 혈액을 좌심방에 배달함으로써 폐순환은 끝난다.

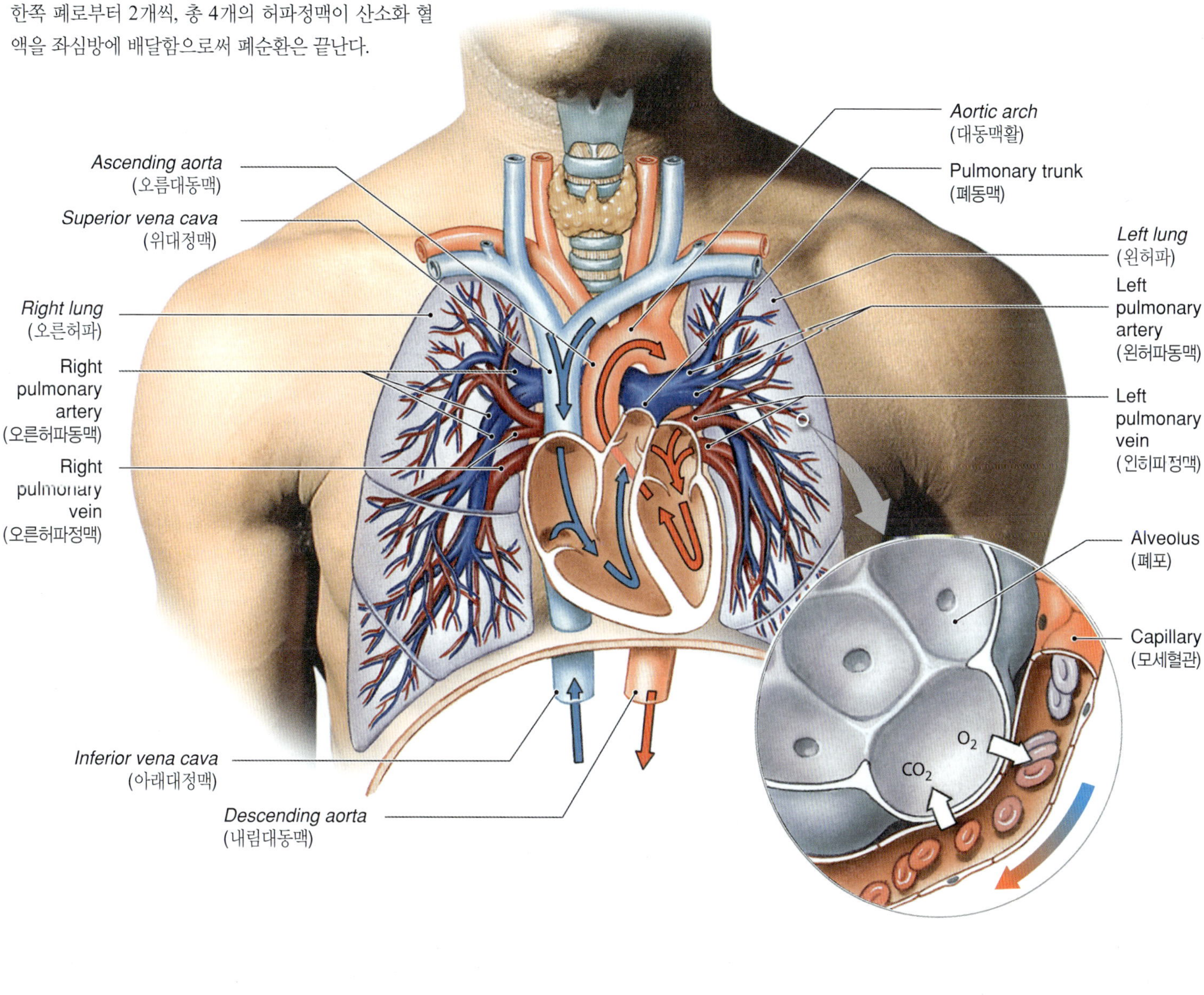

모듈 11.13 복습

a. 심장혈관계통의 2가지 순환을 확인하시오.

b. 혈관구성의 3가지 주요 경향에 대하여 간략히 설명하시오.

c. 허파를 통한 혈액순환의 경로를 우심실에서 시작하여 좌심방에서 끝나도록 추적하시오.

체동맥계 및 체정맥계는 평행하게 작동하며, 주요 혈관들의 이름은 대개 비슷하다

1 이 그림은 **systemic arterial system(체동맥계)**의 전반적인 개요를 나타낸다. 체동맥계의 모든 혈관들은 심장의 좌심실에서 연장되는 대형 탄력형동맥인 대동맥에서 기원한다는 것에 유의하라. 다음에 이어지는 6개의 각 모듈에서, 왼쪽 페이지는 체동맥과 그들의 분지들에 대한 그림과 설명을 다룰 것이다. 혼란을 줄이기 위해, "artery(동맥)"는 매 명칭에서 반복되지 않을 것이다. 주요 동맥들의 대부분이 신체 좌우에 하나씩 쌍으로 이루어져 있기 때문에, "오른" 및 "왼" 용어는 동맥들이 양쪽에 모두 표시될 때에만 그림 설명에 나타날 것이다.

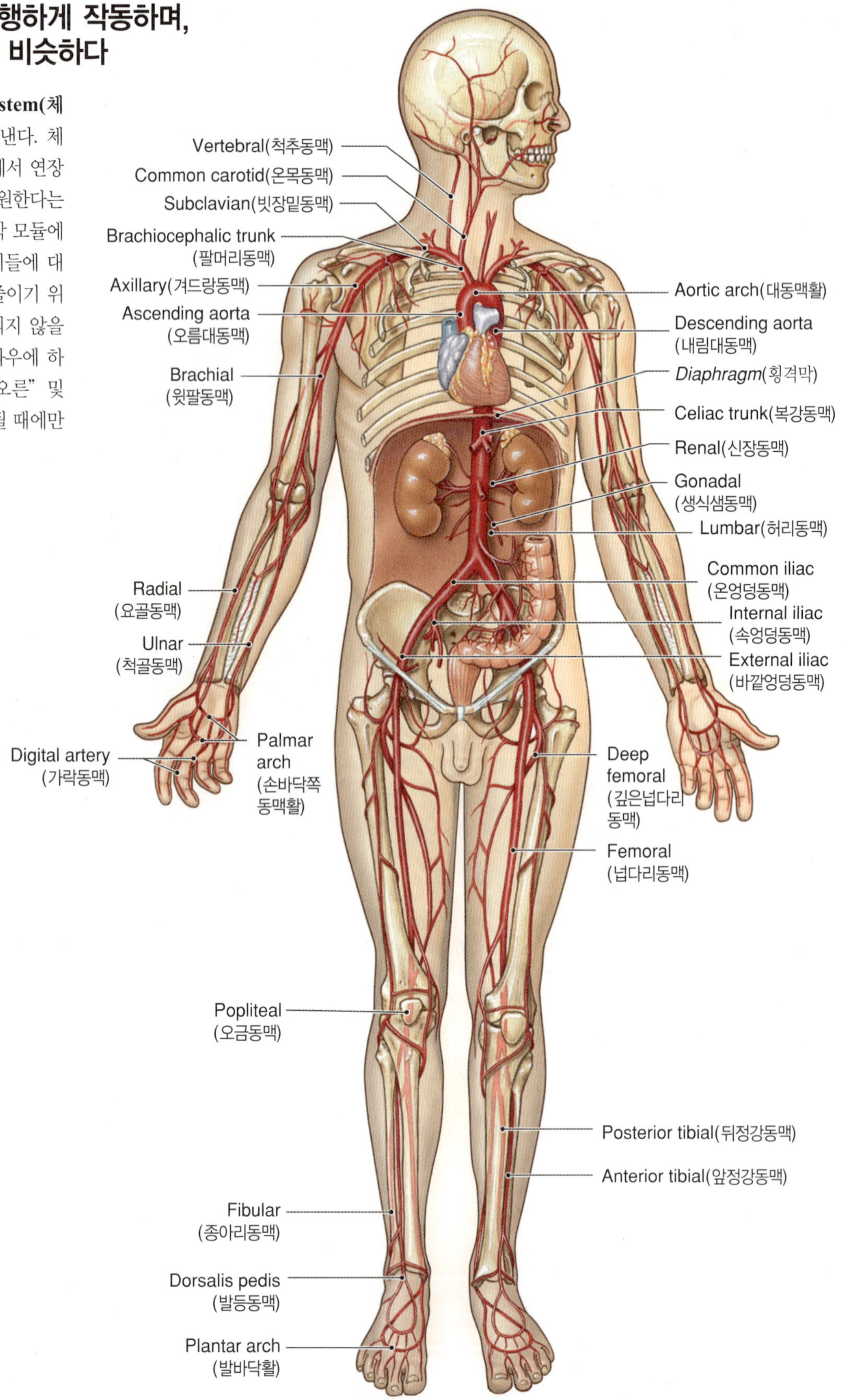

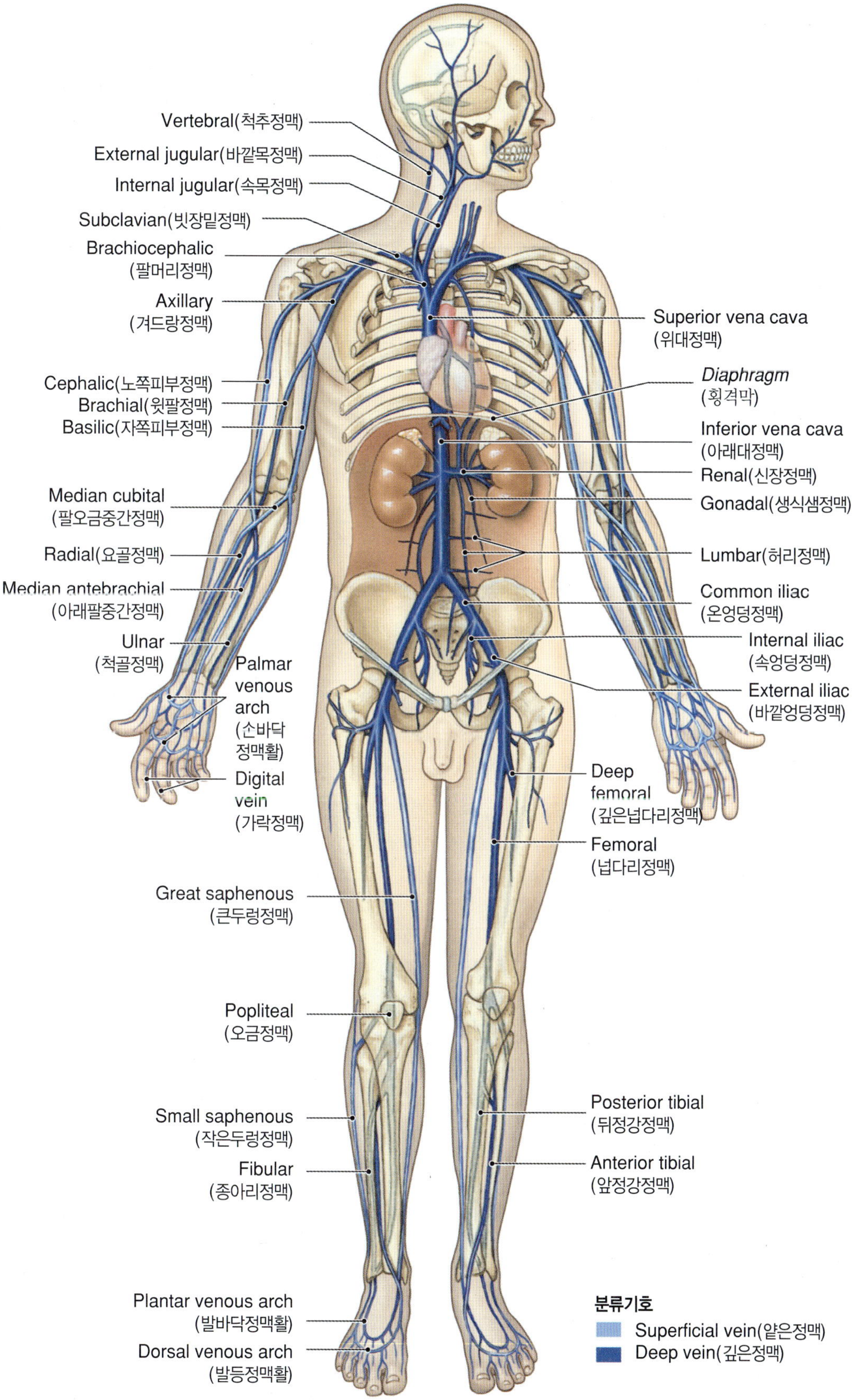

2 이 그림은 **systemic venous system(체정맥계)**의 전반적인 개요를 나타낸다. 체정맥계의 모든 혈관은 2개의 대형 정맥으로 합쳐진다는 것을 유의하라: **superior vena cava(위대정맥)**는 머리, 가슴 및 팔로부터 체순환 혈액을 수집하며, **inferior vena cava(아래대정맥)**는 diaphragm(횡격막) 아래의 모든 구조들로부터 체순환 혈액을 모은다. 다음에 이어지는 6개의 각 모듈에서, 오른쪽 페이지는 체정맥과 그들의 지맥들에 대한 그림과 설명을 다룰 것이다. "Vein(정맥)"이라는 용어는 모든 그림설명에서 반복적으로 쓰이지 않을 것이다. 대개 동일한 이름이 하나의 특정 구조 또는 영역에 분포하는 동맥과 정맥에 모두 적용된다. 덧붙여, "오른" 및 "왼"은 정맥들이 양쪽에 모두 표시될 때에만 그림 설명에 나타날 것이다.

동맥계와 정맥계에 나타나는 하나의 중요한 차이는 목과 사지의 주요 정맥 분포와 관계가 있다. 이 영역들에서 동맥들은 피부 깊이 위치함으로써 뼈아 부드러운 주변 조지들의 보호를 받는다. 반면, 목과 사지에는 보통 2세트의 말초정맥이 분포하는데, 한 세트는 표면에, 다른 하나는 피부 깊이 위치한다. 이 이중 배수장치는 체온조절에 중요하다. 더운 날씨에는 정맥혈액이 superficial vein(얕은정맥)을 통해 흘러 열 손실이 유발될 수 있는 반면, 추운 날씨에는 열 손실을 최소화하기 위해 deep vein(깊은정맥)으로 혈액이 보내진다.

모듈 11.14 복습

a. 체순환으로부터 혈액을 수집하는 2개의 대형 정맥을 명명하시오.

b. 신체에서 가장 큰 동맥을 확인하시오.

c. 판막을 포함하는 것 외에, 동맥계와 정맥계의 다른 주요 차이를 언급하시오.

대동맥활의 분지들은 위대정맥에 혈액을 배출하는 구조들에 혈액을 공급한다

1 Aorta(대동맥)는 체동맥계의 중심적인 대형동맥이다. 대동맥은 심장의 좌심실 기부에서 기원하며 ascending aorta(오름대동맥), aortic arch(대동맥활) 및 descending aorta(내림대동맥)로 세분된다.

시작

Aortic Arch(대동맥활)의 분지들

대동맥활을 따라 기원하며 3개의 탄력형동맥들이 머리, 목, 어깨 및 팔에 혈액을 전달한다:

Brachiocephalic(brā-ke-ō-se-FAL-ik) **trunk(팔머리동맥)**가 대동맥활에서 나오는 첫 번째 분지이다. 팔머리동맥은 **right subclavian artery(오른빗장밑동맥)**와 **right common carotid artery(오른온목동맥)**를 형성하기 위해 분지하기 전에 약간 위로 올라간다.

Left common carotid artery (왼온목동맥)는 대동맥활에서 기원하는 두 번째 혈관으로 머리와 목의 왼쪽 부분에 혈액을 공급한다.

Left subclavian artery(왼빗장밑동맥)는 대동맥활에서 유래하는 세 번째 동맥이며 right subclavian artery(오른빗장밑동맥)와 동일한 분포경향을 나타낸다.

Right Subclavian Artery (오른빗장밑동맥)

빗장밑동맥이 흉강을 나가기 전에 2개의 분지가 나타난다: (1) **internal thoracic artery(속가슴동맥)**는 심장의 pericardium(심장막)과 가슴의 앞쪽 벽에 혈액을 공급하며, (2) **vertebral artery(척추동맥)**는 뇌와 척수에 혈액을 공급한다.

Arm(위팔)의 동맥

빗장밑동맥은 흉강을 나와 첫 번째 갈비뼈의 위쪽 경계를 통과한 후 **axillary artery(겨드랑동맥)**가 된다. 이 동맥은 axilla(겨드랑이)를 통과하여 팔로 들어가 upper limb(팔)에 혈액을 공급하는 **brachial artery(위팔동맥)**가 된다. 위팔동맥은 윗팔 뒤쪽의 깊은 구조물들에 혈액을 공급하는 deep brachial artery(깊은위팔동맥)와 팔꿈치 주변 부위에 혈액을 제공하는 ulnar collateral artery(자쪽곁동맥)들로 분지한다.

Forearm(아래팔)의 동맥

위팔동맥이 humerus(위팔뼈)의 coronoid fossa(갈고리오목)에 근접하면서 요골을 따라가는 **radial artery(요골동맥)**와 척골을 따라 손목으로 내려가는 **ulnar artery(척골동맥)**로 분지된다.

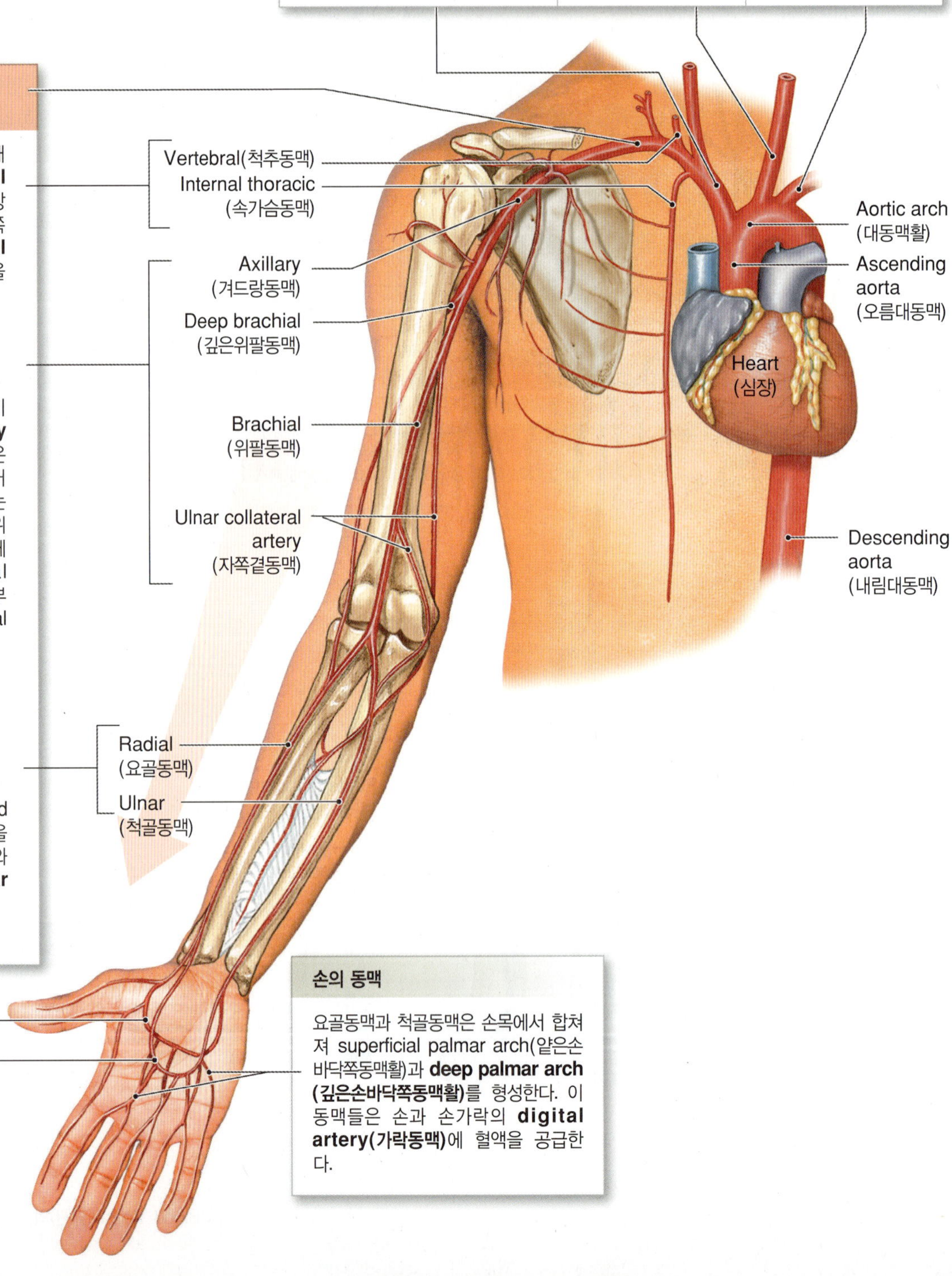

손의 동맥

요골동맥과 척골동맥은 손목에서 합쳐져 superficial palmar arch(얕은손바닥쪽동맥활)과 **deep palmar arch (깊은손바닥쪽동맥활)**를 형성한다. 이 동맥들은 손과 손가락의 **digital artery(가락동맥)**에 혈액을 공급한다.

2 Superior vena cava(위대정맥)는 머리, 가슴 및 팔로부터 체순환 혈액을 모은다. 팔에서의 정맥 혈류 경로는 바뀔 수 있다는 점에 유의하라.

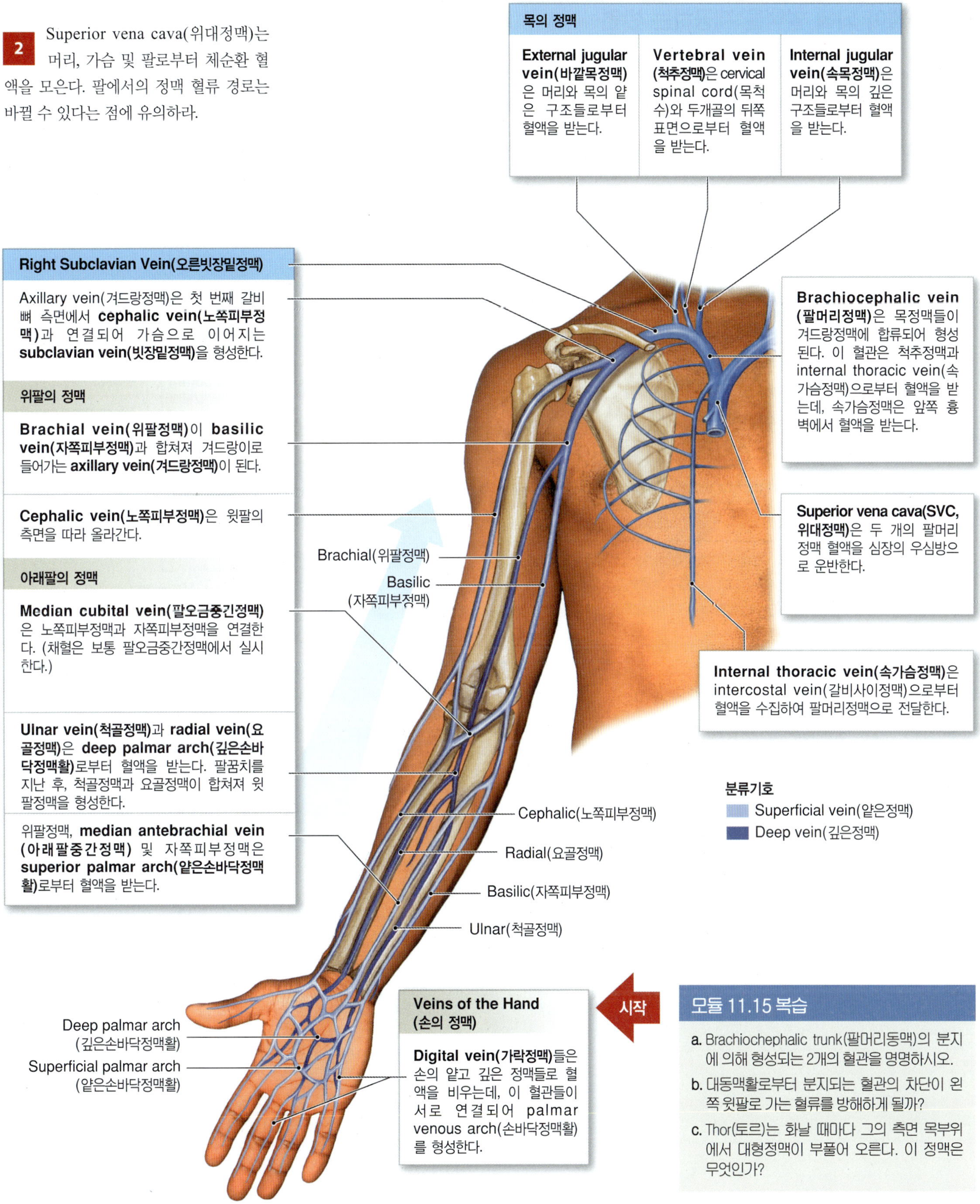

모듈 11.15 복습

a. Brachiochephalic trunk(팔머리동맥)의 분지에 의해 형성되는 2개의 혈관을 명명하시오.

b. 대동맥활로부터 분지되는 혈관의 차단이 왼쪽 윗팔로 가는 혈류를 방해하게 될까?

c. Thor(토르)는 화날 때마다 그의 측면 목부위에서 대형정맥이 부풀어 오른다. 이 정맥은 무엇인가?

바깥목동맥이 목, 아래턱뼈 및 얼굴에 혈액을 공급하고 속목동맥과 척추동맥이 뇌에 혈액을 제공하는 반면…

1 **Common carotid artery(온목동맥)**는 목 조직 깊은 곳으로 올라가며 얼굴, 목 및 뇌에 혈액을 공급한다. 목동맥의 위치를 파악하기 위해 보통 강한 맥박이 느껴질 때까지 trachea(기관)라고 하는 숨통의 한쪽을 손가락으로 누른다. 자세한 뇌 동맥분포는 모듈 11.17에서 다루기로 한다.

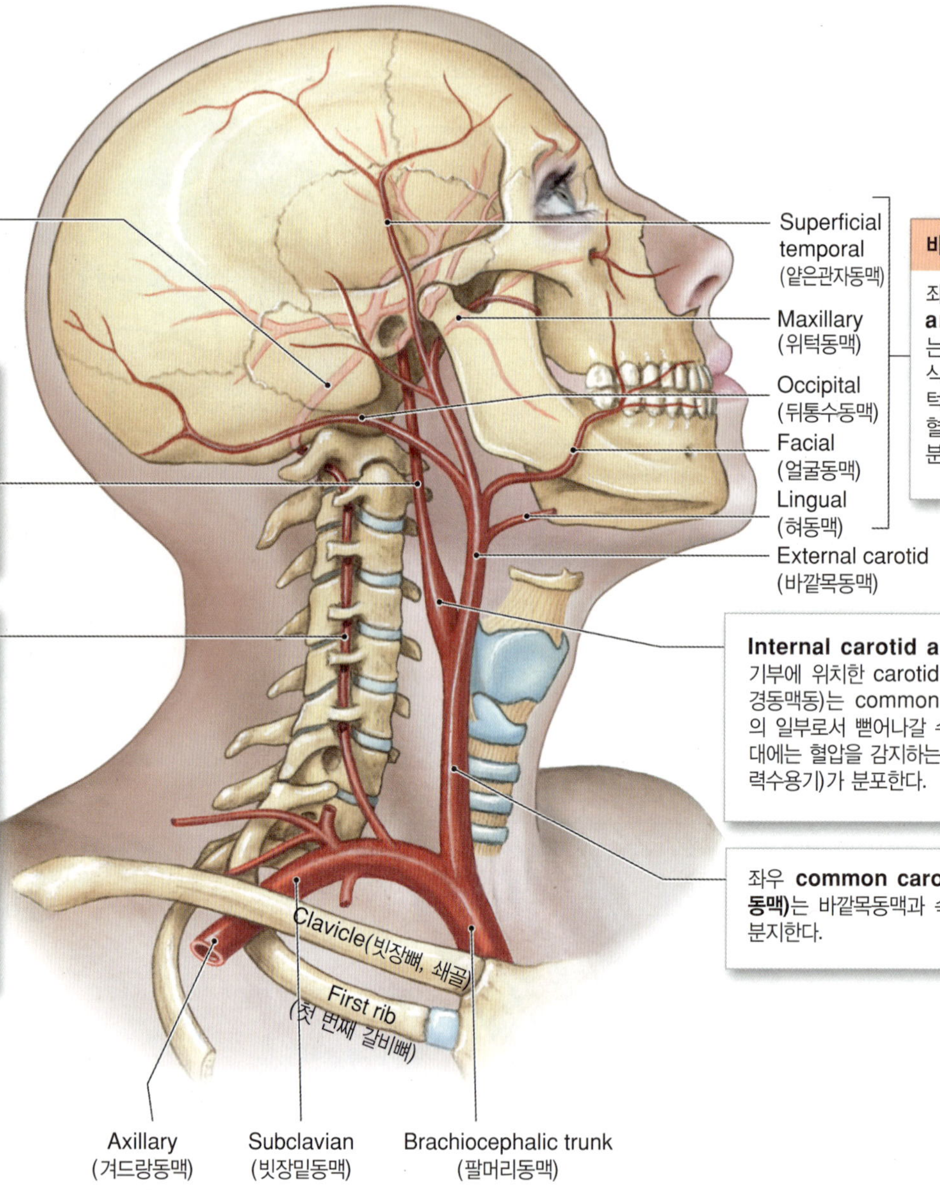

Internal carotid artery(속목동맥)은 temporal bone(관자뼈)의 carotid canal(목동맥관)을 통해 두개골로 들어가 뇌와 눈에 혈액을 공급한다.

Vertebral artery(척추동맥)은 빗장밑동맥에서 기원하며 cervical vertebra(목뼈)의 transverse foramen(가로구멍) 속으로 올라간다. 좌우 척추동맥들은 foramen magnum(큰구멍)을 통해 두개골로 입장하는데, 이곳에서 연수의 배쪽 표면을 따라 합쳐져 **basilar artery(뇌바닥동맥)**를 형성한다.

바깥목동맥의 분지

좌우 **external carotid artery(바깥목동맥)**는 해당하는 쪽의 목, 식도, 인두, 후두, 아래턱, 두개골 및 얼굴에 혈액을 공급하기 위해 분지한다.

Internal carotid artery(속목동맥)의 기부에 위치한 carotid sinus(목동맥팽대, 경동맥동)는 common carotid(온목동맥)의 일부로서 뻗어나갈 수도 있다. 목동맥팽대에는 혈압을 감지하는 baroreceptor(압력수용기)가 분포한다.

좌우 **common carotid artery(온목동맥)**는 바깥목동맥과 속목동맥으로 각각 분지한다.

…바깥목정맥은 바깥목동맥의 공급을 받은 부위로부터 혈액을 받으며 속목정맥은 뇌로부터 혈액을 받는다

2 **External jugular vein(바깥목정맥)**이 maxillary(위턱정맥)와 temporal vein(관자정맥)에 의해 형성되는 반면, **internal jugular vein(속목정맥)**은 두개골 내의 다양한 venous sinus(정맥굴, 정맥동)로부터 혈액을 받는다(추가적인 자세한 내용은 모듈 11.17 참조). 바깥목정맥과 속목정맥들은 척추정맥 및 빗장밑정맥과 통합되어 **brachicephalic vein(팔머리정맥)**을 형성한다.

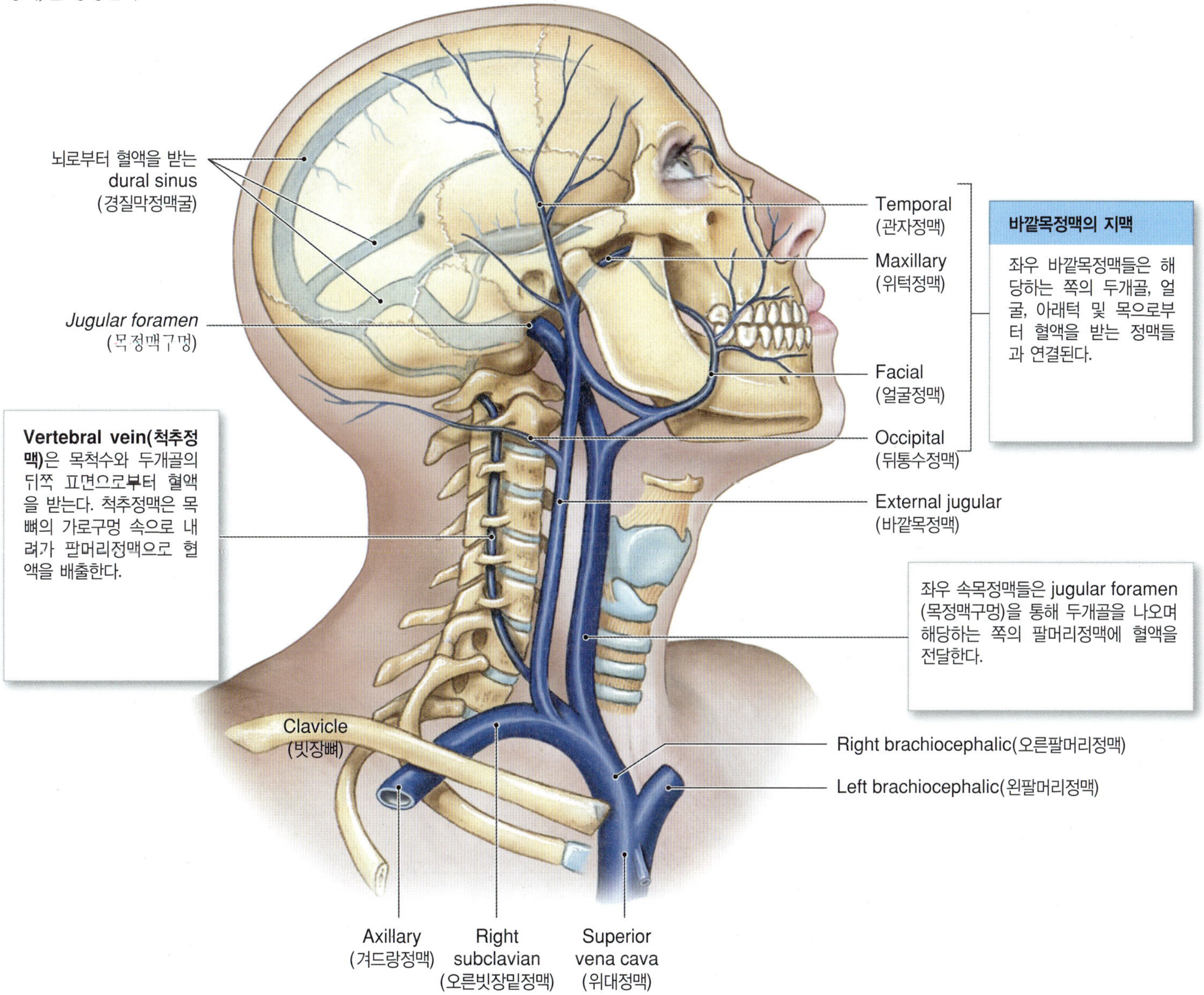

모듈 11.16 복습

a. 압력수용기가 분포하는 목 부위의 동맥 구조를 명명하시오.

b. 바깥목동맥의 분지들을 확인하시오.

c. 팔머리정맥을 형성하기 위해 통합되는 정맥들을 확인하시오.

속목동맥과 척추동맥들이 뇌에 혈액을 공급하는데…

1 이 측면도는 뇌에 혈액을 공급하는 주요 동맥들을 나타낸다. 속목동맥은 보통 대뇌의 앞쪽 절반에 있는 동맥에 혈액을 공급하며, 뇌의 나머지 부위들은 척추동맥과 뇌바닥동맥으로부터 혈액을 받는다. 속목동맥은 시신경의 위치까지 올라가는데, 그곳에서 3개의 분지로 나뉜다: (1) 눈에 혈액을 공급하는 **ophthalmic artery(눈동맥)** (2) 뇌의 frontal(전두엽)과 parietal lobe(두정엽)에 혈액을 공급하는 **anterior cerebral artery(앞대뇌동맥)** (3) 중뇌와 대뇌반구의 측면에 혈액을 공급하는 **middle cerebral artery(중간대뇌동맥)**.

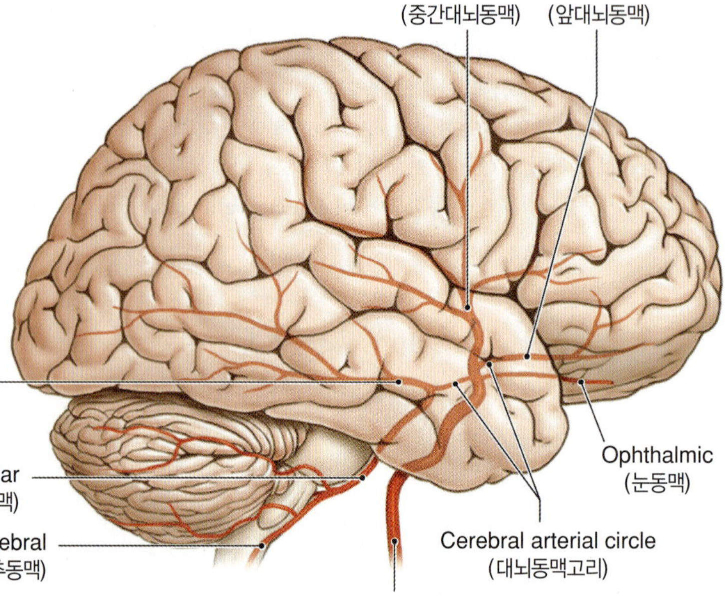

2 속목동맥과 뇌바닥동맥은 **cerebral arterial circle(대뇌동맥고리)**이라고 하는 링모양의 anastomosis(연결)를 통해 서로 연결된다.

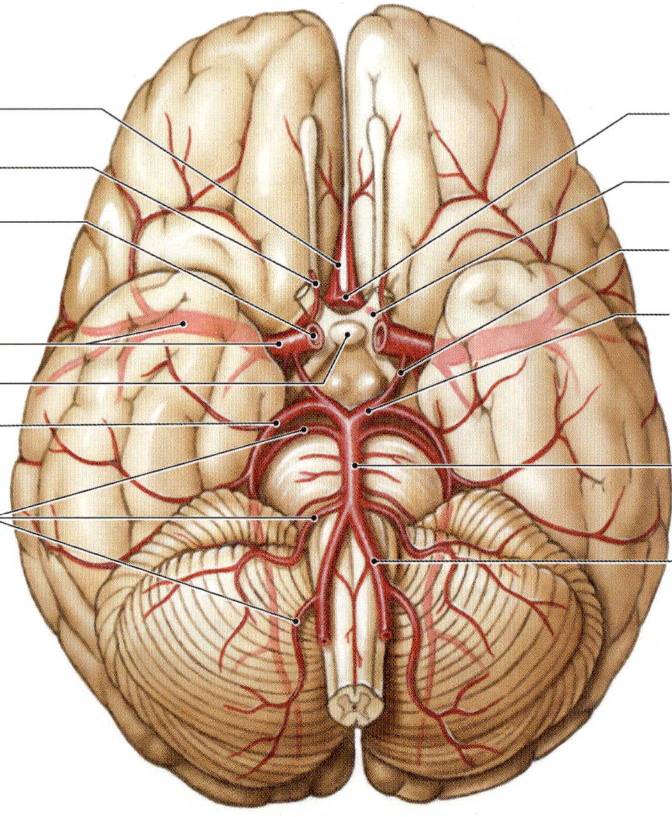

대뇌동맥고리

Cerebral arterial circle(대뇌동맥고리) 또는 circle of Willis(윌리스고리)는 pituitary gland(뇌하수체)의 infundibulum(깔대기, 누두)을 에워싼다. 뇌가 목동맥과 척추동맥 중 하나로부터 혈액을 받을 수 있기 때문에, 이 배열은 대뇌 혈류가 심각하게 차단될 가능성을 줄인다.

두개골 내에서, 척추동맥과 뇌바닥동맥들은 posterior cerebral artery(뒤대뇌동맥)로 분지하기 전에 척수, 연수, 교뇌 및 대뇌에 혈액을 공급한다. 뒤대뇌동맥은 이어 posterior communicating artery(뒤교통동맥)로 분지된다.

뇌는 경막정맥동과 속목정맥으로 혈액을 배출한다

3 얕은대뇌정맥과 뇌의 작은 정맥들은 dural sinus(경질막정맥굴)들로 혈액을 배출한다. 대부분의 깊은대뇌정맥들이 뇌 안에서 합쳐져 **great cerebral vein(큰대뇌정맥)**을 형성한다. 큰대뇌정맥은 대뇌반구의 앞부분과 choroid plexus(맥락얼기)로부터 **straight sinus(곧은정맥굴)**로 혈액을 전달한다. Orbit(안와)로부터 오는 많은 작은 정맥들과 기타 대뇌정맥들의 혈액이 **cavernous sinus(해면정맥굴)**로 흘러들어간다.

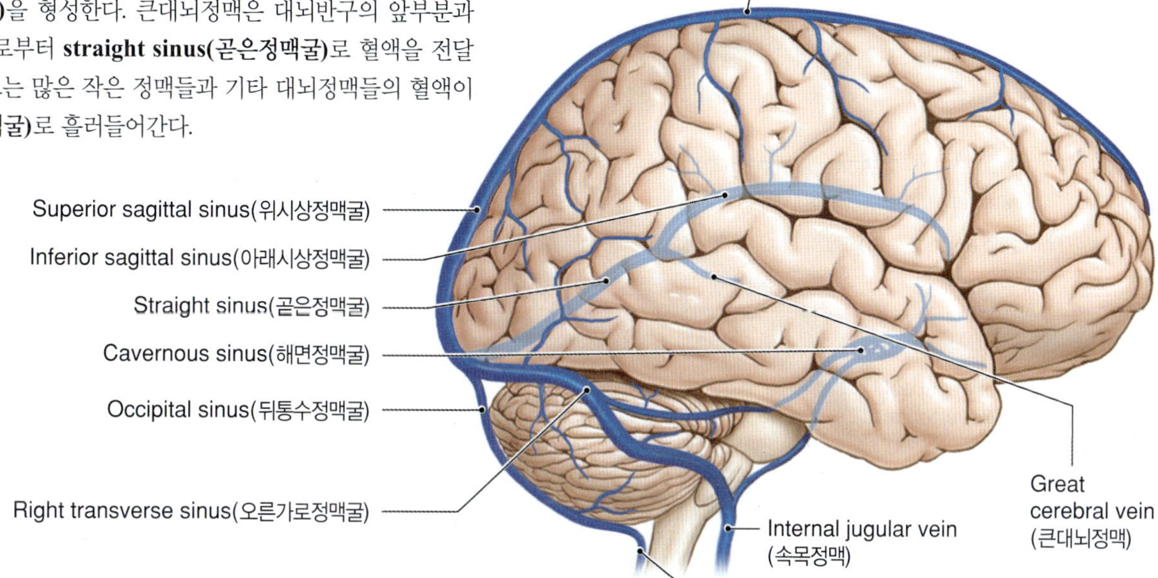

Superior sagittal sinus(위시상정맥굴)가 falx cerebri(대뇌낫)에서 가장 큰 경질막정맥굴이다.

좌우의 **vertebral vein(척추정맥)**은 두개골의 얕은정맥과 목뼈들의 정맥은 물론 경질막정맥굴에서도 혈액을 받는다.

4 가로정맥굴, 곧은정맥굴 및 위시상정맥굴은 속목정맥으로 합쳐져 목정맥구멍을 통과하여 두개골을 나온다.

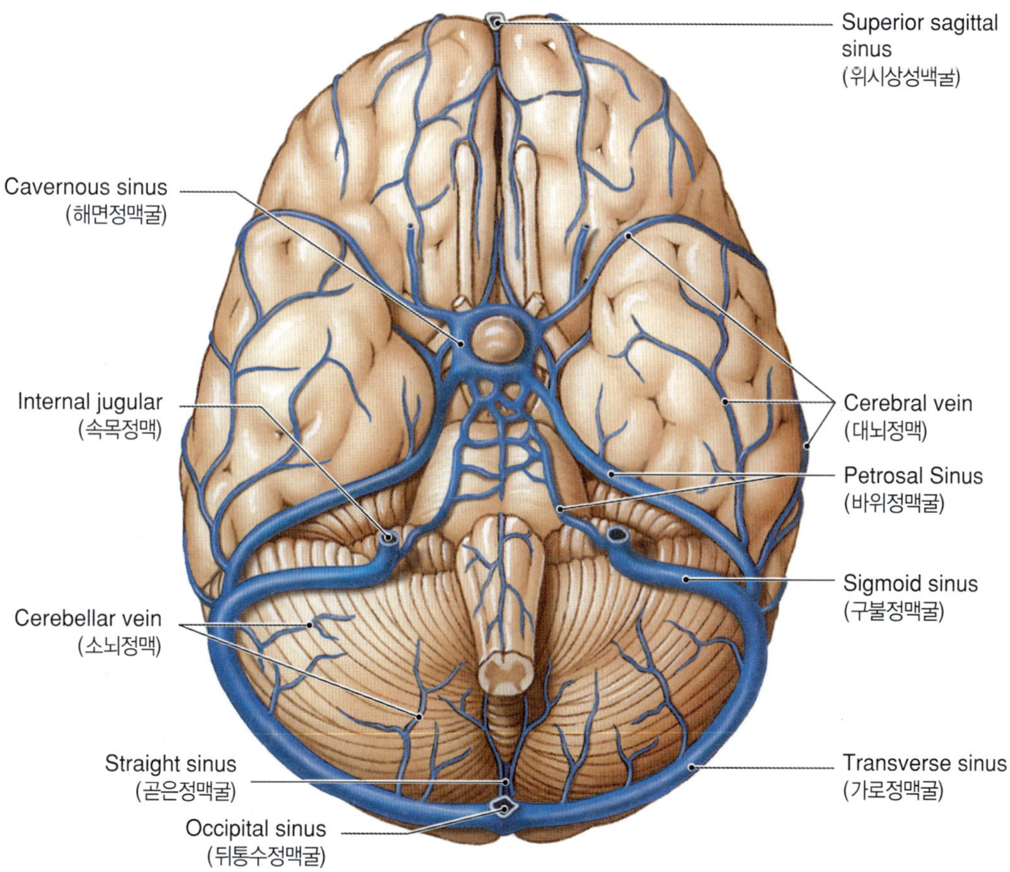

모듈 11.17 복습

a. 뇌의 dural sinus(경질막정맥굴)로부터 혈액을 받는 정맥을 명명하시오.
b. 속목동맥의 분지 3개와 이들로부터 혈액을 공급받는 구조들을 명명하시오.
c. Cerebral arterial circle(대뇌동맥고리)의 구조와 기능에 대하여 설명하시오.

내림대동맥의 혈액공급을 받는 부위는…

1 Decending aorta(내림대동맥)는 대동맥활로부터 이어진다. 횡격막은 내림대동맥을 위쪽 **thoracic aorta(가슴대동맥)**와 아래쪽 **abdominal aorta(복부대동맥)**로 나눈다. 그림은 자세한 가슴대동맥의 분지들과 아래 표에 상세히 소개된 복부대동맥의 분지들을 나타낸다.

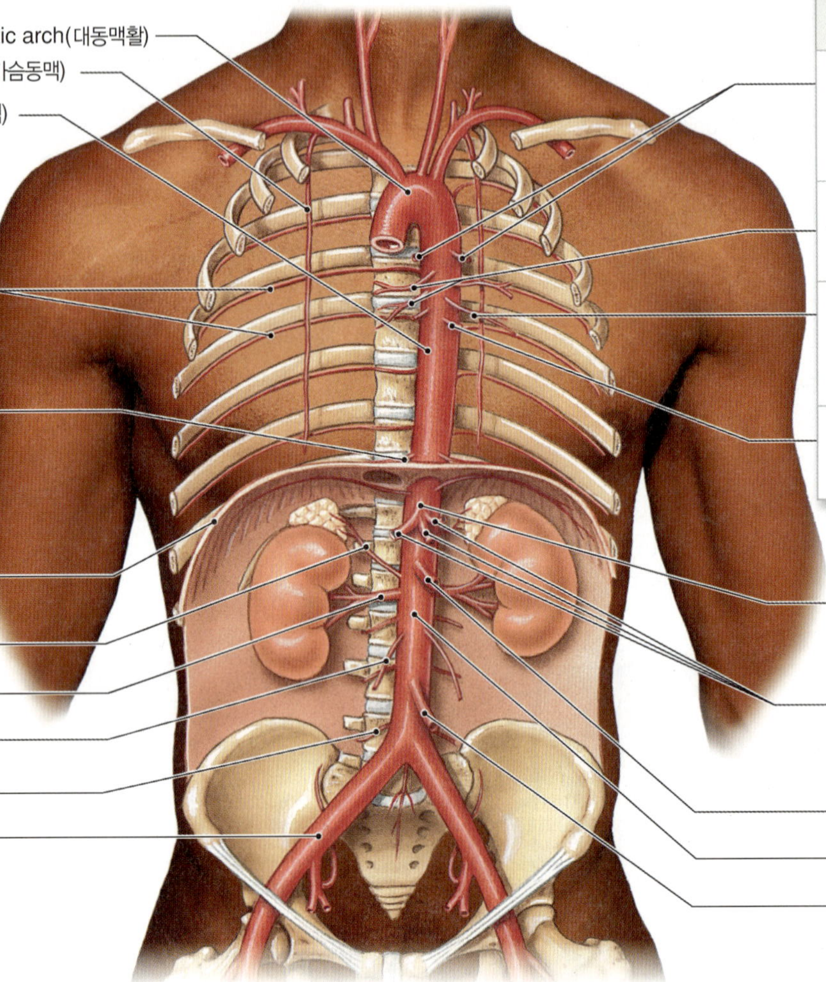

가슴대동맥의 몸통 분지

Intercostal artery(갈비사이동맥)는 가슴 근육과 vertebral column(척주) 부위에 혈액을 공급한다.

Phrenic(FREN-ik) **artery (횡격막동맥)**는 횡격막에 혈액을 전달한다.

가슴대동맥의 내장 분지

가슴대동맥의 내장 분지들은 가슴의 기관들에 혈액을 공급한다.

Bronchial artery(기관지동맥)는 가스교환과 관련이 없는 허파의 조직에 혈액을 공급한다.

Esophageal artery(식도동맥)는 식도에 혈액을 공급한다.

Mediastinal artery(가슴세로칸동맥)는 mediastinum(가슴세로칸) 조직에 혈액을 공급한다.

Pericardial artery(심장막동맥)는 pericardium(심장막)에 혈액을 공급한다.

복부대동맥에서 쌍으로 분지하는 주요 혈관들

- **Phrenic artery(횡격막동맥)**는 횡격막과 식도의 아래 부분에 혈액을 공급한다.
- **Adrenal artery(부신동맥)**는 adrenal gland(부신)에 혈액을 공급한다.
- 짧은 **renal artery(신장동맥)**는 신장에 혈액을 공급한다.
- **Gonadal**(gō-NAD-al) **artery(생식샘동맥)**는 남성에서는 testicular artery(고환동맥), 여성에서는 ovarian artery(난소동맥)로 불린다.
- 작은 **lumbar artery(허리동맥)**는 척추, 척수 및 복벽에 혈액을 공급한다.

복부대동맥에서 쌍으로 분지하지 않는 주요 혈관들

- **Celiac**(SĒ-lē-ak) **trunk(복강동맥)**는 세 개의 분지들로 나뉘는데, 이 분지들이 식도의 아래 부분, 비장, 췌장, 위, 간, 담낭 및 소장의 근위부에 혈액을 공급한다.
- **Superior mesenteric**(위창자간막동맥; mez-en-TER-ik)은 췌장(이자), 십이지장, 소장 및 대장의 대부분에 혈액을 공급한다.
- **Inferior mesenteric(아래창자간막동맥)**은 결장과 직장 끝부분으로 혈액을 배달한다.

…위대정맥과 아래대정맥으로 혈액을 배출한다

2 **Superior vena cava(위대정맥)**은 머리, 목, 어깨, 가슴 및 팔로부터 혈액을 받는다. 가슴의 혈액을 모으는 주된 혈관은 **azygos**(AZ-i-gos) **vein(홀정맥)**과 **hemiazygos vein(반홀정맥)**이다. 이 정맥들은 **intercostal vein(갈비사이정맥)**, **esophageal vein(식도정맥)**, **bronchial vein(기관지정맥)** 및 **mediastinal vein(가슴세로칸정맥)**으로부터 혈액을 받는다. 갈비사이정맥은 가슴 근육, 식도정맥은 식도의 아랫부분, 기관지정맥은 허파의 통로, 가슴세로칸정맥은 가슴세로칸 구조들로부터 각각 혈액을 받는다. **Inferior vena cava(아래대정맥)**는 횡격막 아래쪽 혈액의 대부분을 모은다.

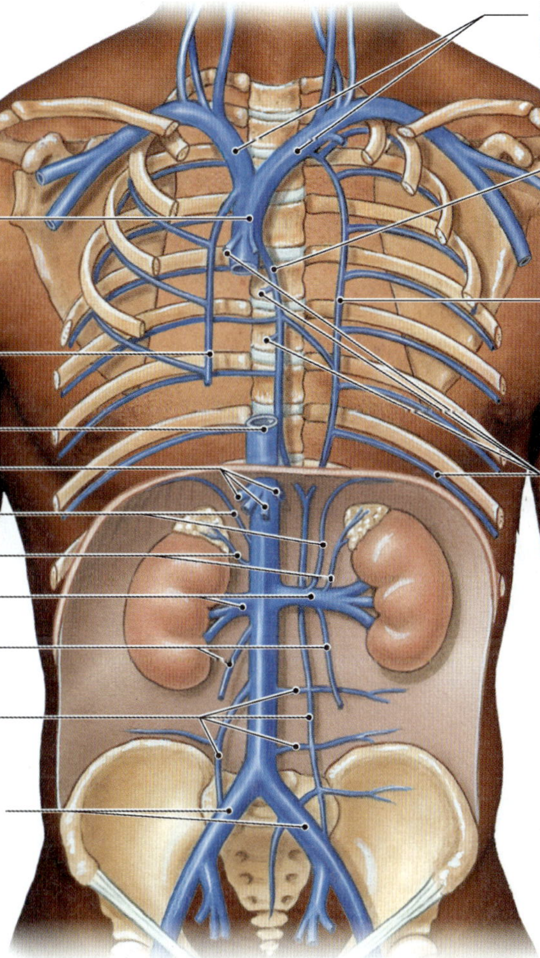

Azygos(홀정맥)와 Hemiazygos Vein(반홀정맥)

홀정맥은 위대정맥의 주요 지맥이다.

좀 더 작은 반홀정맥은 홀정맥으로 혈액을 비우는데, 왼팔머리정맥에 혈액을 보낼 수도 있다.

이 정맥들이 함께 식도, 가슴세로칸, 허파의 전달통로 및 흉벽으로부터 혈액을 모은다.

아래대정맥의 주요 지맥들

- **Lumbar(허리정맥)**는 척수와 체벽의 근육으로부터 혈액을 받는다.
- **Gonadal(생식샘정맥**, 난소정맥 또는 고환정맥)은 난소 또는 고환으로부터 혈액을 받는다.
- **Hepatic(간정맥)**은 간의 sinusoid(굴모양혈관)로부터 혈액을 받는다.
- **Renal(신장정맥)**은 신장으로부터 혈액을 모은다.
- **Adrenal(부신정맥)**은 부신으로부터 혈액을 받는다.
- **Phrenic(횡격막정맥)**은 횡격막의 혈액을 받는다.

모듈 11.18 복습

a. 횡격막 아래의 정맥혈액 대부분을 수집하는 혈관은 무엇인가?

b. 아래대정맥의 주요 지맥들을 확인하시오.

c. 자동차 사고를 당한 Grace(그레이스)의 celiac trunk(복강동맥)가 파열되었다. 이 손상으로 인해 어느 장기가 가장 직접적인 영향을 받을 것인가?

복강동맥과 창자간막동맥의 혈액공급을 받는 내장들은…

1 Abdominal aorta(복부대동맥)는 횡격막의 바로 아래에서 시작된다. 쌍을 이루지 않는 3개의 분지들이 복부 내장에 혈액을 공급한다: celiac trunk(복강동맥), superior mesenteric artery(위창자간막동맥) 및 inferior mesenteric artery(아래창자간막동맥).

복강동맥			
Celiac trunk(복강동맥)는 common hepatic artery(온간동맥), left gastric artery(왼위동맥) 및 splenic artery(비장동맥)로 분지한다.	**Common hepatic artery(온간동맥)**는 간, 위, 담낭 및 십이지장(소장의 근위부)에 혈액을 공급하기 위해 분지한다.	**Left gastric artery(왼위동맥)**는 위에 혈액을 공급한다. Right gastric artery(오른위동맥)와의 anastomosis(연결)는 위에 끊임없는 혈액을 공급할 수 있게 한다.	**Splenic artery(비장동맥)**는 비장에 혈액을 공급하며 위와 췌장에도 분지를 보낸다.

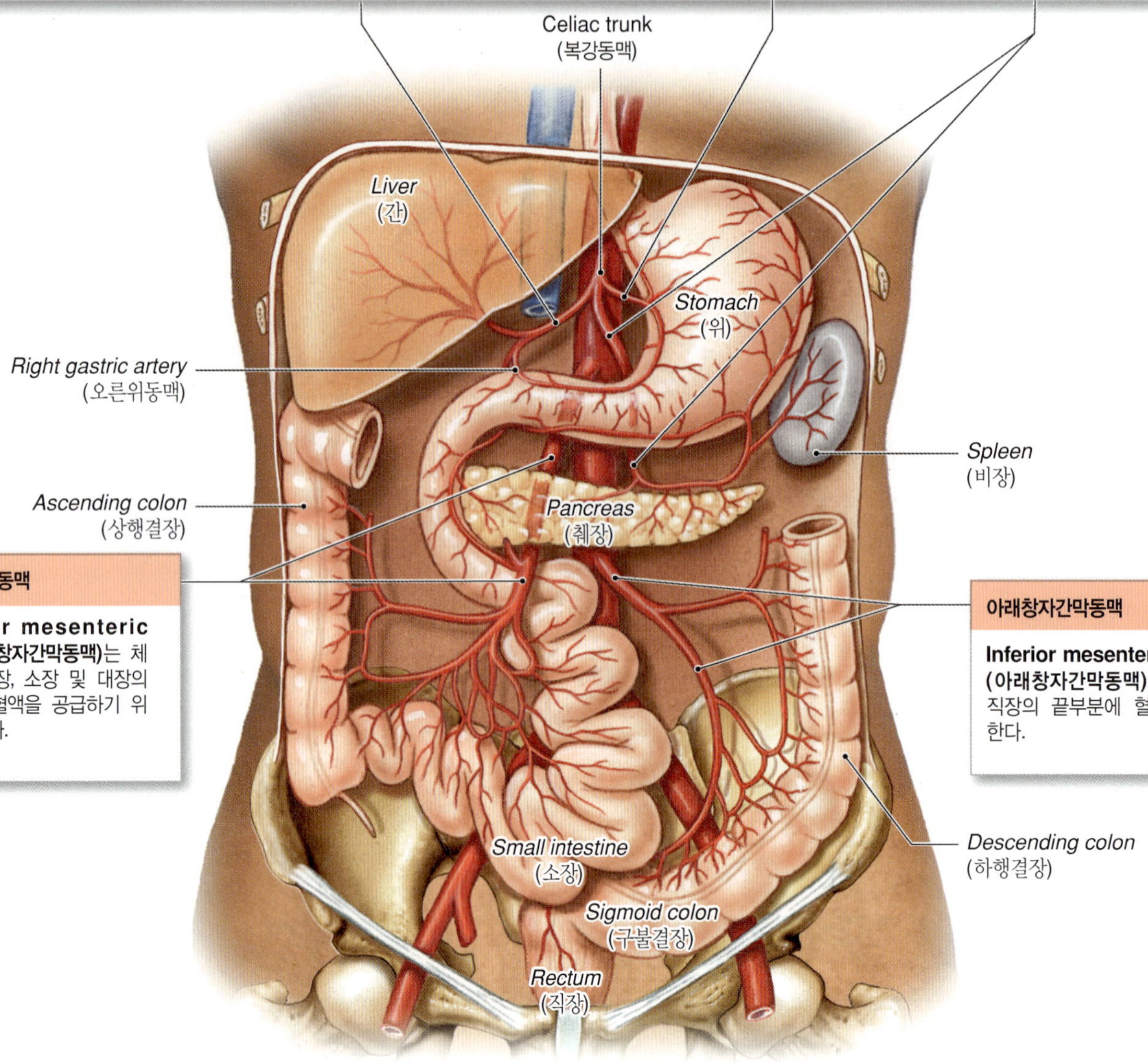

위창자간막동맥

Superior mesenteric artery(위창자간막동맥)는 췌장, 십이지장, 소장 및 대장의 대부분에 혈액을 공급하기 위해 분지한다.

아래창자간막동맥

Inferior mesenteric artery(아래창자간막동맥)는 결장과 직장의 끝부분에 혈액을 배달한다.

…간문맥의 지맥에 혈액을 배출한다

2 **Hepatic portal vein(간문맥)**은 위창자간막정맥, 아래창자간막정맥 및 비장정맥이 통합되어 형성된다. 가장 많은 양의 혈액(대부분의 영양분과 함께)이 위창자간막정맥을 통해 흐른다. 위의 중앙 가장자리로부터 혈액을 받는 좌우 **gastric vein(위정맥)**과 담낭으로부터 오는 **cystic vein(쓸개정맥)**이 간문맥에 혈액을 배출한다.

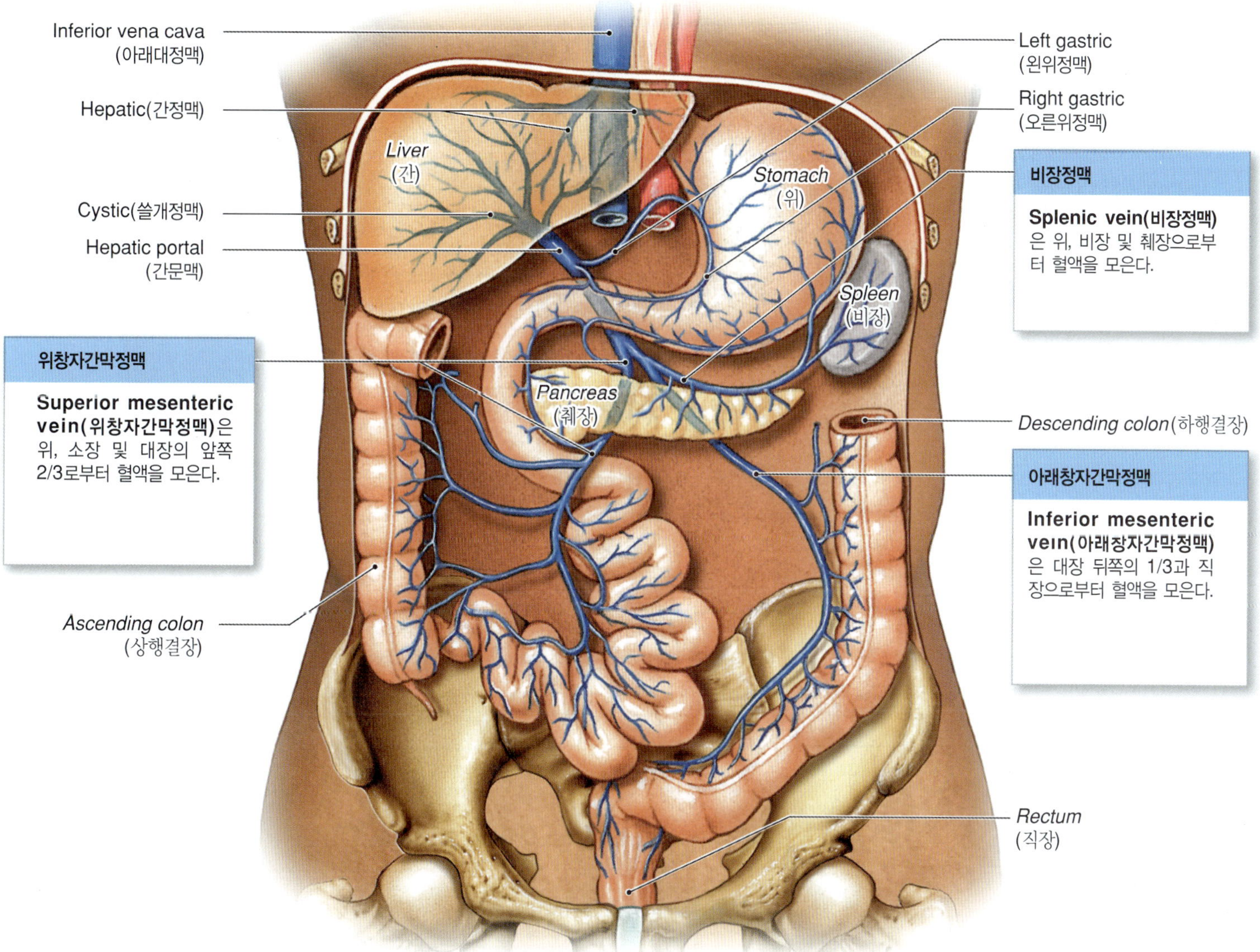

모듈 11.19 복습

a. Abdominal aorta(복부대동맥)에서 쌍으로 분지하지 않으며 내장기관들에 혈액을 공급하는 정맥들을 열거하시오.

b. 통합되어 hepatic portal vein(간문맥)을 형성하는 세 개의 정맥들을 확인하시오.

c. Celiac trunk(복강동맥)의 분지들을 확인하시오.

골반과 다리는 온엉덩동맥의 분지들에 의해 혈액공급을 받으며…

1 L_4 척추 위치에서, 복부동맥은 분지하여 한 쌍의 탄력형동맥을 형성한다; 좌우 **common iliac artery(온엉덩동맥).** Lumbosacral joint(허리엉치관절) 위치에서, 각 온엉덩동맥은 분지하여 **internal iliac artery(속엉덩동맥)**와 **external iliac artery(바깥엉덩동맥)**를 형성한다.

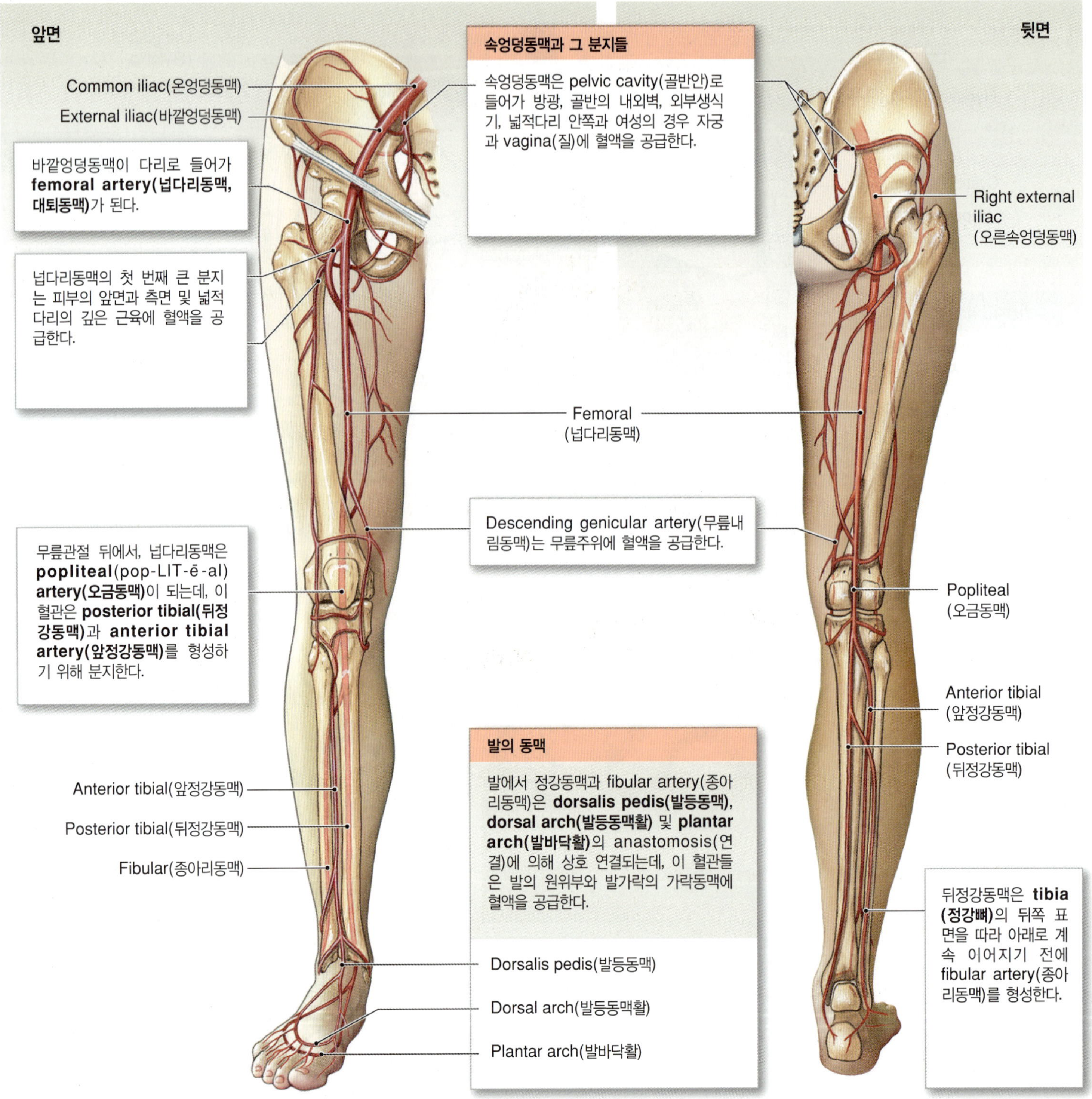

…온엉덩정맥의 지맥들에 혈액을 배출한다

2 External iliac vein(바깥엉덩정맥)은 다리, 골반 및 아래쪽 복부로부터 혈액을 받는다. 좌우 바깥엉덩정맥이 ilium(엉덩뼈)의 안쪽 표면을 횡단할 때, 골반의 기관들로부터 혈액을 받는 internal iliac vein(속엉덩정맥)이 합류한다. 속엉덩정맥은 gluteal(볼기정맥), internal pudendal(속음부정맥), obturator(폐쇄정맥) 및 lateral sacral vein(가쪽엉치정맥)이 통합되어 형성된다. 바깥엉덩정맥과 속엉덩정맥이 합쳐져 **common iliac vein(온엉덩정맥)**을 형성한다.

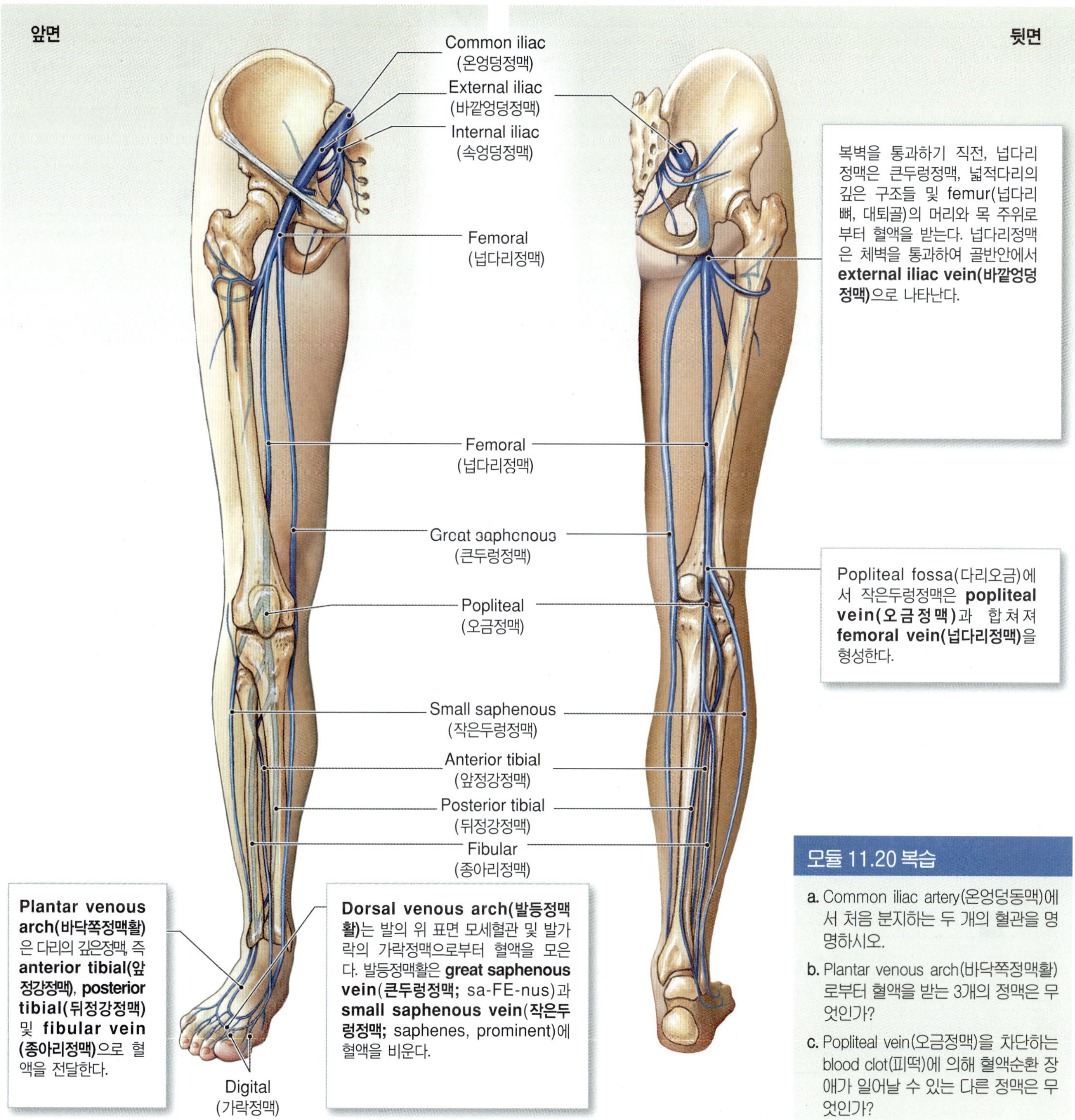

모듈 11.20 복습

a. Common iliac artery(온엉덩동맥)에서 처음 분지하는 두 개의 혈관을 명명하시오.

b. Plantar venous arch(바닥쪽정맥활)로부터 혈액을 받는 3개의 정맥은 무엇인가?

c. Popliteal vein(오금정맥)을 차단하는 blood clot(피떡)에 의해 혈액순환 장애가 일어날 수 있는 다른 정맥은 무엇인가?

1. 명칭 표기

도표의 오른쪽에 주요 동맥의 이름을 적으시오.

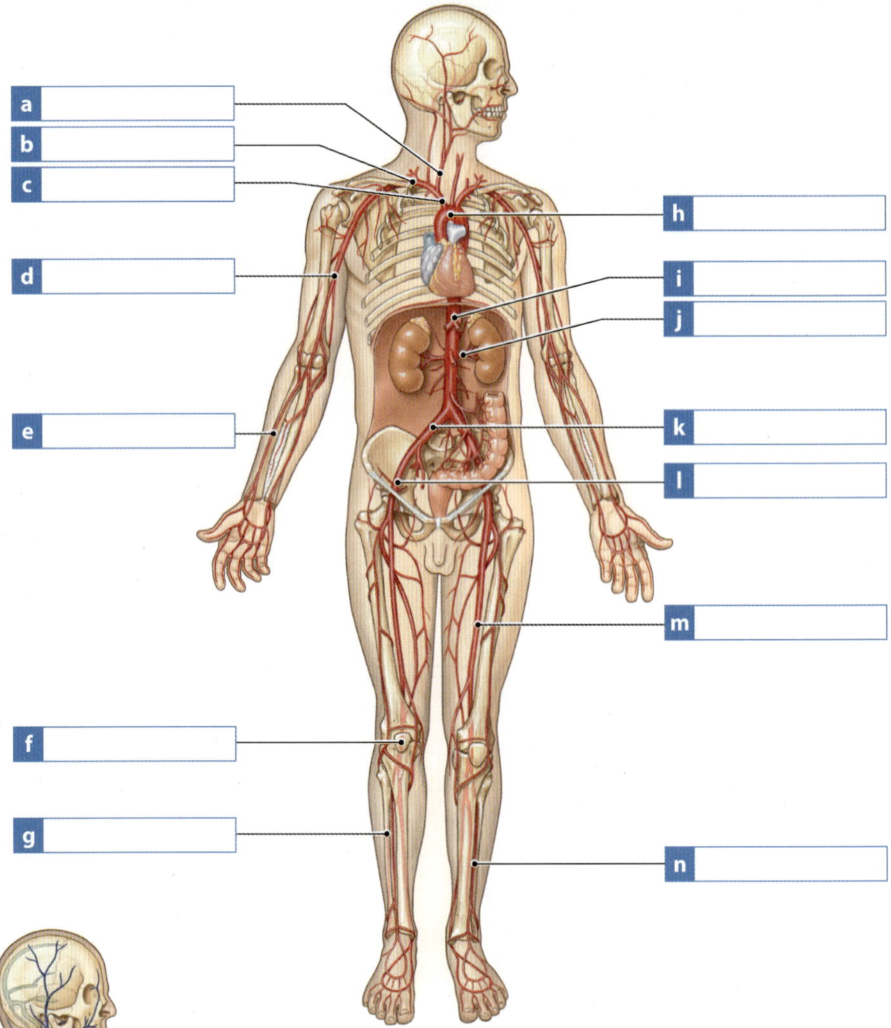

2. 명칭 표기

도표 안에 주요 정맥의 이름을 적으시오.

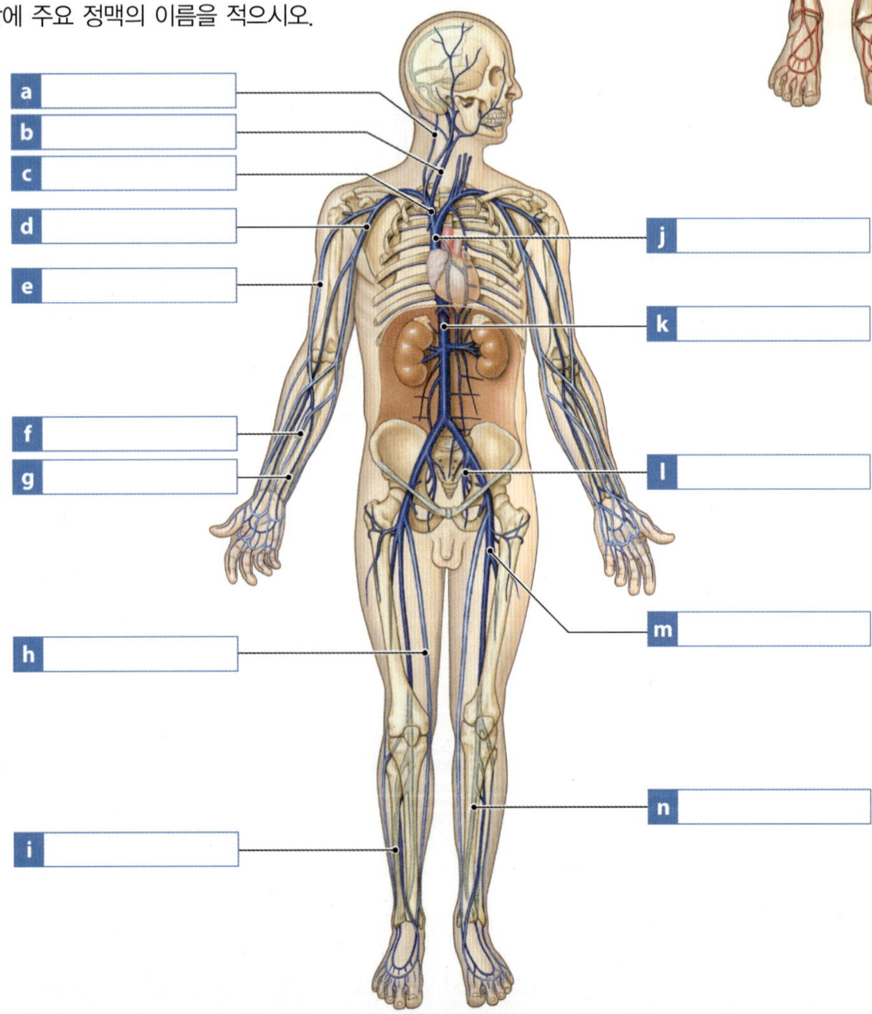

핵심 용어로 윤곽 파악하기

각 모듈마다 차례대로 열거한 용어를 이용하여 내용을 요약하시오.

1절

Blood(혈액)

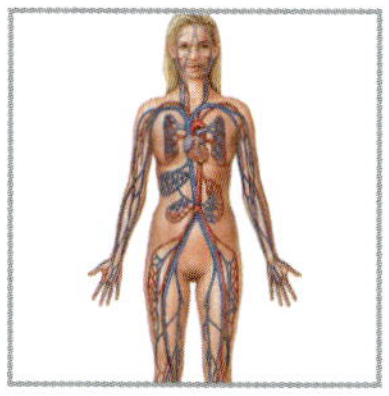

- cardiovascular system(심장혈관계통)
  - blood(혈액)
  - blood vessel(혈관)
  - heart(심장)

11.1

혈액은 혈장과 혈구성분으로 구성된 체액성 결합조직이다

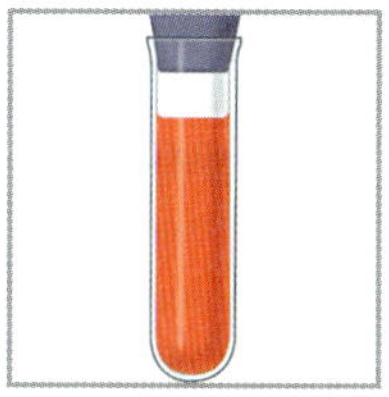

- plasma(혈장)
- formed element (혈구성분)
- whole blood(전혈)
- fractionated (분획화된)
- hematocrit (헤마토크릿)
- packed cell volume(PVC, 농축 세포용적)
- albumin(알부민)
- globulin(글로불린)
- immunoglobulin (면역글로불린)
- transport globulin (운반글로불린)
- fibrinogen (섬유소원)
- fibrin(피브린, 섬유소)
- electrolytes(전해질)
- organic nutrients (유기영양분)
- organic wastes (유기노폐물)
- platelets(혈소판)
- white blood cell(WBC, 백혈구)
- red blood cell (RBC, 직혈구)

11.2

가장 흔한 혈구성분인 적혈구에는 헤모글로빈이 포함되어 있다

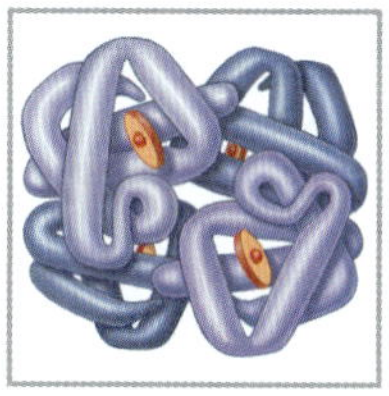

- red blood cell count (적혈구 수 계산)
- hemoglobin (Hb, 헤모글로빈)
- heme(헴)
- oxyhemoglobin (HbO_2, 산소헤모글로빈)
- deoxyhemoglobin (탈산소헤모글로빈)

11.3

혈액형은 적혈구에 특이 표면항원이 존재하는지의 여부에 의해 결정된다

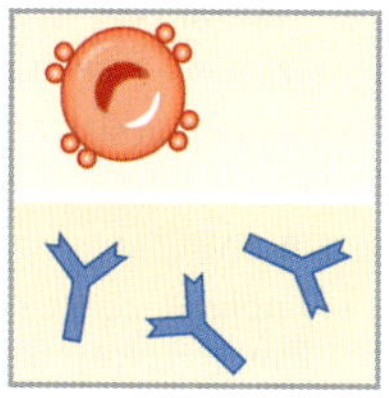

- antigen(항원)
- immune response (면역반응)
- surface antigen (표면항원)
- blood type(혈액형)
- antibody(항체)
- Type A(A형)
- Type B(B형)
- Type AB(AB형)
- universal recipient (만능 수혈자)
- Type O(O형)
- universal donor (만능 공혈자)
- agglutinate (응집하다)
- agglutination(응집)
- hemolysis(용혈)
- cross-reaction (교차반응)
- Rh positive (Rh^+, Rh 양성)
- Rh surface antigen (Rh 표면항원)
- Rh negative (Rh^-, Rh 음성)
- transfusion reaction (수혈반응)
- compatible(직합)

11.4

신생아의 용혈성 질환은 태아와 어머니 혈액형 사이의 교차반응으로 인한 적혈구 관련 장애 질환이다

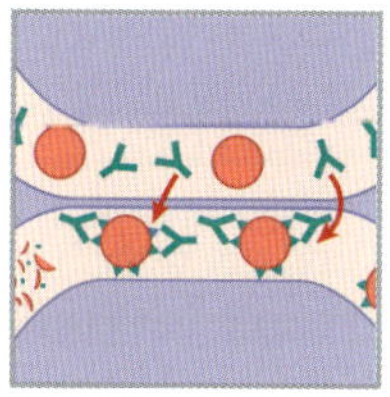

- hemolytic disease of the newborn (HDN, 신생아 용혈성 질환)
- sensitization(민감화, 면역화)
- erythroblastosis fetalis(태아적혈구모구증)

11.5

백혈구는 병원체, 독소, 세포 잔해 및 비정상적이거나 손상된 세포들로부터 신체를 방어한다

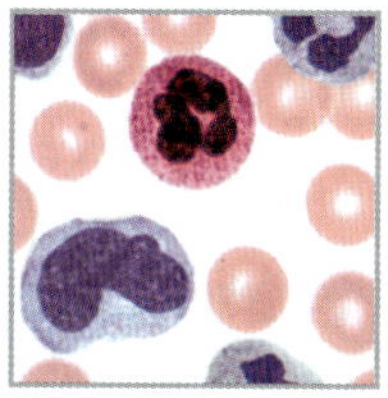

- white blood cell (WBC, 백혈구)
- diapedesis (혈구누출)
- positive chemotaxis (양성 화학주성)
- granular leukocyte (과립백혈구)
- neutrophil(중성구)
- eosinophil(호산구)
- basophil(호염기구)
- agranular leukocyte (무과립백혈구)
- monocyte(단핵구)
- lymphocyte(림프구)
- differential count (감별계산)

• = 해당 모듈에서 굵은 문자로 표시한 용어

11.6

혈구성분들은 혈구모세포로부터 유래된 줄기세포에 의해 생성된다

- hematopoiesis(조혈)
- hemocytoblast (혈구모세포)
- lymphoid stem cell (림프줄기세포)
- lymphoid tissue (림프조직)
- colony-stimulating factor(CSF, 집락자극인자)
- blast cell(모세포)
- myeloid stem cell (골수줄기세포)
- ◦ progenitor cell (전구세포)
- ◦ band cell(띠세포)
- megakaryocyte (거대핵세포)

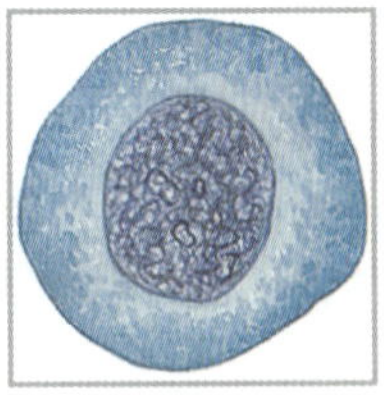

- erythropoietin (EPO, 적혈구형성인자)
- hypoxia(저산소증)
- platelet(혈소판)

11.7

혈액응고 반응은 혈액손실을 줄이는 사건들의 복잡한 연쇄반응이다

- hemostasis(지혈)
- cascade(연쇄반응)
- vascular phase (혈관 단계)
- platelet phase (혈소판 단계)
- coagulation phase (응고 단계)
- coagulation(응고)
- ◦ fibrinogen (섬유소원)
- fibrin(섬유소)
- procoagulant (응고인자)
- embolus(색전)
- embolism(색전증)
- infarction(경색)
- thrombus(혈전)
- clot retraction (피떡수축)
- fibrinolysis (섬유소용해)
- plasminogen (플라스미노겐)
- tissue plasminogen activator (t-PA, 조직플라시미노겐 활성제)

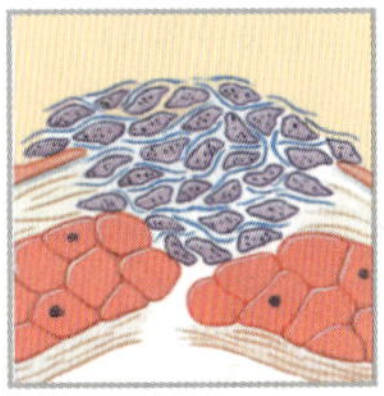

- plasmin (플라스민, 섬유소용해효소)

11.8

혈액장애는 그 기원과 혈액특성의 변화에 의해 분류될 수 있다

- venipuncture (정맥천자)
- iron deficiency anemia(철결핍빈혈)
- vitamin B_{12} (비타민 B_{12})
- pernicious anemia (악성빈혈)
- vitamin K(비타민 K)
- sickle cell anemia (낫적혈구빈혈)
- sickling trait (낫적혈구소질)
- hemophilia(혈우병)
- thalassemias (지중해빈혈)
- bacteremia (세균혈증)
- viremia (바이러스혈증)
- sepsis(패혈증)
- septicemia(패혈증)
- malaria(말라리아)
- leukemia(백혈병)
- myeloid leukemia (골수성 백혈병)

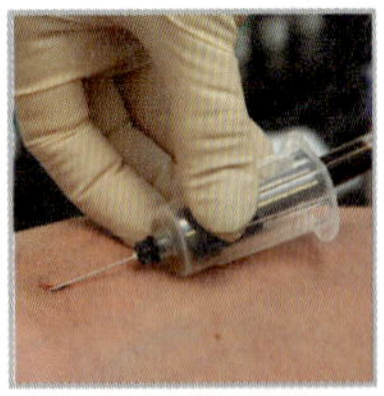

- lymphoid leukemia (림프 백혈병)
- disseminated intravascular coagulation (DIC, 파종혈관내응고)

• = 해당 모듈에서 굵은 문자로 표시한 용어

2절

Blood Vessel(혈관)의 Functional Anatomy(기능해부학)

- pulmonary circuit (폐순환계)
- systemic circuit (체순환계)
- artery(동맥)
- vein(정맥)
- capillary(모세혈관)
- right atrium(우심방)
- right ventricle (우심실)
- left atrium(좌심방)
- left ventricle(좌심실)

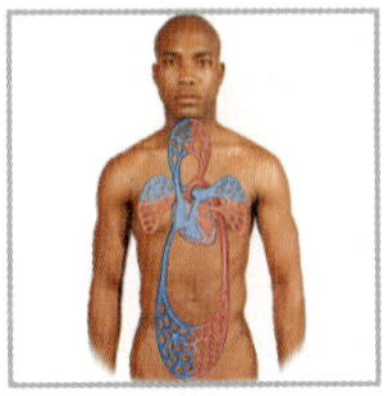

11.9

동맥과 정맥의 벽 구조 및 두께는 다르다

- tunica intima (혈관내막)
- internal elastic membrane (내탄력막)
- tunica media (혈관중간막)
- vasoconstriction (혈관수축)
- vasodilation (혈관이완)
- tunica externa (혈관외막)
- large vein(대형정맥)
- medium-sized vein (중형정맥)
- venule(세정맥)
- elastic artery (탄력형동맥)
- muscular artery (근육형동맥)
- arteriole(세동맥)

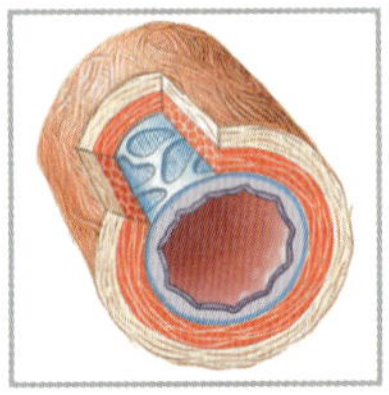

- capillary(모세혈관)
- artery(동맥)
- vein(정맥)

11.10

동맥경화는 혈류를 막아 생명유지 기관들을 손상시킬 수 있다

- arteriosclerosis (동맥경화)
- atherosclerosis (죽상경화)
- plaque(판)
- balloon angioplasty (풍선혈관성형술)

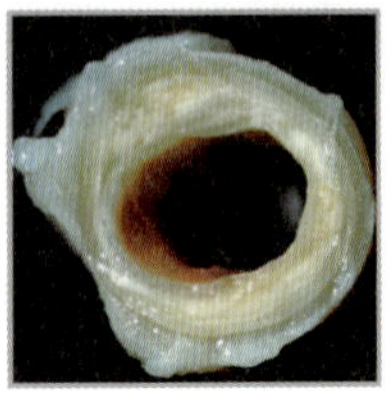

11.11

모세혈관계라는 연결망의 일원으로서 모세혈관의 기능

- capillary bed (모세혈관계)
- metarteriole (메타세동맥)
- vasomotion (혈관운동)
- collateral artery (곁동맥)
- arterial anastomosis (동맥연결, 동맥문합)
- precapillary sphincter (모세혈관이전괄약근)
- arteriovenous anastomosis (동정맥연결)

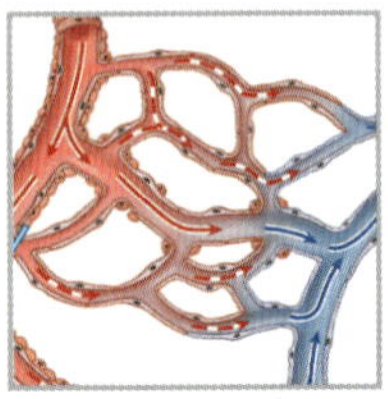

11.12

정맥계의 혈압은 낮으며 신체 혈액량의 거의 2/3가 정맥계에 분포한다

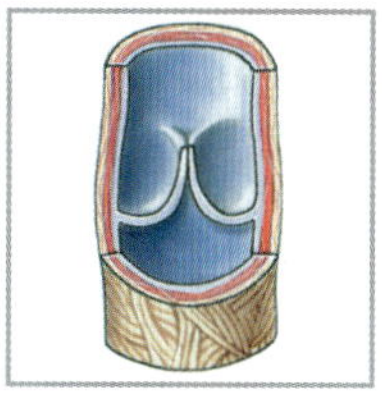

- valve(판막)
- varicose vein (정맥류)
- hemorrhoid (치액, 치질)
- venoconstriction (정맥수축)

11.13

상대적으로 짧은 폐순환계는 우심실로부터 탈산소화혈액을 허파로 운반하며 산소화혈액을 허파에서 좌심방으로 귀환시킨다

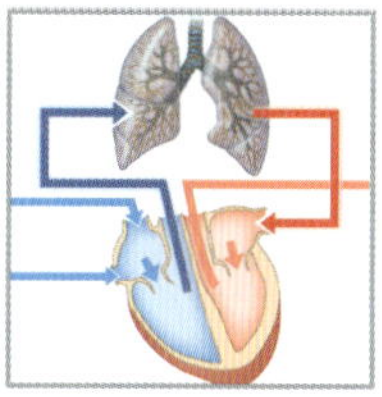

- occlusion(폐쇄)
- trunk(동맥)
- pulmonary trunk (폐동맥)
- pulmonary artery (허파동맥)
- pulmonary arteriole (허파세동맥)
- alveolar capillary (폐포모세혈관)
- alveolus(폐포)
- pulmonary vein (허파정맥)

11.14

체동맥계 및 체정맥계는 평행하게 작동하며, 주요 혈관들의 이름은 대개 비슷하다

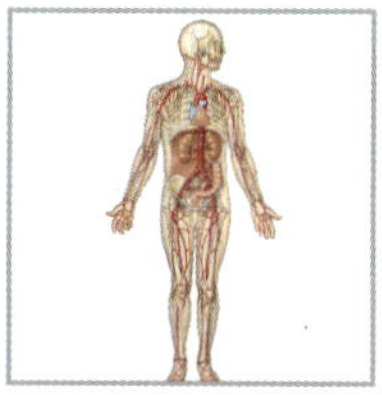

- arterial system (동맥계)
- venous system (정맥계)
- superior vena cava (위대정맥)
- inferior vena cava(아래대정맥)
- dual venous drainage (이중 정맥배수)

11.15

대동맥활의 분지들은 위대정맥에 혈액을 배출하는 구조들에 혈액을 공급한다

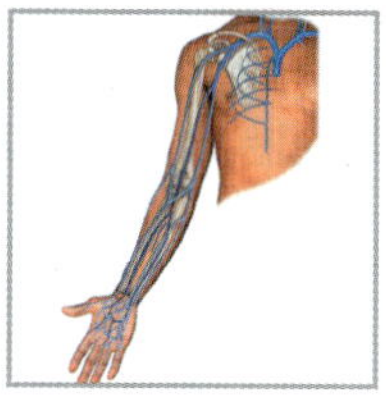

- brachiocephalic trunk(팔머리동맥)
- right subclavian artery (오른빗장밑동맥)
- right common carotid artery (오른온목동맥)
- left common carotid artery(왼온목동맥)
- left subclavian artery(왼빗장밑동맥)
- internal thoracic artery(속가슴동맥)
- vertebral artery (척추동맥)
- axillary artery (겨드랑동맥)
- brachial artery (위팔동맥)
- radial artery (요골동맥)
- ulnar artery (척골동맥)
- palmar arch (손바닥쪽동맥활)
- digital artery (가락동맥)
- digital vein (가락정맥)
- superficial palmar arch (얕은손바닥쪽정맥활)
- deep palmar arch (깊은손바닥쪽정맥활)
- median antebrachial vein (아래팔중간정맥)
- radial vein (요골정맥)
- ulnar vein(척골정맥)
- median cubital vein(팔오금중간정맥)
- cephalic vein (노쪽피부정맥)
- axillary vein (겨드랑정맥)
- basilic vein (자쪽피부정맥)
- brachial vein (윗팔정맥)
- subclavian vein (빗장밑정맥)
- external jugular vein(바깥목정맥)
- internal jugular vein(속목정맥)
- vertebral vein (척추정맥)
- brachiocephalic vein(팔머리정맥)
- superior vena cava (SVC, 위대정맥)
- internal thoracic vein(속가슴정맥)

11.16

바깥목동맥이 목, 아래턱뼈 및 얼굴에 혈액을 공급하고 속목동맥과 척추동맥이 뇌에 혈액을 제공하는 반면, 바깥목정맥은 바깥목동맥의 공급을 받은 부위로부터 혈액을 받으며 속목정맥은 뇌로부터 혈액을 받는다

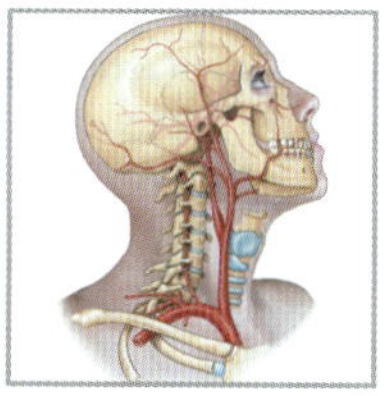

- common carotid artery(온목동맥)
- internal carotid artery(속목동맥)
- vertebral artery (척추동맥)
- basilar artery (뇌바닥동맥)
- external carotid artery(바깥목동맥)
- carotid sinus(목동맥팽대, 경동맥동)
- common carotid artery(온목동맥)
- external jugular vein(바깥목정맥)
- internal jugular vein(속목정맥)
- brachiocephalic vein(팔머리정맥)
- vertebral vein (척추정맥)

• = 해당 모듈에서 굵은 문자로 표시한 용어

11.17

속목동맥과 척추동맥들이 뇌에 혈액을 공급하는 데 뇌는 경막정맥동과 속목정맥으로 혈액을 배출한다

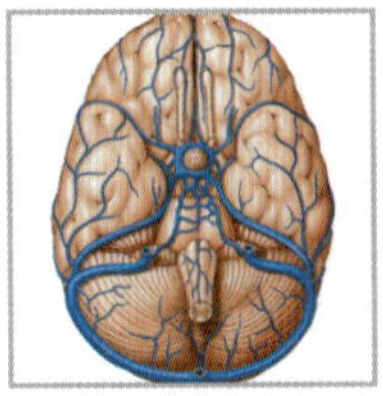

- ophthalmic artery (눈동맥)
- anterior cerebral artery(앞대뇌동맥)
- middle cerebral artery(중간대뇌동맥)
- cerebral arterial circle(대뇌동맥고리)
- great cerebral vein(큰대뇌정맥)
- straight sinus (곧은정맥굴)
- cavernous sinus (해면정맥굴)
- superior sagittal sinus(위시상정맥굴)
- vertebral vein (척추정맥)

11.18

내림대동맥의 혈액공급을 받는 부위는 위대정맥과 아래대정맥으로 혈액을 배출한다

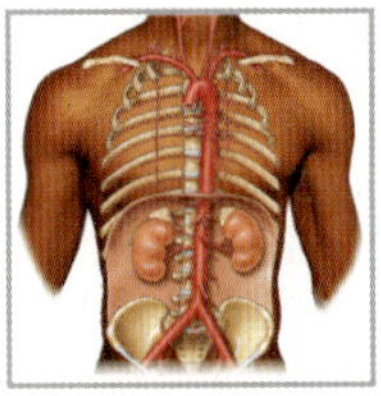

- thoracic aorta (가슴대동맥)
- abdominal aorta (복부대동맥)
- intercostal artery (갈비사이동맥)
- phrenic artery (횡격막동맥)
- bronchial artery (기관지동맥)
- esophageal artery (식도동맥)
- mediastinal artery (가슴세로칸동맥)
- pericardial artery (심장막동맥)
- adrenal artery (부신동맥)
- renal artery (신장동맥)
- gonadal artery (생식샘동맥)
- lumbar artery (허리동맥)
- celiac trunk (복강동맥)
- superior mesenteric artery (위창자간막동맥)
- inferior mesenteric artery (아래창자간막동맥)
- superior vena cava (위대정맥)
- azygos vein(홀정맥)
- hemiazygos vein (반홀정맥)
- intercostal vein (갈비사이정맥)
- esophageal vein (식도정맥)
- bronchial vein (기관지정맥)
- inferior vena cava(아래대정맥)
- mediastinal vein (가슴세로칸정맥)
- lumbar vein (허리정맥)
- gonadal vein (생식샘정맥)
- hepatic vein(간정맥)
- renal vein(신장정맥)
- adrenal vein (부신정맥)
- phrenic vein (횡격막정맥)

11.19

복강동맥과 창자간막동맥의 혈액공급을 받는 내장들은 간문맥의 지맥에 혈액을 배출한다

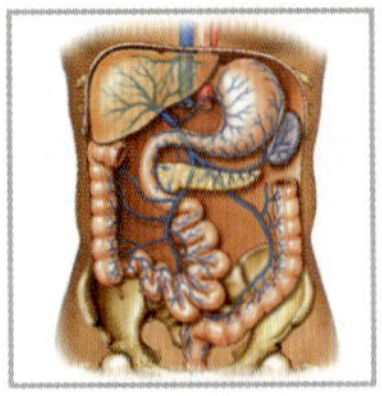

- celiac trunk (복강동맥)
- common hepatic artery(온간동맥)
- left gastric artery (왼위동맥)
- splenic artery (비장동맥)
- superior mesenteric artery (위창자간막동맥)
- gastric vein(위정맥)
- cystic vein (쓸개정맥)
- inferior mesenteric artery (아래창자간막동맥)
- hepatic portal vein (간문맥)
- splenic vein (비장정맥)
- superior mesenteric vein (위창자간막정맥)
- inferior mesenteric vein (아래창자간막정맥)

11.20

골반과 다리는 온엉덩동맥의 분지들에 의해 혈액공급을 받으며 온엉덩정맥의 지맥들에 혈액을 배출한다

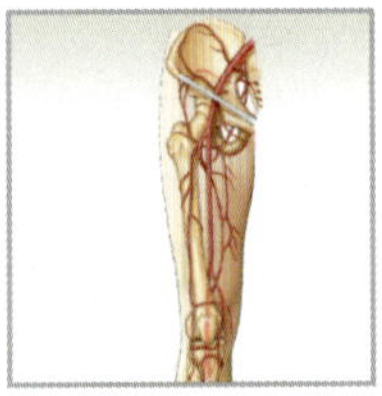

- right common iliac artery (오른온엉덩동맥)
- left common iliac artery(왼온엉덩동맥)
- internal iliac artery(속엉덩동맥)
- external iliac artery(바깥엉덩동맥)
- femoral artery (넙다리동맥, 대퇴동맥)
- popliteal artery (오금동맥)
- posterior tibial artery(뒤정강동맥)
- anterior tibial artery(앞정강동맥)
- dorsalis pedis (발등동맥)
- dorsal arch (발등동맥활)
- plantar arch (발바닥활)
- fibular artery (종아리동맥)
- common iliac vein (온엉덩정맥)
- plantar venous arch (바닥쪽정맥활)
- anterior tibial vein (앞정강정맥)
- posterior tibial vein (뒤정강정맥)
- fibular vein (종아리정맥)
- dorsal venous arch(발등정맥활)
- great saphenous vein (큰두렁정맥)
- small saphenous vein (작은두렁정맥)
- external iliac vein(바깥엉덩정맥)
- popliteal vein (오금정맥)
- femoral vein (넙다리정맥, 대퇴정맥)

• = 해당 모듈에서 굵은 문자로 표시한 용어

11장 종합 복습 문제

1. 동맥과 정맥의 해부학적 차이를 그들의 기능과 연관시키시오.
2. 달리기를 하는 동안 동맥의 평활근에는 무슨 일이 일어나는가?
3. 체온 안정화와 유지에서 혈액의 역할은 무엇인가?
4. 짧은 수명을 갖게 하는 적혈구의 세포 특성들에 대하여 설명하시오.
5. 뇌로 가는 혈류는 왜 상대적으로 일정하고 지속적인가?

11장에 있는 모든 모듈, 절과 종합 복습 문제의 풀이를 알고 싶으면 이 책의 뒷부분에 청색 식별표로 표시한 해답 페이지를 참조하시오.

12

심장과 심장혈관 계통의 기능 (The Heart and Cardiovascular Function)

번역: 백승근

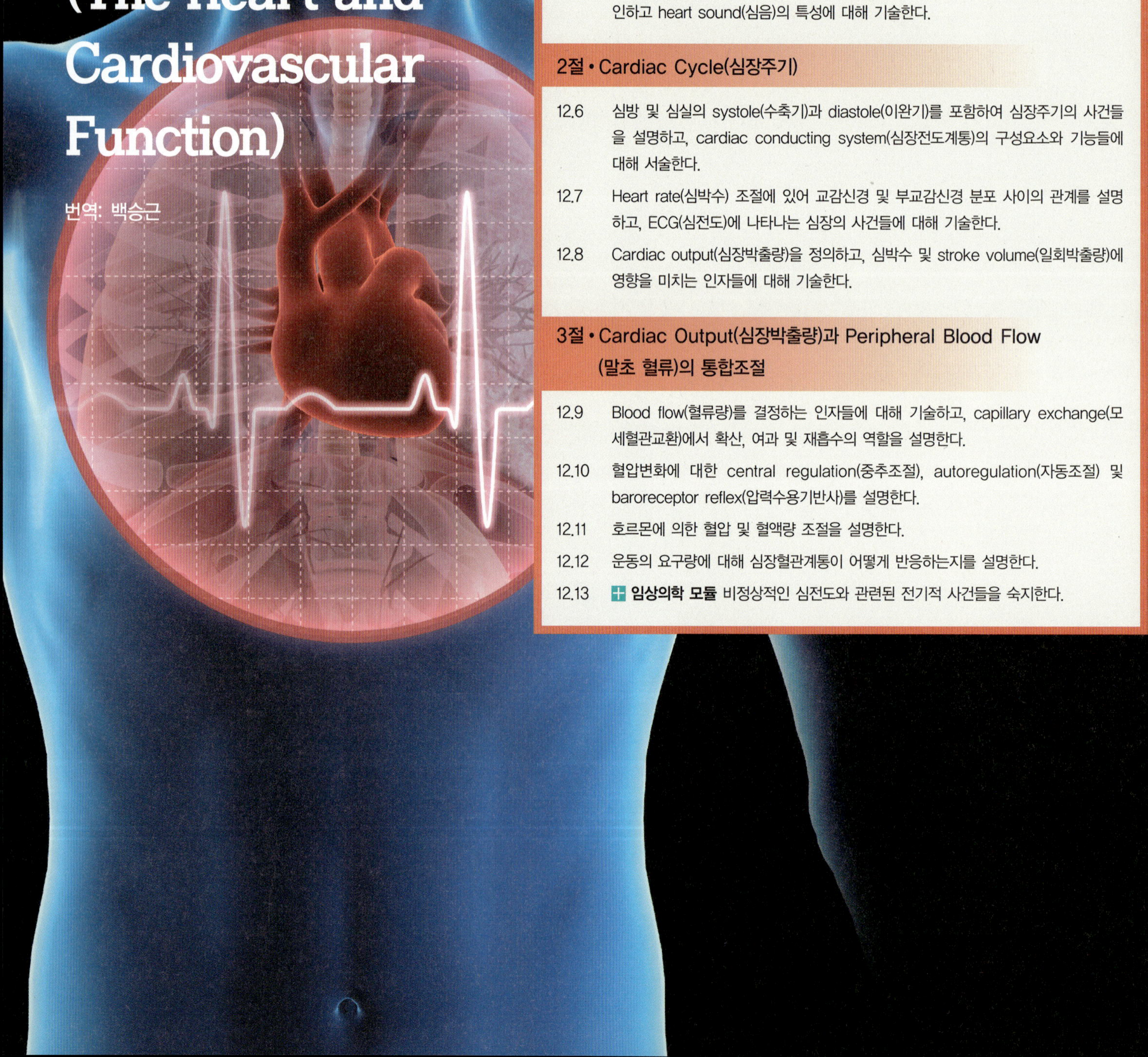

학습성과

다음 각 학습성과 번호는 본문의 모듈 번호와 일치하며, 독자는 12장을 모두 공부한 후에 각 학습성과를 실천할 수 있어야 한다.

1절 • Heart(심장)의 구조

12.1 Pericardium(심장막)의 구조와 기능을 기술하고, heart wall(심장벽)의 층들을 확인하며 cardiac muscle(심장근육)의 구조 및 기능을 설명한다.

12.2 심장의 위치와 일반적 특성들에 대해 기술한다.

12.3 심장에 혈액을 공급하는 주요 혈관들을 기술하고, 이 혈관들의 위치를 언급한다.

12.4 주요 혈관, 심장 내 공간 및 heart valve(심장판막)들을 확인함으로써 심장을 통한 혈액의 흐름을 알아낸다.

12.5 **+ 임상의학 모듈** 심장 또는 심장판막의 기능을 손상시킬 수 있는 심장질환들을 확인하고 heart sound(심음)의 특성에 대해 기술한다.

2절 • Cardiac Cycle(심장주기)

12.6 심방 및 심실의 systole(수축기)과 diastole(이완기)를 포함하여 심장주기의 사건들을 설명하고, cardiac conducting system(심장전도계통)의 구성요소와 기능들에 대해 서술한다.

12.7 Heart rate(심박수) 조절에 있어 교감신경 및 부교감신경 분포 사이의 관계를 설명하고, ECG(심전도)에 나타나는 심장의 사건들에 대해 기술한다.

12.8 Cardiac output(심장박출량)을 정의하고, 심박수 및 stroke volume(일회박출량)에 영향을 미치는 인자들에 대해 기술한다.

3절 • Cardiac Output(심장박출량)과 Peripheral Blood Flow(말초 혈류)의 통합조절

12.9 Blood flow(혈류량)를 결정하는 인자들에 대해 기술하고, capillary exchange(모세혈관교환)에서 확산, 여과 및 재흡수의 역할을 설명한다.

12.10 혈압변화에 대한 central regulation(중추조절), autoregulation(자동조절) 및 baroreceptor reflex(압력수용기반사)를 설명한다.

12.11 호르몬에 의한 혈압 및 혈액량 조절을 설명한다.

12.12 운동의 요구량에 대해 심장혈관계통이 어떻게 반응하는지를 설명한다.

12.13 **+ 임상의학 모듈** 비정상적인 심전도와 관련된 전기적 사건들을 숙지한다.

Heart(심장)의 구조

1 심장은 앞 흉벽 근처, sternum(흉골)의 바로 뒤에 위치한다. 몸통을 지나는 midsagittal section(정중시상단면)은 심장을 절반으로 똑같이 나눌 수 없는데, 심장의 중앙이 midline(중간선)에서 약간 왼쪽으로 놓여져 있기 때문이다. 전체적으로 심장이 왼쪽으로 돌아가 있기 때문에, 앞에서 보면 right atrium(우심방)과 right ventricle(우심실)이 우세적으로 보인다.

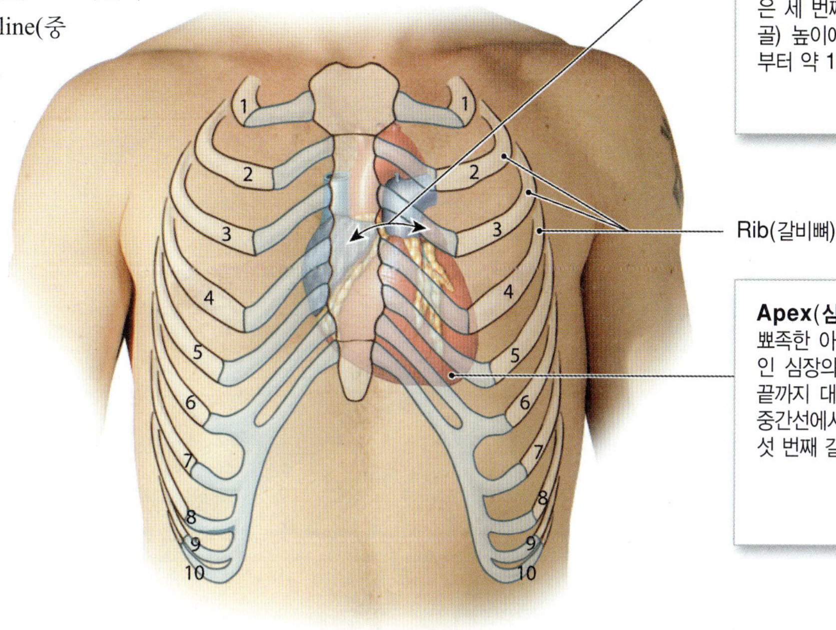

심장의 **base(심장바닥, 심장저부)**는 위표면에 위치하는데, 이곳에 가장 큰 정맥과 동맥들이 붙어 있다. 심장바닥은 세 번째 costal cartilage(갈비연골) 높이에서 흉골의 뒤쪽, 중앙으로부터 약 1.2 cm 좌측에 위치한다.

Apex(**심장끝**; A-peks)는 심장의 뾰족한 아래 끝부분이다. 전형적인 성인 심장의 길이는 심장바닥부터 심장끝까지 대략 12.5 cm인데, 심장끝이 중간선에서 약 7.5 cm 왼쪽으로, 다섯 번째 갈비사이공간에 이른다.

2 이 전면도는 심장의 모서리들을 나타낸다. 심장바닥이 **superior border(위모서리)**를 형성한다. 심장의 **right border(오른모서리)**는 우심방에 의해 형성되며, **left border(왼모서리)**는 좌심실과 일부 좌심방에 의해 설정된다. 왼모서리는 심장끝까지 연장되어 아래모서리와 만난다. **Inferior border(아래모서리)**는 주로 우심실의 아래벽에 의해 형성된다.

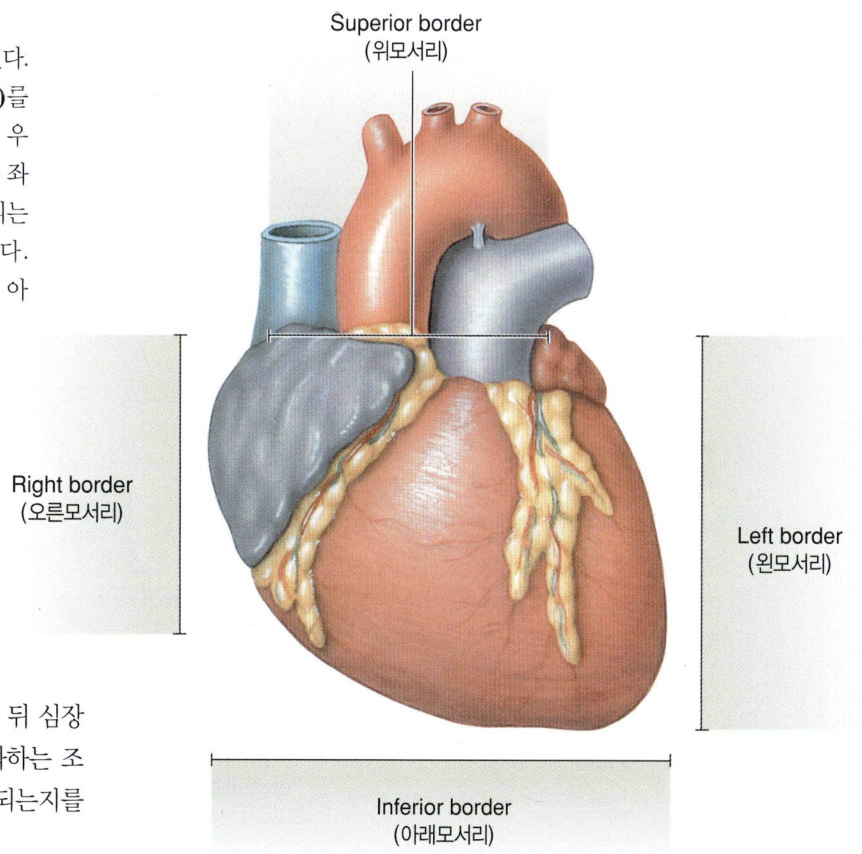

이 절에서는 심장의 해부학적 구조를 살펴본 뒤 심장 기능조절을 다음 절에서 검토할 것이며, 변화하는 조건에서 심장의 활동과 혈류량이 어떻게 조절되는지를 3절에서 알아볼 것이다.

12.1

심장벽에는 심장근육 조직으로 이루어진 동심원 층들이 포함되어 있다

1 이 그림은 heart wall(심장벽)과 주변 pericardium(심장막)의 단면을 나타낸다. 심장벽은 세 개의 층으로 구성된다: epicardium(심장바깥막, 심외막), myocardium(심장근육층, 심근) 및 endocardium(심장속막, 심내막).

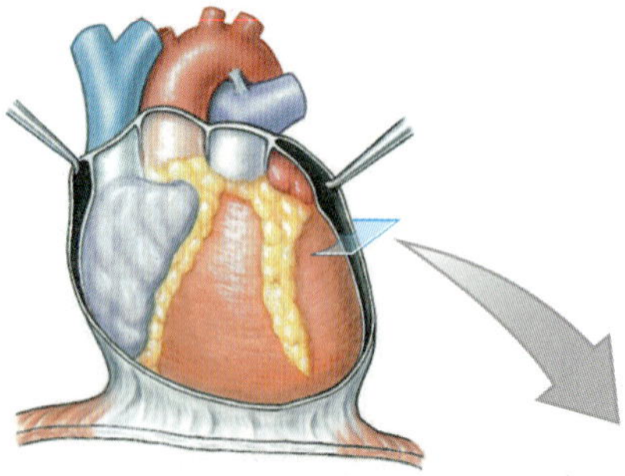

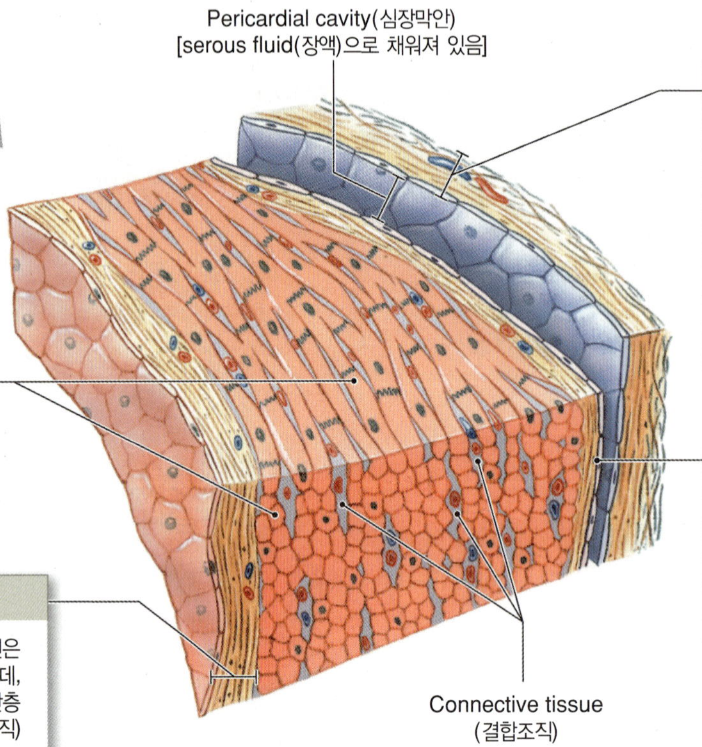

Myocardium(심장근육층)

Myocardium(심장근육층) 또는 심장의 muscular wall(근육벽)은 위쪽 공간인 atrium(심방)과 아래 공간인 ventricle(심실)을 형성한다. 이 중간층은 심장근육조직으로 이루어진 동심원 층들로 구성된다.

Endocardium(심장속막)

심장 판막의 표면을 포함한 심장의 안쪽 표면은 **endocardium(심장속막)**으로 덮여 있는데, 이 막은 simple squamous epithelium(단층 입방상피)과 그 아래 areolar tissue(성근조직)로 되어 있다.

Parietal Pericardium(벽쪽심장막)

Parietal pericardium(벽쪽심장막)은 serous membrane(장막)으로서 심장막안의 바깥쪽 벽을 형성한다. 벽쪽심장막은 섬유층에 의해 강화되는데, 이들이 함께 심장을 둘러싸는 **pericardial sac(심낭)**을 형성한다.

Epicardium(심장바깥막)

Epicardium(심장바깥막) 또는 **visceral pericardium(내장쪽심장막)**은 심장의 바깥쪽 표면을 덮는다. 이 장막은 심장근육층에 붙어 있다.

2 심방의 심장근육층에는 근육다발이 포함되어 있는데, 이 다발들은 심방의 주위를 감싸며 심장바닥에서 대형 동맥과 정맥의 둘레를 8자 모양으로 에워싼다. 심실의 얕은 근육들이 좌우 심실을 감싸는 반면, 깊은 근육층은 양쪽 심실 및 심실 사이를 8자 모양으로 심장끝쪽을 향해 나선형으로 둘러싼다.

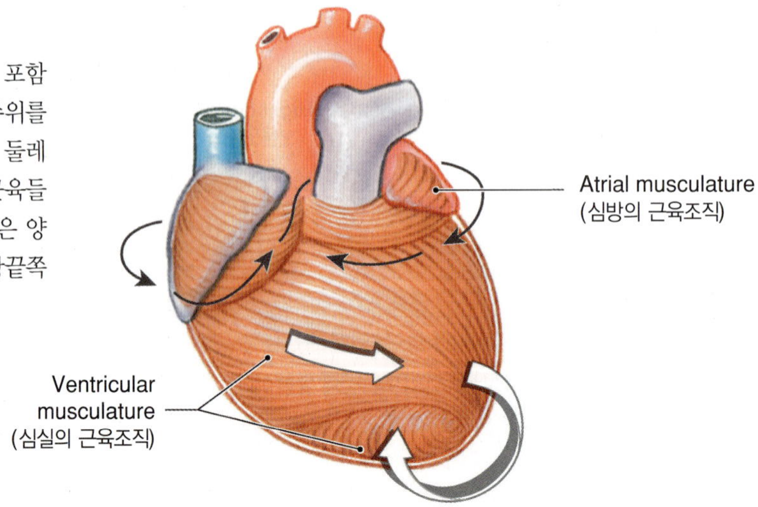

3 이 광학현미경 사진은 골격근과 구별되는 심장근육의 조직학적 특성들을 나타낸다: 작은 세포크기, 세포중앙에 위치하는 하나의 핵, 분지하는 세포간의 상호연결 및 특수분화된 세포간 연결.

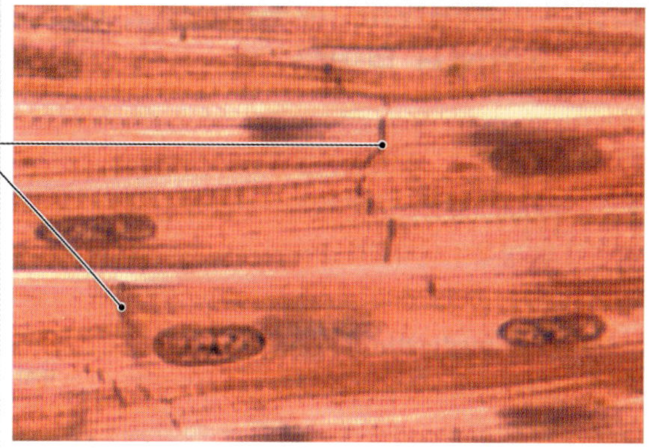

심장근육조직 LM × 575

4 심장근육세포는 심장에서만 발견된다. 골격근 세포처럼, 심장근육세포에도 조직화된 myofibril(근원섬유)들이 포함되어 있으며, 정렬된 많은 sarcomere(근절)에 의해 세포에 가로무늬가 나타난다. 심장근육세포는 끊임없는 수축에 필요한 에너지를 얻기 위해 거의 전적으로 aerobic metabolism(산소대사)에 의존한다. 심장근육세포의 sarcoplasm(근형질)에는 많은 미토콘드리아가 존재하며 산소를 저장하는 myoglobin(미오글로불린)이 풍부하게 비축되어 있다. 이 세포들의 대사활성이 높고 산소 및 영양분에 대한 요구량이 매우 크기 때문에 심장근육조직은 모세혈관을 통해 풍부한 혈액공급을 받는다.

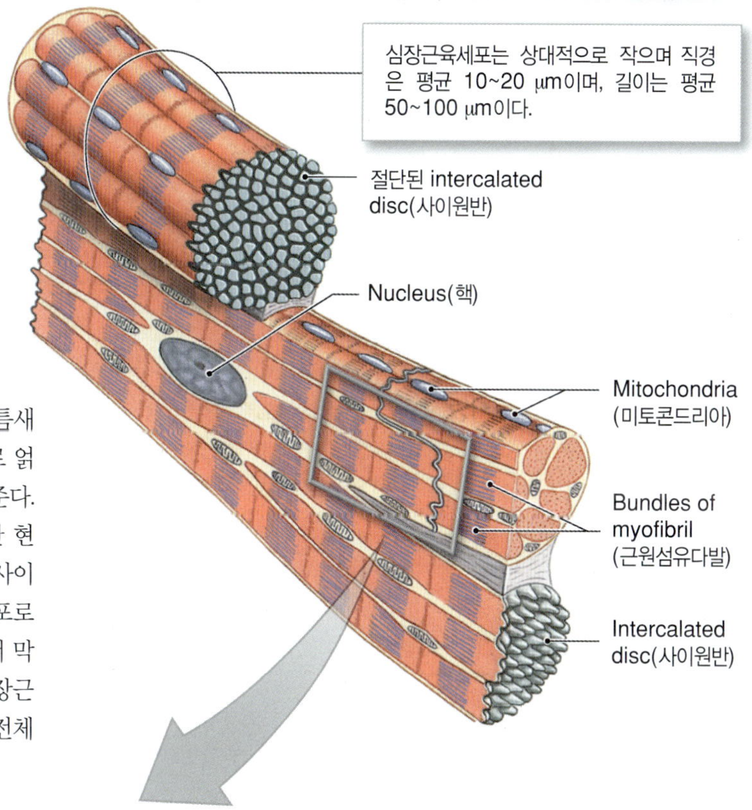

5 사이원반에서, 두 개의 인접한 심장근육세포들은 gap junction(틈새이음)과 desmosome(부착반점, 데스모솜)에 의해 광범위하게 서로 얽혀 결합한다. 이 연결은 인접한 세포의 위치를 안정화시키는데 도움을 준다. 틈새이음은 이온과 작은 분자들의 세포간 이동을 가능하게 한다. 이러한 현상은 두 근육세포 간에 직접적인 전기적 연결을 형성한다. 활동전위가 사이원반을 통해 이동할 수 있기 때문에 하나의 심장근육세포에서 다른 세포로 빠르게 전달된다. 연동된 두 개의 근육세포의 근원섬유들은 사이원반에서 막에 견고하게 고정되며, 매우 효율적으로 "함께 끌어당겨"질 수 있다. 심장근육세포들이 기계적, 화학적 및 전기적으로 서로 연결되어 있기 때문에, 전체 조직은 하나의 거대한 근육세포와 유사하다.

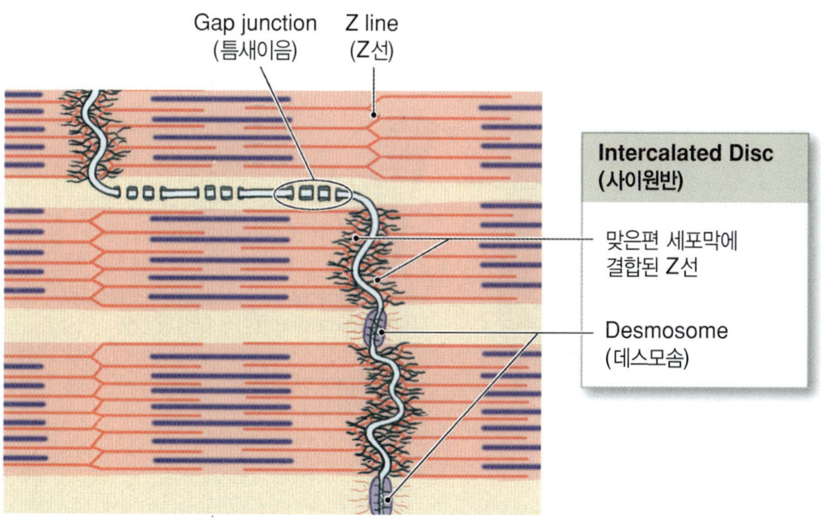

모듈 12.1 복습

a. 심장벽의 층들을 표면부터 명명하시오.
b. Pericardial cavity(심장막안) 안쪽의 serous membrane(장막)에 대하여 기술하시오.
c. 심장조직에 풍부한 미토콘드리아와 모세혈관이 분포하는 것이 왜 중요한가?

심장은 심장막안에 매달려 있다; 내부 공간의 경계선들이 외부 표면에서 보인다

1 이 전면도는 주요 혈관들과 rib(갈비뼈), sternum(흉골) 및 허파와 관련하여 심장의 위치 및 방향을 나타낸다. Pericardial sac(심낭)에 싸인 심장은 양쪽 pleural cavity(흉강) 사이 공간인 **mediastinum(가슴세로칸;** mē-dē-AS-ti-num or mē-dē-a-STĪ-num)의 앞쪽 부분에 위치한다. 가슴세로칸에는 혈관과 thymus(가슴샘), 식도 및 trachea(기관)도 포함되어 있다.

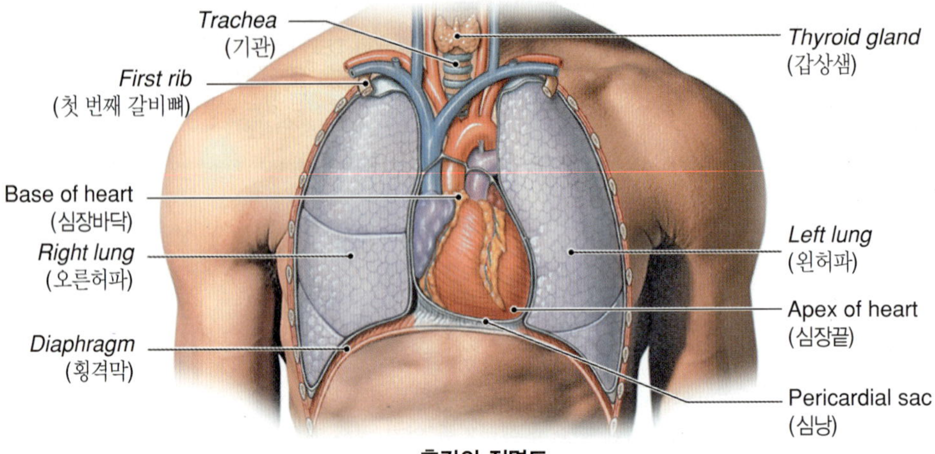

흉강의 전면도

2 심장과 pericardial cavity(심장막안)의 관계를 알기 위해, 부분적으로 부풀은 커다란 고무풍선을 주먹으로 누르는 것을 상상해 보라. 고무풍선은 pericardium(심장막)을, 주먹은 심장을 의미한다. 고무풍선이 접혀 올라오는 손목부위는 심장바닥에 해당하며, 이 부위에 신체에서 **가장 큰** 정맥과 동맥이 부착된다. 공기로 채워진 고무풍선 안의 공간이 심장막안에 해당된다.

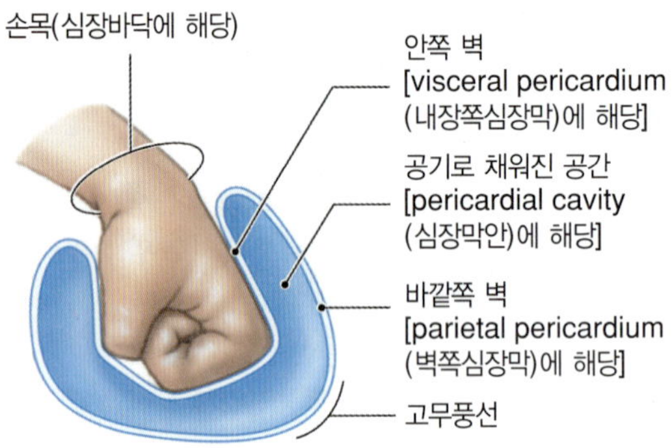

심장막안에는 내장쪽 serous pericardium(장막심장막)에서 분비된 15~50 mL의 pericardial fluid(심장막액)가 채워져 있다. 이 체액은 심장이 박동할 때 마주보는 표면과의 마찰을 줄이는 윤활제 역할을 한다. 병원체가 심장막에 감염되어 **pericarditis(심장막염)**를 유발할 수 있다. 염증이 일어난 심장막 표면들이 서로 맞비벼짐으로써 청진기로 들을 수 있는 특유의 긁히는 소리를 낸다.

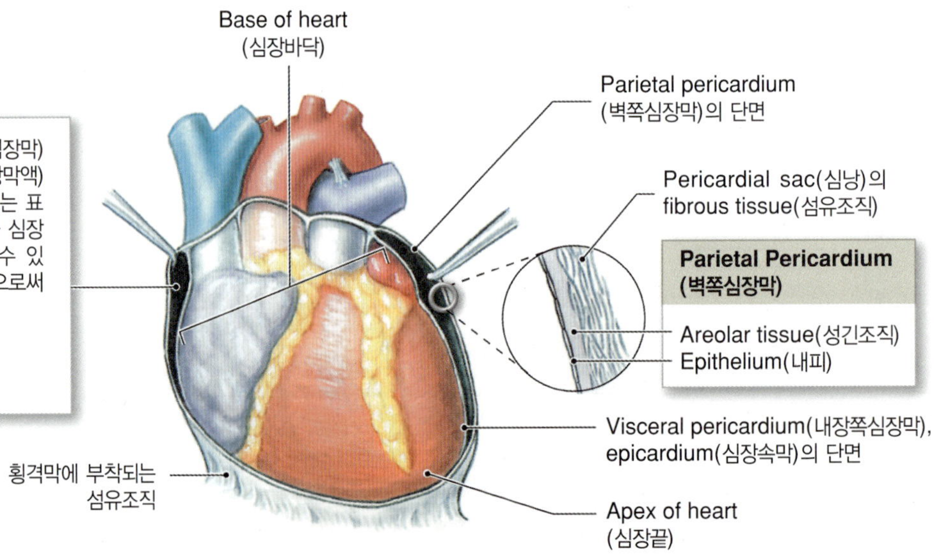

3 심장의 **anterior surface(앞표면)**를 겉에서 보면 4개의 심장 내 공간을 쉽게 확인할 수 있다. 좌우 atrium(심방)은 상대적으로 얇은 근육벽을 가지고 있으며, 신축성이 매우 좋다. 혈액이 채워지지 않을 때, 각 심방의 바깥부분은 오그라들며 울퉁불퉁하게 주름이 진다. **Sulcus(고랑)**라고 하는 얕은 홈들은 심방과 심실의 경계 및 좌우 심실의 경계를 나타낸다.

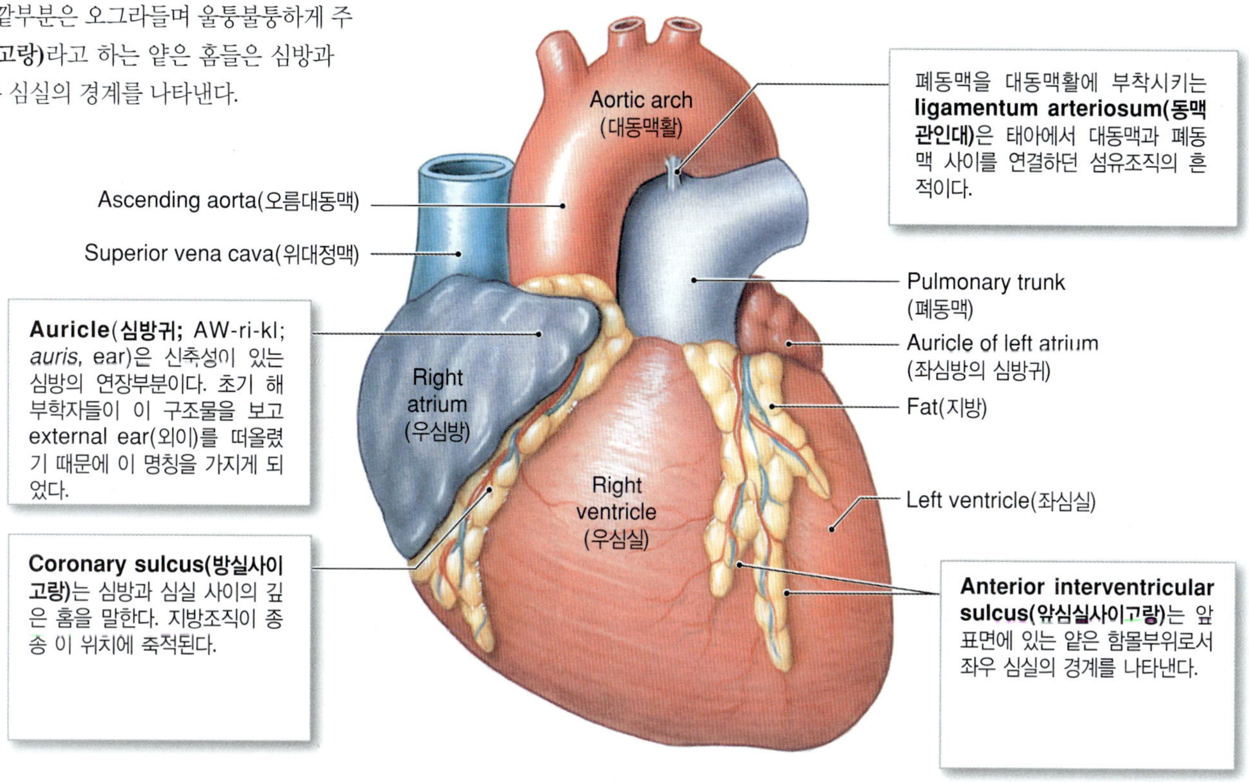

앞표면

4 심장의 **posterior surface(뒤표면)**에 대한 이 관점은 좌심방과 여기에 연결된 허파정맥들을 나타낸다. 또한 우심방과 이에 연결된 coronary vein(관상정맥) 및 대정맥들을 보이기도 한다.

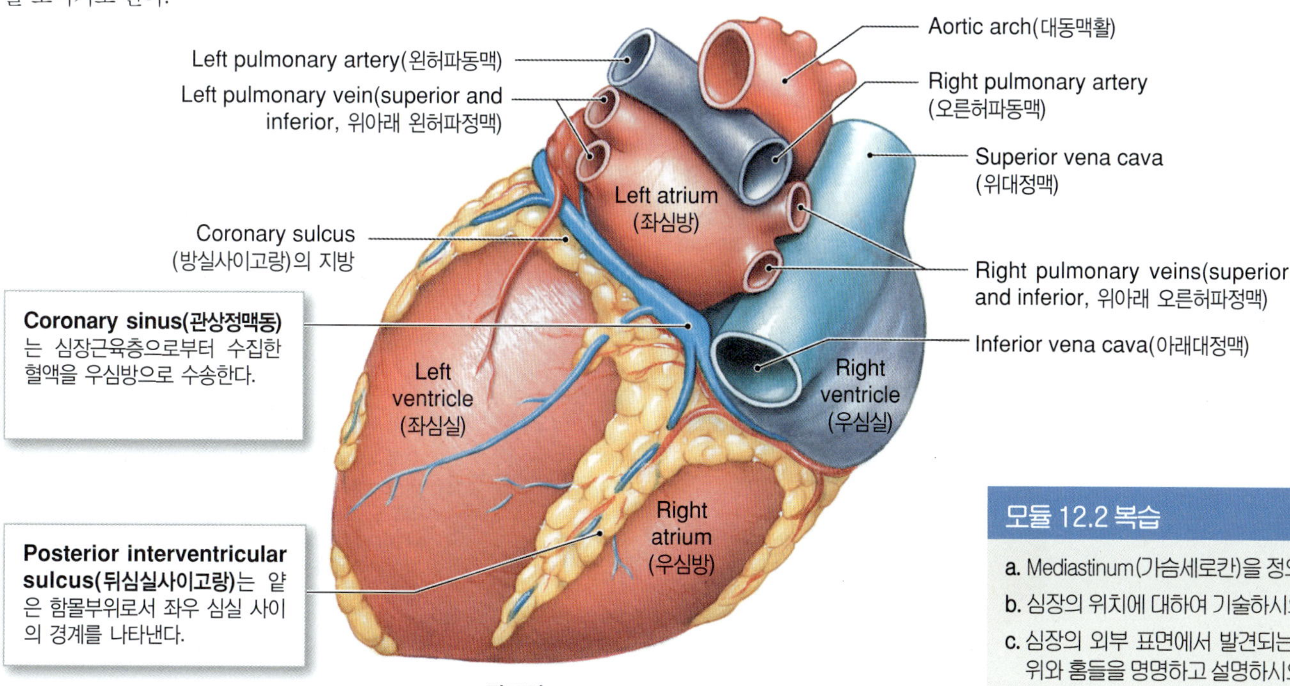

뒤표면

모듈 12.2 복습

a. Mediastinum(가슴세로칸)을 정의하시오.
b. 심장의 위치에 대하여 기술하시오.
c. 심장의 외부 표면에서 발견되는 얕은 함몰부위와 홈들을 명명하고 설명하시오.

심장은 막대한 혈액공급을 받는다

심장은 끊임없이 일을 하기 때문에, 심장근육세포들은 확실한 산소 및 영양분 공급을 필요로 한다. 심장의 공간들로 많은 양의 혈액이 흐르지만, 심장근육층은 자신만을 위한 독립된 혈액공급을 필요로 한다. Coronary circulation(관상동맥순환)은 심장의 근육조직에 혈액을 공급한다. 심장이 최대 활동을 하는 동안, 심장근육층으로의 혈류는 안정상태보다 9배 증가할 수 있다.

1 좌우 **coronary artery(관상동맥)**는 체순환에서 혈압이 가장 높은 오름대동맥의 기부에서 기원한다. 그러나 심장근육층으로의 혈류는 간헐적이다; 이 혈류는 심장근육이 이완할 때 최고치에 도달하는 반면, 심장근육이 수축하는 동안은 거의 정지한다.

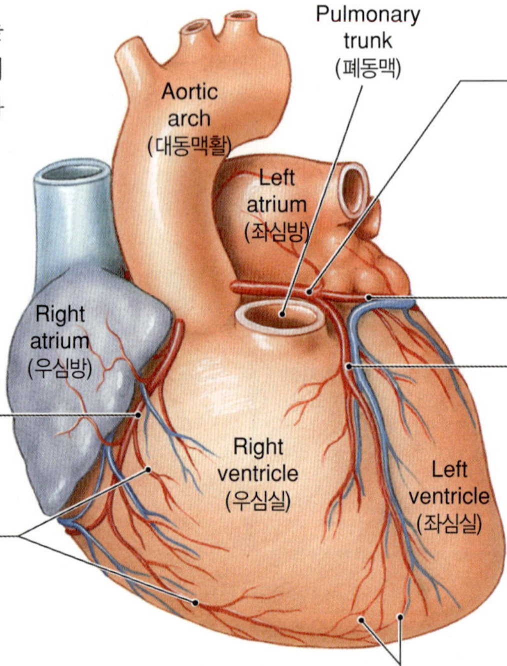

앞면

Left coronary artery (왼관상동맥)

Left coronary artery (왼관상동맥)는 좌심실, 좌심방 및 interventricular septum(심실사이막, 심실중격)에 혈액을 공급한다.

Circumflex artery (휘돌이동맥)

Left anterior descending artery(왼앞내림동맥)라고도 하는 커다란 **anterior interventricular artery (앞심실사이동맥)**가 앞심실사이고랑 내에서 표면을 따라 내려간다.

Right coronary artery(오른관상동맥)

Right coronary artery(오른관상동맥)는 심장 주위의 coronary sulcus(방실사이고랑)를 따라간다. 이 혈관은 우심방과 양쪽 심실부위에 혈액을 공급한다.

오른관상동맥에서 분지하는 **marginal artery(모서리동맥)**는 우심실 표면에 혈액을 공급한다.

앞뒤 심실사이동맥들의 arterial anastomosis(동맥결합)는 좌우 관상동맥에서의 혈압변동에도 불구하고 끊임없는 혈류를 유지한다.

2 좌우 관상동맥의 분지들은 심장의 뒤쪽 표면으로 이어진다.

Circumflex artery(휘돌이동맥)는 방실사이고랑 주위에서 왼쪽으로 휘어지는 왼관상동맥의 분지이며, 최종적으로 오른관상동맥의 작은 분지들과 만나 합쳐진다.

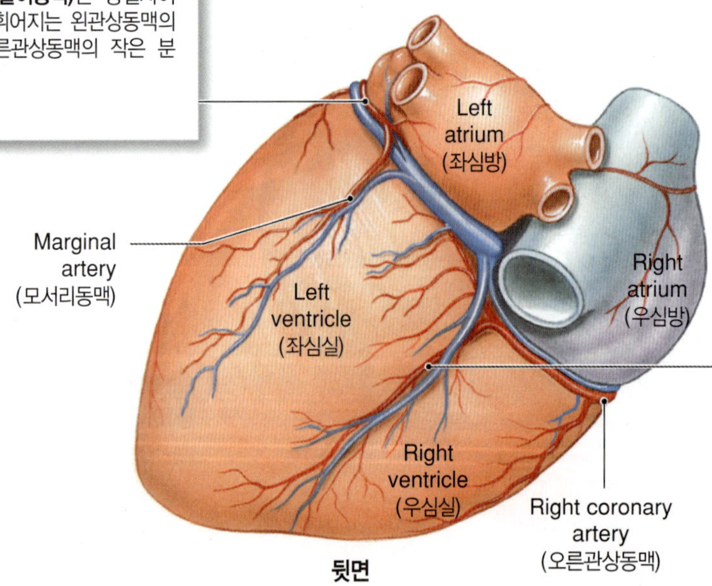

뒷면

오른관상동맥은 심장의 뒤쪽 표면을 따라 이어지며, posterior descending artery(뒤내림동맥)라고도 하는 **posterior interventricular artery(뒤심실사이동맥)**에 혈액을 공급한다. 뒤심실사이동맥은 뒤심실사이고랑 내에서 심장끝을 향해 내려가는데, interventricular septum(심실중격)과 그에 인접한 양쪽 심실의 일부에 혈액을 공급한다.

3 이 관점은 심장의 앞쪽 표면에 위치하는 주요 수집혈관들을 나타낸다.

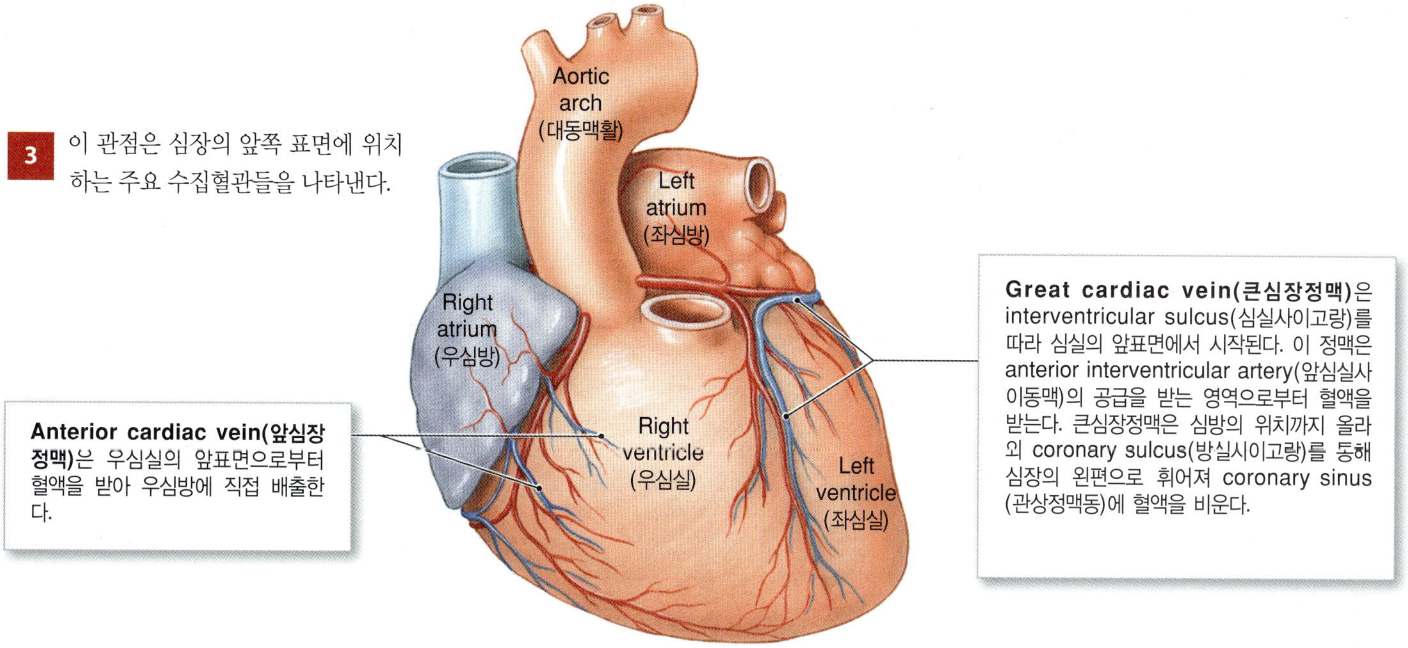

앞면

4 이 관점은 심장의 뒤쪽 표면에 위치하는 주요 수집혈관들을 나타낸다.

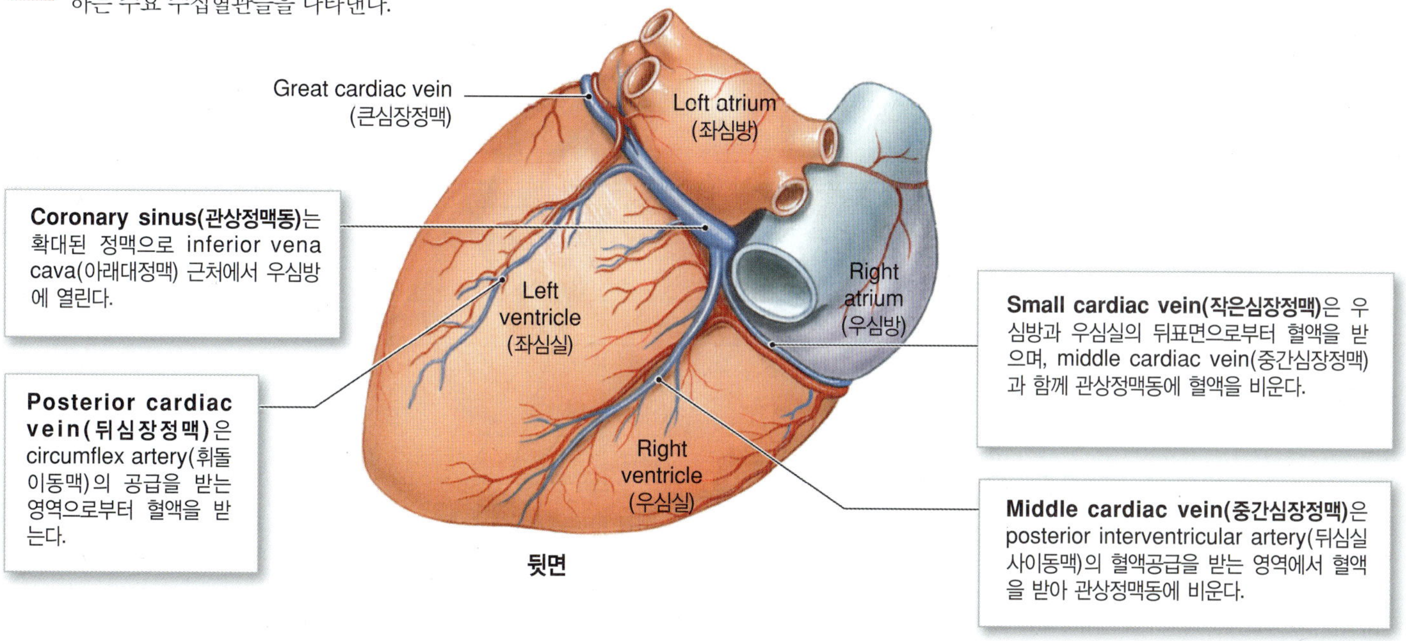

뒷면

좌심실이 수축할 때마다 혈액은 대동맥으로 내보내진다. 혈압이 높아졌을 때 대동맥으로 나오는 추가적인 혈액은 탄력적인 대동맥의 벽을 늘린다. 좌심실이 이완할 때, 혈압은 낮아지고 대동맥의 벽은 반동에 의해 원위치로 돌아간다. **Elastic rebound(탄력반동)**라고 하는 이 반동은 앞뒤 양쪽, 즉 systemic circuit(체순환계)와 관상동맥 쪽으로 혈액을 밀어낸다. 따라서 혈압과 탄력반동의 조합은 활동적인 심장근육조직의 요구를 충족시키기 위해 혈액을 연속적으로 흐르게 한다.

모듈 12.3 복습

a. Coronary circulation(관상동맥순환)의 동맥과 정맥들을 열거하시오.

b. Elastic rebound(탄력반동)가 일어나는 동안, 대동맥의 혈류에는 어떤 일이 벌어지는지 설명하시오.

c. 심장근육층의 모세혈관으로부터 혈액을 받는 주요 혈관들을 확인하시오.

내부 판막들은 심장 내 공간 사이의 혈류 방향을 조절한다

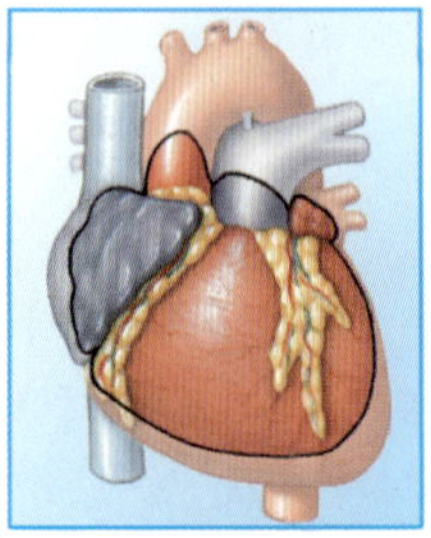

1 단면으로 보면, 우심방은 우심실에, 좌심방은 좌심실에 열려 있는 것을 볼 수 있다. **Interatrial septum(심방사이막, 심방중격)**은 좌우 심방을 분리한다. 훨씬 두꺼운 **interventricular septum(심실사이막, 심실중격)**은 좌우 심실을 분리한다. Septum(중격)은 근육성 칸막이이다. **Atrioventricular(AV) valve(방실판막, AV판막)**는 섬유조직의 주름이며 심방과 심실 사이의 구멍으로 뻗쳐 있다. AV판막은 혈액이 한쪽 방향으로만 흐르도록 한다. 심방에서 심실로.

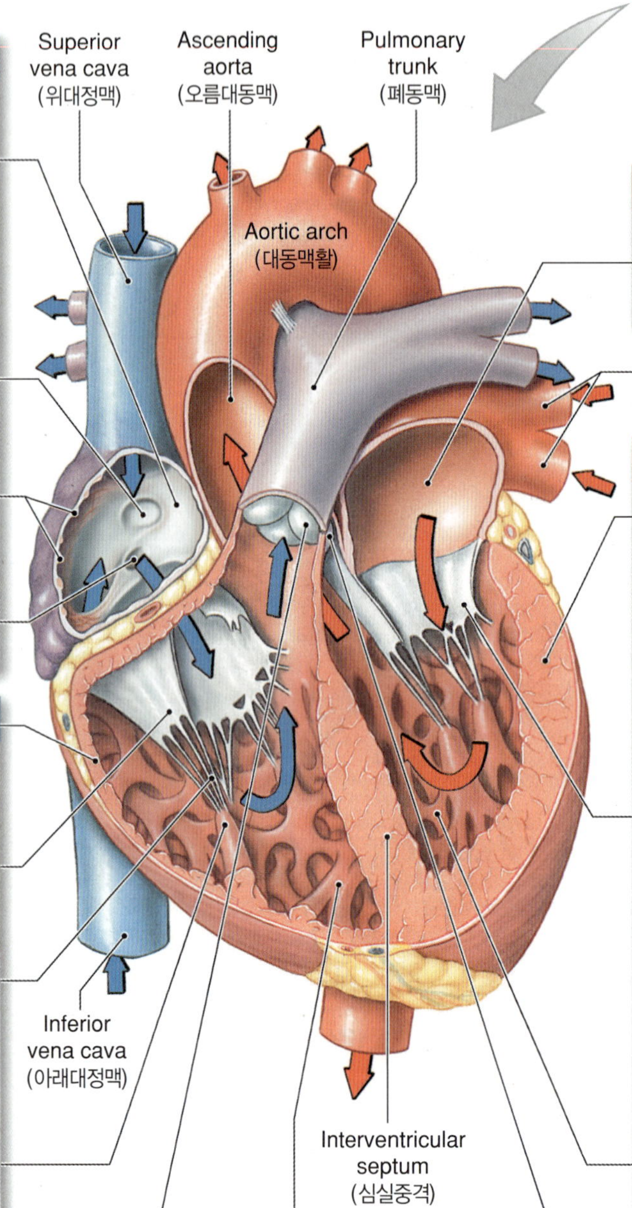

Right Atrium(우심방)

우심방은 위아래 대정맥들로부터 deoxygenated blood(탈산소화 혈액)를 받는다. 또한 coronary sinus(관상정맥동)를 통해 심장정맥의 혈액을 받기도 한다.

Fossa ovalis(타원오목)가 embryo(배아) 시기 foramen ovale(타원구멍)의 위치를 나타낸다. 타원구멍은 출생 시 닫히며, 심방 사이의 이 구멍은 출생 후 1년 내에 영구적으로 봉쇄된다.

심방의 앞쪽 벽과 auricle(심방귀)의 안쪽 표면에는 **pectinate muscle(빗살근)**이라고 불리는 눈에 띄는 muscular ridge(근육능선)들이 분포한다.

관상정맥동의 구멍을 통해 심장정맥으로부터 혈액이 운반된다.

Right Ventricle(우심실)

우심방의 혈액은 **right atrioventricular (AV) valve(오른방실판막, 오른AV판막)**가 붙어 있는 폭이 넓은 구멍을 통해 우심실로 이동한다. 오른방실판막은 **tricuspid**(trī-KUS-pid) **valve(삼첨판막)**로도 알려져 있다.

자유로운 각 판막의 가장자리는 세 개의 flap(덮개) 또는 **cusp(첨판)**로 구성되어 있는데, 각각은 **chorda tendinea(힘줄끈, 건삭**; KOR-dē-TEN-di-nē-ē)라고 하는 결합조직성 힘줄 섬유들에 부착되어 있다.

섬유들은 **papillary**(PAP-i-ler-ē) **muscle (꼭지근, 유두근)**이라고 하는 원뿔모양의 근육 돌기에서 기원한다.

우심실의 윗부분은 **pulmonary valve(폐동맥판**, 또는 pulmonary semilunar valve(폐반월판막) 쪽으로 갈수록 좁아진다. 우심실을 떠나는 혈액은 pulmonary trunk(폐동맥)로 들어가기 위해 폐동맥판을 통과한다.

Moderator band(조정띠)는 빠른 전달경로를 제공하며, 심실의 심장근육층이 수축하기 전에 papillary muscle(유두근)을 긴장시킨다. 유두근의 긴장은 심실 수축 시 오른방실판막의 첨판이 "slamming(세게 닫히는 현상)"을 방지한다.

Left Atrium(좌심방)

좌심방은 pulmonary vein(허파정맥)으로부터 oxygenated blood(산소화 혈액)를 받는다.

Left Ventricle(좌심실)

좌심실 벽은 우심실의 벽보다 훨씬 두꺼워서 거대한 체순환계로 혈액을 밀어낼 수 있는 충분한 혈압을 발생시킬 수 있다. 반면, 우심실은 바로 옆의 허파에 혈액을 보내기에 충분한 압력을 만들기만 하면 된다.

Bicuspid(bī-KUS-pid) **valve(이첨판막)**라고도 하는 **left atrioventricular(AV) valve(왼방실판막, 왼AV판막)**는 좌심방에서 좌심실로 혈액이 흐르도록 하며, 심실이 수축하는 동안은 좌심방으로의 역류를 방지한다. 이첨판막이라는 이름이 의미하듯, 왼AV판막에는 두 개의 첨판이 존재한다. 임상의사들은 대개 이 판막을 **mitral valve(승모판막;** MĪ-tral; *mitre*, a bishop's)라고 부른다.

Trabecula carnea(근육기둥; tra-BEK-ū-lē KAR-nē-ē; *carneus*, 다육질의)는 좌우 심실의 내부표면에 존재하는 일련의 근육능선이다.

혈액은 **aortic valve(대동맥판막**, 또는 aortic semilunar valve, 대동맥반월판막)를 통해 좌심실을 떠나 ascending aorta(오름대동맥)로 들어간다.

2 심실이 이완할 때, chorda tendinea(힘줄끈)들은 느슨해지고, AV판막들은 심방에서 심실로 가는 혈류에 저항을 주지 않는다. 폐순환 및 체순환에서의 혈압이 심실이 수축할 때까지 대동맥판막과 폐동맥판을 닫혀 있게 한다.

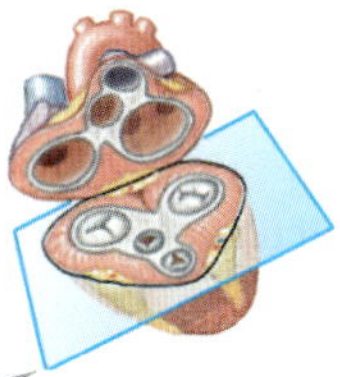

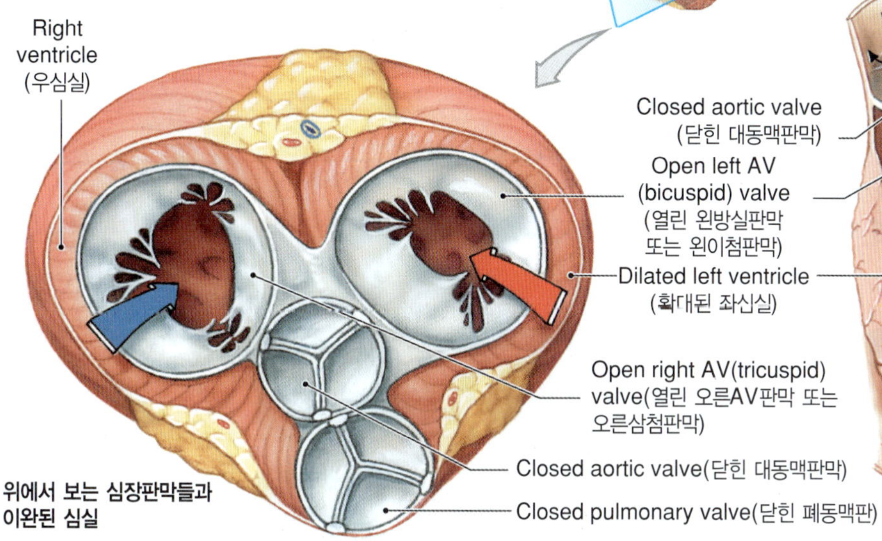

위에서 보는 심장판막들과 이완된 심실

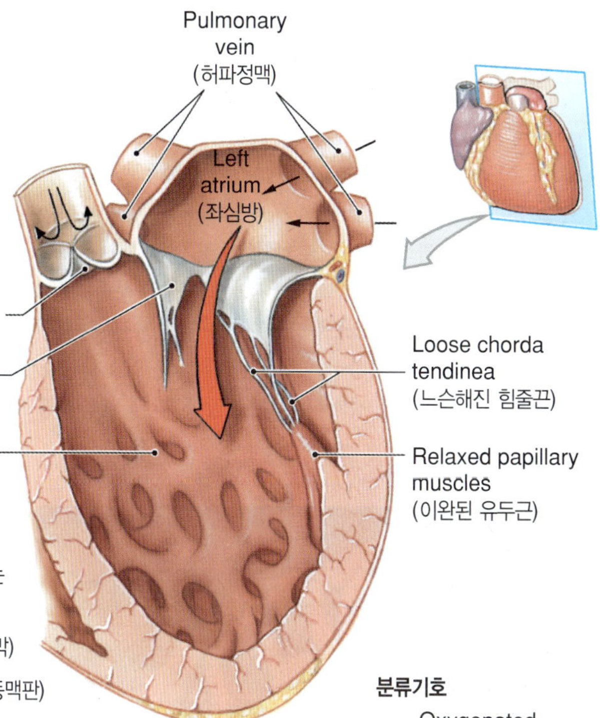

좌심방과 좌심실을 관통하는 앞쪽 단면

분류기호

- Oxygenated blood(산소화 혈액)
- Deoxygenated blood(탈산소화 혈액)

3 심실이 수축할 때, 혈액이 AV판막의 첨판들을 밀어 올려 닫음으로써 심방으로의 역류를 방지한다. 동시에 papillary muscle(유두근)이 수축하여 힘줄끈이 팽팽해짐으로써 첨판들이 심방쪽으로 뒤집혀 열리기 전에 첨판들을 정지시킨다. Ventricular pressure(심실압)가 폐순환계 및 체순환계의 압력보다 높아짐에 따라 대동맥판막과 폐동맥판은 열리고, 혈액은 심실에서 흘러 나간다.

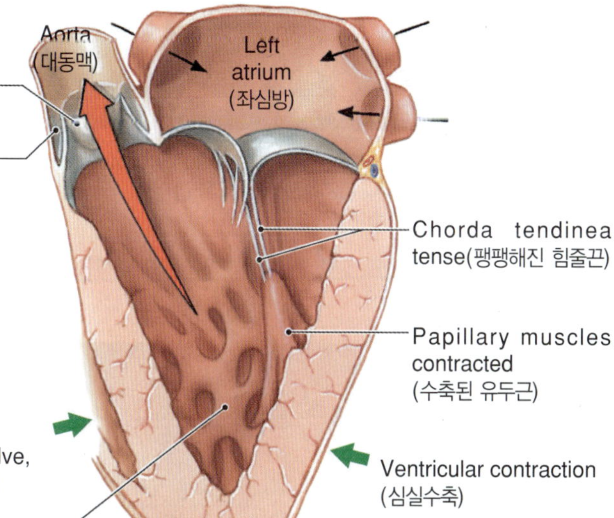

Aortic sinus(대동맥굴, 대동맥동)는 대동맥판막의 각 첨판 근처에 존재하는 주머니 모양의 팽대부들이다. 좌우 관상동맥들이 이 대동맥굴에서 기원한다.

좌심방과 좌심실을 관통하는 앞쪽 단면

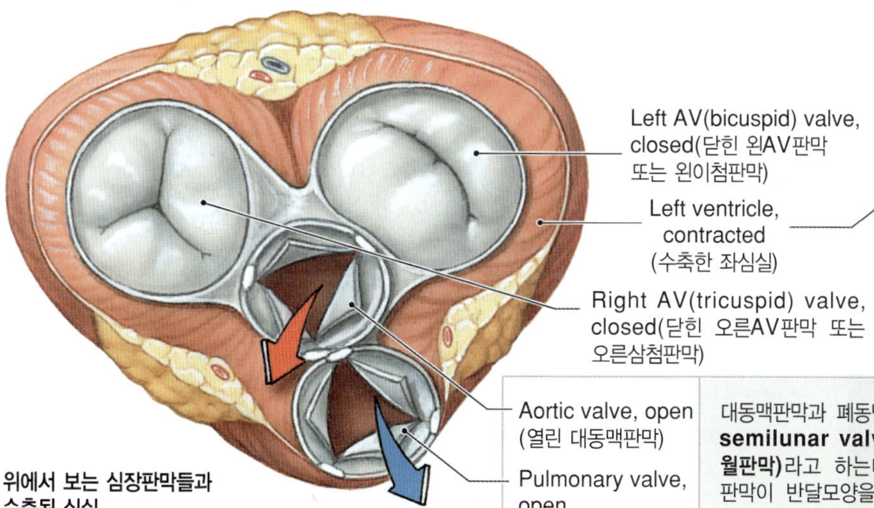

위에서 보는 심장판막들과 수축된 심실

대동맥판막과 폐동맥판은 **semilunar valve(반월판막)**라고 하는데, 각 판막이 반달모양을 하는 세 개의 첨판으로 구성되어 있기 때문이다.

모듈 12.4 복습

a. 심장의 오른쪽 반월판막 손상은 어느 혈관의 혈류에 영향을 미칠 것인가?

b. AV판막이 심방 쪽으로 뒤집히는 것을 방지하는 것은 무엇인가?

c. 우심실보다 좌심실의 심장근육층이 두꺼운 이유는 무엇인가?

심장근육층 또는 심장판막의 손상은 심장기능 이상을 초래할 수 있다

1 **Coronary artery disease(CAD, 관상동맥질환)**는 coronary circulation(관상동맥순환)이 부분적 또는 전체적으로 차단될 때 나타나는 질환이다. 심장근육세포는 지속적인 산소 및 영양분 공급을 필요로 하기 때문에, 심장근육으로의 어떠한 혈류감소도 그에 따른 심장기능 저하를 유발한다. 심장으로의 줄어든 혈류공급, 즉 **coronary ischemia(관상동맥허혈;** is-KĒ-mē-uh)는 보통 부분적 또는 전체적인 관상동맥의 차단으로부터 유발된다. 관상동맥의 atherosclerotic plaque(죽경화판)가 일반적인 원인이다. Plaque(판) 또는 이와 관련된 **thrombus(혈전, 피떡)**가 혈관을 좁혀 혈류를 감소시킨다. 혈관벽 평활근의 spasm(연축)은 혈류를 더욱더 감소시켜 정지시킬 수도 있다. 판은 임상촬영 또는 고해상 초음파 검사를 통해 찾아낼 수 있다.

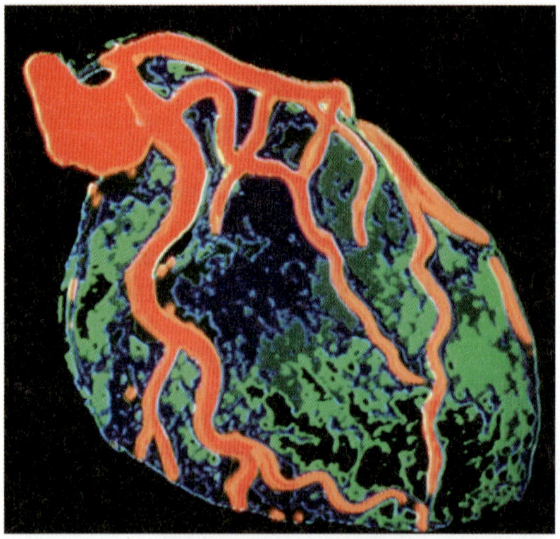

색깔로 해상도를 높인 이 그림은 정상 심장의 **digital subtraction angiography(DSA, 디지털감산혈관조영술)** 영상이다. 좌우 관상동맥의 주요 분지들이 선명하게 보인다.

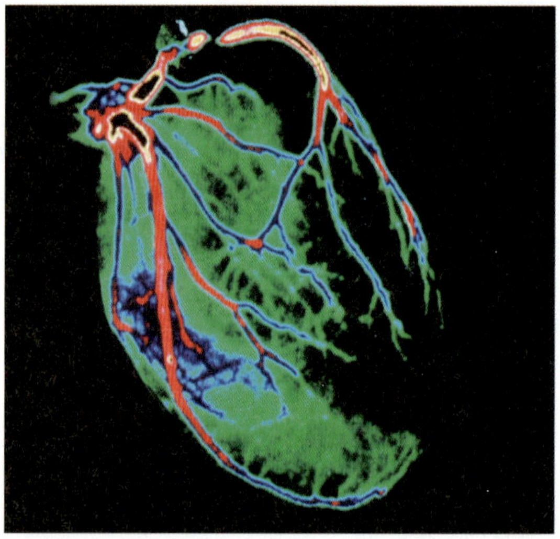

이 그림은 관상동맥질환이 진행된 환자의 심장 DSA 영상이다. 심실 심장근육층의 혈류가 심각하게 줄어들어 있다.

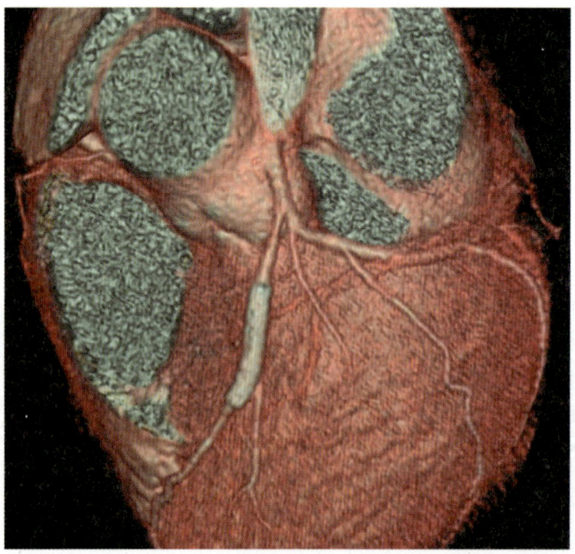

2 Balloon angioplasty(풍선혈관성형술)에 의해 대부분의 판들은 제거되지만, 판들은 다시 발생할 수 있다. 판생성을 예방하기 위해 심장전문의들은 일상적으로 **stent(스텐트, 내관)**라고 부르는 미세한 금속망을 혈관에 삽입한다. 스텐트는 혈관벽을 밀어내 혈관이 열려 있게 함으로써 혈관성형술의 효과를 보다 강화하고 지속적으로 유지한다. 이 3D spiral scan(3차원 나선스캔)은 anterior interventricular artery(앞심실사이동맥)에 삽입된 스텐트를 나타낸다. (이 영상기술은 혈관 자체보다는 혈관의 내강을 드러내기 때문에, 스텐트가 혈관을 둘러싸는 것처럼 보인다.) 혈류차단이 광범위하다면, 혈관을 따라 여러 개의 스텐트가 삽입될 수 있다.

3 Pulmonary valve(폐동맥판)와 aortic valve(대동맥판막)는 섬유성 결합조직인 세 개의 반달모양 첨판으로 구성된다. 그 결과로서 semilunar valve(반월판막)에는 근육지지대가 필요 없다. 반월판막이 닫힐 때, 세 개의 대칭형 첨판들은 삼각대의 각 다리처럼 서로를 지지한다.

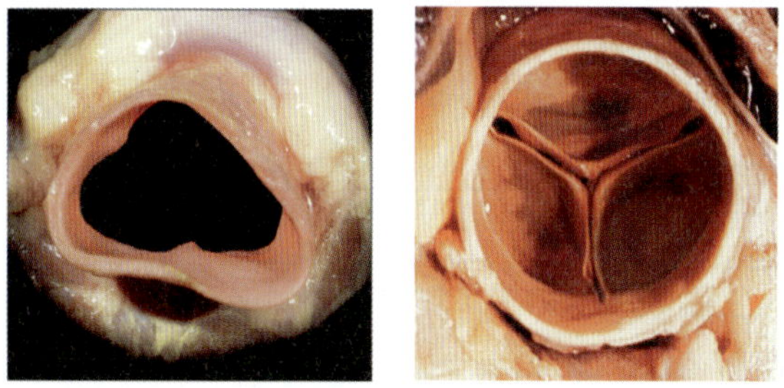

위에서 보는 관점

4 심장에 존재하는 4개의 판막 중 어느 것이라도 결함이 있거나 손상되면 심장기능은 훼손된다. 어떤 판막의 기능이 나빠져 심장이 그쪽으로 적절한 혈류를 유지할 수 없게 되면, **valvular heart disease(VHD, 판막성심장병)** 증상이 나타난다. 이 질환은 판막의 선천성 기형이 원인이 될 수 있지만, 다수의 경우 심장의 염증인 **carditis(심장염)**의 결과로 발생한다. 심각한 경우, 유일한 치료법은 손상된 판막을 bioprosthetic valve(생체인공판막)와 같은 인공판막으로 대체하는 것이다.

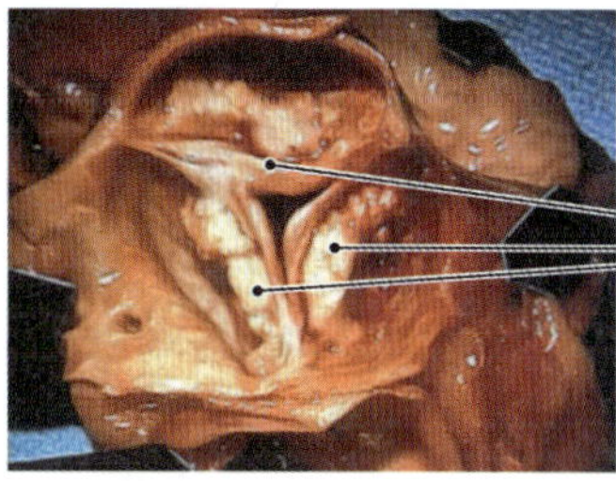

이 사진은 손상된 대동맥판막을 위에서 촬영한 것이다. 첨판들의 모양이 불규칙하며 뻣뻣하고 경직되어 있다. 이와 같은 판막은 적절히 열리거나 완벽하게 닫힐 수 없다.

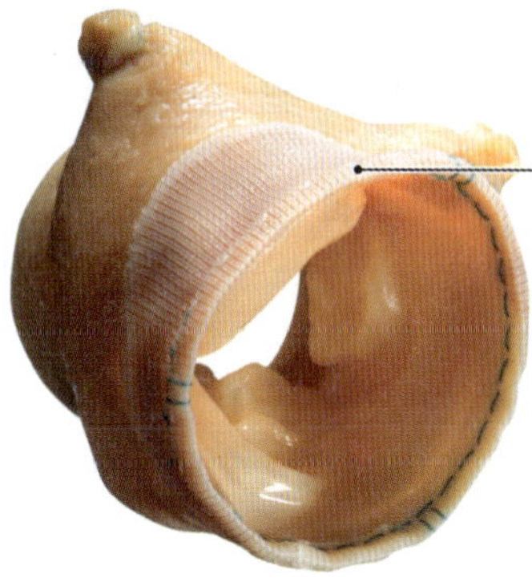

이 생체인공판막은 돼지심장의 첨판들을 이용한 인공판막이다. 돼지 또는 소의 판막들이 혈액응고를 자극하지는 않지만, 대략 시술 10년 후에는 마모될 수 있다.

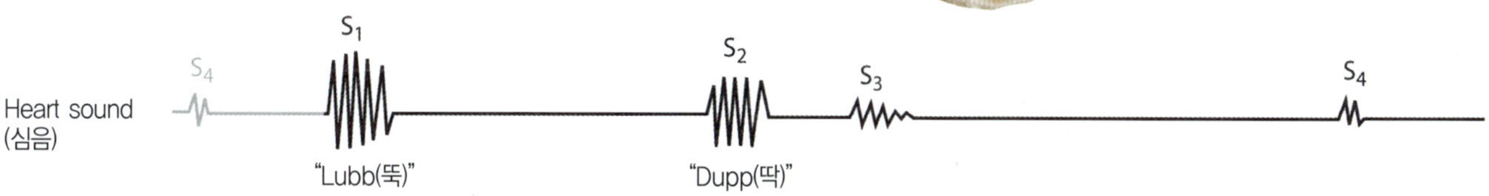

5 심장판막의 폐쇄, 심장을 통한 혈액의 쇄도 및 심장수축-이 모든 사건들은 심음이라는 소음을 유발한다. **S_1부터 S_4**로 지정되는 4개의 **heart sound(심음)**가 존재한다. 청진기로 심장 소리를 들으면, 당신은 제1심음과 제2심음을 명확하게 들을 것이다. "Lubb(뚝)"(S_1)으로 알려진 제1심음은 "dupp(딱)"(S_2)라고 불리는 제2심음보다 약간 길다. 심실수축의 시작을 나타내는 S_1은 AV판막의 폐쇄에 의해 유발되며, S_2는 반월판막이 닫힐 때 발생한다. 제3심음과 제4심음은 보통 약해서 정상 성인에서는 들리지 않는다. 이 심음들은 판막작용보다는 심실로의 혈류(S_3)와 심방수축(S_4)과 관련된다.

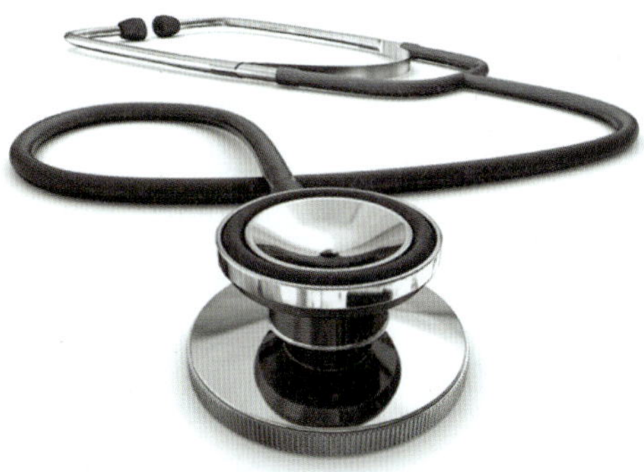

모듈 12.5 복습

a. Coronary ischemia(관상동맥허혈)가 무엇이며, 이것에 의해 어떤 위험이 초래되는가?

b. Stent(스텐트)의 목적에 대해 기술하시오.

c. 청진기로 들을 수 있는 독특한 heart sound(심음)들과 이 심음을 유발하는 사건들에 대해 요약하시오.

1. 명칭 표기

아래 그림의 각 구조물에 대한 명칭을 기입하시오.

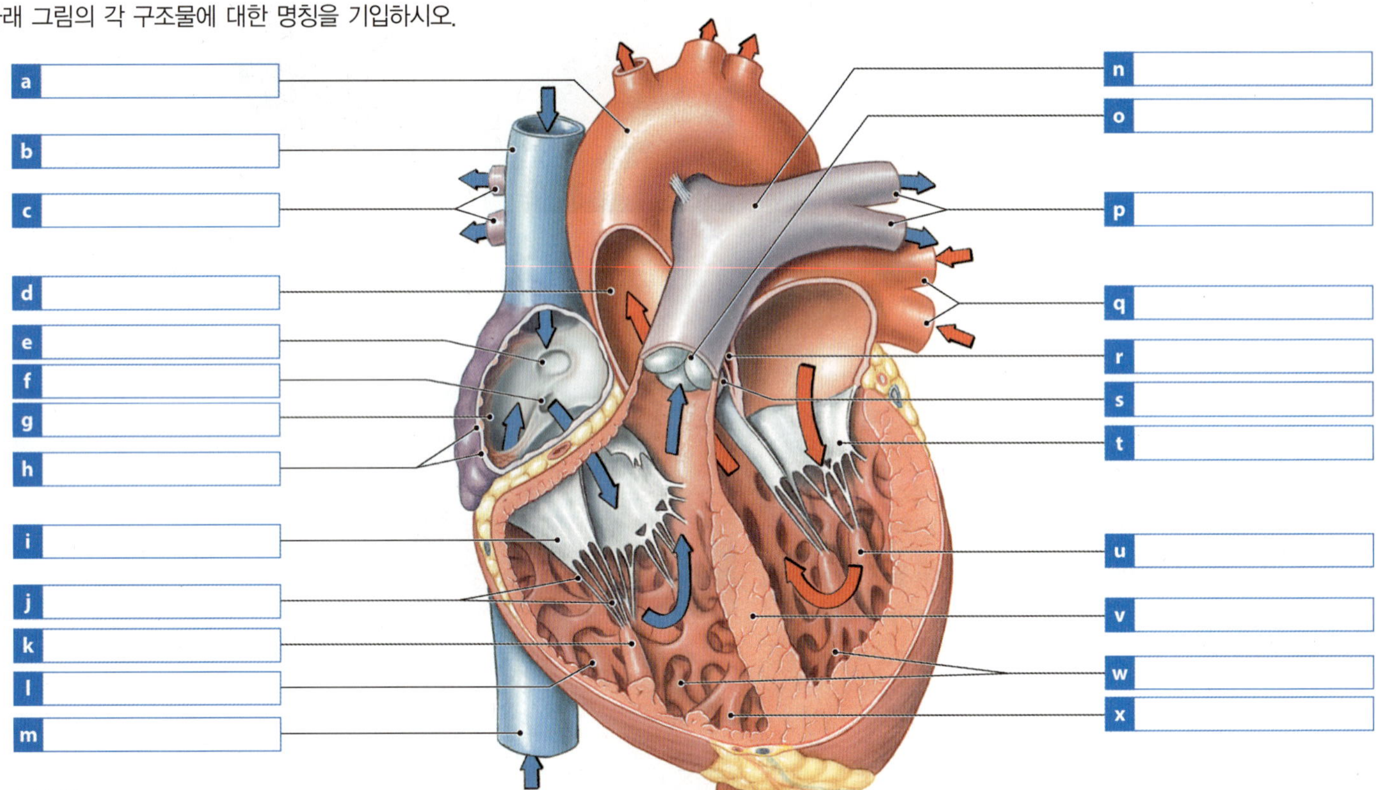

2. 단답형

우심방을 시작으로, 심장 내 chamber(공간)들과(a) deoxygenated blood(탈산소화 혈액, 청색) 및(b) oxygenated blood(산소화 혈액, 적색)가 통과하는 판막들을 순서대로 열거하시오.

____

____

____

3. 연결하기

가장 밀접한 관련이 있는 설명에 다음 용어를 연결하시오.

• apex(심장끝)	a	____________	체순환으로 가는 혈액
• fossa ovalis(타원오목)	b	____________	Serous fluid(장액) 포함
• intercalacted disc(사이원반)	c	____________	심장의 근육층
• coronary artery(관상동맥)	d	____________	심장벽으로부터 심장으로 혈액 귀환
• tricuspid valve(삼첨판막)	e	____________	Interatrial septum(심방중격)의 함몰부위
• aortic valve(대동맥판막)	f	____________	오른방실사이판막
• endocardium(심장속막)	g	____________	체순환계 및 폐순환계로 추가적인 혈류제공
• aorta(대동맥)	h	____________	심장근육섬유들의 연결
• myocardium(심장근육층)	i	____________	심장근육조직에 혈액 제공
• elastic rebound(탄력반동)	j	____________	심장의 안쪽 표면
• coronary sinus(관상정맥동)	k	____________	심장의 아래쪽 끝
• pericardial cavity(심장막안)	l	____________	Semilunar valve(반월판막)

Cardiac Cycle(심장주기)

1 매회 심장박동 뒤에는 짧은 휴식기가 오는데, 이 시기는 네 개의 방이 이완하고 다음 박동을 위해 준비할 시간을 제공한다. 심장박동의 시작과 다음 박동 시작 사이의 기간을 일회 **cardiac cycle(심장주기)**이라 한다. 따라서 심장주기에는 수축과 이완이 번갈아 일어나는 기간이 포함된다.

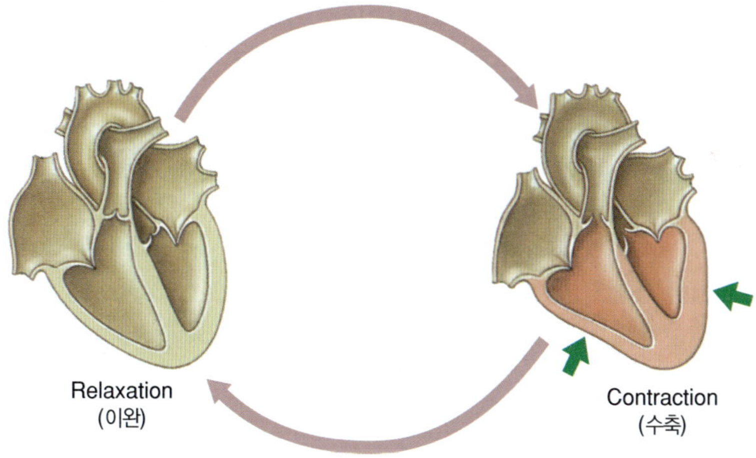

2 우리가 심장을 하나의 펌프로 생각하지만, 실제 심장은 쌍으로 작동하는 4개의 펌프이며, 따라서 일회 심장박동은 복잡한 사건이다. 4개의 모든 방들이 일시에 수축한다면, 정상적인 혈류는 발생할 수 없다. 대신 2개의 심방이 먼저 수축하여 혈액을 심실로 밀어 넣고, 그런 다음 두 개의 심실이 수축하여 폐순환계와 체순환계로 혈액을 떠밀어서 이 혈액이 심방으로 돌아오게끔 한다. 심장 내 정교한 pacemaking system(박동조율계)과 conducting system(전도계)이 심방과 심실 수축 사이에 필요한 간격을 정상적으로 제공한다.

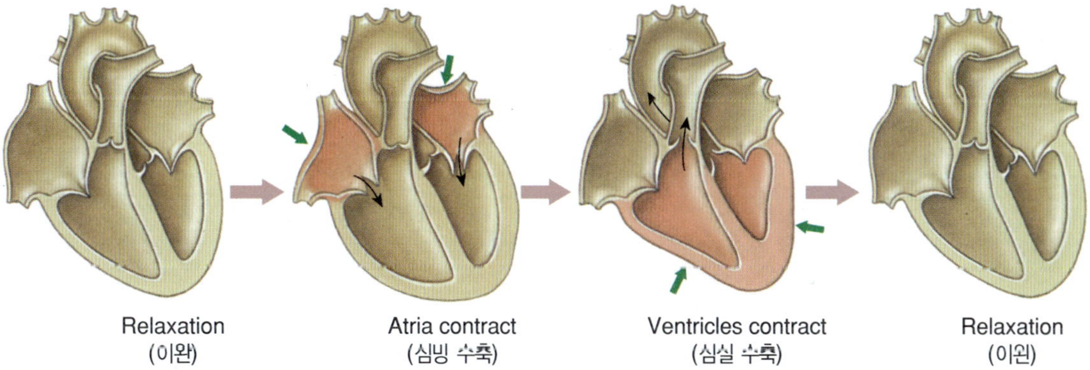

3 심장 내 어느 chamber(공간)에서라도, 심장주기는 2개의 단계로 나뉠 수 있다: 수축기와 이완기. **Systole**(contraction, **수축기;** SIS-tō-lē) 동안 공간은 수축하여 인접한 공간 또는 동맥으로 혈액을 밀어낸다. 수축기 뒤에는 **diastole**(relaxation, **이완기;** dī-AS-tō-lē)이 따른다. 이완기 동안 공간은 혈액으로 채워지며 다음 수축을 위해 준비한다. Beats per minute(bpm, 분당 심장박동수)로 나타내는 heart rate(심박수)는 전형적으로 75회/분인데, 이 심박수에서 심방 또는 심실의 한 주기는 총 800 msec 동안 지속된다. 이 장에서는 전형적인 심장주기-어떻게 시작되고 조정되는지와 공간들의 수축에 의해 생긴 압력이 어떻게 혈액을 한 방향으로 이동시키는지-에 대해 알아본다. 편의상 우리는 심방들이 심장주기를 결정하며, 심방의 수축기 및 이완기가 일회주기에 포함되는 것으로 가정할 것이다.

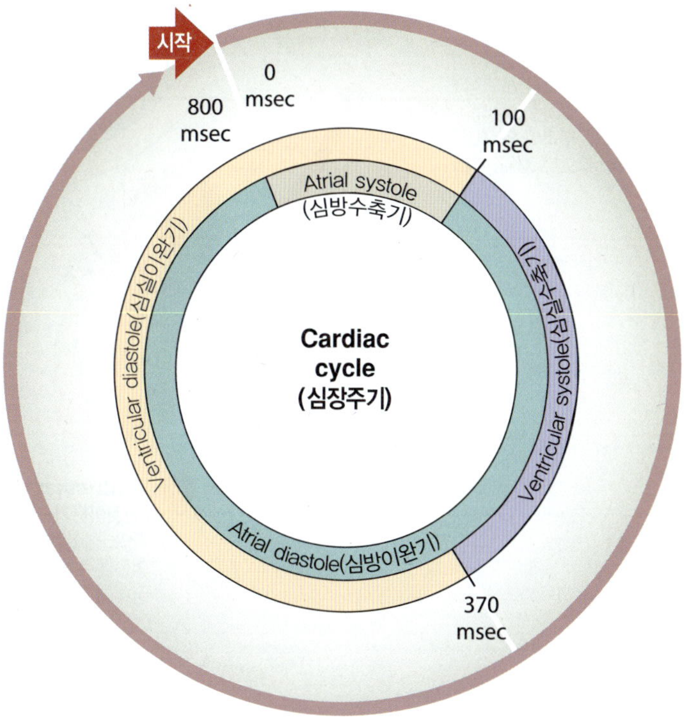

12.6

심장주기는 혈류를 지속시키는 압력기울기를 유발하는데, 특수분화된 심장근육세포들에 의해 조정된다

1 Beats per minute(bpm, 분당 심장박동수)가 75회일 때, 심장주기의 단계들이 그림으로 나타나 있다. Heart rate(심박수)가 증가하면, 심장주기의 모든 단계가 짧아진다. 최대감소는 이완기 기간에서 발생한다. 심박수가 75 bpm에서 200 bpm으로 증가할 때, 수축기는 40% 미만으로 감소하지만 이완기는 거의 75%까지 줄어든다.

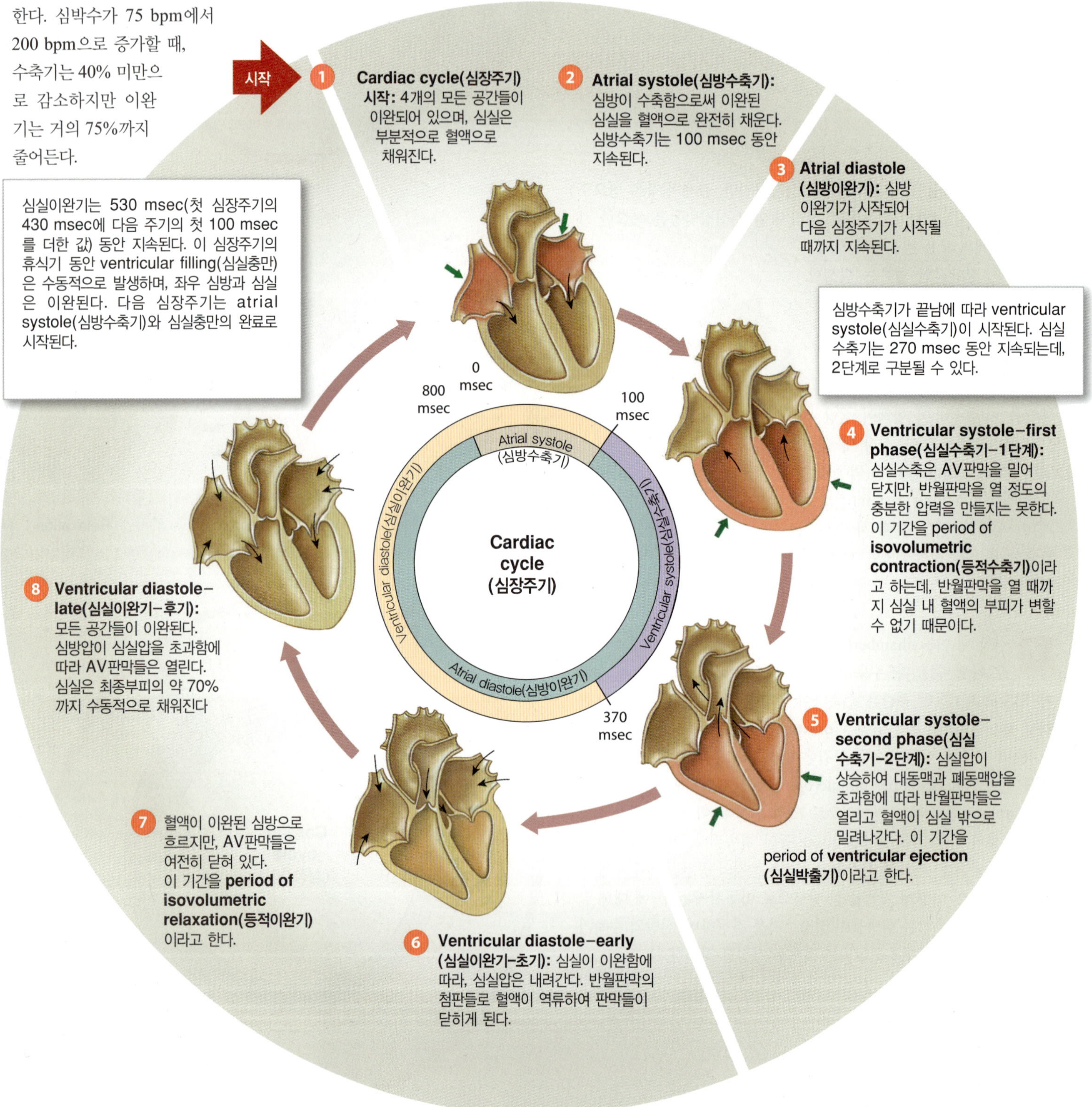

2 심장근육조직은 신경 또는 호르몬 자극 없이도 스스로 수축한다. 이 특성을 **automaticity(자동능, 자발성)**라고 한다. **Conducting system(전도계)**은 수축을 위한 자극의 개시 및 전달을 담당하기 위해 특수분화된 심장근육세포들의 연결망이다. 이 그림은 심장 전도계의 구성요소들을 소개한다.

1 매 심장박동은 **sinoatrial node(동심방결절**; sī-nō-Ā-trē-al) 또는 간단히 **SA node(SA결절)**에서 유발되는 활동전위에 의해 시작된다. SA결절은 위대정맥이 들어오는 근처의 우심방 뒤쪽 벽에 박혀 있다. 심장의 이 pacemaker(박동조율기)에서 생성되는 전기자극은 전도계의 다른 세포들에 의해 확산된다.

2 심방의 **intermodal pathway(결절간경로)**에 있는 전도세포들은 전기자극이 심실 쪽으로 전달될 때 심방근육세포들에게 수축자극을 분배한다.

3 **Atrioventricular(AV) node(방실결절, AV결절)**는 심방과 심실의 연결 부위에 위치한다. AV결절에도 박동조율기 세포들이 분포하지만, 대개 심박수에 영향을 미치지는 않는다. 그러나 SA결절 또는 결절간경로가 손상되면, SA결절로부터의 명령 없이도 AV결절이 분당 40~60회의 속도로 전기자극을 유발하기 때문에 심장은 계속 박동할 것이다.

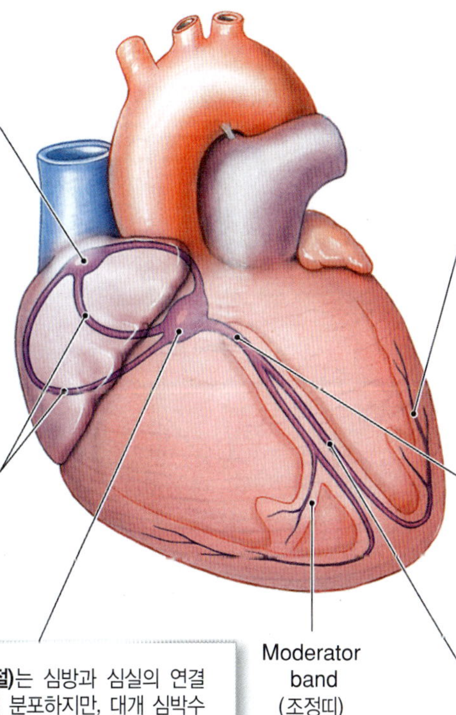

5 **Purkinje fiber(푸르킨예섬유)**들은 굵은 전도세포들로서 작은 유수신경의 축삭 만큼이나 빠르게 활동전위를 전달한다. 푸르킨예섬유들은 활동전위 배포망의 가는 연결선들로서 심실수축기를 촉발하는 심실의 심장근육층 세포들의 depolarization(탈분극)을 담당한다.

4 AV결절은 interventricular septum(심실중격) 내에 위치한 **AV bundle(방실다발)**에 자극을 전달한다. 보통 방실다발이 심방과 심실 사이의 유일한 전기적 연결이다.

방실다발은 좌우 **bundle branch(다발갈래)**로 나누어진다. 육중한 좌심실에 공급되는 left bundle branch(왼다발갈래)가 right bundle branch(오른다발갈래)보다 훨씬 크다. 양쪽 다발갈래들은 심장의 apex(심장끝)를 향해 뻗다가 방향을 바꾸어 심장속막 표면으로 깊이 퍼져 나간다.

AV결절의 세포들도 분당 최대 230회의 속도로 전기자극을 발생시킬 수 있다. 각 전기자극이 심실수축을 유발하기 때문에 이 값은 최대 정상 심박수가 된다. SA결절이 훨씬 빠른 속도로 전기자극을 발생시킨다 해도, 심실은 분당 230회보다 빠르게 수축하지는 않을 것이다. 이와 같은 빠른 심박수는 심장 또는 전도계가 손상되었거나 약물에 의해 자극 받을 때에만 발생한다.

모듈 12.6 복습

a. 심장 내 공간들의 contraction(수축)과 relaxation(이완)을 대체할 용어를 제시하시오.

b. 심장주기의 단계들에 대해 기술하시오.

c. 좌심실압이 상승할 때, 심장은 언제나 혈액을 밀어내고 있는가? 설명하시오.

12.7

자율신경계가 심장에 분포하며, 심전도는 심장의 활동을 표시할 수 있다

Cardiac Innervation(심장의 신경분포)

1 Medulla oblongata(연수)의 심장 조절중추들에는 심장기능조절을 위한 자율신경계의 본부들이 포함되어 있다. Autonomic nervous system(ANS, 자율신경계)이 심박수와 수축력 모두를 조절한다.

Cardioinhibitory center(심장억제중추)는 심박수를 느리게 하는 parasympathetic neuron(부교감신경)들을 조절한다.

Cardioacceleratory center(심장촉진중추)는 심박수를 증가시키는 sympathetic neuron(교감신경)들을 조절한다.

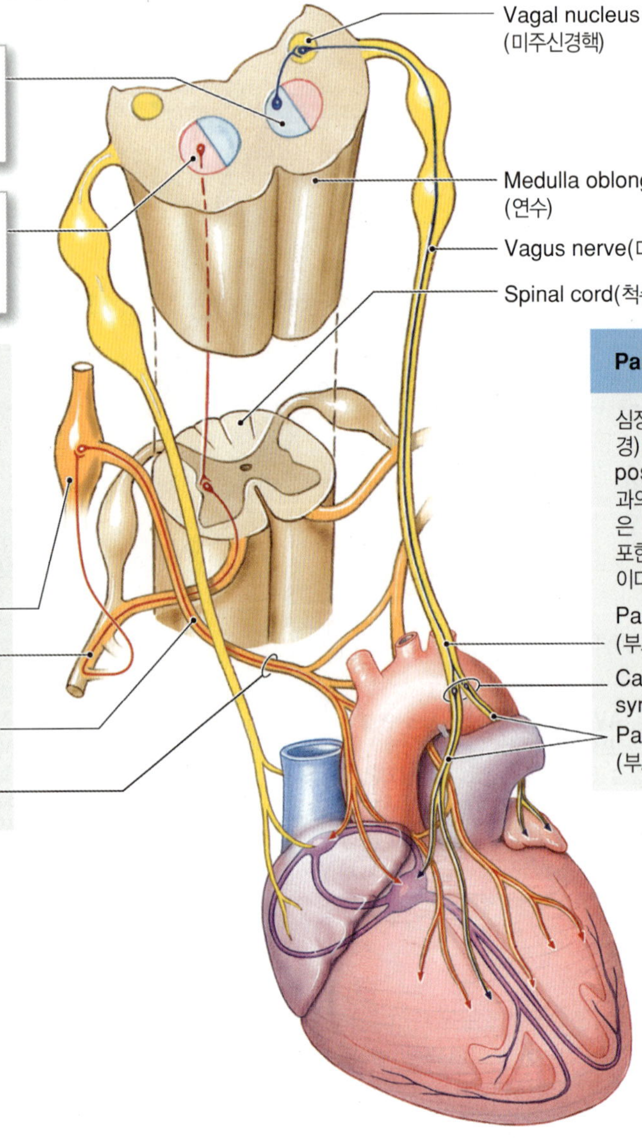

Sympathetic(교감신경)

심장의 교감신경은 cardiac nerve(심장신경) 안의 postganglionic fiber(신경절이후섬유)를 통해 온다. 이 신경섬유들은 conducting system(전도계)과 심방 및 심실의 myocardium(심장근육층)에 분포한다.

Parasympathetic(부교감신경)

심장의 부교감신경은 vagus nerve(미주신경)와 cardiac plexus(심장신경얼기) 내 postganglionic neuron(신경절이후신경)과의 시냅스를 통해 온다. 신경절이후섬유들은 SA결절, AV결절 및 심방의 근육들에 분포한다; 심실 근육에서의 분포는 매우 한정적이다.

2 우리는 저마다 독특한 안정시 심박수를 가지고 있는데, 나이, 일반적인 건강도 및 신체조건에 따라 다양하다. 미국 심장협회에 따르면, 안정시 심박수의 정상범위는 분당 60~100회이다.

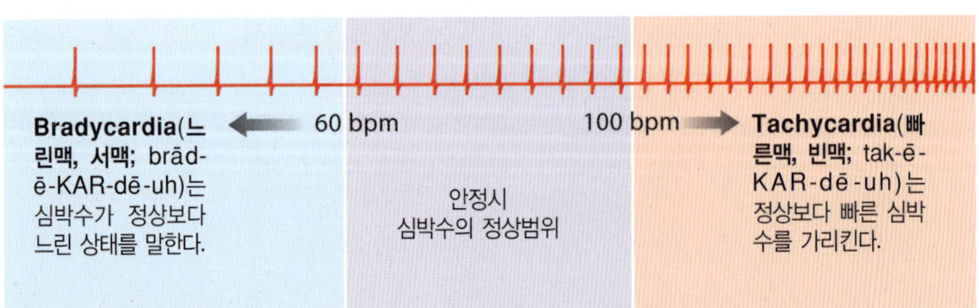

Electrocardiogram(ECG, 심전도)

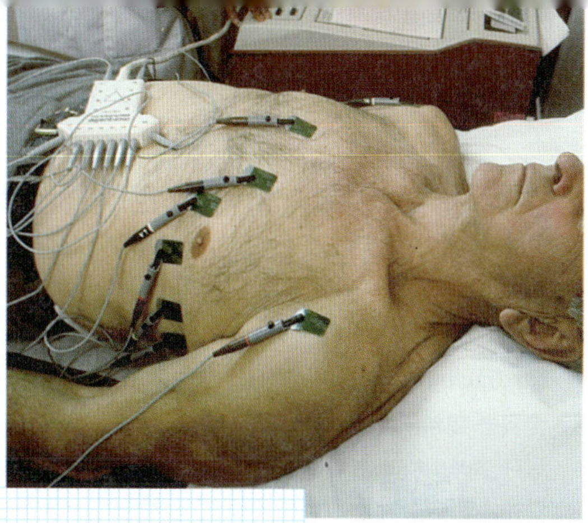

3 심장에서 일어나는 전기적 사건들은 신체표면의 전극에 의해 감지될 정도로 강력하다. 시간경과에 따른 이 사건들의 기록이 **electrocardiogram(심전도**; e-lek-trō-KAR-dē-ō-gram)이며, **ECG** 또는 **EKG**로 불린다. ECG의 모양은 기록하는 전극의 위치 또는 lead(유도법)에 따라 다양하다. 사진은 전극의 표준배치에 따른 심전도 유도를 보여주며, 아래 그래프는 그 배치를 이용하여 얻은 ECG의 중요 특성들을 나타낸다.

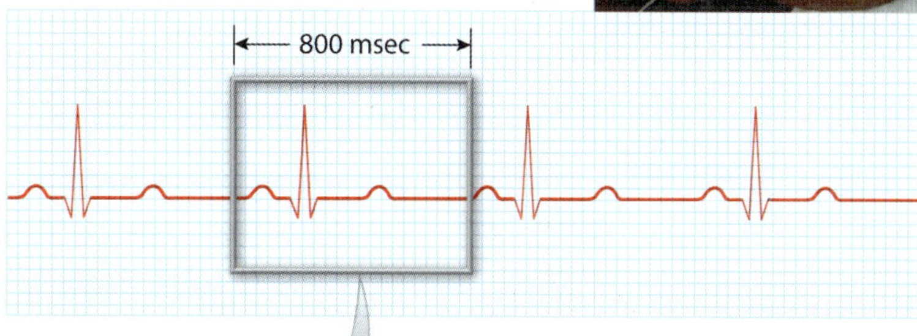

작은 **P wave(P파)**는 심방의 depolarization(탈분극)을 수반한다. 심방은 P파가 시작되고 약 25 msec 후에 수축하기 시작한다.

QRS complex(QRS 복합파)는 심실이 탈분극할 때 나타난다. 이 파는 상대적으로 강한 전기적 신호인데, 심실 근육이 심방 근육보다 훨씬 크고 무겁기 때문이다. 또한 이 파는 복합적인 신호인데, 심실을 통해 탈분극이 전피되는 경로가 매우 복잡하기 때문이다. **R wave(R파)**의 정점에 도달하고 잠시 후에 심실이 수축하기 시작한다.

좀 작은 **T wave(T파)**는 ventricular repolarization(심실 재분극)에 해당된다. 심방의 재분극에 해당하는 A wave(A파)는 나타나지 않는데, 심실이 딜분극하는 동안 심방 재분극의 전기적 사건이 QRS 복합파에 가려지기 때문이다.

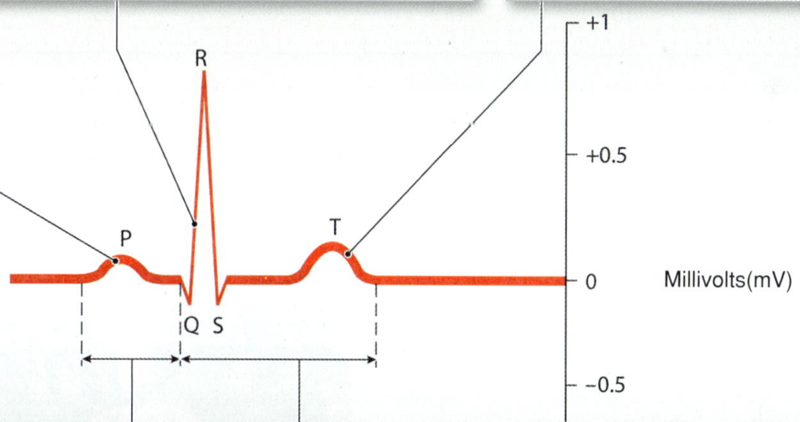

P-R interval(P-R간격)은 심방 탈분극의 시작부터 QRS 복합파의 시작(심실의 탈분극)까지를 의미하는데, P-R간격이 R파까지가 아닌 이유는 비정상적인 심전도에서 R파의 정점을 결정하기가 어려울 수 있기 때문이다. 200 msec 이상 지속되는 P-R간격은 전도경로 또는 AV결절의 손상을 의미할 수 있다.

Q-T interval(Q-T간격)은 심실이 탈분극과 재분극의 한 주기를 완수하기 위해 필요한 시간을 나타낸다. 보통 Q파의 바닥이 아닌 P-R간격의 끝에서부터 측정된다.

임상의사들은 특정 결절, 전도 및 수축 요소들의 기능수행을 평가하기 위해 ECG를 사용한다. 예를 들어, 심근경색에 의해 심장의 특정 부위가 손상될 때, ECG는 비정상적인 자극전도 유형을 나타낼 것이다.

모듈 12.7 복습

a. Cardioinhibitory center(심장억제중추) 및 cardioacceleratory center(심장촉진중추)의 위치와 작용에 대하여 기술하시오.

b. Bradycardia(서맥)와 tachycardia(빈맥)를 비교하시오.

c. ECG의 중요한 특성 5가지를 열거하고, 각각이 무엇을 나타내는지를 설명하시오.

심박수 및 일회박출량의 조정을 통해 심박출량이 조절된다

1 심장혈관계통의 조절목적은 살아 있는 조직으로 적절한 혈류를 유지시키는 것이다. 말초혈류량의 가장 좋은 지표는 **cardiac out(CO, 심박출량)**인데, 이는 1분 동안 좌심실에 의해 박출되는 혈액의 양을 의미한다. 심박출량은 2가지 인자에 의해 결정된다: heart rate(심박수)와 **stroke volume(일회박출량)**. 일회박출량은 1회 심장박동에 의해 심실에서 박출되는 혈액량이다.

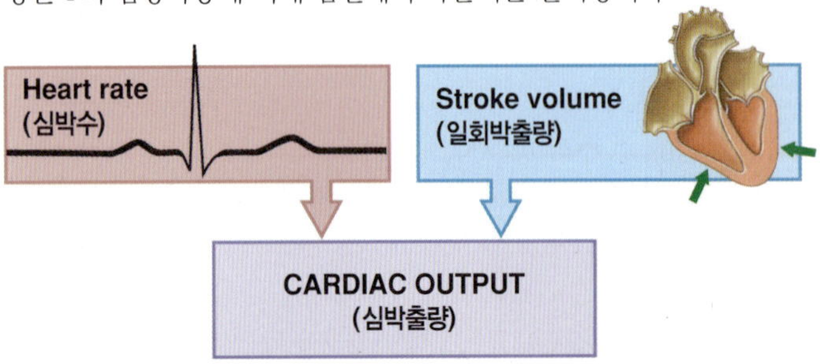

2 심박출량의 계산은 수월하다: HR(심박수)에 평균 SV(일회박출량)를 곱한다. 예를 들어, 심박수가 75 bpm이고 일회박출량이 80 mL이면

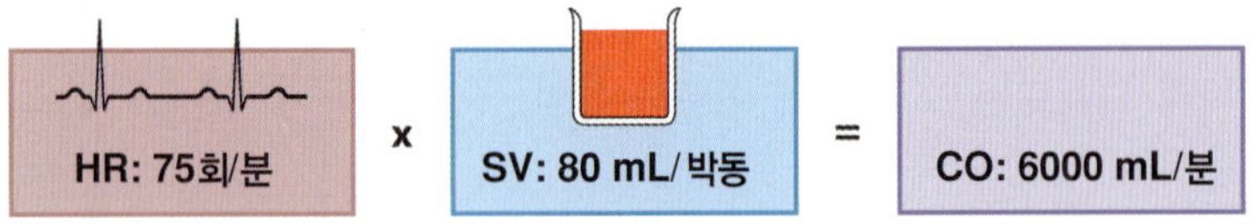

다양한 조건에서도 말초조직들이 적절한 혈액공급을 받을 수 있도록 신체는 심박출량을 정확하게 조절한다. 필요할 때, 심박수는 250%까지 증가할 수 있으며, 정상 심장에서 일회박출량은 거의 두 배가 될 수 있다.

3 이 그림이 나타내듯 심박출량은 대사요구량에 따라 변하며, 신체는 이 변화들을 면밀히 감시하고 치밀하게 조절한다.

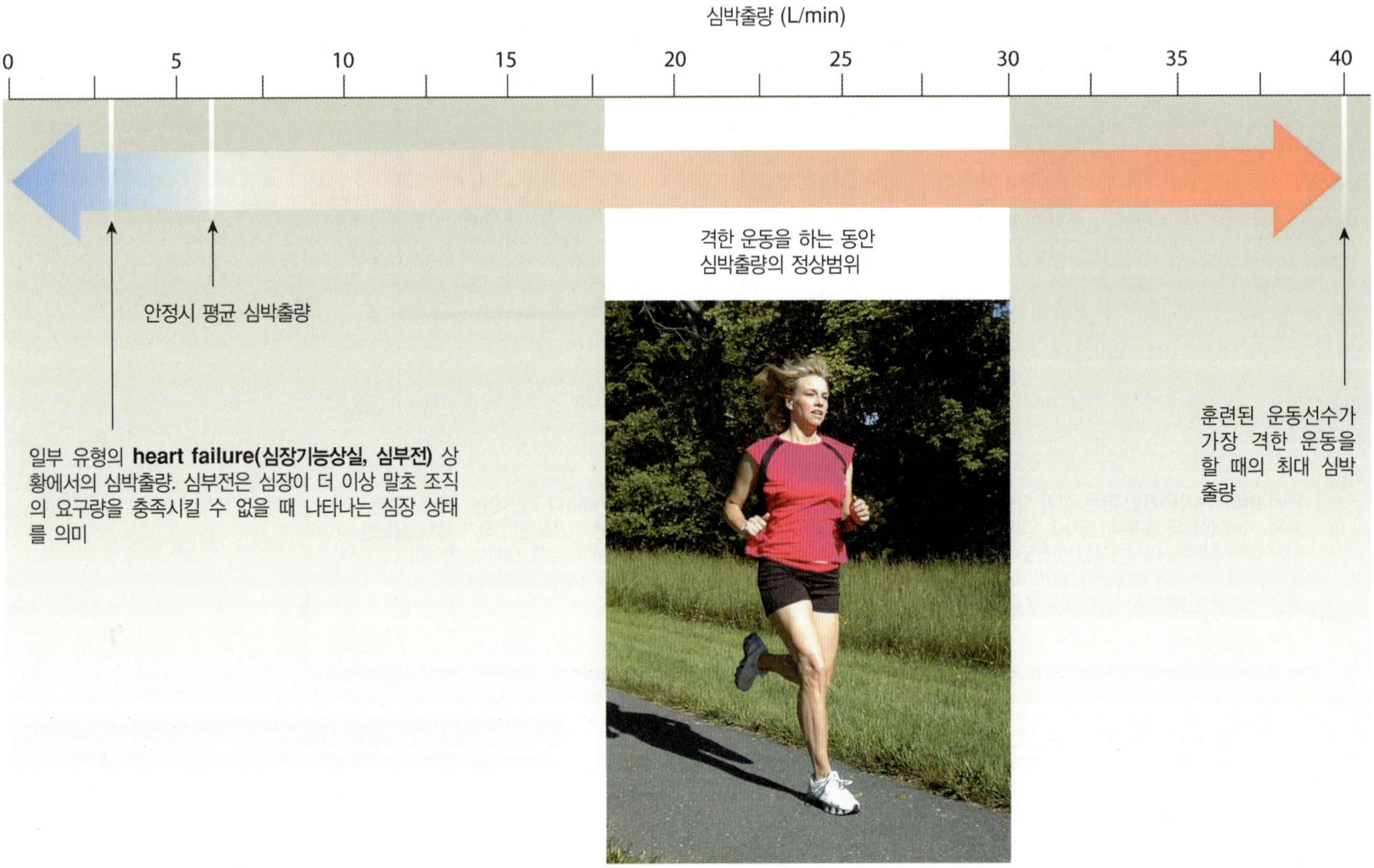

4 심박수 또는 일회박출량을 변화시키는 것은 모두 심박출량을 변화시킬 수 있다. 이 도표는 심박출량에 영향을 미치는 중요한 인자들을 요약한다. 다음 절을 시작하기 전에 이 표를 주의 깊게 복습하라.

심박수(HR)에 영향을 미치는 인자들

Body Temperature(체온)

체온이 상승할 때, 심박수는 빨라진다. 이것이 열이 날 때 심장이 뛰는 것 같은 이유이다. 체온이 떨어지면 심박수가 느려진다; 심장수술을 하는 동안 체온은 인위적으로 낮출 수 있다.

Neural Regulation(신경조절)

교감신경자극은 HR을 증가시킨다; 부교감신경 자극은 HR을 감소시킨다.

Hormonal Regulation(호르몬조절)

많은 호르몬들이 심박수를 증가시킨다[특히, epinephrine(에피네프린)과 thyroid hormone(갑상선호르몬)].

일회박출량(SV)에 영향을 미치는 인자들

Venous Return(복귀정맥혈)

Venous Return(복귀정맥혈)은 체순환계에 의해 매 분마다 심장으로 배달되는 정맥혈액의 양이다. 혈액량, 근육활동 및 말초모세혈관을 통한 혈류속도가 복귀정맥혈을 결정짓는 주요 인자들이다.

Filling time(충만시간)은 심실 이완기의 지속기간이다. 충만시간이 길수록, 심실이 수축을 시작할 때 더 많은 혈액이 심실에 채워져 있을 것이다. 심실에 혈액량이 많을수록, 수축은 강해진다. "심실의 혈액량이 많을수록 박출되는 혈액량이 많아진다"는 관계는 **Starling's law of the heart(심장의 스탈링 법칙)**으로 알려져 있다. 늘어난 충만시간과 증가된 심실의 혈액량 모두 일회박출량의 증가를 초래한다.

근육수축은 정맥을 압박하여 판막들이 우심방 쪽으로 정맥혈액을 보내는 것을 돕는다.

출혈 또는 탈수에 의해 혈액량이 많이 감소하면 복귀정맥혈이 줄어든다.

말초혈류 유형의 변화가 복귀정맥혈을 증가 또는 감소시킬 수 있다

일반적으로, 복귀정맥혈이 증가할 때, SV가 증가한다; 복귀정맥혈이 줄어들 때, SV는 감소한다.

Contractility(수축력)

Contractility(수축력)은 심실이 수축하는 동안 생성된 힘을 의미한다. 많은 약물들이 수축력 감소를 위해 사용된다; 이런 약물들의 예로는, propranolol(프로프라놀롤) 또는 timolol(티몰롤)과 같은 "beta-blocker(베타차단제)"와 nifedipine(니페디핀) 또는 verapamil(베라파밀)과 같은 칼슘통로 차단제가 포함된다.

Neural Regulation(신경조절)

교감신경 자극은 수축력을 증가시킨다; 부교감신경 자극은 수축력을 감소시킨다.

Hormonal Regulation(호르몬조절)

Epinephrine(에피네프린), norepinephrine(노르에피네프린) 및 갑상선 호르몬을 포함한 많은 호르몬들이 수축력을 증가시킨다.

HEART RATE(HR, 심박수)

STROKE VOLUME(SV, 일회박출량)

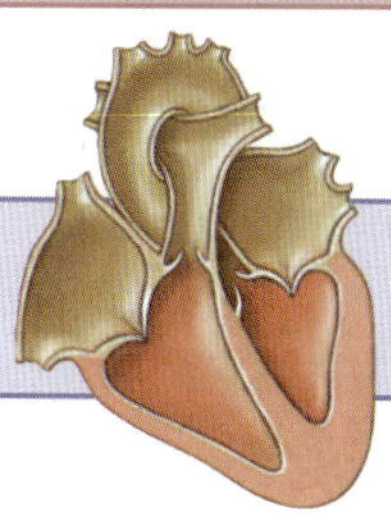

CARDIAC OUT(CO, 심박출량) = HR × SV

모듈 12.8 복습

a. Cardiac output(심박출량)을 정의하시오.

b. 증가된 venous return(복귀정맥혈)이 어떻게 stroke volume(일회박출량)에 영향을 미칠 것인가?

c. 심장이 너무 빨리 박동하면 왜 잠재적인 문제가 되는가?

1. 단답형

모듈 12.6의 심장주기에 대한 설명을 참고하여 아래 질문에 답하시오.

a 수축하고 있는 심장의 공간은 ____________________[diastole(이완기)/systole(수축기)]에 있으며, 이완하는 심장의 공간은 ____________________[diastole(이완기)/systole(수축기)]에 놓여 있다.

b 심장주기가 시작될 때, 심실은 혈액으로 ____________________(부분적으로/전체적으로) 채워져 있다.

c 좌심실압이 좌심방압 이상으로 상승할 때 왼쪽 AV판막에는 무슨 일이 벌어지는가?

d 심실이완기 대부분 동안, 좌심실압은 좌심방압보다 ____________________(높다/같다/낮다).

e 좌심실압이 대동맥압보다 커질 때, 대동맥판막에는 무슨 일이 일어나는가?

f Isovolumetric contraction(등적수축)이 일어나는 동안, 반월판막은 ____________________(열려/닫혀) 있다.

g 등적이완이 일어나는 동안, AV판막과 반월판막은 ____________________(열려/닫혀) 있다.

2. 단답형

SA node(SA결절)를 시작으로 심장 전도계를 통해 활동전위를 운반하는 구조들의 이름과 역할에 대하여 기술하시오.

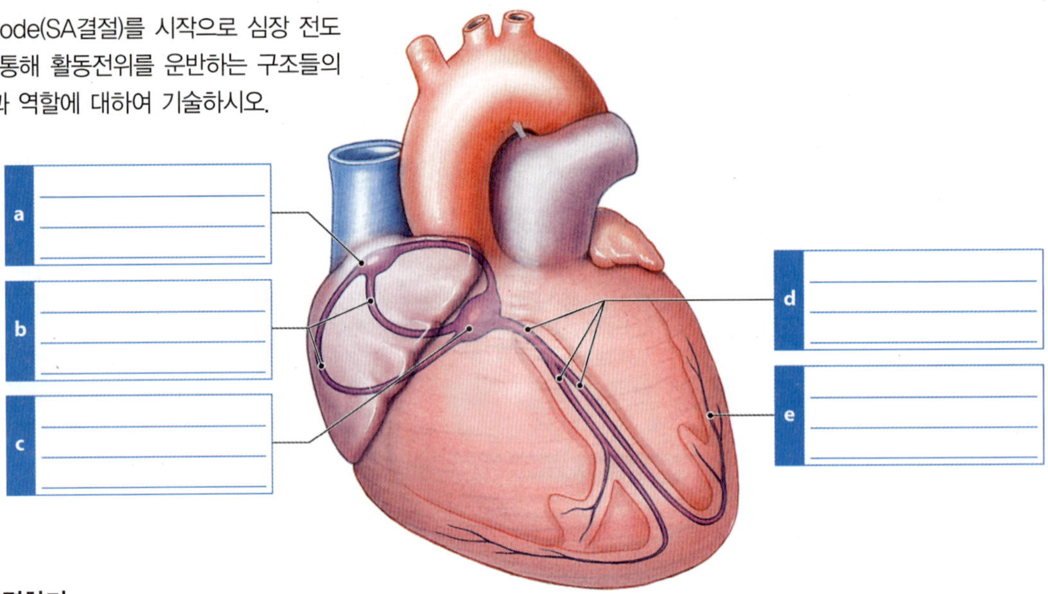

3. 연결하기

가장 밀접한 관련이 있는 설명에 다음 용어를 연결하시오.

- P wave(P파)
- cardiac output(심박출량)
- automaticity(자동능)
- Purkinje fiber(푸르킨예섬유)
- contractility(수축력)
- filling time(충만시간)
- sympathetic neuron(교감신경)
- QRS complex(QRS 복합파)
- stroke volume(일회박출량)
- tachycardia(빈맥)
- bradycardia(서맥)
- parasympathetic neuron(부교감신경)

a ____________________ 심실수축기 동안 생성된 힘

b ____________________ 스스로의 자극에 의한 심장근육 수축

c ____________________ 심방의 탈분극

d ____________________ 1회 심장박동에 의해 좌심실에서 박출되는 혈액량

e ____________________ 심실의 탈분극

f ____________________ 심박수를 감소시킨다.

g ____________________ 정상 심박수보다 느린 상태에 대한 용어

h ____________________ 심박수를 증가시킨다.

i ____________________ 심실의 심장근육층 세포들을 탈분극시킨다.

j ____________________ 정상 심박수보다 느린 상태에 대한 용어

k ____________________ 심박수 × 일회박출량

l ____________________ 심실이완기의 기간

Cardiac Output(심장박출량)과 Peripheral Blood Flow(말초 혈류)의 통합조절

당신은 이제 심박출량 조절에 관련되는 인자들에 익숙하다. 활동적인 조직들의 요구량에 부응하기 위해 심박출량과 폐순환계 및 체순환계로의 혈액분배는 끊임없이 조절되어야만 한다. 심장혈관계통 조절의 장소와 기전들이 여기에 요약되어 있다.

Cardiac Output(심박출량)

Cardiac output(심박출량)을 유지하기 위해, 심장은 수천 km의 말초모세혈관을 통해 혈액을 밀어낼 수 있는 충분한 압력을 생성해야 한다. 대부분의 말초모세혈관의 직경은 적혈구보다 약간 클 뿐이다.

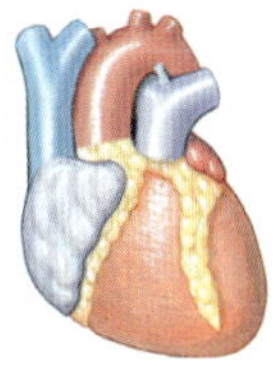

Arterial Blood Pressure(동맥압)

Blood pressure(혈압)는 심장혈관계통 내의 전체 압력을 말한다. **Arterial blood pressure(동맥압)**는 **venous pressure(정맥압)**보다 훨씬 높다. 동맥압이 높지 않으면, 혈액은 점점 작아지는 동맥들과 그 뒤 헤아릴 수 없이 많은 모세혈관망들을 통과할 수 없다.

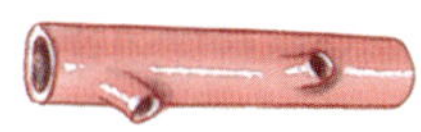

Peripheral Resistance(말초저항)

Resistance(저항)는 이동을 방해하는 힘이다. **Peripheral resistance(말초저항)**는 동맥계 전체의 저항을 의미한다. 동맥의 분지들이 점점 작아질 때, 저항은 증가한다.

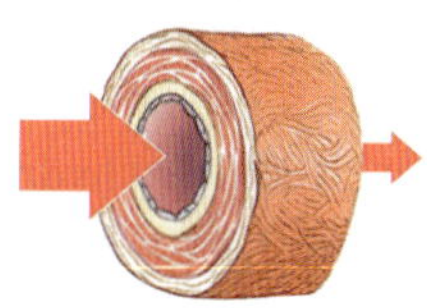

Capillary Pressure(모세혈관압)

모세혈관압이 매우 낮기 때문에, 혈류는 느리고 따라서 혈액과 주변 interstitial fluid(간질액) 사이에서 확산이 일어날 충분한 시간이 허락된다. **Capillary exchange(모세혈관교환)**라고 하는 상호작용이 전체 심장혈관계통의 일차적인 주안점이다.

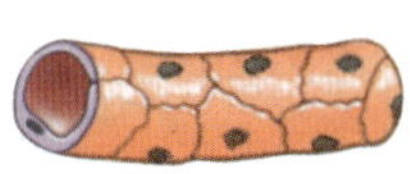

Capillary exchange (모세혈관교환)

Interstitial fluid(간질액)

Venous Pressure(정맥압)

말초정맥의 판막과 주변근육의 압박이 정맥압과 정맥혈류 유지에 중요한 역할을 수행한다. 혈액이 심장 쪽으로 이동함에 따라, 혈관의 직경은 점점 커지고 저항은 계속 감소한다.

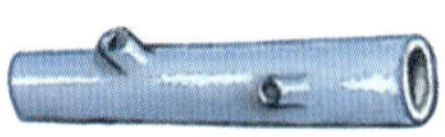

Venous Return(복귀정맥혈)

Venous return(복귀정맥혈)은 매 분마다 우심실에 도달하는 혈액량을 말한다. 평균적으로 복귀정맥혈은 심박출량과 동일하다.

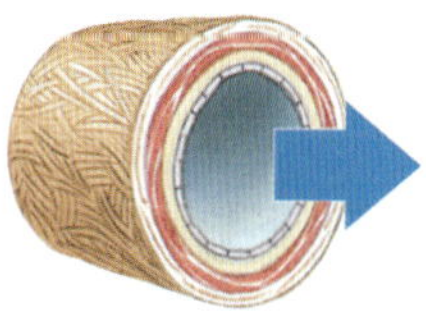

Neural(신경) 및 Hormonal Regulation(호르몬 조절)

Neural(신경) 및 hormonal regulation(호르몬 조절)은 심박수, 일회박출량, 말초저항 및 정맥압의 통합조절을 이끌어 낸다. 따라서 심박출량은 말초조직이 요구량에 맞추는데 충분하다.

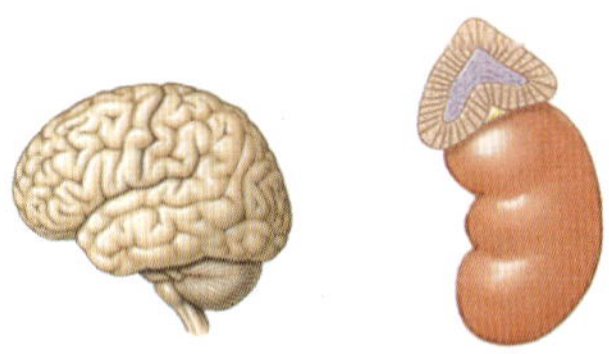

이 절에서는 전체 심장혈관계통의 기능을 검토할 것이며, 신경학적 및 호르몬 기전들이 어떻게 심장혈관계통의 기능을 조절하는지에 대해 학습할 것이다.

12.9

동맥압과 말초저항이 혈류량을 결정하며 모세혈관교환에 영향을 미친다

Blood flow(혈류량)는 단위시간 당 하나의 혈관 또는 혈관들의 집단을 통해 흐르는 혈액의 양을 말한다. 혈류량은 **blood pressure(혈압)** 또는 **arterial pressure(동맥압;** 동맥압의 증가는 혈류량의 증가로 이어진다)에 비례하며, **peripheral resistance(말초저항;** 말초저항의 증가는 혈류량의 감소를 초래한다)에 반비례한다. 그러나 혈압의 절대값은 **pressure gradient(압력기울기, 압력차)**보다 덜 중요하다. 압력기울기는 혈관의 양쪽 끝 사이의 압력차이를 말한다. 가장 큰 압력기울기는 대동맥 기부와 말초모세혈관계의 근위부 말단 사이에서 발견된다. 심장혈관계통의 조절중추는 심방출량과 말초저항을 조정함으로써 이 기울기를 수정할 수 있으며, 따라서 모세혈관에서의 혈류속도를 조절한다.

1 동맥압은 일정하지 않다; 탄력성 동맥벽이 늘어나고 반동으로 줄어듦에 따라 심실수축기 동안은 상승하고 심실이완기 동안은 감소한다. 심실수축기 동안 측정된 최대 혈압을 **systolic pressure(수축기압)**이라고 하며, 심실이완기 끝의 최소 혈압을 **diastolic pressure (이완기압)**라고 부른다. 혈압을 기록할 때, 우리는 수축기압과 이완기압을 빗금으로 구분한다. 따라서 그림에 나타난 혈압은 120/90로 기록된다["one-twenty over ninety (120에 90)"으로 읽는다].

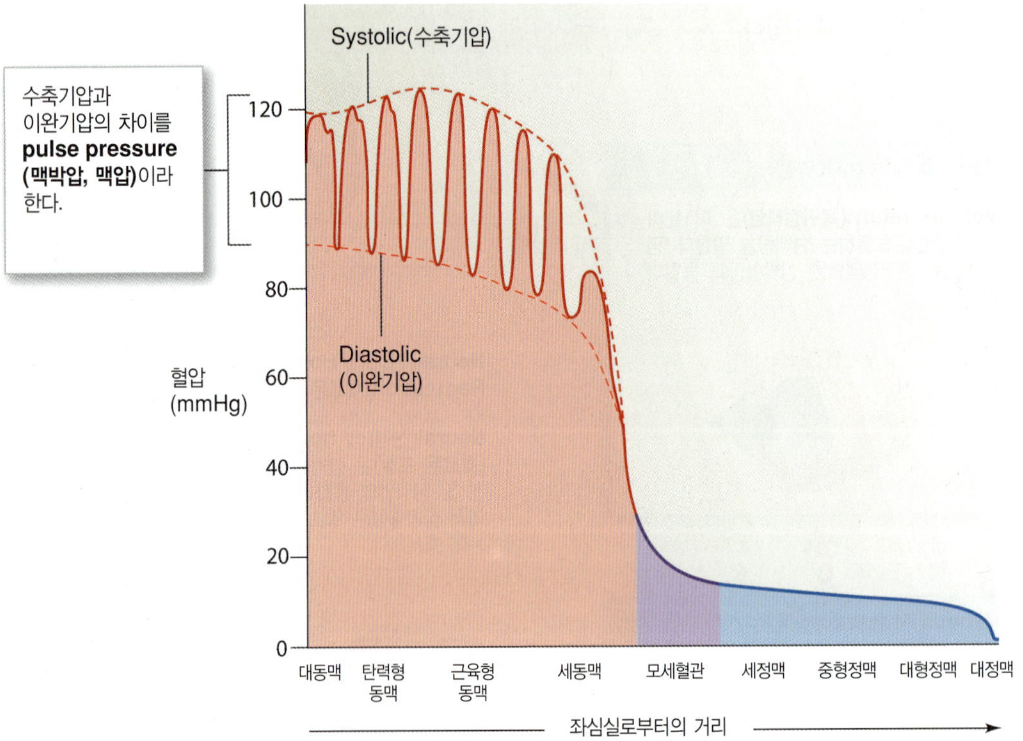

2 **Capillary exchange(모세혈관교환)**는 filtration(여과), diffusion(확산) 및 osmosis(삼투)의 조합에 관련된다. **Capillary hydrostatic pressure(CHP, 모세혈관정수압)**는 모세혈관계의 혈압이며, 여과를 위한 원동력을 제공한다. 전형적인 모세혈관의 경우, CHP는 수분과 수용성 분자들을 혈류 밖, 즉 간질액으로 밀어낸다. 작은 용질들은 endothelium(내피)을 통과할 수 있다. 혈장단백질과 같은 큰 분자들은 혈류에 남아 있을 것이다. 이 크기에 따른 선택적인 과정을 **filtration(여과)**이라고 부른다.

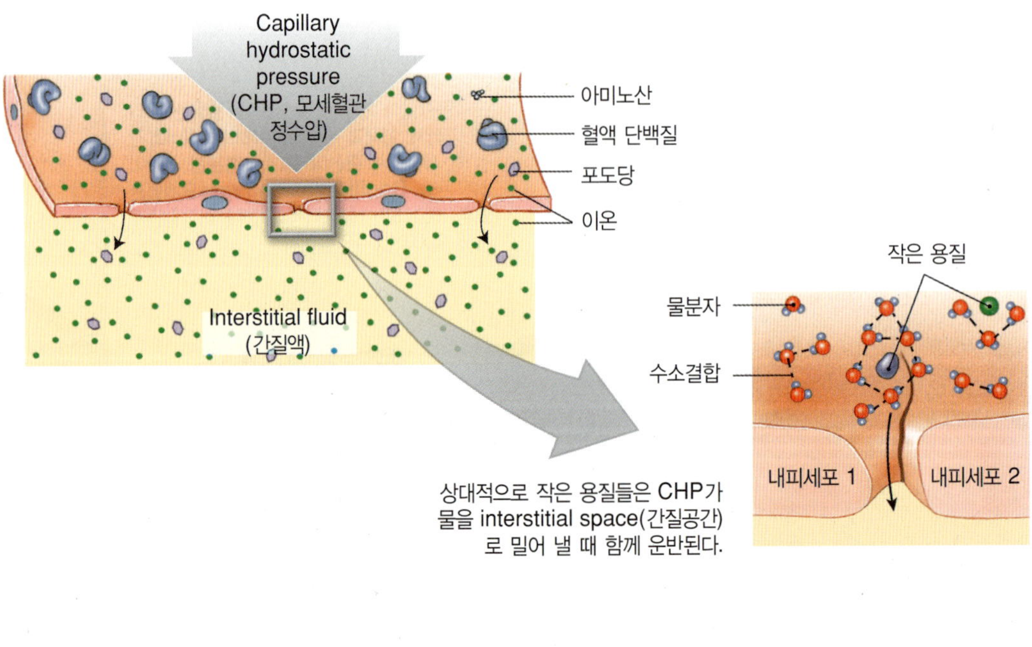

3 Diffusion(확산)은 용질의 농도가 높은 곳에서 낮은 곳으로 발생하는 이온 또는 분자들의 net movement(순이동)를 말한다. 관련된 거리가 짧고, 농도기울기가 크며 이동하는 이온 또는 분자들의 크기가 작을 때 확산은 대부분 빠르게 일어난다. 확산은 모세혈관벽에서 끊임없이 일어나지만, 이 표에 언급되어 있듯이, 여러 물질들이 다양한 경로를 이용한다.

모세혈관벽을 통한 확산 경로들

- 수분, 이온 및 포도당, 아미노산, 요소와 같은 작은 유기분자들: 보통 인접한 내피세포들 사이 또는 특정 모세혈관의 구멍을 통한 확산으로 혈류에 출입한다.
- Sodium(나트륨), potassium(칼륨), 칼슘 및 염소이온을 포함하는 많은 이온들. 원형질막의 channel(통로)을 통과하여 내피세포를 건너 확산된다.
- 크기가 큰 수용성 화합물: hypothalamus(시상하부), 신장, 많은 내분비 기관 및 소화관과 같은 곳의 특정 모세혈관에서가 아니면 혈류에 출입할 수 없다
- 지질(지방산과 콜레스테롤 등)과 지용성 물질들(산소 및 이산화탄소와 같은 수용성 기체 포함): 내피세포의 원형질막을 통한 확산으로 모세혈관벽을 통과한다.
- 혈장단백질: 혈장단백질이 혈류로 입장하는 liver(간)의 sinusoid(굴맥관)과 같은 굴모양 혈관을 제외하면 혈장단백질은 보통 내피세포층을 통과할 수 없다.

4 모세혈관의 동맥쪽 끝에서 정맥쪽 끝으로 혈액이 흘러감에 따라 모세혈관압은 감소한다. 그 결과, 여과와 재흡수 비율은 모세혈관을 따라 점진적으로 변한다. 아래 그림이 관련된 인자들을 설명한다.

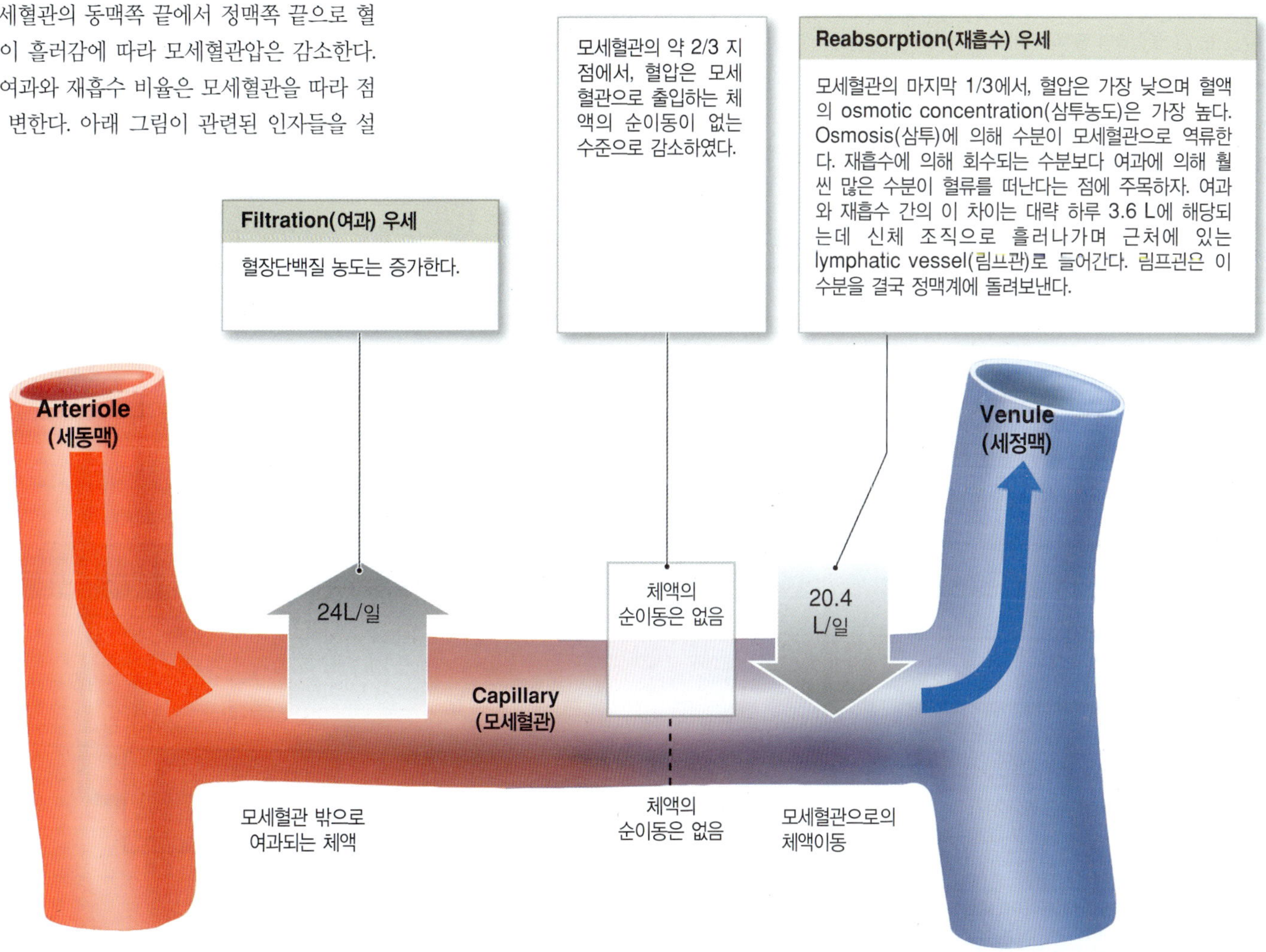

모듈 12.9 복습

a. Blood flow(혈류량)를 정의하고, blood pressure(혈압)와 peripheral resistance(말초저항)의 관계에 대해 기술하시오.

b. 건강한 사람에서, 혈압은 대동맥에서 높은가? 아니면 대정맥에서 높은가? 설명하시오.

c. 재흡수되는 수분보다 더 많은 수분이 모세혈관 밖으로 나간다. 이 수분은 어디로 가는가?

12.10

심장혈관계통의 조절 기전들은 혈압변화에 반응한다

1 Homeostatic mechanism(항상성 기전)들은 **tissue perfusion(조직관류)**－조직으로의 혈류－이 조직의 산소 및 영양분 요구량에 부응하도록 심장혈관계통의 활성을 조절한다. 두 가지 조절경로가 존재한다: (1) autoregulation(자동조절). 이것이 효과적이지 않으면 (2) 신경 및 내분비 기전에 의한 central regulation(중추조절).

Autoregulation(자동조절)

Autoregulation(자동조절)은 모세혈관계 내 혈류 유형의 변화에 관련된다. 이 변화들은 간질액의 화학적 변화에 반응하여 모세혈관을 열거나 닫는 precapillary sphincter(모세혈관이전괄약근)에 의해 유발된다. 혈관이완을 촉진하는 인자들을 **vasodilator(혈관확장제)**라고 부른다. 젖산과 같은 국소 혈관확장제는 그 물질들의 출처가 되는 조직으로의 혈류를 촉진한다.

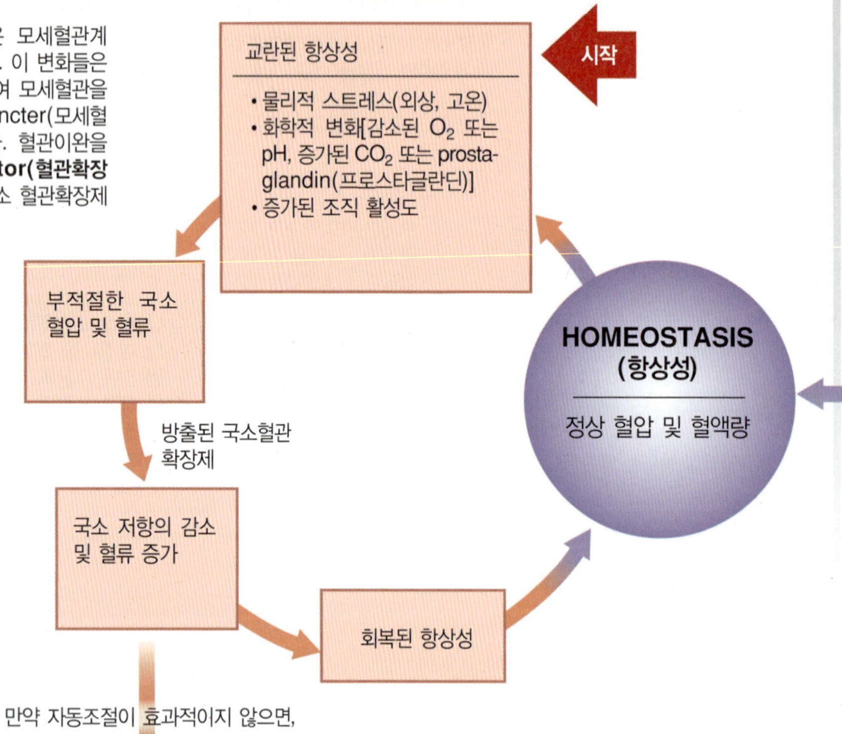

Central Regulation(중추조절)

Central regulation(중추조절)은 신경학적 및 내분비 기전 모두에 관련된다. 심장혈관계 조절중추의 활성화는 심장을 자극하는 **cardioacceleratory center (심장촉진중추)**와 말초 혈관수축의 정도를 조절하는 vasomotor center(혈관운동중추) 모두에 관련된다. 신경학적 기전들은 심박출량을 증가시키고 생명에 필수적이지 않거나 비활동적인 조직으로의 혈류를 감소시킨다. Neural regulation(신경조절)에 관련된 가장 중요한 **vasoconstrictor(혈관수축제)**는 norepinephrine(NE, 노르에피네프린)이다. 내분비 기전들은 혈액량 및 혈압의 장기적 증가에 관련된다.

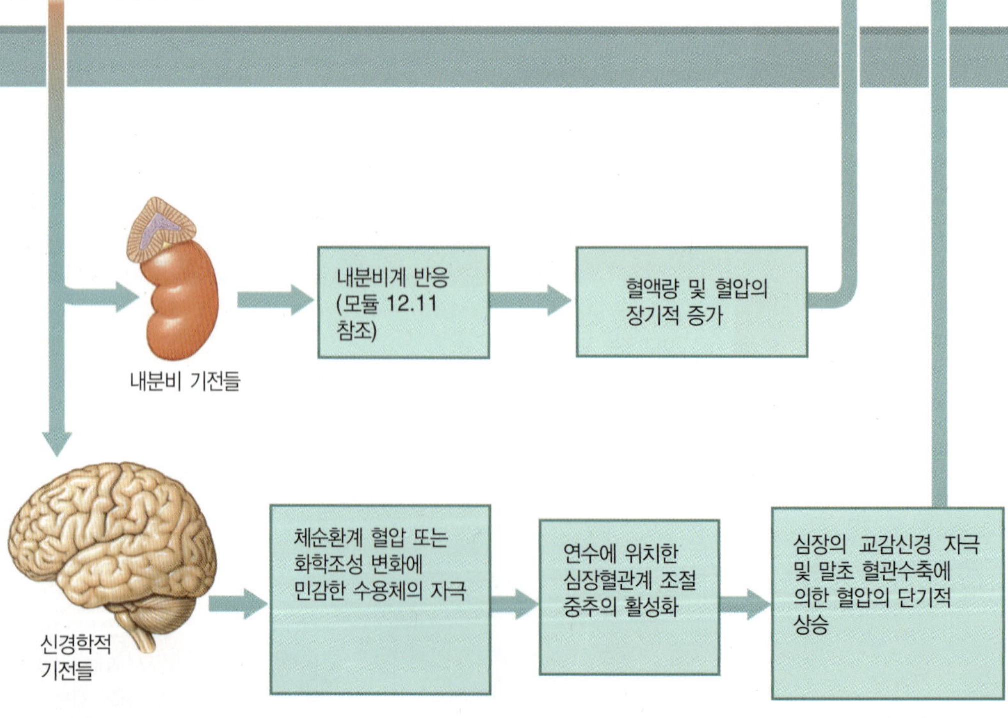

2 **Baroreceptor reflex(압력수용기반사)**는 혈압변화에 반응한다. 압력수용기는 다음과 같은 곳에 분포한다: (1) 목부위의 internal carotid artery(속목동맥) 기부 근처에서 팽창된 공간인 carotid sinus(목동맥팽배, 경동맥동)의 벽 (2) 심장에 인접한 ascending aorta(오름대동맥) 벽 속의 주머니 모양인 aortic sinus(대동맥굴, 대동맥동) 및 (3) 우심방.

증가된 압력수용기 자극에 대한 반응

- 부교감신경 자극 및 교감신경활성 억제에 의한 심박출량의 감소.
- Vasomotor center(혈관운동중추) 억제에 의한 광범위한 말초 혈관이완.

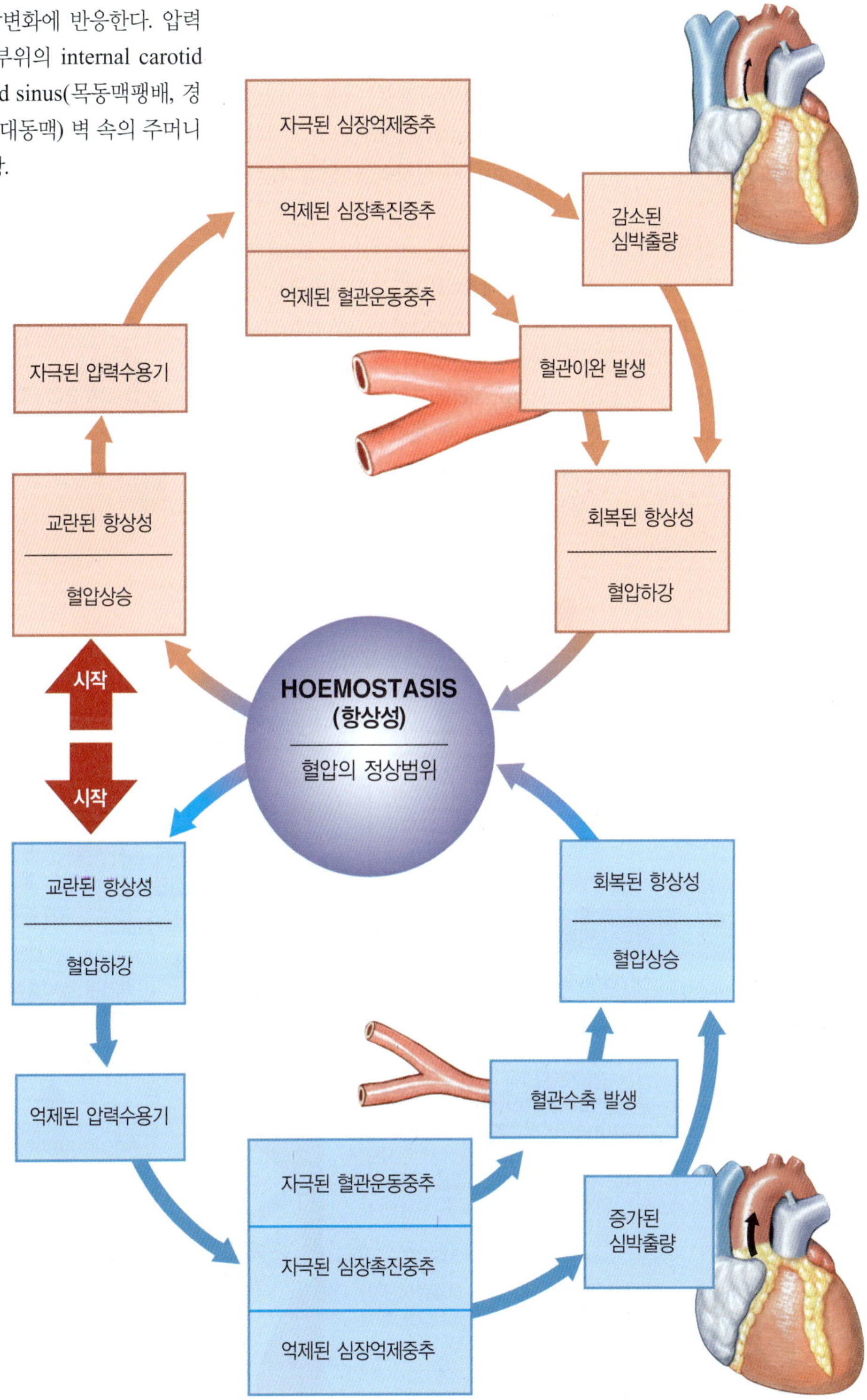

감소된 압력수용기 자극에 대한 반응

- 심장에 분포하는 교감신경자극을 통한 심박출량의 증가. 이 반응은 cardioacceleratory center(심장촉진중추) 자극과 cardioinhibitory center(심장억제중추) 억제에 의해 유발된다.
- 혈관운동중추 자극에 의한 광범위한 말초 혈관수축.
- 많은 양의 혈액손실과 같은 위기 상황에서, 교감신경 활성화가 발생한다. NE와 epinephrine(E, 에피네프린)이 전체 순환계에 방출된다. 순효과는 심박출량의 즉각적인 증가와 전신의 혈관수축이며, 이 효과들의 협동에 의해 혈압은 빠르게 상승한다.

모듈 12.10 복습

a. Tissue perfusion(조직관류)을 정의하시오.

b. 심장혈관계통 기능에 관련되는 autoregulation(자동조절)에 대하여 기술하시오.

c. Baroreceptor reflex(압력수용기반사)의 기능을 설명하시오.

12.11

낮은 혈압 및 적은 혈액량에 대한 내분비계 반응들은…

Endocrine system(내분비계통)은 심장혈관계통 작용에 대한 short-term(단기) 및 long-term(장기) 조절을 모두 제공하는데 pituitary gland(뇌하수체)로부터 방출되는 antidiuretic hormone(ADH, 항이뇨호르몬)뿐만 아니라 심장과 신장의 내분비 기능을 통해 이루어진다.

1 혈압 및 혈액량이 정상 이하로 떨어지면, adrenal medulla(부신속질, 부신수질)는 즉각적으로 에피네프린(E)과 노르에피네프린(NE)을 방출하여 cardiac output(심박출량)과 peripheral vasoconstriction(말초혈관수축)을 자극한다. 장기조절에 중요한 기타 호르몬들에는 ADH, angiotensisn II(앤지오텐신II), erythropoietin(EPO, 적혈구형성인자) 및 aldosterone(알도스테론)이 포함된다. 네 개의 호르몬 모두 기본적으로 혈액량의 장기조절에 관련된다. ADH와 앤지오텐신II는 혈압에 영향을 미치기도 한다.

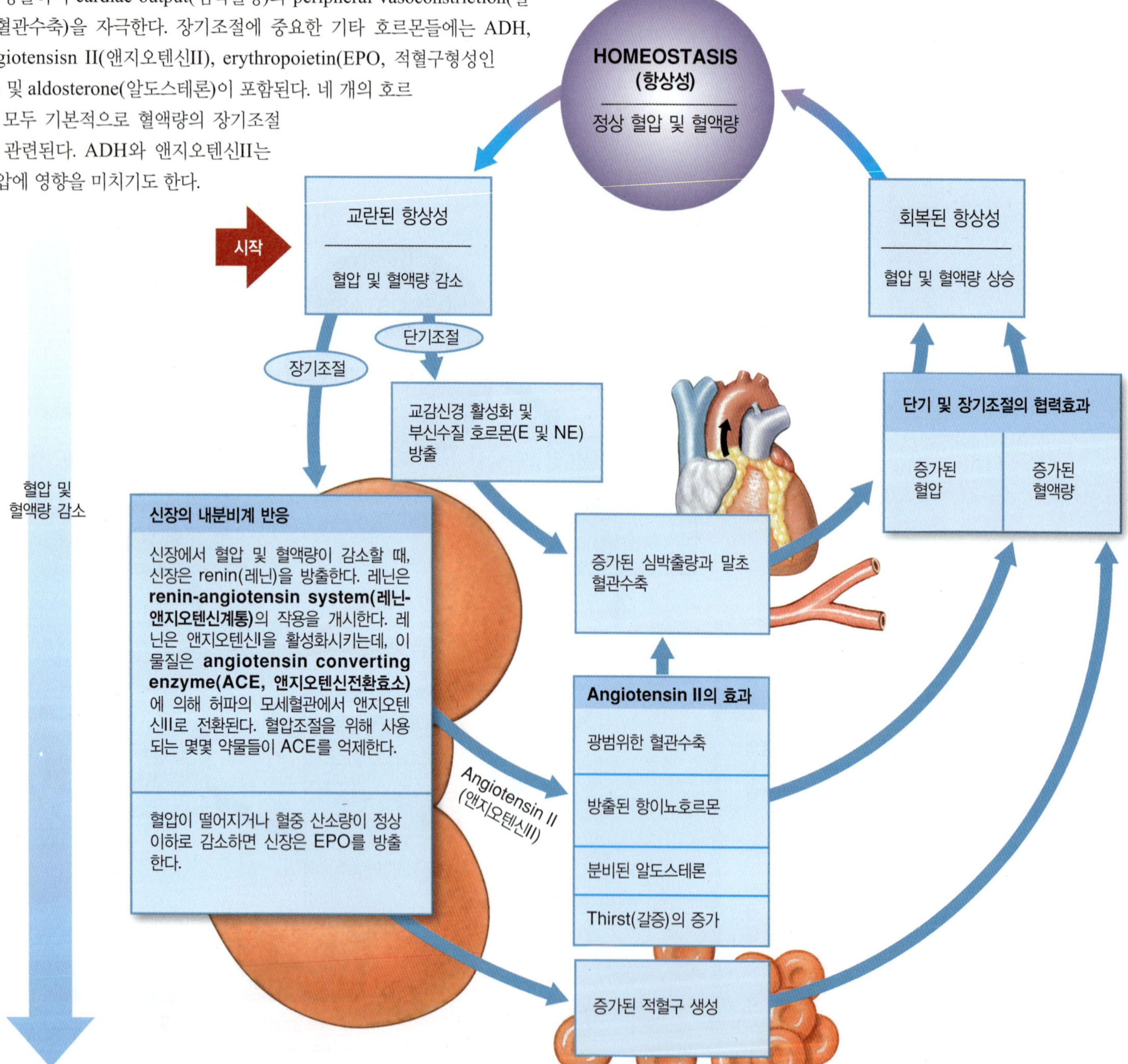

... 높은 혈압과 많은 혈액량에 대한 반응과는 매우 다르다

2 과도한 혈액량은 심장벽에 영향을 줌으로써 반응을 촉발한다. 이완기 동안 심장벽이 비정상적으로 늘어날 때, 심장근육세포들은 펩티드 호르몬을 방출한다. **Atrial natriuretic peptide(ANP, 심방나트륨이뇨펩티드**; nā-trē-ū-RET-ik; *natrium*, 소듐 + *ouresis*, 배뇨)는 우심방 벽의 근육세포들에서 생성된다. 혈액량 및 혈압의 감소는 심장벽에 대한 스트레스를 줄이며, ANP 생성을 중지시킨다.

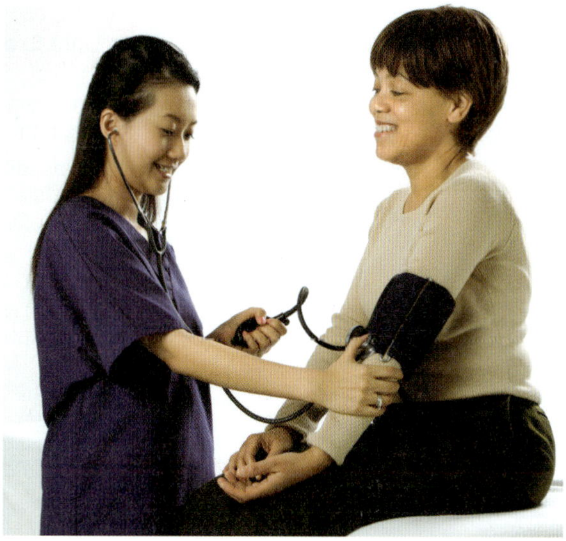

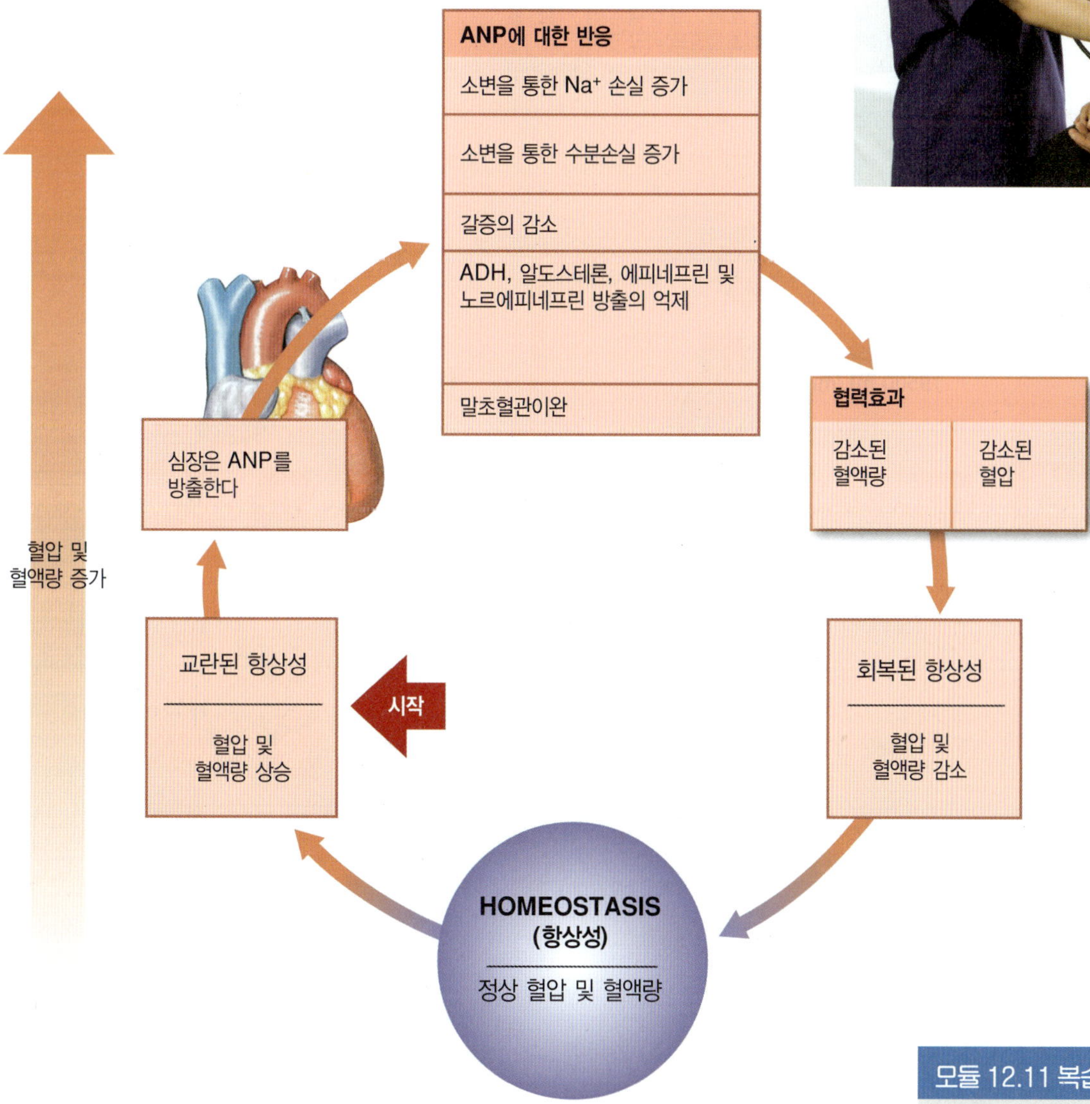

모듈 12.11 복습

a. 혈압 및 혈액량 감소에 대한 단기조절에 관여하는 호르몬들을 확인하시오.

b. 혈압 및 혈액량 감소에 대한 장기조절에 관여하는 호르몬들을 열거하시오.

c. Renal artery(신장동맥)의 혈관수축에 대해 신장은 어떤 방식으로 반응할 것인가?

12.12

심장혈관계통 조절중추들은 운동을 하는 동안 심박출량과 혈액분배를 광범위하게 조정한다

At Rest(안정상태)

안정상태의 cardiac output(심박출량)은 심실당 5.8 L/min이다. 주요 기관들, 특히 skeletal muscle(골격근), brain(뇌) 및 abdominal viscera(복부내장)로의 혈액분배 유형에 주목하라.

Light Exercise(가벼운 운동)

가벼운 운동을 시작할 때, 상호 관련되는 3가지 변화들이 발생한다:

1. Vasodilation(혈관이완)이 일어나며, peripheral resistance(말초저항)가 감소하고 모세혈관을 통한 혈류량이 증가한다.
2. 골격근 수축이 말초정맥을 따라 혈액을 짜 올리기 때문에 venous return(복귀정맥혈)이 증가한다. 동시에, 허파에서의 매 흡입에 의해 생성된 가슴안의 negative pressure(음압)는 대정맥 분지들의 혈액을 대정맥으로 끌어 당긴다. 이 기전을 **respiratory pump(호흡펌프)**라고 한다.
3. 증가된 복귀정맥혈에 의해 기본적으로 심박출량이 증가한다.

Heavy Exercise(격한 운동)

심한 운동 시, 심박출량은 최대값을 향해 증가한다. 혈액의 말초분배에서 나타나는 주요 변화들이 잠재적인 체순환계 혈압의 심각한 감소를 방지하는 동시에, 골격근으로의 막대한 혈류량 증가를 가능하게 한다. 강력한 교감신경 자극 상황에서, vasomotor center(혈관운동중추)는 복부내장과 같이 "생명에 필수적이지 않은 기관"으로의 혈류를 심하게 제한한다. 대부분 조직으로의 혈류 감소에도 불구하고, 체온은 상승하고 열손실을 촉진하기 위해 skin perfusion(피부관류)은 증가한다. 뇌에 대한 혈액공급만은 변하지 않는다.

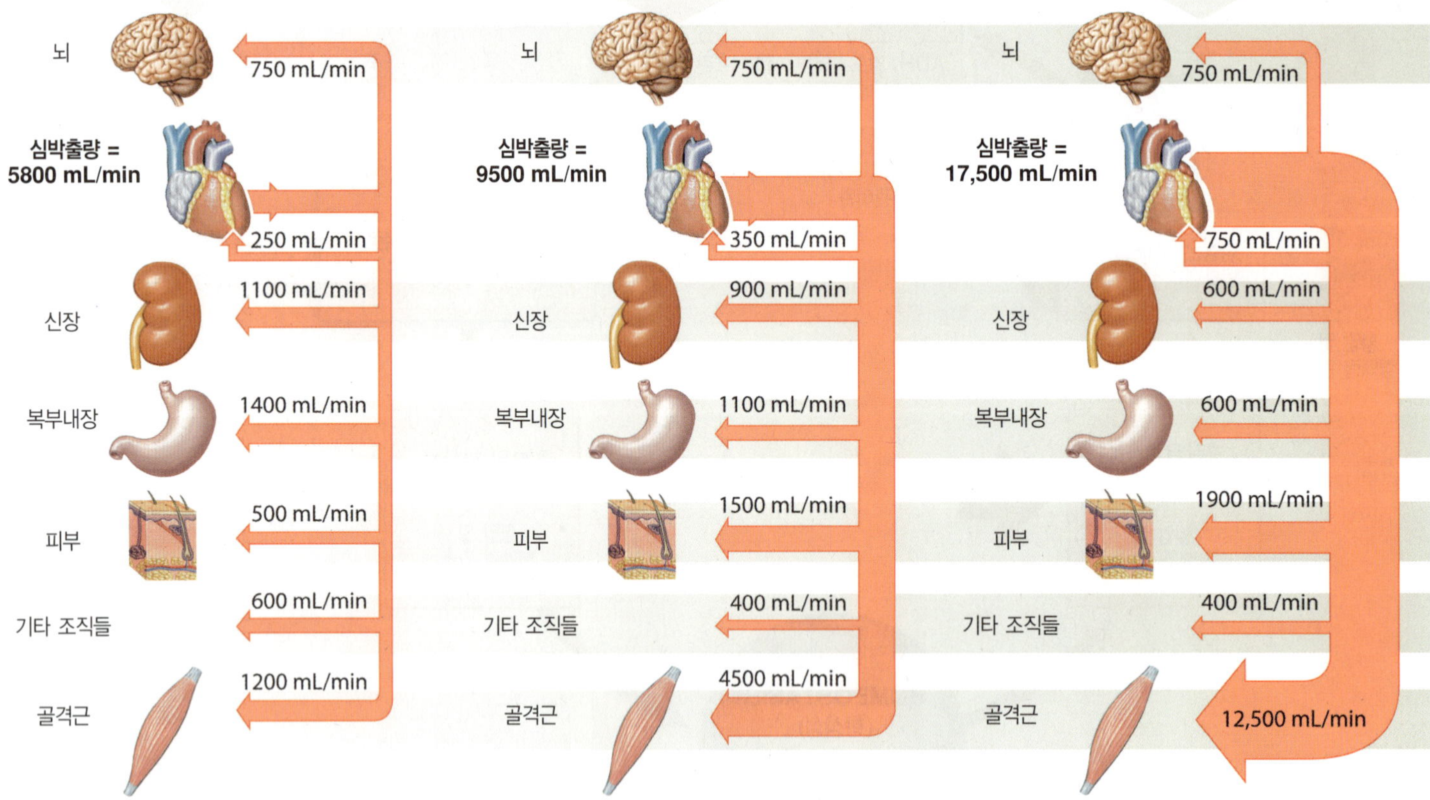

심장혈관계통의 성능은 훈련을 통해 현저하게 향상된다. 훈련된 운동선수는 평범한 사람들에 비해 더 큰 근육성 심장을 가지고 있으며, 일회박출량도 더 크다. 심박출량이 일회박출량과 심박수의 곱이므로, 주어진 심박출량에서 일회박출량이 클수록 심박수는 느려진다. 안정상태의 운동선수는 분당 32회의 느린 심장박동으로도 말초조직에 정상적인 혈류량을 유지시킬 수 있다. 또한 필요하다면, 최적의 상태에서 평범한 사람의 것보다 50% 더 큰 수준으로 심박출량을 증가시킬 수 있다.

모듈 12.12 복습

a. Respiratory pump(호흡펌프)에 대하여 기술하시오.

b. 운동 중 심박출량과 혈류량에 일어나는 변화에 대하여 기술하시오.

c. 왜 운동 중 내장기관으로의 혈류량이 감소하는가?

심전도는 심장부정맥들을 밝혀낼 수 있다

심장기능 평가에 사용할 수 있는 다양하고 세련된 장치들이 있음에도 불구하고, 대부분의 경우 ECG(심전도)가 가장 중요한 진단학적 정보를 제공한다. 심전도 분석은 **cardiac arrhythmia(심장부정맥;** ā-RITH-mē-az)를 찾아내고 진단하는데 특히 유용하다. 심장부정맥은 심장의 비정상적인 전기적 활동 유형이다. 순간적인 심장부정맥이 반드시 위험한 것은 아니다; 건강한 사람의 약 5%가 매일 어느 정도 비정상적인 심장박동을 경험한다. 심장부정맥이 펌프로서의 심장 효율성을 감소시킬 때 임상적 문제들이 나타난다. 몇몇 중요한 심장부정맥에 대하여 기술한다.

Normal ECG(정상 심전도)

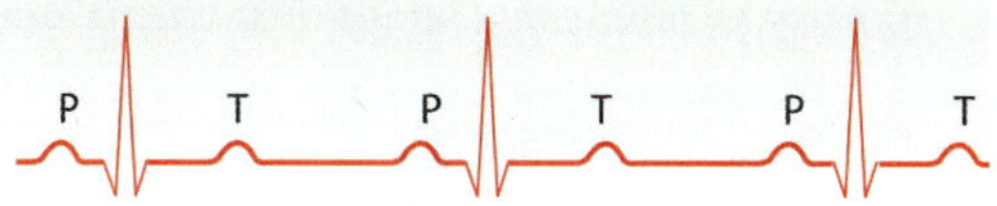

Premature Atrial Contraction(PAC, 심방조기수축)

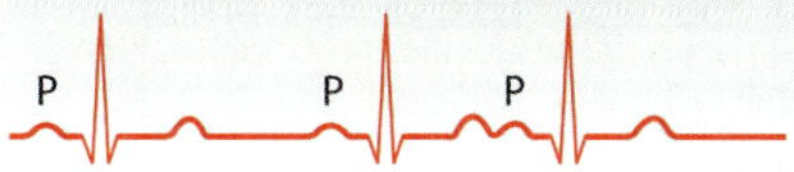

Premature atrial contraction(심방조기수축)은 건강한 사람에서도 발생할 수 있다. PAC에서, 정상적인 심방리듬이 "surprise(기습적인)" 심방수축에 의해 일시적으로 중단된다. 스트레스, 카페인 및 다양한 약물들이 PAC의 발생률을 증가시킬 수 있는데, 아마 SA pacemaker(SA박동조율기)의 membrane permeability(막투과도)가 증가하기 때문인 것 같다. 자극은 전도경로를 따라 확산되며, 심방박동 뒤에는 정상적인 심실수축이 따른다.

Paroxysmal Atrial Tachychardia(PAT, 발작성심방빈맥)

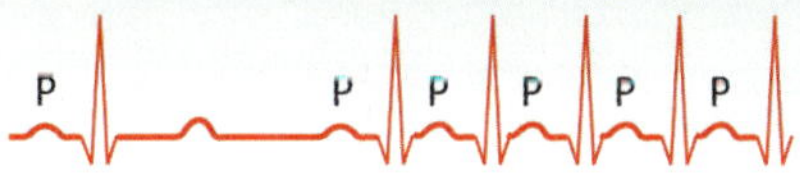

Paroxysmal(par-ok-SIZ-mal) **atrial tachychardia(발작성심방빈맥)**에서, 하나의 심방조기수축이 심방 활동의 혼란을 촉발한다. 심실은 여전히 보조를 맞출 수 있으며, 심박수는 분당 약 180회로 급상승한다.

Atrial Fibrillation(AF, 심방세동)

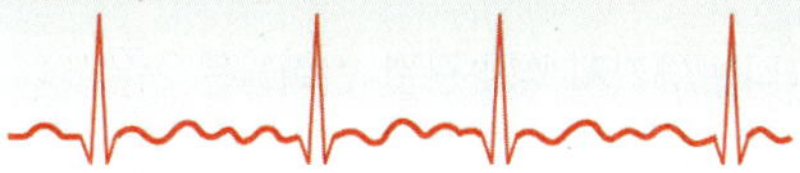

Atrial fibrillation(AF, 심방세동; fib-ri-LĀ-shun)이 일어나는 동안, 자극은 아마 분당 500회의 속도로 심방의 표면으로 이동할 것이다. 심방벽은 조직적인 수축을 유발하는 대신 미세하게 떨린다. 심실의 속도가 심방의 속도를 따라갈 수 없는데, 정상 범위 내에서 유지될 수도 있다. 이제 심방의 기능은 비정상적이지만, 심실혈액량(수축 직전 심실의 혈액량)에 대한 심방의 정상적인 기여가 워낙 작아서 노인들에게서는 이 상태가 눈에 띄지 않을 수도 있다.

Premature Ventricular Contraction(PVC, 심실조기수축)

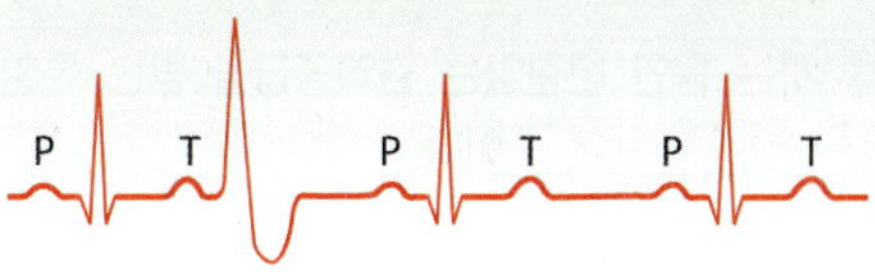

Premature ventricular contraction(PVC, 심실조기수축)은 Purkinje fiber(푸르킨예섬유) 또는 심실의 심장근육층 세포들이 역치로 탈분극하여 조기수축을 유발할 때 나타난다. 단일 PVC가 비정상적인 심장박동의 일반적인 유형이지만 위험하지는 않다. PVC를 유발하는 세포를 **ectopic pacemaker(이소성심장박동조율기)**라고 부른다. Sinoatrial node(동심방결절) 이외의 심장박동조율기가 이소성심장박동조율기이다. 에피네프린, 자극성 약물들, 카페인 및 심장근육세포막을 탈분극시키는 이온 변화들이 PVC의 발생빈도를 증가시킬 수 있다.

Ventricular Tachycardia(VT, 심실성빈맥)

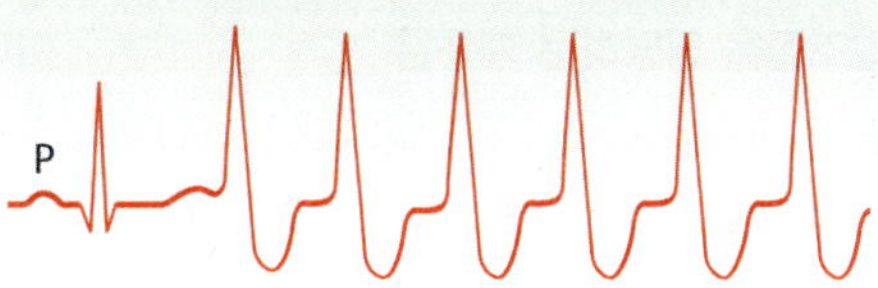

Ventricular tachycardia(심실성빈맥)는 정상 심장박동이 없는 4개 이상의 연속된 PVC로 정의된다. 심실성빈맥은 **VT** 또는 **V-tach**라고도 한다. VT는 심장에 심각한 문제가 존재한다는 것을 나타낼지도 모른다.

Ventricular Fibrillation(VF, 심실세동)

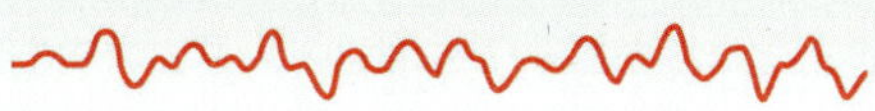

Ventricular fibrillation(VF, 심실세동)은 **cardiac arrest(심장정지)**라고 알려진 상태를 의미한다. VF가 발생하면 곧바로 생명에 치명적인데, 심실이 미세하게 떨려 혈액의 펌프작용이 정지되기 때문이다.

모듈 12.13 복습

a. Cardiac arrhythmia(심장부정맥)를 정의하시오.

b. Ventricular fibrillation(심실세동)이 왜 치명적인가?

c. 심방 활동의 혼란을 촉발하는 premature atrial contraction(심방조기수축)이 특징적으로 나타나는 상태는?

1. 단답형

혈압과 혈류에 영향을 미치는 3가지 주요 인자들은 무엇인가? ______

2. 연결하기

가장 밀접한 관련이 있는 설명에 다음 용어를 연결하시오.

- autoregulation(자동조절)
- venous return(복귀정맥혈)
- local vasodilator(국소혈관확장제)
- atrial natriuretic peptide(심방나트륨이뇨펩티드)
- vasoconstriction(혈관수축)
- baroreceptor(압력수용기)
- ACE(앤지오텐신전환효소)
- capillary hydrostatic pressure(모세혈관정수압)
- medullar oblongata(연수)
- cardiac arrest(심장정지)
- pulse pressure(맥박압)
- vasodilation(혈관이완)

a ______ 혈압변화 감지
b ______ 억제된 혈관운동중추
c ______ 호흡에 의한 흉강압의 변화와 골격근 활동에 의해 촉진됨
d ______ 즉각적이고 국소적인 항상성 반응 유발
e ______ 감소된 조직 산소 및 증가된 이산화탄소
f ______ 고혈압을 조절하기 위한 몇몇 약물들에 의해 억제됨
g ______ 자극된 혈관운동중추
h ______ 수축기압과 이완기압의 차이
i ______ 심실세동
j ______ 모세혈관 밖으로 수분을 밀어냄
k ______ 심장벽이 비정상적으로 늘어날 때, 과도한 혈액량에 의해 방출이 촉발됨
l ______ 심장혈관계 조절중추

3. 선택형

다음 문장을 가장 잘 완성시킬 수 있는 말을 아래 제시된 항목에서 선택하시오.

a 다음 혈관 중 혈압이 가장 많이 감소하는 곳은 ______ 이다.

- capillary(모세혈관)
- vein(정맥)
- venule(세정맥)
- arteriole(세동맥)

b Cardiac output(심박출량)의 신경조절은 기본적으로 ______ 에 관련된다.

- somatic nervous system(체성신경계)
- central nervous system(중추신경계)
- autonomic nervous system(자율신경계)
- all of these(이상 모두)

c ADH, 에피네프린, 앤지오텐신II 및 노르에피네프린에 의한 호르몬 조절은 ______를 유발한다.

- 말초혈관수축 감소
- 말초혈관수축 증가
- 말초혈관이완 증가
- 모두 정답

d 운동을 시작할 때 나타나는 3가지 상호관련 변화들은 ______ 이다.

- 감소된 혈관이완, 증가된 복귀정맥혈, 증가된 심박출량
- 증가된 혈관이완, 감소된 복귀정맥혈, 증가된 심박출량
- 감소된 혈관이완, 감소된 복귀정맥혈, 감소된 심박출량
- 증가된 혈관이완, 증가된 복귀정맥혈, 증가된 심박출량

e 극도로 심한 운동을 하는 동안 변함없는 혈액공급을 받는 유일한 신체 부위는 ______이다.

- heart(심장)
- brain(뇌)
- kidney(신장)
- skin(피부)

f 심박수 변경과 혈압조절을 담당하는 계통은 ______이다.

- 호흡계와 근육계
- 호흡계와 신경계
- 근육계와 비뇨계
- 신경계와 내분비계

4. 절 종합 문제

왜 동맥압이 정맥압보다 높은지 설명하시오.

______

______

핵심 용어로 윤곽 파악하기

각 모듈마다 차례대로 열거한 용어를 이용하여 내용을 요약하라.

1절

Heat(심장)의 구조

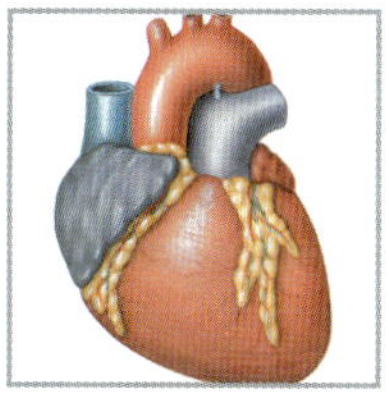

- base(심장바닥)
- apex(심장끝)
- superior border (위모서리)
- right border (오른모서리)
- left border(왼모서리)
- inferior border (아래모서리)

12.1

심장벽에는 심장근육 조직으로 이루어진 동심원적 층들이 포함되어 있다

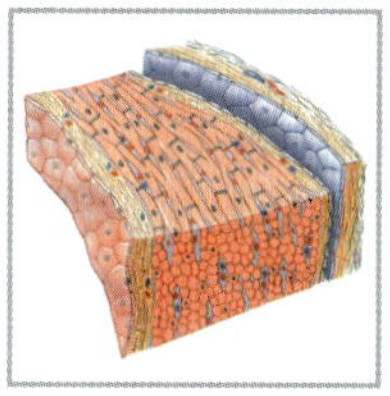

- myocardium (심장근육층)
- endocardium (심장속막)
- parietal pericardium (벽쪽심장막)
- pericardial sac(심낭)
- epicardium (심장바깥막; visceral pericardium, 내장쪽 심장막)
- intercalated disc (사이원반)

12.2

심장은 심장막안에 매달려 있다; 내부 공간의 경계선들이 외부 표면에서 보인다

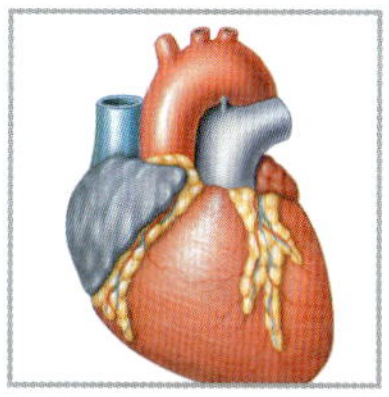

- mediastinum (가슴세로칸)
- great vessels (큰혈관)
- pericarditis (심장막염)
- anterior surface (앞표면)
- sulcus(고랑)
- auricle(심방귀)
- coronary sulcus (방실사이고랑)
- ligamentum arteriosum (동맥관인대)
- anterior interventricular sulcus (앞심실사이고랑)
- posterior surface (뒤표면)
- coronary sinus (관상정맥동)
- posterior interventricular sulcus (뒤심실사이고랑)

12.3

심장은 막대한 혈액공급을 받는다

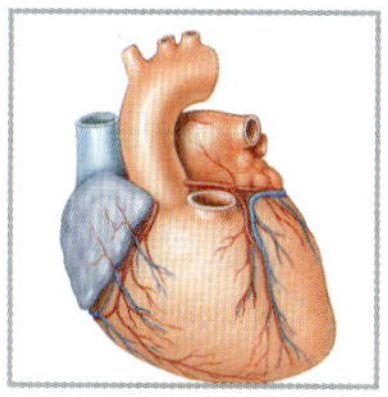

- coronary artery (관상동맥)
- right coronary artery (오른관상동맥)
- marginal artery (모서리동맥)
- left coronary artery (왼관상동맥)
- anterior interventricular artery (앞심실사이동맥)
- circumflex artery (휘돌이동맥)
- posterior interventricular artery (뒤심실사이동맥)
- anterior cardiac vein (앞심장정맥)
- great cardiac vein (큰심장정맥)
- coronary sinus (관상정맥동)
- posterior cardiac vein(뒤심장정맥)
- small cardiac vein(작은심장정맥)
- middle cardiac vein(중간심장정맥)
- elastic rebound (탄력반동)

12.4

내부 판막들은 심장 내 공간 사이의 혈류 방향을 조절한다

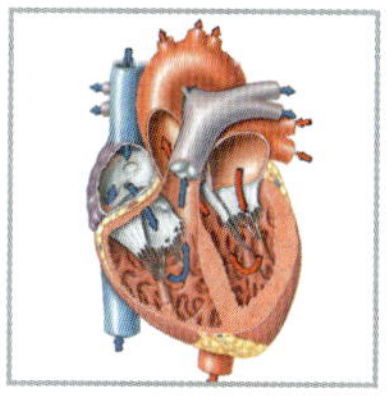

- interatrial septum (심방중격)
- interventricular septum (심실중격)
- atrioventricular (AV) valves (방실판막, AV판막)
- fossa ovalis (타원오목)
- pectinate muscle (빗살근)
- right atrioventricular (AV) valve (오른방실판막, 오른 AV판막)
- tricuspid valve (삼첨판막)
- cusp(첨판)
- chorda tendinea (힘줄끈)
- papillary muscle (유두근)
- pulmonary valve (폐동맥판)
- moderator band (조정띠)
- left at atrioventricular (AV) valve (왼방실판막, 왼AV 판막)
- bicuspid valve (이첨판막)
- mitral valve (승모판막)
- trabecula carnea (근육기둥)
- aortic valve (대동맥판막)
- aortic sinus (대동맥동)
- semilunar valve (반월판막)

• = 해당 모듈에서 굵은 문자로 표시한 용어

12.5

심장근육층 또는 심장판막의 손상은 심장기능 이상을 초래할 수 있다

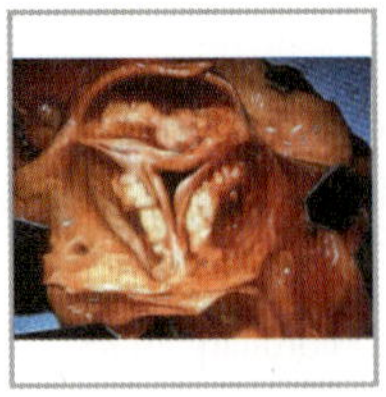

• arteriosclerosis(동맥경화)
• atherosclerosis(죽상경화)
• plaque(판)
• balloon angioplasty(풍선혈관성형술)
• coronary artery disease(CAD, 관상동맥질환)
• coronary ischemia(관상동맥허혈)
• thrombus(혈전)
• digital subtraction angiography(DSA, 디지털감산혈관조형)
• stent(스텐트)
• valvular heart disease(VHD, 판막성심장병)
• carditis(심장염)
• heart sound(S_1~S_4, 심음)

12.7

자율신경계가 심장에 분포하며, 심전도는 심장의 활동을 표시할 수 있다

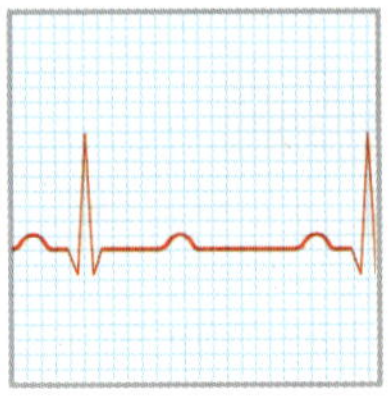

• cardioinhibitory center(심장억제중추)
• cardioacceleratory center(심장촉진중추)
• bradycardia(서맥)
• tachycardia(빈맥)
• electrocardiogram(ECG or EKG, 심전도)
• P wave(P파)
• QRS complex(QRS 복합파)
• R wave(R파)
• T wave(T파)
• P-R interval(P-R간격)
• Q-T interval(Q-T간격)

2절

Cardiac Cycle(심장주기)

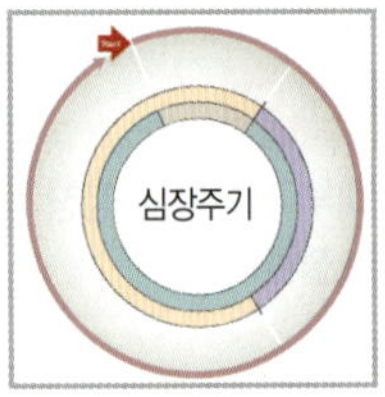

• cardiac cycle(심장주기)
• systole(수축기)
• diastole(이완기)

12.6

심장주기는 혈류를 지속시키는 압력기울기를 유발하는데, 특수분화된 심장근육세포들에 의해 조정된다

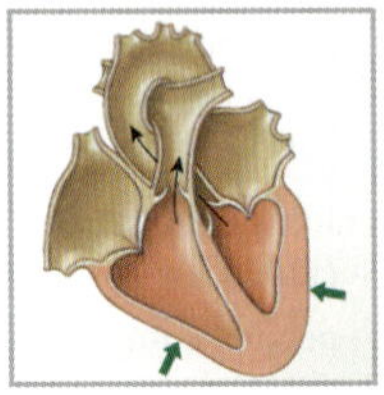

◦ cardiac cycle(심장주기)
• atrial systole(심방수축기)
• atrial diastole(심방이완기)
• ventricular systole–first phase(심실수축기–1단계)
• isovolumetric contraction(등적수축)
• ventricular systole–second phase(심실수축기–2단계)
• ventricular ejection(심실박출)
• ventricular diastole–early(심실이완기–초기)
• isovolumetric relaxation(등적이완)
• ventricular diastole–late(심실이완기–후기)
• automaticity(자동능)
• conducting system(전도계)
• sinoatrial node(SA node, 동심방결절, SA결절)
• internodal pathway(결절간경로)
• atrioventricular node(AV node, 방실결절, AV결절)
• AV bundle(방실다발, AV다발)
• bundle branch(다발갈래)
• Purkinje fiber(푸르킨예섬유)

12.8

심박수 및 일회박출량의 조정을 통해 심박출량이 조절된다

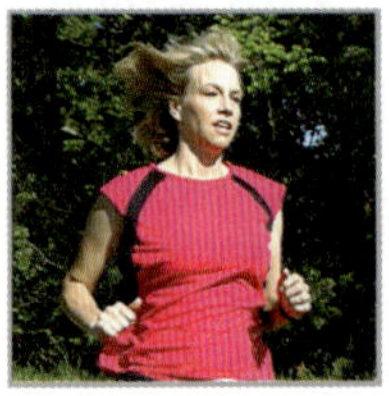

• cardiac output(CO, 심박출량)
• stroke volume(일회박출량)
• heart failure(심부전)
◦ factors affecting heart rate(심박수에 영향을 미치는 인자들)
◦ body temperature(체온)
◦ neural regulation(신경조절)
◦ hormonal regulation(호르몬조절)
• venous return(복귀정맥혈)
• filling time(충만시간)
• Starling's law of the heart(심장의 스탈링 법칙)
• Contractility(수축력)

3절

Cardiac Output(심장박출량)과 Peripheral Blood Flow(말초 혈류)의 통합조절

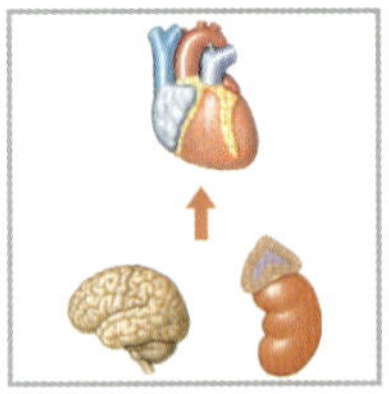

• cardiac output(심박출량)
• blood pressure(혈압)
• arterial pressure(동맥압)
• venous pressure(정맥압)
• resistance(저항)
• peripheral resistance(말초저항)
• capillary exchange(모세혈관교환)
• venous return(복귀정맥혈)
• neural and hormonal regulation(신경 및 호르몬 조절)

• = 해당 모듈에서 굵은 문자로 표시한 용어

12.9

동맥압과 말초저항이 혈류량을 결정하며 모세혈관교환에 영향을 미친다

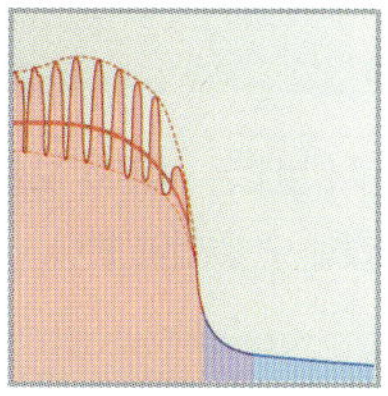

- blood flow (혈류, 혈류량)
- blood pressure(혈압)
- arterial pressure (동맥압)
- peripheral resistance (말초저항)
- pressure gradient (압력기울기)
- systolic pressure (수축기압)
- diastolic pressure (이완기압)
- pulse pressure (맥박압)
- capillary exchange (모세혈관교환)
- capillary hydrostatic pressure (CHP, 모세혈관정수압)
- filtration(여과)
- ◦ diffusion(확산)

12.10

심장혈관계통의 조절 기전들은 혈압변화에 반응한다

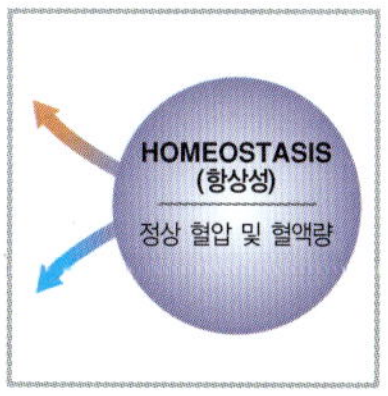

- tissue perfusion (조직관류)
- autoregulation (자동조절)
- vasodilator (혈관확장제)
- central regulation (중추조절)
- cardioacceleratory center (심장촉진중추)
- vasoconstrictor (혈관수축제)
- baroreceptor reflexes (압력수용기반사)

12.11

낮은 혈압 및 적은 혈액량에 대한 내분비계 반응들은 높은 혈압과 많은 혈액량에 대한 반응과는 매우 다르다

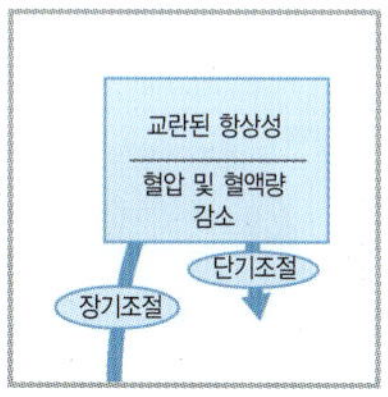

- renin-angiotensin system (레닌-앤지오텐신계통)
- angiotensin converting enzyme (ACE, 앤지오텐신전환효소)
- atrial natriuretic peptide (ANP, 심방나트륨이뇨펩티드)

12.12

심장혈관계통 조절중추들은 운동을 하는 동안 심박출량과 혈액분배를 광범위하게 조정한다

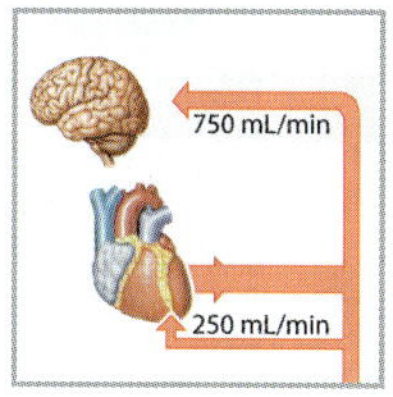

- ◦ cardiac output (심박출량)
- respiratory pump (호흡펌프)
- ◦ light exercise (가벼운 운동)
- ◦ heavy exercise (격한 운동)

12.13

심전도는 심장부정맥들을 밝혀낼 수 있다

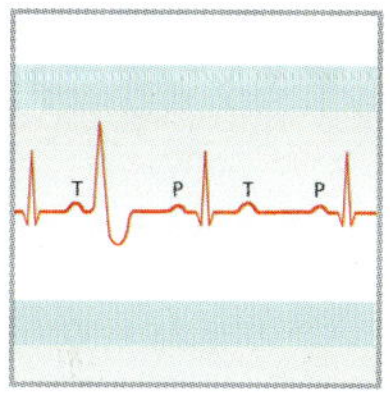

- cardiac arrhythmia (심장부정맥)
- premature atrial contraction (PAC, 심방조기수축)
- paroxysmal atrial tachycardia (PAT, 발작성심방빈맥)
- atrial fibrillation (AF, 심방세동)
- premature ventricular contraction (PVC, 심실조기수축)
- ectopic pacemaker (이소성심장박동조율기)
- ventricular tachycardia (VT 또는 V-tach, 심실성빈맥)
- ventricular fibrillation (VF, 심실세동)
- cardiac arrest (심장정지)

12장 종합 복습 문제

1. 심장 내 4개의 방(chamber)과 폐순환계 및 체순환계 간의 관계에 대하여 기술하시오.
2. 왜 심박출량은 무한정 증가할 수 없는가?
3. 한 환자의 심전도(ECG)에서 2개의 P파 뒤에 하나의 정상 QRS복합파와 T파가 따르는 일관된 심전도 파형이 관찰된다. 이 비정상적인 파형의 원인은 무엇인가?
4. 다음은 두 사람에서 측정된 값들이다(1시간 동안 안정시킨 후 기록된 수치임):

   A 사람: 심박수 75 bpm; 일회박출량 60 mL

   B 사람: 심박수 90 bpm; 일회박출량 95 mL

   누구의 venous return(복귀정맥혈)이 더 많은가? 누구의 ventricular filling time(심실충만시간)이 더 길까?
5. Karen은 심장 수축력을 감소시키는 약물인 verapamil(베라파밀)을 투여 받고 있다. Karen의 일회박출량에 미치는 이 약물치료의 효과는 어떤 것일까?

12장에 있는 모든 모듈, 절과 종합 복습 문제의 풀이를 알고 싶으면 이 책의 뒷부분에 청색 식별표로 표시한 해답 페이지를 참조하시오.

• = 해당 모듈에서 굵은 문자로 표시한 용어

13 림프계통과 면역 (The Lymphatic Immunity)

번역: 이규석

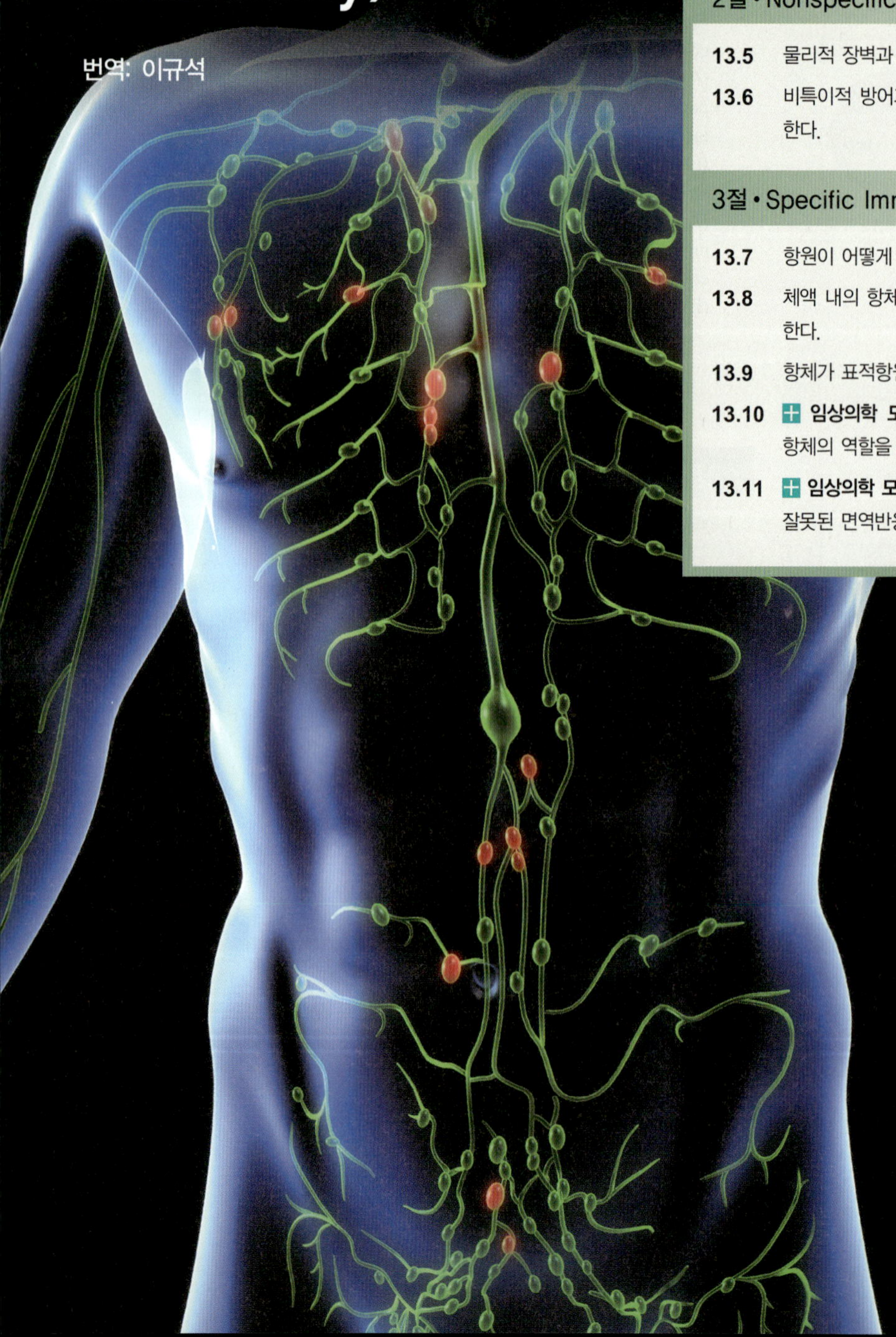

학습성과

다음 각 학습성과 번호는 본문의 모듈 번호와 일치하며, 독자는 13장을 모두 공부한 후에 각 학습성과를 실천할 수 있어야 한다.

1절 • Lymphatic System(림프계통)의 형태

13.1 주요 림프관의 구조와 기능 및 혈관과의 관계를 기술하고 림프의 흐름을 파악한다.

13.2 림프집합관을 기술하고 림프가 정맥계통으로 합류되는 구조를 확인하며 림프부종을 설명한다.

13.3 림프구생성과정을 정의하고 림프구의 종류와 역할 및 분포를 논의한다.

13.4 림프조직과 림프기관을 확인하고 기술한다. 그리고 림프절내에서의 림프흐름도를 추적한다.

2절 • Nonspecific Immunity(비특이적 면역)

13.5 물리적 장벽과 포식작용이 비특이적 방어과정에서 어떻게 작용하는지 설명한다.

13.6 비특이적 방어과정에서 염증과 발열의 의의를 설명하고 비특이적 방어과정을 요약한다.

3절 • Specific Immunity(특이적 면역)

13.7 항원이 어떻게 특이적 방어과정과 면역반응을 야기시키는지 설명한다.

13.8 체액 내의 항체의 구조와 유형을 논의하고 항원 노출에 따른 1차와 2차반응을 설명한다.

13.9 항체가 표적항원을 파괴시키는 기전을 설명한다.

13.10 ⊞ **임상의학 모듈** 알러지반응과 과민반응을 정의하고 알러지반응과 과민반응에서 항체의 역할을 설명한다.

13.11 ⊞ **임상의학 모듈** 자가면역질환, 이식거부반응, 알러지반응, 면역결핍증, 과도하거나 잘못된 면역반응 혹은 부적절한 면역반응을 기술한다.

Lymphatic System(림프계통)의 형태

Lymphatic system(림프계통)은 외부적 위험(여러 종류의 미생물)과 내부적 위협(암세포)에 대응하여 신체를 방어하는 세포, 조직, 기관으로 구성된다.

1 이전 장에서 림프계통의 일차세포인 **lymphocyte(림프구)**를 소개하였다. 림프구는 침투한 병원균(박테리아 혹은 바이러스), 변형세포(바이러스감염세포 혹은 암세포), 이질단백질(박테리아 분비 독소)을 방어한다. 림프계통에서 림프구는 사이물질과 유사한 액체인 lymph(림프) 속에 존재한다.

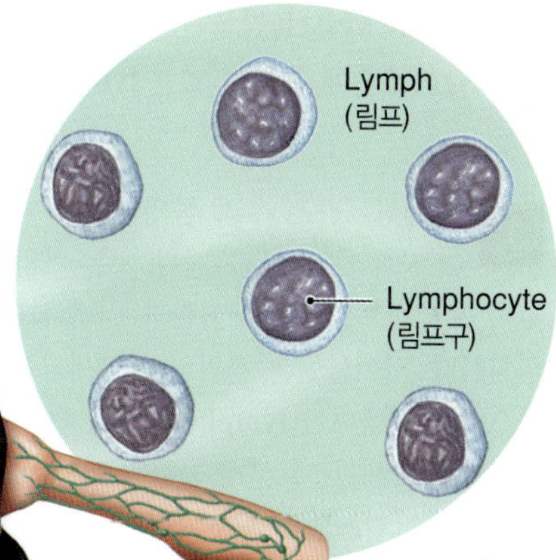

2 림프계통은 조직에서 시작하여 정맥과 연결되어 끝나는 **lymphatic vessels** 혹은 **lymphatic(림프관)**얼기로 구성된다. 또한 림프계통은 우리 몸에 흩어져 있는 림프조직과 기관도 포함한다. 우리 몸에 있는 대부분의 림프구는 림프조직과 기관에서 만들어져 저장된다. 그러나 일부 림프구는 단핵구나 큰포식세포 같은 방어세포와 함께 골수에서 생산되기도 한다.

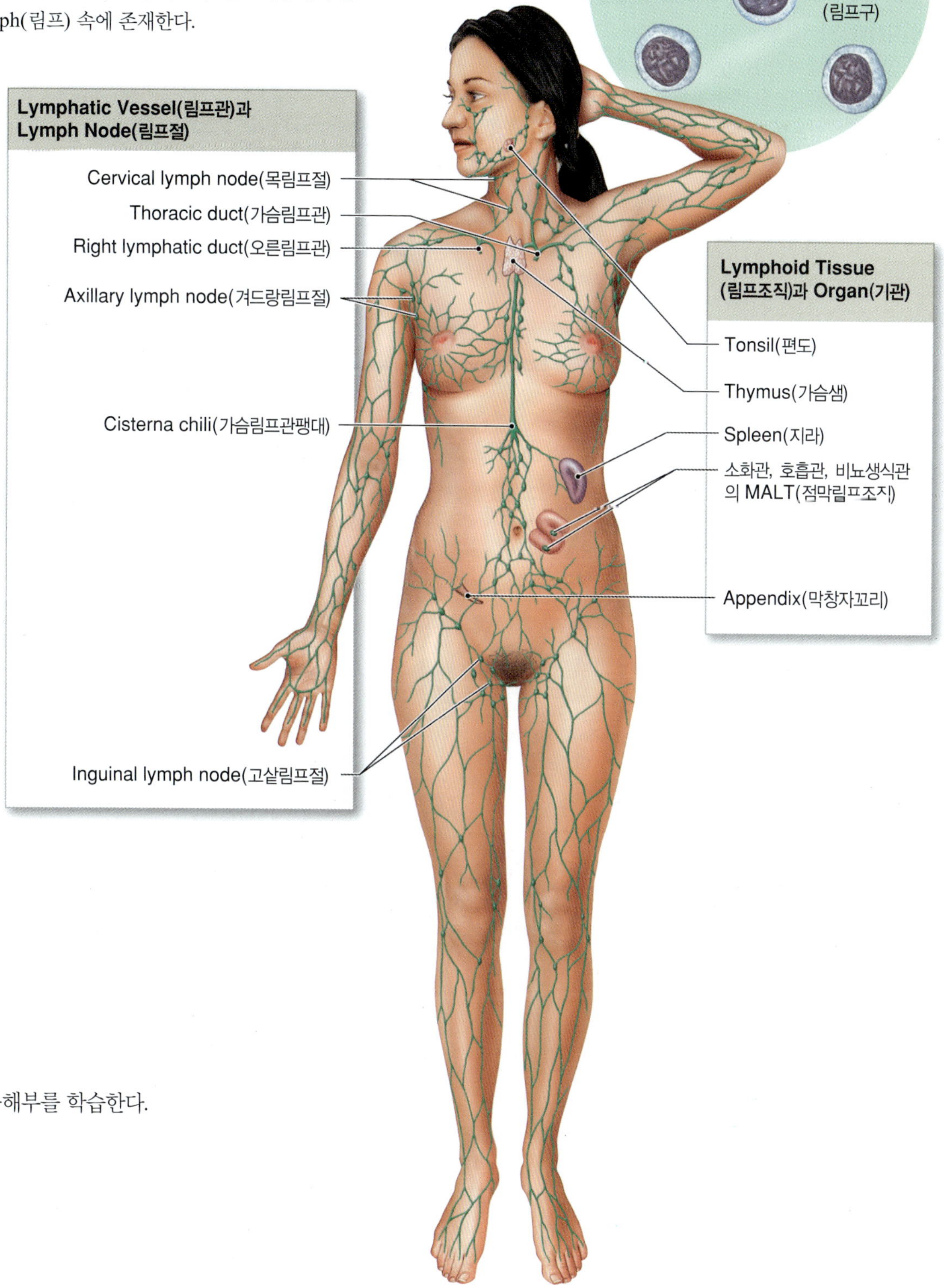

이 절에서 림프계통의 구성과 기능해부를 학습한다.

사이물질은 모세림프관으로 모여 림프관 속의 림프가 된다

Lymphatic vessel(림프관)은 림프를 말초조직에서 정맥계통으로 운반한다. 림프관얼기는 말초조직에 흩어져 있는 **lymphatic capillary(모세림프관)**로 시작한다.

1 모세림프관은 우리 몸의 대부분의 조직과 기관에 존재한다. 보는 바와 같이 모세림프관은 모세혈관과 밀접하게 위치한다. 사이물질은 끊임없이 모세림프관으로 흘러들어가 **lymph(림프)**가 된다. 화살표는 모세관으로부터 물질의 이동 및 사이물질과 림프의 흐름을 나타낸다.

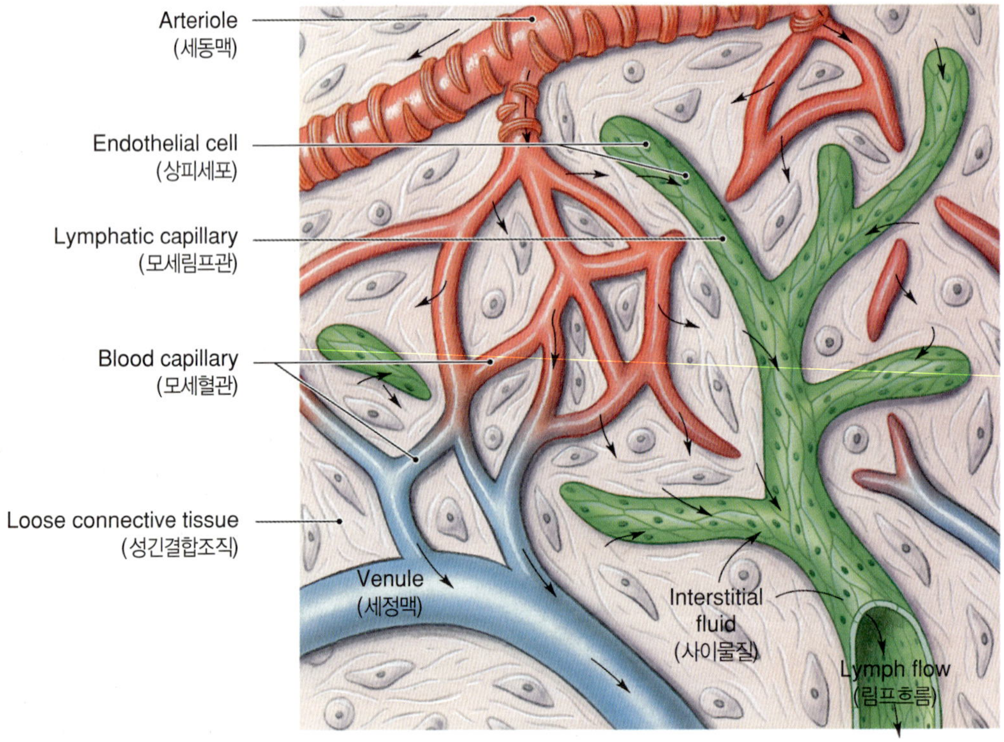

2 Lymphatic capillary(모세림프관)는 다음과 같은 측면에서 모세혈관과 다르다.

1) 연속된 관이 아닌 주머니로 시작한다.

2) 직경이 크다.

3) 벽이 얇다.

4) 절단면상에서 특징적으로 편평하고 불규칙하게 보인다.

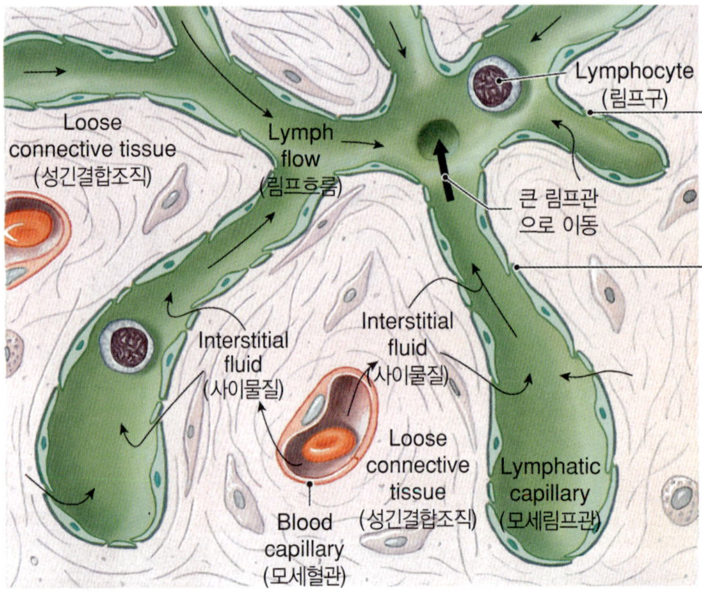

Sectional view(절단면)

모세림프관이 내피세포로 둘러싸이지만 바닥막은 불완전하거나 전반적으로 결핍되어 있다.

모세림프관의 내피세포는 겹쳐진다. 겹쳐진 부분은 판막역할을 하여 사이물질과 바이러스, 박테리아, 세포파쇄물은 물론 용질(단백질 포함)이 쉽게 유입되어 세포사이공간으로 역류하는 것을 방지한다.

3 림프는 모세림프관으로부터 몸통에 위치하는 큰 림프관으로 흐른다. 림프관은 보통 동맥과 정맥 주위에 존재한다.

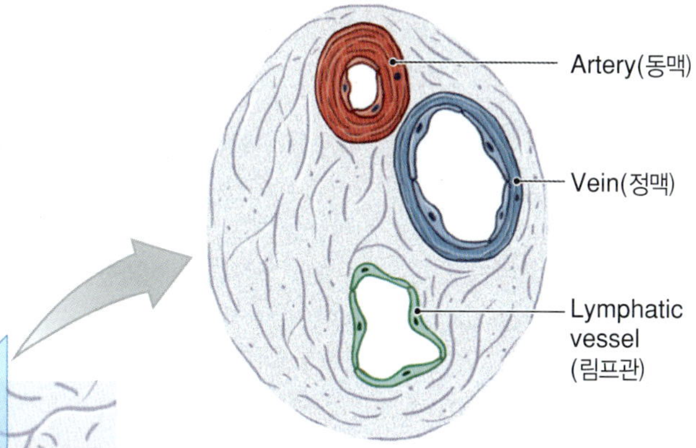

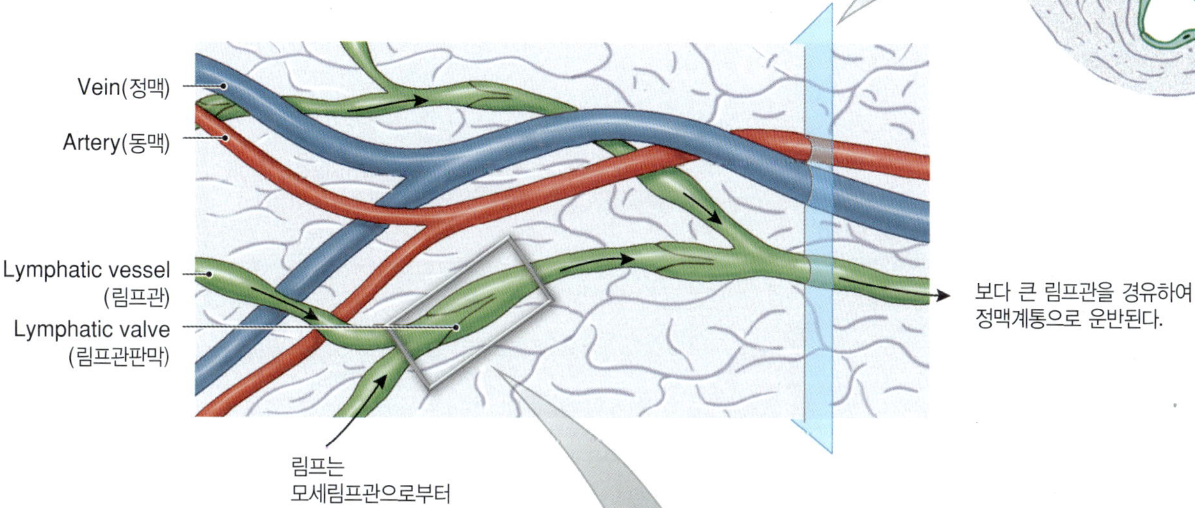

4 정맥과 같이 큰 림프관에는 판막이 있다. 판막은 서로 근접하여 있고 각 판막이 있는 부위에서 림프관은 현저하게 팽대된다. 따라서 큰 림프관은 구슬목걸이를 닮았다. 림프관의 압력은 아주 낮아 판막은 역류를 방지하여 정상적인 림프 흐름을 유지하는데 필요하다.

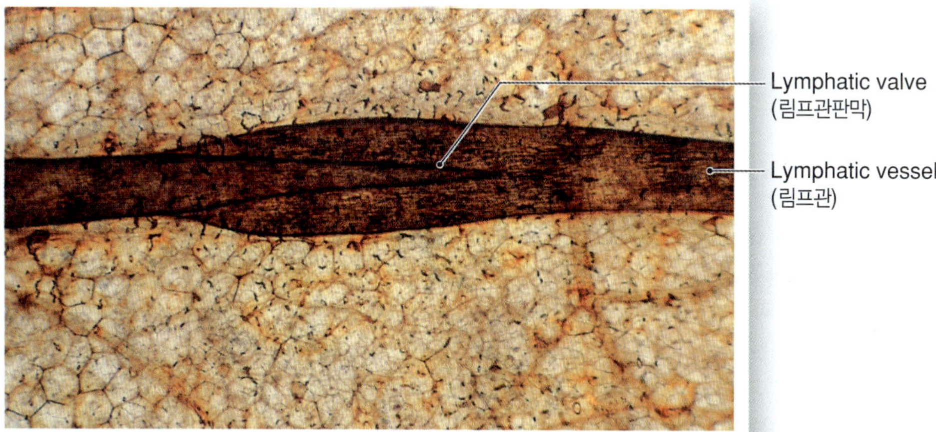

림프관판막 LM × 65

눈의 각막과 같이 혈관이 없는 부분에는 모세림프관이 없다. 적색골수와 중추신경계통 역시 림프관이 없다.

모듈 13.1 복습

a. 림프관은 어떤 기능을 하는가?
b. 림프란 무엇인가?
c. 모세림프관의 겹쳐져 있는 내피세포는 어떤 기능을 하는가?

13.2

작은 림프관은 합쳐져서 큰림프관을 형성하여 림프를 빗장밑 정맥으로 운반한다

1 **Blood(혈액)**는 심장혈관계통의 혈관 내에 위치하며 심장의 수축력으로 이동한다. 혈액이 조직을 이동하는 과정에서 수분과 용질이 혈장으로부터 주위의 사이물질로 이동한다. 림프는 사이물질을 이루어 말초조직의 림프관으로 운반되어 정맥계통으로 합류한다. 이러한 끊임없는 사이물질의 재순환은 항상성 유지에 필수적이다. 그 이유는 1) 양분, 수분, 독소 등의 국소적 농도차를 해소하고, 2) 혈액량을 유지하며, 3) 말초조직에서 일어날 수 있는 감염에 대비할 수 있게 면역계통을 환기시키기 때문이다.

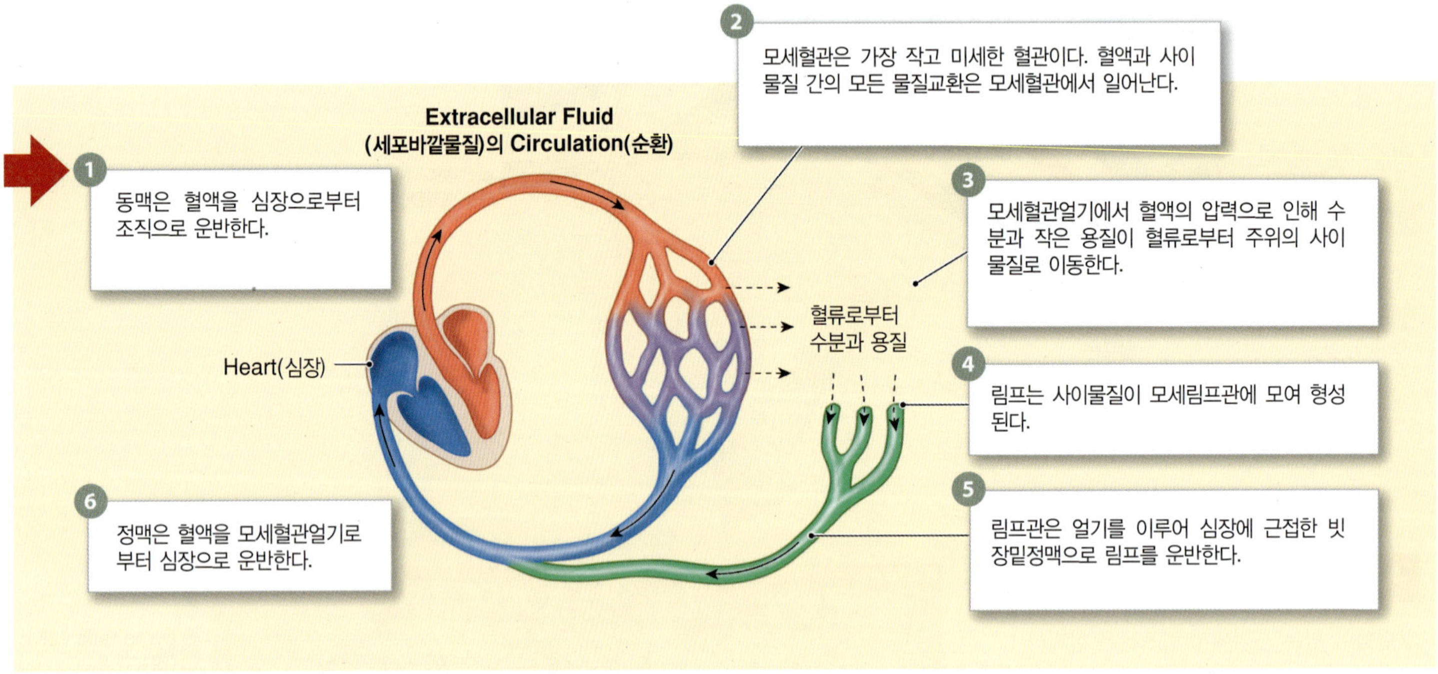

2 얕은 혹은 깊은 림프관은 큰 림프관인 **lymphatic trunk(림프관줄기)**를 형성하며 뒤이어 큰 집합림프관인 가슴림프관과 오른림프관으로 합체한다. **Thoracic duct(가슴림프관)**는 가로막 아래쪽 전체와 가로막 위쪽의 왼쪽 반에서 유입되는 림프를 받는다. **Right lymphatic duct(오른림프관)**는 가슴림관보다 조금 작고 가로막 위의 오른쪽 반에서 유입되는 림프를 받는다.

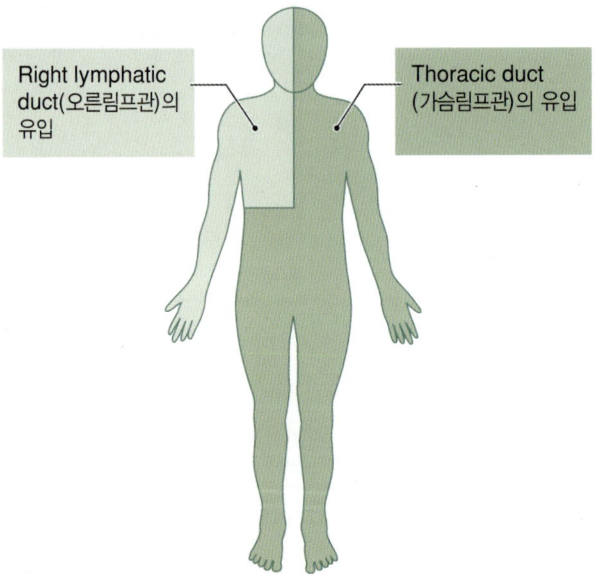

3 이 그림은 림프관과 정맥계통의 관계를 보여준다. 가슴림프관은 왼빗장밑정맥으로 합류한다. 오른림프관은 오른빗장밑정맥으로 합류한다.

Right Lymphatic Duct(오른림프관)

가로막 위쪽의 몸통 오른쪽 반에서 유입되는 림프가 오른빗장밑정맥으로 유입된다.

Thoracic Duct(가슴림프관)

가슴림프관은 척주의 왼쪽을 따라 올라와 왼빗장밑정맥으로 유입된다.

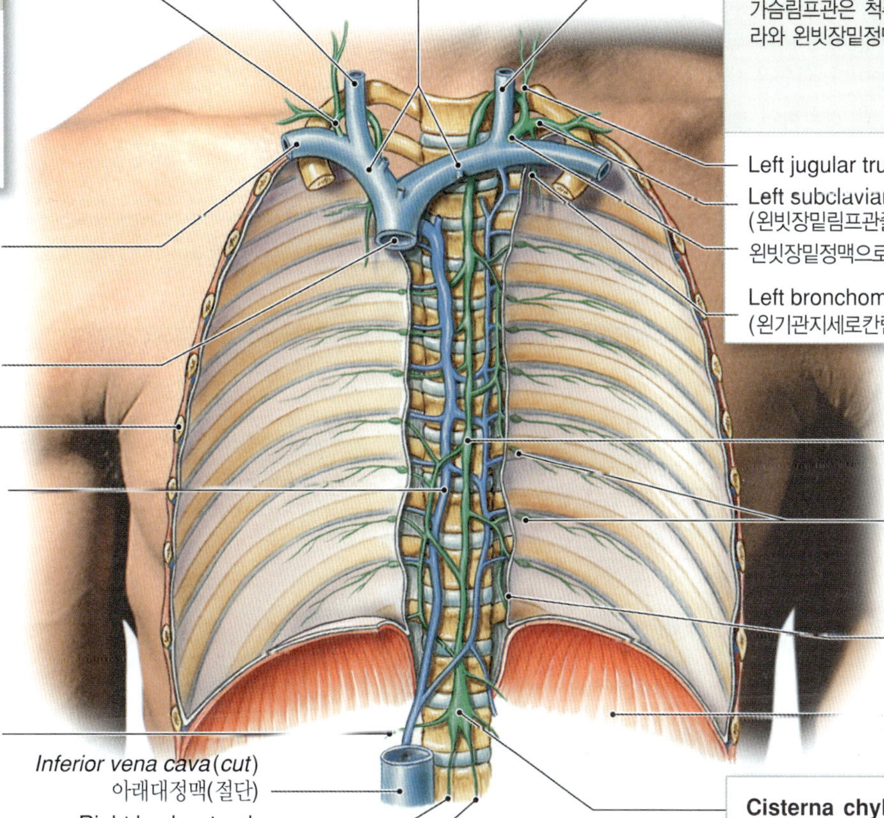

Cisterna chyli(가슴림프관팽대)는 가슴림프관의 기저부에 위치하는 팽대된 주머니 형태의 공간구조이다. 가슴림프관팽대는 오른, **left lumbar trunk(왼허리림프줄기)**와 **intestinal trunk(창자림프줄기)**를 경유하는 배, 골반, 다리로부터 유입되는 림프를 받는다.

4 림프관의 흐름이 막히면 사이물질이 축적되어 국소적으로 부어올라 팽대된 상태인 **lymphedema(림프종;** limf-e-DĒ-muh)를 야기한다. 림프종은 사진에서 보듯 대부분 다리에 발생하지만 다른 부위에서도 간혹 생긴다. 림프종이 지속되면 결합조직이 탄력성을 잃어 부은상태가 영구화된다. 림프종에서는 사이물질이 정체되기 때문에 독소, 병원균 등이 축적되어 면역계통이 최대로 작용하지 않을 경우 국소적인 방어체계를 무력화시킨다.

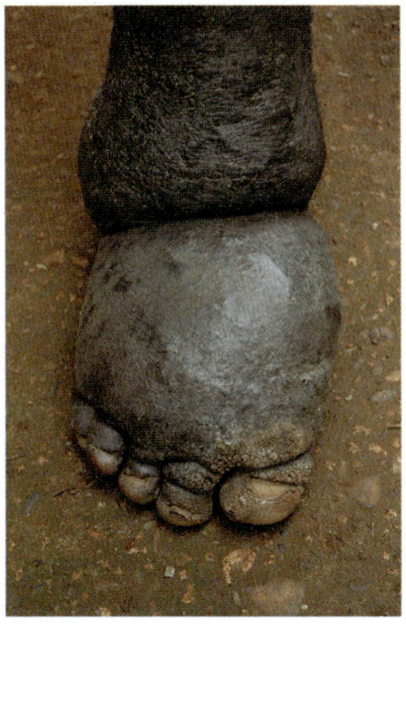

모듈 13.2 복습

a. 림프관줄기로 유입되는 두 개의 큰 림프관을 열거하시오.
b. 오른림프관과 가슴림프관의 유입을 기술하시오.
c. 림프종을 설명하시오.

13.3

림프구는 림프계통의 면역기능을 담당한다

림프구는 순환백혈구의 20~40%를 차지한다. 그러나 순환림프구는 전체 림프구 중 일부에 해당한다. 우리 몸에는 약 10^{12}개의 림프구가 있으며 이것은 1 kg 이상의 복합중량에 달한다.

1 세 종류의 림프구가 혈액을 타고 순환한다. 종류마다 독특한 생화학적, 기능적 특징을 지니지만 모두 **antigen(항원)**에 민감하게 반응한다. 항원은 병원균 자체이거나 병원균의 분비물 혹은 이물질 등이다. 항원은 대분분 단백질이지만 일부 지질, 다당류, 핵산인 경우도 있다. 항원은 면역반응을 자극하여 항원 역할을 하는 이물질이나 병원균등을 궁극적으로 파괴한다.

림프구의 분류

T Cell(T세포)

순환림프구의 약 80% 정도가 T cell(T세포)로 구성된다. 물론 T세포에도 유형이 많지만 세 가지 주요 종류만 다룰 것이다.

Cytotoxic T Cell (세포독성T세포)

Cytotoxic T cell(세포독성T세포)은 외부세포나 바이러스에 감염된 내부세포를 공격한다. 이러한 공격은 직접 접촉을 통해 이루어진다. 세포독성T세포는 **cell-mediated immunity**(**세포매개면역,** 세포면역)에 관계된 일차세포이다.

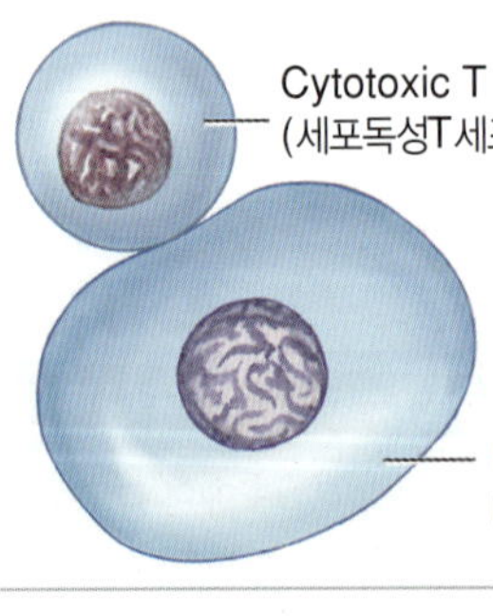

Helper T Cell (도움T세포)

Helper T cell (도움T세포)은 T세포와 B세포를 자극한다.

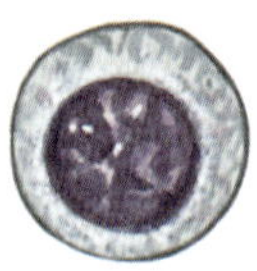

Suppressor T Cell(억제T세포)

Suppressor T cell (억제T세포)은 T세포와 B세포의 작용을 억제한다. 억제T세포와 도움T세포의 상호작용으로 인해 면역반응의 민감도가 조절된다.

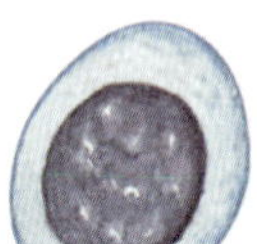

B Cell(B세포)

B cell(B세포)은 순환림프구의 약 10~15%를 차지한다.

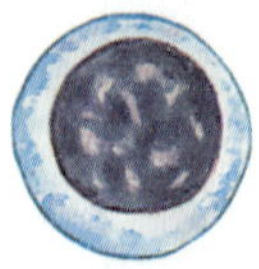

Plasma Cell(형질세포)

B세포가 자극되면 **plasma cell (형질세포)**이 되어 항체(단백질)를 생산, 분비한다. B세포는 **andtibody-mediated immunity(항체매개면역, 체액성 면역)**를 담당하는데 이것은 항체가 체액에 폭넓게 순환하여 표적을 공격하기 때문이다. 일부 B세포는 형질세포로 분화하지 않고 그대로 남아 **memory B cell(기억B세포)**이 되며 동일한 항원이 다시 침투해 오는 것에 대비한다.

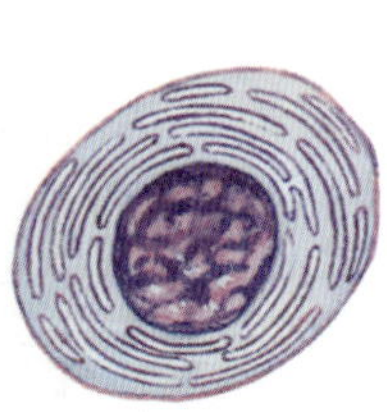

NK Cell (자연살해세포)

순환림프구 중 5~10%는 **NK cell(NK세포, 자연살해세포)**이 차지한다. NK세포는 외부세포, 바이러스감염내부세포 및 암세포를 공격한다. 이 세포의 지속적인 말초조직 감시를 **immunological surveillance(면역감시)**라 한다.

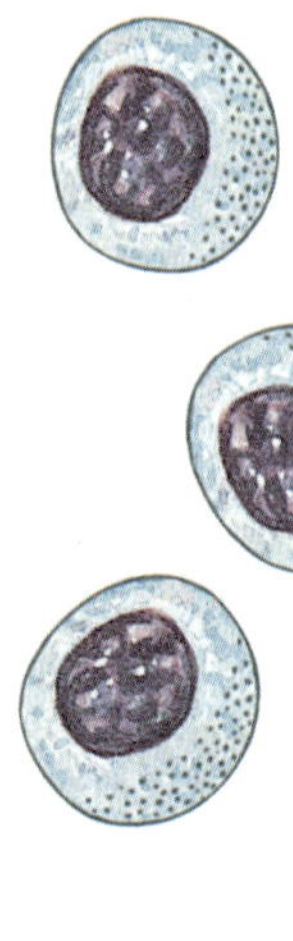

2 성인의 경우 적혈구생성은 적색골수로 한정된다. 그러나 **lymphopoiesis(림프구생성;** lim-fō-poy-Ē-sis)는 적색골수, 가슴샘, 말초림프조직에서 일어난다. 이중 적색골수가 림프구의 정상 개수를 유지하는데 일차적 역할을 한다.

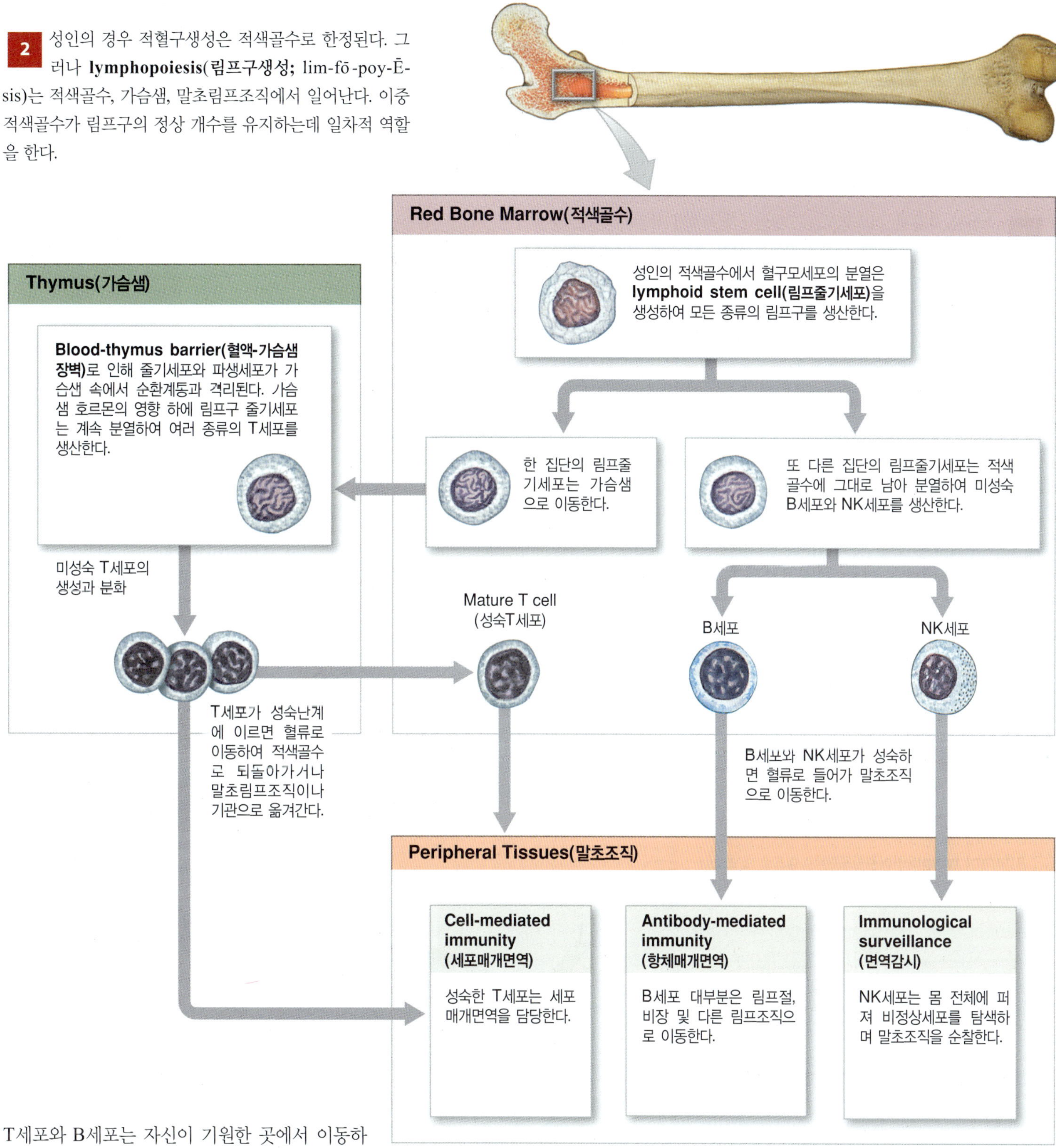

T세포와 B세포는 자신이 기원한 곳에서 이동하지만 분열능력은 유지한다. 세포분열로 같은 종류의 딸세포가 생산된다. 예를 들어, 분열하는 B세포는 T세포나 NK세포가 아닌 B세포를 생산한다. 림프구의 이러한 증식능력은 면역반응에 필수적이다.

모듈 13.3 복습

a. 림프구의 주요 세 종류를 확인하시오.

b. 항체매개면역을 담당하는 세포는 무엇인가?

c. 림프구생성에 관여하는 조직은 무엇인가?

림프조직과 림프기관에 존재하는 림프구는 병원균과 독소로부터 몸을 보호한다

림프조직은 림프구로 채워진 결합조직으로 구성된다. 림프소절은 동그란 림프조직 덩어리이다. 반면, 림프기관(림프절, 가슴샘, 지라)은 섬유결합조직성 피막으로 주위 조직과 분리된다.

1 소화관, 호흡관, 비뇨생식관은 병원균과 독소가 상존하는 외부환경에 노출된다. 이러한 도관을 감싸는 상피 깊은곳에 림프소절집단이 존재한다. 이러한 림프소절집단은 **mucosa-associated lymphoid tissue(MALT, 점막연관림프조직)**를 형성한다.

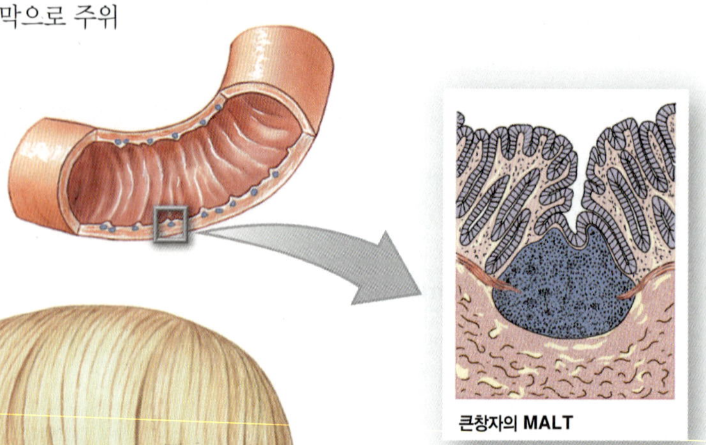

2 **Tonsil(편도)**은 큰 림프소절로 인두 벽에 위치한다. 한 개의 **pharyngeal tonsil(인두편도)**을 아데노이드라고 하는데 코인두의 뒤위쪽 벽에 위치한다. **Palatine tonsil(목구멍편도)**은 입안과 인두와의 경계를 따라 뒤아래에 위치한다. 한 쌍의 **lingual tonsil(혀편도)**은 혀의 기저부를 덮는 점막상피 깊은 곳에 위치한다. 따라서 혀편도는 **tonsillitis(편도염)**으로 인해 부어오르지 않는 한 잘 보이지 않는다.

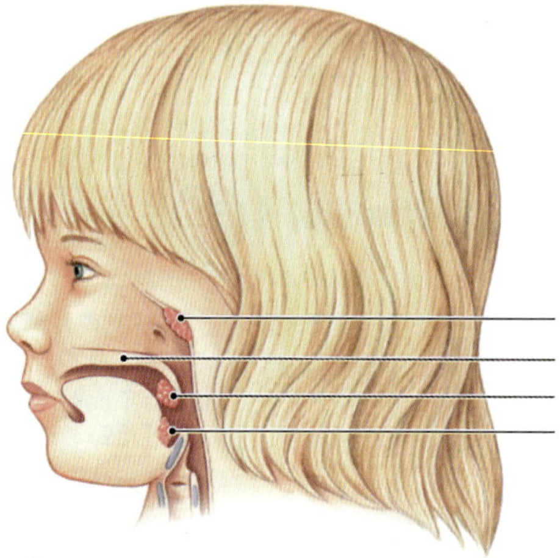

3 **Lymph node(림프절)**는 콩 모양을 한 작은 림프기관이다. 림프절은 부엌의 정수기와 같은 역할을 하여 림프가 정맥계통으로 합류하기 전 여과한다. 림프가 림프절을 흐르며 약 99%의 항원이 제거되며 필요 시 면역반응이 일어난다.

Afferent lymphatic(들림프관)은 림프를 말초조직에서 림프절로 운반한다.

↓

들림프관은 망상섬유, 큰포식세포 및 **dendritic cell(가지돌기세포)**로 구성된 얼기로 림프를 흘려보낸다. 가지돌기세포는 면역반응의 시작에 관여한다.

↓

림프절 속에서 림프는 B세포와 형질세포가 존재하는 지역을 통과한다.

↓

Efferent lymphatic(날림프관)은 림프절을 나오는 관으로 림프를 정맥계통으로 보낸다.

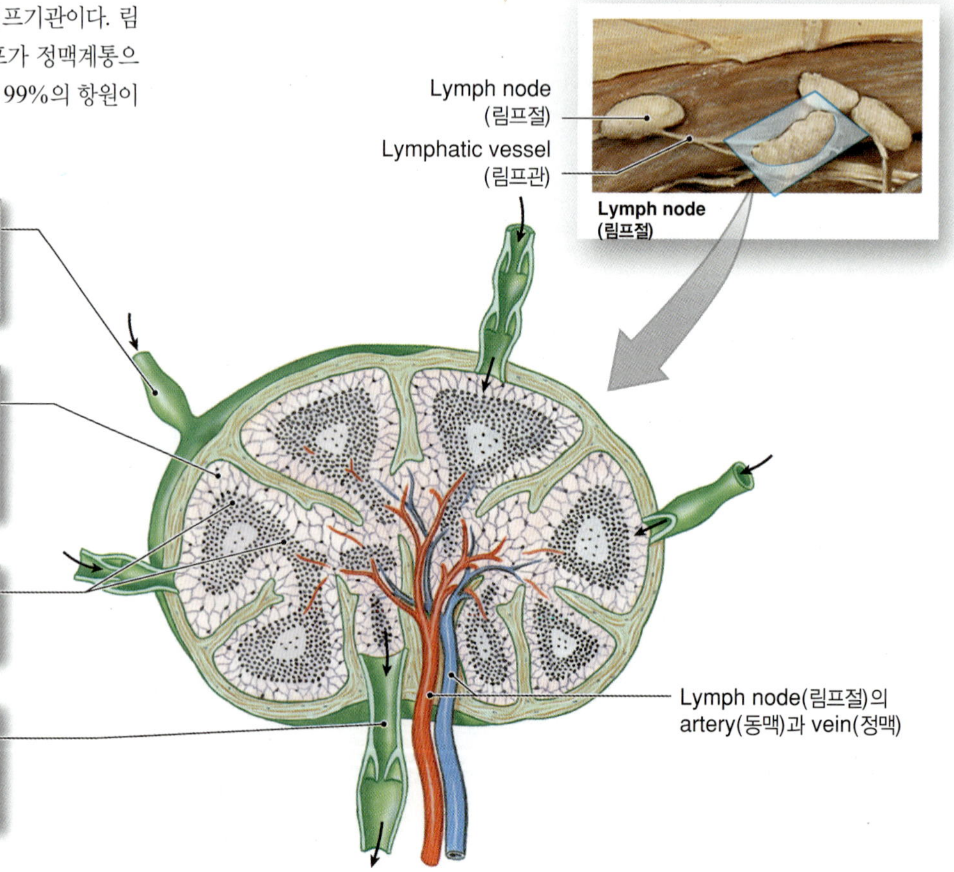

4 가슴샘은 T세포를 발달 성숙시켜 정상 면역방어를 유지하는 데 중요한 역할을 하는 여러 호르몬을 생산한다. Thymosin(티모신; THĪ-mō-sin)은 원래 림프구의 발달과 성숙을 촉진하는 가슴샘 추출물에 붙여진 이름이다. 이 추출물은 실제로 **thymosin(티모신)**으로 알려진 여러 보체호르몬을 함유한다. 나이가 들면서 가슴샘의 크기와 분비능력이 점차 감소하며 질병에 잘 걸리게 된다.

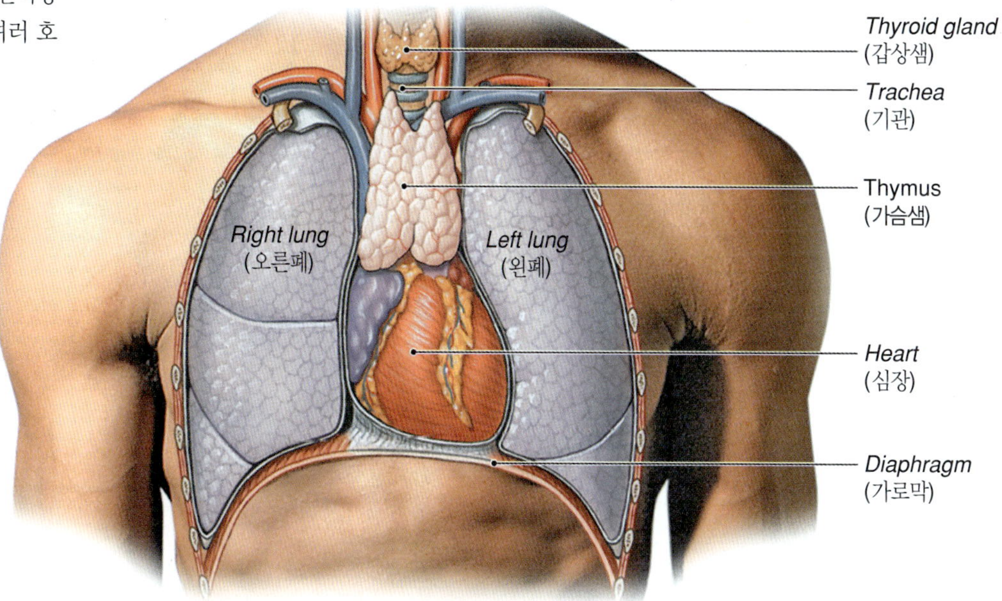

5 성인의 경우 지라(비장)는 가장 큰 림프조직을 함유한다. 실제로 지라는 림프절이 림프를 걸러내듯 혈액을 걸러낸다. 따라서 지라는 1) 비정상적인 적혈구를 포식작용을 통해 제거하고 2) 적혈구에서 유리된 철이온을 저장하고 3) B세포와 T세포에 의한 면역반응을 시작하게 한다.

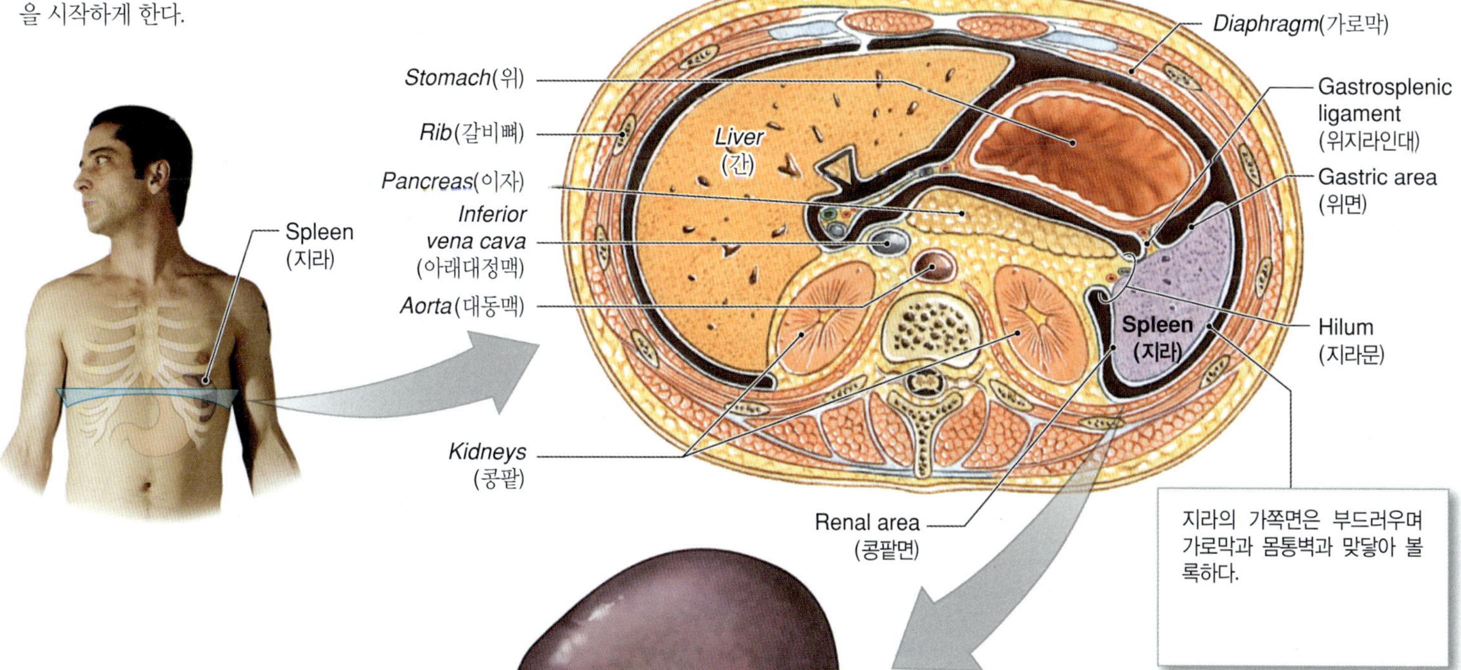

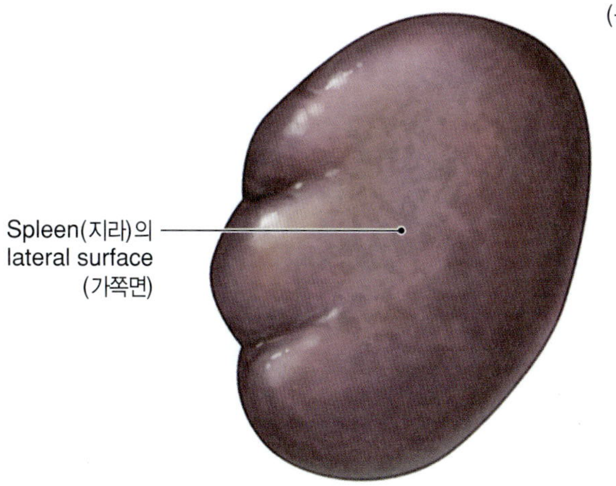

모듈 13.4 복습

a. 소화관, 호흡관, 비뇨생식관을 덮는 상피를 보호하는 림프조직의 이름은 무엇인가?

b. 편도를 정의하고 세 종류를 나열하시오.

c. 지라의 기능을 기술하시오.

1. 명칭 표기

다음 그림에서 림프계통 구조의 명칭을 쓰시오.

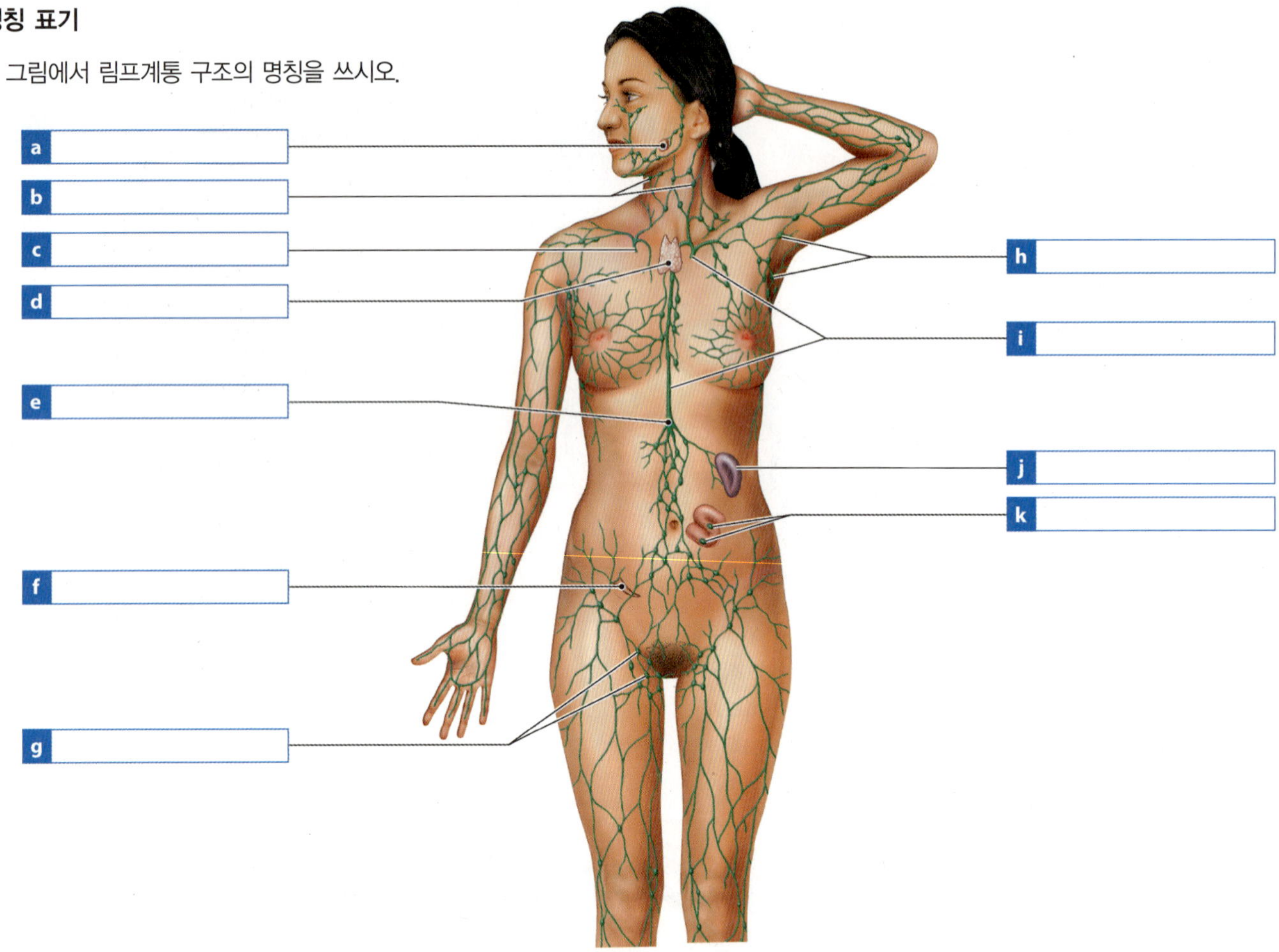

2. 연결하기

다음 용어와 가장 밀접한 설명을 연결하시오.

용어		설명
• B cell(B세포)	a ______	림프계통의 시작
• spleen(지라)	b ______	림프관이 막히면 발생한다.
• lymphatic capillary(모세림프관)	c ______	오른림프관에서 림프를 받는다.
• cytotoxic T cell(세포독성T세포)	d ______	머리의 왼쪽 반에서 림프를 받는다.
• efferent lymphatic(날림프관)	e ______	가슴샘, 지라, 림프절
• tonsils(편도)	f ______	가장 작은 림프기관
• lymphopoiesis(림프구생성)	g ______	림프절에서 림프를 운반한다.
• lymphedema(림프종)	h ______	우리 몸에서 가장 큰 림프조직
• lymphoid organ(림프기관)	i ______	림프구가 민감하게 반응하는 특정 화학물질
• antigen(항원)	j ______	적색골수, 가슴샘, 림프조직에서 발생한다.
• afferent lymphatic(들림프관)	k ______	세포-매개면역
• right subclavian vein(오른빗장밑정맥)	l ______	인두의 벽에 위치하는 림프소절
• thoracic duct(가슴림프관)	m ______	항체-매개면역
• lymph node(림프절)	n ______	림프를 림프절로 운반한다.

Nonspecific Immunity(비특이적 면역)

Immunity(면역)는 병원균인 미생물로 인해 야기되는 감염과 질병에 대항하는 능력이다. 우리 몸은 단독 혹은 집단으로 활동하는 두 종류의 면역체계를 갖는다. 즉 nonspecific(innate) immunity[비특이적(선천적인) 면역]와 specific(adaptive) immunity[특이적(후천적) 면역]이다. 우리 몸에는 여러 구조적 장벽과 방어기전을 갖는다. 따라서 감염성 미생물의 침투를 차단하거나 침투한 미생물을 공격한다. 이번 절에서 우리는 비특이적(선천적) 면역을 학습한다.

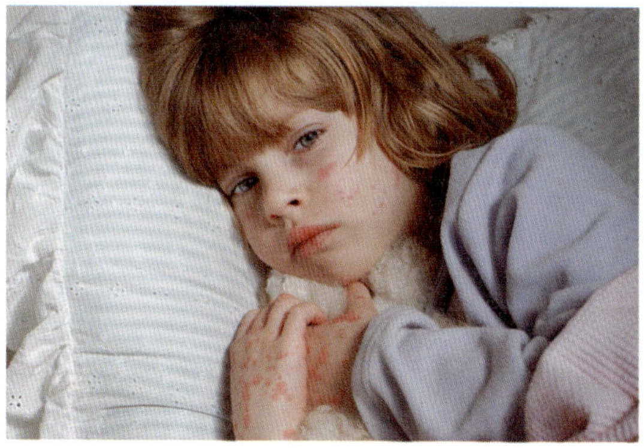

Immunity(면역)

Nonspecific(Innate) Defense 비특이적(선천적) 방어

Nonspecific defense(비특이적 방어)는 병원균을 구별하지 않는다. 침투한 병원균이 무엇이든 상관없이 동일한 반응을 보인다. 선천적인 이러한 방어는 **nonspecific resistance(비특이적 저항)**이라고 하는 방어능력을 제공한다.

Physical barrier(물리적 장벽)는 위험한 미생물이나 물질을 차단한다. 한 예로 머리에 앉은 모기는 머리털로 인해 두피 표면에 도달할 수 없다.

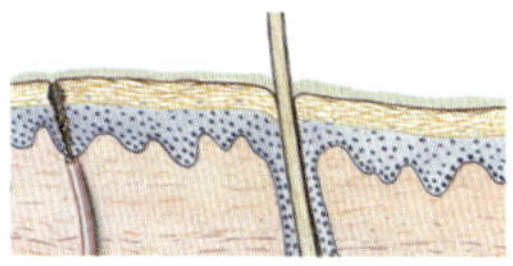

Phagocyte(포식세포)는 병원균과 세포파쇄물을 포식한다. 포식세포로는 말초조직에 큰포식세포가 있으며 혈액에 호산백혈구와 호중백혈구가 존재한다.

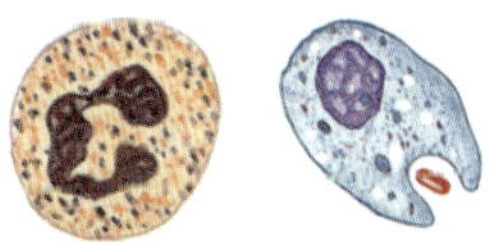

Immunological surveillance(면역감시)는 말초조직에서 자연살해세포(NK세포)에 의한 비정상 세포의 파괴를 의미한다.

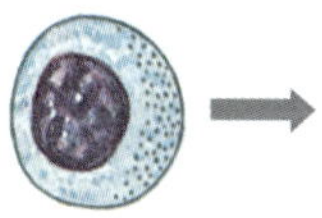

Interferon(인터페론)은 바이러스 감염에 대항하는 방어를 중재하는 화학적 전달자를 일컫는다.

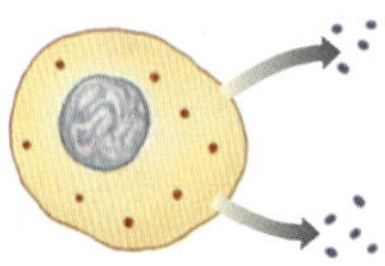

Complement system(보체계통)은 병원균을 파괴하는 항체를 돕는 순환단백질 집단을 일컫는다.

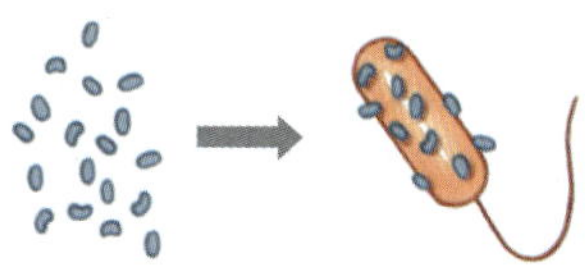

Inflammatory response(염증반응)는 상처나 감염의 확산을 막는 국소적인 조직반응을 일컫는다.

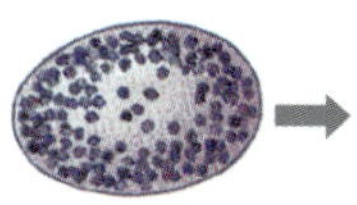

Fever(발열)는 체열을 증가시켜 조직의 대사와 방어활동을 촉진한다.

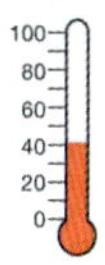

Specific(Adaptive) Defense 특이적(후천적) 방어

Specific defense(특이적 방어)는 특정 병원균에 대항하는 방어체계이다. 즉, 특이적 방어는 한 종류의 박테리아 감염에는 대항할 수 있으나 다른 종류의 박테리아나 바이러스에는 대항하지 못한다. 특이적 방어는 특정 림프구 활성에 의해 이루어진다. 우리 몸의 특이적 방어는 **specific resistance(특이적 저항)**라는 방어상태를 유도한다. 3절에서 특이적 면역을 학습한다.

13.5

물리적 장벽과 포식세포가 비특이적 방어를 담당한다

질병이 발생하려면 항원물질이나 병원균이 신체의 조직으로 들어와야 한다. 침투는 상피에 해당하는 피부나 점막을 통과해야 한다.

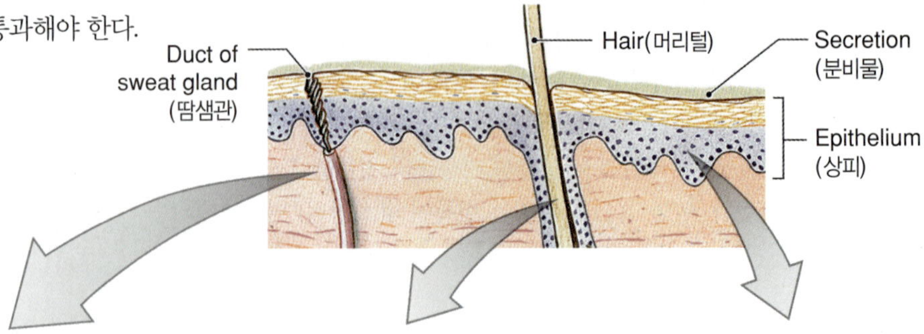

1 표피계통이 외부환경에 대한 물리적 장벽역할을 한다.

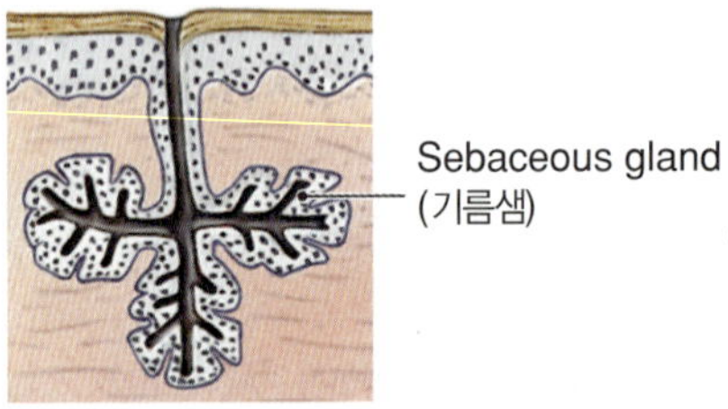

분화된 부속구조물과 분비물이 상피를 보호한다. 표피의 표면도 기름샘과 땀샘의 분비물로 덮인다. 이러한 분비물은 표면을 적셔 미생물과 화학물질을 씻어 내며 박테리아를 파괴할 수 있는 효소(리소자임)와 항체를 함유하기도 한다.

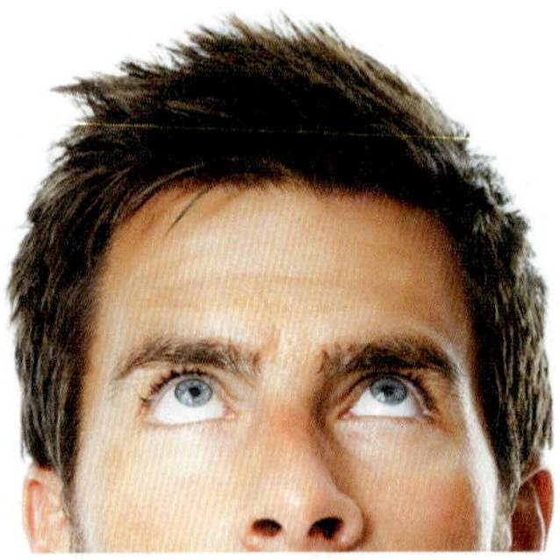

털은 몸의 대부분을 덮고 있는데 기계적인 마찰을 막아주며(특히 두피에 있는 털의 경우) 종종 위험물질이나 곤충이 피부와 접촉하는 것을 차단한다.

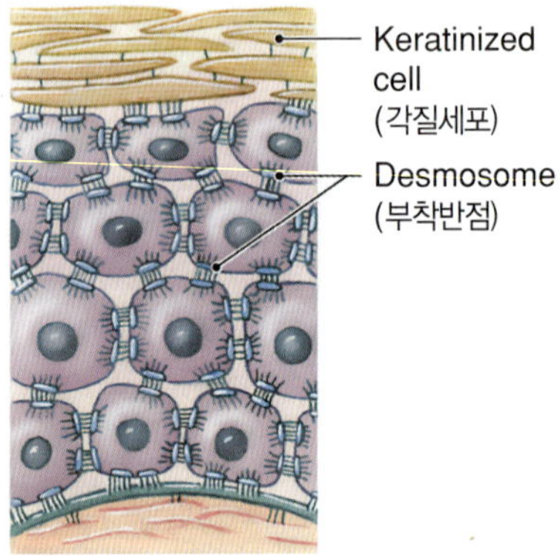

피부를 덮는 상피는 여러 층으로 구성되고 각질세포로 덮이며 이웃하는 세포를 하나로 묶어 병원균이 침투하는 것을 차단하는 부착반점이 발달되어 있다.

2 소화관, 호흡관, 비뇨생식관을 싸는 상피는 항원복합체와 병원균의 침투를 막는 장벽을 형성한다. 모듈 13.4에서 언급했듯이 MALT가 이 부위에 비특이적 방어작용을 한다.

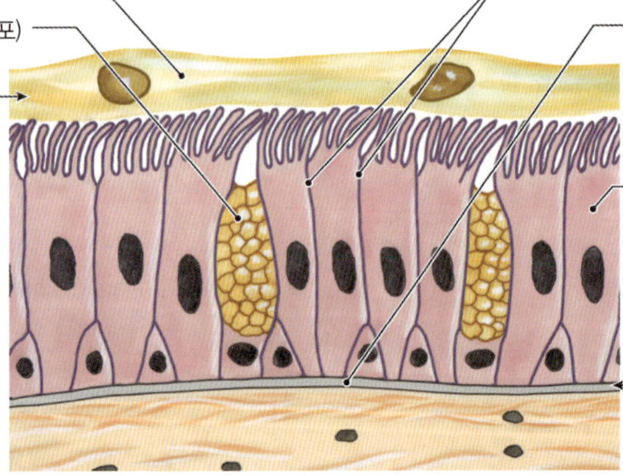

소화관의 가장 표면에는 점액으로 덮이며 위는 강력한 산을 함유하여 병원균의 대부분을 파괴한다. 점액은 소화관의 표면상피를 따라 이동하고 오줌은 비뇨관을 씻어주며 샘분비물은 생식관을 보호한다. 항체라는 특수효소와 산성 pH로 인해 분비물의 작용을 강화시킨다.

보다 미세한 내부 도관을 따라 상피세포는 치밀이음에 의해 이웃세포가 서로 단단히 묶이며 섬유성 기저막에 의해 더욱 보강된다.

3 포식세포는 말초조직에서 세포파쇄물을 제거하고 이물질이나 병원균의 침투를 차단하는 청소부 혹은 경찰 역할을 한다. 포식세포는 병원균의 침투를 막는 세포방어의 최일선의 역할을 한다. 많은 포식세포는 림프구가 미생물을 검출하기 이전 단계에도 공격하여 제거한다. 포식세포는 유형에 따라 서로 다른 표적을 공격하지만 모든 포식세포의 작용은 아래에 기술한 것과 같이 동일하다.

Phagocyte(포식세포) 유형

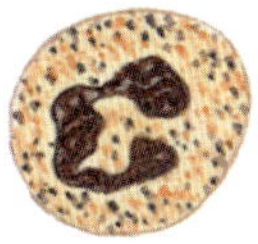

Neutrophil(호중백혈구)은 풍부하고 활동성이 강하며 세포파쇄물 혹은 침투한 박테리아를 신속히 포식한다. 호중백혈구는 혈류를 타고 순환하다가 상처부위나 감염부위로 모인다.

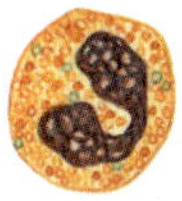

Eosinophil(호산백혈구)은 호중백혈구보다 수가 적으며 항체가 붙은 이물질이나 병원균을 포식한다.

Macrophage(큰포식세포)는 혈액의 단핵구에서 유래하며 두 종류가 있다. 이러한 포식세포집단을 **monocyte-macrophage system(단핵구-큰포식세포 계통)** 혹은 세망내피계통이라 한다.

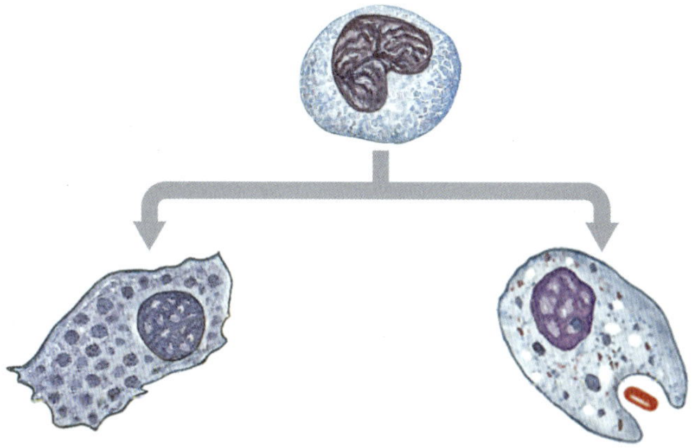

Fixed macrophage(고정큰포식세포)는 특정 조직이나 기관에 영구적으로 상주하며 결합조직 사이에 흩어져 있다. 이 세포는 조직 내에서 이동하지 않는다.

Free macrophage(이동큰포식세포)는 몸 전체를 이동하다가 이웃 조직이나 혈액에서 상처부위로 이동한다.

4 모든 포식세포는 여러 가지 능력을 공유하며 내용은 다음과 같다.

포식세포의 기능적 특징

- 포식세포는 **diapedesis(세포밖이동)**라는 과정으로 모세혈관의 내피세포사이를 통과할 수 있다.
- 포식세포는 화학물질에 의해 모이고 흩어지는데 이것을 **chemotaxis(화학주성)**라 한다. 특히 신체의 세포나 병원균에서 유리된 화학물질에 민감하게 반응한다.
- 포식작용은 포식세포가 표적물체에 결합함으로써 시작된다. 즉, 포식세포의 형질막에 있는 수용체가 표적물의 표면에 결합한다.
- 결합후 포식세포는 표적물을 직접 파괴하거나 특정방어작용을 활성화해서 파괴를 촉진시킨다.

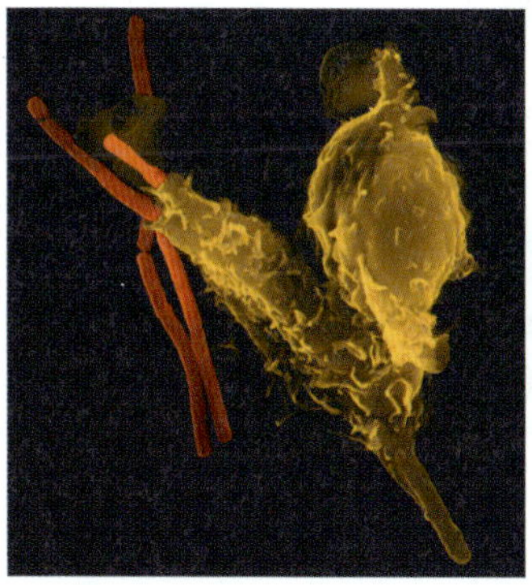

포식세포(노란색) SEM × 2900
포식되는 박테리아(주황색)

모듈 13.5 복습

a. 표피계통은 몸을 어떻게 보호하는가?
b. 몸의 포식세포 유형을 확인하고 고정큰포식세포와 이동큰포식세포를 구분하시오.
c. Chemotaris(화학주성)를 정의하시오.

염증은 상처로 인해 발생되는 국소적 조직반응이다; 발열은 조직손상과 감염에 따른 일반적 반응이다

Inflammation(염증)

1 **Inflammation(염증, 염증반응)**은 상처에 대한 국소적 조직반응이다. 염증은 국소적으로 붓고 붉어지고 열이 나며 통증을 유발한다. 여러 자극－충격, 마찰, 꼬집음, 화학적 자극, 병원균의 감염, 극단적인 온도(뜨거움이나 추움)－등은 염증을 유발할 수 있다. 이러한 자극은 세포를 죽이고 결합조직섬유를 손상시키며 조직에 손상을 가하게 된다. 따라서 사이물질의 화학조성이 바뀐다. 또한 손상된 세포는 프로스타그란딘, 단백질, 칼륨이온 등을 배출하고 손상으로 인해 병원균이 침투하게 된다. 이러한 사이질 환경의 변화로 인해 복잡한 염증반응이 시작된다.

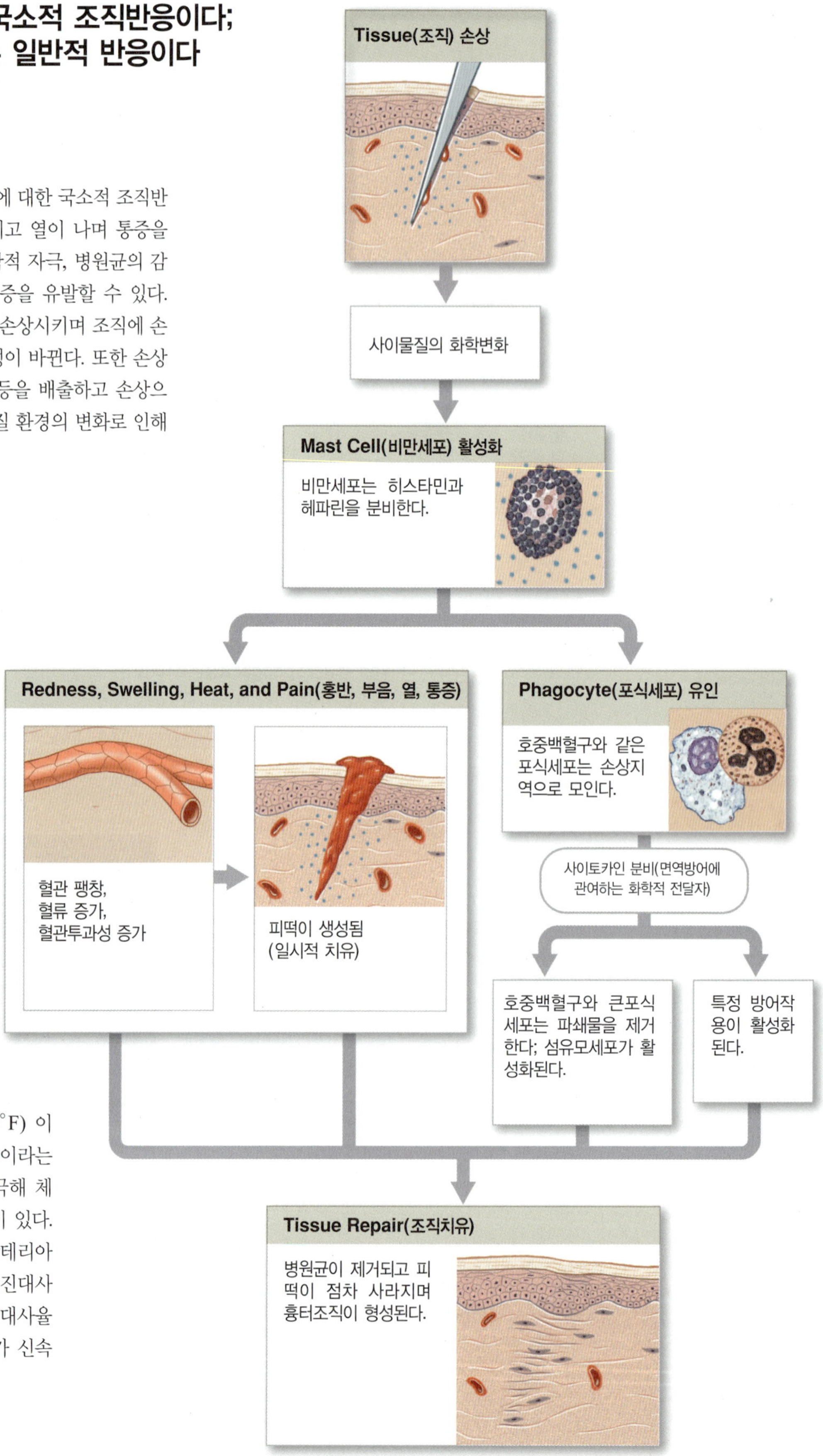

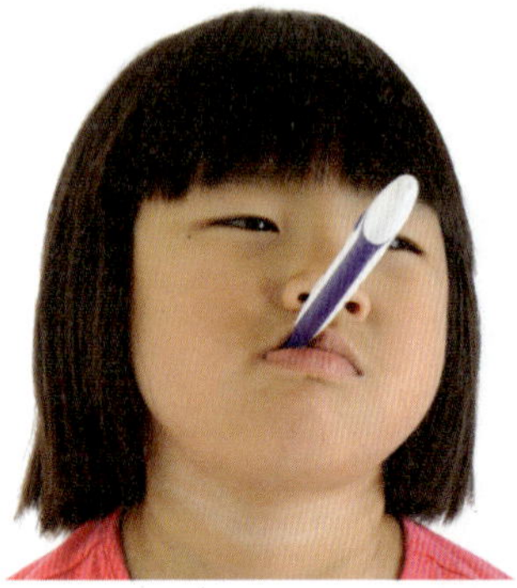

Fever(발열)

2 **Fever(발열)** 시 심부체온이 37.2°C(99°F) 이상으로 올라간다. 즉, **pyrogen(피로젠)**이라는 순환단백질이 시상하부의 온도조절기능을 자극해 체온이 증가한다. 제한적으로 발열은 유용한 면이 있다. 정상체온보다 높은 체온은 일부 바이러스와 박테리아의 활동도 억제하지만 가장 유용한 효과는 신진대사를 촉진한다는 것이다. 체온이 1°C 증가하면 대사율은 약 10%가 증가한다. 그 결과 조직의 방어가 신속히 일어나고 치유과정이 촉진된다.

Summary of Nonspecific Immunity(비특이적 면역의 요약)

3 이 표는 비특이적 방어를 요약하였다.

Physical Barrier(물리적 장벽)

병원균의 접근 방지

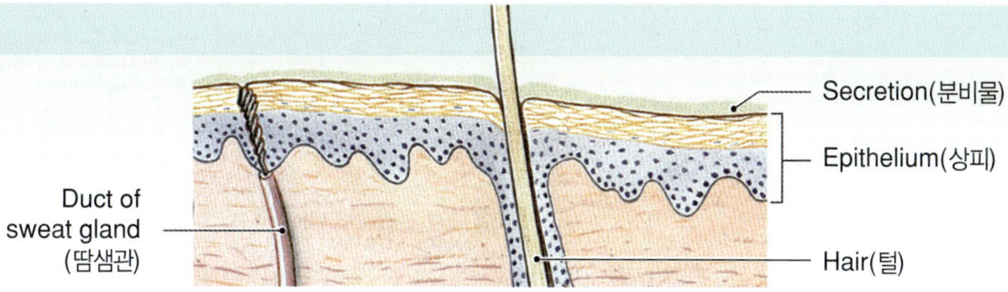

Phagocyte(포식세포)

파쇄물과 병원균의 제거

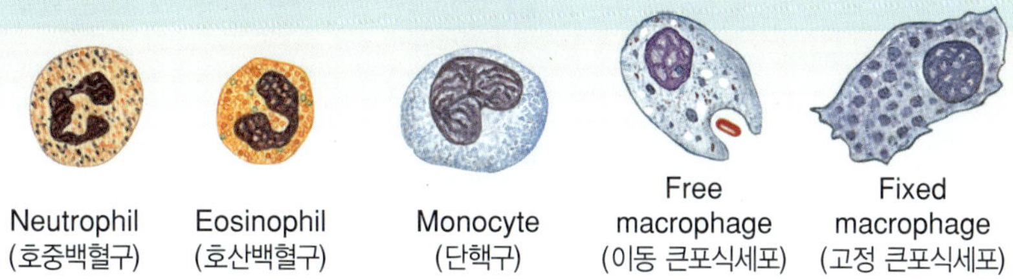

NK cell(NK세포)의 Immune Surveillance(면역감시)

정상조직의 지속적인 감시와 비정상 세포의 파괴

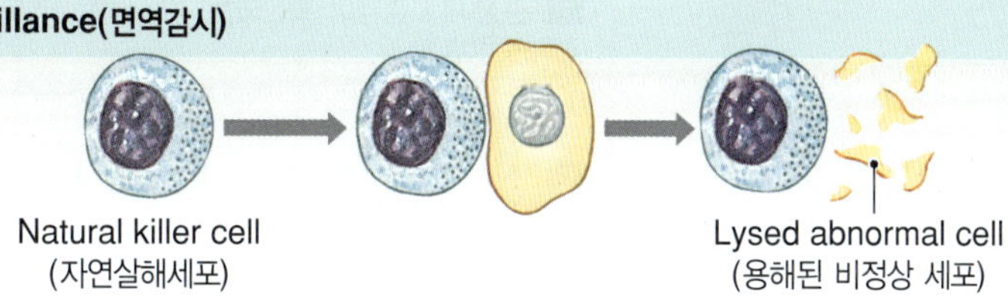

비정상 세포가 확인되면 NK세포는 **perforin(퍼포린)**이라는 세포독성화학물질을 분비해 비정상 세포의 형질막을 파괴한다.

Interferon(인터페론)

바이러스감염에 대한 세포의 저항성 증가; 질병확대 지연

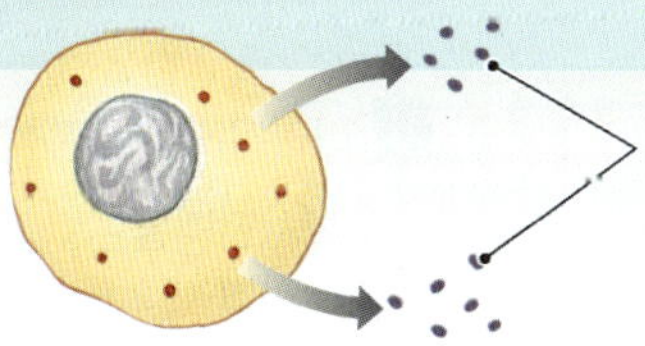

활성화된 림프구, 큰포식세포, 바이러스감염세포 등에서 인디페론이 분비된다. 분비된 인터페론은 정상세포의 세포질에서 항바이러스 단백질을 생산하게 한다. 또한 큰포식세포와 NK세포의 활성을 자극한다.

Complement System(보체계통)

활성화되면 세포, 박테리아, 바이러스의 표면을 공격해 파괴한다. 포식세포를 유인하며 염증을 자극한다.

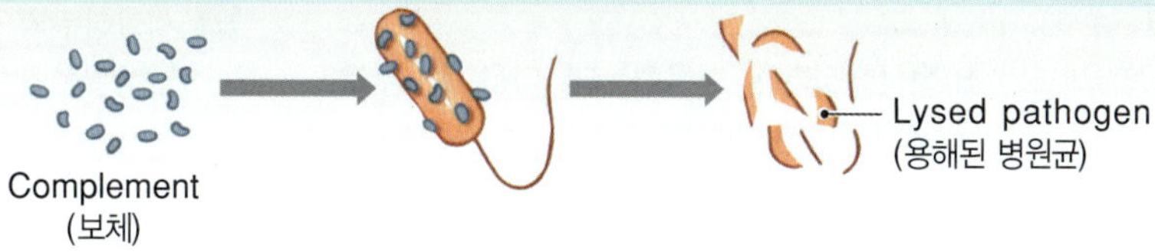

Inflammation(Inflammatory Response) 염증(염증반응)

여러 인자가 비특이적 또는 특이적 방어에 영향을 미친다.

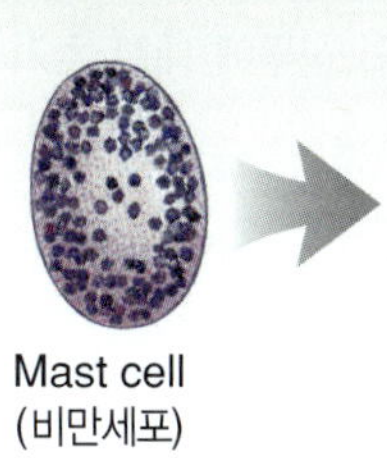

- 혈류증가
- 포식세포 활성화
- 혈액응고로 인해 상처 격리
- 모세혈관의 투과성 증가
- 보체 활성화
- 상처부위의 온도 증가
- 특이적 방어의 활성화

Fever(발열)

방어작용 동원; 치유촉진; 병원균 억제

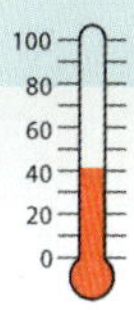

피로젠 영향하에 37.2°C 이상으로 체온증가

모듈 13.6 복습

a. 비만세포가 활성화되면 어떤 결과가 생기는가?

b. 비특이적 방어를 요약하시오.

c. 인터페론 농도의 증가는 어떤 감염에 의해 야기되는가?

1. 명칭 표기

오른쪽에 설명한 비특이적 방어의 유형을 빈 곳에 적으시오.

a ________________ ________________

b ________________

c ________________ ________________

d ________________

e ________________ ________________

f ________________

g ________________

a 외부의 미생물과 위험물질로부터 지킨다. 한 예로 머리에 앉은 모기는 머리털로 인해 두피에 접근할 수 없다.

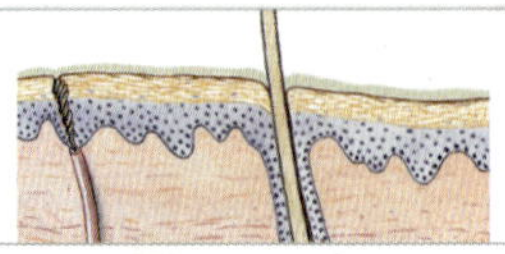

b 병원균과 세포파쇄물을 포식하는 세포이다. 말초조직의 큰포식세포와 혈액의 호산백혈구와 호중백혈구가 예이다.

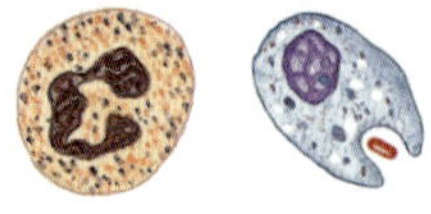

c 말초조직에서 NK세포에 의한 비정상세포의 파괴이다.

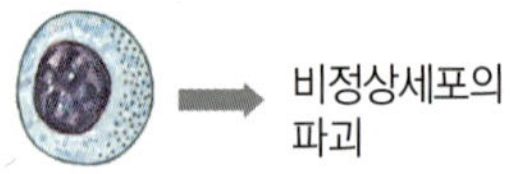

d 바이러스감염에 대한 방어를 조절하는 화학적 전달자이다.

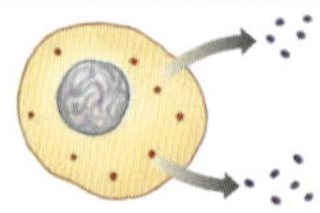

e 항체가 병원균을 파괴하는 것을 돕는 순환단백질의 집단이다.

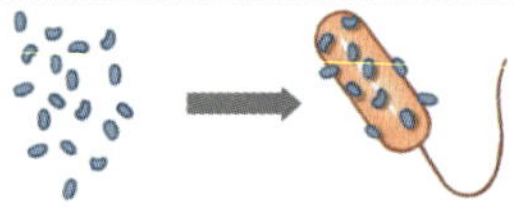

f 손상이나 감염이 확산되는 것을 막는 국소적 조직반응이다.

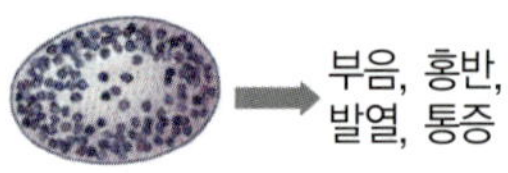

g 신진대사와 방어작용의 활성화를 촉진하기 위해 체열이 증가한다.

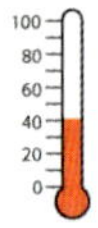

2. 선택형

다음 설명을 완성할 적절한 항목을 고르시오.

a 피부와 같은 물리적 장벽은 비특이적 방어를 제공하는데 ________________ 특징에 기인한다.

- 중층
- 각질세포층
- 세포를 서로 묶는 부착반점 얻기
- 모두 정답

b NK(자연살해)세포는 비정상형질막에 반응하는데 다음 중 주로 ________________ 작용에 관여한다.

- 특정 병원균에 대한 방어
- 포식세포 활성
- 복잡하고 시간이 소비되는 방어체계
- 면역감시

c 세포를 파괴하고 포식세포를 유인하고 염증을 촉진하는 비특이적 방어는 ________________ 이다.

- 염증반응
- 인터페론의 작용
- 보체계통
- 면역감시

d 바이러스의 복제를 억제하는 단백질은 ________________ 이다.

- 보체단백질
- 헤파린
- 피로젠
- 인터페론

e 시상하부의 온도조절기능에 영향을 미쳐 체온을 증가시키는 순환단백질은 ________________ 이다.

- 발열물질
- 인터페론
- 용해소체
- 보체단백질

f 병원균의 침투에 대한 초기 세포방어를 담당하는 하는 것은 ________________ 이다.

- 포식세포
- 점액
- 털
- 인터페론

3. 단답형

질병과 발열은 연관되어 있다. 발열은 유익할 수 있는가? 답하시오.

Specific Immunity(특이적 면역)

1 T세포와 B세포의 상호활성이 **specicif defense(특이적 방어, 후천적 방어)**를 담당하여 특정 병원균을 막는다. 이러한 작용은 잠재적 위험을 지닌 항원에 대한 특이적 저항성을 보이는 **specific immunity(특이적 면역)**를 유도한다. 보통 T세포는 세포-매개면역을 담당하며 비정상세포와 세포내부의 병원균을 방어한다. B세포는 항체-매개면역을 담당하며 체액의 항원과 병원균을 방어한다. 하지만 아래 도표처럼 다른 형태의 면역도 있다.

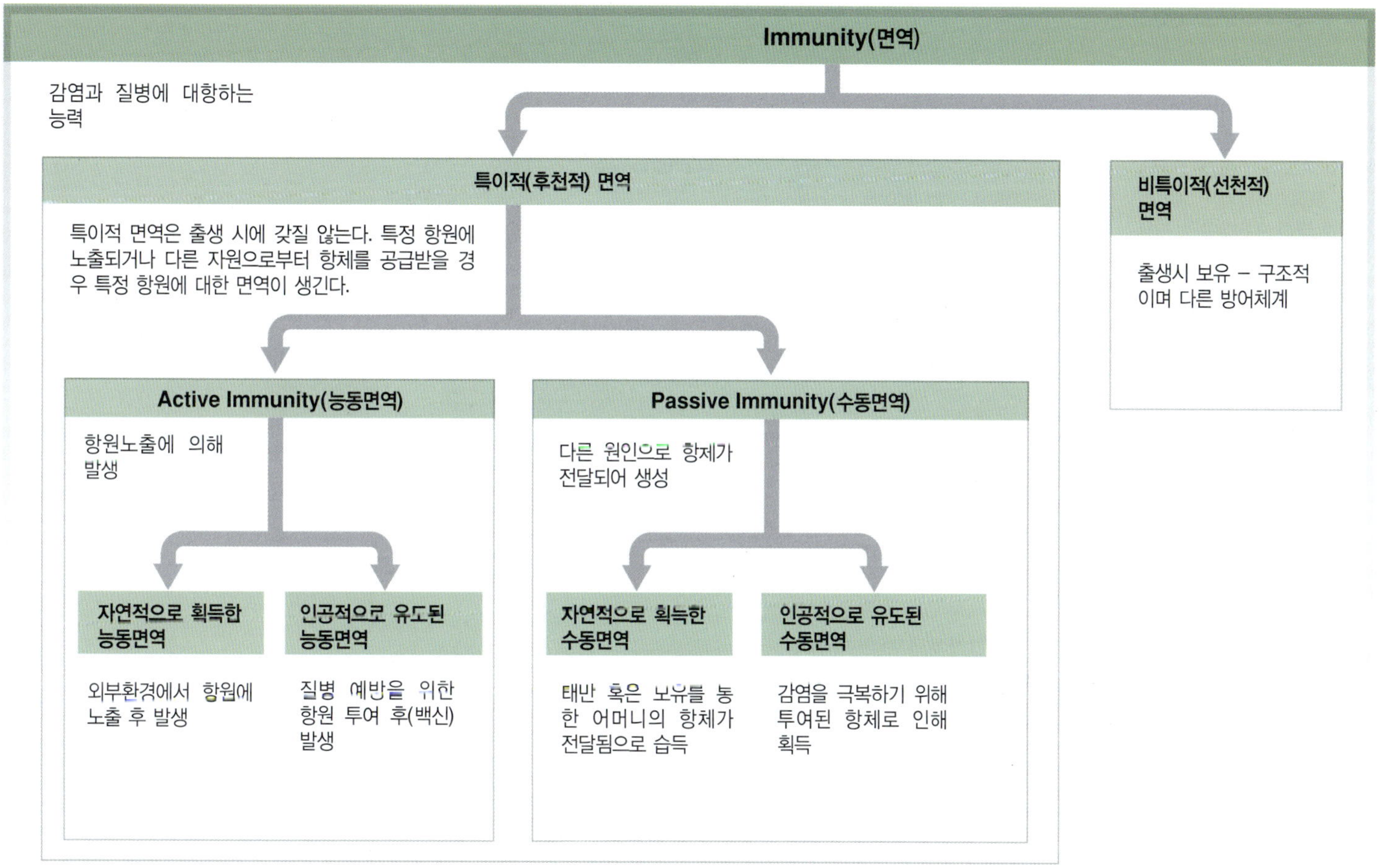

2 유형과 상관없이 면역은 네 가지 일반 특징을 지니며 그것은 다음과 같다.

특이적 면역의 특성

- **Specificity(특이성)**는 특정 림프구의 활성과 그에 따른 항체의 생성으로 생긴다. T세포와 B세포는 특정 항원에 결합할 수 있는 수용체를 지녀 다른 항원에는 반응하지 않는다.
- **Versatility(다능성)**는 림프구의 다양성으로 생긴다. 림프구 집단은 서로 다른 수백만 개의 집단을 이루며 각 집단은 특정 항원에 반응한다. 따라서 특이성을 지니는 항원에 의해 활성화되면 증식하여 동일한 특이성을 지니는 수많은 림프구를 생산한다. 이와 같이 생산된 활성화된 림프구 집단을 **clone(클론)**이라 한다.
- 활성화된 림프구는 두 집단으로 증식하여 한 집단은 즉시 침입자를 공격하고 다른 집단은 나중에 동일한 항원에 노출될 때까지 불활성 상태로 남기 때문에 **immunologic memory(면역적 기억)**가 생긴다. 결국 이 불활성 상태의 **memory cell(기억세포)**로 인해 면역계통이 이전에 노출된 항원을 기억하여 또 다시 동일 항원에 노출될 경우 신속하고 강력하며 지속적인 반격을 할 수 있게 한다.
- 면역반응이 정상(자신) 조직은 무시하고 독소, 비정상세포와 외부세포(타아)를 표적으로 삼기 때문에 **tolerance(관용)**가 생긴다. 또한 관용은 항원에 만성적으로 노출될 경우 생길 수 있다. 이러한 관용은 노출이 지속될 경우에만 생긴다.

특이적 방어는 항원에 노출될 경우 유발된다

1 이 도표는 면역반응 전체를 개괄하였다. 항원에 노출되면 포식세포가 활성화 된다. 포식세포는 1) T세포에 의한 공격인 세포-매개면역 2) B세포에서 파생된 형질세포의 의한 항체의 형성으로 유발되는 항체-매개면역을 자극한다. 나중에 각 반응을 보다 면밀히 학습한다. 이번 단원은 항원이 면역반응을 유발하는 초기단계에 집중한다.

Antigen Presentation (항원제시)

항원은 대부분 세포에 감염되거나 특정방어체계가 활성화 되기에 앞서 포식세포에 의해 처리된다. 따라서 형질막에 항원이나 항원의 일부가 출현하여 면역반응이 유발되는데 이와 같은 항원의 출현을 **antigen presentation(항원제시)**이라 한다.

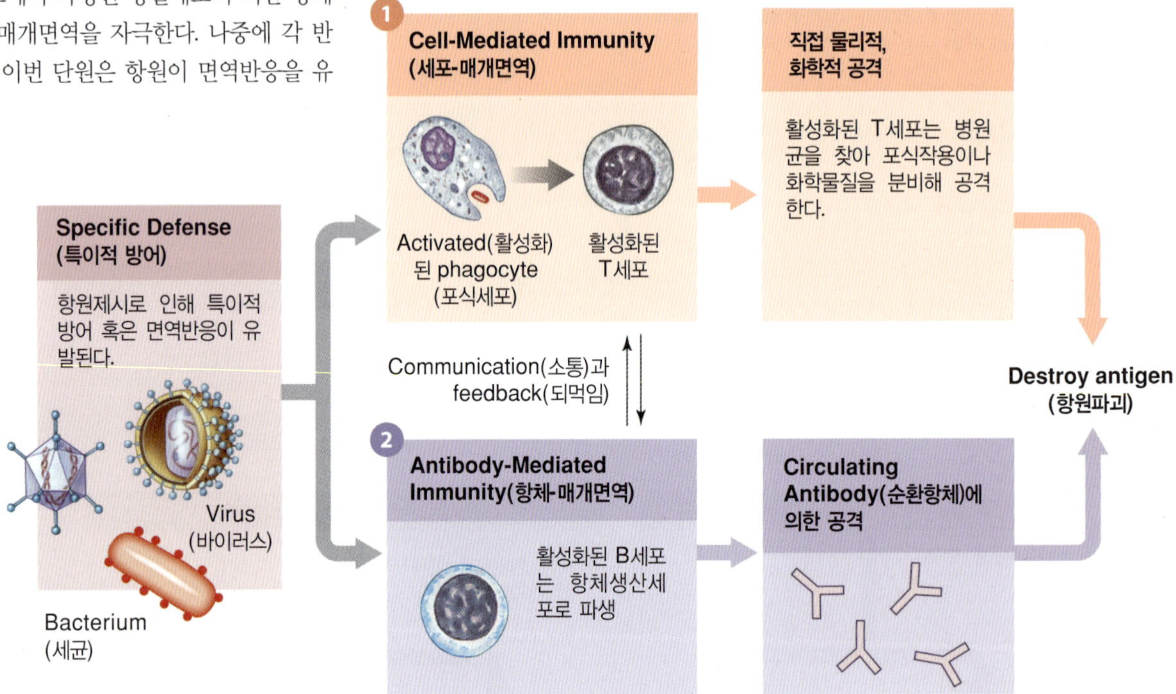

2 **Antigen-presenting cell(APC, 항원제시세포)**은 피부와 림프기관의 단핵구, 큰포식세포, 가지돌기세포로 구성된다. 포식세포에 의한 항원제시과정을 보여준다.

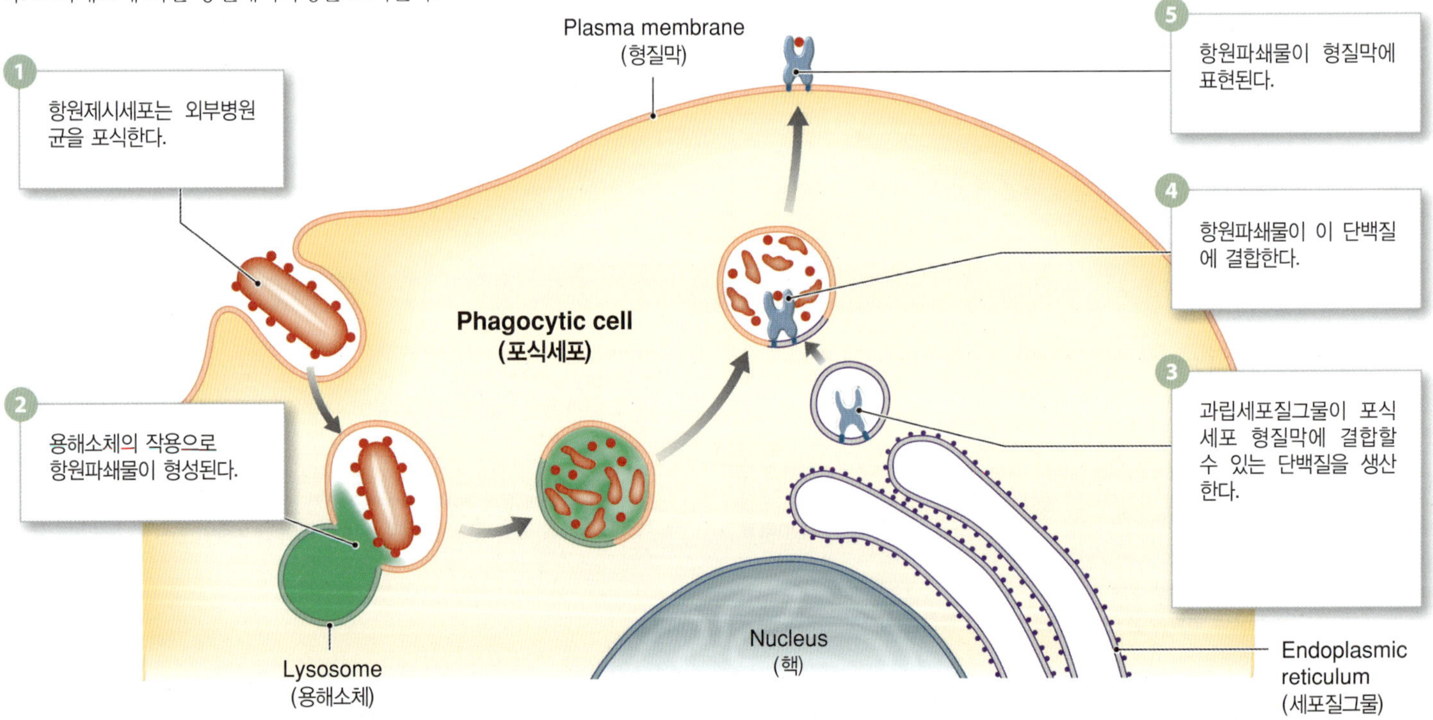

3 세균에 대한 방어는 보통 활발한 큰포식세포의 의해 시작된다.

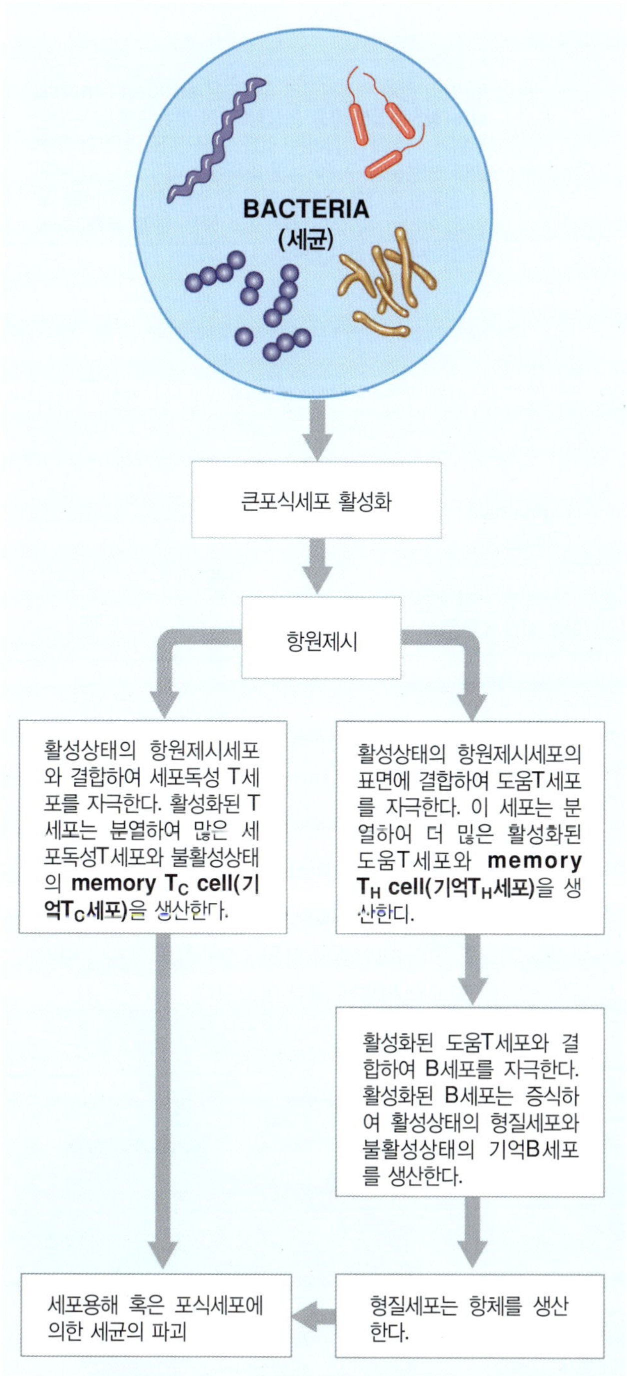

4 바이러스에 대한 방어는 바이러스에 감염된 세포 그리고 항원제시세포와 직접 접촉하여 이루어진다.

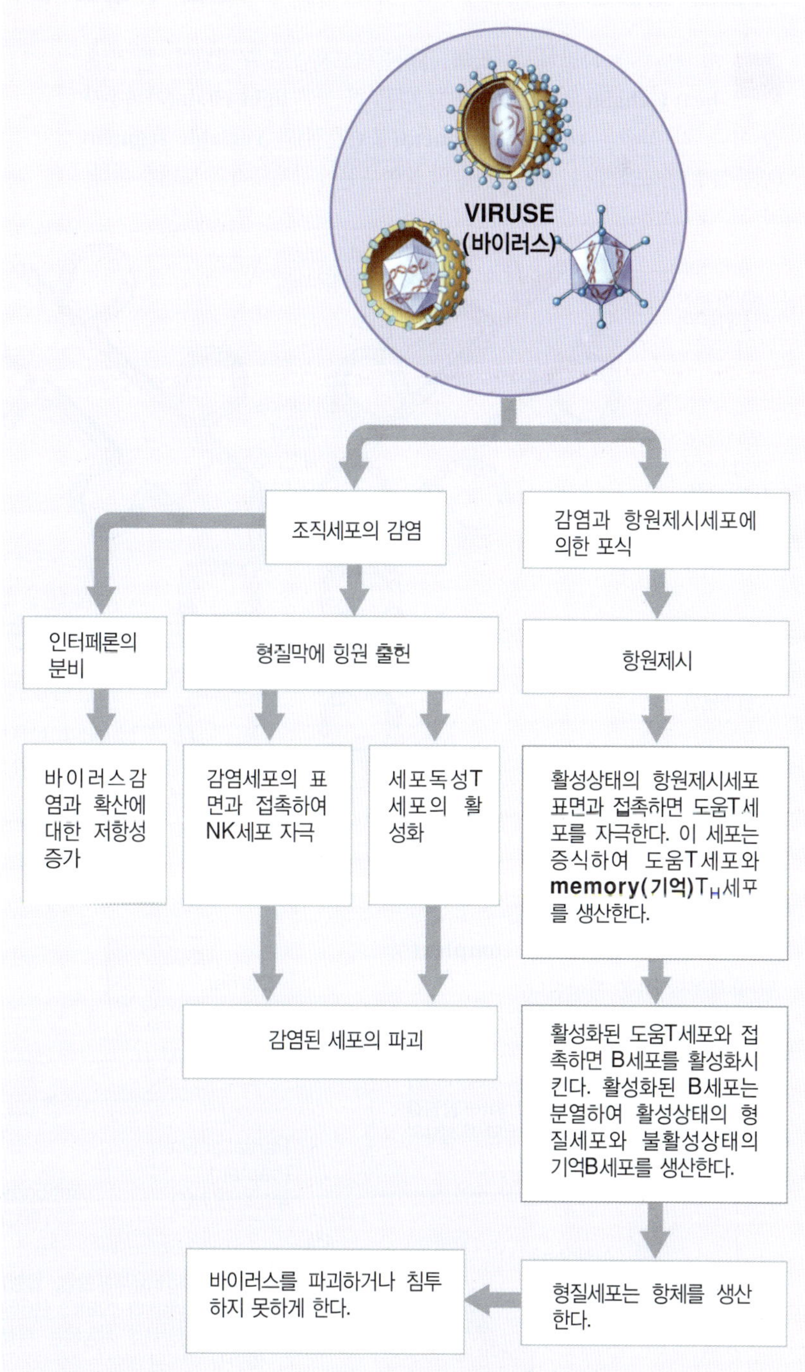

기억세포는 초기감염에 기여하지 못한다. 그러나 동일한 병원균이 나중에 다시 나타나면 기억세포는 감염에 따른 반응시간을 현저하게 줄여준다. 즉, 동일한 병원균에 재차 노출될 경우 기억세포는 즉시 분화하여 1) 세포독성T세포를 형성(기억T_C세포), 2) 도움T세포 형성(기억T_H세포), 3) 형질세포를 형성하고(기억B세포), 감염균을 공격하기 시작한다. 이 반응은 빠르고 신속하게 일어나 감염이 있었는지 모르는 경우도 있다.

모듈 13.7 복습

a. 항원제시를 설명하시오.

b. 바이러스-감염세포와 직접 접촉함으로써 활성화되는 세포는 어떤 것인가?

c. 항체를 생산하는 세포는 어떤 것인가?

13.8

항체는 작은 수용성 단백질로서 특정 항체에 결합한다; 항체는 항원을 불활성화시키고 또 다른 방어과정을 유발한다

1 항체분자는 나란한 두 쌍의 폴리펩티드사슬로 구성된다: 한 쌍은 **heavy chain(무거운사슬)**이고 다른 한 쌍은 **light chain(가벼운사슬)**이다. 각 사슬은 **constant segment(불변분절)**와 **variable segment(변동분절)**를 포함한다. 무거운사슬의 불변분절이 항체분자의 토대가 된다.

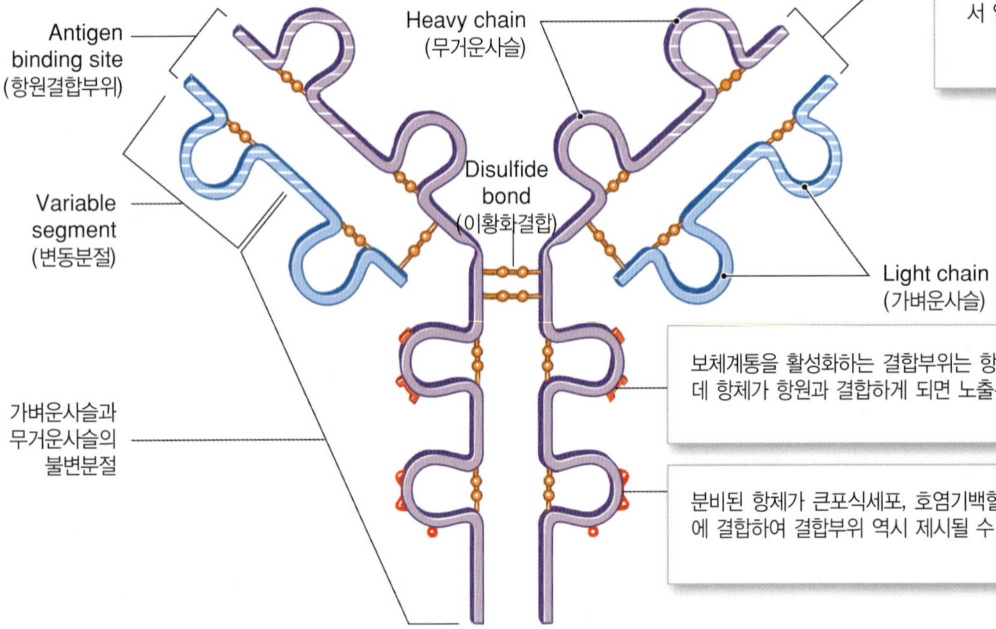

두 개의 항체 변동분절의 끝부분은 **antigen binding site(항원결합부위)**를 형성한다. 이 부위는 효소의 활성부위가 기질과 결합하는 것과 마찬가지로 항원과 결합한다. 변동분절 구조에서의 미세한 차이가 항원결합부위의 정교한 형태에 영향을 미쳐 항원에 대한 특이성을 보인다. 이러한 특이성은 B세포의 생산, 분열, 분화과정에서 일어나는 유전적 변이에서 기인한다.

보체계통을 활성화하는 결합부위는 항체 분비 시에는 덮여 있는데 항체가 항원과 결합하게 되면 노출된다.

분비된 항체가 큰포식세포, 호염기백혈구 또는 비만세포의 표면에 결합하여 결합부위 역시 제시될 수 있다.

2 항체가 상응하는 항원과 결합하여 **antigen-antibody complex(항원-항체복합체)**를 형성한다.

1 항체는 전체 항원과 결합하는 것이 아니라 **antigenic determinant site(항원결정부위)**라고 하는 표면에 노출된 특정부위와 결합한다.

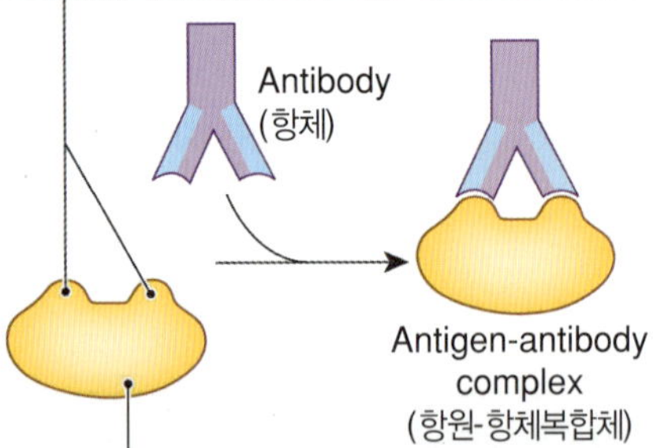

2 **Complete antigen(완전항원)**은 적어도 두 개의 항원결정부위를 가지고 있으며 각각 항체의 항원결합부위와 반응한다.

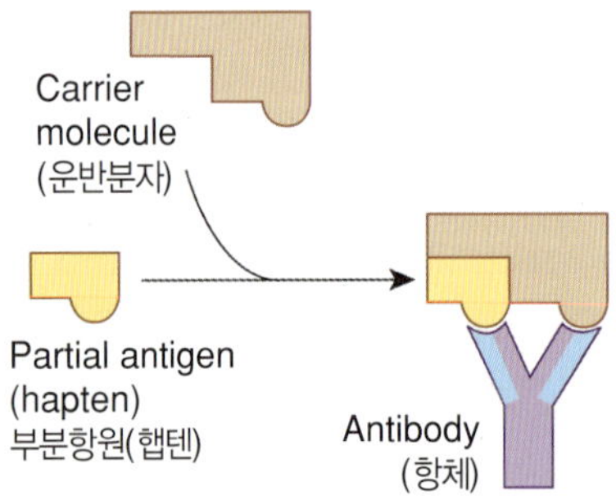

3 **Partial antigen(부분항원, 햅텐)**은 B세포를 활성화시키지 못한다. 그러나 햅텐은 운반분자와 결합하여 완전항체로 기능하는 복합체를 형성한다. 따라서 생성된 항체는 햅텐과 운반분자 모두를 공격한다. 운반분자가 조직 내에 정상적으로 존재할 경우 항체는 정상세포를 공격하여 파괴한다. 이것이 페니실린 알러지반응과 같은 여러 약물 부작용의 토대가 된다.

3 세균과 같이 커다란 것의 노출표면은 수백만 개의 항원결정부위를 가지며 따라서 항체로 뒤덮여 결국 파괴된다.

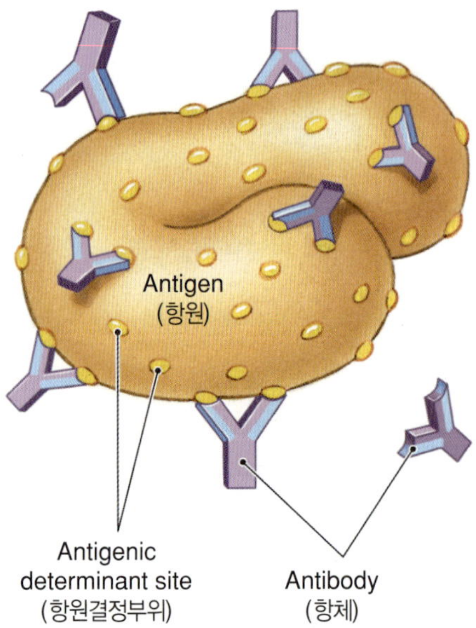

4 **Immunoglobulin(Ig, 항체)**에는 다섯 종류가 있다. 각각은 무거운 사슬의 불변분절의 구조적 차이로 구별되며 따라서 항원결합부위로 결정되는 항체의 특이성과는 관계없다.

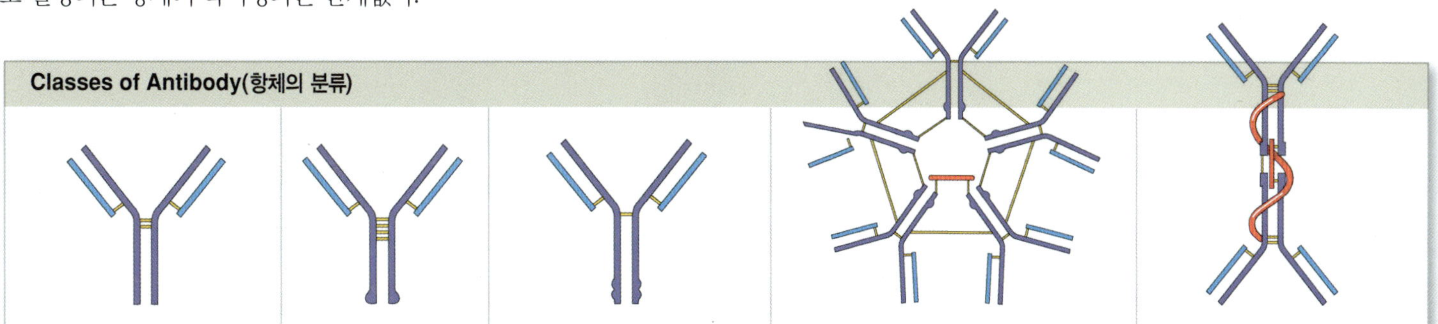

IgG	IgE	IgD	IgM	IgA
IgG 항체는 바이러스, 세균, 세균배출독소에 저항성을 갖는다. 전체 항체의 약 80%에 달한다.	**IgE**는 호염기백혈구와 비만세포에 결합하여 히스타민을 분비하게 하여 염증반응 촉진한다.	**IgD**는 B세포 표면에 노출되어 세포밖기질에 있는 항원과 결합한다. 이러한 결합으로 인해 B세포가 자극된다.	**IgM**은 항원을 만난 후 분비되는 첫 번째 항체이다. IgM 농도는 IgG의 생산량이 증가할수록 감소한다. 서로 맞지 않는 혈액의 응집을 담당하는 항A형와 항B형 항체는 IgM항체이다.	**IgA**는 주로 점액, 눈물, 침, 정액과 같은 샘분비물에서 관찰된다. 이 항체는 병원균이 몸의 내부조직으로 침투하기 전에 공격한다.

5 항원노출에 따른 초기 반응을 일차반응이라 한다. **Primary response(1차반응)**는 시간이 걸리는데 이것은 항원에 적합한 B세포가 활성화되어 항체를 분비하는 형질세포로 분화되어야 하기 때문이다. 1차반응기간 중에 **antibody titer(항체치)** 혹은 항체 농도가 항원이 존재하는 상태에서 최대에 도달하는데 1~2주 소요된다. 따라서 항원에 더 이상 노출되지 않는다면 항체치는 점차 감소한다.

6 동일한 항원을 또 다시 만나면 보다 효과적이고 오래 지속되는 **secondary response(2차반응)**이 유도된다. 2차반응이 일어나는 동안 항체치는 1차반응에 나타난 것 보다 신속하고 몇배 높은 농도에 도달한다. 이것은 그 항원에 이미 대비한 수많은 기억세포가 존재하기 때문이다. 기억B세포는 초기노출에 자극되는 B세포보다 훨씬 빠르게 즉시 반응한다. 2차반응은 몇 년 후에라도 나타나는데 이것은 기억세포가 20년 이상 생존하기 때문이다.

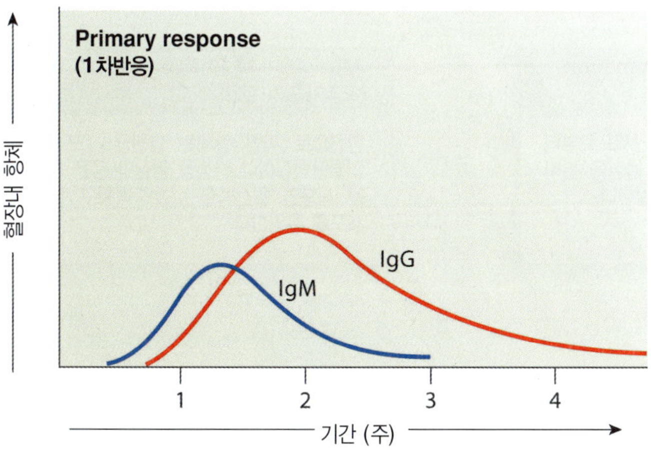

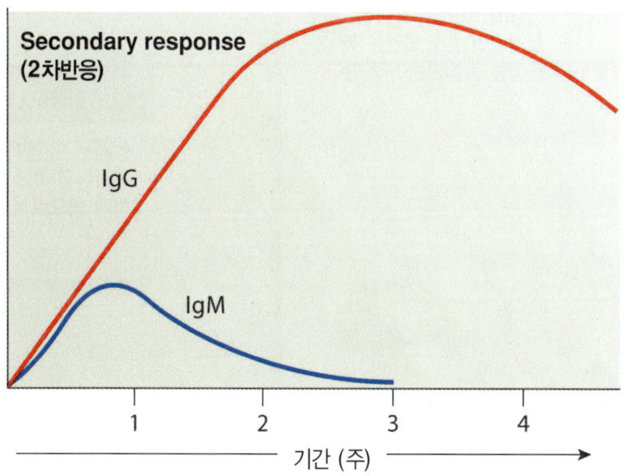

모듈 13.8 복습

a. 항원결정부위를 정의하시오.
b. 항체의 구조를 서술하시오.
c. 다섯 가지 면역글로불린을 열거하고 각각의 기능을 서술하시오.

13.9

항체는 표적항원을 파괴하기 위해 여러 상이한 기전을 사용한다

한 집단으로써 다양한 종류의 항체가 다양한 병원균에 대항하여 효과적인 방어를 담당한다. 항원-항체 복합체의 형성은 7가지의 상이한 방법으로 항원을 제거한다.

Neutralization(중화)

바이러스와 세균 독소는 세포 내로 유입되기 전이나 세포를 손상시키기 전에 형질막에 결합해야 한다. 결합은 세균 혹은 독소의 표면 쪽에서 일어난다. 항체는 이러한 부위에 결합하여 바이러스나 독소가 형질막에 결합하지 못하게 한다. 이러한 기전을 **neutralization(중화)**이라고 한다.

Prevention of Pathogen Adhesion (병원균 유착 억제)

침, 점액, 눈물, 땀 등에 녹아 있는 항체는 또다른 방어층을 형성하는데 이와 같은 항체 덮개는 세균이나 바이러스라 몸의 표면에 붙어 침투하는 것을 어렵게 한다.

Activation of Complement (보체활성화)

항원에 결합한 후 항체분자는 형태가 변화하여 보체단백질을 결합할 수 있는 부위가 노출된다. 따라서 결합한 보체단백질은 보체계통을 활성화한다.

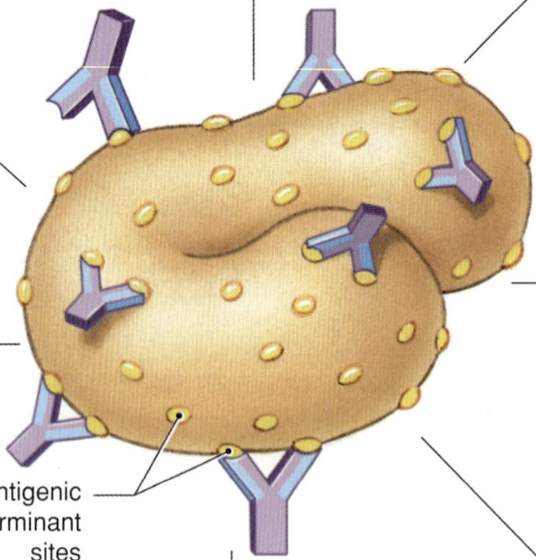

Opsonization(옵소닌작용)

포식세포는 항체와 보체단백질로 덮인 표면에 보다 쉽게 결합한다. 따라서 항체와 보체단백질 덮개는 포식세포가 보다 효과적으로 작용하게 한다. 이것을 **opsonization(옵소닌작용)**이라 한다. 일부 세균은 매끈한 형질막 혹은 피막을 가지고 있어 포식세포가 포식하는데 애를 먹는다.

Agglutination(응집)

항원이 밀집된 경우 항체를 두 개의 상이한 항원에 위치하는 항원결정부위에 항체가 결합한다. 이러한 방법으로 항체는 다수의 항원을 한 덩어리로 만들어 **immune complex (면역복합체)**를 형성한다. 표적 항원이 세포나 바이러스의 표면에 위치하면 이때의 면역복합체 형성을 **agglutination(응집)**이라 한다. 서로 다른 혈액형이 혼합되었을 때 발생하는 적혈구의 응집을 응집반응이라 한다.

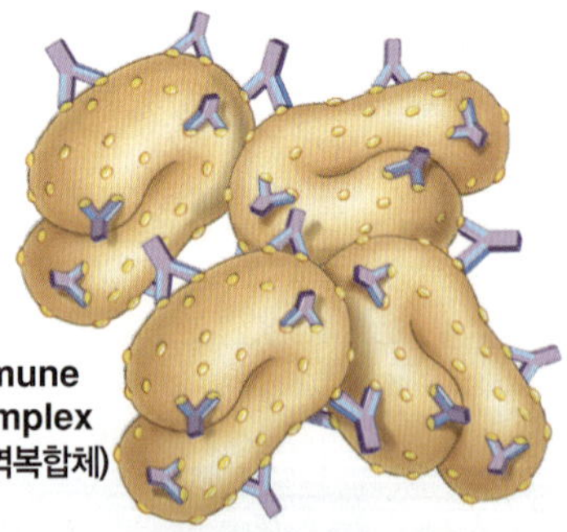

Stimulation of Inflammation (염증자극)

항체는 호염백혈구와 비만세포로부터 헤파린과 히스타민 같은 물질을 분비하게 함으로써 염증을 유발한다.

Attraction of Phagocyte (포식세포의 유인)

항원으로 싸인 항체는 병원균을 포식하고 외부단백질이나 비정상 형질막 등을 파괴하는 세포인 호산백혈구, 호중백혈구, 큰포식세포를 유인한다.

모듈 13.9 복습

a. 항원-항체복합체가 표적항원을 파괴하는 방법을 서술하시오.

b. 옵소닌작용을 정의하시오.

c. 염증에 관련된 세포에는 어떤 것이 있는가?

13.10 임상의학 모듈

항체반응은 알러지반응 혹은 과민증을 유도하기도 한다

Allergy(알러지반응)는 항원에 대해 과도하게 일어나는 면역반응이다. 세포활성 혹은 항체치의 급격한 증가로 인해 부작용이 발생할 수 있다. 한 예로 호중백혈구 혹은 세포독성T세포는 항원을 공격할 때 정상세포를 파괴하기도 한다. 또 항원-항체복합체는 과도한 염증을 유발할 수 있다. 알러지반응을 유발하는 항원을 **allergen(알러지항원)**이라 한다.

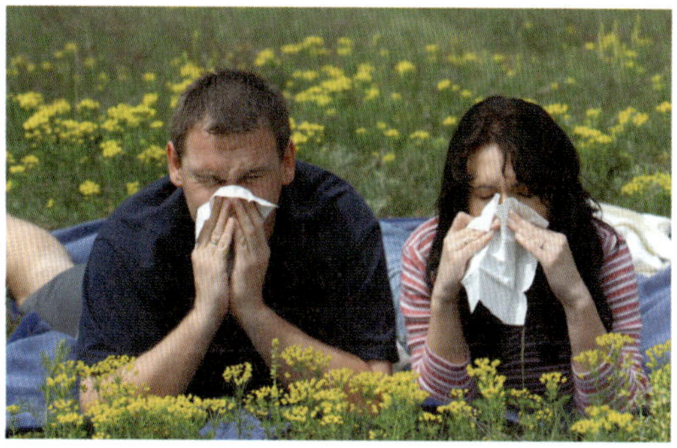

1 초기노출 시 알러지항원에 대한 민감도에 따라 다량의 IgE를 생산한다. 특정 알러지항원에 대한 반응으로 IgE 항체를 생산할 수 있는 능력은 유전적으로 결정된다.

2 **Immediate hypersensitivity(즉시과민반응)**는 어떤 항체의 존재에 대한 신속하고 과도한 반응이다. 한 예로 **allergic rhinitis(알러지비염)**는 건초열과 다른 환경적 알러지를 유도하며 대략 미국인의 15%가 앓고 있다. 알르레기성 비염은 코안의 막에 생기는 염증으로 신체표면에서 발생하는 **hypersensitivity reaction(과민반응)**이다. 알러지항원이 혈액으로 유입되면 아마도 치명적일 것이다. **Anaphylaxis(과민증)**의 경우 혈액 속의 알러지항원이 몸 전체에서 비만세포를 자극해 히스타민을 분비하게 한다. 심한 경우 광범위한 말초혈관확장이 발생해 혈압을 떨어뜨려 순환계통을 붕괴시킨다. 이러한 반응을 **anaphylactic shock(과민충격)**라고 한다.

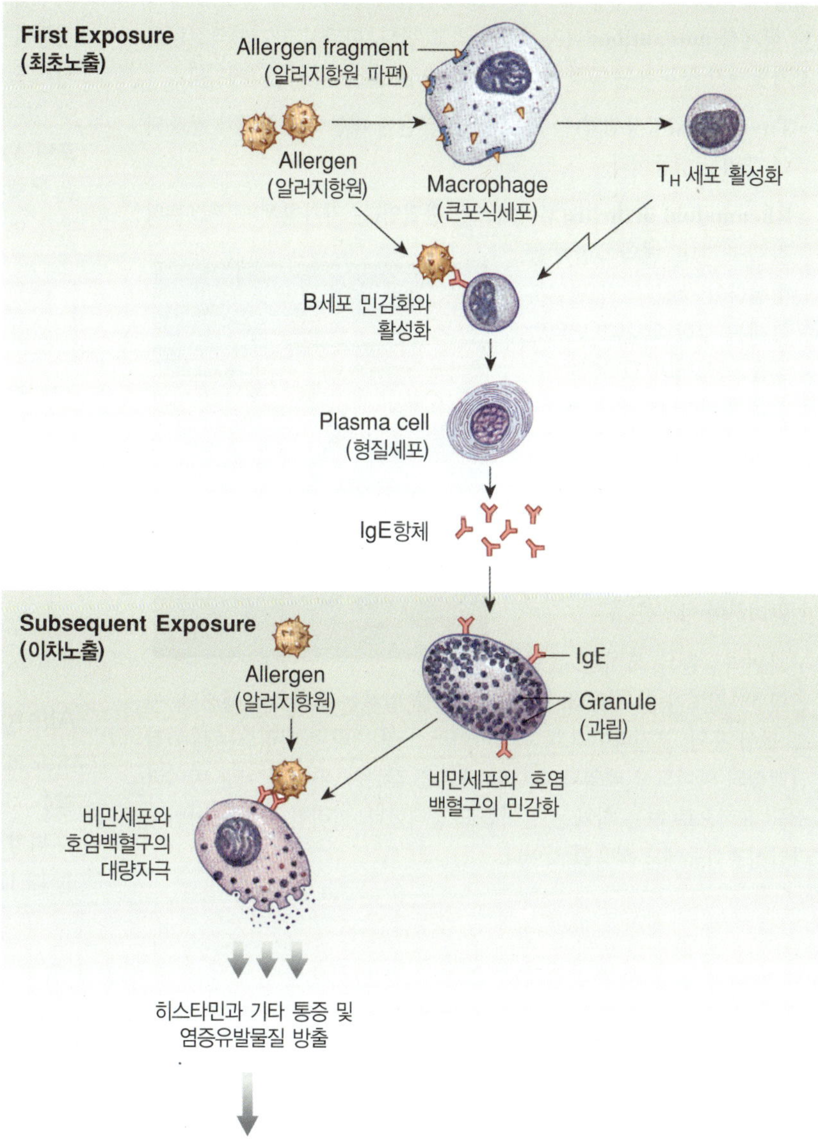

Localized Allergic Reaction (국소적 알러지반응)	Systemic Allergic Reaction (계통적 알러지반응)
알러지항원이 체표면에 있는 경우: 국소적 염증, 통증, 가려움 예: 알르레기성 비염	알러지항원이 혈액 내에 있을 경우 가려움, 부풀음, 호흡곤란(기도수축에 기인) 예: anaphylaxis(과민증)

모듈 13.10 복습

a. 알러지와 알러지항원을 정의하시오.
b. Anaphylaxis(과민증)란 무엇인가?
c. 알러지반응으로 비만세포와 호염백혈구에서 어떤 물질이 배출되는가?

과도한 활성과 낮은 활성이 수반된 면역질환은 위험하다

과도하거나 잘못된 면역반응

Autoimmune Disorders(자가면역질환)

Autoimmune disorder(자가면역질환)에 있어 면역계통이 자기 자신의 조직을 공격한다. 일반적으로 면역계통은 몸 안에 있는 자기항원-정상항원을 인지하여 무시한다. 인식계통이 잘못되면 활성화한 B세포가 정상자기세포와 조직에 대한 항체를 형성한다. 이와 같이 잘못 만들어진 항체를 **autoantibody(자가항체)**라고 한다. 따라서 자가면역질환은 자가항체가 공격하는 특정 항원에 따라 결정된다. 다음이 그 예이다.

- **Thyroiditis(갑상샘염)**는 갑상샘글로불린에 대한 자가항체가 방출되어 생기는 염증이다.
- **Rheumatoid arthritis(류마티스성 관절염)**는 자가항체가 관절주위 결합조직내 면역복합체를 형성하여 생긴다. 이 면역복합체는 심한 염증과 면역반응을 야기하여 결국에는 관절을 파괴한다.

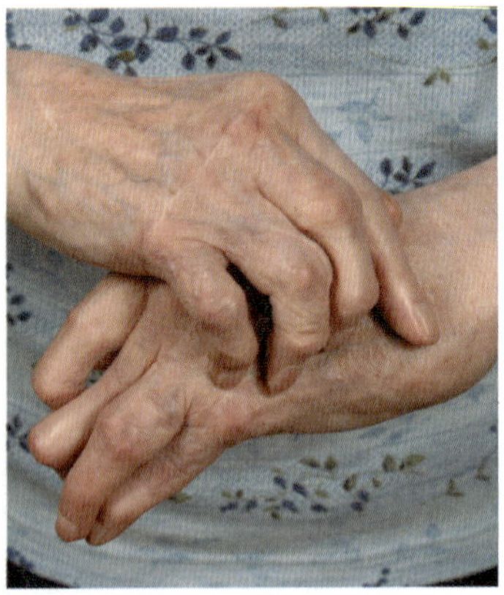

- 과거에는 인슐린의존당뇨병으로 알려진 **type a disease (1형 당뇨병)**는 이자섬의 인슐린생산세포를 자가항체가 공격하여 발생한다.

자가면역질환은 북미와 유럽인의 5%정도가 앓고 있다. 이러한 질환 중 일부는 오인으로 생긴다. 예를 들어 홍역, 포진바이러스, 독감바이러스 및 기타 바이러스는 말이집 단백질의 아미노산 배열과 유사한 배열을 갖는다. 따라서 이들 바이러스를 표적으로 하는 항체는 말이집도 공격한다. 이러한 기전은 아마도 다발성경화증에도 적용될 것이다.

Graft Rejection(이식거부)

기관이식 후 발생하는 큰 문제가 **graft rejection(이식거부반응)**이다. 이식거부반응은 이식한 조직의 형질막에 위치한 단백질을 만나게 되면 이식받은 조직의 T세포가 활성화한다. 따라서 세포독성T세포가 형성되어 외부세포를 공격하여 파괴한다. **Immunosuppression(면역억제)**－면역계통의 민감도를 저하－을 통해 이식성공률을 향상시킨다. T세포, 큰포식세포, B세포 간의 정보전달을 이해하면 보다 효과적인 약물을 개발할 수 있다. 곰팡이에서 추출한 복합물인 **cyclosporin A(CsA, 사이클로스포린 A)**는 가장 중요한 면역억제 약물이다. 이 물질은 도움T세포의 활성은 억제하고 억제T세포의 활성은 비교적 덜 억제시키는 방식으로 면역반응을 억제한다.

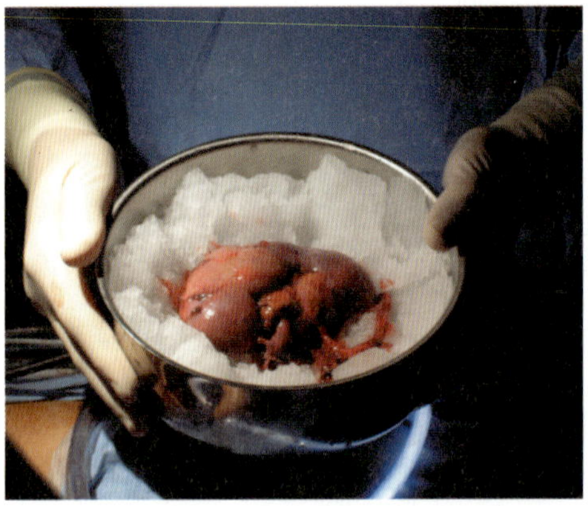

Allergy(알러지)

여러 가지 알러지의 효과는 덜한 것에서 치명적인 것까지 다양하다. (예를 들어, 모듈 13.12 참조)

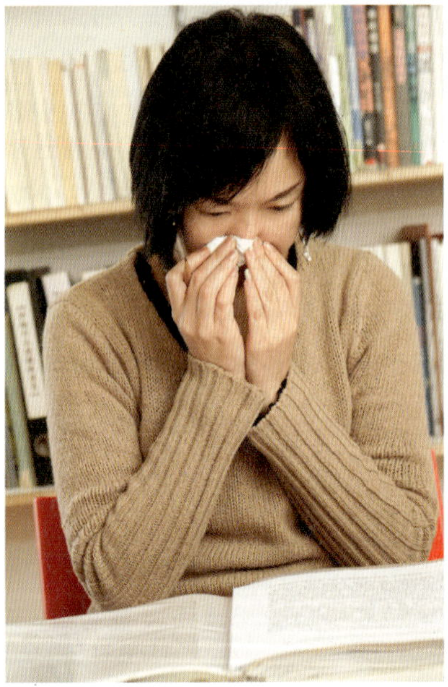

Immunodeficiency Diseases(면역결핍질환)

Immunodefiency disease(면역결핍질환)은 (1) 림프기관과 조직의 발생에서의 문제 (2) 면역기능을 억제하는 바이러스에 감염 또는 (3) 방사선 혹은 약물 같은 면역억제인자에 노출 등으로 발생한다.

Acquired immune defeciency syndrome(후천성면역결핍증후군; AIDS)은 가장 일반적인 면역결핍질환인데 **human immnodeficiency virus(HIV, 사람면역결핍바이러스)**로 인해 유발된다. 이 바이러스는 CD4라는 막단백질에 결합하여 도움T세포를 감염시킨다. 감염된 세포는 바이러스의 단백질을 합성하여 퍼뜨리기 시작한다. HIV에 감염된 세포는 결국 바이러스나 면역방어작용에 의해 파괴된다. 도움T세포의 점진적인 파괴는 항원에 대한 세포-매개면역과 항체-매개면역반응을 손상시킨다. 문제를 악화시키는 것은 이 바이러스에 의해 억제T세포가 비교적 덜 영향을 받아 오랜 시간에 걸쳐 과도한 억제인자가 정상면역반응을 못하게 한다. 결국 순환 항체의 농도가 떨어져 세포-매개 면역이 감소하여 신체가 세균 침입에 취약해진다. 면역기능이 억제되면 보통은 해가 없는 미생물이 치명적인 **opportunistic infection(기회감염)**을 촉발한다. 면역감시 기능도 저하되므로 암발생 위험을 증가한다. HIV의 감염은 감염된 사람의 체액과 접촉을 통하여 발생한다. 모든 체액이 이 바이러스를 포함하고 있지만 전염의 주요 경로는 혈액, 정액, 질분비물과의 접촉이다. 전세계 인구 중 약 3,300만 명이 감염되었고 이 중 2,200만 명이 사하라사막 아래쪽 아프리카에 있으며 120만 명은 북아메리카에 있다. AIDS는 미국에서만 1년에 17,000명을 죽음에 이르게 하고 전세계적으로는 200만 명을 죽게 한다.

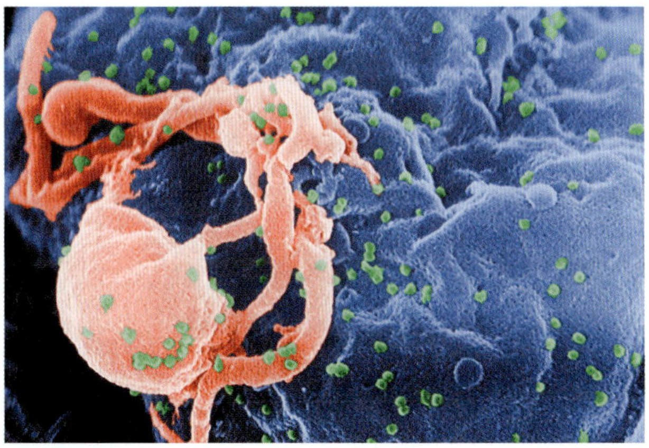

감염된 T_H세포에서 분리되는 HIV(녹색) SEM × 40,000

나이에 따른 면역력 감소

나이가 듦에 따라 면역계는 질병에 대한 저항성이 떨어지게 된다. T세포는 항원에 잘 반응하지 않아 세포독성T세포의 감염에 대한 반응이 약화된다. 이러한 약화는 부분적으로 가슴샘의 점진적인 위축에 따른 가슴샘호르몬의 혈중농도가 감소하는 것과 연관이 있다. 도움T세포의 개수 역시 감소하므로 B세포도 반응도가 낮아 항원에 노출되어도 신속히게 항체의 양이 증가하지 않는다. 따라서 바이러스와 세균에 쉽게 감염된다. 그래서 플루(독감), 폐렴구균과 같은 질병에 대한 예방접종이 노인에게는 필요하다. 노인에서 암 발생률도 증가하는데 이것은 면역감시가 약화되어 암세포가 효과적으로 제거되지 못하기 때문이다.

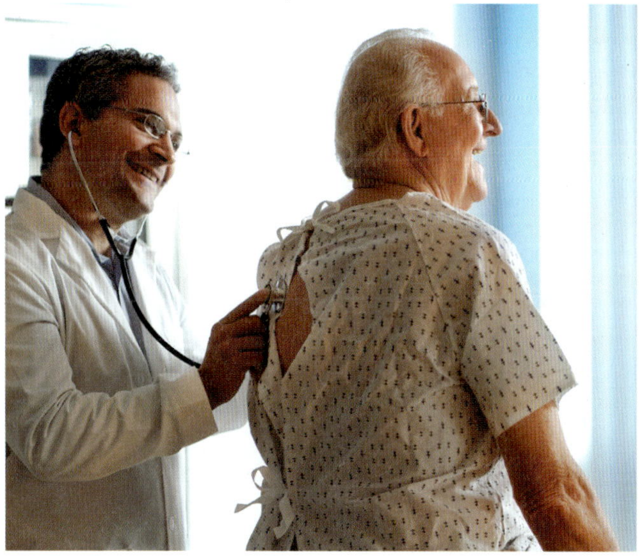

모듈 13.11 복습

a. 자가면역질환을 정의하시오.
b. 면역억제를 서술하시오.
c. 노인에 있어 암 발병률이 증가하는데 그 이유를 설명하시오.

1. 연결하기

다음 용어와 가장 밀접한 설명을 짝지으시오.

- opsonization(옵소닌작용)
- helper T cell(도움T세포)
- antibody(항체)
- complete antigen(완전항원)
- neutralization(중화)
- IgM
- agglutination(응집)
- IgG
- passive immunity(수동면역)
- anaphylaxis(과민증)
- graft rejection(이식거부)
- acquired immunity(후천면역)
- B cell(B세포)

a ________ 두 쌍의 폴리펩티드 사슬
b ________ 기관이식 후 생기는 심각한 부작용
c ________ 능동적이고 수동적인
d ________ 항체의 전달을 수반한다.
e ________ HIV에 의한 공격
f ________ 포식작용을 향상
g ________ 맞지 않는 혈액형이 혼합되면 적혈구가 응집된다.
h ________ 기억세포와 형질세포로 분화
i ________ 적어도 두개의 항원결정부위를 갖는 항원
j ________ 혈액형을 결정하는 항체
k ________ 바이러스 혹은 독소가 자신의 세포에 결합하는 것을 방지하는 항체기전
l ________ 바이러스, 박테리아와 독소에 대한 저항성을 제공하는 풍부한 항체
m ________ 순환 알러지항원이 체내 비만세포를 자극한다.

2. 연결하기

다음 용어와 가장 적절한 기술과 짝지으시오.

- cytotoxic T cell(세포독성T세포)
- viruse(바이러스)
- B cell(B세포)
- antibody(항체)
- helper T cell(도움T세포)
- macrophage(큰포식세포)
- natural killer(NK) cell (자연살해세포)
- suppressor T cell(억제T세포)
- memory T cell and B cell (기억T세포와 B세포)

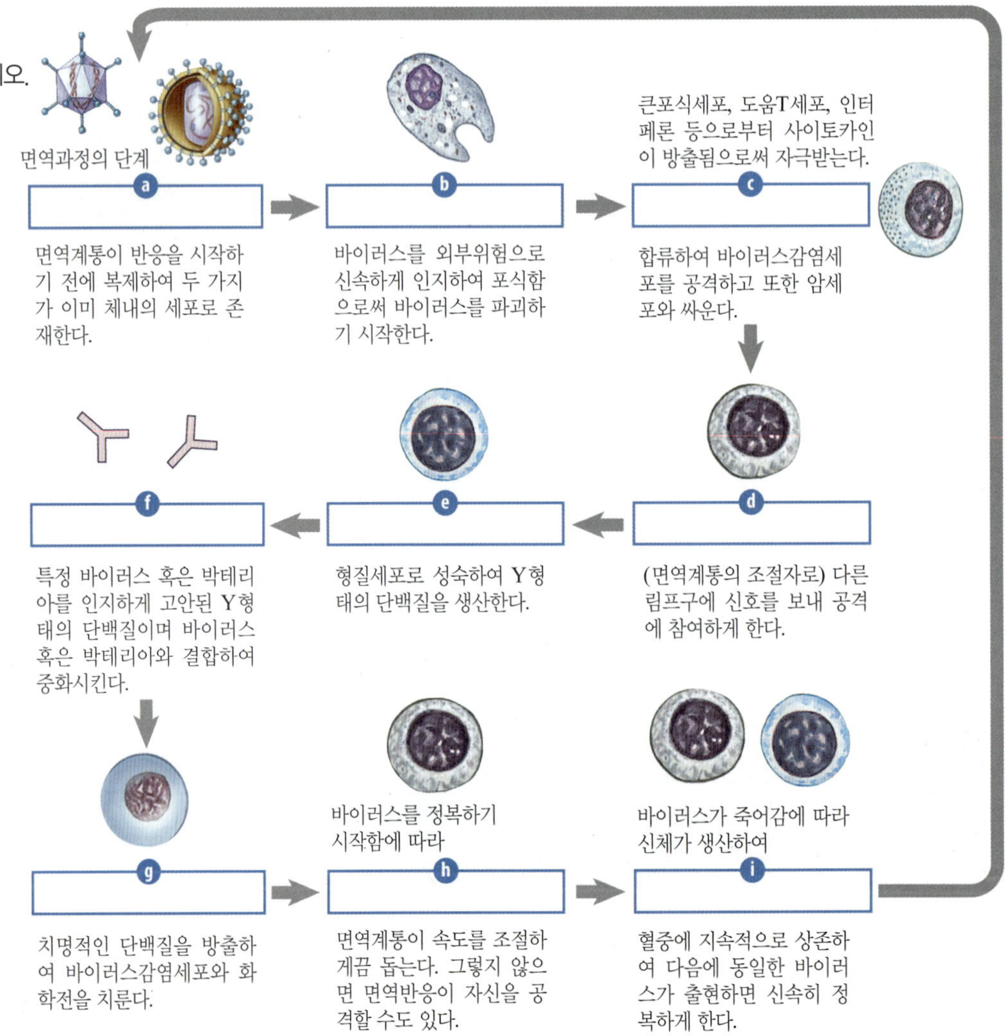

핵심 용어로 윤곽 파악하기

각 모듈마다 차례대로 열거한 용어를 이용하여 내용을 요약하시오.

1절

Lymphatic System(림프계통)의 형태

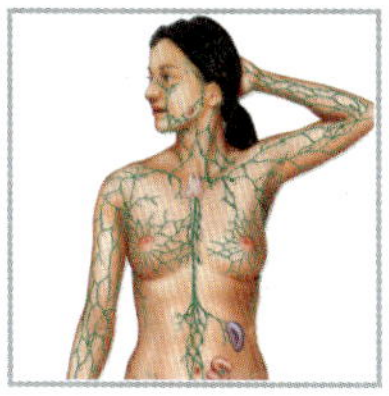

- lymphatic system(림프계통)
- lymphocyte(림프구)
- lymph(림프)
- lymphatic vessel(림프관)
- lymphatic(큰림프관)

13.1

사이물질은 모세림프관에 모여 림프관 속의 림프가 된다

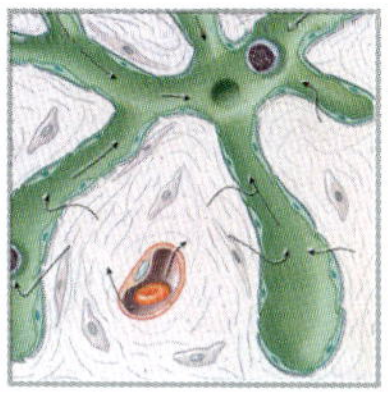

- lymphatic vessel(림프관)
- lymphatic capillary(모세림프관)
- lymph(림프)

13.2

작은 림프관은 합쳐져서 큰림프관을 형성하여 림프를 빗장밑정맥으로 운반한다

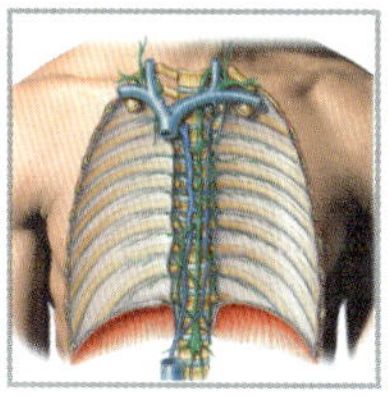

- blood(혈액)
- lymphatic trunk (림프관줄기)
- thoracic duct (가슴림프관)
- right lymphatic duct (오른림프관)
- cisterna chili (가슴림프관팽대)
- lumbar trunk (허리림프관줄기)
- intestinal trunk (창자림프줄기)
- lymphedema (림프종)

13.3

림프구는 림프계통의 면역기능을 담당한다

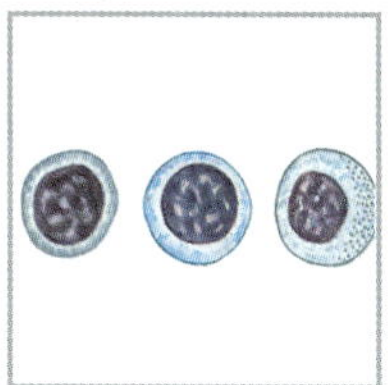

- antigen(항원)
- T cell(T세포)
- cytotoxic T cell (세포독성T세포)
- cell-mediated immunity (세포매개면역)
- helper T cell (도움T세포)
- suppressor T cell (억제T세포)
- B cell(B세포)
- plasma cell (형질세포)
- antibody-mediated immunity (항체매개면역)
- memory B cell (기억B세포)
- NK(natural killer) cell(자연살해세포)
- immunological surveillance (면역감시)
- lymphopoiesis (림프구생성)
- ○ red bone marrow (적색골수)
- lymphoid stem cell (림프줄기세포)
- ○ thymus(가슴샘)
- blood-thymus barrier (혈액-가슴샘장벽)

13.4

림프조직과 림프기관에 존재하는 림프구는 병원균과 독소로부터 몸을 보호한다

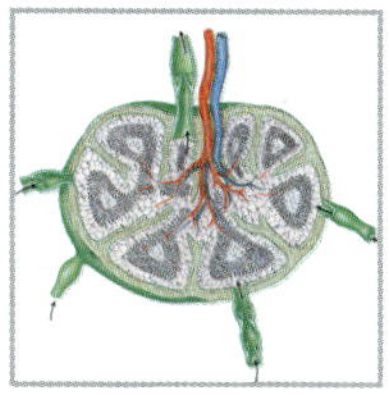

- ○ lymphoid tissue (림프조직)
- ○ lymphoid nodule (림프소절)
- ○ lymphoid organ (림프기관)
- mucosa-associated lymphoid tissuc(MALT, 점막연관림프조직)
- tonsils(편도)
- pharyngeal tonsil (인두편도)
- palatine tonsil (목구멍편도)
- lingual tonsil (혀편도)
- tonsillitis(편도염)
- lymph node (림프절)
- efferent lymphatic (날림프관)
- dendritic cell (가지돌기세포)
- afferent lymphatic vessel(들림프관)
- thymosin(티모신)

2절

Nonspecific Immunity(비특이적 면역)

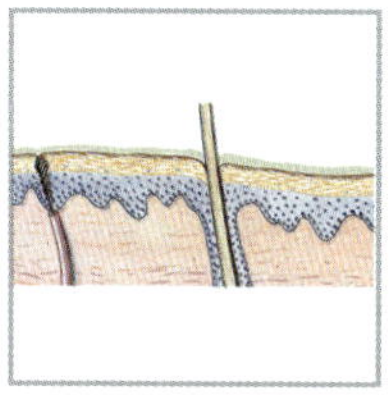

- immunity(면역)
- nonspecific defense (비특이적 방어)
- nonspecific resistance (비특이직 저항)
- physical barrier (물리적 장벽)
- phagocyte (포식세포)
- immune surveillance (면역감시)
- interferon (인터페론)
- complement system (보체계통)
- inflammatory response(염증반응)
- fever(발열)
- specific defense (특이적 방어)
- specific resistance (특이적 저항)

13.5

물리적 장벽과 포식세포가 비특이적 방어를 담당한다

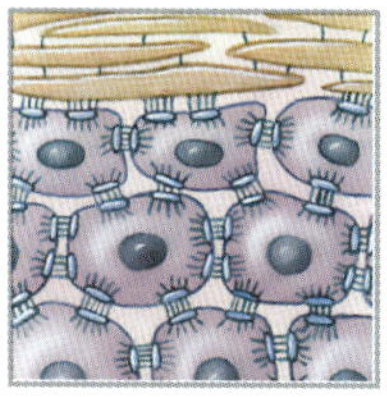

- ○ integumentary system(표피계통)
- ○ epithelia(상피)
- ○ phagocyte (포식세포)
- neutrophil (호중백혈구)
- eosinophil (호산백혈구)
- macrophage (큰포식세포)
- monocyte-macrophage system (단핵구-큰포식세포 계통)
- fixed macrophage (고정큰포식세포)
- free macrophage (이동큰포식세포)
- diapedesis (세포밖이동)
- chemotaxis (화학주성)

• = 해당 모듈에서 굵은 문자로 표시한 용어

13.6

염증은 상처로 인해 발생되는 국소적 조직반응이다; 발열은 조직손상과 감염에 따른 일반적인 반응이다

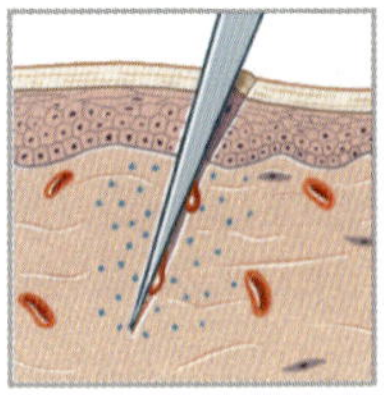

- inflammation(염증)
- fever(발열)
- pyrogens(피로젠)
- perforins(퍼포린)

3절

Specific Immunity(특이적 면역)

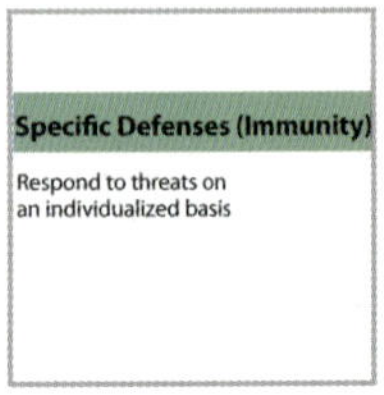

Specific Defenses (Immunity)
Respond to threats on an individualized basis

- specific defense (특이적 방어)
- immunity(면역)
- acquired immunity (후천면역)
- ◦ passive immunity (수동면역)
- ◦ naturally acquired passive immunity (자연적으로 획득한 수동면역)
- ◦ artificially acquired passive immunity (인공적으로 획득한 수동면역)
- ◦ active immunity(immune response) (능동면역, 면역반응)
- ◦ naturally acquired active immunity (자연적으로 유도된 능동면역)
- ◦ artificially acquired active immunity (인공적으로 유도된 능동면역)
- ◦ innate immunity (선천적 면역)
- specificity(특이성)
- versatility(다능성)
- clone(클론)
- immunologic memory(면역적 기억)
- memory cell (기억세포)
- tolerance(관용)

13.7

특이적 방어는 항원에 노출될 경우 유발된다

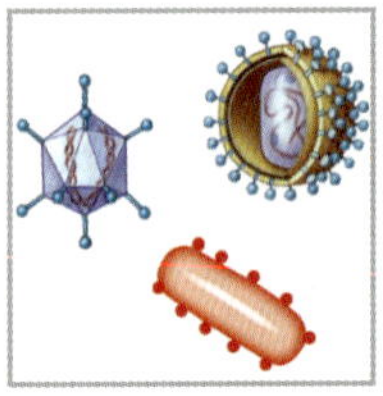

- antigen presentation(항원제시)
- antigen-presenting cell(APC, 항원제시세포)
- memory T_C cell(기억T_C세포)
- memory T_H cell(기억T_H세포)

13.8

항체는 작은 수용성 단백질로서 특정 항체에 결합한다; 항체는 항원을 불활성화시키고 또 다른 방어과정을 유발한다

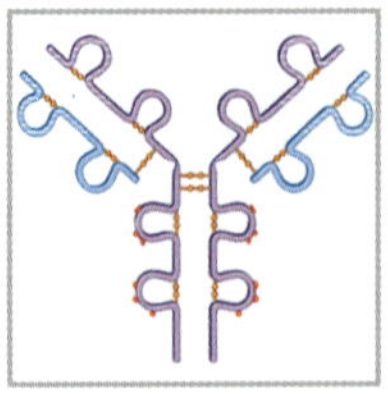

- ◦ antibody molecule (항체분자)
- heavy chain (무거운사슬)
- light chain (가벼운사슬)
- constant segment (불변분절)
- variable segment (변동분절)
- antigen binding site(항원결합부위)
- antigen-antibody complex (항원-항체복합체)
- antigenic determinant site (항원결정부위)
- complete antigen (완전항원)
- partial antigen (부분항원)
- immunoglobulin (Ig, 면역글로불린)
- IgG, IgE, IgD, IgM, IgA
- primary response (1차반응)
- antibody titer (항체치)
- secondary response (2차반응)

13.9

항체는 표적항원을 파괴하기 위해 여러 상이한 기전을 사용한다

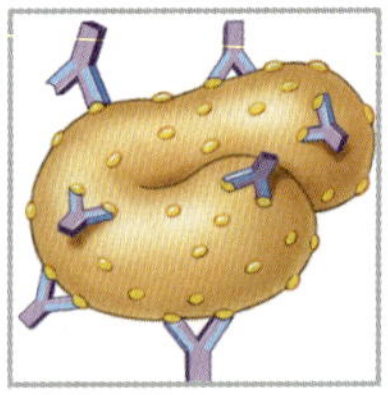

- neutralization(중화)
- prevention of adhesion(유착 억제)
- activation of complement (보체활성화)
- opsonization (옵소닌작용)
- attraction of phagocyte (포식세포의 유인)
- stimulation of inflammation (염증자극)
- agglutination(응집)
- immune complex (면역복합체)

13.10

항체반응은 알러지반응 혹은 과민증을 유도하기도 한다

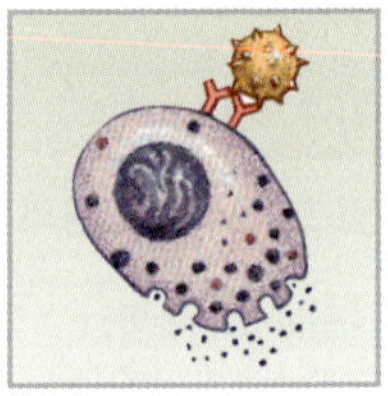

- Allergy(알러지반응)
- Allergen (알러지항원)
- immediate hypersensitivity (즉시과민반응)
- allergic rhinitis (알러지비염)
- hypersensitivity reaction(과민반응)
- anaphylaxis (과민증)
- anaphylactic shock (과민충격)
- ◦ localized allergic reaction (국소적 알러지반응)
- ◦ systemic allergic reaction (계통적 알러지반응)

• = 해당 모듈에서 굵은 문자로 표시한 용어

13.11

과도한 활성과 낮은 활성이 수반된 면역질환은 위험하다

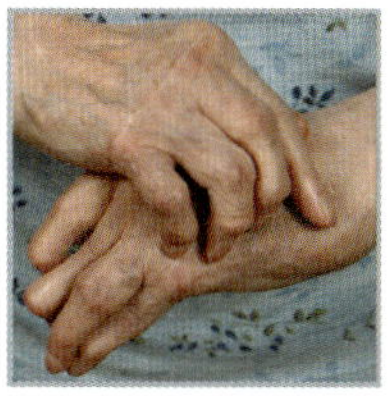

- autoimmune disorder (자가면역질환)
- autoantibody (자가항체)
- thyroiditis(갑상샘염)
- rheumatoid arthritis (류마티스성 관절염)
- Type 1 diabete (1형 당뇨병)
- graft rejection (이식거부)
- immunosuppression (면역억제)
- cyclosporin A(CsA, 사이클로스포린 A)
- allergy(알러지)
- immunodeficiency disease (면역결핍질환)
- acquired immune deficiency syndrome (AIDS, 후천성면역결핍증후군)
- human immunodeficiency virus(HIV, 사람면역결핍바이러스)
- opportunistic infection (기회감염)

13장 종합 복습 문제

1. 면역의 일반 특성 네 가지를 열거하고 설명하시오.
2. 항원-항체복합체의 형성이 어떻게 항원을 제거하는가?
3. 캐시의 할아버지는 폐암진단을 받았다. 주치의가 주변의 여러 림프절에서 조직샘플(생검)을 채취하였는데 캐시는 그 이유가 궁금했다. 왜냐하면 암은 할아버지의 폐에 있기 때문이다. 여러분은 캐시에게 어떻게 설명하겠는가?
4. 토니는 자신이 홍역에 노출되어 그 병을 앓고 있는지 알고 싶었다. 주치의는 혈액샘플을 채취해 항체수치를 측정하기 위해 실험실로 보냈다. 그 결과 홍역 바이러스에 대한 IgM 항체의 수치가 증가하였으나 IgG의 수치는 오히려 낮았다. 토니가 홍역에 걸린 것인가?
5. 범죄현장 감식반은 희생자의 옷에 묻은 체액의 일부를 발견한다. 감식반은 분석을 위해 조심스럽게 샘플을 채취해 범죄전담실험실로 보낸다. 면역글로불린의 분석을 도대로 빔죄전담 실험실에서 그 샘플이 혈액인지 정액인지를 결정할 수 있겠는가? 답하시오.

13장에 있는 모든 모듈, 절, 종합 복습 문제의 풀이를 알고 싶으면 이 책의 뒷부분에 청색 식별표로 표시한 해답 페이지를 참조하시오.

14

호흡계통 (The Respiratory System)

번역: 김완종

학습성과

다음 각 학습성과 번호는 본문의 모듈 번호와 일치하며, 독자는 14장을 모두 공부한 후에 각 학습성과를 실천할 수 있어야 한다.

1절 • Respiratory System(호흡계통)의 Functional Anatomy (기능해부학)

14.1 호흡 점막의 역할을 기술하고, 위호흡계를 구성하는 기관들에 대해 알아보며 그들의 기능을 설명한다.

14.2 폐로 이어지는 공기 통로 구조와 기능을 살펴보고 폐의 외부 구조에 대해 설명한다.

14.3 폐포의 기능에 따른 구조를 기술한다.

2절 • Respiratory Physiology(호흡 생리)

14.4 폐 안팎으로의 공기 이동을 조절하는 물리학적 원리를 요약한다.

14.5 호흡근육들의 명칭을 알아보고 호흡 운동에 관한 근육들의 작용을 기술한다.

14.6 외호흡과 내호흡이 일어나는 동안 산소와 이산화탄소의 확산에 대해 알아보고, 혈류를 통해 기체들이 어떻게 운반되는지 설명한다.

14.7 호흡조절에 영향을 주는 brain stem(뇌줄기) 구조와 호흡 속도에 미치는 이산화탄소의 영향에 대해 알아본다.

14.8 **+ 임상의학 모듈** 폐질환과 흡연이 어떻게 해서 호흡에 영향을 주는지 설명하고 노화에 따른 호흡계통 변화에 대해 기술한다.

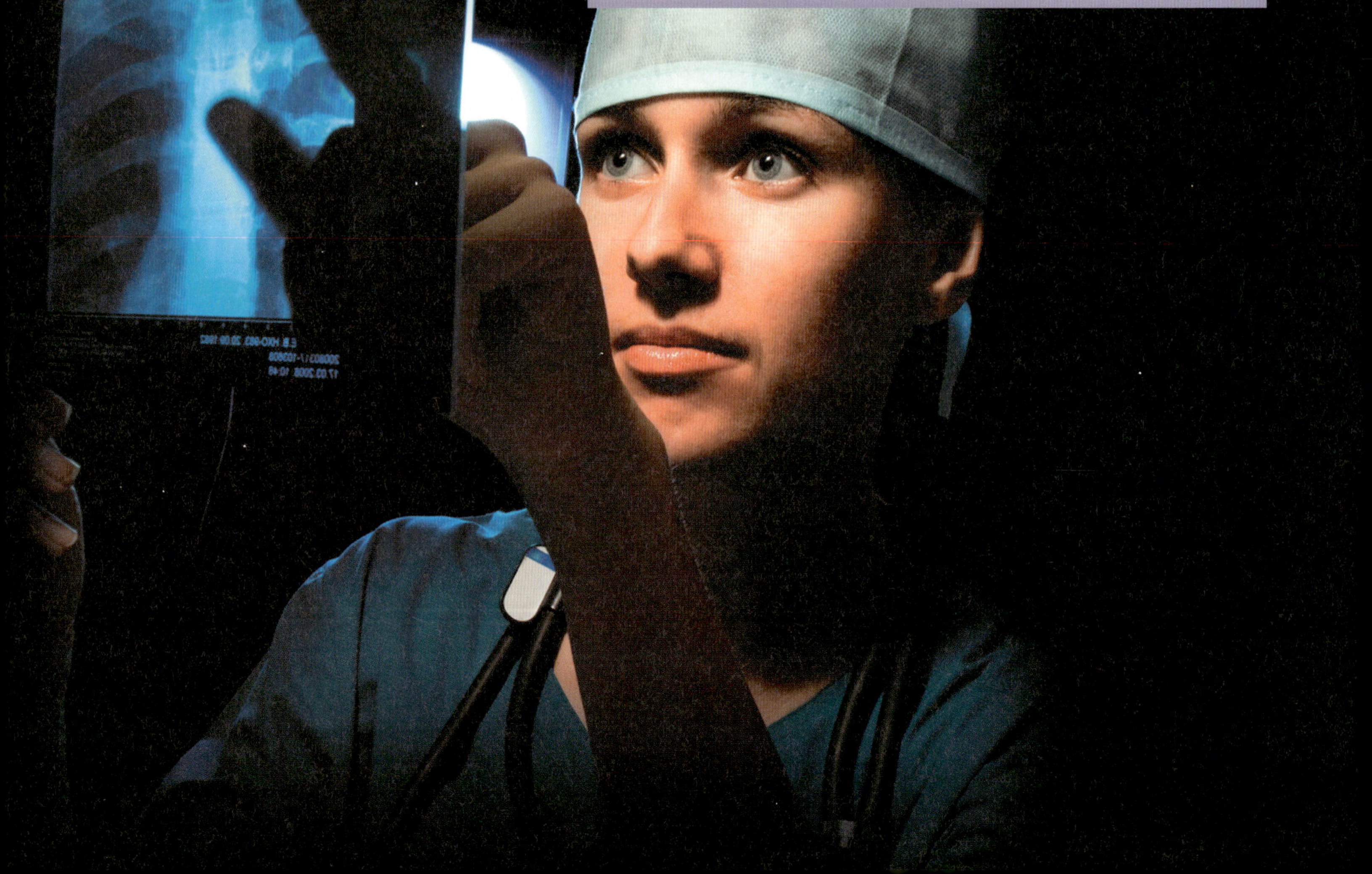

Respiratory System(호흡계통)의 Functional Anatomy (기능해부학)

Respiratory system(호흡계통)은 공기가 허파(폐) 안팎으로 이동하고 공기와 혈액 간 기체 교환에 관여하는 구조들로 이루어져 있다. 이 장에서 우리는 이러한 기관계의 기능과 구조에 대하여 살펴볼 것이다.

1 호흡계통은 해부학적으로 **upper respiratory system(위호흡계)**과 **lower respiratory system(아래호흡계)**으로 나눌 수 있다. 두 부분 모두 허파의 기체교환 표면을 출입하는 공기를 운반하는 통로인 **respiratory tract(호흡관)**을 이루고 있다. 이 관은 공기가 지나가는 **conducting portion(유도부)**과 기체교환이 일어나는 **respiratory portion(호흡부)**으로 이루어져 있다. 유도부는 콧구멍에서 시작하여 **bronchiole(세기관지)**이라고 하는 좁은 통로까지 확장된다. 호흡부는 가장 작은 세기관지와 공기주머니인 **alveoli(허파꽈리, 폐포)**를 포함한다. 공기와 혈액 사이의 기체교환은 폐포에서 이루어진다.

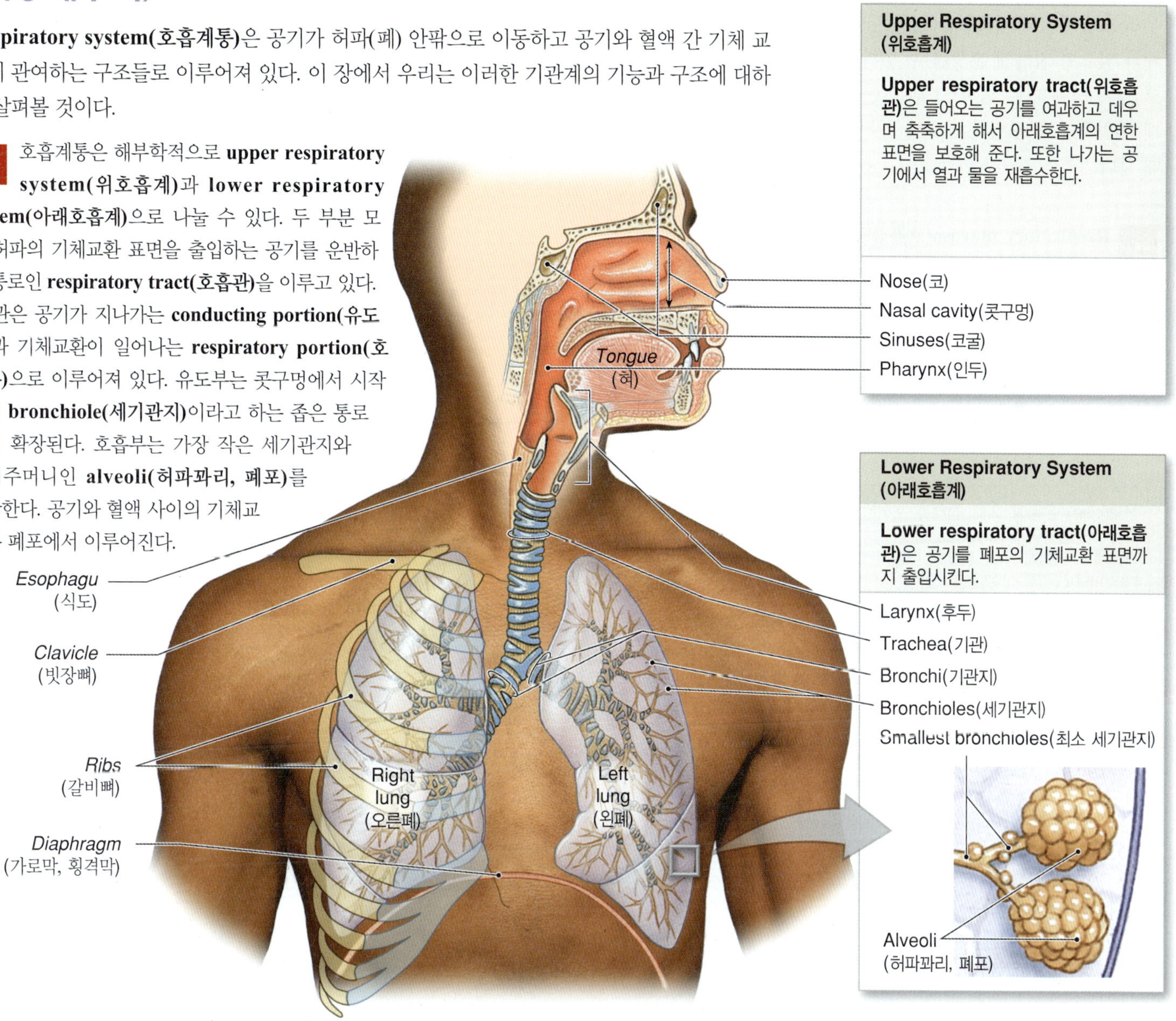

2 이 표는 호흡계통의 주요 기능을 요약하고 있다.

Major Functions of the Respiratory System(호흡계통의 주요 기능)

- 공기와 순환 혈액 사이에서 기체교환을 위해 최대의 표면적을 제공한다.
- 호흡관을 따라 폐의 기체교환 표면으로 공기를 출입시킨다.
- 호흡 표면의 탈수와 온도변화를 막아주고 병원체 감염으로부터 보호해 준다.
- 말하고, 노래부르며 기타 다른 유형의 의사소통을 위한 소리를 생성한다.
- 콧구멍 위쪽 부위의 후각 수용체들에 의해 냄새를 맡도록 해준다.

14.1

호흡점막은 들어오는 공기를 정화시키고 데우며 축축하게 해준다

우리 호흡계통의 기체교환 표면은 연약해서 우리가 들이마시는 공기에 먼지나 병원체가 있으면 심하게 손상될 수 있다. 코털은 먼지나 곤충들이 들어오지 못하게 한다. 코 안쪽 벽에 있는 혈관 그물은 콧구멍으로 열을 발산하여 들어오는 공기를 따뜻하게 데워주며, 콧구멍과 코굴에 있는 점액선에서 나오는 분비물은 공기에 습기를 더해 준다.

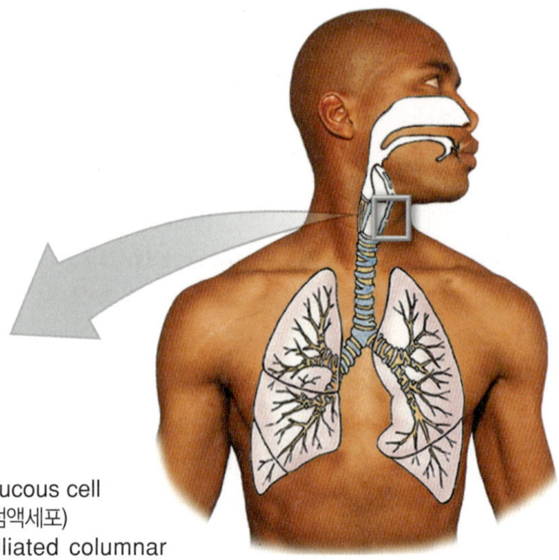

1 **Respiratory mucosa(호흡점막;** mu-KŌ-suh)는 호흡관 대부분의 유도부 내강을 싸고 있다. 호흡상피의 구조는 호흡관을 따라 변화한다. 다수 점액세포들을 지닌 위중층 섬모원주상피(pseudostratified ciliated columnar epithelium)가 콧구멍, 인두 윗부분, 기관, 기관지 및 큰 세기관지의 내강을 싸고 있다.

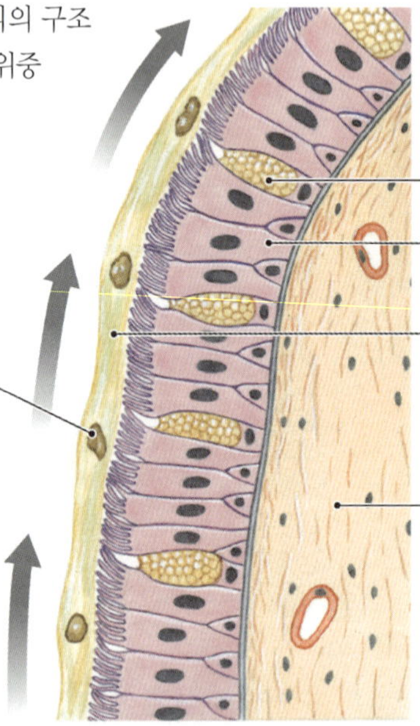

섬모(cilia) 운동에 의해 점액과 포획된 부스러기 혹은 미생물들이 pharynx(인두) 쪽으로 보내지고, 그곳에서 기침에 의해 밖으로 배출되거나 삼켜져 stomach(위)의 산이나 효소들에 의해 파괴된다. 섬모 운동은 끊임없이 호흡 표면을 청소하고 보호해준다. 공기가 호흡관의 호흡부에 이를 때까지 크기 5 μm 이상의 입자들은 포획되어 제거된다.

Lamina propria(점막고유판)는 호흡상피를 지탱하는 성긴조직의 아래층이다. 위호흡계, 기관 및 기관지의 고유판에는 점액샘이 있어서 상피표면 위로 분비물을 방출한다.

2 **Cystic fibrosis(CF, 낭포성 섬유증)**는 북유럽 혈통의 백인들에서 가장 흔하게 발병하는 치명적인 유전병이다. 해마다 CF로 새롭게 진단받는 경우가 1,000건에 이른다. 가장 위험한 증상이나 증후군은 비정상적으로 두껍고 끈적거리는 점액을 생성하기 때문에 나타난다. 점액이 밀집되어 쌓이면 공기 흐름이 제한된다. 쌓인 점액에서 세균이 번식하면 호흡통로와 폐에 치명적인 감염이 일어날 수 있다. 시간이 지나면서, 만성 염증과 감염이 호흡계통을 영구적으로 손상시킬 수도 있다. 이 CF 환자들은 점액을 일시적으로 얇게 해주는 호흡치료(breathing treatment)를 받게 된다.

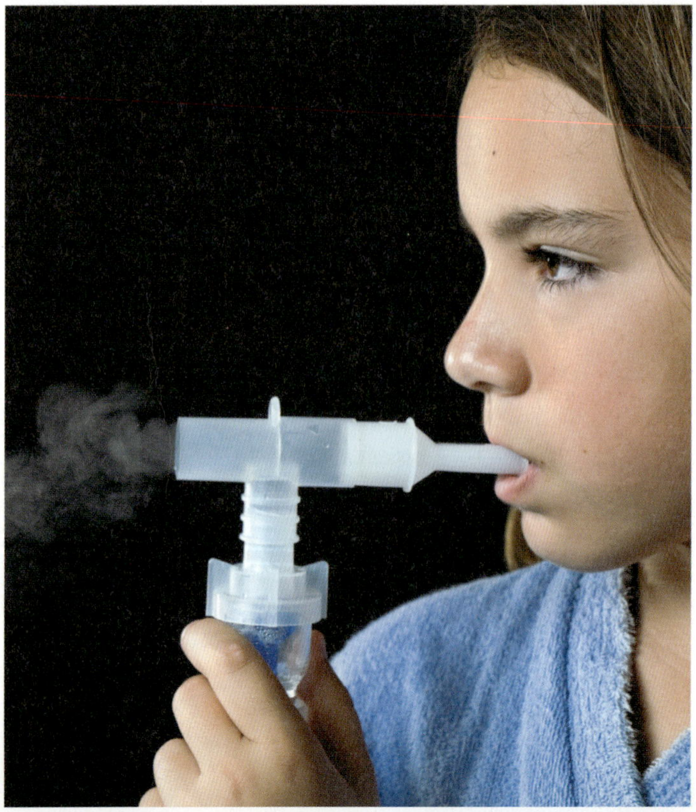

3 그림에서 위호흡계와 아래호흡계로 연결되는 구조들의 모습을 시상단면으로 보여주고 있다.

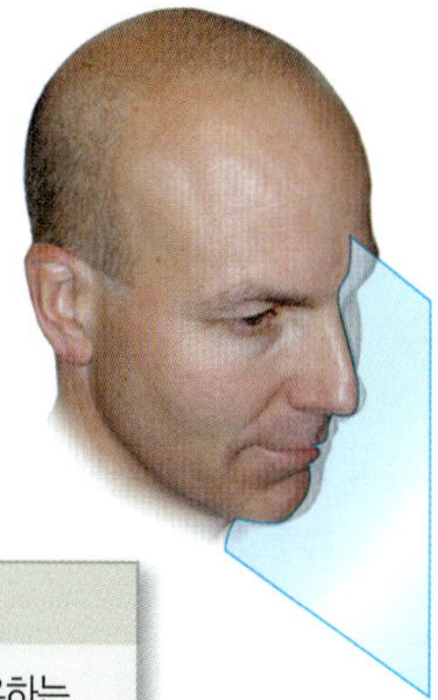

콧구멍은 **internal nares(속콧구멍)**라고 하는 통로에 의해 코인두와 연결되어 있다.

Nasal vestibule(코안뜰)은 코의 유연한 조직 안에 포함된 공간이다. 상피에는 코 바깥까지 나오기도 하는 굵은 털들이 나 있다. 이 털들은 공기 속에 포함되는 굵은 입자들을 걸러내어 코 안으로 들어가지 않도록 해준다.

Pharynx(인두)

Pharynx(인두)는 소화계통과 호흡계통이 공유하는 방이다. 인두의 위와 뒤쪽 구부러진 부위는 몸통뼈대(axial skeleton)에 가까이 결합되어 있으나, 옆쪽 벽은 근육성으로 신축성이 있다.

Nasopharynx(코인두; nā-zō-FAR-inks)는 인두 윗부분으로 soft palate(물렁입천장, 연구개)와 속콧구멍 사이에 위치하고 있다.

Oropharynx(입인두; *oris*, 입)는 hyoid bone(목뿔뼈) 높이의 물렁입천장과 혀 바닥 사이로 확장되어 있다. 코인두와 입인두 사이 주변부에서 상피가 위중층원주상피에서 중층 편평상피로 바뀐다.

좁은 **laryngopharynx(후두인두;** la-rin-gō-FAR-inks)는 목뿔뼈(설골)와 후두 및 식도 입구의 후두 부분을 포함하고 있다. 입인두의 경우처럼 후두인두도 중층 편평상피로 싸여 있다.

Trachea(기관, windpipe)는 공기를 폐 쪽으로 이동시킨다.

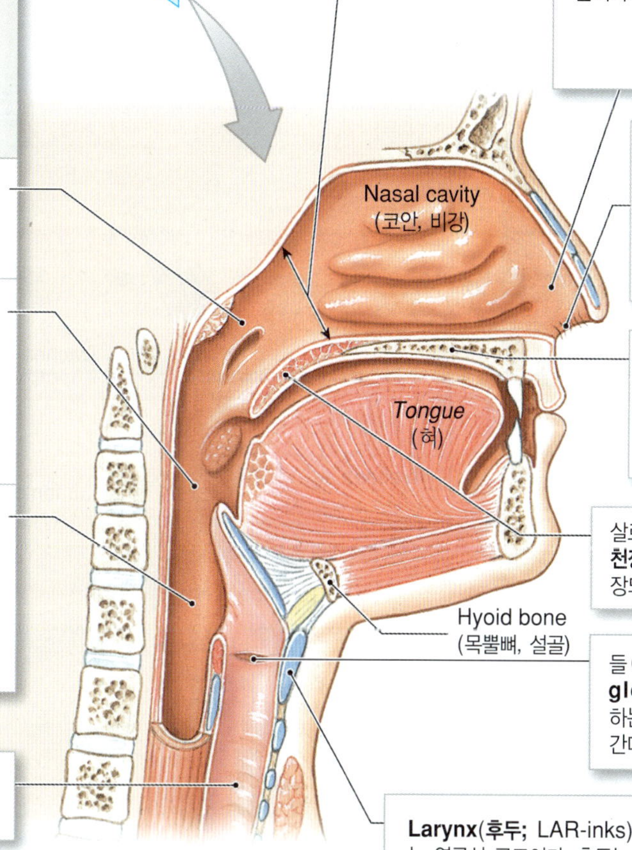

공기는 정상적으로 비강으로 열린 한 쌍의 **external nares(바깥콧구멍;** NĀ-res, nostril)를 통해 코 안으로 들어간다.

뼈로 이루어진 **hard palate(단단입천장, 경구개)**는 코 마루를 형성하여 입안과 분리시킨다.

살로 이루어진 **soft palate(물렁입천장, 연구개)**는 단단입천장 뒤로 연장되어 있다.

들이마신 공기는 인두를 나와 **glottis(성대문;** GLOT-is)라고 하는 좁은 통로를 통해 후두로 들어간다.

Larynx(후두; LAR-inks)는 성대문을 둘러싸서 보호해 주는 연골성 구조이다. 후두는 아래호흡계가 시작되는 부분이고 성대(vocal cord)를 포함하고 있다.

코 내벽에는 고도로 확장할 수 있는 정맥 혈관그물이 있어서 radiator(방열기)처럼 열을 방출할 수 있다. 차고 건조한 공기가 코 속 표면 위를 통과하는 동안, 공기가 데워지고 점액 속 물이 증발되어 공기에 포함된다. 따라서 코 안을 떠나 폐로 가는 공기는 체온에 거의 가깝게 가열되고 수증기로 포화된다. 이렇게 해서 연약한 호흡 표면이 냉기 혹은 건조상태로부터 보호될 수 있는 것이다. 입으로 숨쉬기를 하면 들어오는 공기에 열과 수분 공급이 훨씬 어려워지고, 공기를 내뱉을 때마다 열과 수분 손실이 늘어나게 된다.

모듈 14.1 복습

a. 호흡점막층을 싸는 cilia(섬모)의 역할은 무엇인가?

b. Cystic fibrosis(낭포성 섬유증)가 치명적인 이유는?

c. 들이마시는 공기는 어떻게 데워지는가?

기관 및 1차 기관지는 폐 안팎으로 공기를 운반한다

1 **Trachea(기관;** TRĀ-kē-uh, windpipe)는 지름이 약 2.5 cm 정도의 강하고도 유연한 관이다. 기관은 가지를 쳐서 오른쪽 및 왼쪽 **primary bronchi(1차 기관지;** BRONG-Kī, singular, *bronchus*)를 형성한다. 기관지가 세분화되고 가지를 형성하는 모양을 따서 종종 bronchial tree(기관지 나무)라고 부르기도 한다.

2 이 그림은 기관 단면도이다. 탄력성이 있는 인대와 **trachealis muscle(기관근육)**이 C자 모양의 기관연골의 끝을 연결하고 있다. 기관근육이 수축하면, 기관의 지름은 줄어들어 공기 흐름에 대한 저항이 증가한다. 기관의 이러한 수축은 기침하는 과정에서 공기 유출의 힘을 증가시키기도 하며 자극물의 배출에도 도움이 된다. 근육이 이완하면 기관의 지름은 더 커져 호흡통로를 따라 공기가 이동하기에 더 용이해진다.

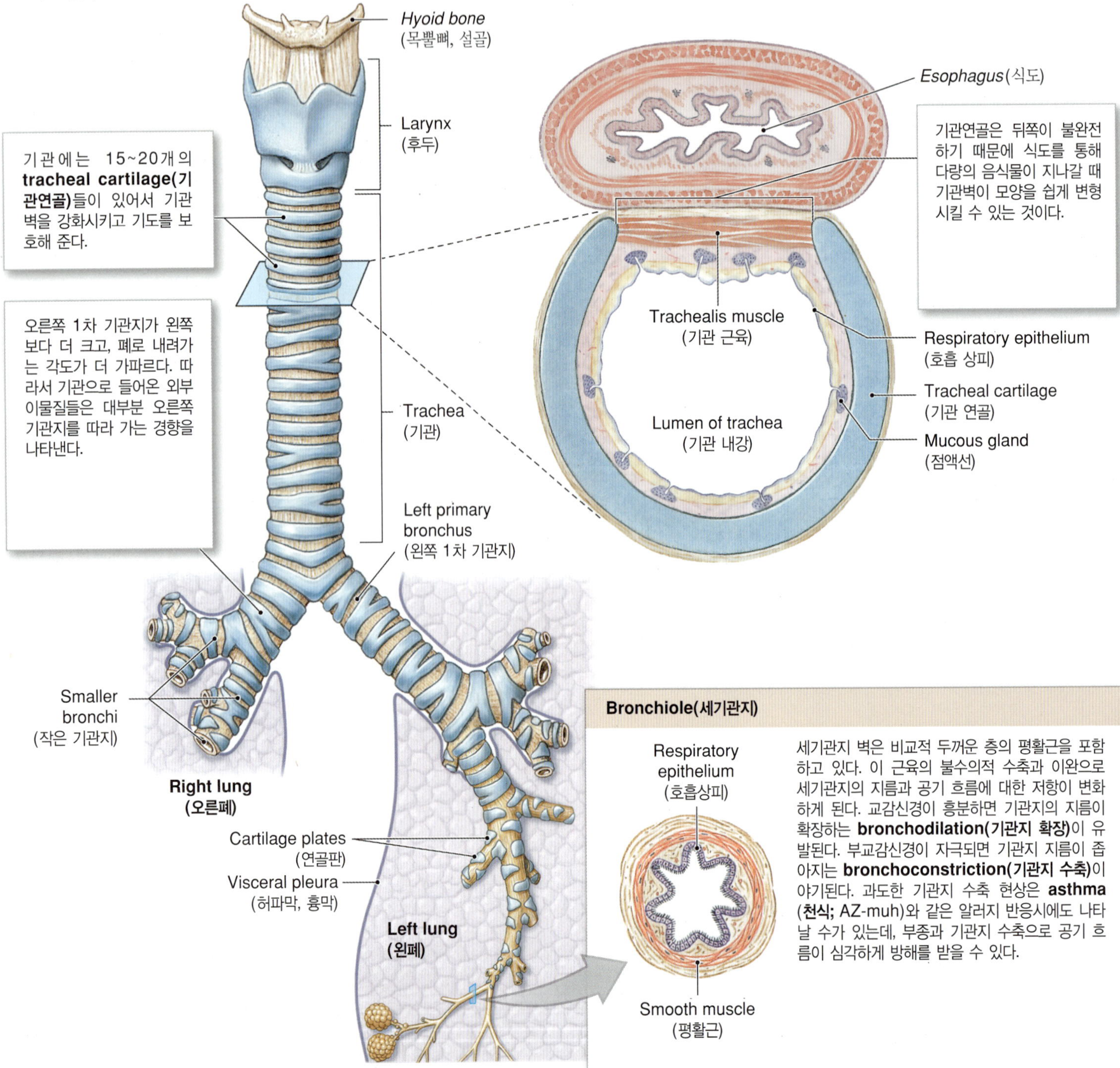

3 허파는 뭉툭한 원뿔 모양이고 끝 부분이 1번 갈비뼈로 확장되어 있다. 각 폐의 넓고 오목한 아랫부분에는 가로막의 위 표면이 붙어 있다.

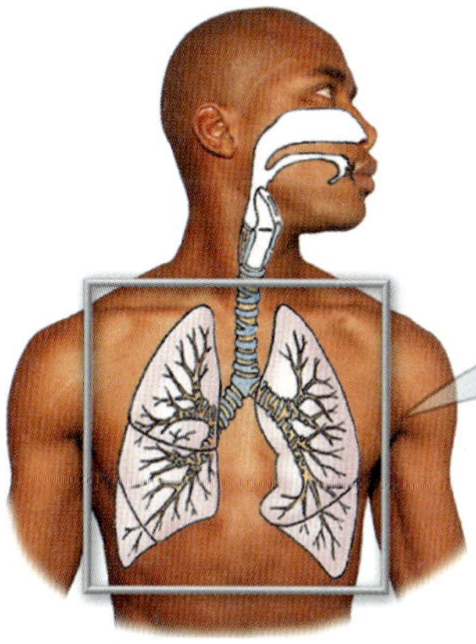

Anterior view (앞면도)

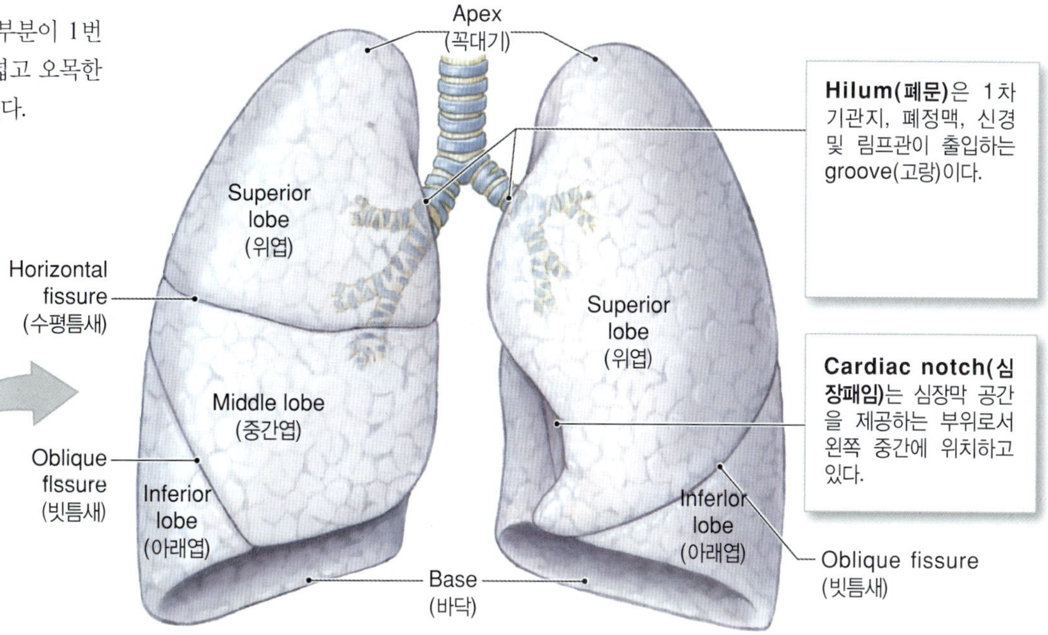

Horizontal fissure(수평틈새) 및 oblique fissure(빗틈새)가 오른폐를 세 엽으로 나눈다: **superior lobe(위엽)**, **middle lobe(중간엽)**, **inferior lobe(아래엽).**

Oblique fissure(빗틈새)는 왼폐를 두 엽으로 나눈다: **superior lobe(위엽)**, **inferior lobe(아래엽).**

4 가슴안 단면을 위에서 본 모습으로서 폐, 심장 및 mediastinum(가슴세로칸)의 관계를 보여주고 있다. pleural cavity(흉막강, 가슴막안)는 폐를 둘러싸고, pericardial cavity(심막강, 심장막안)가 심장을 둘러싸고 있다. 흉막강 내벽은 **pleura(흉막;** PLOO-rah)라고 하는 장막이 싸고 있다. Parietal pleura(벽흉막)는 가슴벽의 내표면을 싸고, visceral pleura(내장흉막)는 폐 표면을 덮고 있다. 흉막강은 이 두 막 사이의 공간이다.

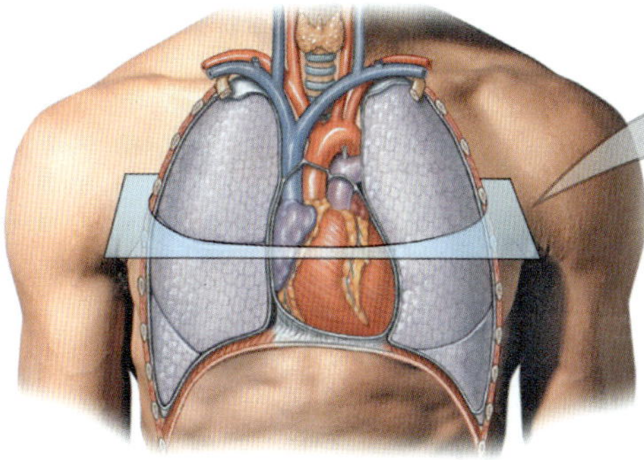

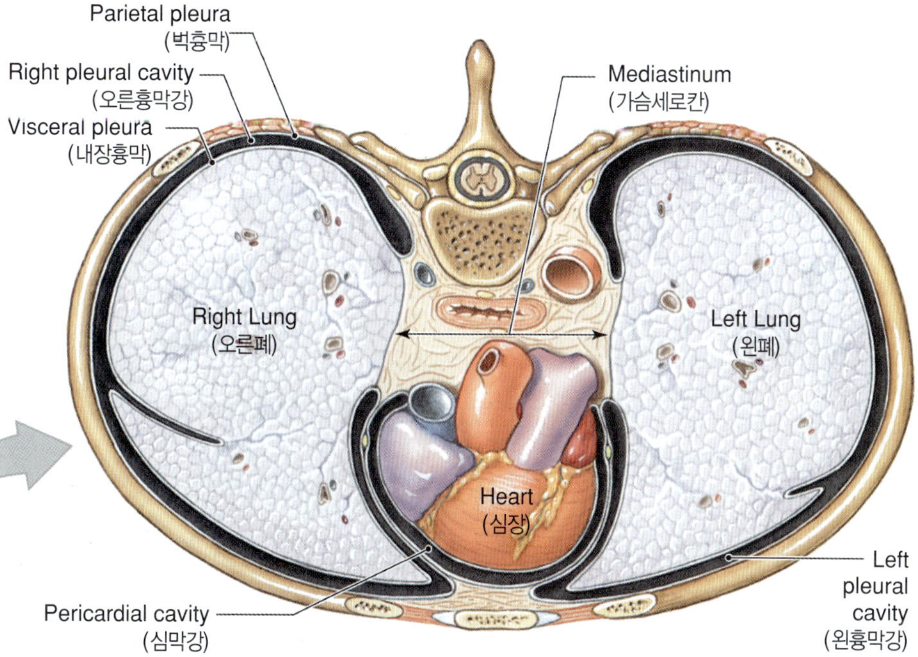

모듈 14.2 복습

a. 기관연골은 왜 완전한 고리가 아니라 C자형일까?

b. 만약 음식물이 기관으로 넘어가는 사고가 일어나면 그것은 어느 쪽 기관지에 있을 가능성이 높을까? 왜 그럴까?

c. Cardiac notch(심장패임)는 어느 쪽 폐의 특징인가? 왜 그 구조가 존재하는가?

기체교환은 허파꽈리(폐포)에서 일어난다

1 호흡관은 연골고리가 지탱하고 지름이 넓은 1차 기관지로서 폐 속으로 들어가게 된다. 기관지가 가지를 치고 점점 더 좁아지면서 연골 고리로 지탱되던 것이 세기관지에 이르러서는 한 층의 평활근으로 전환된다. 가장 작은 세기관지의 끝은 **alveoli(허파꽈리, 폐포;** al-VĒ-ō-lī; 단수는 alveolus)라고 하는 주머니로 연결된다. 각 폐 속에는 약 1억 5천 개가 있으며 이것들 때문에 폐가 스펀지 모양을 하고 있다.

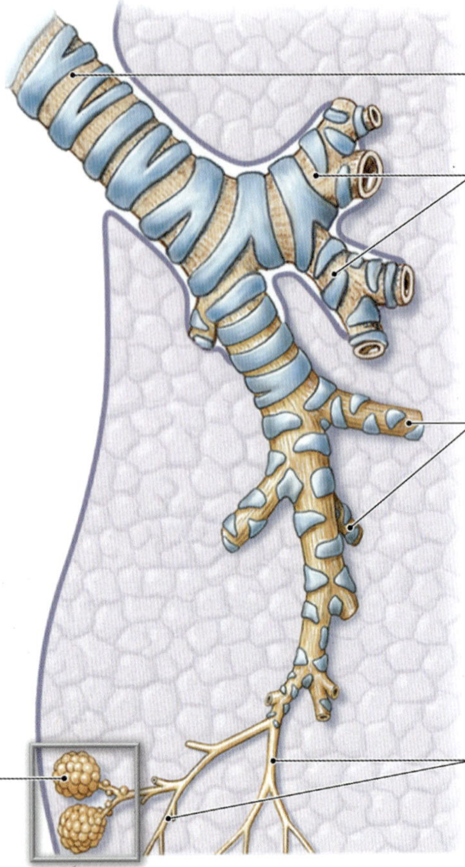

2 각 폐포는 결합조직 섬유그물로 지탱되는 모세혈관들로 둘러싸여져 있다. 인접하고 있는 여러 폐포들은 대부분 단일 세기관지에서 연결되어 포도송이처럼 무리를 이루어 형성되어 있다.

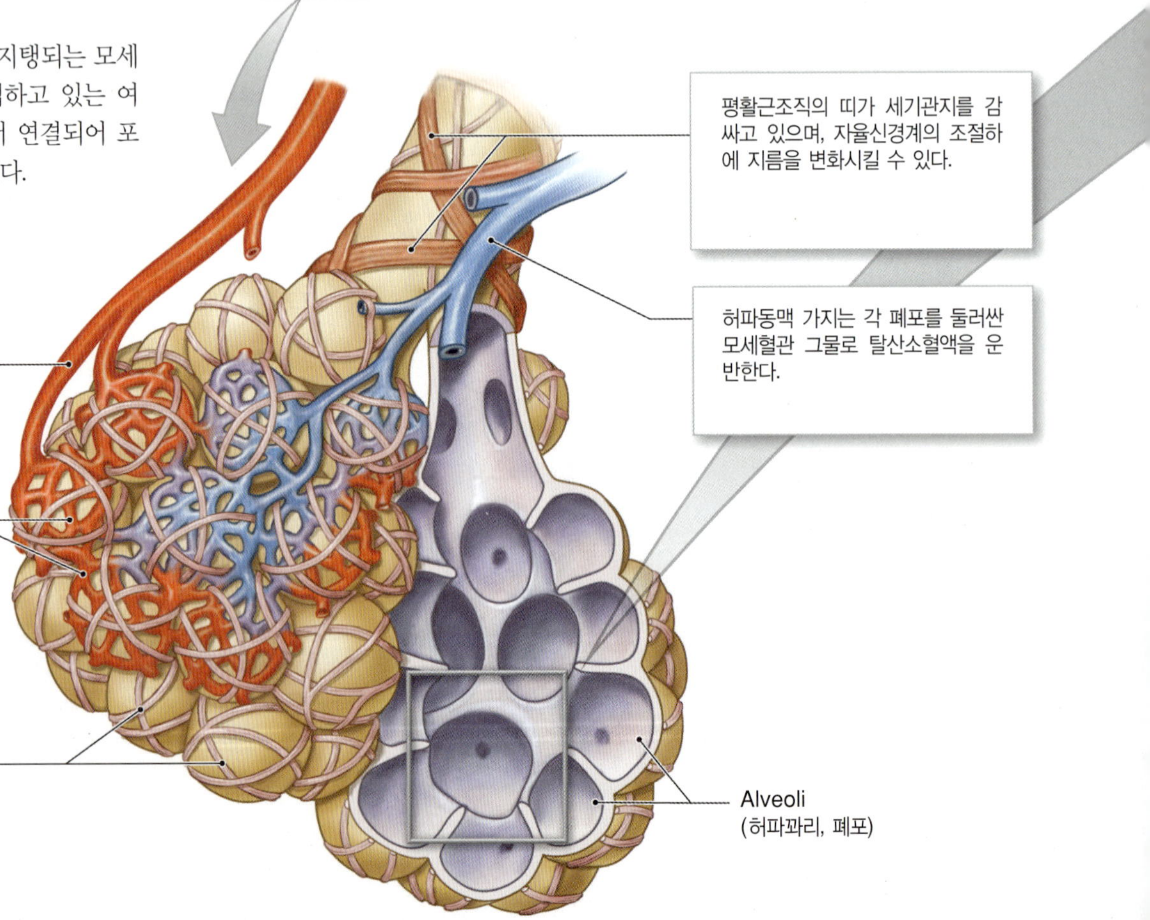

3 폐포 상피는 주로 단순 편평상피이다. 폐포를 둘러싸는 모세혈관은 폐포의 산소분압이 높으면 팽창하고, 낮으면 수축하는 면에서 다른 모세혈관들과는 기능적으로 다르다. 산소 농도에 대한 이 반응이 산소를 최대한 포함하고 있는 폐포로 혈류를 보내도록 해준다. 특별히 얇고 섬세한 편평상피 세포들은 기체교환이 일어나는 장소가 된다.

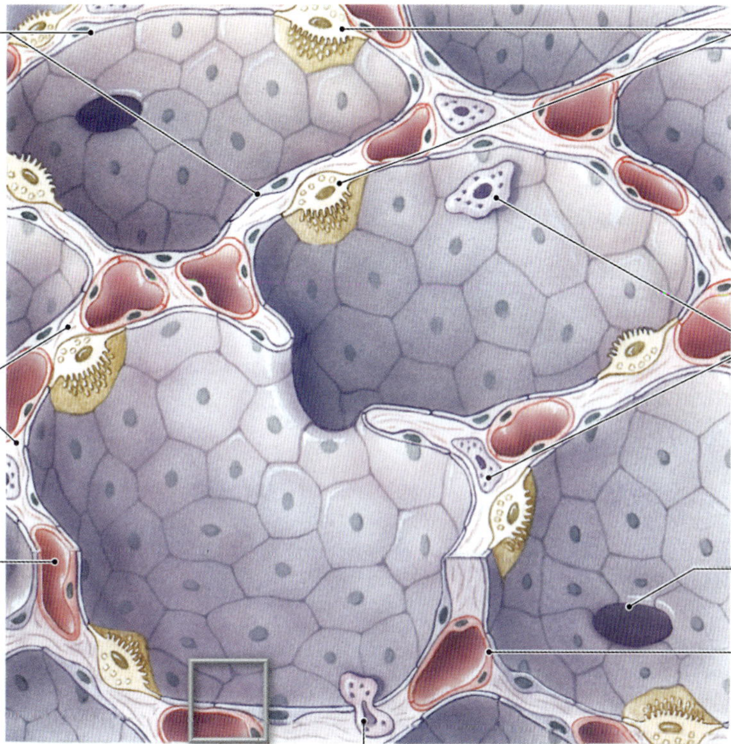

4 각 폐포에서 **respiratory membrane(호흡막)**을 통한 기체교환은 확산에 의해 이루어진다. 확산은 거리가 짧고 산소와 이산화탄소 둘 다 지질에 용해되기 때문에 호흡막을 가로질러 빠르게 일어난다.

Respiratory Membrane(호흡막)

혈액과 폐포 속 공기 사이의 전 길이는 0.1 μm로 매우 가깝다. 가장 얇은 호흡막은 적혈구 지름의 약 1/70 정도이다.

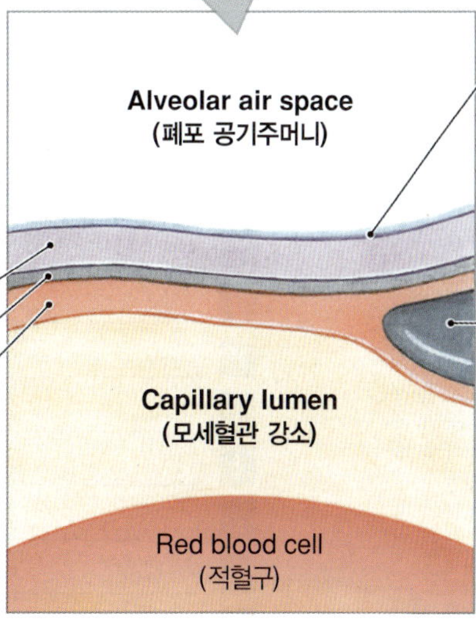

모듈 14.3 복습

a. 폐포와 연관된 세포들의 세 종류의 역할을 기술하시오.

b. 호흡막의 구조가 어떻게 해서 기체교환을 증대시킬 수 있는지 설명하시오.

c. 표면활성제가 생성되지 않으면 폐포는 어떻게 될까?

1. 명칭 표기

다음 호흡계통 그림에서 구조 명칭을 적으시오.

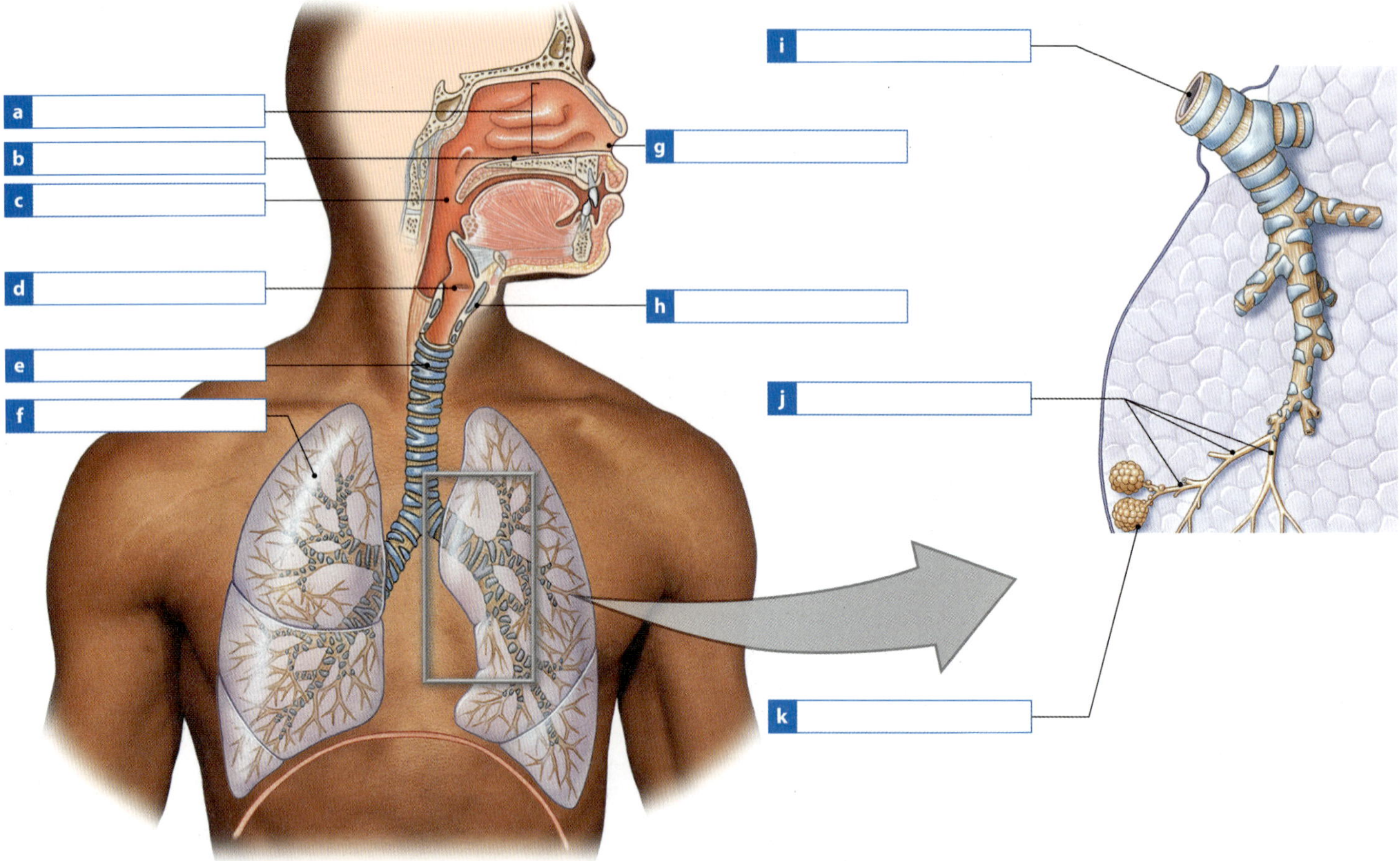

2. 연결하기

다음 용어들과 관련된 설명이 가장 가까운 것을 연결하시오.

- left bronchus(왼기관지)
- respiratory mucosa(호흡 점막)
- soft palate(물렁입천장, 연구개)
- bronchodilation(기관지 팽창)
- right bronchus(오른기관지)
- internal nares(속코)
- simple squamous epithelial cell(단층편평상피세포)
- surfactant(표면활성제)
- cystic fibrosis(낭포성 섬유증)
- trachea(기관)
- pharynx(인두)
- respiratory membrane(호흡막)
- larynx(후두)
- bronchoconstriction(기관지 수축)

a ______________ 폐포의 파괴 방지
b ______________ 공기 파이프
c ______________ 호흡막의 폐포 요소
d ______________ 교감신경 활성
e ______________ 2엽 폐로 공기 공급
f ______________ 부교감신경 활성
g ______________ 흡입 외부 이물질 공통 부위
h ______________ 기체교환 표면
i ______________ 단단입천장(경구개) 뒤쪽
j ______________ 호흡 및 소화계의 공통 공간
k ______________ 발성 및 성대문 보호
l ______________ 치명적인 호흡계 유전병
m ______________ 호흡관의 유도부 내벽을 쌈
n ______________ 코와 코인두 연결

Respiratory Physiology(호흡 생리)

Respiration(호흡)이라는 일반 용어는 external respiration(외호흡)과 internal respiration(내호흡)을 통합하여 일컫는다.

1 이 그림은 호흡의 개요를 보여주고 있다. 외호흡(폐 기체교환, 기체 확산 및 기체 수송) 및 내호흡의 관련성이 나타나 있다.

Respiration(호흡)

External Respiration(외호흡)

External respiration(외호흡)은 체조직과 외부환경 사이에서 산소와 이산화탄소의 교환을 말한다. 외호흡의 목적과 호흡계의 1차적인 기능은 세포의 호흡 요구성을 충족시키는 것이다.

Internal Respiration(내호흡)

Internal respiration(내호흡)은 조직 세포가 산소를 흡수하고 이산화탄소를 방출하는 과정이다. (우리는 16장에서 산소를 이용하고 이산화탄소를 방출하는 생화학적 경로를 살펴보게 될 것이다.)

Gas diffusion(기체 확산)은 폐포와 모세혈관 사이에 있는 호흡막을 가로질러 일어나고, 또한 혈액과 조직 사이에 있는 모세혈관벽을 통해 이루어진다.

Pulmonary ventilation(폐 환기, 숨쉬기)은 공기가 폐 안팎으로 드나드는 물리적 운동을 말한다. 폐 환기의 1차적 기능은 공기가 폐포 내외로 이동하는 과정인 **alveolar ventilation(폐포 환기)**이 적절하게 유지되도록 하는 것이다.

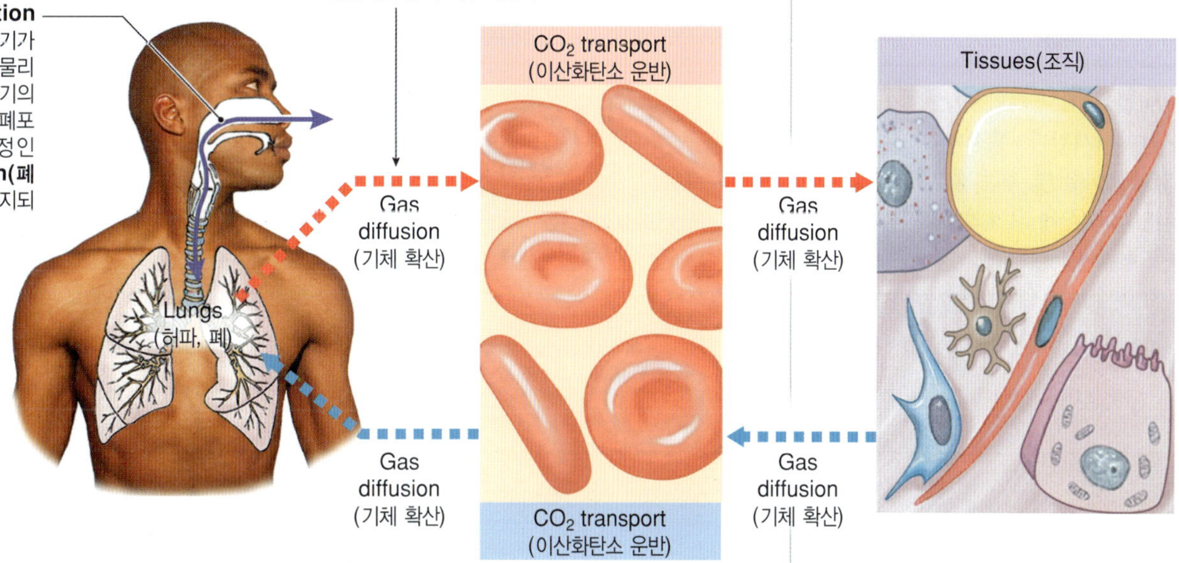

외호흡의 어떤 과정이 비정상적으로 일어날 경우 결국 조직이 이용할 수 있는 산소 농도가 영향을 받게 된다. **Hypoxia(저산소증)**에 걸리면 영향 받은 부위에서의 대사작용은 심각하게 제한을 받게 된다. 만약 산소 공급이 완전히 차단되면 **anoxia(산소결핍증;** an-OK-sē-a; *a*-, 없이 + *ox*-, 산소)라는 상태에 빠진다. Stroke(뇌졸중)이나 heart attack(심장마비)에 의해 야기되는 커다란 손상은 그 부위에의 세포들이 산소 결핍 때문에 죽기 때문이다.

흉강내 압력 변화가 폐 환기를 일으킨다

공기와 같은 기체 분자들은 주변에서 자유롭게 충돌한다. 정상 대기압에서 기체 분자들은 액체의 경우보다 분자간 거리가 멀어서 공기의 밀도가 비교적 낮은 것이다. 만일 기체를 어떤 용기 안에 가두어두면 용기 벽에 충돌하는 기체 분자들 때문에 압력이 발생하게 된다. 충돌 횟수가 많을수록 기압도 더 높아진다.

1 이 모식도는 여러분이 공기 부피와 기압의 관계를 이해하는데 도움이 될 것이다. 밀폐 용기 속에 일정 온도의 공기가 포함되어 있을 경우 기체 부피를 줄이면 압력은 증가하게 될 것이다. 만일 기체의 부피를 증가시키면 압력은 떨어지게 될 것이다. 즉 공기 부피(V)와 압력(P)은 반비례 하기 때문에 V↓(부피 감소), P↑(압력 증가)가 된다.

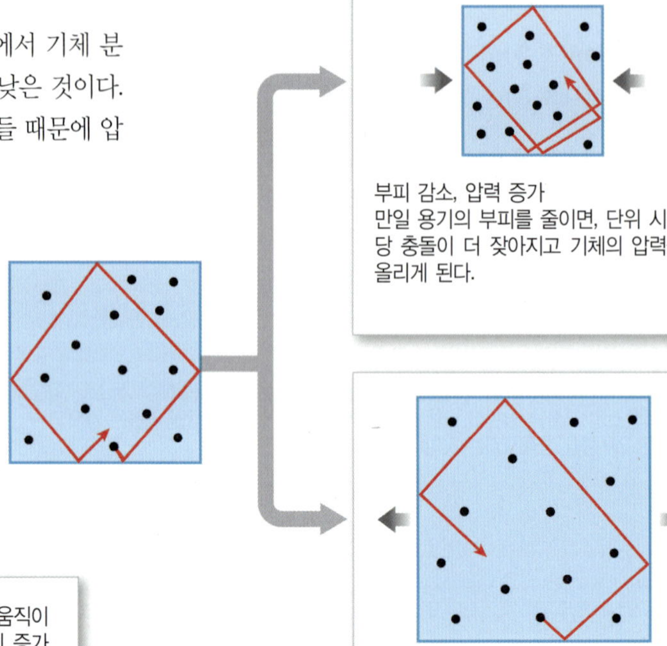

부피 감소, 압력 증가
만일 용기의 부피를 줄이면, 단위 시간당 충돌이 더 잦아지고 기체의 압력을 올리게 된다.

부피 증가, 압력 감소
만일 용기의 부피를 늘리면, 단위 시간당 충돌 횟수는 줄어들어 기체 분자 하나가 한 쪽 벽에서 다른 쪽 벽으로 가는 시간이 더 길어진다. 따라서 용기 속 기압은 떨어진다.

2 이것이 숨쉬기와 무슨 관련이 있을까? Diaphragm(가로막, 횡격막)과 갈비뼈들의 움직임이 흉강 부피를 변화시킨다. 이것이 폐 부피의 변화를 야기시킨다. 흉강의 모양이 변화할 때, 폐는 팽창하거나 압축하게 되어 호흡관 속 기압이 변하게 된다.

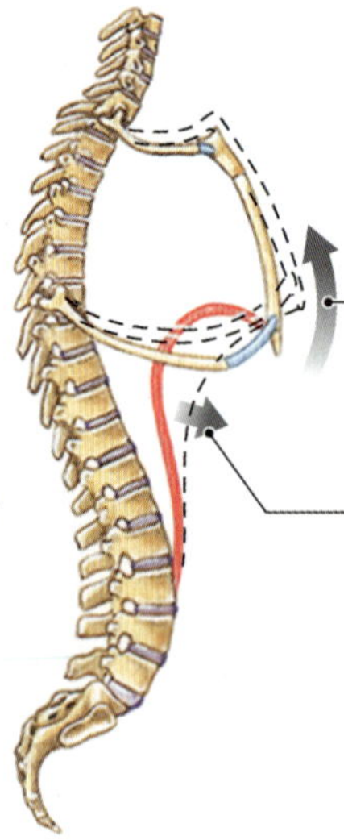

갈비뼈 우리가 위로 움직이면 흉강의 깊이와 폭이 증가하여 부피는 증가하고 압력은 감소하게 된다.

가로막이 수축하면 장력이 작용하여 아래로 내려간다. 따라서 흉강의 부피는 커지고 압력은 감소한다.

3 숨쉬기 시작할 즈음, 흉강 안팎의 기압(P)은 같아서, 폐를 출입하는 공기는 없다.

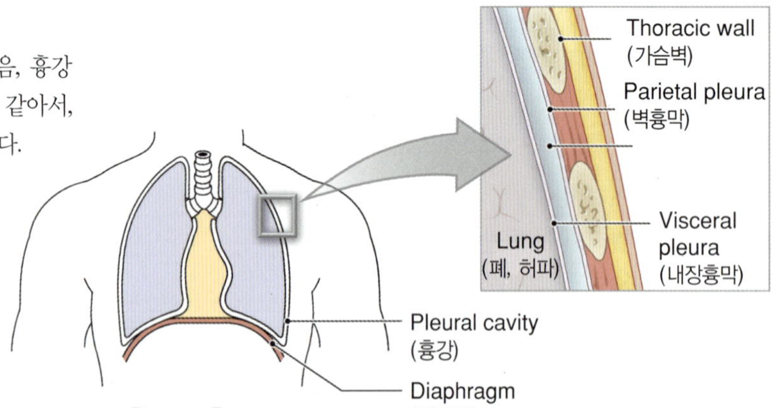

$P_{outside} = P_{inside}$
(외부압) (내부압)

안팎의 압력이 같고, 공기 이동이 일어나지 않는다.

흉강 속에 포함된 흉막액 층은 폐를 가슴 내벽에 달라붙도록 해준다. 이런 종류의 접착액의 작용은 젖은 유리잔 바닥에 컵받침이 달라붙는 것과 비슷한 이치이다. 폐의 탄력조직은 언제나 폐를 수축시켜서 부피를 약 5% 정도 줄이려고 한다. 벽흉막과 내장흉막 사이에 있는 접착액은 이렇게 붕괴되는 일을 막아준다. 어떤 손상 때문에 흉강으로 공기가 유입되면 접착이 깨지고 폐는 터지게 된다. 흉강 속에 공기가 차 있는 상태를 **pneumothorax(기흉;** nū-mō-THOR-aks)라 하고, 그 결과로 폐가 터지는 상태를 **atelectasis(폐확장부전;** a-te-LEK-ta-sis)라고 한다.

4 공기는 기압이 높은 곳에서 낮은 곳으로 이동한다. Inhalation(들숨, 흡기) 시 흉강이 커지면 폐 속 압력이 떨어지고 공기는 안으로 유입된다. Exhalation(날숨, 호기) 시 흉강의 부피가 줄어들면 폐 속 압력이 증가하여 공기는 호흡관으로부터 폐 속으로 들어간다.

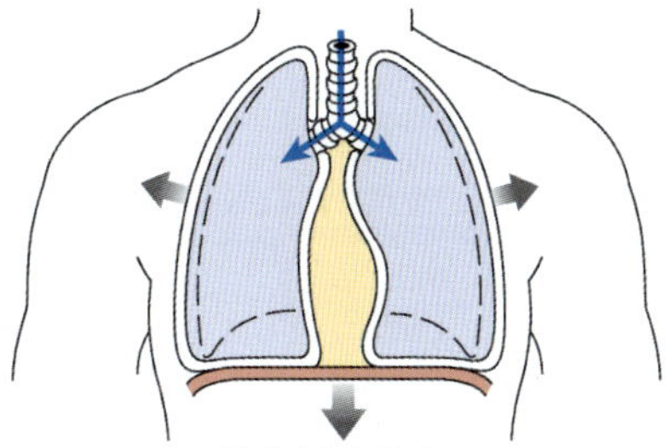

흡기: 부피 증가
외부압 > 내부압
내부압 감소, 공기가 안으로 들어감

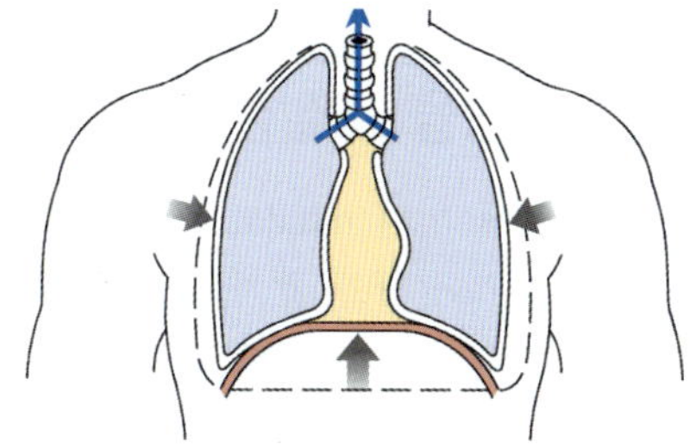

호기: 부피 감소
외부압 < 내부압
내부압 증가, 공기가 밖으로 나감

5 공기 이동 방향은 무엇이 결정할까? 대기압과 호흡관 내 압력인 **intrapulmonary**(in-tra-PUL-mo-nār-ē) **pressure(폐 속 압력)**의 차이 때문이다. **Alveolar pressure(폐포압)**는 폐포에서 측정되는 폐 속 압력이다.

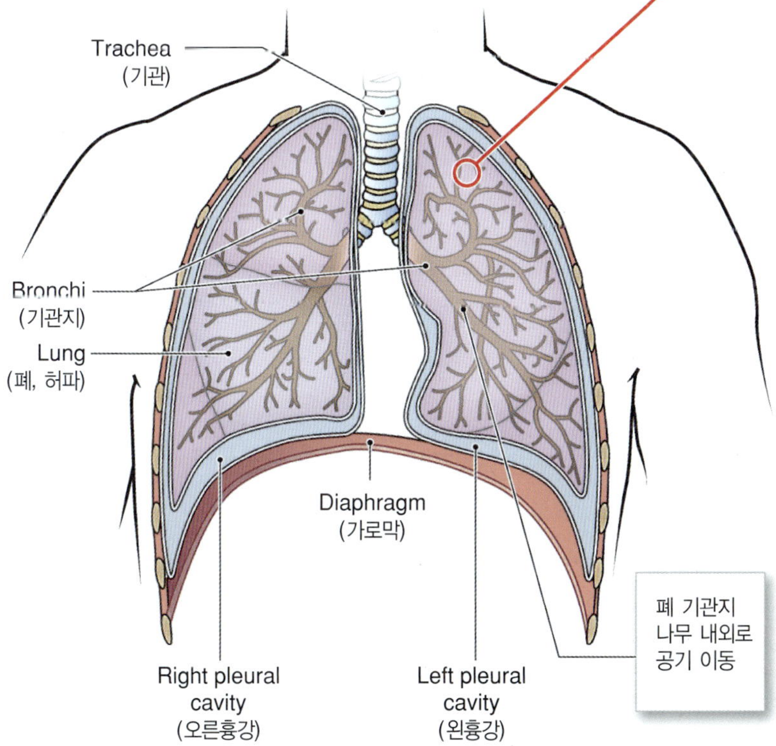

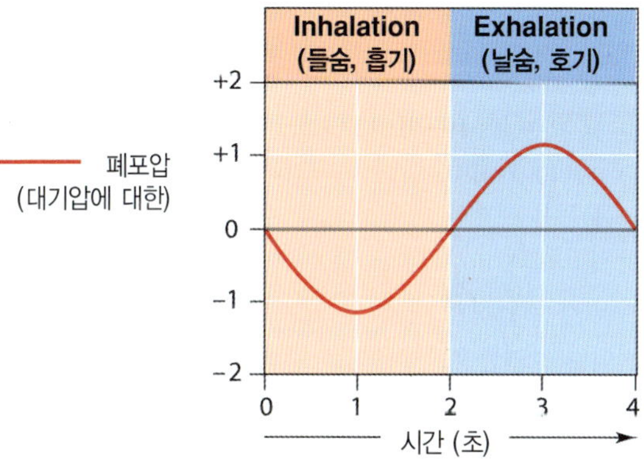

대기압과 폐 속 압력이 같으면 기압차는 0 mm Hg이다. 폐 속 압력이 양성(높은)이면 공기를 폐 밖으로 밀어내고; 폐 속 압력이 음성(낮은)이면 공기를 폐 속으로 밀어 넣는 원인이 된다.

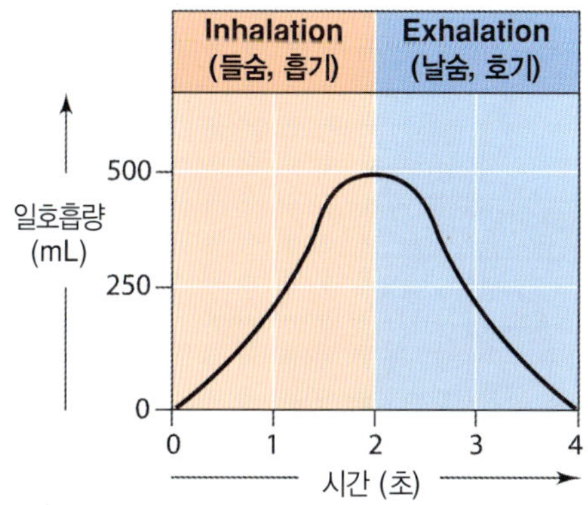

Tidal volume(V_T, 일호흡량)은 흡기 시 폐 속으로 들어오거나 호기 시 폐 밖으로 나가는 공기의 양이다. 휴식 시 일호흡량은 약 500 mL이다.

모듈 14.4 복습

a. 기체 부피와 압력 사이의 관계를 기술하시오.
b. 폐의 부피에 영향을 주는 신체적 변화는 무엇인가?
c. 호흡관 안에서 공기의 이동 방향을 결정하는 것은 어떤 압력인가?

14.5

호흡근은 호흡요구성에 따라 일호흡량을 조절한다

호흡근육에 의해 inhalation(들숨, 흡기)과 exhalation(날숨, 호기)이 이루어진다. 들숨에 관여하는 근육들을 **inspiratory muscle(흡기근)**, 날숨에 관여하는 근육들을 **expiratory muscle(호기근)**이라고 한다.

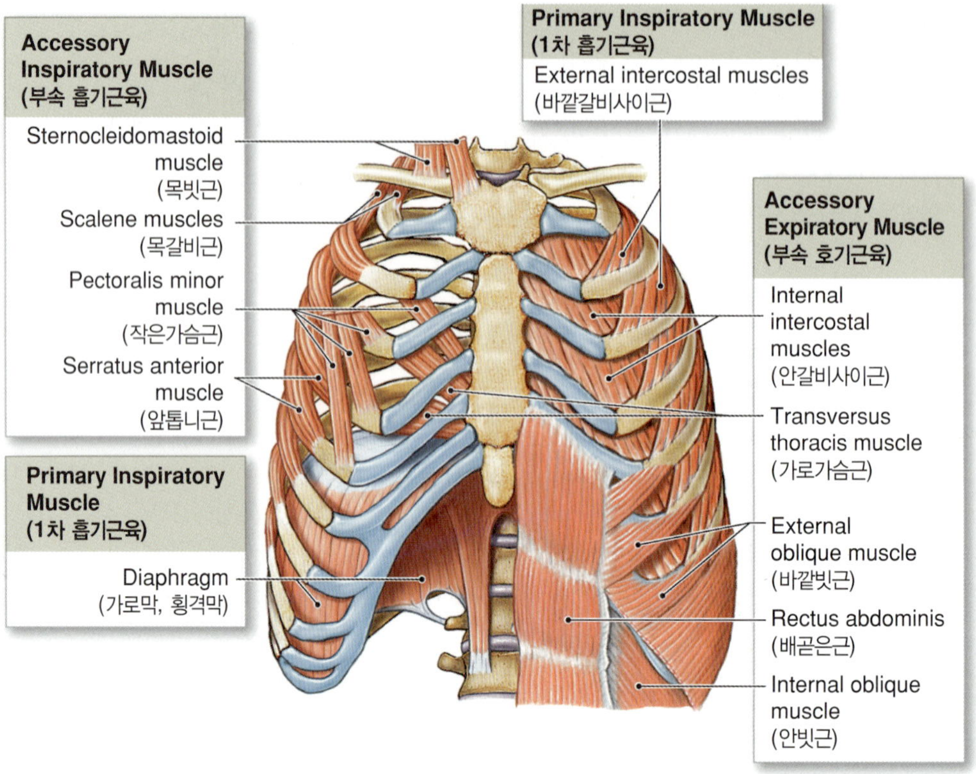

1 이 앞면도는 **primary(1차)** 및 **accessory respiratory muscle(부속 호흡근육)**들을 보여주고 있다. 1차 근육인 가로막 및 바깥갈비사이근은 둘 다 흡기근이다. 우리가 편안하게 숨을 쉴 때, 흡기는 능동적이나 호기는 수동적이다 – 탄력적인 힘과 중력으로 폐의 부피를 줄이기에 충분하기 때문이다.

2 이 옆면도는 흡기 동안 갈비뼈를 들어올리고 가로막을 아래로 내려 흉강을 확장시키는 흡기근육을 보여주고 있다.

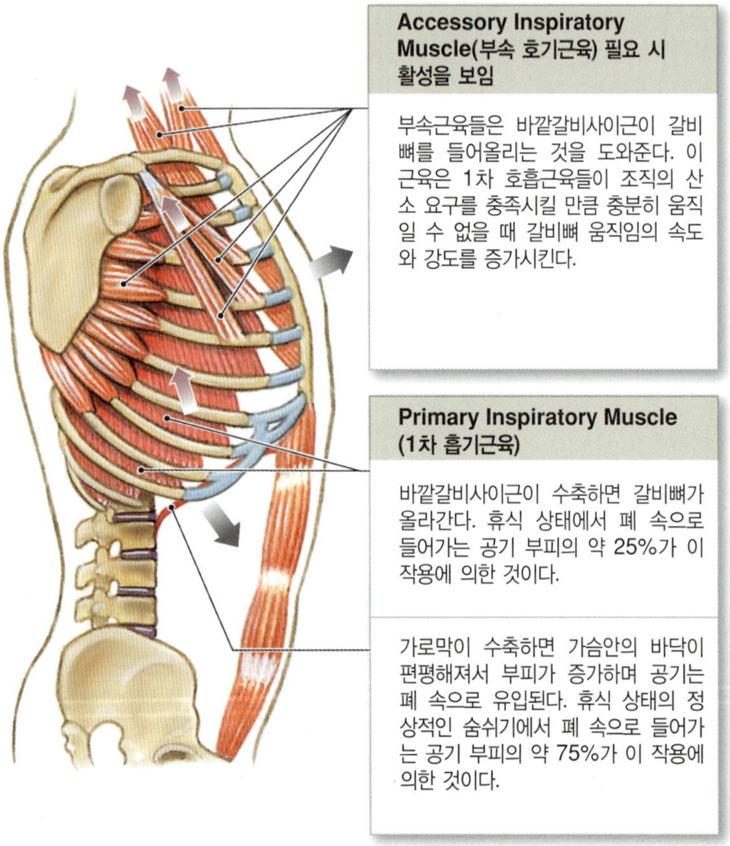

3 호기 시 옆면도로서 갈비뼈를 내리고 이완된 가로막을 가슴안으로 밀어내는 부속 호기근육들을 보여주고 있다. 호기를 도와주는 배근육은 단일 근육(배곧은근)으로 대표된다.

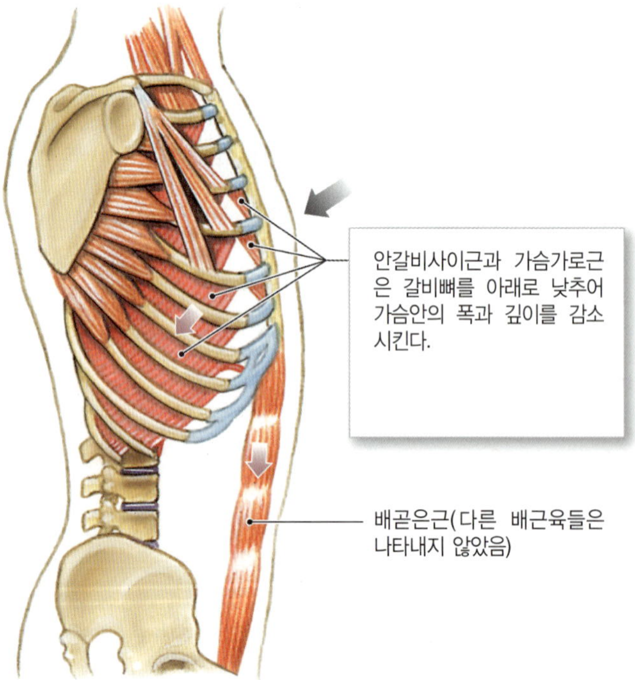

4 **Respiratory cycle(호흡주기)**은 한 번의 inhalation(흡기, 들숨)과 한 번의 exhalation(호기, 날숨)으로 이루어져 있다. 편안한 호흡주기 한 번 동안에 폐 속의 공기 소량만 교환된다. 우리는 숨을 세게 들이마신 후 완전히 배출해냄으로써 tidal volume(일호흡량)을 늘릴 수 있다. 이 그래프에서 나타난 것처럼, 폐의 전체 부피를 노력의 정도에 따라, 일련의 **volume(부피)**과 **capacity(용량)**로 나눌 수 있다. 붉은 선은 호흡과정에서 폐 안의 공기량을 보여주고 있다. 이 부피와 용량은 의학적으로 각종 호흡기 질환을 진단하거나 폐 질환의 상태나 회복정도를 진단하는데 유용한 수단이다.

Pulmonary Volume(폐 용적)과 Capacity(용량), 성인 남자

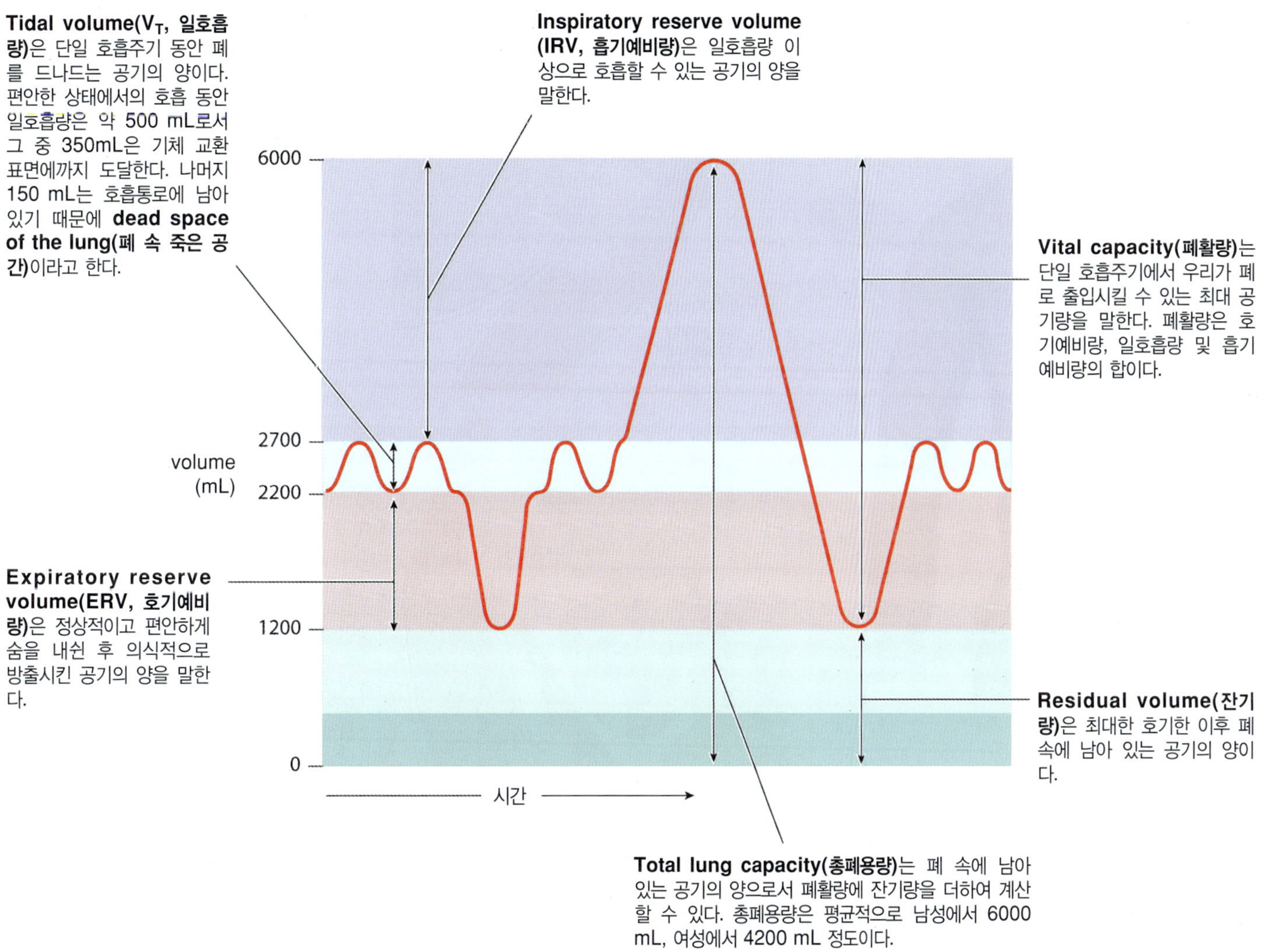

5 이 표는 건강한 남성과 여성의 폐용적을 비교한 것이다.

Pulmonary Volumes(폐용적)

		남성	여성
Vital capacity (폐활량)	IRV	3300	1900
	V_T	500	500
	ERV	1000	700
Residual volume(잔기량)		1200	1100
Total lung capacity(총폐용량)		6000 mL	4200 mL

모듈 14.5 복습

a. 측정 가능한 각종 pulmonary volume(폐용적)들의 명칭을 제시하시오.

b. Primary inspiratory muscle(1차 흡기근육)들은 무엇인가?

c. Accessory respiratory muscle(부속 호흡근육들)은 언제 활성을 보이는가?

14.6

기체 확산은 기체의 상대적 농도와 용해도에 의존한다

1 이 그림은 폐순환의 외호흡 및 체순환의 내호흡에서 산소와 이산화탄소의 확산에 대해 보여주고 있다.

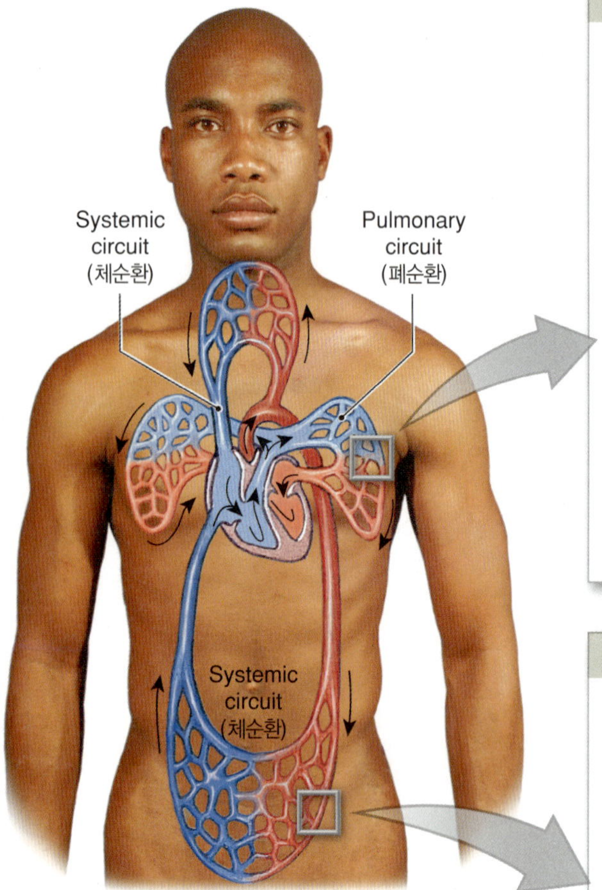

External Respiration(외호흡)

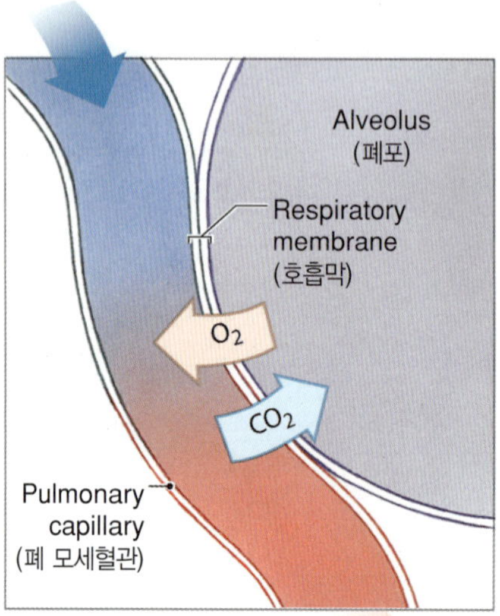

폐동맥내 혈액은 폐포의 경우보다 산소 농도가 낮고 이산화탄소 농도가 높다. 폐포와 폐 모세혈관 사이에서 확산은 혈액내 산소량을 증가시키고 CO_2 농도는 감소시킨다. 혈액이 폐정맥으로 들어가는 시점에 폐포 공기와 평형에 이른다. 따라서 혈액은 산소 농도가 높고 이산화탄소 농도는 낮은 상태로 폐포를 떠난다.

Internal Respiration(내호흡)

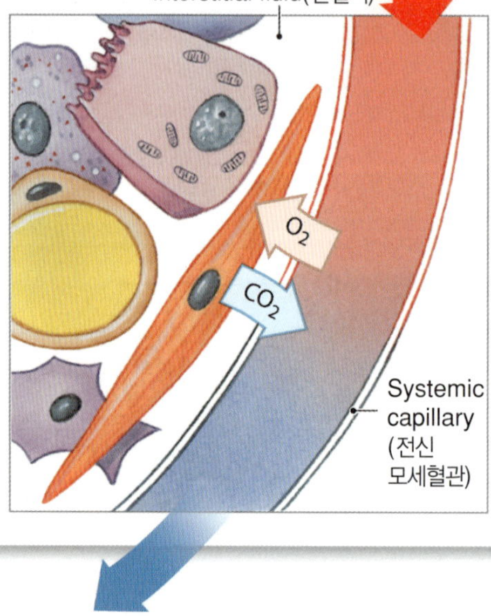

말초조직의 세포들은 끊임없이 산소를 소비하고 이산화탄소를 발생시킨다. 그 결과, 정상적인 간질액 안에는 산소 농도가 낮고 이산화탄소 농도는 모세혈관에 있는 혈액보다 훨씬 높게 된다. 이러한 농도 차이 때문에 산소는 혈액에서 나오고 이산화탄소는 혈액 속으로 확산하게 된다.

말초조직으로 가는 산소 분자는 폐포에서 흡수되는 산소 분자와 균형을 맞추게 되며, 흡수된 산소 분자는 다음 호흡주기에서 교체될 것이다. 그러나 만일 조직의 산소 요구가 가속화되면–수업시간에 맞춰 뛰어가고 있다고 생각해보라–평형은 깨지게 된다. 이 경우, 호흡 속도와 일호흡량이 증가하지 않으면 안 된다.

2 이 그림은 폐(왼쪽) 및 말초조직(오른쪽)에서 혈류가 산소와 이산화탄소를 어떻게 운반하는지를 요약하고 있다.

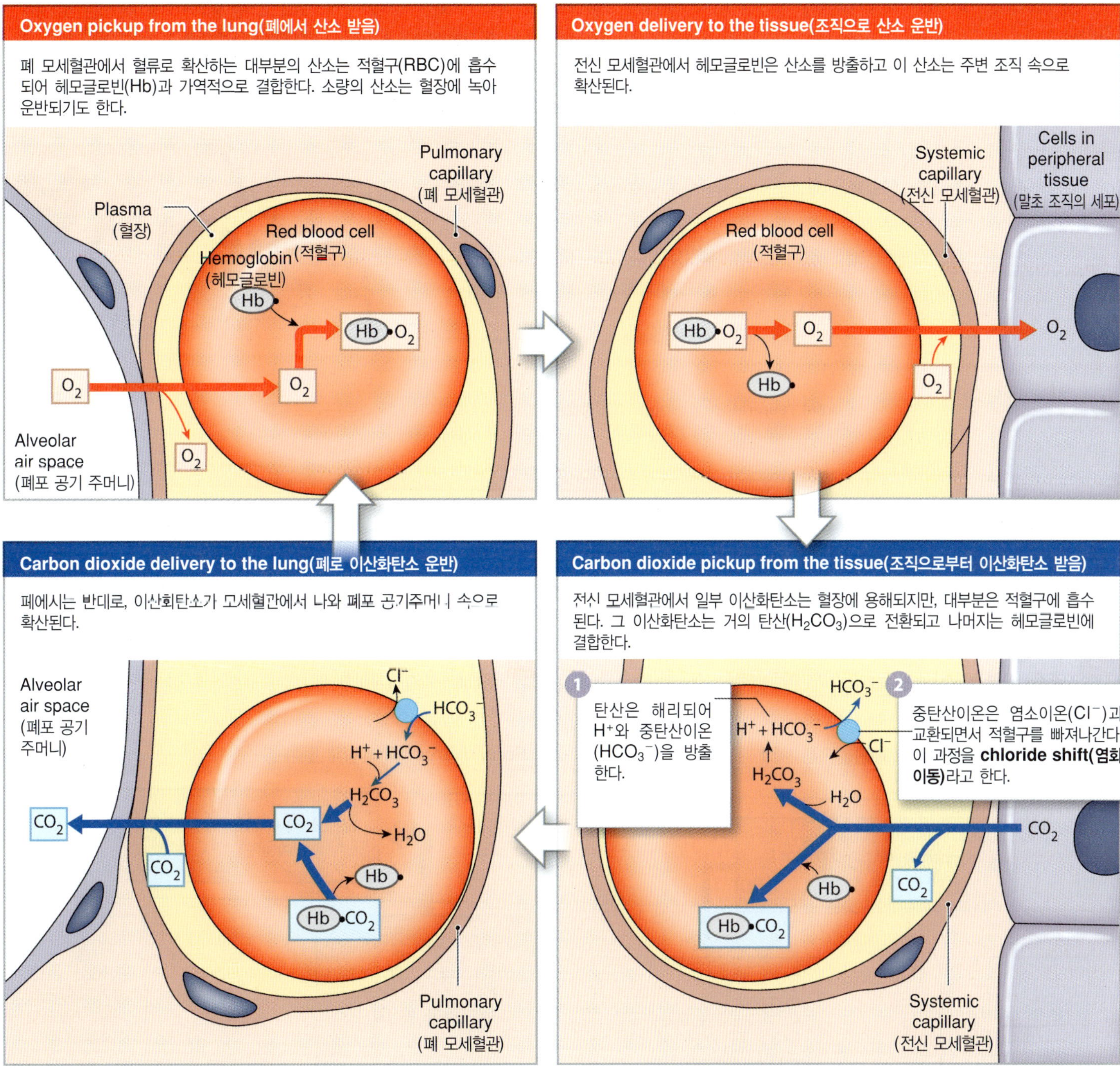

모듈 14.6 복습

a. 산소와 이산화탄소가 respiratory membrane(호흡막)을 가로질러 이동하는 원동력에 대해 기술하시오.

b. 적혈구에서 산소는 어떤 물질과 결합하는가?

c. 혈류를 통해 이산화탄소가 수송되는 세 가지 방법에 대해 기술하시오.

호흡조절은 뇌줄기의 소통중추에서 수행된다

호흡은 의식하지 않아도 살아 있는 동안 계속된다. Pons(다리뇌, 뇌교)와 medulla oblongata(숨뇌, 연수)의 잠재의식 중추가 호흡주기를 조절한다.

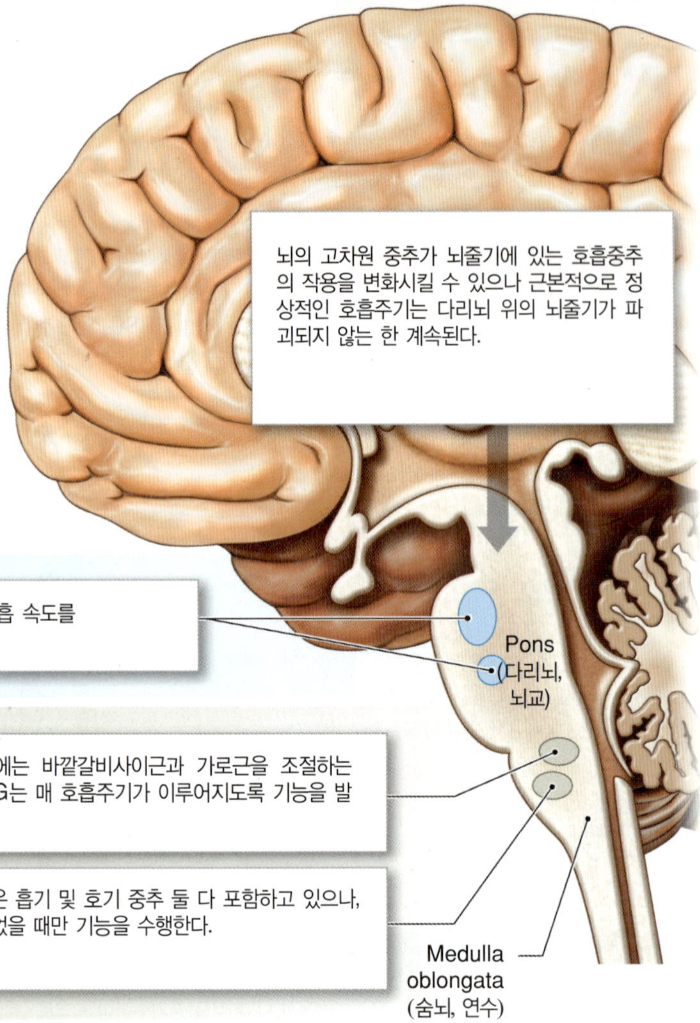

뇌의 고차원 중추가 뇌줄기에 있는 호흡중추의 작용을 변화시킬 수 있으나 근본적으로 정상적인 호흡주기는 다리뇌 위의 뇌줄기가 파괴되지 않는 한 계속된다.

1 호흡 조절은 뇌줄기에서 여러 단계로 이루어진다. 의식적인 노력은 일시적으로 이 중추에 영향을 줄 수 있을지 몰라도, 호흡 조절에 대한 최종 결정권은 중추에 있다. 예를 들어 우리는 영원히 숨쉬기를 멈출 수는 없는 것이다.

Pons(다리뇌, 뇌교)

다리뇌의 호흡중추는 숨뇌의 중추에서 맞춰놓은 호흡 속도를 조정한다.

Medulla oblongata (숨뇌, 연수)

Dorsal respiratory group(DRG, 등호흡군)에는 바깥갈비사이근과 가로근을 조절하는 뉴런들로 이루어진 흡기중추가 포함되어 있다. DRG는 매 호흡주기가 이루어지도록 기능을 발휘하고 있다.

Ventral respiratory group(VRG, 배호흡군)은 흡기 및 호기 중추 둘 다 포함하고 있으나, 산소 요구량이 커졌거나 부속 호흡근육들이 관여되었을 때만 기능을 수행한다.

2 이 흐름도는 휴식 중인 사람이 **quiet breathing(편안한 호흡)**을 하는 동안의 과정들을 보여주고 있다.

3 **Forced breathing(강제 호흡)**은 부속 호흡근육들이 폐에서의 기체교환을 최대한 증가시킨다.

Quiet Breathing(편안한 호흡)

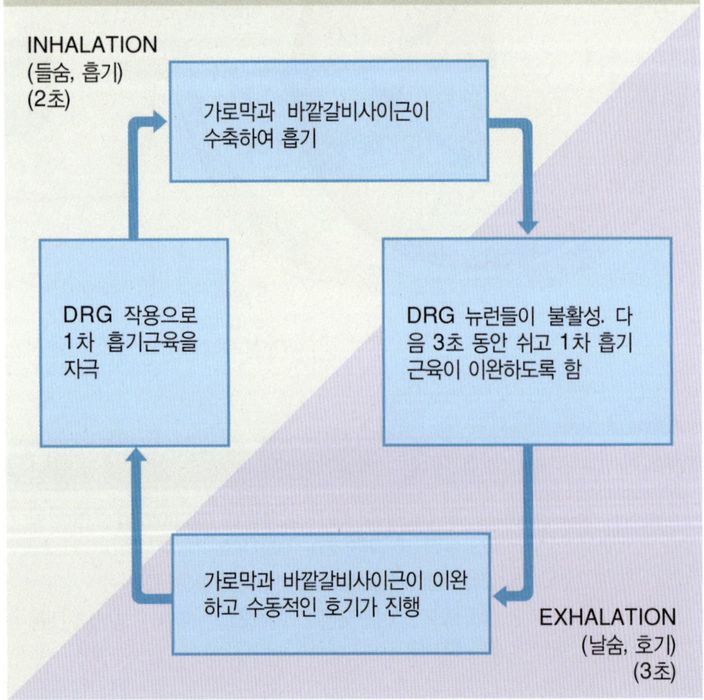

Forced Breathing(강제 호흡)

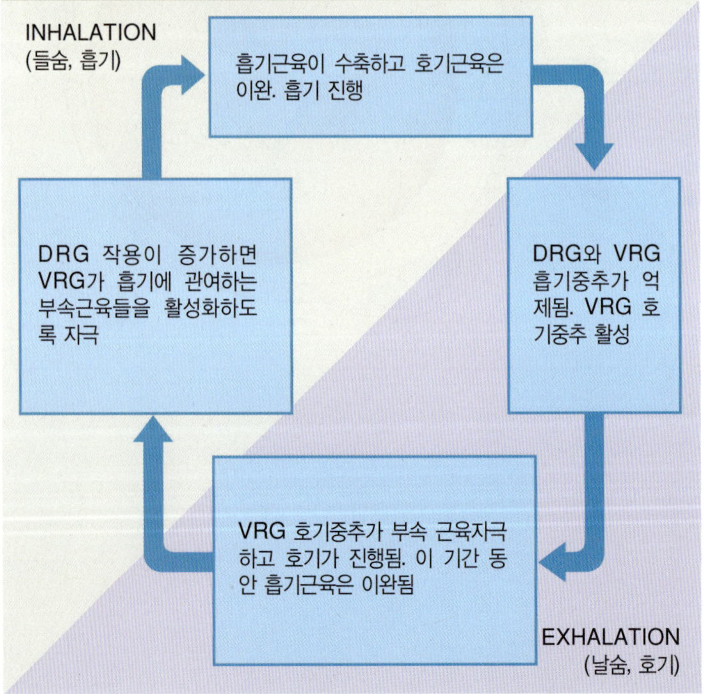

정상 상태에서 호흡작용에 영향을 미치는 가장 중요한 요인은 이산화탄소이다. 동맥 속에 이산화탄소의 농도가 10% 올라가면 산소 농도가 완벽하게 정상일지라도 호흡 속도는 2배 빨라진다. 이와 반대로, 동맥 내 산소 농도가 크게 감소하여도 호흡중추에 별 영향을 주지 않는다.

4 이 모식도는 이산화탄소의 농도 변화가 어떻게 호흡 속도에 영향을 주는지 보여 주고 있다.

동맥 혈액 속의 이산화탄소 농도가 올라가는 것을 **hypercapnia(탄산가스 과잉증)**라고 한다. 가장 흔한 탄산가스 과잉증의 원인은 산소를 운반하고 이산화탄소를 제거하는 요구를 충족시킬 수 없을 만큼 비정상적으로 느린 호흡 속도 때문이다. 이 불균형의 가장 두드러진 증상은 **hypoventilation(저호흡증)**으로서 이산화탄소가 혈액 속에 축적된다.

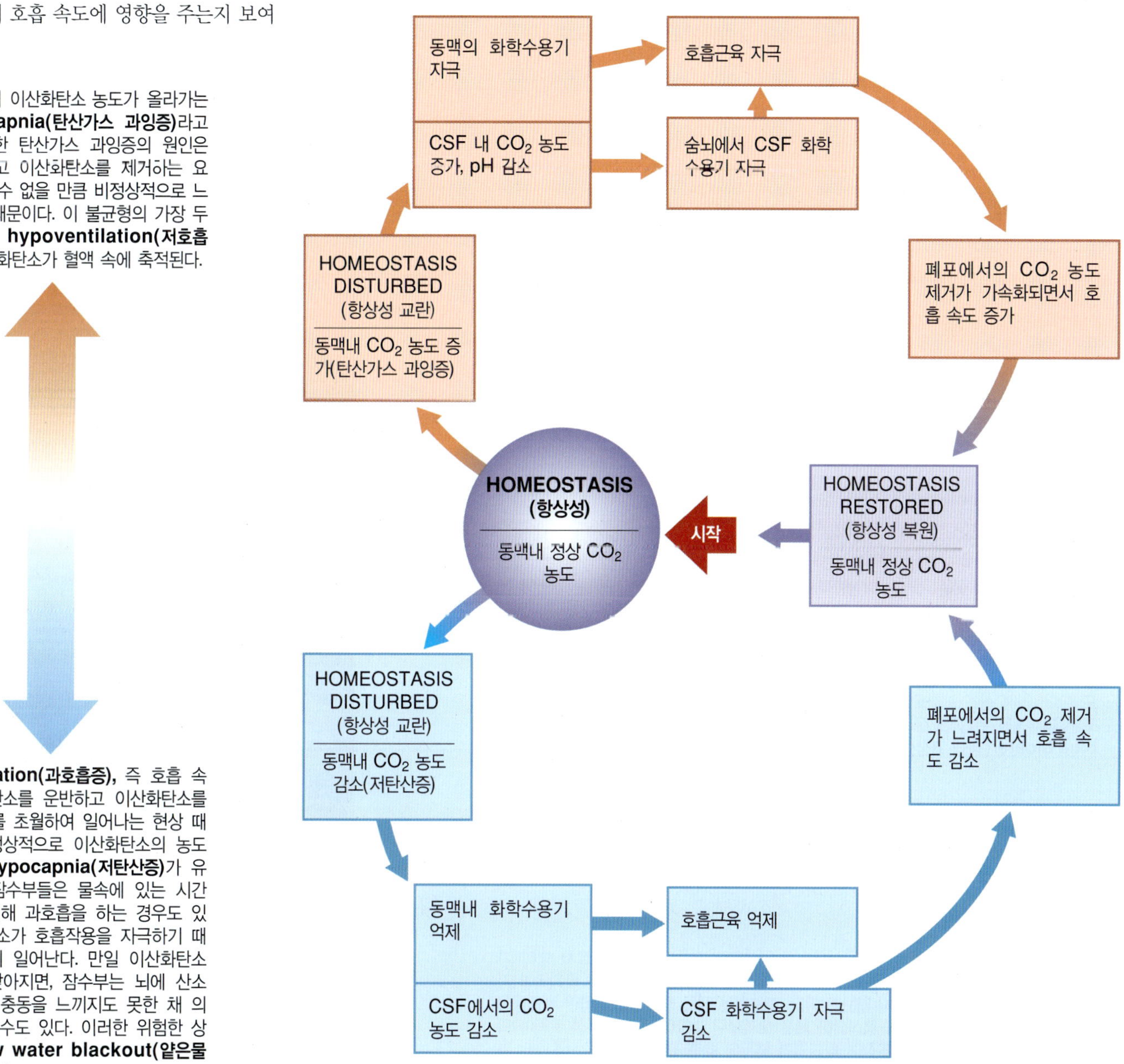

Hyperventilation(과호흡증), 즉 호흡 속도와 깊이가 산소를 운반하고 이산화탄소를 제거하는 정도를 초월하여 일어나는 현상 때문에 점차 비정상적으로 이산화탄소의 농도가 낮아지는 **hypocapnia(저탄산증)**가 유발된다. 가끔 잠수부들은 물속에 있는 시간을 연장하기 위해 과호흡을 하는 경우도 있는데, 이산화탄소가 호흡작용을 자극하기 때문에 이런 일이 일어난다. 만일 이산화탄소 농도가 너무 낮아지면, 잠수부는 뇌에 산소 부족으로 호흡 충동을 느끼지도 못한 채 의식을 잃어버릴 수도 있다. 이러한 위험한 상태를 **shallow water blackout(얕은물 기절)**이라고 한다.

모듈 14.7 복습

a. 호흡 속도를 조절하는 중추는 어디에 위치하고 있는가?

b. Medulla oblongata(숨뇌, 연수)에 존재하는 두 개의 respiratory group(호흡군)들에 대해 기술하시오.

c. 어떤 조건에서 hyperventilation(과호흡증)과 hypoventilation(저호흡증)이 유발되는가?.

호흡기 질환과 노화는 모두 폐기능을 떨어뜨린다; 흡연은 설상가상으로 악화시킨다

Chronic Obstructive Pulmonary Disease (만성 폐쇄성 폐질환)

1 **Chronic obstructive pulmonary disease(COPD, 만성 폐쇄성 폐질환)**는 호흡통로에서 공기 흐름과 환기가 억제되는 진행성 질환이다: 천식, 만성 기관지염, 폐기종

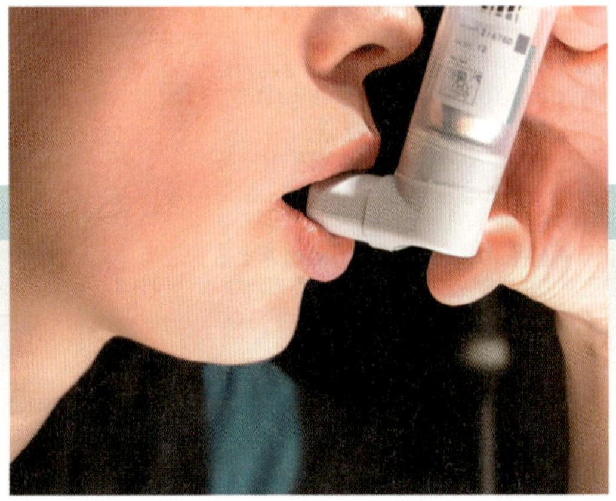

Asthma(천식)

Asthma(천식; AZ-muh)는 자극에 대해 극도로 지나치게 반응한 결과로 respiratory passageway(기도)에 이상을 나타내는 질환이다. 기도는 전체적으로 평활근의 수축으로 반응한다. 기도의 점막이 부어오르고, 점액 생성이 증가한다. 이 두 가지가 복합되어 숨쉬기가 무척 어려워진다. Asthma attack(천식 발작)은 알러지, 독소, 운동, 추위 혹은 스트레스 때문에 유발될 수 있다.

Chronic Bronchitis(만성 기관지염)

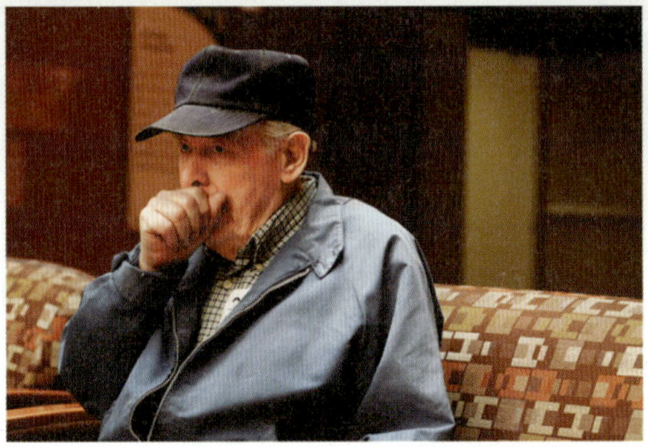

Chronic bronchitis(만성 기관지염; brong-KĪ-tis)는 기관지 내벽에 장기간 염증과 부종이 발생하여 점액이 과잉 생성되는 질환이다. 특징적인 증상으로는 상당한 양의 가래 생성과 함께 잦은 기침이 발생한다. 흡연은 만성 기관지염을 일으키는 원인이 된다. 화학 증기와 같은 다른 환경적 자극에 의해서도 유발될 수 있다. 시간이 지나면서 증가된 점액 생성이 좁은 기도를 막을 수 있으며 호흡 효율성이 떨어진다. 더 많은 폐 손상을 유발시킬 수 있는 만성적 세균 감염이 흔하게 동반된다. 만성 기관지염을 앓고 있는 사람은 전신의 부종(edema)을 포함하여 심부전(heart failure) 증상을 보이기도 한다. 혈액 산소 포화도가 낮고, 피부는 푸르스름한 색을 띤다. 전신 부종과 푸르스름한 피부색을 복합적으로 보이는 이 질병을 갖고 있는 사람을 수사학적 용어를 써서 **blue bloater(청색 고창증환자)**라고 한다.

Emphysema(폐기종)

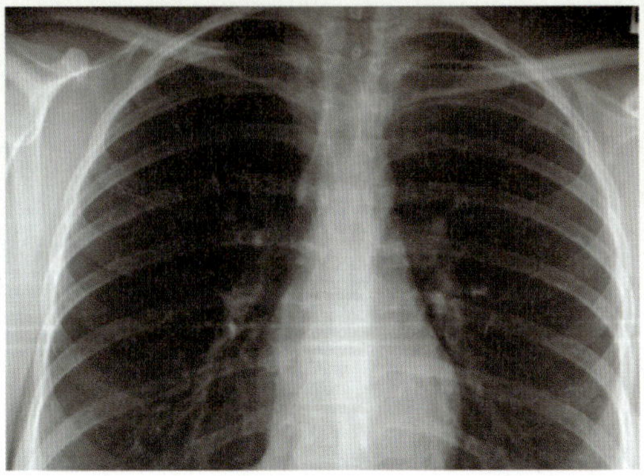

Emphysema(폐기종; em-fi-ZĒ-muh)는 만성으로 진행되는 질병으로서 숨이 가쁘고 격렬한 운동에 견딜 수 없는 특징을 보인다. 근본적인 문제는 폐포가 파괴되어 기체교환을 위한 표면이 제공되지 않는 것이다. 폐포들은 점차 팽창하고 인접한 폐포들이 합쳐져서 훨씬 더 큰 주머니가 형성되어 폐포 모세혈관 그물이 없이 섬유성 조직에 의해 지탱되고 있다. 탄력 결합조직이 파괴되기 때문에 호흡 표면적에서의 산소 흡수가 저해되고, 따라서 환자는 숨이 가빠지게 된다. 호흡 근육들도 잘 작동하지 않고, 숨쉬는 데 더 많은 에너지를 소모하기 때문에 환자들은 점점 야위어진다. 흉부 X선 상에서, 오른쪽 사진에서처럼 폐가 과도하게 팽창되어 보인다. 폐기종을 앓는 사람들은 거칠게 호흡하고 거의 정상 범위의 혈액내 산소 농도를 유지할 수 있어야 하기 때문에 피부가 일반적으로 분홍색으로 보인다. 거친 호흡과 분홍 피부색의 복합적인 특징 때문에 이 환자들을 수사학적 용어를 써서 **pink puffer(분홍빛 숨찬사람)**라고 한다.

Lung Cancer(폐암)

2 **Lung cancer(폐암)**는 현재 남성 및 여성에서 새롭게 발병하는 암의 12.6%를 차지하고 있다. 해마다 폐암으로 사망하는 사람이 결장암, 유방암 및 전립선암으로 사망하는 사람의 합보다 더 많다. 폐암 환자의 50% 이상이 진단 후 1년 이내에 사망한다. 연구에 따르면 전체 폐암의 85~90%가 흡연의 결과로 발생한다고 알려져 있다. 심지어 second hand smoke(간접흡연)도 유해한 것으로 알려져 있는데, 흡연자와 함께 사는 비흡연자도 폐암이 발생할 위험성이 20~30% 더 높다. 1970년 이전에는 이 질병이 주로 중년 남자에게 대부분 발생하였으나 여성 흡연자의 수가 증가하면서 폐암에 걸리는 여성의 수도 증가하고 있다. 이 그래프는 남성의 폐암 발생 빈도가 1992년 이래로 점자 감소해왔음을 보여주고 있다. 이와는 반대로, 여성들의 폐암 발병률은 큰 감소율을 보이지 않고 있다.

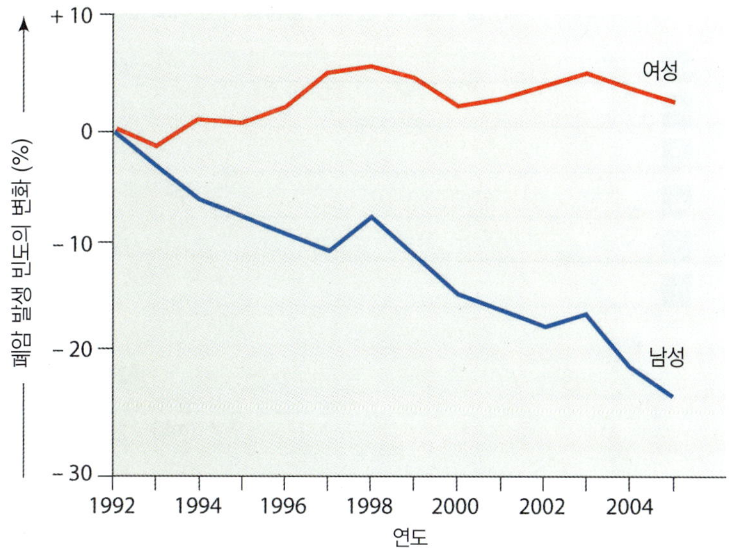

Effects of Aging(노화의 영향)

노화는 호흡계의 기능에 모든 측면에서 영향을 준다. 탄력조직이 몸 전체적으로 퇴화하고 폐활량이 감소하면서 폐 안팎으로 공기를 이동시키는 일이 더 어려워진다. 이러한 호흡의 한계들 때문에 강렬한 운동은 더욱 어렵게 된다.

3 노화에 따른 골격 및 결합조직의 변화와 더불어 50세 이상의 사람들에서 어느 정도의 폐기종은 정상이다. 그러나 그 정도는 살아오는 과정에서 흡연 및 기타 호흡계 자극요인들에 노출된 정도에 따라 다양해진다. 이 그래프는 담배를 한 번도 피우지 않은 사람과 다양한 기간 동안 담배를 피웠던 사람들의 호흡 능력을 비교한 것이다. 메시지는 분명하다. 어느 정도 호흡 기능의 저하는 피할 수 없을지라도 금연하거나 아예 흡연을 시작하지 않음으로써 심각한 호흡 문제들을 막을 수 있다. 결코 늦지 않았다, 금연!

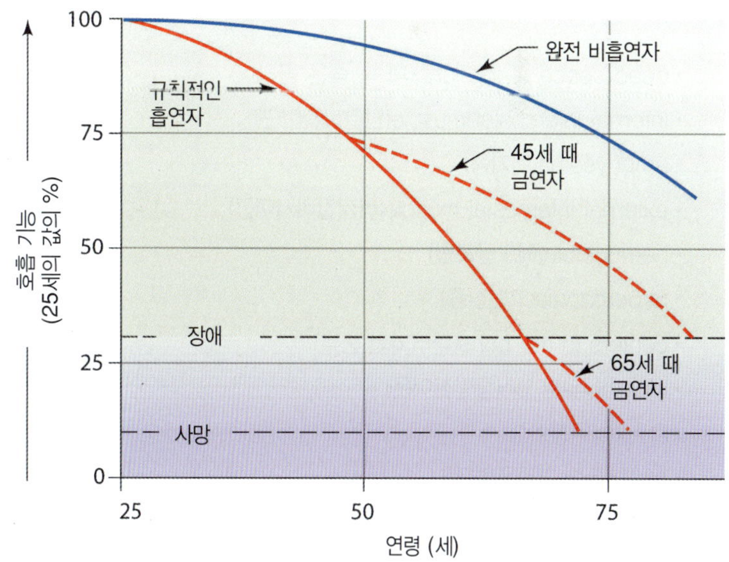

모듈 14.8 복습

a. Chronic obstructive pulmonary disease(COPD, 만성 폐쇄성 폐질환)에 대해 기술하시오.

b. 폐암 발생에 대한 2개의 중요한 위험요소를 제시하시오.

c. 호흡계통에 영향을 주는 노화 관련 인자들을 제시하시오.

1. 단답형

다음 그래프에서 제시된 여러 폐 용적과 용량을 구분하고 설명하시오.

a ______________________

b ______________________

c ______________________

d ______________________

e ______________________

f ______________________

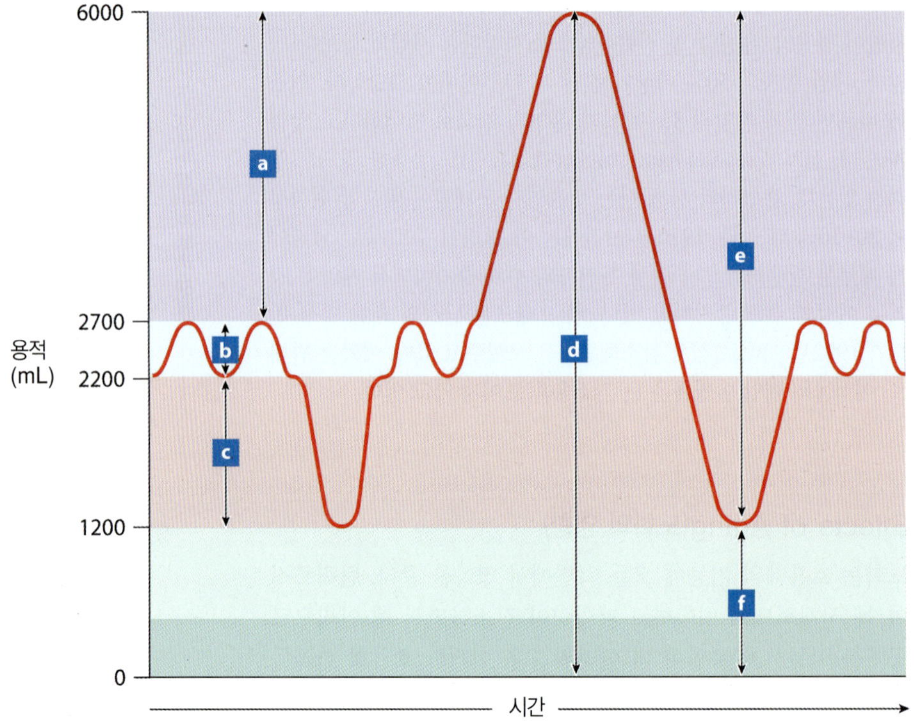

2. 연결하기

다음 용어들을 가장 가깝게 설명한 내용과 연결하시오.

- dead space of the lung(폐 속 죽은 공간)
- internal intercostal muscle(안갈비사이근)
- emphysema(폐기종)
- external intercostal muscle(바깥갈비사이근)
- hemoglobin(헤모글로빈)
- hypercapnia(고탄산증)
- centers in the pons(다리뇌의 중추)
- bicarbonate ion(중탄산이온)
- anoxia(무산소증)
- atelectasis(폐확장부전)
- respiratory cycle(호흡주기)
- chloride shift(염화 이동)
- DRG and VRG center(DRG 및 VRG 중추)
- hypocapnia(저탄산증)

a ______________ 적혈구-혈장 이온 교환

b ______________ 조직 죽음의 원인

c ______________ 호흡 속도 설정

d ______________ 갈비뼈 내리는 작용

e ______________ 혈액 속 CO_2 운반

f ______________ 분홍색 숨찬사람

g ______________ 갈비뼈를 올리는 작용

h ______________ 적혈구에서 산소와 결합

i ______________ 과호흡의 결과

j ______________ 일호흡량의 일부

k ______________ 호흡 속도 조정

l ______________ 저호흡의 결과

m ______________ 폐 파열

n ______________ 들숨(흡기) 및 날숨(호기)

3. 절 종합 문제

외호흡, 폐 환기 및 내호흡을 비교 설명하시오.

____

____

핵심 용어로 윤곽 파악하기

각 모듈마다 차례대로 열거한 용어를 이용하여 내용을 요약하시오.

1절

Respiratory System(호흡계통)의 Functional Anatomy(기능해부학)

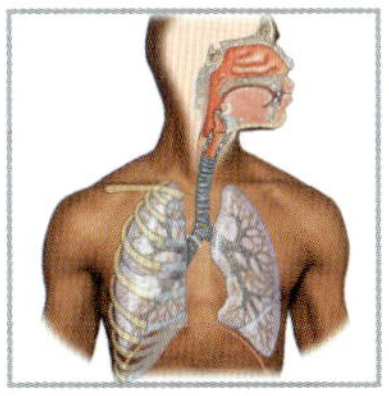

- respiratory system (호흡계통)
- upper respiratory system (위호흡계)
- lower respiratory system (아래호흡계)
- respiratory tract (호흡관)
- conducting portion (유도부)
- bronchioles (세기관지)
- respiratory portion (호흡부)
- alveoli (허파꽈리, 폐포)
- upper respiratory tract (위호흡통로)
- lower respiratory tract (아래호흡통로)

14.1

호흡점막은 들어오는 공기를 정화시키고 데우며 축축하게 해준다

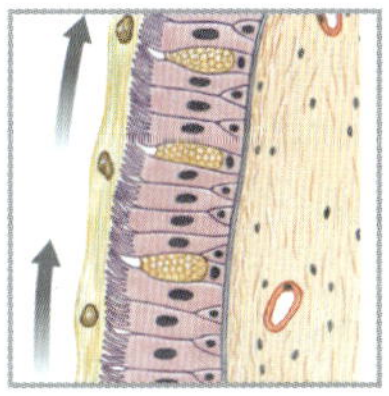

- respiratory mucosa (호흡점막)
- lamina propria (점막고유판)
- cystic fi brosis(CF, 낭포성 섬유증)
- pharynx(인두)
- nasopharynx (코인두)
- oropharynx(입인두)
- laryngopharynx (후두인두)
- trachea(기관)
- internal nares(속콧구멍)
- nasal vestibule (코안뜰)
- external nares (바깥콧구멍)
- hard palate (단단입천장, 경구개)
- soft palate (물렁입천장, 연구개)
- glottis(성대문)
- larynx(후두)

14.2

기관 및 1차 기관지는 폐 안팎으로 공기를 운반한다

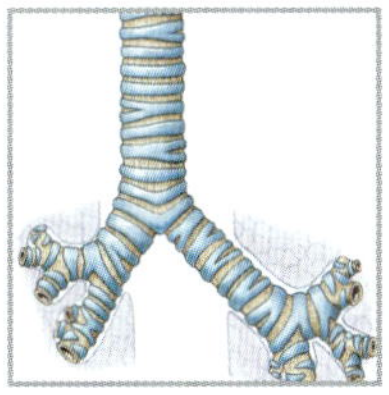

- trachea(기관)
- primary bronchi (1차 기관지)
- tracheal cartilages (기관연골)
- trachealis muscle (기관근육)
- bronchioles (세기관지)
- bronchodilation (기관지 확장)
- bronchoconstriction (기관지 수축)
- asthma(천식)
- right lung (오른폐, 허파)
- horizontal and oblique fissures (수평 및 빗틈새)
- superior, middle, and inferior lobes (위, 중간 및 아래엽)
- hilum(폐문)
- cardiac notch (심장패임)
- left lung(왼폐, 허파)
- oblique fi ssure (빗틈새)
- superior and inferior lobes(위 및 아래엽)
- pleura(흉막)

14.3

기체교환은 허파꽈리(폐포)에서 일어난다

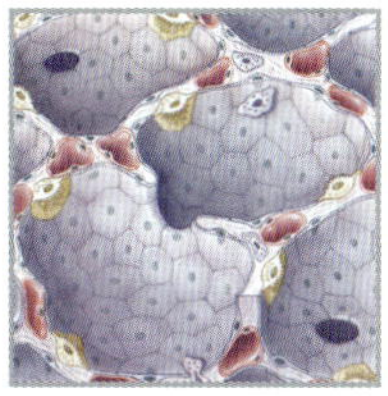

- alveoli(허파꽈리, 폐포)
- surfactant(표면활성제)
- respiratory membrane(호흡막)

2절

Respiratory Physiology(호흡 생리)

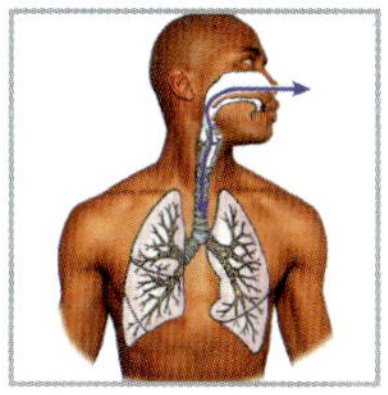

- respiration(호흡)
- external respiration(외호흡)
- pulmonary ventilation(폐 환기)
- alveolar ventilation(폐포 환기)
- gas diff usion(기체 확산)
- internal respiration(내호흡)
- hypoxia(저산소증)
- anoxia(산소결핍증)

14.4

흉강내 압력 변화가 폐 환기를 일으킨다

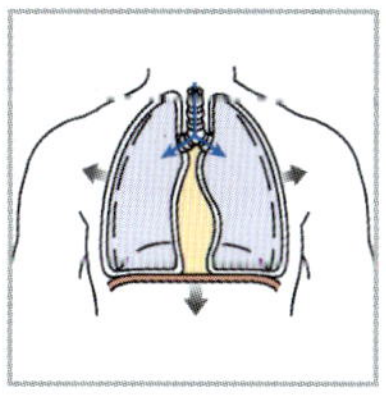

- pneumothorax(기흉)
- atelectasis(폐확장부전)
- intrapulmonary pressure(폐 속 압력)
- alveolar pressure(폐포압)
- tidal volume(V_T, 일호흡량)

14.5

호흡근은 호흡요구성을 충족시키는 일호흡량을 조절한다

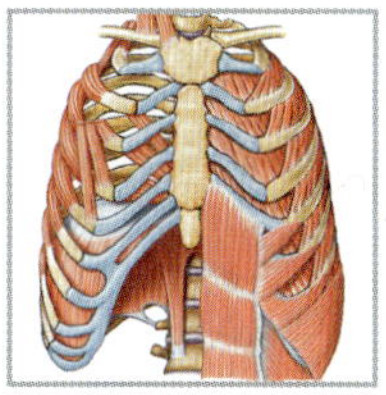

- inspiratory muscles (들숨근, 흡기근)
- expiratory muscles (날숨근, 호기근)
- primary respiratory muscles (1차 호흡근육)
- accessory respiratory muscles (부속 호흡근육)
- diaphragm (가로막, 횡격막)
- external intercostal muscle (바깥갈비사이근)
- respiratory cycle (호흡주기)
- volume(부피)
- capacity(용량)
- inspiratory reserve volume(IRV, 흡기예비량)
- tidal volume(V_T, 일호흡량)
- dead space of the lungs (폐 속 죽은 공간)
- expiratory reserve volume(ERV, 호기예비량)
- vital capacity (폐활량)
- residual volume (잔기량)
- total lung capacity (총폐용량)

• = 해당 모듈에서 굵은 문자로 표시한 용어

14.6

기체 확산은 기체의 상대적 농도와 용해도에 의존한다

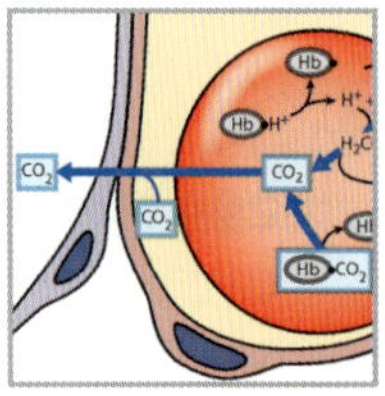

- ∘ external respiration(외호흡)
- ∘ respiratory membrane(호흡막)
- ∘ internal respiration(내호흡)
- ∘ hemoglobin(헤모글로빈)
- ∘ carbonic acid(탄산)
- • chloride shift(염화 이동)

14.7

호흡조절은 뇌줄기의 소통중추에서 수행된다

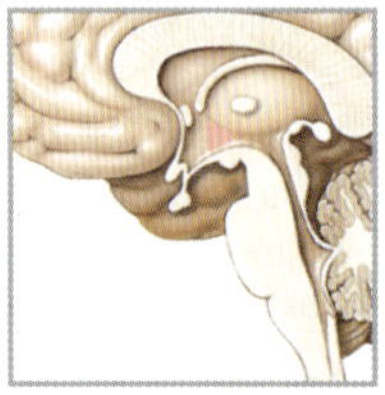

- ∘ pons(다리뇌, 뇌교)
- ∘ medulla oblongata (연수)
- • dorsal respiratory group(DRG, 등호흡군)
- • ventral respiratory group(VRG, 배호흡군)
- • quiet breathing (편안한 호흡)
- • forced breathing (강제 호흡)
- • hypercapnia (탄산가스 과잉증)
- • hypoventilation (저호흡증)
- • hyperventilation (과호흡증)
- • hypocapnia (저탄산증)
- • shallow water blackout (얕은물 기절)

• = 해당 모듈에서 굵은 문자로 표시한 용어

14.8

호흡기 질환과 노화는 모두 폐기능을 떨어뜨린다; 흡연은 설상가상으로 악화시킨다

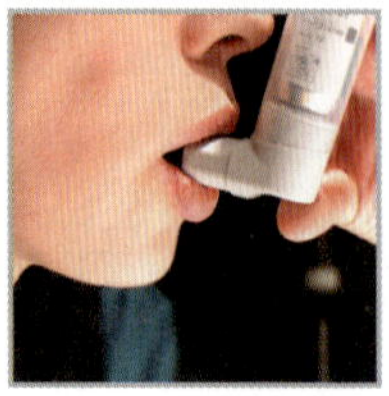

- • chronic obstructive pulmonary disease (COPD, 만성 폐쇄성 폐질환)
- • asthma(천식)
- • chronic bronchitis (만성 기관지염)
- • blue bloater (청색 고창증환자)
- • emphysema(폐기종)
- • pink puff ers (분홍빛 숨찬사람)
- • lung cancers(폐암)

14장 종합 복습 문제

1. 친구 집에서 겨울밤을 보낸다고 생각하자. 친구의 집은 꽤 낡았고 난방기에 가습기가 없었다. 아침에 일어났을 때 약간 코막힘이 있어서 감기에 걸릴 것 같았다. 따뜻한 물에 샤워를 하고 아침 식사로 약간의 주스를 마신 후에 코막힘이 사라졌다. 이에 대해 설명하시오.
2. 존의 갈비뼈가 부러져 왼쪽 가슴을 찔렀다. 어떤 구조가 손상되었을까, 그리고 결과적으로 폐에는 어떤 일이 일어날 것으로 예견할 수 있는가?
3. 폐기종에서 폐포들은 커다란 공기 주머니와 섬유성 결합조직으로 대체된다. 이런 변화가 폐에는 어떤 영향을 미칠까?

14장에 있는 모든 모듈, 절, 종합 복습 문제의 풀이를 알고 싶으면 이 책의 뒷부분에 청색 식별표로 표시한 해답 페이지를 참조하시오.

15

소화계통 (The Digestive System)

번역: 노구섭

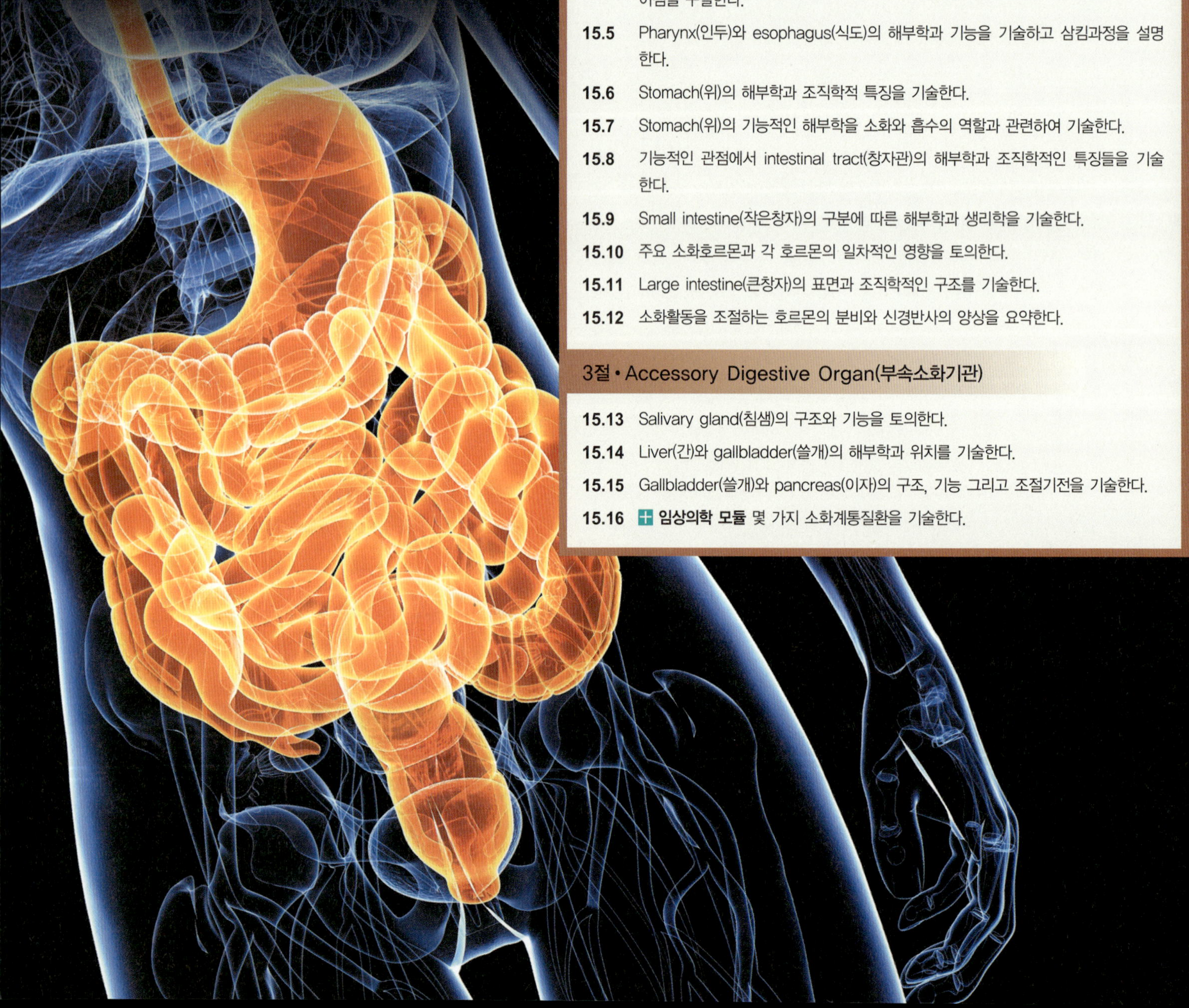

학습성과

다음 각 학습성과 번호는 본문의 모듈 번호와 일치하며, 독자는 15장을 모두 공부한 후에 각 학습성과를 실천할 수 있어야 한다.

1절 • General Organization of the Digestive System(소화계통의 일반적 구성)

15.1 Digestive tract(소화관)의 기능적인 조직학을 기술한다.

15.2 평활근조직의 구조 및 기능적인 특징을 기술하고 소화관을 통한 음식물의 이동과정을 설명한다.

2절 • Digestive Tract(소화관)

15.3 Oral cavity(입안)의 해부학을 기술하고 입안의 주요 구조와 영역의 기능을 토의한다.

15.4 전형적인 치아의 구조를 기술하고, 다양한 치아의 위치를 명시한다. 그리고 primary dentition(일차치열, 젖니)과 secondary dentition(이차치열, 간니)의 차이점을 구별한다.

15.5 Pharynx(인두)와 esophagus(식도)의 해부학과 기능을 기술하고 삼킴과정을 설명한다.

15.6 Stomach(위)의 해부학과 조직학적 특징을 기술한다.

15.7 Stomach(위)의 기능적인 해부학을 소화와 흡수의 역할과 관련하여 기술한다.

15.8 기능적인 관점에서 intestinal tract(창자관)의 해부학과 조직학적인 특징들을 기술한다.

15.9 Small intestine(작은창자)의 구분에 따른 해부학과 생리학을 기술한다.

15.10 주요 소화호르몬과 각 호르몬의 일차적인 영향을 토의한다.

15.11 Large intestine(큰창자)의 표면과 조직학적인 구조를 기술한다.

15.12 소화활동을 조절하는 호르몬의 분비와 신경반사의 양상을 요약한다.

3절 • Accessory Digestive Organ(부속소화기관)

15.13 Salivary gland(침샘)의 구조와 기능을 토의한다.

15.14 Liver(간)와 gallbladder(쓸개)의 해부학과 위치를 기술한다.

15.15 Gallbladder(쓸개)와 pancreas(이자)의 구조, 기능 그리고 조절기전을 기술한다.

15.16 + **임상의학 모듈** 몇 가지 소화계통질환을 기술한다.

General Organization of the Digestive System (소화계통의 일반적인 구성)

Digestive system(소화계통)은 gastrointestinal(GI) tract(위장관)이라 부르는 근육형 소화관과 다양한 부속기관들로 구성되어 있다. 음식물이 입안으로 들어와서 소화관을 통과한다. 소화관을 통해 내려가는 동안 부속소화기관들은 물, 효소, 완충액, 유기영양분과 무기영양분의 흡수를 위한 다른 구성성분들을 포함하는 분비물을 생산한다.

1 소화계통은 외부환경과 직접적인 연결이 없거나 영양분을 섭취할 수 있는 방법이 없는 조직을 지지하기 위해 다른 계통과 상호작용을 한다.

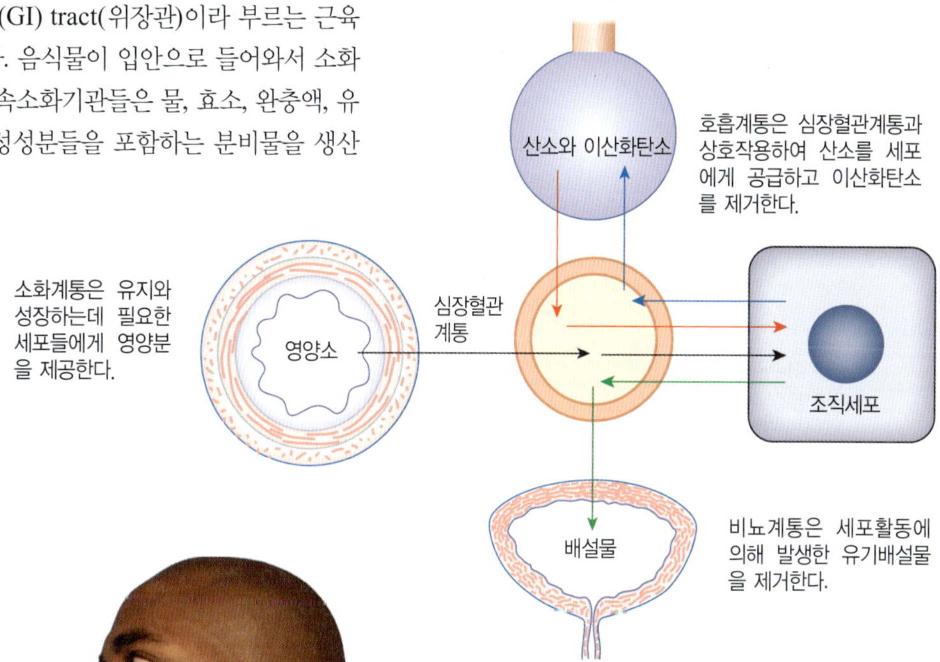

2 **Digestive tract(소화관)**은 입에서 시작하여 입안, 인두, 식도, 위, 작은창자 및 항문을 통해 외부와 연결되는 큰창자까지 연결된다. 소화관은 특징적인 구조와 기능적인 차이점은 있지만 조직학적인 구성양상(조직구조)이 모두 비슷하다. 부속장기들은 소화관으로 분비물을 분비하는 샘기관들이다.

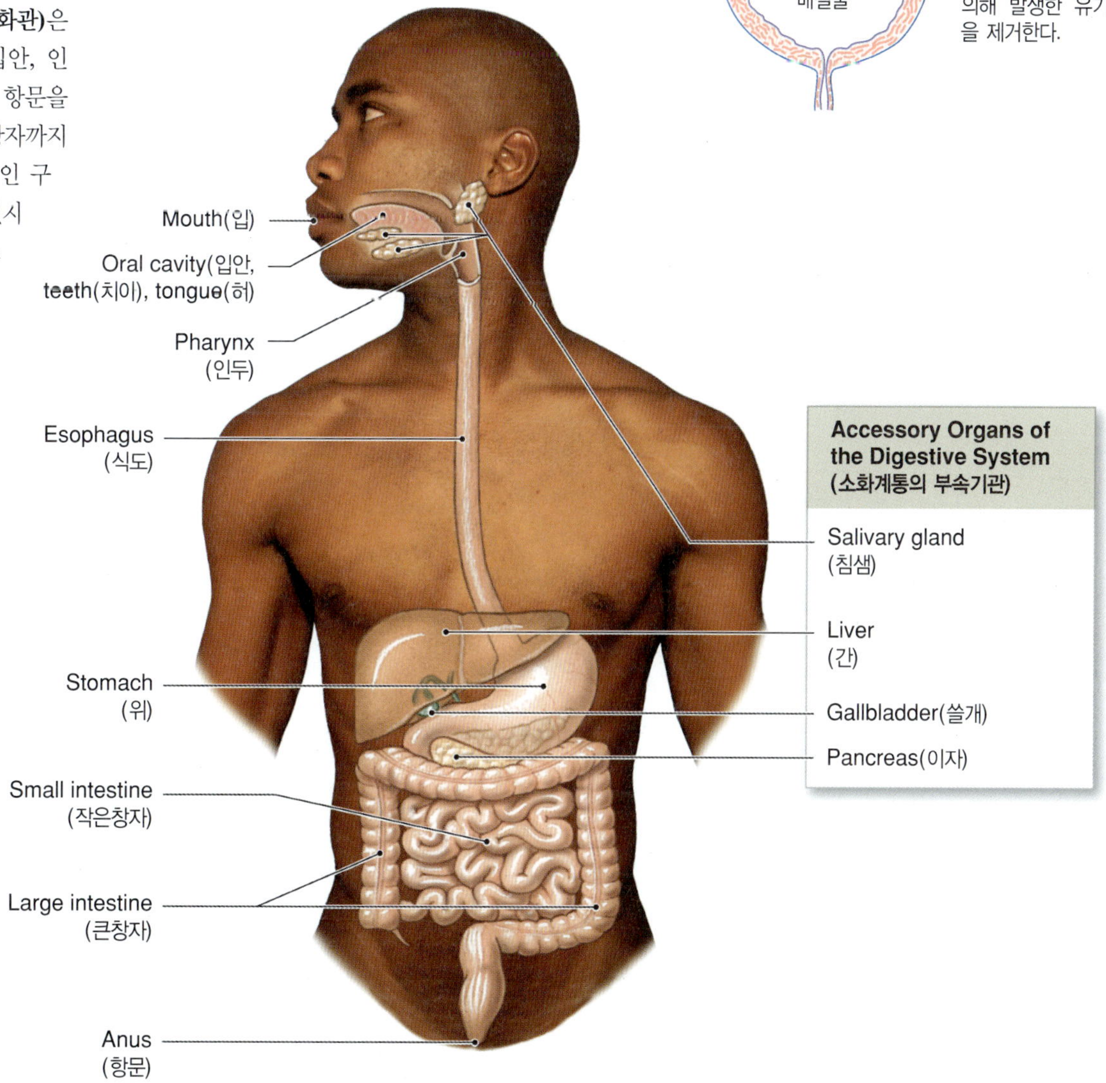

15.1

Digestive tract(소화관)은 점막으로 둘러싸인 근육형 관이다

소화관의 구조는 부위별로 다양하다. 이 모듈에서 보이는 모식도는 소화관의 가장 긴 부분인 작은창자와 매우 유사하다.

1 일반적으로 소화관은 점막으로 둘러싸인 긴 근육형 관이다. 소화관 내면은 영구적인 능선과 통로가 가득 찰 때 사라지는 일시적인 주름이 있다. 능선과 주름은 영양분을 흡수할 수 있는 면적을 효율적으로 증가시킨다.

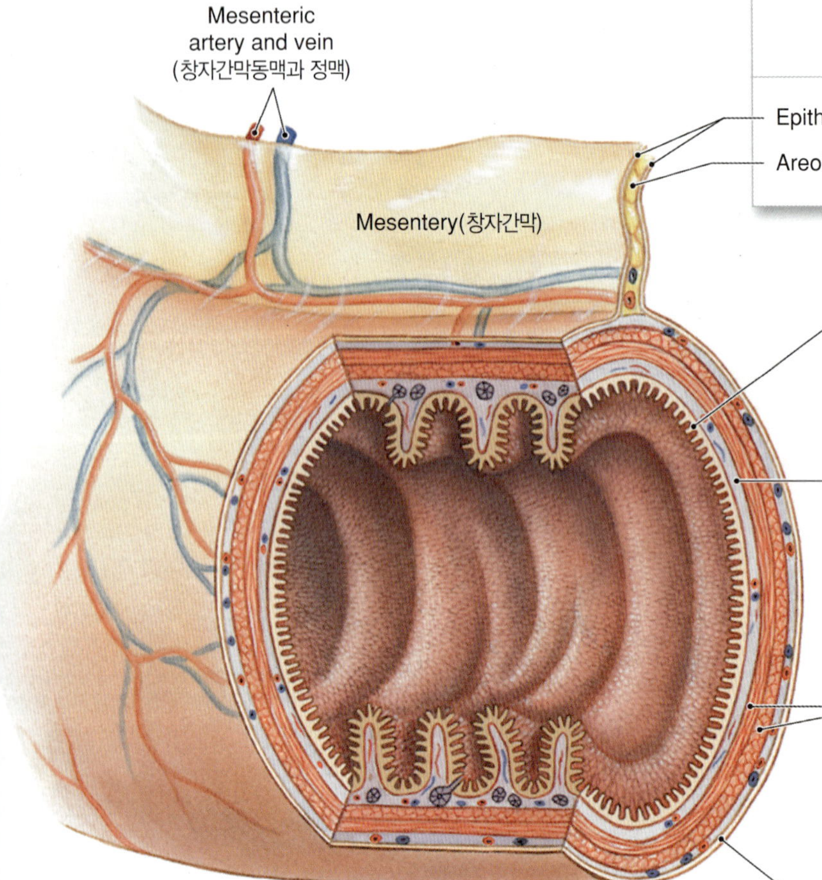

Mesentery(창자간막)

Mesentery(창자간막)는 두겹의 복막이다. 상피표면 사이의 성긴조직은 소환관 사이의 혈관, 신경 및 림프관들이 지나갈 수 있도록 공간을 제공한다. 창자간막은 주위 장기를 고정시키고 소화운동과 체위변화에 따른 갑작스런 변화에 소화장기가 얽히지 않도록 해준다.

Epithelial surface(상피표면)

Areolar tissue(젖꽃조직)

Major Layers of the Digestive Tract(소화관의 주요층)

Mucosa(점막)

소화관의 안쪽층인 **mucosa(점막)**는 샘분비에 의한 윤활성 상피와 젖꽃조직의 고유판으로 이루어져 있다.

Submucosa(점막밑조직)

Submucosa(점막밑조직)는 점막을 둘러싸는 불규칙한 치밀결합조직층이다. 점막밑조직은 큰혈관과 림프관들을 포함하고 있고 어떤 부분에서는 소화관내로 분비되는 완충액과 효소를 분비하는 외분비샘도 포함한다.

Muscularis Externa(근육층)

Muscularis externa(근육층)는 속돌림층과 바깥세로층의 2층의 평활근세포로 구성되어 있다. 이러한 근육층은 소화관을 따라 음식물이 움직이거나 기계적 연동을 하는데 중요한 역할을 한다.

Serosa(장막)

배안에 위치하는 대부분의 소화관의 근육층을 둘러싸는 내장쪽복막층을 **serosa(장막)**라고 한다. 입안, 인두, 식도, 그리고 항문의 근육층을 둘러싸는 장막은 없다. 장막 대신 소화관이 주위 구조물에 단단히 고정되도록 아교섬유들이 치밀하게 서로 연결되어 있다.

2 소화관 벽의 각 층은 서로 다른 기능을 가지고 있다. 점막은 소화관 내로부터 영양소를 효율적으로 흡수할 수 있는 구조적 특징을 가지고 있다. 이 모식도는 각 층의 특징을 요약한다.

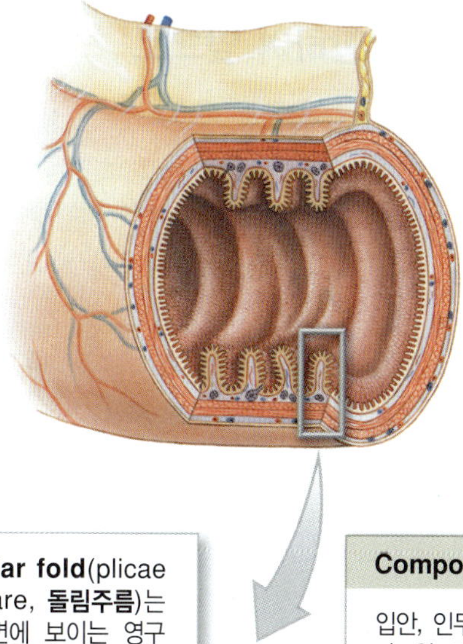

Circular fold(plicae circulare, **돌림주름**)는 창자내면에 보이는 영구적인 가로주름이다.

Secretory Glands(분비샘)

분비관은 mucosa(점막)와 submucosa(점막밑조직) 또는 부속샘기관에 위치하는 샘세포의 분비물을 상피표면까지 운반한다.

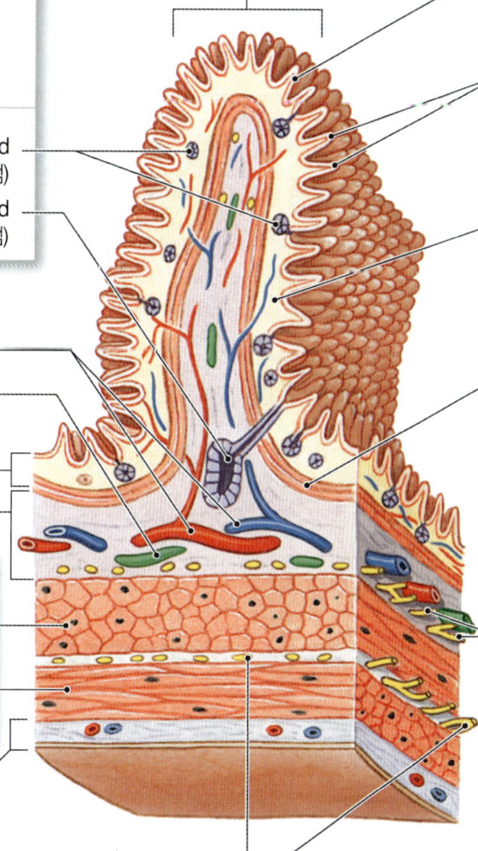

Component of the Mucosa(점막의 구성요소)

입안, 인두 및 식도의 점막상피는 중층편평상피로 둘러싸여 있다. 위, 작은창자 및 대부분의 큰창자는 점막세포를 포함하는 단순입방상피로 둘러싸여 있다.

Villi(**융모**; 단수는 *villus*)는 작은창자 내로 돌출된 손가락모양의 작은 점막돌출물이다. 융모는 흡수가 잘 될 수 있도록 표면면적을 증가시키는 특징이 있다.

점막고유판은 혈관, 감각신경종말, 림프관, 평활근세포, 분산된 림프조직을 포함하는 성긴조직층으로 구성되어 있다. 어떤 부위에서는 점막샘도 포함한다.

muscularis(mus-kū-LAIR-is) **mucosae**(mū-KŌ-se, **점막근육판**)는 두 층의 조밀한 평활근육으로 구성되어 있다. 속층은 돌림근육층으로 소화관 내를 둘러싸고 있으며, 바깥층은 소화관의 긴축과 평행하게 달리는 세로근육층이다. 이러한 두 층의 수축이 속공간의 모양을 바꾸고 돌림주름과 융모를 움직이게 한다.

근육층의 얕은층인 점막밑층은 점막과 점막밑조직을 신경지배하는 감각신경세포, 부교감신경절세포, 교감신경절이후섬유로 구성된 신경연결인 **submucosal plexus(점막밑신경얼기)**를 포함한다.

근육층은 **myenteric**(mī-en-TER-ik) **plexus**(*mys*, 근육 + *enteron*, 창자, **근육층신경얼기**)를 포함한다. 부교감신경절, 감각신경세포, 사이신경세포, 그리고 교감신경절이후섬유 등의 연결이 돌림층과 세로층사이에 위치한다. 근육층과 점막밑신경얼기는 부위별 소화활동 조절에 관여한다. 일반적으로 부교감신경자극은 소화근육과 소화활동을 증가시키고 교감신경자극은 근육을 이완시켜 근육활동을 억제한다.

모듈 15.1 복습

a. 소화관의 4가지 층을 얕은층에서 깊은층 순으로 열거하시오.

b. 창자간막의 중요성은 무엇인가?

c. 근육층신경얼기와 점막밑신경얼기를 비교설명하시오.

15.2

평활근수축은 소화관을 따라 음식물을 혼합하여 앞으로 나아가게 한다

Smooth muscle tissue(평활근조직)는 거의 모든 기관에서 조직을 둘러싸는 판, 다발, 또는 덮개를 형성한다. 혈관을 둘러싸는 평활근은 생명유지에 필요한 기관의 혈류를 조절한다. 소화계통과 비뇨계통에서는 조임근이라 불리는 고리모양의 평활근이 체내 통로를 따라 음식물의 이동을 조절한다.

1 평활근조직이 층을 형성하는 곳은 어디든지 세포들은 서로 평행하게 잘 배열되어 있다. 일반적으로 소화관에서는 속돌림층과 바깥세로층이 있다. 소화관의 세로 절단면에서는 근육층의 돌림층에 있는 근육세포들이 작은 둥근 공처럼 보이는 반면 세로층에 위치하는 근육세포들은 긴방추처럼 보인다.

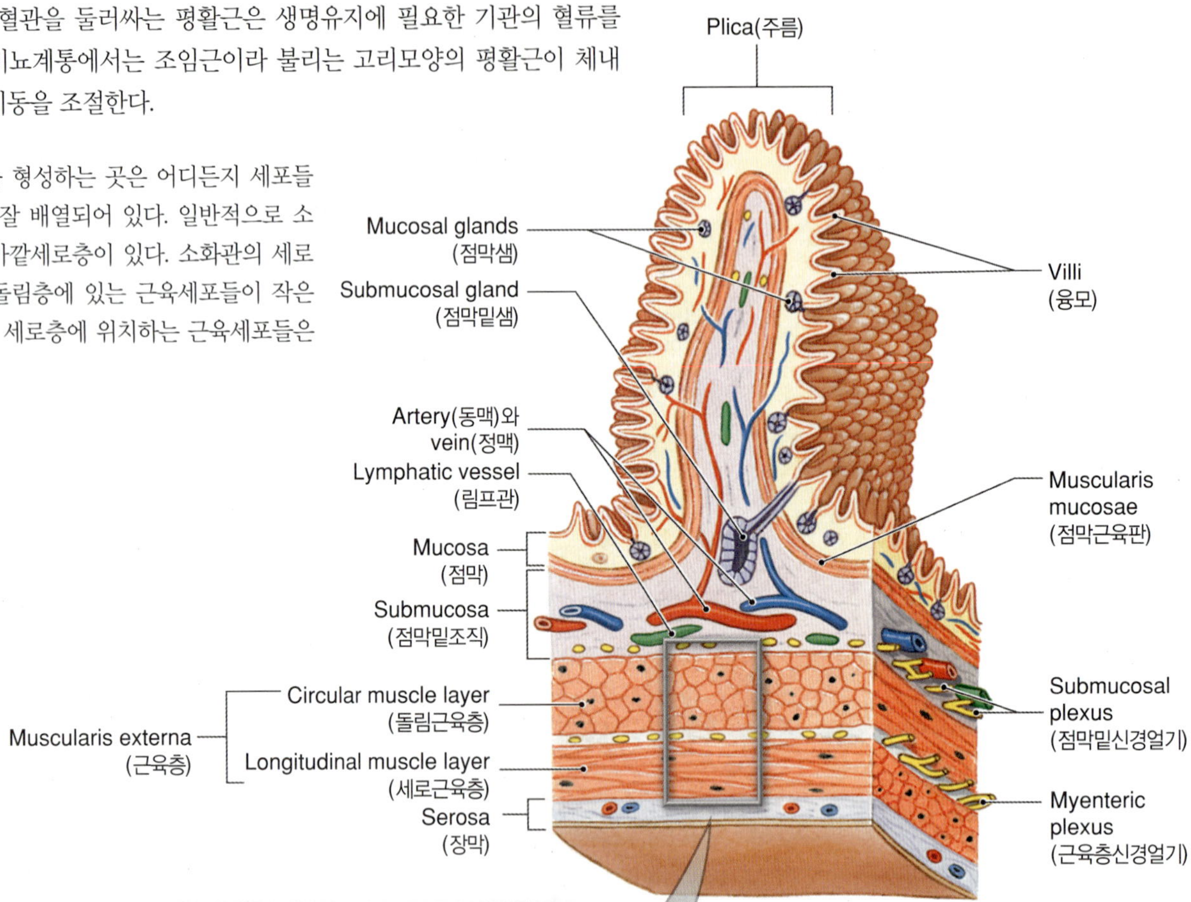

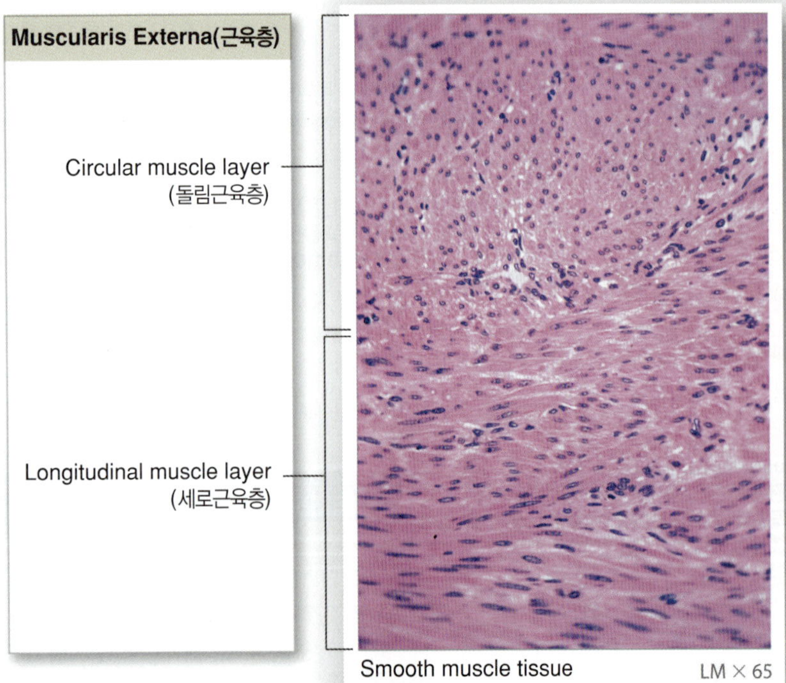

Smooth muscle tissue
(평활근조직)

Peristalsis(꿈틀운동)

2 음식물은 수분이 있고 밀집된 덩어리인 **bolus(음식덩이;** BŌ-lus)로 소화관에 들어간다. 근육층은 음식덩이를 소화관의 한 부분에서 다른 부분으로 **peristalsis(꿈틀운동;** per-i-STAL-sis)의 수축에 의해 내보낸다. 꿈틀운동 중 돌림근의 수축파는 음식덩이를 앞으로 나아가게 한다.

Segmentation(분절운동)

3 대부분의 small intestine(작은창자)와 large intestine(큰창자)의 일부분은 여러 번의 수축과정을 거쳐 음식덩이를 휘젓고 분절시켜 창자분비물과 혼합되게 한다. 이러한 운동을 **segmentation(분절운동)**이라 한다. 분절운동의 수축 rhythmic cycle(리듬주기)은 정해진 양상을 따르지 않고 일어나기 때문에 소화관을 따라 음식물을 한 방향으로 이동시키지는 못한다.

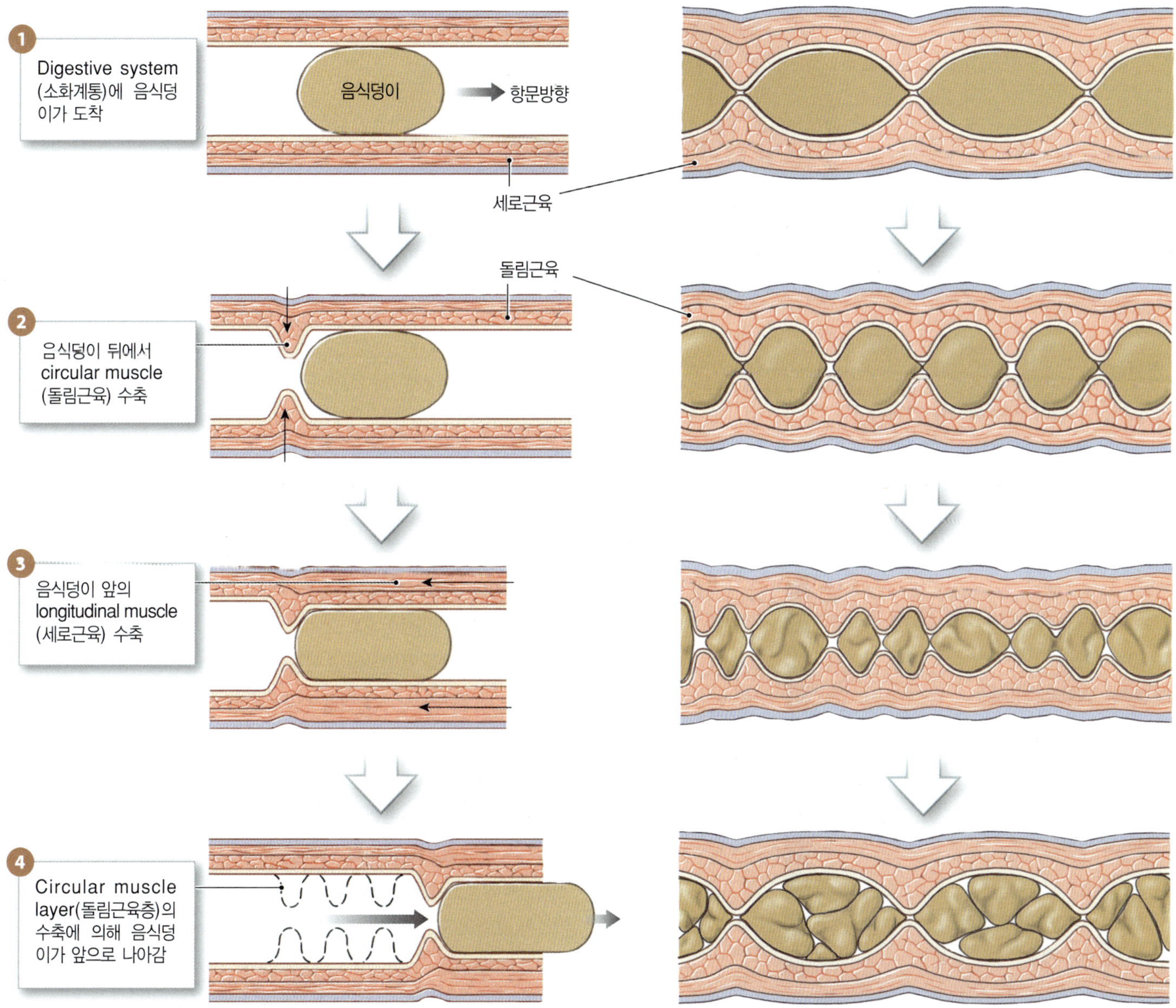

모듈 15.2 복습

a. 소화관의 근육층에 있는 평활근섬유의 기원을 기술하시오.

b. Bolus(음식덩이)를 정의하시오.

c. Compare peristalsis(꿈틀연동)와 segmentation(분절운동)을 비교 설명하시오. 어느 것이 소화관을 따라 창자 속의 내용물이 앞으로 나아가게 하는데 있어 가장 효율적인가?

1. 명칭 표기

아래의 그림에서 각 digestive tract(소화관)의 구조물의 명칭을 기입하시오.

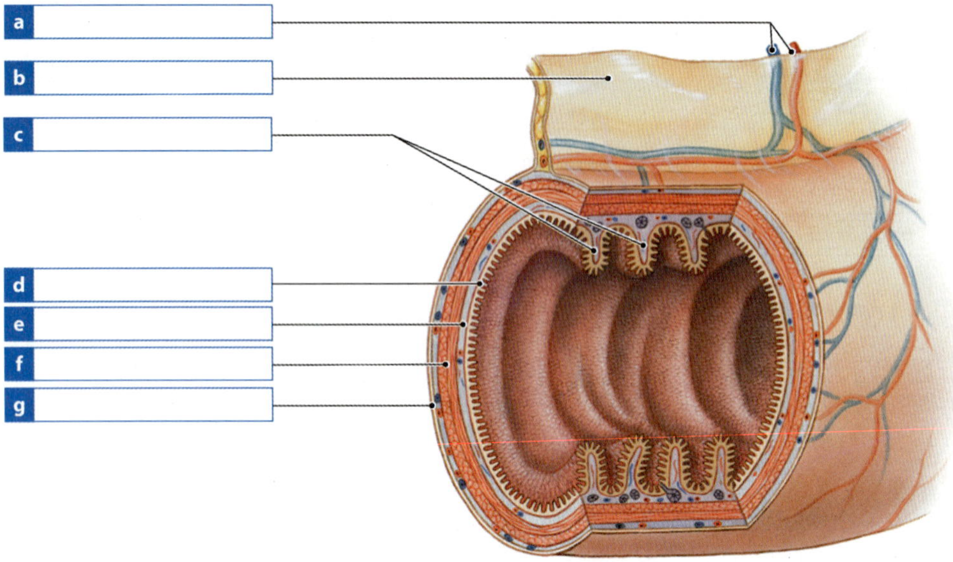

2. 연결하기

설명과 가장 관련이 있는 용어를 기입하시오.

- lamina propria(고유판)
- peristalsis(꿈틀운동)
- submucosal plexus(점막밑신경얼기)
- esophagus(식도)
- muscularis mucosae(점막근육판)
- segmentation(분절운동)
- circular folds(돌림주름)
- sphincter(조임근)
- myenteric plexus(근육층신경얼기)
- smooth(평활근)
- submucosa(점막밑조직)
- liver(간)
- muscularis externa(근육층)
- bolus(음식덩이)

a ______________ 인두와 위 사이의 소화관
b ______________ 돌림주름과 융모를 움직인다.
c ______________ 혈관, 신경종말 및 림프관을 포함하는 성긴조직층
d ______________ 소화관 속면의 영구적인 가로주름
e ______________ 소화관을 따라 내용물이 앞으로 나아가게 하는 근육수축파동
f ______________ 큰혈관과 림프관을 포함하는 소화관의 층
g ______________ 근육층 안에 존재하는 신경연결
h ______________ 소화관의 근육층
i ______________ 소화계통의 부속기관
j ______________ 소화관에서 내용물을 혼합하는 율동적인 근육수축
k ______________ 소화관으로 들어오는 음식물 덩어리
l ______________ 소화관벽에 있는 근육조직 형태
m ______________ 근육층 표면에 있는 신경연결
n ______________ 근육조직의 고리

3. 절 종합 문제

평활근 긴장도의 감소는 어떻게 소화과정에 영향을 미쳐 변비(드문 장운동)를 유발할 수 있는가?

____

____

____

____

Digestive Tract(소화관)

소화관은 약 10 m 길이의 근육형 관이다. 조직학적인 구조와 기능에 따라 여러 부위로 나누어진다. 2절에서는 아래에 요약한 소화관의 각 주요 부위를 고려한다. 3절에서는 소화관의 부속기관에 대해서 기술할 것이다.

Major Subdivisions of the Digestive Tract (소화관의 주요 구분)
Oral Cavity(입안), Teeth(치아), Tongue(혀)
기계적과정(음식물의 으깸과 분쇄), 음식물이 침과 혼합하여 수분함유
Pharynx(인두)
근육추진으로 음식물을 식도로 이동
Esophagus(식도)
삼킨 음식물을 위로 이동
Stomach(위)
산과 효소에 의한 음식물의 화학적분해; 근육수축을 통한 기계적과정(혼합과 으깸)
Small Intestine(작은창자)
효소에 의한 소화와 물, 유기물, 비타민, 이온의 흡수
Large Intestine(큰창자)
탈수와 배출과정에서의 흡수되지 않은 내용물의 밀집

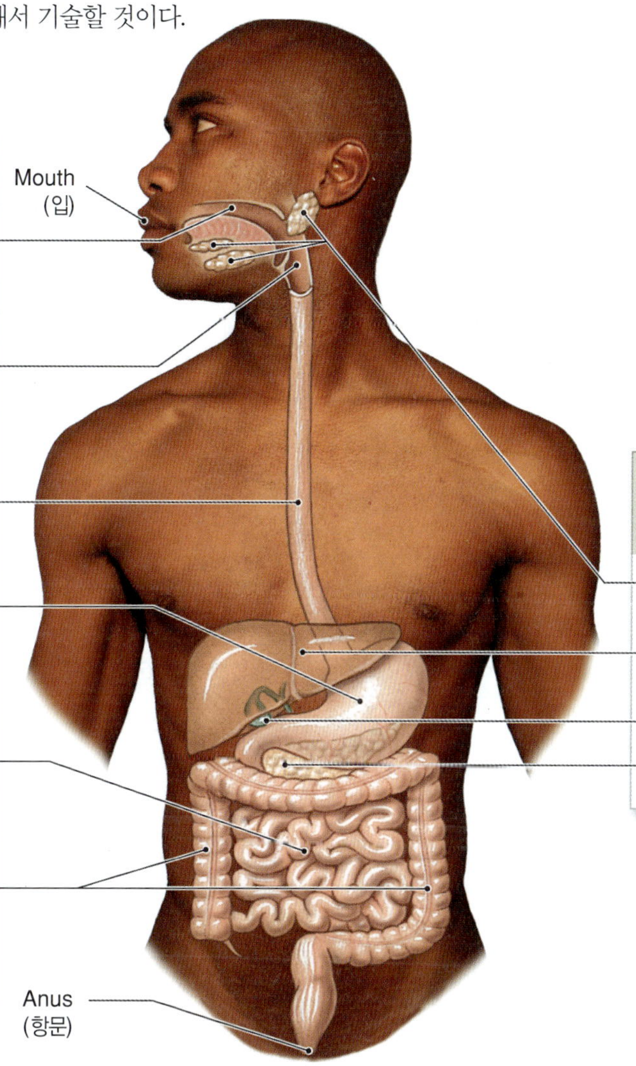

Accessory Organs of the Digestive System (소화계통의 부속장기)
Salivary gland (침샘)
Liver(간)
Gallbladder(쓸개)
Pancreas(이자)

1 이 표는 소화관의 일반적 기능을 요약한다. 소화관 속을 둘러싸는 상피는 소화관 내의 digestive acid(위산), enzyme(효소), abrasim(침윤), pathogen (병원체)로부터 주위조직을 보호한다.

General Functions of the Digestive Tract(소화관의 일반적 기능)

- **Ingestion(섭취):** 음식물과 액체는 입을 통해 소화관으로 들어온다.
- **Mechanical processing(기계적과정):** 삼키기 전의 섭취된 고형물이나 소화관의 근위부에 위치한 음식물은 입안에서 으깨지거나 분쇄되고 위에서 삼킨 음식물은 혼합되어 으깨진다.
- **Digestion(소화):** 화학적분해와 효소분해에 의해 음식물이 작은 유기분자로 바뀌어 소화상피에 쉽게 흡수된다.
- **Secretion(분비):** 대부분의 소화관 전체에서 이루어진다. (하지만 부속소화기관들이 소화에 필요한 대부분의 산, 효소, 완충액을 제공한다.)
- **Absorption(흡수):** 소화관상피를 가로지르는 유기분자, 전해질, 비타민, 물의 이동과 소화관 조직액으로의 이동
- **Compaction(밀집):** 몸밖으로 배출되기 전에 흡수되지 않은 음식물과 유기노폐물의 탈수가 진행됨. 응축된 물질을 **feces(대변)**라 부른다. 몸 밖으로 대변을 제거하는 것을 **defecation(배변)**이라고 한다.

15.3

입안은 혀, 침샘, 치아를 포함하고 침샘에서 침이 분비된다

Oral cavity(입안)는 stratified squamous epithelium(중층편평상피)인 **oral mucosa(입안점막)**에 의해 둘러싸여 있다. 각질화세포층은 심한 박리에 노출되는 혀의 윗면과 마주하는 단단입천장을 덮는다. 볼, 입술 및 혀의 아래면을 둘러싸는 상피는 얇고, 비각질화되어 있으며 섬세하다. 영양소가 입안에서 흡수되지 않더라도 탄수화물과 지질의 소화는 입안에서 시작된다.

1 이 시상단면은 입안경계를 형성하는 주요 구성 구조물을 보여준다.

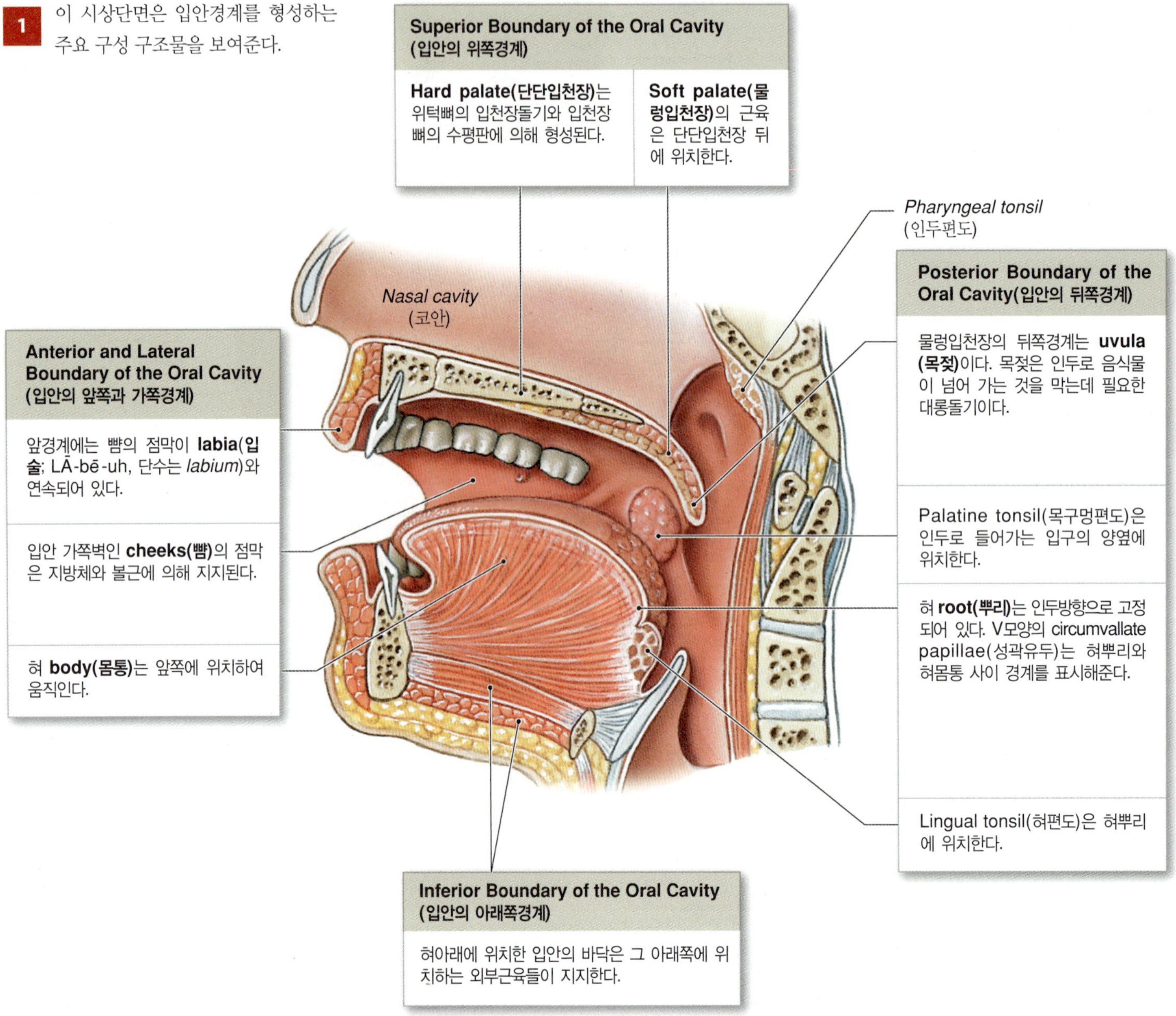

2 입안의 앞면은 왼쪽 시상단면에서 보이지 않은 것들을 보여준다.

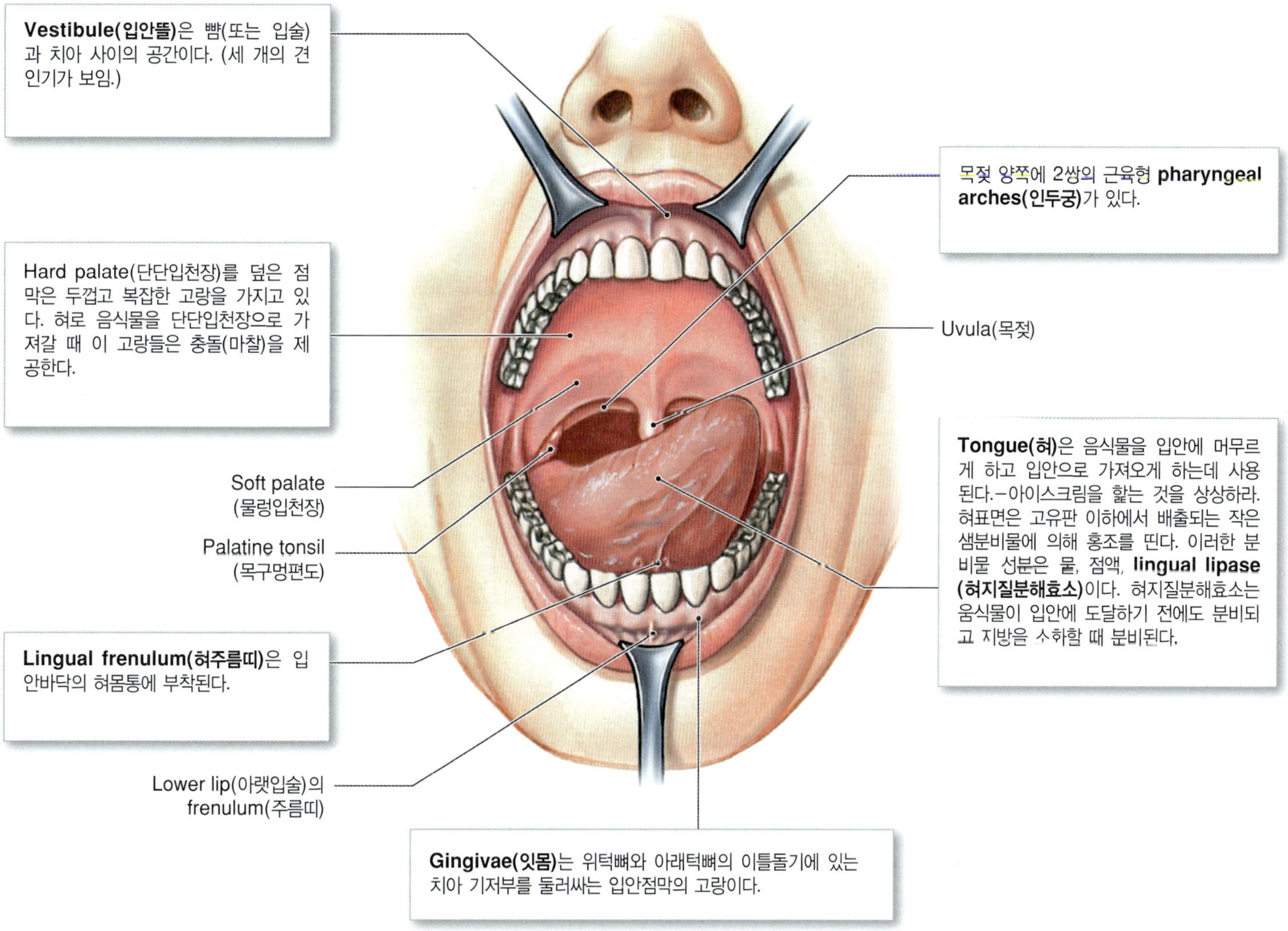

입안에서 치아는 음식물을 부수고 잘게 자른다. **Mastication** (chewing, **씹기**)이라는 과정은 음식물 표면이 침샘 분비물에 많이 노출되게 한다. 3쌍의 침샘과 부속샘은 탄수화물을 소화시킨다. 다음 장에서 침샘에 대해 언급할 것이다.

모듈 15.3 복습

a. Oral cavity(입안)의 천정을 형성하는 구조물의 명칭을 말하시오.

b. 입안을 둘러싸는 상피 형태와 역할은 무엇인가?

c. 입안에서 지질을 소화시키는 효소의 명칭을 말하시오.

서로 다른 턱부위에 있는 치아는 크기, 모양, 기능이 다양하다

1 아래 치아 절단면은 대표적인 성인치아를 보여준다. 각 치아의 대부분은 뼈의 기질과 유사한 석화된 기질인 **dentin(상아질)**으로 구성되어 있지만 뼈와 달리 상아질은 세포를 포함하지 않는다. 대신에 세포형질돌기가 안쪽 공간인 중심 **pulp cavity(치아속질공간)**에 있는 세포에서 상아질까지 뻗어 있다.

1 **Crown(치아머리)**은 잇몸 표면에서 입안 방향으로 돌출되어 있다.

2 **Neck(치아목)**은 치아머리와 치아뿌리사이의 경계를 표시한다.

3 **Root(치아뿌리)**는 **alveolus (이틀)**라 부르는 뼈구멍에 놓여 있다.

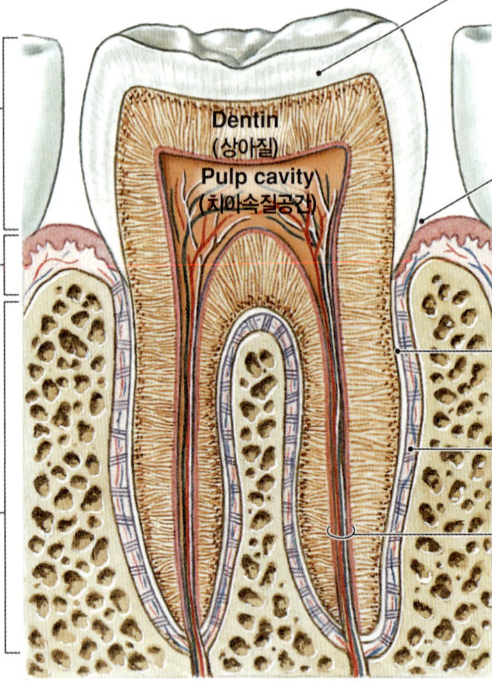

Components of a Tooth(치아 구성요소)

Enamel(사기질)은 치아머리의 상아질을 덮는다. 결정체 형태인 인산칼슘을 함유한 사기질은 생물학적으로 만들어진 가장 단단한 물질이다. 유아기 동안의 칼슘, 인산, 비타민들의 알맞은 양은 사기질을 더 단단하게 하고 부식되지 않도록 하는데 필수적이다.

얕은고랑은 치아목주위를 두른다. 잇몸상피는 치아뿌리주위 깊은 조직에 세균이 칩입하지 못하도록 고랑기저부에서 치아에 결합된다.

Cementum(시멘트질; se-MEN-tum)층은 치아뿌리의 상아질을 덮는다. 시멘트질은 상아질보다 침식에 약하다.

Periodontal ligament(치아주위인대)의 아교섬유는 치아뿌리 상아질에서 이틀뼈까지 뻗어 있다.

치아속질공간은 치아뿌리속의 가는 공간인 **root canal(치아뿌리관)**을 통해 혈관과 신경을 받는다.

2 서로 다른 방법으로 음식물을 저작할 수 있는 4가지 다른 형태의 치아가 있으며 특징적인 모양과 뿌리양상을 가지고 있다.

The Four Types of Teeth(치아의 4가지 유형)

Incisor(앞니)는 입의 앞면에 위치한 날카로운 모양의 치아이다. 앞니는 잘라내기에 유용하며 하나의 뿌리를 가지고 있다.

Cuspid(송곳니)는 끝이 뾰족한 원뿔모양이다. 송곳니는 물어뜯거나 깨무는데 유용하며 하나의 뿌리를 가지고 있다.

Bicuspid(작은어금니)는 독특한 능선이 있는 평평한 치아머리를 가지고 있다. 작은어금니는 부스거나, 으깨거나 가는데 유용하며 하나 또는 두 개의 뿌리를 가지고 있다.

Molar(큰어금니)는 매우 크고 편평한 치아머리를 가지고 있으며, 치아머리는 부수고 으깨는데 유용한 능선이 있다. 전형적으로 3개 이상의 뿌리를 가지고 있다.

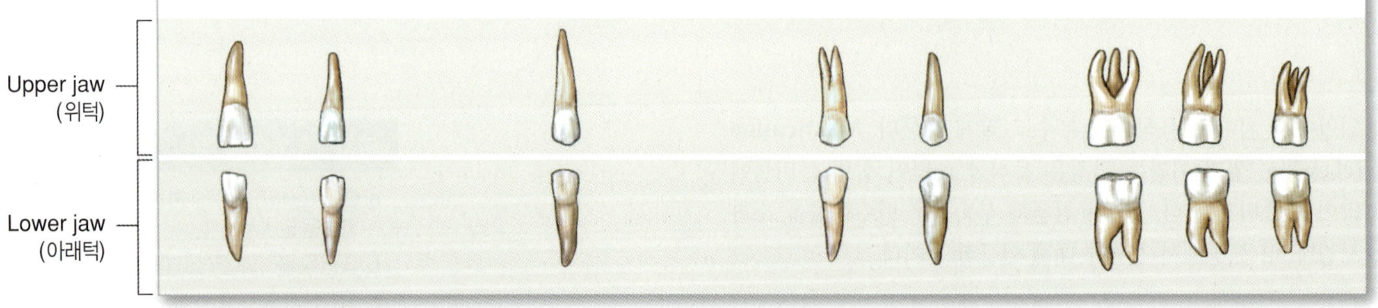

3 태아발생기 동안 두 벌의 치아가 형성된다. 잇몸에서 처음으로 나는 이를 **deciduous teeth**(*deciduus*, 탈락, **젖니**; de-SID-ū-us)라고 하며 다른 말로 일시적인 **primary dentition(1차치열)**이라고 한다. 또한 젖니를 primary teeth, milk teeth, 또는 baby teeth라고 부른다. 2세가 되면 어린이는 20개의 젖니를 가진다. (위턱과 아래턱 각 양쪽에 5개: 2개의 앞니, 하나의 송곳니, 한쌍의 어금니)

4 턱이 커질수록 일차치열은 점차적으로 **secondary dentition(2차치열)**으로 교체된다. 나이별로 위턱과 아래턱의 양쪽에 3개의 큰어금니가 더 나와서 모두 32개의 간니를 가진다. 교체과정 동안 젖니가 부러지거나 나오는 2차 치아에 의해 옆으로 밀리기 전까지 1차치아의 치아인대와 뿌리가 침식된다.

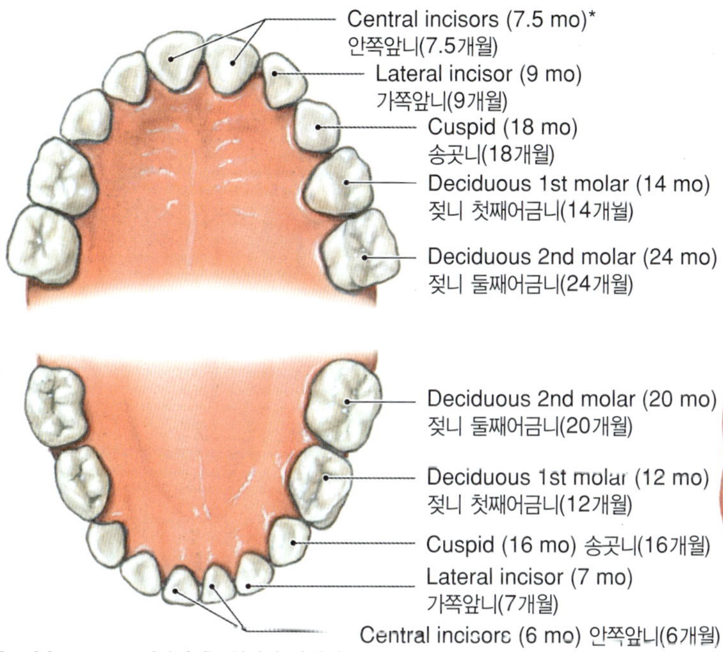

Deciduous teeth(젖니), 위턱과 아래턱

*시간은 이돋이의 나이를 나타냄

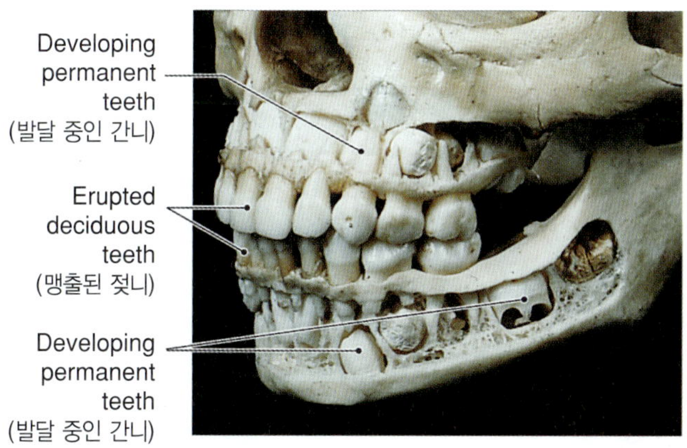

발달 중인 간니를 보여주기 위해 노출된 위턱뼈와 아래턱뼈

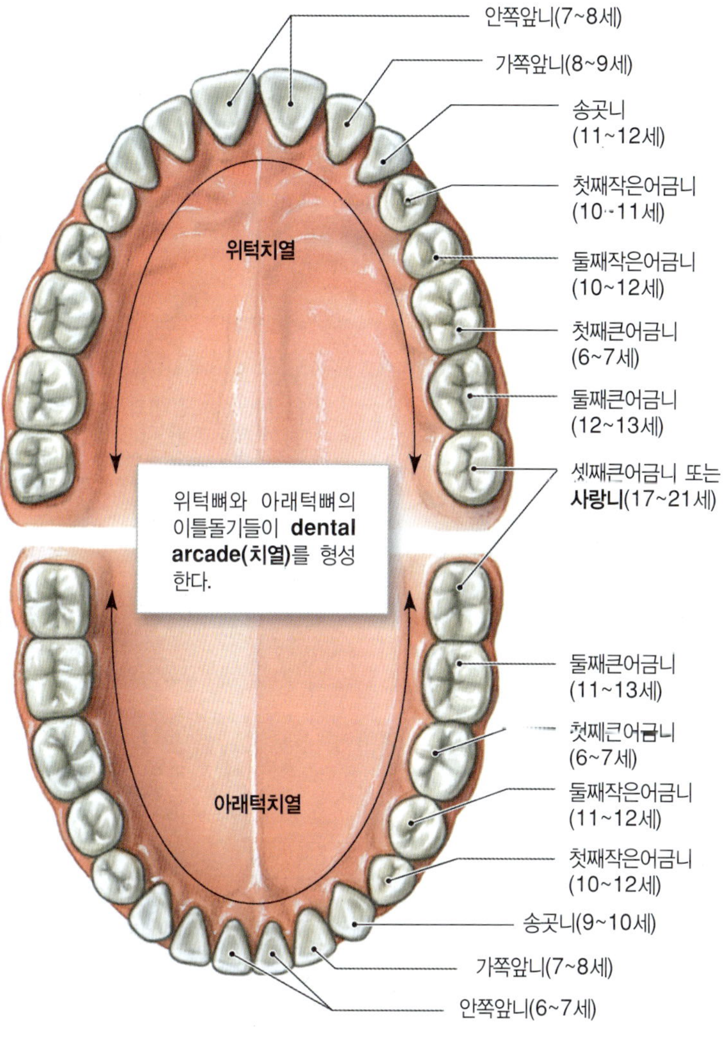

성인치아, 위턱과 아래턱

*시간은 이돋이의 나이를 나타냄.

Tooth decay(충치)는 일반적으로 입안에 정상적으로 사는 세균에 의해 발생된다. 치아표면에 붙어 있는 세균은 음식물입자를 포착하는 접착물을 만들어내 **dental plaque(치태)**라고 하는 침착물을 만들어낸다. 치아목부위의 잇몸부착이 약해지면 잇몸의 염증인 **gingivitis(잇몸염, 치은염)**가 생긴다. 세균감염에 의한 심한 잇몸염은 잇몸을 침식하여 치아뿌리를 손상시키고 때로는 치아를 빠지게도 한다. 정기적인 치아솔질과 치실사용은 치태를 제거하고 잇몸을 마사지하며, 치아에 부착된 상피를 자극하거나 강하게 하는데 중요하다.

모듈 15.4 복습

a. 4가지 치아의 형태와 전형적인 치아의 3가지 주요 부분의 명칭을 말하시오.

b. 3번째 어금니를 다른 말로 무엇이라 하는가?

c. 1차치열(젖니)과 2차치열(간니)을 구별하시오.

15.5

인두와 식도의 근육층은 삼킴작용에 있어 중요한 역할을 한다

1 **Pharynx**(인두; FAR-inks)는 코와 입 뒤에 위치하며 막으로 둘러싸인 공간으로 고형 음식물, 액체, 공기가 지나가는 통로이다. 음식물은 oropharynx(입인두)와 larynogopharynx(후두인두)를 지나 식도에 도달한다. 오른쪽에 있는 그림은 인두의 주요 표지점과 경계를 보여준다.

2 **Esophagus(식도)**는 길이 25cm, 직경 2cm(가장 넓은 지점)인 속이 빈 근육형 관이다. 식도의 1차기능은 음식물과 액체를 인두에서 위까지 운반하는 것이다.

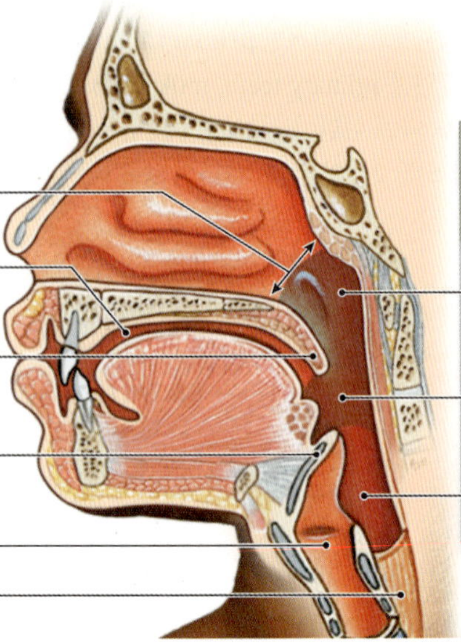

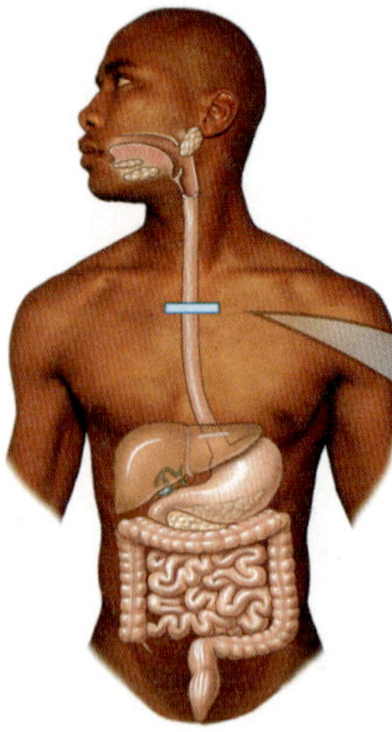

Mucosa(점막)와 submucosa(점막밑조직)는 식도 전체를 따라 큰 주름을 형성한다. 이러한 주름은 큰 음식덩이가 식도를 따라 내려갈 때 확장할 수 있는 여유를 준다. 식도벽의 근육 긴장도는 삼켰을 때를 제외하고 내강이 닫혀 있도록 유지해준다.

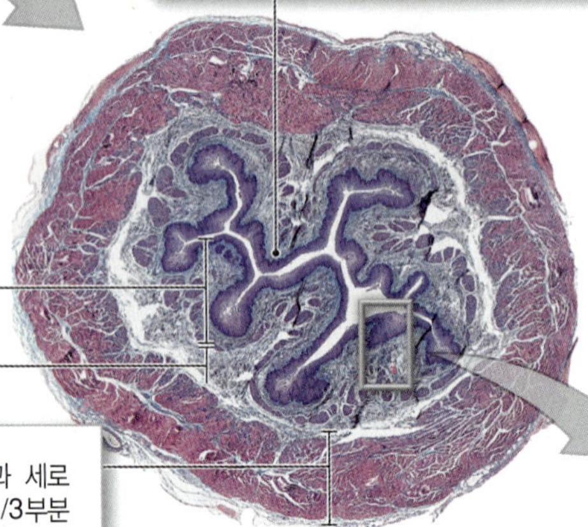

식도의 위 1/3부분은 돌림층과 세로층근육층인 골격근이다. 중간 1/3부분은 골격근과 평활근이 혼합되어 있다. 아래 1/3부분에는 smooth muscle(평활근)로만 되어 있다.

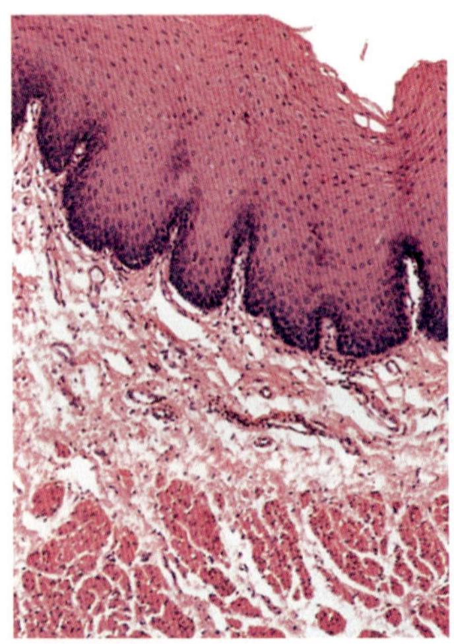

식도점막을 둘러싸는 epithelium(상피)은 인두와 입안과 같은 비각질화 중층편평상피이다.

Lamina propria
(점막고유판)

점막고유판은 불규칙한 평활근층으로 구성되어 있다.

3 식도벽의 층은 소화관의 다른 부분과 비슷하지만 식도에서는 내강의 모양과 근육층의 구조가 특이하다. Serosa(장막)는 없지만 근육층 바깥의 결합조직인 **adventitia(바깥막)**가 식도를 체벽 뒤에 고정시켜준다.

4 현미경사진은 상피의 두꺼운층이 esophageal mucosa layer(식도점막층)를 형성한다는 것을 보여준다.

5 Swallowing(**deglutition;** dē-gloo-TISH-un, **삼키기**)은 복잡한 과정으로, 처음에는 수의 운동으로 시작되지만 그 다음에는 자율적인 과정을 거친다. 음식을 섭취하거나 물을 마실 때 의식적으로 조절한다 할지라도 삼키기는 무의식적인 수준에서 조절된다. 하루에 우리는 약 2400번을 삼킨다. 삼키기는 볼기, 인두기, 식도기인 3단계로 구분한다.

Buccal Phase(볼기)

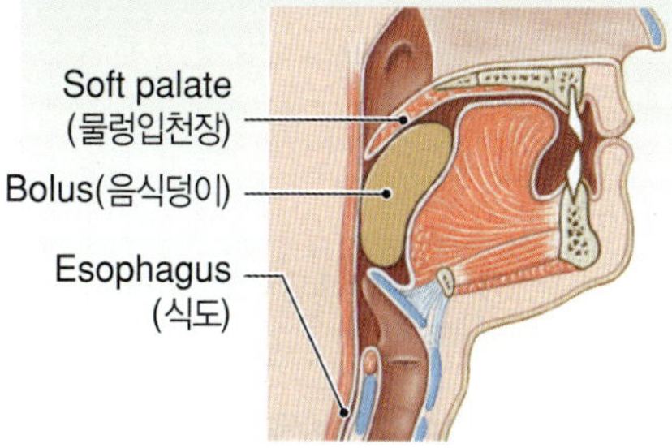

Buccal phase(볼기)는 음식덩이가 단단입천장에 의해 눌려졌을 때 시작된다. 혀가 음식덩이를 입인두로 밀어보내고 물렁입천장을 올려 코인두가 닫힌다. 볼기는 제한적인 수의운동이다. 음식덩이가 입인두로 들어가면 반사반응이 시작되어 음식덩이가 위방향으로 움직이게 한다.

Pharyngeal Phase(인두기)

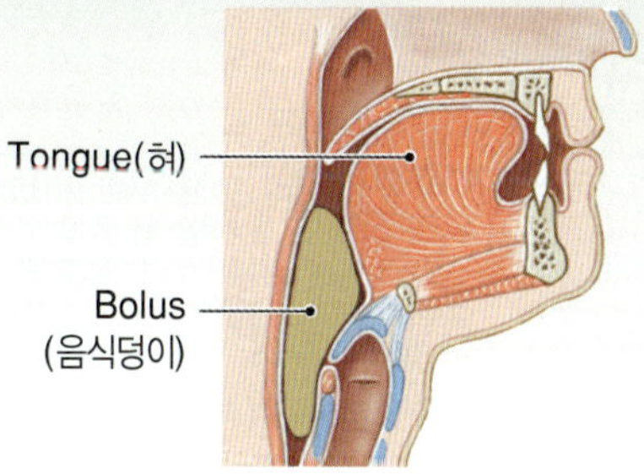

Pharyngeal phase(인두기)는 인두궁과 목젖에 있는 촉각수용체가 자극이 되었을 때 시작된다. 연수에 있는 삼킴중추의 운동명령이 인두근육을 직접 수축시켜 움직이게 한다. 인두근육의 수축은 후두를 상승시켜 후두덮개를 접는다. 반면 입천장근육은 목젖을 올려 물렁입천장이 코인두의 입구를 막도록 한다. 인두수축근은 음식덩이가 인두를 통과한 후 접혀 있는 후두덮개를 지나 식도로 들어가도록 강하게 민다.

Esophageal Phase(식도기)

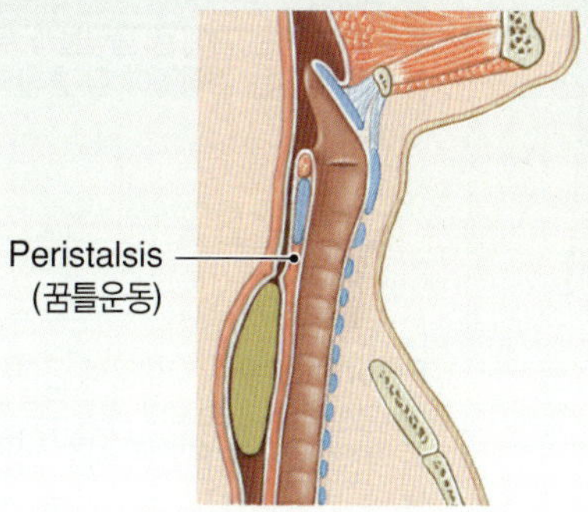

삼키기의 **esophageal phase(식도기)**는 인두근의 수축으로 인해 음식덩이가 식도 입구로 들어갈 때 시작된다. 식도에 도달하면 꿈틀운동이 음식덩이를 위방향으로 민다. 음식덩이가 도달하면 아래식도괄약근이 열려 위로 들어가게 된다. 전형적인 음식덩이인 경우 약 9초가 걸린다. 액체는 중력과 더불어 꿈틀운동에 의해 더 빨리 지나간다. 마르거나 매끄럽지 못한 음식덩이는 훨씬 더 느리고, 연속적인 국소반사인 **secondary peristaltic wave(2차꿈틀파)**가 필요하게 되어 같은 방법으로 위로 밀어낸다.

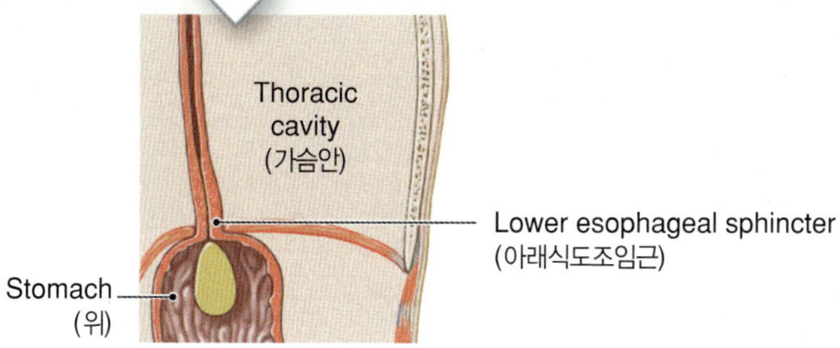

식도는 반지연골 뒤에서 시작된다. 직경이 가장 좁은 이 부분에서 식도는 기도 뒤를 따라 가슴안으로 내려간다. 세로칸의 뒤벽을 따라 아래로 내려가 가로막의 구멍인 **esophageal hiatus(식도틈새;** hi-Ā-tus)를 통해 배골반안으로 들어간다. 식도신경얼기로부터의 부교감과 교감신경섬유들이 식도를 신경지배한다. 일반적으로 식도의 머리쪽 3 cm에 있는 돌림근육층의 근육긴장도는 안정시 공기가 식도로 들어오지 못하도록 한다. 평활근띠의 기능은 위식도조임근 역할을 한다. 상대적으로 식도아래끝부분인 평활근은 **lower esophageal sphincter(아래식도조임근)**를 형성한다. 항상 수축상태를 유지하여 위에서 식도로 음식물이 역류하지 못하도록 막는다.

모듈 15.5 복습

a. Pharynx(인두)의 구조와 기능을 기술하시오.

b. 인두와 위를 연결하는 구조의 명칭을 말하시오.

c. 3가지 삼킴기에서 각 단계의 중요한 것을 기술하시오.

15.6

위는 근육형의 확장가능한 J모양의 기관이며 3개의 근육층을 가지고 있다

1 이 그림은 위의 주요 표면과 부분을 보여준다. 위모양은 실제로 아주 다양하다. 비어 있을 때의 위는 좁고 수축된 공간을 가진 J모양의 근육형 관과 유사한다. 가득찼을 때는 1~1.5리터의 내용물을 담을 수 있다. 침과 위샘의 분비물에 의해 소화된 음식물인 내용물은 끈적하고 강한 산성을 띠며 걸쭉한 혼합물인 **chyme(미즙; Kīm)**을 형성한다.

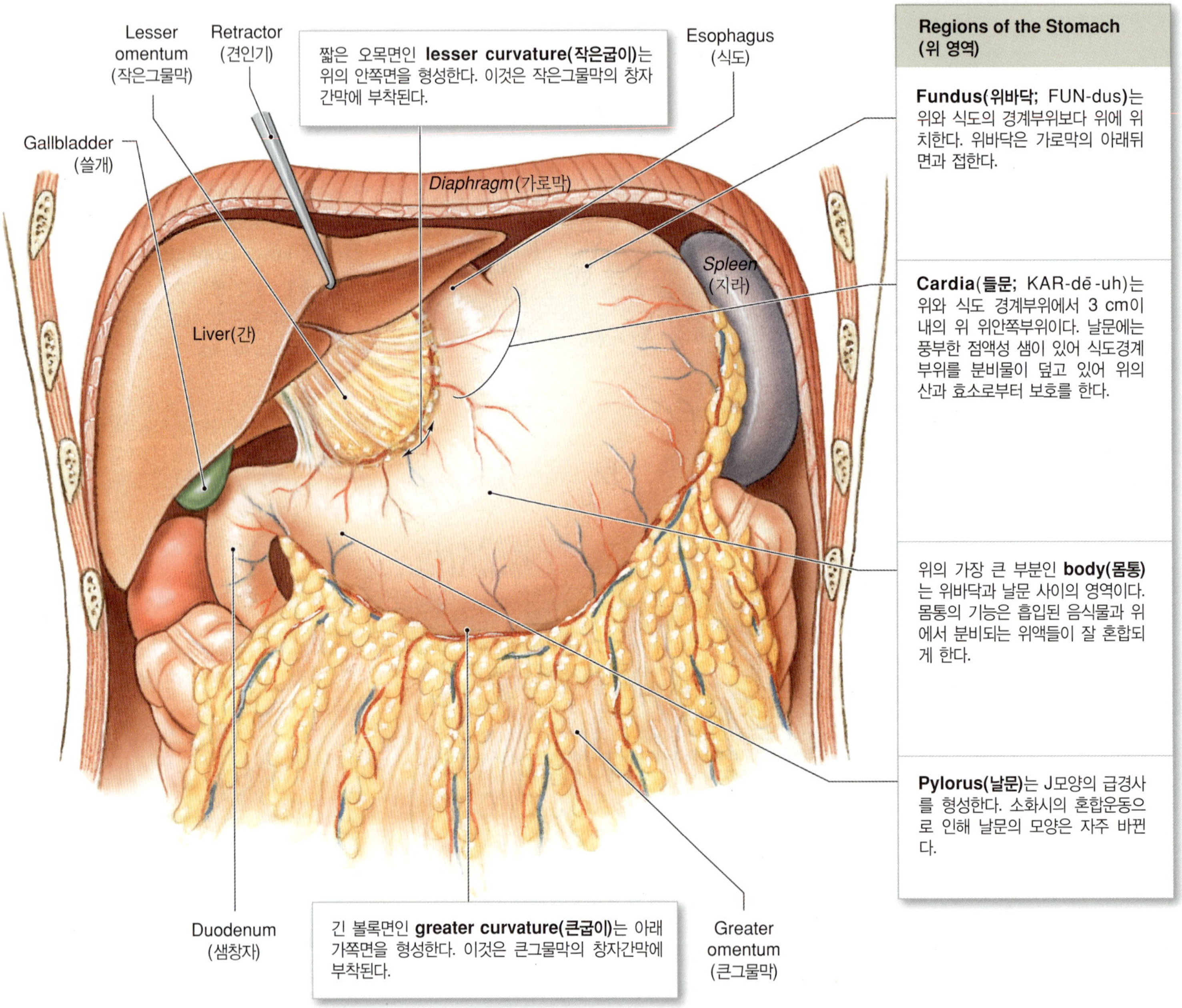

2 다음의 해부사진은 사람의 위, 작은그물막 및 큰그물막을 보여준다.

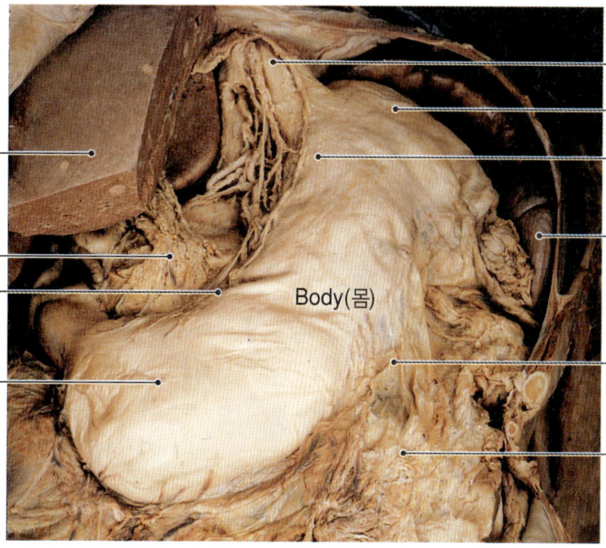

3 부분적인 절단면과 해부된 위는 추가적인 자세한 속구조를 보여준다.

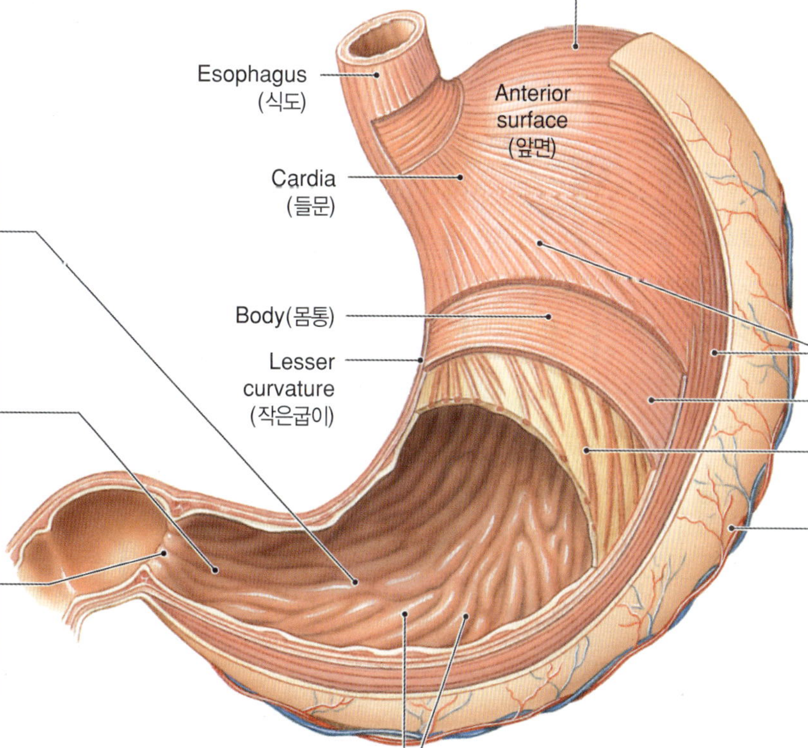

Pylorus(날문)

Pyloric antrum(*antron*, cavity, **날문방**)은 위몸통과 연결되는 날문의 한 부분이다.

Pyloric canal(날문관)은 작은창자의 근위부인 샘창자로 이어진 부분이다.

근육인 **pyloric sphincter (날문조임근)**는 미즙이 샘창자로 들어가는 것을 조절한다.

Layers of the Muscularis Externa(근육층)

근육층은 3층의 평활근으로 구성되어 있다. 빗근육층은 위벽을 조여서 혼합하고 휘젓어 미즙이 잘 형성되도록 도와준다.

Rugae(wrinkles, **위주름;** ROO-gē)는 특이하게 일시적으로 점막주름을 형성하고 있다가 위내강이 팽창될 수 있게 한다. 위가 가득 찰 때 위주름은 점점 펴지다가 최대로 팽창되었을 때 거의 사라진다.

모듈 15.6 복습

a. 식도에서 작은창자까지 연결되는 위를 순서대로 주요 4부분의 명칭을 말하시오.

b. 위의 속면을 둘러싸는 것을 기술하시오.

c. 씹어서 미즙을 형성하는 위벽의 해부학적 특징은 무엇인가?

15.7

위는 음식물 속의 유기영양소를 분해한다

1 위벽은 상대적으로 두꺼운 근육이다. 위점막은 위샘을 형성하는 깊은 주름을 가지고 있다.

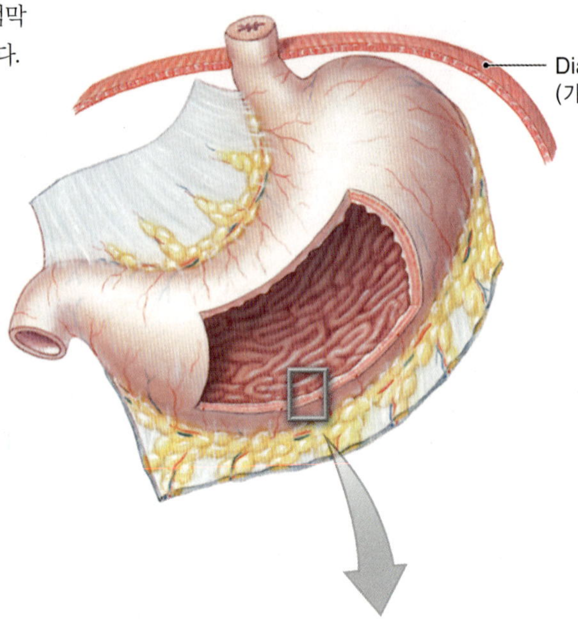

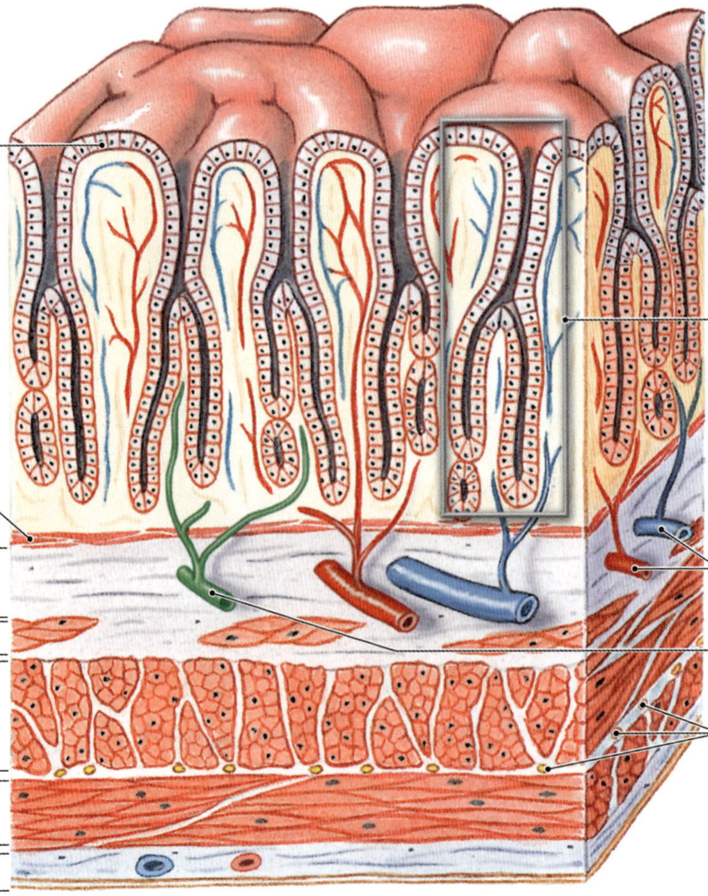

Layers of the Stomach Wall(위벽의 층)

Mucosa(점막)

위의 모든 부분은 단층원주상피로 둘러싸여 있다. 이 상피는 위 속면을 덮는 점액융단을 생산한다. 알칼리성 점액층은 위내강에 존재하는 산과 효소에 대하여 상피세포들을 보호한다. 위속은 여전히 강하여 전형적인 위상피세포의 반감기는 단지 3-7일이다.

Submucosa(점막밑조직)

Muscularis Externa(근육층)

Serosa(장막)

2 위바닥과 몸통에 있는 **gastric gland(위샘)**는 위소화에 관여하는 대부분의 산과 효소들을 분비한다. 이 부위에 있는 위샘은 parietal cell(벽세포)과 chief cell(으뜸세포)들로 구성되어 있다. 이 두 세포는 하루에 약 1500 mL의 위액을 분비한다. **Gastric juice(위액)**는 효소를 포함하는 얕은 무색의 산성액이다. 날문에 있는 gastric gland(위샘)는 소화 활동이 잘 되도록 조절하는데 관여하는 점액과 호르몬을 분비한다.

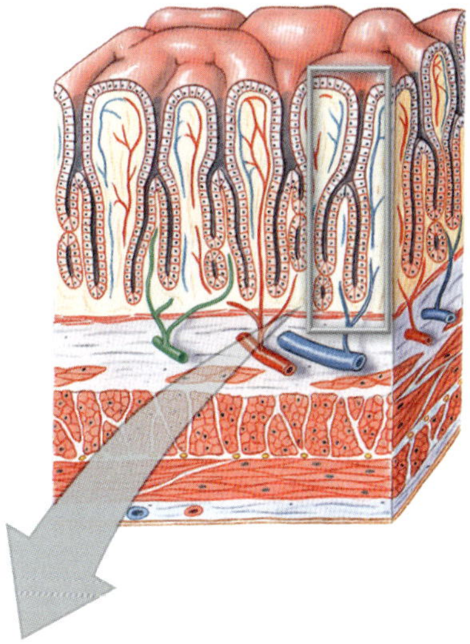

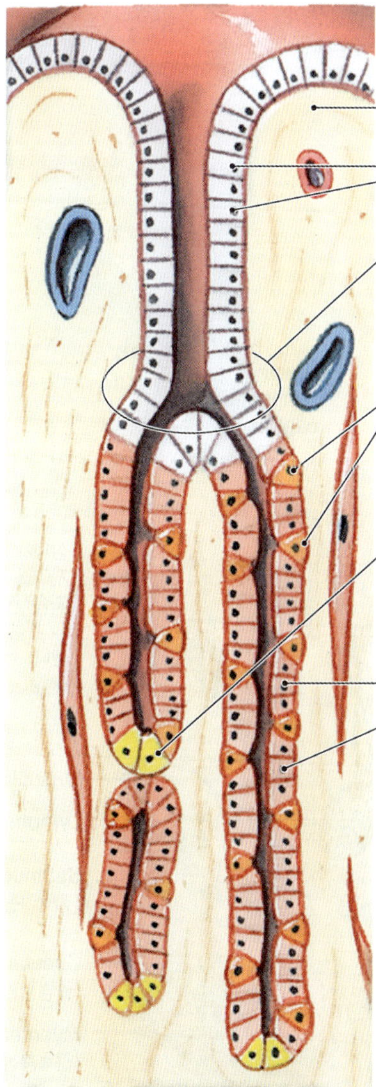

얕은 오목인 **gastric pit(위오목)**는 위안쪽면으로 열려 있다. 위오목의 기저부에 있는 줄기세포는 활동적으로 분열하여 미즙을 분출하는 상피세포로 재생된다.

위오목은 고유판까지 깊게 뻗어 있는 여러 개의 위샘과 교통하고 있다.

Cell of Gastric Gland(위샘의 세포)

Parietal cell(벽세포)은 **intrinsic factor(내인인자)**를 분비한다. 내인인자는 비타민 B_{12}가 창지속면을 가로질러 흡수되게 도움을 주는 당단백질이다. 또한 벽세포는 hydrochloric acid(HCl, 염산)를 분비한다.

Enteroendocrine cell(창자내분비세포)은 다양한 호르몬을 생산한다. 모듈 15.10에서 이 호르몬과 그 기능을 공부할 것이다.

Chief cell(으뜸세포)은 비활성 효소전구체인 **pepsinogen(펩시노겐)**을 분비한다. 위의 내강에서 염산이 펩시노겐을 활성 단백질분해효소인 **pepsin(펩신)**으로 전환시킨다. 신생아의 위에서는 **rennin(레닌)**과 우유를 분해하는데 중요한 효소인 **gastric lipase(위지질분해효소)**를 생산한다.

모듈 15.7 복습

a. 벽세포의 기능은 무엇인가?

b. 위속면을 둘러싸는 알칼리성 점막층의 중요성을 설명하시오.

c. 펩시노겐과 펩신 사이의 상호작용을 기술하시오.

창자관은 영양소를 흡수하기 위한 특별한 구조로 되어 있다

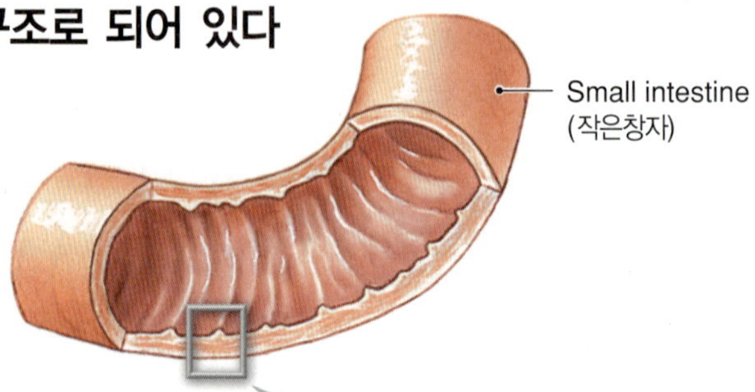

1 창자의 속면은 **circular fold(돌림주름)**라는 연속된 가로주름으로 덮여 있다. 위의 위주름과 달리 돌림주름은 영구적인 구조로 작은창자가 가득찰 때 사라지지 않는다. 약 800개의 돌림주름이 있고 대부분 작은창자의 두 번째 부분인 빈창자에 존재한다. 이러한 돌림주름은 영양분을 흡수할 수 있는 표면면적을 증가시키는 역할을 한다.

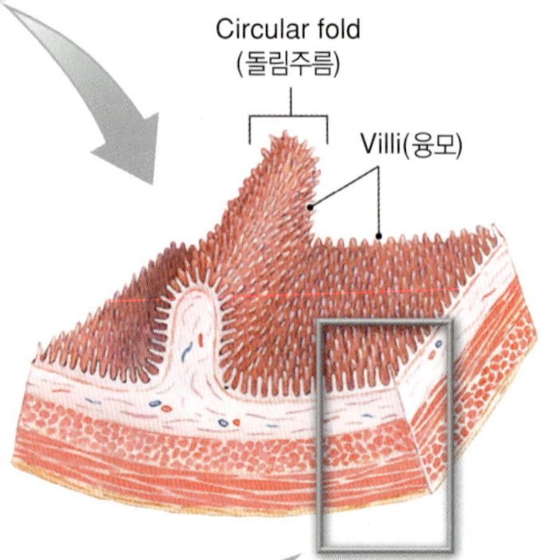

2 작은창자는 평활근벽의 작은 관으로 전체 약 3300 cm^2의 흡수면적을 가지고 있다. 작은창자의 점막은 돌림주름을 포함하고 각 돌림주름은 **intestinal villi(창자융모)**라는 손가락모양의 돌출돌기 다발을 지지한다. 각 융모는 상피세포로 덮여 있으며 노출된 표면은 미세융모로 덮여 있다. 이러한 배열은 600배 이상의 200만 cm^2에 해당하는 흡수면적을 증가시킨다.

3 창자벽의 자른 단면은 모든 작은창자의 공통적인 특징을 보여준다.

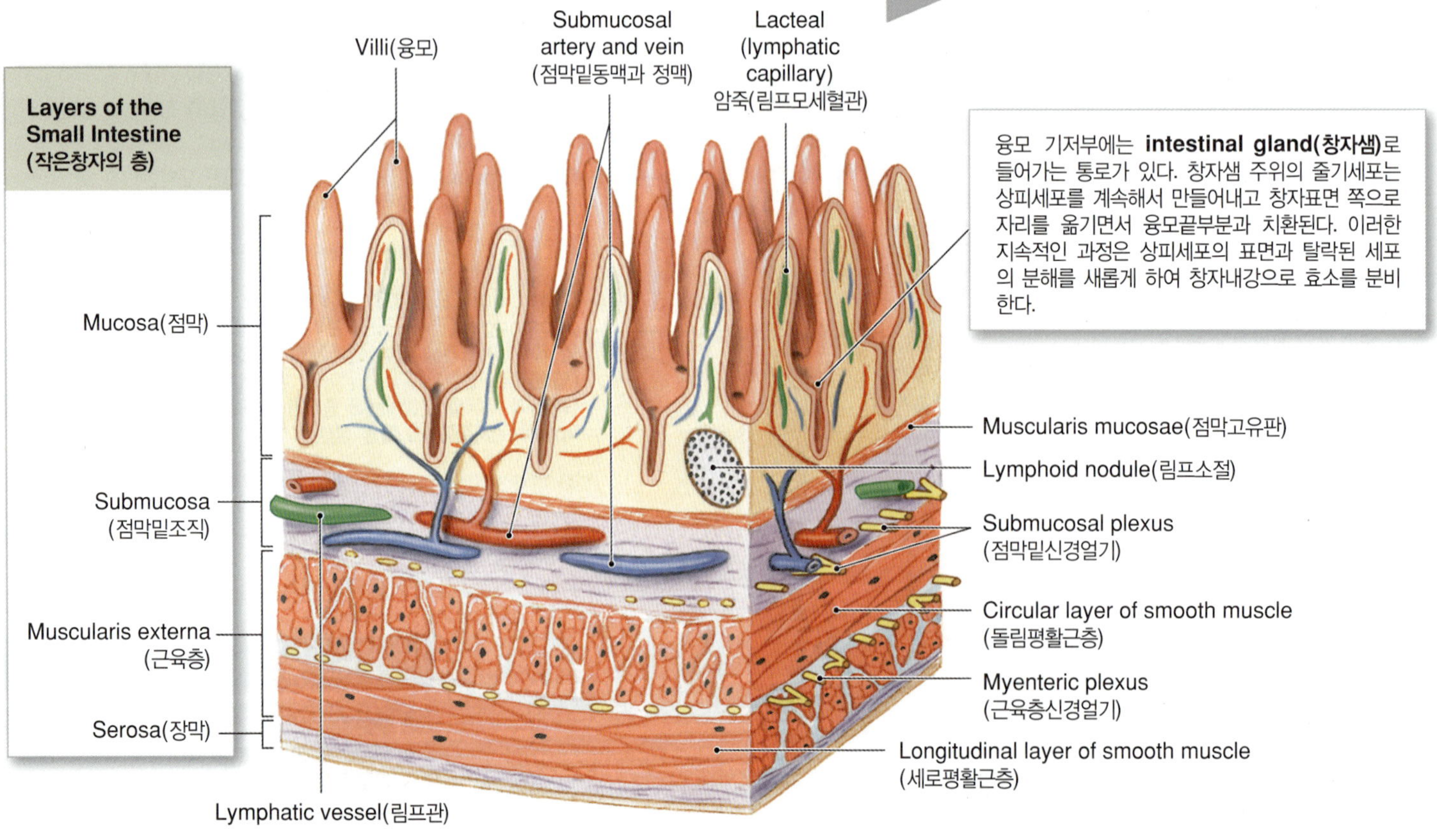

4 각 융모는 복잡한 내부구조를 가지고 있다. 각 융모의 고유판은 점막밑조직 내에서 기원한 광범위한 모세혈관 연결을 포함한다. 혈액이 systemic circulation(체순환)으로 도달하기 전에 영양소들은 농축되어 간으로 보내지는데 이때 모세혈관이 흡수된 영양분을 hepatic portal circulation(간문맥순환)을 통해 간으로 전달한다.

5 융모표면은 미세융모가 표면에 깔려 있는 단순원주상피로 구성되어 있다. 미세융모는 솔에 곤두서 있는 거센 털처럼 상피로부터 돌출되어 있기 때문에 **brush border(솔가장자리)**라고 불린다. 솔가장자리의 효소는 창자미세융모 표면에 위치한 완전한 막단백질이다. 이 효소들이 솔가장자리에 접촉한 물질을 분해한 후 상피세포들은 분해된 부산물을 흡수한다.

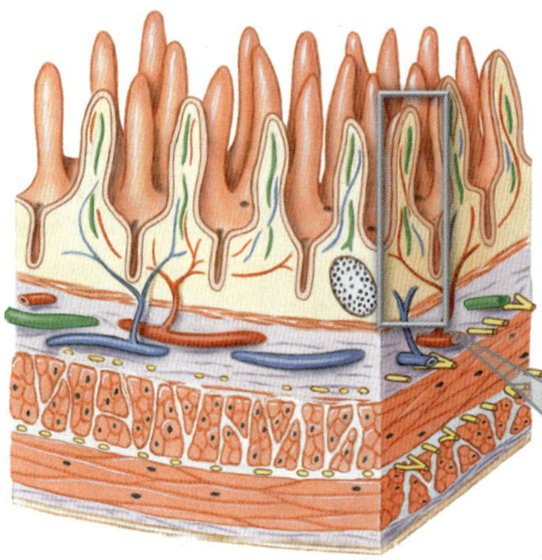

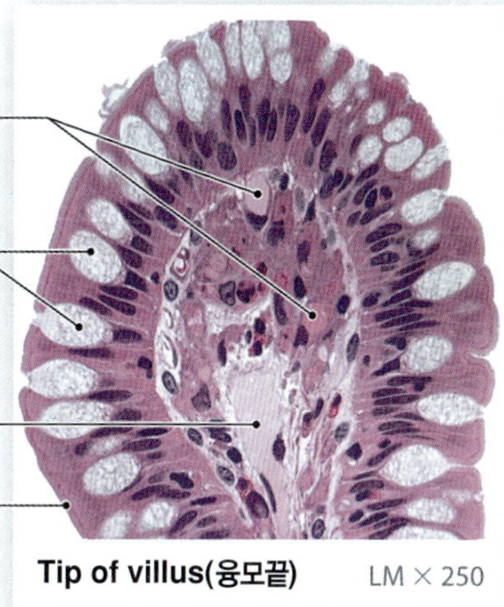

원주상피세포 사이의 점액세포는 창자표면으로 점액을 방출한다.

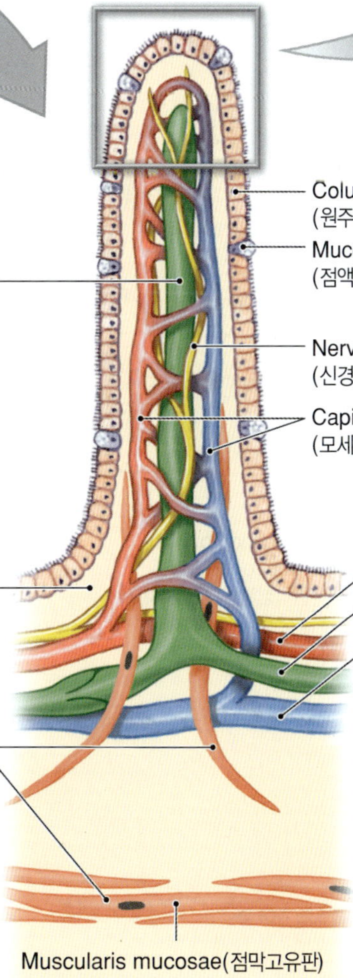

각 융모는 **lacteal(암죽관;** LAK-tē-ul; *lacteus*, 우유빛)이라는 림프성모세혈관을 포함한다. 암죽관은 모세혈관으로 들어갈 수 없는 물질을 운반한다. 예를 들어 흡수된 지방산은 단백질-지질복합체로 너무 커서 혈류로 확산되지 못한다. 림프가 가슴관을 통해 왼쪽빗장밑정맥에 도달되는 것처럼 암죽관으로 흡수된 지질이 풍부한 소화물은 정맥순환을 하게 된다.

창자융모내에 있는 점막고유판과 평활근세포의 수축은 융모를 앞뒤로 움직여 표면상피를 액화된 창자내용물에 노출시킨다. 이러한 운동은 서로 다른 농도로 분포되어 있는 영양분을 효율적으로 흡수하는데 유용하다. 융모의 움직임은 암죽관을 쥐어 짜게 되어 림프가 융모밖으로 배출하도록 도움을 준다.

모듈 15.8 복습

a. 작은창자층의 명칭을 얇은 층에서 깊은 층 순으로 말하시오.

b. 창자점막의 해부학적으로 기술하시오.

c. 암죽관의 기능을 설명하시오.

작은창자는 샘창자, 빈창자, 돌창자로 구성되어 있다

작은창자는 영양소를 소화하고 흡수하는데 중요한 역할을 한다. 영양소 흡수의 90%는 작은창자에서 일어나고 나머지는 큰창자에서 흡수된다.

1 작은창자는 배안의 대부분을 차지한다. 작은창자의 평균길이는 6 m이다. 직경은 다양하며 위와 연결되는 부위는 4 cm이고 큰창자와 연결되는 부위는 2.5 cm이다.

Regions of the Small Intestine(작은창자 부위)

Duodenum(샘창자; doo-AH-de-num 또는 doo-ō-DĒ-num)의 길이는 25 cm이고 위와 가장 가까운 부분이다. 샘창자는 위로부터 미즙, 이자와 간으로부터 소화분비물을 받는다.

굽은띠는 샘창자와 **jejunum(빈창자)** 사이의 경계를 표시한다. 빈창자의 길이는 약 2.5 m이다. 대부분의 화학적 소화와 영양분 흡수는 빈창자에서 일어난다.

작은창자의 마지막 부분인 **ileum(돌창자)**은 가장 길고 평균 3.5 m이다. 돌창자의 끝에는 **ileocecal valve (돌막창자판막)**가 있고 이것은 막창자에서 큰창자로의 내용물 흐름을 조절하는 조임근이다.

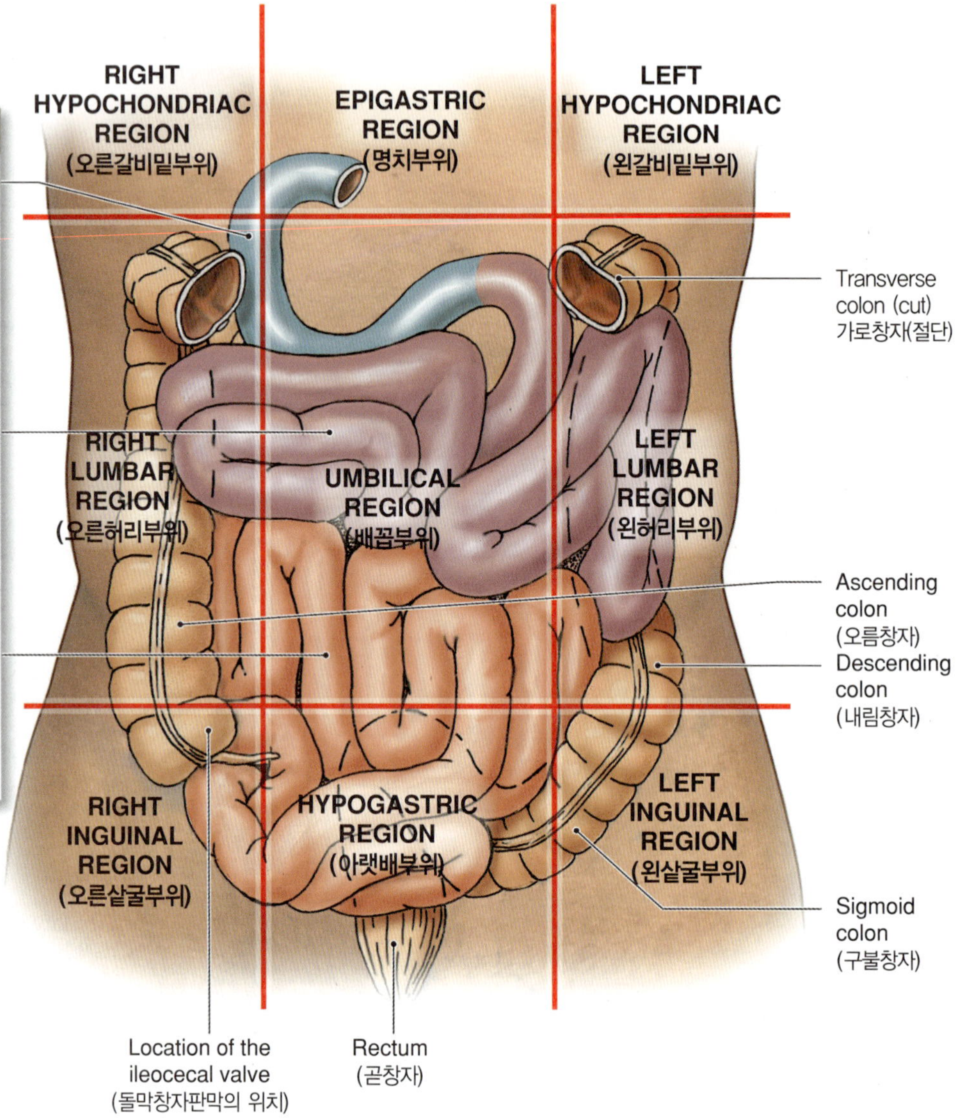

모듈 15.9 복습

a. 작은창자의 근위부에서 원위부까지의 3개 부위 명칭을 말하시오.

b. 명치부위 아래에 위치하는 작은창자의 일부분을 확인하시오.

c. 샘창자의 1차적인 기능은 무엇인가?

15.10

소화활동을 조절하는데 관여하는 5가지 호르몬이 있다

1 5가지 호르몬인 gastrin(가스트린), secretin(세크레틴), gastric inhibitory peptide(위억제펩티드), cholescystokinin(콜레시스토키닌), vasoactive intestinal peptide(혈관작용성 장펩티드)는 소화기능을 조절한다: 5가지 중 4가지는 위에서 부분적으로 소화된 음식물을 받는 샘창자에서 분비된다. 샘창자는 위활동을 적절하게 조절하고 도달되는 미즙의 특징에 따라 부속소화기관의 분비물을 알맞게 분비하도록 한다.

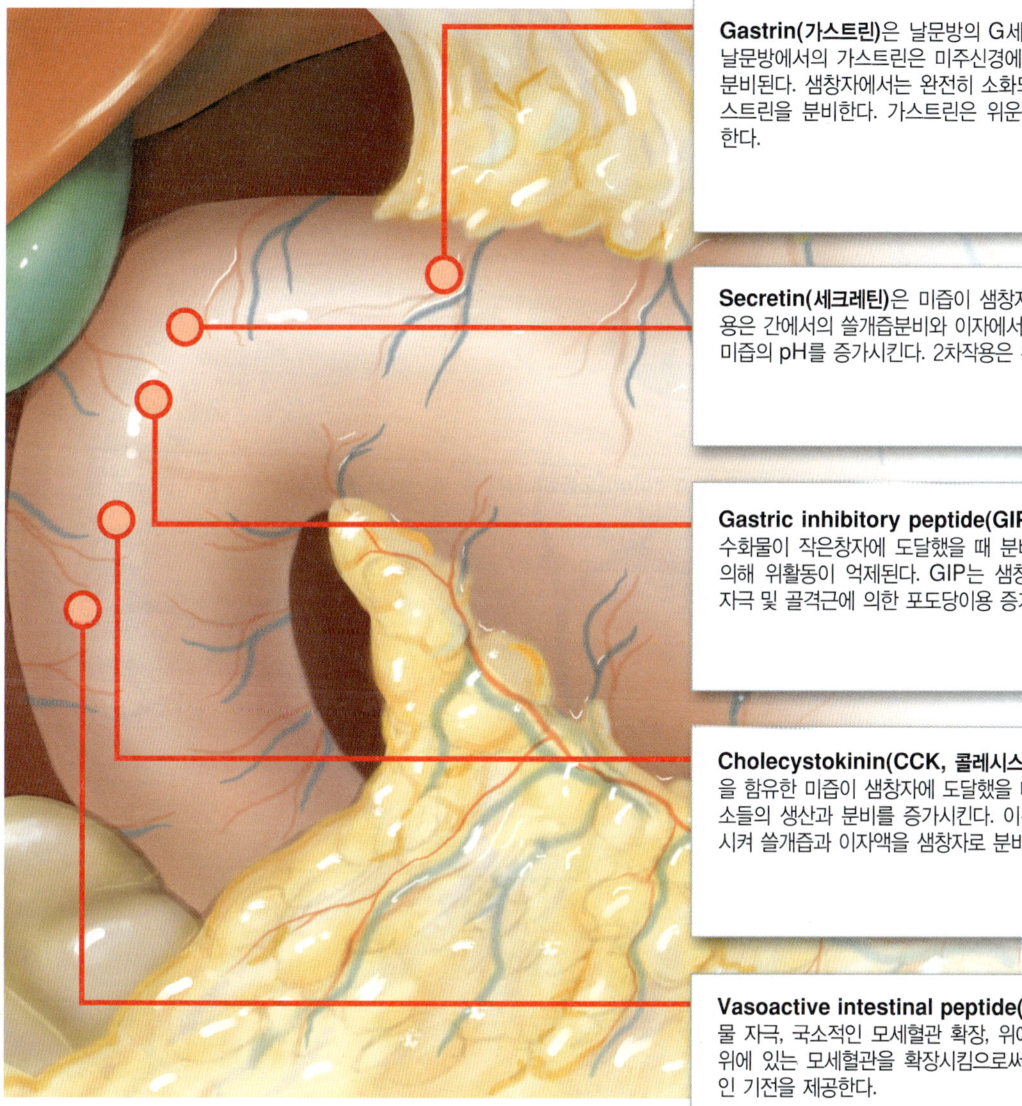

Gastrin(가스트린)은 날문방의 G세포와 샘창자의 창자내분비세포에서 분비된다. 날문방에서의 가스트린은 미주신경에 의해 자극받거나 위에 음식물이 도달했을 때 분비된다. 샘창자에서는 완전히 소화되지 못한 많은 양의 단백질이 도달했을 때 가스트린을 분비한다. 가스트린은 위운동성을 증가시켜 위액과 효소의 생산을 자극한다.

Secretin(세크레틴)은 미즙이 샘창자에 도달했을 때 분비된다. 세크레틴의 1차작용은 간에서의 쓸개즙분비와 이자에서의 완충액분비를 증가시킨다. 이자의 완충액은 미즙의 pH를 증가시킨다. 2차작용은 위운동성과 분비율을 감소시킨다.

Gastric inhibitory peptide(GIP, 위억제펩티드)는 지방과 포도당과 같은 탄수화물이 작은창자에 도달했을 때 분비된다. 이자섬에서 분비되는 인슐린의 자극에 의해 위활동이 억제된다. GIP는 샘창자샘의 활동 자극, 지방세포에서의 지방합성 자극 및 골격근에 의한 포도당이용 증가와 같은 2차작용들이 있다.

Cholecystokinin(CCK, 콜레시스토키닌)은 지질과 부분적으로 소화된 단백질을 함유한 미즙이 샘창자에 도달했을 때 분비된다. 이자에서 CCK는 다양한 소화효소들의 생산과 분비를 증가시킨다. 이것은 간이자조임근을 이완시키고 쓸개를 수축시켜 쓸개즙과 이자액을 샘창자로 분비하게 한다.

Vasoactive intestinal peptide(VIP, 혈관작용성 장펩티드)는 창자샘의 분비물 자극, 국소적인 모세혈관 확장, 위에서의 위산생산을 억제한다. 창자관의 흡수부위에 있는 모세혈관을 확장시킴으로써 VIP는 흡수된 영양분을 제거하는데 효율적인 기전을 제공한다.

모듈 15.10 복습

a. 소화활동을 조절하는 5가지 주요 호르몬을 명명하고 각각의 효과를 요약하시오.

b. 고지방음식은 혈액 내에 CCK의 농도를 높이는가 아니면 낮추는가?

c. Secretin(세크레틴)을 생산하지 않는 작은창자의 샘창자를 가정해보시오. 창자내용물의 pH에 어떻게 영향을 미치는가?

15.11

큰창자는 대변성분을 저장하고 농축시킨다

큰창자관인 **large intestine(큰창자)**의 길이는 1.5 m이고 직경은 7.5 cm이다. 큰창자의 주요 기능은 다음과 같다. (1) 잘록창자에서는 세균에 의해 생산된 중요한 비타민을 흡수한다. (2) 창자내용물로부터 수분을 재흡수한다. (3) 소화되지 않은 장내용물을 압축하여 대변을 만든다. (4) 배변하기 전에 변을 저장한다. 큰창자는 cecum(막창자), colon(잘록창자), rectum(곧창자) 등 세 부분으로 구성되어 있다.

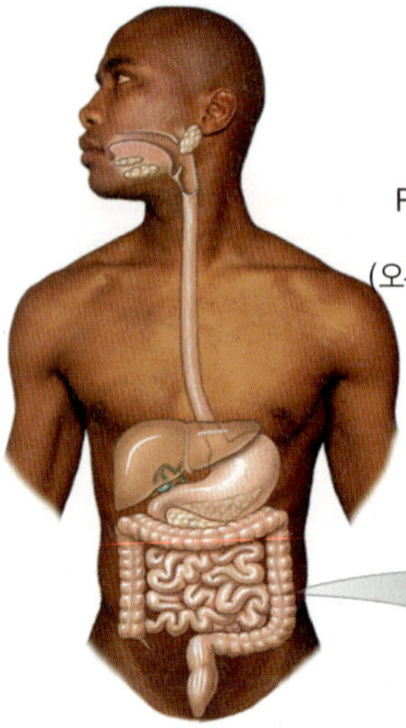

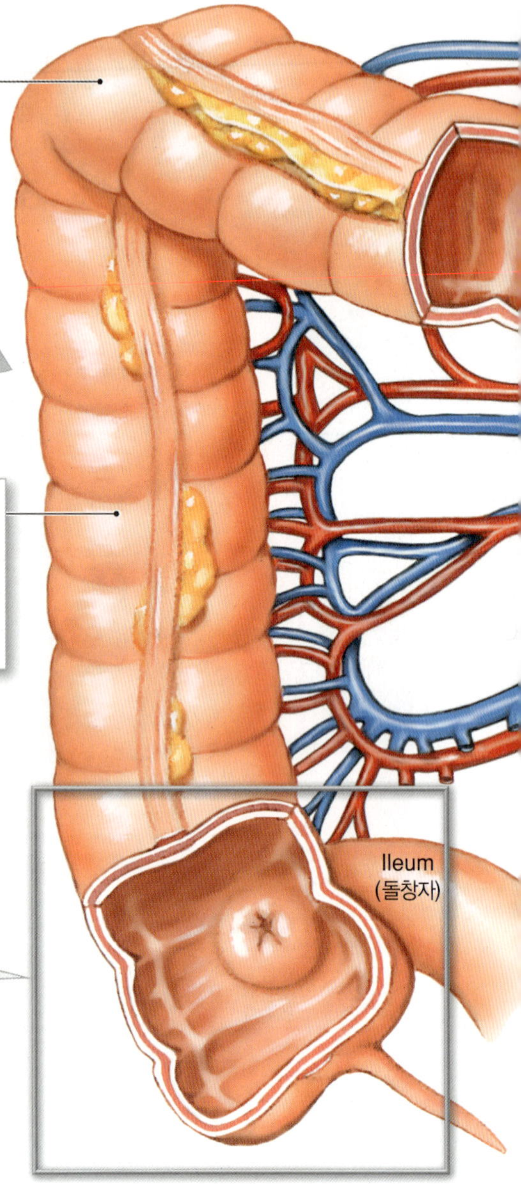

Ascending colon(오름잘록창자)은 막창자에서 시작하여 배안의 오른쪽 가장자리를 따라 올라가 간의 아래면에 도달한다. 다시 **right colic flexure(오른창자굽이**, 오름창자가 끝나는 부분)에서 급하게 왼쪽으로 굽어진다.

1 돌창자에서 나온 내용물은 먼저 부풀어진 주머니인 cecum(막창자)으로 들어간다. 막창자는 돌창자에서 나온 내용물을 모으고 저장하여 **compaction(밀착)**과정을 시작한다. (창자내용물을 압축하여 대변을 형성하는 것)

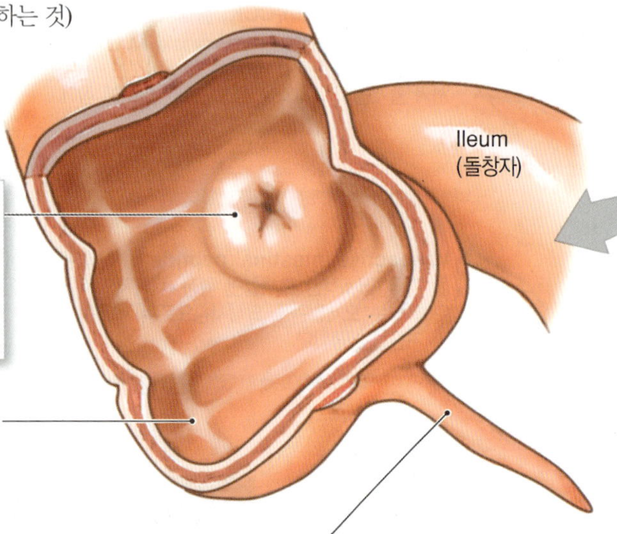

돌창자는 막창자의 안쪽면에 부착되어 있고 **ileocecal valve(돌막창자판막)**에서 막창자를 향해 열려 있다.

가늘고 속이 빈 **appendix(막창자꼬리)**는 막창자에 부착되어 있다. 막창자꼬리의 길이는 약 9 cm이지만 크기와 모양은 아주 다양하다. 막창자꼬리의 점막과 점막밑층은 림프절로 꽉 채워져 있고 1차적인 기능은 림프계통의 기능을 한다. 막창자꼬리의 염증을 **appendicitis(막창자꼬리염)**라고 한다.

2 **Colon(잘록창자)**은 작은창자보다 큰 직경과 얇은 벽을 가지고 있다. 잘록창자는 오름창자, 가로창자, 내림창자, 그리고 구불창자인 4부분으로 구분한다. 오름창자와 내림창자는 단단하게 배벽에 부착되어 있다. 가로창자와 구불창자는 창자간막에 의해 지지를 받는다.

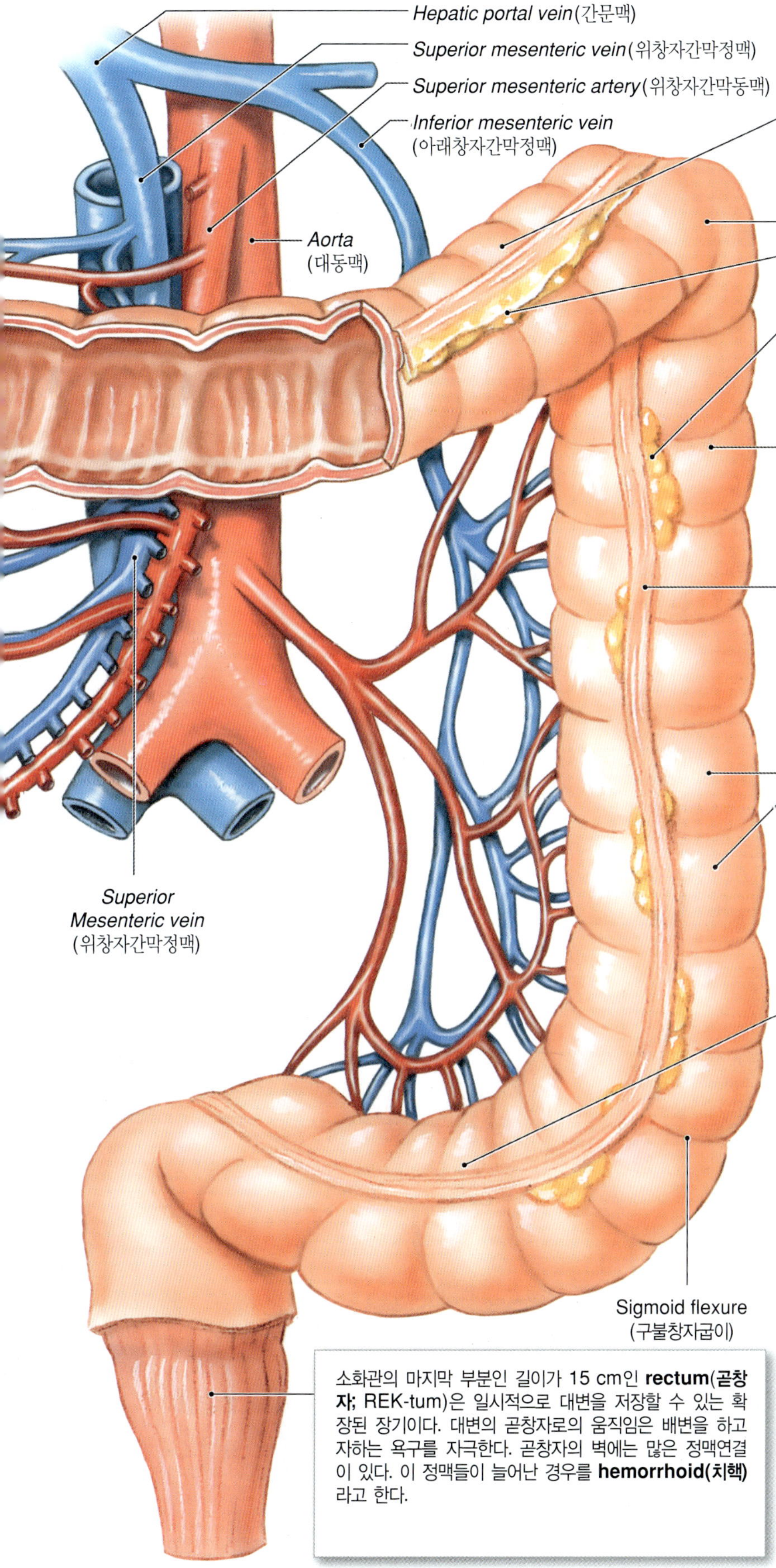

Transverse colon(가로창자)은 배를 오른쪽에서 왼쪽으로 가로지른다. 가로창자가 몸의 왼쪽면에 도달했을 때 잘록창자는 **left colic flexure(왼창자굽이)**에서 90도로 굽는다.

잘록창자의 장막에는 **fatty appendice(복막주렁)**라는 수많은 눈물방울 모양의 지방주머니들이 있다.

Descending colon(내림잘록창자)은 엉덩뼈오목에 도날할 때까지 몸의 왼쪽면을 따라 아래로 내려간다. 엉덩뼈오목에서 내림창자는 **sigmoid flexure(구불창자굽이)**로 끝난다.

민무늬근으로 이루어진 세 개의 세로띠인 **taeniae coli(잘록창자띠)**는 잘록창자의 바깥면을 따라 장막 깊은 곳까지 뻗어 있다. 잘록창자띠는 다른 소화관에서 근육층의 바깥층에 해당된다.

잘록창자띠 내의 근육긴장도에 의해 잘록창자벽의 연속된 주머니인 **haustra(잘록창자팽대)**를 형성한다. 창자내강을 절단해서 보면 팽대 사이의 접힘으로 인해 연속된 칭자주름이 형성된다. 잘록창자팽대는 아코디언을 길게 해주는 풀무처럼 잘록창자를 늘리거나 길게 해준다.

Sigmoid colon(구불잘록창자)은 S모양인 구불창자에서 시작된다. 구불창자의 길이는 약 15 cm이고 곧창자로 들어간다.

소화관의 마지막 부분인 길이가 15 cm인 **rectum(곧창자**; REK-tum)은 일시적으로 대변을 저장할 수 있는 확장된 장기이다. 대변의 곧창자로의 움직임은 배변을 하고자하는 욕구를 자극한다. 곧창자의 벽에는 많은 정맥연결이 있다. 이 정맥들이 늘어난 경우를 **hemorrhoid(치핵)** 라고 한다.

Mass movement(덩이운동)인 강한 꿈틀수축운동은 위와 샘창자의 확장에 반응하여 하루에 여러 번 일어난다. 이러한 수축운동은 가로창자에서 시작하여 큰창자의 끝부분으로 대변을 강하게 밀어낸다.

모듈 15.11 복습

a. 큰창자의 3부분을 명명하고 잘록창자의 4부분을 구분하시오.
b. 큰창자의 주요 기능을 말하시오.
c. 덩이운동을 기술하시오.

15.12

신경반사와 호르몬은 소화활동을 조절하기 위해 상호작용을 한다

1 이 흐름표는 소화계통 내의 호르몬 분비양상과 각 호르몬의 효과를 요약한다.

1 위액분비는 음식물이 위에 도달하기 전에 시작된다. 음식을 보고, 냄새를 맡고, 맛을 느끼고, 생각을 할 때 자율신경계의 부교감신경이 식사를 하기 위해 위를 준비하도록 한다. Vagus nerve(미주신경)는 위에 있는 점액세포, 주세포, 벽세포, 창자내분비세포를 신경지배한다. 자극에 반응하여 위액의 생산이 빠르게 분비된다.

2 음식물이 위에 도달하면 물리적인 뒤틀림이 가스트린의 생산을 자극한다.

3 미즙이 샘창자에 도달하면 물리적 자극과 화학적인 자극이 신경활동을 활성화시켜 창자관, 간, 쓸개의 상호활동을 조절하여 다수의 호르몬 분비를 증가시킨다. 또한 국소적인 팽창도 **enterogastric reflex(위창자반사)**를 촉진하는 신장수용체를 자극한다. 이러한 반사는 가스트린생산과 위수축을 억제하여 미즙이 샘창자로 들어가는 속도를 조절한다.

4 빈창자에 도달한 소화물은 소화효소에 의해 더욱더 분해된다. Intestinal epithelium (창자상피)은 소화된 부산물을 흡수한다.

5 일반적으로 하루에 1500 mL의 내용물이 잘록창자로 들어온다. 1 L 이상의 물이 삼투를 통해 재흡수되고 단지 200 mL만 대변으로 배출된다. 상피는 수분을 재흡수하여 탈수를 방지할 뿐만 아니라 잘록창자에 존재하는 정상적인 세균에 의해 만들어진 세 가지 비타민(비타민K, 비타민B_5, 비타민B_7)을 흡수한다. 배출된 대변의 내용물은 75%수분와 5%세균이다. 나머지는 흡수되지 못한 내용물, 무기물, 상피세포 잔유물이다.

6 곧창자는 일반적으로 비어 있으나 강한 꿈틀수축운동에 의해 구불창자로부터 대변을 받는다. 곧창자벽의 확장은 **defecation reflex(배변반사)**를 시작하게 한다. 하지만 대변은 바깥항문조임근이 수의적으로 이완되었을 때만 배출된다.

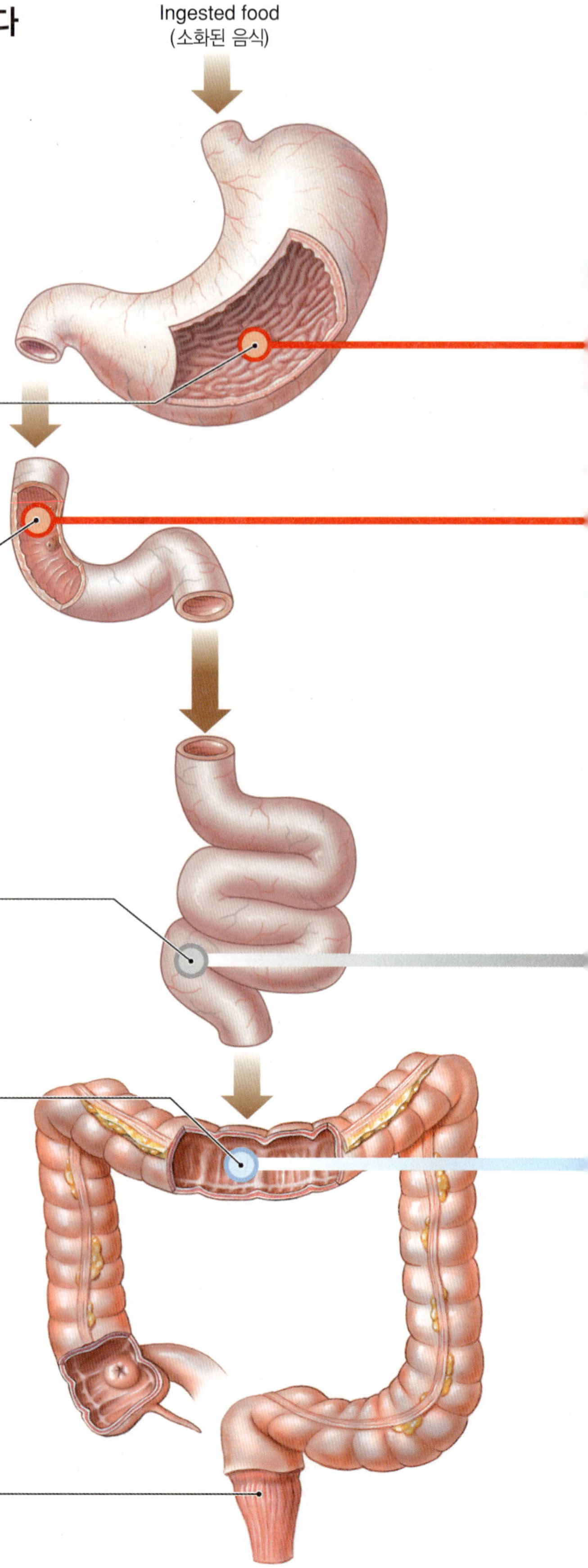

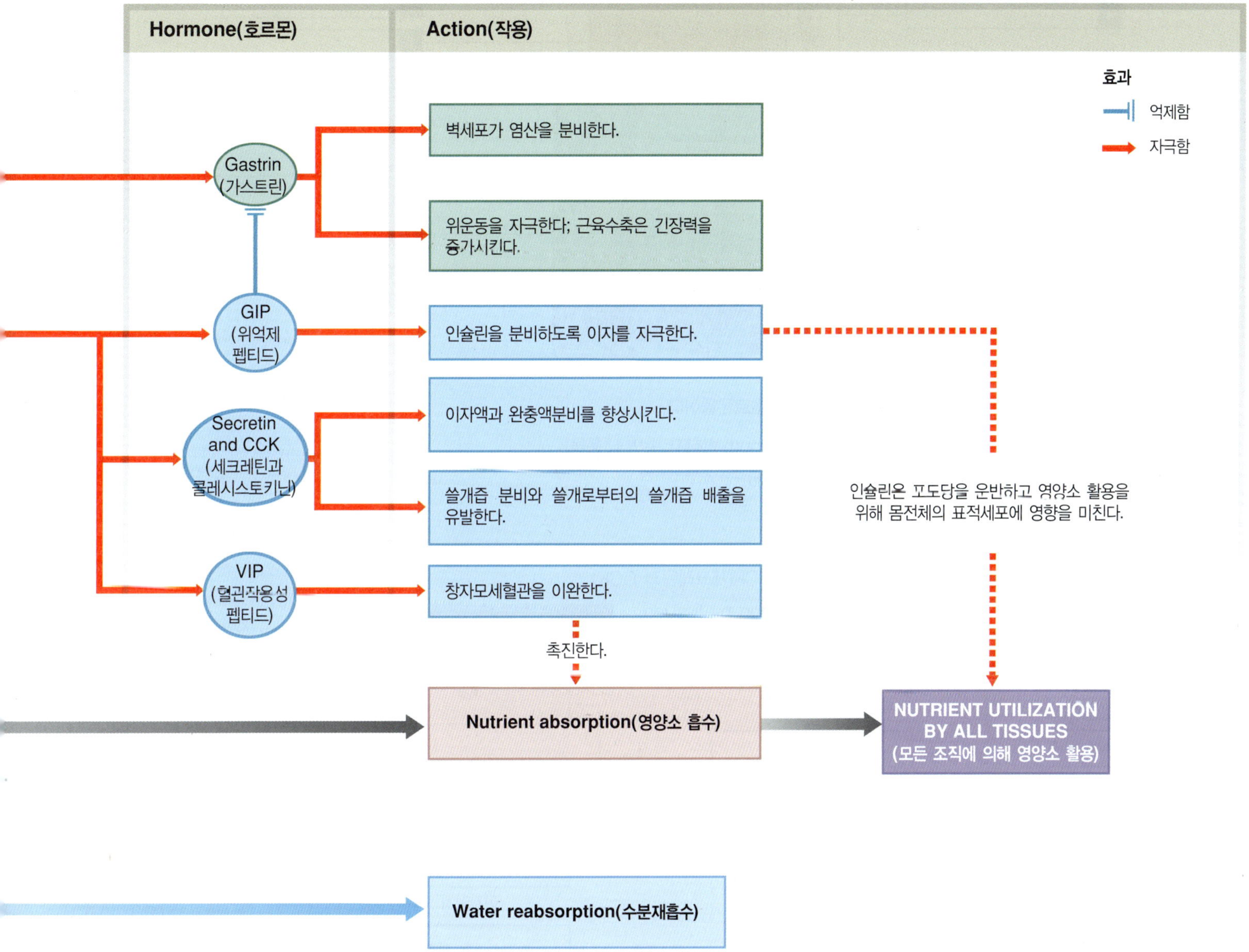

모듈 15.12 복습

a. 신장수용체의 자극에 의해 촉진되는 2가지 반사를 기술하시오.

b. GIP의 역할은 무엇인가?

c. 대변의 구성 성분을 기술하시오.

1. 명칭 표기

아래의 그림에서 보이는 전형적인 치아의 구조를 표시하시오.

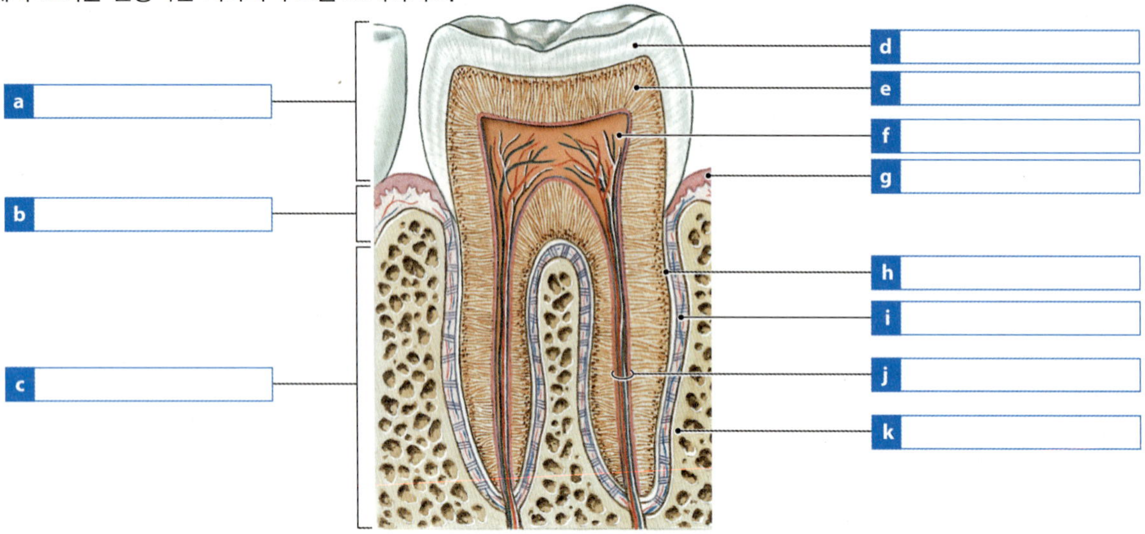

2. 개념지도

아래 용어를 사용하여 빈칸을 채우시오. 소화활동에 필요한 호르몬들이다.

- acid production(산분비)
- gastrin(가스트린)
- VIP(혈관작용성 장펩티드)
- insulin(인슐린)
- intestinal capillaries(창자모세혈관)
- GIP(위장억제펩티드)
- material in jejunum(빈창자 속의 내용물)
- gallbladder(쓸개)
- bile(쓸개즙)
- inhibit(억제)
- secretin and CCK(세크레틴과 CCK)
- nutrient utilization by tissues (조직에 의한 영양소 사용)

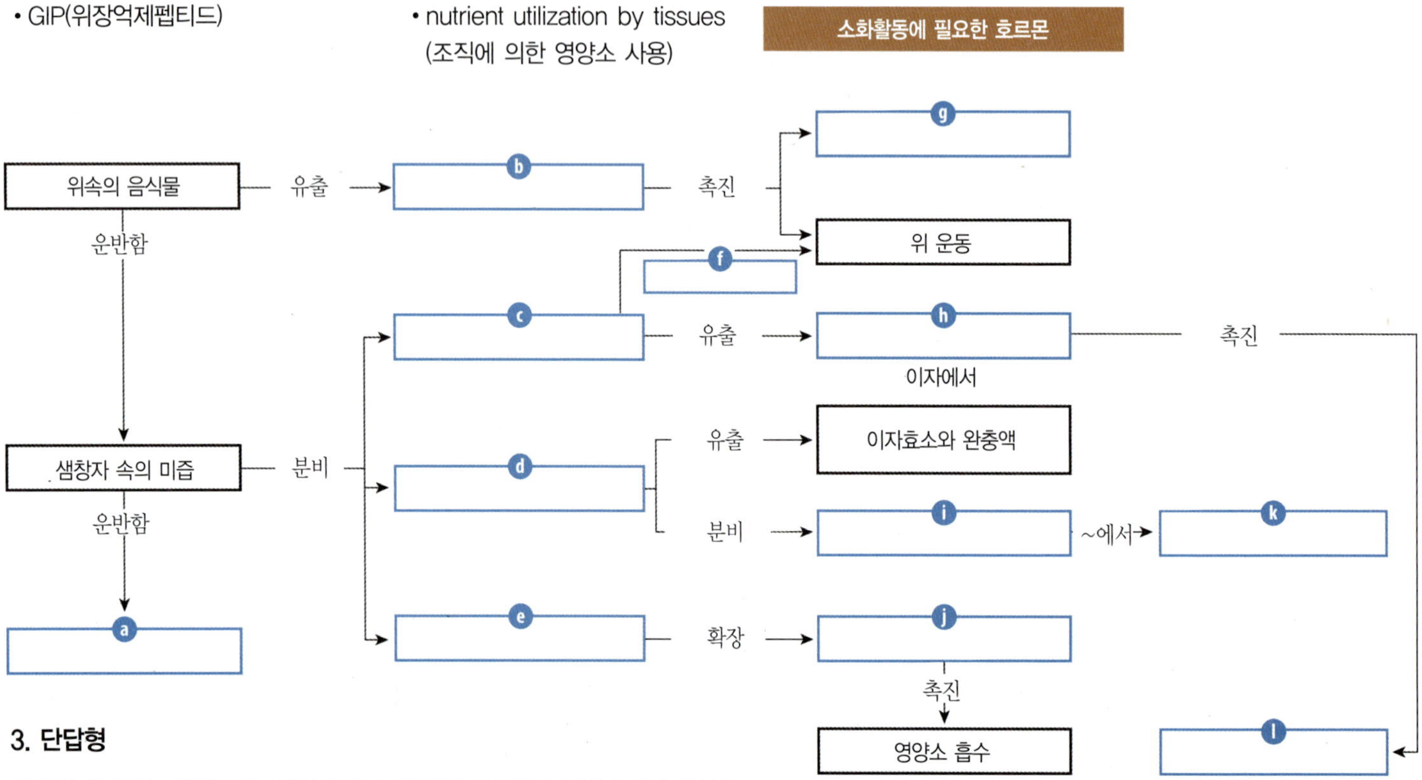

3. 단답형

위벽에 존재하는 벽세포와 으뜸세포의 공통점과 차이점을 간략히 기술하시오.

Accessory Digestive Organ(부속소화기관)

주요 부속소화기관들은 salivary gland(침샘), liver(간), gallbadder (쓸개), pancreas(이자)다. 침샘과 이자는 효소와 정상적인 소화기능에 필요한 완충액을 생산하고 저장한다. 이러한 기능 이외에 침샘, 간, 이자는 생체에 필요한 대사기능과 내분비기능을 가지고 있다.

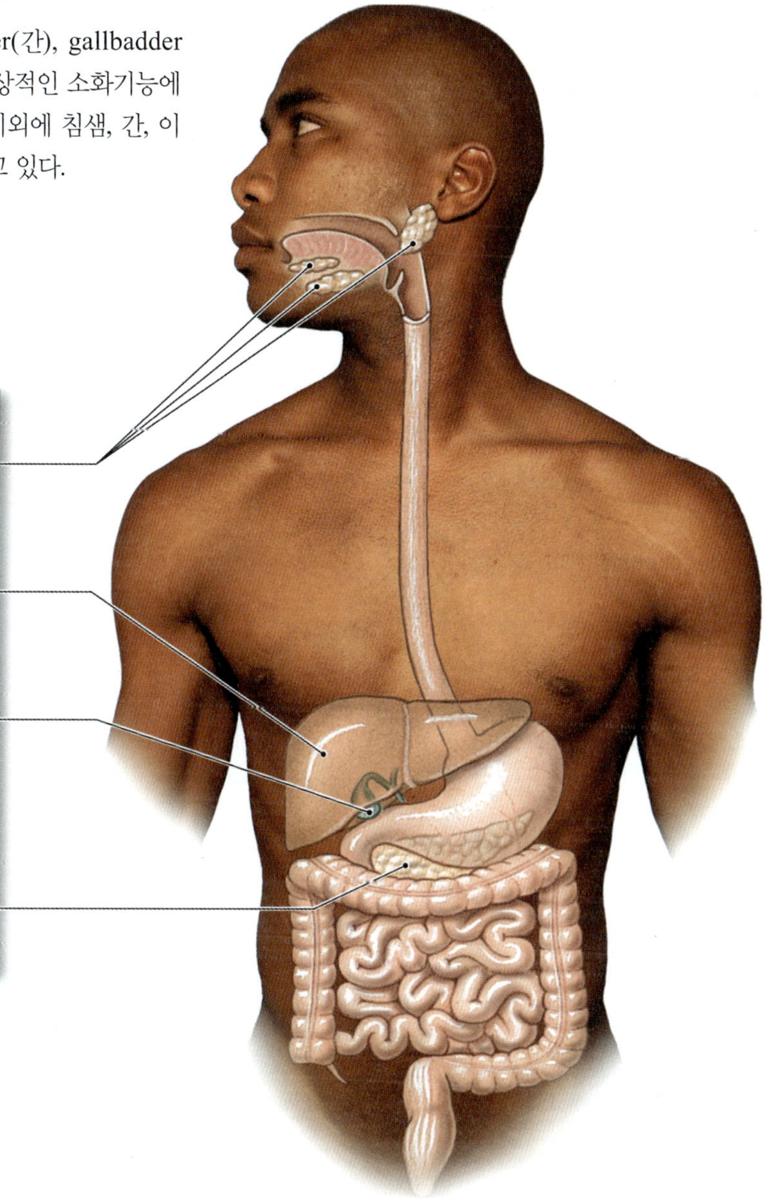

Accessory Digestive Organ(부속소화기관)

Salivary Gland(침샘)

3쌍의 침샘은 점액과 효소를 포함하는 침을 생산한다.

Liver(간)

간은 약 200가지의 알려진 기능이 있다. 아래에 열거된 표에는 가장 중요한 것을 나열한다.

Gallbladder(쓸개)

쓸개는 간에서 분비되는 쓸개즙을 저장하고 농축한다.

Pancreas(이자)

외분비세포는 완충액과 소화효소를 분비한다. 내분비세포는 인슐린과 글루카곤을 분비한다. 호르몬은 모듈 10.8에서 소개한다.

Digestive and Metabolic Functions of the Liver(간의 소화기능과 대사기능)

- 쓸개즙을 생산하고 분비한다.
- 글리코겐을 저장하고 지질을 비축한다.
- 혈액 속의 당, 아미노산 및 지방산의 정상 농도를 유지한다.
- 영양소 형태를 합성하고 전환시킨다. (예를 들어 탄수화물을 지방으로 전환)
- 콜레스테롤을 합성하고 분비시켜 단백질을 운반하는데 결합한다.
- 독성을 비활성화시킨다.
- 철을 저장한다.
- 지용성 비타민을 저장한다.

다른 주요 기능

- 혈장 단백질을 합성한다.
- 응고인자를 합성한다.
- 포식작용에 의해 손상된 적혈구를 파괴시킨다.(쿠퍼세포)
- 혈액을 저장한다.
- 순환하는 호르몬과 면역글로불린을 흡수하고 분해한다.
- 지용성약물을 흡수하고 비활성화시킨다.

15.13

3쌍의 침샘으로부터 침이 분비된다

1 3쌍의 침샘은 입안으로 침을 분비한다. 각 침샘은 특징적인 세포를 구성하고 서로 다른 특징의 침샘을 만들어낸다. 입안에 먹을 것이 있으면 자율신경계의 부교감신경에 의해 **salivary reflex(침반사)**가 촉진된다. 이러한 반사는 많은 양의 침을 생산하기 위해 모든 침샘의 분비물을 증가시킨다.

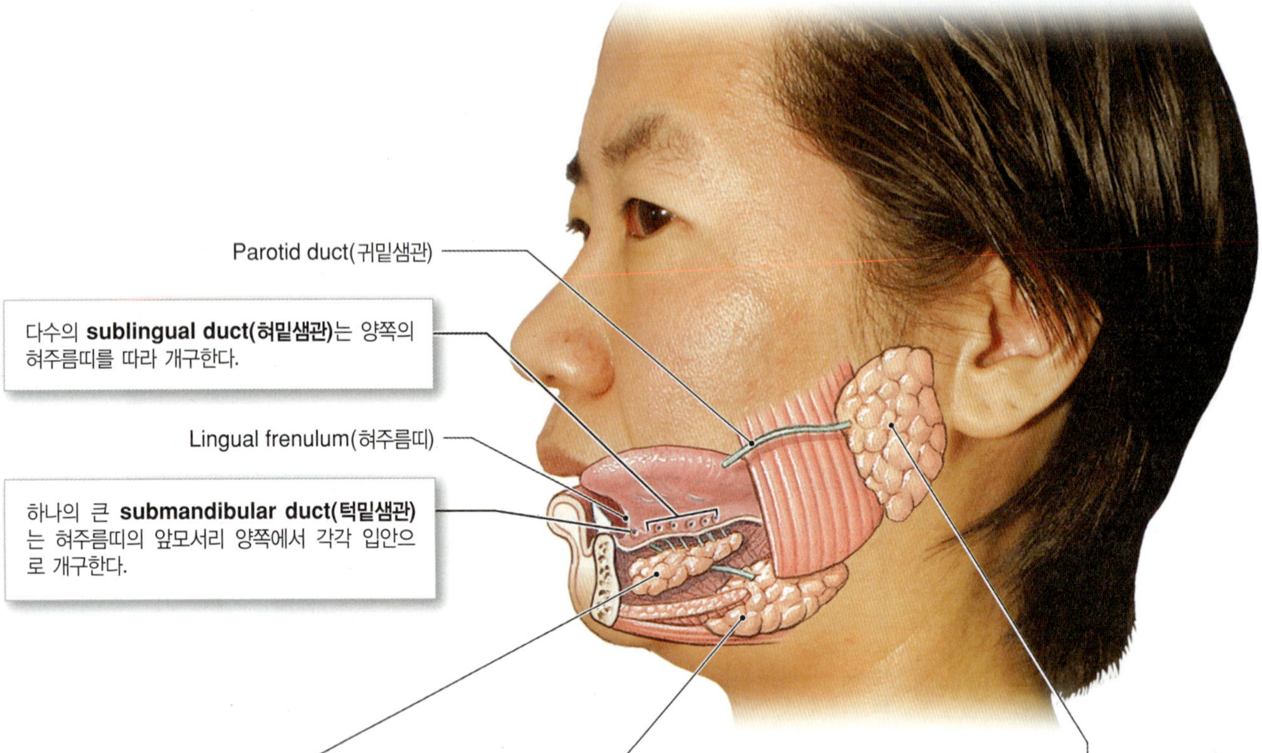

The Salivary Gland(침샘)		
sublingual(sub-LING-gwal) **salivary gland(혀밑침샘)**는 완충액과 윤활액 역할의 점액을 분비한다.	**submandibular salivary gland(턱밑침샘)**는 완충액, 점액, 다당류를 분해하는 효소인 **salivary amylase(침아밀라제)**의 혼합물을 분비한다. 침샘세포는 항체를 침으로 운반시켜 음식물 속에 있는 병균에 대항한다.	가장 큰 **parotid**(pa-ROT-id) **salivary gland (귀밑침샘)**는 많은 양의 침아밀라제가 함유된 침을 분비한다. 양쪽의 귀밑샘관을 통해 두번째 위어금니 위치의 맞은편의 입안뜰로 열린다.

지속적인 침샘의 분비는 입안표면을 씻어 청결하게 유지시켜준다. 침샘의 완충액은 pH 7.0을 유지하여 세균에 의한 산 축적을 예방한다. 더불어 침은 입안세균의 증식을 조절하는데 도움이 되는 항체를 함유하고 있다.

모듈 15.13 복습

a. 3쌍의 침샘의 명칭을 말하고 분비물을 열거하시오.

b. 침의 여러 가지 기능을 열거하시오.

c. 귀밑샘이 손상받았다면 어떤 영양소의 소화에 영향을 받는가?

가장 큰 생체기관인 간은 왼엽, 오른엽, 꼬리엽, 네모엽으로 구분된다

1 **Liver(간)**는 생체에서 가장 큰 장기로 무게가 약 1.5 kg이다. 간의 앞면과 뒤면에서는 4개의 간엽(오른엽, 왼엽, 꼬리엽, 네모엽)과 주요 해부학적 표지점이 보인다. 547페이지의 표는 몇 가지 간의 기능을 요약한다.

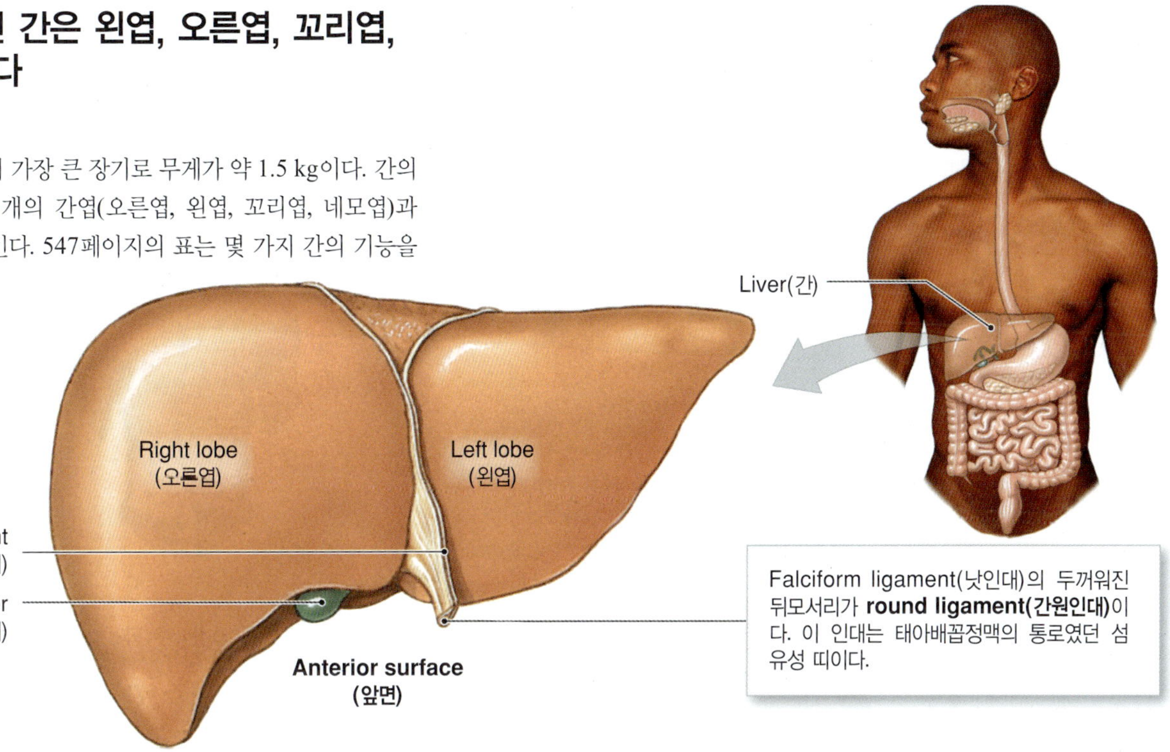

Falciform ligament(낫인대)의 두꺼워진 뒤모서리가 **round ligament(간원인대)**이다. 이 인대는 태아배꼽정맥의 통로였던 섬유성 띠이다.

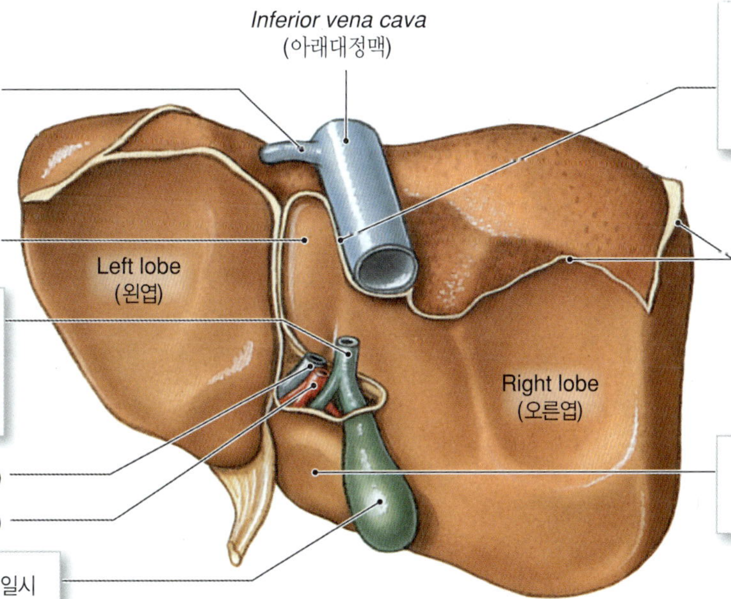

간의 뒤면에서 관찰할 때 아래대정맥에 의해 들어간 오목은 오른간엽과 작은 **caudate lobe(꼬리엽)** 사이를 분할하는 기준이 된다.

Common bile duct(온쓸개관)는 쓸개즙을 간과 쓸개에서 샘창자까지 운반한다.

꼬리엽의 아래쪽에는 왼간엽과 쓸개 사이에 놓인 **quadrate lobe(네모엽)**이 위치한다.

쓸개는 간에서 생산된 쓸개즙을 일시적으로 저장한다.

소화관에서 흡수된 영양소가 풍부한 혈액은 간문맥을 통해 간에 도달한다. 정상적인 간문맥계의 압력은 평균 10 mmHg보다 작다. 간의 염증이나 알코올중독 같은 상태는 간의 퇴행성 변화를 유발하여 정상적인 혈류를 방해한다. 만약 간으로의 혈류가 제한된다면 간문맥계의 압력은 현저히 증가하여 **portal hypertension(문맥고혈압)**이 발생한다. 압력이 상승하면 문맥계 내의 작은 말초정맥과 모세혈관이 확장된다. 이러한 혈관들이 파열되면 많은 양의 출혈이 발생된다. 더불어 문맥고혈압은 간의 장막면과 내장쪽면을 가로질러 배안으로 체액을 배출시켜 복수를 만들어 낸다.

모듈 15.14 복습

a. 간엽의 명칭을 쓰시오.

b. 간의 왼엽과 오른엽 사이의 경계를 표시하는 구조물은 무엇인가?

c. 간의 퇴행성 변화가 왜 과도한 출혈을 유발하는지를 설명하시오.

15.15

쓸개는 쓸개즙을 저장하고 농축시킨다 …

Gallbladder(쓸개)는 속이 비어 있는 배모양의 기관으로 작은창자로 배출하기 전에 쓸개즙을 저장하고 농축시킨다. 쓸개의 근육주머니는 간의 오른엽뒤면에 있는 오목한 곳에 위치한다.

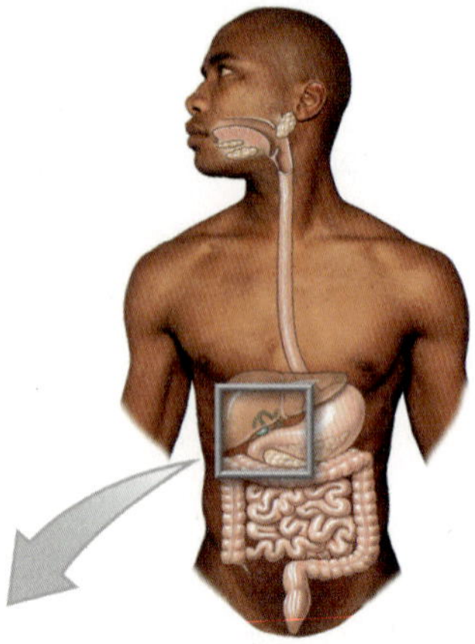

1 그림에서는 간을 위로 올려 쓸개와 관련된 관들을 보이도록 하였다.

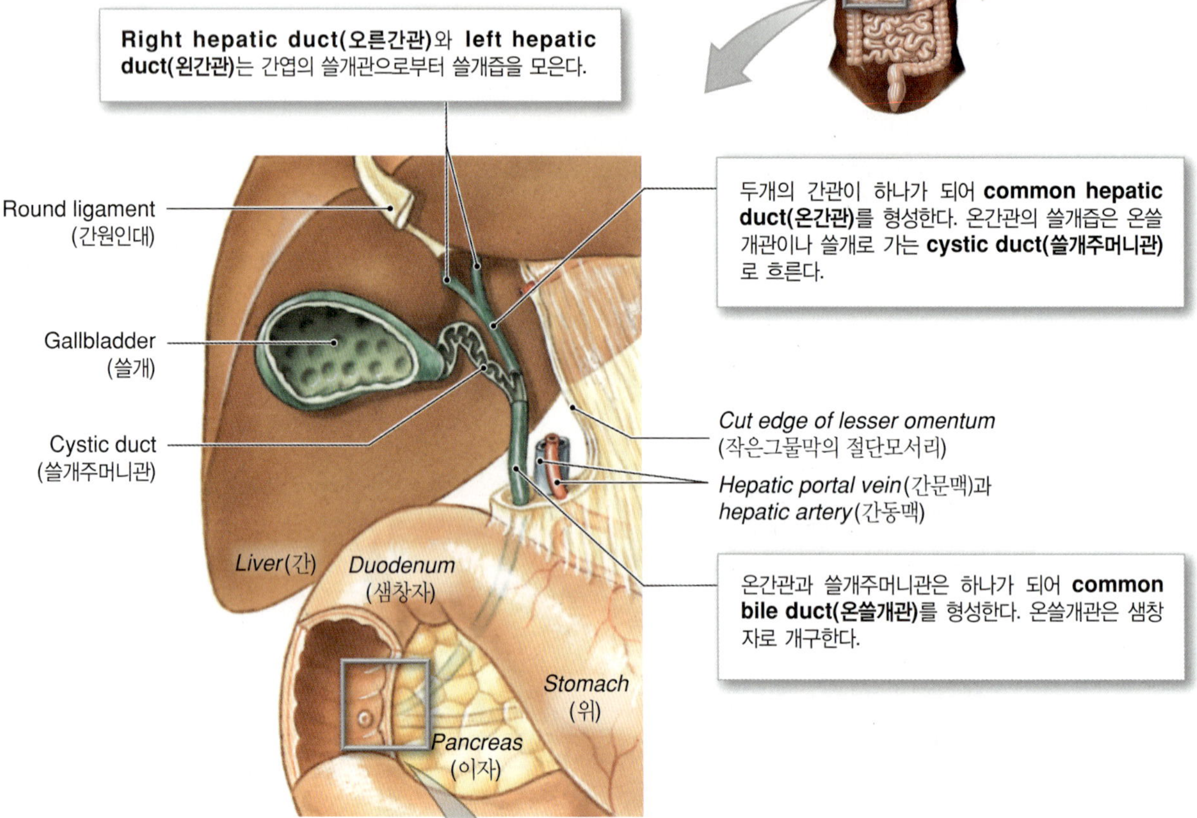

2 온쓸개관은 위방향의 작은그물막 속을 지나가다가 샘창자벽을 통과한다. 창자내강으로 열려 있는 **duodenal ampulla(샘창자팽대**; am-PUL-a) 내의 공간인 **duodenal papilla(샘창자유두)**의 입구에서 이자관과 만난다.

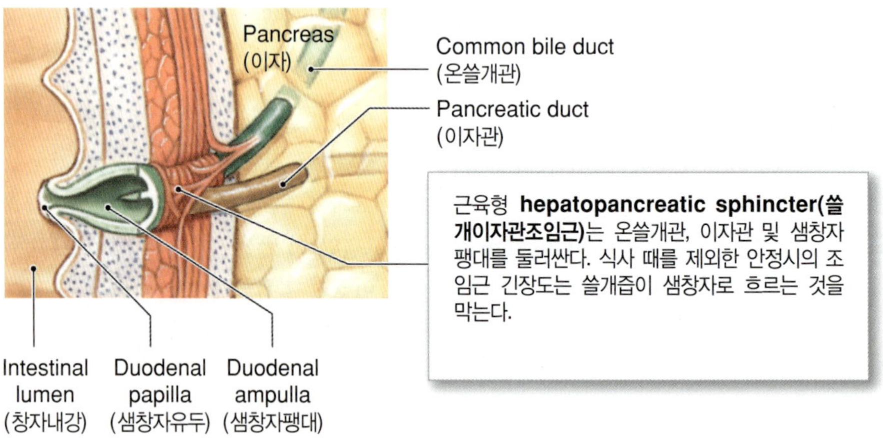

…이자는 생체의 중요한 내분비와 외분비기능을 가지고 있다

Pancreas(이자, 췌장)는 위의 뒤면에 위치하고 샘창자에서 가쪽으로 지라까지 뻗어 있다. (10장에서 이자의 내분비기능을 알아본다)

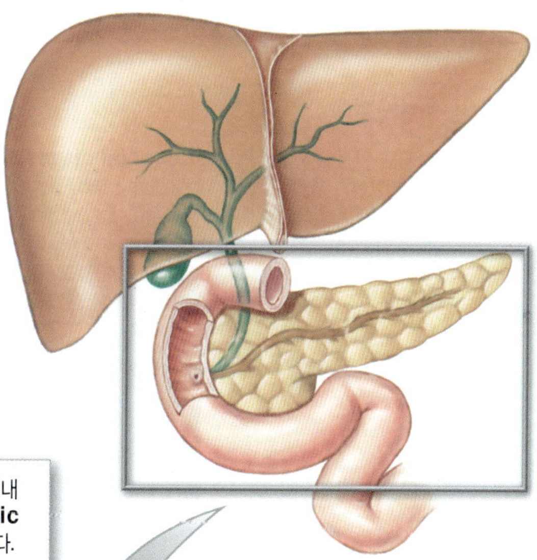

3 이자는 날문에서 시작되는 샘창자에 의해 형성되는 고리 속에 위치한다.

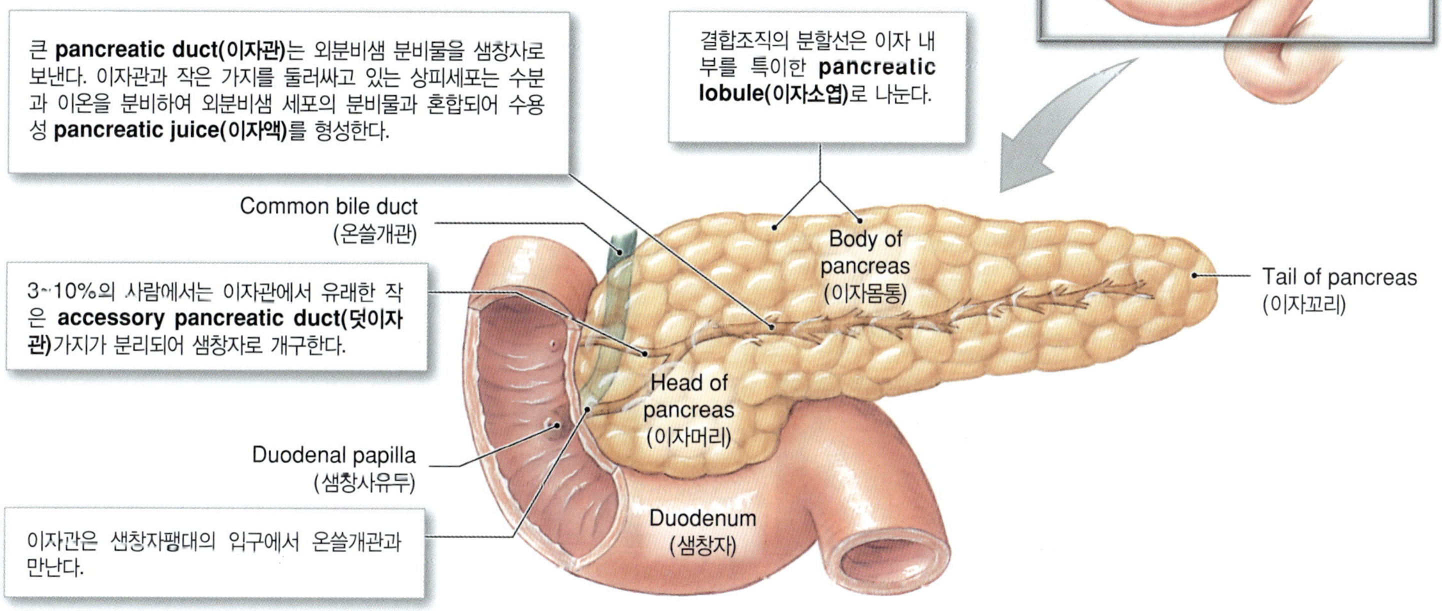

4 이자는 다양한 효소와 완충액이 포함된 약 1000 mL의 이자액을 매일 분비한다. 이 표는 분비되는 2차이자효소들을 소개한다; 다음 장에서 각각의 기능을 설명한다.

Major Pancreatic Enzymes(주요 이자효소)

- **Pancreatic alpha-amylase(이자아밀라제)**는 녹말을 분해하는 탄수화물 분해효소이다. 이자아밀라제는 salivary amylase(침아밀라제)와 거의 유사하다.
- **Pancreatic lipase(이자지질분해효소)**는 지질을 분해하여 쉽게 흡수되는 지방산과 같은 부산물을 만들어낸다.
- **Nuclease(핵산분해효소)**는 RNA 또는 DNA를 분해한다.
- **Proteolytic enzyme(단백분해효소)**은 단백질을 분해한다. 비활성상태인 효소전구체로 분비되어 자신의 다른 효소로부터 이자를 보호한다. 효소전구체는 샘창자에 분비될 때만 활성화된다. 활성화 효소들에는 트립신, 키모트립신, 카르복시펩티드분해효소 및 엘라스타제가 있다. 이 효소들은 함께 작용하여 단백질을 트리펩티드, 디펩티드 및 아미노산의 혼합물로 분해한다.

모듈 15.15 복습

a. 간관에서부터 샘창자 내면까지 쓸개즙의 경로를 따라가 보시오.

b. 이자액을 기술하시오.

c. 주요 이자효소의 명칭을 말하고 1차적인 기능을 언급하시오.

소화계통의 질환은 다양하고 비교적 흔하다

Oral Cavity(입안)

치아가 빠지는 가장 흔한 이유인 **periodontal disease(치주질환)**는 잇몸과 치아 사이에 형성된 치태가 있을 때 발생한다. 세균활동은 **gingivitis(잇몸염증)**와 충치를 야기하고 치주인대와 주위 뼈를 손상시킨다.

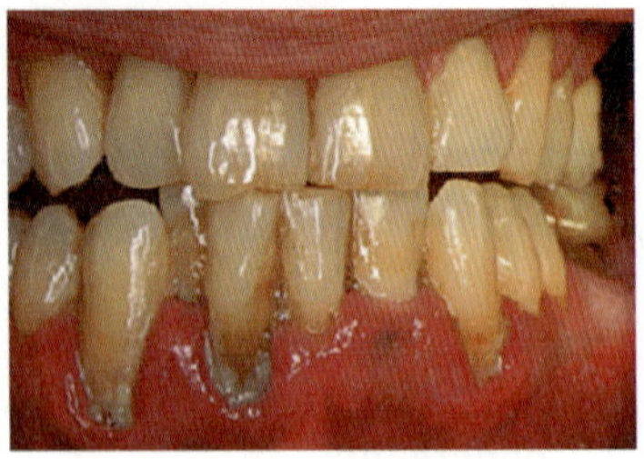

Periodontal disease(치주질환)

Salivary Gland(침샘)

Mumps virus(볼거리바이러스)는 침샘의 감염으로 **mumps(볼거리)**를 유발한다. 대부분 귀밑침샘에서 감염이 발생하지만 때로는 다른 침샘이나 생식샘과 뇌막도 감염된다. 전형적으로 5세에서 9세 사이에 감염이 일어난다. 사춘기가 지난 성인남자에서는 볼거리가 정소를 감염시켜 불임을 유발하기도 한다. 효과적인 볼거리 백신이 있고 일반적으로 홍역과 풍진백신을 혼합한 MMR 백신이 있다. 15개월 이후의 소아에게 예방주사를 한다.

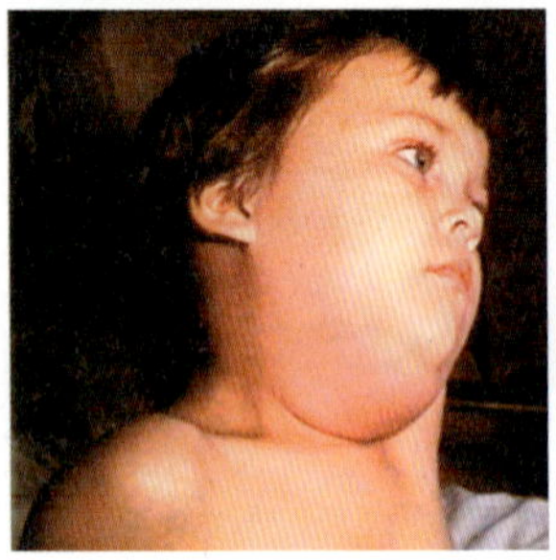

Mumps in parotid gland
(귀밑샘의 볼거리)

Esophagus(식도)

Esophagitis(식도염)는 식도의 염증이다. 식도의 내시경사진에서 보이는 고통스러운 위점막상태는 약해지거나 이완된 아래식도조임근을 통해 위산이 역류하여 유발된다. 이러한 역류를 **gastroesophageal reflux(위식도역류)**라고 하며 가슴통증의 증상을 나타낸다.

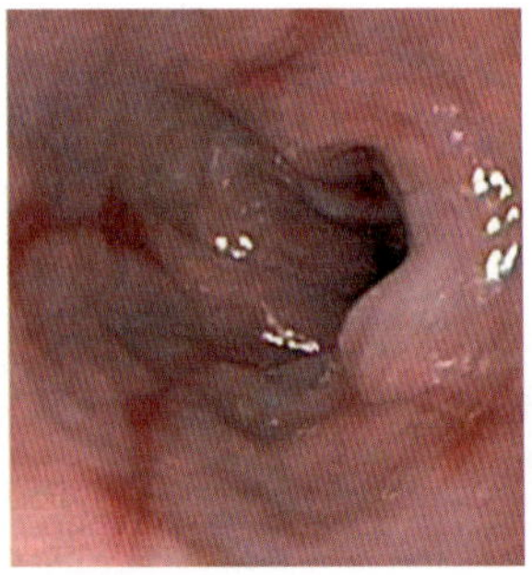

Esophagitis seen on endoscopy
(내시경상에서 관찰되는 식도염)

Liver(간)

간이 심하게 손상된 경우는 생명에 치명적이다. 간의 염증인 **Hepatitis(간염)**는 정도가 심한 알코올섭취, 약물, 또는 감염에 의해 유발된다. **Cirrhosis(간경화)**는 간세포의 퇴행과 섬유성 결합조직의 치환(흉터형성 과정)을 특징으로 하는 간염의 한 형태이다. 살아남은 세포는 세포분열하지만 섬유성조직이 정상조직구조의 재배치를 막는다.

그 결과로 간기능은 떨어지고 다양한 합병증이 발생된다. 여러 형태의 많은 바이러스간염이 있다. 가장 흔한 것은 **A형**, **B형**, **C형 hepatitis(간염)**이다. 간염바이러스는 간세포를 공격하고 파괴시켜 간기능을 떨어뜨린다. 감염된 환자는 고열을 동반하고 간이 붓고 만지면 아프다. 피부와 눈이 노란색으로 변하는 **jaundice(황달)**가 발생하는데 이것은 쓸개즙에서 나온 정상적인 빌리루빈이 체액에 축적되기 때문이다.

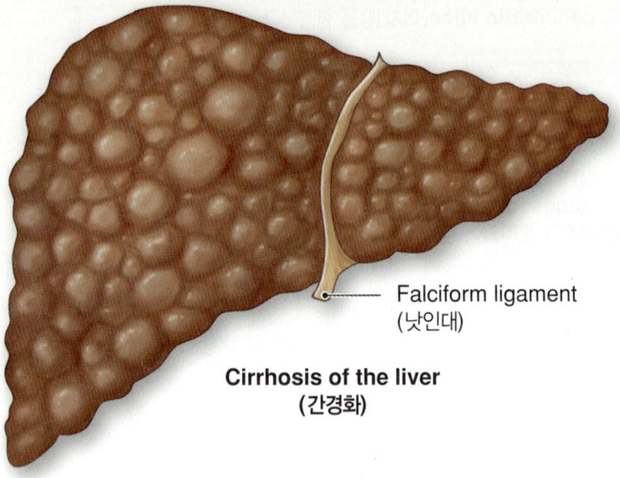

**Cirrhosis of the liver
(간경화)**

Gallbladder(쓸개)

쓸개즙이 너무 많이 축적되면 불용성미네랄과 염의 결정체인 **gallstones(쓸개돌)**을 형성한다. 작은 쓸개돌은 쓸개관을 통과하여 배출되는 이상 큰 문제를 야기하지 않는다. **Cholecystitis(쓸개염)**인 경우에는 쓸개돌 이 너무 커서 쓸개벽을 손상시키거나 쓸개주머니관 또는 온쓸개관을 막는다. 이러한 경우에는 쓸개를 수술적으로 제거할 필요가 있다. 쓸개를 제거한다고 하더라도 쓸개즙 생산은 정상적으로 이루어지기 때문에 소화에는 큰 지장을 주지 않는다.

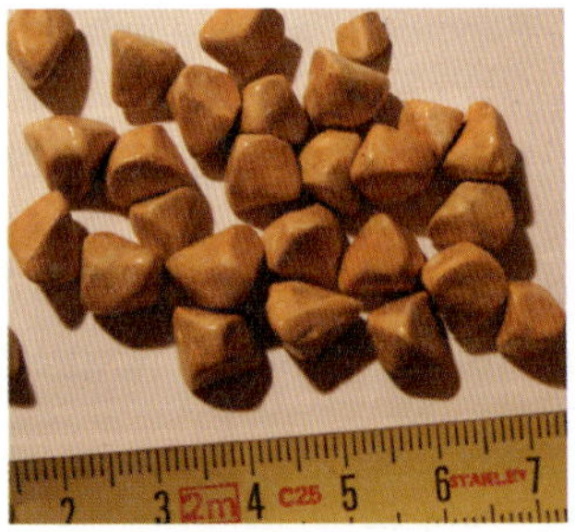

Gallstones(쓸개돌, 담석)

Stomach(위)

위속면의 점막염증을 **gastritis(위염;** gas-TRĪ-tis)라고 한다. 위염은 아스피린과 알코올과 같은 약을 섭취한 후에 생긴다. 심한 정신적 또는 물리적 스트레스 후에도 발생되며 위벽의 세균감염이나 강한 화학약물을 섭취 후에도 발생한다. 위염은 궤양을 유발하기도 한다. **Peptic ulcer(소화성궤양)**는 위효소와 위산이 위 또는 샘창자속면을 침식했을 때 발생한다. **Gastric ulcer(위궤양)**는 위에서 발생하고 **duodenal ulcer(샘창자궤양)**는 샘창자에서 발생한다. *Helicobacter pylori*(헬리코박터 파이로리; HE-li-kō-bak-ter pi-LŌR-i)에 의한 세균감염은 소화성궤양의 80% 이상을 차지한다. 궤양치료는 위샘에서 분비되는 산생산을 억제하는 **cimetidine** (Tagamet, **시메티딘**; si-MET-i-dēn) 같은 약을 복용한다. 만약 *Helicobacter pylori*가 있다면 항생제를 같이 복용한다.

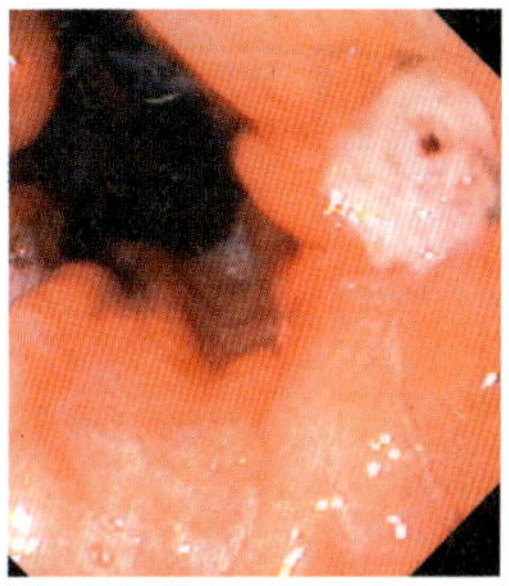

Gastric ulcer(위궤양)

Pancreas(이자)

Pancreatitis(이자염, 췌장염; pan-krē-a-TĪ-tis)는 이자의 염증이나. 이자염의 원인은 배출관을 막는 쓸개돌, 바이러스감염, 알코올과 같은 독성 약물이다. 이러한 자극들은 외분비세포를 손상시킨다. 약 8명 중에서 한 명은 이자염이 계속 진행되어 분비된 lysosomal enzyme(리소좀 효소)에 의해 이자가 파괴되어 죽음에 이른다.

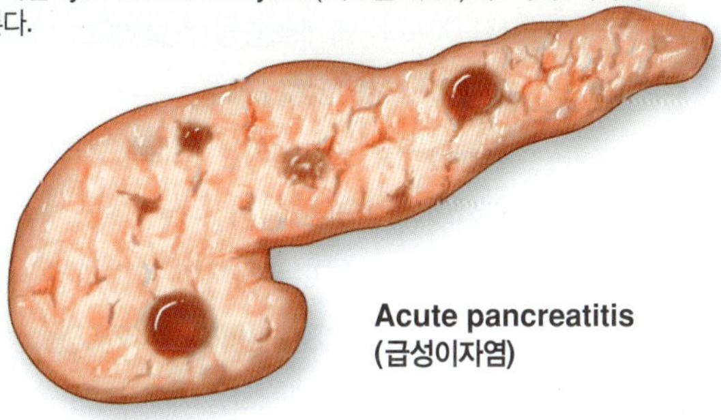

Acute pancreatitis (급성이자염)

Small Intestine(작은창자)

Enteritis(장염)는 작은창자의 염증이다. 전형적으로 장염은 수인성 장운동 또는 **diarrhea(설사;** dī-a-RĒ-uh)를 유발한다. 장염에 의한 설사의 원인 중 하나는 *Giardia lamblia* 원충이다. **Dysentery(이질;** dis-en-TER-ē)는 혈액과 점액성분의 설사를 유발하는 작은창자와 큰창자의 염증이다. **Gastroenteritis (위창자염)**는 세균, 바이러스, 원충 또는 기생충감염에 의한 위와 창자의 염증이다. 대부분의 경우 위생상태가 불량하거나 수질상태가 좋지 않은 지역에서 호발한다.

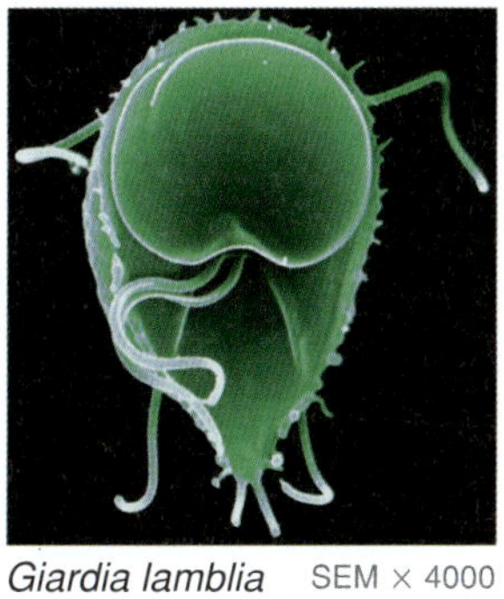

Giardia lamblia (람블편모충) SEM × 4000

Large Intestine(큰창자)

Colitis(잘록창자염, 대장염; kō-LĪ-tis)는 설사 또는 변비와 관련 있는 잘록창자의 염증과 관련되는 일반적인 용어이다. 창자의 속면이 정상적인 수분을 흡수할 수 없거나 수분을 흡수할 수 있는 한계를 초과했을 때 설사가 유발된다. **Constipation(변비)**은 빈번하지 못한 장운동(배변)으로 인한 건성이고 단단한 대변과 관련있다. 대변이 잘록창자를 통해 천천히 움직여 과도한 수분이 재흡수될 때 변비가 생긴다.

매년 미국에서는 대략 152,000명의 **colorectal cancer(대장암)** 환자가 새롭게 진단을 받고 57,000명이 사망한다. 대부분 50세 이상이며 대장암의 위험인자로 동물성 지방이 풍부한 식사와 낮은 섬유성 식사가 있다. 유전적인 경우에는 창자를 따라 상피암을 형성한다. 대부분의 대장암은 국소적인 암인 창자벽의 속면인 점막에서 자라는 **polyps(용종)**에서 시작된다. 전이가 발생하기 전에 암유발 용종을 제거한다면 극적으로 예후가 향상된다.

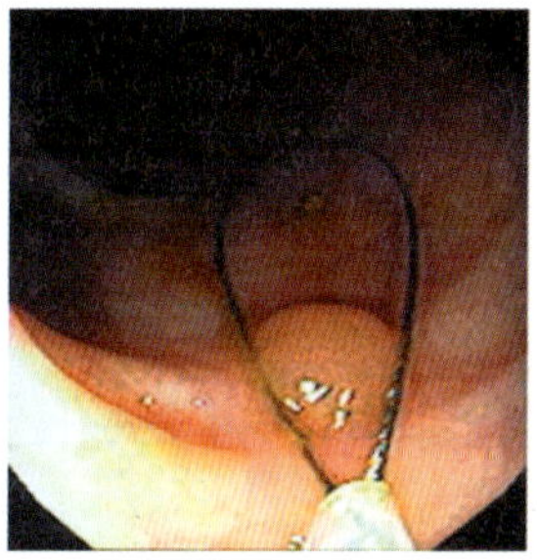

Colon polyp seen on colonoscopy (큰창자내시경상에서 관찰되는 용종)

모듈 15.16 복습

a. 치아주위질환을 기술하시오.

b. 쓸개염을 기술하시오.

c. 소화성궤양을 유발하는 대표적인 세균은 무엇인가?

1. 명칭 표기

아래의 그림에 맞는 해부학적 구조물을 표시하시오.

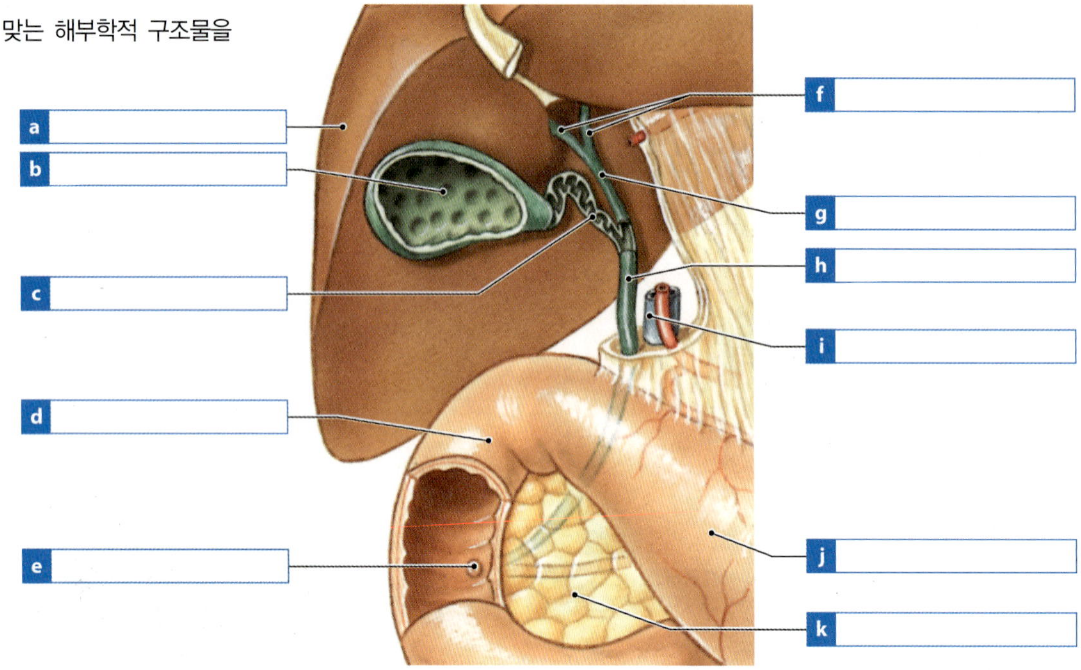

2. 연결하기

용어설명과 가장 유사한 해부학 용어를 고르시오.

- Saliva(침)
- pancreatic juice(이자효소)
- gallstone(쓸개돌)
- portal hypertension(문맥고혈압)
- pancreatic lipase(이자지질분해효소)
- liver(간)
- starch(녹말)
- insulin(인슐린)
- hepatopancreatic sphincter(간이자조임근)
- salivary reflex(침샘반사)
- gallbladder(쓸개)
- mumps(볼거리)
- common bile duct(온쓸개관)
- peptic ulcer(소화성궤양)

a ______ 이자 알파아밀라제의 부산물
b ______ 샘창자로의 쓸개흐름을 조절한다.
c ______ 간과 쓸개로 흐른다.
d ______ 세균증식을 감소시키는 항체를 함유한다.
e ______ 침샘의 바이러스 감염
f ______ 산에 의해 위 또는 창자의 상피가 손상된 상태
g ______ 간으로의 혈류가 제한되어 나타나는 상태
h ______ 복잡한 지질을 분해하는 이자효소
i ______ 쓸개즙을 합성하고 분비하는 기관
j ______ 이자로부터 분비되는 내분비 물질
k ______ 이자로부터 분비되는 외분비 물질
l ______ 입안의 내용물에 의해 자극받는 것
m ______ 쓸개즙을 저장하는 기관
n ______ 쓸개염을 야기하다.

3. 단답형

침샘의 장점을 기술하시오. ______

4. 절 종합 문제

샘창자유두를 막는 암의 예상되는 결과를 기술하시오.

______

핵심 용어로 윤곽 파악하기

각 모듈마다 차례대로 열거한 용어를 이용하여 내용을 요약하시오.

1절

General Organization of the Digestive System(소화계통의 일반적 구성)

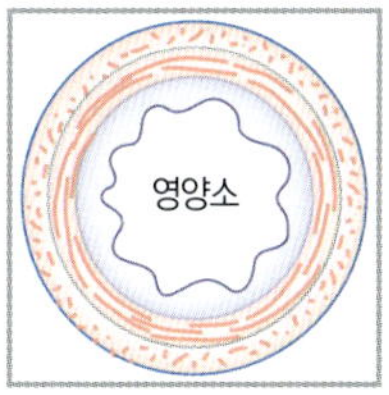

• digestive system(소화계통)
• digestive tract(소화관)
○ gastrointestinal(GI) tract(위장관)

15.1

Digestive tract(소화관)은 점막으로 둘러싸인 근육형 관이다

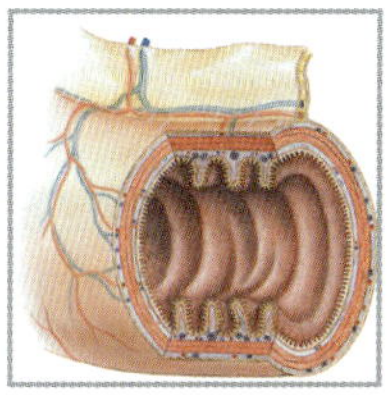

• mesentery(창자간막)
• mucosa(점막)
• submucosa (점막밑조직)
• muscularis externa(근육층)
• serosa(장막)
○ secretory gland (분비샘)
• circular fold (돌림주름)
• villi(융모)
• muscularis mucosae (점막근육판)
• submucosal plexus (점막밑신경얼기)
• myenteric plexus (근육층신경얼기)

15.2

평활근수축은 소화관을 따라 음식물을 혼합하여 앞으로 나아가게 한다

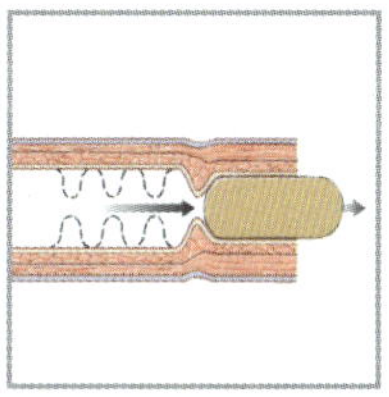

• bolus(음식덩이)
• peristalsis(꿈틀운동, 연동)
• segmentation(분절운동)

2절

Digestive Tract(소화관)

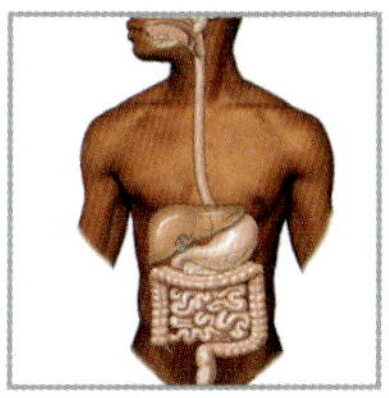

○ oral cavity(입안), teeth(치아), tongue(혀)
○ pharynx(인두)
○ esophagus(식도)
○ stomach(위)
○ small intenstine (작은창자)
○ large intenstine (큰창자)
• ingestion(섭취)
• mechanical processing (기계적과정)
• digestion(소화)
• secretion(분비)
• absorption(흡수)
• compaction(밀집)
• feces(대변)
• defecation(배변)

15.3

입안은 혀, 침샘, 치아를 포함하고 침샘에서 침이 분비된다

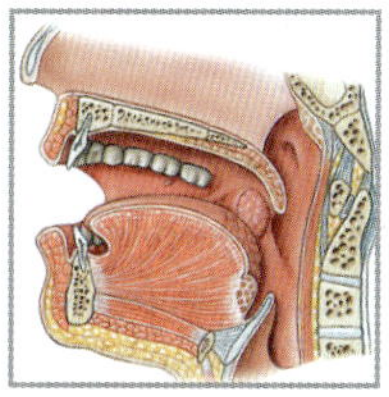

• oral cavity(입안)
• oral mucosa(입안점막)
• hard palate (단단입천장)
• soft palate (물렁입천장)
• uvula(목젖)
• root(of the tongue) (혀뿌리)
• labia(입술)
• cheek(볼)
• body(of the tongue) (혀몸통)
• vestibule(입안뜰)
• lingual frenulum (혀주름띠)
• pharyngeal arch (인두궁)
• tongue(혀)
• lingual lipase (혀지질분해효소)
• gingivae(잇몸)
• mastication(씹기)

15.4

서로 다른 턱부위에 있는 치아는 크기, 모양, 기능이 다양하다

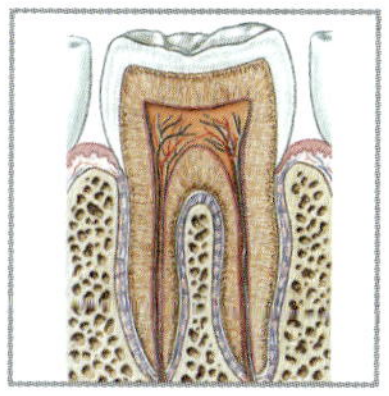

• dentin(상아질)
• pulp cavity (치아속질공간)
• crown(치아머리)
• neck(치아목)
• root(치아뿌리)
• alveolus(치조)
• enamel(사기질)
• cementum (시멘트질)
• periodontal ligament (치아주위인대)
• root canal (치아뿌리관)
• incisors(앞니)
• cuspid (송곳니, 견치)
• bicuspid (작은어금니)
• molars(큰어금니)
• deciduous teeth (젖니)
• primary dentition (1차치열, 젖니)
• secondary dentition (2차치열, 간니)
• wisdom teeth (사랑니)
• dental arcade (치열)
• tooth decay(충치)
• dental plaque (치태, 치면세균막)
• gingivitis (잇몸염, 치은염)

15.5

인두와 식도의 근육층은 삼킴작용에 있어 중요한 역할을 한다

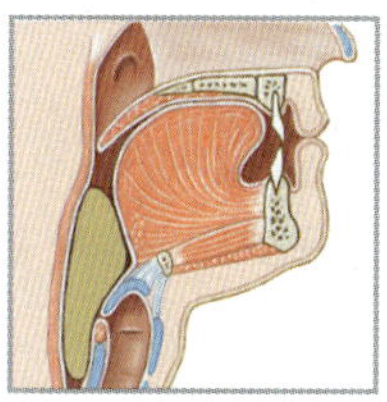

• pharynx(인두)
• esophagus(식도)
• adventitia(바깥막)
• deglutition (삼키기, 연하)
• buccal phase(볼기)
• pharyngeal phase (인두기)
• esophageal phase (식도기)
• secondary peristaltic wave (2차꿈틀파, 2차연동파)
• esophageal hiatus (식도틈새)
• lower esophageal sphincter (아래식도조임근)

• = 해당 모듈에서 굵은 문자로 표시한 용어

15.6

위는 근육형의 확장가능한 J모양의 기관이며 3개의 근육층을 가지고 있다

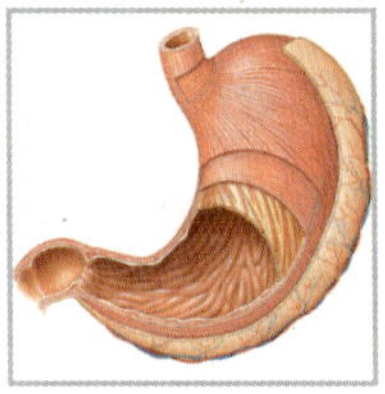

- chime(미즙)
- lesser curvature (작은굽이)
- greater curvature (큰굽이)
- fundus(위바닥)
- cardia(들문)
- body(몸통)
- pylorus(날문)
- pyloric antrum (날문방)
- pyloric canal (날문관)
- pyloric sphincter (날문조임근)
- rugae(위주름)

15.7

위는 음식물 속의 유기영양소를 분해한다

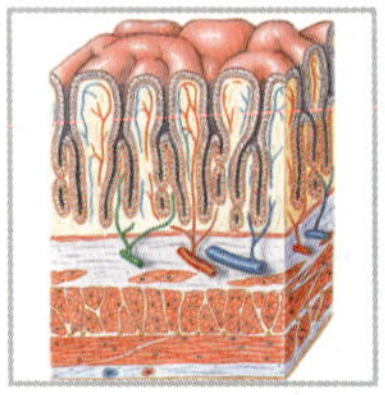

- ◦ mucosa(점막)
- ◦ submucosa (점막밑조직)
- ◦ muscularis externa (근육층)
- serosa(장막)
- gastric gland(위샘)
- gastric juice(위액)
- gastric pit(위오목)
- parietal cell (벽세포)
- intrinsic factor (내인인자)
- enteroendocrine cell (창자내분비세포)
- chief cell(으뜸세포)
- pepsinogen (펩시노겐)
- pepsin(펩신)
- rennin(레닌)
- gastric lipase (위지질분해효소)

15.8

창자관은 영양소를 흡수하기 위한 특별한 구조로 되어 있다

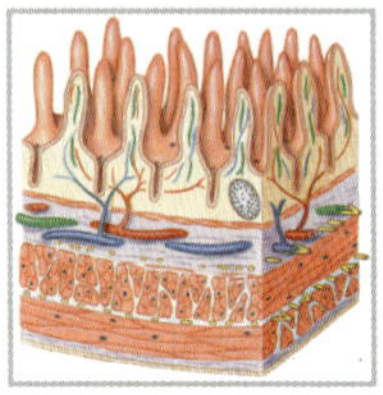

- plicae circular (돌림주름)
- intestinal villi (창자융모)
- intestinal gland (창자샘)
- lacteal(암죽관)
- brush border (솔가장자리)

15.9

작은창자는 샘창자, 빈창자, 돌창자로 구성되어 있다

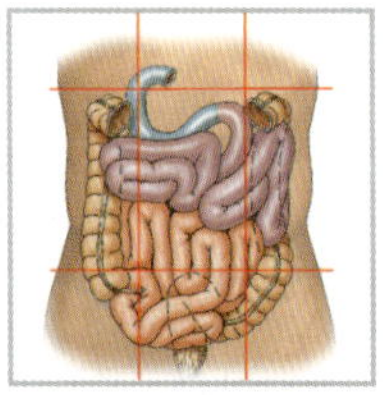

- duodenum(샘창자)
- jejunum(빈창자)
- ileum(돌창자)
- ileocecal valve (돌막창자판막)

15.10

소화활동을 조절하는데 5가지 호르몬이 있다

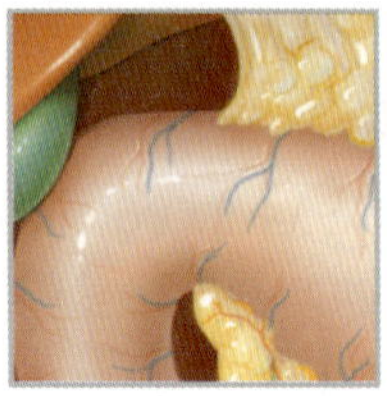

- gastrin(가스트린)
- secretin(세크레틴)
- gastric inhibitory peptide (GIP, 위억제펩티드)
- cholecystokinin (CCK, 콜레시스토키닌)
- vasoactive intestinal peptide (VIP, 혈관작용성 장펩티드)

15.11

큰창자는 대변성분을 저장하고 농축시킨다

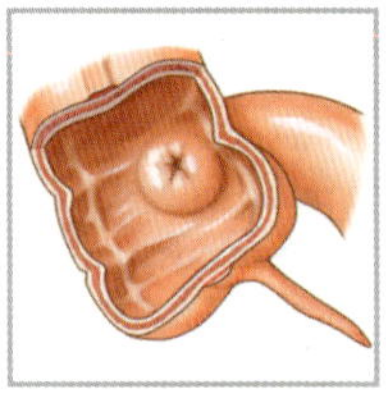

- large intestine (큰창자)
- cecum(막창자)
- compaction(밀집)
- ileocecal valve (돌막창자판막)
- appendix (막창자꼬리)
- appendicitis (막창자꼬리염)
- ascending colon (오름잘록창자)
- right colic flexure (오른창자굽이)
- colon(잘록창자)
- transverse colon (가로창자)
- left colic flexure (왼창자굽이)
- fatty appendice (복막주렁, 지방곁자취)
- descending colon (내림잘록창자)
- sigmoid flexure (구불창자굽이)
- taeniae coli (잘록창자띠)
- haustra (잘록창자팽대)
- sigmoid colon (구불잘록창자)
- rectum(곧창자)
- hemorrhoids(치핵)
- mass movement (덩이운동)

15.12

신경반사와 호르몬은 소화활동을 조절하기 위해 상호작용을 한다

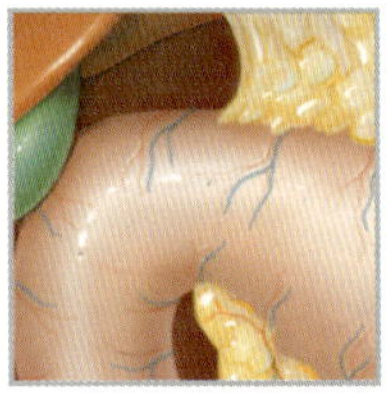

- ◦ gastrin(가스트린)
- enterogastric reflex(위창자반사)
- defecation reflex(배변반사)

3절

Accessory Digestive Organ (부속소화기관)

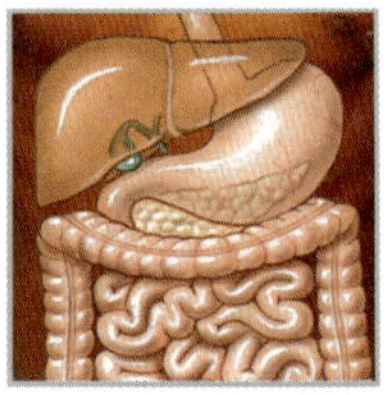

- ◦ salivary gland(침샘)
- ◦ liver(간)
- ◦ gallbladder(쓸개)
- ◦ pancreas(이자)

• = 해당 모듈에서 굵은 문자로 표시한 용어

15.13

3쌍의 침샘으로부터 침이 분비된다

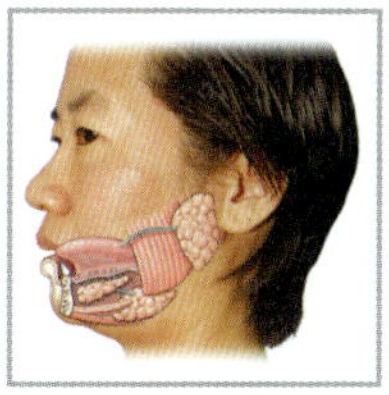

- salivary reflex (침반사)
- sublingual duct (혀밑샘관)
- submandibular duct (턱밑샘관)
- sublingual salivary gland(혀밑침샘)
- submandibular salivary gland (턱밑침샘)
- salivary amylase (침아밀라제)
- parotid salivary gland (귀밑침샘)
- parotid duct (귀밑샘관)

15.14

가장 큰 생체기관인 간은 왼엽, 오른엽, 꼬리엽, 네모엽으로 구분한다

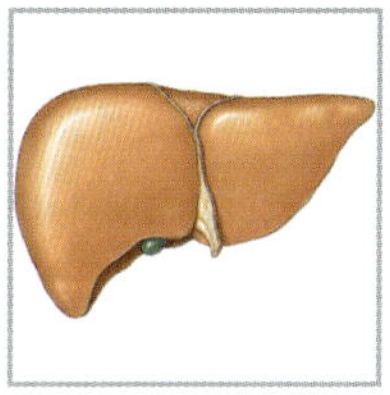

- liver(간)
- round ligament (간원인대)
- ○ right lobe(오른엽)
- ○ left lobe(왼엽)
- caudate lobe (꼬리엽)
- quadrate lobe (네모엽)
- common bile duct (온쓸개관)
- ○ gallbladder(쓸개)
- portal hypertension (문맥고혈압)

15.15

쓸개는 쓸개즙을 저장하고 농축시키며 이자는 생체의 중요한 내분비와 외분비기능을 가지고 있다

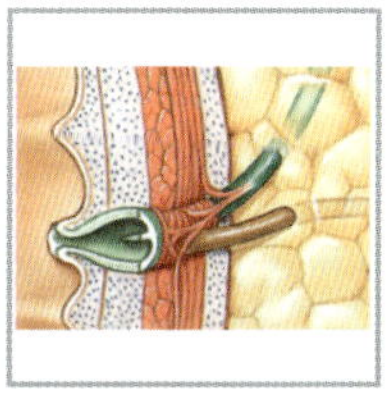

- gallbladder(쓸개)
- right and left hepatic duct (오른간관과 왼간관)
- common hepatic duct(온간관)
- cystic duct (쓸개주머니관)
- common bile duct (온쓸개관)
- duodenal ampulla (샘창자팽대)
- duodenal papilla (샘창자유두)
- hepatopancreatic sphincter (쓸개이자조임근)
- pancreas(이자)
- pancreatic duct (이자관)
- pancreatic juice (이자액)
- pancreatic lobule (이자소엽)
- accessory pancreatic duct(덧이자관)
- pancreatic alpha-amylase (이자아밀라제)
- pancreatic lipase (이자지질분해효소)
- nuclease (핵산분해효소)
- proteolytic enzyme (단백분해효소)

15.16

소화계통의 질환은 다양하고 비교적 흔하다

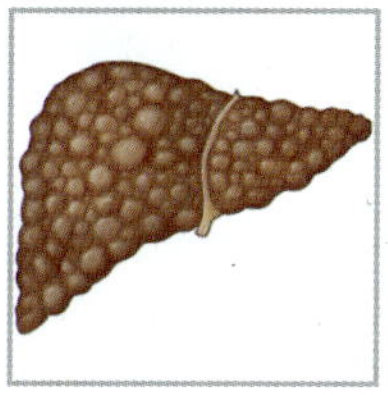

- periodontal disease(치주질환)
- gingivitis (잇몸염, 치은염)
- mumps virus (볼거리바이러스)
- mump(볼거리)
- esophagitis(식도염)
- gastroesophageal reflux(위식도역류)
- hepatitis(간염)
- cirrhosis(간경화)
- hepatitis A, B, and C(A형, B형, C형 간염)
- jaundice(황달)
- gallstone (쓸개돌, 담석)
- cholecystitis(쓸개염)
- gastritis(위염)
- peptic ulcer (소화(성)궤양)
- gastric ulcer(위궤양)
- duodenal ulcer (샘창자궤양)
- cimetidine (시메티딘)
- pancreatitis(이자염)
- enteritis (창자염, 장염)
- diarrhea(설사)
- dysentery(이질)
- gastroenteritis (위창자염)
- colitis (잘록창자염, 대장염)
- constipation(변비)
- colorectal cancer (대장암)
- polyps(용종)

15장 종합 복습 문제

1. 위는 소화과정에서 어떤 역할을 하는가?
2. 쓸개돌이 있는 환자에서 왜 이자염이 유발되는지를 설명하시오.
3. Barb은 아직 완전히 밝혀지지 않은 유전적 원인의 국소적인 창자염증인 크론병을 앓고 있다. 병이 갑자기 재발했을 때 복통, 체중감소, 그리고 빈혈이 나타났다. 창자의 어느 부분이 관여 하였으며 환자의 증상과 징후의 원인은 무엇인가?
4. 치과의사는 큰어금니의 어떤 층을 가로질러 치아뿌리관에 구멍을 뚫었는가? (심하게 감염된 치아의 신경, 혈관, 그리고 치아속질조직의 제거를 위해)
5. 최근 들어 많은 사람들은 수술로 체중을 감소시키려고 한다. 수술로 체중을 감소시키는 원리는 위의 일부분을 스테플링으로 문합하여 작은 위를 만든다. 이러한 수술은 어떻게 체중감소를 유발하는가?

15장에 있는 모든 모듈, 절, 종합 복습 문제의 풀이를 알고 싶으면 이 책의 뒷부분에 청색 식별표로 표시한 해답 페이지를 참조하시오.

• = 해당 모듈에서 굵은 문자로 표시한 용어

16

대사와 에너지학 (Metabolism and Energetics)

번역: 이서은

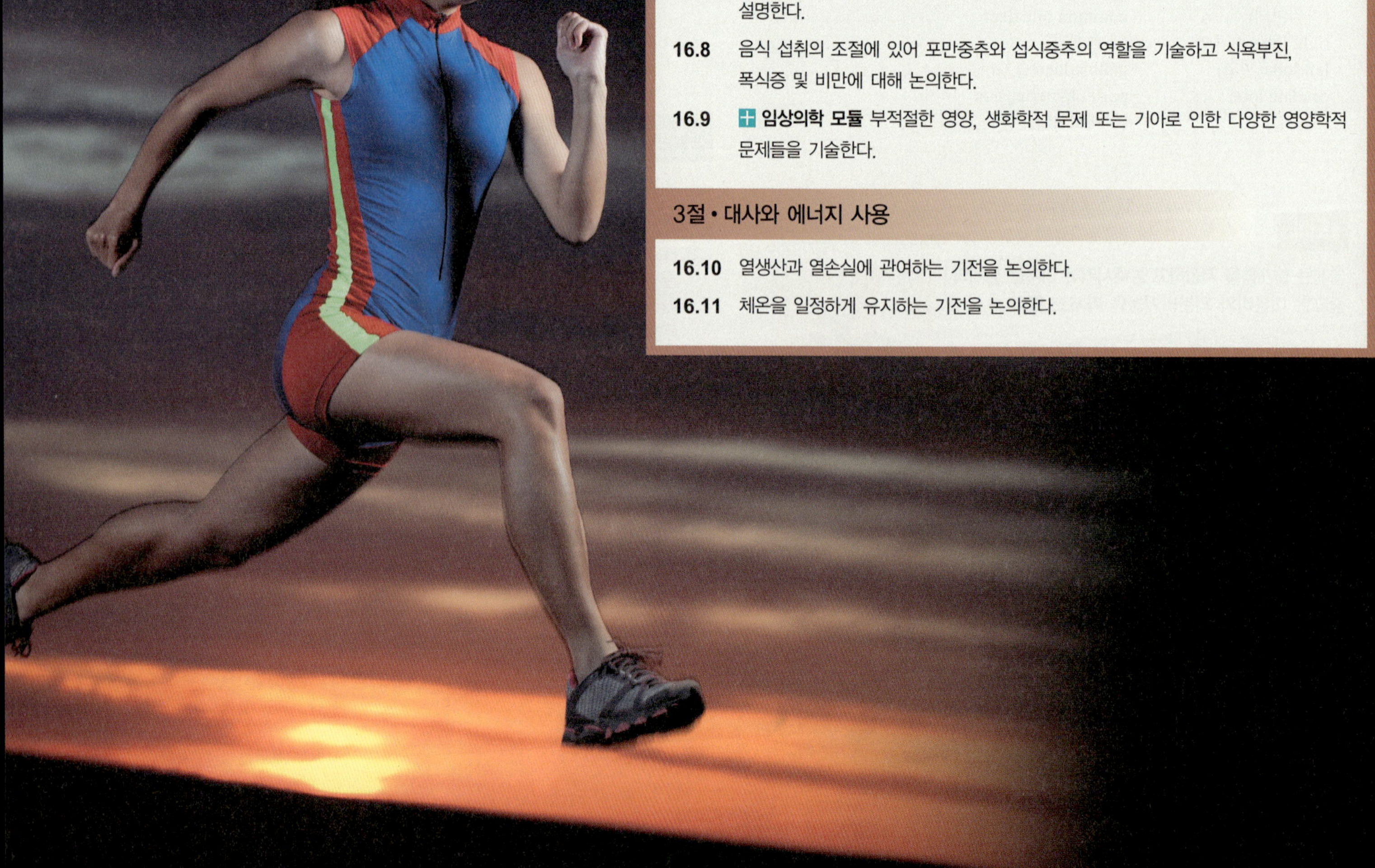

학습성과

다음 각 학습성과 번호는 본문의 모듈 번호와 일치하며, 독자는 16장을 모두 공부한 후에 각 학습성과를 실천할 수 있어야 한다.

1절 • Cellular Metabolism((세포대사) 개요

16.1 시트르산 회로 및 전자전달계의 기본 과정을 논의한다.

16.2 세포에너지 생산에 있어 각종 영양소 저장고의 역할을 기술한다.

2절 • 영양소의 소화와 대사

16.3 탄수화물 대사에 대해 요약한다.

16.4 지질이 운반되고 배분되는 과정을 기술한다.

16.5 단백질 대사의 주요 특징과 단백질을 에너지원으로 사용하는 과정을 요약한다.

16.6 정상적 신체의 기능에서 비타민과 미네랄의 역할을 설명한다.

16.7 무엇이 적절한 영양을 구성하는지 그리고 왜 균형잡힌 식사가 중요한지를 설명한다.

16.8 음식 섭취의 조절에 있어 포만중추와 섭식중추의 역할을 기술하고 식욕부진, 폭식증 및 비만에 대해 논의한다.

16.9 **임상의학 모듈** 부적절한 영양, 생화학적 문제 또는 기아로 인한 다양한 영양학적 문제들을 기술한다.

3절 • 대사와 에너지 사용

16.10 열생산과 열손실에 관여하는 기전을 논의한다.

16.11 체온을 일정하게 유지하는 기전을 논의한다.

Cellular Metabolism(세포대사) 개요

Metabolism(대사; me-TAB-ō-lizm)은 유기체에서 일어나는 모든 화학반응을 일컫는 말이다. 세포 내에서 일어나는 화학반응을 **cellular metabolism(세포대사)**이라 하는데, 이는 항상성을 유지하고 본질적 기능을 수행하는데 필요한 에너지를 공급한다. **Catabolism(이화작용, 분해대사)**은 체내 유기물질을 분해하는 것이고, **anabolism(동화작용, 합성대사)**은 새로운 유기물질을 합성하는 것이다(2장에 기술되어 있음).

세포대사의 개략

대사적 재편성(metabolic turnover) 과정을 통하여 세포는 DNA를 제외한 모든 유기성분들을 분해하고 다시 합성한다. 이화작용은 ATP의 형태로 에너지를 방출한다. 세포의 모든 유기물들은 유기물질의 비축저장소로서 대사적 재편성 또는 에너지 생산을 위해 사용될 수 있다.

세포는 주변 간질액(사이질액)으로부터 계속 유기물질들을 흡수하여, 이화작용을 통하여 분해된 물질들을 보충한다. 영양소 저장고 내 성분들은 동화작용을 위해 사용되거나 ATP의 생산을 위해 분해된다. ATP를 생산하는 이화작용 경로를 개략적으로 살펴보는 것을 시작으로 저장된 영양소들의 기원과 그들의 운명에 대해 생각해 보자.

Mitochondria(사립체, 미토콘드리아)에서는 이화작용에 의해 상당량의 에너지가 방출된다. 이 이화작용 반응에서 방출되는 에너지의 약 40%가 ADP를 ATP로 전환하는데 사용된다. 남은 60%는 열로 방출되어, 세포 내부와 그 주변 조직의 온도를 높인다.

미토콘드리아는 동화작용과 다른 세포 기능에 필요한 ATP를 생산한다.

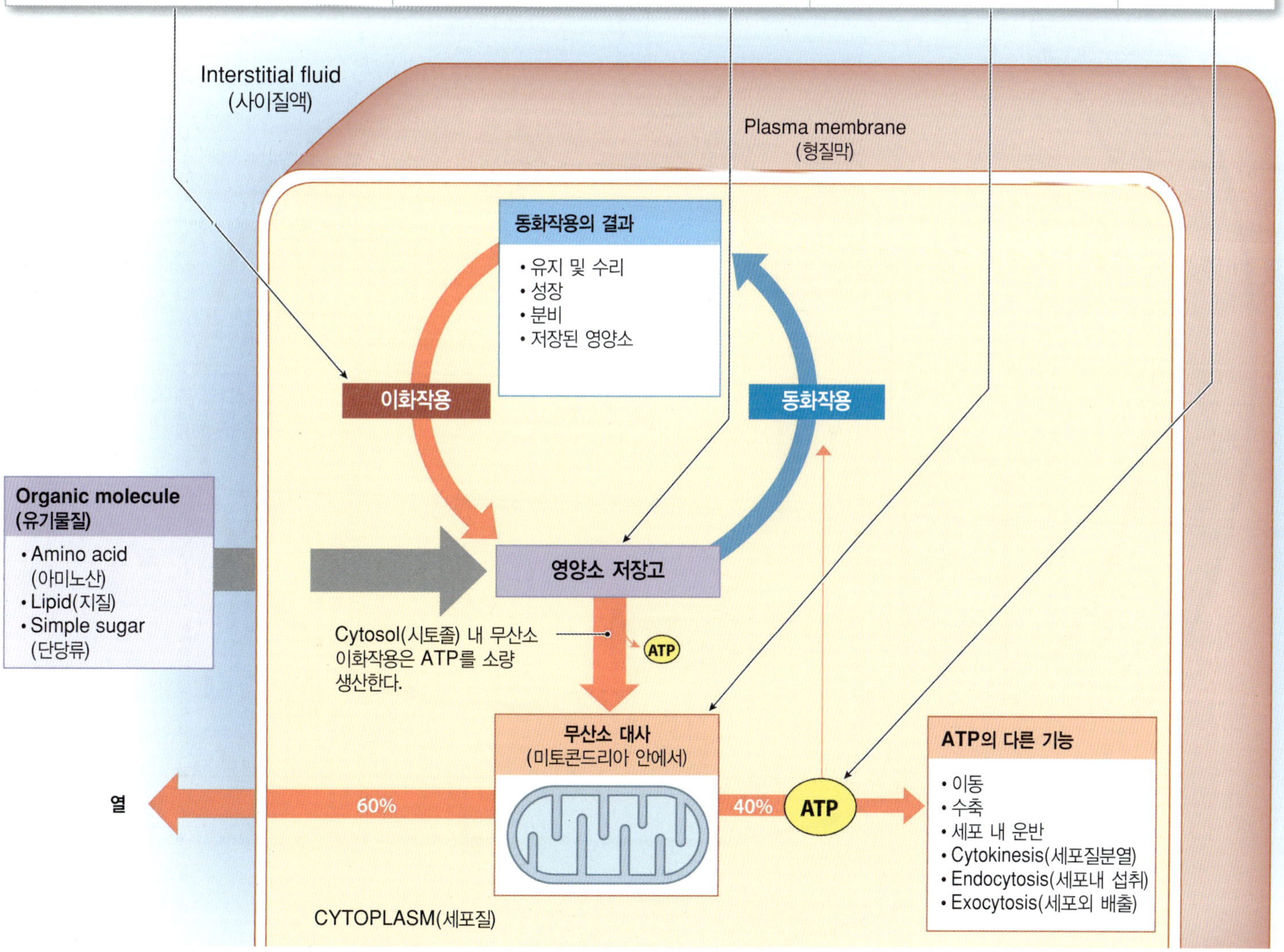

16.1

세포는 대부분의 ATP를 electron transport system(전자전달계)을 통하여 얻으며, 전자전달계는 citric acid cycle(시트르산 회로)과 연결되어 있다

1 미토콘드리아는 세포의 작용에 필요한 거의 모든 에너지를 공급한다. 세포는 그 영양소 저장고로부터 미토콘드리아에 양분을 공급하고 자신이 필요한 ATP를 얻는다. 하지만 미토콘드리아는 까다로운 섭식자라서, 공정 및 에너지 생산에 필요한 특별한 유기물 분자만을 받아들인다.

시작 세포질 내 화학반응은 영양소 저장고에서 유기영양소를 얻어서 미토콘드리아가 처리할 수 있는 보다 작은 조각으로 그 영양소를 분해한다. 일단 미토콘드리아로 흡수되면, 그 유래가 탄수화물이든 지질이나 아미노산이든 상관없이, 거기에서 이화작용 경로를 통하여 모두 분해된다.

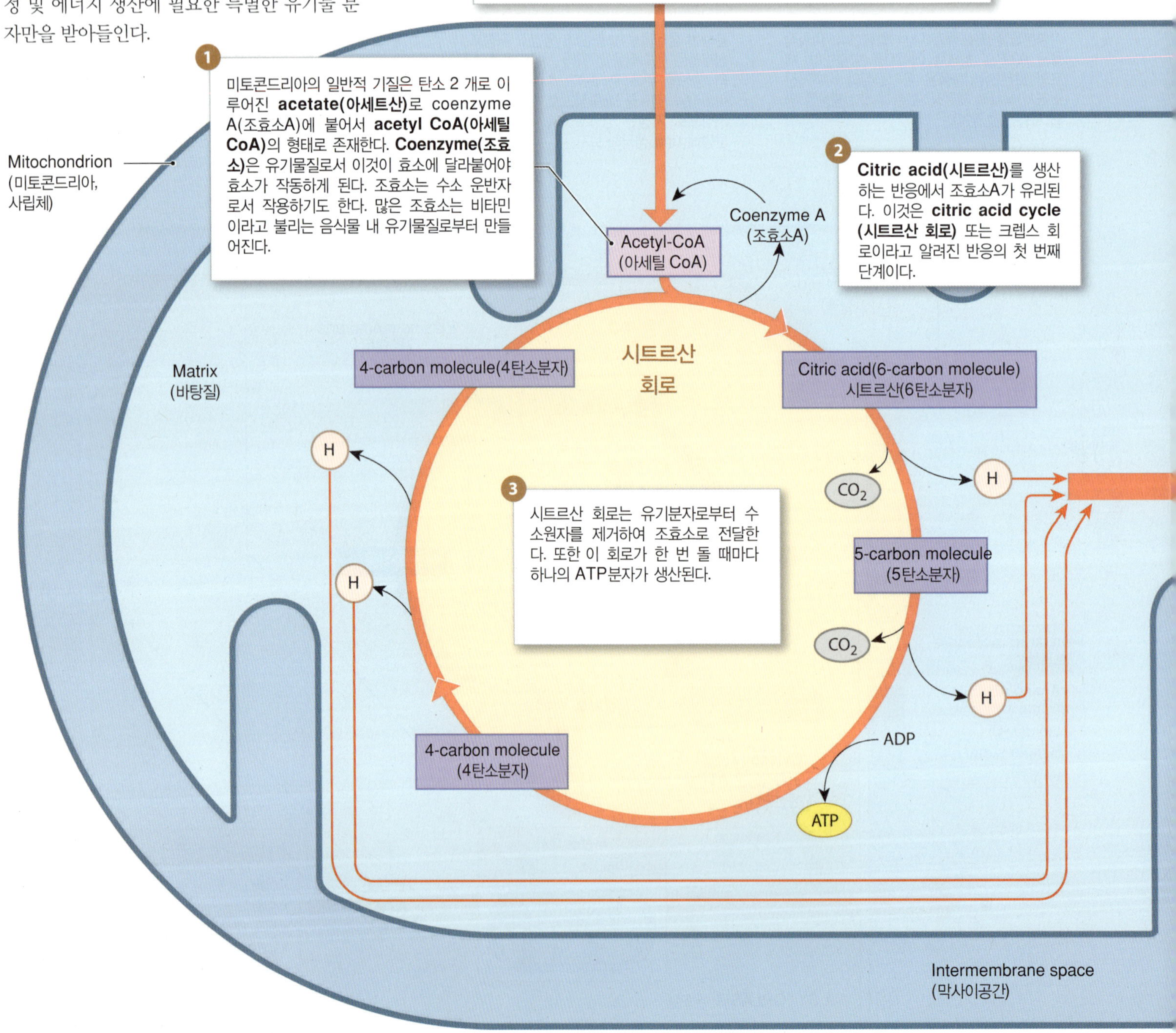

2 수소원자들은 각 미토콘드리아 안에서 **oxidative phosphorylation(산화인산화)** 과정을 거쳐 ATP를 만드는데 사용된다. Oxidation(산화)은 전자를 전달하는 것을 말한다. Phosphorylation(인산화)은 ADP에 고에너지 인산기를 부착하여 ATP를 만드는 것을 말한다. 산화인산화에서 ATP가 발생하기 위해서는 시트르산 회로로부터 나온 수소원자와, 조효소, 특수한 전자전달물질 그리고 산소가 필요하다. 산화인산화에서 전자들은 몇 단계를 거쳐 전달되는데, 각 단계마다 작은 양의 에너지가 유리된다. 만약 하나의 단계에서 모든 에너지들이 유리된다면 세포가 파괴될 수도 있다. 체세포에서 소모되는 ATP의 약 95%가 산화인산화를 통하여 만들어진다.

4 **산화인산화**

조효소는 많은 에너지를 함유한 전자를 가진 수소원자를 시트르산 회로에서 **ETS(전자전달계)**로 운반한다. ETS는 ATP를 생산하고, 산소를 소모하여 물을 만든다.

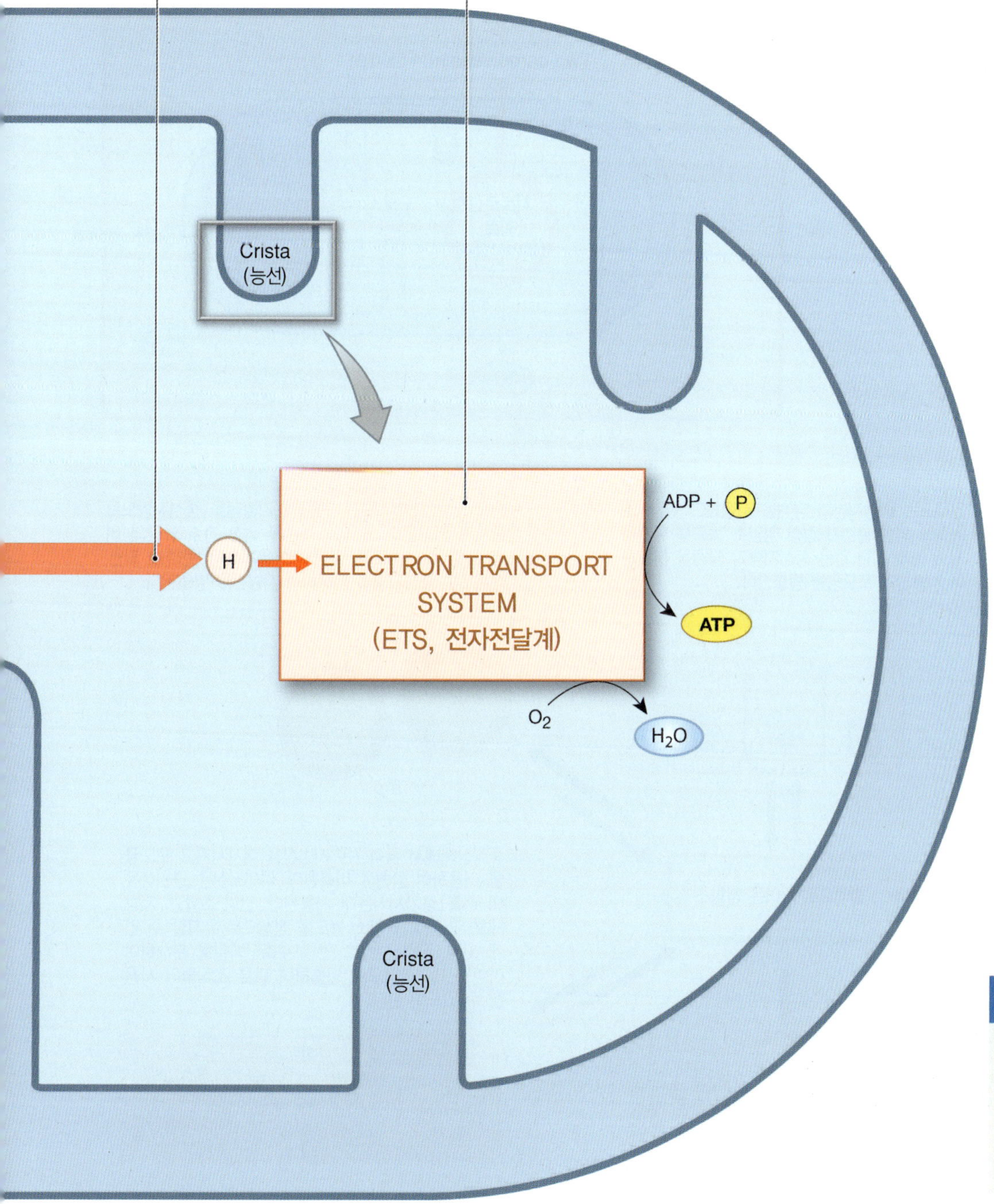

미토콘드리아는 매우 효율이 높지만 aerobic metabolism(산소대사)은 산소가 있어야 한다. 산소는 ETS를 따라 전달되는 전자를 최종적으로 받아들이는 수용물질이다. 산소가 ETS로부터 전자를 받아들인 후에는 수소이온과 결합하여 물을 형성한다. 산소 공급이 부족하면 전자의 전달이 계속될 수 없어서 ETS는 작동을 멈추게 된다. ETS가 멈추면 시트르산 회로도 멈춘다. 이러한 상태가 유지되면 세포는 생명유지에 필요한 기능을 유지하는데 ATP가 부족하게 되어 죽게 된다. Cyanide (시안화물, 청산가리) 같은 독약은 전자가 산소로 흘러가는 것을 방해한다. 이것은 산소부족과 똑같은 영향을 세포에게 주게 된다.

모듈 16.1 복습

a. 시트르산 회로를 간단히 기술하고 세포대사에서 그 역할을 설명하시오.

b. 세포대사에서 전자전달계의 역할을 설명하시오.

c. 전자전달계와 산소 사이의 연결을 설명하시오.

16.2

세포는 nutrient pool(영양소 저장고)로부터 사용할 수 있는 물질을 분해하여 필요한 에너지를 얻는다

영양소 저장고는 catabolism(분해대사) 및 anabolism(합성대사)을 위한 재료의 원천이다. 세포는 새로운 물질을 만드는데 필요한 물질을 보전하고 초과량은 분해하는 경향이 있다.

1 에너지 저장고는 합성대사와 분해대사 모두에 필요한 유기물들을 포함하고 있으므로 세포의 생존을 위해 중요하다. 세포는 지속적으로 막, 소기관, 효소 및 구조단백질들을 새로운 것으로 교체해야 하고, 자신들의 특수한 기능도 수행해야 한다. 세포의 모든 기능은 ATP를 필요로 하고, 따라서 세포의 미토콘드리아는 끊임없이 이탄소기질분자를 공급받아야 한다. 이 그림에서 화살표의 굵기는 활동성이 별로 없는 세포에서 그 대사경로의 상대적 중요성을 반영하고 있다.

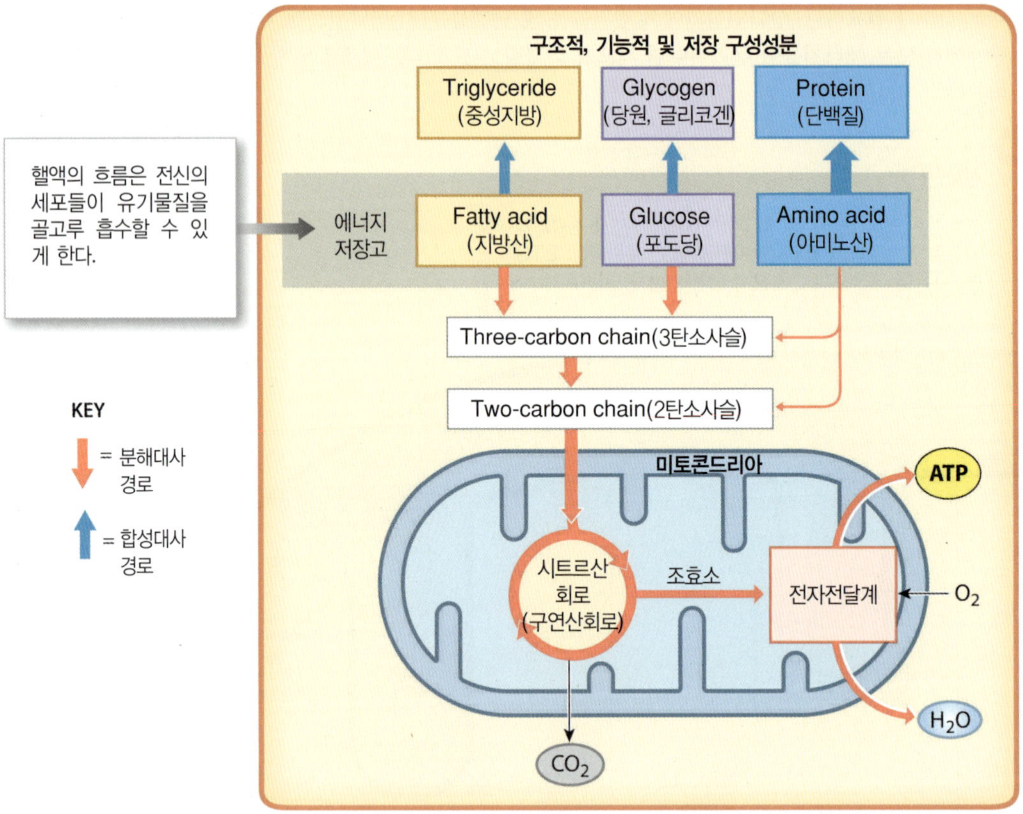

2 각 세포의 에너지 저장고는 신체전반의 metabolic reserve(대사비축량)로 기여한다. 소화관을 통한 흡수량이 혈액 내 영양소 농도를 정상으로 유지하는데 충분하지 못하게 되면, 우리 몸은 이 예비량을 동원한다.

간세포는 중성지방과 당원을 저장하고 있다. 소화관에 의한 흡수가 정상 영양소 농도를 유지하지 못하게 되면 간은 중성지방과 당원을 분해하여 지방산과 포도당을 방출한다.

Adipocyte(지방세포)는 과량의 지방산을 중성지방으로 전환시켜 저장한다. 만약 소화관에 의한 흡수와 간의 비축량이 영양소 농도를 정상으로 유지하지 못하게 되면, 지방세포는 중성지방을 분해하여 지방산을 방출한다.

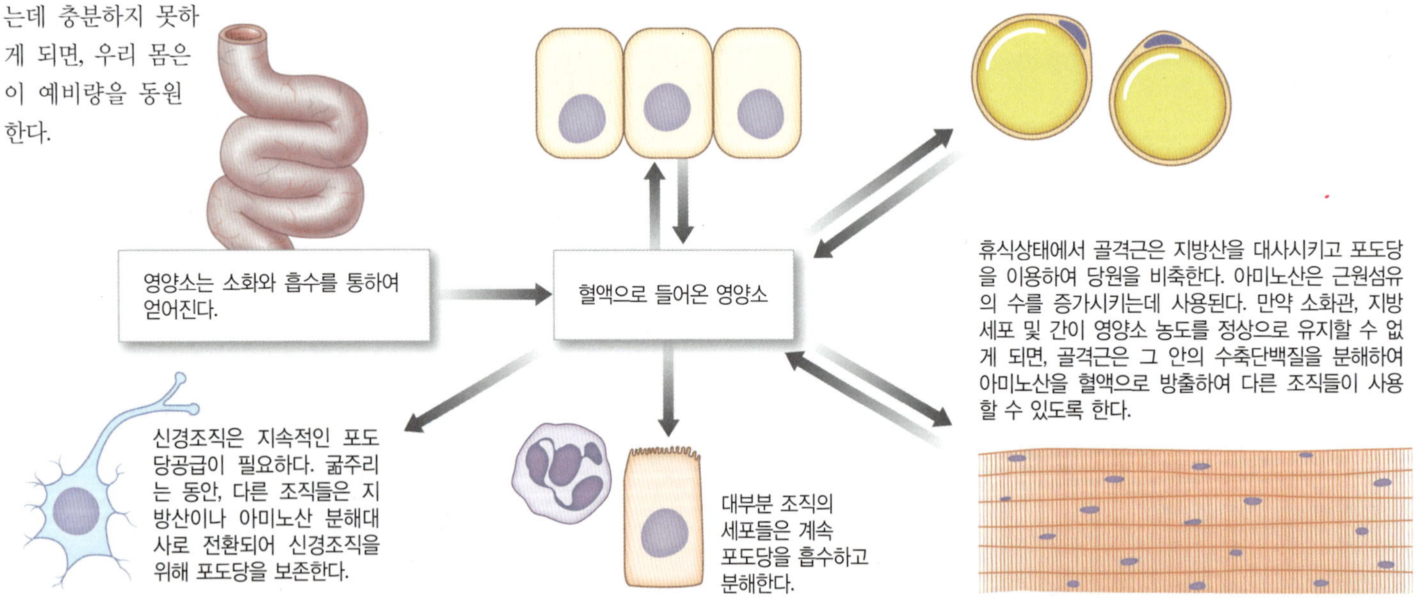

3 음식이나 영양소 저장고가 세포가 필요로 하는 단백질, 탄수화물 및 지방을 만드는데 필요한 모든 물질들을 공급하지는 않는다. 몇 가지 예외를 제외하고, 이것이 큰 문제가 되지 않는 것은 이용 가능한 물질들로부터 필요한 물질을 합성할 수 있는 효소들을 세포가 가지고 있기 때문이다. 이 그림은 분해대사 및 합성대사 경로를 요약하여 보여주고 있다.

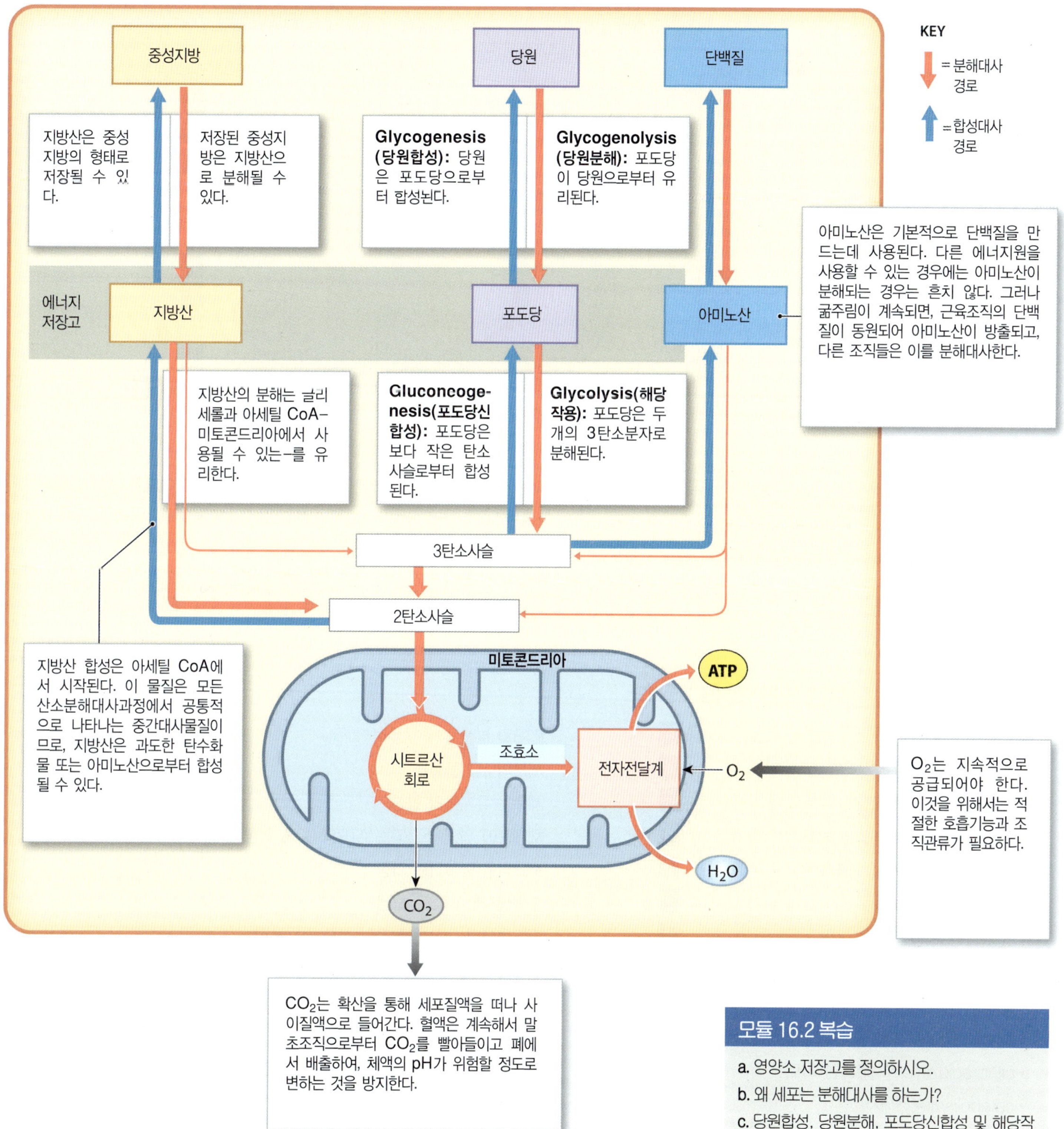

모듈 16.2 복습

a. 영양소 저장고를 정의하시오.

b. 왜 세포는 분해대사를 하는가?

c. 당원합성, 당원분해, 포도당신합성 및 해당작용을 정의하시오.

1. 연결하기

아래 용어들을 사용하여 오른쪽에 있는 세포대사 그림에 있는 빈칸을 채우시오.

- glucose(포도당)
- electron transport (전자전달계)
- O_2
- fatty acid(지방산)
- protein(단백질)
- citric acid cycle(시트르산 회로)
- ATP
- CO_2
- H_2O
- coenzyme(조효소)
- two-carbon chain(2탄소사슬)

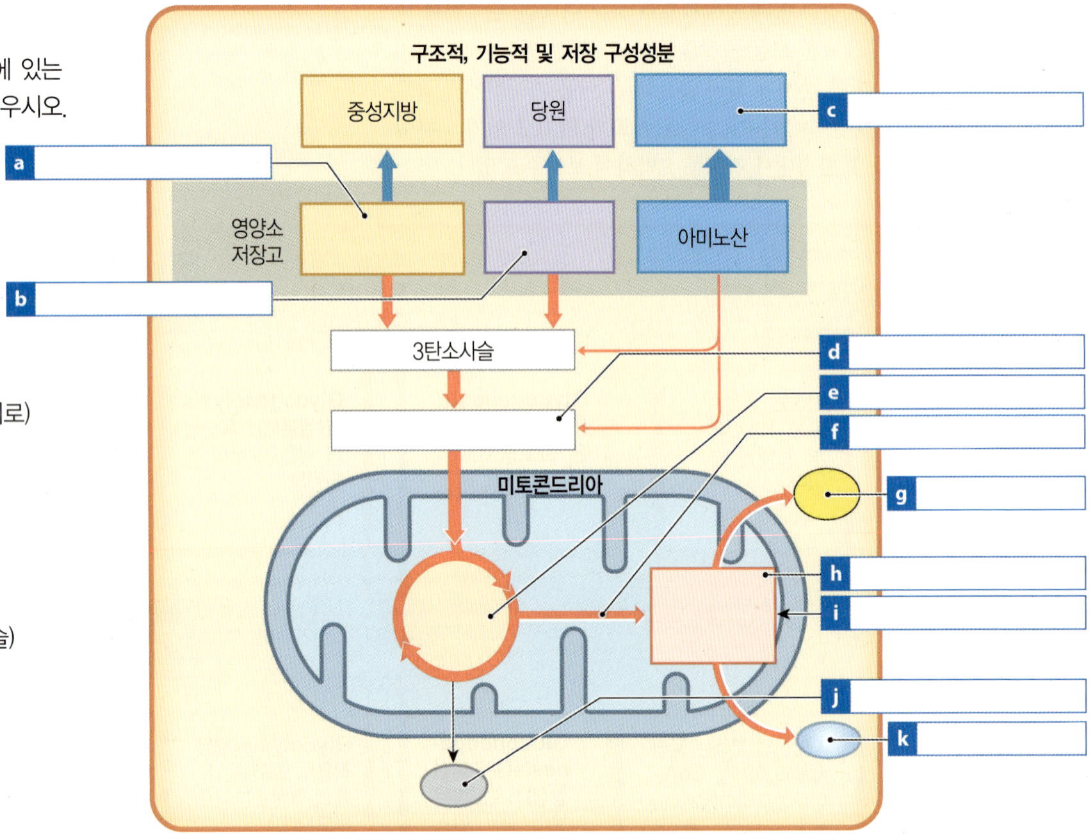

2. 단답형

신경조직은 지속적인 포도당 공급이 필요하다. 금식을 하거나 굶주릴 때 이 요구에 직면하게 되면 세포대사에 개략적으로 어떠한 변화가 일어날까?

____

____

____

3. 연결하기

다음의 각 용어와 가장 밀접하게 연관된 용어를 고르시오.

- coenzyme(조효소)
- glycogenolysis(당원분해)
- glycogenesis(당원합성)
- nutrients scarce(영양소 부족)
- nutrient pool(영양소 저장고)
- anabolism(합성대사)
- triglyceride(중성지방)
- water(물)
- acetyl CoA(아세틸 CoA)
- oxygen(산소)
- citric acid cycle(시트르산 회로)
- catabolism(분해대사)
- oxidative phosphorylation(산화인산화)
- nutrients abundant(영양소 과다)

a ________ ETS의 부산물
b ________ 세포의 유기물질들
c ________ 새로운 유기물의 합성
d ________ 체세포에 의해 소모되는 ATP의 90% 이상을 합성하는 과정
e ________ 포도당을 방출하는 과정
f ________ 수소원자를 ETS로 보냄
g ________ ETS로부터 나오는 전자의 최종 수용물질
h ________ 유기물의 분해
i ________ 세포가 탄수화물을 우선적으로 분해하는 상태
j ________ 지방산 비축량
k ________ 미토콘드리아에서 CO_2를 발생시키는 연속반응
l ________ 포도당 분자로부터 당원을 만드는 과정
m ________ 세포가 우선적으로 지방을 분해하는 상태
n ________ 미토콘드리아에서 ATP 생산을 위한 공통적인 원료

영양소의 소화와 대사

Nutrient(영양소)는 음식에 들어 있는 필수 성분으로 정상 생리작용을 위해 필요하다. **Metabolite(대사산물**; meh-TAB-eh-līt)는 우리 몸에서 일어나는 화학반응에 의해 만들어지거나 파괴되는 모든 물질들을 일컫는다. 우리가 먹는 음식은 유기질로 이루어진 물리적 구조를 가지고 있으며, 그 속에 함유된 유기물질들은 크기가 크고, 물에 녹지 않는 것도 있다. Digestion(소화) 되는 동안 그 물리적 구조는 파괴되고, 화학작용 및 효소 작용에 의하여 복잡한 유기물은 보다 단순한 성분으로 파괴된다. 그 성분들은 소화관에 의해 흡수되어 혈액을 타고 퍼져나간다. 우리 몸 전반의 세포들은 이 유기물질들을 이용하여 에너지를 생산하고 세포의 영양소 저장고를 가득 채운다.

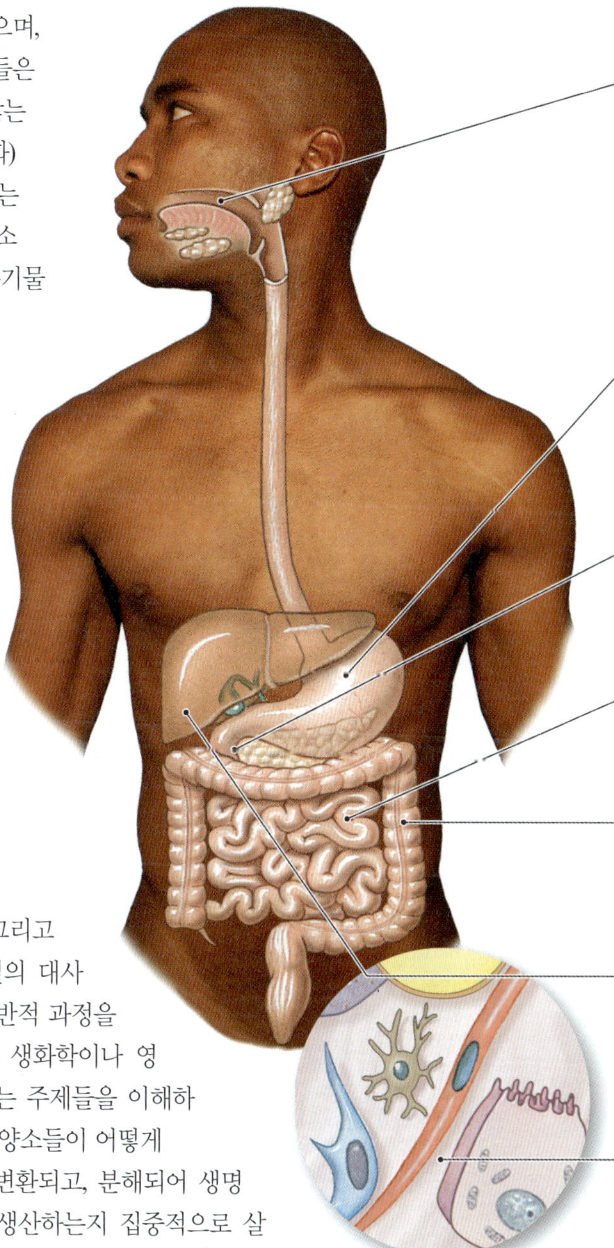

소화 과정의 단계

구강에서 침이 몇몇 유기영양소를 녹이고, 혀와 이빨에 의한 기계적 작용은 그 물질의 물리적 구조를 파괴하여 소화효소들이 다가갈 수 있도록 한다. 효소들은 복잡한 탄수화물(다당류)과 지질을 소화하기 시작한다.

Stomach(위)에서, 위산과 낮은 pH에서 작용할 수 있는 효소에 의하여 그 물질은 물리적 및 화학적으로 더욱 파괴된다. 이 효소들은 단백질을 소화하기 시작한다.

Duodenum(샘창자, 십이지장)에서, pancreas(이자)와 liver(간)가 분비한 완충제가 도달하는 chyme(미즙)의 pH를 조정하고, 이자에 의해 분비된 여러 소화효소가 탄수화물, 지질, 단백질 및 핵산의 분해작용을 촉진한다.

영양소의 흡수는 작은창자의 jejunum(빈창자, 공장)에서 주로 일어나고, 흡수된 영양소들은 혈액으로 들어간다.

소화할 수 없는 물질과 폐기물들은 큰창자로 들어가는데, 여기서는 물이 흡수되고 세균작용에 의해 유기영양소와 비타민이 만들어진다. 이 유기산물들은 흡수되고 나머지는 항문에서 배출된다.

소화관에서 흡수된 대부분의 영양소는 hepatic portal vein(간문맥)으로 들어가서 간으로 수송된다. 간은 영양소를 흡수하여 전신순환계의 정상치를 유지한다.

말초조직에서, 세포들은 영양소 저장고를 유지하고 작업을 계속하기 위하여 필요한 영양소를 흡수한다.

이 절에서는 소화, 흡수 그리고 탄수화물, 지질 및 단백질의 대사를 살펴본다. 모듈들은 일반적 과정을 강조하였으므로 여러분이 생화학이나 영양학 과정에서 접하게 되는 주제들을 이해하기 쉬울 것이다. 우리는 영양소들이 어떻게 흡수되고, 저장되며, 상호변환되고, 분해되어 생명 활동에 필요한 에너지를 생산하는지 집중적으로 살펴보도록 하자. (탄수화물, 지질 및 단백질을 합성하는 주요 합성경로는 2장에서 논의하였으므로 여기서는 논의하지 않는다.)

탄수화물은 일반적으로 휴식상태에서 우선적으로 분해대사되어 ATP를 생산한다

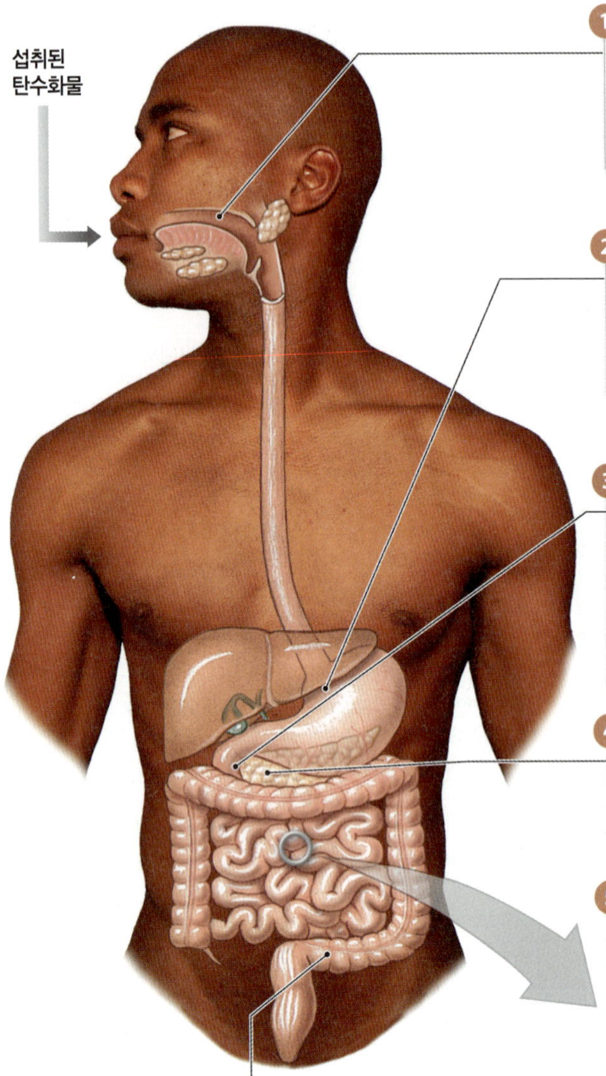

1 입에서 씹는 것은 음식덩이를 침으로 흠뻑적신다. **Salivary amylase(침아밀라아제)**는 탄수화물복합체를 disaccharide(이탄당)와 trisaccharide(삼탄당)의 혼합물로 분해한다.

2 침아밀라아제는 위에서 pH가 4.5 이하로 떨어질 때까지 음식 안의 탄수화물 소화를 계속한다. 이 효소는 식사 후 보통 한 시간에서 두 시간까지 작용한다.

3 미즙이 샘창자에 도달하면, secretin(세크레틴)이 완충액의 분비를 자극하여 샘창자 내 pH를 산성에서 알칼리성으로 변화시킨다(모든 창자의 효소들은 알칼리성 pH가 필요하다). 동시에 샘창자 세포에서 분비되는 cholecystokinin(CCK, 콜레시스토키닌)은 이자의 완충액과 효소의 분비를 촉발한다.

4 탄수화물이 많은 미즙이 도착하면 gastric inhibitory peptide(GIP, 위억제호르몬) 분비가 촉발되는데, 이 호르몬은 이자의 insulin(인슐린) 분비를 자극한다.

5 빈창자를 싸고 있는 상피세포는 탄수화물 소화를 마감한다. Brush border(솔가장자리)의 형질막은 **maltase(말타제)**, **sucrase(설탕분해효소)** 및 **lactase(젖당분해효소)** 등이 가지고 있어 2탄당인 maltose(말토오스, 포도당+포도당), sucrose(설탕, 포도당+과당) 및 lactose(젖당, 포도당+갈락토오스)를 단당류로 분해하여 흡수한다. 이 효소들이 작용하면서 생성되는 단당류는 형질막을 가로질러 운반되어 세포질액으로 들어간다.

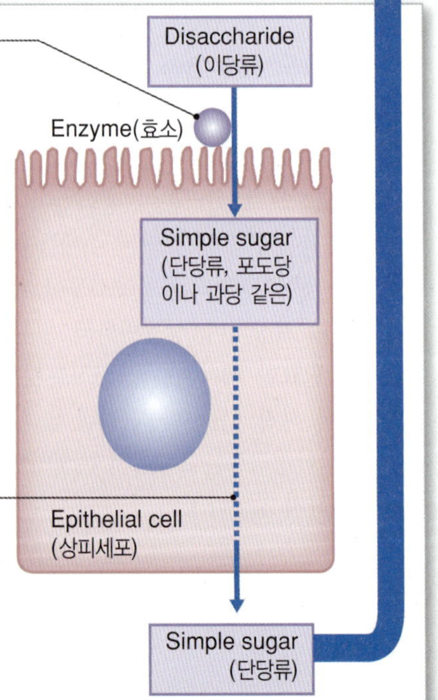

내강 쪽 표면에서 세포 안으로 수송된 단당류는 세포질을 가로질러 확산되고, 촉진확산을 통하여 사이질액에 도달한다. 이 단당류는 창자융모의 모세혈관으로 확산되어, 간문맥을 통하여 결국 간으로 수송된다.

6 창자의 효소는 셀룰로오스와 같은 소화할 수 없는 탄수화물을 분해하지 못하므로, 이들은 사실상 온전한 상태로 colon(잘룩창자)에 도달한다. 이 탄수화물들은 잘룩창자에 있는 세균에게 영양분을 공급하게 되는데, 이 세균의 활동은 적은 양의 기체[**방귀**, 즉 **flatus(창자공기)**]를 발생시킨다. 소화되지 않는 탄수화물(콩과 같은)을 많이 먹게 되면 세균의 기체발생이 자극되어, 잘룩창자가 부풀어올라 경련을 일으키거나 방귀를 자주 방출하게 된다.

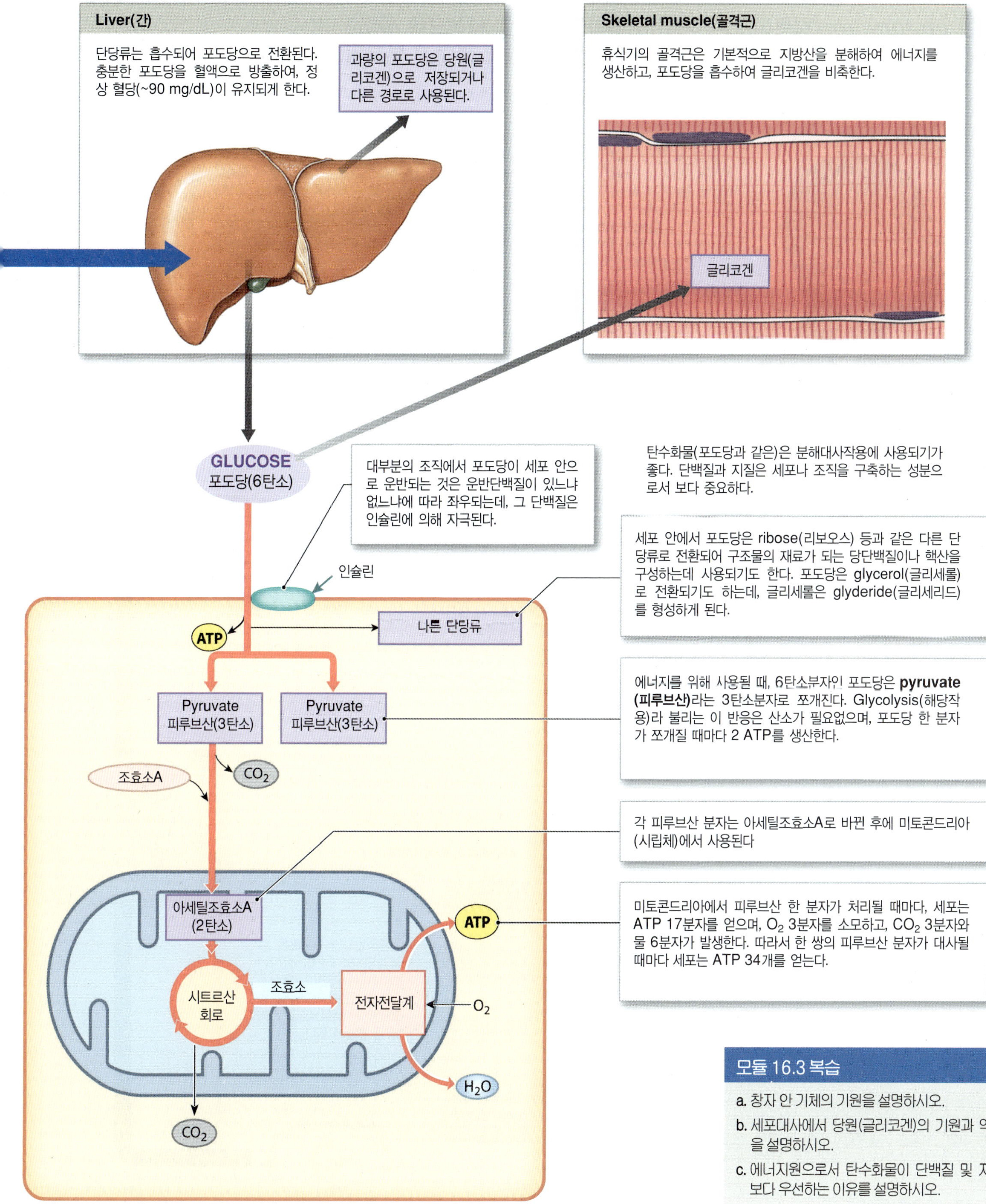

모듈 16.3 복습

a. 창자 안 기체의 기원을 설명하시오.

b. 세포대사에서 당원(글리코겐)의 기원과 역할을 설명하시오.

c. 에너지원으로서 탄수화물이 단백질 및 지방보다 우선하는 이유를 설명하시오.

지질은 chylomicron(킬로미크론, 기름죽입자)의 형태로 혈액으로 들어간다; cholesterol(콜레스테롤)은 그 후 추출되어 지질단백질의 형태로 분리된다

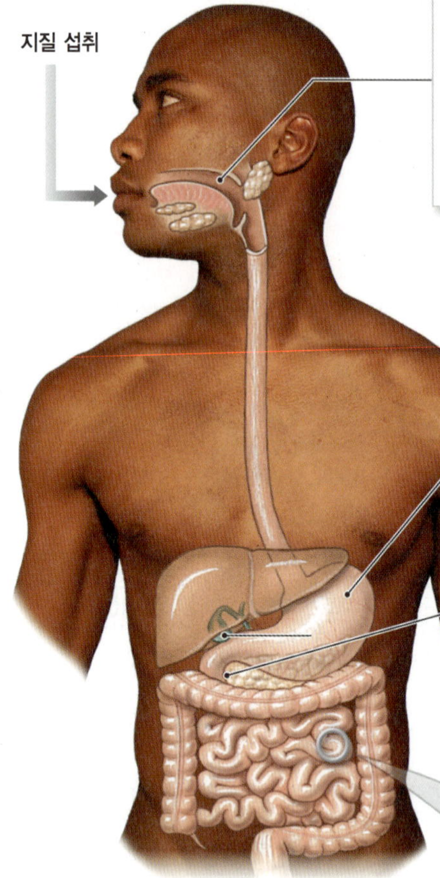

1 음식은 입에서 기계적 과정에 의해 보다 작은 조각으로 부서지고 결합조직의 체계도 파괴된다. 이 과정에서 음식덩어리는 **lipase(지질분해효소)**를 함유하고 있는 침으로 흠뻑 적셔지게 된다. 이 효소는 triglyceride(트리글리세리드, 중성지방)를 공격하여 monoglyceride(모노글리세리드)와 지방산으로 분해한다. 신체 세포는 자신이 분해하는 모든 지방산을 만들 수 없다. **Linolenic acid(리놀렌산)**와 **linoleic acid(리놀레산)**는 세포막을 만들고 유지하는데 필요하며, 음식을 통해 공급되어야 하기 때문에 **essential fatty acid(필수지방산)**이라고 부른다.

2 대부분의 식이지방은 물에 녹지 않는다. 위에서 미즙을 섞는 것은 다양한 지방을 함유한 큰 지방방울을 형성하게 된다. 지질분해효소는 산성의 환경에서 계속 작용할 수 있지만, 지방방울의 표면에 있는 중성지방만을 공격할 수 있다. 결과적으로, 미즙이 위를 떠날 때까지 중성지방의 약 20%만이 파괴된다.

3 미즙이 샘창자에 도달하면 CCK가 분비되는데, CCK는 또 다른 종류의 지질분해효소를 포함하는 이자효소들의 분비를 촉발하며, 쓸개를 자극 수축시켜 쓸개즙이 샘창자로 내뿜어지도록 한다. Bile juice(쓸개즙)는 **bile salt(쓸개산염)**를 함유하고 있는데. 이 쓸개산염은 큰 지방방울을 아주 작은 방울로 부수는 **emulsification(유화작용)**이라 불리는 과정을 수행하여 이자지방분해효소가 지방에 보다 잘 접근할 수 있도록 해준다. 이자지방분해효소는 중성지방을 분해하여 지방산화 모노글리세리드 및 글리세롤의 혼합물을 형성한다. 이 물질들은 유리된 후, 내강 안에서 쓸개산염과 상호작용하여 작은 지질-쓸개산염 복합체(complex)인 **micelle(미셀, 교질입자;** mī-SEL)을 형성한다.

4 교질입자가 창자 상피와 접촉하게 되면, 지질은 확산되어 세포막을 가로질러 세포질로 들어간다

창자세포는 모노글리세리드, 지방산 및 글리세롤을 이용하여 새로운 중성지방을 합성한다. 이 중성지방은 흡수된 콜레스테롤, 인지질 및 다른 지방용해물질들과 더불어 단백질로 둘러싸이게 되어 기름죽입자라는 착물을 형성한다. **chylomicron(기름죽입자;** kī-lō-MĪ-kronaz; chylos, 우유빛 림프; mikros, 작은)은 녹지 않는 지질을 포함하는 지질-단백질 복합체인 **lipoprotein(지질단백질)**이다. 인지질과 단백질이 감싸고 있는 표면은 착물 전체를 물에 녹게 만든다.

그 후 창자세포는 기름죽입자를 exocytosis(세포외배출)를 통하여 사이질액으로 분비한다. 기름죽입자를 감싸고 있는 표면단백질은 기름죽입자가 사이질액에 떠다니도록 하지만, 그 크기가 커서 모세혈관으로 확산되어 들어가지는 않는다.

쓸개산염이 유리된다; 유리된 쓸개산염은 작은창자를 떠나기 전 대부분 재흡수되어 간으로 돌아간다.

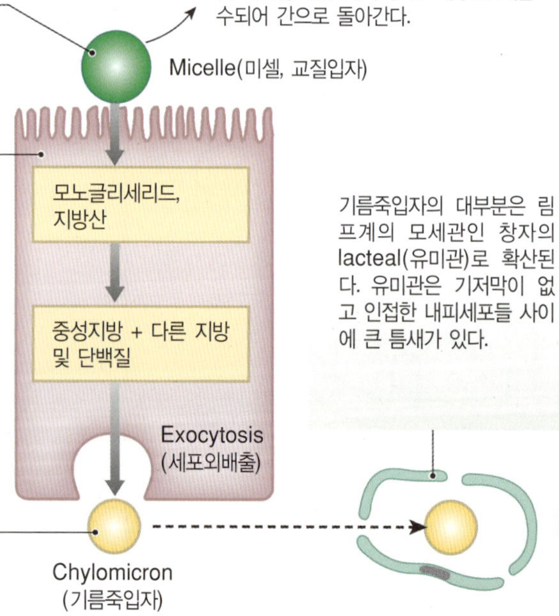

기름죽입자의 대부분은 림프계의 모세관인 창자의 lacteal(유미관)로 확산된다. 유미관은 기저막이 없고 인접한 내피세포들 사이에 큰 틈새가 있다.

5 기름죽입자는 유미관에서 림프관을 따라 thoracic duct(가슴림프관)로 들어간다.

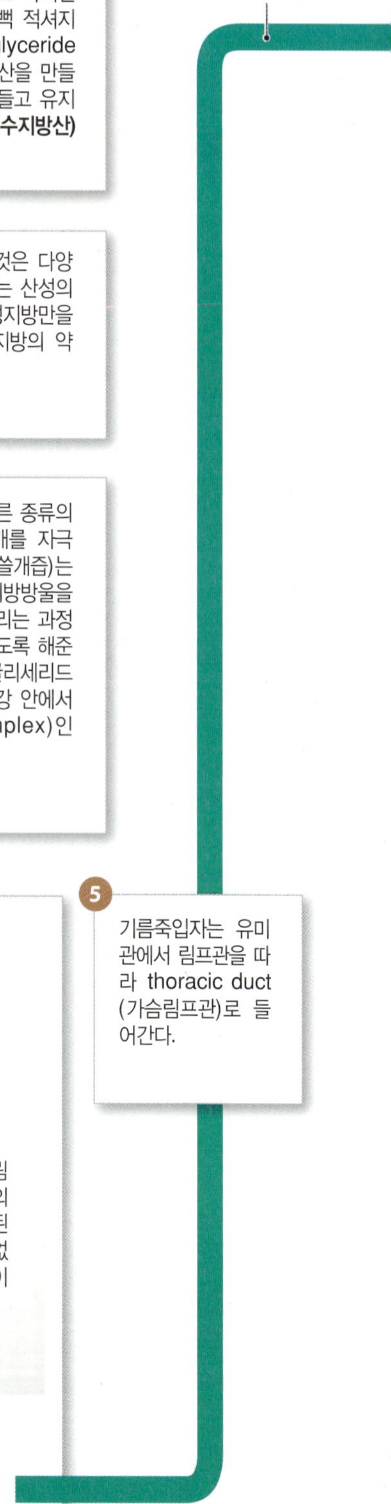

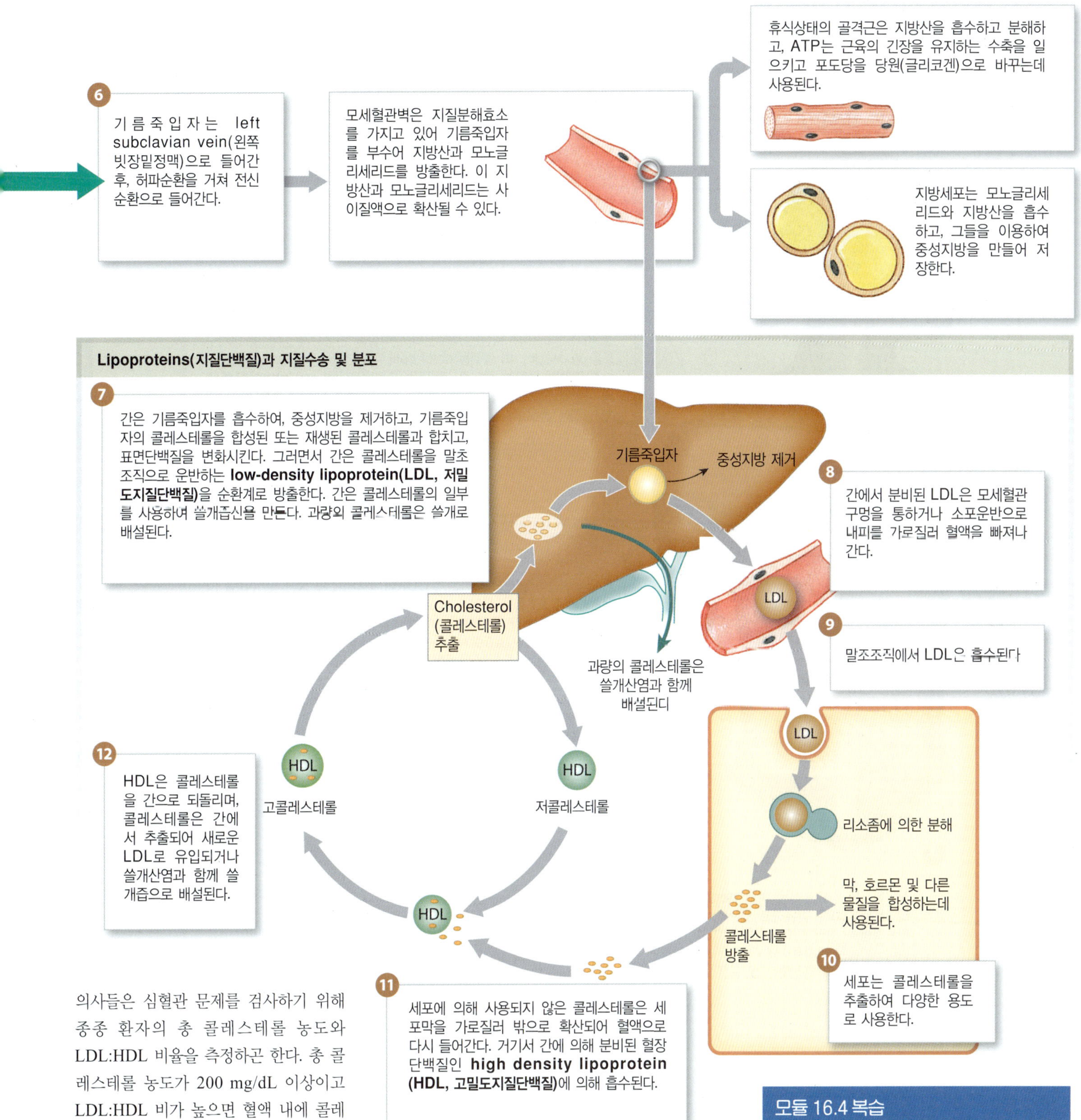

의사들은 심혈관 문제를 검사하기 위해 종종 환자의 총 콜레스테롤 농도와 LDL:HDL 비율을 측정하곤 한다. 총 콜레스테롤 농도가 200 mg/dL 이상이고 LDL:HDL 비가 높으면 혈액 내에 콜레스테롤이 많다는 것을 의미한다. 이는 그 중 대부분이 간으로 돌아와 대사되거나 배설되기 보다는 조직으로 나가 거기에 머문다는 것을 의미한다. 말초조직에 콜레스테롤이 과도하게 있게 되면 atherosclerotic plaque(죽상경화판)(모듈 11.10)에 축적되어 심장발작이나 뇌졸중을 일으킬 수 있다.

모듈 16.4 복습

a. Micelle(미셀)과 기름죽입자는 무엇이 다른가?

b. 간은 받아들인 기름죽입자(킬로미크론)를 가지고 어떤 일을 하는가?

c. LDL과 HDL의 역할을 기술하시오.

16.5

단백질 합성에 필요하지 않은 아미노산은 파괴되어 다른 아미노산으로 변형될 수 있다

1 단백질은 매우 복잡한 구조로 되어 있어서, 단백질 소화는 복잡하고 시간이 걸린다.

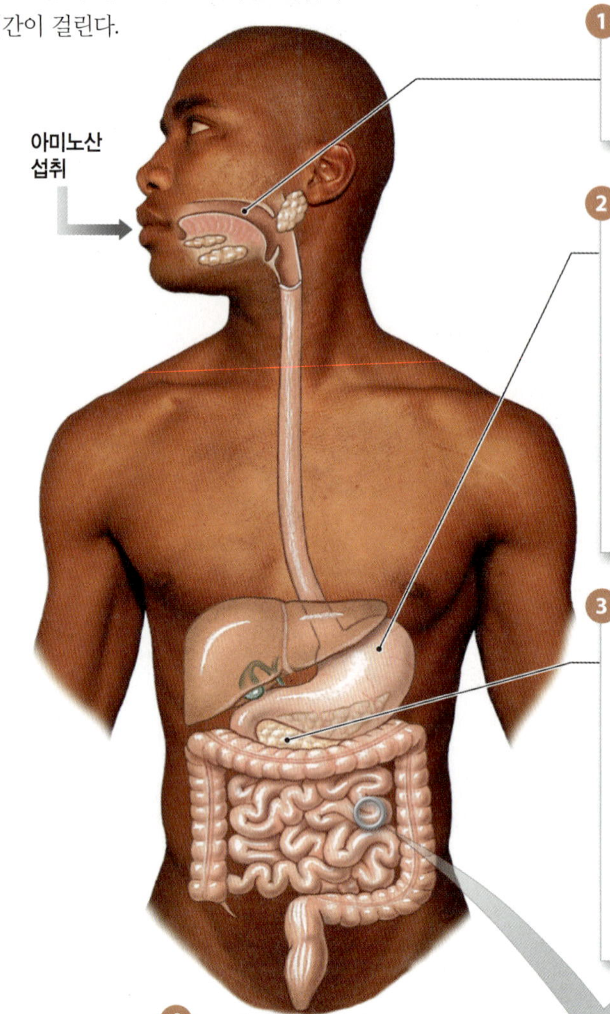

1 첫 단계는 음식의 단단한 삼차구조를 붕괴시키는 것이다. 이것은 입에서 음식을 잘게 씹고 침과 섞음으로써 시작한다.

2 위에서는 휘젓고 섞는 부가적인 기계적 공정이 일어난다. 음식덩어리를 강한 산성환경에 노출시켜 병원체를 죽이고 결합조직 및 식물세포의 벽을 파괴한다. 또한 위산은 대부분의 단백질을 변성시켜 삼차 및 이차구조를 붕괴시킨다. 이 붕괴는 chief cell(주세포)에서 pepsinogen(펩시노겐)이라는 불활성 상태로 분비되는 단백질분해효소인 **pepsin(펩신)**의 공격에 펩티드결합을 노출시킨다. 펩신은 보통 미즙이 샘창자에 도달하기 전에 충분한 시간 동안 작용하여 복잡한 단백질을 작은 펩티드로 분해한다.

3 산성의 미즙이 샘창자에 이르면, CCK가 이자효소의 생산 및 분비를 자극한다. 이 효소들은 불활성 proenzyme(전구효소)으로 분비되고 샘창자에서 활성화된다. **Enteropeptidase(창자펩티드분해효소)**는 샘창자 상피에서 분비되는 효소로서 전구효소 trypsinogen(트립시노겐)을 단백질을 분해하는 효소인 **trypsin(트립신)**이라는 단백질분해효소로 변환시키는 과정을 시작한다. 트립신은 다른 전구효소를 **chymotripsin(키모트립신)**, **carboxipeptidase(카르복시펩티드분해효소)** 및 **elastase(엘라스타아제)** 등으로 전환한다. 각 효소는 특정 아미노산들을 연결하는 펩티드결합을 공격하지만 다른 것에는 작용하지 않는다. 이런 작용들이 모여서 단백질은 이펩티드, 삼펩티드 및 아미노산이 섞여 있는 상태로 파괴된다.

4 작은창자의 상피표면은 여러 **peptidase(펩티드분해효소)**를 함유하고 있는데, 이들은 펩티드결합을 잘라 아미노산을 유리시킨다. 그 아미노산들은 이자효소의 작용에 의해 유리되는 것들과 함께 촉진확산 및 공동수송을 통하여 흡수된다.

아미노산은 세포의 기저막측으로 확산된 후 촉진확산 및 공동수송을 통하여 사이질액으로 방출된다. 사이질액에서 아미노산은 창자의 모세혈관으로 들어가 hepatic portal vein(간문맥)을 통하여 간으로 운반된다.

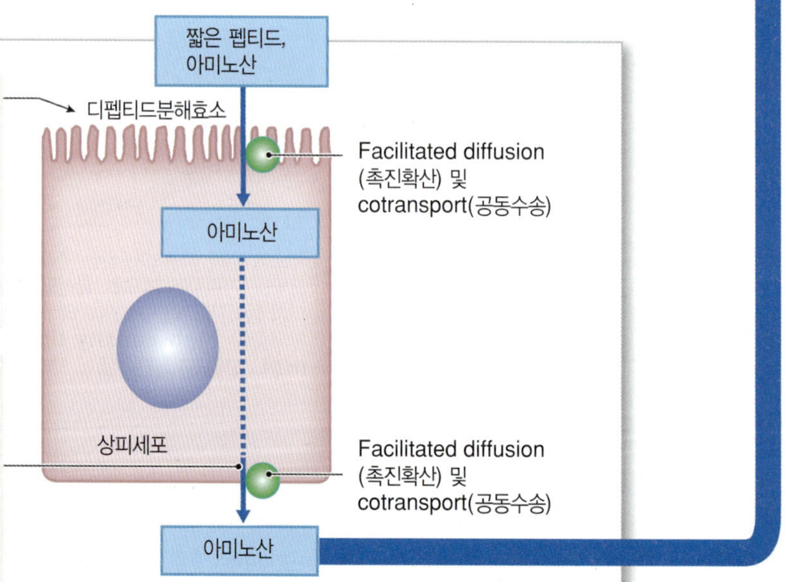

5

간은 순환계 내 아미노산의 농도를 포도당의 경우처럼 정확하게 조절하지는 않는다. 간은 스스로 많은 아미노산을 이용하여 혈장단백질을 만들며, 아미노산을 합성, 전환 또는 분해하는데 필요한 모든 효소들을 다 가지고 있다. 3탄소분자로 분해될 수 있는 아미노산은 다른 포도당원을 이용할 수 없게 되면 gluconeogenesis(포도당신합성)의 재료로 사용되기도 한다.

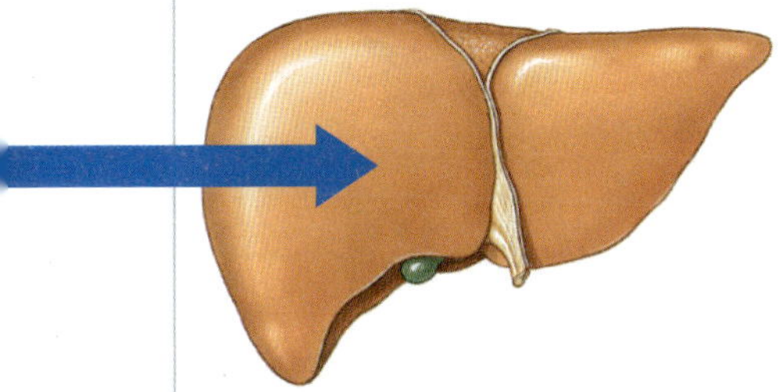

아미노산 합성

간세포와 신체의 다른 세포들은 단백질합성에 필요한 20가지의 아미노산 중 10가지를 쉽게 만들 수 있다. 이 아미노산들은 음식에 들어 있을 필요가 없기 때문에 **nonessential amino acid(비필수아미노산)**라고 한다. 반면, **essential amino acid(필수아미노산)**는 우리 몸에서 만들 수 없기 때문에(또는 생리학적 요구에 충분한 양을 만들 수 없기 때문에) 음식을 통하여 얻어야 한다.

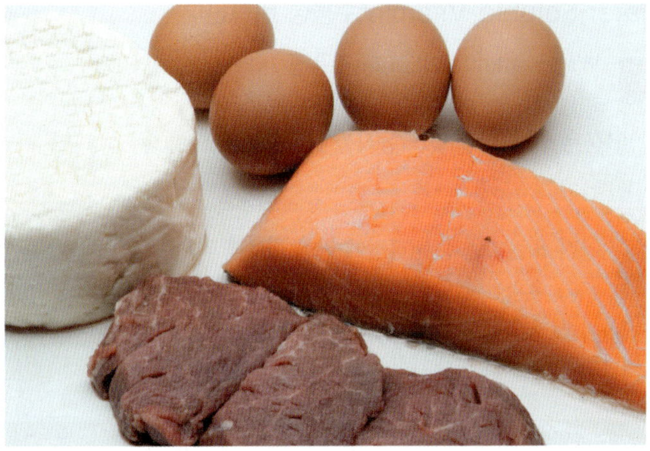

고기, 달걀 및 낙농식품들은 훌륭한 단백질원이다.

2 아래의 모식도는 휴식 상태에서 우리 몸이 어떻게 유기성분을 사용하는지 보여 준다.

음식에 있는 탄수화물, 지방, 단백질

↓

소화의 결과 발생한 단당류, 지방산 및 아미노산은 흡수되어 혈액으로 들어간다

↓

선신 세포에 의해 흡수된다

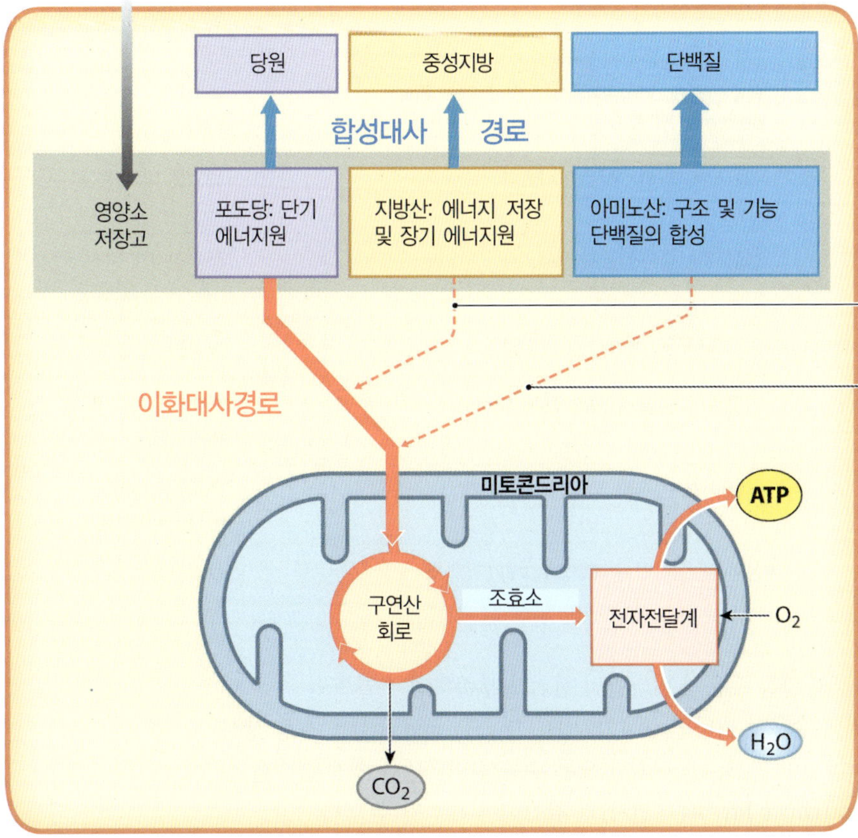

대부분의 지방산은 아세틸 CoA로 분해되어 시트르산 회로에서 처리된다.

아미노산 분해대사에 의해 살아가는 세포는 겨울 오두막에서 마치 따뜻하게 하기 위해 벽을 태우고 있는 사람과 같다. 그것은 일시적으로는 도움이 될지 몰라도, 오래 지속될 수 없으며, 장기적 측면으로 보면 도리어 상태를 악화시킨다.

모듈 16.5 복습

a. 창자펩티드분해효소의 역할은 무엇인가?

b. 필수아미노산과 비필수아미노산의 차이는 무엇인가?

c. 휴식상태에서 영양소 저장고 내 영양소에는 무슨 일이 일어나는가?

Vitamin(비타민) 및 mineral(미네랄)은 많은 대사경로의 기능에 꼭 필요하다

음식 내 영양소의 섭취와 대사를 **nutrition(영양)**이라고 한다. **Vitamin(비타민)**은 아주 적은 양으로 특정 대사경로에서 중요한 역할을 하는 유기물이다. **Mineral(미네랄)**은 전해질의 해리를 통하여 유리되는 무기이온들이다.

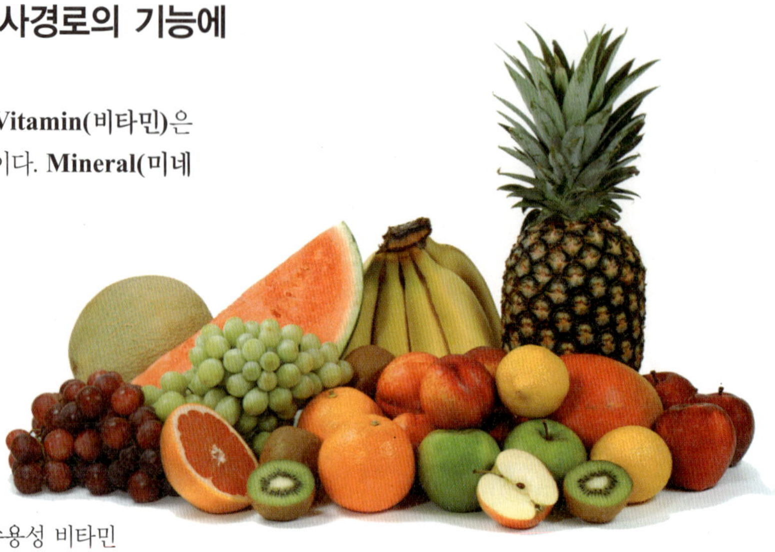

Water-Soluble Vitamin(수용성 비타민)

1 **Water-soluble vitamin(수용성 비타민)**은 비타민B군과 비타민C 등이다. 이들 중 대부분은 조효소의 성분이다. 비타민B군은 고기, 달걀 및 낙농식품에 있으며, 비타민C는 신 과일에 많다.

2 아래 표는 수용성 비타민에 관한 정보를 정리한 것이다. 이들 수용성 비타민들은 소화관과 혈액의 체액 사이에서 빠르게 교환되며, 넘쳐나는 양은 쉽게 오줌으로 배설된다. 이 때문에 무지막대한 양의 비타민 보충제를 먹지 않는 한, 수용성비타민 과잉은 잘 초래되지 않는다.

수용성 비타민

비타민	중요 작용	부족 증상	과다 증상
B_1 (thiamine, 티아민)	많은 경로의 조효소	근육쇠약, 중추신경계 및 심혈관계 이상; *beriberi*(베리베리)	Hypotension(저혈압)
B_2 (riboflavin, 리보플라빈)	해당작용이나 구연산회로 같은 많은 반응 경로에 관여하는 조효소의 일부분	상피 및 점막의 황폐화	간지러움, 저림
B_3 (niacin, 니아신)	해당작용이나 구연산회로 같은 많은 반응 경로에 관여하는 조효소의 일부분	중추신경계, 위장관계, 상피 및 점막의 황폐화; *pellagra*(펠라그라)	간지러움, 작열감, 혈관 확장
B_5 (pantothenic acid, 판토텐산)	많은 반응경로에 있는 조효소A의 성분	성장지체, 빈혈, 경기, 상피변화	보고된 바 없음
B_6 (pyridoxine, 피리독신)	아미노산 및 지질대사의 조효소	성장지체, 중추신경계 장애	중추신경계 변성, 치명적일 수도 있음
B_7 (biotin, 비오틴)	많은 반응경로의 조효소	피로, 근육통, 메스꺼움, 피부염	보고된 바 없음
B_9 (folate/folic acid, 폴산)	아미노산 및 핵산 대사의 조효소	성장지체, 빈혈, 위장관 장애, 발생이상	대량투여 외에는 보고된 바가 적음
B_{12} (cobalamin, 코발라민)	핵산 대사의 조효소	적혈구 생산 부전. 악성빈혈을 야기	Polycythemia (적혈구증가증)
C (ascorbic acid, 아스코르빈산)	많은 반응경로의 조효소	상피 및 점막의 황폐화; *scurvy*(괴혈병)	콩팥결석

우리 몸은 비타민 B_{12}와 C만을 상당량 저장하고 있다. 따라서 다른 수용성 비타민의 섭취가 부족하면 수일 또는 수주 내에 비타민 결핍 증상이 나타나게 된다. 장내 세균은 9가지의 수용성 비타민 중 4가지(B_5, B_7, B_9, and B_{12})를 소량 생산하여 비타민 부족이 일어나는 것을 막아준다. 창자의 상피는 비타민 B_{12}를 제외한 모든 수용성 비타민을 쉽게 흡수할 수 있다. 비타민 B_{12} 분자는 크기가 커서 위점막에서 만드는 **intrinsic factor(내인자)**와 결합해야 흡수될 수 있다.

Fat-Soluble Vitamin(지용성 비타민)

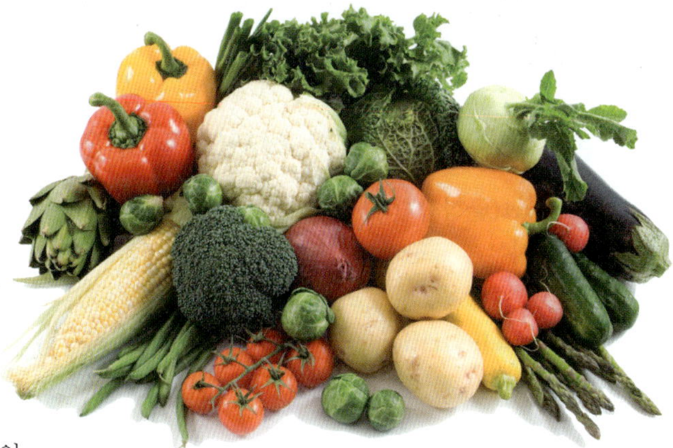

3 지용성 비타민에는 비타민 A, D_3, E, 및 K가 있다. 이 비타민들은 원칙적으로 미셀의 지질성분과 함께 소화관에서 흡수된다. 야채는 지용성 비타민의 좋은 공급원이다. 이에 더하여, 비타민 K는 창자의 세균에서 일부가 만들어지며, 햇빛에 노출될 때, 피부에서는 비타민 D_3가 만들어진다.

4 아래 표는 지용성 비타민에 관한 정보를 요약한 것이다. 이 비타민들은 전신의 지방저장소에 저장되므로, 우리 몸은 상당량의 지용성 비타민을 저장하고 있어, 섭취하지 않고도 수개월 동안 정상적인 대사를 유지할 수 있다. 이러한 이유로 인해, 지용성 비타민 섭취 부족으로 인한 **hypovitaminosis(비타민결핍증)**는 흔치 않다. (비타민 D_3의 경우는 예외. 모듈 4.4 참조) 너무 많은 비타민은 해가 될 수 있다. **Hypervitaminosis(비타민과다증)**은 음식을 통한 섭취가 우리 몸의 특정 비타민에 대한 저장, 사용 또는 배설능력을 초과했을 때 나타난다.

지용성 비타민

비타민	중요 작용	부족 증상	과다 증상
A	상피의 유지; 시색소의 합성; 면역계 및 뼈의 성장을 지지	성장지체, 야맹증, 상피막의 황폐	간손상, 창백한 피부, 중추신경계 영향(메스꺼움, 식욕부진)
D_3	뼈 성장, 창자의 칼슘 및 인의 흡수, 이 이온들의 보존에 필요	Rickets(구루병, 어린이), osteomalacia(뼈연화증, 어른), 골격의 황폐	칼슘이 많은 조직에 침착되어 기능을 방해함
E	비타민A 및 지방산의 파괴를 저지	빈혈, 다른 증상들도 의심됨	메스꺼움, 위경련, 시야가 흐려짐, 피로
K	간의 응고인자의 합성에 꼭 필요함	출혈이상	간기능장애, jaundice(황달)

Mineral(미네랄)

5 미네랄은 세 가지 중요한 역할을 한다. (1) 나트륨과 염소 같은 이온들은 체액의 삼투농도를 결정한다. (2) 이온들은 다양한 조합을 통하여 체액의 pH를 조절하는데 중요한 역할을 한다. (3) 다양한 효소반응에 이온들이 반드시 필요하다. 미네랄은 효소와 함께 화학반응을 촉매시키는 **cofactor(보조인자)**이다. 이 표는 주요 미네랄들과 그들의 중요성 및 결핍 또는 과다 효과 중 몇 가지를 보여준다.

주요 미네랄

미네랄	중요성	결핍 및 과다 효과
Sodium (나트륨)	체액의 주요 양이온; 정상 막기능에 필수; 효소의 보조인자	결핍: 근육경련(쥐) 과다: 고혈압
Potassium (칼륨)	세포액 내 주요 양이온; 정상 막기능에 필수; 효소의 보조인자	결핍: 불규칙한 심장박동 과다: 불규칙한 심장박동
Chloride (염소)	체액의 주요 음이온; HCl(염산)을 만드는데 기능	결핍: 불규칙한 심장박동
Calcium (칼슘)	근육 및 신경 기능 그리고 정상 뼈의 구축에 필수; 효소의 보조인자	결핍: osteoporosis(골다공증) 과다: 신장결석(콩팥돌)
Phosphorus (인)	고에너지화합물, 핵산, 뼈 기질의 원료	결핍: 근육쇠약 과다: 근육경련
Magnesium (마그네슘)	효소의 보조인자	결핍: 근육경련, 메스꺼움

모듈 16.6 복습

a. 영양을 정의하시오.
b. 비타민이 에너지원이 아니라면, 우리 몸에서 비타민의 역할은 무엇인가?
c. 우리 몸에서 미네랄의 역할은 무엇인가?

16.7

적절한 영양은 균형잡힌 식사에 달려 있다

Balanced diet(균형잡힌 식품)란 ATP를 생산하는 원료, 필수아미노산, 지방산 및 비타민 등 항상성을 유지하는데 요구되는 모든 성분들을 포함하고 있는 것을 말한다. 이에 더하여 그 식품은 소변, 대변 및 증발에 의한 소실을 충분히 보충할 수 있는 전해질과 물을 포함하여야 한다. 균형잡힌 식품은 **malnutrition(영양실조;** 하나 또는 그 이상의 영양소가 부족하거나 과다하여 초래되는 건강하지 않은 상태)을 방지한다.

지방, 당, 염류(나트륨) 제한에 대한 지식

- 지방은 필수지방산의 주 원천인 물고기, 견과류 및 식물성 기름으로 섭취하시오.
- 포화지방과 콜레스테롤이 많은 지방, 쇼트닝, 돼지기름 같은 고체기름의 섭취를 제한하시오.
- 포화지방, 트랜스지방, 나트륨 섭취를 낮추기 위해 영양성분표를 점검하시오.
- 첨가된 설탕이 적은 음식과 음료를 선택하시오. 첨가된 설탕은 과도한 열량섭취의 원인이 된다.

1 어떻게 균형잡힌 식사를 하고 있는지 알 수 있을까? 웹사이트 **www.choosemyplate.gov**의 최신 음식 추천을 참고하시오. Department of Agriculture(미국 농무부)는 미국인을 위한 현재 Dietary Guideline(음식지침)에 기초한 개인별 식사계획과 음식평가를 제공하는 도표를 작성해 놓았다. 색깔로 표시된 음식군은 다섯 가지의 기본 음식군(곡물－오렌지, 채소－초록, 과일－빨강, 유제품－파랑 및 고기와 콩－보라) 중 우리가 소비해야 하는 음식의 비율을 보여주고 있다. 이에 더하여 기름을 적게 소비하여야 한다.

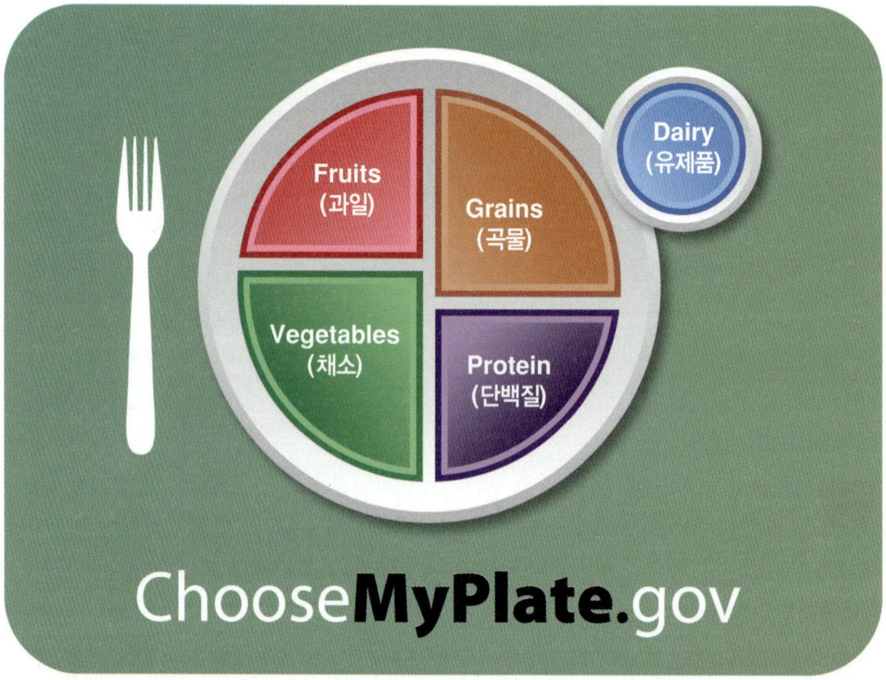

음식과 육체활동 사이의 균형을 찾아라

- 일상 칼로리요구량 내에서 식사하기.
- 성인은 일주일 중 대부분의 요일에 적어도 30분 이상 육체적 활동을 해야 한다.
- 하루에 육체활동을 60분 정도 하면 체중의 증가를 막을 수 있다.
- 체중을 줄이려면, 하루에 적어도 60~90분 정도의 육체활동이 필요하다.
- 어린이나 청소년들은 거의 매일 60분 정도의 육체활동을 해야 한다.

곡물	채소	과일	기름	유제품	고기 및 콩
곡물로 반을 채워라	다양한 채소를 먹어라	과일에 집중하시오		칼슘이 풍부한 음식을 먹어라	단백질과 함께 야윈 체형으로 가라

2 음식 종류를 고려하는 것 외에도, 그 음식이 여러분의 일상 생활에서 사용되는 열량에 비하여 얼마나 많은 열량을 함유하고 있는지도 생각해야 한다. 음식에 포함되어 있는 열량을 **calory(칼로리)**로 표시한다. 1 calory는 물 1 g의 온도를 1°C 올리는데 필요한 열량이다. 전신 대상에 관하여 이야기할 때는 보통 kilocalory(kcal, 킬로칼로리) 또는 **Calory(Cal 칼로리)** 단위를 쓴다. 1 Calory는 물 1 kg을 1°C 올리는데 필요한 에너지다. 음식의 조성에 따라 발생하는 열량은 다른데, 탄수화물은 4.18 Cal/g, 단백질은 4.32 Cal/g 그리고 지질은 9.46 Cal/g의 에너지를 발생한다. 활동 강도에 따라 다르지만, 평균적으로 성인이 자신의 체중을 유지하기 위해서는 하루에 2000~3000 Cal이 필요하다. 이것은 많은 미토콘드리아의 활동을 의미한다 －1 Cal은 대략 83×10^{18}개의 ATP에 해당한다.

음식이름	차림	열량(Cal)
아침 영양바	1 바	368
쌀밥	1.5 컵	308
호밀빵	4 조각	277
버터	0.5 테이블스푼	51
맥주	360 cc	160
콜라	360 cc	140

3 여러 음식에 대한 보다 자세한 정보가 여기 있다. 음식군 자체보다는 무엇을 얼마나 많이 섭취할 것인가를 선택하는 것이 더 중요하다. 잘못된 선택은 다섯 가지를 모두 선택했다 해도 영양 실조를 일으킬 수 있다.

다섯 가지 음식군과 그들의 건강에 대한 영향

영양군	성분	건강효과
곡물[권장: 먹는 양의 반 이상은 whole graim(정제되지 않은 곡식)을 먹어야 한다]	탄수화물; 비타민 E, 티아민, 니아신, 엽산; 칼슘; 인; 철; 나트륨; 식이섬유	정제되지 않은 곡식(전곡)은 혈당의 빠른 증가와 그에 따른 인슐린 농도의 증가를 방지한다.
채소(권장: 특히 진한 녹색 및 오렌지색 채소	탄수화물; 비타민 A, C, E, 엽산; 식이섬유; 칼륨	심혈관질환의 위험을 줄인다; 대장암(폴산) 및 전립선암(리코펜)을 방지한다.
과일(권장: 매일 다양한 과일)	탄수화물; 비타민 A, C, E, 엽산; 식이섬유; 칼륨	심혈관질환의 위험을 줄인다; 대장암을 방지한다(폴산).
유제품(권장: 저지방 또는 무지방우유, 요거트 및 치즈)	완전단백질; 지방; 탄수화물; 칼슘; 칼륨; 마그네슘; 나트륨; 인; 비타민 A, B_{12}, 판토텐산, 티아민, 리보플라빈	뼈를 강화시키는 칼슘의 좋은 공급원. 전유: 열량이 높아 체중증가를 일으킬 수 있다; 포화지방산은 심장질환과 연관될 수 있다.
고기와 콩(권장: 고기, 물고기, 새, 알, 마른 콩, 견과, 콩과류)	완전단백질; 지방; 칼슘; 칼륨; 인; 철; 아연; 비타민E, 티아민, B_6	물고기와 새는 (붉은살에 비해) 심장질환과 결장암의 위험을 낮춘다. 하루 한 개의 달걀은 심장질환을 증가시키지 않는다; 견과와 콩류는 혈액 내 콜레스테롤 비를 개선하고, 심장질환 및 당뇨병의 위험도를 낮춘다.

4 유제품과 고기와 콩류, 예를 들어 우유, 요거트, 쇠고기, 물고기, 새 및 알 등은 모든 필수아미노산을 제공하는데 이들은 **complete protien(완전단백질)**을 함유하고 있다.

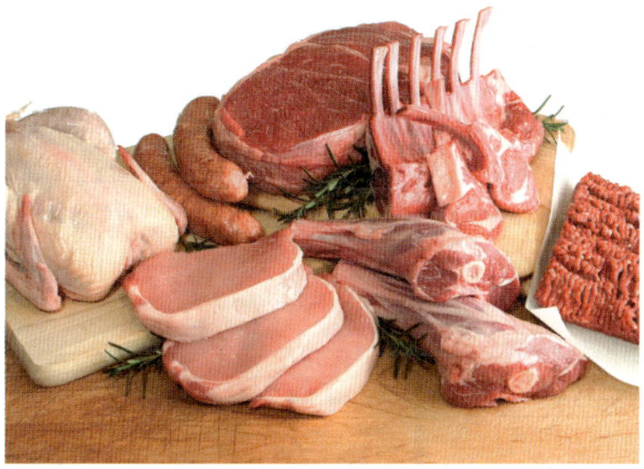

5 많은 식물들이 적절한 양의 단백질을 공급하지만, 그것들은 필수 아미노산 중 하나 또는 둘이 부족한 **incomplete protein(불완전단백질)**이다. 채식주의자는 곡물, 채소 및 과일군을 주로 소비하기 때문에(유제품을 소비하건 안하건), 아미노산 필요량을 맞추기 위해서는 성분들의 조합에 따라 음식의 선택을 다양하게 하는데 숙련되어야 한다. 적절한 아미노산 균형을 이루고 있다고 해도 동물성 식품을 소비하지 않는 사람들은 비타민 B_{12} 결핍에 직면하게 된다. 이것은 비타민 B_{12}의 유일한 공급원이 동물성 식품이나 강화된 식품이기 때문이다.

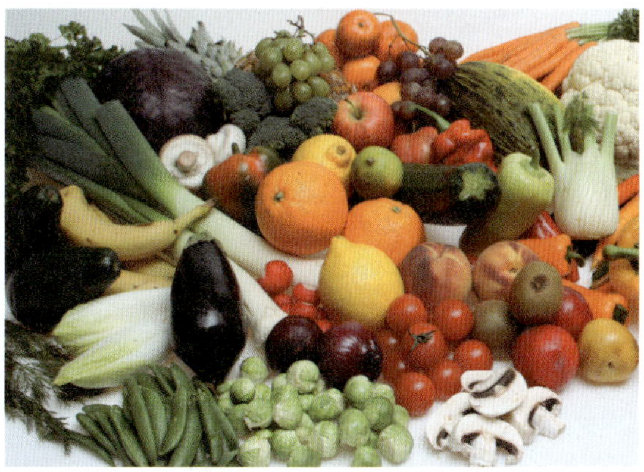

모듈 16.7 복습

a. 균형잡힌 식품을 정의하시오.
b. 완전단백질과 불완전단백질의 차이를 기술하시오.
c. 탄수화물, 지질, 단백질 이 셋 중 이화대사 작용 동안 그램당 열량을 제일 많이 방출하는 것은?

식욕의 조절은 복잡하며, 단기 및 장기 조절 기전이 있다

1 **Feeding center(섭식중추)**와 **satiety center(포만중추)**는 시상하부의 신경핵들로서 식욕의 조절에 관여한다. 많은 요인들이 이 중추에 영향을 주는데, 여기서는 가장 중요한 것만을 도식화하였다. 또한 그림에서는 보이지 않지만 사회적 요인, 심리적 압박 및 섭식습관 등도, 그 기전은 아직 알려지지 않았지만, 어떤 역할을 하는 것으로 생각된다.

식욕의 단기 조절

포만중추 자극

혈당의 증가는 식욕을 억제하고 혈당의 감소는 식욕을 자극한다. 포도당이 들어가는 것이 포만중추의 뉴런을 자극하는 것 같다.

CCK 같은 소화관의 여러 호르몬들은 식사 후 영양소가 흡수되는 동안 식욕을 억제한다.

소화관을 따라 분포하는 신전수용기의 자극은 포만감을 일으켜 식욕을 억제한다.

섭식중추의 자극

여러 신경전달물질들이 식욕조절에 연관되어 있다. 예를 들어, **neuropeptide Y(신경펩티드Y)**는 시상하부에 있는 신경전달물질로서 섭식중추를 자극하여 식욕을 증가시킨다.

Ghrelin(그렐린; GREL-in)이라는 호르몬은 위점막으로부터 분비되는데, 식욕을 자극한다. 그렐린의 농도는 위가 비었을 때 높다가, 위가 채워지면서 점점 낮아진다.

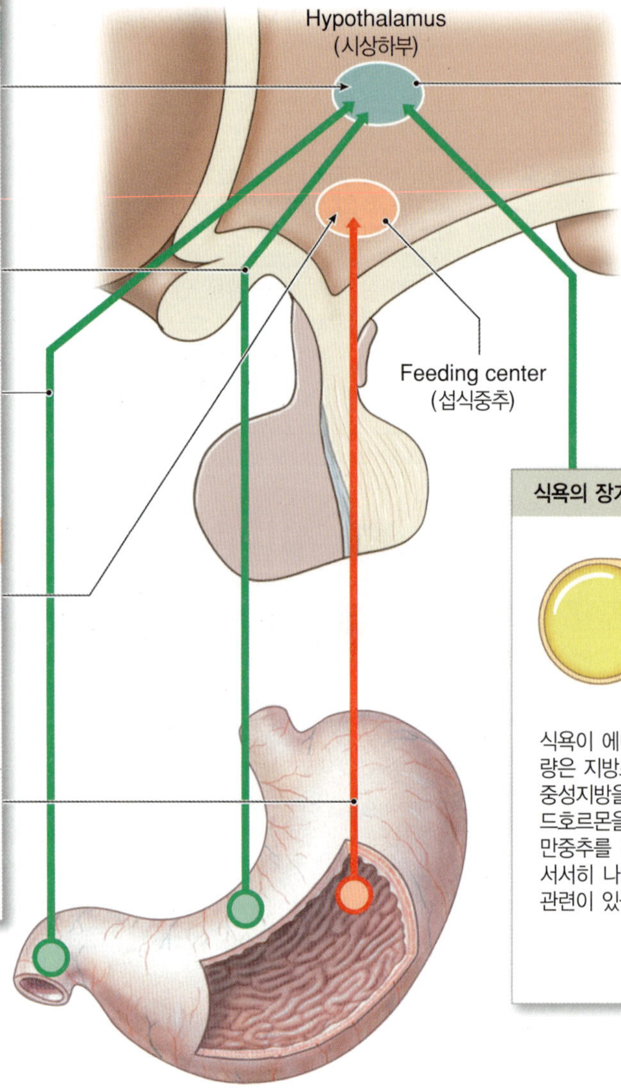

식욕의 장기 조절

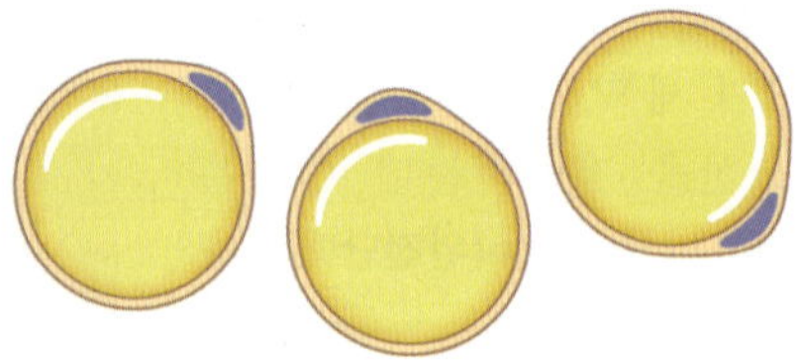

식욕이 에너지 사용을 넘어서게 되면, 과도한 열량은 지방조직에 지방으로 저장된다. 지방조직은 중성지방을 만들면서 **leptin(렙틴)**이라는 펩티드호르몬을 분비한다. 중추신경계에서 렙틴은 포만중추를 자극하여 식욕을 억제한다. 그 효과는 서서히 나타나며 아마도 음식섭취의 장기고절에 관련이 있을 것으로 생각된다.

일반적으로, 포만중추의 자극은 섭식중추를 억제한다. 또한 한 중추를 자극하는 요인은 다른 한 중추에 이차적인 억제효과를 발휘한다.

2 **Eating disorder(섭식장애)**는 부적절한 또는 과도한 음식소비로 귀결되는 정신적인 장애다. 여기에는 많은 종류가 있는데, 이들 중 공통적인 특징은 음식과 체중에 대한 강박관념이다.

Anorexia Nervosa(신경성 식욕부진)

Anorexia(**식욕부진;** an-o-REK-sē-ah)는 식욕이 부족하거나 없는 것을 말한다. 이 증상은 다른 계통의 이상을 동반하는 경우도 있다. **Anorexia nervosa(신경성식욕부진)**는 심각한 정신적 장애에 기인하는 스스로 굶는 증상이다. 이것은 정상체중의 30% 가량이 미달인 사춘기 백인 여성들에게서 가장 흔하다. 명백하게 저체중임에도 불구하고, 환자는 자신이 너무 뚱뚱하다고 확신하며 정량의 음식 섭취를 거부한다. 심한 경우에는 사망확률이 10~15%에 이른다.

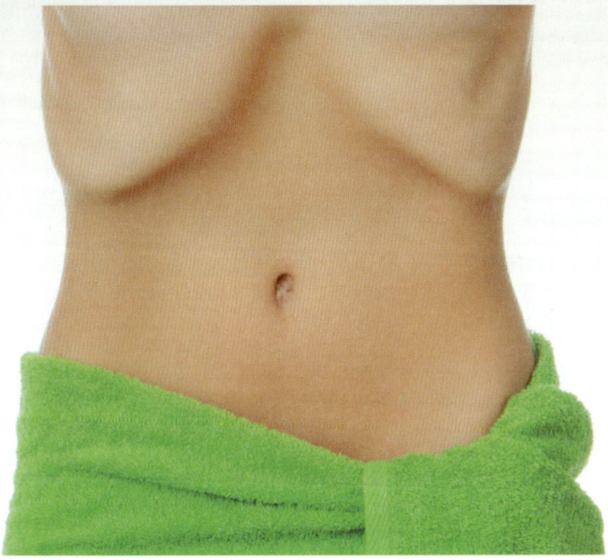

Bulimia(폭식증)

Bulimia(**폭식증;** bu-LĒM-ē-ah)가 있는 사람은 때로 20,000 이상의 칼로리에 이르기까지 먹는 행위를 지속한다. 그 후에는 토하거나, 설사제(음식이 소화관을 통해 빨리 이동할 수 있게 하기 위해) 또는 이뇨제(소변으로 체액의 소실을 촉진하는 약)를 사용하기도 한다. 폭식증은 신경성 식욕부진보다 흔하며, 보통 사춘기 여성들에게 발생한다.

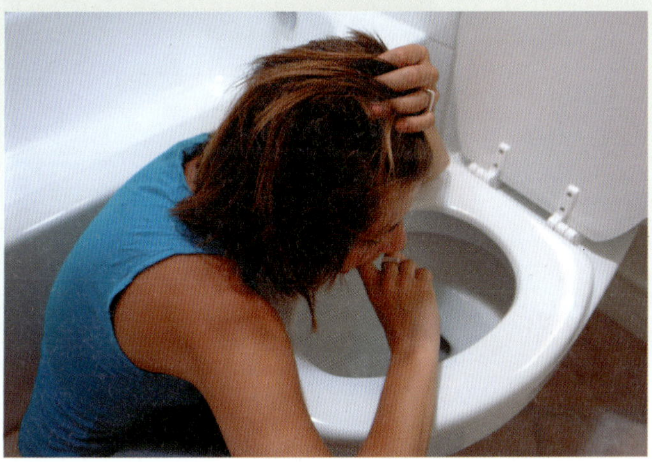

3 **Obesity(비만)**은 이상적인 체중에서 20%가 더 나가는 것으로 정의하는데, 이것은 그 체중에서 심각한 건강이상이 나타나기 시작하기 때문이다. 미국의 질병조절예방국(U.S. Centers for Disease Control and Prevention)은 미국 내 남성의 32%와 여성의 35%가 비만이라고 추정하고 있다.

비만(Obesity)

과체중과 비만의 기준으로 가장 널리 알려진 것은 **body mass index (BMI, 신체질량지수)**로 개인의 킬로그램단위의 체중을 미터단위의 신장의 제곱으로 나눈 것이다. 일반적으로 이상적인 체중과 키의 비율은 BMI 수치 19~25 사이에 해당한다. 임의적이기는 하지만 과체중은 BMI가 25 이상, 비만은 BMI가 30 이상으로 정의한다. 기본적으로 비만한 사람은 사용하는 것보다 많은 양의 음식에너지를 섭취한다. 비만에는 두 유형이 있는데, 조절비만과 대사비만이다. **Regulatory obesity(조절비만)**는 가장 흔한 형태로 음식섭취를 조절하지 못한 결과로서, 식욕, 식사 및 활동이 균형을 이루고 있다. **Metabolic obesity(대사비만)**는 세포 및 조직 대사에 영향을 주는 신체의 기능이상에 의한 이차적인 것이다. 대사비만의 경우는 비교적 드물다.

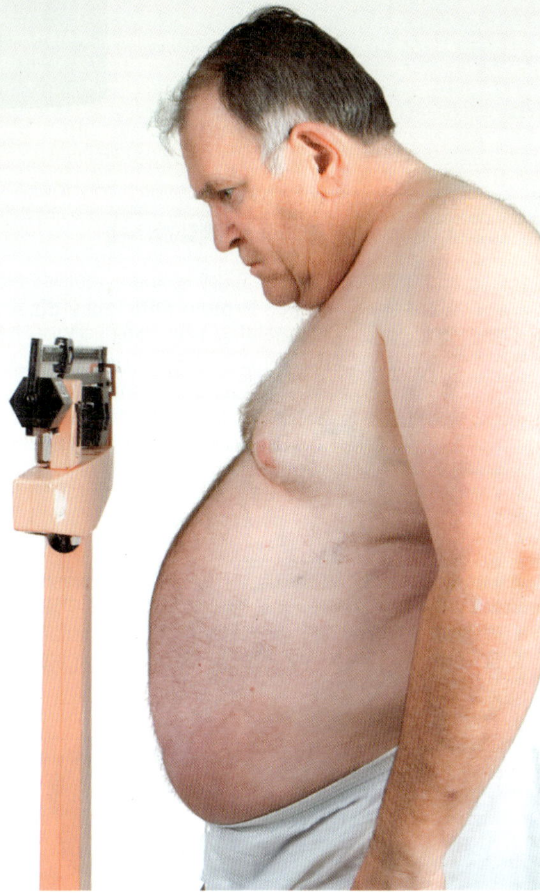

모듈 16.8 복습

a. 단기적으로 포만중추를 억제하고 식욕을 촉진하는 호르몬에는 어떤 것이 있나?

b. 렙틴과 식욕에 대한 그의 효과를 기술하시오.

c. 신경성 식욕부진과 폭식증을 비교하시오.

대사이상은 부적절한 영양, 생화학적 장애 또는 기아에 의해 발생할 수 있다

Phenylketonuria(PKU, 페닐케톤뇨증)

몇몇 유전성 대사질환은 아미노산 대사에 포함되는 특별한 효소를 만들지 못함는데 기인한다. 예를 들면, **phenylketonuria(PKU, 페닐케톤뇨증**; fen-il-kē-tō-NOO-rē-uh)을 앓는 사람은 페닐알라닌을 티로신으로 변환시킬 수 없다. 이 반응은 노르에피네프린, 에피네프린, 도파민 및 멜라닌의 합성을 위해 반드시 거쳐야 하는 반응이다. 만약 PKU가 출생 시 검출되지 않더라도, 중추신경계의 발달이 억제되어 심각한 뇌손상이 초래될 수도 있다. 이 질환은 다이어트음료와 같은 페닐알라닌을 함유하는 공산품의 포장에 그 경고가 들어 있을 정도로 흔한 질환이다. PKU를 앓는 환자는 페닐알라닌 함량이 낮은 음식을 먹어야 하며, 단백질 보충제를 섭취해야 한다.

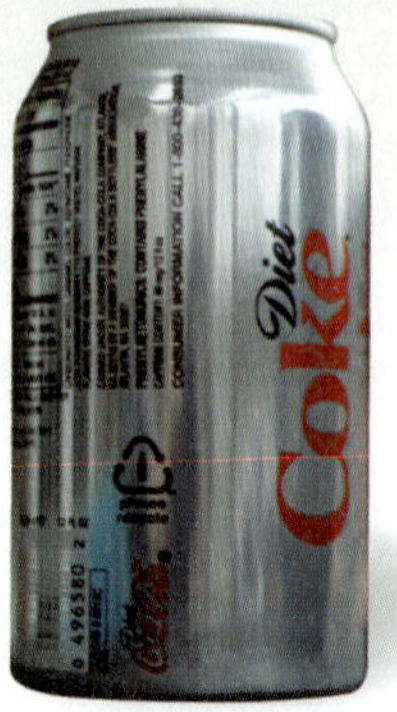

Protein Deficiency Disease(단백질결핍질환)

식사의 에너지 함량에 상관없이, 음식에 필수아미노산이 부족하다면 어느 정도의 영양실조가 초래될 수 있다. **Protein deficiency disease(단백질결핍질환)**란 신체 전반의 단백질합성이 감소하는 것이다. 간의 단백질 합성이 혈장 단백질의 파괴에 맞추지 못하게 되면, 혈장 삼투압에 감소한다. 삼투압의 감소는 체액의 이동을 초래하여, 보다 많은 물이 모세혈관에서 나와 사이질공간이나 복강으로 들어간다. 이 상태가 오래 지속되면 될수록 ascite(복수, 복강에 체액이 모이는 현상)와 부종이 심해진다. 전 세계에서 1억 이상의 어린이가 단백질결핍질환으로 고통받고 있는 것으로 추정된다.

Kwashiorkor(크와시오르코르, 단백열량부족증; kwash-ē-OR-kor)는 단백질 섭취가 충분하지 못한, 비록 전체 열량은 기준에 맞을지 몰라도, 어린이에서 발생한다. 합병증은 발달 중인 뇌의 손상이다. Ghana(가나) 말로 "제1-제2"로 해석되는 이 말은 첫째 아이가 동생이 태어나면서 어미 젖을 떼게 되면서 발생한다는 것을 의미한다.

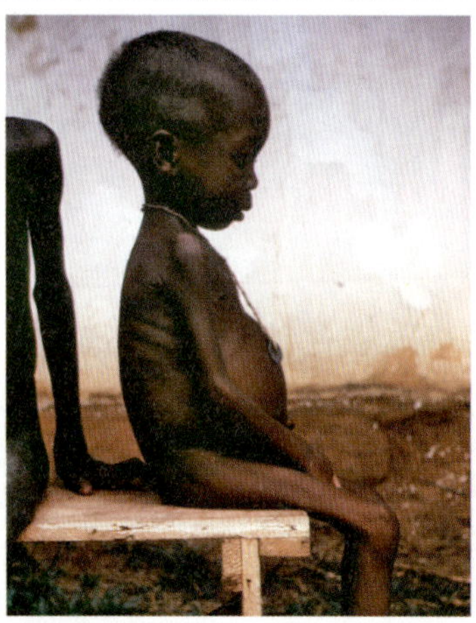

크와시오르코르

Ketoacidosis(케톤산증)

포도당 공급이 충분치 않게 되면, 지방산과 몇몇 아미노산이 간에서 분해되면서 아세틸 CoA 농도가 증가하고 작은 유기산인 **ketone body(케톤체)**가 생산된다. 이 화합물들의 대부분은 간 밖으로 확산되어 혈액에 축적된다. 끼니를 한 번 이상 거른 사람의 숨에서는 종종 케톤체 중의 하나인 acetone(아세톤) 냄새가 나기도 한다. 이러한 상태를 **ketosis(케톤증**; ke-TŌ-sis)이라고 한다. 케톤체가 장시간에 걸쳐 축적되면 혈액 pH가 낮아지고 혈액이 산성화가 되는데, 이 상태를 **ketoacidosis(케톤산증**; kē-tō-as-i-DŌ-sis)이라고 한다. 심한 경우에는 혈액 pH가 7.05 아래까지 떨어지기도 하며, 이 때는 혼수, 심부정맥 및 죽음이 초래되기도 한다. 자각하지 못하거나 제대로 관리되지 않는 당뇨병환자는 케톤산증이 발생할 위험이 상당히 높은데, 이는 간이 마치 그 환자가 굶고 있다고 인식하여 단백질 및 지질의 분해작용을 촉진하여 케톤체를 순환계로 계속 쏟아 붓기 때문이다.

Gout(통풍)

RNA가 대사회전의 일부로 재사용될 때, 질소를 갖는 두 가지 염기(아데닌 및 구아닌)는 영양원으로 사용되지 못하고 파괴되어 **uric acid(요산)**가 만들어진다. 요산도 요소처럼 비교적 독성이 없는 폐기물이지만, 요소보다 용해도가 매우 낮다. 요소와 요산은 질소원자를 함유한 폐기물로서 **nitrogenous waste(질소폐기물)**라 한다. 요산의 정상 혈장농도는 평균 2.7~7.4 mg/dL로 성과 나이에 따라 다르다. 혈장농도가 7.4 mg/dL 이상이 되면 체액이 요산으로 포화되어, 녹지 않는 요산결정(요산나트륨)이 형성되면서 **gout(통풍)**가 유발된다. 처음에는 사지의 관절, 특히 엄지발가락의 발허리뼈와 발가락뼈의 관절이 주로 영향을 받는다. 이 **gouty arthritis(통풍관절염)**는 강한 통증을 수반하며, 수일간 지속되다가 수일 또는 수년 동안 사라지기도 한다. 고기, 해산물 및 맥주는 퓨린이 풍부하기 때문에 섭취하지 않는 것이 좋다.

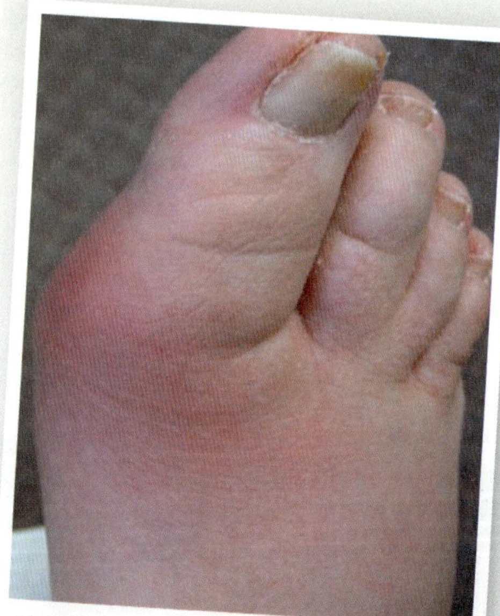

엄지발가락의 급성 통풍관절염

Starvation(기아)과 Metabolic Reserve(대사예비량)

Metabolic reserve(대사예비량)는 생명유지를 위하여 필요한 ATP를 얻기 위해 분해 대사할 수 있는 신체의 유기물질이다. 전형적인 체중 70 kg인 사람의 대사예비량에는 지질, 단백질 및 탄수화물이 포함된다. 중성지방의 높은 에너지 함량으로 인해 지방조직이 전체 예비량 중 많은 비중을 차지한다. 이용 가능한 단백질예비량의 대부분은 골격근의 수축단백질이다. 탄수화물예비량은 비교적 적어서 수시간 길게 잡아야 하룻밤 정도만 견딜 수 있다.

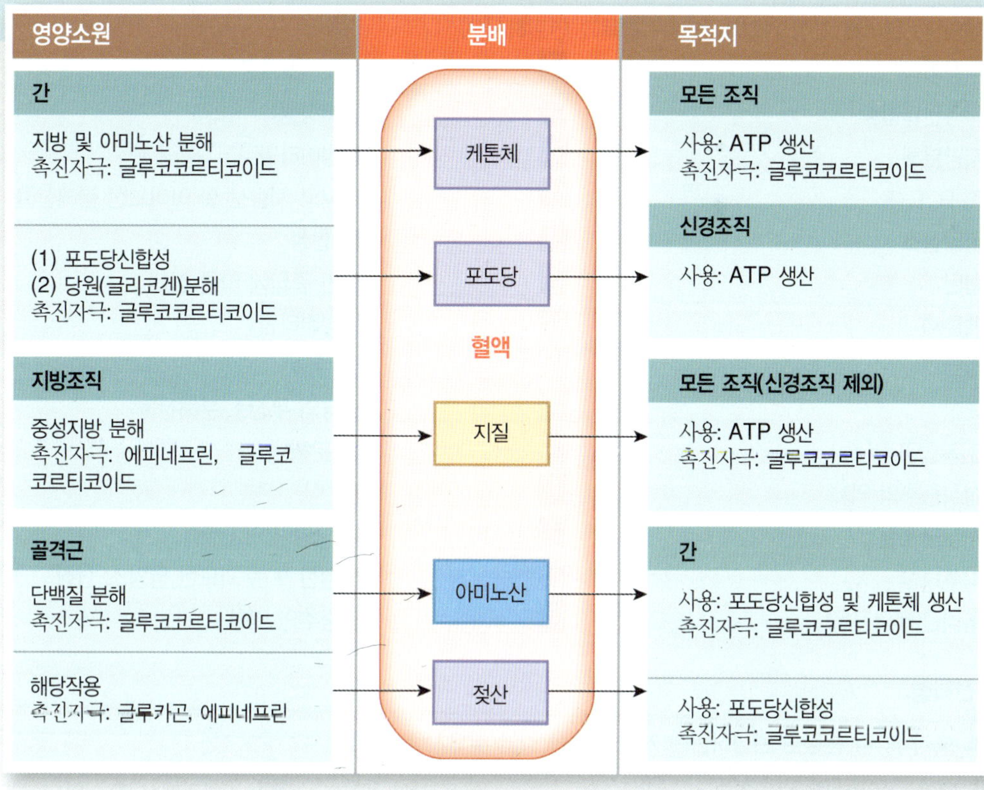

이 그림은 장기간의 기아상태일 때 체중 70 kg인 사람의 대사 저장고의 변화를 보여준다. 단백질이 에너지원으로 사용되고 있는 시점에서 콩팥이 아미노산을 분해하여 포도당을 만듦으로써 간을 돕기 시작한다.

1. 포도당 사용은 그 저장고가 고갈되면서 거의 즉시 감소한다. 혈당이 떨어지면서 글리세롤, 아미노산 및 젖산을 이용한 포도당신합성이 빨라진다. 지방세포는 글리세롤을 골격근은 아미노산과 젖산을 공급한다.
2. 포도당신합성은 지방산의 분해대사과정과 기본적으로 결합되어 있다.
3. 보다 이용하기 쉬운 골격근의 수축단백질과 함께 구조단백질은 맨 나중에 동원된다. 굶고 있는 사람은 단백질의 분해대사작용에 따라 기운이 점점 없어지고, pH의 변화는 말초계통에 스트레스를 주어 쇠약하게 만든다.
4. 포도당 농도가 40~50 mg/dL를 넘지 못하게 되면, 그 사람은 방향감 장애 및 정신착란을 보이게 된다. 사망의 궁극적 원인은 신부전, 케톤혈증, 단백질결핍 및 저혈당이다.

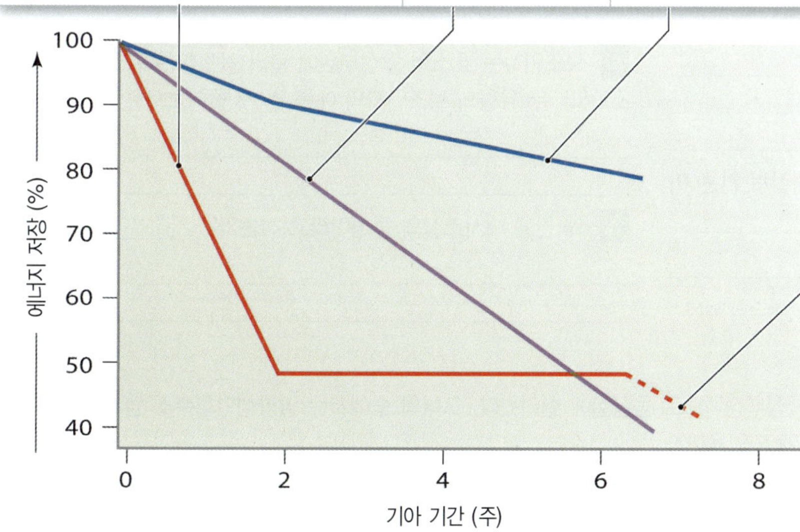

모듈 16.9 복습

a. PKU(페닐케톤뇨증)를 간략히 설명하시오.
b. 단백질결핍질환을 정의하고 그 예를 들어 보시오.
c. 대사예비량이란 무엇인가?

1. 연결하기

아래의 각 단어를 가장 가깝게 연관된 항목과 연결하시오.

- 지방형성
- 비타민결핍증
- 지방분해
- A, D, E, K
- 영양실조
- 렙틴
- 케톤체
- 칼로리
- 요산
- B 복합군 및 C
- 섭식중추의 억제
- 지질단백질
- 피루브산
- 골격근(뼈대근육)

a ______ 지방조직호르몬
b ______ 당원저장원
c ______ 수용성비타민
d ______ 간에서의 지방산 및 아미노산 분해산물
e ______ 지질 합성
f ______ 비타민 결핍에 따른 상태
g ______ 지용성비타민
h ______ 지질 수송
i ______ 포도당의 무산소 분해산물
j ______ 지질 분해
k ______ 통풍
l ______ 에너지(열량)의 단위
m ______ 부적절한 또는 과도한 영양소 섭취
n ______ 포만중추의 역할

2. 선택형

아래 보기 중 각 문장을 완성하는데 가장 적절한 것을 찾으시오.

a 영양소의 창자흡수는 주로 ______에서 일어난다.
- 샘창자
- 돌막창자
- 돌창자
- 빈창자

b 혈중 포도당 농도가 증가하면, 포도당 분자는 ______.
- 에너지 생산을 위해 분해되거나 당원으로 변환되어 저장된다
- 단백질을 만드는데 사용된다
- 조직의 수선을 위해 사용된다
- 모두 정답

c 소화관에서 흡수된 지질의 대부분은 즉시 ______(으)로 운반된다.
- 간
- 적혈구
- 저장을 위해 간세포
- 가슴관에 의한 정맥순환

d 수용성 비타민이 관여하는 비타민과다증은 비교적 드문데, 그 이유는 ______.
- 넘치는 양은 지방조직에 저장된다
- 과도한 양은 쉽게 소변으로 배설된다
- 과도한 양은 뼈에 저장된다
- 과도한 양은 골격근조직에 쉽게 흡수된다

3. 단답형

a 필수아미노산과 비필수아미노산의 차이는 무엇인가? ______

b 단백질 분해대사가 시급한 에너지의 공급원으로서 적절치 않은 이유를 세 개 쓰시오. ______

c 보조인자는 효소의 활성부위에 달라붙는 이온이거나 유기분자(조효소)이다. 두 유형의 보조인자의 예를 몇 개 들어보시오. ______

d 왜 간을 대사조절의 중심이라고 하는가? ______

4. 절 종합 문제

Darla는 신경성 식욕부진을 겪고 있다. 어느 오후, 그녀는 심부정맥으로 응급실에 실려갔다. 그녀의 숨에서는 방향성탄화수소 냄새가 났고, 혈액과 소변에서는 케톤체 농도가 높았다. 그녀는 왜 부정맥을 겪게 되었을까?

대사와 에너지 사용

영양과 대사는 체온에 직접 영향을 준다. 이 그림은 그 과정의 개략이다.

1 음식 섭취

소비한 음식은 탄수화물, 지방 및 단백질의 혼합물이다.

2 영양소의 소화와 흡수

소화는 큰 유기분자를 부수어 작은 당, 지방산 및 아미노산을 유리하는 것으로, 이들은 쉽게 흡수되어 전신으로 운반된다.

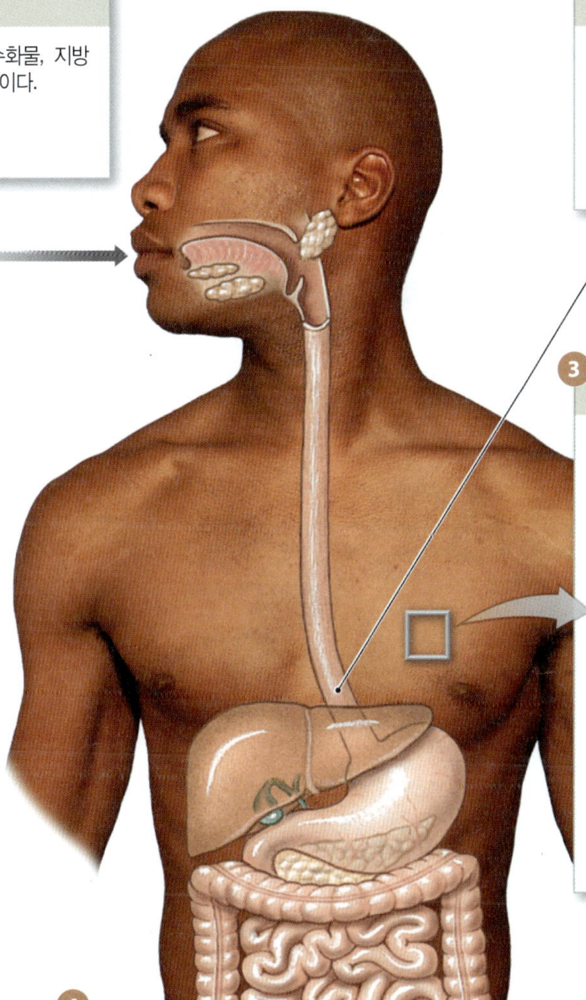

3 이화(분해)대사

세포는 필요한 영양소를 흡수하여 파괴함으로써 세포기능을 유지하는데 필요한 ATP를 얻는다. 세포가 활동적이면 활동적일수록 더 많은 ATP를 만들어야 한다. ATP를 생신하는 경로는 상당한 양의 열도 생산하여 세포 및 주변 조직을 따뜻하게 한다.

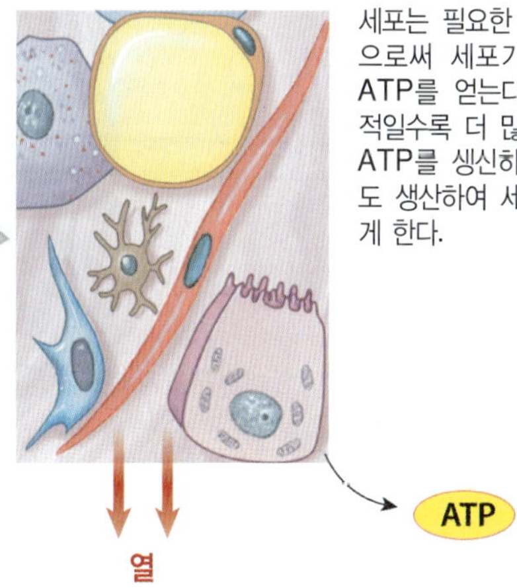

4 체온

대사열생산은, 그 발생속도가 활동에 의하여 달라지기는 하지만, 지속적인 과정이다. 체온은 (1) 활동의 정도를 증가시키거나 감소시키거나 (2) 갑상샘호르몬 또는 에피네프린 같은 호르몬을 분비하여 조직의 대사율의 변화시키거나 (3) 피부의 순환과 땀샘의 활동을 변화시키는 것 등을 통하여 일정하게 조절된다.

주변환경으로부터 열을 얻음으로써 올라갈 수 있다.

주변환경으로 열을 잃음으로써 내려갈 수 있다.

이 절에서는 신체의 대사율을 하나의 전체로서 생각한다. 체온을 조절하는데 관여하는 기본적 요인들에 대해서도 살펴보도록 한다.

우리 몸은 끊임없이 에너지를 사용하며, 일정한 체온을 유지하기 위해서는 열생산과 열손실이 균형을 이루어야 한다

Energetics(에너지학)

끊임없는 활동을 유지하기 위해 필요한 에너지의 양은 순간순간 다르다. 에너지의 흐름과 하나의 형태에서 다른 형태로의 변환에 대하여 연구하는 것을 에너지학이라 한다. 에너지학의 흔한 기준점 중의 하나는 **basal metabolic rate(BMR, 기초대사율)**이다. 기초대사율은 깨어 있는 사람이 휴식을 취하고 있을 때의 최소 에너지 소비율을 말한다.

1 BMR을 측정하는 직접법은 호흡활동을 관찰하는 것이다. 탄수화물, 지질 및 단백질의 평균적인 양을 분해대사한다고 가정하면 산소 1 L를 소모할 때 4.825 Cal의 열량을 소모한 셈이 된다.

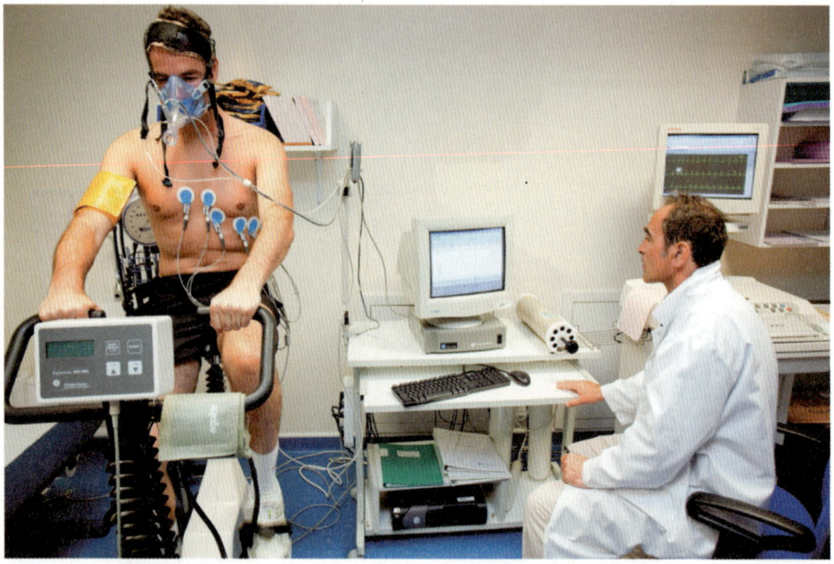

2 일반사람의 BMR은 시간당 70 Cal 또는 하루에 1,680 Cal이다. 하루 동안의 실제 에너지 소모량은 그 사람의 크기, 성, 체중 및 육체활동의 정도에 따라 몇 배에 이를 수도 있다. 이 그림은 육체활동의 여러 단계에서 시간당 소모되는 열량의 대략적인 수치를 정리한 것이다.

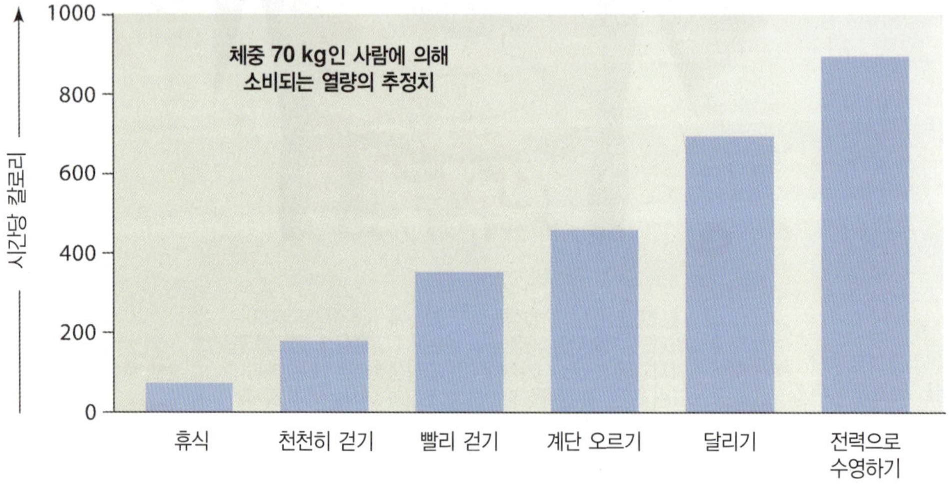

에너지 균형을 유지하기 위해서는 적절한 음식 섭취가 진행 중인 활동을 뒷받침해 주어야 한다. ATP를 발생시키는 모든 반응은 열을 방출한다. 분해대사를 통해 유리되는 에너지의 약 40% 만이 ATP를 합성하는데 사용되고 나머지는 주위의 세포질을 덥힌다. 활동수준이 증가하면, ATP 합성도 빨라지고 더욱 많은 열이 발생한다. 효소는 비교적 좁은 온도 범위에서만 정상적으로 작용할 수 있기 때문에, 열이 발생한 만큼 빨리 방출되지 않으면 대사경로는 위험에 빠지게 된다. 이 절에서는 **thermoregulation(체온조절)**–체온을 일정하게 조절하는 기전-에 대하여 살펴보기로 한다.

열생산과 열손실

분해대사에 의해 유리되는 에너지의 약 60%는 주변 조직을 데우는 열로서 나온다. 만약 체온이 일정하게 유지된다면, 다양한 수준의 활동과 주변환경에도 불구하고 열생산과 열손실은 평형관계에서 유지되어야 한다.

3 이 삽화는 신체와 주변 환경 사이의 열전달 기전을 소개하고 있다.

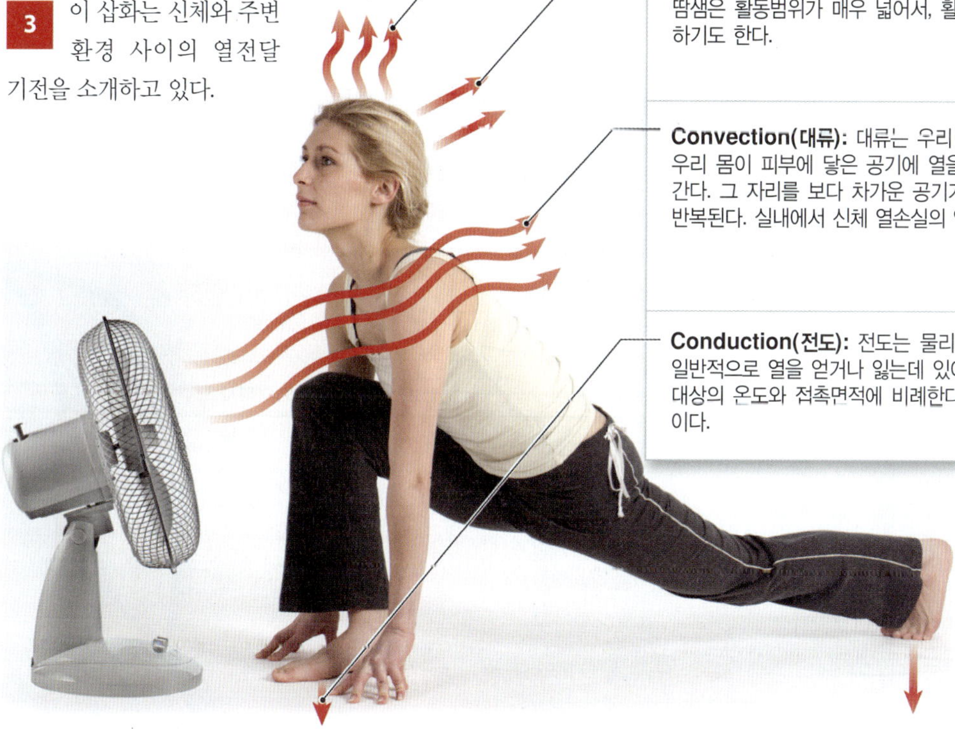

열전달의 기본 기전

Radiation(복사): 따뜻한 물체는 적외선을 복사하면서 열을 잃는다. 햇볕에서 따뜻함을 느끼는 것은 적외선을 느끼기 때문이다. 신체도 마찬가지 경로를 통해, 비교하면 적은 양이지만, 열을 잃는다. 실내에서 소모하는 열의 50% 이상이 복사를 통한 것이며, 정확한 양은 체온과 피부의 온도에 따라 달라진다.

Evaporation(증발): 물은 증발할 때, 액체에서 기체로 변한다. 증발은 에너지를 흡수하는 것–약 0.58 Cal/g H_2O–으로 증발이 일어나는 표면을 식힌다. 매 시간마다 20~25 mL의 물이 상피를 통해 새어나오고 허파꽈리 표면과 피부의 표면을 통해 증발한다. 땀샘은 활동범위가 매우 넓어서, 활동을 하지 않기도 하고 시간 당 2~4리터의 땀을 분비하기도 한다.

Convection(대류): 대류는 우리 몸의 표피에 닿아 있는 공기로 열을 전도한 결과이다. 우리 몸이 피부에 닿은 공기에 열을 전달하면, 공기는 따뜻해져서 피부를 떠나 위로 올라간다. 그 자리를 보다 차가운 공기가 채우면서 그 공기가 다시 따뜻해진다. 이러한 과정이 반복된다. 실내에서 신체 열손실의 약 15% 정도가 대류를 통하여 일어난다.

Conduction(전도): 전도는 물리적 접촉을 통하여 직접 열을 전달하는 것이다. 전도는 일반적으로 열을 얻거나 잃는데 있어 효과적인 기전은 아니다. 그 효과는 피부가 접촉하는 대상의 온도와 접촉면적에 비례한다. 서 있을 때 전도에 의한 열손실은 무시해도 될 정도이다.

4 이 그림은 체온조절에 실패했을 때의 효과를 보여준다.

원인이 되는 신체 또는 환경조건	°F	°C	체온조절능력	주요 생리적 효과
CNS 손상 열사병	114 110	44 42	심각하게 손상됨 손상됨	사망 단백질 변성 경련 세포손상
질병에 관련된 고열 극단적인 활동 활동적 어린이	106 102	40 38	↑ 작동함	방향감 장애
정상범위(구강)	98	36	↓	신체는 정상
추운 날 이른 아침	94	34	손상됨	방향감 장애 근육조절 상실 의식 소실 심장정지
심각한 노출 심장 절개수술을 위한 저체온증	90 86 82	32 30 28	심각하게 손상됨	
	78 74	26 24	소실	사망

모듈 16.10 복습

a. 기초대사율을 정의하시오.

b. 실내에 있을 때, 우리 몸의 열손실의 약 반을 차지하는 열 전달과정은?

c. 전도과 대류의 차이는 무엇인가? 열손실은 두 기전 사이에서 어떻게 다른가?

Hypothalamus(시상하부)에 있는 thermoregulatory center(체온조절중추)는 열손실과 열생산을 조정한다

열손실과 열생산은 많은 신체활동을 포함한다. 이들 활동은 시상하부의 시각교차앞구역(preoptic area)에 있는 **heat-loss center(열손실중추)** 및 **heat-gain center(열생산중추)**에 의해 따로 조정된다.

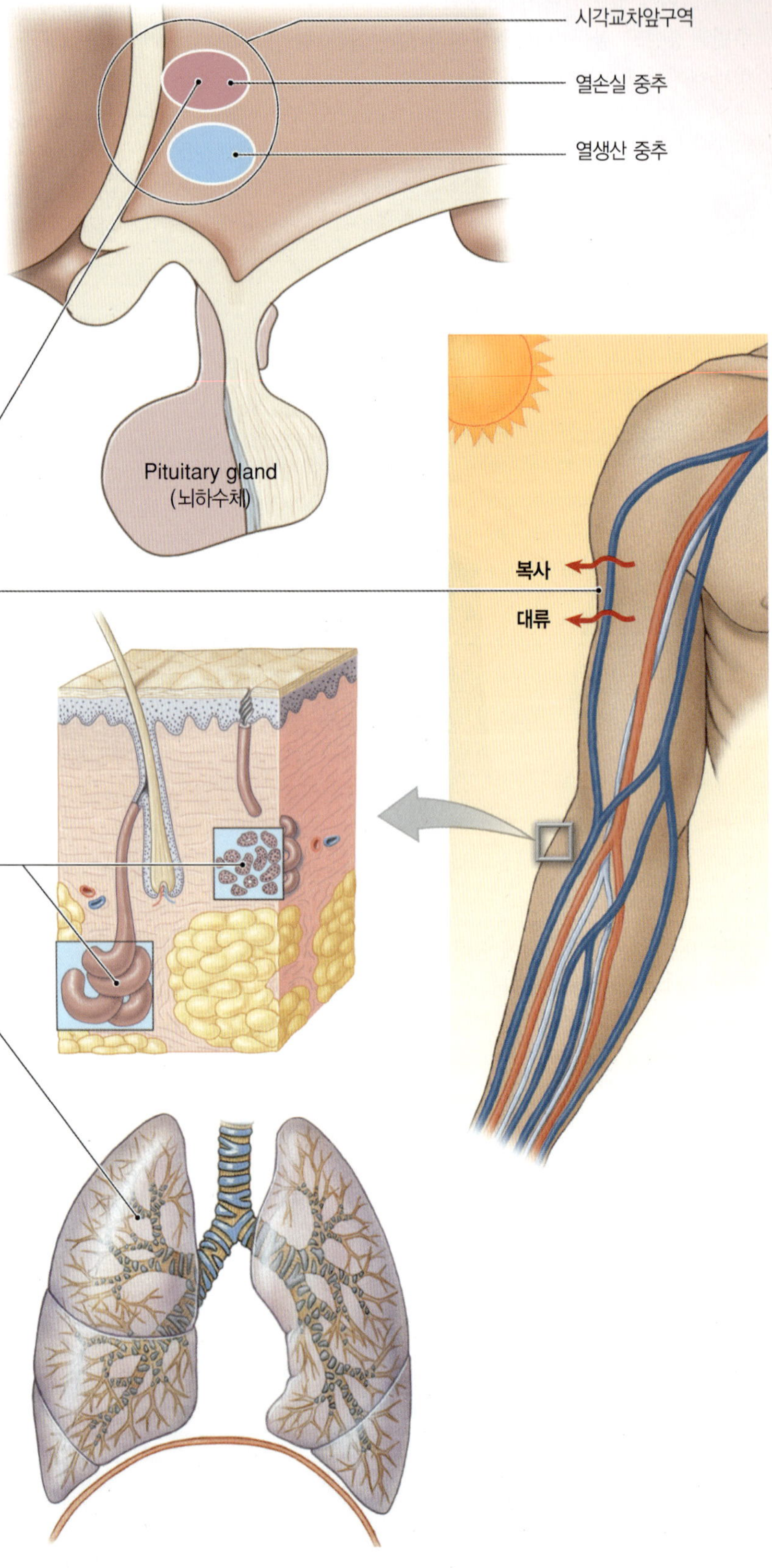

열손실중추는 체온상승에 대한 반응을 조정한다

행동변화: 불편함이 행동반응을 유발한다.-그늘 찾아가기, 물에 들어가기 또는 체온을 줄이기 위한 다른 의도적 행위들.

피부표면으로의 혈관 확장 및 혈액의 우회: 혈관운동중추를 억제하여 말초혈관의 확장을 야기하여, 더운 피를 체표로 보낸다. 피부가 붉은색을 띠면서, 피부온도는 올라가고, 결국 복사 및 대류를 통한 열손실이 증가한다.

땀 생산: 피부의 혈류가 증가하면서, 땀샘이 자극되어 땀을 생산한다. 땀은 신체표면을 흐르면서 증발에 의한 열손실이 증가한다. 땀이 최대로 흐르면서 모든 땀이 증발한다면 시간당 2,320 Cal를 발산할 수 있다.

호흡열손실: 호흡중추가 자극되어 호흡이 깊어진다. 종종, 코보다는 벌린 입을 통하여 숨을 쉬기 시작하는데, 이때 폐를 통한 증발열손실이 증가한다.

체온이 떨어질 때

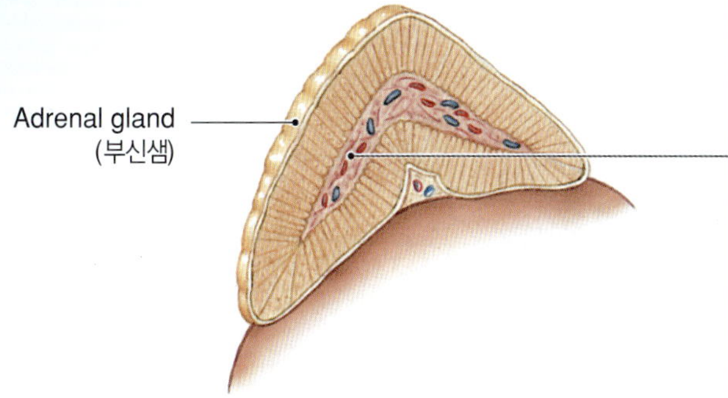

열생산중추는 체온하강에 대한 반응을 조정한다

열생산중추는 두 가지 방법으로 낮은 체온에 반응한다.

체열발생의 증가

비오한열생산: 호르몬이 분비되어 모든 조직에서 대사활동을 증가시킨다. 교감신경에 의한 자극에 의해 부신수질은 에피네프린을 분비하는데, 에피네프린은 간과 골격근의 당원분해속도와 대부분 조직의 대사율을 빠르게 증가시킨다. 어린이들은, 어른과 달리, 체온이 정상보다 떨어지면 열생산중추가 시상하부에서 TRH(갑상샘자극호르몬분비호르몬)의 분비를 증가시킨다. TRH는 뇌하수체 전엽에서 TSH(갑상샘자극호르몬) 분비를 자극하고, 갑상샘호르몬 분비가 증가하면서 신체 전반의 분해대사작용 속도가 증가한다.

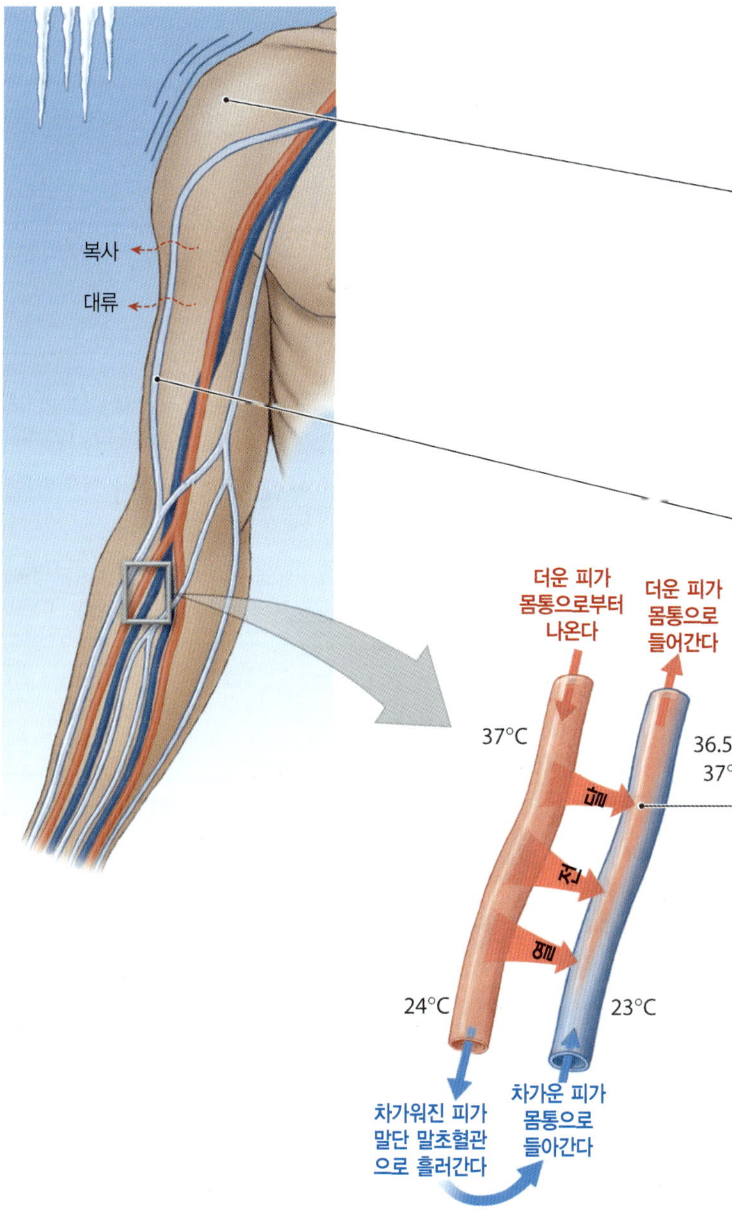

오한열생산: 근육 긴장도의 점진적인 증가에 따라 전신에 걸친 골격근 조직의 에너지 소비가 증가한다. 작용근과 대항근이 모두 관여하며, 근육의 긴장도가 점점 증가하면서 신전수용기가 자극되는데, 대항근들이 순간적인 수축을 반복하게 되는 정도까지 자극된다. 다르게 말하면, 떨기 시작한다. 떨기는 열발생 속도를 400%까지 증가시킬 수 있으므로, 상당히 효과적으로 체온을 올릴 수 있다.

체열의 보존

혈관운동중추: 이 중추는 피부로 가는 혈류를 감소시켜, 복사와 대류를 통한 열손실을 줄인다. 피부는 차가워지고 혈류가 줄면서 퍼렇거나 창백하게 보이게 된다. 상피세포는 25°C 정도로 낮은 온도에서도 49°C 정도의 높은 온도에서도 상당한 기간을 견딜 수 있으므로 손상되지 않는다.

역류교환: 몸속 깊이 있는 정맥은 동맥과 나란히 놓여 있어서, 사지로 가는 더운 피에서 말초에서 돌아오는 시원한 피로 열이 전도된다. 이 배열은 몸의 중심부에 열을 잡아주는 역할을 하여, 열손실을 줄여준다. 반대방향으로 움직이는 용액들 사이에서 일어나는 열, 물 또는 용질의 이동을 **contercurrent exchange(역류교환)**이라 한다.

모듈 16.11 복습

a. 사지 깊숙이 있는 동맥으로부터 인접한 정맥으로 열을 전달하는 체열을 보존하는 기전을 무엇이라 하는가?

b. 체온을 조절하는데 있어 비오한열생산의 역할을 설명하시오.

c. 어떤 사람의 체온에 대한 말초혈관이완의 효과를 기술하시오.

1. 연결하기

다음 용어를 가장 가깝게 연관된 문항과 연결하시오.

- 전도
- 기초대사율
- 40%
- 역류교환
- 시상하부
- 증발
- 오한열생산
- 말초혈관수축
- 열생산
- 에너지학
- 복사
- 60%
- 말초혈관이완
- 비오한열생산

a ___________ 에너지의 흐름과 그 변화를 연구
b ___________ 실내에서 열손실이 가장 큰 경로
c ___________ 체온을 일정하게 조절
d ___________ 땀흘림을 동반하는 열손실 과정
e ___________ 호르몬의 방출; 대사율의 증가
f ___________ 열로 방출되는 분해에너지의 퍼센트
g ___________ 혈관운동중추를 자극
h ___________ 사지 깊숙한 곳의 혈관들 사이의 열전달기전
i ___________ 휴식 시 에너지 소모량
j ___________ 물리적 접촉에 의해 열에너지를 직접 전달
k ___________ 분해에너지 중 ATP에 갈무리되는 에너지의 퍼센트
l ___________ 혈관운동중추를 억제
m ___________ 열손실중추와 열생산중추의 통합
n ___________ 골격근 긴장도 증가의 결과

2. 선택형

각 문장을 완성하는데 가장 알맞는 항목을 고르시오.

a 개인의 BMR은 _______________ 에 따라 달라진다.
- 성
- 체중
- 나이
- 모두 다

b 환경과 열을 교환하는 네 경로는 _______________ 이다.
- 에너지학, 열보존, 열손실, 열생산
- 복사, 전도, 대류, 증발
- 떨기, 땀흘리기, 체온조저, 행동변화
- 에너지학, 증발, 호르몬, 열보존

c 우리 몸에서 열손실을 증가시키는데 가장 기본적인 기전은 _____ 이다.
- 혈관운동과 호흡
- 땀흘림과 떨기
- 생리적 반응과 행동 변화
- 순응과 혈관운동

d 아래 보기 중 체온의 증가에 대한 반응이 아닌 것은 ___________ 이다.
- 호흡중추의 자극
- 땀샘의 자극
- 말초혈관수축
- 말초혈관이완

e 일상적 음심섭취가 전체 에너지요구량을 넘어서게 되면, 여분의 에너지는 기본적으로 _______________의 형태로 저장된다.
- 지방조직에서 중성지방
- 간에서 지질단백질
- 간에서 당원(글리코겐)
- 혈액에서 포도당

f 여러분의 몸은 에너지를 _______________ 사용한다.
- 낮에만
- 격렬하게 활동할 때만
- 추위에 노출되었을 때만
- 끊임없이

3. 단답형

a 어떻게 휴식 시 산소소비를 측정하여 에너지소모를 추정할 수 있는가?

b 열생산중추에 의해 일어나는 반응을 기술하시오. ___________

c 비오한열생산에 포함되는 단기 및 장기 열생산기전을 설명하시오.

핵심 용어로 윤곽 파악하기

각 모듈마다 차례대로 열거한 용어를 이용하여 내용을 요약하시오.

1절

Cellular Metabolism(세포대사) 개요

- metabolism(대사)
- cellular metabolism (세포대사)
- catabolism (분해대사)
- anabolism (합성대사)
- metabolic turnover (대사적 재편성)
- nutrient pool (영양소 저장고)

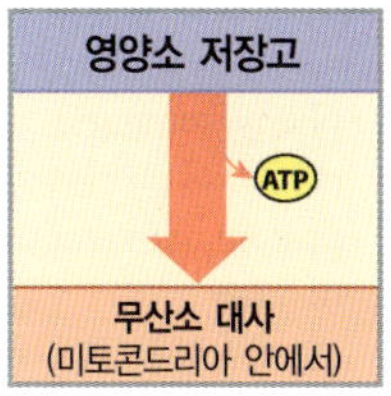

16.1

세포는 대부분의 ATP를 electron transport system(전자전달계)을 통하여 얻으며, 전자전달계는 citric acid cycle(시트르산 회로)과 연결되어 있다

- acetate(아세트산)
- acetyl-CoA (아세틸 CoA)
- coenzyme(조효소)
- citric acid(시트르산)
- citric acid cycle (시트르산 회로)
- oxidative phosphorylation (산화인산화)
- electron transport system(ETS, 전자전달계)

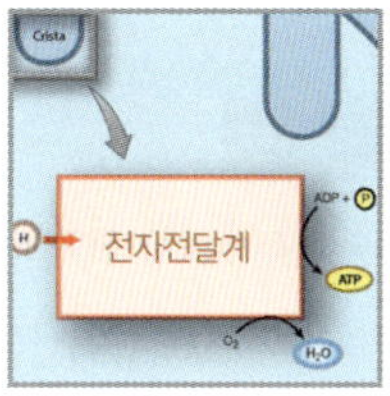

16.2

세포는 nutrient pool(영양소 저장고)로부터 사용할 수 있는 물질을 분해하여 필요한 에너지를 얻는다

- ◦ nutrient pool (영양소 저장고)
- ◦ catabolic pathway (분해대사 경로)
- ◦ anabolic pathway (합성대사 경로)
- glycogenesis [당원(글리코겐)합성]
- glycogenolysis [당원(글리코겐)분해]
- gluconeogenesis (포도당신합성)
- glycolysis(해당작용)

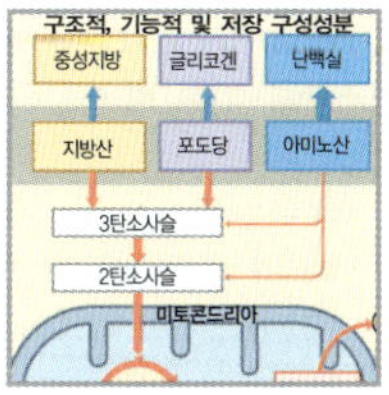

2절

영양소의 소화와 대사

- ◦ oral cavity(구강)
- ◦ stomach(위)
- ◦ duodenum(샘창자)
- ◦ jejunum(빈창자)
- ◦ hepatic portal vein (간문맥)
- ◦ liver(간)

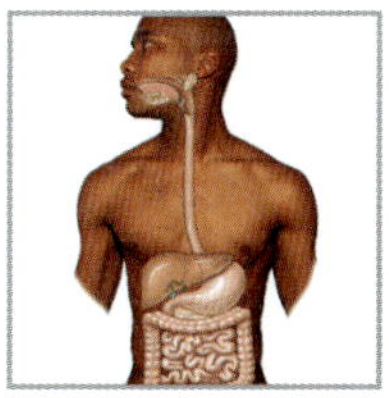

16.3

탄수화물은 일반적으로 휴식상태에서 우선적으로 분해대사되어 ATP를 생산한다

- salivary amylase (침아밀라아제)
- maltase(말타아제)
- sucrase(설탕분해효소, 수크라아제)
- lactase(젖당분해효소, 락타아제)
- flatus(방귀)
- ◦ liver(간)
- ◦ skeletal muscle (골격근)
- ◦ glucose(포도당)
- ◦ glycogen (당원, 글리코겐)
- ◦ insulin(인슐린)
- pyruvate(피루브산)

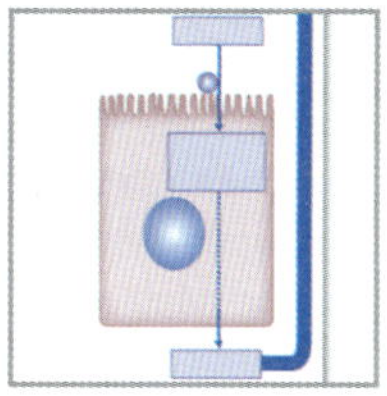

16.4

지질은 chylomicron(킬로미크론, 기름죽입자)의 형태로 혈액으로 들어간다; cholesterol(콜레스테롤)은 그 후 추출되어 지질단백질의 형태로 분리된다

- lipase(지질분해효소, 리파제)
- linolenic acid (리놀렌산)
- linoleic acid (리놀레산)
- essential fatty acid(필수지방산)
- bile salt(쓸개산염)
- emulsification (유화작용)
- micelle(미셀)
- chylomicron (기름죽입자, 킬로미크론)
- lipoprotein (지질단백질)
- ◦ lacteal(유미관)
- ◦ thoracic duct (가슴림프관)
- ◦ cholesterol (콜레스테롤)
- low-density lipoprotein(LDL, 저밀도지질단백질)
- high-density lipoprotein(HDL, 고밀도지질단백질)

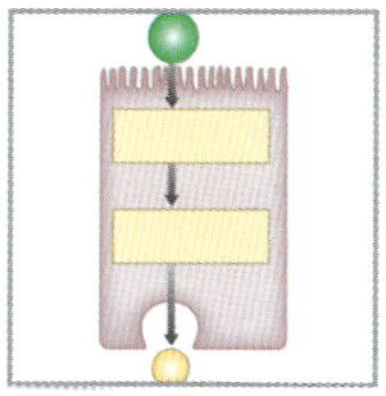

16.5

단백질 합성에 필요하지 않은 아미노산은 파괴되어 다른 아미노산으로 변형될 수 있다

- pepsin(펩신)
- enteropeptidase (창자펩티드분해효소)
- trypsin(트립신)
- chymotrypsin (키모트립신)
- carboxypeptidase (카르복시펩티드분해효소)
- elastase (엘라스타아제)
- peptidase (펩티드분해효소)
- ◦ hepatic portal vein (간문맥)
- ◦ liver(간)
- nonessential amino acid (비필수아미노산)
- essential amino acid(필수아미노산)

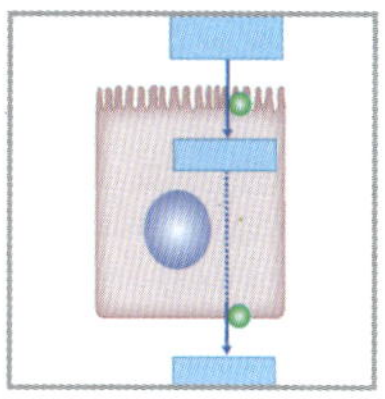

• = 해당 모듈에서 굵은 문자로 표시한 용어

16.6

Vitamin(비타민) 및 mineral(미네랄)은 많은 대사경로의 기능에 꼭 필요하다

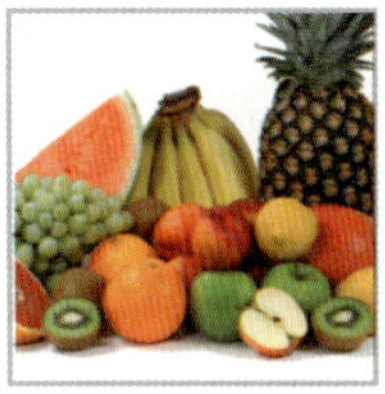

- • nutrition(영양)
- • vitamin(비타민)
- • mineral(미네랄)
- • water-soluble vitamins (수용성 비타민)
- • intrinsic factor (내인자)
- • fat-soluble vitamin (지용성 비타민)
- • hypovitaminosis (비타민결핍증)
- • hypervitaminosis (비타민과다증)
- • cofactor(보조인자)

16.7

적절한 영양은 균형잡힌 식사에 달려 있다

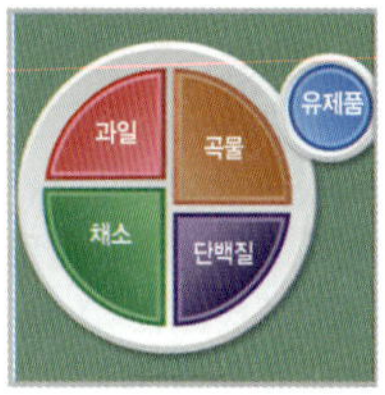

- • balanced diet (균형잡힌 식사)
- • malnutrition (영양실조)
- ○ food pyramid (음식피라미드)
- • www.choosemyplate.gov
- • calorie(칼로리)
- • kilocalorie (킬로칼로리)
- • Calorie(Cal, 칼로리)
- • complete protein (완전단백질)
- • incomplete protein (불완전단백질)

16.8

식욕의 조절은 복잡하며, 단기 및 장기 조절 기전이 있다

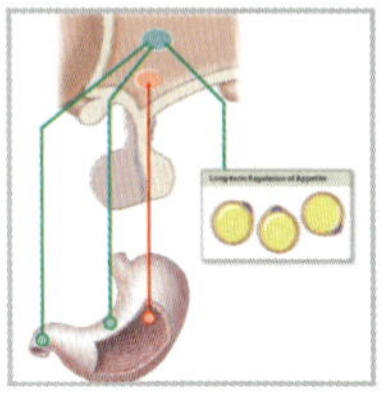

- • feeding center (섭식중추)
- • satiety center (포만중추)
- • neuropeptide Y (NPY, 신경펩티드Y)
- • ghrelin(그렐린)
- • leptin(렙틴)
- • eating disorder (섭식장애)
- • anorexia(식욕부진)
- • anorexia nervosa (신경성식욕부진)
- • bulimia(폭식증)
- • obesity(비만)
- • body mass index (BMI, 신체질량지수)
- • regulatory obesity (조절비만)
- • metabolic obesity (대사비만)

16.9

대사이상은 부적절한 영양, 생화학적 장애 또는 기아에 의해 발생할 수 있다

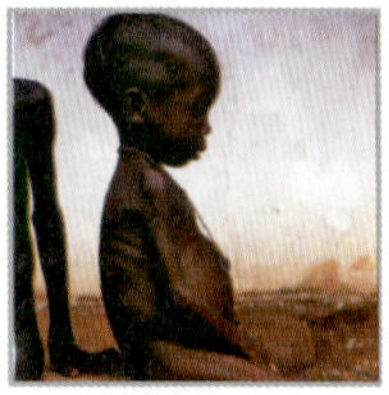

- • phenylketonuria (PKU, 페닐케톤뇨증)
- • protein deficiency disease (단백질결핍질환)
- • kwashiorkor (단백열량부족증, 크와시오르코르)
- • ketone body (케톤체)
- • ketosis(케톤증)
- • ketoacidosis (케톤산증)
- • uric acid(요산)
- • nitrogenous waste (질소폐기물)
- • gout(통풍)
- • gouty arthritis (통풍관절염)
- ○ metabolic reserve (대사예비량)

3절

대사와 에너지 사용

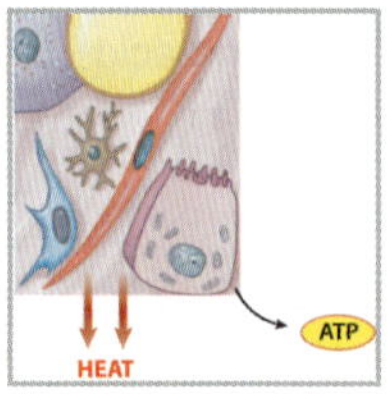

- ○ food intake(음식섭취)
- ○ digestion and absorption of nutrient (영양소의 소화와 흡수)
- ○ catabolism[이화(분해)대사]
- ○ body temperature(체온)

16.10

우리 몸은 끊임없이 에너지를 사용하며, 일정한 체온을 유지하기 위해서는 열생산과 열손실이 균형을 이루어야 한다

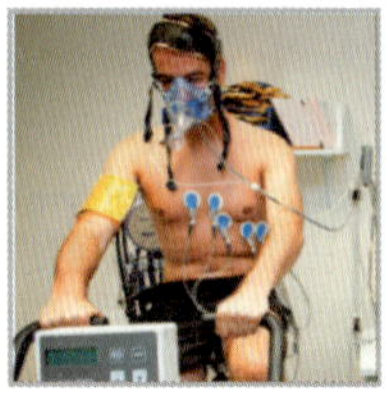

- • energetics(에너지학)
- • basal metabolic rate (BMR, 기초대사율)
- • thermoregulation (체온조절)
- ○ heat transfer(열전달)
- • radiation(복사)
- • convection(대류)
- • evaporation(증발)
- • conduction(전도)

• = 해당 모듈에서 굵은 문자로 표시한 용어

16.11

Hypothalamus(시상하부)에 있는 thermoregulatory center(체온조절중추)는 열손실과 열생산을 조정한다

- heat-loss center (열손실중추)
- heat-gain center (열생산중추)
- ◦ preoptic area (시각교차앞구역)
- behavioral changes(행동변화)
- vasodilation and shunting of blood to skin surface (피부표면으로의 혈관 확장 및 혈액의 우회)
- sweat production (땀 생산)
- respiratory heat loss(호흡열손실)
- nonshivering thermogenesis (비오한열생산)
- shivering thermogenesis (오한열생산)
- vasomotor center (혈관운동중추)

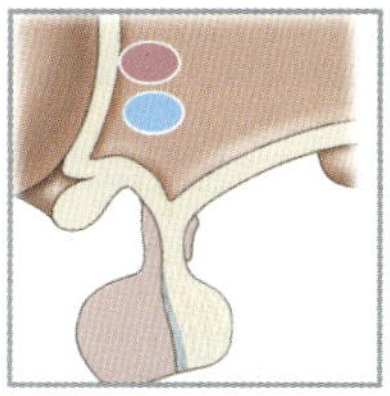

- countercurrent exchange (역류교환)

• = 해당 모듈에서 굵은 문자로 표시한 용어

16장 종합 복습 문제

1. 왜 음식에서 비타민과 미네랄이 필수 성분인가?
2. 찰리는 혈액검사를 했는데, LDL 수치는 정상이고 HDL 수치는 높았다. 심혈관질환을 앓았던 가족이 있는 찰리는 생활습관을 바꾸어야 하는지 궁금해하였다. 여러분은 그에게 무슨 이야기를 해 줄 것인가?
3. 피부 혈관의 혈관수축과 혈관이완은 체온에 어떤 효과를 나타내는가?
4. 체온 조절에 뇌가 어떻게 관여하는가?
5. 기아상태에 있는 사람이 영양상태가 좋은 사람보다 감염에 취약한 이유는 무엇인가?

16장에 있는 모든 모듈, 절, 종합 복습 문제의 풀이를 알고 싶으면 이 책의 뒷부분에 청색 식별표로 표시한 해답 페이지를 참조하시오.

17

비뇨계통과 체액, 전해질, 그리고 산-염기 평형

번역: 이서은

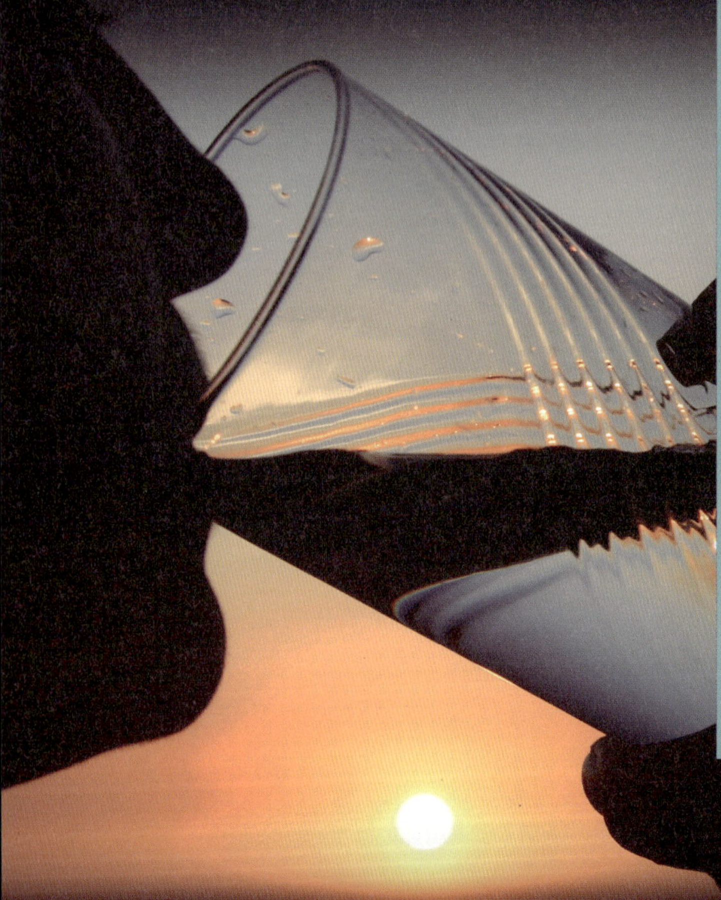

학습성과

다음 각 학습성과 번호는 본문의 모듈 번호와 일치하며, 독자는 17장을 모두 공부한 후에 각 학습성과를 실천할 수 있어야 한다.

1절 • Urinary System(비뇨계통)의 해부학

17.1 Kindey(콩팥)의 위치와 구조적 특징을 설명한다.

17.2 Nephron(콩팥단위)의 구조를 설명하고, 각각의 콩팥단위 부위의 기능을 명시하며, 소변을 생성하는 과정을 요약한다.

17.3 콩팥을 관통하는 혈류 경로를 추적하고, cortical nephron(겉질 콩팥단위)과 juxtamedullary nephron(속질곁겉질 콩팥단위)에서 혈류의 양상을 비교한다.

2절 • Renal Physiology(콩팥생리학)의 개요

17.4 콩팥단위와 집합관계 각 부위의 filtration(여과), reabsorption(재흡수), secretion(분비)에 대하여 논의하고, renal corpuscle(콩팥소체)의 구조와 기능을 설명한다.

17.5 Antidiuretic hormone(ADH, 항이뇨호르몬)이 어떻게 소변의 양과 농도에 영향을 끼치는지 설명한다.

17.6 물의 재흡수와 소변 생산에 관여하는 주요 단계들을 요약한다.

17.7 **+ 임상의학 모듈** 만성과 급성 renal failure(콩팥기능상실, 신부전)의 차이를 비교하고, hemodialysis(혈액투석)의 원리를 설명한다.

3절 • Urine(소변)의 저장과 배출

17.8 Ureter(요관), urinary bladder(방광) 및 urethra(요도)의 구조와 기능을 기술하고, micturition reflex(배뇨반사)를 설명한다.

17.9 **+ 임상의학 모듈** 배설 및 빈도와 관련된 흔한 비뇨기장애를 설명하고, urinalysis(요검사)에 대해 전형적이고 이례적인 예와 함께 설명한다.

4절 • 체액 및 전해질평형

17.10 체액 및 무기질평형이 무엇을 의미하는지를 설명하고, homeostasis(항상성)에서 그 중요성에 대해 논의한다.

17.11 체액 및 전해질평형을 유지하는데 있어 sodium(나트륨)과 수분의 관계를 요약한다.

5절 • 산-염기평형

17.12 산-염기평형과 pH를 유지하는데 있어 buffer system(완충계)의 역할을 설명한다.

17.13 Intracellular fluid(세포내액)와 extracellular fluid(세포외액)의 pH를 조절하는데 있어 buffer system(완충계)의 역할을 설명한다.

17.14 산-염기평형을 유지하는데 관여하는 보상기전에 대하여 기술한다.

Urinary System(비뇨계통)의 해부학

Urinary system(비뇨계통, 비뇨기계)은 소변을 만듦으로써 과량의 수분, 염분 및 생리적 폐기물들을 제거한다. 이 절에서는 비뇨계통의 구성요소: kidney(콩팥), ureter(요관), urinary bladder(방광) 및 urethra(요도)의 기능적 구조를 이해한다. 이 절의 마지막에서는 어떻게 콩팥이 혈액으로부터 대사산물을 제거하여 소변을 생산하는지, 그 과정이 어떻게 조절되는지, 그리고 소변이 어떻게 **urinary tract(요로)**을 따라 제거되는지 알아본다.

콩팥(kidney)은 2개가 있고, 대사가 매우 활발하다. 휴식상태에서 콩팥은 심박출량의 약 25%를 받는다. 콩팥은 비뇨계통의 배설기능을 수행하는 기관이다. 콩팥은 **urine(소변)**을 만드는데, 거기에는 물, 이온 및 작은 수용성 화합물들이 들어 있다.

Ureter(요관)는 소변을 콩팥에서 방광까지 운반한다. 소변은 중력과 요관벽 평활근의 수축으로 이동한다.

Urinary bladder(방광)는 소변을 받아 몸 밖으로 제거할 때까지 저장한다. 방광벽 평활근의 수축은 소변을 배출하는데 이를 **urination(소변보기, 배뇨)**이라 한다.

Urethra(요도)는 소변을 방광에서 몸 밖으로 안내하는 통로이다.

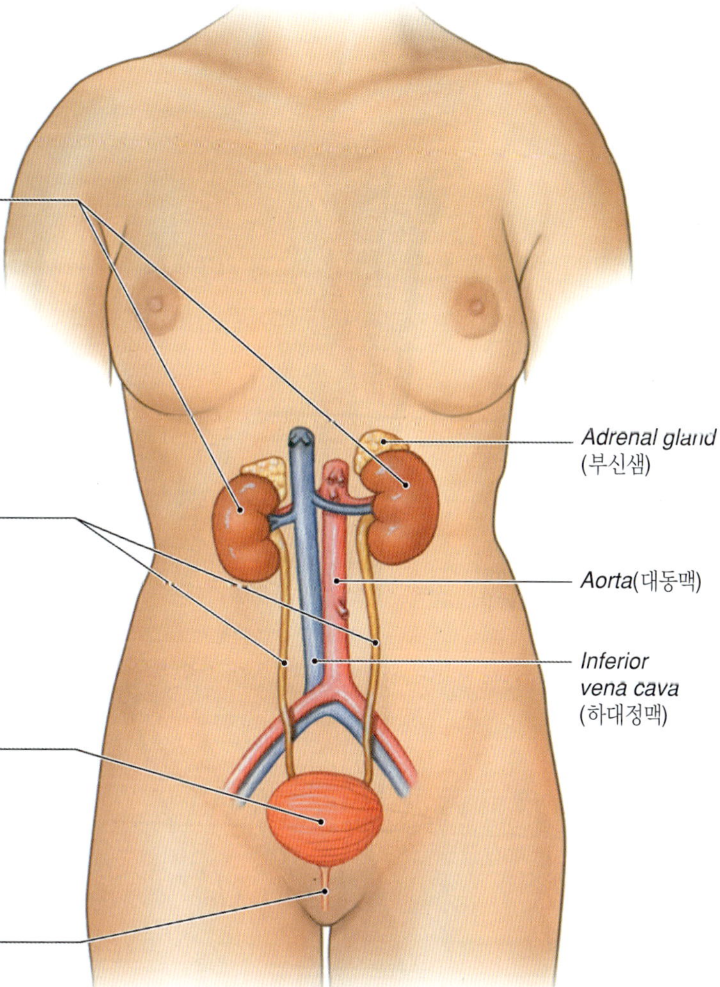

비뇨계통의 기능

- 혈액량과 혈압을 조절한다.
- 혈장 내 나트륨, 칼륨, 염소 및 다른 이온들의 농도를 조절한다.
- 혈액의 pH를 안정시킨다.
- 유용한 영양소를 보존한다.
- 약물, 독소 및 대사폐기물을 혈액으로부터 제거한다.

콩팥은 복막 뒤에 있는 한 쌍의 기관이다

여기서는 콩팥의 위치와 몸통의 축을 형성하는 뼈대와 복부골반강에 있는 다른 기관들과 연관된 콩팥의 배치를 살펴본다. 여러분은 콩팥이 그 자리에 어떻게 지지되고, 보호되며, 안정하게 있는지 알 수 있을 것이다. [Renal(콩팥-, 신장-)은 "relating to the kidneys(콩팥과 관련됨)"를 의미한다.]

1 이 그림은 정면에서 본 것으로 kidney(콩팥), ureter(요관), urinary bladder(방광) 및 관련된 혈관이 보인다. 콩팥은 복막 뒤에 위치하기 때문에, 앞쪽에서는 다른 복부기관이 제거된 후에만 콩팥을 명확하게 확인할 수 있다.

Renal fascia(콩팥근막)는 조밀한 섬유바깥층으로 주변의 구조에 콩팥을 고정시킨다.

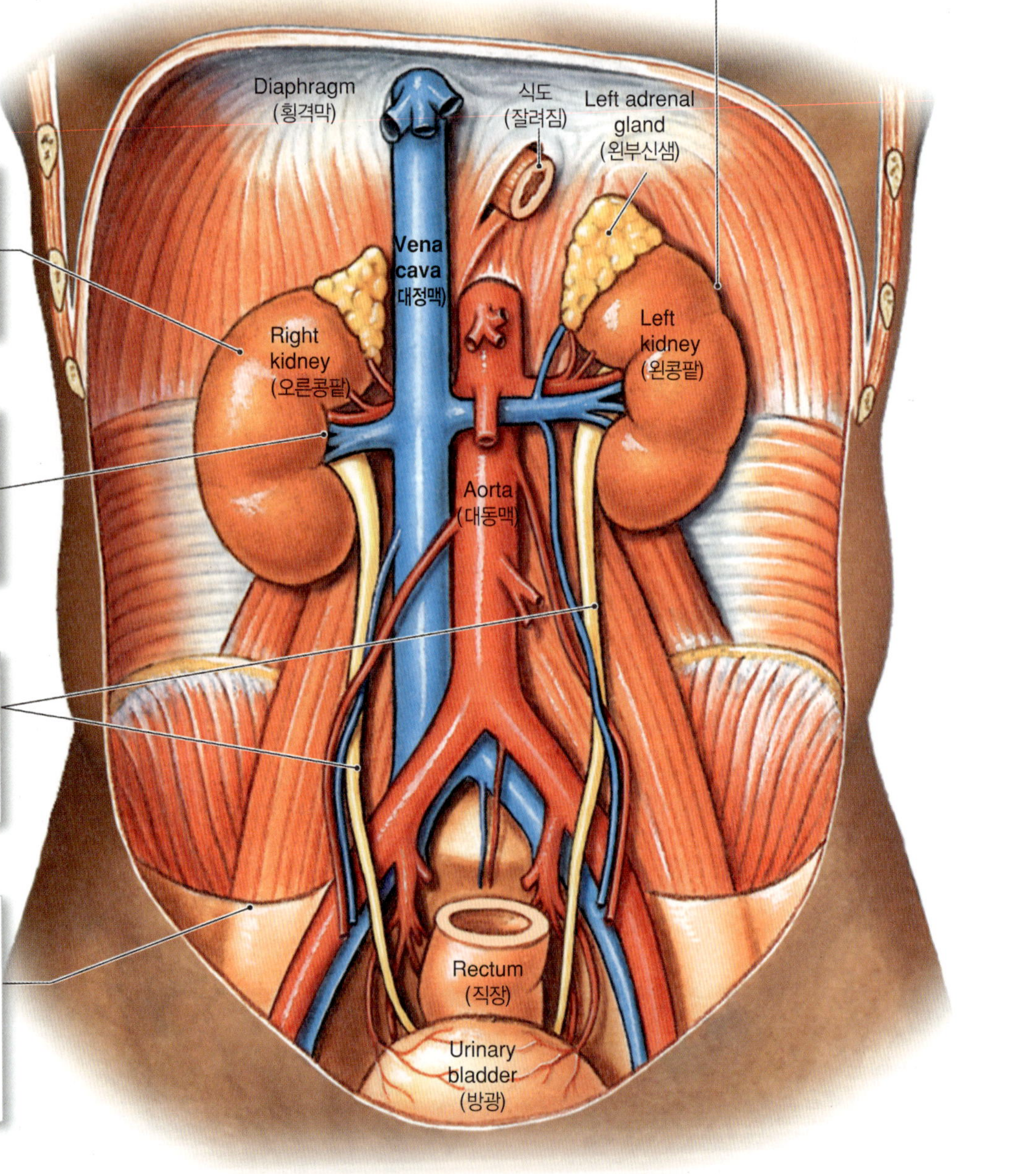

전형적인 성인의 **kidney(콩팥)**는 적갈색이며, 길이는 10 cm, 넓이는 5.5 cm, 두께는 3 cm이다. 각 콩팥의 무게는 약 150 g이다.

Hilum(문, 콩팥문)은 가운데의 오목한 부분으로 renal artery(콩팥동맥)와 renal nerve(콩팥신경)가 들어가고, renal vein(콩팥정맥)과 요관이 나오는 곳이다.

Ureter(요관)는 아래로 내려가면서, external iliac artery(바깥엉덩동맥, 외장골동맥)와 정맥의 앞을 가로질러 urinary bladder(방광)의 뒷면 아래로 들어간다.

이것은 제거된 뒤쪽복막의 절단면이다. 콩팥, 부신 및 요관이 뒤쪽 체벽근과 parietal peritoneum(벽쪽복막) 사이의 복막뒤공간에 놓여 있다.

2 이 그림은 콩팥단면으로 뚜렷한 구조와 특징들을 보여준다. 콩팥을 담당하는 혈관은 콩팥문으로 들어간다.

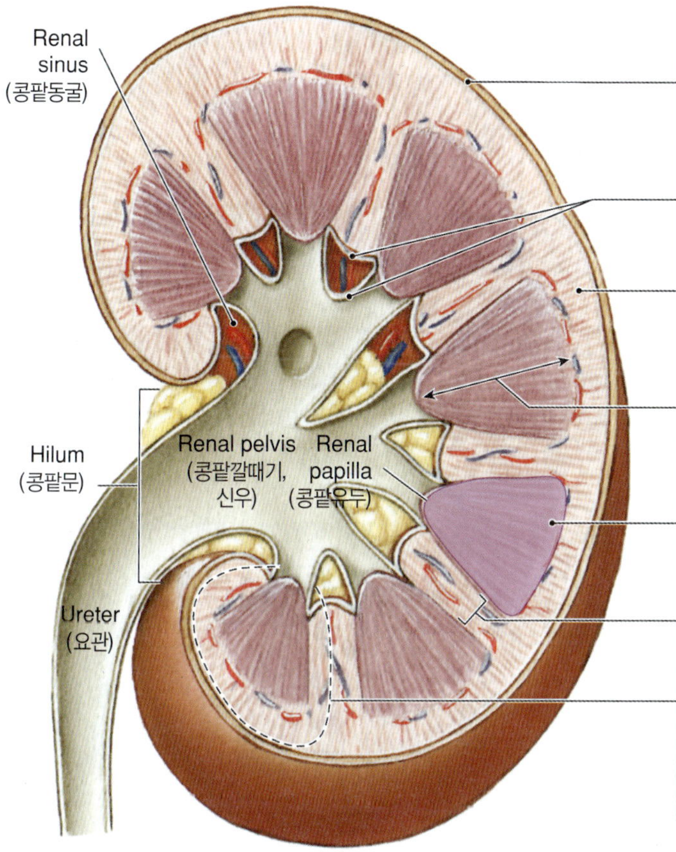

콩팥의 주요 구조적 표지물

콩팥의 바깥표면을 덮고 있는 **fibrous capsule(섬유피막)**은 콩팥내강인 **renal sinus(콩팥동굴)**의 안쪽 경계면이기도 하다. 바깥쪽과 안쪽 경계면은 콩팥문에서 이어져 있다.

콩팥동굴 안쪽에는, 섬유피막이 요관, 콩팥혈관 및 콩팥신경의 위치를 고정시킨다.

Renal cortex(콩팥겉질)는 콩팥의 바깥 부분으로, 섬유피막과 닿아 있다. 겉질은 연한 적갈색이며 과립형태를 띠고 있다.

Renal medulla(콩팥속질)는 콩팥겉질에서 콩팥동굴까지 확장되어 있다. 콩팥속질은 안쪽의 진하고 적갈색을 띤 부분이다.

Renal pyramid(콩팥피라미드)는 겉질에서부터 뾰족한 끝부분으로 이어지는 원뿔모양의 구조로 그 끝부분을 **renal papilla(콩팥유두)**라고 한다.

Renal column(콩팥기둥)은 과립조직의 띠로 인접한 피라미드를 분리시킨다.

Kidney lobe(콩팥엽)는 콩팥피라미드, 그 위의 콩팥겉질 및 콩팥기둥에 인접한 조직으로 구성된다. 각 콩팥은 6~18개의 콩팥엽을 가진다. 소변은 콩팥엽에서 만들어진다.

3 이것은 사람 콩팥의 단면을 앞에서 본 것이다. 단계적으로 붙인 설명은 콩팥에서 만들어진 소변이 요관으로 들어가는 경로를 보여준다.

Minor calyx(작은콩팥잔)는 하나의 콩팥엽에서 만들어지는 소변을 모은다.

Major calyx(큰콩팥잔)는 4~5개의 작은 콩팥잔이 모여 형성된다.

Renal pelvis(콩팥깔때기)는 큰 깔때기 모양으로 큰콩팥잔에서 나오는 소변을 모은다. 콩팥깔때기는 요관과 연결된다.

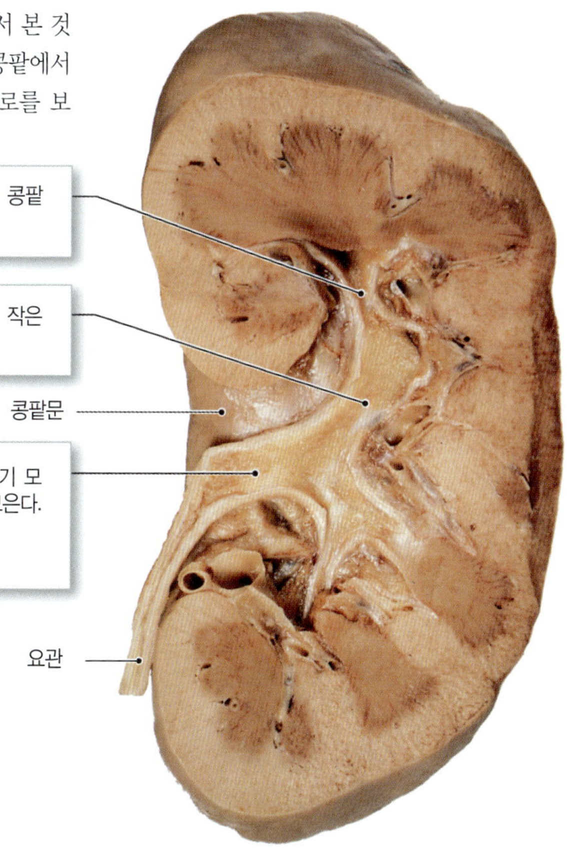

모듈 17.1 복습

a. 콩팥의 위치를 설명하시오.
b. 콩팥의 구조적 특징을 설명하시오.
c. 콩팥속질에서 원뿔모양으로 콩팥유두로 끝나는 구조는 무엇인가?

콩팥단위는 여러 부위로 나눌 수 있으며, 각 부분은 독특한 기능을 가진다

1 **Nephron(콩팥단위)**은 콩팥의 본질적인 기능을 수행하는 미세한 구조이다. 콩팥단위는 **renal corpuscle(콩팥소체)**과 **renal tubule(콩팥요세관)**로 구성된다. 콩팥소체에서 혈압에 의해 물과 물에 녹아 있는 용질이 glomerular capillary(토리모세혈관) 밖으로 밀려 나가 **capsular space(주머니공간)**로 들어가는데, 이 공간은 renal tubule(콩팥요세관)의 속공간으로 연결된다. 여과는 **filtrate(여과액)**를 생산하는데, 여과액은 원칙적으로 단백질이 없다는 점을 빼면 혈장과 유사하다. 여과액은 콩팥요세관과 집합관계를 거친 후에 콩팥 밖으로 나오는데, 이것이 소변이다.

콩팥단위

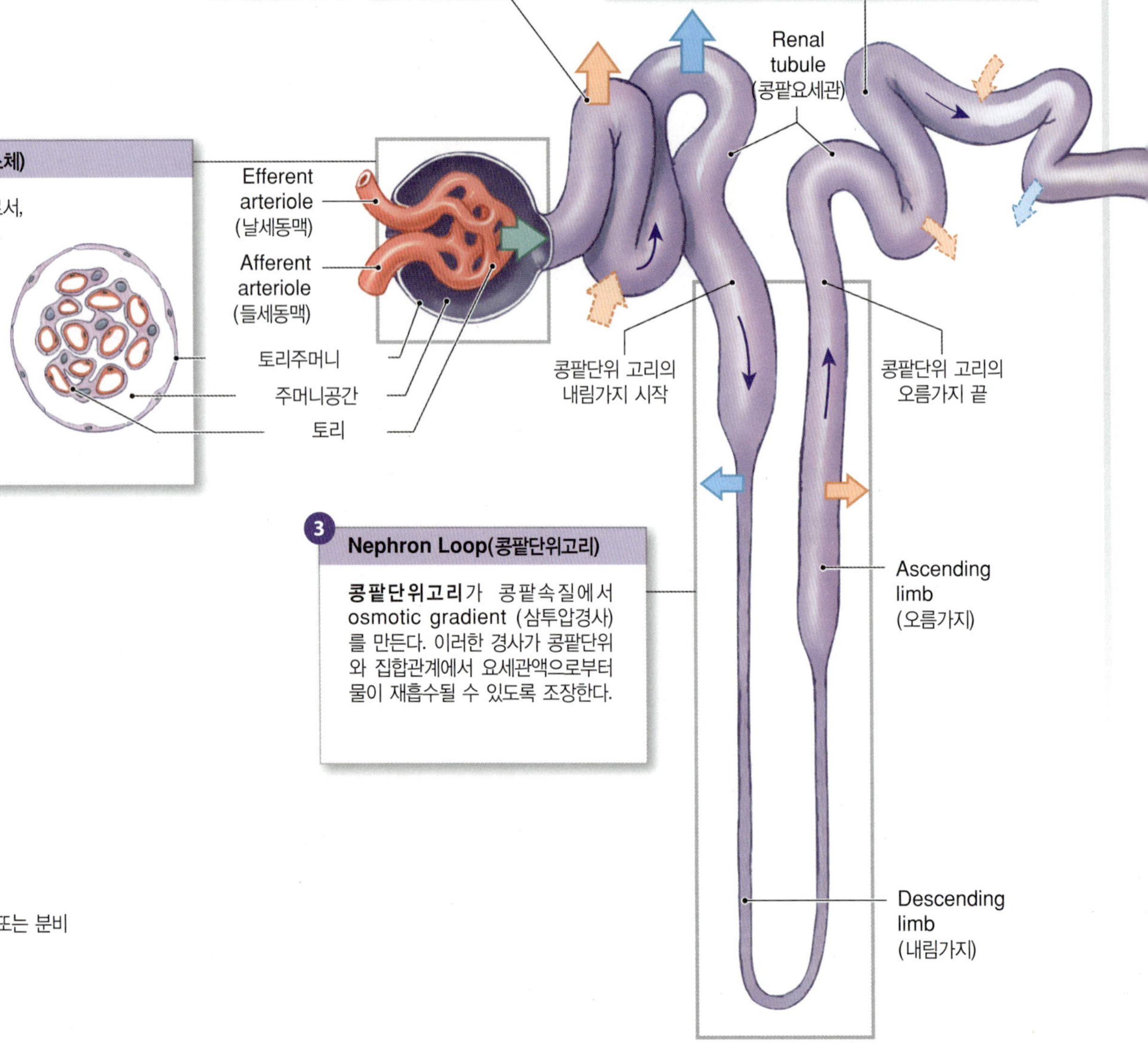

1 Renal Corpuscle(콩팥소체)

콩팥소체는 공모양의 구조로서, **glomerular capsule(토리주머니)**이라고 하는 직경 약 200 μm의 컵 모양 주머니와 **glomerulus (토리)**라고 하는 모세혈관그물 등으로 구성된다.

2 Proximal Convoluted Tubule (PCT, 토리쪽곱슬세관)

토리쪽곱슬세관은 **tubular fluid(요세관액)**이라고 하는 여과액으로부터 영양분을 재흡수한다.

3 Nephron Loop(콩팥단위고리)

콩팥단위고리가 콩팥속질에서 osmotic gradient (삼투압경사)를 만든다. 이러한 경사가 콩팥단위와 집합관계에서 요세관액으로부터 물이 재흡수될 수 있도록 조장한다.

4 Distal Convoluted Tubule(DCT, 먼쪽곱슬세관)

먼쪽곱슬세관은 분비와 재흡수를 통해 요세관액의 구성성분을 한 단계 더 조절한다.

기호

- 여과액
- 물의 재흡수
- 가변적인 물의 재흡수
- 용질의 재흡수 또는 분비
- 가변적인 용질의 재흡수 또는 분비

2 각 콩팥단위는 **collecting system(집합관계)**으로 요세관액을 비워내는데, 집합관계는 콩팥단위로부터 요세관액이 이동하는 관들로 이루어진 구조이다. Collecting duct(집합관)는 많은 콩팥단위로부터 이 액체를 받는다. 각 집합관은 콩팥겉질에서 시작하여 콩팥속질 속으로 내려오면서, 유두관으로 액체를 운반하여 작은콩팥잔으로 배출한다.

3 모든 콩팥단위의 약 85%가 **cortical nephron(겉질콩팥단위)**으로서, 겉질 중 콩팥의 표면에 가까운 데 위치하고 있다. 나머지 15%는 **juxtamedullary nephron(속질곁콩팥단위;** juks-tuh-MED-ular-ē; *juxta*, 가까운)으로, 긴 콩팥단위고리를 가지고 콩팥속질 안으로 깊게 뻗어 있다. 속질곁콩팥단위는 콩팥속질에 특이한 환경을 조성하는데, 그 환경은 물을 보전하고 농축된 소변을 생산하는데 필수적이다.

Collecting system(집합관계)

집합관계는 각 콩팥단위로부터 소변을 받아, 최종적으로 소변의 양과 조성을 조정한 후에, 작은콩팥잔으로 내보낸다.

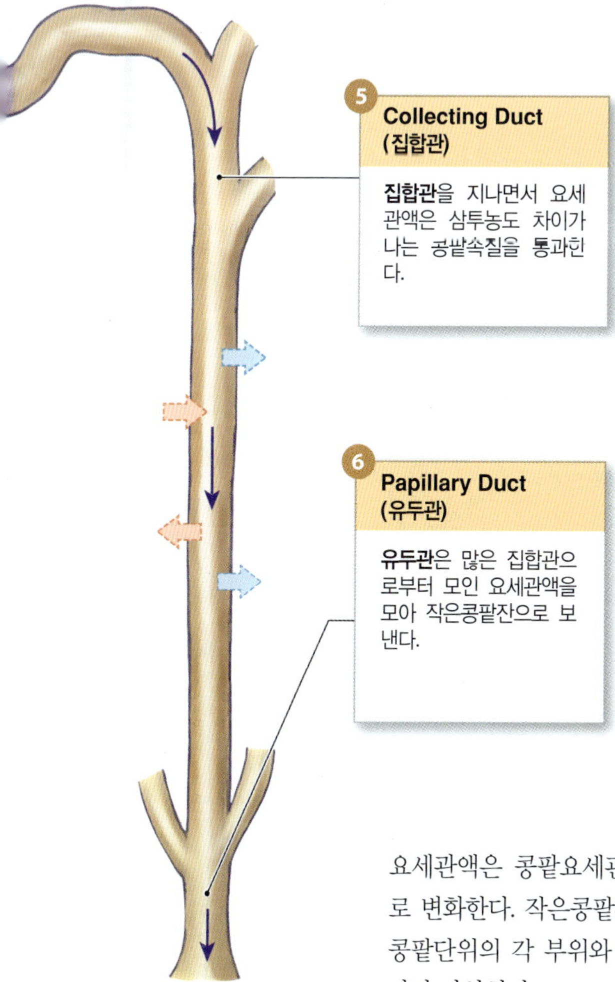

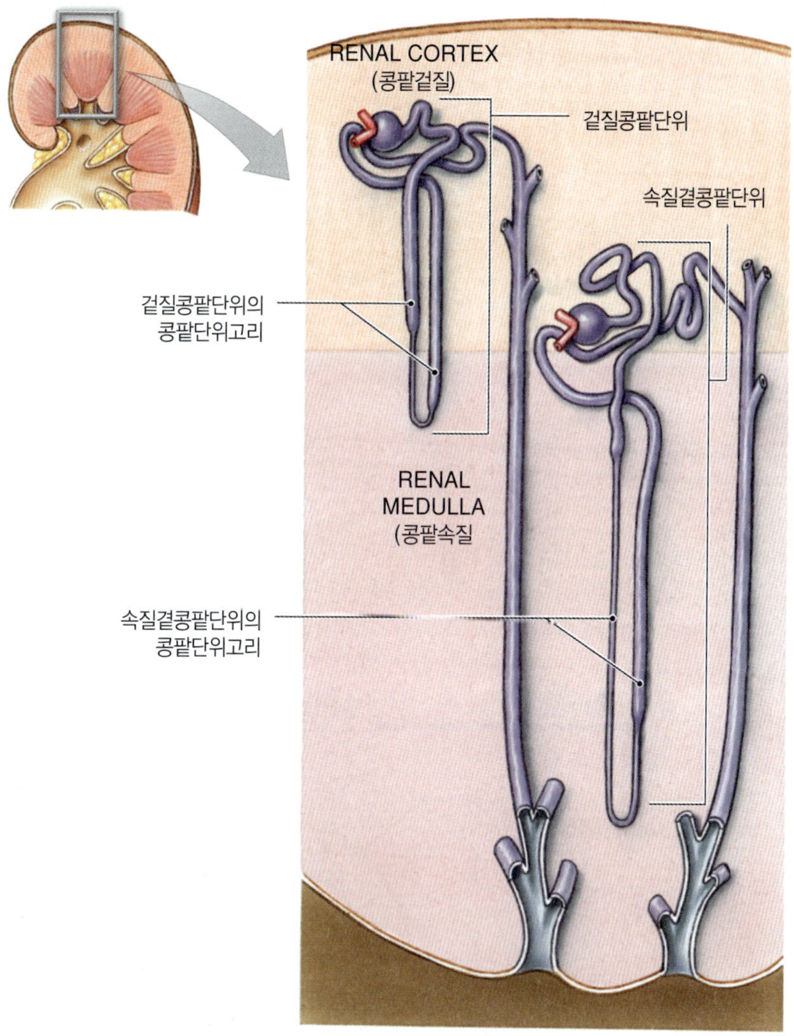

요세관액은 콩팥요세관을 따라 이동하면서 점차적으로 변화한다. 작은콩팥잔으로 들어가는 소변의 특징은 콩팥단위의 각 부위와 집합관계에서 진행되는 활동에 따라 다양하다.

모듈 17.2 복습

a. 콩팥단위와 집합관계의 주요 구조를 나열하시오.

b. 콩팥소체의 구성요소를 확인하시오.

c. 토리에서 만들어지는 액체와 혈장의 차이점은 무엇인가?

17.3

콩팥에는 많은 혈관이 분포하며, 그 순환양상은 복잡하다

1 이 그림은 콩팥으로 들어가는 동맥계(위쪽, 빨간 화살표)와 콩팥에서 빠져나오는 정맥계(아래쪽, 파란 화살표)를 보여준다.

각 콩팥은 **renal artery(콩팥동맥)**를 통해 혈액을 공급받는데, 이 동맥은 대동맥에서 superior mesenteric artery(상장간막동맥)가 갈라져 나오는 근처에서 시작된다.

콩팥동맥이 콩팥동굴 안에서 갈라지면서 **segmental artery(구역동맥)**가 형성된다.

Interlobar artery(엽사이동맥)는 구역동맥으로부터 갈라져 나와 renal column(콩팥기둥) 안으로 부채꼴 모양으로 뻗어나간다.

Arcuate artery(활꼴동맥)는 엽사이동맥으로부터 갈라져 나와, 콩팥겉질과 속질의 경계면을 따라 활 모양을 이룬다.

Cortical radiate artery (겉질부채꼴동맥)는 옆에 있는 콩팥엽의 겉질 부위에 혈액을 공급한다.

Afferent arteriole(들세동맥)은 겉질부채꼴동맥에서 갈라져 나와 각각의 콩팥단위로 혈액을 공급한다.

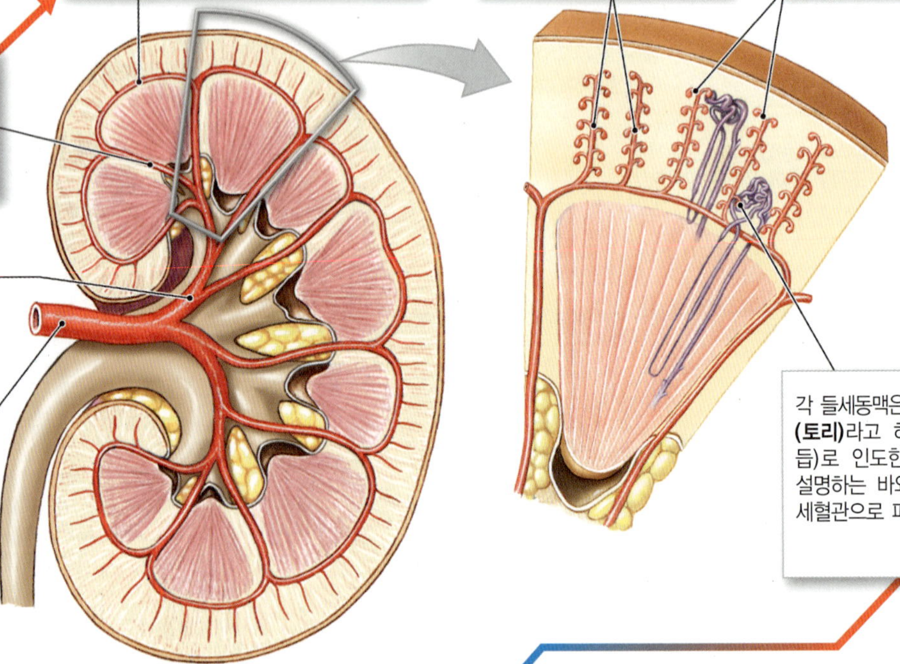

각 들세동맥은 혈액을 **glomerulus (토리)**라고 하는 모세혈관 뭉치(매듭)로 인도한다. 혈액은 **2**번에서 설명하는 바와 같이 콩팥단위의 모세혈관으로 퍼져간다.

Cortical radiate vein(겉질부채꼴정맥)은 콩팥단위의 모세혈관으로부터 혈액을 모은다.

겉질부채꼴정맥을 거친 혈액은 **arcuate vein(활꼴정맥)**으로 모인다.

활꼴정맥을 거친 혈액은 **interlobar vein(엽사이정맥)**으로 모인다. 이 정맥은 renal vein(콩팥정맥)으로 직접 빠져나간다. (분절정맥은 없다.)

Renal vein(콩팥정맥)을 통해 혈액은 inferior vena cava(아래대정맥, 하대정맥)로 들어간다.

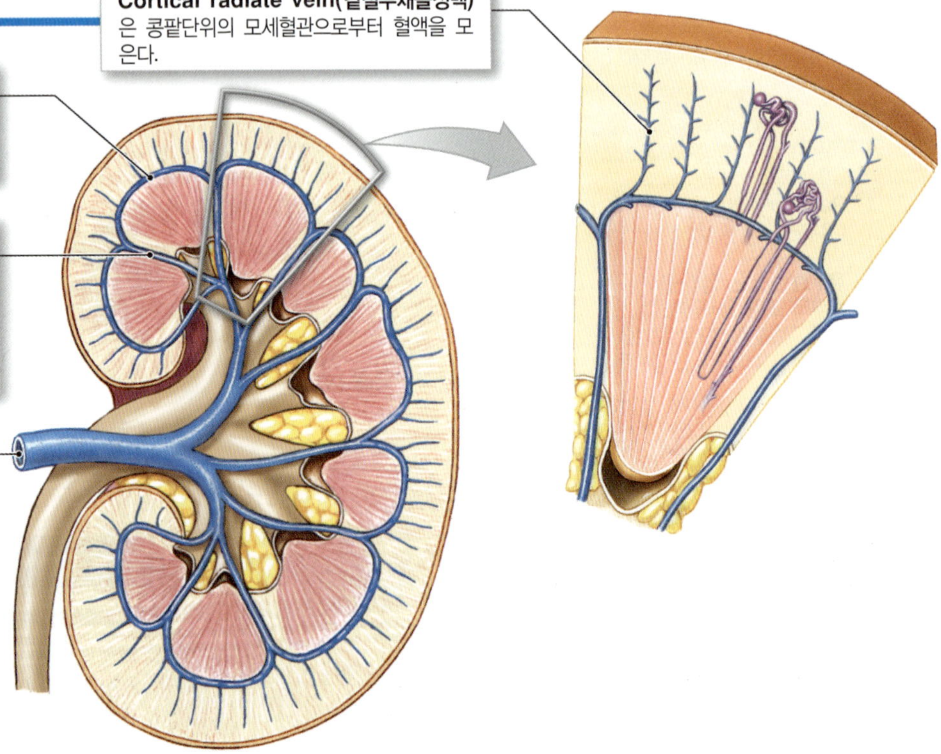

2 겉질콩팥단위는 그 콩팥단위고리가 상대적으로 짧다. 겉질콩팥단위의 **efferent arteriole(날세동맥)**은 콩팥요세관 전체를 감싸는 **peritubular capillary(요세관주위 모세혈관)** 그물로 혈액을 나른다. 콩팥단위와 요세관주위 모세혈관은 peritubular fluid(세관주위액)라 불리는 사이질액에 둘러싸여 있다. 이 모세혈관은 작은 세정맥을 거쳐 겉질부채꼴정맥으로 연결된다.

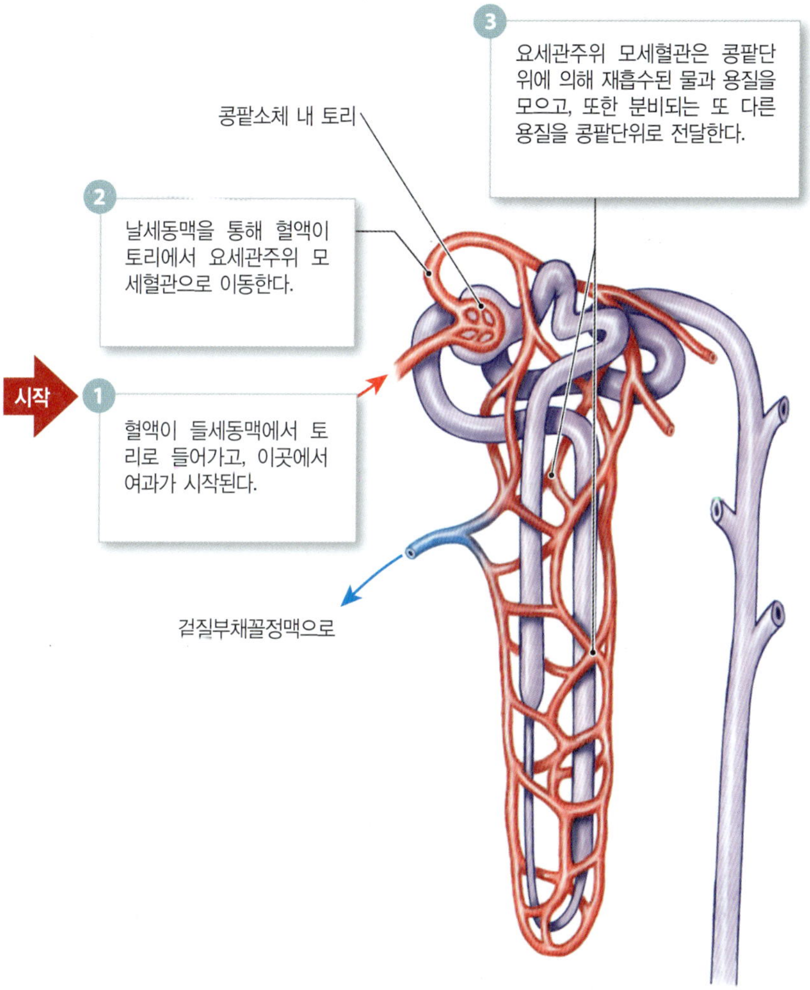

3 속질곁콩팥단위의 요세관주위 모세혈관은 **vasa recta(곧은혈관;** *vasa*, 관, 혈관 + *recta*, 곧은)−콩팥단위고리와 평행하게 놓여 있는 길고 곧은 모세혈관−로 연결된다.

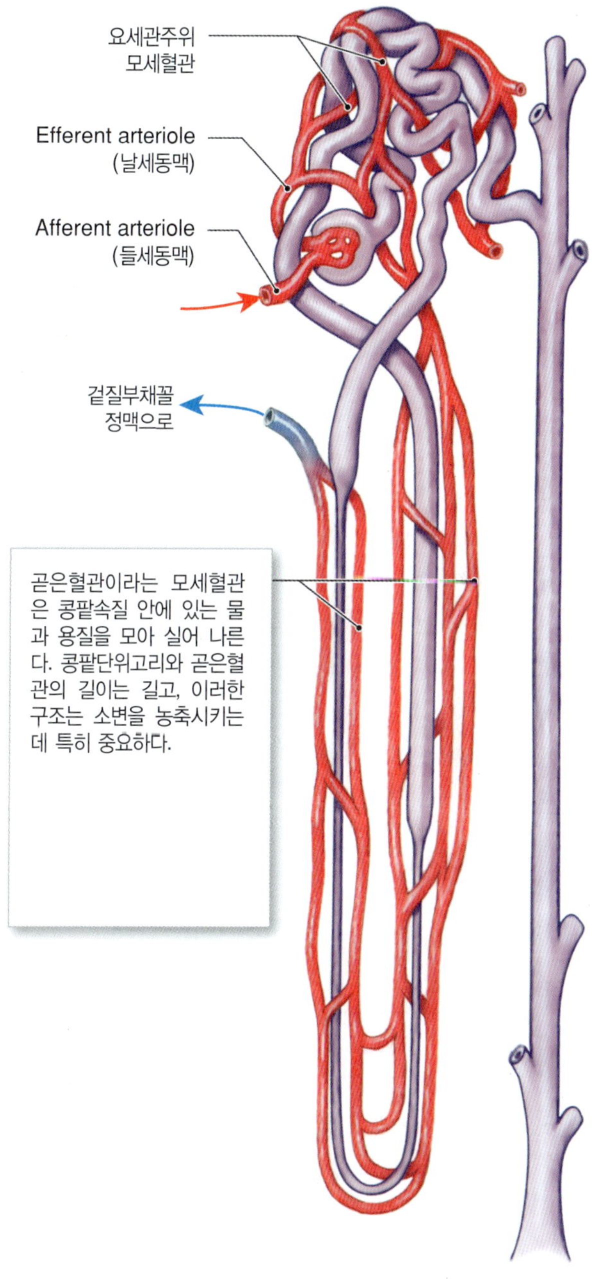

각 콩팥은 약 125만 개의 콩팥단위을 가지고 있으며, 이것들을 길게 이으면 그 길이가 약 145 km에 이른다. 겉질 및 속질곁콩팥단위는 둘 다 신경지배를 받으며, 이를 지배하는 renal nerve(콩팥신경)는 콩팥문으로 들어가 콩팥동맥을 따라 갈라지며 분포한다. 콩팥신경에 있는 대부분의 신경섬유는 celiac plexus(복강신경얼기)와 inferior splanchnic nerve(아래내장신경)에서 비롯된 sympathetic postganglionic fiber(교감신경절이후섬유)이다. Sympathetic innervation(교감신경지배)은 토리의 혈류와 혈압을 조절하고, 효소인 레닌의 방출을 자극한다.

모듈 17.3 복습

a. 콩팥동맥에서 콩팥정맥으로 흐르는 혈액의 경로를 추적하시오.

b. 혈액이 토리로 들어가고 나오는 과정을 설명하시오.

c. 곧은혈관을 설명하시오.

1. 단답형

다음 그림의 콩팥구조 명칭을 기입하고, 각각의 기능 및 구조를 간단히 설명하시오.

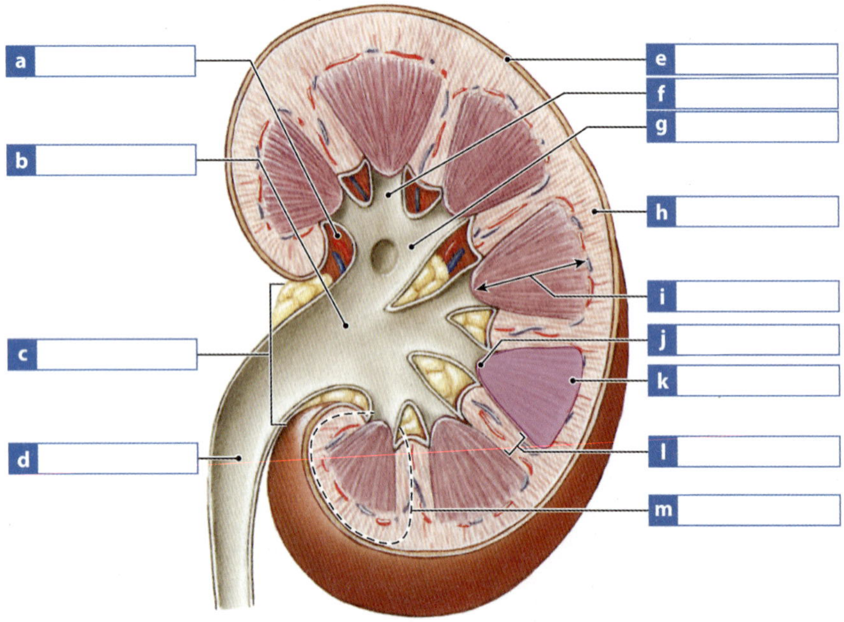

2. 개념지도

다음 용어를 각각 한 번씩만 사용하여 빈칸을 채워 정확한 비뇨계통 개념지도를 완성하시오.

- 요관
- 토리쪽곱슬세관
- 토리
- 방광
- 콩팥요세관
- 유두관
- 큰콩팥잔
- 콩팥속질
- 콩팥동굴
- 콩팥단위

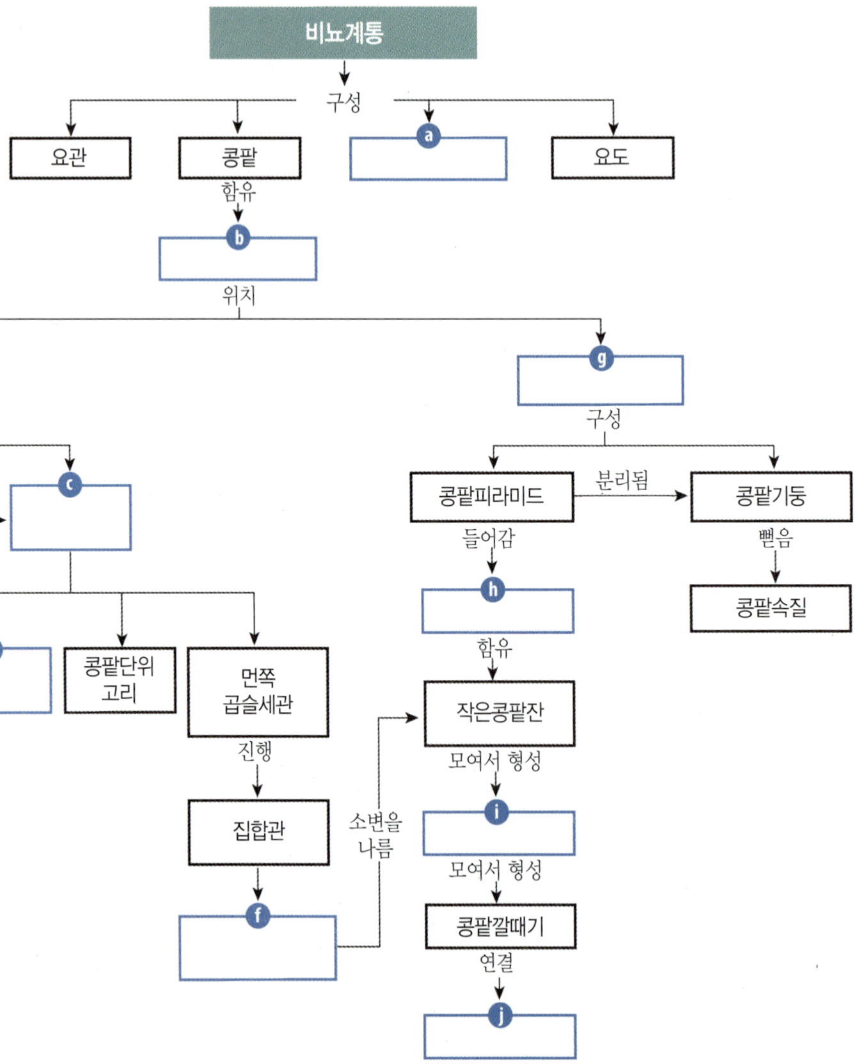

Renal Physiology(콩팥생리학)의 개요

소변을 만드는 목적은 혈액의 양과 구성성분을 조절하여 항상성을 유지하는 것이다. 이 과정에는 용질 특히 대사폐기물의 배출이 포함된다. 혈장에서 다음 세 가지의 유기 폐기물이 중요하다:

- **Urea(요소)**는 가장 많은 유기폐기물이다. 요소는 간에서 일어나는 아미노산 분해의 부산물이다.
- **Creatinine(크레아티닌)**은 골격근조직에서 creatine phosphate(크레아틴인산)가 분해되어 만들어지는데, 크레아틴인산은 고에너지화합물로서 근수축 시 중요한 역할을 한다.
- **Uric acid(요산)**는 RNA분자의 질소를 함유한 염기의 재순환 동안 형성되는 산물이다.

콩팥은 정상에서 삼투농도가 1200~1400 mOsm/L에 이르는, 혈장 삼투농도의 4배에 달하는 농축된 소변을 생산하는 능력을 가지고 있다

1 콩팥은 우리 몸의 체액과는 다른 다양한 조성의 체액을 생산한다. 이 표는 혈장과 소변에서 대표적인 물질들의 농도를 비교한 것으로, 콩팥의 효율성을 보여준다.

혈장과 소변 검사의 정상치

용질	혈장	소변
이온(mEq/L)		
나트륨(Na^+)	135~145	40~220
칼륨(K^+)	3.5~5.0	25~100
염소(Cl^-)	100~108	110~250
중탄산염(HCO_3^-)	20~28	1.9
대사산물과 영양소(mg/dL)		
포도당	70~110	0.009
지질	450~1000	0.002
아미노산	40	0.188
단백질	6.0~8.0 g/dL	0.000
질소폐기물(mg/dL)		
요소	8~25	1800
크레아티닌	0.6~1.5	150
암모니아	<0.1	60
요산	2~6	40

비고: 표시된 값은 전형적인 범위이다. 수치는 실험실과 측정방법에 따라 다를 수 있다.

2 콩팥은 세 가지 뚜렷한 생리적 과정을 통해 기능을 수행한다: 여과, 재흡수, 분비

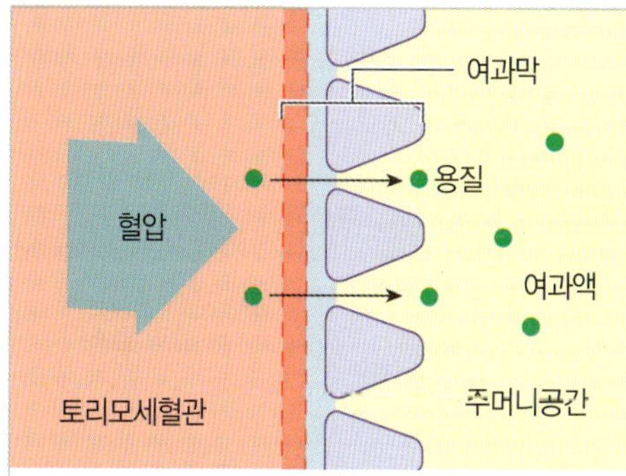

Filtration(여과)은 혈압에 의해 물과 용질이 토리모세혈관의 막을 가로질러 주머니공간으로 들어가는 것이다. 여과막을 통과할 수 있을 정도로 작은 용질분자들은 물분자에 둘러싸여 운반된다.

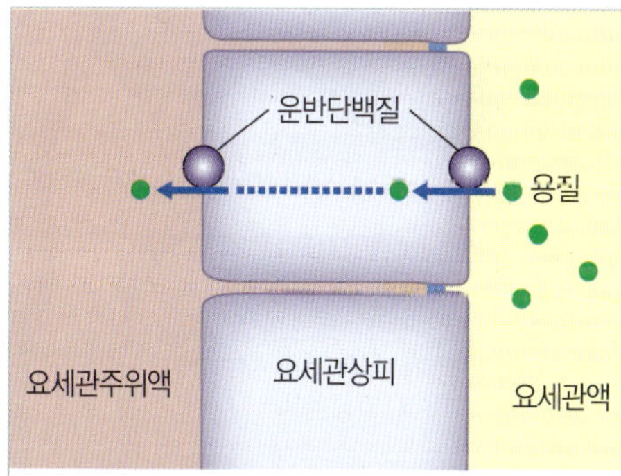

Reabsorption(재흡수)은 요세관액에서 물과 용질을 제거하는 것으로, 세관상피를 가로질러 요세관주위액으로 들어가는 것이다.

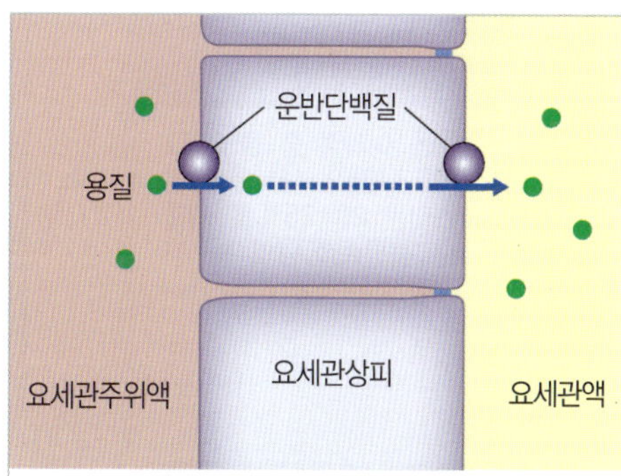

Secretion(분비)은 요세관주위액으로부터 요세관상피를 가로질러 요세관액으로 용질을 운반하는 것이다.

17.4

여과, 재흡수, 분비는 콩팥단위와 집합관계의 특정 부위에서 발생한다

1 이 그림은 소변생성에 있어 콩팥단위와 집합관계 각 부분의 기능을 요약하여 보여준다. 대부분의 부위는 reabsorption(재흡수)과 secretion(분비)을 모두 수행하지만, 두 과정 사이의 균형은 부위마다 다르다. 집합관계와 콩팥단위고리 특히 속질곁콩팥단위의 긴고리와의 상호작용은 소변의 최종 용량과 용질의 농도를 조절한다.

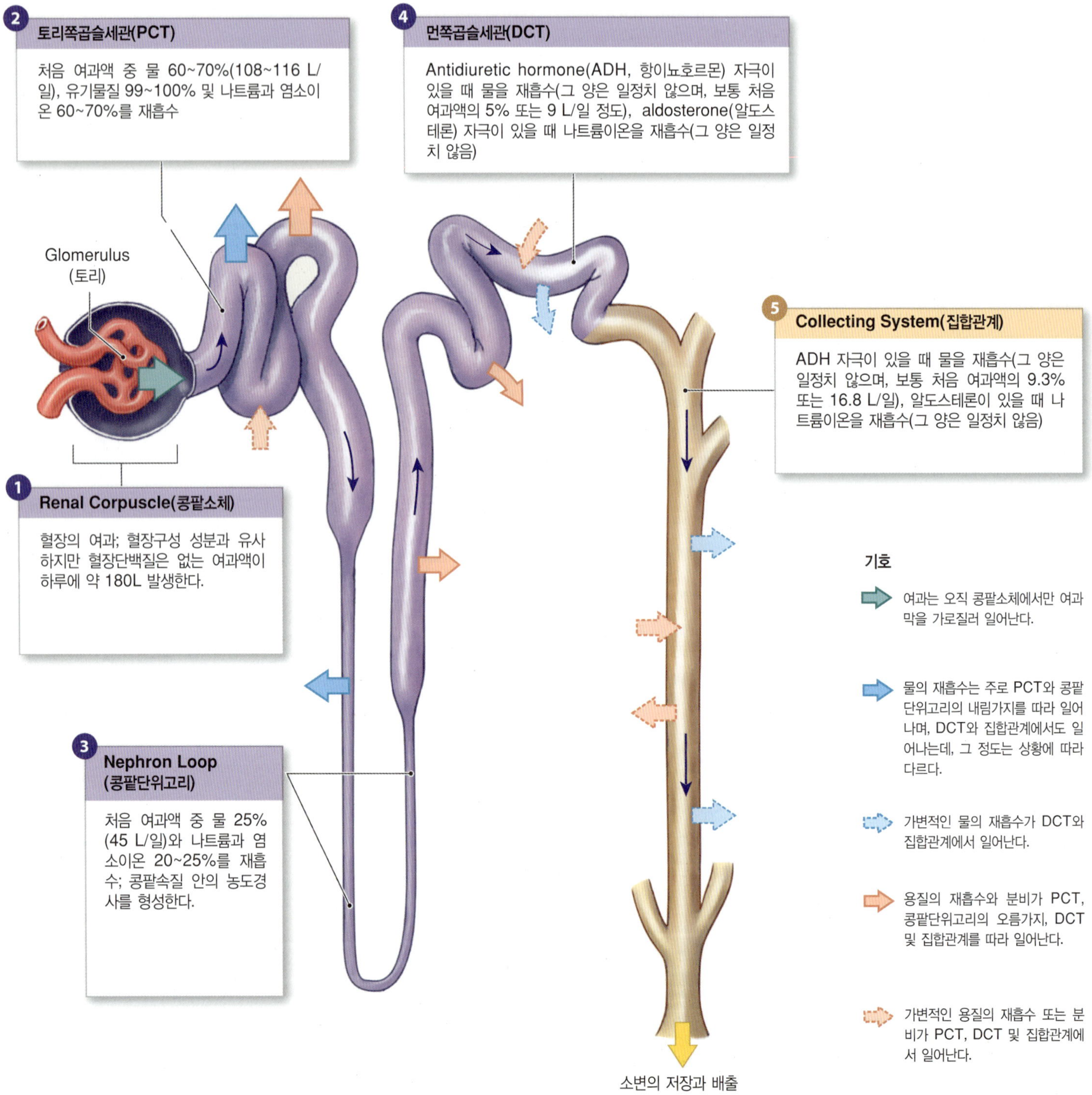

2 콩팥단위의 시작인 콩팥소체는 혈액의 여과를 담당한다. 이것은 소변생성의 첫 번째 단계이다. 콩팥소체에서 토리의 모세혈관 뭉치(매듭)는, 심장이 심장주머니 공간 안으로 돌출되어 있는 것처럼, 주머니 공간 안으로 돌출되어 있다. 심장주머니처럼 토리주머니는 바깥벽쪽층과 안쪽내장층을 가지고 있다.

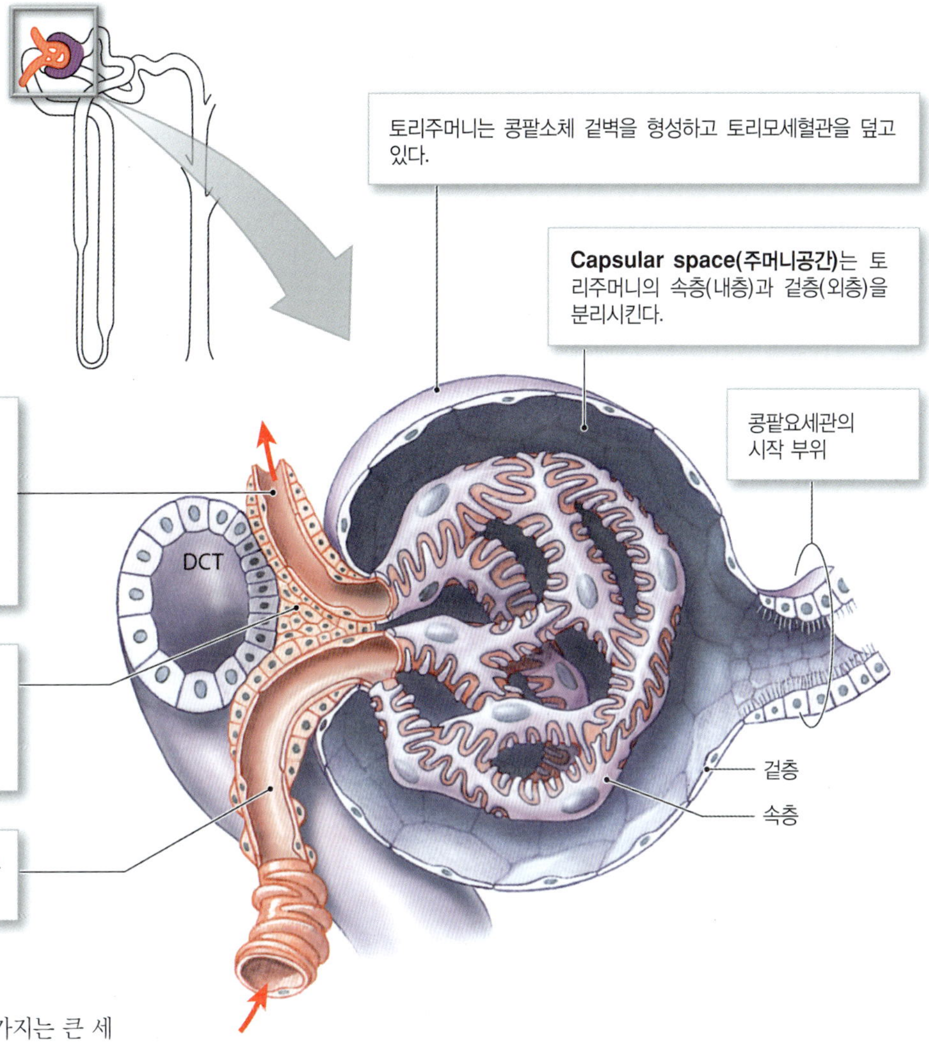

3 토리주머니의 속층은 복잡한 돌기 또는 발을 가지는 큰 세포로 구성되는데, 이 돌기들은 토리모세혈관을 감싸고 있다. 이 색다른 세포를 **podocyte(발세포;** PŌ-dō-sīts; podos, foot + *cyte*, cell)라고 부른다. 토리에서 혈관을 빠져나오는 물질은 기저막을 통해 확산되고 돌기들 사이의 좁은 **filtration slit(여과틈새)**을 통과할 수 있을 만큼 작아야만 한다.

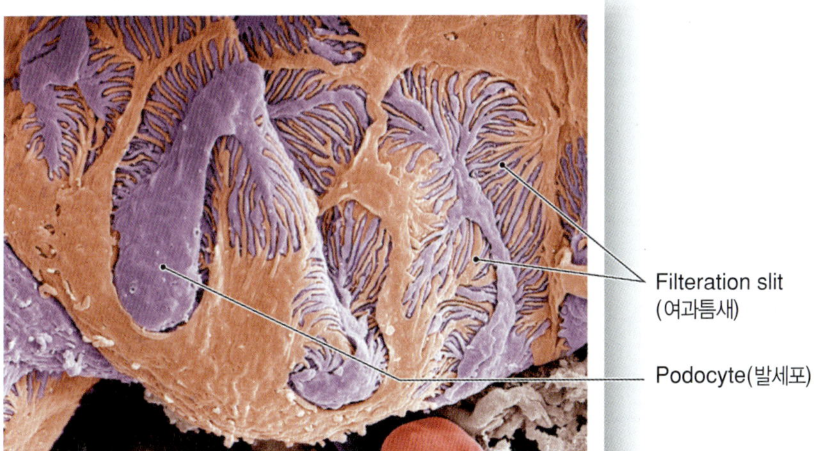

발세포 SEM × 2400

모듈 17.4 복습

a. 콩팥에서 소변 생성의 세 가지 구별되는 과정을 정의하시오.

b. 콩팥에서 여과는 어느 곳에서 일어나는가?

c. DCT와 집합관계에서 나트륨이온 재흡수를 조절하는 호르몬은 무엇인가?

소변의 양과 농도는 호르몬에 의해 조절된다

소변의 양과 삼투농도는 물의 재흡수 조절을 통해 조절된다. PCT와 콩팥단위고리의 내림가지의 물투과성은 조절될 수 없어서, 요세관주위액의 삼투농도가 요세관액보다 높으면 항상 물이 재흡수된다. 이러한 물의 이동은 조절될 수 없으므로, 이를 **obligatory water reabsorption[강제(필수)수분재흡수]**이라고 한다. 강제재흡수는 보통 생산된 여과액의 85%를 혈액으로 되돌린다. 소변으로 손실되는 물의 양은 얼마나 될까? 그것은 요세관액에 남아 있는 물(여과액의 15%, 하루 27리터)이 DCT와 집합관계를 따라 얼마나 재흡수되느냐에 달려 있다. **Facultative water reabsorption[융통(허용)수분재흡수]**이라는 이 과정은 재흡수되는 물의 양을 정밀하게 조절한다.

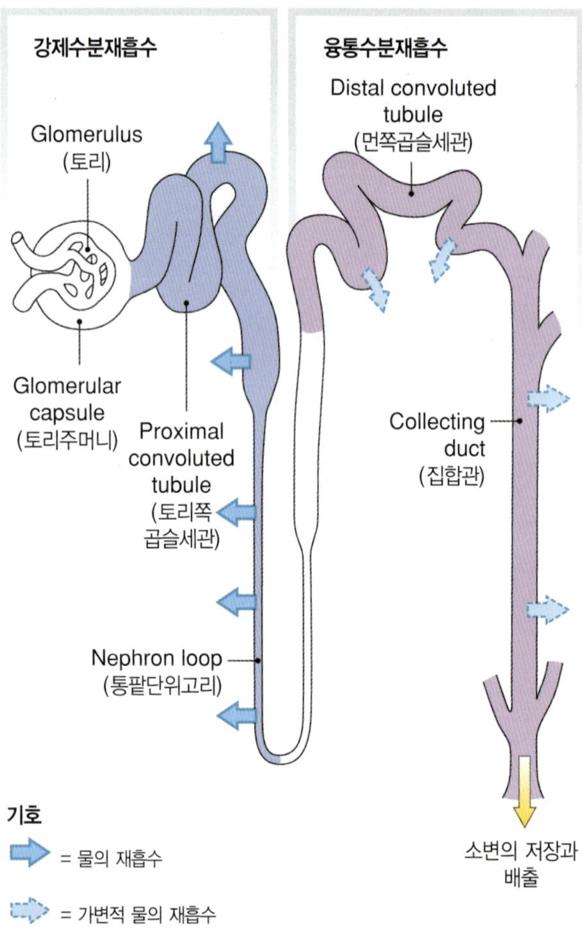

1 ADH가 없으면, 물은 먼쪽곱슬세관 또는 집합관에서 재흡수되지 않는다. DCT에 도달하는 모든 요세관액은 소변으로 빠져나간다. 어떠한 융통적 수분 재흡수도 일어나지 않아 많은 양의 묽은 소변이 만들어진다.

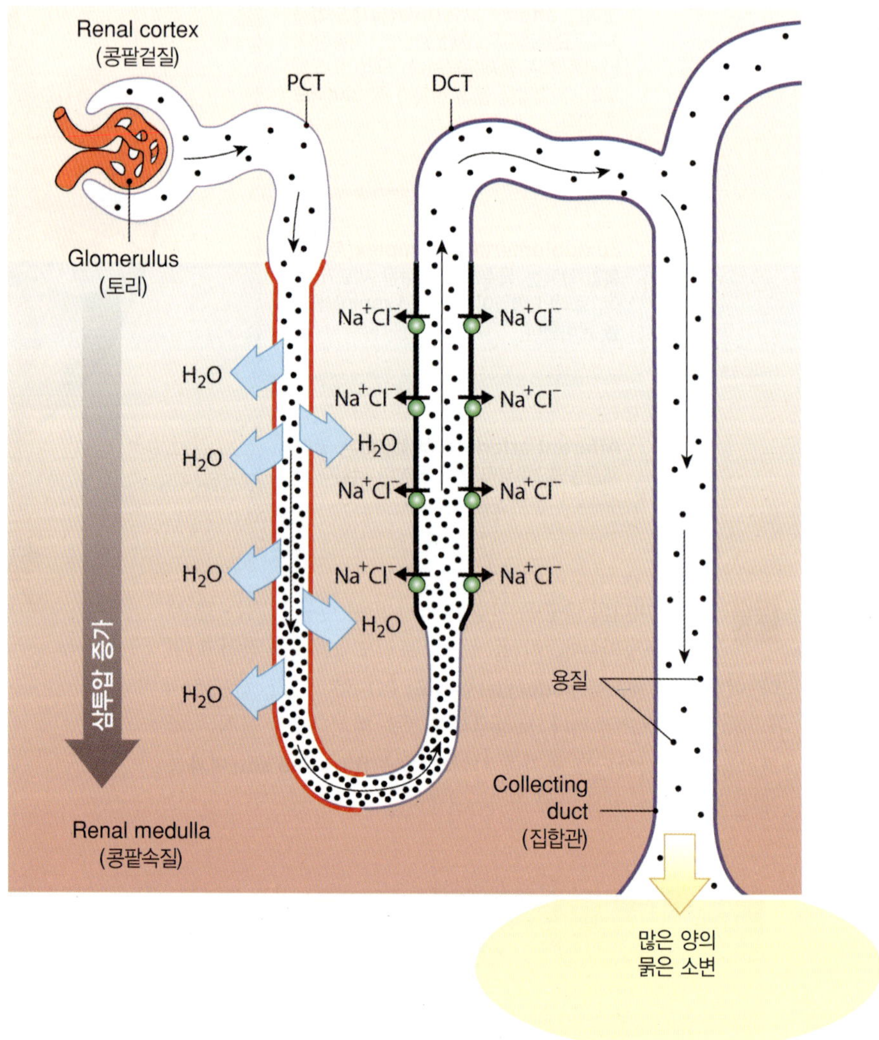

2 ADH는 DCT와 집합관 안을 싸고 있는 상피세포의 apical plasma membrane(꼭대기형질막)에 **aquaporin(아쿠아포린)**이라는 특수한 water channel(물통로)이 나타나게 한다. 아쿠아포린은 삼투압에 따른 물의 이동속도를 증가시킨다. ADH 수치가 증가함에 따라 DCT와 집합관계는 더 많은 물을 투과시켜 재흡수되는 물의 양이 증가하며, 소변의 삼투농도는 증가한다. ADH에 의한 자극이 최고에 이르면, DCT와 집합관계의 물 투과도가 크게 증가하여, 소변의 삼투농도가 콩팥속질의 가장 안쪽 부위의 농도와 같아지게 된다.

3 건강한 성인의 경우 평균적으로 하루 1200 mL(여과액의 약 0.6%)의 소변을 생성하며, 그 삼투농도는 대략 1000 mOsm/L 정도다. 그러나 정상치는 사람마다 각기 다르고 매일 달라질 수 있는데 이는 콩팥이 체액 내 항상성을 유지하기 위해 그 기능을 조정하기 때문이다.

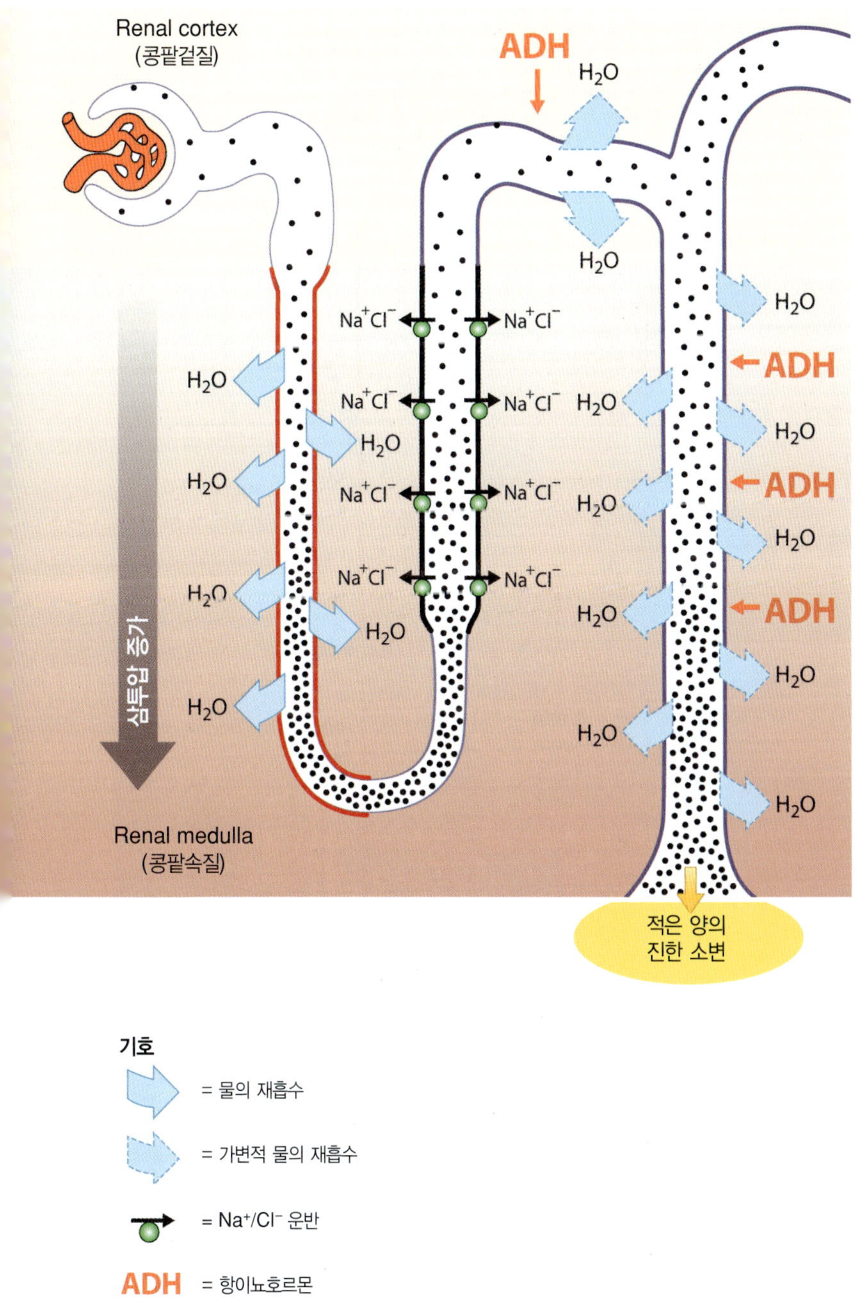

정상 소변의 일반적 특징	
특징	**정상범위**
pH	4.5~8 (평균: 6.0)
비중	1.003~1.030
삼투농도	855~1335 mOsm/L
수분함량	93~97%
양	700~2000 mL/일
색	맑은 노란색
냄새	조성에 따라 달라진다
세균함유량	없음(무균)

Polyuria(다뇨증)는 너무 많은 양의 소변을 생산하는 경우를 말하는데, 호르몬 이상이나 당뇨병과 같은 대사문제가 원인이다. (당뇨병에 대한 설명은 모듈 10.10을 참조한다.)

Oliguria(감뇨증: 소변량 50~500 mL/일)과 **anuria(무뇨증:** 0~50 mL/일)는 콩팥에 심각한 문제가 있음을 나타낸다.

모듈 17.5 복습

a. 토리쪽곱슬세관의 물에 대한 투과도는 변할 수 있는가? 그러지 안 그러지 이유를 설명하시오.

b. ADH 농도 증가가 DCT에 어떠한 영향을 주는가?

c. DCT에서 ADH 농도가 감소할 때, 소변의 삼투농도에 어떤 변화가 일어나는가?

17.6

콩팥의 기능은 통합적 과정이다

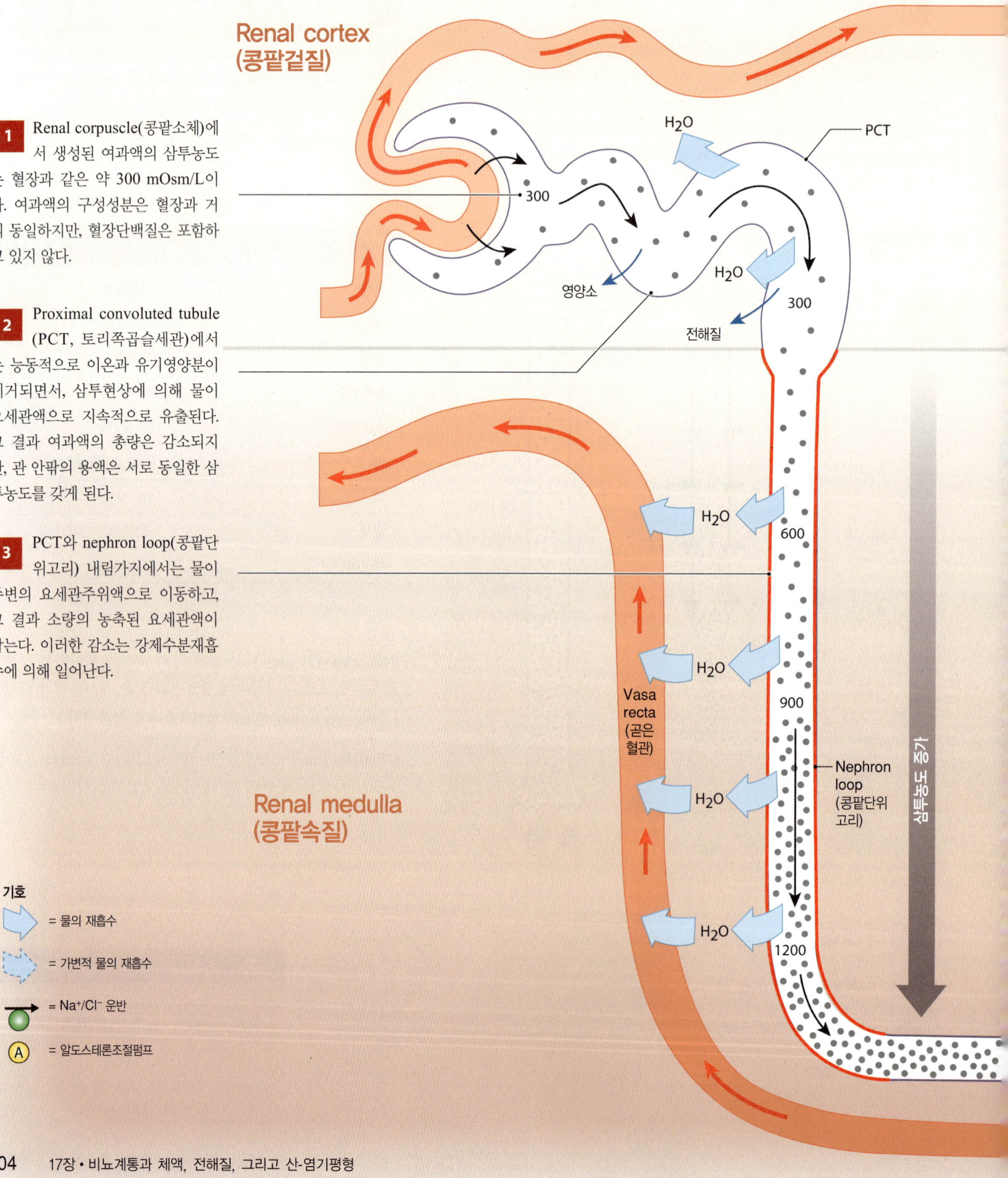

1 Renal corpuscle(콩팥소체)에서 생성된 여과액의 삼투농도는 혈장과 같은 약 300 mOsm/L이다. 여과액의 구성성분은 혈장과 거의 동일하지만, 혈장단백질은 포함하고 있지 않다.

2 Proximal convoluted tubule (PCT, 토리쪽곱슬세관)에서는 능동적으로 이온과 유기영양분이 제거되면서, 삼투현상에 의해 물이 요세관액으로 지속적으로 유출된다. 그 결과 여과액의 총량은 감소되지만, 관 안팎의 용액은 서로 동일한 삼투농도를 갖게 된다.

3 PCT와 nephron loop(콩팥단위고리) 내림가지에서는 물이 주변의 요세관주위액으로 이동하고, 그 결과 소량의 농축된 요세관액이 남는다. 이러한 감소는 강제수분재흡수에 의해 일어난다.

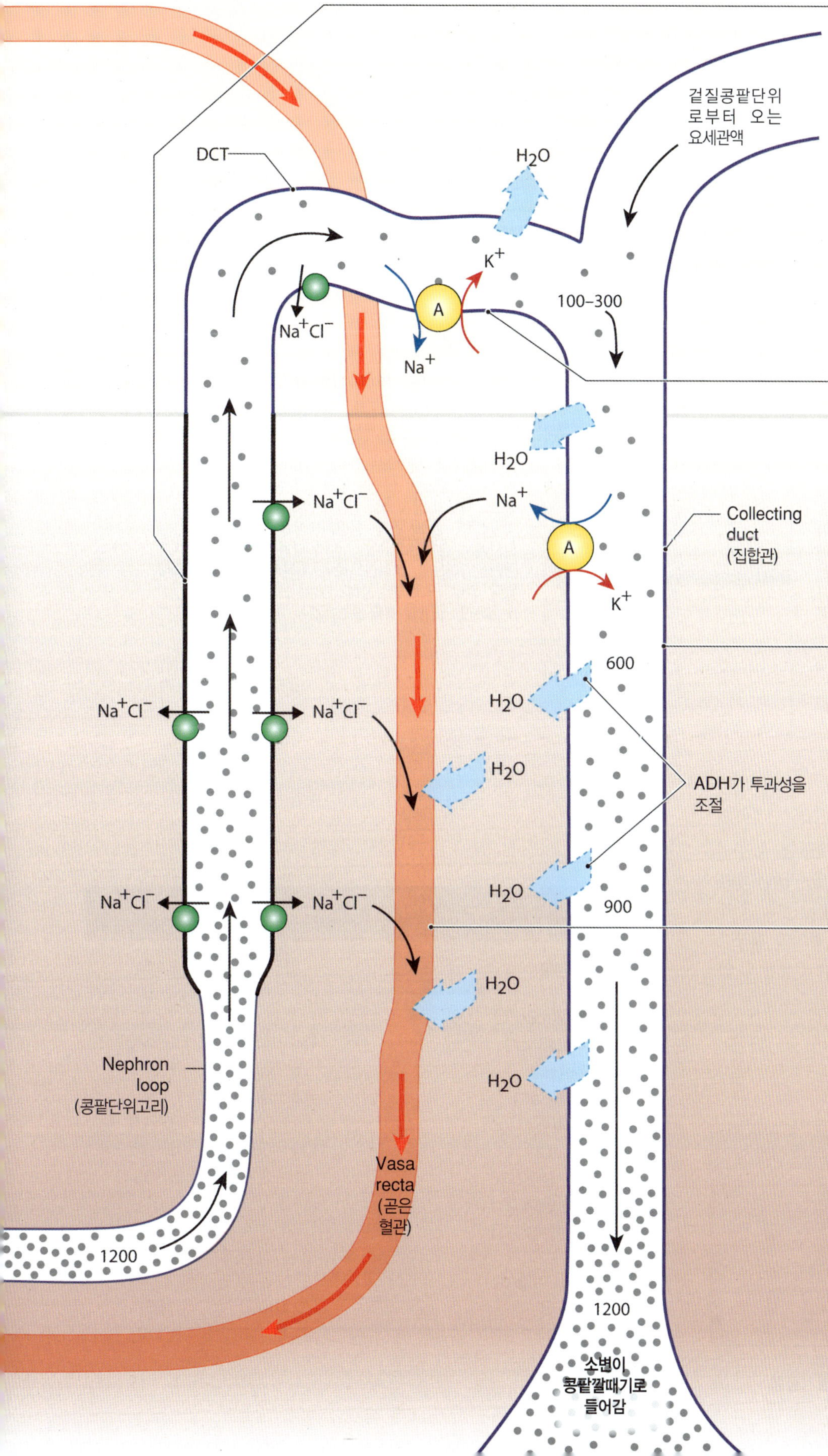

4 Thick ascending limb(굵은오름가지)은 물과 용질에 대해 불투과적이다. Tubule cell(세관세포)은 세관 밖으로 Na^+과 Cl^-을 능동적으로 수송하고, 따라서 요세관액의 삼투농도는 낮아진다. Na^+과 Cl^-이 제거되었으므로, 콩팥단위고리 끝에서는 전체 삼투농도 중 요소가 차지하는 비율이 더 높다.

5 Tubular fluid(요세관액) 조성의 변화가 DCT(먼쪽곱슬세관)와 집합관계에서도 계속 발생한다. 요세관액의 삼투농도가 능동수송(재흡수 또는 분비)을 통해 조절된다. 예를 들어, aldosterone(알도스테론)은 Na^+ 재흡수와 K^+ 분비를 촉진시킨다.

6 요세관액의 양과 삼투농도는 DCT의 말단부위와 집합관계의 수분투과성 조절을 통하여 최종적으로 조절된다. ADH에 노출되는 정도가 소변의 최종농도를 결정한다.

7 Vasa recta(곧은혈관)는 콩팥단위고리와 집합관에 의해 재흡수된 용질과 물을 흡수한다. 이렇게 용질과 물을 정맥계 내로 수송함으로써, 곧은혈관은 콩팥속질의 농도경사를 유지한다.

모듈 17.6 복습

a. 콩팥소체에서 생성된 여과액은 ________과(와) 같은 삼투압을 갖는다.

b. PCT에서 이온과 유기물질들은 능동적으로 재흡수되는데, 이에 의해 어떤 현상이 일어나는가?

c. 콩팥속질의 농도경사가 어떻게 유지되는가?

콩팥기능상실은 생명을 위협하는 질환이다

1 **Renal failure(콩팥기능상실)**는 항상성 유지를 위해 필요한 배설기능을 콩팥이 수행하지 못하게 되는 현상을 말한다. 어떠한 이유라도 콩팥의 여과가 더디게 되면, 소변생산이 감소한다. 소변생산의 감소가 지속되면, 물, 이온 그리고 대사산물이 체내에 잔류하게 되면서 콩팥기능상실증상이 나타나게 된다. 콩팥기능상실은 결과적으로 체내 모든 계통을 손상시킨다. 예를 들면, 콩팥기능상실은 체액평형, pH, 근수축, 대사 및 소화기능을 교란한다. 이 질환을 앓는 환자는 일반적으로 혈압이 올라가고, 적혈구 생성인자의 생산감소로 인해 빈혈이 발생하며, 중추신경계에 문제가 생겨 불면증, 발작, 섬망과 심하면 혼수상태가 초래되기도 한다.

콩팥기능상실

급성콩팥기능상실

독성이 강한 약물이나 renal ischemia(콩팥허혈), urinary obstruction(요로폐색) 또는 외상에 의해 갑자기 여과가 느려지거나 멈추게 되면, **acute renal failure(급성콩팥기능상실)**가 나타난다. 콩팥의 기능은 급격히 악화되어 며칠 또는 몇 주까지 지속되기도 한다. 과민한 사람의 경우, 항생제 또는 마취제에 의해 알레르기반응이 일어난 후, 급성콩팥기능상실이 일어날 수 있다. 급성콩팥기능상실에 걸린 환자가 위급상황을 넘기면 회복되기도 한다. 콩팥의 기능은 완전히 또는 부분적으로 회복된다. (지지요법을 실시하는 경우, 생존율이 약 50%이다.)

만성콩팥기능상실

Chronic renal failure(만성콩팥기능상실)의 경우는, 콩팥기능이 점진적으로 나빠져서, 시간이 흐르면서 관련증상들이 나타나게 된다. 만성콩팥기능상실의 관리는 물, 염 및 단백질섭취를 제한하는 것이다. 이러한 조치는 (1) 생성되는 소변의 양과 (2) 발생하는 질소노폐물의 양을 최소화함으로써 비뇨기계의 피로를 감소시킨다. 콩팥기능상실을 앓는 환자에서 흔히 나타나는 acidosis(산증)는 중탄산염이온을 섭취함으로써 회복시킬 수 있다. 일반적으로 만성콩팥기능상실은 치유될 수 없지만, 진행을 늦출 수는 있다.

2 **Hemodialysis(혈액투석**; hē-mō-dī-AL-i-sis)는 인공막을 사용하는 투석기로 혈액의 구성성분을 조절하는 것이다. **Dialysis(투석)** 과정의 기본원칙은 선택적 투과막을 가로지르는 수동적 과정인 확산이다. 이 인공투석막에는 구멍이 있는데, 그 크기가 이온, 영양소 및 유기폐기물의 확산에는 충분하지만 혈장단백질은 통과할 수 없다. 특정 투석액은 막의 반대편으로 흐를 수 있다.

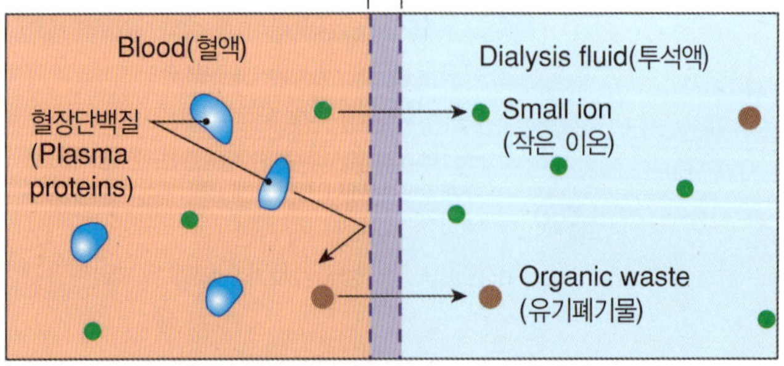

혈장과 투석액의 구성성분 비교

구성성분	혈장	투석액
전해질(mEq/L)		
나트륨(Na^+)	135~145	136~140
칼륨(K^+)	3.5~5.0	0~3.0
칼슘(Ca^{2+})	4.3~5.3	1.5
마그네슘(Mg^{2+})	1.4~2.0	0.5~1.0
염소(Cl^-)	100~108	99~110
중탄산염(HCO_3^-)	21~28	27~39
인산염(PO_4^{2-})	3	0
황산염(SO_4^{2-})	1	0
영양소 (mg/dL)		
포도당	70~110	100

투석막을 가로질러 확산이 일어나면서 혈액의 조성이 변화한다. 칼륨이온, 인산염이온, 황산염이온, 요소, 크레아티닌 및 요산 등은 투석막을 가로질러 확산되어 투석액으로 들어간다. 중탄산염이온과 포도당은 투석액으로부터 혈액으로 확산된다. 투석막을 가로질러 일어나는 확산은 토리거르기를 효과적으로 대체하며, 투석액은 주요 대사물질(대사과정에 필요한 물질)들이 막을 가로질러 확산되지 않고 혈액에 남아 있게 한다.

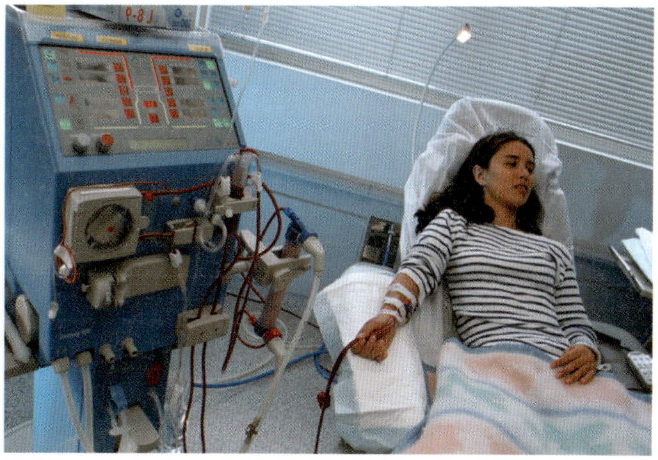

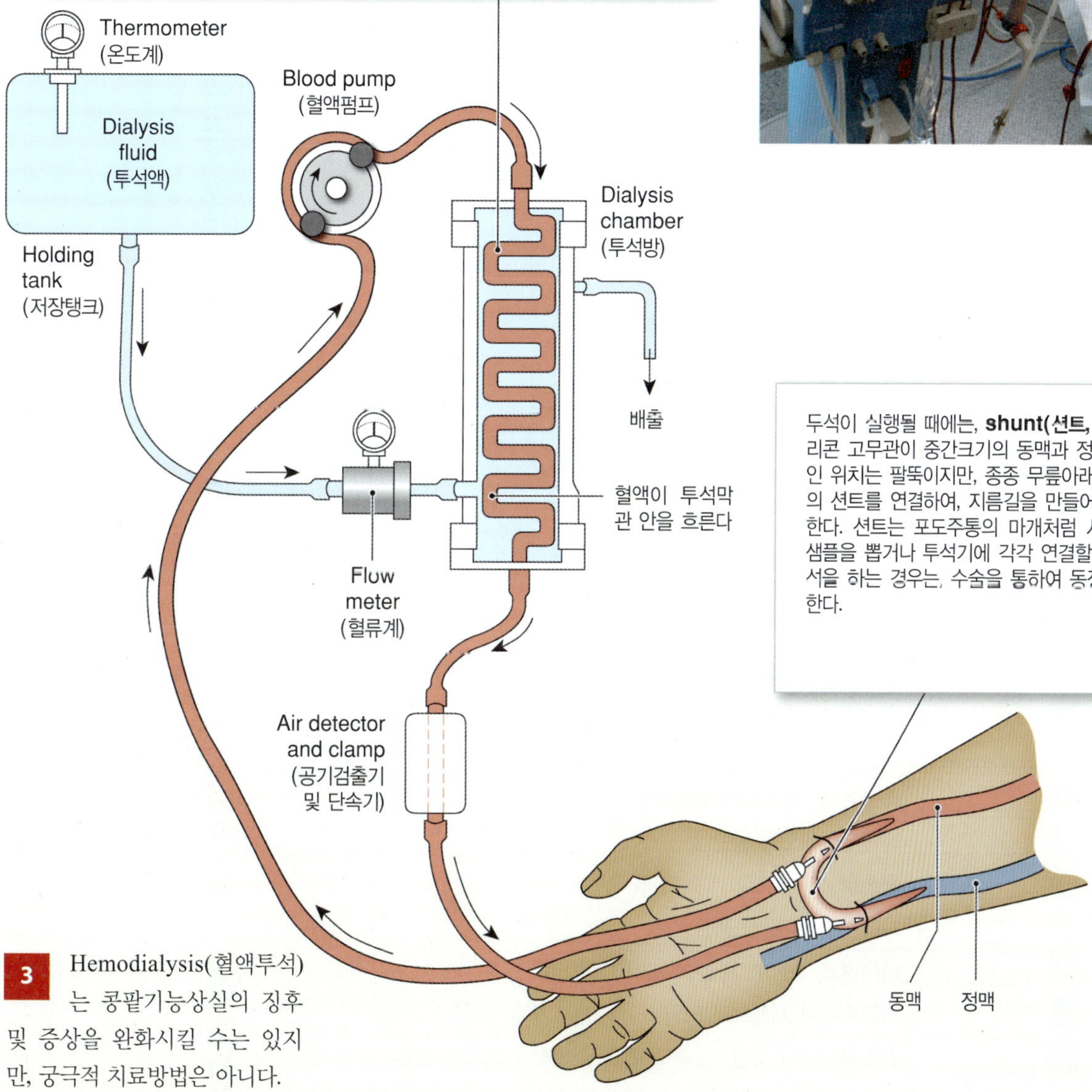

두석이 실행될 때에는, **shunt(션트, 사잇길)**라고 불리는 실리콘 고무관이 중간크기의 동맥과 정맥에 삽입된다. (일반적인 위치는 팔뚝이지만, 종종 무릎아래에 하기도 한다.) 두 개의 션트를 연결하여, 지름길을 만들어 혈류가 방해받지 않게 한다. 션트는 포도주통의 마개처럼 사용될 수 있는데, 혈액 샘플을 뽑거나 투석기에 각각 연결할 때 이용된다. 장기간투석을 하는 경우는, 수술을 통하여 동정맥문합을 만들어 이용한다.

3 Hemodialysis(혈액투석)는 콩팥기능상실의 징후 및 증상을 완화시킬 수는 있지만, 궁극적 치료방법은 아니다.

중증 콩팥기능상실의 진정한 치료방법은 kidney transplant(콩팥이식)이다. 이 수술은 생체장기제공자나 시신으로부터 기증받은 새 콩팥을 이식하는 것을 말한다. 대개의 경우 손상된 콩팥을 제거하고 그 혈관을 이식한 콩팥으로 연결한다. 이식의 1년 성공률은 현재 85~95%이다. 가까운 인척으로부터 받은 콩팥을 이식하면 성공률은 더 크게 향상된다. 이식수혜자는 남은 평생동안 면역억제제를 투여해야 한다. 이 처치는 조직거부반응을 감소시키지만 불행히도 감염에 대한 저항력 또한 떨어뜨린다.

모듈 17.7 복습

a. 혈액투석을 정의하시오.

b. 만성콩팥기능상실과 급성콩팥기능상실 사이의 차이를 간단히 설명하시오.

c. 투석 중인 환자에게 왜 적혈구형성인자의 합성제제인 Epogen(에포겐) 또는 Procrit(프로크릿)을 종종 처방하는지를 설명하시오.

1. 단답형

아래 그림에서 콩팥단위의 여러 부위와 집합관계의 명칭을 쓰고 각 부위의 기능을 쓰시오.

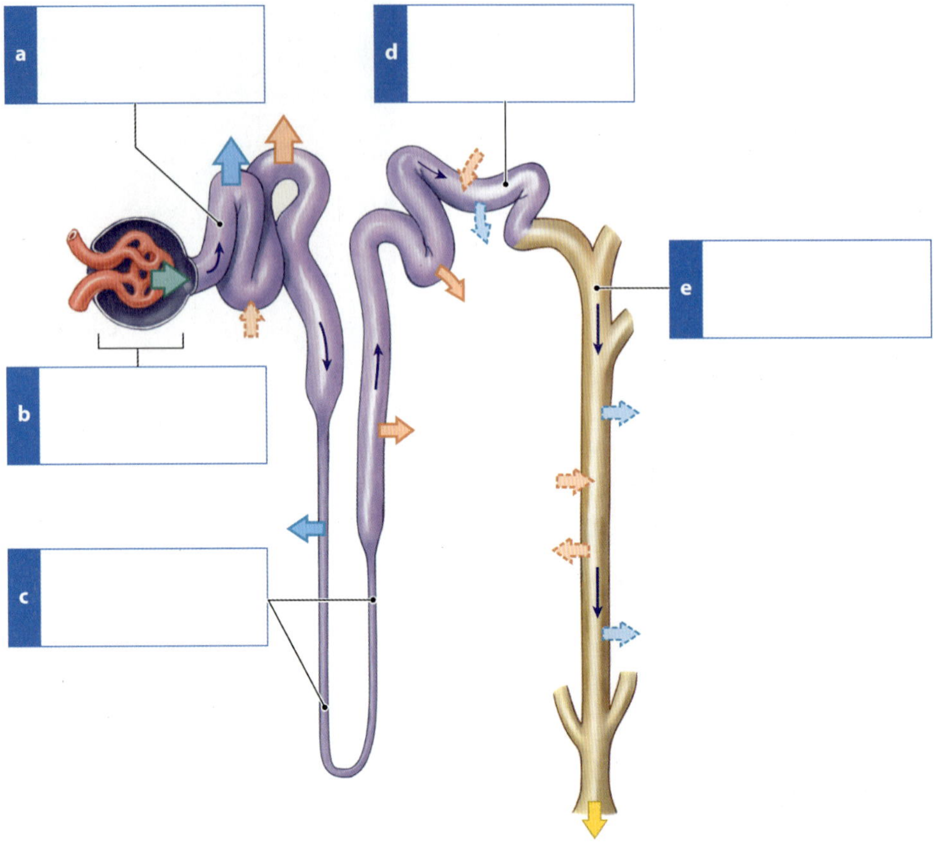

2. 연결하기

아래 용어와 가장 가까운 설명을 연결하시오.

- 아쿠아포린
- ADH
- 알도스테론
- PCT
- polyuria(다뇨증)
- 콩팥소체
- 토리곁복합체
- 여과액
- 요소
- 발세포

a ________ 혈장 여과가 일어나는 곳
b ________ 여과틈새를 형성하는 세포
c ________ 단백질이 없는 용액
d ________ 소변에서 가장 많은 폐기물
e ________ 레닌분비세포가 있는 곳
f ________ 물통로
g ________ 과다한 양의 소변 생산
h ________ 이온펌프 – Na^+ 재흡수하고 K^+ 분비함
i ________ 네프론에서 처음으로 영양소의 재흡수가 일어나는 부위
j ________ 집합관계에서 소변으로부터 물의 수동적 재흡수를 조절

3. 절 종합 문제

혈액투석 동안 혈액의 성분은 변한다.

a 투석하는 동안 혈액 밖으로 확산되어 나가는 물질 6개와 혈액 안으로 확산되어 들어가는 물질 2개를 나열하시오.

b 투석기는 어떤 정상 콩팥기능을 대체하는 것인가?

Unine(소변)의 저장과 배출

여과물의 변화와 소변의 생성은 여과액이 콩팥깔때기로 들어가면서 끝난다. 요로(요관, 방광 및 요도)는 소변의 이동과 저장 및 배출을 담당한다.

1 **Pyelogram(깔때기조영사진; Pī-ēl-ō-gram)**은 정맥으로 조영제를 투여한 후 콩팥을 x선으로 찍은 비뇨계통의 영상이다. 깔때기조영사진은 비뇨계통 주요 구조의 상대적 크기와 위치를 보여준다.

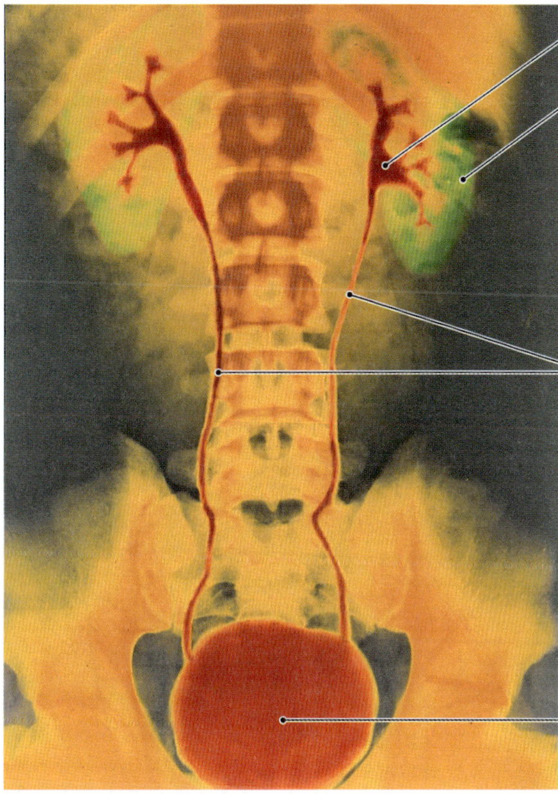

Renal pelvis (콩팥깔때기)

콩팥 (Kidney)

Ureter(요관)는 콩팥에서 방광까지 뻗어 있는 약 30 cm 길이의 근육으로 이루어진 한 쌍의 관이다. 요관은 복막 뒤에 있으며, 뒤쪽 복벽에 단단히 달라붙어 있다. 요관은 남성과 여성의 경로가 차이가 있는데, 이는 생식기관의 특성, 크기 및 위치 차이 때문이다.

Urinary bladder(방광)는 속이 빈 근육성 기관으로 잠깐 동안 소변을 저장하는 저장고의 역할을 한다. 방광은 최대 1리터에 달하는 소변을 저장할 수 있다.

2 남성 골반의 절단면을 그린 이 그림은 요로의 하부구조의 위치를 보여준다.

3 여성 골반의 절단면을 나타낸 이 그림은 요로의 하부구조의 위치를 보여준다.

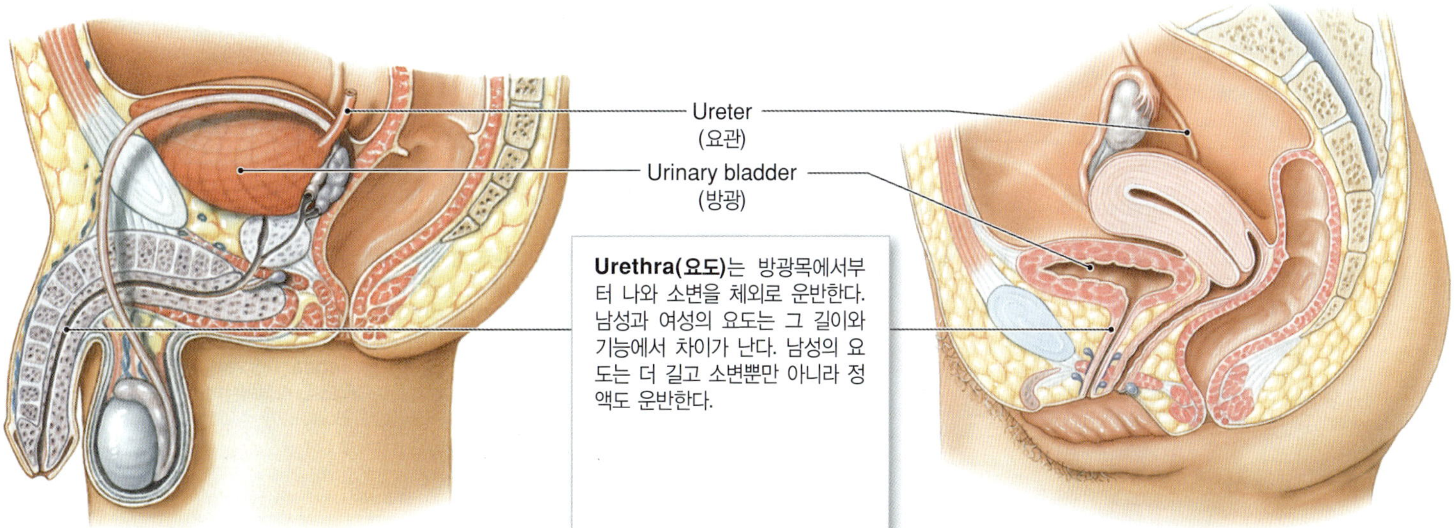

Urethra(요도)는 방광목에서부터 나와 소변을 체외로 운반한다. 남성과 여성의 요도는 그 길이와 기능에서 차이가 난다. 남성의 요도는 더 길고 소변뿐만 아니라 정액도 운반한다.

남성

여성

17.8

요관, 방광 및 요도는 소변을 운반하는데 특화되어 있다

1 방광과 요도는 우리 몸에서 소변을 제거한다. 이 과정을 소변누기 또는 **micturition**(배뇨; mik-choo-RISH-un)라 한다.

방광벽은 점막층, 점막밑층 및 근육층으로 구성된다. 근육층은 안쪽 및 바깥에 있는 세로평활근층과, 그 사이에 고리평활근층으로 되어 있다. 이 근육층들이 모여서 방광의 강력한 **detrusor(배뇨근;** dē-TROO-sor)를 형성한다. 이 근육의 수축은 방광을 압박하여 그 안의 내용물을 요도로 분출한다.

Ureter(요관)는 peritoneal cavity(복막강)으로 들어가지 않고 방광 뒤쪽 벽으로 들어간다. 요관은 비스듬히 방광벽을 관통한다.

Ureteral opening(요관구멍)은 둥글지 않고 긴 틈새처럼 생겼다. 이 모양은 방광이 수축할 때 소변이 요관이나 콩팥으로 역류하는 것을 막아준다.

Trigone(**삼각;** TRĪ-gōn)은 요관의 구멍과 요도 입구를 연결하는 삼각형 모양의 구역을 말한다.

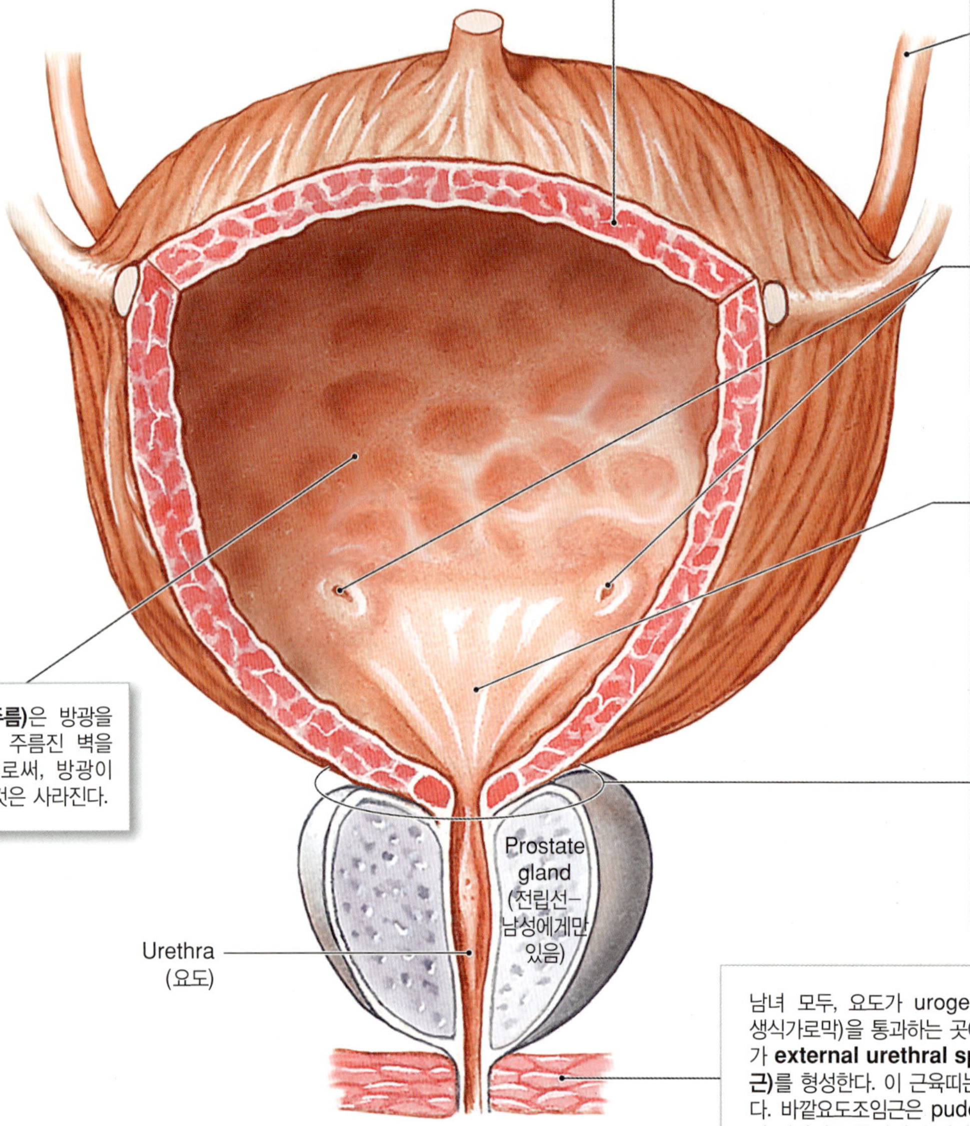

Rugae(주름)은 방광을 싸고 있는 주름진 벽을 일컫는 말로써, 방광이 차면서 이것은 사라진다.

요도구멍을 감싸고 있는 부분인 **neck of the urinary bladder (방광목)**에는 **internal urethral sphincter(안요도조임근)**가 있다. 이 조임근의 평활근섬유는 방광으로부터 소변이 방류되는 것을 무의식적으로 조절한다.

남녀 모두, 요도가 urogenital diaphragm(비뇨생식가로막)을 통과하는 곳에 골격근의 고리모양 띠가 **external urethral sphincter(바깥요도조임근)**를 형성한다. 이 근육띠는 valve(판)처럼 작용한다. 바깥요도조임근은 pudendal nerve(음부신경)의 삼가지를 통하여 수의적으로 조절되는데, 휴식근육장력을 가져서 배뇨가 일어나려면 수의적으로 이완되어야 한다.

2 소변은 요관의 꿈틀거리는 수축(연동운동)에 의하여 방광으로 옮겨진다. 소변보기의 과정은 국소 반사경로와 대뇌피질을 경유하는 중추경로를 포함하는 **micturition reflex(배뇨반사)**라는 복잡한 과정에 의해 조정된다.

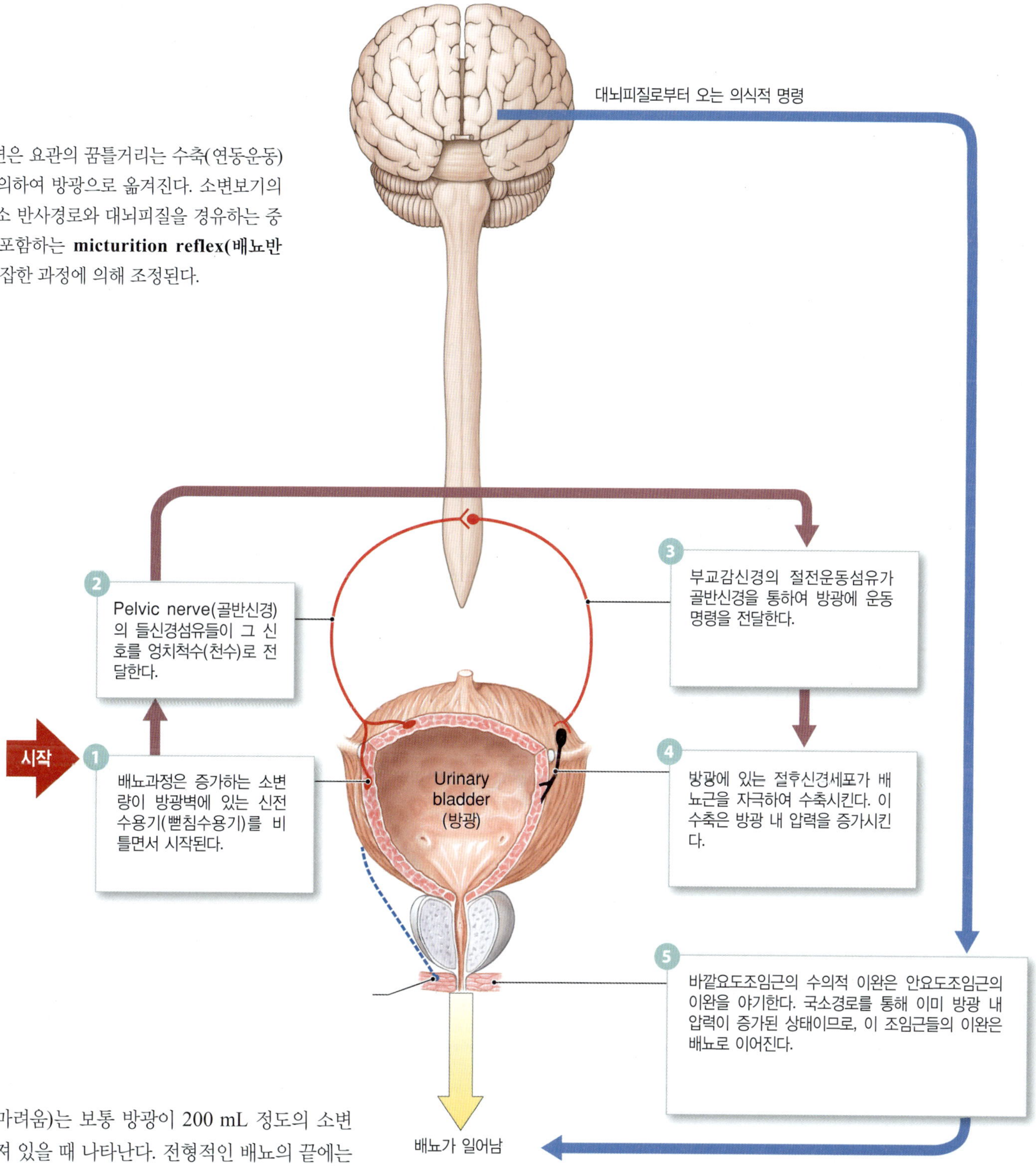

요의(오줌마려움)는 보통 방광이 200 mL 정도의 소변으로 채워져 있을 때 나타난다. 전형적인 배뇨의 끝에는 10 mL 이하의 소변만이 방광에 남는다. 유아는 소변누기에 대한 수의적 조절이 안되는데, 이는 수의적 조절에 필수적인 대뇌척수연결이 아직 확립되지 않았기 때문이다. 따라서 2세 이전의 화장실 훈련은 아이가 의식적인 조절을 수행하기 위한 훈련이라기보다는 많은 경우 부모들이 아이의 반사 시간을 예측하는 훈련이라고 보는 것이 타당하다.

모듈 17.8 복습

a. 소변은 ____________에 의해 운반되고, ________ 안에 저장되며, ________를(을) 통해 몸 밖으로 배출된다.

b. 배뇨가 일어나려면 바깥요도조임근에 무슨 일이 일어나야 하는가?

c. 배뇨반사를 기술하시오.

비뇨계통 장애는 신체검사와 검사실검사에 의해 발견될 수 있다

1 비뇨계통 장애의 기본 징후 및 증상에는 소변의 양과 외관, 소변보기의 빈도 및 통증 등이 있다. 통증의 특징과 위치는 그 원인 부위에 대한 단초를 제공한다.

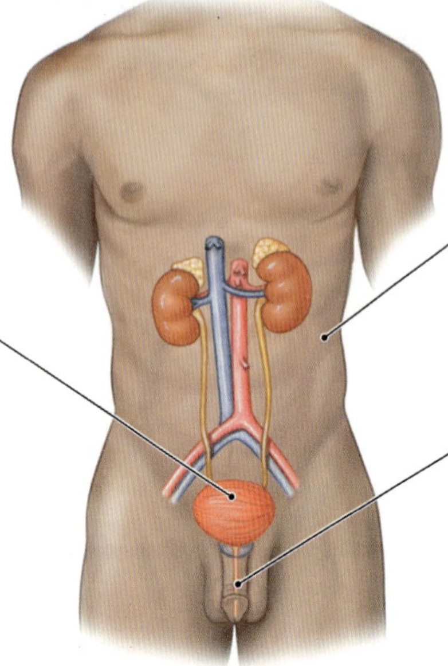

두덩부위 위쪽의 통증은 방광의 이상과 연관되곤 한다.

허리 위쪽의 통증이나 옆구리에서 좌우 위쪽으로 퍼져나가는 통증은 **pydelonephritis(깔때기콩팥염)**와 같은 콩팥의 감염이나 **renal calculi**(kidney stone, **콩팥돌**)에 의해 일어날 수 있다.

Dysuria(**배뇨통**, 배뇨장애; 배뇨가 어렵거나 아픈 것)는 방광염이나 요도염에 의해 또는 요로의 폐색에 의해 나타날 수 있다. 남성의 경우, 전립샘의 비대는 요도를 막아 배뇨장애를 일으킬 수 있다.

2 특정한 전신적인 임상징후가 심각한 비뇨계통 장애에 수반될 수 있다.

비뇨계통 장애의 중요한 임상적 징후

- **Edema(부종).** 콩팥의 이상은 종종 소변으로 단백질이 빠져나가는 **proteinuria(단백뇨)**를 초래한다. 심한 경우에는 말초조직에 전신부종을 야기할 수 있다. 보통, 얼굴 특히 눈 주위가 붓는다.
- **Fever(열).** 열은 보통 비뇨계통에 병원체가 감염됐을 때 발생한다. **Cystitis(방광염**, 방광의 감염)는 미열을 일으키고, 깔때기콩팥염과 같은 콩팥감염은 고열을 일으킨다.

3 소변의 양과 빈도의 변화는 비뇨계통이나 다른 계통의 이상에 대한 단서가 될 수 있다.

비정상적인 소변량과 빈도

소변못참음의 증가나 소변보기 빈도의 증가	소변량의 변화	Incontinence(요실금)	Urinary Retention (소변정체)
요관이나 방광 안의 자극이 소변을 보고자 하는 욕구(요의)를 자주 초래할 수 있다. 그러나 하루에 배출하는 소변량은 정상이다.	평상의 수분을 섭취하는 사람에서의 소변량 변화는 콩팥이나 콩팥기능조절에 문제가 있음을 나타낸다.	**Incontinence(요실금)**는 수의적으로 소변보기를 조절하지 못하는 것을 뜻하는 말로써, (1) 주기적으로 자신도 모르게 새는(stress incontinence, 복압요실금) (2)소변을 참을 수 없는(urge incontinence, 절박요실금) 그리고 (3) 항상 차 있는 방광으로부터 소변이 계속 조금씩 새는(overflow incontinence, 범람요실금) 증상들이 포함된다.	**Urinary retention(소변정체)**의 경우 콩팥의 기능은 정상이나, 적어도 처음에는, 소변보기가 잘 되지 않는다. 남성에서의 소변정체는 보통 전립샘이 비대해져 요도를 누르기 때문에 발생한다.

4 Urinalysis(소변검사)는 진단을 위해 소변표본을 검사하는 것이다. 화학분석이 행해지고(모듈 17.5에 정상값이 나와 있다), 검사용지를 표본에 담가 그 색의 변화를 기록하는 다양한 검사도 행해진다. 이 검사로 소변의 pH의 변화와 포도당, 케톤, 빌리루빈, 우로빌리노겐, 혈장단백질, 헤모글로빈A 등 소변 내 비정상적인 농도를 검출할 수 있다. 소변 내 호르몬 중 하나인 human chorionic gonadotropin(hCG, 사람융모생식샘자극호르몬) 검사는 임신 초기에 임신 여부를 알려주는 신빙성 있는 검사이다.

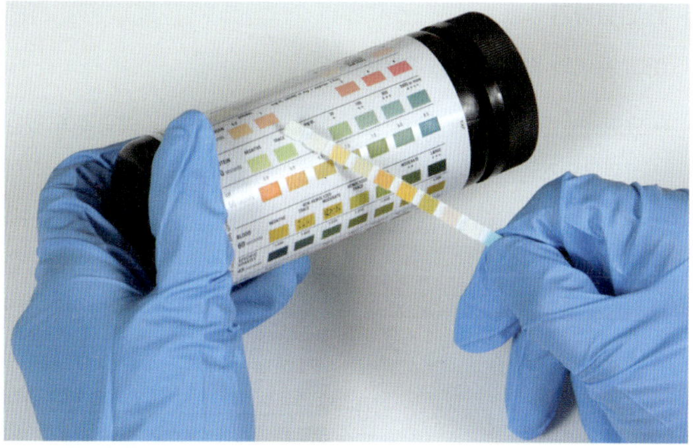

소변 침전물에서 발견되는 것들

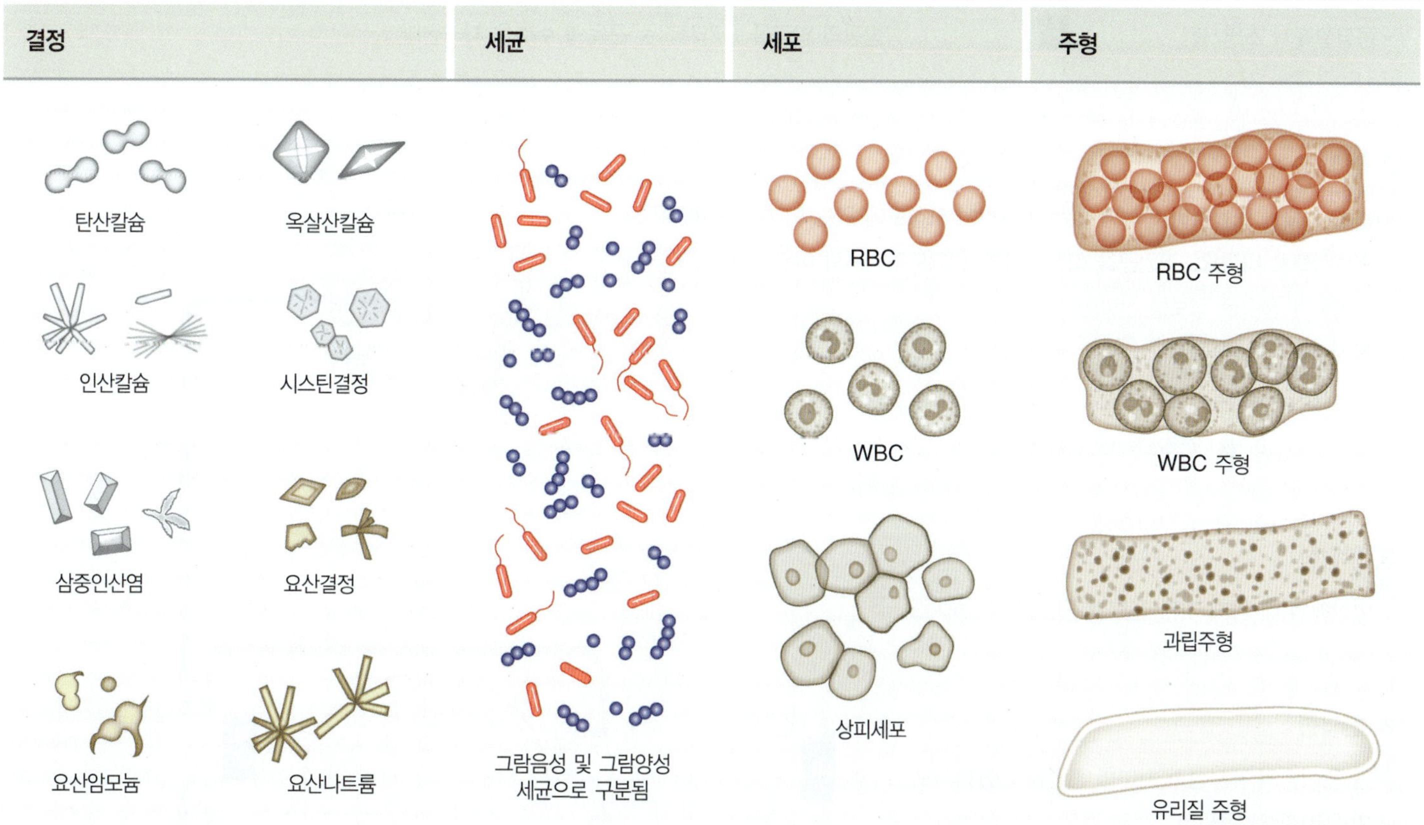

5 소변표본을 원심분리하여 그 침전물을 현미경으로 검사하기도 한다. 침전물에는 무기질결정, 세균 또는 백혈구나 적혈구들이 들어 있을 수 있다. 침전물은 집합적으로 **cast(주형)**라고 알려진 침전물을 함유하고 있을 수도 있다. 주형은 protein coat(단백질피복)를 가지고 있으며, 먼쪽세관, 집합세관 및 집합관에서 형성된다. 주형이 RBC나 WBC를 함유하고 있다면, 이것은 각각 토리에 손상이 있거나 염증이나 감염(깔때기콩팥염과 같은)이 있다는 것을 나타낸다. Urinary tract(요로)이 감염되면, 소변에 있는 세균을 배양, 동정하고, 특정 항생제에 대한 민감도를 검사한다. 그람염색은 차별적 세균염색 방법이다. 그람양성세균은 보라색으로, 그람음성세균은 분홍색으로 염색된다. 그람반응을 확인한 후에야 의사가 적절한 항생제를 처방할 수 있다.

모듈 17.9 복습

a. 소변보기가 힘들거나 아플 때를 나타내는 용어는?

b. 콩팥돌에 의해 요관이 막히면, 어느 두 지점 사이의 소변의 흐름이 지장을 받는가?

c. 소변의 침전물에서 발견할 수 있는 주형에는 어떤 것들이 있는가?

1. 연결하기

아래 용어와 맞는 설명을 연결하시오.

- 요도
- 바깥요도조임근
- 배뇨근
- 주름
- 안요도조임근
- 방광삼각
- 콩팥돌
- 배뇨
- 부교감신경절후섬유
- 전립샘
- 콩팥깔때기 조영사진

a ______ 방광목에 있는 평활근 고리
b ______ 방광의 삼각형 모양의 부위
c ______ 이 근육의 수의적 이완이 결국 배뇨가 시작되게 한다.
d ______ 콩팥돌(신장결석)
e ______ 빈 방광의 표면을 싸고 있는 주름
f ______ 남성에서 요도가 관통하는 구조물
g ______ 이 평활근의 수축은 방광의 압력을 증가시킨다.
h ______ 비뇨계통의 영상
i ______ 소변(오줌)을 체외로 운반하는 관
j ______ 오줌누기를 뜻하는 용어
k ______ 방광의 압력을 증가시키는 근육의 수축을 자극한다.

2. 명칭 표기

다음의 기술을 이용하여 아래에 있는 배뇨반사 모식도에 있는 빈 상자를 채우시오.

- 의도적으로 바깥요도조임근을 이완시키면, 안요도조임근의 이완이 야기된다.
- 들섬유가 천수로 정보를 전달한다.
- 신전수용기가 자극된다.
- 배뇨근이 자극되어 수축한다.
- 부교감절전섬유가 운동명령을 전달한다.

3. 단답형

소변장애의 네 가지 기본 징후와 증상을 나열하시오.

4. 단답형

다음 용어쌍의 유사성과 차이를 간단히 기술하시오.

- 방광염/깔때기콩팥염
- 복압요실금/범람요실금

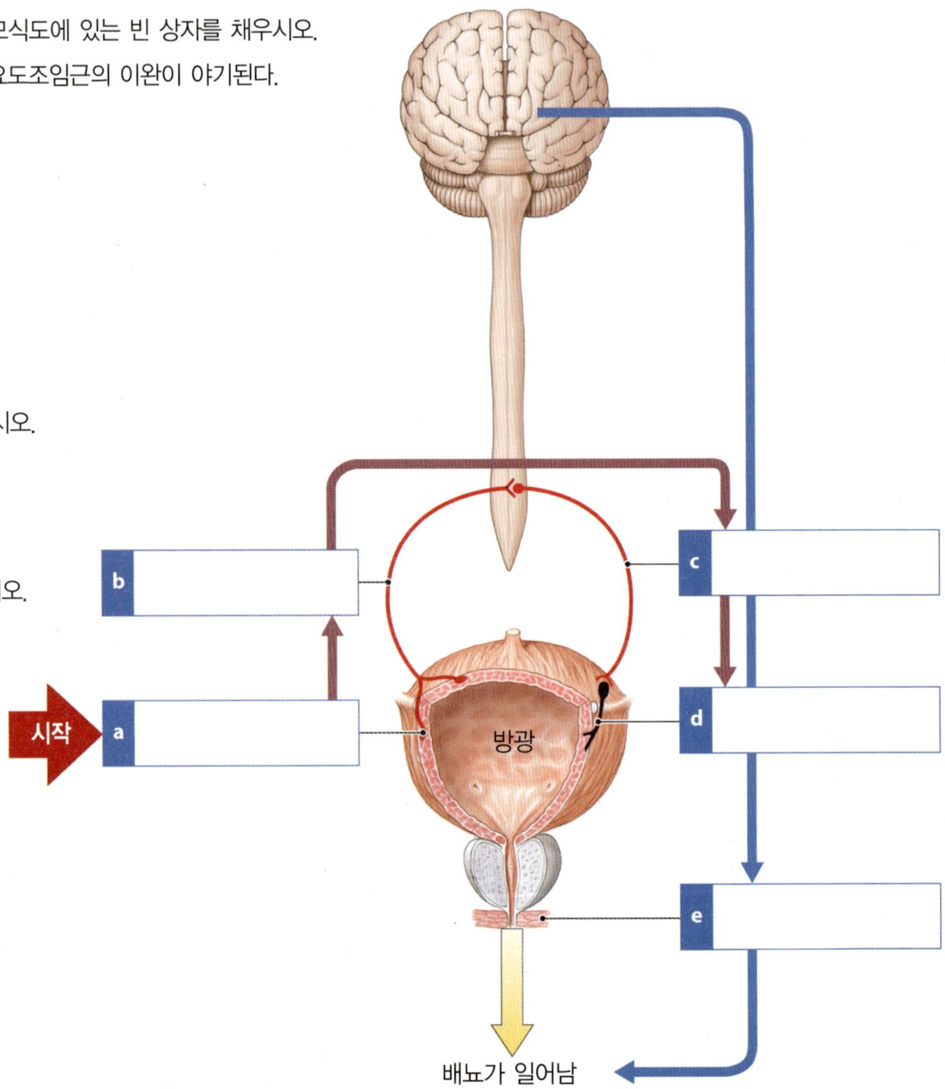

체액 및 전해질평형

16장에서 신체의 유기성분들의 대사를 이야기했다. 이 장에서는 신체의 성분들을 전체로서 보다 넓게 보고자 한다. 물과 무기질이라는 무기성분에 보다 주목해 보자. **Mineral(무기질**, 광물)이란 체액에서 해리되어 이온을 형성하는 전해질이라는 무기물질을 일컫는다.

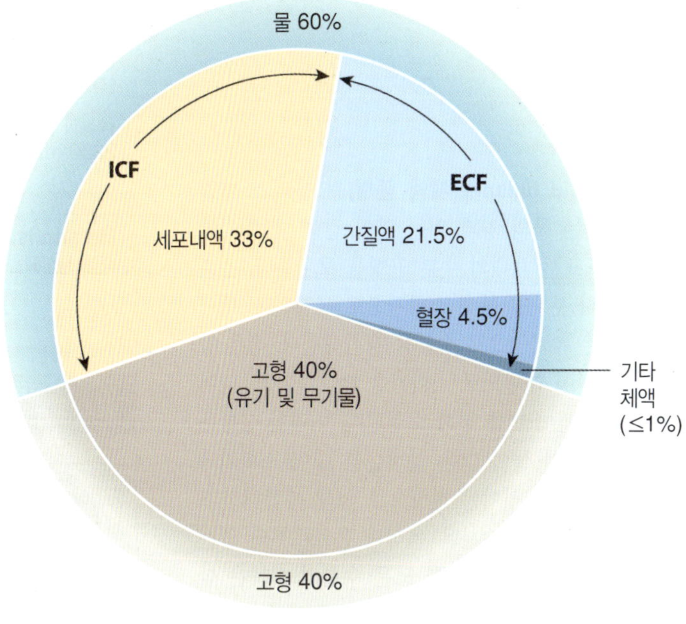

성인 남성

1 이 파이그래프는 성인 남녀의 전체 신체조성을 비교한 것이다. 가장 크게 차이 나는 것은 ICF(세포내액) 또는 cytosol(시토졸)인데, 이는 지방과 근육의 세포 내 물의 함량의 차이 때문이다. 간질액과 혈액량을 포함하는 ECF(세포외액)의 차이는 조금 덜하다. ECF와 ICF를 **fluid compartment(체액분획)**라고 하는데 이들은 보통 서로 다른 개체처럼 작용하기 때문이다. 세포는 형질막을 가지고 그 막 표면에서는 능동수송이 일어나기 때문에, 세포는 내적환경을 ECF와는 매우 다르게 유지할 수 있다.

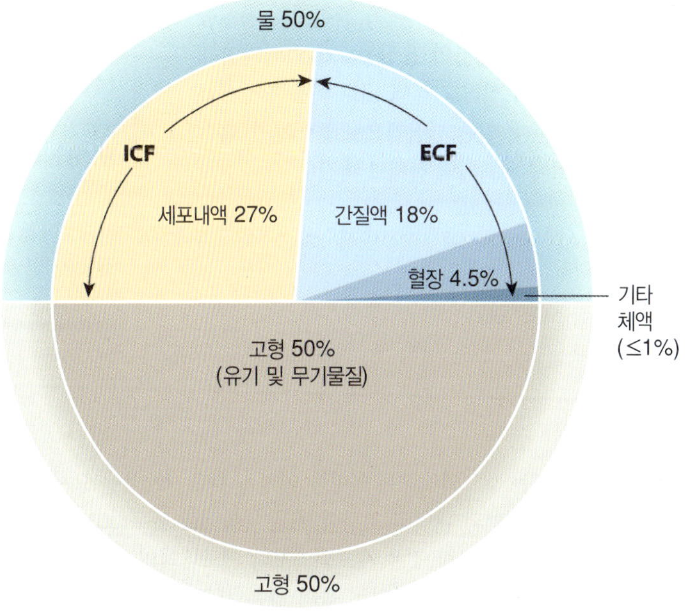

성인 여성

2 고형성분은 전체 체질량의 약 40~50%만을 차지한다. 이 막대그래프는 최소한의 지방만을 가지는 체중 70 kg인 사람의 고형성분의 대략을 보여준다. 이 분포는 18~40세 남녀의 평균치이다.

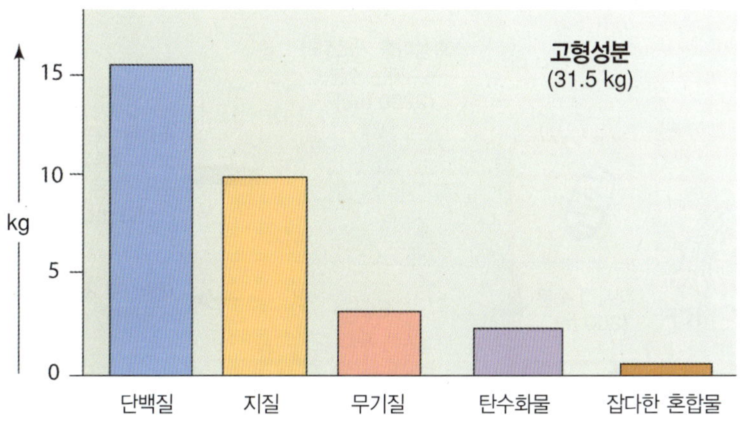

이 절에서는 ECF와 ICF 사이와 우리 몸과 외부환경 사이의 물과 전해질의 교환을 살펴볼 것이다.

17.10

증가와 감소가 같을 때 체액과 무기질은 균형을 이룬다

1 **Fluid balance(체액 균형)**는 우리가 매일 얻는 물의 양과 잃는 양이 같을 때 일어난다. 이 도표는 체내의 수분 균형을 보여준다. 수분은 섭취나 분비를 통해 소화관으로 유입된다. 대사적 과정은 부가적으로 수분을 생산해낸다. 적은 양의 수분만이 대변으로 소화관을 빠져나가고, 나머지는 증발과 소변를 통해 소실된다. 이러한 상황은 부속소화샘이 물이 많은 분비물을 내어 소화기에 도착한 음식과 섞이는 현상으로 인해 복잡해진다. 소실된 대부분의 수분은 음식과 음료로부터 얻는 수분에 의해 보충된다. 이 모든 수분의 이동은 삼투압 차이에 따른 물의 수동적 흐름에 의하여 일어난다. 장상피세포는 계속해서 영양소와 이온을 흡수하고 이러한 활동들은 내강의 용질농도는 점점 낮추고 lamina propria(고유층) 간질액의 용질농도는 증가시킨다. 내강의 용질농도가 떨어지면서, 물은 상피를 가로질러 간질액 내로 이동하여 삼투평형이 유지된다. 일단 간질액으로 들어가면, 흡수된 물은 빠르게 세포외액 전체로 퍼진다.

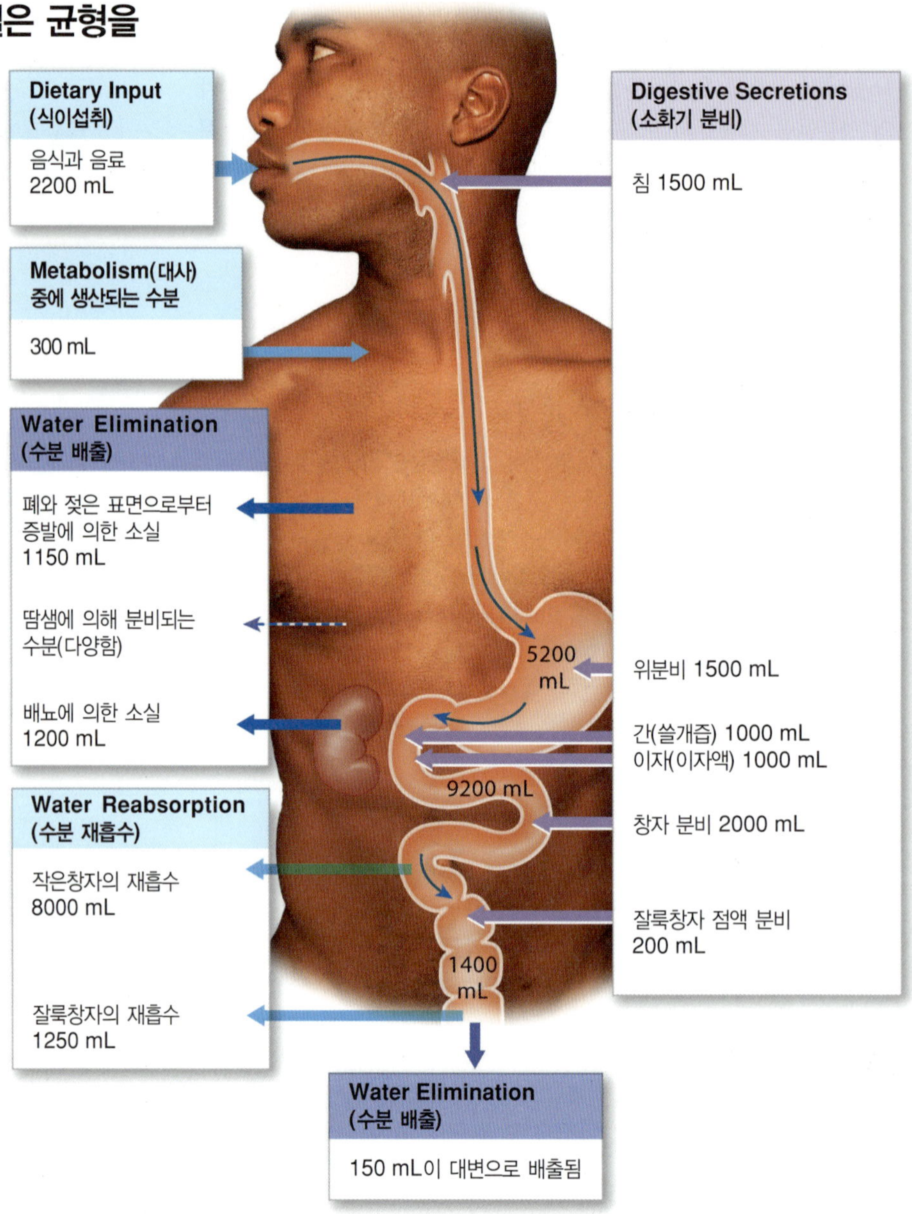

2 이 도표는 세포외액량에 영향을 미치는 주요 요소들을 묘사하였다. 세포외액과 내액의 조성이 매우 다름에도 불구하고 이 둘은 삼투평형에 있다. 주목할 것은 새포외액보다 세포내액의 부피가 더 크다는 것이다. 세포 내에 유지되는 물의 양은 세포외액의 용질과 물의 농도가 갑자기 변하는 것을 방지할 수 있는 중요한 예비량이다. 삼투농도 차이에 반응하여 세포외액과 내액 간에 물이 빠르게 이동하는 것을 **fluid shift(체액이동)**라고 한다. 삼투농도가 변화하면 체액이동이 빠르게 일어나서, 몇 분에서 몇 시간 내에 평형에 도달한다. 수분의 손실은 심각한데도 수분의 섭취가 잘 안되는 경우, 체액이동이 중요한 요소가 될 수 있다.

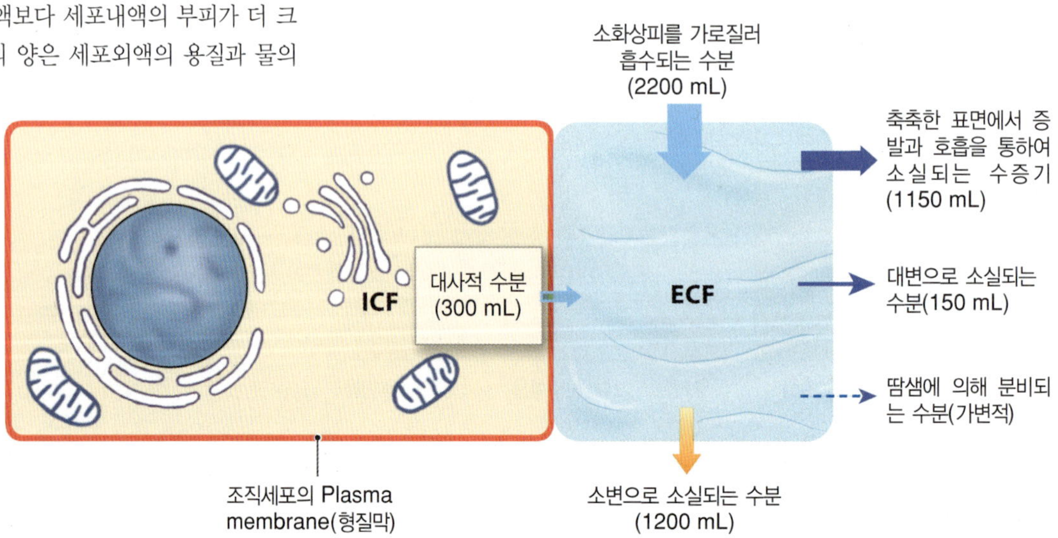

3 **Mineral balance(무기질 균형)**는 작은창자와 잘룩창자의 내층을 가로질러 일어나는 이온의 흡수와 콩팥에서 기본적으로 일어나는 이온의 배설 간의 균형이다. 땀샘은 물과 무기질을 잃어버리는 잠재적 원인이기는 하지만 그 분비속도는 매우 가변적이다.

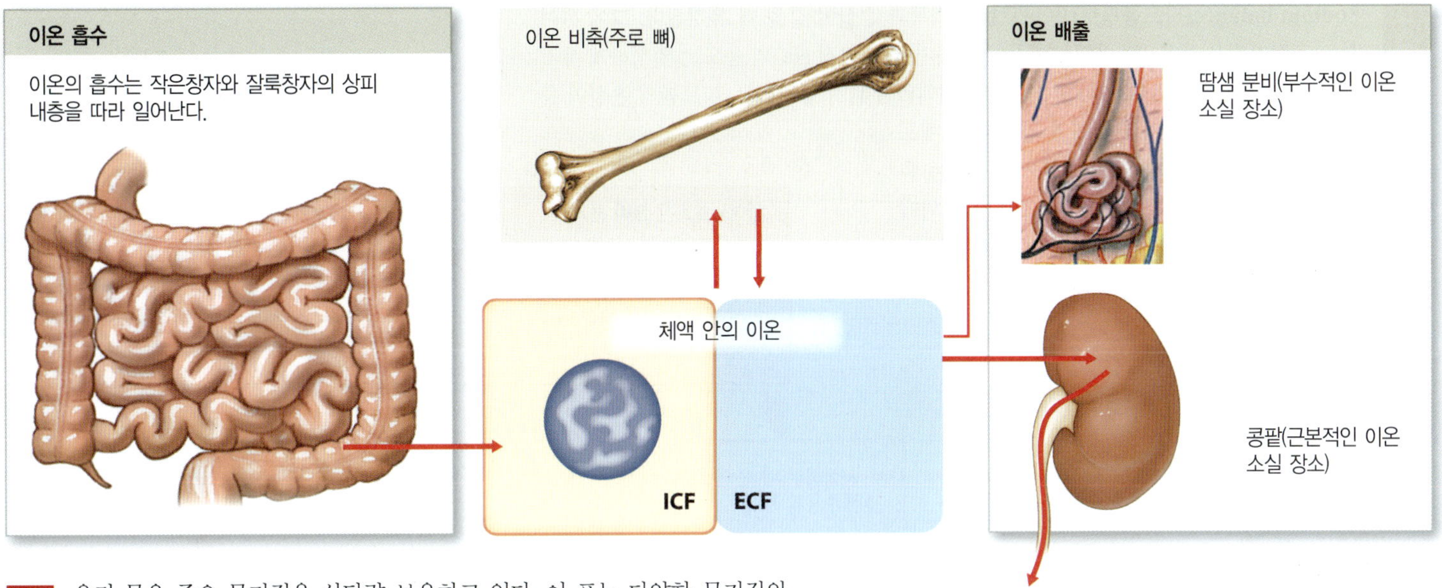

4 우리 몸은 주요 무기질을 상당량 보유하고 있다. 이 표는 다양한 무기질의 기능을 요약하고 이온 배설의 주된 경로를 보여주고 있다. 개인이 무기실 균형을 유지하기 위해서는 일일 섭취량이 일일 소실량과 대체로 일치해야 한다.

무기질 및 그 비축량

무기질	기능	체내총량	기본배설경로
나트륨	정상적인 세포막 기능에 필수적	110 g, 주로 체액	소변, 땀, 대변
칼륨	정상적인 세포막 기능에 필수적	140 g, 주로 세포질	소변
염소	체액의 주요 음이온; HCl 형성	89 g, 주로 체액	소변, 땀
칼슘	근육 및 신경의 기능과 정상적 뼈구조에 필수적	1.36 kg, 주로 뼈	소변, 대변
인	뼈의 무기질화, 고에너지화합물의 및 효소의 활성에 필수적	744 g, 주로 뼈	소변, 대변
마그네슘	효소의 보조인자	29 g	소변
철	미오글로빈과 헤모글로빈의 성분	3.9 g	소변(미량)
아연	효소계의 보조인자	2 g	소변, 모발(미량)
구리	헤모글로빈 합성을 위한 보조인자	127 mg	소변, 대변(미량)
코발트	아미노산 분해를 위한 보조인자	1.1 g	소변, 대변

모듈 17.10 복습

a. 우리 몸에서 체액손실의 경로를 규명하시오.
b. 체액이동을 설명하시오.
c. 체액평형과 무기질 평형을 정의하시오.

17.11

수분평형은 나트륨평형에 의존적이고, 이 둘은 동시에 조절된다

1 **Sodium balance(나트륨평형)**은 나트륨의 획득과 손실이 같을 때 유지된다. 그에 관여하는 조절기전은 세포외액량의 변화는 초래하지만, 비교적 Na^+의 농도는 일정하게 유지한다. 나트륨의 증가가 손실을 초과하게 되면 세포외액의 부피가 증가하고, 나트륨의 손실이 증가를 초과하게 되면 세포외액의 부피가 감소한다. 세포외액량의 변화는 일어나지만 세포외액의 삼투농도는 유의한 변화가 일어나지 않는다. 이러한 조절은 세포외액량의 미미한 변화만이 일어나도록 하고, 광범위한 생리학적 유해효과는 일어나지 않도록 해준다.

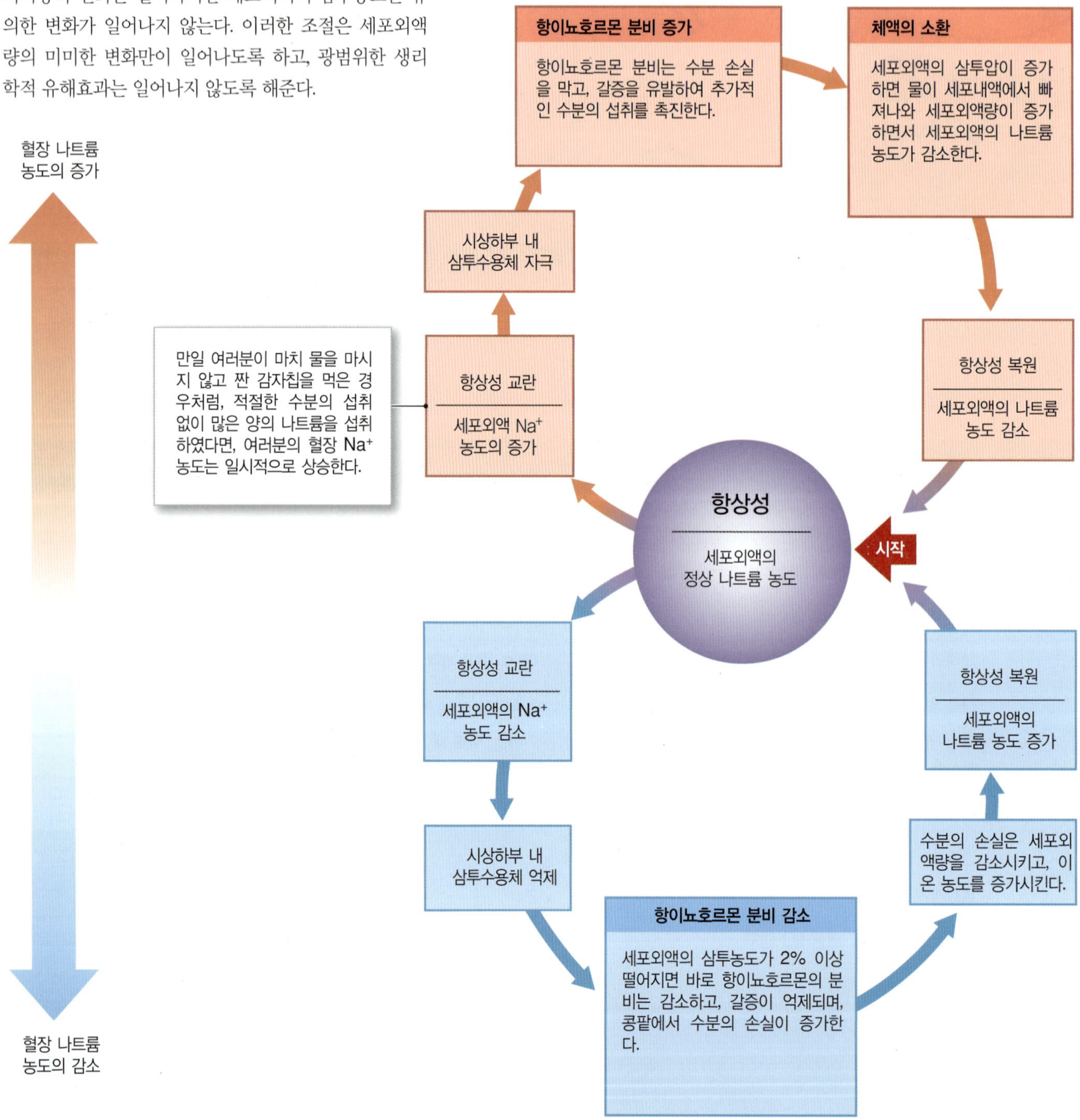

2 만약 나트륨평형의 교란이 세포외액량을 의미있게 변화시키게 되면, 혈액량과 혈압조절을 담당하는 항상성 기전이 활성화된다. 왜 그럴까? 그것은 세포외액량이 변하면 혈장량이 변하고, 그로 인해 혈액량이 변하기 때문이다. 따라서 세포외액량이 증가하면 혈액량이 늘어나고, 세포외액량이 감소하면 혈액량도 줄어든다.

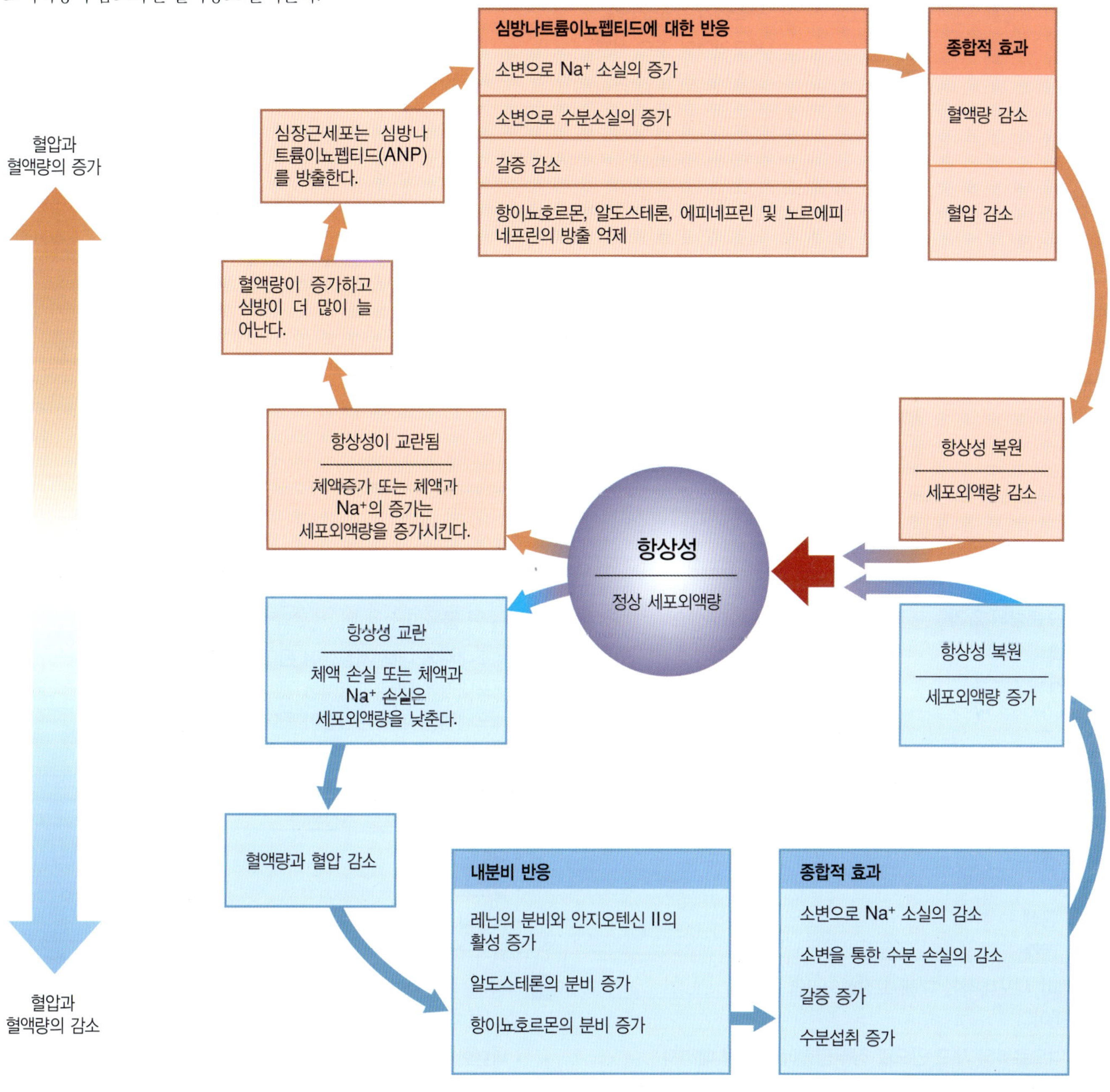

세포외액 내 Na^+의 지속적인 이상상태는 오직 체액평형에 심각한 문제가 있을 경우에만 발생한다.

모듈 17.11 복습

a. 삼투수용체의 억제는 항이뇨호르몬의 분비와 갈증에 어떤 효과를 끼치는가?

b. 알도스테론은 세포외액의 나트륨이온 농도에 어떤 효과를 갖는가?

c. 나트륨이온 농도와 세포외액 간의 관계에 대해 간단하게 요약하시오.

1. 연결하기

다음 용어를 가장 가깝게 연관된 문항과 연결하시오.

• 콩팥	a	________ 혈장삼투농도를 감시한다.
• 칼륨	b	________ 수분증가 = 수분손실
• 체액구획	c	________ 세포외액의 주요 성분
• 체액평형	d	________ 세포외액의 주된 양이온
• 고장성 혈장	e	________ 수분손실을 막고 갈증을 자극하는 호르몬
• 탈수	f	________ 체액에서 유리되어 전해질을 형성
• 알도스테론	g	________ 세포내액의 주요 양이온
• 혈장, 간질액	h	________ 세포외액과 내액
• 삼투수용기	i	________ 나트륨이온조절의 가장 중요한 부위
• 체액이동	j	________ 세포외액과 내액 간의 수분이동
• 단백질	k	________ 세포로부터 세포외액으로 물이 이동한다.
• ADH(항이뇨호르몬)	l	________ 체내고형성분에 가장 많은 물질
• 무기질	m	________ 수분 손실이 수분증가에 비해 크다.
• 나트륨	n	________ DCT와 집합관계를 따라 나트륨이온의 흡수를 조절

2. 선택형

가장 적절한 답을 고르시오.

a 체내 총 수분량의 2/3는 ____________이다.

- 세포외액
- 세포내액
- 조직액
- 간질액

b 전해질 평형은 소화관을 통한 흡수율과 ________에서 손실된 비율의 평형을 포함한다.

- 심장과 폐
- 위와 간
- 콩팥과 땀샘
- 췌장과 쓸개

c 세포외액이 세포내액에 대해 고장성이라면 수분은__________ 이동할 것이다.

- 세포외액으로부터 세포 안으로 삼투평형이 복구될 때까지
- 세포로부터 세포외액으로 삼투평형이 복구될 때까지
- 양 방향으로 삼투평형이 복구될 때까지
- 나트륨-칼륨 교환 펌프의 반응에 따라

d 순수한 물을 마셨을 때, 세포외액은 ________________.

- 세포내액에 대해 저장성이 된다
- 세포내액에 대해 고장성이 된다
- 세포내액에 대해 등장성이 된다
- 전해질이 더 농축된다

e 체액 및 전해질평형에 영향을 미치는 생리학적 적응은 ________에 의해 우선적으로 조절된다.

- 항이뇨호르몬
- 알도스테론
- 심방나트륨이뇨펩티드
- 위의 것 모두

f 수분은 잃었지만 전해질은 유지될 때, 세포외액의 삼투농도는 상승하고 삼투는 물을 ________이동시킨다.

- 세포외액으로부터 세포내액으로
- 세포외액과 내액 사이에서 왔다갔다
- 세포내액으로부터 세포외액으로
- 답 없음

3. 단답형

나트륨의 농도를 조절하는데 가장 중요한 두 가지 과정은 무엇인가?

산-염기평형

수소이온의 생산이 그것의 감소와 정확히 일치하고, 체액의 pH가 정상범위 내에 있을 때, '우리 몸은 **acid-base balance(산-염기평형 상태)**에 있다' 라고 한다.

1 이 그림은 산-염기평형을 유지하는데 관련된 주요 요인들을 보여준다. 항상성을 교란시키는 주요 원인 중 하나는 우리 몸이 정상적인 대사과정 중에 다양한 산을 만든다는 것이다. 체액의 pH가 유의하게 떨어지는 것은 반드시 방지해야 한다.

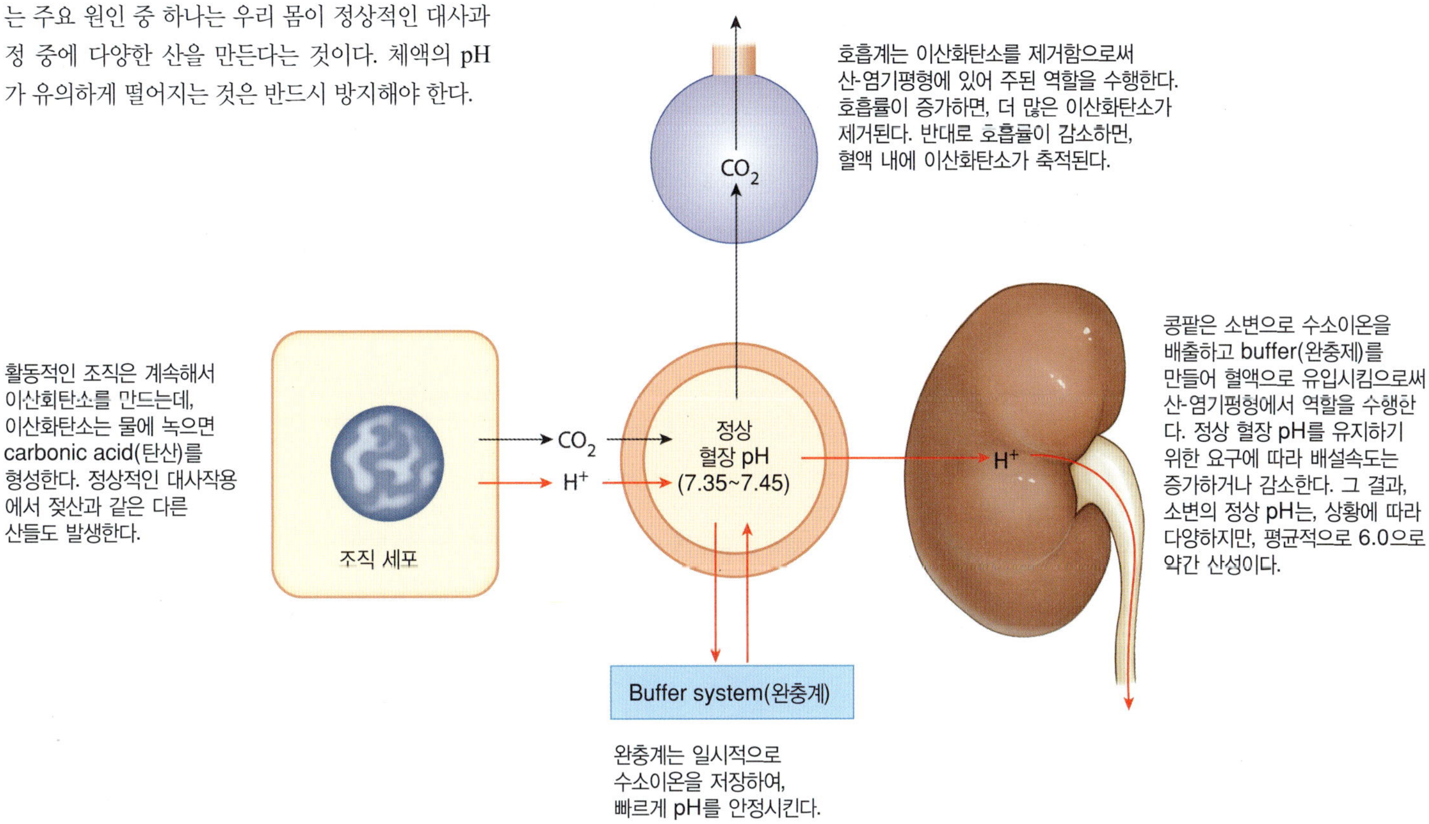

항상성을 유지하려면, 체액의 pH는 특정 범위 내에서 유지되어야만 한다. pH는 수소이온 농도의 척도라는 것을 기억하자. 인체 대사에 의해 만들어지고 소모되는 물질과 체외로 배출되는 산성 또는 염기성 물질들의 상대적 양, 이 둘의 관계로서 혈장 내 정상 산-염기평형은 존재한다. 혈장 내 산-염기평형의 정상 상태는 약한 알칼리성으로서 7.35~7.45이고, 이는 수산화이온이 더 많음을 의미한다. 이 절에서는 산-염기평형을 유지하기 위한 체액의 수소이온을 조절하는 완충계와 보정 기전(호흡과 콩팥)을 살펴보자.

완충계는 위험할 수 있는 산-염기평형의 교란에 대항한다

1 pH와 산, 염기 및 완충제의 화학적 특성은 모듈 2.7에서 이미 논의되었다. 이 표는 앞으로의 설명에 중요한 용어를 정리한 것이다.

산-염기평형과 관련된 중요 용어 정리	
pH	용액 내 수소이온의 농도; pH값은 0과 14 사이의 숫자이다.
Neutral(중성)	pH 7의 용액; 이 용액은 같은 수의 수소이온과 수산화이온을 갖는다.
Acidic(산성)	pH 7 이하의 용액; 이 용액에서는 수소이온이 더 많다.
Basic(염기성), 또는 alkaline (알카리성)	pH 7 이상의 용액; 이 용액에서는 수산화이온이 더 많다.
Acid(산)	해리되어 수소이온을 유리하는 물질, pH를 낮춤
Base(염기)	해리되어 수산화이온을 유리거나 수소이온을 제거하는 물질, pH를 높임
Salt(염)	수소이온이 아닌 양이온과 수산화이온이 아닌 음이온으로 구성된 이온화합물
Buffer(완충제)	수소이온을 제거하거나 더함으로써 용액의 pH 변화를 억제하는 경향이 있는 물질; 체액 내 완충제는 정상범위 내에서 혈액 pH를 유지한다(7.35~7.45).

2 세포외액의 pH는 비교적 좁은 범위(보통 7.35~7.45) 내에 유지된다. 정상범위로부터 약간의 이탈도 매우 위험한데, 그것은 수소이온 농도의 변화가 형질막의 안정성을 깨뜨리고, 단백질 구조를 변화시키며, 중요한 효소들의 활성을 변화시키기 때문이다. 우리 몸의 pH가 6.8 이하나 7.7 이상이 오래 지속되면 생명이 위험하게 된다. 일반적으로, pH 증가보다는 감소가 더 많이 나타나는데, 이는 정상적인 세포 활동이 탄산을 비롯한 여러 산(acid)들을 만들어 내기 때문이다. 작은 pH 변화라도 실제로 인체 전신에 영향을 주지만, 신경계통과 심장혈관계통은 특히 pH의 변화에 민감하다.

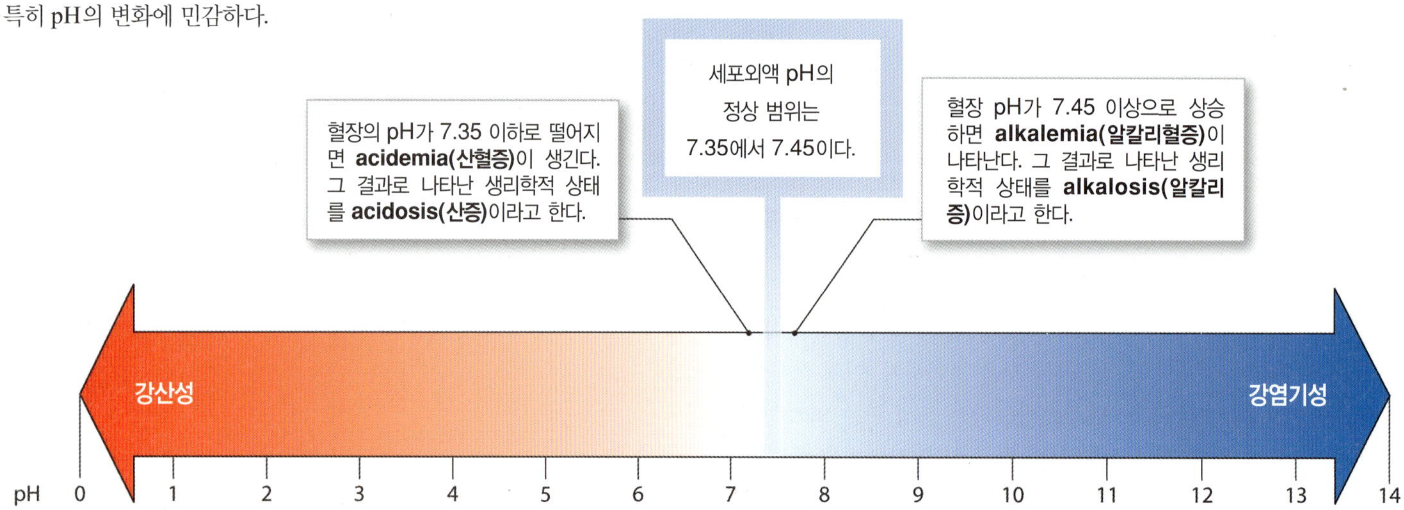

심각한 산증(pH 7.0 이하)은 사망에 이를 수 있는데, 그 이유는 (1) 중추신경계 기능이 쇠약해지고 혼수상태에 빠지게 되며, (2) 심장 수축력이 약해지고 불규칙적이 되고 심장기능상실의 증상과 징후가 발생할 수 있으며, (3) 말초혈관의 이완으로 혈압이 급격하게 감소하여 순환계통의 붕괴가 초래될 수 있기 때문이다.

심한 알칼리증 또한 위험하나, 심각한 경우는 상대적으로 드물다.

3 이산화탄소 농도는 인체 조직의 pH에 영향을 미치는 가장 중요한 요인이다. 이는 이산화탄소가 물과 결합하여 **carbonic acid(탄산,** H_2CO_3)를 형성하기 때문이다. Carbonic anhydrase(탄산탈수효소)가 용액 내 이산화탄소를 대부분 탄산으로 전환시키고 대부분의 탄산은 해리되기 때문에 이산화탄소의 농도와 pH 간에 역상관관계가 존재한다.

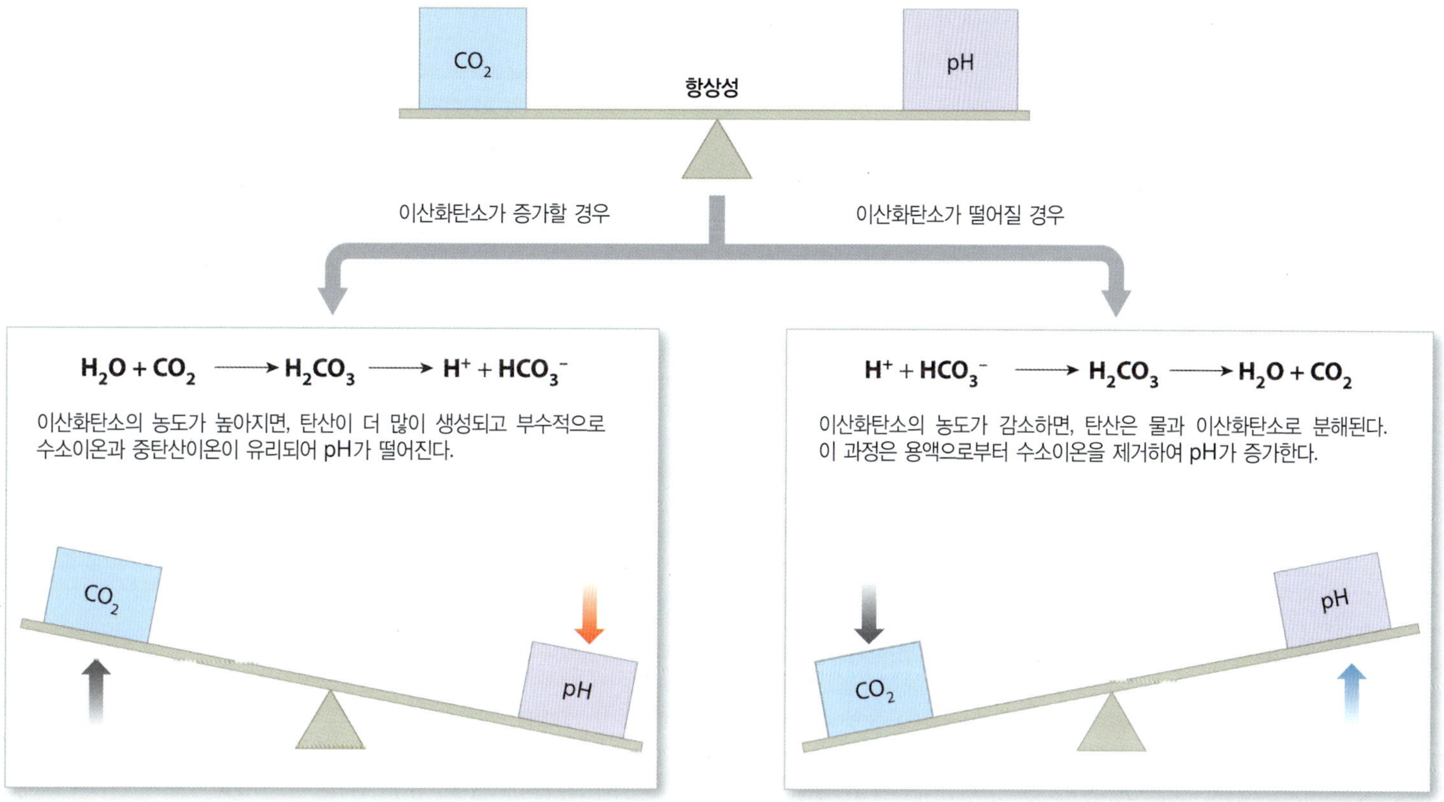

4 체액의 **buffer system(완충계)**은 일반적으로 약산(HY)과 그것의 해리에 의해 방출된 음이온(Y^-)의 조합으로 이루어져 있다. 음이온은 약염기(알칼리)로 작용한다. 용액 내, 약산 분자들은 그것의 해리 산물과 평형을 이룬다. 이 관계는 다음과 같이 식으로 나타낸다.

$$HY \rightleftharpoons H^+ + Y^-$$

용액에 수소이온을 추가하면, 평형이 깨지고 약산 분자들이 부가적으로 생성되는 결과가 초래된다.

$$H^+ + Y^- \xrightarrow{H^+} H^+ + HY$$

용액으로부터 수소이온을 제거하면, 평형이 깨지고 약산 분자들이 부가적으로 해리되는 결과가 초래된다. 이는 수소이온을 방출한다.

$$H^+ + HY \longrightarrow H^+ + Y^- \quad (\searrow H^+)$$

완충계는 임시로 pH의 변화를 상쇄시킬 수 있으나, 활용 가능한 모든 완충액이 다하기 전에 궁극적인 문제가 제거되어야 한다. "조정(fix)"은 **renal compensation(콩팥보상)**과 **respiratory compensation (호흡보상)**의 조합이 관여한다. 콩팥보상 과정에서, 콩팥은 수소이온이나 중탄산이온을 분비하거나 생산한다. 호흡보상 과정에서, 호흡률이 증가하거나 감소하여 이산화탄소를 제거하는 속도를 조절한다.

모듈 17.12 복습

a. 산혈증과 알칼리혈증을 정의하시오.
b. 세포외액의 pH에 영향을 주는 가장 중요한 요인은 무엇인가?
c. 이산화탄소의 농도와 pH의 관계를 요약하시오.

17.13

완충계는 세포내액과 세포외액에서 pH의 변화를 지연시킬 수는 있지만 막을 수는 없다

1 우리 몸은 3개의 주된 완충 시스템을 갖고 있으며 각각의 특징과 역할은 약간씩 다르다. 완충계가 과량의 수소이온을 속박할 수 있지만, 그들은 산-염기 균형이 깨진 용액에서 일시적으로 기능하는 것이다. 수소이온들은 제거되지 않고 다만 무해한 상태로 남아 있다. 이 과정에서 완충분자는 더 이상 작용하지 못하게 되며 그 용량은 한계가 있다.

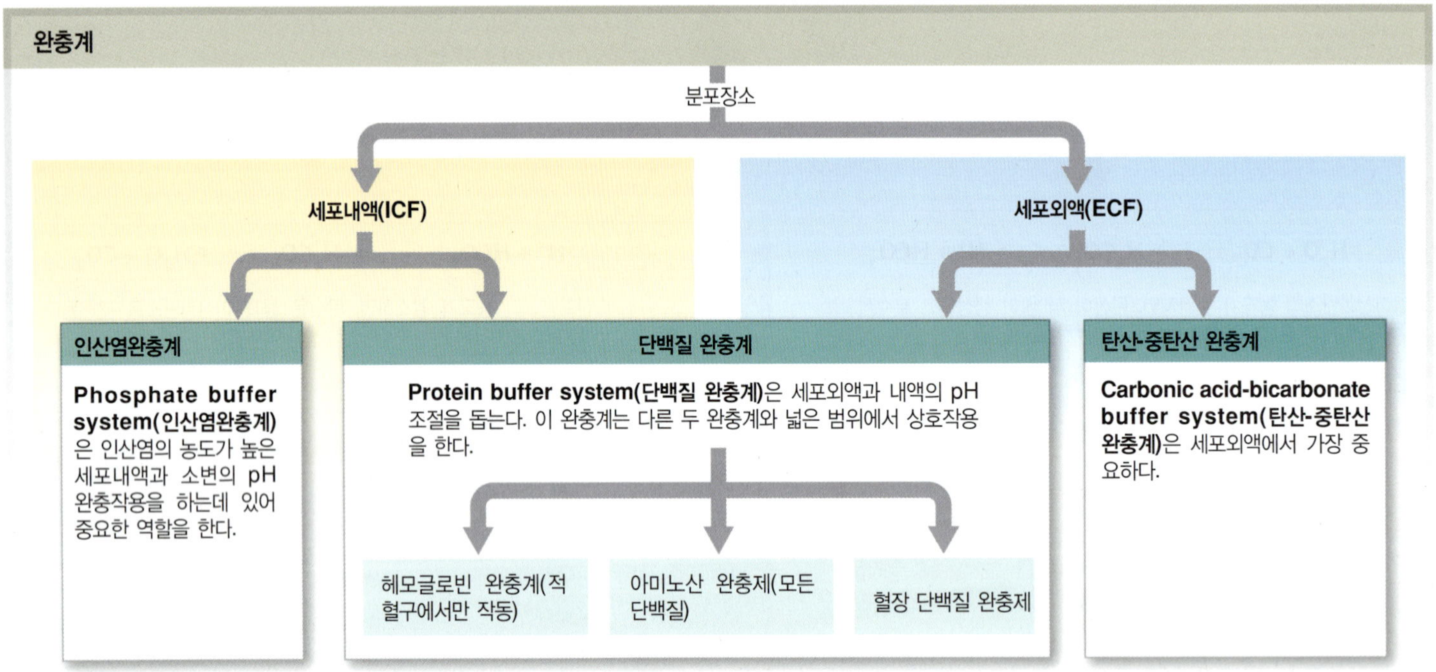

2 **Hemoglobin buffer system(헤모글로빈 완충계)**은 체액 pH에 즉각적으로 효과를 낼 수 있는 유일한 세포 내 완충계이다. 조직에서 적혈구는 혈장으로부터 이산화탄소를 흡수하여 그것을 탄산으로 전환시킨다. 탄산이 해리될 때, 헤모글로빈 단백질은 완충제로서 수소이온과 결합한다. 폐에서는 이 전체 반응이 역으로 진행되어, 이산화탄소는 폐포로 확산되고 날숨으로 배출된다

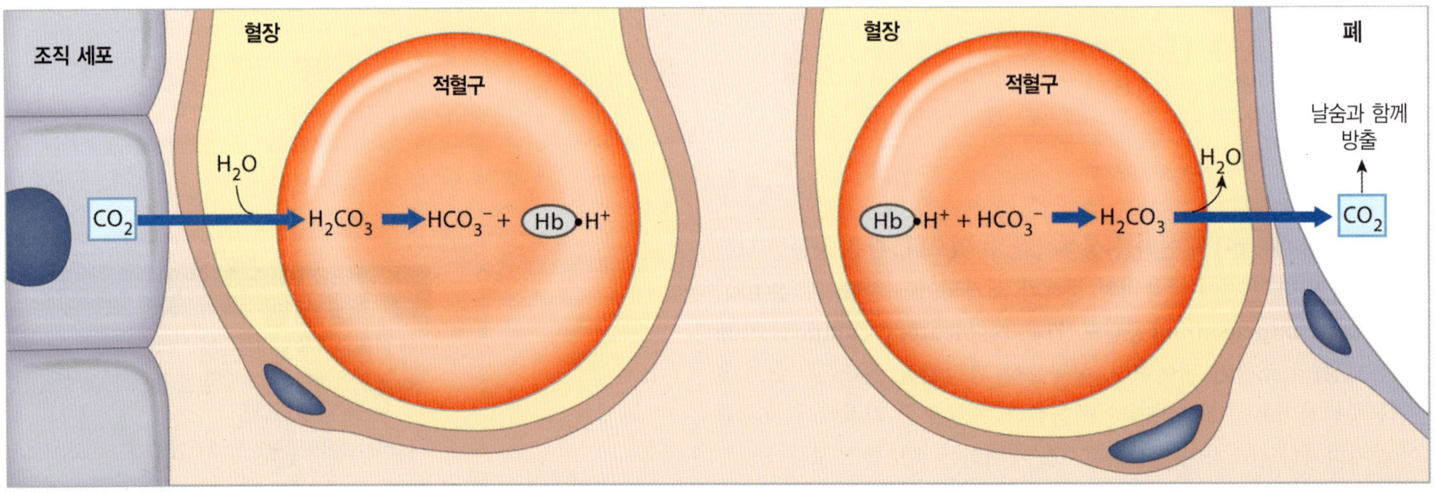

3 단백질 완충계는 일반적으로 과량으로 존재하는 수소이온들과 결합함으로써 pH 변화를 감소시킨다. 이 완충계는 pH 변화에 반응하여 수소이온을 방출하거나 받아들이는 아미노산의 능력에 기인한다. 여기에서 기초가 되는 기전을 알아보자. 단백질의 주 사슬에서 대부분의 카르복실기와 아미노기들은 펩티드 결합으로 묶여 있어, 남아 있는 첫째 아미노산의 —COO^-와 마지막 아미노산의 —NH_2만이 완충제로써 작용할 수 있다. 따라서 구성하는 아미노산의 R-기들이 단백질의 완충 능력의 대부분을 담당한다.

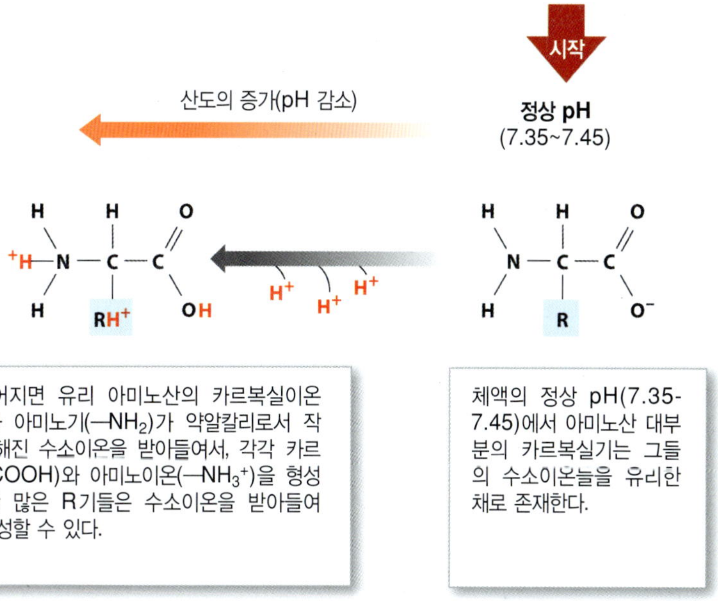

4 탄산-중탄산 완충계는 자유로운 가역반응을 포함한다. 참가물질의 농도변화는 이 완충계 내 모든 다른 물질의 농도에 영향을 주고 반응의 방향을 이동시킨다.

중탄산 예비량

체액은 기본적으로 약알칼리인 중탄산나트륨이 용해된 형태인 HCO_3^-를 많은 양 저장하고 있다. 이처럼 손쉽게 이용할 수 있는 HCO_3^- 공급량을 **bicarbonate reserve(중탄산예비량)**라 한다.

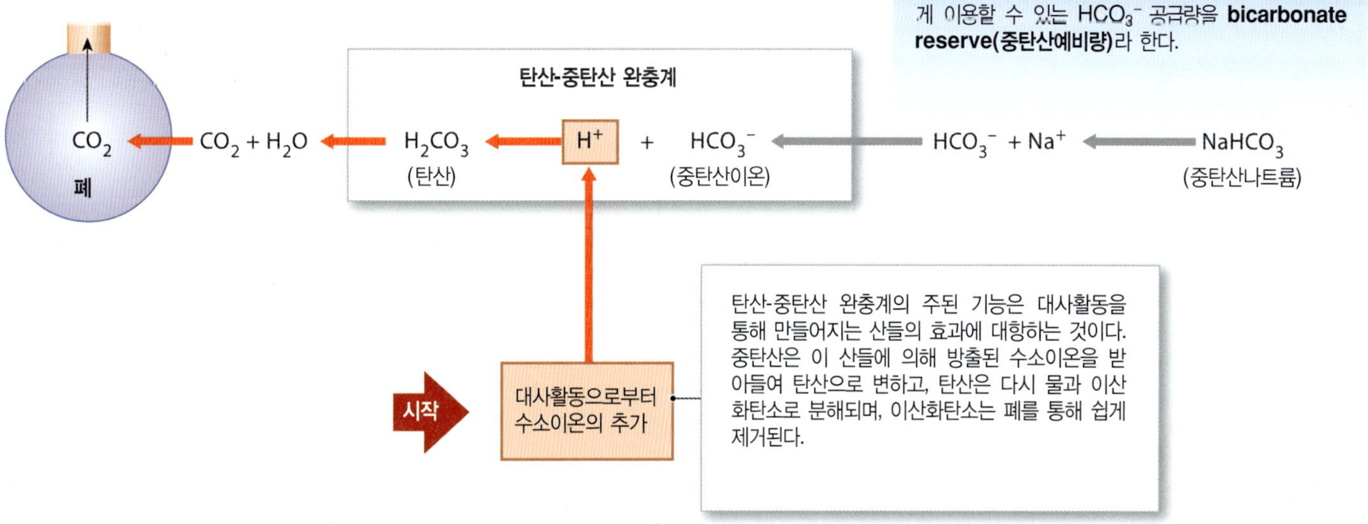

Metabolic acid-base disorder(대사 산-염기 장애)는 산을 너무 많이 만들거나 잃어버린 결과이다. 탄산-중탄산 완충계의 주된 역할은 이 같은 장애들을 방지하는 것이다. **Respiratory acid-base disorder(호흡 산-염기 장애)**는 이산화탄소가 만들어지는 속도와 폐에서 이산화탄소가 제거되는 속도의 불균형 때문에 발생한다. 탄산-중탄산 완충계는 호흡장애가 있는 경우 제대로 작동할 수 없다. 불균형은 반사적으로 일어나는 호흡 속도와 깊이의 변화에 의해 교정되어야만 한다.

모듈 17.13 복습

a. 인체의 3가지 주요 완충계를 정의하시오.

b. pH가 정상 이하로 떨어졌을 때, 단백질과 유리아미노산이 완충제로서 어떻게 작용하는가?

c. 탄산-중탄산 완충계를 기술하시오.

17.14

산증과 알칼리증에 대한 항상성 반응에는 완충계뿐만 아니라 호흡과 콩팥 기전도 포함된다

산증에 대한 반응

1 **Metabolic acidosis(대사산증)**는 산이 다량의 수소이온을 방출하여 pH를 떨어뜨릴 때 발생한다. 항상성을 유지하기 위해 초과된 수소이온은 반드시 아래 과정 중 하나를 거쳐야 한다. (1) 물형성을 통해 영구히 격리한다(폐에서 제거되는 이산화탄소의 형성과 관련있는). (2) 콩팥에서 분비를 통해 체액으로부터 제거된다.

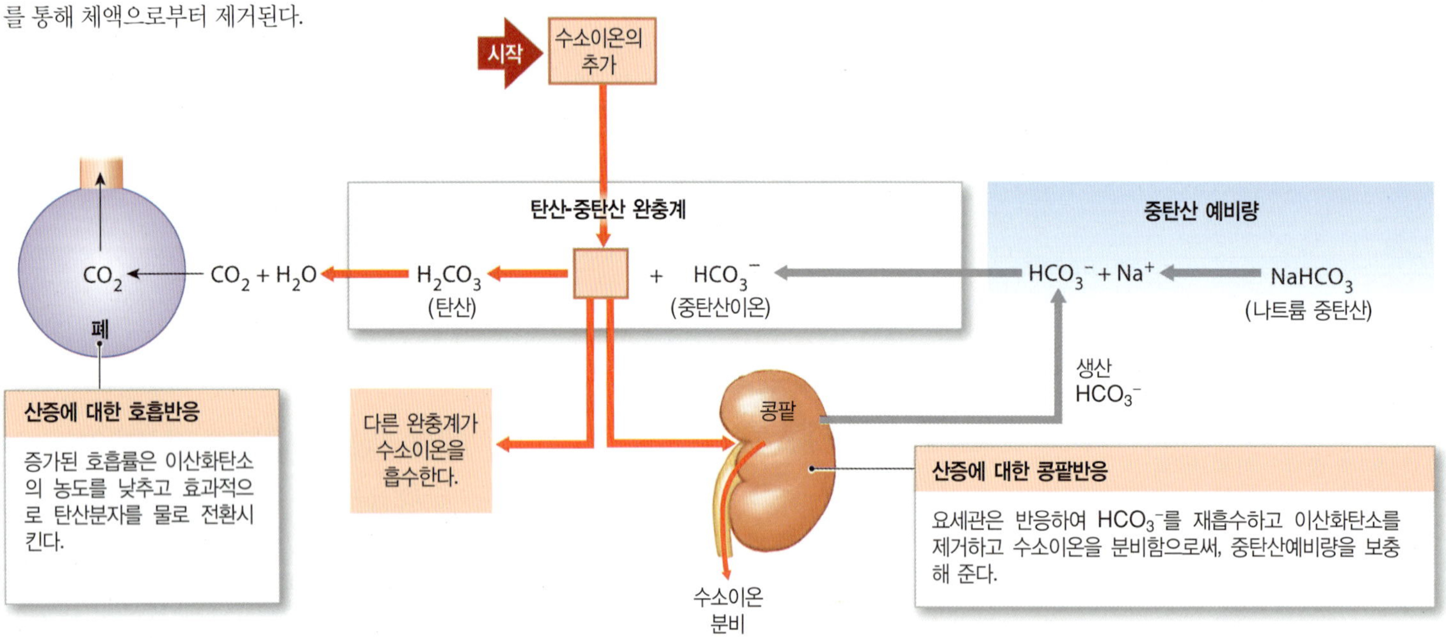

2 **Respiratory acidosis(호흡산증)**는 이산화탄소의 생산 속도가 제거 속도보다 클 때 발생한다. 이 순서도는 호흡산증에 대한 통합된 반응을 요약하여 보여준다.

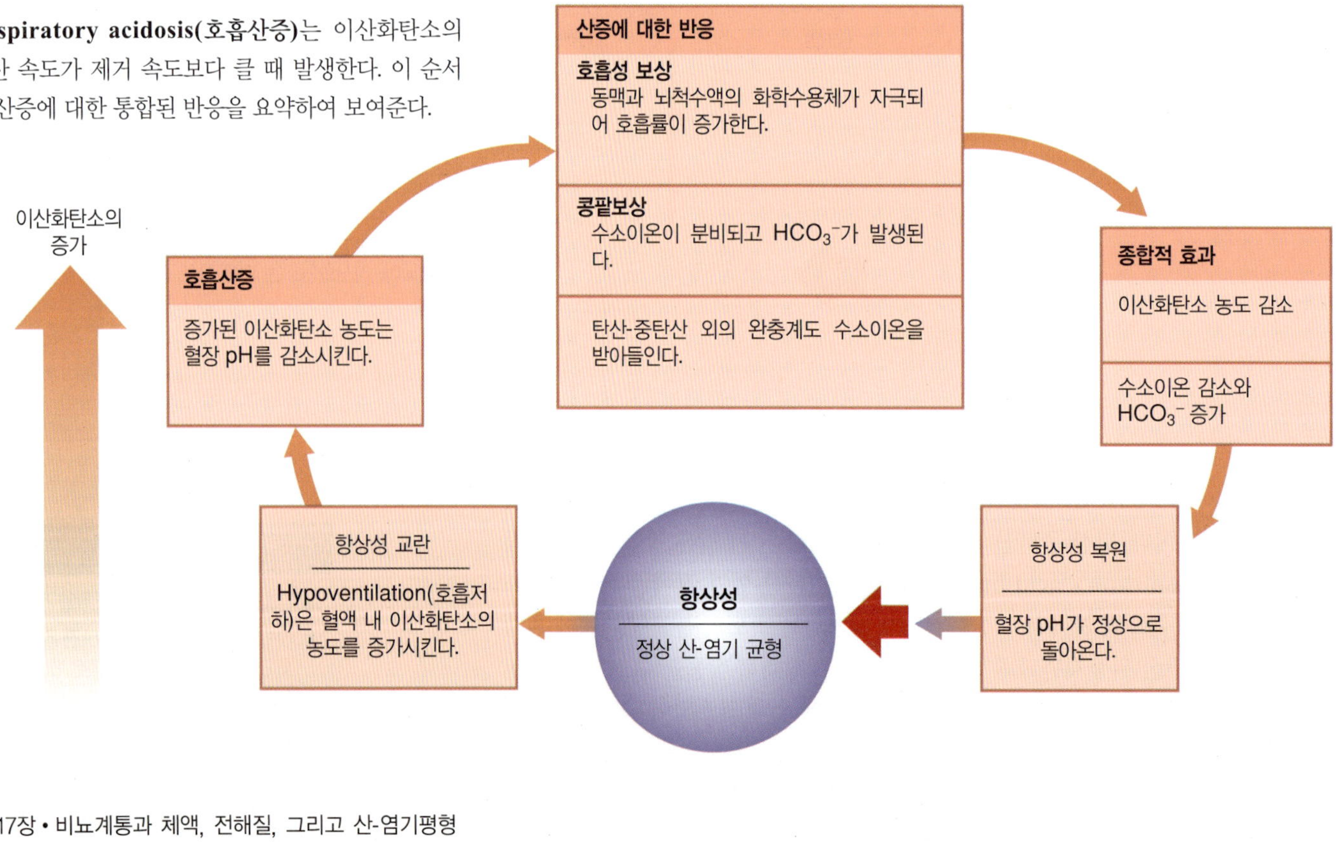

알칼리증에 대한 반응

3 **Metabolic alkalosis(대사알칼리증)**는 많은 수의 수소이온들이 체액으로부터 제거되어 pH가 상승할 때 발생한다. 이 현상이 일어나면 (1) 콩팥에서 수소이온의 분비가 감소하고, (2) 세뇨관 세포가 세관액에서 중탄산염을 재회수하지 않고, (3) 집합관계가 HCO_3^-를 세관액으로 보내면서 강산(HCl)을 세포외액으로 이동시킨다.

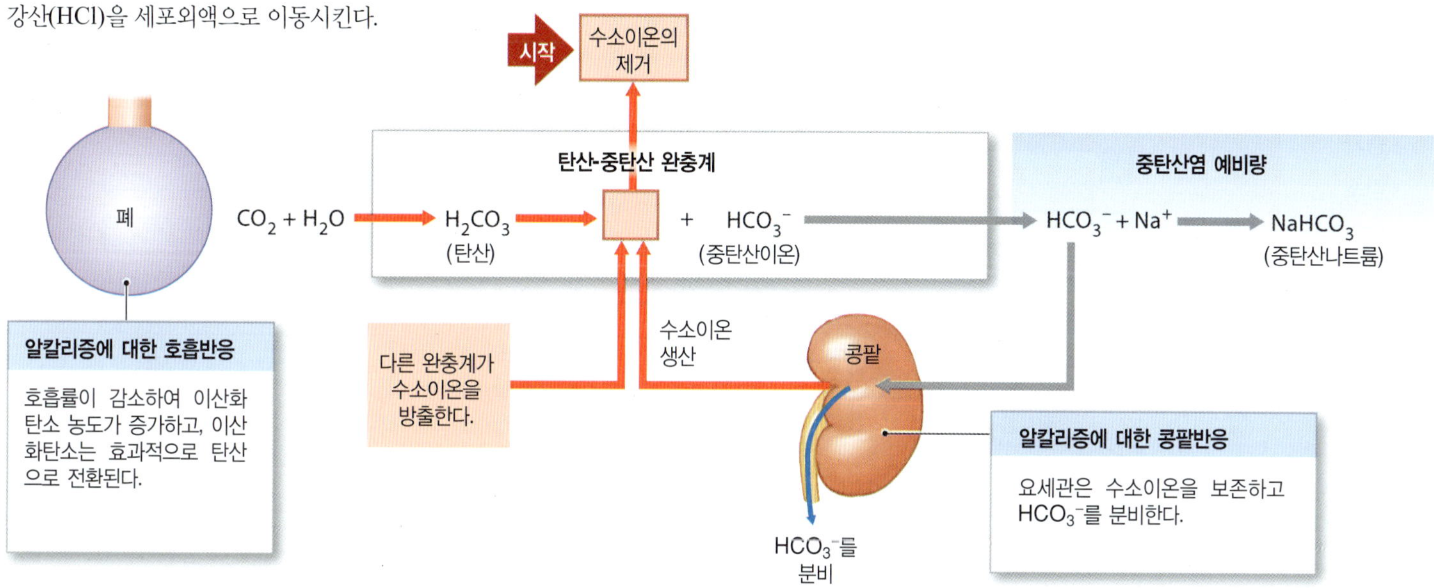

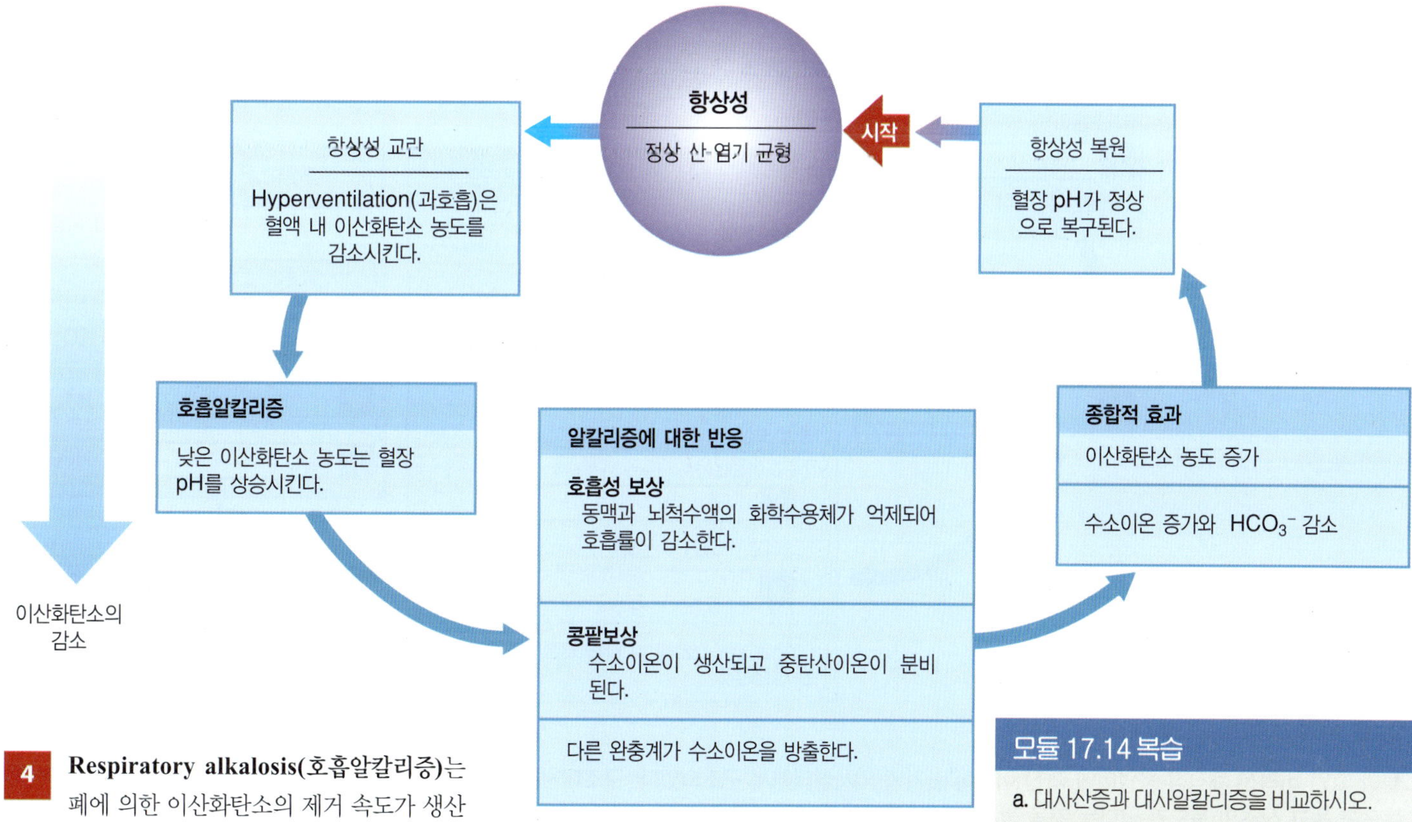

4 **Respiratory alkalosis(호흡알칼리증)**는 폐에 의한 이산화탄소의 제거 속도가 생산 속도를 초과할 때 발생한다. 이 순서도는 호흡알칼리증에 대한 항상성 반응을 정리한 것이다. 많은 경우가 불안과 관련이 있으며, 초래되는 과호흡은 스스로 제어되고–종종 의식을 잃기도 하지만–, 호흡률은 정상수준으로 돌아온다.

모듈 17.14 복습

a. 대사산증과 대사알칼리증을 비교하시오.

b. 호흡산증과 호흡알칼리증을 비교하시오.

c. 콩팥이 HCO_3^-를 보존하고 소변으로 수소이온을 제거하고 있다면 콩팥이 반응하고 있는 환경은 어떤 환경인가?

1. 명칭 표기

다음 용어를 사용하여 두 도표의 빈 상자를 채우시오. 용어는 한 번 이상 이용될 수 있다.

- 혈장 pH 감소
- 혈장 pH 증가
- CO_2 증가
- CO_2 감소
- 증가
- 감소
- 알칼리증
- 산증
- 생산
- 분비

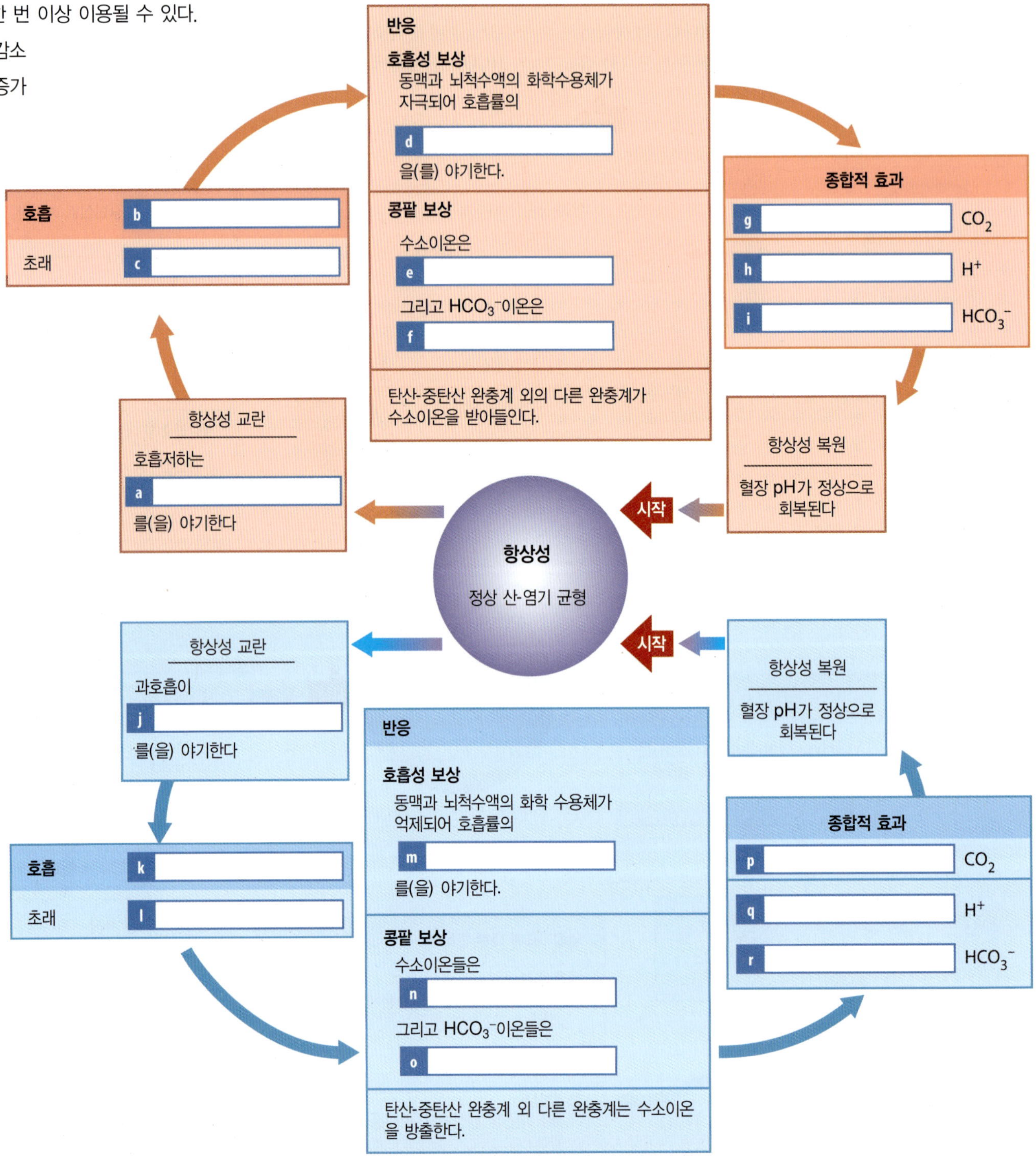

2. 절 종합 문제

물이 고인 버려진 채적장 웅덩이에 빠진 어린이가 거의 익사상태에서 구조되었다. 구조대원은 아이의 상태를 파악하고 체액에 이산화탄소와 젖산의 농도가 높고 산소의 농도가 낮다는 것을 발견하였다. 근본적인 문제점을 감정하고, 항상성 상태를 다시 유지하기 위해 꼭 필요한 처치를 제안하시오.

핵심 용어로 윤곽 파악하기

각 모듈마다 차례대로 열거한 용어를 이용하여 내용을 요약하시오.

1절

Urinary System(비뇨계통)의 해부학

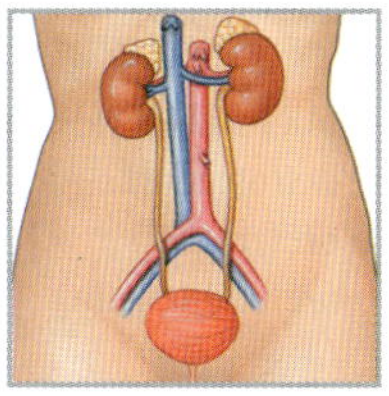

- urinary system (비뇨계통)
- urinary tract(요로)
- kidney(콩팥)
- urine(소변)
- ureter(요관)
- urinary bladder (방광)
- urination(배뇨)
- urethra(요도)

17.1

콩팥은 복막 뒤에 있는 한 쌍의 기관이다

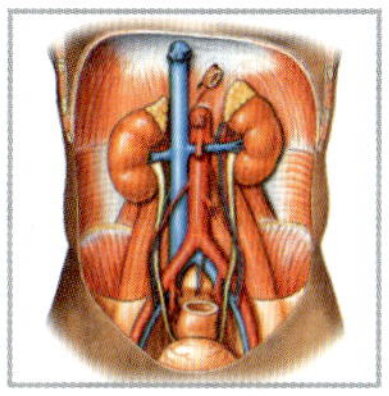

- kidney(콩팥)
- hilum(문, 콩팥문)
- ureter(요관)
- ○ retroperitoneal (복막 뒤)
- renal fascia (콩팥근막)
- fibrous capsule (섬유피막)
- renal sinus(콩팥동굴)
- renal cortex (콩팥겉질)
- renal medulla (콩팥속질)
- renal pyramid (콩팥피라미드)
- renal papilla (콩팥유두)
- renal column (콩팥기둥)
- kidney lobe(콩팥엽)
- minor calyx (작은콩팥잔)
- major calyx (큰콩팥잔)
- renal pelvis (콩팥깔때기, 신우)

17.2

콩팥단위는 부위별로 나눌 수 있으며, 각 부분은 독특한 기능을 가진다

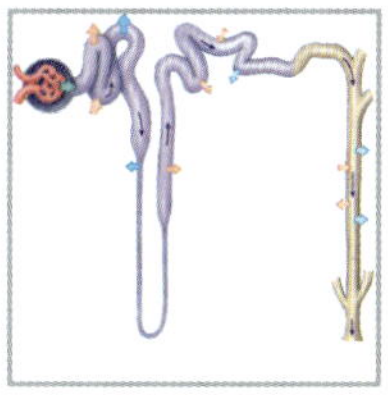

- nephron(콩팥단위)
- renal corpuscle (콩팥소체)
- renal tubule(콩팥 요세관)
- capsular space (주머니공간)
- filtrate(여과액)
- glomerular capsule (토리(사구체)주머니)
- glomerulus (토리, 사구체)
- proximal convoluted tubule(PCT, 토리쪽 곱슬세관)
- tubular fluid (요세관액)
- nephron loop (콩팥단위고리)
- distal convoluted tubule(DCT, 먼쪽곱슬세관)
- collecting system (집합관계)
- collecting duct (집합관)
- papillary duct (유두관)
- cortical nephron (겉질콩팥단위)
- juxtamedullary nephron (속질곁콩팥단위)

17.3

콩팥에는 많은 혈관이 분포하며, 그 순환양상은 복잡하다

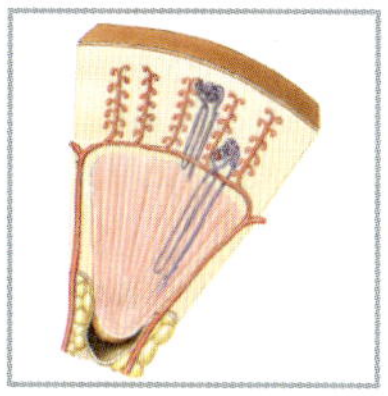

- renal artery (콩팥동맥)
- segmental artery (구역동맥)
- interlobar artery (엽사이동맥)
- arcuate artery (활꼴동맥)
- cortical radiate artery (겉질부채꼴동맥)
- afferent arteriole (들세동맥)
- glomerulus(토리, 사구체)
- cortical radiate vein (겉질부채꼴정맥)
- arcuate vein (활꼴정맥)
- interlobar vein (엽사이정맥)
- renal vein(콩팥정맥)
- efferent arteriole (날세동맥)
- peritubular capillary (요세관주위 모세혈관)
- vasa recta(곧은혈관)

2절

Renal Physiology(콩팥생리학)의 개요

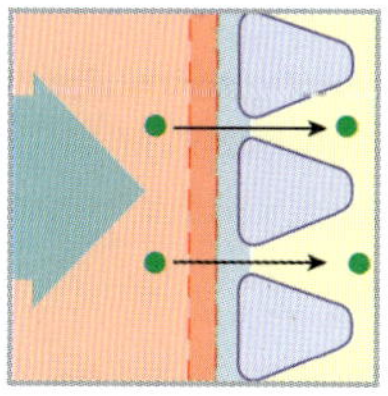

- urea(요소)
- creatinine (크레아티닌)
- uric acid(요산)
- filtration(여과)
- reabsorption(재흡수)
- secretion(분비)

17.4

여과, 재흡수, 분비는 콩팥단위와 집합관계의 특정 부위에서 발생한다

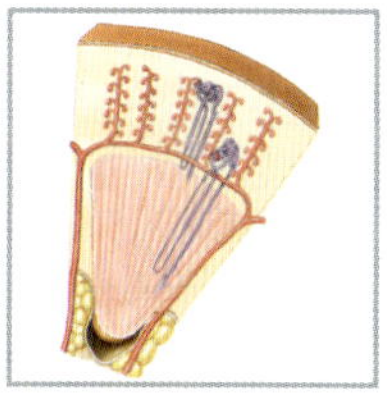

- efferent arteriole (날세동맥)
- juxtaglomerular complex (토리곁복합체)
- afferent arteriole (들세동맥)
- capsular space (주머니공간)
- podocyte(발세포)
- filtration slit (여과틈새)

• = 해당 모듈에서 굵은 문자로 표시한 용어

17.5

소변의 양과 농도는 호르몬에 의해 조절된다

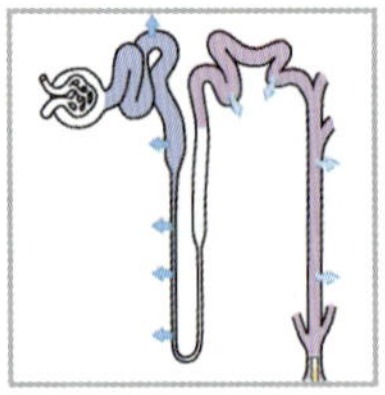

- • obligatory water reabsorption [강제(필수)수분 재흡수]
- • facultative water reabsorption [융합(허용)수분 재흡수]
- ○ distal convoluted tubule (먼쪽곱슬세관)
- ○ collecting duct (집합관)
- ○ antidiuretic hormone(ADH, 항이뇨호르몬)
- • aquaporin (아쿠아포린)
- ○ urine(소변)
- • polyuria(다뇨증)
- • oliguria(감뇨증)
- • anuria(무뇨증)

17.6

콩팥의 기능은 통합적 과정이다

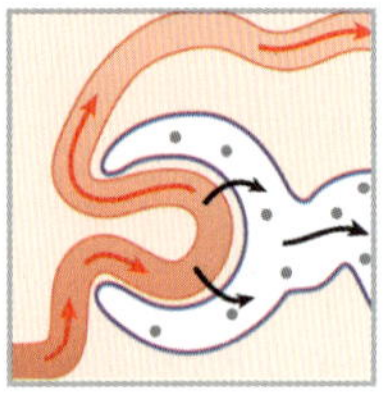

- ○ osmotic concentration (삼투농도)
- ○ obligatory water reabsorption (필수수분재흡수)
- ○ urea(요소)
- ○ ADH(항이뇨호르몬)
- ○ vasa recta(곧은혈관)

17.7

콩팥기능상실은 생명을 위협하는 질환이다

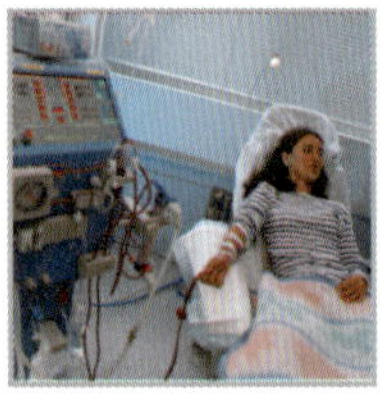

- • renal failure(콩팥기능상실, 신부전)
- • acute renal failure (급성 콩팥기능상실)
- • chronic renal failure (만성 콩팥기능상실)
- • hemodialysis (혈액투석)
- • dialysis(투석)
- ○ dialysis fluid(투석액)
- • shunt (션트, 사잇길)

3절

Urine(소변) 저장과 배출

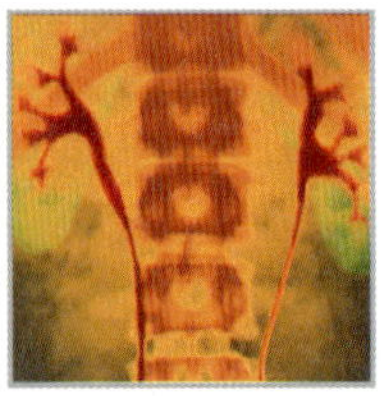

- • pyelogram (콩팥깔때기조영사진)
- • ureter(요관)
- • urinary bladder (방광)
- • urethra(요도)

17.8

요관, 방광 및 요도는 소변을 운반하는데 특화되어 있다

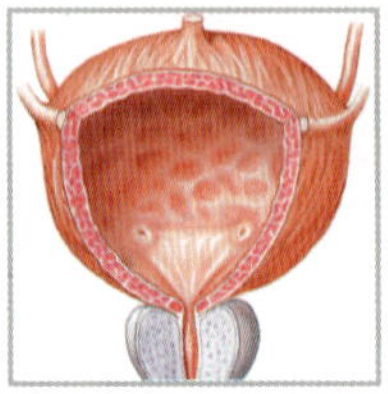

- • micturition(배뇨)
- • detrusor(배뇨근)
- • ureter(요관)
- • ureteral opening (요관구멍)
- • trigone(삼각)
- • rugae(주름)
- • neck of the urinary bladder(방광목)
- • internal urethral sphincter (안요도조임근)
- • external urethral sphincter (바깥요도조임근)
- • micturition reflex(배뇨반사)

17.9

비뇨계통 장애는 신체검사와 검사실검사에 의해 발견될 수 있다

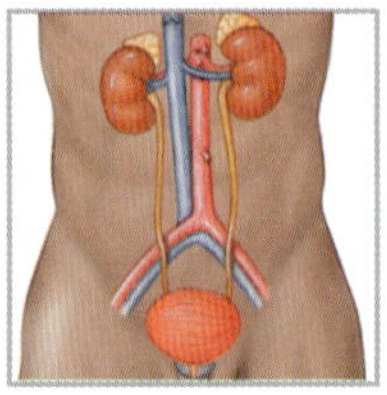

- • pyelonephritis (깔때기콩팥염)
- • renal calculi (콩팥돌, 신장결석)
- • dysuria(배뇨통)
- • edema(부종)
- • proteinuria(단백뇨)
- • fever(열)
- • cystitis(방광염)
- • incontinence(요실금)
- • urinary retention (소변정체)
- • cast(주형)

4절

체액 및 전해질평형

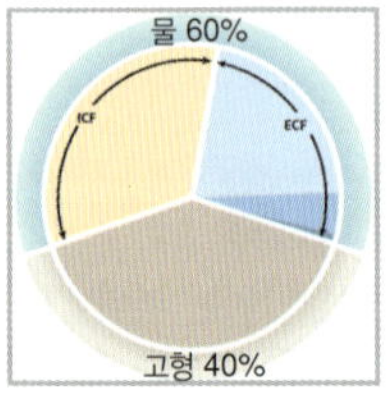

- • mineral(무기질)
- ○ electrolyte(전해질)
- ○ intracellular fluid(ICF, 세포내액)
- ○ extracellular fluid(ECF, 세포외액)
- • fluid compartment(체액분획)

17.10

증가와 감소가 같을 때 체액과 무기질은 균형을 이룬다

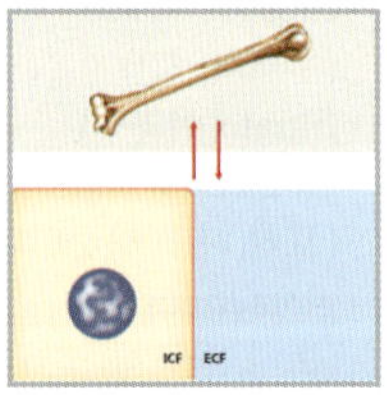

- • fluid balance (체액 균형)
- • fluid shift (체액이동)
- • mineral balance (무기질 균형)
- ○ ion absorption (이온 흡수)
- ○ ion excretion (이온 배출)

• = 해당 모듈에서 굵은 문자로 표시한 용어

17.11

수분평형은 나트륨평형에 의존적이고, 이 둘은 동시에 조절된다

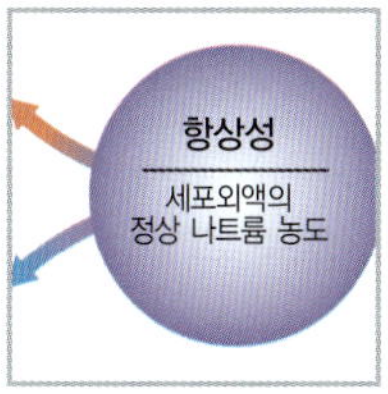

• sodium balance(나트륨평형)
○ osmoreceptor(삼투수용체)
○ ECF volume(세포외액량)
○ homeostasis(항상성)

5절

산-염기평형

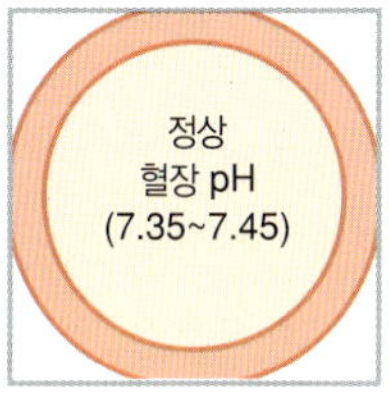

• acid-base balance(산-염기평형)
○ hydrogen ion(수소이온)
○ plasma pH(혈장 pH)

17.12

완충계는 위험할 수 있는 산-염기평형의 교란에 대항한다

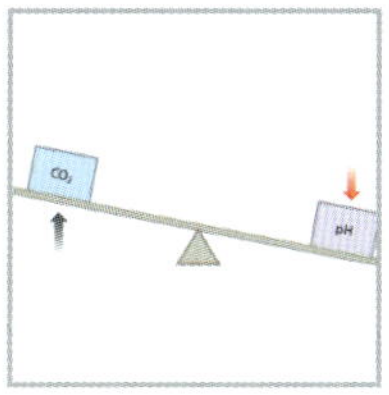

• acidemia(산혈증)
• acidosis(산증)
• alkalemia (알칼리혈증)
• alkalosis(알칼리증)
• carbonic acid(탄산)
• buffer system (완충계)
• renal compensation (콩팥보상)
• respiratory compensation (호흡보상)

• = 해당 모듈에서 굵은 문자로 표시한 용어

17.13

완충계는 세포내액과 세포외액에서 pH의 변화를 지연시킬 수는 있지만 막을 수는 없다

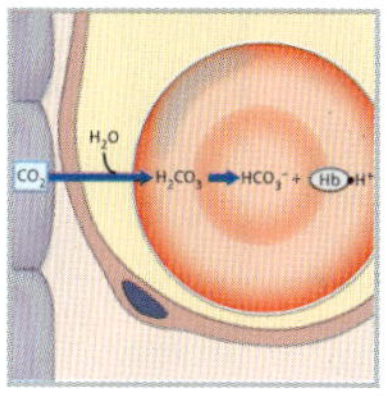

• phosphate buffer system(인산염 완충계)
• protein buffer systems(단백질 완충계)
• carbonic acid-icarbonate buffer system (탄산-중탄산 완충계)
• hemoglobin buffer system(헤모글로빈 완충계)
• bicarbonate reserve(중탄산예비량)
• metabolic acid-base disorder(대사 산-염기 장애)
• respiratory acid-base disorder(호흡 산-염기 장애)

17.14

산증과 알칼리증에 대한 항상성 반응에는 완충계뿐만 아니라 호흡과 콩팥 기전도 포함된다

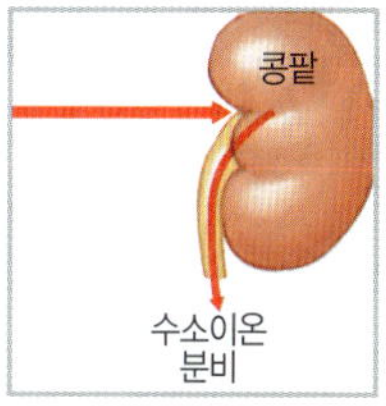

• metabolic acidosis (대사산증)
○ carbonic acid-bicarbonate buffer system (탄산-중탄산 완충계)
○ respiratory response to acidosis (산증에 대한 호흡반응)
○ renal response to acidosis (산증에 대한 콩팥반응)
• respiratory acidosis (호흡산증)
• metabolic alkalosis (대사알칼리증)
○ respiratory response to alkalosis (알칼리증에 대한 호흡반응)
○ renal response to alkalosis (알칼리증에 대한 콩팥반응)
• respiratory alkalosis (호흡알칼리증)

17장 종합 복습 문제

1. 실비아는 심한 팔 다리의 부종으로 고통받고 있다. 그녀의 담당의사는 이뇨제를 처방하였다. 이것이 왜 실비아의 문제에 도움을 줄까?
2. Mannitol(만니톨)은 콩팥에 의해 여과되나 재흡수되지 않는 당이다. 만니톨 용액을 마시는 것은 생산되는 소변의 양에 어떤 영향을 미치는가?
3. 단백질은 어떻게 여과로부터 제외되는가?
4. 밀리는 물에 대해 조언을 들은 적이 없어 외국에 방문하는 동안 무심코 물을 마셨다. 그녀는 심한 설사를 일으키는 장 질환으로 고생하였다. 그녀의 상태가 혈액과 소변의 pH와 호흡 양상에 어떠한 영향을 미칠 것으로 예상할 수 있는가?
5. 체액 균형, 전해질 균형 그리고 산-염기 균형을 구분하고, 각각이 왜 항상성에 중요한지를 설명하시오.

17장에 있는 모든 모듈, 절, 종합 복습 문제의 풀이를 알고 싶으면 이 책의 뒷부분에 청색 식별표로 표시한 해답 페이지를 참조하시오.

18

생식계통 (The Reproductive System)

번역: 김희진

학습성과

다음 각 학습성과 번호는 본문의 모듈 번호와 일치하며, 독자는 18장을 모두 공부한 후에 각 학습성과를 실천할 수 있어야 한다.

1절 • Male Reproductive System(남성생식계통)

18.1 고환의 구성요소를 설명하고, 정자생성 시 일어나는 감수분열 과정을 요약하라. 그리고 성숙한 정자의 기능적 해부구조를 설명한다.

18.2 남성의 성 기능을 형성하고 유지하는 데에 있어 조절호르몬과 테스토스테론이 어떤 역할을 하는지 설명한다.

18.3 남성의 생식기관과 부속샘이 정자의 성숙, 영양공급, 저장 및 이동에 어떤 역할을 하는지 설명한다.

18.4 음경의 구조와 기능에 대해 설명한다.

18.5 **임상의학 모듈** 전립선 비대증, 전립선암, 고환암에 대해 설명한다.

2절 • Female Reproductive System(여성생식계통)

18.6 난소, 자궁 및 관련 조직의 해부학적 구조를 설명한다.

18.7 난소에서의 난자발생 과정의 단계를 정리하고, 난소주기의 과정을 설명한다.

18.8 자궁관과 자궁의 구조, 조직학 및 기능에 대하여 설명한다.

18.9 질과 바깥생식기의 해부구조 및 기능에 대하여 설명한다.

18.10 젖샘의 구조와 기능에 대하여 설명한다.

18.11 여성의 난소주기와 자궁주기의 호르몬 조절을 요약한다.

18.12 **임상의학 모듈** 유방, 난소, 자궁목 등과 관련된 여성의 생식장애에 대하여 논의한다.

18.13 **임상의학 모듈** 다양한 피임법 및 그와 관련된 위험성에 관하여 논의한다.

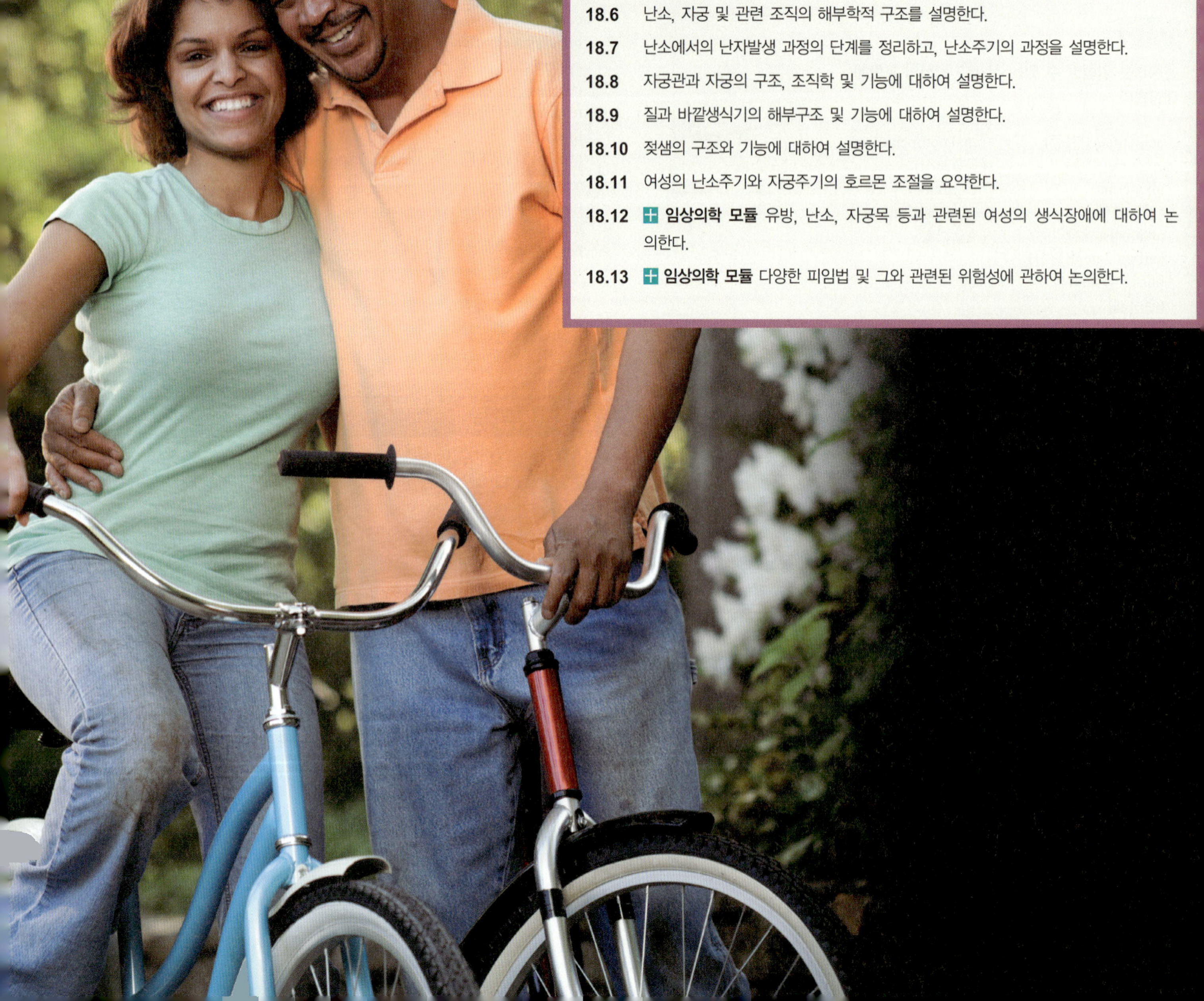

Male Reproductive System(남성생식계통)

남성과 여성의 생식계통은 다음의 기본 구성 요소를 갖추고 있다.

- **Gonad(생식샘;** GŌ-nadz; *gone*, 씨)는 생식세포 및 호르몬을 만들어내는 생식기관
- 생식계통의 관이나 기타 배출관 속으로 액을 분비하는 부속샘 및 부속기관
- 일괄적으로 **external genitalia(바깥생식기관;** jen-i-TĀ-lē-uh)로 알려진 샅구조

1 이 그림은 남성생식계통의 구성 요소를 전체적으로 보여준다. 생식샘은 **testis(고환;** 복수는 *testes*)라고 하며, 이곳에서 **spermatozoa(정자;** sper-ma-tō-ZŌ-uh; 단수는 *spermatozoon*)라고 하는 남성 생식세포가 만들어진다. 성숙한 정자는 **male reproductive tract(남성생식기관)**을 따라 이동한다. 이 과정이 진행될수록 부속샘의 분비물과 섞여 **semen(정액;** SĒ-men)을 형성한다.

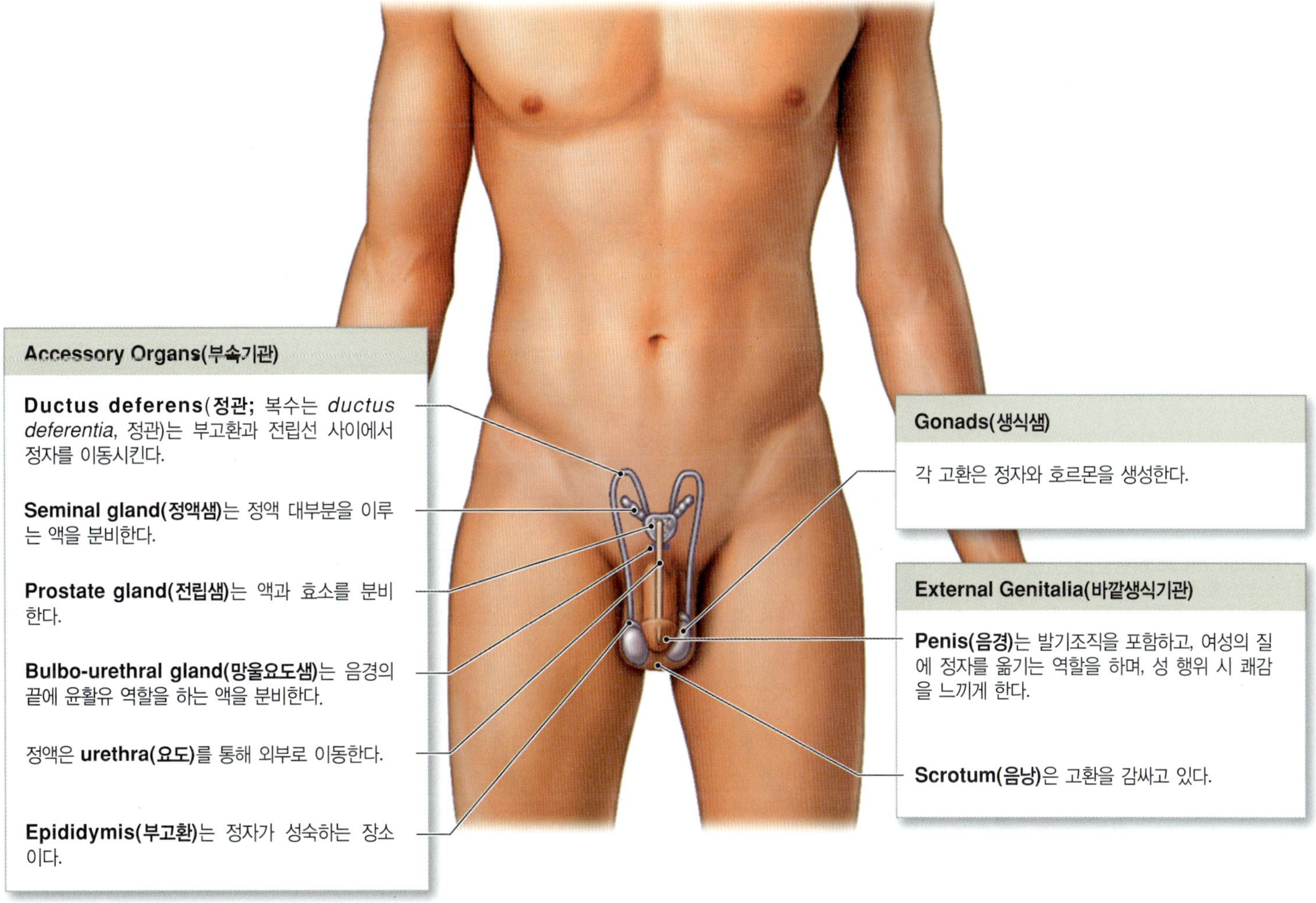

고환의 코일모양 정세관은 남성생식기관에 연결되어 있다

1 남성생식기의 주요 구조는 이 시상면에 나타나 있다. 정자는 고환에서 나와 **epididymis(부고환;** ep-i-DID-i-mus) 내를 이동하여 **ductus deferens(정관;** DUK-tus DEF-e-renz)를 따라 이동한 후 **ejaculatory duct(사정관)**를 지나 요도를 거쳐 몸 밖으로 나간다. 부속기관인 **seminal gland(정액샘)**, **prostate gland(전립샘)**, **bulbo-urethral gland(망울요도샘;** bul-bō-ū-RĒ-thral) 등은 다양한 액을 사정관과 요도로 분비한다. 바깥생식기관은 고환을 둘러싼 **scrotum(음낭;** SKRŌ-tum), 요도의 원위 부위가 지나가는 발기기관인 **penis(음경;** PĒ-nis)로 이루어져 있다.

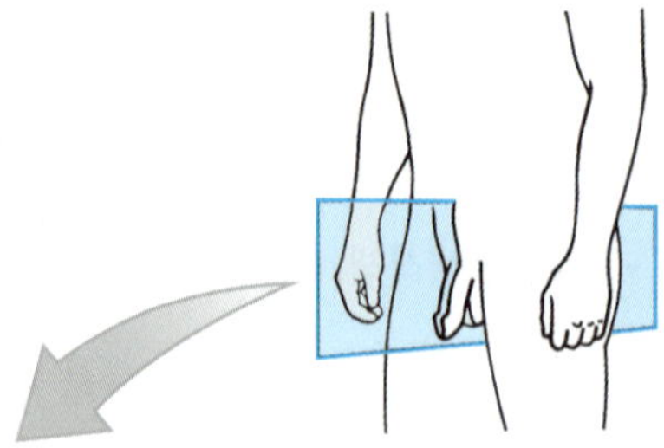

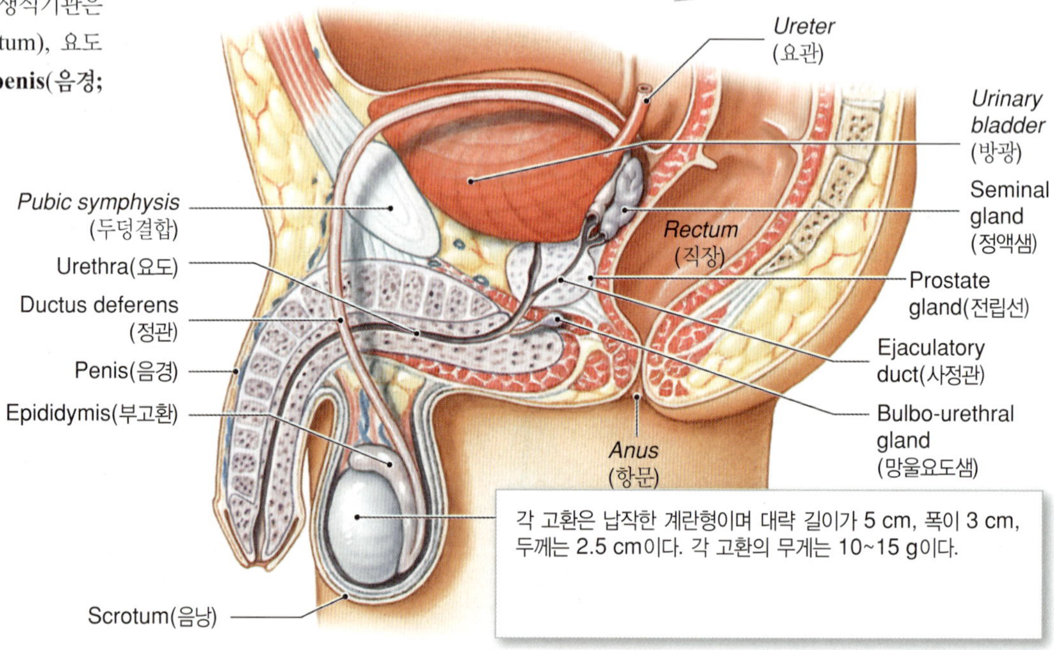

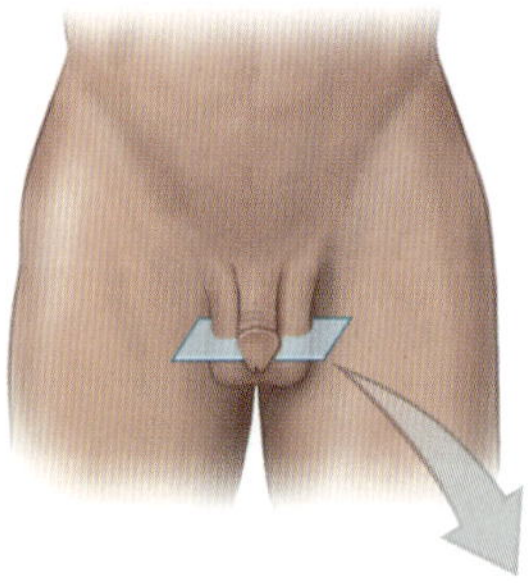

2 이 음낭의 수평단면은 고환의 내부 구조를 보여준다.

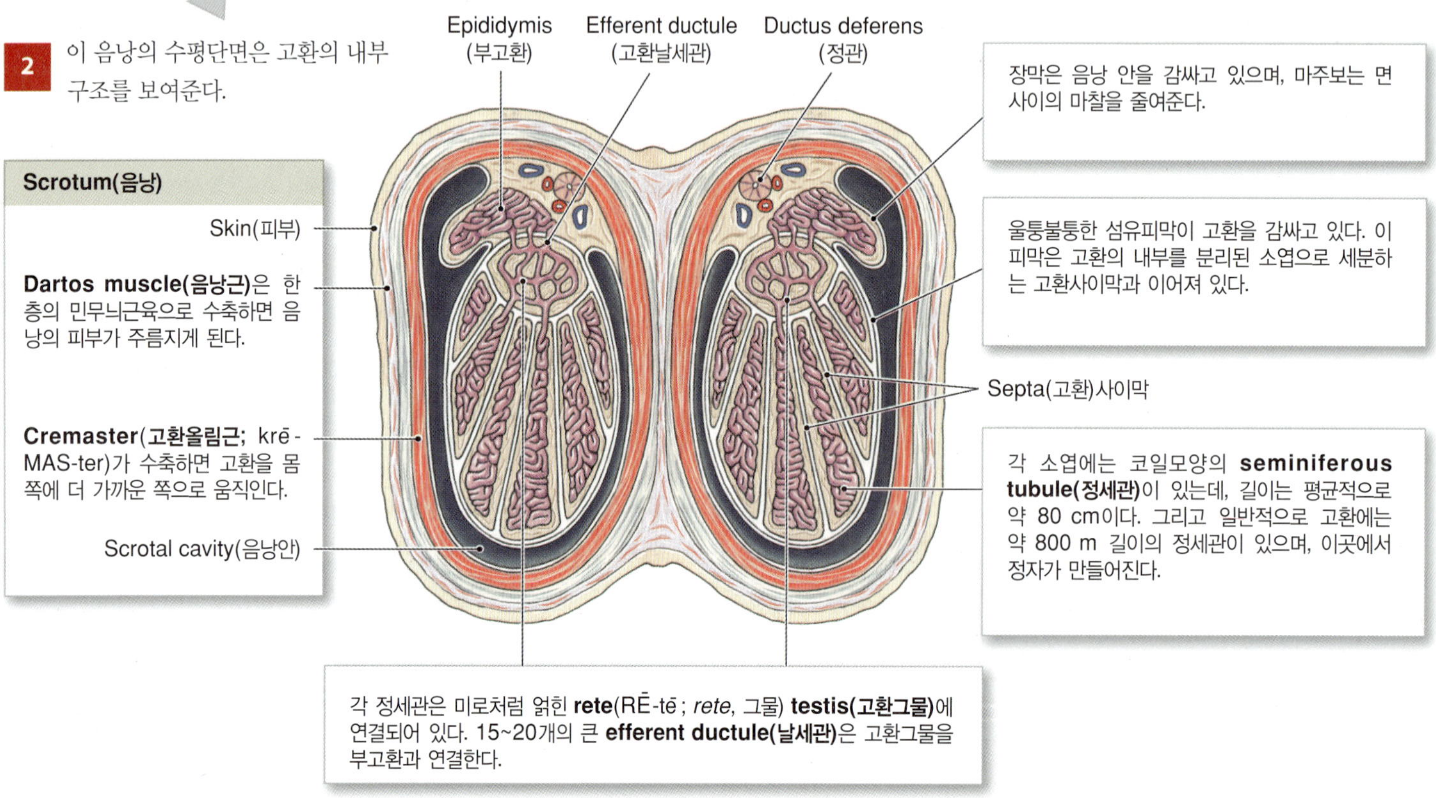

3 **Spermatogonia(정원세포;** 단수는 *spermatogonium*)는 정세관에 있는 줄기세포로, **spermatogenesis(정자발생)** 과정에서 정자를 생산하기 위해 분열한다. 각 정원세포는 두배수체이고, 23쌍의 염색체를 가지고 있다. 명확한 이해를 위해 다음과 같은 과정에서 모계인지 부계인지 밝히지 않은 대표적인 염색체 3쌍의 운명을 나타낸다.

Spermatogenesis(정자발생)

Mitosis of spermatogonium(정조세포의 유사분열)

두배수체 정조세포의 유사분열로 두 개의 딸세포가 만들어진다. 하나는 정조세포로 세관의 기저막과 연결된 채로 남아 있고, 다른 하나는 **primary spermatocyte(일차정모세포)**가 되어 속공간쪽으로 옮겨져 홀배수성 생식세포가 형성되기 시작한다.

Meiosis I(제1 감수분열)

제1 감수분열이 시작될 때, 일차정모세포는 각각 46개의 염색체를 가지고 있다. 제1 감수분열이 끝날 때, **secondary spermatocyte(이차정모세포)**라고 하는 딸세포가 생긴다. 모든 이차정모세포는 23개의 염색체를 갖고 있으며, 각 염색체는 염색분체 1쌍으로 이루어져있다.

Meiosis II(제2차감수분열)

이차정모세포는 곧 제2감수분열에 들어가 4개의 홀배수체 **spermatids(정자세포)**가 되며, 각 정자세포는 23개의 염색체를 갖는다. 감수분열에 들어간 일차정모세포에서 4개의 정자세포가 생성된다.

Spermiogenesis(physical maturation) 정자완성(물리적 성숙)

정자발생의 마지막 단계인 정자완성시 각 정자세포가 성숙하여 하나의 정자가 된다. 정자발생(4주)과 정자완성(5주)의 두 과정이 완료되려면 9주 정도가 걸린다.

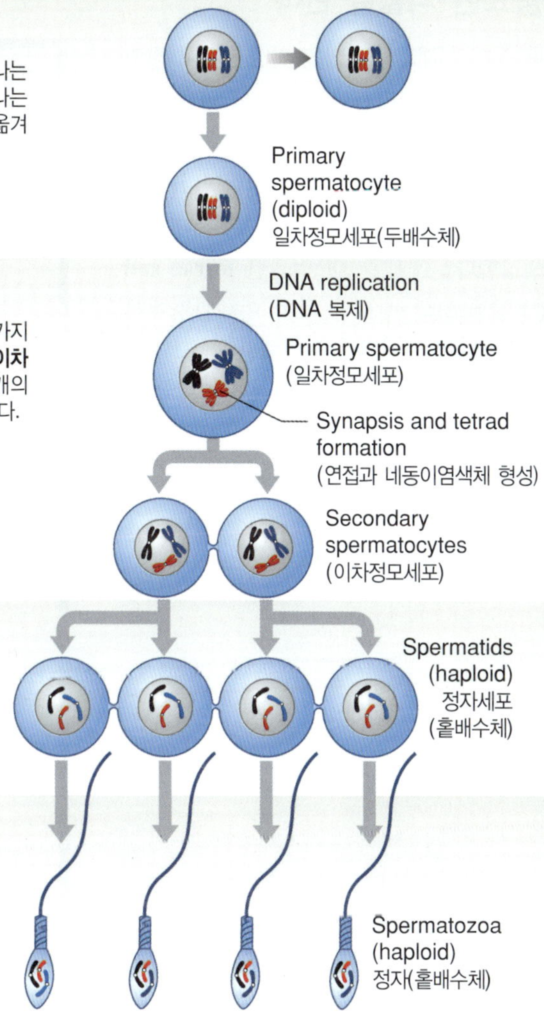

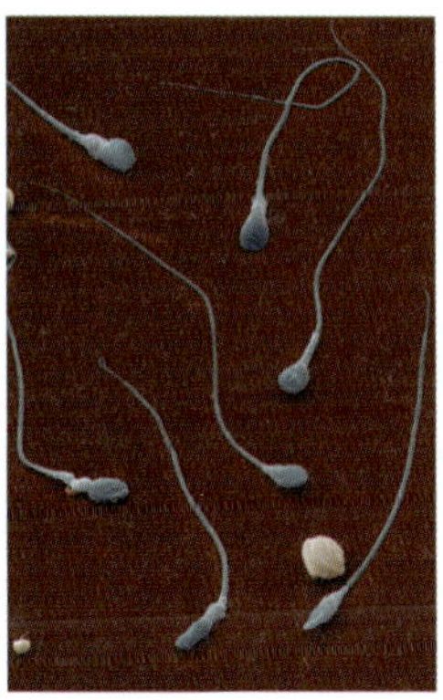

Mature spermatozoon(정자)

4 여기서 **spermatozoon(정자)**의 특징적인 특화된 성질에 대해 알 수 있다. 성숙한 정자는 다른 세포와 달리 특화된 세포로, 세포질그물, 골지복합체, 용해소체, 과산화소체, 포함물 등을 비롯한 다른 세포내 구조가 없다. 이렇게 소기관이 결핍되어 세포의 크기와 무게가 감소되고, 이것은 궁극적으로 염색체를 이동시키는 운반체 역할을 한다. 무게가 더해지면 느리게 움직이게 된다.

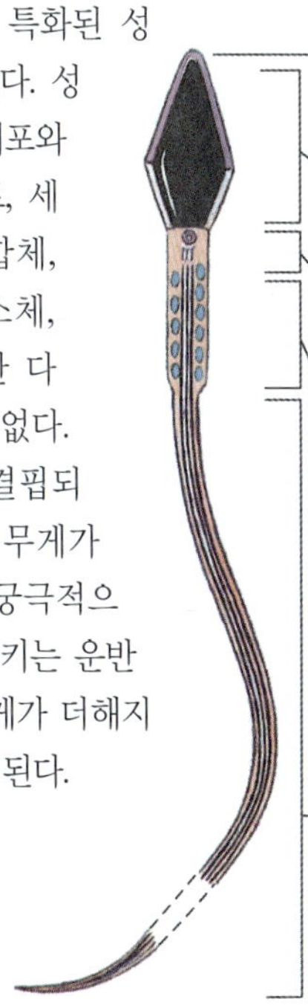

Spermatozoon(정자)의 구조

Acrosome(첨단체; ak-rō-SŌM)은 수정에 필요한 효소를 가지고 있는 막성구조이다.

Head(머리)에는 치밀하게 모여 있는 염색체를 가진 핵이 있으며, 납작한 타원형이다.

Neck(목)은 원래의 정자세포 중심소체를 모두 가지고 있다. 먼쪽중심소체의 미세관은 중간부분과 꼬리의 미세관과 연결되어 있다.

Middle piece(중간부분)에는 미세관 주위에 나선형으로 배열되어 있는 미토콘드리아가 들어 있다. 미토콘드리아는 꼬리를 움직이는 데 필요한 ATP를 제공한다.

Tail(꼬리)은 **flagellum(편모)**으로, 정자를 움직이는 채찍처럼 생긴 소기관이다.

정자의 꼬리는 인체에서 유일한 편모이다. 섬모가 예상 가능하게 물결모양으로 움직이는 반면, 정자의 편모는 복잡하게 코르크마개를 뽑아내는 모양으로 운동을 한다. 정상적인 성인 남자는 하루에 1~2억 개의 정자를 생성한다.

모듈 18.1 복습

a. 남성 생식기관의 이름을 말하시오.
b. 정자발생의 정의와 주요 과정을 열거하시오.
c. 일반적인 정자의 기능해부학을 설명하시오.

18.2

호르몬은 남성의 성기능을 확립하고 유지시키는데 중요한 역할을 한다

테스토스테론은 기본적으로 고환의 **interstitial cell(사이질세포)**에 의해 생성된다. 사이질세포는 정세관 바깥쪽에 있으며, 정세관에서 정자발생이 일어난다(남녀 모두 부신에서도 소량의 테스토스테론을 생성한다). 정세관 내 인접한 **nurse cell (영양세포)**의 세포막 사이 미세환경에서 정자발생과 정자완성이 일어난다. 또한 영양세포는 이 과정의 호르몬 조절에도 관련이 있다. 이 순서도는 남성 생식기능을 조절하는 호르몬의 상호작용을 그림으로 나타낸 것이다.

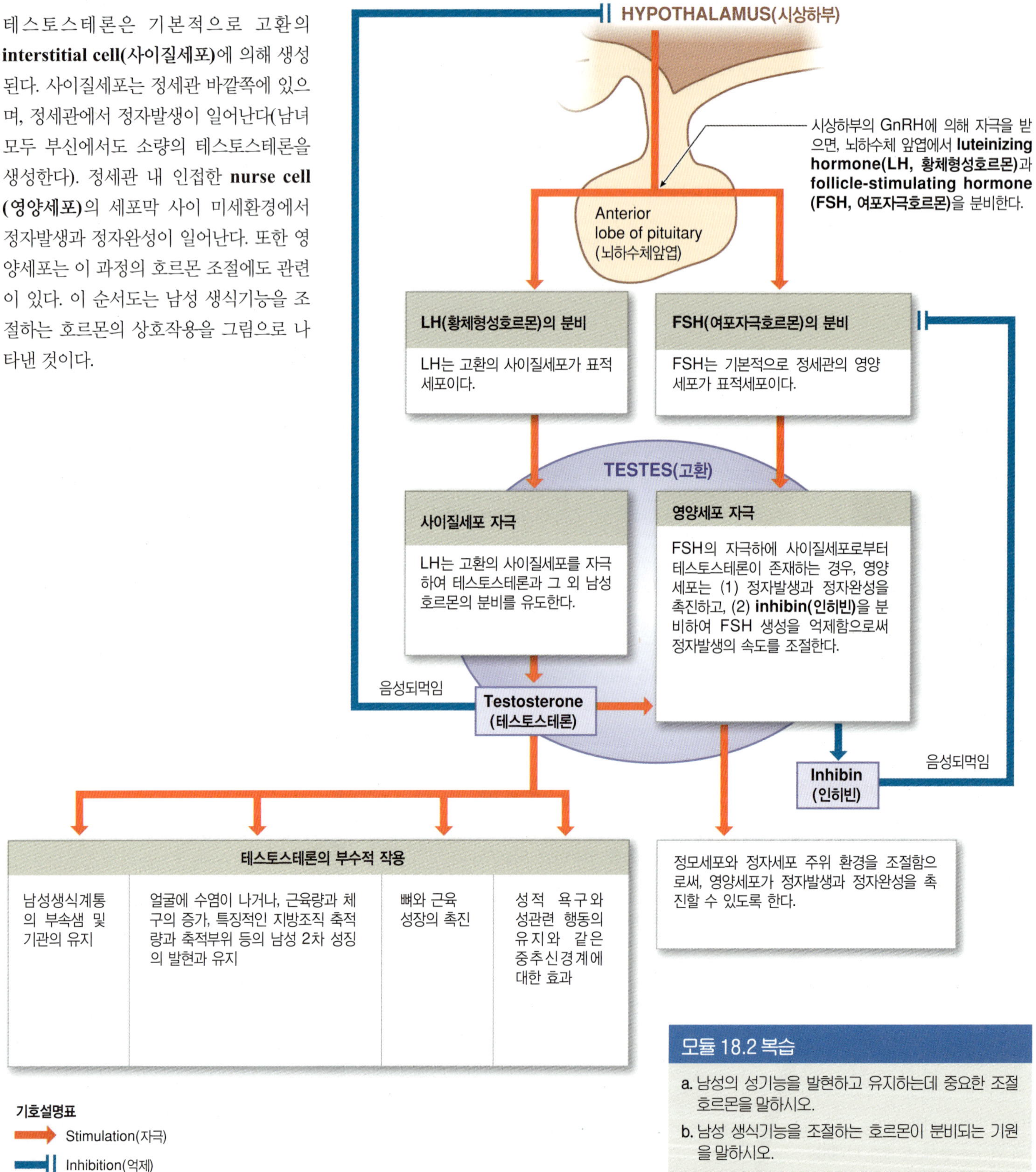

모듈 18.2 복습

a. 남성의 성기능을 발현하고 유지하는데 중요한 조절 호르몬을 말하시오.

b. 남성 생식기능을 조절하는 호르몬이 분비되는 기원을 말하시오.

c. FSH 수준이 낮으면 정자 생성에 어떠한 영향을 미치는가?

18.3

남성생식기관은 정액샘, 전립샘, 망울요도샘으로부터 분비물을 받는다

고환은 물리적으로 성숙한 정자를 생성하고, 남성생식계통의 다른 부위는 정자의 기능적인 성숙, 영양 공급, 저장, 수송의 역할을 한다. 고환을 떠나는 정자는 물리적으로 성숙하지만, 이동성이 없고, 난모세포와 수정할 수 없는 상태이다. 정자가 운동성을 갖고 완전히 제 기능을 하려면, **capacitation(수정능획득)**이라는 과정을 거쳐야 한다. 수정능획득은 일반적으로 다음의 두 단계 과정으로 일어난다. (1) 정자가 정액샘의 분비물과 섞이면 운동성을 갖게 되고, (2) 여성 생식기관의 환경에 노출되면 성공적인 수정이 가능해진다.

1 이 뒷모습 그림은 방광, 전립샘 및 그 외 여러 남성생식계통의 구조를 보여준다.

각 **ductus deferens(정관)**는 위쪽으로 올라가 고샅굴을 통과하여 배안으로 들어가고, 뒤쪽으로 지나가 전립샘에 도달한다. 정관은 정자를 수송할 뿐 아니라, 몇 달 동안 정자를 저장할 수 있다. 이 기간 동안 정자는 일시적인 가사상태로, 대사율이 낮게 유지된다.

Ampulla(팽대; am-PUL-uh)는 정관의 먼쪽 넓은 부분으로, 정액샘의 관과 만난다.

Seminal glands(정액샘)는 정낭이라고도 하는데, 방광 뒤벽과 직장 사이, 중앙선의 양쪽에 위치한다. 정액샘은 **semen(정액)**의 약 60%를 만든다. 정액샘의 분비물과 섞이게 되면, 이전에는 활동을 하지 않던 기능적인 정자가 수정능획득의 첫 번째 단계를 거쳐 편모를 움직이기 시작한다.

Ejaculatory duct(사정관)는 정액샘과 팽대에서 나온 액체를 요도로 운반한다.

Prostate gland(전립샘)는 작은 근육성의 둥근 모양의 기관으로, 지름이 약 4cm정도 된다. 전립샘은 방광으로부터 연결되는 요도의 몸쪽 부분을 둘러싸고 있다. 전립샘은 정액의 20~30%를 만든다. 전립샘 분비물은 남성 요로의 감염을 막는데 도움이 되기도 한다. 이 분비물은 근육으로 된 전립샘 벽의 연동수축에 의하여 전립샘요도로 분비된다.

한 쌍의 **bulbo-urethral gland(망울요도샘)**는 음경의 기저 부분에 위치하며, 비뇨생식가로막의 근막에 의해 싸여 있다. 각 샘의 관은 요도로 연결되어 비워진다. 이 샘은 진한 알칼리성 점액을 분비하여 요도에 남아 있을 수 있는 오줌의 산성을 중화시키고, 음경의 끝에 윤활유를 바르는 역할을 한다.

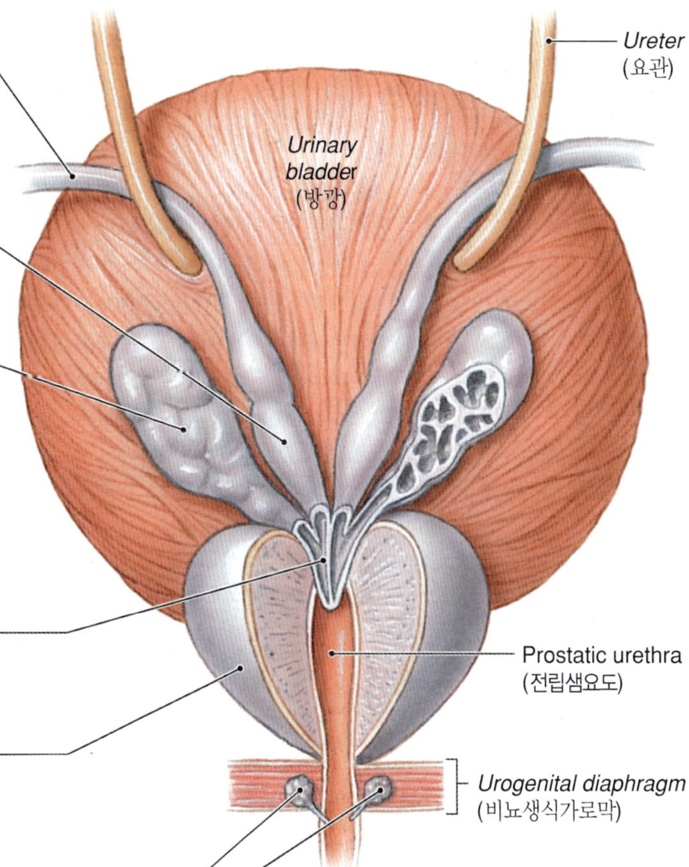

Posterior view(뒷모습)

모듈 18.3 복습

a. 수정능획득의 2단계를 설명하시오.
b. 정액의 구성성분을 말하시오.
c. 부고환에서 요도로 가는 관의 경로를 설명하시오.

음경은 정액과 소변을 몸 밖으로 배출시킨다

1 **Penis(음경)**는 요도의 먼쪽부분이 통과하는 관 모양의 기관이다. 음경은 소변을 몸 밖으로 배출하고, 성교 시 여성의 질 내로 정액을 보낸다.

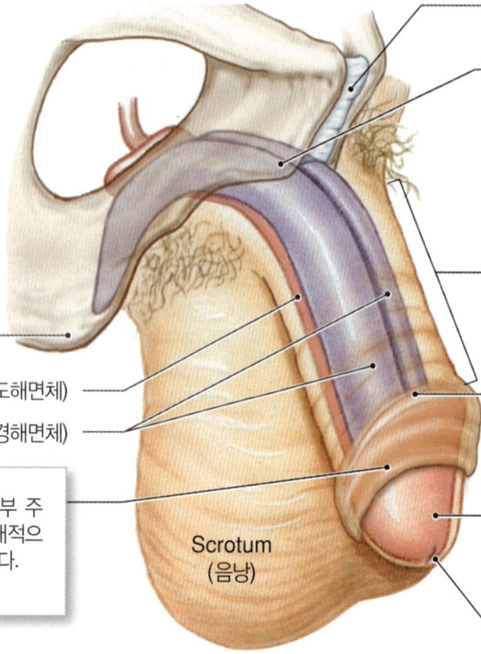

음경의 **root(뿌리)**는 음경을 체벽에 연결해주는 고정된 부분이다. 이 연결은 두덩결합 바로 아래의 비뇨생식 부위에서 일어난다.

음경의 **body(몸통)**는 관 모양의 움직일 수 있는 부분이다.

음경의 **neck(목)**은 몸통과 귀두 사이의 좁은 부분이다.

음경의 **glans(귀두)**는 바깥요도구멍을 둘러싸고 있는 팽창된 먼쪽 끝부분이다.

prepuce(음경꺼풀; PRĒ-poos)라고 하는 피부 주름은 음경의 끝을 감싸고 있다. 음경꺼풀은 상대적으로 좁은 음경의 목에 붙어 있으며 귀두로 연결된다.

2 이 단면은 음경 몸통의 대부분이 3개의 혈관성 **erectile tissue(발기조직)** 줄기로 이루어져 있음을 보여준다. 발기조직은 탄성결합조직 칸막이에 의해 불완전하게 분리된 혈관칸과 민무늬근섬유를 가진 입체적인 그물망으로 이루어져 있다. 안정시에는 동맥이 수축되어 있고, 근육성 칸막이는 긴장상태이다. 따라서 발기조직으로 들어가는 혈류를 제한한다. 성적 자극에 반응하여 동맥혈관에 있는 민무늬근섬유가 이완되고, 혈류가 증가하여 혈관칸이 충혈되면 음경의 발기가 일어난다.

Tissue Layers of the Penis(음경의 조직층)
음경을 덮고 있는 피부는 음낭과 유사하다.
진피는 민무늬근 한 겹으로, 음낭의 음낭근과 연결되어 있다.
진피 아래에 깔려 있는 세망 조직은 얇은 피부가 심부구조를 왜곡하지 않고 움직일 수 있도록 한다. 세망 조직은 얕은 동맥, 정맥, 림프관 등도 포함하고 있다.
세망 조직 아래에는 치밀한 탄성섬유망이 음경의 내부구조를 감싸고 있다.
이완성 음경의 앞면은 **corpora cavernosa(음경해면체;** KOR-por-a ka-ver-NŌ-suh)라고 하는 두 개의 원통형 발기조직 덩어리를 덮고 있다. 음경해면체는 음경의 길이를 따라 목 부위까지 뻗어나온다.
상대적으로 가는 **corpus spongiosum(요도해면체;** spon-jē-Ō-sum) 한 개가 요도를 둘러싸고 있다. 이 발기체는 비뇨생식가로막의 얇은 근막에서부터 음경 끝까지 뻗어 나와 팽창하여 귀두를 형성한다.

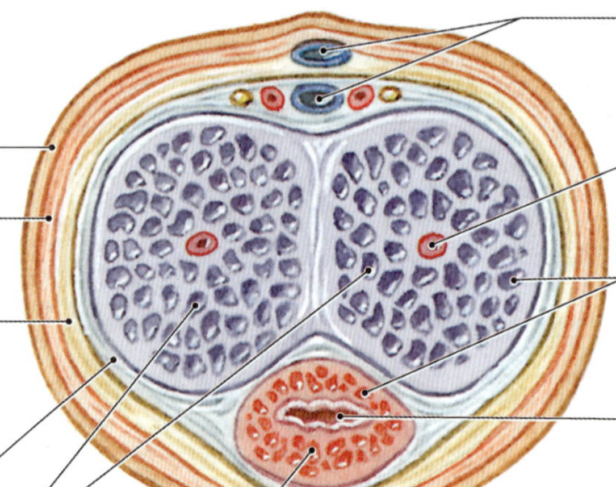

모듈 18.4 복습

a. 음경의 기능해부학에 대하여 설명하시오.
b. 음경에 있는 3개의 발기조직의 이름을 말하시오.
c. 발기가 어떻게 일어나는지 설명하시오.

전립샘과 고환의 장애는 비교적 흔하다

1 **Benign prostatic hypertrophy(BPH, 전립샘비대증)**는 일반적으로 50대 이상의 남성에서 자연 발생한다. 사이질세포에 의한 테스토스테론 생성이 줄어듦에 따라 전립샘의 크기가 증가한다. 동시에 사이질세포가 소량의 에스트로겐을 혈류에 방출하기 시작한다. 낮은 테스토스테론 수준과 에스트로겐의 방출이 함께 전립샘의 성장을 자극하기도 한다. 심한 경우, 전립샘의 붓기가 요도를 막거나 위축시켜서 비뇨기 폐쇄를 유발한다. 전립샘의 악성종양인 **prostate cancer(전립샘암)**는 두 번째로 흔한 암이며, 남성 암 사망률이 두 번째로 높은 암이다. 미국암학회는 2010년 약 217,730건의 새로운 전립샘암 환자 중 32,050명 정도가 사망하였다고 추산하였다. 혈액검사는 선별검사의 목적을 위해 종종 사용된다. 가장 민감한 것은 **prostate-specific antigen(PSA, 전립샘특이항원)**에 대한 혈액검사이다. 일반적으로 낮은 농도로 존재하는 이 항원의 수치가 올라간 것은 전립샘암의 존재를 시사하는 것일 수 있다. 현재 50세 이상의 남성은 주기적으로 PSA 선별검사를 받을 것을 추천하고 있다. 국소적인 전립샘암의 치료는 종종 방사선 치료 또는 전립샘을 외과적으로 제거하는 **prostatectomy**(**전립샘절제술**; pros-ta-TEK-tō-mē)를 통해 이루어진다.

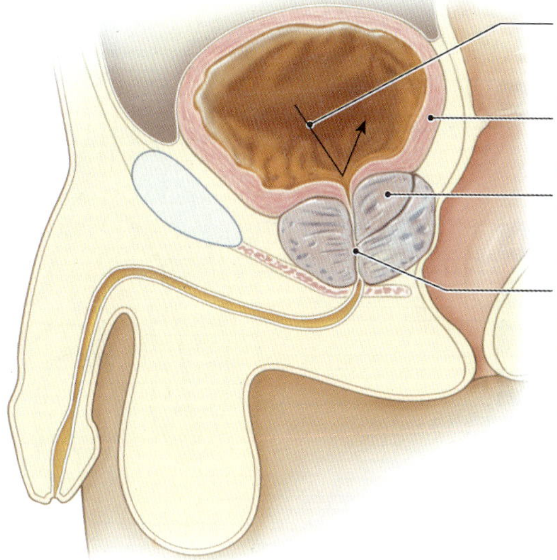

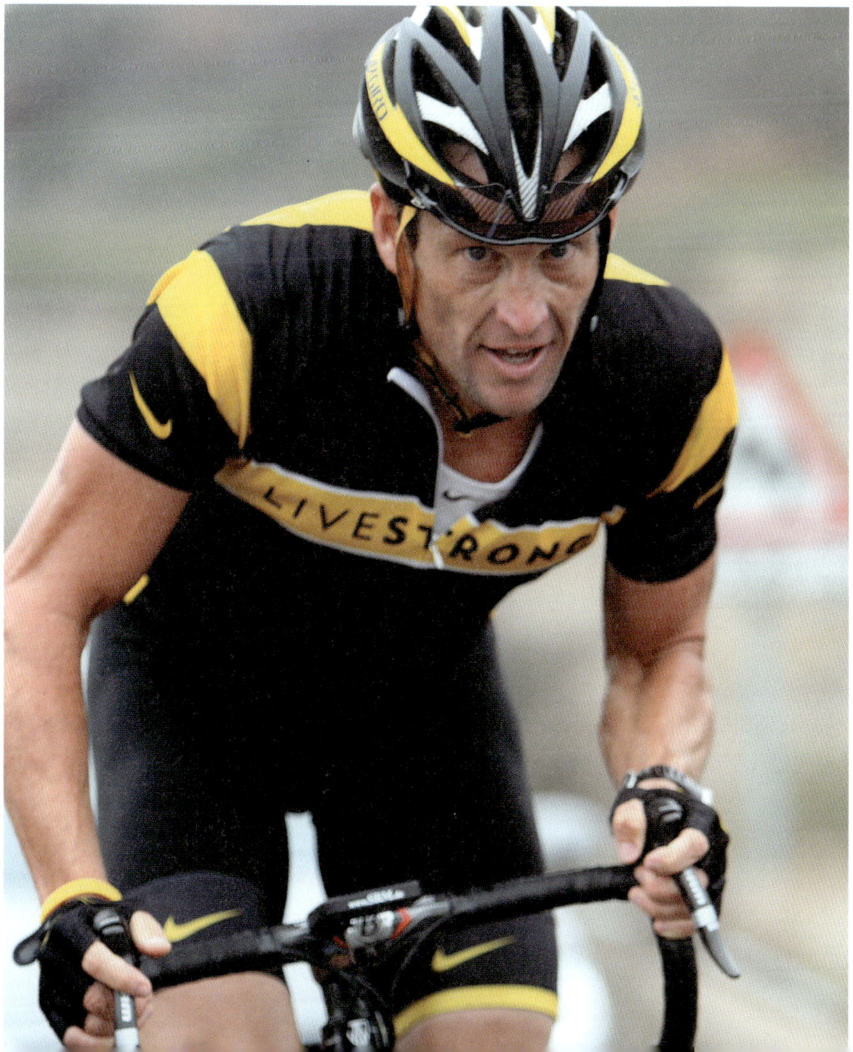

2 **Testicular cancer(고환암)**의 발생은 1년에 100,000명의 남성당 3명꼴로, 비교적 발병 확률이 낮다. 매년 미국에서는 약 7900건의 새로운 케이스 중 400건 미만이 사망하는 것으로 보고되고 있지만, 고환암은 15~35세 사이의 남성에게 가장 흔한 암이다. 고환암의 95% 이상은 영양세포나 사이질세포, 또는 기타 고환세포가 비정상적이라기보다는 비정상적인 정원세포나 정모세포에서 비롯된다. 치료는 일반적으로 고환절제술과 화학요법을 병행하여 이루어진다. 조기 진단 및 발달된 치료계획서의 결과로 오늘날 생존율은 거의 95%에 달한다. 사이클리스트인 랜스 암스트롱은 진행고환암 치료를 성공적으로 마친 후, 6번 연속으로 격렬한 프랑스 투어에서 우승하였다.

모듈 18.5 복습

a. 전립샘비대증을 정의하시오.
b. 전립샘암의 치료법 두 가지는 무엇인가?
c. 15~35세의 남성에서 가장 흔하게 발생하는 암은 무엇인가?

1. 명칭 표기

다음 그림의 남성생식계통 구조에 명칭을 표기하시오.

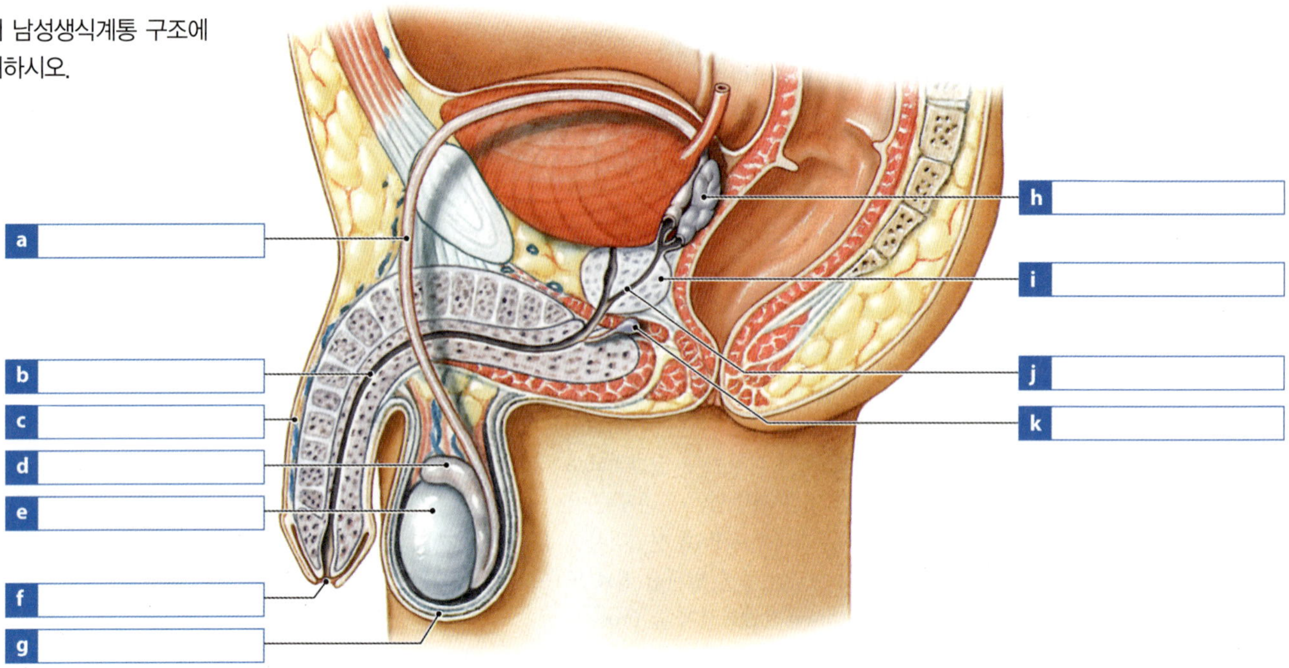

2. 연결하기

다음의 용어를 가장 관련이 깊은 설명과 연결하시오.

- semen(정액)
- prepuce(음경꺼풀)
- capacitation(수정능획득)
- corpus spongiosum(요도해면체)
- luteinizing hormone(LH, 황체형성호르몬)
- flagellum(편모)
- follicle-stimulating hormone(FSH, 여포자극호르몬)
- spermatogonia(정원세포)
- seminiferous tubules(정세관)
- dartos muscle(음낭근)
- spermatogenesis(정자발생)
- interstitial cells(사이질세포)
- spermiogenesis(정자완성)
- penis and scrotum(음경과 음낭)

a ______________ 음낭민무늬근
b ______________ 정자줄기세포
c ______________ 정자 생성 장소
d ______________ 테스토스테론 생성
e ______________ 정자세포의 물리적 성숙
f ______________ 정자 생성
g ______________ 바깥생식기관
h ______________ 정자꼬리
i ______________ 정자가 완전히 제 기능을 할 수 있게 되는 과정
j ______________ 정자 및 정액샘, 전립샘, 망울요도샘의 분비물
k ______________ 음경끝을 둘러싼 피부주름
l ______________ 요도를 둘러싼 발기조직
m ______________ 테스토스테론 분비를 유도
n ______________ 영양세포를 표적으로 하는 호르몬

3. 절 종합 문제

남성의 경우, 생식샘 부전증은 기본적으로 테스토스테론의 생성이 저하되었거나, 테스토스테론에 대한 조직 민감성의 결핍에 의한 것으로 불임증을 유발한다. 남성에서 테스토스테론의 5가지 기본적인 기능은 무엇인가?

____

____

Female Reproductive System (여성생식계통)

여성의 생식계통은 성호르몬과 기능적인 생식세포를 생산하고, 발생 중인 배아를 보호하고 지탱하며, 태아의 성장을 유지시키고, 신생아에게 영양을 공급해 줄 수 있어야 한다. 여성 생식계통의 주요 기관은 난소, 자궁관, 질 및 바깥생식기관 구성요소 등이다. 또한 여성생식기관은 부속 기관인 젖샘과 크기가 더 작은 여러 부속샘들로 이루어져 있으며, 이곳에서 만들어지는 물질을 여성의 생식기관으로 분비한다.

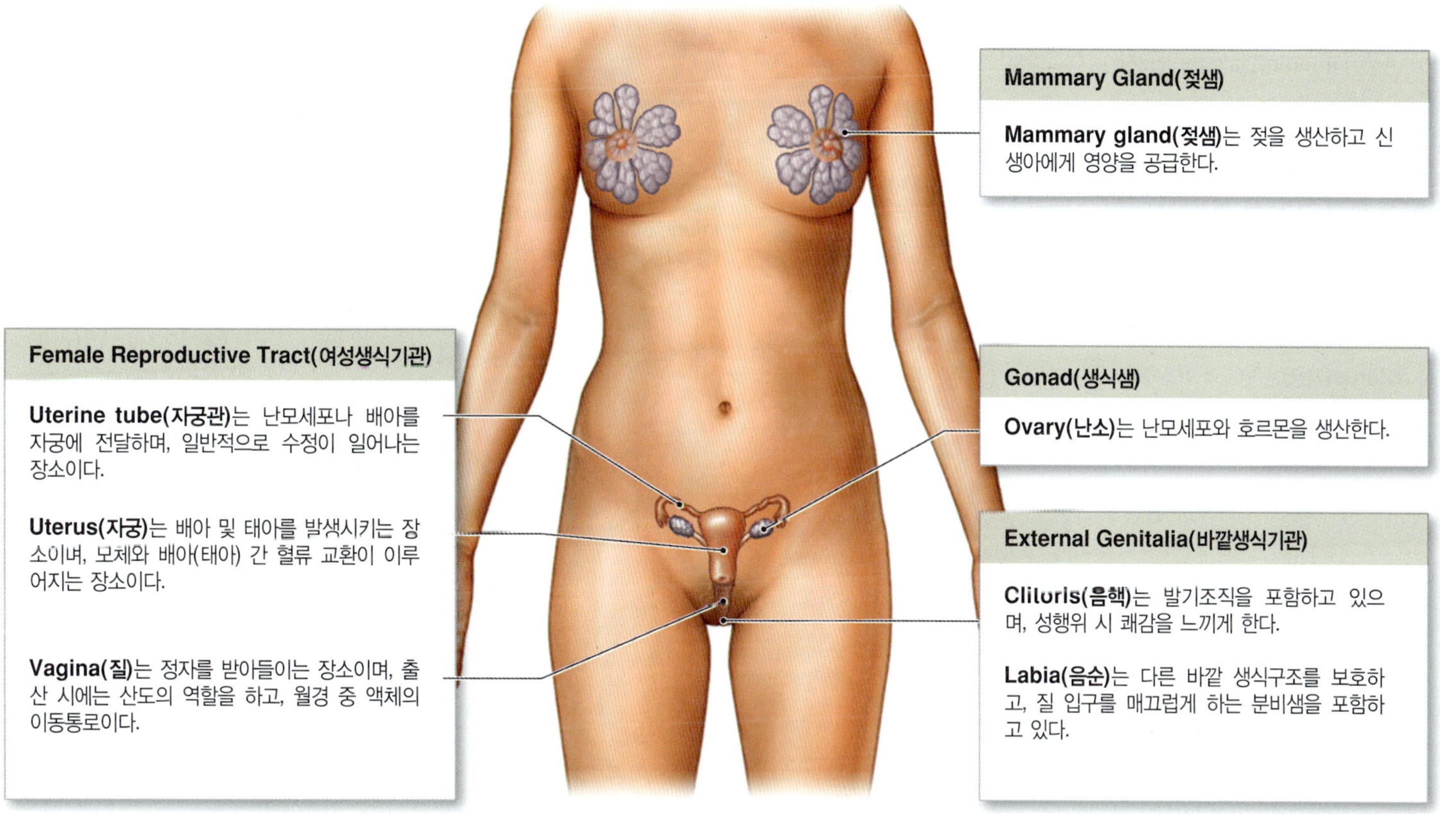

이 그림은 여성생식계통의 전체 구성을 보여준다. 난소라고 하는 여성의 생식샘에서는 **oocytes(난모세포;** Ō-ō-sīts)라고 하는 미성숙한 여성의 생식세포가 만들어지는데, 후에 성숙하여 **ova(난자;** 단수는 *ovum*)가 된다. 난모세포는 난소를 떠나 **female reproductive tract(여성생식기관)**을 따라 이동한다. 수정은 자궁관 안에서 일어나며, 그 후 배아 발달은 자궁 내에서 이루어진다.

18.6

난소와 여성생식기관은 근접해 있지만 직접 연결되어 있지는 않다

1 골반안을 통과하는 이 시상단면은 여성 생식기의 위치를 보여준다.

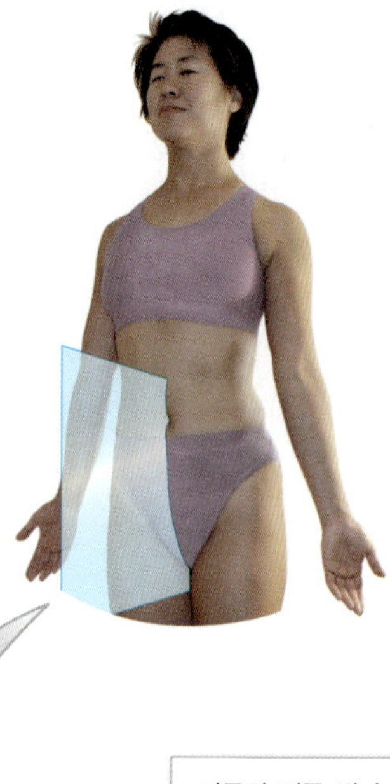

한 쌍의 **ovary(난소)**는 작은 아몬드 모양의 기관으로, 골반 안의 가쪽벽 가까이에 위치해 있다. 난소는 다음 3가지 주요 기능을 한다. (1) **oocyte(난모세포)**라는 미성숙한 여성 생식세포를 만들어낸다. (2) **estrogen(에스트로겐)**과 **progesterone(프로게스테론)** 등과 같은 여성호르몬을 분비한다. (3) 뇌하수체 FSH(난포자극호르몬) 생성의 피드백 조절과 관련된 **inhibin(인히빈)**을 분비한다.

각 **uterine tube(자궁관)**는 **infundibulum(자궁관깔때기)**에서부터 시작되며, 자궁관 깔때기는 난소의 안쪽 면을 따라 골반안쪽으로 통한다. 자궁관의 다른쪽 끝은 자궁안쪽으로 통한다.

Uterus(자궁)는 난소의 아래쪽에 위치하며, 일반적으로 방광 위 앞쪽으로 기울어져 있다.

자궁의 뒤쪽 벽과 잘록창자의 앞쪽 면 사이에 형성된 주머니를 **rectouterine** (rek-tō-Ū-ter-in) **pouch(곧창자자궁오목)**라고 한다.

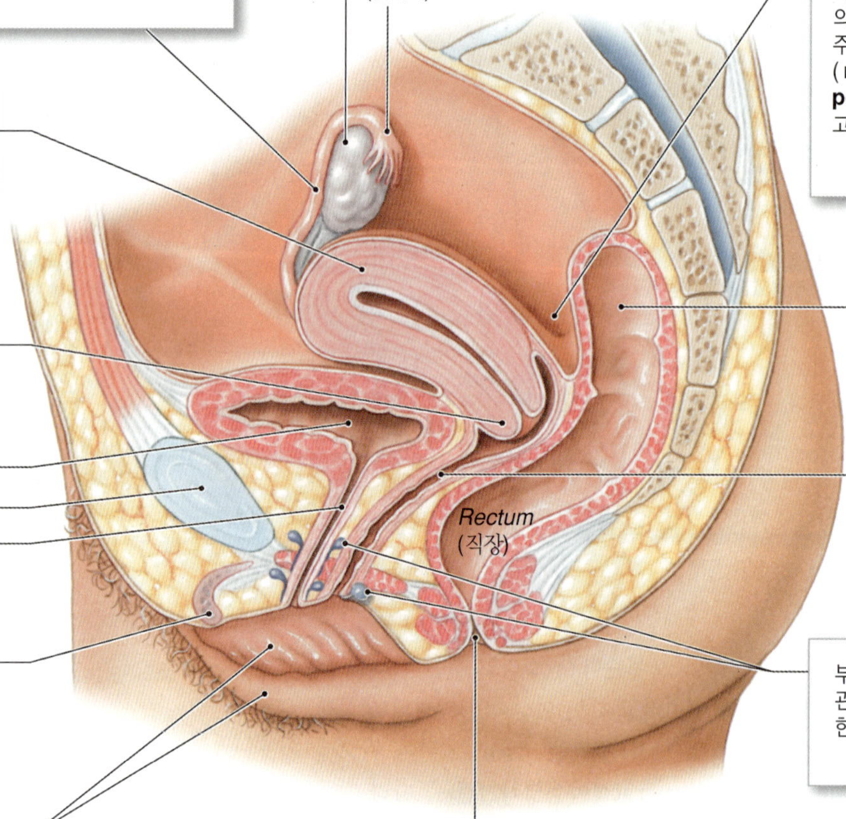

Vagina(질)는 질 입구에서 시작되어 자궁의 아래쪽인 외부로 연결된다.

External Genitalia (바깥생식기관)

Clitoris(음핵)는 발기조직을 포함하고 있으며, 성행위 시 자극하면 쾌감을 느끼게 한다.

Labia(음순)는 질 입구를 매끄럽게 하는 분비샘을 포함하고 있다.

부속샘은 질과 바깥생식기관을 매끄럽게 하는 역할을 한다.

2 각 난소는 ligament(인대)라는 몇 개의 두꺼워진 복막주름에 의해 안정적으로 위치해 있다. 이것은 위쪽과 뒤쪽에서 본 그림으로, 인대를 더 명확하게 보여주기 위하여 왼쪽은 난소에서 자궁관을 떼어내었다.

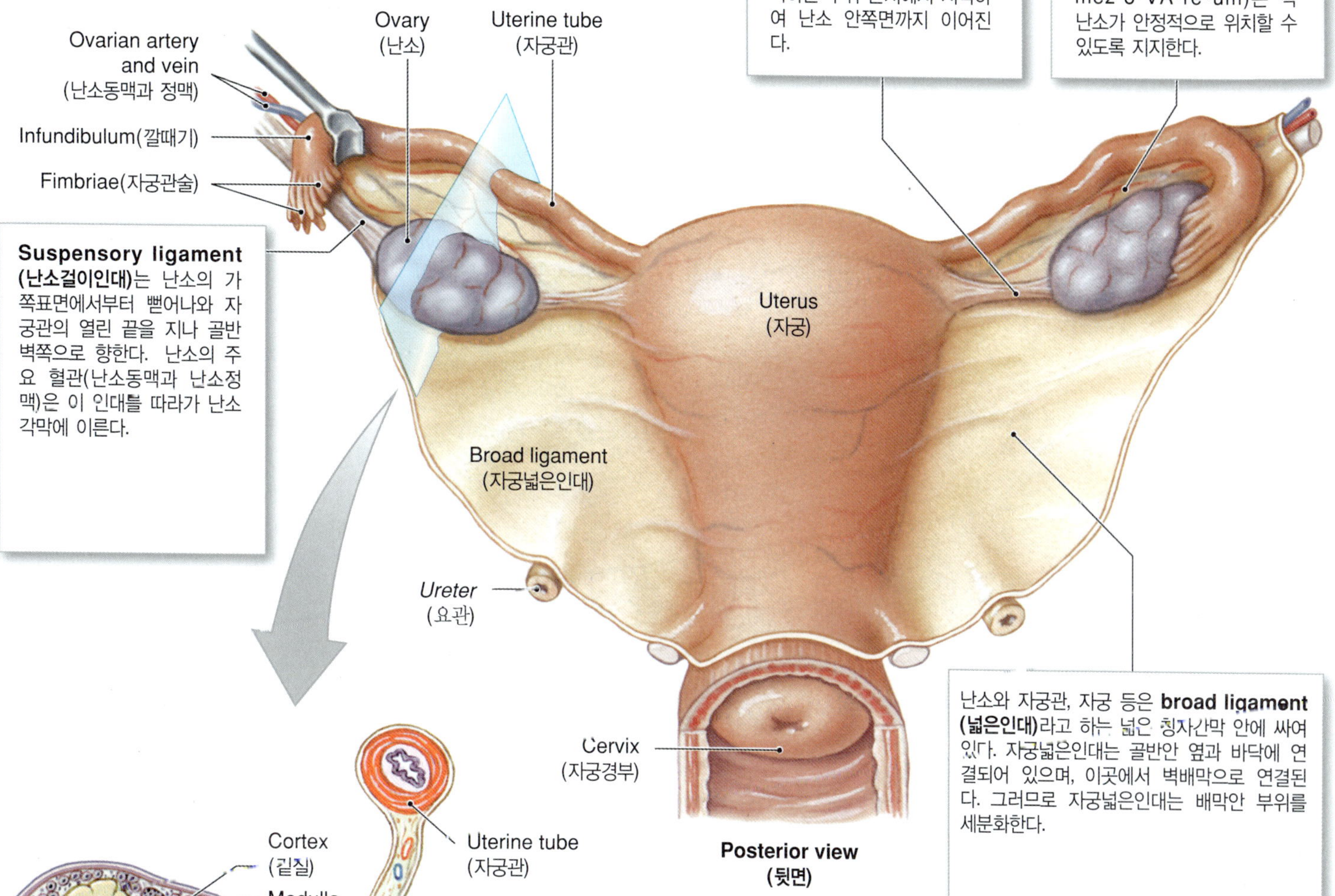

Ovarian ligament(난소인대)는 자궁의 자궁관이 부착하는 부위 근처에서 시작하여 난소 안쪽면까지 이어진다.

창자간막이 두꺼워진 주름인 **mesovarium(난소간막;** mez-ō-VĀ-rē-um)은 각 난소가 안정적으로 위치할 수 있도록 지지한다.

Suspensory ligament(난소걸이인대)는 난소의 가쪽표면에서부터 뻗어나와 자궁관의 열린 끝을 지나 골반 벽쪽으로 향한다. 난소의 주요 혈관(난소동맥과 난소정맥)은 이 인대를 따라가 난소 각막에 이른다.

난소와 자궁관, 자궁 등은 **broad ligament(넓은인대)**라고 하는 넓은 창자간막 안에 싸여 있다. 자궁넓은인대는 골반안 옆과 바닥에 연결되어 있으며, 이곳에서 벽배막으로 연결된다. 그러므로 자궁넓은인대는 배막안 부위를 세분화한다.

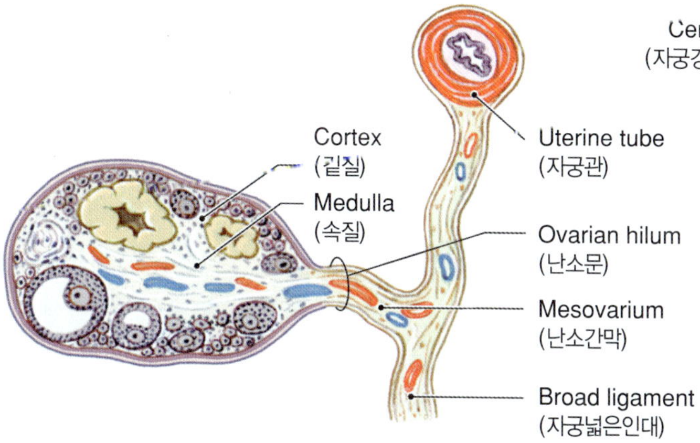

3 이 그림은 난소간막과 자궁넓은인대를 통과하는 횡단면이다. 일반적으로 난소는 길이가 약 5 cm, 너비는 2.5 cm, 두께는 약 8 mm(길이 2인치, 너비 1인치, 두께 0.33인치) 정도이며, 무게는 6~8g 정도이다. 혈관은 난소가 난소간막에 연결되는 난소문으로 들어가고 나온다. 난소의 내부는 표면의 **cortex(겉질)**와 안쪽의 **medulla(속질)**로 나누어진다. 생식세포는 겉질에서 만들어진다.

모듈 18.6 복습

a. 여성생식계통의 주요 기관을 열거하시오.
b. 넓은인대에 둘러싸인 기관을 나열하고, ㄴ 막의 기능에 대하여 설명하시오.
c. 난소의 역할은 무엇인가?

난소에서 일어나는 제1감수분열은 하나의 홑배수성 이차난모세포를 만들고, 수정이 일어나면 제2감수분열이 완성된다

Oogenesis(난자발생; ō-ō-JEN-e-sis)는 여성의 출생 전부터 시작되어 사춘기 때 가속화되며, 폐경기에 끝난다. 사춘기와 폐경기 사이에 난자발생은 난소주기의 일부로 월 단위로 일어난다.

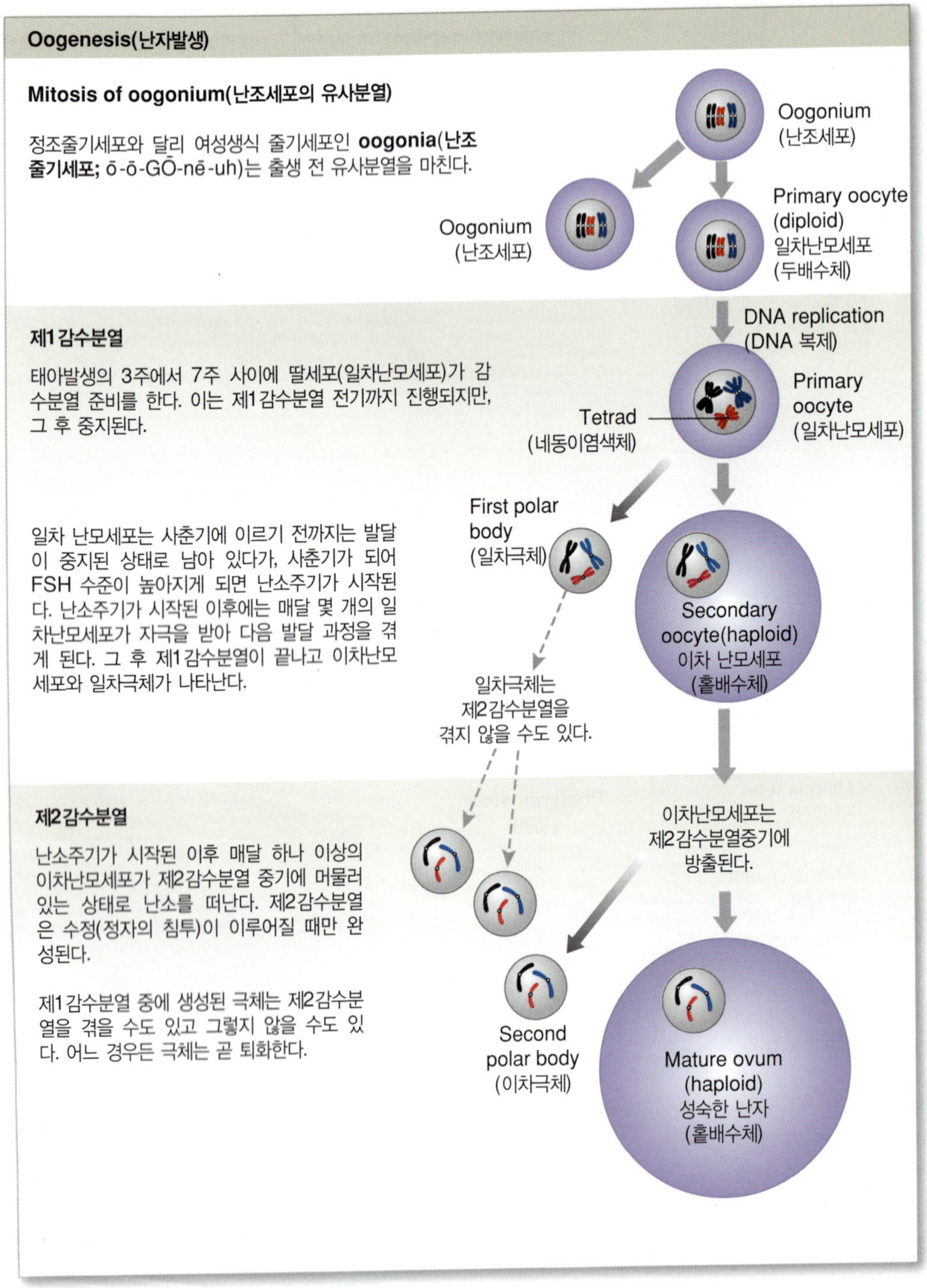

1 감수분열 시 난소에서 일어나는 핵 안의 변화는 고환에서 일어나는 것과 같지만, **primary oocyte(일차난모세포)**의 세포질은 두 번의 감수분열이 일어나는 동안 불균등하게 분포된다. 난자발생 과정은 한 개의 기능성 **ovum(난자)**을 만들어 내는데, 난자 안에 원래 세포질의 대부분이 들어 있다. 비기능성 세포인 두세 개의 **polar body(극체)**는 나중에 퇴화한다. 정자발생과의 또 다른 차이점은 난소에서는 성숙된 난자가 아닌 **secondary oocyte(이차난모세포)**를 방출한다는 것이다. 이차난모세포는 제2감수분열 중기에 멈춰 있으며 수정이 일어나지 않는 한 감수분열은 완성되지 못한다.

발달 시 생성된 모든 일차난모세포가 사춘기까지 살아남는 것은 아니다. 출생 시 난소에는 대략 200만 개의 **primordial follicle(원시난포)**이 있으며, 각 원시난포는 일차난모세포를 가지고 있다. 원시난포는 발달 과정 중 가장 초기에서부터 존재한다. 사춘기가 되면 그 수는 약 40만 개로 줄어들게 된다. 나머지 원시난포는 **atresia(폐쇄;** a-TRĒ-zē-uh)라는 과정을 통해 퇴화된다.

2 **Ovarian follicle(난포)**은 난모세포의 성장과 제1감수분열이 일어나는 난소 겉질에 있는 특수화된 구조이다. 난소주기가 진행될수록 난포의 구조는 점차 변화한다. 많은 원시난포가 일차난포로 발달되기는 하지만, 각 난소주기당 소수의 일차난포만이 성숙하게 된다. **Ovarian cycle(난소주기)**의 중요한 과정을 요약하였다.

Formation of Primary Follicle (일차난포의 형성)

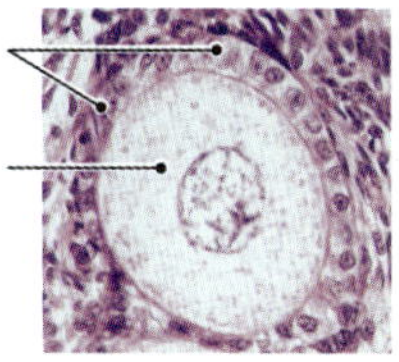

난포세포는 커져서 분열하고, 일차난모세포 주변에 몇겹의 세포층을 형성한다. 난모세포 주위에 투명한 부위가 **zona pellucida(투명층;** ZŌ-na pe-LOO-si-duh; *pellucidus*, 반투명의)로 발달한다. 세포들이 커지고 증식하면 에스트로겐을 생성한다.

Formation of Secondary Follicle (이차난포의 형성)

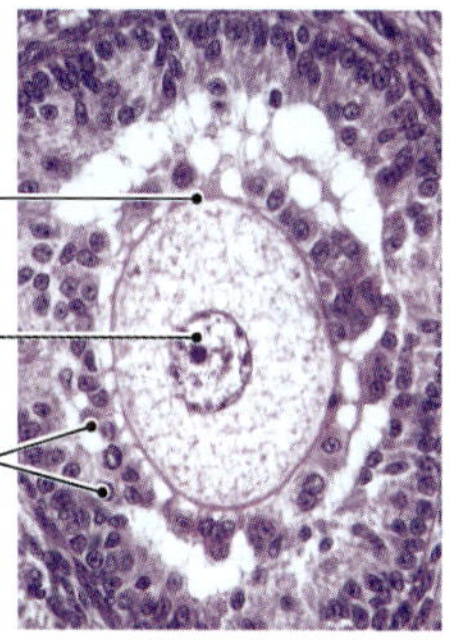

Secondary follicle(이차난포)는 난포의 벽이 두꺼워질수록 빌딩하며, 보다 깊은 곳의 난포세포는 작은 주머니에 저장해놓은 액을 분비하기 시작한다. 이 주머니는 점차 커지고 난포의 속층과 바깥층을 분리시킨다.

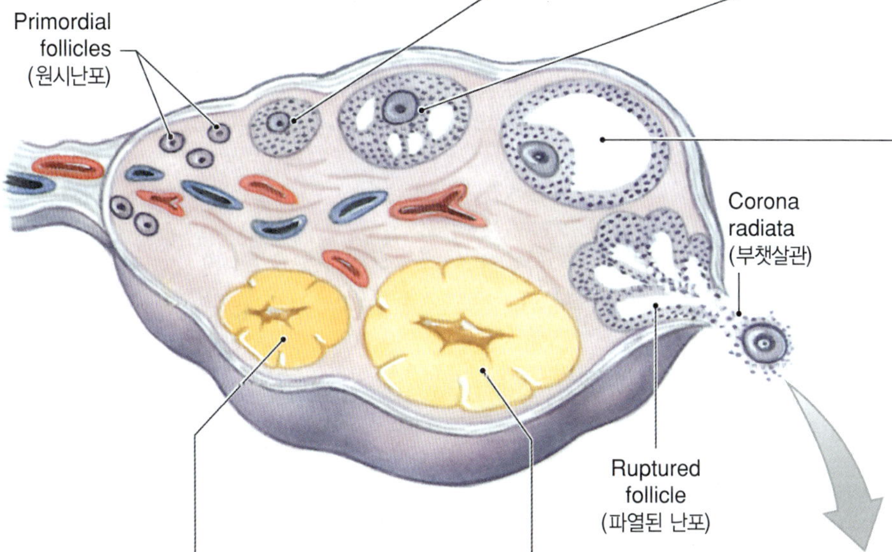

Formation of a Tertiary Follicle (삼차난포의 형성)

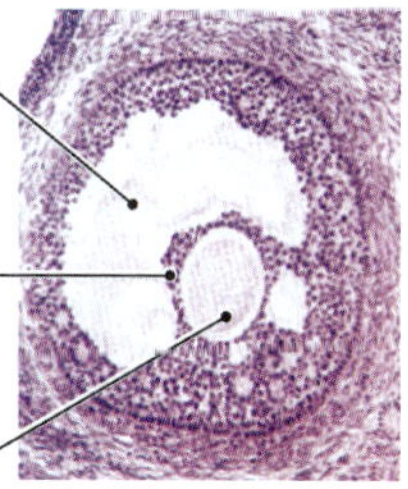

주기의 10~14일경 일반적으로 한 개의 이차난포가 **tertiary follicle(삼차난포)**, 혹은 성숙한 graafian(그라피안; GRAF-ē-an) 난포가 되는데, 대략 직경이 15 mm 정도 된다. 난모세포는 난포 중앙의 넓은 공간인 **antrum(난포방)** 내로 튀어나온다. 이차난모세포와 연결된 과립층세포는 **corona radiata(부챗살관;** kō-RŌ-nuh rā-dē-AH-tuh)라고 하는 보호층을 형성한다.

Ovulation(배란)

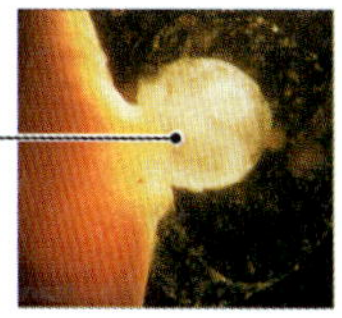

Ovulation(배란) 시 삼차난포는 골반안으로 이차난모세포와 부챗살관을 방출한다. 배란은 난소주기의 **follicular phase(난포기)** 끝과 **luteal phase(황체기)** 시작을 동시에 의미한다.

Formation of Corpus Luteum (황체의 형성)

속이 빈 삼차난포는 초기에 붕괴되고, LH 자극 시 남아 있는 과립층세포가 증식하여 프로게스테론과 에스트로겐을 분비하는 **corpus luteum(황체;** LOO-tē-um)을 형성한다. 프로게스테론은 자궁속막의 성숙과 자궁샘의 분비를 자극하여 자궁을 임신에 준비하도록 만든다.

Degeneration of Corpus Luteum (황체의 퇴화)

수정이 일어나지 않으면 12일 후 프로게스테론과 에스트로겐 수준이 현저히 떨어지고 황체가 퇴화하기 시작한다. 섬유모세포가 기능이 퇴화된 황체에 침입하여 한 무리의 옅은 반흔조직을 만든다. 황체의 퇴화는 난소주기의 종결을 의미한다. 그 다음 새로운 난소주기가 시작된다.

모듈 18.7 복습

a. 난모세포를 정의하고, 그 세포분열의 결과인 생성물을 설명하시오.

b. 남성과 여성의 생식세포 생성의 주요 차이점을 설명하시오.

c. 난소주기의 중요한 단계를 열거하시오.

18.8

자궁관은 두꺼운 근육벽으로 이루어진 속이 비어 있는 기관으로 자궁에 연결되어 있다

1 각 **uterine tube(자궁관)**는 속이 비어 있는 근육성 구조로, 길이가 약 13 cm 정도 된다. 각 자궁관의 끝부분은 자궁과 연결되어 있다. 이차 난모세포에 정자가 침입하는 수정은 자궁관에서 이루어진다. **Uterus(자궁)**는 속이 비어 있는 근육성 기관이며 길이는 약 7.5 cm, 최대 직경이 5 cm 정도이다. 그 무게는 30~40 g이다. 아래 그림은 자궁관의 내부구조 및 자궁관의 속공간과 큰 자궁안 사이에 연결된 모습을 보여준다.

자궁관의 중간부위인 **ampulla(자궁관팽대)**의 벽에 있는 민무늬근육층의 두께는 자궁관이 자궁에 가까워질수록 점차 두꺼워진다.

팽대는 자궁벽에 연결된 작은 부분인 자궁관의 **isthmus**(**자궁관잘록;** IS-mus)로 이어진다.

Infundibulum(자궁관깔때기)에는 수많은 손가락모양의 돌기가 골반 안으로 뻗어 있다. 이 돌기를 **fimbriae**(**자궁관술;** FM-brē-ē)이라고 한다. 자궁관술은 난소의 표면에 늘어뜨려져 있으나, 이 두 기관은 서로 전혀 물리적으로 연결되어 있지 않다. 자궁관깔때기의 안쪽면은 자궁관의 속공간을 향해 나 있는 섬모로 싸여 있다.

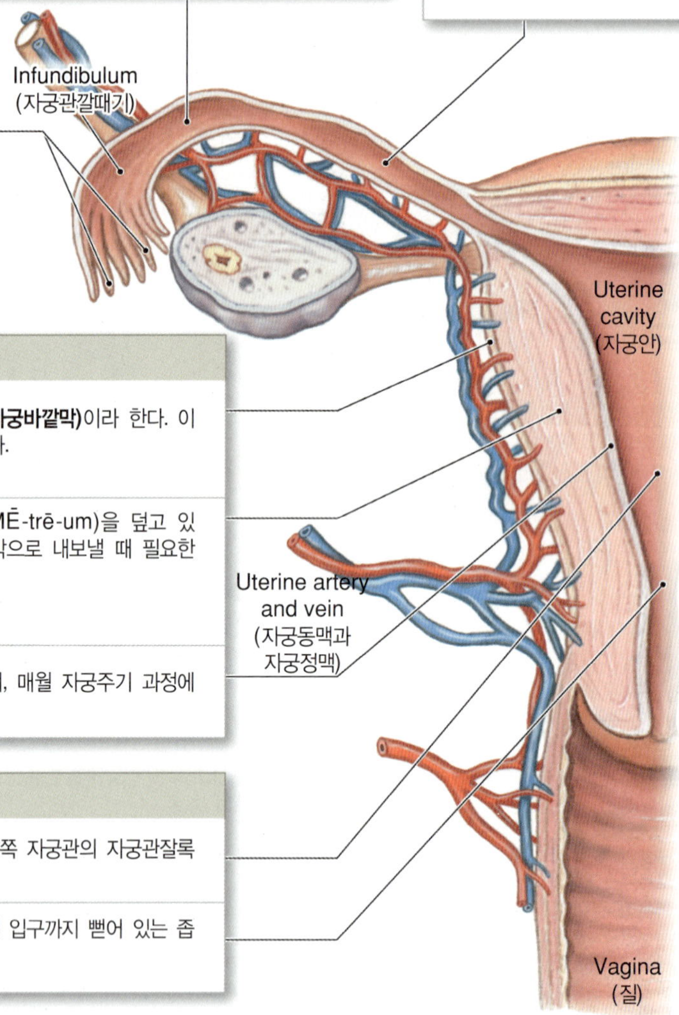

The Uterine Wall(자궁벽)의 층

자궁의 바깥표면층은 불완전한 장막으로, **perimetrium(자궁바깥막)**이라 한다. 이것은 복막과 연결되어 있으며 대부분의 자궁표면을 덮고 있다.

자궁바깥막은 두꺼운 **myometrium**(**자궁근육층;** mī-ō-MĒ-trē-um)을 덮고 있다. 자궁근육층의 민무늬근조직은 태아를 질을 통해 자궁 밖으로 내보낼 때 필요한 힘을 제공한다.

자궁의 내면은 선상의 **endometrium(자궁속막)**을 이루며, 매월 자궁주기 과정에 따라 변화한다.

The Uterine Lumen(자궁 속공간)

Uterine cavity(자궁안)는 자궁속 위쪽의 큰 공간으로 양쪽 자궁관의 자궁관잘록에 연결되어 있다.

Cervical canal(자궁목관)은 자궁안의 아래쪽에서부터 질 입구까지 뻗어 있는 좁은 통로이다.

2 이 SEM(주사전자현미경) 사진은 자궁관의 섬모상피를 보여준다. 섬모(연두색)는 자궁안을 향해 나 있고, 액체의 흐름을 일으켜 배란 후 이차난모세포의 이동을 돕는다. 난모세포가 자궁관을 따라 이동하는 것은 섬모운동과 자율신경에 의한 꿈틀운동수축 때문이다.

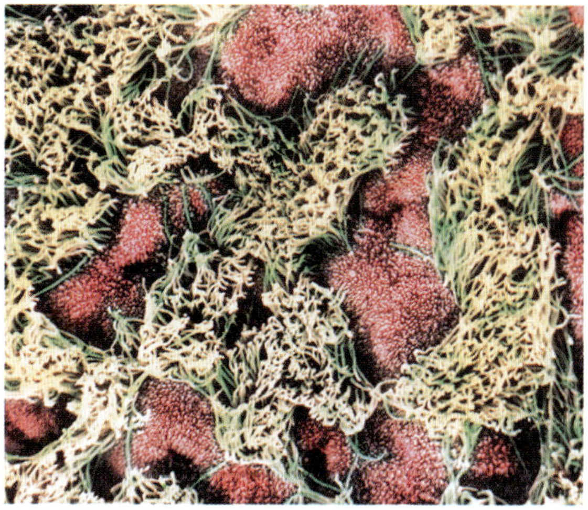

Epithelial surface(상피표면) SEM × 4000

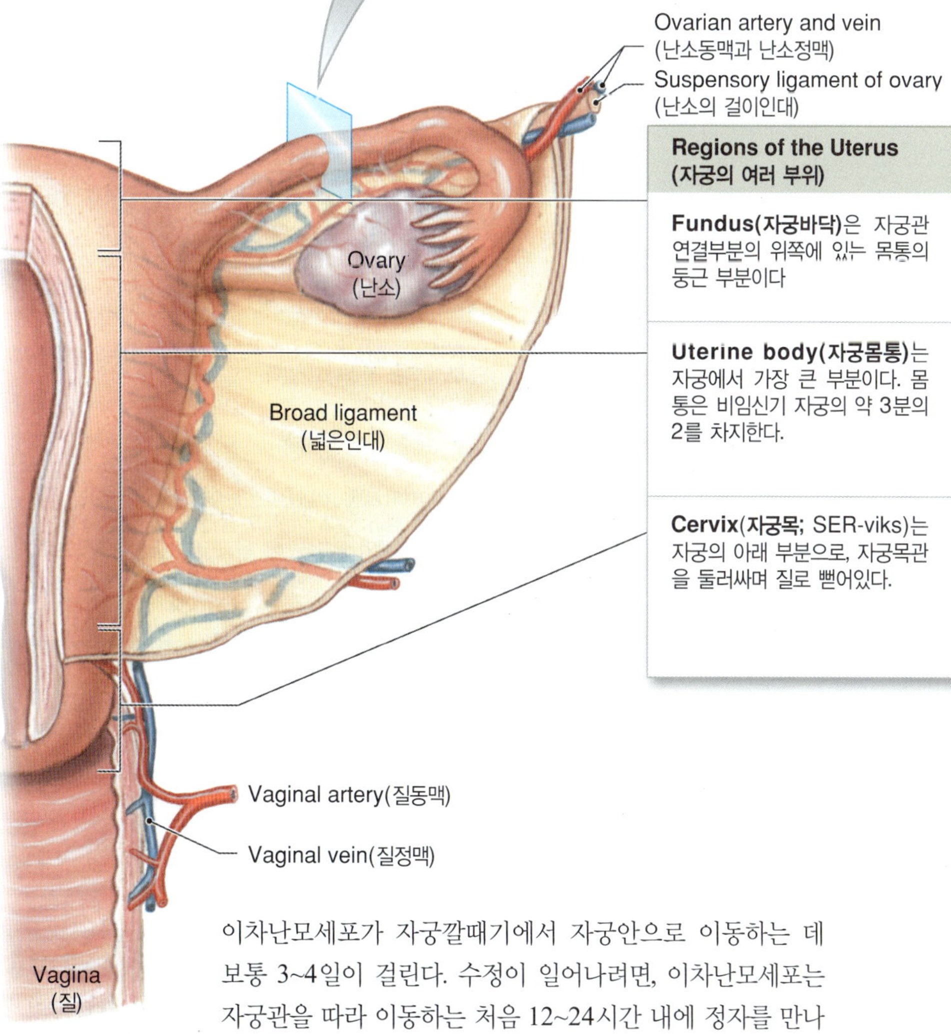

Regions of the Uterus (자궁의 여러 부위)

Fundus(자궁바닥)은 자궁관 연결부분의 위쪽에 있는 몸통의 둥근 부분이다

Uterine body(자궁몸통)는 자궁에서 가장 큰 부분이다. 몸통은 비임신기 자궁의 약 3분의 2를 차지한다.

Cervix(자궁목; SER-viks)는 자궁의 아래 부분으로, 자궁목관을 둘러싸며 질로 뻗어있다.

3 이 그림에 나타난 바와 같이 자궁은 해부학적으로 세 부분으로 나누어질 수 있다. 자궁은 크기와 모양의 변화폭이 매우 크며, 발생 중인 **embryo(배아,** 18주) 및 **fetus(태아,** 9주에서 출산까지)의 물리적인 보호, 영양 공급, 노폐물 제거 등의 역할을 한다. 또한 자궁 근육벽의 수축은 분만 시 중요하다.

이차난모세포가 자궁깔때기에서 자궁안으로 이동하는 데 보통 3~4일이 걸린다. 수정이 일어나려면, 이차난모세포는 자궁관을 따라 이동하는 처음 12~24시간 내에 정자를 만나야 한다. 이 기간이 지나면 난모세포는 퇴화하기 시작한다.

모듈 18.8 복습

a. 자궁의 각 부위의 이름을 말하시오.

b. 자궁벽의 세 층에 대하여 설명하시오.

c. 방출된 이차난모세포는 어떻게 자궁관에 도달하는가?

18.9

질입구는 바깥생식기관에 둘러싸여 있다

1 **Vagina(질)**는 탄력성이 있는 근육으로 이루어진 관으로, 자궁목과 **vestibule** (**질어귀,** 여성 바깥생식기관에 접한 공간) 사이에 뻗어있다. 질은 일반적으로 길이가 7.5~9 cm이지만, 팽창성이 매우 크기 때문에 직경은 다양하게 변한다. 내부의 통로는 **vaginal canal(질관)**이라고 한다. 질은 월경액이 배출되는 통로의 역할을 하고, 성교 시 음경을 받아들인다. 또한 정자가 자궁안으로 들어가는 통로 역할을 하고, 산도의 아래쪽 부분을 형성하여 분만 시 아기가 지나가는 통로가 된다.

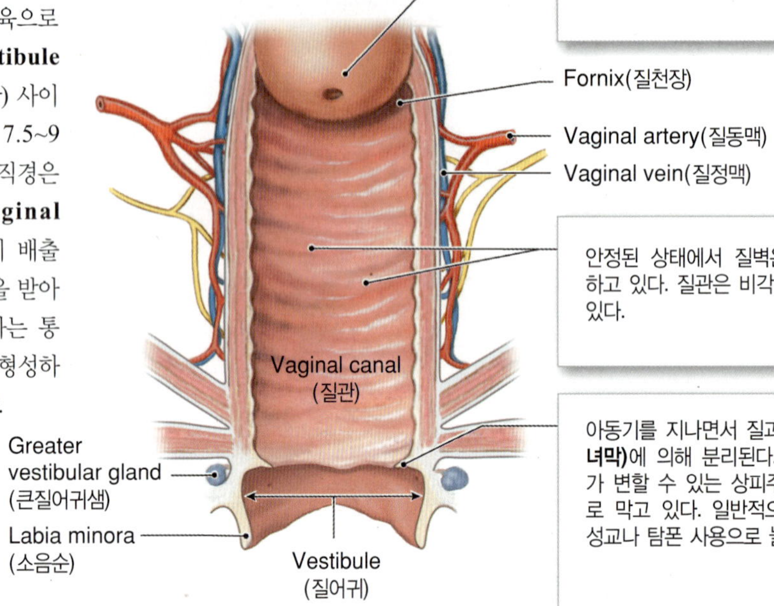

자궁목은 질의 몸쪽 끝으로 뻗어 있다. 자궁목의 끝을 둘러싸고 있는 질의 얕은 오목부위를 **fornix(질천장;** FOR-niks)라고 한다.

안정된 상태에서 질벽은 **rugae(질주름)**의 형태를 하고 있다. 질관은 비각질 중층편평상피에 의해 싸여 있다.

아동기를 지나면서 질과 질어귀는 보통 **hymen(처녀막)**에 의해 분리된다. 처녀막은 탄성이 있어 크기가 변할 수 있는 상피주름으로, 질 입구를 부분적으로 막고 있다. 일반적으로 온전한 형태의 처녀막은 성교나 탐폰 사용으로 늘어나거나 찢어진다.

요도는 질입구 바로 앞쪽에서 질어귀를 향해 열려 있다.

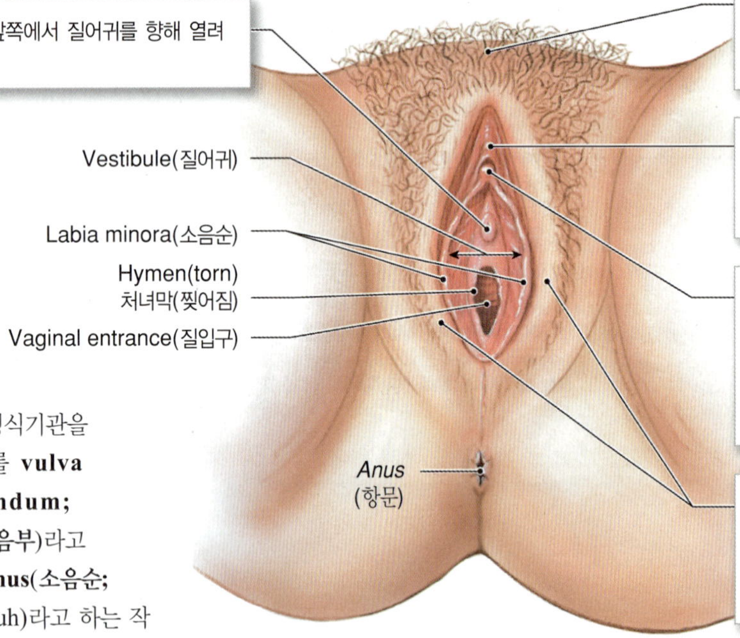

Mons pubis(불두덩)의 털싹은 피부 안쪽과 두덩결합의 겉쪽에 지방조직으로 이루어져 있다.

소음순의 확장된 부위는 **prepuce(꺼풀)**를 형성하며 음핵을 둘러싸고 있다.

Clitoris(음핵; KLIT-ō-ris or kli-TŌR-is)는 질어귀로 뻗어 있다. 이 작고 둥근 모양의 돌기조직은 음경해면체와 요도해면체 등과 비슷한 발기조직으로 이루어져 있다.

Labia majus(대음순)는 돌출된 피부주름으로, 소음순 및 그 주변 구조를 둘러싸고 일부를 가린다.

2 여성의 바깥생식기관을 포함한 부위를 **vulva** (VUL-vuh; **pudendum;** pū-DEN-dum, **여성음부**)라고 한다. 질은 **labia minus(소음순;** LĀ-be-uh mi-NOR-uh)라고 하는 작은 주름으로 둘러싸인 중앙의 질어귀를 향해 열려 있다. 작은 여러 개의 **lesser vestibular gland(작은질어귀샘)**는 질어귀의 노출된 표면으로 분비물을 방출하여 촉촉하게 한다. 성적 각성 시 1쌍의 관이 **greater vestibular gland(큰질어귀샘)**의 분비물을 질어귀로 방출한다. 이 점액선은 남성의 망울요도샘과 배발생기원이 동일하다.

모듈 18.9 복습

a. 질의 기능을 말하시오.

b. 질의 해부학에 대해 설명하시오.

c. 남녀의 생식계통에서 특정 구조 사이에 존재하는 유사점의 예를 들어보시오.

젖샘은 출산 후 아기에게 영양을 공급한다

갓 태어난 아기는 혼자 힘으로 살 수가 없고, 몇몇 주요 계통은 아직 발달이 완성되지 않은 상태이다. 초기의 조정기를 거쳐 독립된 개체가 되어가는 기간 동안, 아기는 엄마의 **mammary gland(젖샘)**에서 분비되는 젖으로부터 영양을 공급받는다. 이 기관은 주로 생식계통 및 태반(배아와 태아에게 영양을 공급하는 임시 구조)에서 분비되는 호르몬의 통제를 받는다. 이 호르몬의 상호작용으로 **lactation(젖분비;** lak-TĀ-shun)이 된다.

1 젖샘은 큰가슴근 바로 위에 있다. 이 그림은 젖샘조직과 그 지지구조의 내부 구조를 보여준다.

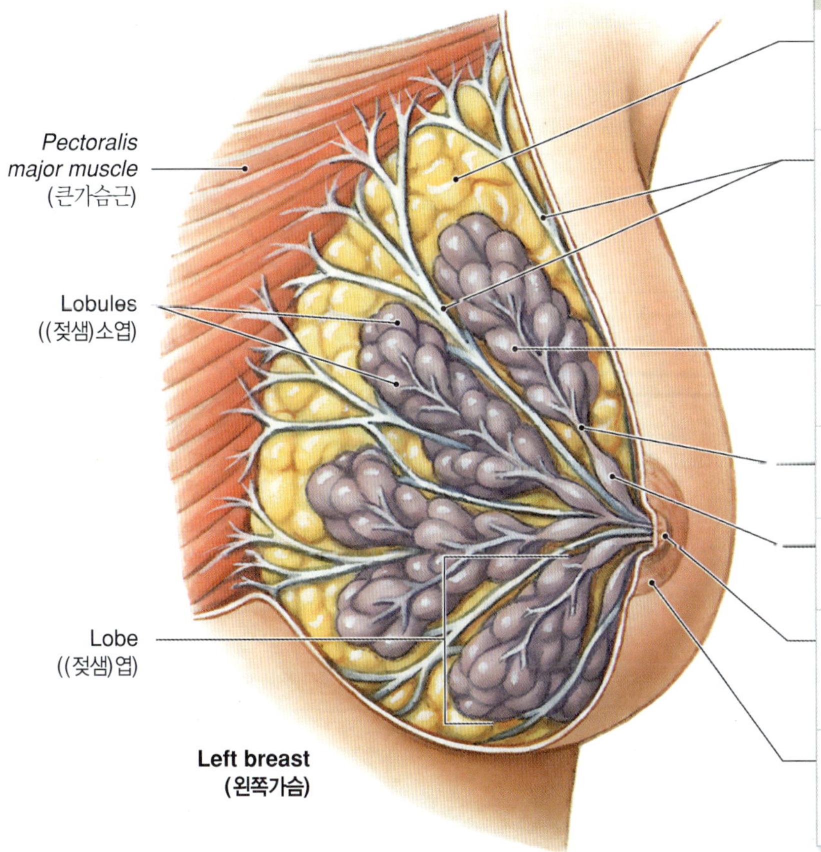

Mammary Gland(젖샘)의 구조

젖샘은 양쪽 가슴 피부 깊은 곳 **pectoral fat pad(가슴지방패드)**의 피부밑조직에 있다.

치밀한 결합조직은 관계통을 둘러싸고 있으며, 젖샘엽과 소엽 사이에 칸막이를 형성한다. 이 결합조직대인 **suspensory ligaments of the breast(젖샘걸이인대)**는 피부의 진피에서 기원한 것이다.

가슴의 선상조직은 분리된 **lobe(젖샘엽)**로 이루어져 있으며, 그 안에는 여러 개의 분비 **lobule(소엽)**이 들어 있다. 각 소엽은 많은 **secretory alveoli(분비낭포)**로 이루어져 있다.

소엽을 떠난 관은 합쳐져 각 엽에서 단일 **lactiferous**(lak-TIF-er-us) **duct(젖샘관)**를 형성한다.

젖꼭지 근처에서 각 젖샘관은 팽창하여, **lactiferous sinus(젖샘관팽대)**라는 하나의 큰 방을 형성한다.

각 가슴에는 작은 원뿔모양으로 나온 **nipple(젖꼭지)**이 있고, 15~20개의 젖샘관팽대가 체표면을 향해 열려 있는 곳이다.

젖꼭지 주변의 적갈색을 띤 피부는 **areola(젖꽃판;** a-RĒ-ō-luh)이다. 큰 기름샘이 젖꽃판표면에 오톨도톨한 느낌을 준다.

모듈 18.10 복습

a. 젖분비를 정의하시오.

b. 젖샘관팽대 하나가 막히면 젖꼭지로 젖을 운반하는 데 방해가 될 것인지 아니면 방해가 되지 않을 것인지에 대하여 설명하시오.

c. 젖이 생성된 곳에서부터 여성의 몸 바깥으로 나가기까지의 경로를 말하시오.

18.11

난소주기와 자궁주기는 시상하부, 뇌하수체, 난소의 호르몬에 의해 조절된다

생식선자극호르몬 수준의 주기적 변화는 난소주기를 조절한다. 난소주기와 자궁주기가 동시에 일어나야만 생식기능이 정상적으로 유지된다. 예를 들어 LH 수준의 급등은 여포벽의 파괴와 배란을 유발한다. 이것은 자궁속막의 보수와 재생 후에 일어난다. 만약 두 주기가 정상적으로 공동작용이 일어나지 않으면 불임이 된다. 배란하지 않는 여성은 자궁이 완전히 정상이라고 해도 아이를 가질 수 없다. 배란은 정상적으로 하지만 자궁이 배아를 지지할 준비가 되어 있지 않은 여성도 역시 불임이 될 것이다.

Menstrual cycle(자궁주기 또는 **월경주기)**은 사춘기에 시작된다. 첫 주기인 **menarche(초경;** me-NAR-kē; *men*, 월 + *arche*, 시작)는 일반적으로 11~12세에 일어난다. 건강한 가임기 여성의 자궁주기는 평균 28일이지만, 21일에서 35일까지 다를 수 있다. 자궁주기는 주기의 종료시점인 **menopause(폐경기;** MEN-ō-pawz)까지 계속되며, 이때 여성의 나이는 45~55세 정도이다. 자궁주기 동안 주기의 주기적 양상은 질병, 스트레스, 기아, 임신 등과 같은 환경에 의해서만 방해받는다.

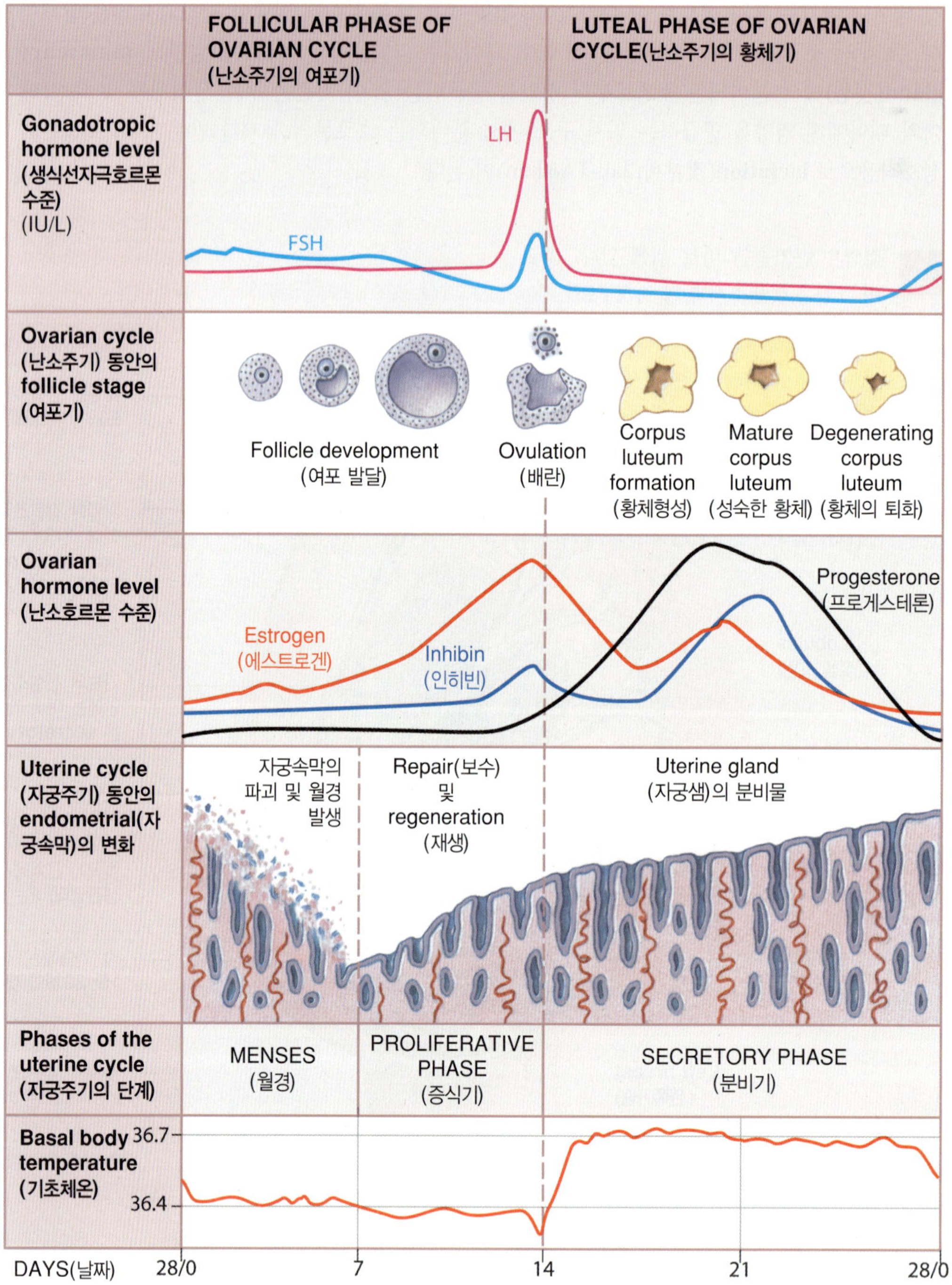

1 이 그림은 난소주기와 자궁주기의 주요 사건을 통합하여 여성 생식생리에 대한 이해에 도움을 줄 수 있다. 매달 일어나는 호르몬의 변동이 심부체온에 영향을 미치는 생리적 변화의 원인이 된다. 에스트로겐이 우세 호르몬이 되는 여포기에는 프로게스테론이 우세 호르몬인 황체기보다 **basal body temperature(기초체온;** 아침에 일어나자마자 측정하는 안정시 체온)가 약 0.3도 정도 낮다.

모듈 18.11 복습

a. 에스트로겐과 프로게스테론 수준이 감소할 때 자궁주기 시 일어나는 사건은 무엇인가?

b. LH 급등이 일어나지 않는 경우 난소주기에서 어떤 변화를 예상하는가?

c. 난소주기와 자궁주기에서 호르몬의 역할을 요약하시오.

여성의 생식계통 장애는 비교적 흔하며 종종 치명적이다

1 젖샘은 자궁주기를 동반하는 혈중 생식 호르몬수준의 변화에 의해 자극을 받으며, 난소주기의 후기에 때때로 불편감이나 심할 경우 젖샘조직에 염증이 일어나기도 한다. 만약 염증이 생긴 소엽이 반흔 조직에 의해 분할되면, **cyst(물혹)**가 생기게 된다. 물혹의 무리가 가슴에서 덩어리로 느껴질 수 있으며, 이를 **fibrocystic disease(섬유낭포증)**라고 한다. 양성종양과 **breast cancer(유방암)**를 구별하는데 생체검사가 필요할 수 있다. 유방암은 젖샘의 악성 전이성 종양으로, 35~45세의 여성 사망의 주요 원인이지만, 50대 이상의 여성에게 가장 흔한 질병이다. 미국 여성의 약 12%는 생애 어느 시점에 유방암이 발병할 수 있다. 유방암의 주요 위험인자는 가족력을 비롯하여 30세 이후의 첫 임신, 이른 초경이나 늦은 폐경 등이다. 유방암의 치료는 종양 제거로 시작된다. 많은 경우 암 진단 전에 암세포가 퍼지기 시작하므로, 환부의 일부 또는 젖샘 전체를 외과적으로 제거하고, 그 쪽의 겨드랑림프절을 생체검사하여 전이의 징후를 알아본다. 화학요법, 방사선치료, 호르몬치료를 조합하여 외과 치료와 병행할 수 있다.

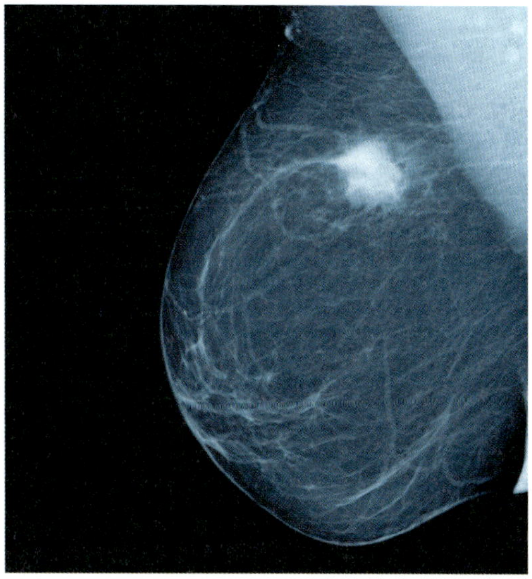

2 미국 여성 70명 중 1명꼴로 일생 중 **ovarian cancer(난소암)**가 발병한다. 2010년 21,880건의 새로운 난소암 환자와 13,850건의 사망이 추산되었다. 난소암이 여성에서 세 번째로 흔한 생식계통암이기는 하지만, 초기에 진단되는 경우가 거의 없기 때문에 가장 위험한 암이다. 일반 난소 조직이나 비정상적인 난모세포로부터 생기는 암은 그 예후가 상대적으로 좋다. 그러나 난소암의 85%는 **carcinomas(상피성암)**이며, 이 경우에는 약 1/3정도만 차도가 있다.

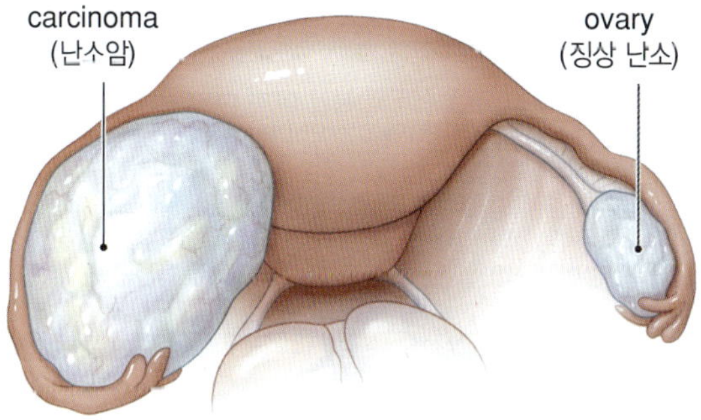

3 **Cervical cancer(자궁경부암)**는 15~34세 여성의 생식계통 암 중에서 가장 흔한 암이다. 매년 약 13,000명의 미국 여성이 침윤성 자궁경부암 진단을 받으며, 그 중 약 1/3은 결국 암으로 사망에 이른다. 또 다른 35,000명의 여성은 덜 공격적인 형태의 자궁경부암 진단을 받는다. 가다실은 특정한 형태의 **human papillomavirus(HPV, 인유두종바이러스)**로부터 방어할 수 있도록 도움을 주는 백신이다. HPV는 자궁경부암의 약 75%를 일으킨다. HPV 백신은 최근 어린이를 위하여 추천되는 예방접종표에 추가되었다. 이 백신은 3번에 걸쳐 투여되며, 11~12세부터 시작된다.

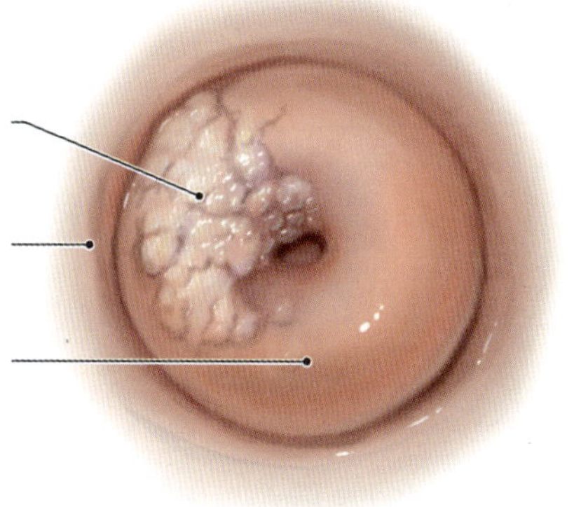

성행위는 다양한 미생물 감염의 위험성을 안고 있다. 성병(STD)은 개인에서 개인으로 전염되며, 기본적으로 성교에 의해서만 전염된다. 최소한 20여 종의 박테리아성, 바이러스성, 균류성 감염이 현재 성병으로 알려져 있다. 클라미디아라는 박테리아는 골반염과 불임의 원인이 될 수 있다. HIV에 의해 발생하는 AIDS는 치명적인 바이러스성 질병이다. 미국의 성병 환자는 1984년 이래로 계속 증가하는 추세이다. 매년 1,500만~2400만 건의 새로운 환자가 추산되고 있으며, 이 중 거의 50%는 19~24세이다. 가난, 정맥내 약물 주사, 매춘, 약제내성 병원균의 출현은 모두 이 문제의 원인이 된다.

모듈 18.12 복습

a. 성병을 정의하시오.
b. 일반적으로 난소암은 어떤 세포형태에서 생기는가?
c. 대부분의 자궁경부암과 관련이 있는 병원균은 무엇인가?

피임법은 방법에 따라 다양한 효율성과 위험성을 가지고 있다

Male Condom(남성 콘돔)

Male condom(남성 콘돔)은 성교 시 귀두와 음경의 몸통을 덮어 정자가 여성생식기관에 이르는 것을 막는다. 이 모듈에 소개되는 모든 피임법 중에서, 라텍스 콘돔만이 매독, 임균감염증, 인유두종바이러스(HPV), AIDS 등과 같은 **sexually transmitted disease(STD, 성병)**를 예방할 수 있다.

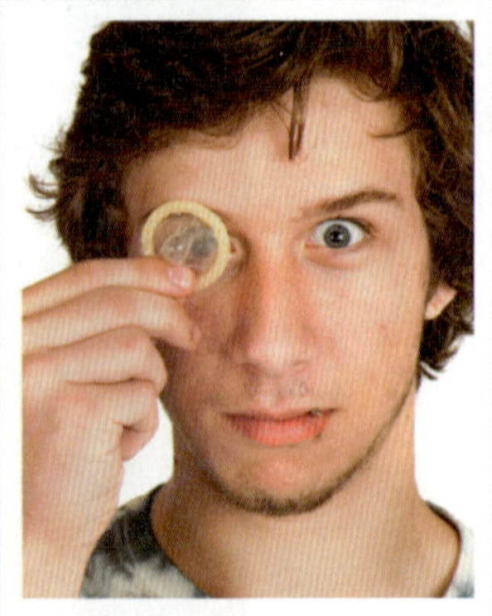

Diaphragm with Spermicide(살정제와 함께 사용하는 다이어프램)

Diaphragm(다이어프램)은 질에 사용하는 방어벽 중에 오늘날 가장 많이 사용되는 형태로, 가장자리를 지탱하는 작은 금속 후프가 있는 라텍스 고무돔으로 이루어져 있다. 질의 크기는 다양하므로, 여성은 이 방법을 사용할 때 반드시 개인에 맞는 것을 선택해야 한다. 성교 전 다이어프램을 삽입하여 자궁으로 들어가는 입구인 자궁목을 덮어야 한다. 다이어프램은 소량의 살정제 젤리나 크림으로 코팅이 되어 있어 피임을 더욱 효율적으로 할 수 있다. 딱 맞는 다이어프램의 사용시 피임 실패율은 5~6%로 추산된다.

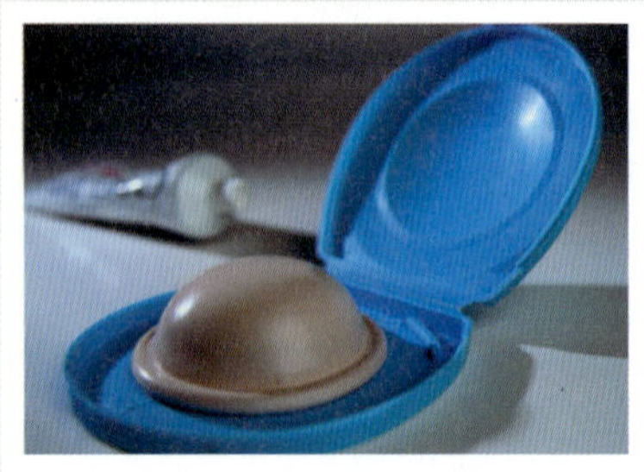

Oral Contraceptives−Combined(Estrogen and Progesterone) 혼합경구피임약(에스트로겐과 프로게스테론)

현재 최소 20개 브랜드의 혼합 **oral contraceptive(경구피임약)**가 있으며, 전 세계적으로 20억 이상의 여성이 이를 사용하고 있다. 미국에서는 45세 이하의 여성 중 33%가 피임을 위해 피임약을 복용하고 있다. 혼합경구피임약을 처방전대로 복용했을 경우, 피임 실패율은 2년 기간 동안 0.24%이다(피임법의 실패는 임신으로 정의된다). 피임약은 위험성이 없지는 않다. 즉 혼합경구피임약은 심한 고혈압, 당뇨병, 뇌전증, 쓸개 질환, 심장 질환, 여드름 등을 더 악화시킬 수 있다. 또한 경구피임약을 복용하는 여성은 정맥혈전증, 뇌졸중, 폐색전증, 심장병(35세 이상의 여성) 등의 위험성이 증가한다. 그러나 임신 자체도 그 위험성이 이와 비슷하거나 혹은 더 높다.

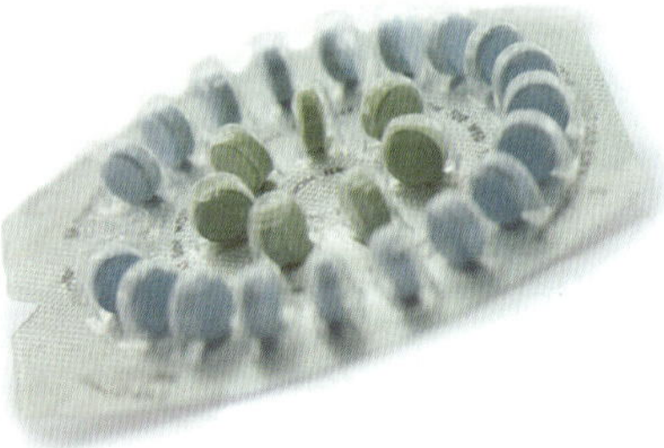

Progesterone-Only Forms of Birth Control(프로게스테론 피임약)

오늘날 프로게스테론 피임약을 사용할 수 있다. 프로게스테론 피임약 과 데포-프로베라가 그 예이다. **Progesterone-only pill(프로게스테론 피임약)**은 매일 복용해야 하고, 한 번이라도 빠뜨리면 임신이 될 수 있다. **Depo-Provera(데포프로베라)**는 매 3개월마다 투여해야 한다. 이 약을 사용한 여성 중 약 50%에서 자궁주기가 초기에 불규칙해지다가 점점 멈추게 된다. 이 피임법에서 가장 생기기 쉬운 문제점은 체중 증가와, 투여중단 후 다시 임신할 때까지 시간(18개월까지)이 오래 걸린다는 것이다.

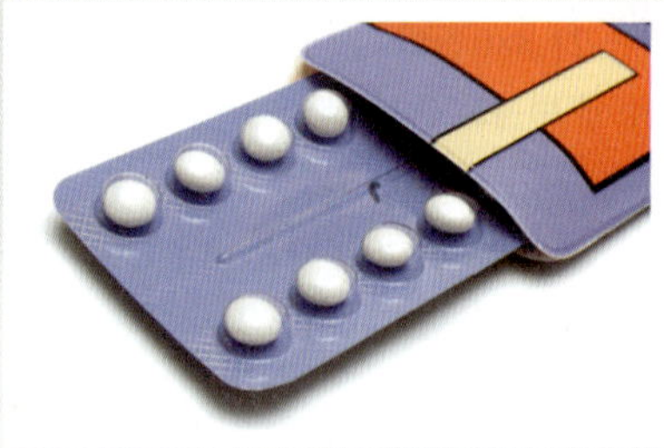

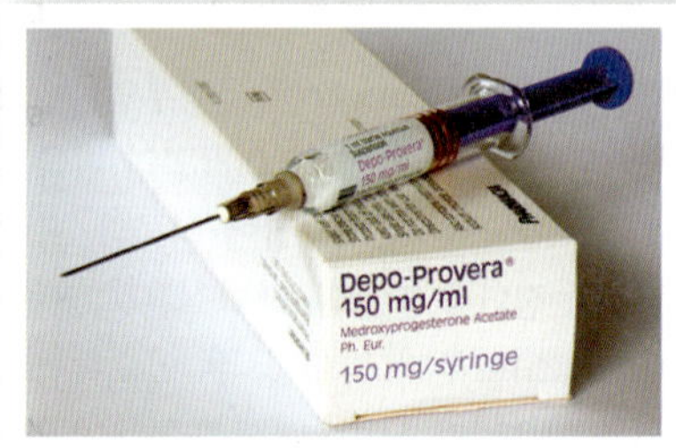

IUD(Intrauterine Device) IUD(자궁내장치)

Intrauterine device(IUD, 자궁내장치)는 자궁안으로 삽입하는 작은 플라스틱 루프나 T자모양으로 이루어져 있다. 이 작용기작은 명확하지 않은데, IUD는 자궁의 프로스타글란딘 생성을 자극한다고 알려져 있으며, 삽입 후 몇 년 동안 효과가 나타난다.

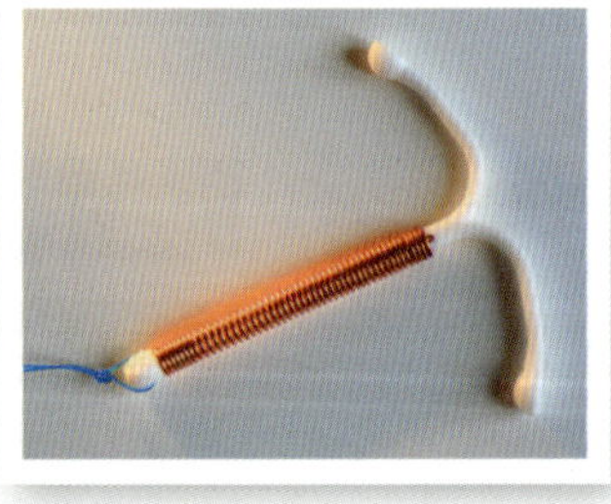

The Rhythm Method(생리주기법)

"자연가족계획" 또는 **rhythm method(생리주기법)**라고 하는 방법은 배란이 일어날 수 있는 기간 동안 성행위를 삼가는 것이다. 이 시기는 이전의 월경주기 패턴을 기초로 하여 추정한다. 기초체온, 자궁경관점액의 질감 등 배란과 관련된 여러 지표가 어떻게 변하는지 살피고, LH에 대한 소변검사를 한다. 많은 여성의 자궁주기가 불규칙하기 때문에, 이 피임법의 실패율은 13~20% 정도로 추산된다.

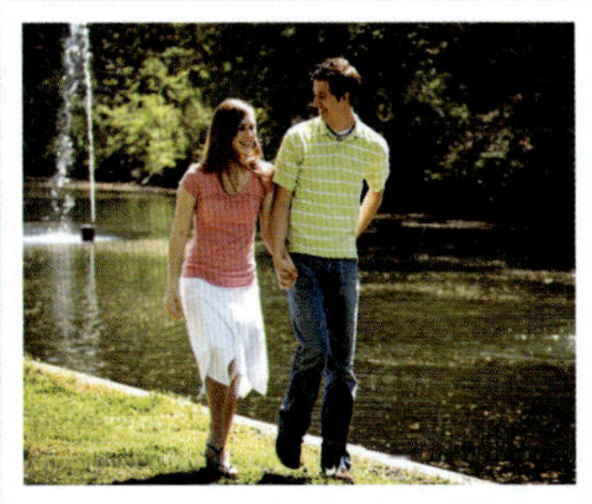

Post-Coital Contraceptives(Preven and Plan B) 사후피임법(프리벤과 플랜 B)

Hormonal post-coital contraception(호르몬 사후피임법) 또는 응급 "모닝애프터" 필 방법은 에스트로겐과 프로게스테론 혼합피임약이나 프로게스테론 피임약을 성교가 이루어진 72시간 내에 12시간 간격으로 2배 용량으로 복용하는 방법이다. 특히 barrier(차단)방법이 잘못되었거나 강제적 성행위가 일어났을 때 유용한 방법으로, 임신 가능성을 89%까지 감소시켜준다. 프로게스테론 방법은 처방전 없이 사용할 수 있는 안전하다고 생각되는 방법으로, 18세 이상의 여성에 한해 일반 구매가 가능하다(18세 미만의 여성은 구매할 경우 처방전이 있어야 한다).

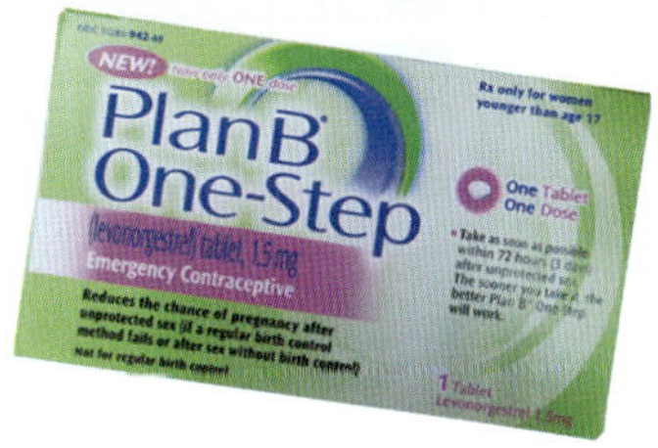

Surgical Sterilization－Male(불임수술법－남성)

Vasectomy(정관수술; va-SEK-tō-mē)는 정관을 잘라 그 일부를 제거하거나(잘린 정관의 두 끝을 묶거나 소작함), 실리콘마개를 삽입하는(다시 수술 전의 원래대로 되돌리는 것이 비교적 수월함) 수술이다. 정관수술 후에는 정자가 부고환에서 생식기관의 먼쪽 부분까지 이동할 수가 없다. 수술은 내과에서 수 분 내로 끝낼 수 있다. 실패율(정관의 차단이 불완전한 경우)은 0.3%이다. 부고환과 고환의 분비물은 일반적으로 전체 정액의 약 5% 정도만 차지하므로, 정관수술 후에도 남성 성기능은 정상적으로 유지한다. 정자는 계속 생성되지만, 활동성이 없는 상태로 남아 있게 되며 점점 퇴화한다.

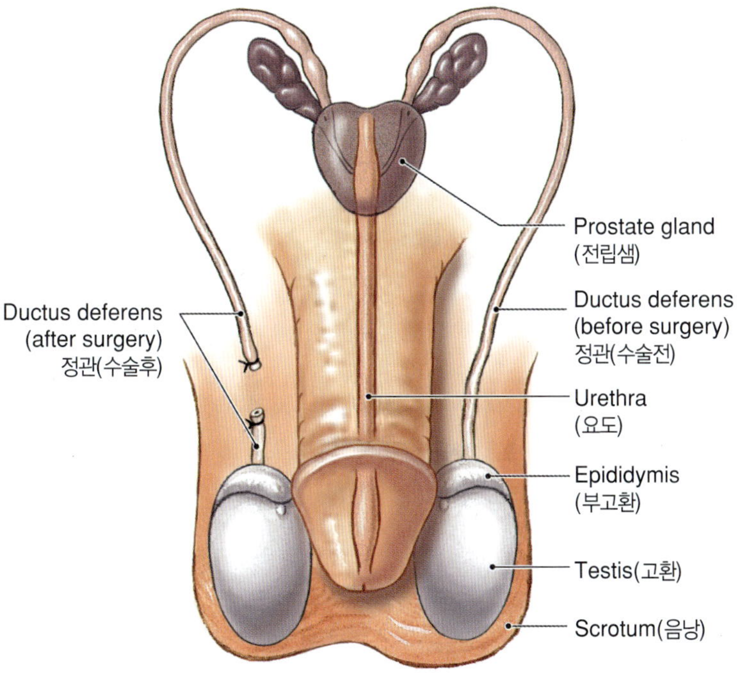

Surgical Sterilization－Female(불임수술법－여성)

자궁관은 **tubal ligation(난관결찰술)**이라는 수술적 방법으로 봉쇄할 수 있다. 이 방법의 실패율은 0.45%로 추산된다. 이 수술은 대부분 복강경 검사를 통해 배골반안으로 들어가야 하므로 전신마취가 요구되고, 정관수술보다 합병증의 위험이 더욱 높다.

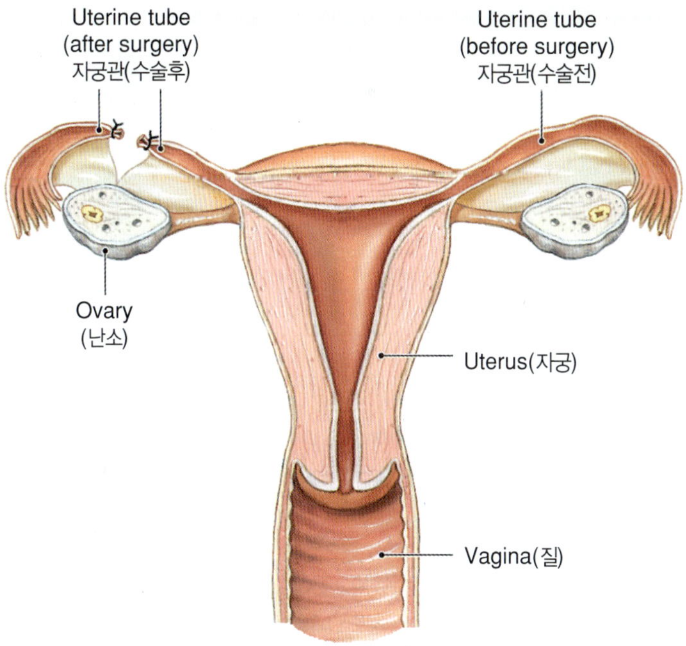

모듈 18.13 복습

a. 정관수술을 정의하시오.

b. 성병을 예방하는 피임법은 어떤 것인가?

c. 어떤 피임법이 자궁주기의 중단을 종종 일으키는가?

1. 명칭 표기

다음 그림의 여성생식계통 구조에 명칭을 표기하시오.

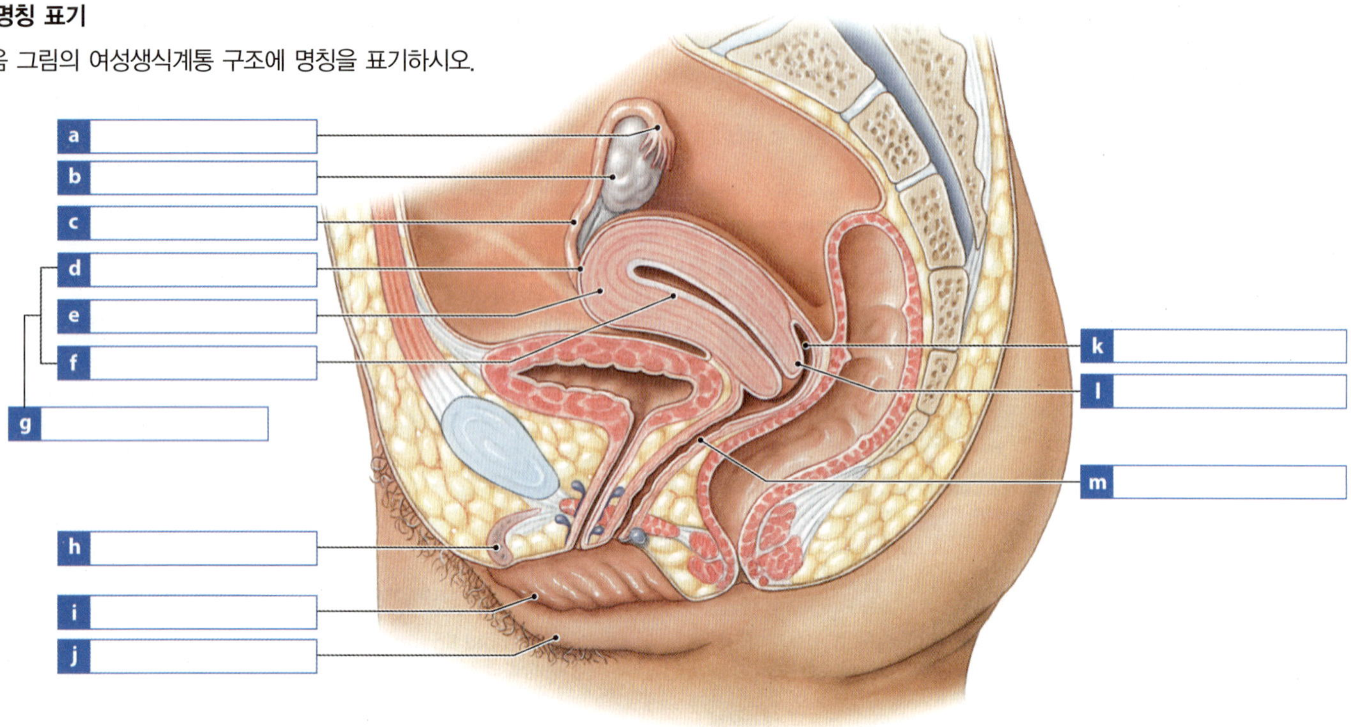

2. 연결하기

다음 용어를 가장 관련이 있는 설명과 연결하시오.

용어			설명
• LH surge(LH 급등)	a	________	미성숙한 여성 생식세포
• rectouterine pouch(곧창자자궁오목)	b	________	여성의 사춘기에 시작된다.
• tubal ligation(난관결찰술)	c	________	남성 불임수술
• menarche(초경)	d	________	난소, 자궁관 자궁을 감싸고 있다.
• ovaries(난소)	e	________	자궁 뒤쪽에 있는 주머니
• corpus luteum(황체)	f	________	내분비구조
• vulva(음부)	g	________	평균 28일
• cervix(목)	h	________	젖 생성
• broad ligament(넓은인대)	i	________	난모세포와 호르몬 생성
• oocytes(난모세포)	j	________	배란 유도
• fertilization(수정)	k	________	자궁의 아랫부분
• vasectomy(정관수술)	l	________	여성 불임수술
• lactation(젖분비)	m	________	이차난모세포의 이차감수분열을 촉발시키는 사건
• menstrual cycle(월경주기)	n	________	여성바깥생식기관을 포함한다.

3. 절 종합 문제

자궁내막증은 자궁속막세포가 자궁의 몸체에서 나와 자궁관 안이나 자궁관을 통하여 배막안으로 이동하여 그곳에 자리를 잡는 것을 말한다. 자궁내막증의 주요 증상이 주기적 통증인 이유를 설명하시오.

핵심 용어로 윤곽 파악하기

각 모듈마다 차례대로 열거한 용어를 이용하여 내용을 요약하시오.

1절

Male Reproductive System (남성생식계통)

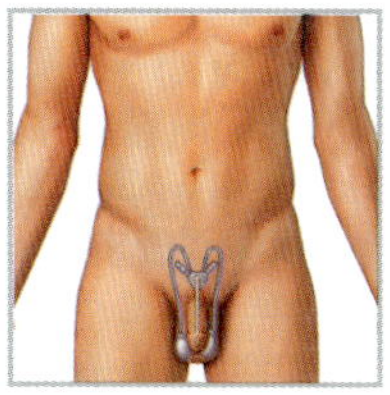

- gonad(생식샘)
- external genitalia (바깥생식기관)
- testis(고환)
- spermatozoa(정자)
- male reproductive tract(남성생식기관)
- semen(정액)
- ○ accessory organs (부속기관)
- ductus deferens (정관)
- seminal glands (정액샘)
- prostate gland (전립샘)
- bulbo-urethral gland(망울요도샘)
- urethra(요도)
- epididymis(부고환)
- ○ external genitalia (바깥생식기관)
- penis(음경)
- scrotum(음낭)

18.1

고환의 코일모양 정세관은 남성생식기관에 연결되어 있다

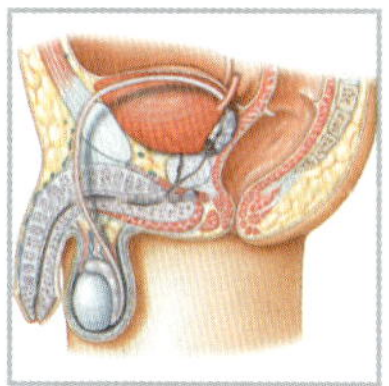

- epididymis(부고환)
- ductus deferens (정관)
- ejaculatory duct (사정관)
- seminal gland (정액샘)
- prostate gland (전립샘)
- bulbo-urethral glands(망울요도샘)
- scrotum(음낭)
- penis(음경)
- dartos muscle (음낭근)
- cremaster muscle (고환올림근)
- seminiferous tubule (정세관)
- rete testis(고환그물)
- efferent ductule (날세관)
- spermatogonia (정원세포)
- spermatogenesis (정자발생)
- primary spermatocyte (일차정모세포)
- secondary spermatocyte (이차정모세포)
- spermatids (정자세포)
- spermiogenesis (정자완성)
- spermatozoon(정자)
- acrosome(첨단체)
- head(머리)
- neck(목)
- middle piece (중간부분)
- Tail(꼬리)
- Flagellum(편모)

18.2

호르몬은 남성의 성기능을 확립하고 유지시키는 데 중요한 역할을 한다

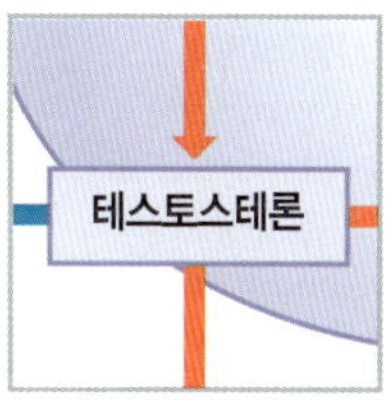

- interstitial cell (사이질세포)
- nurse cell (영양세포)
- luteinizing hormone(LH, 황체형성호르몬)
- follicle-stimulating hormone(FSH, 여포자극호르몬)
- ○ testosterone (테스토스테론)
- inhibin(인히빈)

18.3

남성생식기관은 정액샘, 전립샘, 망울요도샘으로부터 분비물을 받는다

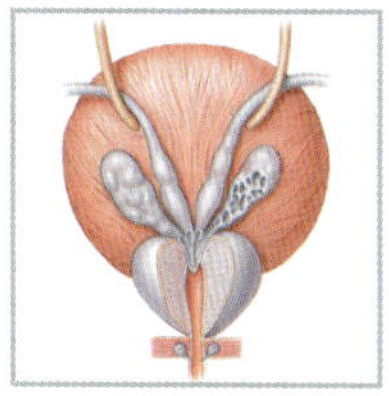

- capacitation (수정능획득)
- ductus deferens (정관)
- ampulla(팽대)
- seminal gland (정액샘)
- semen(정액)
- ejaculatory duct (사정관)
- prostate gland (전립샘)
- bulbo-urethral gland(망울요도샘)

18.4

음경은 정액과 소변을 몸 밖으로 배출시킨다

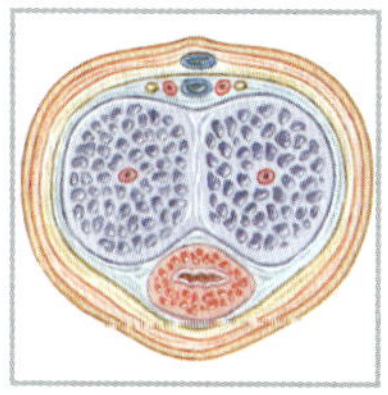

- penis(음경)
- root(뿌리)
- body(몸통)
- neck(목)
- glans(귀두)
- prepuce(음경꺼풀)
- erectile tissue (발기조직)
- corpora cavernosa (음경해면체)
- corpus spongiosum (요도해면체)

18.5

전립샘과 고환의 장애는 비교적 흔하다

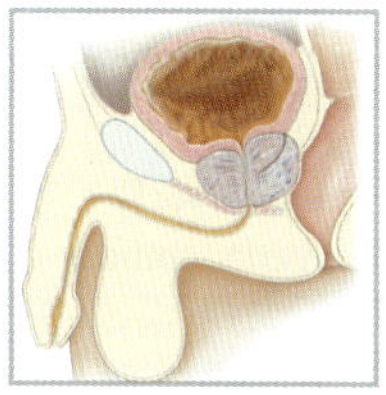

- benign prostatic hypertrophy(BPH, 전립샘비대증)
- prostate cancer (전립샘암)
- prostate-specific antigen(PSA, 전립샘특이항원)
- prostatectomy (전립샘절제술)
- testicular cancer (고환암)

2절

Female Reproductive System (여성생식계통)

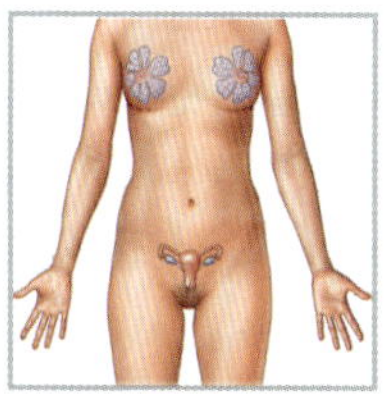

- uterine tube(자궁관)
- uterus(자궁)
- vagina(질)
- mammary gland (젖샘)
- ovaries(난소)
- ○ external genitalia (바깥생식기관)
- clitoris(음핵)
- labia(음순)
- oocyte(난모세포)
- ova(난자)
- female reproductive tract(여성생식기관)

• = 해당 모듈에서 굵은 문자로 표시한 용어

18.6

난소와 여성생식기관은 근접해 있지만 직접 연결되어 있지는 않다

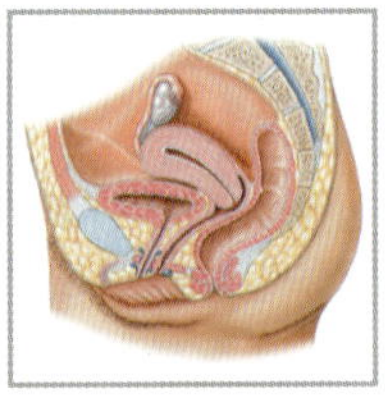

- ovary(난소)
- oocyte(난모세포)
- estrogen (에스트로겐)
- progesterone (프로게스테론)
- inhibin(인히빈)
- uterine tube(자궁관)
- infundibulum (자궁관깔때기)
- uterus(자궁)
- clitoris(음핵)
- labia(음순)
- rectouterine pouch (곧창자자궁오목)
- vagina(질)
- ovarian ligament (난소인대)
- mesovarium (난소간막)
- broad ligament (넓은인대)
- suspensory ligament (난소걸이인대)
- cortex(of ovary) (난소)겉질
- medulla(of ovary) (난소)속질

18.7

난소에서 일어나는 제1감수분열은 하나의 홑배수성 이차난모세포를 만들고, 수정이 일어나면 제2감수분열이 완성된다

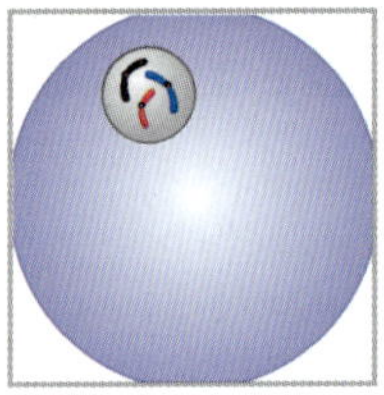

- oogenesis(난자발생)
- primary oocyte (일차난모세포)
- ovum(난자)
- polar body(극체)
- secondary oocyte (이차난모세포)
- oogonia(난조줄기세포)
- primordial follicle (원시난포)
- atresia(폐쇄)
- ovarian follicle (난포)
- ovarian cycle (난소주기)
- zona pellucid (투명층)
- secondary follicle (이차난포)
- tertiary follicle (삼차난포)
- antrum(난포방)
- corona radiate (부챗살관)
- ovulation(배란)
- follicular phase (난포기)
- luteal phase(황체기)
- corpus luteum(황체)

18.8

자궁관은 두꺼운 근육벽으로 이루어진 속이 비어 있는 기관으로 자궁에 연결되어 있다

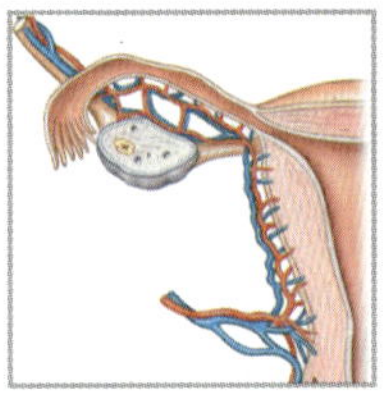

- uterine tube(자궁관)
- uterus(자궁)
- infundibulum (자궁관깔때기)
- fimbriae(자궁관술)
- ampulla(of the uterine tube) (자궁관팽대)
- isthmus(of the uterine tube) (자궁관잘록)
- perimetrium (자궁바깥막)
- myometrium (자궁근육층)
- endometrium (자궁속막)
- uterine cavity (자궁안)
- cervical canal (자궁목관)
- embryo(배아)
- fetus(태아)
- fundus(of the uterus) (자궁바닥)
- body(of the uterus) (자궁몸통)
- cervix(of the uterus) (자궁목)

18.9

질입구는 바깥생식기관에 의해 둘러싸여 있다

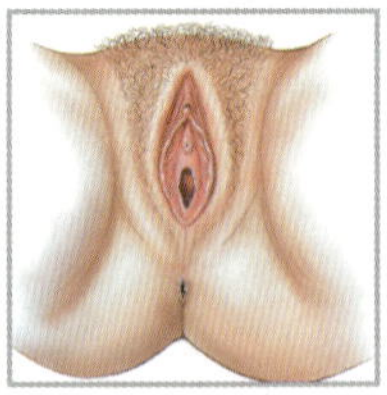

- vagina(질)
- vestibule(질어귀)
- vaginal canal(질관)
- fornix(질천장)
- rugae(질주름)
- hymen(처녀막)
- vulva(여성음부)
- pudendum (여성음부)
- labia minora (소음순)
- lesser vestibular glands (작은질어귀샘)
- greater vestibular glands(큰질어귀샘)
- mons pubis(불두덩)
- prepuce(꺼풀)
- clitoris(음핵)
- labia majora(대음순)

18.10

젖샘은 출산 후 아기에게 영양을 공급한다

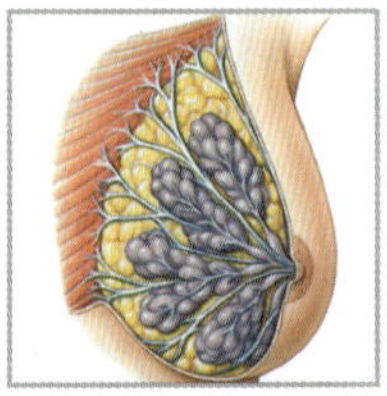

- mammary gland (젖샘)
- lactation(젖분비)
- pectoral fat pad (가슴지방패드)
- suspensory ligaments of the breast (젖샘걸이인대)
- lobe(젖샘엽)
- lobule(소엽)
- secretory alveoli (분비낭포)
- lactiferous duct (젖샘관)
- lactiferous sinus (젖샘관팽대)
- nipple(젖꼭지)
- areola(젖꽃판)

18.11

난소주기와 자궁주기는 시상하부, 뇌하수체, 난소의 호르몬에 의해 조절된다

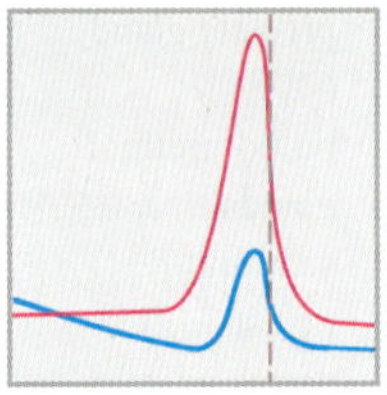

- menstrual cycle(월경주기)
- menarche(초경)
- menopause(폐경기)
- basal body temperature(기초체온)

18.12

여성의 생식계통 장애는 비교적 흔하며 종종 치명적이다

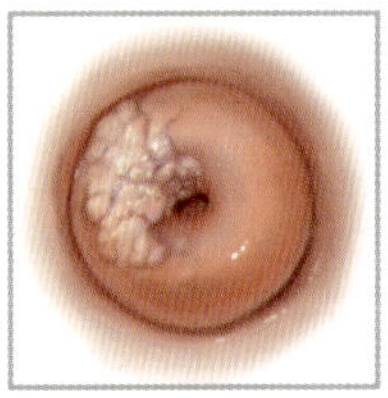

- cysts(물혹)
- fibrocystic disease (섬유낭포증)
- breast cancer (유방암)
- ovarian cancer (난소암)
- carcinomas (상피성암)
- cervical cancer (자궁경부암)
- human papillomaviruse (HPV, 인간유두종 바이러스)

• = 해당 모듈에서 굵은 문자로 표시한 용어

18.13

피임법은 방법에 따라 다양한 효율성과 위험성을 가지고 있다

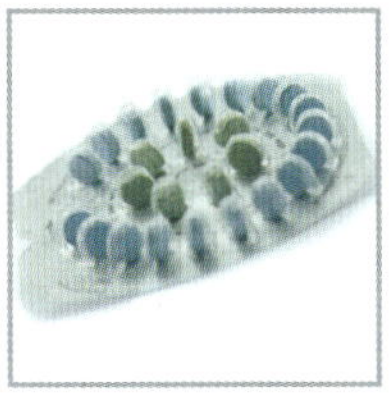

- male condoms (남성 콘돔)
- sexually transmitted disease(STD, 성병)
- diaphragm (다이어프램)
- oral contraceptives (경구피임약)
- progesterone-only pill(프로게스테론 피임약)
- Depo-Provera (데포프로베라)
- intrauterine device(IUD, 자궁내 장치)
- rhythm method (생리주기법)
- hormonal post-coital contraception (호르몬 사후피임법)
- vasectomy (정관수술)
- tubal ligation (난관결찰술)

• = 해당 모듈에서 굵은 문자로 표시한 용어

18장 종합 복습 문제

1. 여성 운동선수의 무월경(비정상적인 월경주기)은 체지방과 월경 간의 관계에 대해 어떠한 점을 시사하는가?
2. 운동에 의해 유발되는 무월경(비정상적인 월경주기)이 어떤 식으로 인간의 생존에 유리하게 작용하는가?
3. 에스트로겐 결핍은 건강과 관련하여 어떤 영향을 미치는가?
4. 다이앤은 복막염을 앓고 있는데, 그녀의 주치의가 이 복막염이 성병에 의해 생긴 것이라고 말했다. 왜 이런 증상이 남자보다 여자에게 더 쉽게 일어나는 것일까?
5. 정자가 남성의 사정관에서부터 이차난모세포에까지 이동하는 과정을 추적하시오.

18장에 있는 모든 모듈, 절, 종합 복습 문제의 풀이를 알고 싶으면 이 책의 뒷부분에 청색 식별표로 표시한 해답 페이지를 참조하시오.

19

발생과 유전 (Development and Inheritance)

번역: 김희진

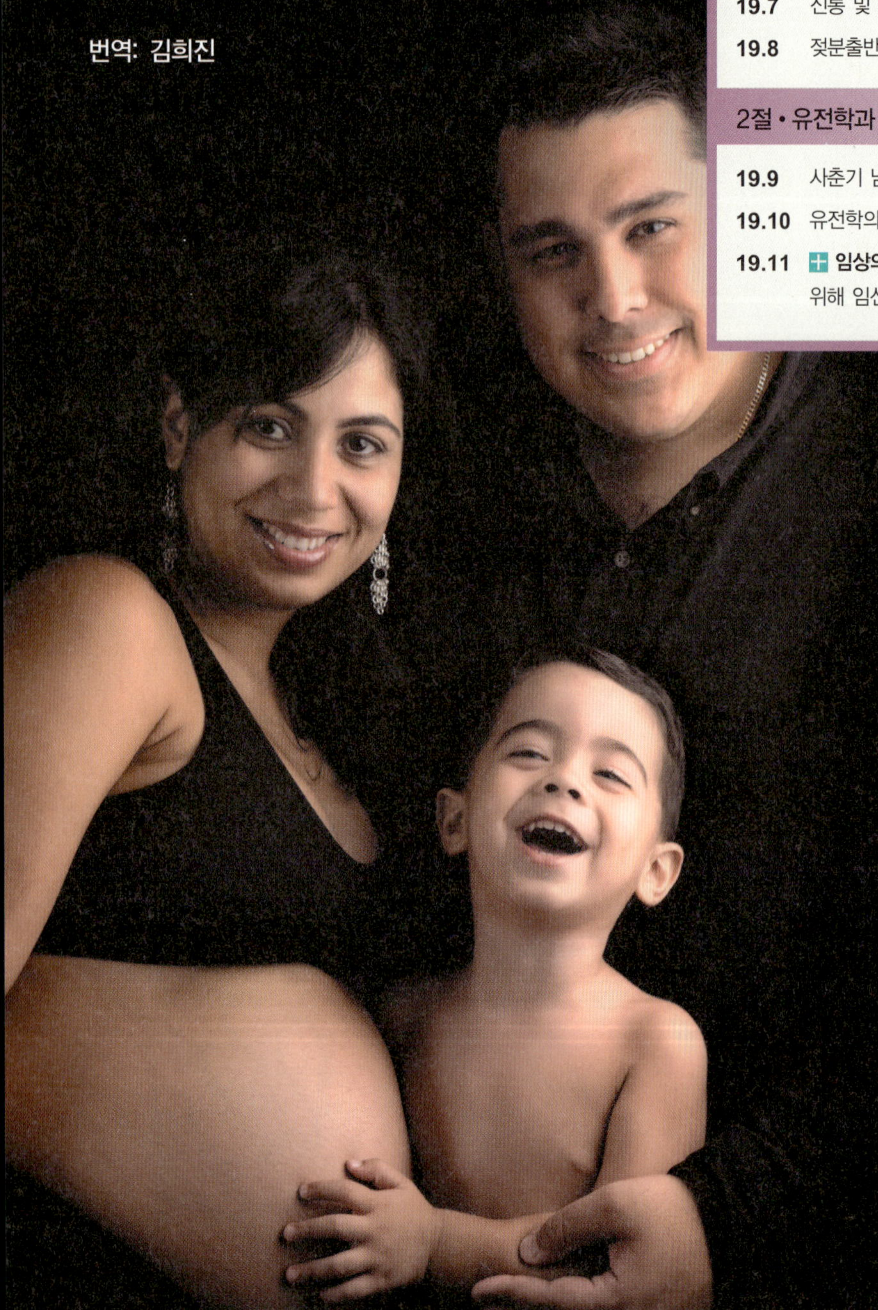

학습성과

다음 각 학습성과 번호는 본문의 모듈 번호와 일치하며, 독자는 19장을 모두 공부한 후에 각 학습성과를 실천할 수 있어야 한다.

1절 • Development(발생)의 개요

19.1 난할, 주머니배 형성, 자궁벽에 착상하는 주머니배 등에 대하여 설명한다.

19.2 창자배형성 및 세 배엽층의 운명에 대하여 설명한다.

19.3 배아바깥막의 형성, 위치, 기능에 대하여 설명한다.

19.4 출생전 발생 시 태반의 중요성을 논의하고, 내분비기관으로서의 역할에 대해서도 설명한다.

19.5 기관발생에 대해 설명하고, 이것이 발생 중인 태아에게 어떤 역할을 하는지도 서술한다.

19.6 모체의 기관계통과 발생 중인 태아 사이의 상호작용에 대하여 설명한다.

19.7 진통 및 출산 시 일어나는 사건을 열거하고 이에 대하여 논의한다.

19.8 젖분출반사에 대해 설명하고 출생후 생애 5단계에 대하여 서술한다.

2절 • 유전학과 유전

19.9 사춘기 남성과 여성의 호르몬의 역할에 대하여 설명한다.

19.10 유전학의 기본 원리와 연관 지어 사람의 형질 유전에 대하여 말한다.

19.11 **임상의학 모듈** 몇 가지 염색체 이상을 말하고, 비정상적인 태아 발달을 알아내기 위해 임신 중에 실시하는 3가지 검사에 대하여 서술한다.

Development(발생)의 개요

1 **Development(발생)**는 수정에서 성숙기에 이르기까지 해부학적 구조 및 생리학적 특징이 점차적으로 변하는 것을 말한다. 발생 시 일어나는 변화는 매우 놀랍다. 9개월만 되어도 지금까지 배운 모든 조직, 기관 및 기관계통이 형태를 갖추고 기능을 하기 시작한다. 점보다 약간 더 큰 하나의 세포로 시작한 것이 고도로 특화된 여러 복잡한 구조로 형성되는 수조 개의 세포를 가진 하나의 개체가 된다.

Prenatal Development(출생전 발생)

Embryological development(배아발생)는 난자와 정자가 만나는 **fertilization(수정)** 후 1~2개월 동인에 길쳐 일어나는 과성늘 말한다. 이 과정을 연구하는 학문을 **embryology(발생학**; em-brē-OL-ō-jē)라고 한다.

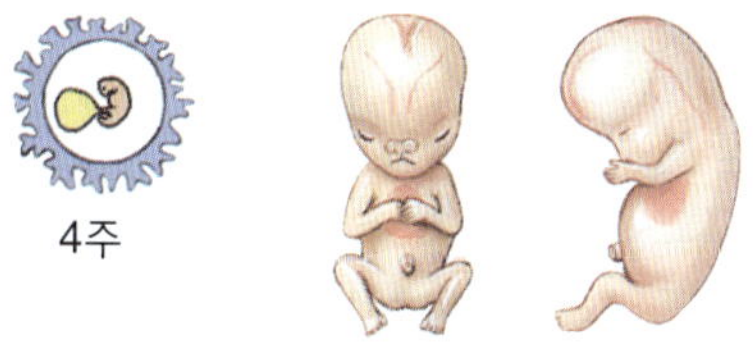

4주

8주

Fetal development(태아발생)는 9주째 시작되어 출생 시까지 계속된다. 배아 및 태아발생은 때때로 총체적으로 **prenatal**(*natus*, 출생) **development(출생전 발생)**라고 하며, 이것이 이번 장의 중요한 주제이다.

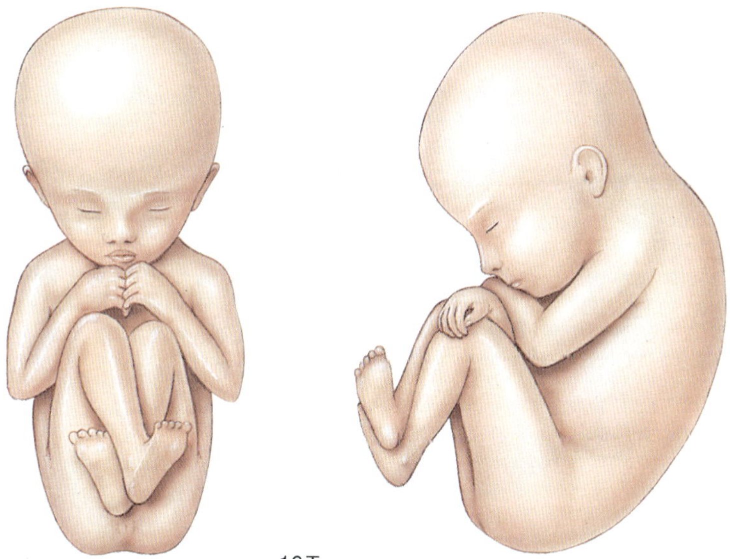

16주

2 출생전 발생기간은 **gestation(임신**; jes-TĀ-shun)이라고 한다. 편의를 위하여 임신기를 일반적으로 각 3개월 단위로 3개의 통합된 석달로 나누어 생각한다.

Gestation(임신)

First Trimester(첫 석달)

First trimester(첫 석달)는 배아발생 기간 및 초기 태아발생 기간이다. 이 기간 동안 모든 주요 기관 계통의 기본골격이 나타난다.

Second Trimester(둘째 석달)

Second trimester(둘째 석달)는 기관과 기관계통의 발달이 주로 이루어지는 시기로, 6개월이 다 될 즈음에는 이 과정이 거의 완성된다. 이 기간에는 몸의 형태 및 비율이 변한다. 둘째 석달이 끝나갈 때 태아는 명백한 사람의 형상을 하고 있다.

Third Trimester(셋째 석달)

Third trimester(셋째 석달)는 태아의 몸무게가 가장 크게 늘어나는 시기이다. 셋째 석달의 초기에는 태아의 주요 기관계통 대부분이 완전히 제기능을 하게 된다. 1~2개월 정도 일찍 태어난 미숙아는 적절한 의료 조치만 취할 수 있다면 충분히 생존 가능하다.

Postnatal development(출생 후 발생)는 출생부터 시작되어, 완전히 발생을 끝내고 성장한 상태인 **maturity(성숙기)**까지 지속된다. 출생전, 후 발생에 대한 기본적인 이해를 하면 해부학적 구조에 대한 중요한 통찰을 얻게 될 것이다. 또한 많은 발생 및 성장 기작은 부상 치료와 관련된 기작과 유사하다.

19.1

난할은 주머니배가 자궁벽에 착상할 때까지 계속된다

Fertilization(수정)은 23개의 염색체를 가지고 있는 홑배수성 생식세포 두 개가 만나서 46개의 염색체를 가진 **zygote(접합체)**를 만드는 것으로, 체세포의 정상적인 완성 과정을 말한다. 수정은 가장 흔하게는 자궁관(일반적으로 자궁관팽대)에서 일어난다. 그 다음 접합체는 일련의 세포분열 과정을 겪게 되는데 이것을 난할이라고 한다. 난할이 이루어지는 동안 접합체의 세포질은 수가 증가하면서 점점 더 작아지는 할구에서 세분된다. 난할에 의해 생성된 할구를 **pre-embryo(전배아)**라 한다.

1 난할은 약 7일 동안 지속된다. 이 기간 동안 전배아는 자궁관을 따라 이동한다.

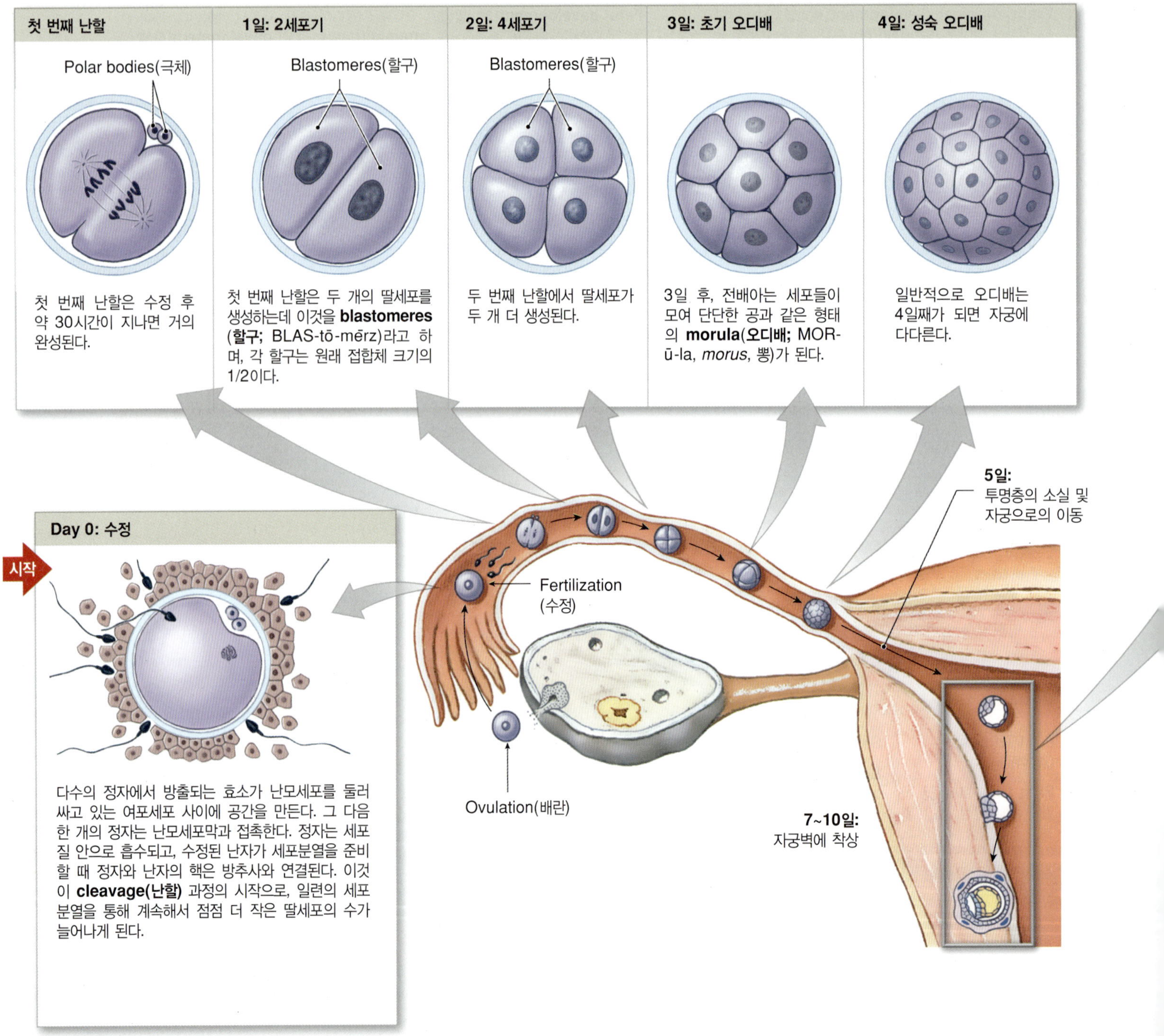

6일: 주머니배

이후 이틀에 걸쳐 할구는 **blastocoele(주머니배공간)**이라고 하는 속이 빈 공간을 가진 공 모양의 **blastocyst(주머니배;** BLAS-tō-sel)를 형성한다. 이 단계에서 할구는 더 이상 그 크기와 형태가 이전과 같지 않다. 주머니배는 글리코겐이 풍부한 자궁샘 분비물이 포함된 자궁안의 액체에 자유롭게 노출되어 있다. 이제 성장 및 세포분열의 속도는 빨라지고, 주머니배는 급격히 커진다.

7일: 착상

완성된 주머니배는 자궁속막과 접촉한다. **Implantation(착상)**은 주머니배가 자궁속막에 부착되면서 시작한다. 착상은 10일째 되는 날까지 주머니배가 자궁속막의 내벽을 붕괴하고 자궁속막에 둘러싸이게 되면서 진행된다.

8일: 영양막 발달

영양막 세포는 접촉하는 순간 순식간에 분열되면서 영양막을 여러 층으로 만든다. 주머니배공간 제일 가까이의 세포들은 온전하게 남아서 한 층의 **cellular trophoblast(세포영양막)**를 형성한다. 자궁속막의 벽 가까이에서 영양막 세포들을 분리하는 원형질막이 사라지고 여러 개의 핵을 보유한 한 층의 세포질을 만든다. 이 층을 **syncytial trophoblast(융합영양막;** sin-SISH-ul)라고 한다.

9일: 양막공간의 형성

착상이 진행될수록 영양막은 계속 커지고 퍼져서 자궁속막에 의해 둘러싸이게 된다. 자궁샘의 붕괴로 방출된 영양물질은 영양막이 흡수하고, 확산에 의해 속세포덩이로 분배된다. 이 영양물질은 배아 형성 초기단계를 지지하는데 필요한 에너지를 제공한다. 영양막 돌기(융모)가 자궁속막 모세혈관 주위에 자라난다. 모세혈관벽이 파괴되면 모체의 혈액이 **lacunae(융모사이공간)**라는 영양막 통로를 통해 스며든다.

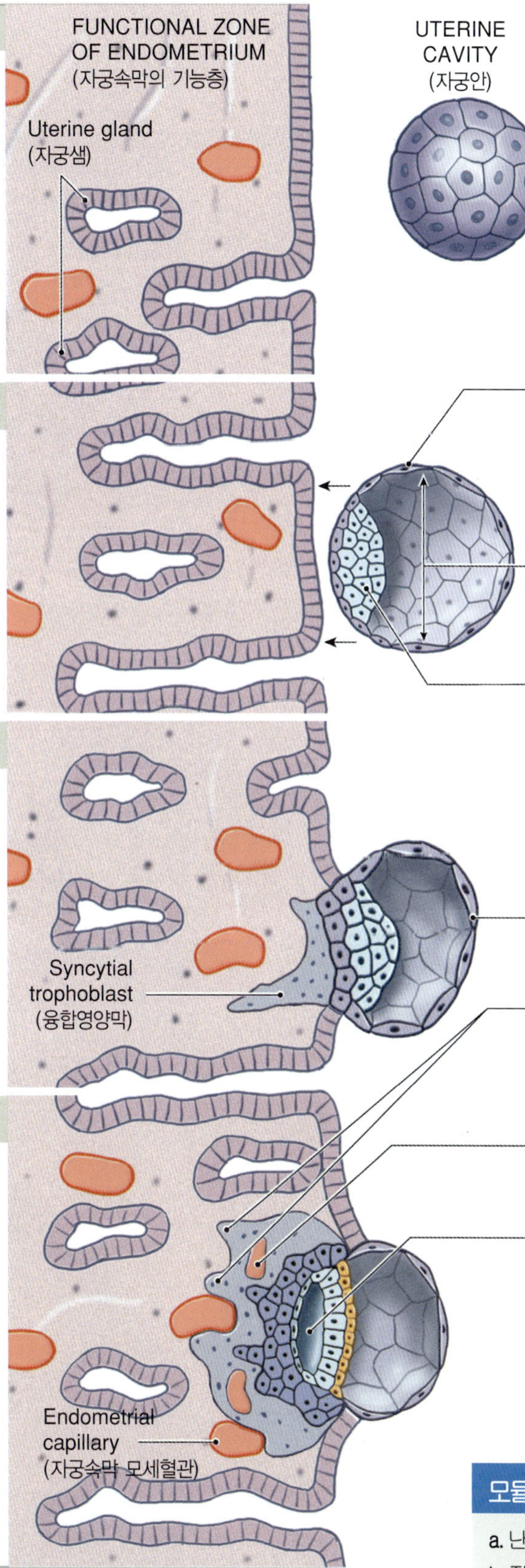

세포의 바깥층은 주머니배공간을 주변 환경과 분리시켜주며, 이것을 **trophoblast(영양막;** TRŌ-fō-blast, *trophos*, 양분 + *blast*, 전구체)라고 한다. 영양막 층에 있는 세포는 발생 중인 배아에 영양을 공급하는 역할을 한다.

Inner cell mass(속세포덩이)는 주머니배의 한쪽 끝에 모여 있다. 이 세포들은 주머니배공간에 노출되어있으나 영양막이 보호하고 있어 바깥환경과 접촉되지 않는다. 속세포덩이는 배아를 형성하게 된다.

손가락처럼 생긴 **villi(융모)**가 영양막에서부터 주위의 자궁속막 쪽으로 뻗어나며, 점점 그 크기가 커지고 복잡해진다.

착상 시 속세포덩이는 영양막과 분리된다. 점점 더 분리되어 **amniotic cavity(양막공간)**라고 하는 액체로 가득찬 공간을 만든다.

모듈 19.1 복습

a. 난할을 정의하시오.

b. 접합체가 자궁안에 도착하자마자 시작되는 발생 단계는 무엇인가?

c. 주머니배의 정의와 착상에서의 역할에 대하여 설명하시오.

19.2

창자배형성은 세 배엽층인 외배엽, 내배엽, 중배엽을 형성한다

세 배엽층이 함께 배아를 형성한다.

9일: 양막공간의 형성(계속)

양막공간이 처음 출현할 때, 속세포덩이는 양막공간과 인접한 얕은층 및 주머니배공간의 액체에 노출된 깊은층의 두 층으로 된 타원형 막을 형성한다. 얕은층의 세포는 양막공간의 벽을 따라 이동하여 양막공간을 영양막과 분리시킨다. 이것이 **amnion(양막)** 형성의 첫 번째 단계로, 양막은 모듈 19.3에서 더 다루게 될 4개의 **extra-embryonic membrane(배아바깥막)** 중 하나이다. 이 단계에서 발달 중인 영양막으로부터 양막과 주머니배공간으로 방출되는 영양분은 속세포덩이의 세포에 의해 바로 흡수된다.

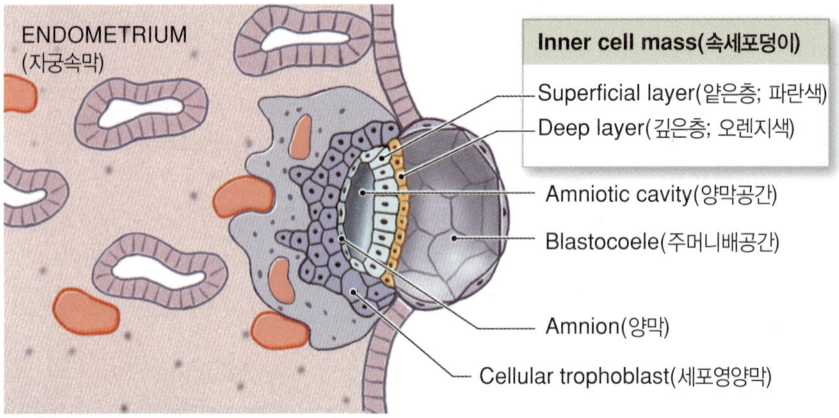

10일: 난황주머니의 형성

속세포덩이의 얕은층 세포들이 양막공간 주변으로 이동하여 양막을 형성하는 동안, 깊은층의 세포들은 주머니배공간의 바깥 가장자리로 이동한다. 이것은 두 번째 배아바깥막인 **yolk sac(난황주머니)** 형성의 첫 단계이다. 그 후 약 2주 동안 난황주머니는 속세포덩이의 주요한 영양 출처가 된다. 난황주머니는 영양막에 의해 주머니배공간으로 방출된 영양분을 흡수하여 배분한다.

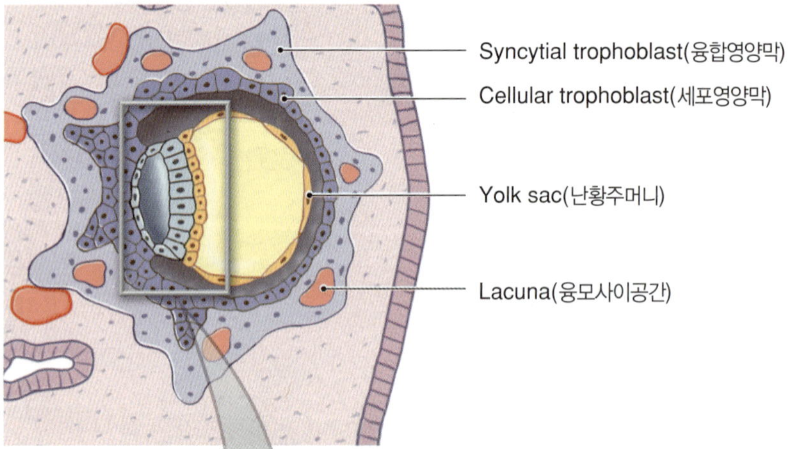

12일: 창자배형성

12일째까지 얕은쪽에 있는 세포들은 표면을 떠나 두 층 사이에서 움직인다. 이 움직임은 3개의 구별되는 배아층을 형성한다. (1) 안쪽으로 이동하지 않은 채 얕은쪽 세포로 이루어진 **ectoderm(외배엽)**, (2) 난황주머니와 접한 세포로 이루어진 **endoderm(내배엽)**, (3) 외배엽과 내배엽 사이로 이동하는 세포들이 모여 조직화되지 않은 층을 이루는 **mesoderm(중배엽)**이다. 종합적으로 이 세 배아층을 **germ layer(배엽층)** 라고 하며, 배엽층을 형성하기 위한 세포이동과정을 **gastrulation**(**창자배형성**; gas-troo-LĀ-shun)이라고 한다. 창자배형성은 세 층을 가진 타원형**의 embryonic disc(배아원반)**를 형성한다. 이 원반은 배아를 형성하게 되는 반면, 주머니배의 다른 모든 세포는 배아바깥막의 일부가 된다.

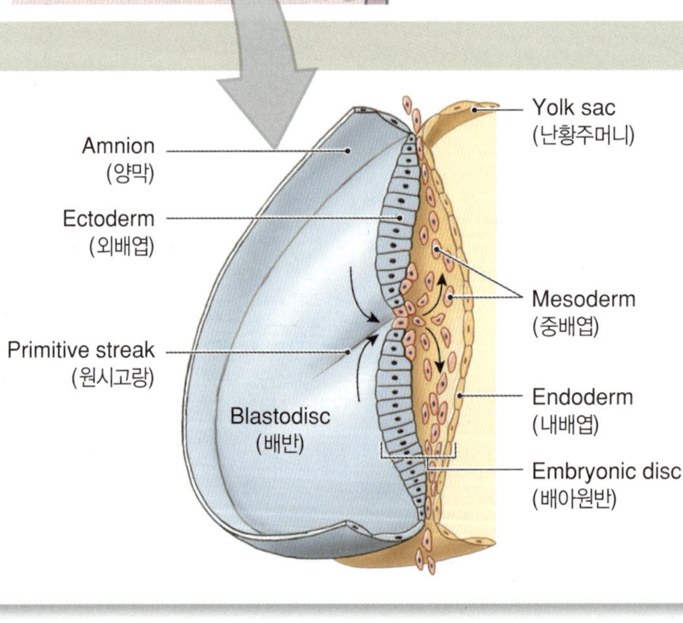

몸의 여러 계통은 세 배엽층의 세포분열로부터 시작된다. 왼쪽 패널은 세 배엽층의 형성을 나타내었고, 아래의 표는 이후 발생에 대한 주요 부분을 요약하였다.

The Fates of the Germ Layers(배엽층의 운명)	
Body System(계통)	**Ectodermal Contributions(외배엽)**
Integumentary system(피부계통)	표피, 털주머니와 털, 손톱 및 발톱, 피부와 연결된 샘(땀샘, 젖샘, 기름샘)
Skeletal system(뼈대계통)	성인의 인두연골 및 그 분화체(나비뼈 부분, 귓속뼈, 관자뼈 붓돌기, 목뿔뼈 일부)
Nervous system(신경계통)	뇌와 척수를 포함한 모든 신경조직
Endocrine system(내분비계통)	뇌하수체와 부신속질
Respiratory system(호흡계통)	코안의 점막 상피
Digestive system(소화계통)	입과 항문의 점막상피, 침샘
	Mesodermal Contributions(중배엽)
Integumentary system(피부계통)	진피, 피부밑조직
Skeletal system(뼈대계통)	일부 인두분화체를 제외한 모든 부위
Muscular system(근육계통)	모든 부위
Endocrine system(내분비계통)	부신겉질, 심장, 신장, 생식샘의 내분비조직
Cardiovascular system(심장혈관계통)	모든 부위
Lymphatic system(림프계통)	모든 부위
Urinary system(비뇨계통)	네프론 및 집합관 계통이 시작 부위를 포함한 콩팥
Reproductive system(호흡계통)	생식샘 및 주변의 도관계통
Miscellaneous(기타)	배쪽 체강(가슴막안, 심장막안, 복막강)의 속막 및 모든 기관계통을 지지하는 결합조직
	Endodermal Contributions(내배엽)
Endocrine system(내분비계통)	가슴샘, 갑상샘, 이자
Respiratory system(호흡계통)	호흡상피(코안 제외) 및 그와 연관된 점액샘
Digestive system(소화계통)	점막상피(입과 항문 제외), 외분비샘(침샘 제외), 간, 이자
Urinary system(비뇨계통)	방광 및 도관계통의 먼쪽부분
Reproductive system(생식계통)	도관계통의 먼쪽부분, 생식세포를 만드는 줄기세포

반복적인 핵분열을 겪으며 광범위하고 빠른 성장을 보여주는 영양막은 매우 많은 에너지를 필요로 하고, 주변 조직으로 침투하며 퍼져나가지만, 모체의 면역계통을 활성화하지는 못한다. 요약하면, 영양막은 암세포의 특성을 많이 가지고 있다. 임신의 약 0.1% 정도는 조절 기작에 이상이 생기고, 정상적인 발생 대신 영양막이 종양처럼 된다. 이러한 상태를 **gestational trophoblastic neoplasia(임신성 융모막 종양)**라고 한다. 임신성 융모막 종양의 약 20% 정도는 다른 조직으로 전이되어 치명적인 결과를 초래할 수도 있다. 그러므로 이 종양의 즉각적인 외과적 제거가 필수적이며, 외과수술 후 때때로 화학요법이 뒤따르기도 한다.

모듈 19.2 복습

a. 임신성 융모막 종양을 정의하시오.
b. 창자배형성과 그 중요성에 대하여 설명하시오.
c. 신경계통과 호흡계통을 제외한 거의 모든 신체 기관계통을 생기게 하는 배엽층은 무엇인가?

19.3

배아바깥막은 태아의 성장 및 발생을 지지하는 태반을 형성한다

배엽층은 4개의 배아바깥막인 난황주머니(내배엽 + 중배엽), 양막(외배엽 + 중배엽), 요막(내배엽 + 중배엽), 융모막(중배엽 + 영양막) 형성에 참여한다. 이 네 막이 배아 및 태아발생을 지지하지만, 이들이 존재한 흔적은 성인의 기관 계통에 거의 남지 않는다.

Formation of the Yolk Sac (난황주머니의 형성)

Formation of the Amnion (양막의 형성)

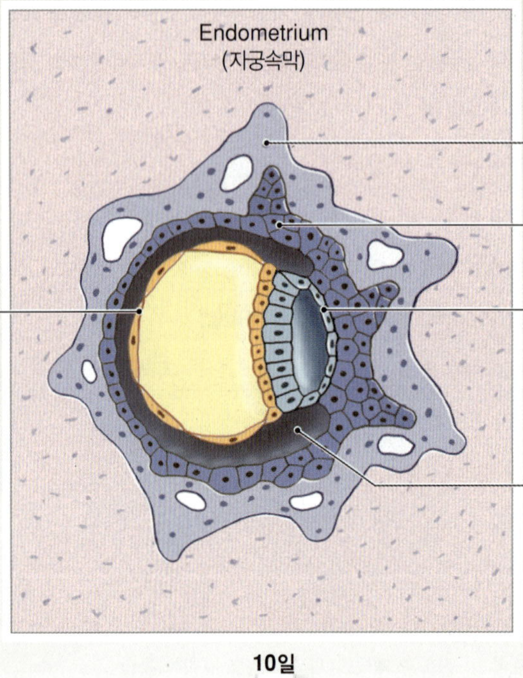

Yolk sac(난황주머니)은 주머니배공간 바깥쪽 끝 주위에 퍼져 있는 한 층의 세포에서부터 시작되어 하나의 완성된 주머니를 형성한다. 이 주머니는 수정 후 10일 정도면 이미 볼 수 있다.

Amnion(양막; AM-nē-on)은 속세포덩이를 영양막에서 분리시키는 공간 주위로 이동하는 얇은층 세포에서부터 시작된다.

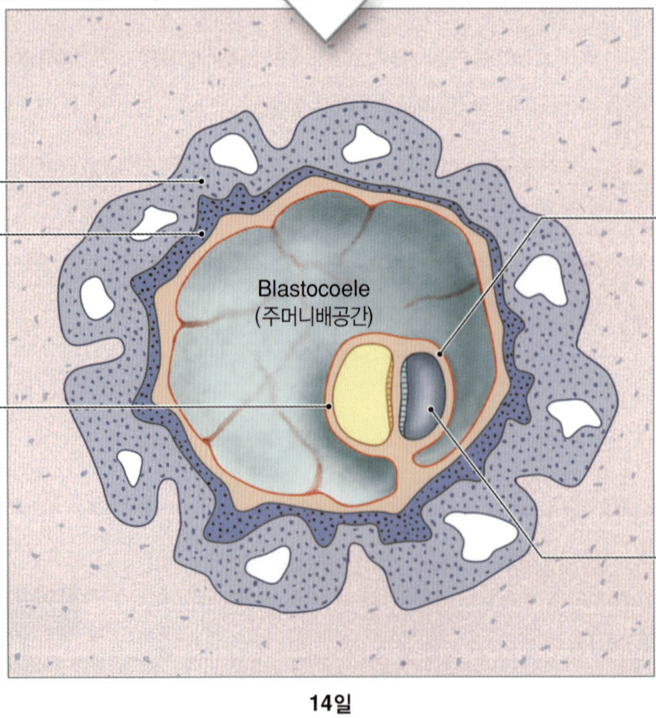

창자배형성이 진행될수록, 중배엽세포는 양막공간의 외배엽 막과 이를 둘러싼 영양막 사이를 이동한다. 이 중배엽과 외배엽의 결합이 양막을 완성한다.

창자배형성이 진행될수록, 중배엽세포는 주머니 주변으로 이동하여 난황주머니를 완성한다. 혈관은 난황주머니의 중배엽에 가장 먼저 출현하고, 주머니배공간에서 흡수된 영양분을 모아서 배분한다. 또한 난황주머니의 혈관망은 혈액세포 형성의 중요한 장소가 된다.

양막공간에는 발생 중인 배아나 태아를 둘러싸서 보호하는 **amniotic fluid(양수)**가 들어있다.

Formation of the Allantois
(요막의 형성)

Formation of the Chorion
(융모막의 형성)

Allantois(요막; a-LAN-tō-is)는 난황주머니 바닥 근처에 있는 내배엽의 돌출부위에서 시작된다. 그 다음 내배엽성 끝부분이 주머니배의 벽쪽으로 성장하여 중배엽세포무리에 의해 둘러싸인다.

요막과 연결된 중배엽은 주머니배 주위로 퍼져나가 영양막과 주머니배공간을 분리한다. 중배엽과 영양막의 결합으로 **chorion (융모막;** KŌ-rē-on)이 생기며, 이것은 태반의 시작이다.

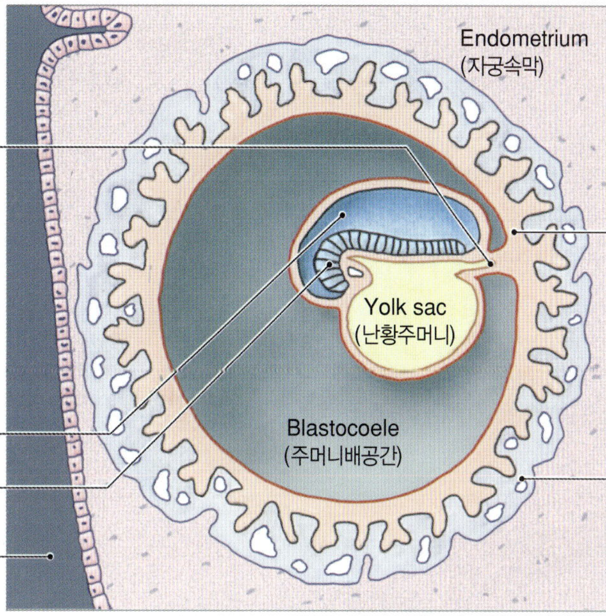

3주

요막은 배꼽줄기로 가는 중간 부위까지 뻗어 있다. 요막의 바닥 부위는 방광을 형성하게 된다.

Placenta(태반)는 태아와 모체 계통 간 접점을 형성한다. 태반은 융모막의 융모로 발달하여 자궁속막으로 침투하여 모체의 혈관을 무너뜨린다. 태반은 발생 중인 배아의 일차적인 지지 메커니즘이 되어 산소 및 영양분은 모체의 혈류로부터 흡수하고, 이산화탄소 및 노폐물을 교환한다.

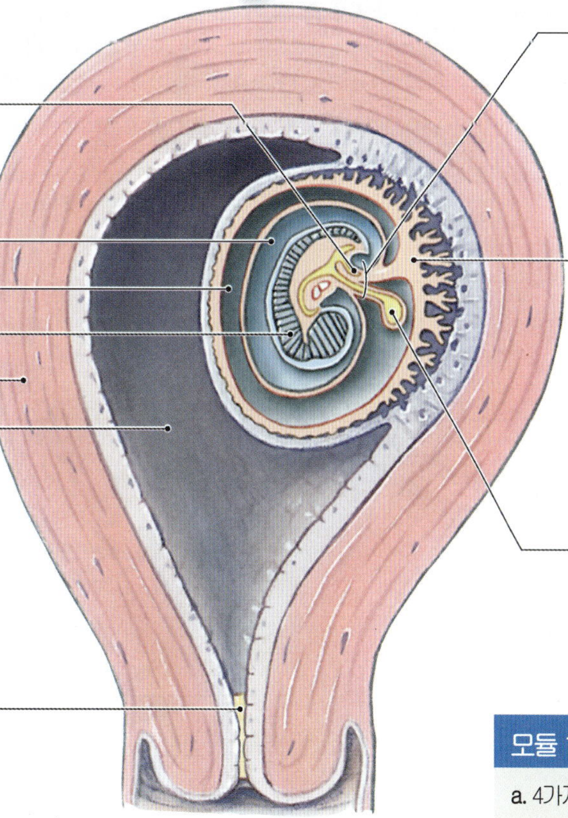

5주

모듈 19.3 복습

a. 4가지 배아바깥막의 이름을 말하시오.

b. 어떤 배아바깥막이 후에 방광을 형성하는가?

c. 어떤 배엽층이 배아바깥막을 형성하는가? 또 각 배아바깥막의 기능은 무엇인가?

19.4

태반은 출생전 발생 동안 다양한 생체기능을 수행한다

1 이 그림은 태반의 구조에 대해 더욱 자세하게 보여주고 있다. 융모막융모는 태아와 모체 혈류 간의 기체, 영양분, 노폐물의 능동·수동 교환이 일어나는 표면을 제공한다. 쌍을 이룬 **umbilical artery(배꼽동맥)**를 통해 태반으로 흐르는 혈액은 산소가 제거된 혈액이며, 태아 조직에서 생성된 노폐물이 포함되어 있다. 태반에서 산소 공급이 보충되고, 유기영양분이 추가되며, 이산화탄소와 여러 유기노폐물은 제거된다. 그 다음 혈액은 단일 **umbilical vein(배꼽정맥)**으로 태아에게 돌아간다.

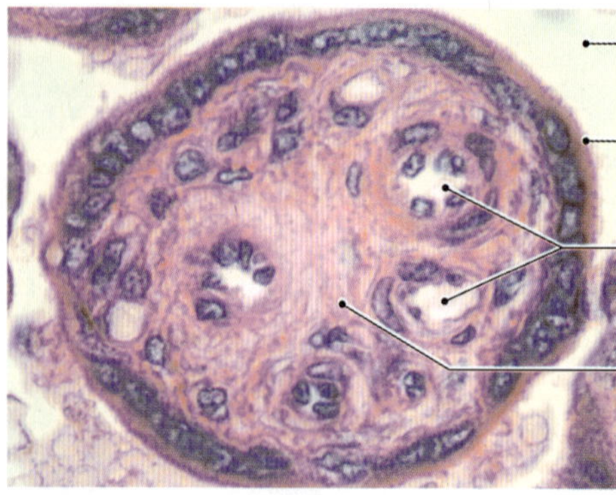

Chorionic villus, cross section
(융모막융모, 단면) LM × 280

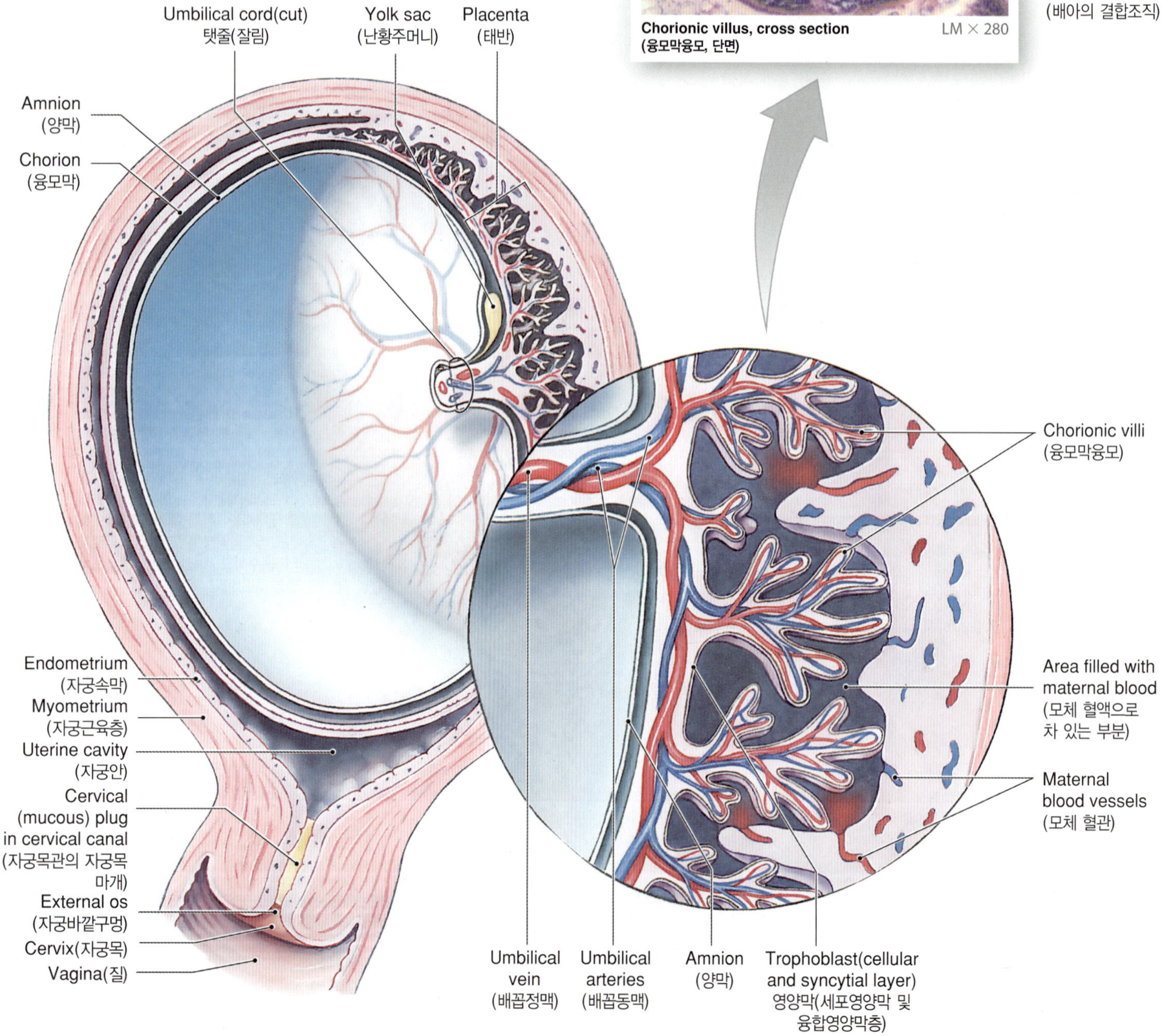

2 태아에게 영양분을 공급하는 역할 이외에 태반은 내분비기관의 역할도 한다. 몇몇 호르몬이 융합영양막에 의해 합성되어 모체의 혈류로 방출된다.

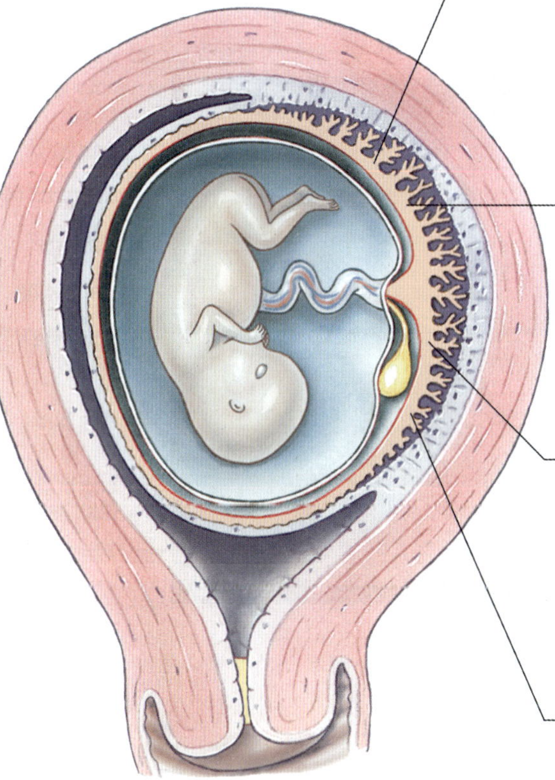

Placental Hormones(태반 호르몬)

Human Chorionic Gonadotropin(hCG, 사람융모생식샘자극호르몬)

Human chorionic gonadotropin(hCG, 사람융모생식샘자극호르몬)은 착상이 일어난 직후 모체의 혈류에 나타난다. 혈액이나 소변 시료 내 hGC의 존재는 임신 여부를 판단하는 신뢰할 수 있는 지표이다. 임신의 조기 진단 키트는 이 호르몬의 존재에 민감하다. hGC는 기능면에서 LH와 유사한데, 그 이유는 황체를 유지시키고, 프로게스테론의 분비가 계속되도록 촉진하기 때문이다. 결과적으로, 임신 중에 자궁속막은 완전히 기능하고, 월경은 일어나지 않는다. hGC가 존재하면 황체는 3~4개월간 유지되다가 점점 크기가 줄고 분비기능이 감퇴한다. 황체 기능이 감소되어도 자궁주기가 돌아오도록 유도되지는 않는데, 그 이유는 첫 석달이 끝날 때쯤 태반에서 에스트로겐과 프로게스테론이 분비되기 때문이다.

Human Placental Lactogen(hPL, 사람태반젖샘자극호르몬)

Human placental lactogen(hPL, 사람태반젖샘자극호르몬)은 젖샘에서 젖 생산을 할 준비를 돕는다. 젖샘이 비활성상태에서 활성상태로 전환하려면 몇 가지 모체의 호르몬(성정호르몬, 프로락틴, 갑상샘호르몬)뿐만 아니라, 태반호르몬(태반젖샘자극호르몬, 에스드로겐, 프로게스테론)이 필요하다

Relaxin(릴랙신)

Relaxin(릴랙신)은 펩티드 호르몬으로, 임신 중 태반과 황체에서 분비된다. 릴랙신은 (1) 두덩결합의 유연성을 증가시켜 골반이 출산시 확장되게 하고, (2) 자궁목을 확장하여 태아가 질관으로 들어가기 쉽게 해주며, (3) 임신 말기까지 진통수축의 시작을 늦춘다.

Progesterone(프로게스테론)과 Estrogen(에스트로겐)

첫 석달 이후에 태반은 충분한 양의 프로게스테론을 생성하여 자궁속막을 유지하고 임신을 지속시킨다. 셋째 석달 말기가 다가오면, 태반이 에스트로겐 합성을 더욱 가속화한다. 다음 모듈에서 살펴볼 내용과 같이 에스트로겐 수준의 상승은 진통과 출산유도에 중요한 역할을 한다.

모듈 19.4 복습

a. 융합영양막에 의해 합성되는 호르몬의 이름을 말하시오.

b. 자가 임신검사에서 임신 가능성의 지표로 제공되는 소변에서 검출되는 호르몬은 무엇인가?

c. 언제 태반이 임신을 지속시키는 기능을 충분히 수행하게 되는가?

19.5

기관계통은 첫 석달에 형성되어 둘째와 셋째 석달 동안 기능을 갖추게 된다

첫 석달은 매우 중요한 발생 기간인데, 그 이유는 첫 12주 동안 기관형성과정인 **organogenesis(기관발생)**의 기초를 확립하기 때문이다. 그 다음 둘째와 셋째 석달에 걸쳐 태아는 크게 자라며, 기관계통은 점점 복잡해져 정상 기능을 할 수 있는 단계에 이른다.

1 이것은 발생 2주째인 배아의 주사전자현미경 사진이다. 중추신경계는 배아의 뒤쪽 중앙선을 따라 있는 두꺼운 외배엽성 띠에 깊은 골의 형태로 발달하면서 형성된다.

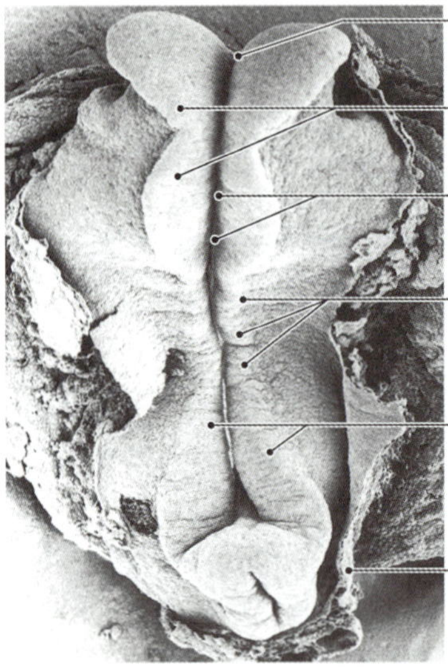

2 4주 된 배아의 사진에는 쉽게 알아볼 수 있는 여러 특징이 나타나 있다. 심장이 뛰고, 혈액을 태반 쪽으로 흐르도록 밀어내어, 성장과 발생에 필요한 영양분을 공급한다.

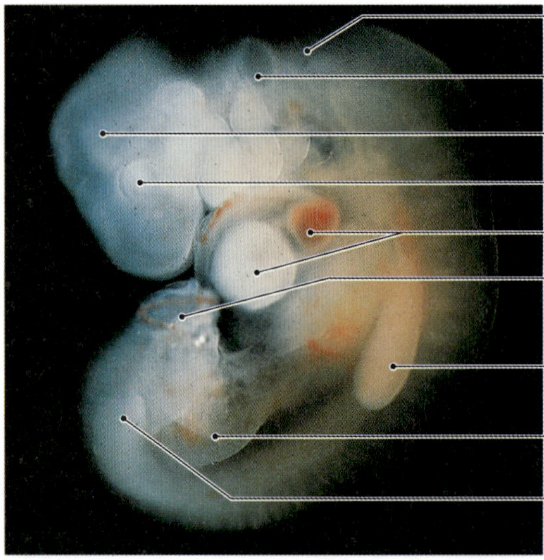

3 6주가 되면, 태반이 형성되고, 배아는 양막공간 내에 떠 있게 된다. 몸의 비율이 변화하고, 팔다리가 더 길어지고, 머리뼈는 이미 생긴 뇌와 눈 주위에 형성되기 시작한다.

4 첫 석달이 끝날 때쯤, 태아는 매우 커지며 사람으로서의 특징도 더 잘 나타난다. 몸통 골격과 사지근육이 형성되고, 태아의 운동이 곧 시작된다.

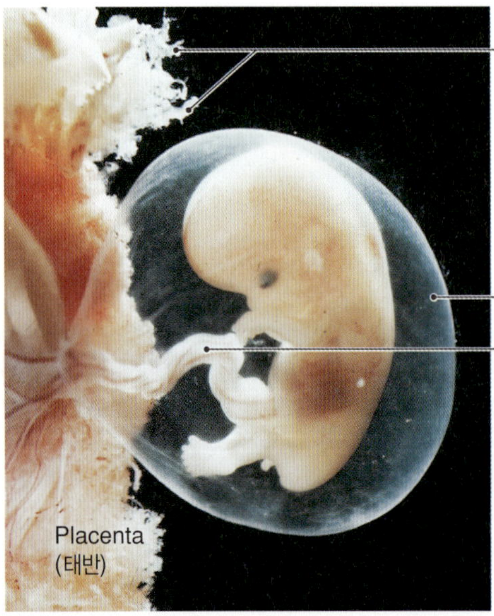

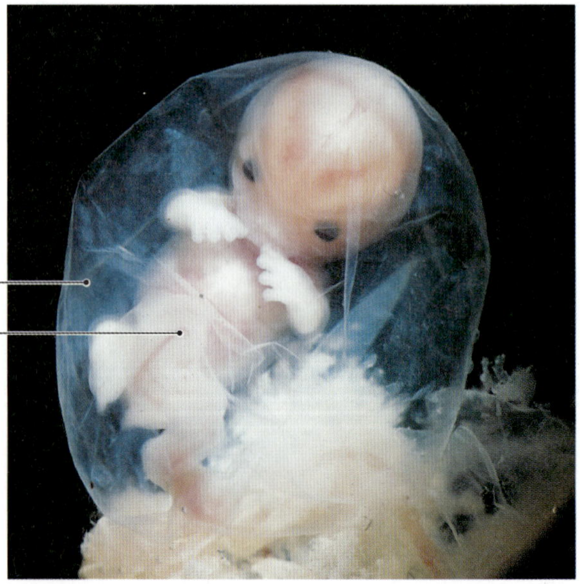

5 이것은 임신한 지 4개월된 태아이다. 얼굴과 입천장이 형태를 갖추고 있으며, 대뇌반구가 빠르게 커진다. 털주머니가 생기고, 털이 자라기 시작한다. 말초신경이 형성되었고, 감각수용기가 발달되며, 태아는 빠르게 움직인다. 첫 8주 동안 태아의 성장은 매우 빠르며, 태아의 몸무게가 25배나 증가한다. 둘째 석달이 끝날 때쯤 태아의 무게가 약 0.64 kg까지 성장하게 된다.

6 이것은 임신한 지 6개월 된 태아의 초음파이다. 셋째 석달 동안, 대부분의 기관계통은 모체의 보조 없이도 정상 기능을 수행할 준비가 된다. 성장 속도는 느려지기 시작하지만, 절대치로 본다면 몸무게 증가가 가장 크게 일어난다. 마지막 3개월 동안 태아의 몸무게가 약 2.6 kg 정도 늘어나서 정상적으로는 약 3.2 kg에 이르게 된다.

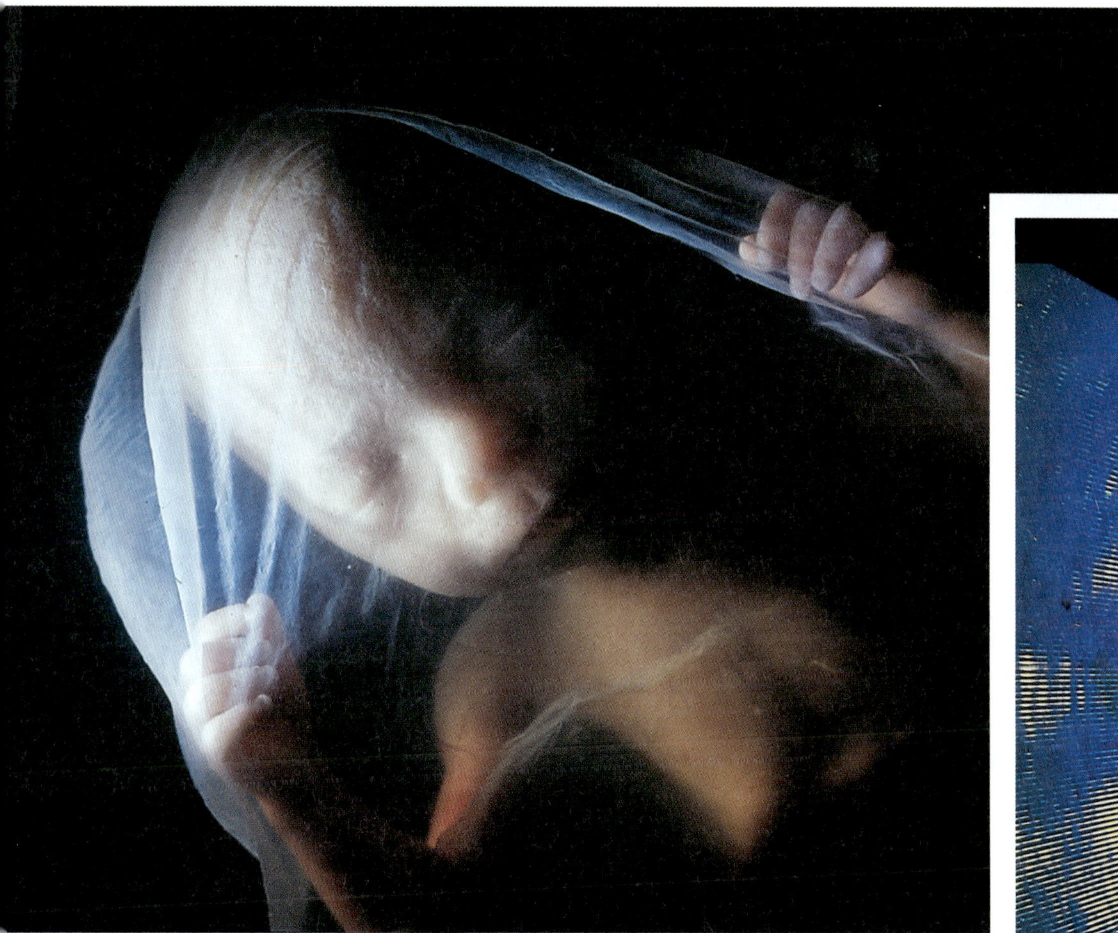

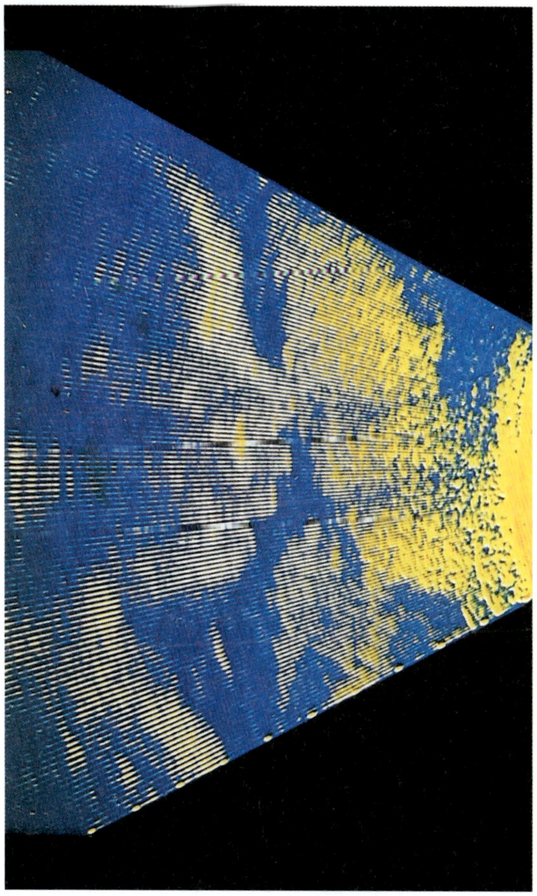

모듈 19.5 복습

a. 기관발생을 정의하시오.

b. 둘째와 셋째 석달 동안 일어나는 태아 발생의 주요 과정에 대하여 말하시오.

c. 세 석달기 중 어떤 기간 동안 태아가 가장 크게 몸무게가 증가하는가?

19.6

임신은 모체에 해부학적, 생리학적 스트레스를 준다

임신은 모체에 엄청난 부담을 주게 된다. 발생 중인 태아는 영양분 공급, 호흡, 노폐물 제거를 전적으로 모체의 기관계통에 의존한다. 모체의 계통은 평소에 정상적으로 수행하던 기능에 더하여 이러한 기능을 수행한다. 예를 들어, 모체는 충분한 산소와 영양분, 비타민을 자신뿐 아니라 태아를 위해 흡수해야 하며, 발생하는 모든 노폐물을 제거해야 한다. 이것이 임신초기 몇 주간은 큰 부담이 되지 않지만, 태아가 성장할수록 임산부에 요구되는 부담은 커지게 된다.

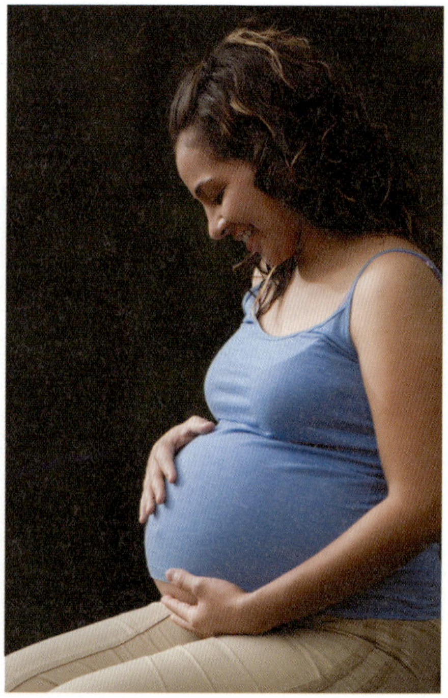

1 임신의 물리적인 부담은 매우 크다. 임신 중 여성의 몸무게는 6~7 kg 늘어나는 것이 보통이며, 이 무게는 몸의 축에 맞추어 조정되어 있지 않다. 이는 움직이거나 균형을 유지하는 데 추가적인 에너지를 사용해야 함을 뜻한다. 아래 그림은 임신하지 않은 여성과 임신한 여성의 기관 위치를 비교한 것이다. 임신 기간을 다 채웠을 때, 자궁과 태아는 매우 커져 모체의 배에 위치한 여러 기관이 정상적인 위치에서 밀려난다.

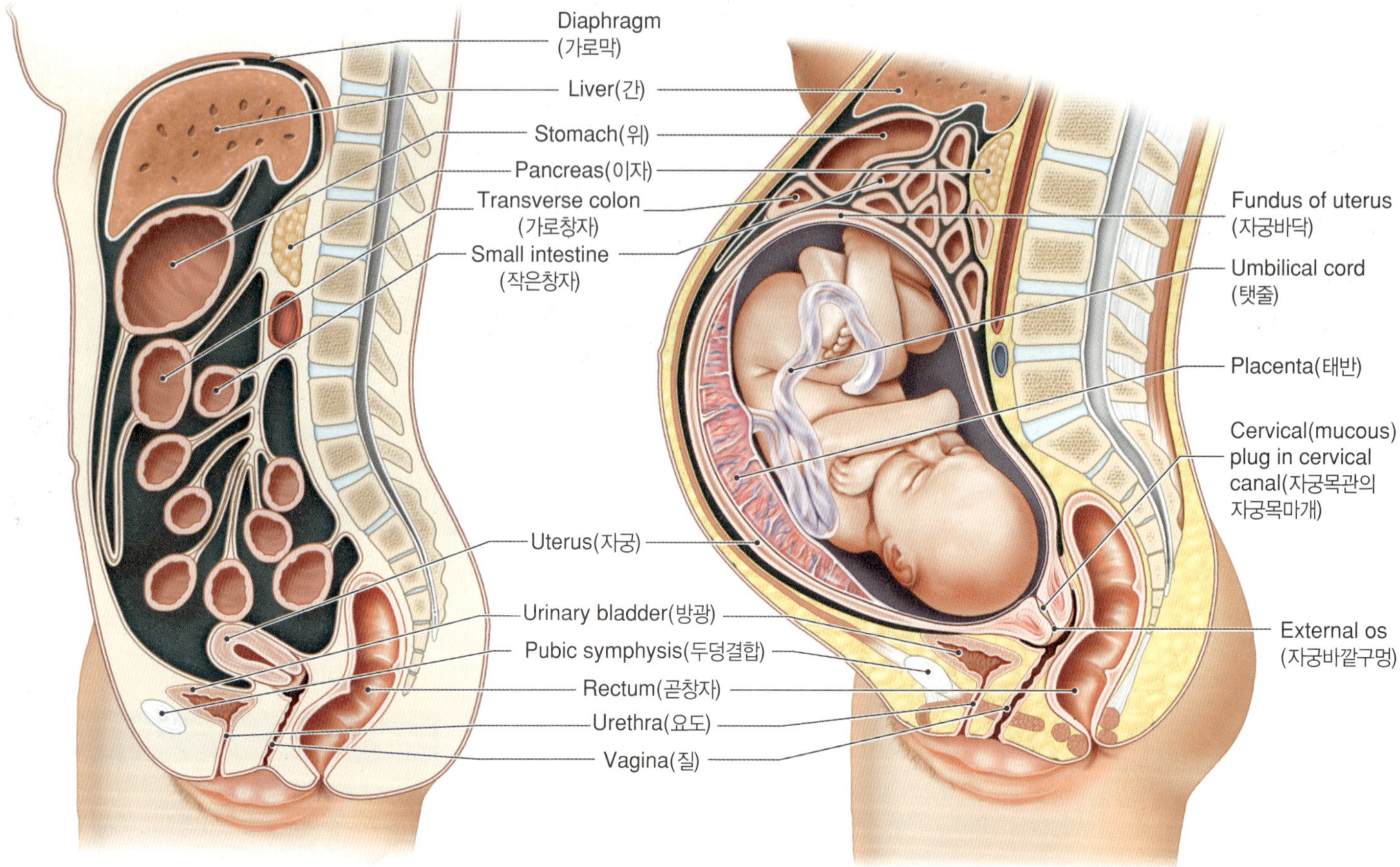

Nonpregnant female
(임신하지 않은 여성)

Pregnant female(full-term infant)
임신한 여성(임신기간을 다 채운 아기)

2 임신 시 일어나는 생리학적 적응은 물리적 적응보다 훨씬 더 극적이다. 다음은 셋째 석달이 끝날 때쯤 모체계통에서 일어나는 생리학적 변화를 요약한 것이다.

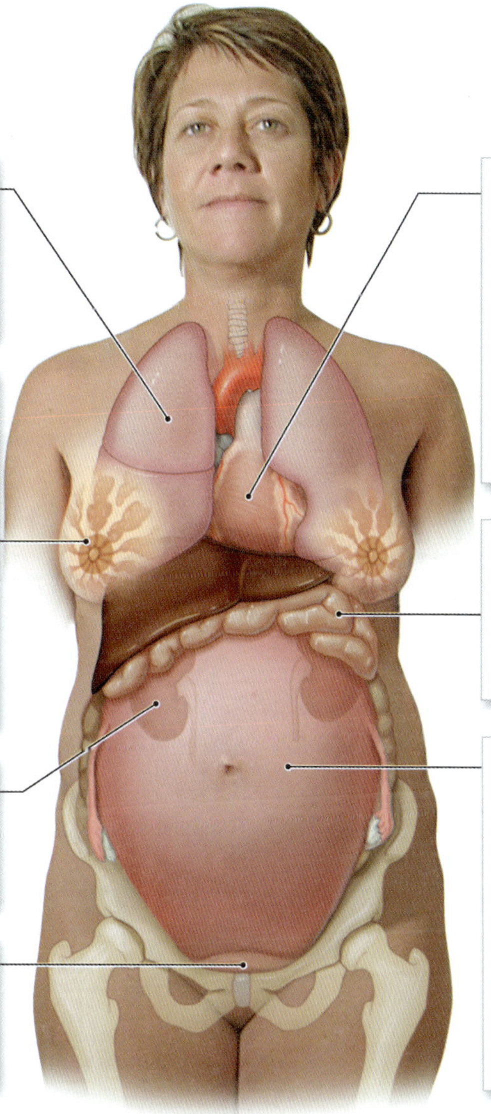

임신이 자연적인 현상이라고는 하나, 모체의 기관계통에 가해지는 물리적, 생리적 요구로 인해 잠재적으로 위험할 수 있다. 연령에 관계없이, 임신과 관련된 위험성은 경구피임약의 사용과 관련된 위험성보다 훨씬 커진다(특히 경구피임약의 복용과 흡연을 동시에 하는 여성의 경우는 제외). 35세가 넘은 임산부는 임신 관련 합병증으로 인한 사망률이 자동차 사고로 인한 사망률의 거의 2배 정도가 된다.

모듈 19.6 복습

a. 임신 동안 모체계통에서 일어나는 주요 변화를 설명하시오.

b. 임산부의 혈액량이 임신 동안 증가하는 이유는 무엇인가?

c. 임신하지 않은 여성과 임신한 여성의 내장기관의 위치를 나타낸 그림에 따르면, 어떤 여성은 임신 동안 호흡에 어려움을 경험하게 되는데 그 이유는 무엇인가?

19.7

여러 요인이 진통 과정을 유발하고 촉진시킨다

임신 기간 동안의 자궁의 엄청난 확장은 자궁근육층의 자발적인 민무늬근 수축 속도가 점진적으로 증가하는 것과 관련이 있다. 임신 초기 태반에서 방출된 프로게스테론이 자궁 민무늬근을 억제하여 강력한 수축을 막는다. 임신 후기 어떤 여성은 자궁 근육조직에 간헐적인 경련을 경험하지만, 이러한 수축은 규칙적이지도 않고 지속적으로 일어나지 않는다. 이 수축을 **false labor(가진통)**라고 한다. **True labor(진진통)**는 생화학적 요인과 기계적인 요인이 되돌아올 수 없는 지점에 이르면 시작된다.

1 이 시상면은 진진통이 시작될 때 태아의 위치를 보여준다. 대부분의 태아는 이 위치로 자리를 잡는다.

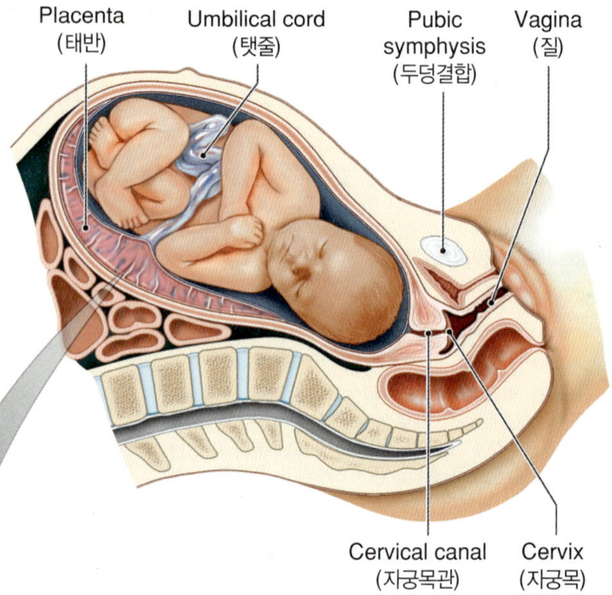

2 임신 9개월이 지나면, 여러 요인들이 상호작용을 하여 진진통이 시작된다. 일단 분만수축이 자궁근육층에서 시작되면 양성되먹임에 의하여 출산이 끝날 때까지 진통이 지속된다.

Placental Factors(태반의 요인)

태반 에스트로겐이 자궁근육층의 민무늬근 세포의 민감성을 증가시켜 수축이 보다 쉽게 일어나게 한다. 출산이 다가올수록 에스트로겐 생성이 더욱 증가한다. 에스트로겐은 민무늬근섬유의 옥시토신에 대한 민감성 역시 증가시킨다.

태반에서 생성되는 릴랙신은 골반의 관절을 이완시키고 자궁목을 확장한다.

Maternal Oxytocin Release (모체의 옥시토신 분비)

에스트로겐 수준이 높아지면 모체에서 옥시토신 분비가 촉진된다. 후기 자궁의 민무늬근은 임신하지 않은 자궁상태의 민무늬근보다 옥시토신에 100배 더 민감하다.

Distortion of Myometrium (자궁근육층의 뒤틀림)

자궁근육층이 뒤틀리면 민무늬근육층의 민감성이 증가하고, 임신이 진행될수록 더욱 자주 강하게 일어나는 자발적 수축을 활성화시킨다.

분만수축은 태아를 이동시키고 자궁근육층을 더욱 뒤틀리게 한다. 이 뒤틀림은 옥시토신과 프로스타글란딘의 분비를 추가적으로 촉진한다. 이 **positive feedback(양성되먹임)**은 출산이 완료될 때까지 계속된다.

LABOR CONTRACTIONS OCCUR(분만 수축 발생)

3 진통의 목적은 태아와 태반을 강하게 밖으로 내보내는 **parturition(분만;** par-toor-ISH-un)이다. 진통은 전통적으로 세 단계인 확장기, 만출기, 태반기로 나누어진다.

Dilation Stage(확장기)

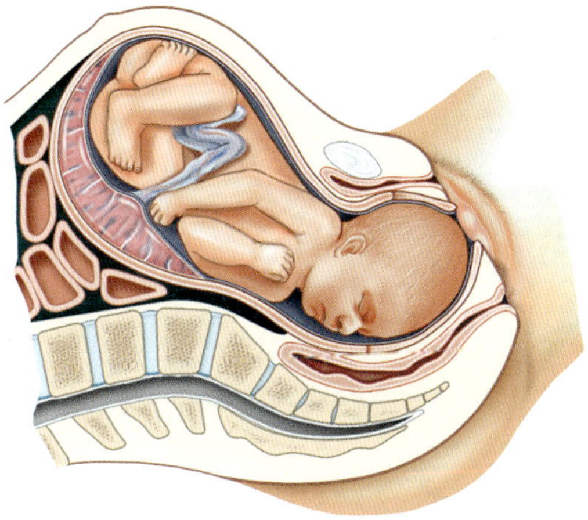

Dilation stage(확장기)는 진진통의 개시와 함께 시작되며, 자궁목이 확장되면서 중력과 자궁수축에 의해 태아가 자궁목관 쪽으로 움직이기 시작한다. 이 단계는 일반적으로 8시간 이상 계속된다. 확장기가 시작되면 분만수축은 30분까지 지속되며, 매 10~30분마다 일어난다. 분만수축의 빈도 및 지속시간은 꾸준히 증가한다. 이 확장기 후기에는 양막이 파열되고, 이른바 '양수가 터지게' 된다.

Expulsion Stage(만출기)

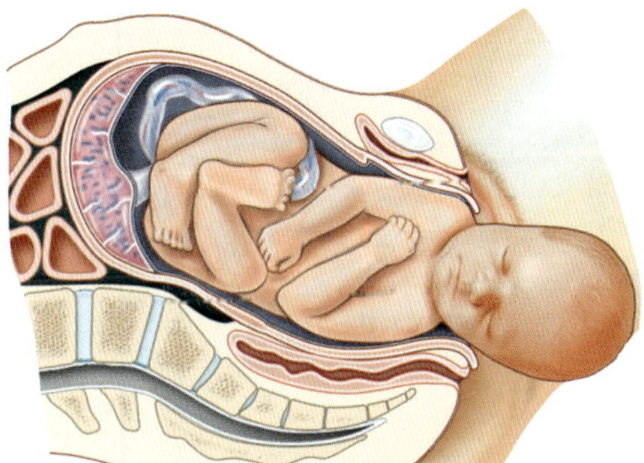

Expulsion stage(만출기)는 태아가 밀려 내려오면서 자궁목이 완전히 열리게 되면서 시작한다. 이 단계에서 수축은 그 강도가 최고조에 이르게 되고, 2~3분 정도의 간격을 두고 일어나며, 1분 동안 지속된다. 만출은 태아가 질을 통해 나올 때까지 계속된다. 대부분의 경우 만출기는 2시간 이내에 끝난다. 신생아가 세상 밖으로 나오는 것을 **delivery(분만)** 또는 출산이라고 한다.

Placental Stage(태반기)

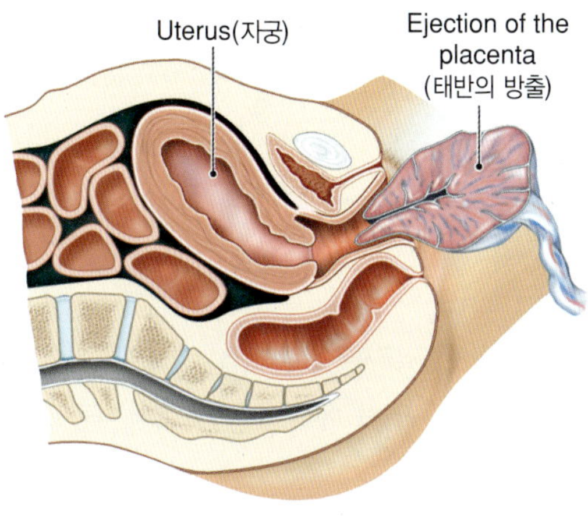

진통 중 **placental stage(태반기)** 동안 부분적으로 비어 있는 자궁벽에 근육수축이 생겨 자궁이 점점 크기가 줄어든다. 이 자궁수축에 의하여 자궁속막과 태반이 분리되고, 태반 또는 **afterbirth(후산)**가 방출된다. 태반이 방출될 때 출혈을 동반하지만, 자궁수축이 자궁 혈관을 압박하여 대부분 이 혈류를 제한한다.

Premature labor(조숙산통)는 태아가 정상적인 발생을 마치기 전에 진진통이 시작되면서 일어난다. 신생아의 생존율은 출생시 체중과 직접적인 관계가 있다. 임청난 노력에도 불구하고, 출생 시 체중이 400 g 미만인 신생아는 생존할 수 없는데, 그 이유는 아기의 호흡계통, 심혈관 계통, 비뇨계통이 모체의 도움 없이는 생명을 유지하는 것이 불가능하기 때문이다. 임신 25~27주에 태어난 대부분의 태아(출생시 체중 600 g 미만)는 신생아 집중치료에도 불구하고 사망하며, 생존하더라도 발생 이상의 위험이 높다. **Premature delivery(조숙분만)**는 일반적으로 28~36주(출생 시 체중 1 kg 이상)에 출생하는 경우를 말한다. 치료를 받으면 이 신생아는 생존하여 정상적으로 발달할 가능성이 높다.

모듈 19.7 복습

a. 분만수축의 유발과 연관된 요인을 말하고, 그에 대해 설명하시오.

b. 진진통을 주로 유도하는 화학물질은 무엇인가?

c. 진통의 3단계를 말하고, 각 단계에서 일어나는 과정과 그 특징에 대해 설명하시오.

출생 후 발생 초기에는 모체계통으로부터의 영양 공급이 필요하다

발생 과정은 출생으로 멈춰지는 것이 아니다. 왜냐하면 신생아는 성숙한 성인이 가진 해부학적, 기능적, 생리학적 특징을 거의 갖추고 있지 않기 때문이다. 출생 직후 처음 28일 동안을 **neonatal period(신생아기)**라고 한다. 신생아기 동안, 아기는 신생아 또는 갓난아기라 한다. 유아기는 태어난 첫 해를 말한다. 신생아와 유아는 영양 공급뿐 아니라, 심한 온도변화 같은 환경의 위험으로부터 이동하고 보호를 위해 어머니에게 의존한다.

1 젖은 **milk let-down reflex(젖분출반사)**를 통해 유아에게 공급되며, 다음의 그림과 같다. 임신 6개월 말이 되면 젖샘이 완전히 발달하고, 샘세포가 **colostrum(초유;** kō-LOS-trum)를 생성하기 시작한다. 초유는 유아 스스로의 면역계통이 완전히 제 기능을 할 때까지 감염을 막도록 도와주는 항체를 포함하고 있다. 수유후 며칠이 지나면, 젖샘은 모유를 생산하는데, 모유에는 초유보다 지방질이 훨씬 많이 들어 있다. 또한 모유에는 항체와 항생제 특성을 가진 효소인 **lysozyme(리소자임)**도 들어 있다.

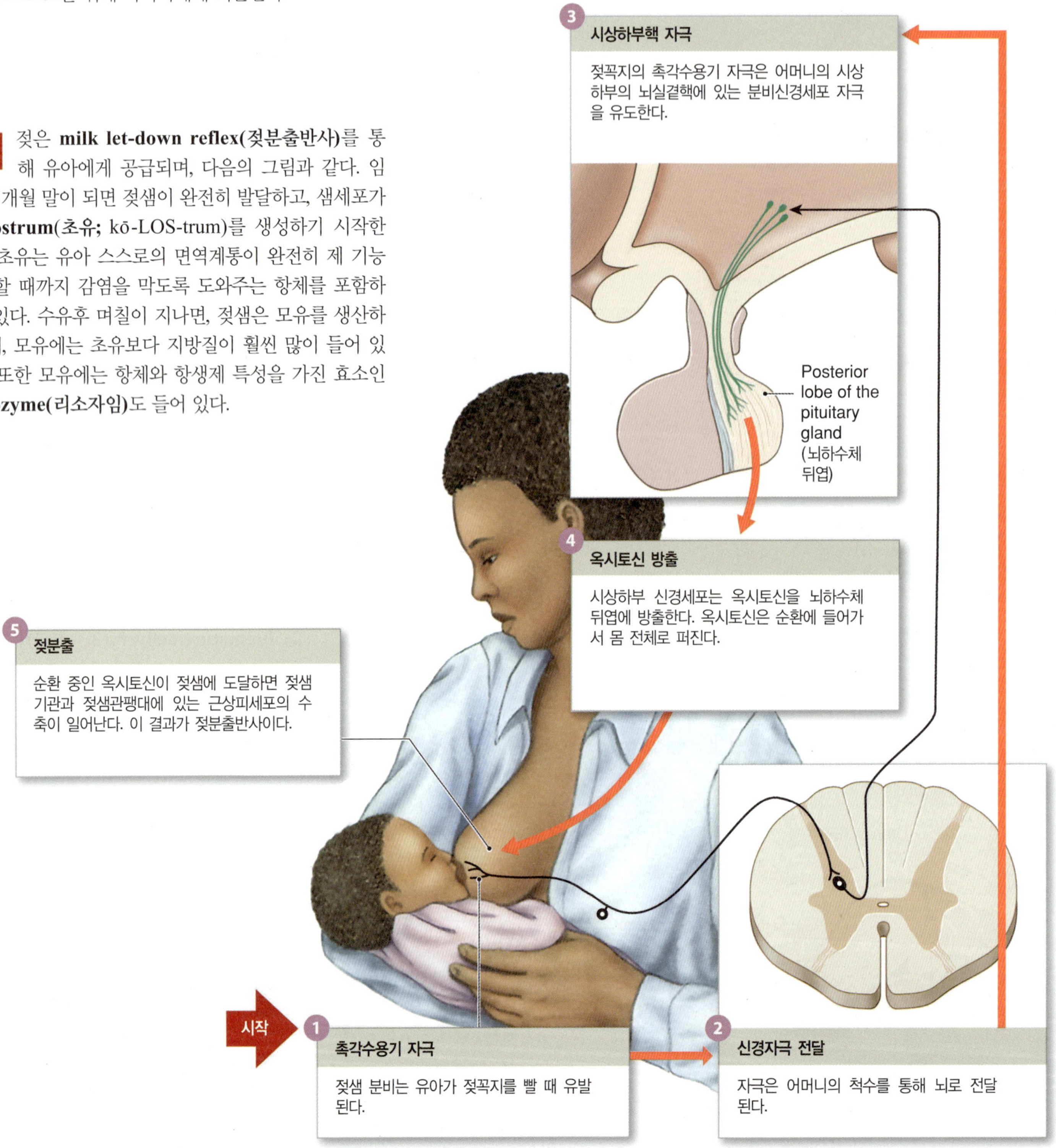

2 출생후 발생은 다섯 단계의 **life stage(생애주기)**인 (1) 신생아기, (2) 유아기, (3) 아동기, (4) 청소년기, (5) 성숙기를 거친다. 일단 성숙기에 이르면 개인은 노화를 수반하는 점진적인 변화를 겪게 된다. 유아기와 아동기의 성장은 순환 중인 호르몬, 특히 성장호르몬, 부신 스테로이드, 갑상샘호르몬의 지시하에 일어난다. 이 호르몬들은 특별한 방법으로 각각의 세포에 대한 민감도에 따라 조직과 기관에 영향을 미친다. 주로 성호르몬의 양이 증가하면 청소년기의 성장과 발달에 영향을 준다.

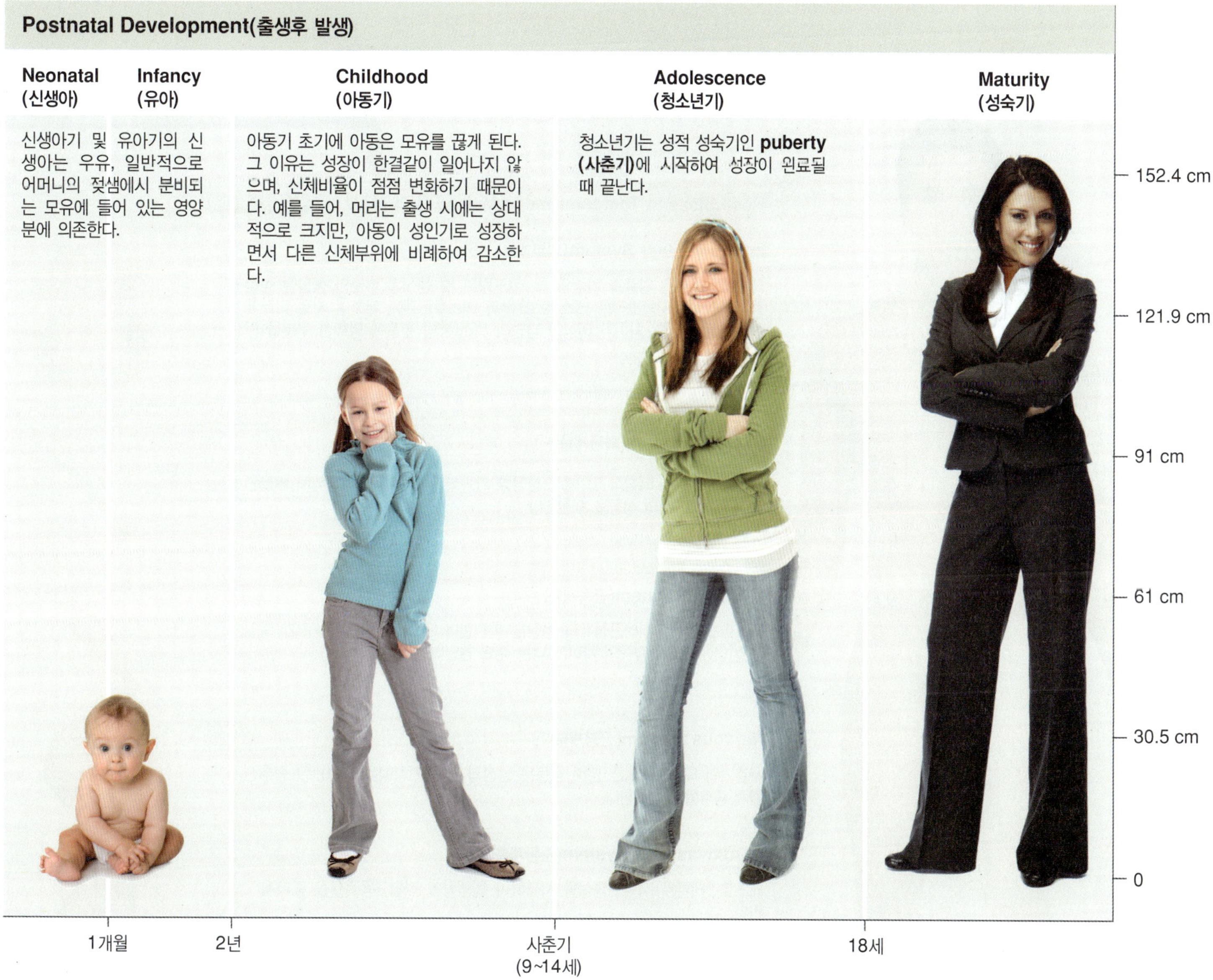
Postnatal Development(출생후 발생)
Neonatal (신생아)
Infancy (유아)
신생아기 및 유아기의 신생아는 우유, 일반적으로 어머니의 젖샘에서 분비되는 모유에 들어 있는 영양분에 의존한다.
Childhood (아동기)
아동기 초기에 아동은 모유를 끊게 된다. 그 이유는 성장이 한결같이 일어나지 않으며, 신체비율이 점점 변화하기 때문이다. 예를 들어, 머리는 출생 시에는 상대적으로 크지만, 아동이 성인기로 성장하면서 다른 신체부위에 비례하여 감소한다.
Adolescence (청소년기)
청소년기는 성적 성숙기인 **puberty (사춘기)**에 시작하여 성장이 완료될 때 끝난다.
Maturity (성숙기)
152.4 cm
121.9 cm
91 cm
61 cm
30.5 cm
0
1개월
2년
사춘기 (9~14세)
18세

모듈 19.8 복습

a. 젖분출반사를 일으키는 호르몬은 무엇인가?

b. 초유와 모유의 차이를 설명하시오.

c. 출생후 발달 단계를 말하고, 각 단계의 시간주기를 설명하시오.

사춘기에 여성과 남성 호르몬은 대부분의 기관계통에 서로 다른 영향을 미친다

사춘기에 많은 기관계통은 혈중 성호르몬의 수준 변화에 반응하여 그 활성에 변동이 생긴다. 가장 중요한 성 연관 변화를 다음에 요약해놓았다. 테스토스테론과 에스트로겐의 효과는 성장호르몬, 갑상샘호르몬, 프로락틴, 부신겉질호르몬 등에 의하여 촉진되고 상승된다.

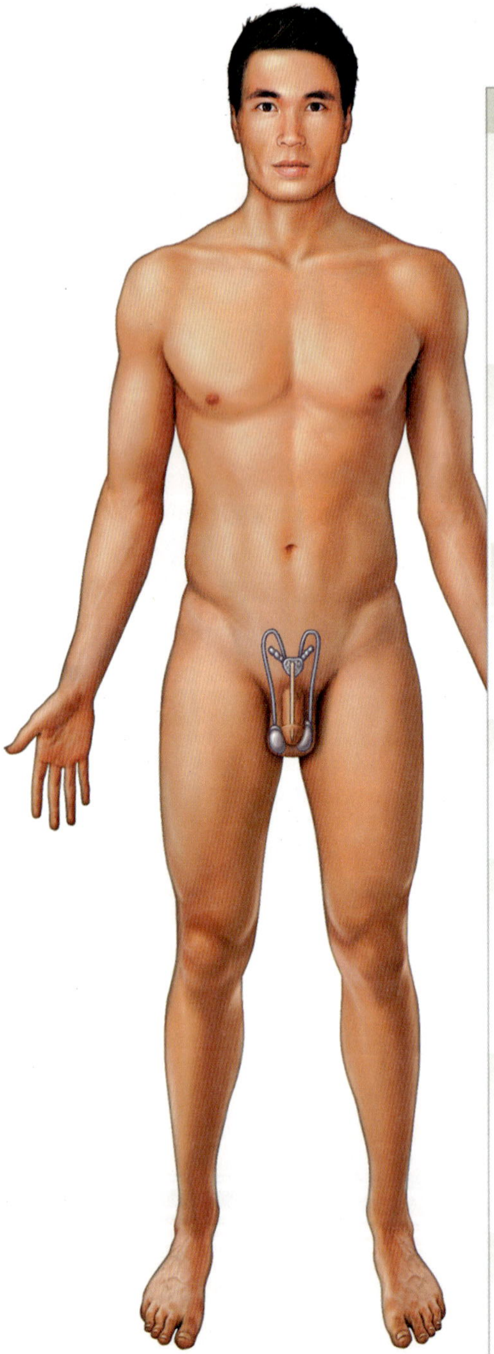

Responses to Testosterone in Males(남성의 테스토스테론에 대한 반응)

Integumentary System(피부계통)

테스토스테론은 얼굴과 가슴의 털, 겨드랑이 및 생식기 부분의 종말털 성장을 자극한다. 지방조직은 테스토스테론과 에스트로겐에 대하여 서로 다르게 반응하며, 이러한 차이가 여성과 남성의 피하 지방 분포에 명확한 구분을 만들어낸다.

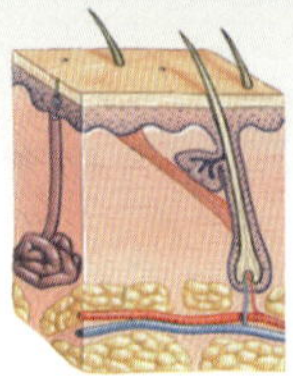

Skeletal System(뼈대계통)

테스토스테론은 뼈침착 및 뼈대 성장을 가속화한다 이러한 과정에서 뼈끝연골이 닫히고, 키의 성장을 제한한다.

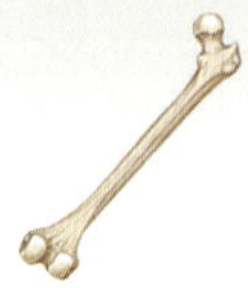

Muscular System(근육계통)

테스토스테론은 뼈대근섬유의 성장을 촉진한다. 증가된 근육량은 키가 똑같은 남녀에서도 체질량의 차이가 나는 주요 원인이 된다.

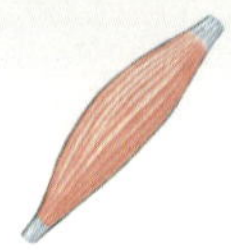

Nervous System(신경계통)

사춘기의 테스토스테론 분비 급등은 남성의 성욕과 성행동과 연관된 중추신경계 중추를 활성화한다.

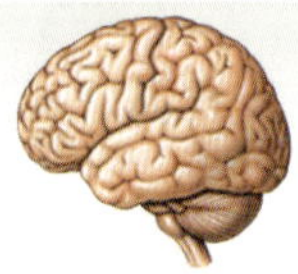

Cardiovascular System(순환계통)

테스토스테론은 적혈구생성을 자극하여 혈액량과 적혈구용적률을 증가시킨다.

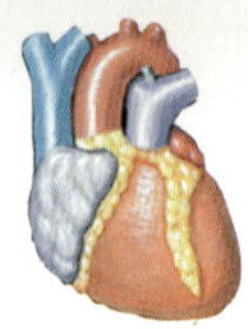

Respiratory System(호흡계통)

테스토스테론은 후두의 불균형한 성장을 자극하고, 성대의 두께와 길이 성장을 촉진한다. 이러한 변화는 남성의 목소리를 점차적으로 깊게 만든다.

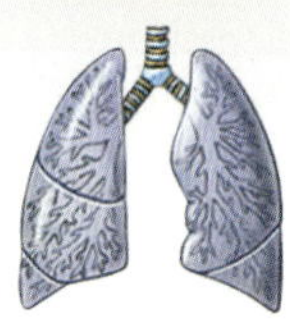

Reproductive System(생식계통)

테스토스테론은 전립샘, 정액샘과 같은 부속 생식샘의 기능적인 발달을 자극하고 정자발생을 촉진한다.

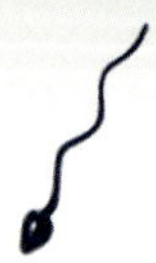

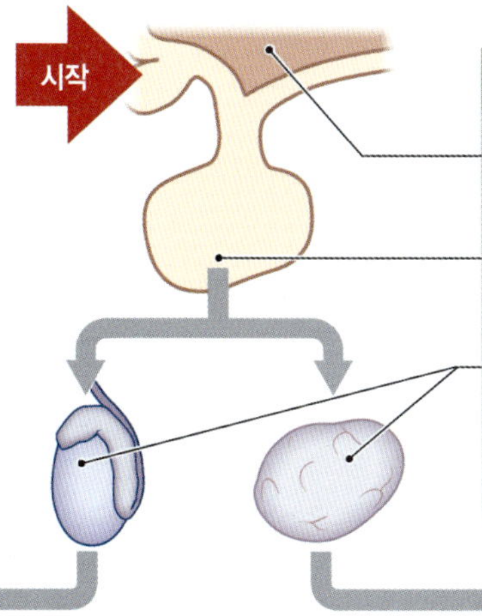

Puberty(사춘기)

시상하부는 GnRH(생식샘자극호르몬분비호르몬)의 생성을 증가시킨다.

뇌하수체 앞엽의 내분비세포는 GnRH의 존재에 더욱 민감해지고, 혈중 FSH와 LH 수준은 급격히 상승한다.

고환세포나 난소세포는 FSH 와 LH에 더욱 민감해져서 다음의 작용을 유발한다. (1) 생식세포 생성, (2) 이차성징 및 성행동의 출현을 자극하는 성호르몬의 분비, (3) 성장속도의 급작스러운 가속화로, 뼈끝연골이 닫히면서 절정에 달함.

Responses to Estrogen in Females(여성의 에스트로겐에 대한 반응)

Integumentary System(피부계통)

에스트로겐은 모낭을 자극하여 솜털의 지속적인 생성 및 겨드랑이와 생식기 부위의 종말털 성장을 자극한다. 에스트로겐, 프로락틴, 성장호르몬, 갑상샘호르몬이 복합적으로 젖샘의 초기 발달을 촉진한다.

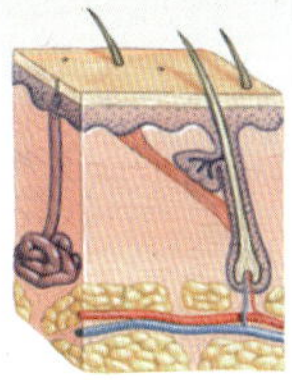

Skeletal System(뼈대계통)

에스트로겐은 테스토스테론보다 더 빨리 뼈끝이 닫히게 한다. 게다가 여성의 뼈대 성장기간은 남성보다 더 짧으므로 여성은 일반적으로 남성만큼 크게 자라지 않는다.

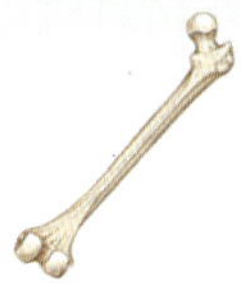

Muscular System(근육계통)

에스트로겐은 골격근섬유의 성장을 촉진하여 힘과 지구력을 증가시키지만, 남성의 테스토스테론 만큼은 아니다.

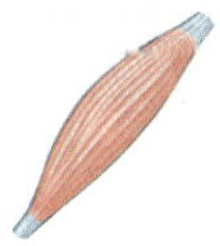

Nervous System(신경계통)

사춘기의 에스트로겐 분비량 급등은 여성의 성욕과 성행동에 관련된 중추신경계 중추를 활성화한다.

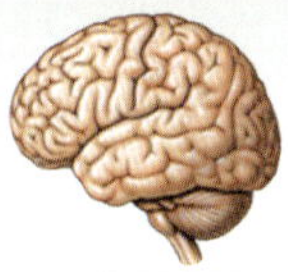

Cardiovascular System(순환계통)

월경으로 인한 철 손실은 철결핍성 빈혈이 생길 위험성을 증가시킨다. 에스트로겐은 혈중 콜레스테롤 수준을 감소시키고, 동맥 내 플라크 형성을 느리게 한다. 결과적으로 폐경 전의 여성은 성인 남성에 비해 죽상동맥경화증에 걸릴 위험이 낮다.

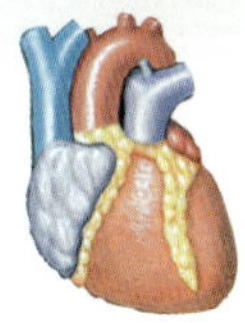

Respiratory System(호흡계통)

에스트로겐은 후두와 성대의 과도한 성장을 일으키지 않아 일반적으로 여성은 남성보다 높은 목소리를 가지고 있다.

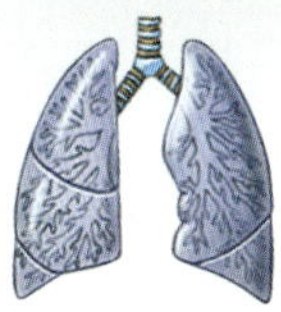

Reproductive System(생식계통)

에스트로겐은 자궁을 표적으로 하여 자궁근육층을 두껍게 하고, 자궁속막으로 흐르는 혈류량을 증가시킨다. 에스트로겐은 또한 여성의 부속 생식구조의 기능적 발달을 촉진한다.

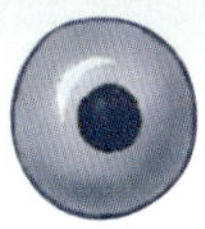

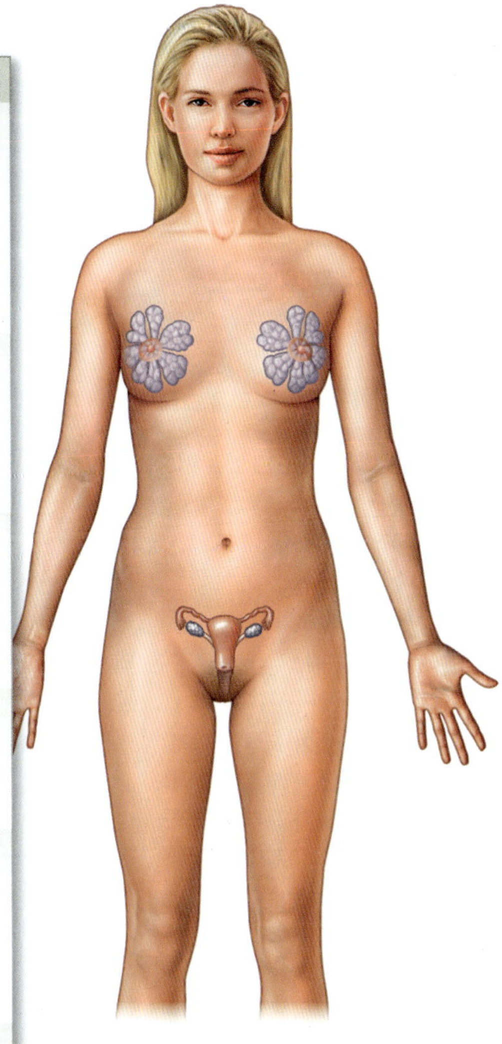

모듈 19.9 복습

a. 사춘기의 시작과 연관하여 상호작용하는 3개의 주요 호르몬적 현상을 말하시오.

b. 남성이 여성에 비해 목소리가 점점 낮아지고 후두가 더 커지는 이유는 무엇인가?

c. 왜 폐경 전 여성은 남성보다 죽상동맥경화증에 걸릴 위험이 더 낮은가?

1. 연결하기

다음의 용어를 가장 관련이 깊은 설명과 연결하시오.

- hCG
- conception(수정)
- endometrium(자궁속막)
- syncytial trophoblast(융합영양막)
- colostrum(초유)
- amnion(양막)
- parturition(분만)
- morula(오디배)
- embryonic disc(배아원반)
- neonatal period(신생아기)
- gestation(임신)
- inner cell mass(속세포덩이)
- relaxin(릴랙신)
- blastocyst(주머니배)

a ________________ 수정
b ________________ 생애 첫 28일
c ________________ 태아 및 태반의 만출
d ________________ 출생전 발생기
e ________________ 이 호르몬의 존재는 임신을 의미한다.
f ________________ 두덩결합을 부드럽게 한다.
g ________________ 젖샘 분비물
h ________________ 중배엽과 외배엽에서 형성
i ________________ 속이 비어 있는 공모양의 세포집단
j ________________ 착상 부위
k ________________ 배아를 형성
l ________________ 다핵의 세포질
m ________________ 단단한 공모양의 세포집단
n ________________ 창자배형성으로 생긴 세 층의 생성물

2. 선택형

각 설명에 가장 알맞은 답을 고르시오.

a 태아 발생은 ________ 에서부터 시작된다.
- 착상 과정
- 수정 후 2개월
- 수정 후 9주
- 수정 후 6개월

b 탯줄 내의 배꼽 ________ 은 태반에서부터 태아로 ________을 운반한다.
- 동맥; 산소가 풍부한 혈액
- 동맥; 산소가 부족한 혈액
- 정맥; 산소가 풍부한 혈액
- 정맥; 산소가 부족한 혈액

c 기관 및 기관계통은 ________(이)가 끝날 때까지 대부분의 발생을 마친다.
- 첫 석달
- 둘째 석달
- 셋째 석달
- 만출기

d 첫 석달에 일어나는 네 가지 일반적인 과정은 ________이다.
- 할구, 주머니배, 오디배, 영양막
- 난할, 착상, 태반형성, 배아발생
- 태반형성, 확장 , 만출, 기관발생
- 수정, 난할, 태반형성, 확장

e 출생 전 또는 신생아기의 가장 중요한 시기는 ______________ 이다.
- 첫 석달
- 둘째 석달
- 셋째 석달
- 만출기

f 태아기에는 상대적으로 기능이 없지만 출생시 제 기능을 해야 하는 기관계통은 ________________이다.
- 순환계통, 근육계통, 뼈대계통
- 피부계통, 생식계통, 신경계통
- 호흡계통, 소화계통, 비뇨계통
- 내분비계통, 신경계통, 소화계통

3. 절 종합 문제

티나는 위에 선천적 기형이 있는 아기를 출산하였다. 티나는 아이가 겪는 고통의 원인이 임신 셋째 석달에 그녀가 앓았던 바이러스 감염의 결과라고 생각한다. 이것이 가능한지 설명하시오. ____

____

____

Genetics(유전학)와 Inheritance(유전)

모든 사람이 다 같은 발생 단계를 거치지만, 유전적 구조와 지역적인 환경의 차이가 개개인의 독특한 특성을 만들어낸다. **Inheritance(유전)**라는 용어는 유전적으로 결정된 특성이 한 세대에서 다음 세대로 넘어가는 것을 말한다. 유전에 관련된 기작을 연구하는 것이 **genetics(유전학)**이다. Genotype(유전자형)과 phenotype(표현형)이라는 두 가지 중요한 개념을 살펴보면서 유전학 공부를 시작한다.

1 유전자형과 표현형을 이해하기 위한 한 가지 방법은 집 건축에 비유하는 것이다. 집 설계는 유전자형이고, 다 지어진 집이 어떻게 보이는가는 표현형에 해당한다.

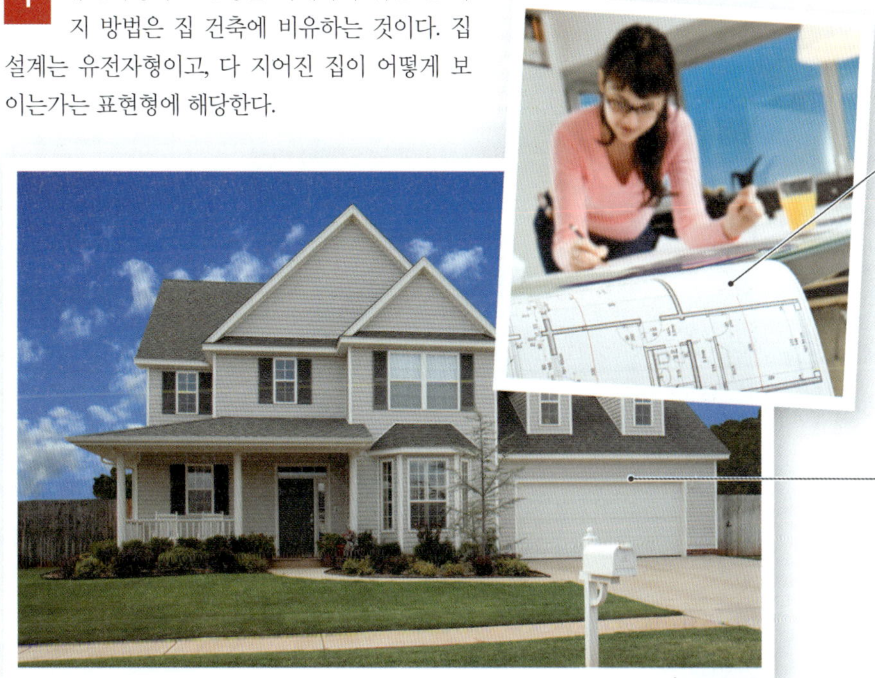

몸속의 모든 유핵 체세포는 접합체였을 때 존재한 46개의 원래 염색체와 같은 복사본을 가지고 있다. 이 염색체와 ㅗ ㅜ성 유전자는 **genotype(유전자형;** JĒN-ō-tīp; *geno*, 유전자)을 이룬다. 건축 용어로 유전자형은 집 설계도와 같은 일련의 계획에 속한다.

발생과 분화를 거치면서 유전자형에 담긴 지시가 여러 가지 방법으로 표현되며, 특정 유전자는 지역 환경과의 상호작용에 의해 활성화되거나 비활성화된다. 종합적으로, 유전자형에 들어 있는 유전적 표현의 패턴은 유일무이한 개개인으로 만들어 주는 해부학적, 생리학적 특징을 결정짓는다. 이 해부학적, 생리학적 특징은 개인의 **phenotype(표현형;** FĒ-nō-tīp; *phaino*, 표현)을 형성한다. 건축 용어로 표현형은 완성된 건물의 자세한 구조라고 할 수 있다.

2 이 사진은 정상 남성의 전체 염색체인 **karyotype(핵형;** *karyon*, 핵 + *typos*, 특징)을 보여주는 사진이다. 수정 시 23쌍의 각 염색체 중 한 쪽은 정자로부터, 다른 한 쪽은 난자로부터 온 것이다. 한 쌍을 이루는 두 개의 염색체를 **homologous**(huh-MOL-ō-gus) **chromosome(상동염색체)**라 한다. 23쌍 중 22쌍은 **autosomal chromosome(상염색체**; aw-tō-SŌ-mul)이다. 상염색체상의 대부분의 유전자는 머리카락색, 피부색과 같은 체성 특징에 영향을 미친다. 23번째 염색체 쌍은 **sex chromosome(성염색체)**이다. 성염색체 기능 중 하나는 유전적으로 남성과 여성을 결정하는 것이다. 남성의 성염색체는 **X chromosome(X 염색체)**과 짧은 **Y chromosome(Y 염색체)**을 가지고 있는 반면, 여성은 두 개의 X염색체를 가지고 있다.

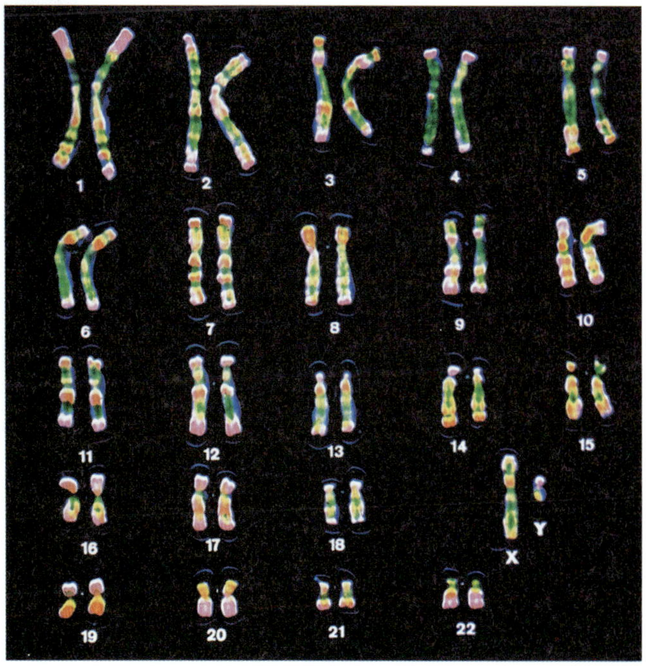

이 절에서는 성, 머리카락색 및 다양한 임상 사례와 같은 유전적 특징에 적용되는 기초 유전학에 대해 알아보기로 한다.

유전자와 염색체가 유전양식을 결정한다

1 한 쌍의 상염색체를 이루는 두 개의 상동염색체는 동일한 구조를 가지며, 동일한 형질을 결정하는 유전자를 갖고 있다. 유전자는 두 상동염색체상의 서로 동일한 부위에 위치하고 있다. 염색체상의 유전자의 위치를 **locus(좌위;** LŌ-kus, 복수는 *loci*)라고 한다. 한 쌍을 이루는 두 염색체는 동일한 형태의 유전자를 지닐 수도 있고, 서로 다른 형태의 유전자를 지닐 수도 있다. 한 유전자의 여러 형태를 **alleles(대립유전자;** uh-LĒLZ)라고 한다.

2 이형접합 유전자형에서 비롯된 표현형은 서로 상응하는 대립유전자 간의 상호작용의 성격에 달려 있다. 상염색체 유전자 사이의 가장 흔한 형태의 상호작용은 한 쌍의 유전자에서 일어나는 **simple inheritance(단순유전)**이다. 단순유전의 한 형태인 **strict dominance(완전우성)**에서 모든 우성 대립유전자는 다른 대립유전자가 갖고 있는 상반된 지시와 상관없이 표현형으로 표현된다. 예를 들어 주근깨 대립유전자를 하나만 가지고 있는 사람은 무조건 주근깨를 가지게 되는데, 그 이유는 주근깨 대립유전자는 "주근깨 없는" 대립유전자에 대해 우성이기 때문이다. **Recessive(열성)** 대립유전자는 상동염색체 한 쌍에 동일한 대립유전자로 존재할 경우에만 표현형으로 나타난다.

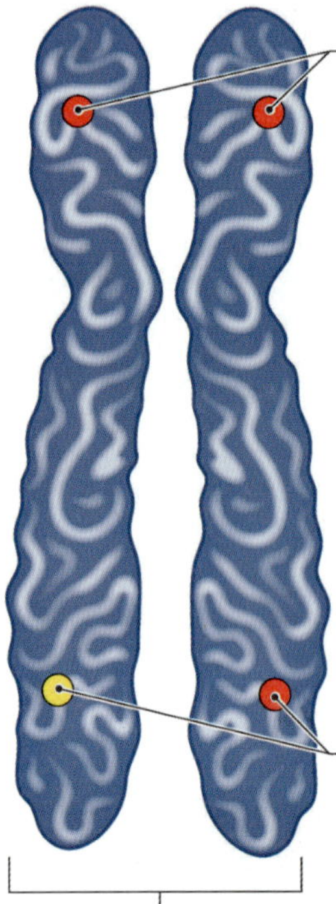

한 쌍의 상동염색체인 두 염색체가 특정 유전자를 동일한 대립유전자로 갖고 있으면, 이 유전자가 결정하는 형질에 대하여 **homozygous (동형접합;** hō-mō-ZĪ-gus; *homos*, 같은)이다. 이 대립유전자는 표현형으로 표현될 것이다. 예를 들어 아버지와 어머니로부터 모두 곱슬머리 유전자를 하나씩 받은 사람은 곱슬머리에 대해 동형접합이며, 곱슬머리를 갖게 될 것이다.

동일한 유전자에 대해 서로 다른 대립유전자를 갖고 있다면 그 유전자에 의해 결정되는 형질에 대해 **heterozygous(이형접합;** het-er-ō-ZĪ-gus; *heteros*, 다른)이다.

인간의 게놈은 약 23,000개의 유전자로 이루어져 있다. 그러므로 "평균적인" 상염색체 쌍은 약 1000쌍의 대립유전자를 갖고 있다.

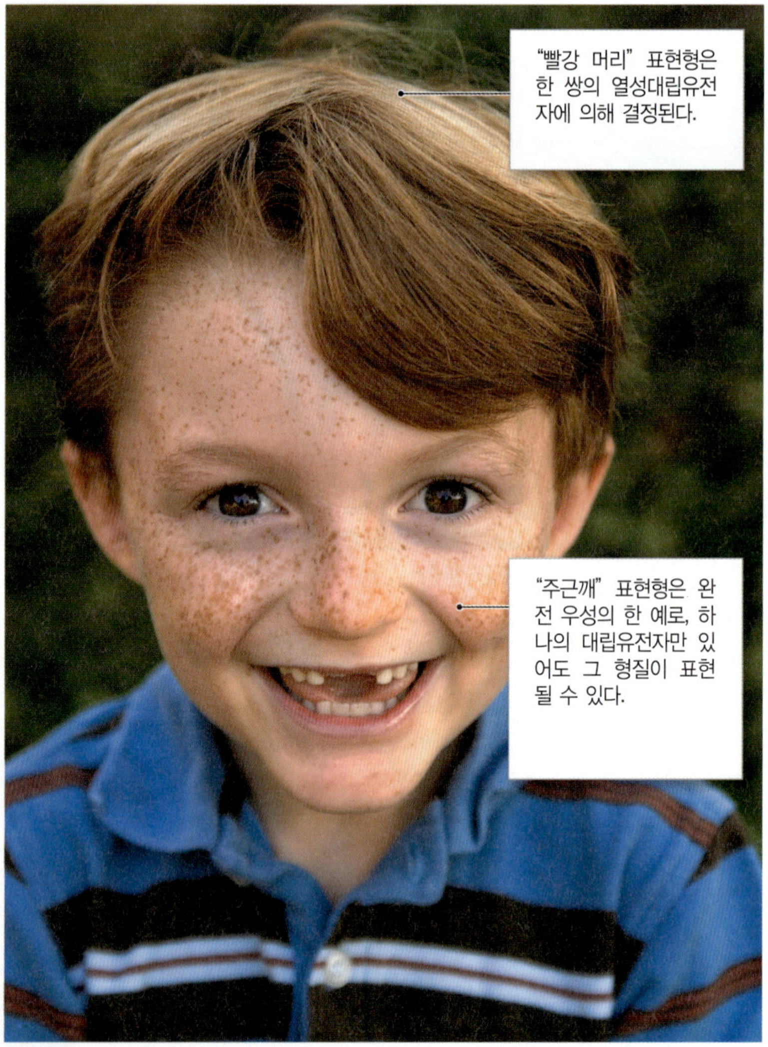

"빨강 머리" 표현형은 한 쌍의 열성대립유전자에 의해 결정된다.

"주근깨" 표현형은 완전 우성의 한 예로, 하나의 대립유전자만 있어도 그 형질이 표현될 수 있다.

3 전통적으로, 우성 대립유전자는 대문자로 표기하고, 열성 대립유전자는 소문자로 표기한다. 그러므로 *T*라는 형질의 가능한 유전자형은 *TT*(우성 동형접합), *Tt*(이형접합), *tt*(열성 동형접합)이다. 이 그림에 나타나 있는 **Punnett square(퍼넷사각형)**는 백색증 어머니와 정상적인 피부색을 가진 아버지 사이에서 나올 수 있는 자손을 보여준다. 백색증은 열성 형질이므로 어머니의 대립유전자는 *aa*라고 지정할 수 있다. 아버지는 우성 형질인 정상 피부색이므로, 유전자형은 *AA* 또는 *Aa* 중 하나가 될 수 있다.

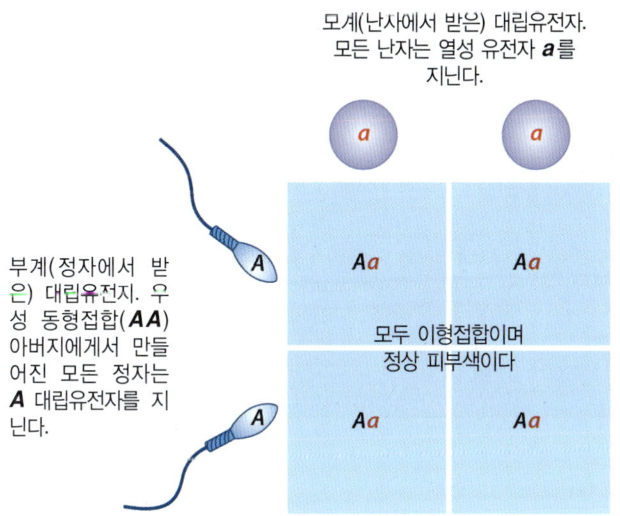

아버지가 정상 피부색에 대해 동형접합이면, 그의 모든 자녀는 유전자형 *Aa*를 갖게 되고, 정상 피부색을 가지게 될 것이다.

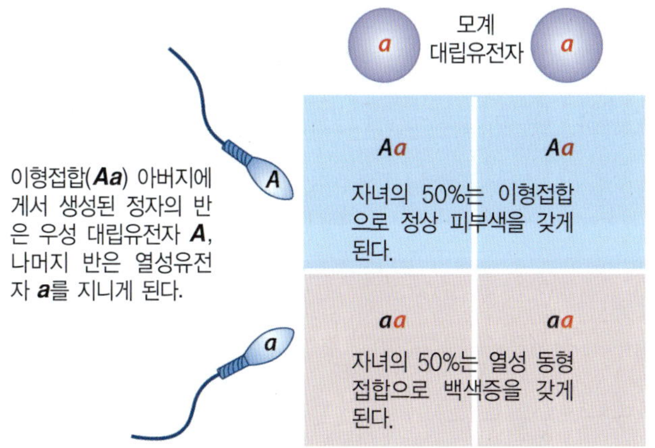

아버지가 정상 피부색에 대해 이형접합이면, 정상 피부색을 가진 자녀가 태어날 확률은 50%로 감소한다.

4 많은 표현형 특성은 여러 유전자 간의 상호작용에 의해 결정된다. 이러한 상호작용은 **polygenic inheritance(다유전자 유전)**를 일으킨다. 표현형은 대립유전자의 성질뿐 아니라, 이 대립유전자들이 어떻게 상호작용하는지에 따라 결정되기 때문에 단순한 퍼넷사각형을 사용해서는 어떤 표현형 특성이 나타날지 예측할 수 없다. 다유전자유전의 예로는 갈색과 검은색 머리카락 색이 있다.

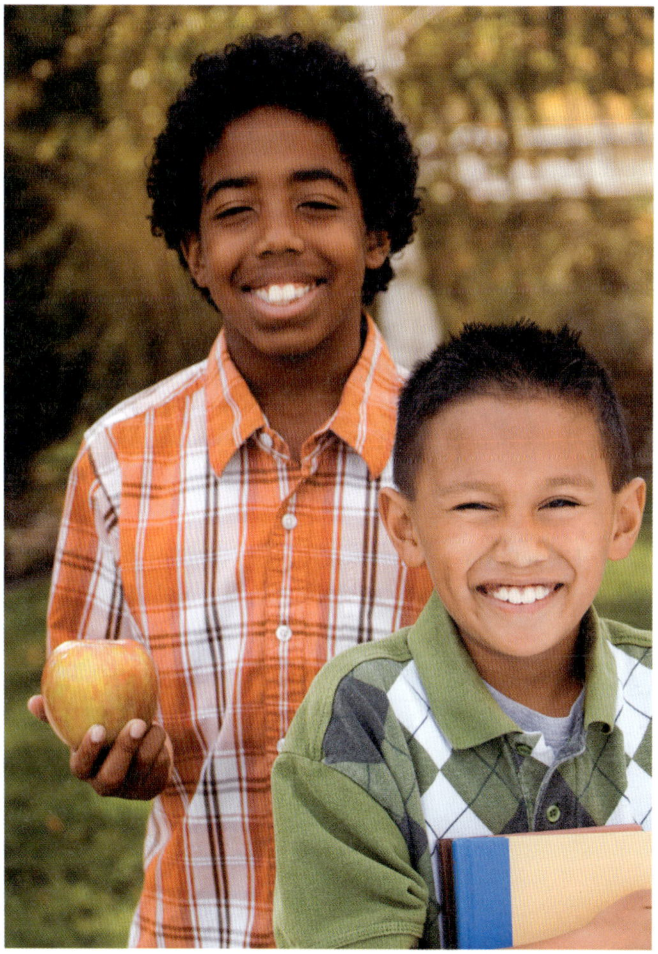

모듈 19.10 복습

a. 동형접합과 이형접합에 대해 설명하시오.

b. 단순유전과 다유전자 유전의 차이점을 말하시오.

c. "곱슬머리" 형질은 완전우성에 의해 유전된다. 이 형질에 대해 이형접합인 사람의 표현형은 무엇인가?

19.11 임상의학 모듈

수천 개의 임상 장애는 비정상적인 염색체 및 유전자와 관련이 있다

염색체 이상은 수천 개의 유전자와 관련이 있을 수 있으며, 결과적으로 대부분 치명적이다. 일반적으로 배아나 태아의 경우 태어나기 전에 죽는다. 그러나 일부 상염색체 이상은 출생전 사망으로 이어지지 않는 경우도 있다. 이와는 대조적으로 각 유전자 구조의 변이는 비교적 흔하다. 인간 뉴클레오티드 염기 중 99% 이상은 모든 사람에게 똑같지만, 약 140만 개의 단일염기 차이인 **single nucleotide polymorphism(SNP, 단일염기다형성)**이 있다. 어떤 SNP는 중요하지 않지만, 어떤 경우는 특정 질병과 관련이 있다.

1 **Trisomy 21(21번 세염색체증)**인 다운증후군은 가장 흔한 생존가능 염색체 이상이다. 이들은 정신지체와 함께 특징적인 얼굴생김새를 포함한 신체 기형을 보인다. 정신지체의 정도는 보통에서 중증까지 나타내며, 순환계통에 영향을 주는 해부학적 이상으로 인해 종종 아동기나 성인기 초기에 치명상이 된다. 어떤 사람은 비교적 고령까지 생존하기도 하지만, 대부분은 40세 이전인 상대적으로 젊은 나이에 알츠하이머병이 발병한다. 아직 이유는 알려져 있지 않지만, 산모의 나이와 21번 세염색체증인 아이를 가질 위험성 사이에 직접적인 연관성이 있다. 산모의 나이가 25세 이하일 경우, 다운증후군의 발병률은 2000 출산당 1명, 즉 0.05%이다. 산모의 나이가 30~34세의 경우, 그 발병률이 900 출산 중 1명으로 증가하며, 35~44세에는 290 출산 중 1명에서 46출산당 1명으로 2% 이상까지 높아진다.

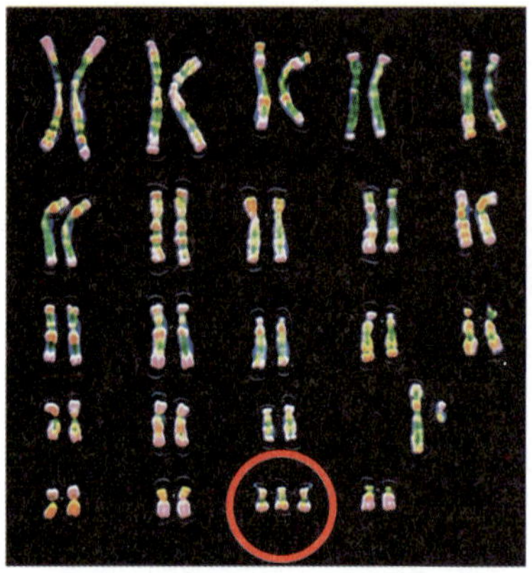

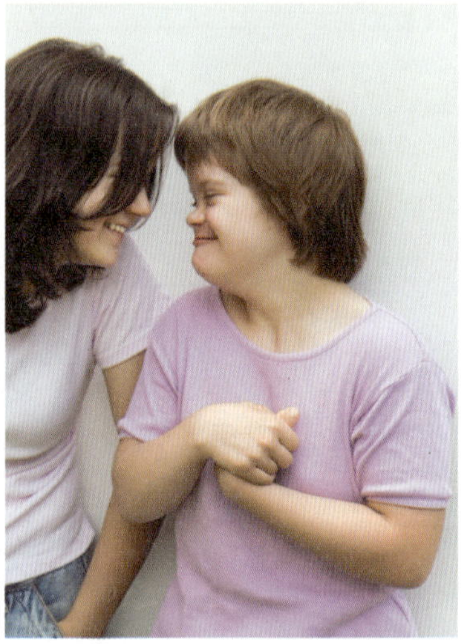

2 **Klinefelter syndrome(클라인펠터증후군)**은 성염색체 패턴이 XXY이다. 표현형은 남성이지만 추가된 X염색체가 안드로겐 합성을 감소시킨다. 결과적으로 고환은 성숙하지 못해 불임이 되고, 가슴이 다소 커진다. 남아에서 발병률은 750 출산당 1명이다.

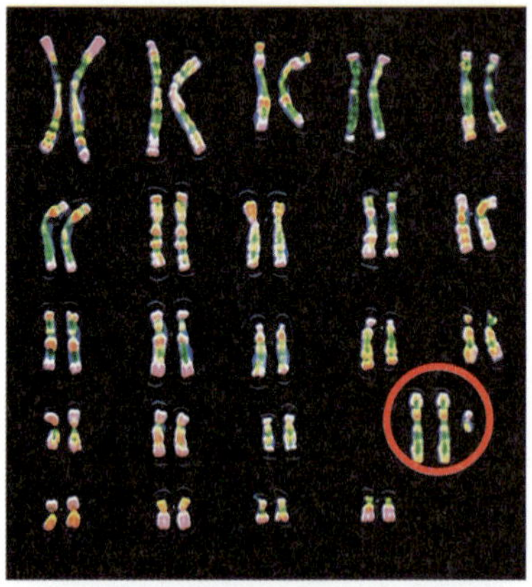

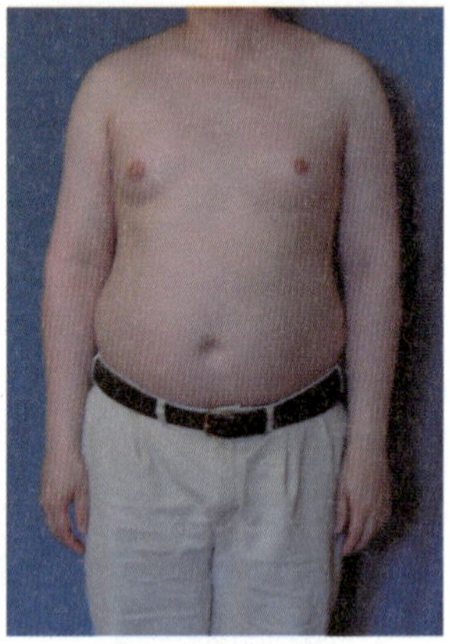

3 **Turner syndrome(터너증후군)**은 여성 성염색체를 하나만 가지고 있으며, 성염색체를 XO로 나타낸다. 이처럼 염색체가 결실된 것을 **monosomy(일염색체성)**라고 한다. 전세계적으로 이러한 상태의 발병확률은 2500명의 여아 출산당 1명꼴로 나타났다. 이 증후군은 표현형이 정상적인 여아이므로 출생 시에는 인지하지 못할 수 있다. 그러나 사춘기가 되어도 성숙되는 변화가 일어나지 않는다. 난소는 제 기능을 하지 못하고, 에스트로겐 생성이 미미한 수준으로 일어난다. 키가 작고, 귀가 아래로 처져있고, 물갈퀴형 목을 가지게 되는 등의 신체 기형을 보인다.

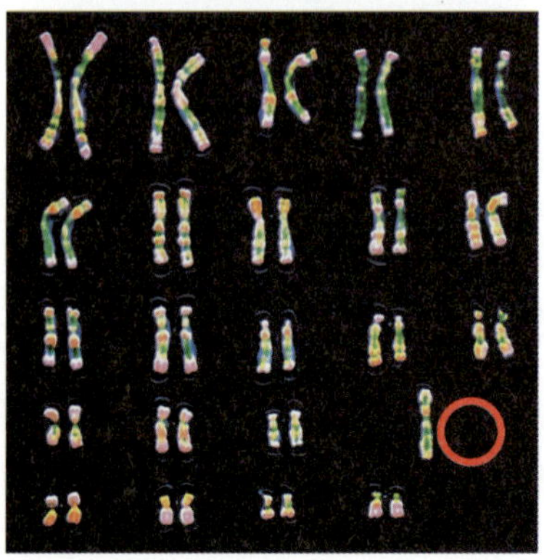

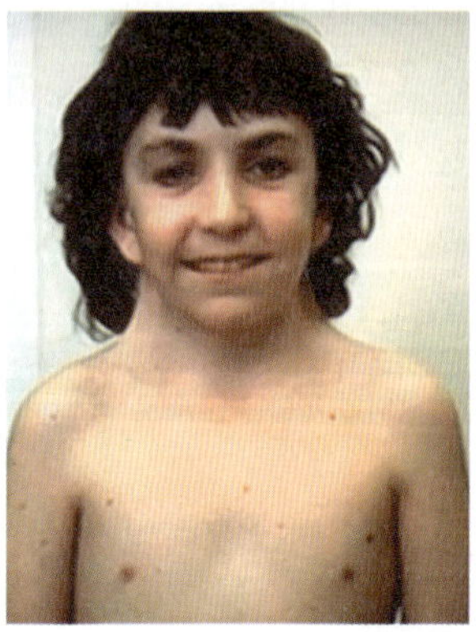

4 X 염색체는 Y 염색체보다 훨씬 크며, 신체 구조에 영향을 미치는 다양한 유전자를 갖고 있다. 이 특징들은 대부분의 경우 Y 염색체상에 상응하는 대립유전자가 없기 때문에 **X-linked(X연관)** 또는 성연관이라고 한다. 가장 잘 알려진 단일 대립유전자 특성은 인식가능한 질병이나 기능 결함(예로 색맹)과 연관되어 있다.

5 색맹의 유전은 sex-linked(성 연관) 유전과 상염색체 유전의 차이를 보여주는 전형적인 예이다. 남성의 경우, 우성 대립유전자 *C*가 X 염색체상(X^C)에 있으면 정상 색각이다. 열성 대립유전자 *c*가 X염색체상(X^c)에 있으면 적록색맹이 초래된다. 퍼넷사각형으로 보면, 정상 색각을 가진 아버지와 이형접합인 어머니 사이에서 태어난 아들은 적록색맹이 될 가능성이 50%이지만, 딸은 정상 색각을 가지게 된다.

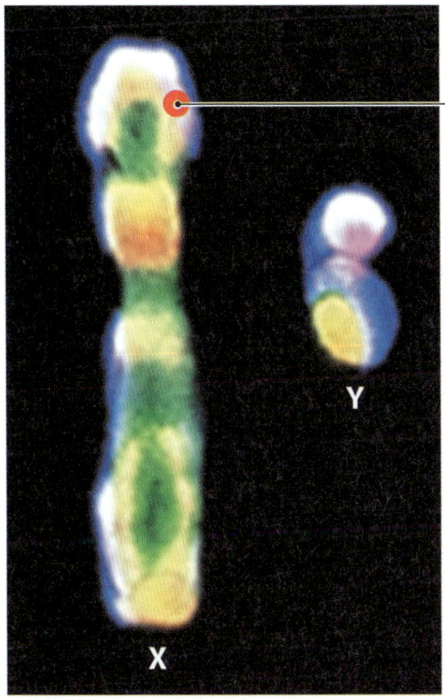

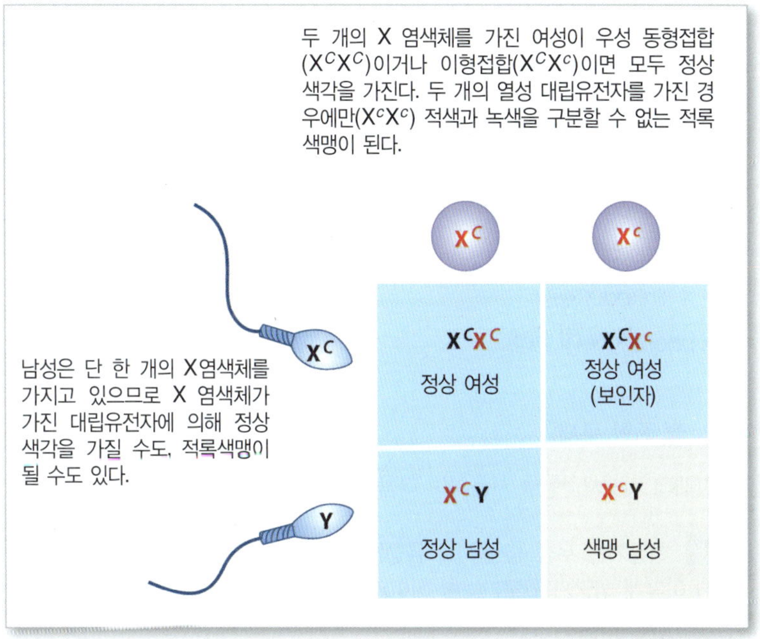

Tests Performed during Pregnancy(임신 중 태아검사)

검사	정보	전형적인 이용
Amniocentesis (양수천자)	배벽을 통해 자궁안으로 바늘을 삽입하여 양수를 채취한 후 유전자 진단에 이용한다. 임신 14~15주에 실시하고, 합병증이 생기면 출산이 가까워졌을 때도 실시한다.	염색체 이상 및 이분척추증과 같은 선천적 장애를 알아낸다. 임신후기 태아적아구증의 용혈정도는 태아의 폐 성숙도를 결정한다. Fetal distress(태아 가사)를 평가한다.
Amniotic fluid analysis (양수 분석)	정상 염색체가 정상적인 수로 존재하는지 알아보기 위한 핵형분석	다운증후군과 같은 염색체 결함을 알아낸다.
	Presence of bilirubin (빌리루빈의 존재)	빌리루빈 수치의 증가는 어머니의 Rh 항체에 의한 태아 적혈구의 용혈 정도를 보여준다.
Alpha-fetoprotein (AFP, 알파페토프로테인)	임신 16주: 5.7~31.5 ng/mL(임신 연령이 증가하면 낮아진다)	이 수치가 증가하면 이분척추증과 같은 신경관결함이 있을 가능성을 보여준다.

6 발생 중인 태아를 추적관찰하고 비정상적인 발생징후를 알아내기 위하여 다양한 임상 검사를 이용한다.

모듈 19.11 복습

a. 단일염기다형성을 정의하시오.

b. 다음과 같은 염색체 패턴을 보이는 장애는 각각 무엇인가?(1) XO, (2) XXY

c. X연관 형질이 여성보다 남성에게서 더 자주 표현되는 이유는 무엇인가?

1. 연결하기

다음의 용어를 가장 관련이 깊은 설명과 연결하시오.

• genotype(유전자형)	a ______________	유전자 조합의 결과로 나타나는 뚜렷한 특성
• heterozygous(이형접합)	b ______________	한 유전자의 대체가능한 형태
• locus(좌위)	c ______________	한 쌍의 염색체를 구성하는 두 염색체
• autosomes(상염색체)	d ______________	색맹 유전
• simple inheritance(단순유전)	e ______________	어떤 형질에 대한 특정 유전자의 조합
• homozygous(동형접합)	f ______________	염색체상에 유전자의 위치
• alleles(대립유전자)	g ______________	같은 유전자에 대해 두 개의 서로 다른 대립유전자
• polygenic inheritance(다유전자 유전)	h ______________	유전의 기작을 연구하는 학문
• homologous(상동)	i ______________	같은 유전자에 대해 두 개의 동일한 대립유전자
• genetics(유전학)	j ______________	여러 개의 유전자에 있는 대립유전자 간의 상호작용
• X-linked(X연관)	k ______________	한 쌍의 대립유전자에 의해 결정되는 표현형
• phenotype(표현형)	l ______________	신체 특성에 영향을 미치는 유전자

2. 절 종합 문제

아래의 퍼넷사각형을 사용하여 다음 유전현상과 관련된 질문에 답하시오.

a 혀말기는 우성 형질(T)로 유전된다. 혀말기가 가능한 부모 사이에서 어떻게 혀말기가 불가능한 아이가 태어날 수 있는지 설명하시오.

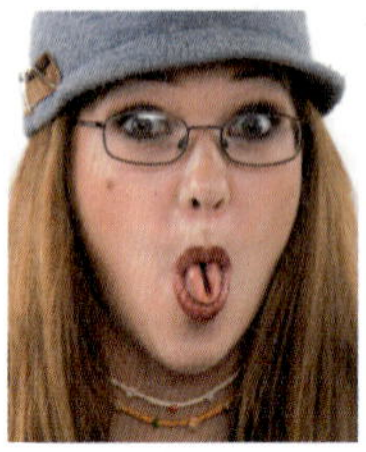

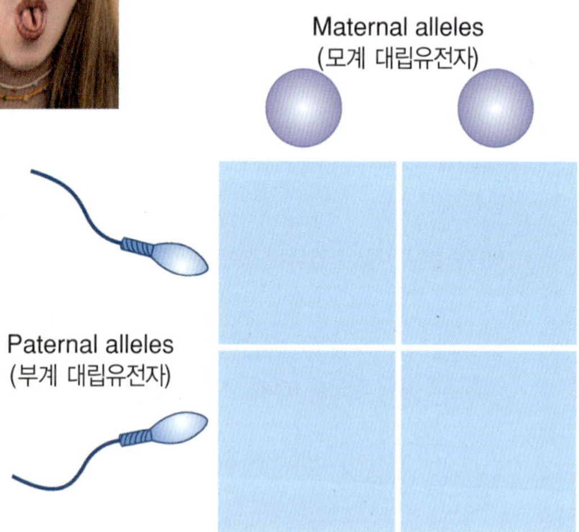

____

____

____

b Achondroplasia dwarfism(연골무형성 왜소증)은 상염색체성 유전질환으로, 연골이 팔다리의 뼈로 대체되는데 이상이 생겨서 일어난다. 부모가 모두 왜소증인 사이에서 정상 아이가 태어났다고 했을 때, 부모의 유전자형을 밝히고, 둘째 아이 역시 정상아로 태어날 확률을 예측해 보시오.

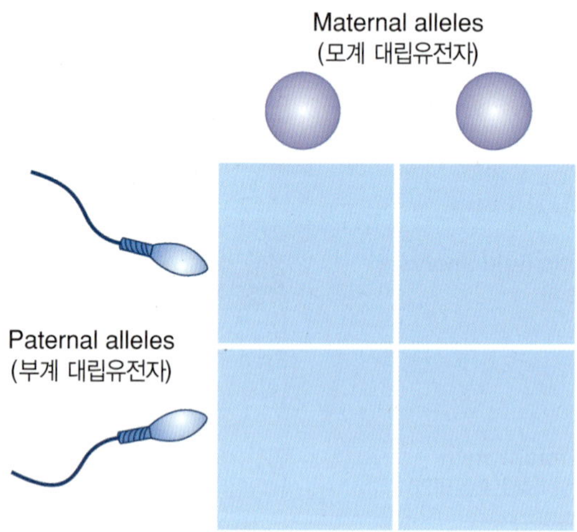

____

____

____

핵심 용어로 윤곽 파악하기

각 모듈마다 차례대로 열거한 용어를 이용하여 내용을 요약하시오.

1절

Development(발생)의 개요

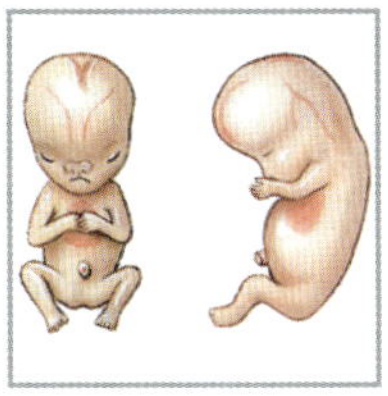

- Development(발생)
- embryological development (배아발생)
- fertilization(수정)
- embryology(발생학)
- fetal development (태아발생)
- prenatal development (출생전 발생)
- gestation(임신)
- first trimester (첫 석달)
- second trimester (둘째 석달)
- third trimester (셋째 석달)
- postnatal development (출생후 발생)
- maturity(성숙기)

19.1

난할은 주머니배가 자궁벽에 착상할 때까지 계속된다

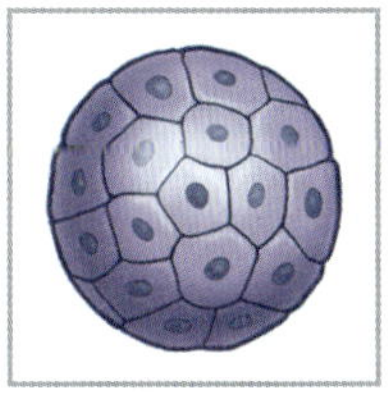

- fertilization(수정)
- zygote(접합체)
- pre-embryo(전배아)
- blastomeres(할구)
- morula(오디배)
- cleavage(난할)
- blastocyst(주머니배)
- blastocoele (주머니배공간)
- implantation(착상)
- trophoblast(영양막)
- inner cell mass (속세포덩이)
- cellular trophoblast (세포영양막)
- syncytial trophoblast (융합영양막)
- lacunae (융모사이공간)
- villi(융모)
- amniotic cavity (양막공간)

19.2

창자배형성은 세 배엽층인 외배엽, 내배엽, 중배엽을 형성한다

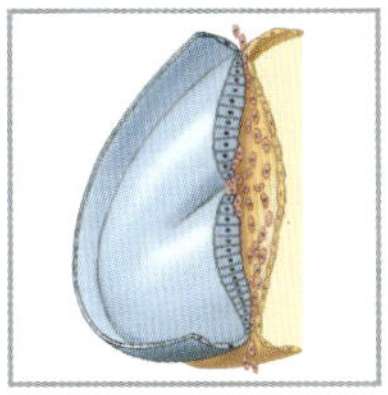

- amnion(양막)
- extra-embryonic membranes (배아바깥막)
- yolk sac(난황주머니)
- ectoderm(외배엽)
- endoderm(내배엽)
- mesoderm(중배엽)
- germ layers(배엽층)
- gastrulation (창자배형성)
- embryonic disc (배아원반)
- gestational trophoblastic neoplasia (임신성 융모막 질환)

19.3

배아바깥막은 태아의 성장 및 발생을 지지하는 태반을 형성한다

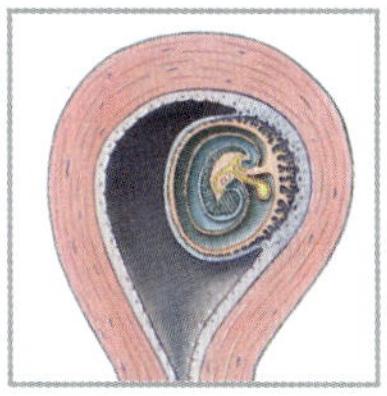

- yolk sac(난황주머니)
- amnion(양막)
- amniotic fluid(양수)
- allantois(요막)
- chorion(융모막)
- placenta(태반)

19.4

태반은 출생전 발생 동안 다양한 생체기능을 수행한다

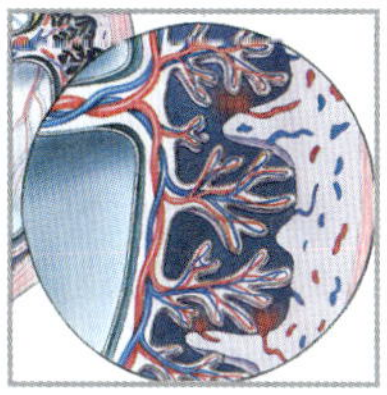

- umbilical arteries (배꼽동맥)
- umbilical vein (배꼽정맥)
- human chorionic gonadotropin(hCG) (사람융모생식샘자극 호르몬)
- human placental lactogen(hPL) (사람태반젖샘자극 호르몬)
- relaxin(릴랙신)
- ◦ progesterone (프로게스테론)
- ◦ estrogen (에스트로겐)

19.5

기관계통은 첫 석달에 형성되어 둘째와 셋째 석달 동안 기능을 갖추게 된다

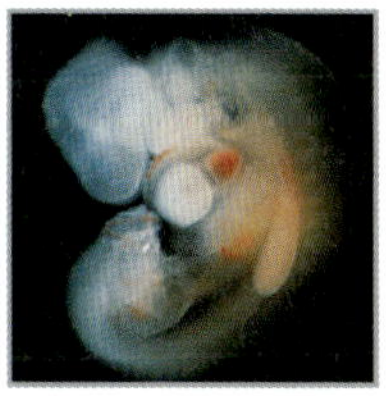

- organogenesis(기관발생)
- neural plate(신경판)

19.6

임신은 모체에 해부학적, 생리학적 스트레스를 준다

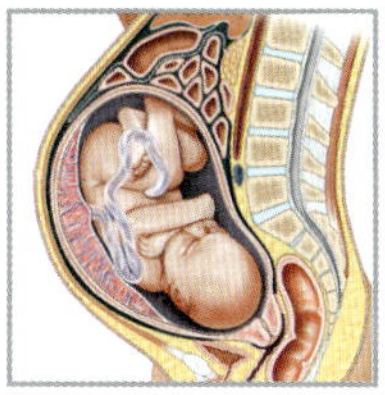

- ◦ pregnancy(임신)
- ◦ anatomical change(해부학적 변화)
- ◦ physiological stress(생리학적 스트레스)

• = 해당 모듈에서 굵은 문자로 표시한 용어

19.7

여러 요인이 진통 과정을 유발하고 촉진시킨다

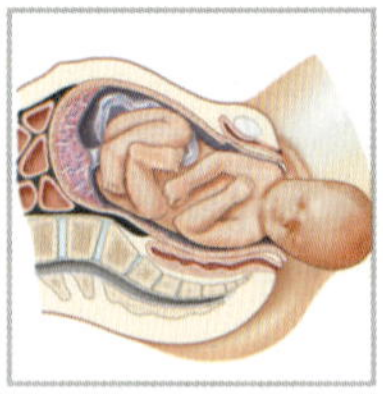

- false labor(가진통)
- true labor(진진통)
- positive feedback (양성되먹임)
- parturition(분만)
- dilation stage (확장기)
- expulsion stage (만출기)
- delivery(분만)
- placental stage (태반기)
- afterbirth(후산)
- premature labor (조숙산통)
- premature delivery (조숙분만)

19.8

출생 후 발생 초기에는 모체계통으로부터의 영양 공급이 필요하다

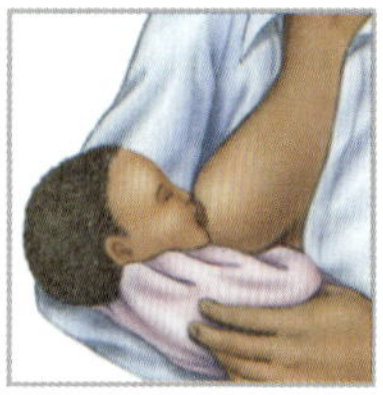

- neonatal period (신생아기)
- milk let-down reflex (젖분출반사)
- colostrum(초유)
- lysozyme (리소자임)
- ○ oxytocin(옥시토신)
- life stages(생애주기)
- puberty(사춘기)

19.9

사춘기에 여성과 남성 호르몬은 대부분의 기관계통에 서로 다른 영향을 미친다

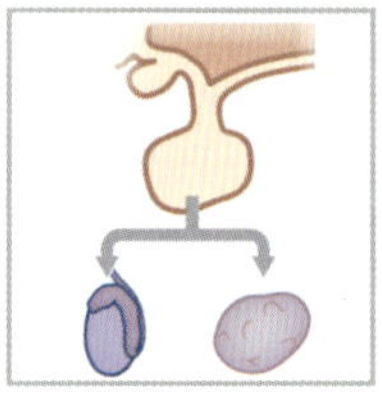

- ○ responses to testosterone in males (남성의 테스토스테론에 대한 반응)
- ○ responses to estrogen in females (여성의 에스트로겐에 대한 반응)

2절

Genetics(유전학)과 Inheritance(유전)

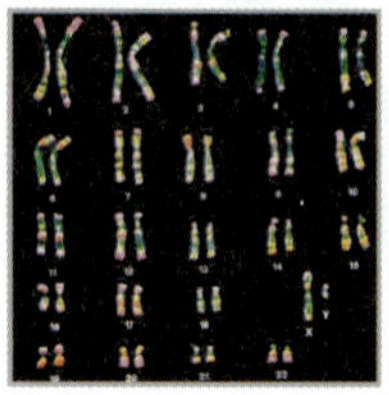

- inheritance(유전)
- genetics(유전학)
- genotype(유전자형)
- phenotype(표현형)
- karyotype(핵형)
- homologous chromosomes (상동염색체)
- autosomal chromosomes (상염색체)
- sex chromosomes (성염색체)
- X chromosome (X염색체)
- Y chromosome (Y염색체)

19.10

유전자와 염색체는 유전양식을 결정한다

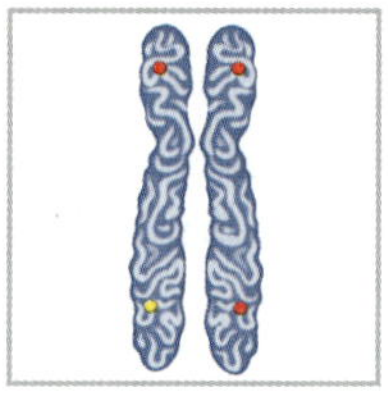

- locus(좌위)
- alleles(대립유전자)
- homozygous (동형접합)
- heterozygous (이형접합)
- simple inheritance (단순유전)
- strict dominance (완전우성)
- recessive(열성)
- Punnett squares (퍼넷사각형)
- polygenic inheritance (다유전자 유전)

19.11

수천 개의 임상 장애는 비정상적인 염색체 및 유전자와 관련이 있다

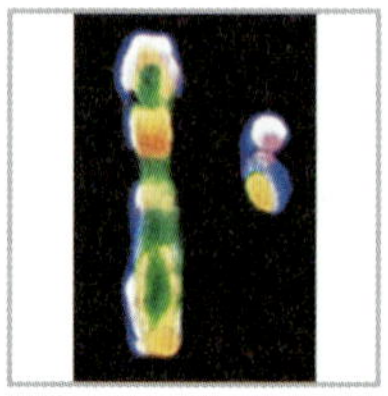

- single nucleotide polymorphism(SNP, 단일염기다형성)
- trisomy 21 (21번 세염색체증)
- ○ Down syndrome (다운증후군)
- Klinefelter syndrome (클라인펠터증후군)
- Turner syndrome (터너증후군)
- monosomy (일염색체성)
- X-linked(X연관)
- ○ carrier(보인자)

• = 해당 모듈에서 굵은 문자로 표시한 용어

19장 종합 복습 문제

1. 난할과 난할 후 일어나는 세포분열의 차이점에 대해 설명하시오.
2. 진진통 시 어떤 생리학적 기작에 의하여 출산할 때까지 자궁수축이 지속적으로 일어나는가?
3. 남아를 결정하는 성염색체 세트는 무엇인가? 남성의 성징을 자극하기 위하여 어떤 호르몬이 있어야 하는가?
4. 정자수의 감소가 불임을 유도하는 이유는 무엇인가?
5. 혈액이 제대로 응고되지 않는 질병인 A형 혈우병은 X 염색체상에 위치한 열성형질이다(X^h). 이 형질에 이형접합인 어떤 여성(XX^h)이 정상 남자(XY)와 결혼하여 아이를 가졌다고 가정해보자. 이 커플이 혈우병인 딸을 낳을 확률은 얼마인가? 이 커플이 혈우병인 아들을 낳을 확률은 얼마인가?

19장에 있는 모든 모듈, 절, 종합 복습 문제의 풀이를 알고 싶으면 이 책의 뒷부분에 청색 식별표로 표시한 해답 페이지를 참조하시오.

1장

모듈 1.1 복습

a. 해부학은 인체의 내적과 외적인 구조를 연구하는 학문이다. 생리학은 살아 있는 생물체가 생리활성기능을 어떻게 수행하는지를 연구하는 학문이다.

b. 육안해부학은 기구의 도움 없이 눈으로 신체구조를 관찰하는 학문이다. 미세해부학은 현미경 없이 볼 수 없는 신체구조를 관찰하는 학문이다.

c. 신체구조는 기능과 밀접한 관련이 있다. 즉, 기능은 형태에 맞추어 일어난다.

모듈 1.2 복습

a. 모든 특수한 기능은 특수한 구조에 의해 이루어지며 기능과 구조 사이의 연관성이 항상 존재하지만 반드시 이해가 되는 것은 아니다.

b. 팔꿈치관절은 문을 열고 닫을 때 경첩처럼 한쪽 면으로만 움직일 수 있다.

c. 팔꿈치관절이 뒤틀리는 것은 위팔뼈의 끝을 둘러싸고 있는 자뼈의 튀어나온 부분이 막아주며, 이 관절주변은 인대와 근육이 감싸고 있다.

모듈 1.3 복습

a. 기관은 2가지 이상의 조직으로 구성된 인체구조이며 한 가지 이상의 특수 기능을 가진다.

b. 세포단계.

c. 조직단계(세포의 집단이며 세포는 한 가지 이상의 특수기능을 수행한다), 기관단계(두 가지 이상의 조직의 조합으로 구성), 기관계통단계(서로 다른 기관의 집단).

모듈 1.4 복습

a. 인체의 11가지 기관계통에는 외피계통, 뼈대계통, 근육계통, 신경계통, 내분비계통, 심장혈관계통, 림프계통, 호흡계통, 소화계통, 비뇨계통, 생식계통이 있다.

b. 소화계통은 영양분과 무기질을 골격계통에 공급하고, 교대로 소화계통의 연한 조직과 기관을 보호한다.

c. 복합골절은 (1) 뼈대계통(부러진 뼈), (2) 외피계통(피부의 균질상태가 무너짐), (3) 근육계통(부러진 뼈는 근육을 찢음), (4) 심장혈관계통(상해부위의 혈액감소), (5) 림프계통(감염을 막기 위해 특정 세포를 동원), (6) 신경계통(외상의 결과 통증과 신경상해)에 영향을 줄 수 있다.

1절 복습

1. a. 서로 다른 방식으로 정보에 도달하는 것; **b.** 학습계획 세우기; **c.** 매일 시간을 정해 해부생리학 과정 공부하기; **d.**암기를 실행하기; **e.** 모든 과목, 실습 및 공부 모임에 참여하기; **f.** 수업 전에 과제와 실습숙제 읽기. **g.** 미루지 않기; **h.** 과제를 이해하는데 문제가 있다면 즉시 도움 구하기.

2. 해부학: 우심방, 심근, 좌심실, 심장속막, 위대정맥, 자뼈(척골); 생리학: 대동맥 판막이 열림, 좌심방과 좌심실의 판막이 닫힘, 좌심방의 압력, 심전도, 앞팔을 어깨쪽으로 움직이기.

3. 조직: c; 세포: b; 기관: d; 분자: a; 개체: f; 기관계통: e

4. a. 뼈대계통: 연조직을 지지하고 보호함, 무기질 저장, 혈액세포 형성; **b.** 소화계통: 음식물을 처리하고 유기양분, 무기질, 비타민, 물 등을 흡수; **c.** 외피계통: 유해환경으로부터 신체를 보호, 체온조절; **d.** 비뇨계통: 과다한 물, 염, 노폐물을 제거하고 pH 조절; **e.** 신경계통: 다른 기관계통의 활동을 조절하여 자극에 대해 직접 빠른 반응을 나타냄.

모듈 1.5 복습

a. 항상성 조절요소에는 수용기, 조절중추, 효과기가 포함된다.

b. 음성되먹임은 정상범위의 외부 조건을 움직이는 어느 자극에 대해서든 반대 방향으로 작용하는 항상성 조절의 주요 기전이다(신체의 내부상태와 기관계통을 장시간 조절한다).

c. 양성되먹임은 혈액응고에는 유용한 과정이며, 일단 시작되면 완료할 때까지 빠르게 움직인다. 안정상태를 유지해야 하는 상황에서는 원하는 조건에서 너무 멀어지게 되어 위험하다. 따라서 체온조절의 경우 양성되먹임은 미열이 걷잡을 수 없이 상승하여 치명적이 될 수도 있다.

2절 복습

1. a. 양성되먹임; **b.** 항상성 조절; **c.** 항상성; **d.** 음성되먹임; **e.** 음성되먹임.

2. a. 음성되먹임; **b.** 양성되먹임; **c.** 음성되먹임; **d.** 양성되먹임.

3. a. 피부로 흐르는 혈류량 증가, 땀분비 증가, 체표면이 시원해짐, 체온이 내려감; **b.** 피부로 흐르는 혈류량 감소, 근육의 떨림이 일어남, 체열이 보존됨, 온도상승.

4. 체온이 떨어지는 한 가지 이유는 신체가 열을 만드는 속도보다 뺏기는 속도가 빠르기 때문이다(이는 차가운 날에도 일어날 수 있다). 호르몬이 대사율을 떨어뜨려, 우리 몸이 정상일 때보다 열을 많이 만들지 못하기 때문일 것이다. 또는 우리 몸의 온도조절기 설정점을 일시적으로 다시 맞추면서 감염이 생길 수 있다. 감염은 정상적으로 열을 발생시키지만, 일부에게서는 특이하게도 체온을 저하시킬 수도 있다(저체온증). 예를 들어 그람음성 세균(그람염색 반응)에 감염되면 체온이 떨어질 수 있다. 따라서 세균 감염과 같은 주어진 환경이 우리 체온을 정상보다 1.5도 낮출 수 있다.

모듈 1.6 복습

a. 해부학 자세는 똑바로 서서 관찰자를 향하고 손바닥이 앞을 향하고 팔을 옆에 붙인 채, 두 발을 모은 자세이다.

b. 임상의사들은 배꼽을 지나는 가상의 수직선과 수평선을 이용하여 네 부위인 abdominopelbic quadrant(배골반사분역)로 나누었다. 반면 해부학자들은 부위의 abdominopelvic region(배골반부위)으로 구분하였다.

c. 해부학 자세에서 얼굴을 아래로 하여 누운 prone(엎드린 자세)이다.

모듈 1.7 복습

a. 방향과 단면에 관한 용어의 목적은 인체와 인체 일부를 묘사하는데 참고가 되는 표준화된 틀을 제공하기 위한 것이다.

b. 해부학 자세에서 앞에서 본 그림은 개체의 얼굴을, 뒤에서 본 그림은 개체의 등을 보여준다.

c. 정중시상단면.

모듈 1.8 복습

a. (1) 몸공간은 내장기관을 보호하고 활동 중에 충격으로부터 완충작용을 한다. (2) 내부기관의 크기나 모양이 변할 수 있도록 여지를 제공하여 주위 기관의 활동을 방해하지 않도록 하는 것이다.

b. 배쪽몸공간은 thoracic cavity(가슴안, 흉막과 심장막안을 포함)와 abdominopelvic cavity(배골반안, 복막안, 배안, 골반안 포함)를 포함한다.

c. 가로막 아래 몸공간은 배골반안이나 복막안이 된다.

3절 복습

1. a. superior(위); **b.** inferior(아래); **c.** cranial(머리쪽); **d.** caudal(꼬리쪽); **e.** posterior or dorsal(등쪽 또는 뒤); **f.** anterior or ventral(배쪽 또는 앞); **g.** lateral(가쪽); h. medial(안쪽); **i.** proximal(몸쪽); **j.** distal(먼쪽); **k.** proximal(몸쪽); **l.** distal(먼쪽).

2. a. 가슴안; **b.** 가슴세로칸; **c.** 윈허파; **d.** 혈관; **e.** 심장; **f.** 가로막; **g.** 배골반안; **h.** 복막안; **i.** 소화샘과 기관; **j.** 골반안; **k.** 생식기관

1장 복습

1. 항상성 조절은 항상성을 보전하기 위해 생리계통에 적응하는 것이다.

2. 음성되먹임에서는 정상범위를 벋어나는 다양성이 그 상황을 수정하는 자동 반응으로 나타난다. 양성되먹임에서는 최초자극이 자극을 더 크게 만드는 반응을 만들어낸다.

3. 위(심장을 절개하기 위해 심장막안을 자를 것이다).

4. 증가된 칼슘농도에 반응하여 칼시토닌이 방출되면 칼시토닌의 방출

이 혈액의 칼슘농도를 떨어뜨려 칼시토닌을 방출시키는 자극을 감소시킨다.

5. 뇌의 왼쪽과 오른쪽의 안쪽면을 자세히 보기 위해 정중시상단면 절개가 필요하다.

2장

모듈 2.1 복습

a. 원소란 동일한 원자번호를 가진 원자로만 구성된 순수한 물질이다.

b. 미량원소는 인체에서 아주 적은 양으로 발견되며, 정상적인 성장과 유지를 위해 필요한 화학원소이다. 일부는 보조인자의 기능 갖지만, 대부분 원소의 기능이 아직도 완전히 알려져 있지 않다.

c. 수소는 3개의 동위원소가 있다. 질량이 1인 수소-1, 질량이 2인 중수소, 질량 3인 삼중수소가 있다. 원소가 무거울수록 1배 또는 2배 더 높은 비율의 동위원소를 포함한다.

모듈 2.2 복습

a. 안에서부터 각각 2,8,8.

b. 최외각 전자가 전자를 최대수 포함하고 있어서.

c. 양이온은 원자가 하나 이상의 전자를 최외각에서 잃을 때 형성된다; 전자보다 양성자를 더 많이 포함하고 있으므로 양전하를 띤다. 음이온은 원자가 하나 이상의 전자를 최외각에서 얻을 때 형성된다; 양이온보다 음이온을 더 많이 포함하고 있으므로 음전하를 띤다.

모듈 2.3 복습

a. 이온결합과 공유결합. 이온결합은 양이온과 음이온 사이에 전기적으로 끌어당기는 힘으로 생긴 화학결합이며, 공유결합은 전자를 공유하여 생긴다.

b. 극성공유결합. 전자를 불균등하게 공유하면서 생긴다.

c. 공유결합으로 생긴 화학구조에만 분자라는 말을 쓴다. 식염은 나트륨이온과 염소이온이 이온결합으로 연결된 이온 화합물이다.

1절 복습

1. a. 2 **b.** 4 **c.** 1 **d.** 0 **e.** 6 **f.** 12 **g.** 7 **h.** 7 **i.** 20 **j.** 20

2. a. element(원소); **b.** compound(화합물); **c.** 원소; **d.** 화합물

3. a. 이온; **b.** 중성자; **c.** 화합물; **d.** 원자번호; **e.** 수소결합; **f.** 극성공유결합; **g.** 질량수; **h.** 원소; **i.** 양성자; **j.** 동위원소; **k.** 이온결합; **l.** 전자

4. a. 각 원소는 특정 양성자수를 포함한 원자(원자번호)로 구성된다. 하지만, 비활성 원소의 최외각이 전자로 가득 채워진 반면 활성원소의 최외각은 전자로 모두 채워져 있지 않다. **b.** 극성분자와 비극성 분자 모두 공유결합으로 연결되어 있지만 극성분자의 경우 전자가 균일하게 공유하지 않으므로, 표면에 작은 양전하와 음전하가 나타나게 된다. 비극성분자에서는 전자를 균일하게 공유하므로 전기적으로 중성이다. **c.** 공유결합과 이온결합 모두 원자와 결합하지만, 공유결합은 원자간의 전자를 공유하는 반면, 이온결합은 양이온과 음이온간의 반대전기를 끌어당기는 것이다.

모듈 2.4 복습

a. 포도당 분자식은 탄소 6개, 수소 12개, 산소 6개로 구성된 화합물 $C_6H_{12}O_6$이다.

b. 효소는 화학반응을 시작하는데 필요한 에너지인 활성화에너지를 낮추는 단백질이다.

c. 효소는 활성화에너지의 필요량을 낮춤으로써 화학반응을 촉진시켜 생명유지에 필요한 여러 조건하에서 진행될 수 있다.

모듈 2.5 복습

a. (1) 분자를 더 작은 조각으로 나누는 decomposition(분해)반응 (2) 작은 분자들을 모아 큰 분자로 만드는 synthesis(합성반응) (3) 반응하는 분자들의 일부가 서로 뒤바뀌어 새로운 생성물을 만들어 내는 exchange recation(교환반응).

b. 가수분해에서는 물이 반응물인 반면 탈수 합성반응에서는 물이 생성물이다.

c. 방출되는 에너지원은 포도당분자의 공유결합에 저장된 위치에너지이다. 에너지는 공유결합의 일부가 분해작용으로 분해되면서 방출된다.

2절 복습

1. a. H_2 **b.** 2 H **c.** 6 H_2O **d.** $C_{12}H_{22}O_{11}$

2. $C_6H_{12}O_6 + 6\ O_2 \rightarrow 6\ CO_2 + 6\ H_2O$

3. a. 가수분해작용; **b.** 탈수합성

4. a. 효소; **b.** 반응물; **c.** 가수분해; **d.** 흡열반응; **e.** 교환반응; **f.** 생성물; **g.** 빌열반응; **h.** 활성화에너지

5. 2단계에서 효소의 양이 줄어들면 다음 두 단계에서 생성물의 양이 제한된다. 이것은 최종산물의 양을 감소시키는 원인이 될 수 있다.

모듈 2.6 복습

a. 전해질이란 용액 내에서 전류를 통과시킬 수 있는 용액성 무기분자를 말한다.

b. 친수성 분자는 물분자를 끌어당기는 반면, 소수성 분자는 물분자와 반응하지 않는다.

c. 염화나트륨은 물분자의 약한 양극이 약한 음극의 염소이온을 끌어당기고, 물분자의 음극이 양극을 띠는 나트륨이온을 끌어당길 때 물에 용해된다. 물분자나 수화형태의 구 주위를 둘러싸는 층이 서로 분리되기 때문에 이온들은 용액에 용해된 채 있게 된다.

모듈 2.7 복습

a. pH는 용액의 수소이온 농도이며, 7은 중성을, 7이하이면 산성, 7이상이면 알칼리성 용액을 나타낸다.

b. Acid(산)란 용액에 분해되어 수소이온과 음이온을 방출하는 물질이며, base(염기)는 분해되어 용액으로 수산이온을 방출하거나 용액에서 수소이온을 제거하는 물질이다. Salt(염)는 수소이온을 제외한 모든 양이온과 수산이온을 제외한 모든 음이온을 포함하는 화합물이다.

c. 우리 몸이 항상성을 유지하고 건강하려면 체액의 다양한 pH가 비교적 일정하게 유지되어야 한다.

3절 복습

1. 인체 기능에 중요한 물의 4가지 특징은 효율적인 윤활기능(관절의 표면), 반응성(화학반응에 참여), 높은 열용량(열을 쉽게 흡수하여 보전), 용해성(많은 물질의 용매로 작용)이다.

2. a. 알칼리증; **b.** 용질; **c.** 알칼리; **d.** 친수성; **e.** 용매; **f.** 염; **g.** 완충제; **h.** 산; **i.** 소수성; **j.** 물

3. a. 산성; **b.** 중성; **c.** 알칼리성; **d.** 10000배-수소이온 농도가 10^4만큼 증가됨; **e.** 3가지 부정적인 효과로 세포와 조직에 손상(결합이 깨지면서), 단백질 변성, 세포기능의 변화가 나타난다.

4. 식염은 순수한 물에서 용해되지만 수소이온이나 수산이온을 방출하지 않으므로 pH의 변화는 나타나지 않는다.

모듈 2.8 복습

a. 단당류(포도당), 이당류(설탕), 다당류(전분).

b. 1:2:1. 탄수화물은 체내 주로 에너지원으로 사용된다.

c. 수많은 포도당분자를 탈수합성 반응으로 연결하여 글리코겐을 만든다.

모듈 2.9 복습

a. 지질은 탄소, 수소, 산소를 약 1:2:1(탄수화물보다 산소를 적게 포함)의 비율로 포함한 물에 녹지 않는 다양한 유기화합물 그룹이다. 그 예로 지방산, 지방(트리글리세리드), 스테로이드, 인지질, 당지질 등이 있다.

b. 지방산은 모두 탄화수소 사슬과 카르복실기로 구성된다. 포화지방산에서 탄화수소 사슬의 각 탄소원자는 최대한 수소원자와 결합 가능한 수인 4개의 단일 공유결합을 하고 있으며, 탄화수소 사슬에서 하나 이상의 탄소원자는 이중공유결합을 하는 경우 더 적은 수소원자와 결합하게 된다.

c. 반응물은 트리글리세리드와 3분자의 물이고 생성물은 글리세롤 분자와 지방산이다.

모듈 2.10 복습

a. 콜레스테롤은 세포막의 구성분이며 세포 생장과 분열에 중요하다.

b. 스테로이드는 세포막(콜레스테롤)과 성호르몬(테스토스테론과 에스트로겐)의 구성분; 인지질과 당지질은 세포막의 구성요소로 중요하다.

c. 소수성의 꼬리는 미셀 내부에서 클러스터를 형성하며, 친수성 머리는 미셀의 바깥쪽으로 향하고 있다.

모듈 2.11 복습

a. 중심부에 탄소원자, 수소원자, 아미노기($-NH_2$), 카르복실기($-COOH$), R 그룹 또는 측쇄로 알려진 다양한 작용기로 구성된 유기화합물이다.

b. 펩티드결합이 한쪽 아미노산의 아미노기와 다른 쪽 아미노산의 카르복실기를 연결하는 펩티드결합이 형성된다.

c. 단백질의 3차, 4차 또는 둘 다의 구조를 유지하는 결합이 끊어진다. 그 결과 형태가 변형되어 단백질 분자가 정상적인 생물학적 기능을 수행하는 능력에 영향을 준다. 이런 변화를 변성이라 한다.

모듈 2.12 복습

a. 효소가 기질과 결합하는 부위.

b. 기질.

c. 효소의 특이성은 활성부위의 독특한 모양에 의해 결정되며, 효소가 특정 형태를 가진 하나의 기질하고만 결합을 허용한다.

모듈 2.13 복습

a. 고에너지로 결합된 ATP에서 얻는다.

b. ATP는 아데노신에 3개의 인산기가 결합되어 구성된 화합물이다. 2번째와 3번째 인산이 고에너지로 결합되어 있다.

c. AMP는 아데노신과 하나의 인산기(PO_4^{3-})로 구성되고, ADP는 아데노신에 2개의 인산기가 결합되어 있다. AMP에 인산기가 하나 첨가되면 ADP가 된다. ATP에서 하나의 인산을 떼어내면 ADP가 되어 생리과정에 필요한 주요 에너지원을 공급한다.

모듈 2.14 복습

a. Nucleic acid(핵산)는 탄소, 수소, 산소, 질소 및 인 등으로 구성된 큰 유기분자이며, 단백질 합성과 세포의 유전물질 합성을 조절한다.

b. 아데닌과 티민, 구아닌과 시토신 사이에 상보적인 염기쌍을 이루어 연결된다.

c. 핵산 RNA는 당, 리보오스를 포함하며 DNA는 당, 디옥시리보오스를 가지고 있다. RNA와 DNA 둘 다 질소염기와 인산기를 포함한다.

4절 복습

1. a. 글리코겐; **b.** 자당; **c.** 다중불포화; **d.** 활성부위; **e.** 글리세롤; **f.** 콜레스테롤; **g.** ATP; **h.** RNA; **i.** 펩티드결합; **j.** 뉴클레오티드; **k.** 단당류

2. a. polysaccharide(다당류), polyunsaturated(다중불포화), polypeptide(폴리펩티드); **b.** triglyceride(트리글리세리드); **c.** disaccharide(이당류), diglyceride(디글리세리드), dipeptide(디펩티드); **d.** glycogen(글리코겐), glycolipid(당지질).

3. a. 탄수화물; **b.** 다당류; **c.** 이당류; **d.** 단당류; **e.** 지질; **f.** 지방산 **g.** 글리세롤; **h.** 단백질; **i.** 아미노산; **j.** 핵산; **k.** RNA; **l.** DNA; **m.** 뉴클레오티드; **n.** ATP; **o.** 인산기

2장 복습

1. 이온은 양성자와 전자 사이에 총전기력이 같지 않으므로 원자보다 더 크거나 작을 수 없다. 나트륨 이온이 전자를 잃으면 핵이 양전하가 되어 약하게 음전하인 전자를 당기기 때문에 크기가 줄어들게 된다. 염소이온이 전자를 얻게 되면 핵 속의 양성자는 중성자만큼 단단하게 증가된 전자수를 붙잡을 수 없기 때문에 크기가 커진다.

2. 어떤 사람이 많은 양의 CO_2를 배출한다면 방정식의 방향이 왼쪽으로 이동하여 혈액 중 H^+의 농도가 감소할 것이다. H^+의 농도가 감소하면 pH가 올라간다.

3. 핵산. 탄수화물과 지질은 질소원소를 포함하지 않는다. 단백질과 핵산이 질소를 모두 포함하고 있지만 핵산만 인을 포함하고 있다.

3장

모듈 3.1 복습

a. Cytoplasm(세포질)은 원형질막과 핵막 사이의 물질이다; cytosol(세포질액)은 세포질의 액체부분이다; cytoskeleton(세포골격)은 세포 구조 및 물질들의 강도를 제공하고 지탱하며 운동을 가능하게 한다.

b. 막성소기관들에는 endoplasmic reticulum(소포체: 분비물질을 합성하고 세포내 저장 및 수송); nucleus(핵: 물질대사 조절, 유전정보 저장 및 가공, 단백질합성 조절); rough ER(조면소포체: 합성된 단백질 초기 변경 및 포장); smooth ER(활면소포체: 지질 및 탄수화물 합성); Golgi apparatus(골지장치: 단백질의 변경 및 포장); lysosome(리소좀: 손상된 소기관 혹은 세포내 병원체 제거); mitochondria(미토콘드리아: 세포가 필요한 ATP의 95% 생성); peroxisome(퍼옥시좀: 유기화합물 분해 및 독성화합물 중화) 등이 있다.

c. 비막성 소기관들에는 cytoskeleton(세포골격: 세포 강화 및 지탱, 세포구조 및 물질 이동); microvilli(미세융모: 흡수 면적 증가); centriole(중심립: 세포분열시 방추사 형성); cilia(섬모: 주기적 운동으로 액체 이동); ribosome(리보솜: 단백질 합성) 등이 있다.

모듈 3.2 복습

a. Plasma membrane(원형질막)의 일반적인 기능은 세포를 환경으로부터 분리시키고, 환경과의 교환 조절, 환경에 대한 자극 수용 및 기계적 지지 역할이다.

b. 원형질막의 인지질 이중층이 세포를 환경으로부터 분리시키는데 주로 관여한다.

c. Cilia(섬모)들은 세포 표면에서 물질을 이동시킨다.

모듈 3.3 복습

a. 유리 리보솜에서 새롭게 합성된 단백질은 세포질액으로 나가고, 소포체막에 결합된 리보솜으로부터 합성된 단백질은 소포체 안으로 들어간다.

b. Endoplasmic reticulum(소포체)은 세포내막의 그물구조로서 핵껍질에 연결되어 있다. rough ER(조면소포체)의 막은 판형이고 리보솜이 부착되어 있다. SER(활면소포체)은 리보솜이 없고, cisternae(소낭)들은 관모양을 하고 있다. 이중막이 하나의 mitochondrion(미토콘드리온)을 둘러싸고 있으며 외막은 소기관을 둘러싸고 내막은 주름이 져서 cristae(크리스테)라고 하며 액체, 즉 효소로 채워진 기질을 둘러싸고 있다.

c. 미토콘드리아는 세포가 필요한 ATP 형태의 에너지를 생성한다. 세포에 미토콘드리아가 많으면 에너지 요구가 높은 것을 의미한다.

모듈 3.4 복습

a. Golgi apparatus(골지복합체)는 (1) 호르몬이나 효소와 같은 세포 분비물을 변화시키거나 포장하고, (2) 원형질막을 새롭게 생성하거나 변화시키며, (3) 세포 안에서 사용하기 위해 특수한 효소들을 포장하기도 한다.

b. Lysosome(리소좀)에는 digestive enzyme(분해효소)들이 들어 있다.

c. Lysosome(리소좀)은 (1) 세포내 소기관들을 분해하여 재사용하도록 하며, (2) 외부 환경으로부터 들어온 액체나 고형물질을 포함하는 vesicle(소포)과 융합하여 분해함으로써 영양소를 얻거나 병원체를 파괴시키며, (3) digestive enzyme(분해효소)들을 방출하여 세포를 autolysis(자가용해)시킨다.

모듈 3.5 복습

a. Nucleus(핵) 속의 DNA에는 단백질 합성에 필요한 세포 정보가 저장되어 있다.

b. 핵은 DNA, RNA 및 단백질들을 함유하고 있는 세포소기관이다. 핵은 이중막으로 된 핵막으로 둘러싸여 있고, 이 두 막 사이 틈은 perinuclear space(핵주위공간)이다. 핵공은 핵과 세포질액 사이에서 화학물질의 이동이 일어나도록 한다.

c. 전형적인 사람체세포 핵에는 23쌍의 염색체가 있다.

모듈 3.6 복습

a. 단백질 합성에 관여하는 세 종류의 RNA들은 rRNA(리보솜 RNA), mRNA(전령 RNA) 및 tRNA(운반 RNA) 등이다.

b. 유전 단위로서 특정 단백질을 암호화하는 DNA 가닥의 한 부분이 gene(유전자)이다.

c. Translation(번역)은 mRNA를 따라 유전암호의 서열대로 단백질을 합성하는 과정이다.

모듈 3.7 복습

a. Interphase(간기)는 세포 생활주기의 한 부분으로서 염색체가 꼬여 있지 않고 유사분열을 제외한 정상적인 세포기능을 수행하고 있는 시기이다.

b. DNA replication(복제)에 중요한 역할을 하는 효소는 DNA polymerase(중합효소)이다.

c. Apoptosis(세포예정사)는 세포 죽음을 말하는데 유전적으로 조절된다.

모듈 3.8 복습

a. Mitosis(유사분열)는 하나의 세포 핵이 동일한 두 개의 딸세포 핵으로 나누어지는 과정으로서, 세포분열에 필수적인 단계이다. 네 시기로 이루어져 있는데 prophase(전기), metaphase(중기), anaphase(후기), telophase(말기)이다.

b. 염색분체는 복제된 염색체 한 벌이다. 사람 세포에는 정상적으로 23쌍의 염색체들이 있어서 유사분열 동안 사람 세포는 92개의 염색분체를 지니게 된다.

c. Mitosis(핵분열)는 완료되었으나 cytokinesis(세포질분열)가 진행되지 않은 세포는 한 세포가 두 세트의 염색체를 갖는 상태가 된다.

모듈 3.9 복습

a. Cancer(암)는 정상적인 세포분열 조절 기작이 파괴되어 악성 세포들을 만들어내는 mutation(돌연변이)에 의해 나타나는 질병이다.

b. Tumor(종양)는 비정상적인 생장과 세포분열에 의해 만들어진 덩어리를 말한다. Benign tumor(양성 종양)는 세포들이 암화하지 않고 한 장소에 머문다. Malignant tumor(악성 종양)는 metastasis(전이)라는 과정에 의해 워래 부위에서 다른 부위로 퍼진다.

c. 암은 세포들이 자라고 증식하면서 건강한 세포들을 방해하기 때문에 위험한 질환이다. 암세포들이 정상세포들을 죽이거나, 생명과 관련된 중요한 기관들을 압박하며 정상 조직에 가는 필수 영양소들을 빼앗게 되면서 사망에 이르게 된다.

1절 복습

1. **a.** microvilli(미세융모): 세포외 물질 흡수를 위한 표면적 증가; **b.** Golgi apparatus(골지복합체): 새로이 합성된 단백질들을 저장, 변화, 포장함; **c.** lysosome(리소좀): 세포 내에서 파괴된 소기관들이나 병원체를 제거; **d.** mitochondrion(미토콘드리아): 세포가 필요한 ATP의 95%를 생산; **e.** peroxisome(퍼옥시좀): 독성물질 중화시킴; **f.** nucleus(핵): 물질대사 조절, 유전정보 저장 및 가공, 단백질합성 조절; **g.** endoplasmic reticulum(소포체): 분비물 합성, 세포내 저장 및 수송; **h.** ribosome(리보솜): 단백질 합성; **i.** cytoskeleton(세포골격): 세포 강화 및 지탱, 세포구조와 물질의 이동에 관여
2. **a.** chromosomes(염색체); **b.** thymine(티민); **c.** nuclear envelope(핵막); **d.** uracil(우라실); **e.** nucleoli(인); **f.** nuclear pore(핵공); **g.** transcription(전사); **h.** gene(유전자); **i.** mRNA; **j.** tRNA; **k.** genetic information(유전정보)
3. Nucleus(핵) 속 DNA의 뉴클레오티드 서열에 단백질 합성 정보가 있다. 세포외액이 변화하면 원형질막 수용체에 물질이 결합하거나 막 통로를 통한 물질의 확산으로 세포가 영향을 받게 된다. 그러한 자극들은 핵 속 유전자 작용에도 영향을 줄 수 있다. 이러한 변화들은 어떤 효소들의 합성을 촉진하거나 억제하며 또는 다른 효소들을 합성함으로써 생화학적 과정이나 대사경로를 바꾸게 된다.

모듈 3.10 복습

a. Diffusion(확산)은 농도가 높은 곳에서 낮은 곳으로 물질이 수동적으로 equilibrium(평형)에 도달할 때까지 이동하는 과정을 말한다.

b. 확산에 영향을 주는 요인들로서는 거리, 분자크기, 지질용해도 및 농도경사 등이다.

c. Diffusion(확산)은 concentration gradient(농도경사)에 의해 일어난다. 농도경사가 더 크면 클수록, 확산의 속도는 더 빨라지며, 농도구배가 적을수록 확산의 속도는 느려진다. 폐 속 산소의 농도가 감소하면 폐 속 산소 농도와 혈액 속 산소 농도의 차이는 줄어들게 된다. 그래서 산소는 좀 더 느리게 혈액 속으로 확산한다

모듈 3.11 복습

a. Facilitated diffusion(촉진확산)과 active transport(능동수송) 둘 다, carrier protein(운반단백질)이 원형질막을 가로질러 물질을 이동시킨다.

b. Exocytosis(세포외배출)는 세포질 물질을 막성 소포로 싸서 원형질막과 융합시켜 배출하는 과정이다.

c. 세균이 세포 내로 먹히거나 들어오는 과정을 phagocytosis(포식작용)라고 한다.

2절 복습

1. **a.** diffusion(확산); **b.** facilitated diffusion(촉진확산); **c.** molecular size(분자크기); **d.** diffusion of water(물의 확산); **e.** active transport(능동수송); **f.** specific substances(특정 물질); **g.** vesicular transport(소포수송); **h.** exocytosis(세포외배출); **i.** pinocytosis(포음작용); **j.** "cell eating"("포식")
2. **a.** 확산; **b.** 확산; **c.** 무관; **d.** 확산; **e.** 삼투; **f.** 삼투

모듈 3.12 복습

a. Histology(조직학)는 tissue(조직)에 대한 연구이다.

b. 인체 구조를 구성하는 4가지 주요 tissue(조직) 유형들로서는 epithelial(상피), connective(결합), muscle(근육) 및 neural tissue(신경조직) 등이다.

c. Epithelial tissue(상피조직)는 몸 안팎 표면을 덮고 분비물을 생성한다; connective tissue(결합조직)는 내강을 채우고, 지탱하며 에너지를 저장한다; muscle tissue(근육조직)는 수축하여 운동을 일으킬 수 있게 특화되어 있다; neural tissue(신경조직)는 정보를 전달한다.

모듈 3.13 복습

a. 상피조직은 물리적 보호, 투과성 조절, 감각 전달, 특정 분비물 생산의 기능을 수행한다.

b. 상피세포들의 특징적인 형태 3가지는 squamous(편평), cuboidal(입방) 및 columnar(원주)형이 있다. 상피세포들이 단층으로 되어 있으면 simple epithelium(단층상피), 여러 층으로 구성되어 있으면 stratified epithelium(중층상피)이라고 한다.

c. 상피세포 표면에 섬모들이 많이 존재하고 있는 것은 상피표면 위로 물질들이 이동되고 있다는 것을 암시한다.

모듈 3.14 복습

a. 상피세포간 연접에는 tight junction(밀착연접), gap junction (틈결합) 및 desmosome(데스모좀) 등이 있다.

b. 상피조직은 필요한 영양소 공급을 아래의 결합조직에 있는 혈관들에 의존하고 있다.

c. 틈새이음은 세포와 세포간 작은 물질들이나 이온들을 주고 받으면서 인접한 세포들의 기능을 조화시키는데 도움을 준다. 예를 들어

섬모의 운동과 같은 작용을 협력할 수 있게 된다. 심근 조직에서는 근육세포들의 협동적인 수축은 필수적이다.

모듈 3.15 복습

a. Keratinized epithelia(각화상피)는 딱딱하여 기계적 강도를 유지하고 물이 스며들지 않도록 해준다.

b. 이 부위들은 모두 기계적 마찰과 마모가 이루어지는-인두와 식도는 음식물에 의해서, 항문은 대변에 의해서, 질은 출산 시 혹은 성교 시-부위들이다.

c. 아니오. 단층편평상피는 감염, 마모 혹은 탈수를 막아 피부 표면의 기능을 효과적으로 수행하도록 해 주기에 부족하다.

모듈 3.16 복습

a. 방광 상피는 장력이 작용하여 당겨질 경우 모양이 변화하는 transition epithelium(이행상피)이다. 방광이 팽창하여 당겨지면 상피 모양은 납작해진다.

b. 단면도에서, 단층입방상피 세포들은 네모지고 가운데에 핵이 있으며, 인접한 핵들 사이의 거리는 상피 높이에서 거의 같다.

c. Stratified cuboidal epithelia(중층입방상피)는 땀샘, 유선 또는 기타 외분비선에서 볼 수 있다.

모듈 3.17 복습

a. 단면도에서 단층원주상피 세포들은 키가 큰 사각형 모양이며 길쭉한 핵이 바닥막 가까이에 위치하고 있다. 세포 높이는 인접한 핵들 사이의 거리의 수 배가 된다.

b. 위중층원주상피는 사실은 여러 층이 아니다-핵들이 그렇게 보이기는 하지만-왜냐하면 모든 상피세포들이 바닥막과 접촉하고 있기 때문이다.

c. Intestine(장) 내벽을 싸는 원주상피에는 일반적으로 자유표면에 microvilli(미세융모)들을 지니고 있다.

모듈 3.18 복습

a. 두 가지 종류의 gland(분비샘)는 endocrine gland(내분비샘)와 exocrine gland(외분비샘)이다.

b. Apocrine secretion(부분분비)은 분비물질들과 함께 세포질도 소실되는 과정이다.

c. Holocrine secretion(온분비)은 분비세포가 분비물을 가득 채우고 있다가, 세포가 파열되면서 내용물을 방출하는 과정이다.

모듈 3.19 복습

a. Areolar tissue(성긴조직)에서 보이는 세포들로서는 melanocyte(멜라닌세포), fixed macrophage(고정 대식세포), mast cell(비만세포), fibroblast(섬유모세포), adipocyte(지방세포), plasma cell(형질세포), free macrophage(유리 대식세포), migrating phagocytic white blood cell(이동성 탐식 백혈구) 및 lymphocyte(림프구)들이다.

b. 비타민 C 결핍에 의해 결합조직을 강화하는 콜라겐 섬유 생성이 억제된다. 따라서 결합조직이 약해지고 쉽게 다치게 되는 결과가 초래된다.

c. 결합조직에는 세 종류의 단백질 섬유들이 있다. Collagen fiber(콜라겐섬유), elastic fiber(탄력섬유) 및 reticular fiber(그물섬유) 등이다. 콜라겐섬유는 두껍고 질긴 섬유로서 장력에 버틴다; 탄력섬유는 가늘고 늘어날 수 있어서 당겼다가 놓으면 원래 길이로 줄어든다; 그물섬유는 가지를 치고 있는 질긴 섬유이다.

모듈 3.20 복습

a. 체내 4 종류의 membrane(막)들로서는 synovial membrane(활액막), mucous membrane(점막), serous membrane(장막) 및 cutaneous membrane(피부막) 등이 있다.

b. 장막에 의해 싸여진 체강들로서는 pleural cavity(흉강), peritoneal cavity(복강), pericardial cavity(심막강) 등이 있다.

c. Synovial fluid(윤활액)는 관절강의 윤활작용을 돕고, 연골세포들에 산소와 영양소들을 공급한다.

모듈 3.21 복습

a. 연골에 있는 성숙한 세포를 chondrocyte(연골세포)라고 한다.

b. 귀를 지탱하는 연골의 특징적인 섬유들은 elastic fiber(탄력섬유)이다.

c. Intervertebral disc(척추간판)에서 손상되는 연골의 유형은 fibrocartilage(섬유연골)이다.

모듈 3.22 복습

a. Lacuna(골소강) 안에 있는 성숙한 세포를 osteocyte(뼈세포)라고 한다.

b. 뼈의 두 형태는 compact bone(치밀뼈)과 spongy bone(해면뼈)이다.

c. 운동을 하면 뼈가 점차 두꺼워지기 때문에 운동은 뼈를 강화시킨다.

모듈 3.23 복습

a. 체내 근육조직의 3가지 유형은 skeletal muscle tissue(골격근조직), cardiac muscle tissue(심장근조직) 및 smooth muscle tissue(평활근조직)이다.

b. 뚜렷한 가로무늬가 없고, 단일 핵을 가지며 작고 방추형의 세포들로 이루어진 근육조직은 평활근조직이다.

c. 그러한 세포는 거의 뉴런일 것이다.

모듈 3.24 복습

a. 조직 손상에 대한 반응 2가지 과정은 inflammation(염증)과 regeneration(재생)이다.

b. Inflammation(염증)은 swelling(부종), redness(충혈), warmth(열) 및 pain(통증)을 포함한다.

c. 염증은 모든 기관이 결합조직을 가지고 있기 때문에 어떤 기관에서도 발생할 수 있다.

3절 복습

1. a. cardiac(심근); **b.** smooth(평활근); **c.** nonstriated(민무늬); **d.** multinucleate(다핵)

2. a. perichondrium(연골막), periosteum(골막), peritoneum(복막), pericardium(심막강); **b.** osseous(뼈), osteocyte(뼈세포), periosteum(골막), osteon(골원, 뼈단위); **c.** chondrocyte(연골세포), perichondrium(연골막); **d.** lacunae(뼈소강); **e.** fibrocartilage(섬유연골); **f.** adipocytes(지방세포); **g.** synovial membrane(활액막); **h.** cutaneous membrane(피부막); **i.** axon(축삭); **j.** intercalated disc(개재판); **k.** neuroglia(신경교세포); **l.** skeletal muscle tissue(골격근조직); **m.** smooth muscle tissue(평활근조직); **n.** regeneration(재생); **o.** inflammation(염증)

3. 혈류 및 혈관 투과성이 증가하면 산소와 영양소의 운반이 증대되고, 부가적으로 식세포들이 그 부위로 이동하여 독소와 노폐물들의 제거가 증가한다.

3장 복습

1. A 용액은 처음 B 용액보다 더 많은 용질을 포함하고 있다. 따라서 물은 삼투작용으로 B쪽에서 A쪽으로 선택적 투과막을 통과하여 A쪽 액체가 증가하게 된다.

2. 막으로 둘러싸인 소기관들 안에 있는 내용물들은 외부와 분리되어 있는데, 이는 분비물, 효소, 혹은 독소들을 생성하고 일반적으로 세포질에 해를 줄 수 있는 물질들을 저장하도록 해주고 있다.

3. Tight junction(밀착연접)은 세포들 사이를 통한 물이나 용질의 이동을 막는다. 소화계에서 이 연접은 효소, 산, 노폐물들로부터 아래의 연약한 조직들을 보호해주는 역할을 한다.

4. Apocrine secretion(부분분비)은 분비하는 세포 일부가 함께 떨어져 나가기 때문에 원형질막 특히 phospholipid(인지질)의 존재 여부를 조사할 수 있다. Merocrine secretion(샘분비)은 분비하는 세포를 포함하지 않기 때문에 막 성분이 분비물에 없다.

5. Skeletal muscle tissue(골격근조직)는 조밀하게 같은 방향으로 배열된 섬유들로 이루어져 있으나

근섬유들은 세포이기 때문에 다수의 핵들과 미토콘드리아를 가지고 있다. 골격근은 또한 세포 안에 actin(액틴)과 myosin(미오신)의 배열에 의해 뚜렷한 가로무늬를 보인다. 학생들은 tendon(건; 치밀결합조직) 슬라이드를 보고 있을 것이다. 작은 핵들은 fibroblast(섬유모세포)들일 것이다.

4장

모듈 4.1 복습

a. Epidermis(표피) 층들로서는 stratum basale(바닥층), stratum spinosum(가시층), stratum granulosum(과립층), stratum lucidum(투명층) 및 stratum corneum(각질층) 등이 있다.

b. Dandruff(비듬)는 각질층에서 떨어진 죽은 세포들로 이루어져 있다.

c. 손바닥 3번째 표피층을 뚫은 유리조각은 과립층에 꽂혀 있다.

모듈 4.2 복습

a. 표피의 두 색소로서는 carotene(카로틴)과 melanin(멜라닌)이 있다.

b. 피부가 햇빛에 노출되면 자외선이 진피와 표피의 멜라닌세포들을 자극하여 멜라닌 색소 합성을 자극하기 때문에 피부는 어두운 색으로 된다.

c. Skin cancer(피부암)의 위험성이 높은 것에서 낮은 것으로 적으면 (1) malignant melanoma(악성 흑색종), (2) squamous cell carcinoma(편평상피암) 및 (3) basal cell carcinoma(바닥세포암)이다.

모듈 4.3 복습

a. Dermis(진피)는 epidermis(표피)와 hypodermis(피하층) 사이에 위치한다.

b. 표피에 분포하는 모세혈관과 감각뉴런들은 진피의 유두층에 위치하고 있다.

c. Elastic fiber(탄력섬유)가 진피에 존재하기 때문에 신장과 수축을 반복할 수 있는 것이다.

모듈 4.4 복습

a. 표피 바닥층과 가시층의 표피세포들은 자외선 자극으로 비타민 D_3를 합성한다. 비타민 D_3는 음식물로부터도 얻을 수 있다.

b. 햇빛의 자외선 존재하에 바닥층과 기저층의 표피세포들은 콜레스테롤과 같은 스테로이드가 비타민 D_3로 전환된다.

c. 비타민 D_3는 강한 뼈와 치아를 형성하는데 필요하다. 만일 우리 몸 표면 전체가 덮여 있다면, 자외선은 피부에 닿을 수 없어서 비타민 D_3 합성을 자극하지 못하고 따라서 뼈는 약해진다.

1절 복습

1. a. dermis(진피: 표피 아래의 결합조직층); **b.** epidermis(표피: 피부표면을 덮은 보호상피); **c.** papillary layer(유두층: 모세혈관, 림프관 및 감각뉴런을 피부 표면에 공급); **d.** reticular layer(그물층: 콜라겐 섬유와 탄력섬유들을 포함하는 불규칙 결합조직의 그물구조; **e.** hypodermis(피하층, subcutaneous layer): 진피 아래 지방조직이 발달한 성긴 결합조직층)

2. a. 부속구조; **b.** 표피; **c.** 과립층; **d.** 유두층; **e.** 신경 **f.** 그물층; **g.** 콜라겐; **h.** 피하층; **i.** 성긴 결합조직; **j.** 지방

3. a. 손가락 (및 발가락) 표피 바깥층인 각질층의 죽은 각질세포들 속으로 저장성 삼투작용에 의해 물이 흘러들어서 부어올랐다. 아래 층과 진피는 팽창하지 않으므로 각질층이 어디론가는 확장해야 하는데, 그래서 접힘과 주름이 형성된다. 몸 다른 부위 피부는 각질층이 두껍지 않아서 팽창하거나 쭈글쭈글해지지 않는다. **b.** 바닥층과 가시층의 표피세포들은 자외선 존재 하에 콜레스테롤과 같은 스테로이드를 비타민 D_3로 전환시킨다. 비타민은 진피에 있는 모세혈관 속으로 들어가고 간으로 운반된다. 간에서는 방출되어 콩팥으로 운반되는 intermediate product(중간생성물)를 생산한다. 콩팥에서는 중간생성물을 calcitriol(칼시트리올)이라고 하는 호르몬으로 전환시킨다. 칼시트리올은 장에서 칼슘과 인산의 흡수를 자극하여 뼈 성장과 유지에 이용된다.

모듈 4.5 복습

a. 전형적인 hair(털)는 털주머니 속에 있는 바닥세포들이 생산해내는 각질성 실가닥이다.

b. Arrector pili muscle(털세움근)이 수축하면 털주머니를 곧게 당겨서 주변 피부가 올라가도록 한다. 전체 효과는 "goosebump(소름)" 또는 "chicken skin(닭살)"이라고 알려져 있다.

c. 털을 당기면 털뿌리가 감각신경들로 구성된 root hair plexus(뿌리털신경얼기)로 둘러싸인 털주머니 깊이 부착되어 있기 때문에 아프다. 털을 잘라도 털줄기는 감각신경이 없기 때문에 아프지 않다.

모듈 4.6 복습

a. 피부에 있는 두 종류의 exocrine gland(외분비샘)는 sebaceous, oil gland(피지샘)와 sweat gland(땀샘)이다.

b. Sebum(피지, 피지분비물)은 털줄기의 케라틴에 기름을 제공하여 보호해주고, 주변 피부를 윤택하게 해주며 세균의 생장을 막아준다.

c. Deodorant(탈취제)는 부분분비땀샘에서 만들어지는 복합화합물인 분비물의 냄새를 없애는 데에 이용된다. 이 화합물들 중 일부는 방향제이거나 피부 세균에 의해 대사되어 냄새나는 물질을 만들어 낼 수 있다.

모듈 4.7 복습

a. Nail[손(발)톱] bed(바닥)는 손(발)톱에 의해 덮여 있는 표피 부분이다.

b. 손톱은 손톱뿌리의 상피세포에서 생성된 케라틴 구조로서 손가락끝을 보호해준다. 손톱에 포함된 구조들로서는 distal free edge(먼쪽 자유 가장자리), lunula(속손톱), proximal nail fold(몸쪽 손톱주름), cuticle(각피, 큐티클), nail root(손톱뿌리), nail body(손톱몸통) 등이다.

c. 손(발)톱 생성은 겉에서는 보이지 않는 표지주름인 손(발)톱뿌리에서 일어난다.

모듈 4.8 복습

a. 피부에 대한 aging(노화)의 공통적인 영향들을 보면, 바닥세포 작용 감소로 표피가 두꺼워지고; 멜라닌세포들의 수가 감소하며; 피지샘 분비가 줄어들며, 가지돌기세포 수가 감소한다. 또한 비타민 D_3의 합성이 감소하고, 분비샘의 작용이 느려지며 진피 속 혈액순환도 줄어든다. 뿐만 아니라 털주머니의 기능이 중단되고 피부 치유 속도가 점차 느려진다.

b. 노화에 따라 멜라닌세포의 작용은 감소하여 회색 또는 흰머리가 생긴다.

c. 노화과정에서 진피로의 혈액공급이 줄어들고 샘분비 땀샘은 활성이 점점 떨어진다. 이 두 변화 때문에 늙어가면서 더운 날씨에 몸을 식히는 것이 더 어려워지는 것이다.

모듈 4.9 복습

a. 조직을 repair(치유)하는 과정의 첫 단계는 inflammation(염증)이다.

b. Granulation tissue(과립조직)는 혈전(핏덩어리), fibroblast(섬유모세포) 및 치유조직의 모세혈관 그물들이 조합되어 있는 것이다.

c. 피부는 큰 손상을 받은 후에도 효과적으로 재생될 수 있다. 왜냐하면 피부의 상피와 결합조직에는 줄기세포들이 존재하기 때문이다. 손상에 반응하여 줄기세포들이 소실된 진피세포들을 대체하는 동안 바닥층 세포들은 분열하여 상피세포들과 교체된다.

2절 복습

1. a. merocrine sweat gland(샘분비땀샘); **b.** nail root(손톱뿌리); **c.** apocrine sweat gland(부분분비땀샘); **d.** scab(상처 딱지); **e.** reticular layer of dermis(진피 그물층); **f.** wrinkled skin(주름진 피

부); **g.** sebum(피지); **h.** malignant melanoma(악성 흑색종); **i.** arrector pili(털세움근); **j.** cuticle (큐티클)

2. a. free edge(손톱가장자리); **b.** nail body(손톱몸통); **c.** lunula(속손톱); **d.** proximal nail fold(몸쪽손톱주름); **e.** cuticle(큐티클); **f.** cuticle(큐티클); **g.** proximal nail fold(몸쪽손톱주름); **h.** nail root(손톱뿌리); **i.** lunula(속손톱); **j.** nail body(손톱몸통); **k.** phalanx(손가락); **l.** dermis(진피); **m.** epidermis(표피)

3. a. hair shaft(털줄기); **b.** sebaceous gland(기름샘); **c.** arrector pili muscle(털세움근); **d.** connective tissue sheath of hair follicle(털주머니의 결합조직집); **e.** root hair plexus(털뿌리신경얼기)

4. Puncture wound(찔린 상처, 자창)가 칼에 의해 절단된 상처보다 감염의 위험성이 더 크다. 왜냐하면 칼에 절단된 곳에서는 피가 흘러나와 상처부위에서 세균들을 씻어내게 되기 때문이다. 찔린 상처의 경우 세균이 피부 아래 부위로 감염되고, 그 부위는 산소가 제한적이고 피부 보호 장벽을 통과하였기 때문에 감염의 위험성이 더 높다.

4장 복습

1. Dermis(진피)는 (1) 성긴 결합조직, 모세혈관, 림프관, 감각뉴런들을 포함하는 유두층과 (2) 불규칙 치밀 결합조직, 콜라겐 및 탄력섬유들을 포함하는 그물층으로 이루어져 있다. 두 층 다 혈관, 림프관, 신경섬유 및 부속기관들을 포함하고 있다.

2. 상처 난 피부의 재생 과정은 (1) 염증 및 출혈, (2) 혈액응고 및 딱지 형성, (3) 혈전용해 및 콜라겐섬유와 무형질 생성 및 (4) 반흔조직 형성 등이다.

3. 지용성물질은 쉽게 투과장벽을 통과한다. 왜냐하면 표피세포들을 둘러싸는 장벽은 지질로 구성되어 있기 때문이다. 수용성 약물은 지질에 용해되지 않기 때문에 투과장벽을 쉽게 통과하지 못한다.

4. 그 어린이는 강화 우유 및 연어와 같이 비타민 D가 풍부한 음식물을 더 많이 섭취해야 한다. 비타민 강장제도 도움이 될 수 있다.

5. 머리 염색액 속 화학물질은 피질의 보호막을 파괴하여, 털줄기 수질을 염색한다. 염색은 피질이 손상되어 있고 샴푸와 자외선이 수질부위로 들어가 탈색시키기 때문에 영구적이지는 않다. 또한 머리털의 살아 있는 부분은 영향을 받지 않기 때문에 털줄기가 교체되면서 색도 사라진다.

5장

모듈 5.1 복습

a. 표면특징이란 관절을 형성하거나 근육의 부착부위이거나 신경과 혈관의 통로 역할 등의 특정 기능을 하는 뼈의 표면 특성을 말한다.

b. 모양에 따라 뼈를 납작뼈, 긴뼈, 불규칙뼈, 짧은뼈의 네 가지로 분류한다.

c. 결절은 뼈에 작고 둥글게 돌출된 구조인 반면 거친면은 뼈의 표면에 넓게 차지하는 작고 거친돌출부를 말한다.

모듈 5.2 복습

a. 긴뼈의 주요 부분으로는 뼈끝, 뼈몸통, 뼈몸통끝, 골수공간이 있다.

b. 골수공간-뼈속 중심에 있는 공간-은 혈구세포를 생산하는 적색골수와 에너지 저장고 역할을 하는 지방조직으로 구성된 황색골수를 함유한다.

c. 만일 뼈 속에 칼슘인산염에 대한 아교섬유의 비율이 증가하면 뼈의 압박강도가 감소하며 유연하게 될 것이다.

모듈 5.3 복습

a. 뼈세포는 뼈의 미네랄 함량을 일정하게 유지하고 교체한다. 뼈모세포는 뼈의 섬유와 기질을 생산한다. 뼈파괴세포는 뼈의 섬유와 기질을 분해한다.

b. 뼈단위는 성숙한 치밀뼈의 기본적 기능단위이다; 중심관 주변에 배치된 뼈세포로 구성되며 동심원으로 배열된 뼈층판으로 나뉜다.

c. 만일 뼈파괴세포의 활성(뼈에서 미네랄유리)이 뼈모세포의 활성(새로운 뼈의 생성)을 초과하면 뼈의 미네랄 함량(뼈의 질량)이 감소하여 뼈가 약해진다.

모듈 5.4 복습

a. 부가성장은 뼈표면에 뼈기질을 축적하여 뼈가 성장하는 것이다.

b. 뼈막(뼈바깥막)은 뼈를 둘러싸는 층으로 바깥의 섬유층과 내부의 세포층으로 구성된다. 뼈속막은 뼈의 안쪽(골수쪽)을 둘러싸는 불완전한 세포층이다.

c. 표본은 뼈끝부분으로 보인다. 뼈단위형태로 배열되지 않은 뼈층판이 존재해 뼈끝에서 나타나는 해면뼈로 판단된다.

모듈 5.5 복습

a. 연골속뼈형성(연골뼈형성)은 연골모델이 뼈로 교체되는 것이다.

b. 막속뼈형성(막뼈형성)은 섬유결합조직이 뼈로 교체되는 것이다.

c. 넙다리뼈와 같은 긴뼈의 x선을 통해 뼈가 길이성장하는 동안 뼈몸통과 뼈끝 사이에 나타나는 뼈끝연골의 존재유무를 판정할 수 있다. 만일 뼈끝연골이 존재한다면 성장이 진행 중이며 뼈끝연골이 없다면 그 뼈는 성장이 종결된 것이다.

모듈 5.6 복습

a. 마르판증후군은 결합조직의 유전적 결함으로 비정상적으로 길고 가는 팔다리와 손가락을 보인다. 또한 치명적인 심혈관질환을 보인다.

b. 거인증은 사춘기 이전 성장호르몬의 과도한 분비로 인해 키가 대단히 커지는 반면 말단비대증은 사춘기 이후 성장호르몬이 과도하게 분비되어 비정상적으로 두꺼운 뼈를 초래한다.

c. 오늘날 미국에서는 뇌하수체 성장지체가 드문데 이것은 아동이 합성 성장호르몬을 적절히 투여받아 정상적인 성장발달이 유도되기 때문이다.

모듈 5.7 복습

a. 개방골절(복합골절이라고도 함)은 부러진 뼈가 피부를 뚫고 나오는 형태이며 폐쇄골절(단순골절이라고도 함)은 뼈가 피부를 뚫지 않는 골절형태이다.

b. 골절 직후 과도한 출혈이 골절부위에서 발생한다. 수시간이 경과한 후 골절혈종이라고 하는 커다란 피떡(피딱지)이 형성된다. 다음으로 내부 애벌뼈가 해면뼈 형태로 형성되어 안쪽의 부러진 경계를 결합시키며 연골과 뼈로 구성된 외부 애벌뼈가 바깥의 부러진 경계를 결합시킨다. 연골인 외부 애벌뼈는 결국 뼈로 교체되어 해면뼈가 부러진 끝부분을 결합시킨다. 곧이어 초기에 뚜렷한 부러진 부위의 팽창은 가라앉고 골절부위가 재구성되며 이전의 뼈 형태와 유사하게 된다.

c. 외부의 애벌뼈는 뼈속막과 뼈막의 세포가 골절부위로 이동하여 치유과정에서 먼저 형성된다. 이 세포들은 골절된 뼈를 둘러싸 확장된 뼈테두리를 형성한다.

1절 복습

1. a. 불규칙뼈; **b.** 뼈끝; **c.** 오목; **d.** 골수공간; **e.** 잔기둥; **f.** 뼈파괴세포; **g.** 분쇄골절; **h.** 뼈끝연골; **i.** 뼈단위; **j.** 부가성장; **k.** 연골속뼈형성

2. a. 막속뼈발생; **b.** 아교질; **c.** 뼈세포; **d.** 뼈세포방; **e.** 유리연골; **f.** 뼈막; **g.** 치밀뼈

3. 레베카는 오른다리의 뼈끝연골에 골절이 발생하였다. 골절된 뼈가 적절히 치유되지 않아 다친 다리에서 다치지 않은 다리에 비해 충분한 연골이 형성되지 않았다. 따라서 다친 쪽의 뼈가 짧아지게 될 것이다.

모듈 5.8 복습

a. 얼굴뼈는 쌍으로 된 위턱뼈, 입천장뼈, 코뼈, 아래코선반, 광대뼈, 눈물뼈와 쌍으로 되지 않은 보습뼈와 아래턱뼈로 구성된다.

b. 골절된 뼈는 오른쪽 마루뼈이다.

c. 보습뼈:얼굴뼈; 벌집뼈:머리뼈; 나

비뼈:머리뼈; 관자뼈:머리뼈; 아래코선반:얼굴뼈.

모듈 5.9 복습

a. 관자뼈는 뇌에 혈액을 공급하는 속목동맥이 통과하는 목동맥관을 포함한다.

b. 큰구멍은 뒤통수뼈에 위치한다. 이 구멍은 뇌와 척수의 경계부위를 둘러싼다.

c. 이틀돌기는 위턱뼈와 아래턱뼈의 치아를 지탱한다.

모듈 5.10 복습

a. 벌집뼈는 후각구멍을 포함하는 (2) 체판으로 돌출된 (1) 볏돌기와 코곁굴에 형성된 공간인 (3) 공기세포를 함유한다. 또한 (4) 코중격의 윗부분과 코공간으로 돌출된 (5) 코선반을 형성한다.

b. 코곁굴은 나비뼈, 벌집뼈, 이마뼈, 쌍으로 된 입천장뼈, 위턱뼈에 위치한다.

c. 코곁굴은 두개골의 무게를 가볍게 하며 코공간의 표면을 적셔주는 점액을 분비한다.

모듈 5.11 복습

a. 두개골과 연관된 일곱 개의 뼈가 있다.

b. 세 개의 귀속뼈는 중간귀 공간에 위치하며 관자뼈의 바위부분 속에 있다. 귀속뼈는 고막에 도달한 소리파에 의한 진동을 속귀로 전달하는 역할을 한다.

c. 연구실동료가 옳다: 모뿔뼈는 직접 다른뼈와 연결되지 않는다; 대신 후두를 지탱하며 후두, 인두, 혀와 연관된 근육이 부착한다.

모듈 5.12 복습

a. 숫구멍은 성장 중인 두개골의 납작뼈 사이에 위치하는 비교적 부드럽고 유연한 섬유결합조직으로 구성된다.

b. 주요 숫구멍으로는 앞숫구멍, 뒤숫구멍, 앞가쪽숫구멍, 뒤가쪽숫구멍이 있다.

c. 숫구멍은 출생 시 뼈로 되어 있지 않기 때문에 분만 시 두개골에 유연성을 제공하고 유아기를 거쳐 아동기에 이르는 동안 뇌의 성장을 수용할 수 있다.

모듈 5.13 복습

a. 전형적인 척추뼈의 주요 부분으로는 척추뼈몸통, 관절돌기, 척추뼈고리 등이 있고 척추뼈고리는 다시 가시돌기, 고리판, 가로돌기, 고리뿌리로 구성된다.

b. 척추의 이차굽이는 몸무게의 균형을 잡아 근육의 도움을 최소화하여 똑바로 설 수 있게 한다. 이차굽이가 없다면 오랜 시간 동안 똑바로 설 수 없을 것이다.

c. 척추사이원반은 척추뼈몸통에 붙어 있다.

모듈 5.14 복습

a. 치아돌기는 중쇠뼈(둘째 목뼈)의 일부로 척주의 목부위에 위치한다.

b. 가로돌기구멍이 있는 척추뼈는 목뼈이다.

c. 손가락으로 어떤 사람의 등을 아래로 만져 내려가면 척추뼈의 가시돌기를 느낄 수 있다.

모듈 5.15 복습

a. 허리부위에는 다섯 개의 척추뼈가 있고 엉치뼈는 융합된 다섯 개의 척추뼈로 구성된다.

b. 엉치뼈는 다리이음뼈의 뒤쪽벽을 구성한다.

c. 허리뼈는 위쪽에 위치하는 척추뼈에 비해 더 많은 몸무게를 지탱해야 한다. 큰 척추뼈몸통이 이를 가능하게 한다.

모듈 5.16 복습

a. 참갈비뼈(1~7번째 갈비뼈)는 갈비연골을 통해 직접 복장뼈에 연결된다. 거짓갈비뼈(8~12 갈비뼈)는 복장뼈에 연결되지 않거나(뜬갈비뼈) 공통의 갈비연골을 통해 연결된다(8~10갈비뼈).

b. 복장뼈의 주요 세 부분으로 위에서 아래방향으로 복장뼈자루, 몸통, 칼돌기가 있다.

c. 갈비뼈와 복장뼈 외에 등뼈가 가슴우리를 구성한다.

모듈 5.17 복습

a. 척주뒤굽음증(후만증)은 (1) 척추뼈몸통의 앞부분에 발생한 압박골절이 동반된 뼈엉성증, (2) 척추뼈에 부착하는 근육의 지속적인 수축, (3) 비정상적인 척추뼈 성장 등에 의해 야기될 수 있다.

b. 임신기간 중 발생하는 일시적인 전만증은 자궁확장에 따른 인체의 무게 중심을 잡기 위한 것으로 생각된다.

c. 척주옆굽음증(측만증)은 척추굽이의 비정상적인 가쪽 뒤틀림에 의한다. 측만증은 척추굽이의 뒤틀림과 연관된 가장 일반적인 상태이다.

모듈 5.18 복습

a. 팔이음뼈로는 두 개의 빗장뼈와 두 개의 어깨뼈가 있다.

b. 어깨뼈가 빗장뼈를 통해 복장뼈에 연결된 상태에서 빗장뼈가 어깨뼈의 운동범위를 제한한다. 빗장뼈가 부러지면 어깨뼈의 운동범위는 커지지만 안정성은 감소한다.

c. 위팔뼈는 어깨뼈와 접시오목을 통해 관절을 이룬다.

모듈 5.19 복습

a. 팔의 뼈로는 위팔뼈, 아래팔뼈인 노뼈와 자뼈가 있다.

b. 팔꿈치 양쪽의 두 개의 둥근돌기는 위팔뼈의 가쪽과 안쪽위관절융기이다.

c. 노뼈는 해부학적 자세에서 아래팔의 가쪽에 위치한다.

모듈 5.20 복습

a. 손, 발가락뼈는 손가락(발가락)의 뼈이다.

b. 손목뼈로는 손배뼈, 반달뼈, 세모뼈, 콩알뼈, 큰마름뼈, 작은마름뼈가 있다.

c. 빌은 첫째 손가락인 엄지손가락 끝이 부러졌다

모듈 5.21 복습

a. 절구는 골반의 가쪽면에 위치하는 오목으로 넙다리뼈의 머리와 관절을 이룬다.

b. 볼기뼈는 엉덩뼈, 궁둥뼈, 두덩뼈가 융합하여 형성된다.

c. 앉아 있는 자세에서 몸무게는 궁둥뼈결절에 의해 지탱된다.

모듈 5.22 복습

a. 골반의 뼈로는 두 개의 볼기뼈와 엉치뼈, 꼬리뼈가 있다.

b. 두 개의 두덩뼈는 앞에서 두덩결합에 의해 관절연결된다.

c. 여성의 골반은 발생 중인 태아의 무게를 지탱하고 분만 시 골반아래문을 통해 태아가 통과할 수 있게 적응되어 있다. 남성골반에 비해 여성골반은 부드럽고 가벼우며 덜 돌출되어 있고; 골반아래문이 크고; 엉치뼈와 꼬리뼈가 덜 굽어 있으며; 골반위문이 더 넓고 더 둥글며; 비교적 넓고 낮으며; 가쪽으로 더 돌출된 엉덩뼈를 가지며; 두덩뼈사이의 아래각이 100° 이상으로 크다(반면 남성은 90° 이하로 작다).

모듈 5.23 복습

a. 다리의 뼈로는 넙다리뼈, 무릎뼈, 정강뼈와 종아리뼈, 발목뼈, 발허리뼈, 발가락뼈가 있다.

b. 넙다리뼈의 머리는 절구와 관절을 이룬다.

c. 종아리뼈는 발목관절을 안정시키며 발과 발가락을 움직이는 근육의 부착부 역할을 한다. 종아리뼈가 골절되면 이 근육들이 적절한 기능을 하지 못해 걷기가 어렵고 고통스럽다.

모듈 5.24 복습

a. 발목뼈로는 목말뼈, 발꿈치뼈, 입방뼈, 발배뼈, 안쪽쐐기뼈, 중간쐐기뼈, 가쪽쐐기뼈가 있다.

b. 목말뼈는 몸무게를 정강뼈에서 발목뼈로 전달한다.

c. 조이는 발꿈치뼈가 골절된 것 같다.

2절 복습

1. a. 몸통; **b.** 세로의; **c.** 두개골(머리뼈); **d.** 아래턱뼈; **e.** 눈물뼈; **f.** 뒤통수뼈; **g.** 관자뼈; **h.** 목뿔뼈; **i.** 척주; **j.** 가슴의; **k.** 허리뼈; **l.** 엉치뼈;

해답

m. 뜬갈비뼈; **n.** 복장뼈; **o.** 칼돌기

2. a. 빗장뼈; **b.** 어깨뼈; **c.** 위팔뼈; **d.** 노뼈; **e.** 자뼈; **f.** 손목뼈; **g.** 손허리뼈; **h.** 손가락뼈; **i.** 볼기뼈; **j.** 넙다리뼈; **k.** 무릎뼈; **l.** 정강뼈; **m.** 종아리뼈; **n.** 발목뼈; **o.** 발허리뼈; **p.** 발가락뼈

모듈 5.25 복습

a. 관절탈구는 관절면에 압력이 가해지며 위치를 벗어난 것이다.

b. 윤활관절의 구성성분으로는 관절을 둘러싸는 섬유성 관절주머니; 유리연골로 관절면을 덮는 관절연골; 관절공간 내에 위치하여 윤활작용, 영양공급, 충격흡수를 담당하는 윤활액이 있다. 부속구조로는 윤활액으로 차 있고 마찰을 줄여주며 충격을 흡수하는 윤활주머니; 관절연골을 보호하는 지방덩이; 관절면의 형태에 다양성을 제공하는 섬유연골 관절원반인 관절반달; 관절을 지탱하고 견고하게 하며 강화시키는 섬유조직 다발인 인대; 관절 주변에 부착하거나 가로지르며 운동범위를 제한하고 기계적으로 지탱하는 힘줄이 있다.

c. 관절연골은 혈관이 분포하지 않아 양분공급과 노폐물제거는 윤활액이 담당한다. 만일 윤활액의 순환이 손상되면 연골은 더 이상 양분공급의 받지 못하고 노폐물이 축적된다. 따라서 연골이 퇴행되며 연골세포는 죽게 된다.

모듈 5.26 복습

a. 관절면의 모양에 따라 윤활관절을 미끄럼관절, 경첩관절, 중쇠관절, 타원관절, 안장관절, 절구관절로 분류한다.

b. 절구관절의 운동범위가 가장 넓다.

c. 어깨관절: 절구관절; 팔꿈치관절: 경첩관절; 엄지손가락: 안장관절.

모듈 5.27 복습

a. 척추사이원반의 주요 작용은 이웃 척추뼈의 몸통을 분리하고 충격을 흡수하는 것이다.

b. 부푼 척추사이원반이란 수질핵이 압박 받아 부분적으로 튀어나와 외부의 섬유연골층을 변형시키는 것을 말하며 탈출된 척수사이원반이란 외부의 섬유연골층을 뚫고 나와 척주관으로 돌출된 상태를 말한다.

c. 뼈엉성증은 정상이하로 뼈질량이 감소한 상태를 말한다.

모듈 5.28 복습

a. 류마티즘이란 감염이나 상처로 인해 관절이나 근육의 고통스런 상태를 의미한다. 뼈관절염은 관절연골과 뼈의 퇴화가 특징인 류마티즘의 한 형태이다. 뼈관절염은 누적손상이나 아교질형성에 문제를 야기하는 유전적 요인에 의해 발생한다.

b. 관절경은 관절의 내부를 볼 수 있는 가늘고 유연한 광학섬유가 장착된 장비이다. 이 장비는 수술흔적을 최소화할 수 있다.

c. 정기적인 운동이나 물리치료, 항염증약물을 투여함으로써 관절염의 진행을 늦출 수 있다.

3절 복습

1. a. 윤활관절(움직관절); **b.** 관절연골; **c.** 엉덩관절; **d.** 섬유연골 관절원반; **e.** 못움직관절; **f.** 뼈엉성증; **g.** 액체가 찬 주머니; **h.** 좀움직관절; **i.** 관절염; **j.** 윤활액

2. a. 골수공간; **b.** 해면뼈; **c.** 뼈막; **d.** 윤활막; **e.** 관절연골; **f.** 관절공간(윤활액 함유); **g.** 관절주머니; **h.** 치밀뼈

3. a. 타원관절; **b.** 중쇠관절; **c.** 미끄럼관절; **d.** 경첩관절; **e.** 절구관절; **f.** 안장관절

4. 척추골절은 뼈엉성증(뼈질량이 정상이하로 감소된 상태)과 척추사이원반의 충격흡수기능이 감소된 노인에서 흔하다.

5장 복습

1. 양분은 뼈잔기둥의 표면으로 열리는 뼈소관을 통한 확산으로 해면뼈의 뼈세포에 도달한다.

2. 뼈단위는 뼈몸통의 긴축에 평행하게 배열되어 압력이 양쪽 끝에서 가해지면 휘어지지 않는다. 뼈몸통의 측면에서 가해지는 압력에는 부러질 수 있다.

3. 손에는 두 개의 뼈끝연골을 갖는 여러 긴뼈가 있다. 뼈끝연골의 두께를 측정하여 아동의 성장호르몬 분비상태를 알 수 있다.

4. 어린이 두개골의 뼈는 완전히 결합되지 않는다; 뼈들은 섬유조직인 숫구멍으로 연결된다. 고고인류학자는 뼈를 조사하여 봉합의 형성여부를 알 수 있다. 여러 숫구멍이 폐쇄된 후 경과한 시간과 숫구멍의 크기를 조사함으로써 사망 당시의 나이를 추정할 수 있다.

5. 뼈엉성증은 뼈의 칼슘량이 감소하여 뼈가 약해져 부서지기 쉬운 상태를 말한다. 볼기뼈는 몸무게를 지탱하기 때문에 정상적인 몸무게에서도 부러질 수 있다. 반대로 어깨관절는 몸무게를 지탱하지 않아 엉덩관절과 같이 큰 압력이나 강한 근육수축에 노출되지 않는다. 따라서 상대적으로 부러질 가능성이 적다.

6장

모듈 6.1 복습

a. 힘줄은 뼈대근육과 뼈를 연결하는 아교섬유다발이다. 널힘줄은 뼈대근육을 뼈의 넓은 지역에 부착하거나 하나 이상의 뼈에 부착하는 넓어진 아교섬유층이다.

b. 근육바깥막은 아교섬유의 치밀층으로 전체 근육을 둘러싼다; 근육다발막은 뼈대근육을 몇 개의 근육다발로 구획하는 막이다. 근육섬유막은 각각의 뼈대근육섬유를 둘러싼다. 근육바깥막, 근육다발막, 근육섬유막의 아교섬유는 모두 모여서 힘줄이나 넓은 널힘줄을 형성한다. 힘줄이나 널힘줄은 보통 뼈대근육을 뼈에 연결시킨다.

c. 근육섬유는 근육세포와 같다. 근육세포는 길기 때문에 근육섬유라 한다. 근육섬유는 근육섬유막으로 싸이며 모세혈관, 줄기세포, 신경원의 축삭을 함유한다. 근육원섬유는 미세하고 길다란 실과 같은 구조로 근육잔섬유로 구성된다. 근육잔섬유는 뼈대근육에서 근육원섬유를 구성하는 미세구조인 단백질 사슬이다.

모듈 6.2 복습

a. 중첩지대는 근육원섬유마디에서 가는잔섬유가 굵은잔섬유 사이에 산재된 지역을 말한다.

b. 가는잔섬유는 액틴, 트로포닌, 트로포미오신으로 구성된다. 굵은잔섬유는 미오신분자로 구성된다.

c. 근육세포질그물은 다른 세포에서 관찰되는 무과립속세포질그물과 같다.

모듈 6.3 복습

a. 신경근육연접은 운동신경원을 뼈대근육섬유와 연결시키는 특수화된 세포 사이 연결이다.

b. 아세틸콜린 방출은 뼈대근육수축에 필요하다. 왜냐하면 수축과정의 첫 단계에 작용하기 때문이다. 아세틸콜린 방출을 차단하는 약물은 운동종말판에 있는 수용체와 ACh의 결합을 억제하여 나트륨이온이 근육섬유의 세포질로 이동하는 것을 차단함으로써 근육세포막에 활동전위가 생성되지 못한다. 따라서 근육수축은 발생하지 않는다.

c. AChE(아세틸콜린가수분해효소)가 없다면 운동종말판은 계속해서 ACh에 의해 자극받아 근육은 수축상태로 있게 된다.

모듈 6.4 복습

a. 미끄럼잔섬유이론은 가는잔섬유와 굵은잔섬유가 서로 미끄러짐으로써 근육원섬유마디가 짧아지는 과정을 말한다.

b. 수축하는 동안 근육원섬유마디는 Z선이 서로 근접함으로써 짧아진다. H띠와 I띠 모두 짧아지나 A띠는 길이변화가 없다.

c. 수축 이후 중력, 대항근육의 수축, 수축으로 인해 늘어난 조직의 탄성 등으로 근육은 원래의 길이로 되돌아간다.

모듈 6.5 복습

a. ATP는 근육수축에 필요한 에너지원으로 쓰이는 분자이다.

b. 일단 수축과정이 시작되면 다음과 같은 단계가 진행된다. (1) 활성부위 노출, (2) 교차다리 형성, (3) 미

오신 머리의 회전(파워스트로크), (4) 교차다리의 분리, (5) 미오신 재활성화 "재장전".

c. ATP가 ADP와 P로 분해되면 미오신 재활성화가 가능하다. 왜냐하면 수축과정에서 배출된 에너지가 미오신 머리를 재장전하는데 사용되기 때문이다.

1절 복습

1. a. 미토콘드리아; **b.** 근육세포막; **c.** 근육원섬유; **d.** 가는잔섬유; **e.** 굵은잔섬유; **f.** 근육세포질그물; **g.** T소관; **h.** 근육세포질; **i.** 근육원섬유

2. a. I띠; **b.** A띠; **c.** H띠; **d.** Z선; **e.** 중첩지대; **f.** M선; **g.** 가는잔섬유; **h.** 굵은잔섬유; **i.** 근육원섬유마디

3. a. 근육원섬유, 근육잔섬유, 미오신 세포; **b.** 근육세포막, 근육세포질, 근육원섬유마디, 근육세포질그물

모듈 6.6 복습

a. 순간수축은 근육섬유에서 일어나는 한번의 자극-수축-이완의 연속 과정이다.

b. 이완기 동안 칼슘농도가 감소하여 활성부위가 트로포미오신에 덮이며 교차다리의 수가 감소한다.

c. 완전강직은 활동전위가 너무 빨리 도달하여 근육세포질그물이 다음 자극에 사용할 칼슘이온을 회수하지 못했을 때 발생한다. 증가된 칼슘이온 농도로 인해 긴장이 지속된다. 불완전강직은 빠른 수축과 이완주기 동안 근육이 최대강도 근처까지 수축하는 것을 의미한다.

모듈 6.7 복습

a. 운동단위는 하나의 운동신경원과 이것이 지배하는 모든 근육섬유를 말한다.

b. 점증긴장이란 활성상태의 운동단위의 수가 증가하는 것을 의미한다. 점증은 근육긴장의 증가를 초래한다.

c. 특정 근육에 의해 이루어지는 운동이 섬세하고 정교할수록 운동단위의 근육섬유 수가 적어진다.

모듈 6.8 복습

a. 등장성수축(동적수축)에 있어 근육긴장이 증가하고 뼈대근육의 길이가 변한다. 등축성수축(정적수축)에 있어 근육긴장이 증가하나 근육의 길이변화가 없으며 물건(부하)이 움직이지 않는다.

b. 예, 뼈대근육은 등축성수축(정적수축)에서과 같이 길이가 짧아지지 않고 수축할 수 있다. 수축하는 근육이 짧아지거나 길어지거나 혹은 길이변화가 없는지의(등축성수축) 여부는 저항(움직이려는 물건)과 액틴 미오신 상호작용에 의해 생성된 긴장 사이의 관계에 달려 있다.

c. 등축성수축하는 근육의 최대긴장은 등장성수축을 하는 근육이 생성하는 긴장의 두 배에 달한다.

모듈 6.9 복습

a. 휴지상태의 근육섬유에 저장된 에너지의 두 가지 형태는 크레아틴 인산염과 글리코겐이다.

b. 근육섬유는 혐기성 대사(산소가 없는 상태) 조건에서 젖산을 생산한다. 혐기성 대사는 근육활성의 최대수준에서 발생한다.

c. 산소부채(과도한 운동 후의 산소소비)는 과격한 운동 후 우리 몸에서 정상적이고 운동 전의 상태로 되돌아가는데 필요한 ATP를 생산하기 위해 필요한 산소흡수량을 말한다.

모듈 6.10 복습

a. 근육 비대는 보디빌딩과 같은 운동의 결과로 세포분열 없이 근육원섬유, 미토콘드리아, 당분해효소, 글리코겐 축적량의 증가를 통해 근육섬유 크기가 확대되는 것을 의미한다. 근육 위축은 근육을 사용하지 않거나 허혈, 영양 결핍 등으로 인해 근육조직이 감소하는 것을 말한다.

b. 프레드는 다리를 움직이지 않는 동안 근육이 정상적인 양과 긴장, 강도를 유지하기 위해 충분한 신경자극을 받지 못하였고–다리근육이 위축되었고–근육이 더 이상 몸무게를 지탱할 수 없었다.

c. 사후강직 현상이 보통 사망 후 몇 시간 내에 시작되어 2~7시간 후 최대경직에 이른 후 부패가 시작 이후 1~6일 후 서서히 풀리기 때문에 살인 희생자의 사망시간은 몸의 유연성 혹은 강직성으로 추정할 수 있다. 그러므로 사후강직 현상을 보이지 않는 피살자는 몇 시간 전에 사망했을 것으로 추정한다. 분자수준에서 보면 죽은 세포의 세포막은 더 이상 선택적 투과를 하지 않으며 SR은 더 이상 칼슘이온을 함유하지 않는다. 칼슘이온이 근육세포질로 들어감에 따라 지속적 수축이 발생하여 몸이 지나치게 굳어진다. 죽은 근육세포는 활성부위에서 교차다리의 분리에 필요한 ATP를 더 이상 생산하지 못하므로 수축이 지속된다. 사후강직은 리소솜효소가 자가용해에 의해 방출되어 근육원섬유를 파괴할 때까지 지속된다.

2절 복습

1. a. 등장성수축; **b.** 등축성수축; **c.** 비대; **d.** 위축; **e.** 운동단위; **f.** 사후강직; **g.** 산소; **h.** 젖산

2. a. 지방산; **b.** O_2; **c.** 포도당; **d.** 글리코겐; **e.** CP; **f.** 크레아틴

3. a. 최대활성상태의 근육에서 젖산의 분해로 젖산염이 생성된다. 젖산염은 혈액으로 확산되어 간에서 흡수된다. 간은 젖산염을 피루브산염으로 전환시키며 대부분은 다시 포도당으로 전환된다. 포도당은 혈액으로 방출되어 뼈대근육섬유가 흡수하여 글리코겐으로 저장하는데 쓰인다. **b.** 소아마비의 특징인 근육위축과 마비는 바이러스에 의해 운동신경원이 파괴되기 때문이다. 파상풍은 신체 전체에서 지속적인 근육수축이 특징적이다. 파상풍은 박테리아 독소에 의해 운동신경원의 활성을 억제하는 기전을 차단하여 발생한다. 보툴리눔독소증과 중증근무력증은 NMJ(신경근육연접)의 파괴에서 기인한다. 보툴리눔독소증에서 신경근육연접으로 ACh(아세틸콜린)의 방출을 박테리아 독소가 차단하여 마비를 유발한다. 중증근무력증은 점진적인 근육약화로 신경근육연접의 운동종말판에서 ACh 수용체의 소실에서 기인한다. **c.** 사후강직에서 죽은 세포의 세포막은 더 이상 선택적 투과성을 지니지 않는다; SR은 더 이상 칼슘이온을 수용하지 않는다. 따라서 칼슘이온이 근육세포질로 들어가 지속적인 수축이 발생하고 몸을 극단적으로 굳게 만든다. 죽은 근육세포는 교차다리가 활성부위에서 분리되는데 필요한 ATP를 생산하지 못하기 때문에 수축은 지속된다. 사후강직은 사망 후 몇 시간 내에 시작되어 1~6일이 경과하여 부패가 시작될 때 종결된다. 부패는 리소솜효소가 자가용해로 방출되어 근육원섬유를 파괴하며 시작된다.

모듈 6.11 복습

a. 협동근이란 주동근(특정운동에 주요 역할을 하는 근육)이 보다 효과적으로 운동을 할 수 있게 돕는 근육을 말한다.

b. 위팔두갈래근과 위팔세갈래근은 서로 상반된 작용을 하기 때문에 대항근이다.

c. 긴노쪽손목굽힘근은 명칭이 의미하듯 노뼈쪽에 위치하는 긴 근육으로 손목을 굽히는 작용을 하다.

모듈 6.12 복습

a. 다리 벌려 뛰며 머리 위에서 손뼉을 치는 운동을 할 때 다리는 벌리고 모아야 한다.

b. 굽힘과 폄은 경첩관절에서 일어나는 운동이다.

c. 등쪽굽힘은 발목의 굽힘을 통해 발을 위쪽으로 움직이는 운동이다, 반면 바닥쪽굽힘은 발가락으로 가리킬 때와 같이 발목을 펴는 운동이다.

모듈 6.13 복습

a. 손가락으로 snapping(소리내기)은 엄지손가락과 셋째 손가락의 대립과 셋째 손가락의 손허리손가락관절에서의 굽힘에 의해 일어난다.

b. 손의 엎침과 뒤침은 노뼈머리의 회전에 의해 일어난다.

c. 내밈, 뒤침, 엎침은 꼭맞는 장갑을 손가락을 꿈틀거리며 낄 때 일어난다.

모듈 6.14 복습

a. 몸통근육은 몸통뼈대에서 일어나는데 머리와 척주에 위치하며 갈비뼈를 움직여 호흡을 가능하게 한다.

b. 위팔두갈래근: 팔다리근육; 배바깥빗근: 몸통근육; 관자근: 몸통근육; 안쪽넓은근: 팔다리근육.

c. 이번 모듈의 그림에서 표시한 다음 구조물은 근육이 아니다: 백색선, 굽힘근지지띠, 엉덩정강띠, 무릎뼈, 정강뼈, 빗장뼈, 복장뼈, 위폄근지지띠, 아래폄근지지띠, 종아리뼈의 가쪽복사, 정강뼈의 안쪽복사, 발꿈치안대, 발꿈치.

모듈 6.15 복습

a. 얼굴의 표정근육은 머리뼈(두개골)의 표면에서 일어난다.

b. 깨물근과 관자근은 아래턱뼈를 올려 씹는 운동을 한다.

c. 왼쪽과 오른쪽 광대근의 수축은 입꼬리를 올려 미소짓게 한다.

모듈 6.16 복습

a. 척주세움근은 안쪽에서 가쪽으로 가시근, 가장긴근, 엉덩갈비근 순서이다.

b. 엉덩갈비근과 허리네모근은 볼기뼈의 엉덩뼈능선에서 일어난다.

c. 머리널판근과 가장긴근은 머리뼈로 닿는다.

모듈 6.17 복습

a. 배의 근육은 표면에서 깊은 쪽으로 배바깥빗근, 배속빗근, 배가로근 순서이다.

b. 바깥갈비사이근에 손상이 생기면 호흡이 어렵다.

c. 배곧은근을 때리면 강한 근육수축이 발생하여 척주의 굽힘을 유도한다. 즉, 몸을 웅크린다.

모듈 6.18 복습

a. 가시올림근과 등세모근의 수축은 어깨뼈 가시를 올려 어깨를 으쓱하게 한다.

b. 어깨세모근, 큰가슴근, 넓은등근은 위팔뼈에 닿는 팔다리근육이다. 어깨세모근의 작용은 팔을 벌리는 것이다.

c. 어깨세모근: 팔다리근육; 배바깥빗근: 몸통근육; 큰볼기근: 팔다리근육; 큰가슴근: 팔다리근육.

모듈 6.19 복습

a. 위팔세갈래근은 자뼈의 팔꿈치에 닿고 팔꿈치를 펴게 한다. 또한 어깨관절에서 폄과 모음을 유도한다.

b. 팔꿈치의 굽힘에 관여하는 근육은 위팔두갈래근, 위팔근, 위팔노근이다.

c. 자쪽손목굽힘근이 손상되면 손목의 굽힘과 모음운동이 어렵다.

모듈 6.20 복습

a. 넙다리네갈래근이란 넙다리곧은근, 중간넓은근, 가쪽넓은근, 안쪽넓은근이다.

b. 무릎을 굽히는 근육은 넙다리두갈래근, 반막근, 반힘줄근, 넙다리빗근, 오금근이다.

c. 의자에 앉으려면 엉덩관절의 굽힘이 필요하다. 관여하는 근육은 넙다리모음근육, 두덩정강근, 엉덩허리근이다.

모듈 6.21 복습

a. 발바닥 굽힘(발목의 폄)에 관여하는 근육은 장딴지근, 가자미근, 긴종아리근이다.

b. 등쪽굽힘은 앞정강근의 수축에 의해 일어난다.

c. 발꿈치힘줄의 손상은 바닥쪽굽힘을 어렵게 한다. 이것은 이 힘줄이 가자미근과 장딴지근을 발꿈치에 붙여주기 때문이다.

3절 복습

1. a. 이마근; **b.** 관자근; **c.** 눈둘레근; **d.** 광대근; **e.** 볼근; **f.** 입둘레근; **g.** 깨물근; **h.** 목빗근

2. a. 중간볼기근; **b.** 넙다리근막긴장근; **c.** 큰볼기근; **d.** 모음근; **e.** 두덩정강근; **f.** 넙다리두갈래근; **g.** 반힘줄근; **h.** 반막근; **i.** 넙다리빗근

3. a. 장딴지근; **b.** 앞정강근; **c.** 긴종아리근; **d.** 가자미근; **e.** 긴발가락폄근; **f.** 위폄근지지띠; **g.** 발꿈치힘줄; **h.** 아래폄근지지띠.

6장 복습

1. ACh(아세틸콜린)는 운동신경원에서 신경근육연접으로 방출되어 운동종말판의 형질막 투과성을 변화시킨다. 투과성변화로 인해 양전하가 유입되어 활동전위라고 하는 전기적 변화가 시작된다. 활동전위는 근육섬유의 전체 표면으로 퍼져 T소관을 따고 안쪽 깊숙이 전달된다. 칼슘이온의 세포질 농도(근육세포질그물에서 방출)가 증가하여 수축이 시작된다. 수축은 AChE(아세틸콜린가수분해효소)가 작용하여 연접틈새에서 ACh가 제거되면 멈추게 된다.

2. ATP는 혐기상태에서 포도당이 피루브산염으로 분해되거나 호기상태에서 미토콘드리아에서 피루브산염이 분해되어 공급된다.

3. 유기인산염 독소의 신호는 뼈대근육의 강직성 수축이다. 유기인산염은 아세틸콜린가수분해효소의 작용을 차단해 신경근육연접틈새로 방출된 아세틸콜린의 작용이 억제되지 않아 지속적인 수축상태(강직성 마비)를 야기한다. 만일 마비가 호흡근에 영향을 미쳤다면 테리는 질식해 사망했을 것이다.

4. 사망 이후 근육세포의 세포막은 더 이상 선택적 투과성을 보이지 않고 칼슘이 유리되어 지속적인 수축이 야기된다(사후강직). 왜냐하면 죽은 세포는 더 이상 교차다리의 분리에 필요한 ATP를 생산하지 못하기 때문이다. 사후강직은 사망 후 2~7시간이 경과하면 시작되어 부패가 시작되는 1~6일까지 지속된다. 시간은 환경적 요인에 따라 달라질 수 있다.

5. 제라드는 앉았다 일어났다 하는 운동을 해야 한다. 이때 어깨에 역기를 올려놓으면 더 효과가 있다. 왜냐하면 넙다리네갈래근은 더 큰 무게를 감당해야 하기 때문이다.

7장

모듈 7.1 복습

a. 전형적인 신경세포를 구성하는 구조에는 핵을 포함한 cell body(세포체) 하나와 axon(축삭) 하나와 다수의 dendrite(가지돌기)가 있다. 축삭에는 axon hillock(축삭둔덕)과 collateral branch(곁가지)와 axon terminal(축삭종말)이 포함된다.

b. 신경세포는 구조를 기준으로 bipolar neuron(두극신경세포)과 unipolar neuron(홑극신경세포)과 multipolar neuron(뭇극신경세포)으로 분류한다.

c. 대부분의 신경세포는 centriole(중심소체)이 없다. 따라서 세포분열을 하지 못하기 때문에 신경세포가 손상되어도 대체되지 않는다.

모듈 7.2 복습

a. 중추신경계통의 신경아교세포에는 ependymal cell(뇌실막세포), microglia(미세아교세포), astrocyte(별아교세포), oligodendrocyte(희소돌기아교세포)가 있다.

b. Astrocyte(별아교세포)는 blood-brain barrier(혈액뇌장벽)를 유지함으로써 혈액 속을 순환하는 각종 화학물질과 호르몬으로부터 CNS를 보호한다.

c. Microglia(미세아교세포)는 monocyte(단핵구)나 macrophage(큰포식세포)와 기원이 같은 세포이며, CNS 감염이 일어난 환자에서 수가 늘어날 수 있다.

모듈 7.3 복습

a. Schwann cell(신경집세포)은 말초신경계통에서 axon(축삭)을 에워싸고, satellite cell(위성세포)은 ganglia(신경절)에 모여 있는 신경세포체들을 둘러싼다.

b. Neurilemma(신경집)는 축삭을 둘러싸고 있는 신경집세포의 바깥 부분을 가리킨다.

c. 신경세포는 기능을 기준으로 sensory neuron(감각신경세포)과 motor neuron(운동신경세포)과 interneuron(사이신경세포)으로

분류한다.

모듈 7.4 복습

a. Membrane potential(막전위)은 세포막 안팎에서 전하가 불균등하게 분포하기 때문에 형성된다. 자극을 받지 않은 세포에서는 세포막의 내부가 음전하를 띠며, 세포막 바깥은 양전하를 띤다.

b. Sodium-potassium exchange pump(나트륨-칼륨 교환펌프)는 세포 속에 있는 나트륨 이온 세 개를 내보내고 세포바깥액에 있던 칼륨 이온 두 개를 세포 속으로 들여보냄으로써 세포의 resting potential(안정막전위)을 유지한다.

c. 막전위가 변하면 일어나는 세 가지 신체 기능은 근육 수축과 샘 분비와 신경계통의 정보 전달이다.

모듈 7.5 복습

a. Depolarization(탈분극)은 막전위가 안정막전위보다 더 음성으로 변하는 과정이다. Repolarization(재분극)은 탈분극이 한번 일어난 후에 막전위가 안정막전위로 돌아오는 과정이다.

b. Continuous propagation(연속전파)은 활동전위가 unmyelinated axon(무미엘린집축삭)을 따라 전파되는 과정이며, 이때 활동전위는 세포막의 모든 부분에서 일어난다. Saltatory propagation(도약전도)은 myelinated axon(미엘린집축삭)의 한 node(미엘린집마디)에서 다음 미엘린집마디로 연속전파보다 더 빠르게 활동전위가 전파되는 과정이다.

c. Myelin sheath(미엘린집)가 있으면 활동전위가 전파되는 속도가 훨씬 더 빨라진다.

모듈 7.6 복습

a. Synapse(시냅스)는 한 신경세포가 다른 신경세포나 종류가 다른 세포와 정보를 소통하는 곳으로, presynaptic cell(연접이전세포) 하나와 postsynaptic cell(연접이후세포) 하나로 구성되며, 두 세포의 세포막 사이에는 synaptic cleft(시냅스틈새)라 불리는 좁은 간격이 가로지르고 있다.

b. 활동전위가 축삭종말에 도달하면 (1) presynaptic membrane(시냅스이전막)이 탈분극되고, (2) 칼슘 통로가 열려서 칼슘 이온이 유입되면 ACh(아세틸콜린)가 시냅스 틈새로 분비되도록 촉발되고, (3) ACh가 postsynaptic membrane(시냅스이후막)에 있는 닫힌 나트륨 통로에 결합하고, (4) 나트륨 통로가 열려서 나트륨 이온이 유입되면 탈분극이 일어나고, (5) 시냅스이후신경세포에 활동전위가 개시되는 과정이 차례대로 일어난다.

c. 시냅스이후세포에 일어나는 탈분극은 잠시만 지속된다. 그 이유는 시냅스이전세포가 분비한 ACh를 시냅스틈새에 있는 효소인 acetylcholinesterase(AChE, 아세틸콜린에스테라아제)가 분해하기 때문이다.

1절 복습

1. **a.** dendrite(가지돌기); **b.** Nissl body(호색소물질); **c.** mitochondrion(사립체); **d.** nucleus(핵); **e.** nucleolus(핵소체); **f.** cell body(세포체); **g.** axon hillock(축삭둔덕); **h.** axon(축삭); **i.** collateral(곁가지); **j.** axon terminal(축삭종말)

2. **a.** presynaptic cell(시냅스이전세포)의 axon(축삭); **b.** axon terminal(축삭종말); **c.** synaptic vesicle(시냅스소포); **d.** synaptic cleft(시냅스틈새); **e.** postsynaptic cell(시냅스이후세포); **f.** mitochondrion(사립체); **g.** presynaptic membrane(시냅스이전막); **h.** postsynaptic membrane(시냅스이후막)

3. **a.** action potential(활동전위); **b.** bipolar neuron(두극신경세포); **c.** resting potential(안정막전위); **d.** oligodendrocyte(희소돌기아교세포); **e.** synapse(시냅스); **f.** depolarization(탈분극); **g.** interneuron(사이신경세포); **h.** repolarization(재분극)

4. 근육 운동을 담당하는 myelinated fiber(미엘린집섬유)에서는 nerve impulse(신경자극)가 saltatory propagation(도약전도)을 통해 빠른 속도로 neuromuscular junction(신경근육연접)을 향해 전달되기 때문에 근육 수축이 즉시 개시되어 정상 운동이 일어난다. 그러나 demyelination(미엘린집탈락)이 일어난 축삭에서는 신경자극이 전파되지 못하기 때문에 근육이 자극을 받지 못해서 수축하지 않는다. 결국 근육은 자극을 받지 못하기 때문에 atrophy(위축)되는데, 이 상태를 disuse atrophy(불사용위축)라 한다.

모듈 7.7 복습

a. 뇌의 주요 부분들은 cerebrum(대뇌)과 diencephalon(사이뇌)과 cerebellum(소뇌)과 brain stem(뇌줄기)이다. 대뇌는 fissure(틈새)와 gyrus(이랑)와 sulcus(고랑)로, 사이뇌는 thalamus(시상)와 hypothalamus(시상하부)로, 뇌줄기는 midbrain(중간뇌)과 pons(다리뇌)와 medulla oblongata(숨뇌)로 각각 구성된다. 그밖에 뇌에는 네 ventricle(뇌실)과 각 뇌실 사이를 연결하는 통로인 interventricular foramen(뇌실사이구멍)과 cerebral aqueduct(중간뇌수도관)가 포함되어 있으며, corpus callosum(뇌들보)도 있다. Gray matter(회색질)인 basal nuclei(basal ganglia, 바닥핵)는 좌우 각 cerebral hemisphere(대뇌반구) 속에서 lateral ventricle(가쪽뇌실)보다 깊숙이 위치한다.

b. 주요 뇌 부위 중에 가장 caudal(꼬리쪽)에 위치한 숨뇌는 감각 정보를 뇌줄기 중 다른 부분과 시상으로 중계한다. 숨뇌에는 심장박동수나 혈압 같은 자율신경 기능을 조절하는 중추들도 들어 있다.

c. 중간뇌수도관이 막히면 third ventricle(셋째뇌실)과 fourth ventricle(넷째뇌실)이 서로 통하지 않는다.

모듈 7.8 복습

a. 뇌막은 가장 바깥에 있는 dura mater(경막)와 중간에 있는 arachnoid mater(거미막)와 속에 있는 pia mater(연막)로 구성된다.

b. Cerebrospinal fluid(CSF, 뇌척수액)는 각 뇌실에 있는 choroid plexus(맥락얼기)에서 생산된다. CSF는 lateral aperture(가쪽구멍)와 median aperture(정중구멍)를 통해 subarachnoid space(거미막밑공간)에 도달하며, arachnoid granulation(거미막과립)을 거쳐 superior sagittal sinus(위시상정맥굴) 속으로 스며들어간다.

c. 거미막과립을 통해 빠져나가는 뇌척수액의 양이 감소하면 뇌척수액이 혈액으로 덜 돌아가기 때문에 뇌실에 들어 있는 뇌척수액의 부피가 증가한다. 그 결과 뇌척수액이 축적됨으로 인해 뇌 속 압력이 상승하고, 결국 뇌가 손상을 입을 수도 있다.

모듈 7.9 복습

a. Cerebrum(대뇌)의 엽은 frontal lobe(이마엽)와 parietal lobe(마루엽)와 occipital lobc(뒤통수엽)와 temporal lobe(관자엽)로 구분되는데, 각 엽의 이름은 그 겉을 덮고 있는 낱개머리뼈에서 땄다.

b. Insula(대뇌섬)는 lateral sulcus(가쪽고랑)보다 medial(안쪽)에 위치한 숨어 있는 cortex(대뇌겉질)이다.

c. 왼쪽 postcentral gyrus(중심뒤이랑)가 손상을 입으면 오른쪽 신체에서 시작된 감각 정보를 인식하는 데 지장을 받게 된다.

모듈 7.10 복습

a. Primary motor cortex(일차운동겉질)는 대뇌 frontal lobe(이마엽)에 있는 precentral gyrus(중심앞이랑)에 위치한다.

b. 대뇌 temporal lobe(관자엽)가 손상을 입으면 후각과 청각 처리에 지장을 받게 된다.

c. Stroke(뇌졸중)로 인해 이마엽에 위치한 speech center(말하기 중추)가 손상되었다.

모듈 7.11 복습

a. Diencephalon(사이뇌)의 주요 구성원은 thalamus(시상)와 hypothalamus(시상하부)이다.

b. Brain stem(뇌줄기)의 세 부분은 midbrain(중간뇌)과 pons(다리

뇌)와 medulla oblongata(숨뇌)이다.

c. Cerebellum(소뇌)은 자세 담당 근육을 조절하여 평형을 유지하고 의식 및 잠재의식 수준에서 조절되는 운동을 계획하고 정밀하게 조정한다.

모듈 7.12 복습

a. Reticular formation(그물체)은 medulla oblongata(숨뇌)에서부터 midbrain(중간뇌)까지 연장되어 있다. 그물체는 서로 연결된 신경망이며, 우리 의도대로 조절할 수 없지만 생명 유지에 꼭 필요한 신체 기능을 조절한다.

b. Reticular activating system (RAS, 그물활성화계통)은 그물체의 일부분으로, 중간뇌에 위치한다. RAS는 대뇌겉질 활성과 의식에 직접 영향을 미친다.

c. RAS는 대뇌를 일깨워서 의식 상태를 유지하는 작용을 주관한다. 자고 있다가 RAS가 갑자기 활발히 작동하기 시작한다면 잠을 깨게 된다.

모듈 7.13 복습

a. Electroencephalogram(EEG, 뇌파도)은 뇌의 전기 작용을 기록한 그래프이다. EEG에 나타나는 네 가지 파형은 쉬고 있는 정상 성인의 특징인 alpha wave(알파파), 집중하고 있는 사람의 특징인 beta wave(베타파), 어린이나 좌절에 빠진 성인에서 관찰되는 theta wave(세타파), 깊이 잠든 사람이나 특정 질병에 걸린 환자에서 나타나는 delta wave(델타파)로 구분된다.

b. 이 교과서를 읽는 동안 나타날 수 있는 뇌파는 알파파와 베타파이다.

c. Seizure(발작)는 일시적인 대뇌 장애로, 비정상 운동이나 특이한 감각이나 부적절한 행동이 일어나거나 이 징후와 증상들 중 몇 가지가 함께 나타난다. Epilepsy(뇌전증, 간질)는 seizure가 주된 증상인 질환이다.

모듈 7.14 복습

a. 전형적인 척수에는 척수신경이 31쌍 있으며, 척수는 첫째나 둘째 허리뼈(L_1 또는 L_2) 높이에서 끝난다.

b. 척수에 있는 gray matter(회색질)는 신경세포체와 neuroglia(신경아교세포)와 unmyelinated axon(무미엘린집축삭)들로 구성되어 있다.

c. 척수 가로단면을 맨눈으로 관찰하면 척수의 앞면을 따라 깊이 패어 있는 anterior median fissure(앞정중틈새) 하나, 세로 방향으로 얕게 패어 있는 posterior median sulcus(뒤정중고랑) 하나, myelinated axon(미엘린집축삭)과 unmyelinated axon(무미엘린집축삭)들로 구성된 white matter(백색질), 신경세포체 및 신경아교세포와 무미엘린집축삭들로 구성된 회색질, 뇌척수액 통로인 central canal(중심관), 신경세포체가 dorsal root ganglion(척수신경절)에 모여 있는 각 척수신경의 dorsal root(뒤뿌리), 말초로 이어져서 근육과 내장 등을 조절하는 각 척수신경의 ventral root(앞뿌리), 감각신경세포 및 운동신경세포의 축삭들로 구성된 척수신경을 확인할 수 있다.

모듈 7.15 복습

a. 척수의 horn(뿔)은 gray matter (회색질)에서 돌출되어 있다. 척수뿔에는 anterior gray horn(앞회색질뿔)과 lateral gray horn(가쪽회색질뿔)과 posterior gray horn(뒤회색질뿔)이 있다.

b. Sensory nucleus(감각핵)는 말초 수용기에서 시작된 감각 정보를 받아서 중계하며, motor nucleus (운동핵)는 말초 효과기에 운동 명령을 보낸다.

c. 척수 white matter(백색질)에 있는 세 column(기둥)은 anterior white column(앞백색질기둥, 앞섬유단)과 lateral white column (가쪽백색질기둥, 가쪽섬유단)과 posterior white column(뒤백색질기둥, 뒤섬유단)이다.

모듈 7.16 복습

a. 척수막 세 겹은 dura mater(경막)와 arachnoid mater(거미막)와 pia mater(연막)이다. 경막은 뇌막과 척수막 모두에서 가장 바깥에 있는 막이고, 중간층인 거미막은 뇌척수액을 둘러싸고 있으며, 연막은 가장 속층이면서 그 밑에 있는 신경조직에 밀착해 있다.

b. Epidural space(경막바깥공간)는 경막과 vertebral canal(척주관) 벽 사이에 위치한다. 이 공간에는 혈관과 지방조직이 들어 있다.

c. 척추천자는 척수가 손상되지 않도록 이 위치 아래에서 시행한다. 성인 척수는 L_1이나 L_2 척추뼈 높이에서 끝난다.

2절 복습

1. a. precentral gyrus(중심앞이랑); **b.** frontal lobe(이마엽); **c.** lateral sulcus(가쪽고랑); **d.** temporal lobe(관자엽); **e.** pons(다리뇌); **f.** central sulcus(중심고랑); **g.** postcentral gyrus(중심뒤이랑); **h.** parietal lobe(마루엽); **i.** occipital lobe(뒤통수엽); **j.** cerebellum(소뇌); **k.** medulla oblongata(숨뇌)

2. a. posterior median sulcus(뒤정중고랑); **b.** central canal(중심관); **c.** sensory nucleus(감각핵); **d.** motor nucleus(운동핵); **e.** ventral root(앞뿌리); **f.** anterior median fissure(앞정중틈새); **g.** posterior white column(뒤백색질기둥, 뒤섬유단); **h.** dorsal root ganglion (척수신경절); **i.** lateral white column(가쪽백색질기둥, 가쪽섬유단); **j.** posterior gray horn(뒤회색질뿔); **k.** lateral gray horn (가쪽회색질뿔); **l.** anterior gray horn(앞회색질뿔)

3. a. column(백색질기둥, 섬유단); **b.** precentral gyrus(중심앞이랑); **c.** medulla oblongata(숨뇌); **d.** meninges(뇌척수막, 수막); **e.** cauda equina(말총); **f.** thalamus (시상); **g.** dura mater(경막); **h.** prefrontal cortex(이마앞겉질); **i.** cerebrospinal fluid(뇌척수액)

7장 복습

1. CNS 내에서 cerebrospinal fluid(CSF, 뇌척수액)는 central canal(중심관)과 각종 ventricle (뇌실)과 subarachnoid space(거미막밑공간)에 차 있다. CSF는 충격흡수장치 노릇을 하며, 기체와 영양소와 화학전령물질과 노폐물이 녹아서 확산되는 매질로 작용한다.
2. 척수가 C_7 위치에서 절단되면 목 이하 부위가 운동이 마비되고 감각이 사라진다. T_{10} 위치에서 절단되면 하반신만 운동이 마비되고 감각이 사라진다.
3. 왼쪽 대뇌반구에는 general interpretive center(종합해석중추)와 speech center(말하기 중추)가 있으며, 분석 업무를 수행하고 논리적 결정을 내리며 언어에 기반한 기능(읽기, 쓰기, 말하기)을 주관한다. 오른쪽 대뇌반구는 감각정보를 분석하고 신체를 감각환경에 연계시킨다. 이 반구에 있는 interpretive center(해석중추)는 촉각과 후각과 시각과 미각과 느낌을 이용해서 친숙한 대상을 확인할 수 있게 한다. 오른쪽 대뇌반구는 삼차원 위치관계를 이해하고 말에 내포된 감정을 분석하는 데에도 중요하다.
4. 뇌종양은 신경세포가 걷잡을 수 없이 분열해서 생기는 암이 아니다. 대신에 neuroglial cell(신경아교세포)이 분열할 수 있다. 그밖에 뇌척수막 세포로부터도 종양이 발생할 수 있다.
5. Medulla oblongata(숨뇌)에 있는 중추는 호흡과 심장 작용에 관여한다.

8장

모듈 8.1 복습

a. 세 가지 결합조직막은 가장 바깥에 있는 epineurium(신경바깥막)과 중간에 있는 perineurium(신경다발막)과 가장 속에 있는 endoneurium(신경속막)이다. 척수신경은 dorsal ramus(뒤가지)와 ventral ramus(앞가지)로 갈라진다.

b. Dermatome(피부분절)은 척수신경 한 쌍이 담당하는 좌우 대칭 감각영역이다.

c. Shingles(대상포진)는 varicella-zoster virus(VZV, 수두대상포진 바이러스)가 재활성화되어 일어나는데, VZV는 수두를 일으키는 바이러스와 동일한 herpes virus(헤르페스 바이러스)이다. VZV는 활성화되면 신경절에 통증을 동반한 염증을 일으키는데, 피부 발진이 피부분절을 따라 몸통에서는 허리띠 모양으로 휘감거나 팔다리에서는 세로 방향으로 나타난다.

모듈 8.2 복습

a. 뇌신경의 순서와 이름은 다음과 같다. (I) olfactory nerve(후각신경), (II) optic nerve(시각신경), (III) oculomotor nerve(눈돌림신경), (IV) trochlear nerve(도르래신경), (V) trigeminal nerve(삼차신경), (VI) abducens nerve(갓돌림신경), (VII) facial nerve(얼굴신경), (VIII) vestibulocochlear nerve(속귀신경), (IX) glossopharyngeal nerve(혀인두신경), (X) vagus nerve(미주신경), (XI) accessory nerve(더부신경), (XII) hypoglossal nerve(혀밑신경).

b. 운동 기능만 있는 뇌신경은 (IV) trochlear nerve(도르래신경), (VI) abducens nerve(갓돌림신경), (XI) accessory nerve(더부신경), (XII) hypoglossal nerve(혀밑신경)이다.

c. 혼합신경인 뇌신경은 (V) trigeminal nerve(삼차신경), (VII) facial nerve(얼굴신경), (IX) glossopharyngeal nerve(혀인두신경), (X) vagus nerve(미주신경)이다.

모듈 8.3 복습

a. Nerve plexus(신경얼기)는 nerve(신경)들이 그물처럼 복잡하게 얽혀 있는 신경망이다. 대표적인 신경얼기는 cervical plexus(목신경얼기), brachial plexus(팔신경얼기), lumbar plexus(허리신경얼기), sacral plexus(엉치신경얼기)이다.

b. Cervical plexus(목신경얼기)나 좀 더 구체적으로 phrenic nerve(가로막신경)가 손상을 입으면 호흡기능이 심한 지장을 받기 때문에 치명적일 수 있다.

c. 팔신경얼기에 연결된 주요 신경은 radial nerve(노신경), musculocutaneous nerve(근육피부신경), median nerve(정중신경), ulnar nerve(자신경) 등이다.

모듈 8.4 복습

a. Sensory homunculus(감각축소인간)는 primary somatic sensory cortex(일차몸감각겉질)에 표현된 기능 지도로, 각 신체 부위별로 감각과 관련된 신경세포 수의 비율을 나타낸다.

b. Corticospinal tract(겉질척수로)는 cerebral cortex(대뇌겉질)에서 시작된 운동 명령을 척수에 하달하는데, 이어서 척수에서부터 뼈대근육으로 운동 명령이 전달된다.

c. 오른쪽 대뇌반구는 왼쪽 신체를 조절한다.

모듈 8.5 복습

a. 모든 반사는 물리적 자극을 받으면 우리 의도에 무관하게 즉시 일어나는 반응으로, homeostasis(항상성)를 회복하거나 유지한다.

b. 반사는 자극을 받았을 때 즉시 일어나는 자동 반응이다. Reflex arc(반사활)는 receptor(수용기)와 감각신경세포와 운동신경세포와 특정 반사에 관여하는 effector(효과기)로 구성되는데, 반사에 따라 interneuron(사이신경세포)이 포함되기도 한다.

c. Patellar reflex(무릎반사)에서 일어나는 반응은 무릎관절에서 leg(종아리)의 extension(폄)이다. 관여하는 효과기는 quadriceps femoris muscle(넙다리네갈래근)이다.

모듈 8.6 복습

a. Reinforcement(강화)는 척수반사를 촉진하는 과정이다. Reinforcement는 postsynaptic neuron(시냅스이후신경세포)이 다른 excitatory synapse(흥분시냅스)의 작용으로 인해 전체적으로 촉진될 때 일어난다.

b. 반사를 검사하면 신경계통의 상태에 관한 정보를 알아낼 수 있다.

c. 양성 Babinski reflex(바빈스키 반사)가 성인에서 나타나면 비정상이다. 척수의 내림신경로에 손상이 일어났을 가능성이 있다.

모듈 8.7 복습

a. Referred pain(연관통증)은 실제 일어난 곳이 아닌 신체 부위에 느끼는 통증이다.

b. 광견병에 걸린 동물에 물린 뒤에 광견병 바이러스가 말초신경에 침투한다. 이어서 바이러스 입자가 역방향으로 운반되어 CNS에 도달한다.

c. Amyotrophic lateral sclerosis(ALS, 근육위축가쪽경화증)는 Lou Gehrig disease(루 게릭 병)라고도 하며, CNS의 운동신경세포가 점점 더 변성되어 muscle atrophy(근육위축)로 이어지고 결국 마비가 일어난다.

1절 복습

1. a. olfactory bulb(후각망울) S, 후각망울은 olfactory nerve(후각신경, I)와 연결되어 있다; **b.** oculomotor nerve(눈돌림신경, III), M; **c.** trigeminal nerve(삼차신경, V), B; **d.** facial nerve(얼굴신경, VII), B; **e.** glossopharyngeal nerve(혀인두신경, IX), B; **f.** vagus nerve(미주신경, X), B; **g.** optic nerve(시각신경, II), S; **h.** trochlear nerve(도르래신경, IV), M; **i.** abducens nerve(갓돌림신경, VI), M; **j.** vestibulocochlear nerve(속귀신경, VIII), S; **k.** hypoglossal nerve(혀밑신경, XII), M; **l.** accessory nerve(더부신경, XI), M

2. a. receptor(수용기); **b.** sensory neuron(감각신경세포); **c.** interneuron(사이신경세포); **d.** spinal cord(척수; CNS); **e.** motor neuron(운동신경세포); **f.** effector(효과기)

3. a. shingles(대상포진); **b.** epineurium(신경바깥막); **c.** plantar reflex(발바닥반사); **d.** phrenic nerve(가로막신경); **e.** nerve plexus(신경얼기); **f.** corticospinal tract(겉질척수로); **g.** posterior column pathway(뒤백색질기둥경로); **h.** endoneurium(신경속막); **i.** cerebral palsy(뇌성마비); **j.** reinforcement(강화)

모듈 8.8 복습

a. 교감신경계통이 활발히 작용하면 일어나는 반응은 (1) 정신이 더 기민해지고, (2) metabolic rate(대사율)가 향상되며, (3) 소화 및 비뇨 기능이 저하되고, (4) 보유 에너지가 활성화되며, (5) 호흡수가 늘어나고 호흡길이 확장되며, (6) 심장박동수와 혈압이 상승하고, (7) 땀샘이 활발히 작용한다. 부교감신경계통이 활발히 작용하면 (1) 대사율이 낮아지고, (2) 심장박동수와 혈압이 낮아지며, (3) 호흡수가 감소하고 호흡길이 수축하며, (4) 침샘과 소화샘의 분비물이 많아지고, (5) 소화관 운동이 활발해지며 소화관에 혈류가 많이 공급되고, (6) urination(배뇨)과 defecation(배변)이 촉진된다.

b. Intramural ganglion(벽속신경절)은 표적 기관 조직 속에 묻혀 있는 부교감신경세포 집단이다.

c. Spinal cord(척수) → preganglionic neuron(신경절이전신경세포, T_1–L_5) → collateral ganglia(곁신경절) → postganglionic fiber(신경절이후섬유) → abdominopelvic cavity(배골반안)에 있는 visceral effector(내장효과기).

모듈 8.9 복습

a. Splanchnic nerve(내장신경)는 collateral ganglia(곁신경절)에 전달되는 preganglionic fiber(신경절이전섬유)들로 구성되며, 곁신경절에서 시작된 postganglionic fiber(신경절이후섬유)는 주로 배에 있는 내장에 전달된다.

b. Vagus nerve(미주신경, X)가 부교감신경계통 분포의 대부분을 담당한다.

c. Thoracic visceral branches of sympathetic nerve(교감신경 가슴내장가지)는 cervical sympathetic ganglia(목교감신경절)에서 시작된 postganglionic fiber(신경절이후섬유)들의 다발이다. 이 신경은 thoracic cavity(가슴안, 흉강)에 있는 구조들에 분포한다.

모듈 8.10 복습

a. Acetylcholine(ACh, 아세틸콜린)은 모든 부교감신경세포에서 분비되는 신경전달물질이다.

b. 부교감신경계통은 자극을 받으면 혈액에 포함된 영양소 농도가 전반적으로 상승하기 때문에 anabolic system(합성대사 신경계통)이라 불리기도 한다. 온몸의 세포들은 이 영양소를 흡수한 후 이를 이용하여 성장과 glycogen(글리코겐) 합성 같은 합성대사 작용을 활발히 진행한다.

c. 긴장한(초조한) 사람은 교감신경계통 자극이 증가하기 때문에 각성도나 심장박동수, 혈압, 호흡수 중 일부 또는 전부가 상승할 가능성이 있다.

2절 복습

1. **a.** cervical sympathetic ganglia(목교감신경절); **b.** sympathetic chain ganglia(교감신경줄기 신경절); **c.** coccygeal ganglia(꼬리신경절, 홀신경절); **d.** thoracic visceral branches of sympathetic nerve(교감신경 가슴내장가지); **e.** cardiac plexus(심장신경얼기)와 pulmonary plexus(허파신경얼기); **f.** celiac ganglion(복강신경절); **g.** superior mesenteric ganglion(위창자간막신경절); **h.** splanchnic nerve(내장신경); **i.** inferior mesenteric ganglion(아래창자간막신경절)
2. **a.** P; **b.** P; **c.** S; **d.** P; **e.** S; **f.** S; **g.** P; **h.** S; **i.** S; **j.** S; **k.** P; **l.** S; **m.** P
3. **a.** 교감신경계통: T_1~L_2 척수분절의 lateral gray horn(가쪽회색질뿔), 부교감신경계통: brain stem(뇌줄기)과 S_2~S_4 척수분절; **b.** 교감신경계통: vertebral column(척주) 근처, 부교감신경계통: intramural ganglion(벽속신경절)이나 terminal ganglion(종말신경절); **c.** 교감신경계통: 짧고 ACh(아세틸콜린)를 분비한다, 부교감신경계통: 길고 ACh를 분비한다; **d.** 교감신경계통: 길고 대개 norepinephrine(NE, 노르에피네프린)을 분비한다, 부교감신경계통: 짧고 ACh를 분비한다; **e.** 교감신경계통: 대사를 촉진하고 각성도를 향상시키며 응급 상황에 대비하는 "fight or flight(맞섬도피)" 반응을 일으킨다, 부교감신경계통: 휴식을 촉진하며 영양소를 흡수하고 에너지를 저장하는 "rest and digest(휴식 및 소화)" 반응을 일으킨다.

8장 복습

1. N I: olfactory nerve(후각신경); N II: optic nerve(시각신경); N III: oculomotor nerve(눈돌림신경); N IV: trochlear nerve(도르래신경); N V: trigeminal nerve(삼차신경); N VI: abducens nerve(갓돌림신경); N VII: facial nerve(얼굴신경); N VIII: vestibulocochlear nerve(속귀신경); N IX: glossopharyngeal nerve(혀인두신경); N X: vagus nerve(미주신경); N XI: accessory nerve(더부신경); N XII: hypoglossal nerve(혀밑신경)
2. CNS로 감각을 전달하는 감각신경세포가 first-order neuron(일차신경세포)이다. CNS 내에서 일차신경세포의 axon(축삭)은 second-order neuron(이차신경세포)과 시냅스 하는데, 이차신경세포는 척수나 brain stem(뇌줄기)에 위치한 interneuron(사이신경세포)이다. 이차신경세포는 thalamus(시상)에 있는 third-order neuron(삼차신경세포)에 시냅스 한다. 삼차신경세포의 축삭은 대뇌반구에 있는 primary sensory cortex(일차감각겉질)에 있는 신경세포에 시냅스 한다.
3. Motor homunculus(운동축소인간)는 primary motor cortex(일차운동겉질)에 나타낸 인체 지도 영역으로, 정밀한 운동 조절이 가능한 정도를 나타낸다. Sensory homunculus(감각축소인간)는 말초 감각수용기의 민감도를 나타낸다. 두 축소인간 지도 모두는 각 신체 영역과 연관된 신경세포 수의 비율을 나타낸다. 각 신체 영역에 분포하는 신경세포의 수가 많을수록 축소인간에 나타난 그 신체 부분이 커진다.
4. Patellar reflex(무릎반사) 반응이 withdrawal reflex(회피반사)보다 더 빨리 일어나는 이유는 한 시냅스만을 거치는 까닭에 synaptic delay(시냅스지연) 시간이 매우 짧기 때문이다. 회피반사가 모두 일어나는 데 걸리는 시간은 이 반사가 거치는 시냅스의 수에 비례한다.
5. Sympathetic preganglionic fiber(신경절이전교감섬유)는 thoracic spinal cord(가슴척수)와 상위 lumbar spinal cord(허리척수)에서(T_1에서부터 L_2까지) 출현한다. Parasympathetic preganglionic fiber(신경절이전부교감섬유)는 brain stem(뇌줄기)과 sacral spinal cord(엉치척수)에서 시작한다. 뇌줄기는 midbrain(중간뇌)과 pons(다리뇌)와 medulla oblongata(숨뇌)로 구성된다.

9장

모듈 9.1 복습

a. 촉각수용기들의 6가지 유형은 다음과 같다: free nerve ending(자유신경종말, 촉각과 압력에 민감), root hair plexus(뿌리털신경얼기, 몸표면 운동 및 뒤틀림 감지), tactile disc(촉각원반)와 특수 상피세포들(미세한 촉각 및 압력), tactile corpuscle(촉각소체, 미세한 촉각 및 압력), lamellated corpuscle(층판소체, 진동 자극), Ruffini corpuscle(루피니소체, 압력과 피부뒤틀림에 민감).

b. 진피에만 존재하는 촉각수용기들은 tactile corpuscle(촉각소체), lamellated corpuscle(층판소체) 및 Ruffini corpuscle(루피니소체)이다.

c. Ruffini corpuscle(루피니소체)은 lamellated corpuscle(층판소체)과는 달리, 거의 adaptation(적응현상)을 나타내지 않기 때문에 continuous deep pressure(계속적인 깊은 압력)에 더 예민하다.

모듈 9.2 복습

a. Baroreceptor(압수용기)는 압력의 변화를 감지하는 수용체이며 chemoreceptor(화학수용기)는 용해성 화학물질 혹은 기체의 농도 변화를 감지하는 수용체이다.

b. Chemoreceptor(화학수용기)는 혈액의 pH 변화에 민감하다.

c. Baroreceptor(압수용기)는 소화관을 따라 방광벽, carotid sinus(목동맥), aortic sinus(동맥굴), 폐 및 결장에 분포한다.

1절 복습

1. **a.** free nerve ending(자유 신경종말); **b.** root hair plexus(뿌리털 신경얼기); **c.** tactile disc(촉각원반); **d.** tactile corpuscle(촉각소체); **e.** Ruffini corpuscle(루피니소체) ; **f.** lamellated corpuscle(층판소체)
2. **a.** free nerve ending(자유신경종말); **b.** chemoreceptor(화학수용기); **c.** tactile receptor(촉각수용기); **d.** baroreceptor(압수용기); **e.** thermoreceptor(온도수용기); **f.** chemoreceptor(화학수용기); **g.** thermoreceptor(온도수용기); **h.** chemoreceptor(화학수용기); **i.** baroreceptor(압수용기); **j.** proprioceptor(고유수용기); **k.** nociceptors(통각수용기)
3. **a.** 일반감각들은 온도, 통증, 촉각, 압력, 진동 및 고유수용 등이 속한다. **b.** 피부에 있는 촉각수용기들로서는 자유신경종말, 촉각원반, 촉각소체 및 뿌리털 신경얼기가 있다. 피부를 깨물면 자유 신경종말인 통증수용기를 자극한다.

모듈 9.3 복습

a. Olfaction(후각)–냄새감각–은 화학적 자극에 반응하는 한 쌍의 후각기관 안의 olfactory receptor(후각수용기)들이 맡고 있다.

b. Gustation(미각)은 맛의 느낌으로, 화학적 자극에 반응하는 taste receptor(미각수용기)들에 의해 시작된다.

c. Olfactory epithelium(후각상피)에서 나온 axon(축삭)들은 다발을 형성하여 olfactory bulb(후각망울)에 도달한다. 후각망울을 떠난 축삭들은 olfactory tract(후각로)를 따라 olfactory cortex(후각피질), hypothalamus(시상하부) 및 limbic system(변연계) 부위로 간다.

모듈 9.4 복습

a. Malleus(망치뼈), incus(모루뼈) 및 stape(등자뼈)들은 middle ear(가운데귀)에 있는 세 개의 귀 속뼈이다.

b. Auditory tube(이관)는 nasopharynx(코인두)를 중이 공간과 연결하여 고막 안 압력을 같게 하며 Eustachian tube(유스타키오관)라고도 한다.

c. 바깥귀에 있는 귀지선에서 분비되는 cerumen(귀지)이 미생물 생장을 억제하여 감염의 가능성을 낮추기 때문에 외이의 감염은 비교적 흔하지 않다.

모듈 9.5 복습

a. Bony labyrinth(뼈미로)는 semicircular duct(반고리관), vestibule(안뜰) 및 cochlea(달팽이)를 둘러싼 semicircular canal(반고리통로)로 이루어져 있다.

b. Perilymph(속림프)는 membranous labyrinth(막미로)를 둘러싸서 뼈미로와 분리시킨다.

c. 막미로의 안뜰에 있는 수용기들은 중력 혹은 가속도에 반응하고, 반고리관 속 수용체들은 회전, 달팽이관 속 수용기들은 소리에 반응한다.

모듈 9.6 복습

a. Otolith(평형모래, "이석")들은 탄산칼슘 결정체들로서 각 macula(평형반)의 젤라틴성 평형모래막 위에 놓여져 있다.

b. Saccule(둥근주머니)과 utricle(타원주머니) 속 수용기들은 중력(수직운동) 및 선형(수평운동) 가속에 반응한다.

c. 옆 반고리관의 cupula(팽대마루)는 머리의 수평 회전의 인식을 방해할 수 있다.

모듈 9.7 복습

a. Spiral organ(나선기관)은 속귀 cochlear duct(달팽이관) 속에 존재하고 있다.

b. 바깥림프는 scala vestibuli(안뜰계단)와 scala tympani(고실계단)의 공간에 있고, 속림프는 달팽이관을 채우고 있다.

c. 달팽이 나선기관의 단면도에서 보이는 구조들은 basilar membrane(바닥막), vestibular membrane(안뜰막), scala vestibule(안뜰계단), spiral organ(나선기관), cochlear duct(달팽이관), scala tympani(고실계단), temporal bone(관자뼈)의 petrous part(몸통부분) 및 cochlear nerve(청신경) 등이다.

모듈 9.8 복습

a. Decibel(데시벨)은 소리세기를 측정하는데 이용되는 단위나.

b. external acoustic meatus(음파 전달: 바깥귀길)→tympanic membrane(고막) → auditory ossicles(귀속뼈) → oval window(안뜰창) → scala vestibule(안뜰계단) → basilar membrane to scala tympani(바닥막에서 고실계단으로) → hair cells against tectorial membrane(덮개막에 닿은 털세포) → cochlear branch of cranial nerve VIII(뇌신경 VIII의 달팽이가지).

c. 달팽이창이 움직일 수 없다면, 안뜰창에 부착한 등자뼈가 진동하여도 바깥림프는 움직일 수 없게 됨으로써 소리 인식 기능이 감소하거나 불가능해진다.

모듈 9.9 복습

a. 눈에 있는 부속구조들: eyelid, palpebrae(눈꺼풀), eyelash(속눈썹), medial canthus(중간안각), cornea(각막), lateral canthus(가쪽안각), lacrimal caruncle(눈물언덕), conjunctiva(결막), tarsal gland(눈꺼풀판샘) 및 lacrimal apparatus(눈물장치).

b. Conjunctivitis(pinkeye, 결막염)는 일반적으로 결막 표면에 병원체 감염, 물리화학적 자극, 알러지 등에 의해 발생한다. 가장 뚜렷한 증상인 redness(적열)는 결막 혈관들의 팽창으로 나타난 것이다.

c. Conjunctiva(결막)는 부적절한 눈물 생성으로 인해 영향을 받게 되는 첫 번째 층이다.

모듈 9.10 복습

a. 눈의 층들로서는 fibrous layer(섬유층), vascular layer(혈관층) 및 neural layer(retina, 신경층) 등이 있다.

b. 눈의 색을 나타내는 부분인 iris(홍채)는 색소세포들을 포함하고 있어서 개인의 눈 색깔을 결정짓는다.

c. 눈의 extrinsic muscle(외재성근육)들과 그들의 작용: superior oblique(위빗근; 눈을 옆과 아래로 움직임), superior rectus(위곧은근; 눈을 위로 움직임), lateral rectus(옆곧은근; 눈을 옆으로 움직임), inferior oblique(아래빗근; 눈을 위와 옆으로 움직임), inferior rectus(아래곧은근; 눈을 아래로 움직임), medial rectus(중간곧은근; 눈을 가운데쪽으로 움직임).

모듈 9.11 복습

a. Cornea(각막)에는 혈관이 없다.

b. 빛이 통과하는 액체나 구조: cornea(각막), aqueous humor(방수액), pupil of iris(홍채의 동공), lens(수정체), vitreous humor(유리체), retina(망막).

c. 빛의 세기가 감소하면 pupillary dilator muscle(동공이완근)이 동공을 확장시킨다.

모듈 9.12 복습

a. Focal point(초점)는 망막에 맺힌 광선의 특수한 교차점이다.

b. Ciliary muscle(섬모체근육)들이 이완하면 우리는 먼 곳의 사물을 볼 수 있다.

c. Lens(수정체)의 탄력성 정도는 나이가 들어감에 따라 감소하는 경향이 있어서 near point of vision(시각의 근점)이 증가하게 된다.

모듈 9.13 복습

a. Rod(막대)는 희미한 빛에서 시각작용을 담당하는 빛수용기이다. cone(원뿔)은 막대보다 더 많은 빛을 필요로 하는 빛수용기로서 color vision(색각)을 담당한다.

b. 잘 볼 수 없게 될 것이다. 빛은 강한 빛에 의해서 자극되는 원뿔들만 포함하고 있는 fovea(오목)에 초점이 맞게 되기 때문이다. 흐릿한 방에는 빛이 너무 약하여 원뿔들을 자극할 수 없다.

c. 우리가 선천적으로 원뿔이 없어도, 막대가 기능을 하는 한, 볼 수는 있을 것이다. 그러나 우리는 흑백만을 구별할 수 있고 visual sharpness(acuity, 시력)도 좋지 않게 된다.

모듈 9.14 복습

a. Blue cone(청색원뿔), green cone(녹색원뿔) 및 red cone(적색원뿔)이 세 종류의 원뿔이다.

b. 카메라 플래시 빛 때문에 bleaching process(표백과정)가 완료될 때까지 "ghost" image("다중"영상)가 남는다. 표백은 에너지를 이용하여 레티날을 원래 모양으로 회복시켜 주는 과정으로 빛수용기가 다시 활성화되도록 해주는 것이다.

c. 비타민 A가 결핍되면 몸에서 만들어내는 레티날의 양이 줄어들고, 따라서 밤눈이 어두워지게 된다.

모듈 9.15 복습

a. Optic radiation(시각부챗살)은 thalamus(시상)의 lateral geniculate nuclei(가쪽무릎핵)와 visual cortex(시피질)를 연결해주는 신경섬유 다발이다.

b. 시각 영상은 occipital lobe(뒤통수엽)의 visual cortex(시피질)에서 인식된다.

c. Visual pathway(시각경로): photoreceptors in the retina(망막의 빛수용기) → bipolar cell(두극세포) → ganglion cell(신경절세포) → axons from population of ganglion cells converge on optic disc(신경절세포 축삭들이 시각원반에 수렴) → optic nerve, III(시신경(III)) → optic chiasm(시각교차) → optic tract(시신경로) → lateral geniculate nucleus of the thalamus(시상의 가족무릎핵) → occipital cortex of cerebral hemisphere(대뇌반구의 뒤통수피질).

모듈 9.16 복습

a. Emmetropia(정시안)는 정상 시각을 나타내는 용어이다.

b. 근시와 원시를 교정하기 위해 실시하는 두 개의 외과적 굴절시술에는 photo-refractive keratectomy(PRK, 광굴절각막절세술)와 laser-assisted in-situ keratomileusis(LASIK, 라식)이 있다. PRK와 LASIK 두 방법 모두 각막 상피를 레이저로 깎아내어 모양을 맞춤으로써 각막을 영구적으로 변화시키는 시술이다.

c. 볼록한 표면을 갖는 converging lens(수렴렌즈)는 hyperopia(원시)를 교정한다.

모듈 9.17 복습

a. 뇌신경 VII(facial, 안면), IX(glossopharyngeal, 혀인두), X(vagus, 미주)들은 혀에서 미각을 전달해주는 신경들이다.

b. 청각과 관련된 질병들로 흔한 것들은 conductive deafness(전도성 난청), nerve deafness(신경성 난청) 및 세균이나 바이러스 감염에 의한 난청 등이다.

c. Vertigo(현기증)는 내이 수용체, 청신경 가지 혹은 중추신경계 안의 감각신경핵 및 신경로 등의 기능이 변화함으로써 야기된다. 다른 원인들로는 속림프가 움직이거나, 과도한 음주, 약물 및 발열 등이 있다.

2절 복습

1. a. posterior cavity(뒤공간); **b.** choroid(맥락막); **c.** fovea(오목); **d.** optic nerve(시신경); **e.** optic disc(시신경원반); **f.** retina(망막); **g.** sclera(공막); **h.** conjunctiva(결막); **i.** ciliary body(섬모체); **j.** iris(홍채); **k.** lens(수정체); **l.** cornea(각막); **m.** suspensory ligament(걸이인대)

2. a. external ear(바깥귀); **b.** middle ear(가운데귀); **c.** internal ear(속귀); **d.** auricle(귓바퀴); **e.** external acoustic meatus(바깥귀길); **f.** tympanic membrane(고막); **g.** auditory ossicle(귀속뼈); **h.** tympanic cavity(고실); **i.** petrous part of temporal bone(관자뼈 몸통부분); **j.** vestibulocochlear nerve(VIII, 청신경); **k.** cochlea(달팽이); **l.** auditory tube(귀관)

3. a. lingual papillae(혀유두); **b.** taste bud(맛봉오리, 미뢰); **c.** cone(원뿔); **d.** cerebral cortex(대뇌피질); **e.** optic disc(시신경원반); **f.** stapes(등자뼈); **g.** olfactory bulb(후각망울); **h.** spiral organ(나선기관); **i.** endolymph(속림프)

4. 빛이 눈에 들어오면, 각막을 통과하여 망막의 빛수용기에 부딪혀서, 로돕신 색소가 레티날과 옵신으로 분해되는 bleaching(표백)이 일어난다. 강한 빛에 노출된 후에는 레티날이 원래 모양으로 전환하고 옵신과 결합하여 로돕신이 재생되기 전에는 빛수용기가 자극되지 않는다. "ghost" image("다중"영상)는 로돕신이 재생될 때까지 남아있게 되는 것이다.

9장 복습

1. 일반감각들에는 온도, 통증, 촉각, 압력, 진동 및 고유감각과 같은 몸과 내장기관의 감각들이 포함된다. 특수감각에는 후각(냄새), 미각(맛), 청각, 평형감각(균형) 및 시각들이 포함된다. 특수감각 수용기들은 머리 부분에 한정하여 분포하고 있다.

2. 후각기관은 변연계와 연결되어 있기 때문에 후각은 오래 지속되고 기억 및 정서와도 연관되어 있다.

3. 당신이 친구를 쳐다보면서 중간곧은근이 수축하여 눈을 안쪽으로 돌리게 된다. 그와 더불어 동공이 수축하여 수정체는 더 구형으로 될 것이다.

4. 불꽃놀이에서 나온 커다란 소음으로 많은 에너지가 전달되어 달팽이 안 속림프가 한참 동안 움직이도록 하였다. 속림프가 움직이고 있는 한 덮개막이 계속 진동할 것이고 털세포들도 자극을 받게 될 것이다. 이 자극은 "ringing"(윙윙)하는 감각으로 모나가 인식할 것이다. 정상적인 대화 소리는 새롭게 속림프를 움직일 만큼 진동이 충분치 않아서 듣는 것이 어렵다는 사실을 알게 된다. 커다란 "noise"(잡음) 배경 속에서 작은 진동 유형이 인식될 수 없기 때문이다.

5. 엘리베이터가 빠르게 하강하면 안뜰 둥근 주머니의 maculae(평형반)가 위쪽으로 기울고, 수직운동 감각을 발생시킨다. 엘리베이터가 갑자기 정지하였을 때 평형반은 그렇게 될 수 없다. 평형반이 정상 위치로 돌아오는데 까지는 몇 초 정도 걸린다. 평형반이 제 위치에 있지 않는 한 운동이 계속되는 것으로 인식된다.

10장

모듈 10.1 복습

a. Endocrine system(내분비계통)은 호르몬 생성이 주기능인 내분비샘과 조직으로 구성된다. 이러한 화학전령물질은 신체의 다른 부위에 있는 표적세포까지 혈류로 이동된다.

b. 호르몬은 화학구조에 따라 분류된다. 아미노산 유도체(갑상샘호르몬, 카테콜아민, 트립토판 유도체)는 구조적으로 아미노산과 연결된 작은 분자들이다. 펩티드호르몬(짧은 폴리펩티드 사슬과 당단백질)은 아미노산 사슬이며 prohormone(프로호르몬)으로 합성된다. 지질유도체(아이코사노이드와 스테로이드 호르몬)는 지방산이나 콜레스테롤로 만들어지는 탄소고리와 측쇄이다.

c. 1차 기관에는 시상하부, 뇌하수체, 갑상샘, 부신, 이자, 송과샘이 포함된다. 2차적인 내분비 기능을 가진 기관과 조직에는 심장, 흉선, 소화관, 지방조직, 콩팥, 생식샘이 포함된다.

모듈 10.2 복습

a. 호르몬은 세포막의 수용체와 결합하여 G단백질을 활성화하거나 표적세포의 세포막을 직접 통과하여 핵에 있는 수용체에 결합한다.

b. 비스테로이드 호르몬은 지용성이 아니므로 세포막을 통과할 수 없어 세포막의 수용체와 결합한다.

c. 스테로이드 호르몬.

모듈 10.3 복습

a. (1) 뇌하수체 앞엽의 활동을 조절하기 위한 조절호르몬 분비 (2)항이뇨호르몬과 옥시토신을 생성 (3) 부신속질에 분포한 교감신경을 조절.

b. 조절호르몬은 뇌하수체에 있는 내분비세포를 조절하기 위해 시상하부에서 분비되는 특수호르몬이다.

c. 분비호르몬은 뇌하수체 앞엽에서 하나 이상의 호르몬을 합성과 분비하도록 자극하는 호르몬이며 억제호르몬은 뇌하수체 앞엽에서 호르몬의 합성과 분비를 억제하는 호르몬이다.

1절 복습

1. a. 카테콜아민; **b.** 갑상샘호르몬; **c.** 트립토판 유도체; **d.** 펩티드호르몬; **e.** 짧은 폴리펩티드; **f.** 당단백질; **g.** 작은 단백질; **h.** 지질유도체; **i.** 아이코사노이드; **j.** 스테로이드호르몬; **k.** 수송단백질

2. a. 세포간 정보와 지시에 관여하는 화학전령물질; **b.** 같은 수용체를 가진 많은 조직과 기관이 동시에 대사활성을 갖는 것; **c.** 두 계통 모두 표적세포와 특정 수용체가 결합하도록 하는 화학전령물질에 의존한다.; **d.** 방출성과 억제성이다; **e.** 수용체가 결합할 때 2차 전령물질 방출; **f.** 세포질이나 핵 내에 있는 표적 수용체와 결합; **g.** 혈장에 있는 특정 수송단백질에 결합하기 때문이다; **h.** 중요한 효소와 구조단백질의 형태, 양, 활성

모듈 10.4 복습

a. 뇌하수체 앞엽과 뒤엽. 뇌하수체 앞엽은 호르몬을 생성해서 분비하는 내분비세포를 포함하고 있다. 뒤엽에서 분비하는 호르몬은 시상하부에서 뉴런에 의해 생성된 것이다.

b. 앞엽 호르몬으로는 (1) TSH(갑상샘자극호르몬), 표적세포-갑상샘; (2) ACTH(부신피질자극호르몬), 부신피질; (3) FSH(난포자극호르몬), 생식샘; (4) LH(황체형성호르몬), 생식샘(남성의 정소, 여성의 난소); (5) GH(성장호르몬), 골격근 세포, 연골세포, 상피세포, 결

합조직(지방조직), 간세포; (6) PRL (젖분비호르몬), 여성의 젖샘. 뒤엽 호르몬과 표적세포는 다음과 같다: (1) OXT(옥시토신), 자궁과 젖샘의 민무늬근, (2) ADH(항이뇨호르몬), 콩팥. 앞엽의 좁은 부위에 해당하는 중간엽에서는 MSH(멜라닌세포자극호르몬)를 분비하며 멜라닌세포가 표적세포이다.

c. 탈수상태에서 혈액의 삼투압이 증가하여 뇌하수체 뒤엽에서 ADH를 더 많이 분비하도록 자극한다.

모듈 10.5 복습

a. T_4(티록신), T_3(삼요오드티로닌), 칼시토닌.

b. 산소 소모율을 높인다. 심박률과 수축력을 증가시킨다. 교감신경자극 활성 증가, 산소와 이산화탄소 농도 변화에 의한 호흡중추의 정상활동 유지, 적혈구 생성을 자극하여 산소운반을 높임, 기타 내분비 조직의 활성을 자극, 뼈의 무기질 교체율을 가속화.

c. 우리 몸에 저장된 대부분의 갑상샘호르몬은 티록신이며 티로글로불린이라는 혈액에서 생성된 단백질과 결합한 채로 있다. 이 물질이 티록신의 대문문 저상형태이므로 갑상샘이 제거된 뒤에도 혈중내 티록신 농도가 감소하는데 며칠이 걸린다.

모듈 10.6 복습

a. 부갑상샘은 갑상샘의 뒤쪽 표면에 갑상샘에 의해 싸여 있다.

b. 뼈에 축적된 칼슘이 감소되면서, 콩팥에서 혈액으로 칼슘의 재흡수를 증가시켜서, 콩팥에서 칼시트리올의 생성을 증가시켜 소화관에서 칼슘 흡수를 증가시키면서 나타난다.

c. 칼시토닌.

모듈 10.7 복습

a. 겉질과 속질로 나뉜다. 겉질에서는 무기질코르티코이드(알도스테론), 당질코르티코이드(코티솔, 하이드로코티손, 코티코스테론), 안드로겐을 분비하고 속질에서는 에피네프린과 노르에피네프린을 분비한다.

b. 콩팥.

c. 코티솔의 기능 중 하나는 이용가능한 포도당(글리코겐 분해 촉진)과 아미노산을 탄수화물로 전환을 증가시키는 동안 세포의 포도당 이용을 감소시킨다. 따라서 코티솔의 농도가 올라가면 혈당이 증가한다.

모듈 10.8 복습

a. 알파(글루카곤)와 베타세포(인슐린).

b. 인슐린.

c. 글루카곤의 농도가 오르면 간에서 글리코겐을 포도당으로 전환하도록 자극하여, 간에 저장된 글리코겐 양이 감소한다.

모듈 10.9 복습

a. 셋째 뇌실의 친정 뒷부분에 놓여 있다.

b. 멜라토닌은 낮-밤의 유형에 영향으로 분비된다. 낮이 길어지면 시각경로를 이루는 신경세포의 입력을 받아 송과샘에서 멜라토닌 분비가 억제된다.

c. (1) 생식기능의 억제, (2) 자유라디칼에 의한 조직손상으로부터 보호, (3) 하루주기 리듬에 관여.

모듈 10.10 복습

a. 당뇨병이란 인슐린을 적절히 생성하지 못하거나 인슐린에 대한 민감도가 떨어져 그 결과 혈당 농도가 증가하는 것이다

b. 제1형과 제2형 당뇨병. 제1형 당뇨병은 이자의 베타세포가 충분한 인슐린을 합성하지 못한다. 제2형 당뇨병은 인슐린 저항력(신체가 인슐린을 적절히 사용하지 못함)이 있는 것이 특징이다.

c. (1) 당뇨망막병증; 모세혈관이 증식하고 망막에 출혈이 생김. (2) 당뇨병성신장질환: 콩팥에서 일어나는 퇴행성 변화로 신부전증을 일으킬 수 있다. (3) 당뇨병성 신경질환: 신경조직에 혈류가 잘 흐르지 못하여 말초신경과 자율신경 기능에 여러 가지 문제를 일으킨다.

모듈 10.11 복습

a. Alarm phase(알림기), resistant phase(저항기), exhaustion phase (탈진기).

b. 저항기에는 남아 있는 비축된 에너지를 동원, 신경조직이 사용할 포도당 보전, 혈중내 포도당 농도 증가, K^+과 H^+은 소실되고 염과 물이 체내 축적되는 것과 함께 장시간 대사에 적응하는 것이 특징이다

c. 탈진기.

2절 복습

1. a. 송과샘; **b.** 이자샘; **c.** 부신; **d.** 뇌하수체; **e.** 갑상샘; **f.** 부갑상샘

2. a. PRL(프로락틴) **b.** GH(성장호르몬); **c.** T_3, T_4(갑상샘호르몬); **d.** ADH(항이뇨호르몬) **e.** 글루카곤 **f.** OXT(옥시토신); **g.** 칼시트리올 **h.** 코티솔 **i.** 인슐린 **j.** PTH(부갑상샘호르몬); **k.** 칼시토닌 **l.** 알도스테론

3. a. 삼투수용기; **b.** 뇌하수체; **c.** FSH; **d.** ACTH; **e.** 고혈당증; **f.** 항상성 위협; **g.** 당뇨병; **h.** 교감신경활성; **i.** 당질코르티코이드; **j.** 요오드이온

4. 칼시트리올은 소화관에서 칼슘이온의 흡수를 증가시키고 PTH는 골모세포의 활동을 억제하고 콩팥에서 칼슘이온의 재흡수를 증가시킨다.

10장 복습

1. 시상하부는 구조적으로 간뇌의 일부이다. 시상하부는 (1) 말초기관이 표적이 되는 ADH와 옥시토신을 분비한다. (2) 부신속질의 분비를 조절한다. (3)뇌하수체를 조절하는 조절호르몬을 분비한다.

2. 부신속질은 교감신경계통에 의해 조절되는 반면, 부신겉질은 뇌하수체 앞엽에서 분비되는 ACTH에 의해 자극된다.

3. 첫째, 문맥계통의 장점은 호르몬이 표적세포에 직접 전달되는 것을 조절할 수 있다는 점이고 둘째, 호르몬은 순환을 통해 전달되지 않고 직접 표적세포로 갈 수 있기 때문에 희석되지 않는다는 점이다. 시상하부는 뇌하수체 앞엽의 세포를 호르몬이 뇌하수체에 도달하기 전에 순환계를 따라 먼저 가게 될 경우 필요한 양보다 훨씬 적은 양의 분비호르몬과 억제호르몬으로 조절할 수 있다.

4. Julie는 혈중내 부갑상샘호르몬이 증가했을 것이다. 그녀의 형편없는 식사와 발달 중인 태아에 필요한 충분한 칼슘을 공급하지 못하기 때문에, 아기는 엄마의 혈액으로부터 많은 양의 칼슘을 가져갔을 것이다. 그 결과 엄마의 혈중내 칼슘 농도가 낮아져 부갑상샘 농도가 증가하게 되고 엄마의 뼈에 저장된 칼슘이 혈액으로 빠져나왔을 것이다.

5. a. 환자 A : 인슐린 생산이 감소된 당뇨병; 환자 B: 갑상샘호르몬 생산이 낮음

b. 환자 A : 이자 질환; 환자 B: 갑상샘 질환

11장

모듈 11.1 복습

a. Packed cell volume(PCV, 농축세포용적)이라고도 하는 hematocrit (헤마토크릿)은 전혈에서 혈구성분이 차지하는 백분율을 말한다.

b. 혈액은 혈장(55%)과 혈구성분(45%)으로 구성된다. Plasma(혈장)는 수분, 혈장단백질 및 기타 용질들로 이루어져 있으며, formed element(혈구성분)는 적혈구, 백혈구 및 혈소판으로 구성된다.

c. 감염이 일어나는 동안, 항체(immunoglobulin, 면역글로불린이라고도 함)와 백혈구들이 증가할 것인데, 이들이 신체 방어기전의 일부이기 때문이다.

모듈 11.2 복습

a. 부피에 대한 넓은 표면적 비율을 가지고 있다는 것은 적혈구에게 중요한데, 세포 내부와 주변 혈장 사이에서의 산소교환이 빠르게 일어나기 때문이다.

b. Hemoglobin(헤모글로빈)은 4개의 구형 소단위들로 구성되는데, 각 소단위는 철이온을 함유하고

있는 하나의 heme(헴) 분자를 포함하고 있다. 헤모글로빈은 혈중 적혈구에 산소를 운반할 수 있는 능력을 부여한다.

c. Oxyhemoglobin(HbO_2, 산소헤모글로빈)은 산소와 결합한 헤모글로빈이며 선홍색을 띤다. Deoxyhemoglobin(Hb, 탈산소헤모글로빈)은 산소가 결합되어 있지 않는 헤모글로빈을 말하며, 암적색을 띤다.

모듈 11.3 복습

a. 적혈구의 surface antigen(표면항원)은 혈액형을 결정하는 원형질막의 단백질이다. 신체는 이 표면항원을 "정상" 또는 "자기"로 인식한다.

b. O형 혈액만이 O형인에게 안전하게 수혈될 수 있다.

c. 혈액형이 A형인 사람의 혈장에는 anti-B antibody(항B 항체)가 존재하기 때문에, B형 혈액을 수혈받으면, 수혈된 적혈구들이 응집하여 다양한 기관 및 조직으로 가는 혈류를 차단할 수 있다.

모듈 11.4 복습

a. Hemolytic disease of the newborn (HDN, 신생아 용혈성 질환)은 어머니의 항체가 태아의 적혈구를 공격, 파괴하여 태아에게서 빈혈이 유발되는 질환이다. 이 질환은 면역화된 Rh^- 어머니의 Rh^+ 태아에서 발생한다.

b. RhoGAM(로감)에는 Rh factor (Rh인자)에 대한 항체가 들어 있다. 두 번째 Rh^+ 태아를 임신한 Rh^- 어머니에게 로감을 주사하면, anti-Rh antibody(항Rh 항체)는 어머니의 혈액으로 들어오는 태아의 Rh^+ 적혈구에 있는 Rh 항원에 결합한다. 이를 통해 어머니의 면역체계는 발생하는 태아의 적혈구에 대해 항Rh 항체를 생산하지 못하게 된다.

c. Rh^- 태아를 임신한 Rh^+ 어머니에게는 로감을 주사할 필요가 없는데, 어머니 적혈구에 Rh surface antigen(Rh 표면항원)이 이미 존재하고, 혈액에는 항Rh 항체가 들어있지 않기 때문이다. 발생하는 태아의 적혈구에 Rh 표면항원이 존재하지 않는 한, 태아는 위험하지 않다.

모듈 11.5 복습

a. 백혈구의 5가지 유형은 neutrophil (중성구), eosinophil(호산구), basophil(호염기구), monocyte (단핵구)와 lymphocyte(림프구)이다.

b. 베어서 감염된 부위에는 많은 중성구와 단핵구가 존재할 것이다. 이 백혈구들은 phagocytosis(포식작용)를 통해 감염 조직에 있는 pathogen(병원체) 또는 세포잔해를 처리한다.

c. Inflammation(염증)이 진행되는 동안, 호염기구들은 histamine(히스타민)을 포함해 염증을 촉진하는 화학물질들을 방출한다.

모듈 11.6 복습

a. Hemocytoblast(혈구모세포)는 multipotent stem cell(뭇분화 줄기세포)인데, 이 세포들이 분열하여 lymphoid stem cell(림프줄기세포)과 myeloid stem cell(골수줄기세포)이 된다. 각 줄기세포들은 분열하여 다양한 혈구성분들로 분화한다.

b. Erythropoietin(EPO, 적혈구형성인자)은 조직의 산소농도가 낮을 때 방출되는 호르몬으로서 red bone marrow(적색골수)에서 erythropoiesis(적혈구형성)를 자극한다.

c. 림프줄기세포와 골수줄기세포 모두 적색골수에서 기원한다. 림프줄기세포들은 lymphocyte(림프구)만을 생성한다. 골수줄기세포들은 림프구를 제외한 모든 유형의 혈구성분들을 낳는다.

모듈 11.7 복습

a. Hemostasis(지혈)는 출혈을 정지시키는 과정으로 3단계로 이루어진다: vascular phase(혈관 단계), platelet phase(혈소판 단계)와 coagulation phase(응고 단계).

b. 혈관 단계는 손상부위에서 vascular spasm(혈관연축)이라고도 부르는 국소혈관수축이 일어나는 기간이다. 혈소판 단계가 이어지는데, 이 기간에는 혈소판이 활성화되어 손상부위에 응집하고 손상된 표면에 부착한다. 혈소판과 내피세포들에서 방출된 인자들이 clotting factor(응고인자)들과 작용하여 blood clot(피떡)을 형성하는 응고단계가 발생한다. 이 연속된 반응에서 fibrinogen(섬유소원)은 불용성의 fibrin(섬유소)으로 전환된다.

c. Embolus(색전)는 표류하는 피떡이다. Thrombus(혈전)는 혈관벽에 붙어 있는 피떡으로 혈류를 방해한다.

모듈 11.8 복습

a. Venipuncture(정맥천자)는 혈액표본을 얻기 위해 정맥을 관통하는 시술이다.

b. Leukemia(백혈병)는 myeloid leukemia(골수성백혈병)와 lymphoid leukemia(림프백혈병)의 2가지 유형으로 구분된다.

c. Iron deficiency anemia(철결핍빈혈)는 철분의 결핍으로 유발된다. 불충분한 섭취 또는 저장된 철분이 고갈되면 철분결핍이 유발될 수 있다. Pernicious anemia(악성빈혈)는 비타민 B_{12} 결핍에 의해 유발된다. 이 비타민 결핍은 적색골수에서 정상적인 줄기세포의 분열을 가로막는다.

1절 복습

1. **a.** plasma(혈장); **b.** water(물); **c.** solute(용질); **d.** protein(단백질) **e.** electrolyte(전해질), glucose (포도당), urea(요소); **f.** albumin (알부민); **g.** globulin(글로불린); **h.** fibrinogen(섬유소원); **i.** formed element(혈구성분); **j.** erythrocyte (적혈구); **k.** leukocyte(백혈구); **l.** platelet(혈소판); **m.** neutrophil (중성구); **n.** eosinophil(호산구); **o.** basophil(호염기구); **p.** lymphocyte (림프구); **q.** monocyte(단핵구)
2. **a.** drifting blood clot(표류하는 피떡); **b.** mature RBC(성숙한 적혈구); **c.** liquid matrix(액상의 바탕질); **d.** monocyte(단핵구); **e.** transport protein(운반단백질); **f.** cross-reaction(교차반응); **g.** lymphocyte(림프구); **h.** RBCs rupture(적혈구 파열); **i.** venipuncture(정맥천자); **j.** pigment complex(색소복합체); **k.** erythropoietin(적혈구형성인자); **l.** platelet(혈소판)
3. 분화가 일어나는 동안 적혈구는 핵과 ribosome(리보솜)을 포함하여 대부분의 세포소기관을 잃게 된다. 그 결과, 순환하는 성숙한 적혈구는 분열할 수 없으며, 세포 수리를 위한 구조단백질과 효소들을 합성할 수 없다.

모듈 11.9 복습

a. 혈관의 일반적인 5가지 유형은 artery(동맥), arteriole(세동맥), capillary(모세혈관), venule(세정맥)과 vein(정맥)이다.

b. 모세혈관은 세동맥과 세정맥 사이에 위치한 가장 작은 혈관으로, 그 얇은 벽을 통해 plasma(혈장)와 interstitial fluid(간질액) 사이에서 기체, 영양분 및 노폐물의 확산이 일어난다.

c. 정맥이다. 두껍게 잘 발달된 동맥과 세동맥의 tunica media(혈관중간막)에는 다량의 평활근이 분포한다.

모듈 11.10 복습

a. Arteriosclerosis(동맥경화)는 동맥벽이 두꺼워지고 단단해지는 현상이다. Atherosclerosis(죽상경화)는 동맥경화의 한 유형으로 내피세포층의 변화와 plaque(판)라고 부르는 지방축적이 tunica media(혈관중간막)에 나타나는 것이 특징적이다.

b. 죽상경화를 유발하는 위험인자에는 콜레스테롤 수치의 증가, 고혈압 및 흡연이 포함된다.

c. Balloon angioplasty(풍선혈관성형술)는 작고 부드러운 plaque (판)들을 제거하기 위한 치료법이다. 부풀려질 수 있는 풍선이 달린 catheter(도관)를 혈관에 삽입한다. 도관이 해당 위치에 도달하면, 풍선을 부풀려 혈관벽에 있는 판에 압력을 가한다.

모듈 11.11 복습

a. Precapillary sphincter(모세혈관

이전괄약근)가 수축 또는 이완함으로써 각 모세혈관으로 흐르는 혈류를 조절한다.

b. Vasomotion(혈관운동)이란 혈관 직경의 주기적인 수축과 이완을 말한다. 각 모세혈관의 입구에 위치한 평활근의 수축과 이완에 의해 유발된다. 혈관운동은 혈액이 모세혈관을 통해 일정하게 흐르게 하기보다는 율동적으로 흐르게 한다.

c. Arteriovenous anastomosis(동정맥연결)는 세동맥과 세정맥의 직접적인 연결이다. 이 구조는 교감신경계에 의해 조절되며, 모세혈관망을 우회하여 혈액을 정맥순환계로 직접 흐르게 한다.

모듈 11.12 복습

a. Varicose vein(정맥류)이란 중력과 혈액추적으로 인해 잘못돼 부푼 정맥인데, 정맥판막 기능이상 때문에 유발된다.

b. 동맥계의 혈압은 심장에서부터 멀리 혈액을 밀어내기에 충분할 정도로 높다. 혈액을 심장 쪽으로 계속 밀어 올리기엔 정맥계의 혈압은 너무 낮다. 정맥의 판막들이 혈액의 역류를 방지한다.

c. 정맥에서의 혈류는 판막에 의해 유지된다. 판막이 혈액의 역류를 방지하고, 정맥 주변의 골격근 수축이 정맥혈액을 심장 쪽으로 짜 올린다.

모듈 11.13 복습

a. Cardiovascular system(심장혈관계통)은 pulmonary circuit(폐순환계)과 systemic circuit(체순환계)으로 구성된다.

b. 혈관구성의 3가지 주요 경향은 다음과 같다: (1) 가장 큰 혈관들이 심방과 심실에 연결되어 있는 심장 부위를 제외하면, 동맥과 정맥의 말초 분포는 일반적으로 좌우 신체에서 동일하다. (2) 하나의 혈관이 특정 해부학적 경계를 지나감에 따라 여러 개의 이름을 가질 수 있는데, 이를 통해 혈관이 말초로 멀리 뻗어 나갈 때 정확한 해부학적 기술이 가능하다. (3) 조직과 기관들에는 보통 여러 개의 동맥과 정맥들이 분포한다.

c. Right ventricle(우심실) → right and left pulmonary artery(오른 및 왼허파동맥) → pulmonary arteriole(허파세정맥) → alveolar capillary(폐포모세혈관) → pulmonary venule(허파세정맥) → pulmonary vein(허파정맥) → left atrium(좌심방).

모듈 11.14 복습

a. 체순환계로부터 혈액을 수집하는 2개의 대형정맥은 superior vena cava(위대정맥)와 inferior vena cava(아래대정맥)이다.

b. Aorta(대동맥)는 신체에서 가장 큰 동맥이다.

c. 동맥계와 정맥계의 중요한 차이 중 하나는 목과 사지에 dual venous drainage(이중정맥배수장치)가 존재한다는 것이다.

모듈 11.15 복습

a. Right common carotid(오른온목동맥)와 right subclavian(오른빗장밑동맥).

b. Left subclavian artery(왼빗장밑동맥)의 차단이 왼쪽 윗팔로 가는 혈류에 지장을 줄 것이다.

c. 부풀이 오르는 정맥은 external jugular vein(바깥목정맥)이다.

모듈 11.16 복습

a. Carotid sinus(목동맥팽대, 경동맥동)에 압력수용기가 분포한다.

b. Superficial temporal artery(얕은관자동맥), maxillary artery(위턱동맥), occipital artery(뒤통수동맥), facial artery(얼굴동맥)와 lingual artery(혀동맥).

c. external jugular vein(바깥목정맥)과 internal jugular vein(속목정맥)이 vertebral vein(척추정맥) 및 subclavian vein(빗장밑정맥)과 합쳐져 brachiocephalic vein(팔머리정맥)을 형성한다.

모듈 11.17 복습

a. Internal jugular vein(속목정맥).

b. Internal carotid artery(속목동맥)는 눈에 혈액을 공급하는 ophthalmic artery(눈동맥), 뇌의 전두엽과 두정엽에 혈액을 공급하는 anterior cerebral artery(앞대뇌동맥) 및 중뇌와 대뇌반구의 측면에 혈액을 공급하는 middle cerebral artery(중간대뇌동맥)로 분지한다.

c. Circle of Willis(윌리스고리)라고도 알려진 cerebral arterial circle(대뇌동맥고리)은 링 모양의 anastomosis(연결)인데, pituitary gland(뇌하수체)의 infundibulum(깔대기, 누두)을 에워싼다. 이 해부학적 배열은 cerebral circulation(대뇌순환)에서 대체 가능한 경로를 형성한다. 따라서 한 영역에서 혈류가 차단되어도, 다른 혈관들이 뇌에 계속해서 혈액을 공급할 수 있다.

모듈 11.18 복습

a. Inferior vena cava(아래대정맥).

b. Lumbar vein(허리정맥), gonadal vein(생식샘정맥), hepatic vein(간정맥), renal vein(신장정맥), adrenal vein(부신정맥), phrenic vein(횡격막정맥).

c. Celiac trunk(복강동맥)의 파열은 대부분의 경우 위, 비장, 췌장, 간, 담낭 및 소장의 근위부에 직접적인 영향을 준다.

모듈 11.19 복습

a. Celiac trunk(복강동맥), superior mesenteric artery(위창자간막동맥), inferior mesenteric artery(아래창자간막동맥).

b. Superior mesenteric vein(위창자간막정맥), inferior mesenteric vein(아래창자간막정맥), splenic vein(비장정맥).

c. Common hepatic artery(온간동맥), left gastric artery(왼위동맥), splenic artery(비장동맥).

모듈 11.20 복습

a. Internal iliac artery(속엉덩동맥)과 external iliac artery(바깥엉덩동맥).

b. Anterior tibial vein(앞정강정맥), posterior tibial vein(뒤정강정맥), fibular vein(종아리정맥).

c. 오금정맥을 형성하는 tibial vein(정강정맥)과 fibular vein(종아리정맥) 및 오금정맥에 합류하는 small saphenous vein(작은두렁정맥)에서의 혈류에 지장을 초래할 것이다.

2절 복습

1. a. common carotid(온목동맥); **b.** subclavian(빗장밑동맥); **c.** brachiocephalic trunk(팔머리동맥); **d.** brachial(윗팔동맥); **e.** radial(요골동맥); **f.** popliteal(오금동맥); **g.** fibular(종아리동맥); **h.** aortic arch(대동맥활); **i.** celiac trunk(복강동맥); **j.** renal(신장동맥); **k.** common iliac(온엉덩동맥); **l.** external iliac(바깥엉덩동맥); **m.** femoral(넙다리동맥); **n.** anterior tibial(앞정강동맥)

2. a. vertebral(척추정맥); **b.** internal jugular(속목정맥); **c.** brachiocephalic(팔머리정맥); **d.** axillary(겨드랑정맥); **e.** cephalic(노쪽피부정맥); **f.** median antebrachial(아래팔중간정맥); **g.** ulnar(척골정맥); **h.** great saphenous(큰두렁정맥); **i.** fibular(종아리정맥); **j.** superior vena cava(위대정맥); **k.** inferior vena cava(아래대정맥); **l.** internal iliac(속엉덩정맥); **m.** femoral(넙다리정맥); **n.** posterior tibial(뒤정강정맥)

11장 복습

1. 일반적으로 동맥벽은 두꺼우며, 많은 평활근과 elastic fiber(탄력섬유)가 포함되어 있어서 심장에 의해 유발된 압력에 견디며 적응한다. 정맥벽은 얇고, 혈압은 동맥에서보다 낮다. 혈압에 의해 팽창되지 않을 때, 많은 elastic tissue(탄력조직) 때문에 동맥은 정맥에 비해 훨씬 더 수축한다. 결국 동맥의 내피세포층에는 주름이 나타나는데, 이 내피세포층이 수축할 수 없어 접히기 때문이다. 정맥의 내면은 전형적인 내피세포층의 모습과 유사하여 매끄럽다.

2. 달리기를 하는 동안, 세동맥의 평활근들이 이완함으로써 혈관이완이 유발되어 활동 중인 근육에 더 많은 산소와 영양분이 공급된다.

3. 혈액은 활동적인 골격근에 의해

생성된 열을 흡수 또는 재분배함으로써 체온을 안정되게 유지한다.

4. 성숙한 적혈구에는 리보솜과 핵이 없다. 그 결과, 적혈구는 분열할 수 없으며, 세포유지를 위해 필요한 구조단백질이나 효소를 합성하지 못한다.
5. 뇌로 가는 혈류는 상대적으로 일정하게 유지되는데, 두개골 속의 고리모양의 anastomosis(연결) 때문이다. 뇌에 혈액을 공급하는 4개의 동맥(속목동맥과 척추동맥들) 중 어느 곳이 막히더라도 이 연결을 통해 뇌에 대한 혈류공급은 차단되지 않는다.

12장

모듈 12.1 복습

a. Epicardium(심장바깥막), myocardium(심장근육층), endocardium(심장속막).

b. Pericardial cavity(심장막안)의 안쪽 serous membrane(장막)은 epicardium(심장바깥막)과 parietal pericardium(벽쪽심장막)으로 구성된다. 심장바깥막은 visceral pericardium(내장쪽심장막)이라고도 불리는데 myocardium(심장근육층)에 직접 부착하며, 내장쪽심장막은 심장막안의 바깥쪽 벽을 형성한다.

c. 심장조직은 대사활성이 매우 높은 조직으로 aerobic metabolism(산소대사)에 전적으로 의존한다. 따라서 aerobic respiration(산소호흡)을 위해 미토콘드리아를 필요로 한다. 또한 산소 및 영양분에 대한 요구량이 큰데, 광범위하게 분포하는 모세혈관들이 이 두 가지를 제공한다.

모듈 12.2 복습

a. Mediastinum(가슴세로칸)은 양쪽 pleural cavity(흉강) 사이의 공간으로 심장과 커다란 혈관들(대형동맥들과 심장에 연결된 정맥들), thymus(가슴샘), 식도 및 trachea(기관)가 위치한다.

b. 심장은 sternum(흉골) 뒤 가슴세로칸 안에 위치하며, pericardial sac (심낭)에 싸여 있다. 심장끝은 횡격막 바로 위에 위치한다.

c. Anterior interventricular sulcus(앞심실사이고랑)는 심장의 앞표면에서 발견되는데, 좌우 심실 사이의 경계를 나타낸다. Coronary sulcus(방실사이고랑)는 깊은 홈으로 심방과 심실 사이의 경계를 의미한다. 좀 더 얕은 posterior interventricular sulcus(뒤심실사이고랑)는 뒤표면에서 좌우 심실 사이의 경계를 나타낸다.

모듈 12.3 복습

a. 관상동맥들로는 left coronary artery(왼관상동맥), anterior interventricular artery(앞심실사이동맥), right coronary artery(오른관상동맥), marginal artery(모서리동맥), circumflex artery(휘돌이동맥)과 posterior interventricular artery(뒤심실사이동맥)가 있다. Great cardiac vein(큰심장정맥), anterior cardiac vein(앞심장정맥), coronary sinus(관상정맥동), posterior cardiac vein(뒤심장정맥), middle cardiac vein(중간심장정맥)과 small cardiac vein(작은심장정맥)이 관상정맥들이다.

b. Elastic rebound(탄력반동)의 힘이 혈액을 체순환계로 밀어내는 동안, 대동맥의 일부 혈액이 좌심실 쪽으로 역류하는데, 이것이 관상동맥으로 추가적인 혈액을 보낸다.

c. Great cardiac vein(큰심장정맥)이 심장근육층의 모세혈관으로부터 혈액을 받는다.

모듈 12.4 복습

a. Pulmonary trunk(폐동맥)로의 혈류에 영향을 미칠 것이다.

b. 심실근육층이 수축하기 직전, papillary muscle(유두근)의 수축이 일어나는데, 이 수축에 의해 chorda tendinea(힘줄끈)가 당겨져 AV판막이 심방 쪽으로 열리는 것을 방지한다.

c. 우심실이 허파로 가는 짧은 거리의 혈관에 혈액을 밀어낼 수 있는 힘만 생성하면 되는 반면, 좌심실은 허파를 제외한 체순환계에 혈액을 밀어낼 수 있는 힘을 생성해야만 하기 때문이다.

모듈 12.5 복습

a. Coronary ischemia(관상동맥허혈)는 관상동맥들을 통해 충분한 혈액이 공급되지 못할 때 발생하며, 심장조직의 손상을 유발한다.

b. Stent(스텐트)는 망으로 이루어진 인공관으로서 혈관에 삽입되어 그 혈관을 확장시켜 열어놓음으로써 혈류를 회복시키는 도관 역할을 한다. 심장근육으로 혈액이 적절히 흐르지 않으면, 조직은 죽을 것이다.

c. 청진기로 들을 수 있는 heart sound(심음)를 유발하는 인자들에는 심장판막들의 폐쇄, 심장을 통한 혈액의 쇄도 및 심장근육의 수축이 포함된다.

1절 복습

1. **a.** aortic arch(대동맥활); **b.** superior vena cava(위대정맥); **c.** right pulmonary artery(오른허파동맥); **d.** ascending aorta(오름대동맥); **e.** fossa ovalis(타원오목); **f.** opening of coronary sinus(관상정맥동의 구멍); **g.** right atrium(우심방); **h.** pectinate muscle(빗살근); **i.** tricuspid valve cusp(삼첨판막의 첨판); **j.** chorda tendinea(힘줄끈); **k.** papillary muscle(유두근); **l.** right ventricle(우심실); **m.** inferior vena cava(아래대정맥); **n.** pulmonary trunk(폐동맥); **o.** pulmonary valve(폐동맥판); **p.** left pulmonary artery(왼허파동맥); **q.** left pulmonary vein(왼허파정맥); **r.** interatrial septum(심방중격); **s.** aortic valve(대동맥판막); **t.** bicuspid valve cusp(이첨판막의 첨판); **u.** left ventricle(좌심실); **v.** interventricular septum(심실중격); **w.** trabecula carnea(근육기둥); **x.** moderator band(조정띠)
2. Deoxygenated blood(탈산소화 혈액)의 흐름: right atrium(우심방) → right atrioventricular valve(오른방실사이판막, tricuspid valve 삼첨판막) → right ventricle(우심실) → pulmonary semilunar valve(폐반월판막). Oxygenated blood(산소화 혈액)의 흐름: left atrium(좌심방) → left atrioventricular valve(왼방실사이판막, bicuspid valve 이첨판막) → left ventricle(좌심실) → aortic semilunar valve(대동맥반월판막)
3. **a.** aorta (대동맥); **b.** pericardial cavity(심장막안); **c.** myocardium (심장근육층); **d.** coronary sinus (관상정맥동); **e.** fossa ovalis(타원오목); **f.** tricuspid valve(삼첨판막); **g.** elastic rebound(탄력반동); **h.** intercalated disc(사이원반); **i.** coronary artery(관상동맥); **j.** endocardium(심장속막); **k.** apex(심장끝); **l.** aortic valve(대동맥판막)

모듈 12.6 복습

a. Contraction(수축)의 대체 용어는 systole(수축기)이며, relaxation (이완)의 대체 용어는 diastole(이완기)이다.

b. Cardiac cycle(심장주기)의 단계는 다음과 같다. Atrial systole(심방수축기): 심방이 수축하여 심실을 혈액으로 채운다. Atrial diastole(심방이완기): 심방은 이완한다. Ventricular systole(심실수축기): 심실이 수축하여 AV판막을 밀어 닫는다. 심실압이 상승함에 따라 반월판막들은 열리고 혈액은 심실 밖으로 박출된다. Ventricular diastole(심실이완기): 반월판막들이 닫히고, 심실은 약 70%까지 혈액으로 채워진다.

c. 아니오. 좌심실압이 상승할 때, 심장은 수축하고 있지만, 혈액이 박출되지는 않는다. 이 수축의 초기 단계 동안, AV판막들과 반월판막들은 닫혀 있다. 압력의 증가는 심장근육이 수축함에 따라 tension(장력)이 증가된 결과이다. 심실압이 대동맥압을 초과할 때, 대동맥반월판막은 열리고, 혈액은 심실 밖으로 빠르게 박출된다.

모듈 12.7 복습

a. 연수의 cardioacceleratory center(심장촉진중추)들은 심박수를 증가시키기 위해 교감신경들을 자극

한다. 연수에 위치한 cardioinhibitory center(심장억제중추)들은 심박수를 느리게 하기 위해 부교감신경들을 조절한다.

b. Bradycardia(서맥)는 분당 60회 이하의 심박수를 의미한다. Tachycardia(빈맥)는 분당 100회 이상의 심박수를 나타낸다.

c. 1. P wave(P파): atrial depolarization(심방의 탈분극), **2.** QRS complex(QRS복합파): ventricular depolarization(심실의 탈분극), **3.** T wave(T파): ventricular repolarization(심실의 재분극), **4.** P-R interval(P-R 간격): P파의 시작과 이어지는 QRS복합파의 시작 사이의 시간, **5.** Q-T interval(Q-T간격): Q파에서 T파 끝까지의 시간.

모듈 12.8 복습

a. 매 분마다 좌심실에서 박출되는 혈액량을 cardiac output(심박출량)이라고 한다.

b. Venous return(복귀정맥혈)의 증가는 심장을 혈액으로 채워 심장근육이 늘어나게 할 것이다. Starling's law of the heart(심장의 스탈링법칙)에 따라 심장근육이 많이 늘어날수록, 심장은 더 강력하게 수축할 것이다. 수축이 강할수록, 매 심장박동 시 더 많은 혈액이 박출될 것이다. 따라서 증가된 복귀정맥혈은 stroke volume(일회박출량)을 증가시킬 것이다.

c. 심장은 복귀정맥혈의 양에 비례하여 박동한다. 너무 빨리 박동하는 심장은 박동 간에 혈액을 채울 충분한 시간을 갖지 못한다. 따라서 심장박동이 너무 빠르면, 심실을 나와 순환에 참여하는 혈액이 거의 없게 되어 불충분한 혈액공급으로 인해 조직은 손상된다.

2절 복습

1. a. systole(수축기), diastole(이완기); **b.** 부분적으로; **c.** 닫힌다; **d.** 낮다; **e.** 열린다; **f.** 닫혀; **g.** 닫혀

2. a. SA node(SA결절; sinoatrial node, 동심방결절). SA결절은 심장의 박동조율기이다. 이 결절은 매 심장박동을 위한 활동전위를 생성한다. **b.** Internodal pathway (결절간경로). 결절간경로는 심방근육과 AV결절에 활동전위를 운반한다. **c.** AV node(AV결절; atrioventricular node, 방실결절). AV결절은 결절간경로에 의해 운반되는 활동전위를 받는다. AV결절에는 SA결절보다는 느리지만 활동전위를 생성하는 심장박동조율세포들이 분포한다. AV결절은 보통 심박수에 영향을 미치지 않는다. **d.** AV bundle and bundle branches(AV다발과 다발갈래들). AV다발은 AV결절로부터 활동전위를 받는다. 이 다발은 좌우 다발갈래로 나누어지는데, 이 다발갈래들은 심장의 apex(심장끝)로 뻗치다가 좌우 심실벽으로 부채살처럼 펼쳐진다. **e.** Purkinje fiber (푸르킨예섬유). 푸르킨예섬유들은 다발갈래들로부터 활동전위를 받는다. 이 섬유들은 심실의 심장근육층 조직으로 활동전위를 수송하는데, 그에 따라 심실 심장근육층이 탈분극되어 ventricular systole (심실수축기)이 유발된다.

3. a. contractility(수축력); **b.** automaticity(자동능); **c.** P wave (P파); **d.** stroke volume(일회박출량); **e.** QRS complex(QRS복합파); **f.** parasympathetic neuron (부교감신경); **g.** bradycardia(서맥); **h.** sympathetic neuron(교감신경); **i.** Purkinje fiber(푸르킨예섬유); **j.** tachycardia(빈맥); **k.** cardiac output(심박출량); **l.** filling time(충만시간)

모듈 12.9 복습

a. Blood flow(혈류량)는 단위시간당 하나의 혈관 또는 혈관들의 집단을 통해 흐르는 혈액량을 말한다. 혈류량은 혈압에 비례하며, peripheral resistance(말초저항)에 반비례한다.

b. 대동맥에서 더 높다. 다른 체액들처럼, 혈액도 압력기울기에 따라 압력이 높은 곳에서 낮은 곳으로 흐른다. 만약 대정맥압이 대동맥압보다 크면, 혈액은 역류할 것이다.

c. 모세혈관 밖으로 내밀려 재흡수되지 않은 수분은 말초조직 주변으로 흐르다가 결국 lymphatic vessel (림프관)들을 통해 정맥계로 되돌아온다.

모듈 12.10 복습

a. Tissue perfusion(조직관류)은 조직을 통한 혈류를 말하는데, 신체에 적당한 산소와 영양분을 전달하기 위한 것이다.

b. Autoregulation(자동조절)은 interstitial fluid(간질액)의 화학적 변화에 반응하여 모세혈관망을 흐르는 혈류의 유형을 변경시키는 국소인자들에 관련된다.

c. 혈압의 항상성 조절에 관련되는 baroreceptor(압력수용기)들은 carotid sinuse(목동맥팽대), aortic sinuse(대동맥굴) 및 우심방에서 발견된다. 압력수용기들은 혈압상승에 의해 자극되며, 이들에 의해 cardioinhibitory center (심장억제중추)가 활성화되는 반면, cardioacceleratory center(심장촉진중추)와 vasomotor center (혈관운동중추)는 억제된다. 그 결과로 인한 심박출량의 감소와 혈관이완은 혈압을 낮춘다. 압력수용기는 혈압이 떨어질 때 억제된다. 증가된 심박출량과 혈관수축이 혈압을 높일 때, 압력수용기는 활성화된다.

모듈 12.11 복습

a. 부신속질에서 분비되는 epinephrine (에피네프린)과 norepinephrine (노르에피네프린)은 혈압 및 혈액량 감소에 대한 short-term regulation(단기조절)을 제공한다.

b. Antidiuretic hormone(ADH, 항이뇨호르몬), aldosterone(알도스테론)과 erythropoietin(EPO, 적혈구형성인자)이 혈압 및 혈액량에 대한 long-term regulation(장기조절)에 관여하는 호르몬들이다.

c. 신장동맥의 혈관수축은 신장에서 혈류량과 혈압을 모두 감소시킬 것이다. 그에 대한 반응으로, 신장은 renin(레닌) 분비량을 증가시킬 것이다. 레닌은 angiotensin II(앤지오텐신 II)의 양을 증가시킬 것이다. 앤지오텐신 II는 혈압상승을 유발할 것이며, ADH와 알도스테론 분비의 증가를 통해 혈액량을 부분적으로 증가시킬 것이다.

모듈 12.12 복습

a. Respiratory pump(호흡펌프)란 호흡이 펌프역할을 하는 것을 말하는데, 흡식으로 인한 흉강 압력의 감소가 심장으로 정맥혈이 복귀하는 것을 돕는 기전이다.

b. 운동을 하는 동안, 심박출량은 증가한다. 덜 중요한 기관으로의 혈류량이 감소하고, 그로 인해 골격근으로의 혈류량은 증가한다.

c. 운동 중엔 심박출량이 증가하기 때문에 혈압도 증가한다. 운동을 하는 동안, 체순환계에서의 갑작스런 혈압 급감을 방지하기 위해 내장기관들과 같은 생명에 필수적이지 않는 기관으로의 혈류량은 감소하고, 그 혈액은 골격근으로 보내진다.

모듈 12.13 복습

a. Cardiac arrhythmia(심장부정맥)란 심장의 비정상적인 전기적 활동경향을 말한다.

b. Cardiac arrest(심장정지)에 해당하는 ventricular fibrillation(심실세동)은 치명적인데, 심장이 단순히 진동할 뿐이지, 체계적으로 혈액을 박출하는 효과적인 심장박동을 할 수 없기 때문이다.

c. Paroxysmal atrial tachycardia (PAT, 발작성심방빈맥)는 심방활동의 혼란을 유발하는 premature atrial contraction(심방조기수축)으로 특징지어진다.

3절 복습

1. Cardiac output(심박출량), blood volume(혈액량)과 peripheral resistance(말초저항)

2. a. baroreceptor(압력수용기); **b.** vasodilation(혈관이완); **c.** venous return(복귀정맥혈); **d.** autoregulation(자동조절); **e.** local vasodilator(국소 혈관확장제); **f.** ACE(앤지오텐신전환효소); **g.** vasoconstriction(혈관수축); **h.** pulse pressure(맥박압); **i.** cardiac arrest(심장정지); **j.** capillary hydrostatic pressure (모세혈관정수압); **k.** atrial natriuretic peptide(심방나트륨이뇨펩티드); **l.** medulla oblongata

(연수)

3. **a.** arteriole(세동맥); **b.** autonomic nervous system(자율신경계); **c.** 말초혈관수축 증가; **d.** 증가된 혈관이완, 증가된 복귀정맥혈, 증가된 심박출량; **e.** brain(뇌); **f.** 신경계와 내분비계
4. 동맥압이 정맥압보다 높다. 동맥압이 높은 이유는 동맥과 모세혈관계의 말초저항을 극복해야만 하기 때문이다. 정맥압이 동맥압보다 낮은 것은 혈액이 심장으로 이동함에 따라 정맥계의 혈관직경이 커져 혈류에 대한 저항이 줄어들기 때문이다.

12장 복습

1. Right atrium(우심방)은 체순환계로부터 혈액을 받아 right ventricle(우심실)에 전달한다. 우심실은 폐순환계로 혈액을 박출한다. Left atrium(좌심방)은 허파로부터 돌아오는 혈액을 수집하여 left ventricle(좌심실)에 전한다. 좌심실은 혈액을 체순환계로 박출한다.
2. Cardiac output(심박출량)은 무한정 증가할 수 없는데, 심박수가 빨라짐에 따라 충만시간이 줄어들기 때문이다.
3. 이 환자에서, SA결절에 의해 발생한 매회 2개의 활동전위 중 하나만이 심실에 도달하고 있다. 따라서 P파는 2개이지만, QRS복합파와 T파는 하나뿐이다. 이 상태는 심방의 결절간경로가 손상되었거나 AV결절에 문제가 있을 때 자주 발생한다.
4. 심박출량 공식(CO = HR × SV)을 이용하여 계산할 때, A사람의 심박출량은 4500 mL이며, B사람의 심박출량은 8550 mL이다. 정상 심박출량이 복귀정맥혈에 비례하다는 Frank-Starling law(프랭크-스탈링 법칙)에 따르면, B사람의 복귀정맥혈이 더 많다. 심박수가 감소할 때, 심실충만시간은 길어진다. 따라서 A사람의 심실충만시간이 더 길다.
5. 일회박출량이 심장수축력에 비례하다는 것을 감안할 때, 이 약물의 투여는 일회박출량을 감소시킬 것으로 예상할 수 있다.

13장

모듈 13.1 복습

a. 림프관의 기능은 말초조직에서 정맥계통으로 림프를 이동시키는 것이다.

b. 림프는 림프관을 흐르는 액체이다. 이것이 사이물질로서 모세림프관으로 모여 형성된다.

c. 모세림프관의 내피세포가 겹쳐지는 부위는 판막역할을 해 한쪽방향으로 흐르게 한다. 즉, 액체와 용질의 유입은 가능하나 세포사이공간으로 역류할 수는 없다.

모듈 13.2 복습

a. 림프관줄기는 가슴림프관과 오른림프관으로 흐른다.

b. 오른림프관은 가로막 위쪽 중 오른쪽에서 오는 림프를 받는다. 가슴림프관은 나머지부분에서 오는 림프를 받는다.

c. 림프종은 팔다리에 사이물질이 축적되는 것으로 림프흐름이 차단되면 발생한다. 만일 차단을 해결하지 못하면 결합조직은 탄성을 잃고 부종이 영구화된다.

모듈 13.3 복습

a. 림프구의 세 종류로는 T세포, B세포, NK cell(자연살해세포)이다.

b. B세포는 항체매개면역을 담당한다.

c. 적색골수, 가슴샘, 말초림프조직 모두 림프구 생성에 관여한다.

모듈 13.4 복습

a. 점막연관림프조직(MALT)이란 소화관, 호흡관, 비뇨생식관의 덮개상피를 보호하는 림프조직 덩어리를 말한다.

b. 편도는 큰 림프절로 인두의 벽에 위치하며 좌우 입천장편도, 하나의 인두편도(아데노이드라고도 함), 혀편도로 구성된다.

c. (1) 지라(비장)는 비정상적인 적혈구를 혈액 내에서 제거하며(포식작용을 통해), (2) 적혈구에서 재활용된 철을 저장하고, (3) B세포와 T세포에 의한 면역반응을 유도한다.

1절 복습

1. **a.** 편도; **b.** 목림프절; **c.** 오른림프관; **d.** 가슴샘; **e.** 가슴림프관 팽대; **f.** 막창자꼬리; **g.** 샅림프절; **h.** 겨드랑림프절; **i.** 가슴림프관; **j.** 지라; **k.** MALT(점막결합림프조직)
2. **a.** 모세림프관; **b.** 림프부종; **c.** 오른빗장밑정맥; **d.** 가슴림프관; **e.** 림프기관; **f.** 림프절; **g.** 날림프관; **h.** 지라; **i.** 항원; **j.** 림프구생성; **k.** 세포독성T세포; **l.** 편도; **m.** B세포; **n.** 들림프관

모듈 13.5 복습

a. 피부계통은 물리적 장벽이며 병원균과 독소가 내부조직으로 침투하는 것을 방어하는 첫 번째 장벽이다. 피부분비물은 표면을 덮으며 털은 기계적 마찰을 줄여주고 피부의 중층은 결합장벽을 형성한다.

b. 호중백혈구, 호산백혈구, 단핵구, 큰포식세포는 서로 다른 포식세포이다. 단핵구에서는 두 종류의 큰포식세포가 분화한다: 고정큰포식세포와 이동큰포식세포이다. 고정큰포식세포는 이동하지 않고 결합조직 내에 산재되어 발견된다. 이동큰포식세포는 이웃조직을 통하거나 혈액을 통해 상처부위로 이동한다.

c. 화학주성은 화학물질에 반응하여 세포가 이동하는 것으로 세포가 화학물질에 의해 유인되거나 반발된다.

모듈 13.6 복습

a. 비만세포의 활성은 히스타민과 헤파린의 분비를 야기한다. 이 물질은 상처부위에서 염증반응을 자극하며 포식세포를 유인한다.

b. 인체의 비특이적 방어에는 물리적 장벽, 포식세포, 면역감시, 인터페론, 보체계통, 염증반응, 발열 등이 있다.

c. 인터페론 농도의 증가는 바이러스 감염을 나타낸다.

2절 복습

1. **a.** 물리적 장벽; **b.** 포식세포; **c.** 면역감시; **d.** 인터페론; **e.** 보체계통; **f.** 염증반응; **g.** 발열
2. **a.** 모두 정답; **b.** 면역감시; **c.** 보체계통; **d.** 인터페론; **e.** 발열물질; **f.** 포식세포
3. 체온이 증가하면 대사과정이 촉진되어 조직방어를 증강시키며 치유과정을 신속하게 진행시킨다. 그 외, 체온이 증가하면 일부 바이러스와 박테리아의 활동이 억제되거나 증식률을 촉진시켜 질병이 신속하게 진행하게 한다.

모듈 13.7 복습

a. 항원제시는 항원제시세포(포식세포)의 세포막에 항원이나 항원파쇄물이 출현하면 시작된다. 이 항원에 민감한 T세포가 항원제시세포의 세포막과 접촉하면 활성화된다.

b. 세포독성T세포와 자연살해세포는 바이러스에 감염된 세포와 직접 접촉하면 활성화된다.

c. 활성화된 B세포를 형질세포라 하며 항체를 형성한다.

모듈 13.8 복습

a. 항원결정부위는 항체가 결합할 수 있는 항원분자 부분을 말한다.

b. 항체분자는 두 쌍의 평행한 폴리펩티드 사슬로 구성된다: 한 쌍의 긴 무거운사슬과 한 쌍의 짧은 가벼운사슬이 있다. 각 사슬은 불변분절과 변동분절을 포함한다.

c. 면역글로불린에는 다섯 가지가 있다. (1) IgG, 많은 바이러스, 세균, 세균독소에 대항한다.; (2) IgE, 국소적 염증반응을 촉진하는 화학물질을 분비한다; (3) IgD, B세포의 표면에 위치하며 항원과 결합한다; (4) IgM, 항원이 출현하면 처음으로 분비되는 항체이다; (5) IgA, 샘분비물에서 발견되며 병원체가 조직으로 침투하기 전에 공격한다.

모듈 13.9 복습

a. 표적항원을 파괴하기 위해 항원-항체복합체가 사용하는 기전으로는 중화, 침전, 응집, 보체활성화, 포식세포의 유인, 옵소닌작용, 염증반응 자극, 병원균의 유착방지

등이 있다.

b. 옵소닌작용은 항체로 목표물을 코팅하는 효과가 있어 포식세포의 유인을 통해 증가된 포식작용을 유도한다.

c. 호염기세포와 비만세포는 염증반응에 관여한다.

모듈 13.10 복습

a. 알러지는 알러지반응을 유발하는 알러지항원에 대해 과도하게 나타나는 면역반응이다.

b. 과민증은 순환하는 알러지항원이 인체 전역에 걸쳐 비만세포가 히스타민을 분비하게 하는 알러지반응이다.

c. 히스타민과 다른 화학물질은 통증과 염증을 유발하며 비만세포와 호염기세포를 자극하면 분비된다.

모듈 13.11 복습

a. 자가면역질환은 정상적으로 자신의 몸에 있는 물질(자가항원)에 대해 생성된 자가항체로 인해 발생하는 질병이다.

b. 면역억제는 면역반응의 부분적인 혹은 완전한 억제를 말한다. 면역억제는 기관을 이식 받은 후 생존을 위해 유도하기도 한다.

c. 노인에서 암 발병률이 증가하는 것은 면역감시가 감소하여 암세포를 적절히 제거하지 못하기 때문이다.

3절 복습

1. **a.** 항체; **b.** 이식거부; **c.** 후천면역; **d.** 수동면역; **e.** 도움T세포; **f.** 옵소닌작용; **g.** 응집; **h.** B세포; **i.** 완전항체; **j.** IgM; **k.** 중화; **l.** IgG; **m.** 과민증

2. **a.** 바이러스; **b.** 큰포식세포; **c.** 자연살해세포; **d.** 도움T세포; **e.** B세포; **f.** 항체; **g.** 세포독성T세포; **h.** 억제T세포; **i.** 기억T세포와 B세포

13장 복습

1. 특이성: 각 면역반응은 특정항원에 의해 시작되어 그 항원에 대해 방어한다. 다능성: 면역계통은 정상생활에서 접할 수 있는 항원 수천 개 중 수십 개를 구별할 수 있다. 면역기억: 어떤 항원의 2차노출에 다른 면역반응은 일차노출에 비해 보다 강하고 지속적이다. 관용: 자신의 세포와 같은 항원에는 면역반응을 유발하지 않는다.

2. 항원-항체복합체는 중성화; 유착; 침전; 보체활성화; 포식세포의 유인; 염증의 자극; 세균이나 바이러스의 부착방지; 등을 통해 항원을 제거할 수 있다.

3. 국소림프절에 암세포의 존재여부를 검사하는 것이 암세포가 폐에 국한되어 발견되어 비교적 초기 단계인지 아니면 림프계통을 통해 전이되었는지를 의사가 결정할 수 있게 한다. 암의 단계와 발병부위에 관한 자료는 치료를 어떻게 해야 할지를 결정할 수 있게 한다.

4. IgM 항체의 농도가 증가한 반면 IgG 항체가 아주 낮다는 것은 토니가 홍역바이러스에 대한 초기 반응을 나타내므로 홍역에 걸렸다고 볼 수 있다. 그 다음 IgG 항체의 농도가 그 병을 통제하는데 중요한 역할을 할 것이다.

5. 예, 범죄수사연구소는 그 샘플이 IgM, IgG, IgD, IgE를 함유하는 혈장인지 IgA만 함유하는 정액인지를 확인할 수 있다.

14장

모듈 14.1 복습

a. 호흡 점막의 cilia(섬모)는 점액에 포착된 입자들을 흡입된 공기로부터 인두로 보내고, 그곳에서 삼켜지며 stomach(위) 속 산이나 효소들의 작용으로 분해된다.

b. Cystic fibrosis(낭포성 섬유증)는 진한 점액이 만들어져 호흡통로를 막거나 폐에 축적되어 나타나는 치명적인 유전질환이다. 폐에 심각한 만성적 세균감염 때문에 호흡이 저해되어 사망에 이르게 된다.

c. 코 안에서의 혈류는 체온을 유지하고 있어서 들어오는 공기가 코를 떠나기 전에 따뜻해지도록 데워준다. 또한 이 열은 상피로부터 나온 수분을 증발시켜서 들어오는 공기에 습기를 제공해준다.

모듈 14.2 복습

a. Esophagus(식도)는 trachea(기관) 뒤에 있다. C자형의 기관연골들은 뒤쪽에서 완전한 고리형이 아니기 때문에 식도가 음식물 혹은 액체를 삼키는 동안 팽창하였을 때 여유가 생기도록 한다.

b. 호흡계통으로 들어온 물질들은 오른쪽 1차 기관지로 들어갈 가능성이 높다. 왜냐하면 오른쪽은 왼쪽 기관지에 비해 더 넓고 더 수직으로 분포하기 때문이다.

c. 왼쪽 lung(폐)에는 심장이 차지할 수 있는 여지를 위해 심장틈새가 있다.

모듈 14.3 복습

a. Alveolus(허파꽈리, 폐포) 벽의 편평상피세포들은 폐 속에서 기체교환이 일어나는 곳이며, 두 번째 유형의 상피세포들은 표면활성제를 분비하고, 폐포 macrophage(대식세포)들은 폐포상피를 특정한 물질이나 감염으로부터 보호해준다.

b. Respiratory membrane(호흡막)을 가로지르는 거리는 짧아서 산소와 이산화탄소의 확산속도를 증대시킬 수 있게 되어 있다. 호흡막은 폐포상피, 모세혈관 내피 및 융합된 바닥막들로 이루어져 있다.

c. Alveoli(폐포)들은 붕괴되기도 한다.

1절 복습

1. **a.** nasal cavity(코안, 비강); **b.** hard palate(단단입천장, 경구개); **c.** pharynx(인두); **d.** glottis(성대문); **e.** trachea(기관); **f.** right lung(오른폐); **g.** external nares(바깥코구멍); **h.** larynx(후두); **i.** primary bronchus(1차 기관지); **j.** bronchioles(세기관지); **k.** alveolus(허파꽈리, 폐포)

2. **a.** surfactant(표면활성제); **b.** trachea(기관); **c.** simple squamous epithelial cell(단층편평상피세포); **d.** bronchodilation(기관지확장); **e.** left bronchus(왼기관지); **f.** bronchocon-striction(기관지수축); **g.** right bronchus(오른기관지); **h.** respiratory membrane(호흡막); **i.** soft palate(물렁입천장, 연구개); **j.** pharynx(인두); **k.** larynx(후두); **l.** cystic fibrosis(낭포성 섬유증); **m.** respiratory mucosa(호흡 점막); **n.** internal nares(속코구멍)

모듈 14.4 복습

a. 일정 온도에서 기체의 압력은 부피에 반비례한다. 즉 부피가 증가하면 압력은 떨어지고, 부피가 감소하면 압력은 올라간다.

b. Diaphragm(가로막, 횡격막)과 rib(갈비뼈)의 움직임이 폐의 부피에 영향을 미친다.

c. 폐 속 압력과 대기압의 압력이 공기 흐름의 방향을 결정한다. 기압이 높은 곳에서 낮은 곳으로 공기는 이동한다.

모듈 14.5 복습

a. 측정 가능한 폐의 부피에 관한 것들을 보면 tidal volume(일호흡량), expiratory reserve volume (ERV, 호기예비량), residual volume(잔기량) 및 inspiratory reserve volume(IRV, 흡기예비량) 등이 있다.

b. 1차 흡기근육들은 diaphragm(횡격막, 가로막) 및 external intercostal muscle(바깥갈비사이근)이다.

c. 1차 호흡근육이 조직의 산소요구량을 충족시킬 만큼 작동하지 못할 때마다 부속 호흡근육들이 활성을 나타낸다.

모듈 14.6 복습

a. 농도경사 차이로 폐에서는 산소가 혈액 속으로 들어가고 말초조직에서는 혈액 밖으로 나간다. 또한 농도경사의 차이 때문에 이산화탄소는 조직에서는 혈액 속으로, 폐에서는 폐포 속으로 확산된다.

b. 산소는 적혈구 안의 헤모글로빈에 결합한다.

c. 이산화탄소는 혈액 속에서 bicarbonate ion(중탄산이온) 형태로, 헤모글로빈에 결합되거나, 혈장에 녹아서 운반된다.

해답

모듈 14.7 복습

a. 호흡 속도를 조절하는 respiratory center(호흡중추)는 pons(뇌교, 다리뇌)에 존재하고 있다.

b. 숨뇌(연수)에는 호흡 속도를 맞추는 두 종류의 뉴런들이 있다. Dorsal respiratory group(DRG, 뒤호흡무리)은 편안한 호흡 및 강제 호흡 둘 다 관여한다. Ventral respiratory group(VRG, 앞호흡무리)은 강제 호흡시 활성을 보인다.

c. Hyperventilation(과호흡증)은 hypocapnia(저탄산증), 즉 동맥혈에 이산화탄소의 농도가 낮게 유지되는 원인이 된다. Hypoventilation(저호흡증)은 hypercapnia(고탄산증), 즉 동맥혈에 이산화탄소의 농도가 비정상적으로 높아지는 원인이 된다.

모듈 14.8 복습

a. Chronic obstructive pulmonary disease(COPD, 만성 폐쇄성 폐질환)는 3가지 진행성 호흡기 질환–asthma(천식), chronic bronchitis(만성 기관지염) 및 emphysema(폐기종)–에 관한 일반 용어로서 공기 흐름과 기체교환을 저해한다.

b. 흡연과 간접흡연 둘 다 폐암을 유발하는 중요한 위험요소들이다.

c. 나이가 들어감에 따라 탄력조직 퇴화, 폐활량 감소 및 어느 정도의 폐기종이 나타나게 된다.

2절 복습

1. a. inspiratory reserve volume, (IRV, 흡기잔량): 일호흡량 이상으로 들이마신 공기의 양; **b.** resting tidal volume(VT, 휴식 일호흡량): 휴식 상태에서 한 번 마시거나 내보내는 공기 양; **c.** expiratory reserve volume(ERV, 호기잔량): 완전하고 정상적이며 편한 호흡 후 내보낼 수 있는 공기 양; **d.** total lung capacity(총폐용량): 폐의 전 부피; **e.** vital capacity(폐활량): 한 번 호흡으로 폐 속으로 들어오거나 폐에서 나갈 수 있는 최대의 공기; **f.** residual volume(호흡잔량): 최대 호기 후 폐 속에 남은 공기량.

2. a. chloride shift(염화 이동); **b.** anoxia(무산소증); **c.** DRG 및 VRG 중추; **d.** internal intercostal muscles(안갈비사이근); **e.** bicarbonate ion(중탄산이온); **f.** emphysema(폐기종); **g.** external intercostal muscles(바깥갈비사이근); **h.** hemoglobin(헤모글로빈); **i.** hypocapnia(저탄산증); **j.** dead space of the lung(폐 속 죽은 공간); **k.** centers in the pons(다리뇌 중추); **l.** hypercapnia(고탄산증); **m.** atelectasis(폐확장부전); **n.** respiratory cycle(호흡주기).

3. External respiration(외호흡)은 몸 조직과 환경 사이에서 산소와 이산화탄소의 교환에 관여하는 모든 과정들을 포함하고 있다. Pulmonary ventilation(폐 환기), gas diffusion(기체확산) 및 gas transport(기체수송) 등이다. 폐호흡, 즉 breathing(숨쉬기)은 폐 안팎으로의 공기의 물리적 이동을 말한다. Internal respiration(내호흡)은 조직세포들이 산소를 흡수하고 이산화탄소를 방출하는 과정이다.

14장 복습

1. 취침 시 우리가 호흡하는 공기는 매우 건조하기 때문에 코 안을 통과할 때 필요한 습기가 부족해진다. 코 상피는 계속해서 mucus(점액)를 분비하지만 습기가 부족하여 점액이 무척 끈적거리게 된다. 따라서 cilia(섬모)들이 점액을 운반하기가 어려워지고 nasal congestion(코막힘)을 야기시킨다. 샤워를 한 다음 약간의 주스를 마시면 더 많은 습기가 점액에 전달되어 점액을 운반하는 일이 용이해지고 코막힘도 완화된다.

2. 갈비뼈가 가슴벽(흉벽)을 뚫었기 때문에 안에 있는 parietal pleura(벽흉막)는 물론 흉강이 손상되었다. 대기 중 공기가 pleural cavity(흉막강)로 들어갈 것이다. 이 공기는 visceral pleural membrane(내장흉막)과 벽흉막 사이의 fluid bond(액체 본드)를 깨트리게 된다. 액체 본드의 파괴로 벽의 탄력성 때문에 폐도 붕괴되어 버린다. 이런 결과로 붕괴된 폐는 atelectasis(폐확장부전) 상태가 된다.

3. Emphysema(폐기종)의 결과로서, 공기가 차 있는 공간이 더 커지고 폐의 탄력성이 감소하여 폐포 모세혈관과 폐 환기에서의 기체교환 효율이 감소하게 된다.

15장

모듈 15.1 복습

a. 소화관의 얕은층에서 깊은층까지의 4층은 점막층(내강에 근접), 점막밑조직, 근육층, 장막층이다.

b. 창자간막–성긴결합조직에 의해 나누어지는 2층의 장막으로 이루어진 얇은 판–은 배안의 장기를 지지하고 안정화시킨다. 관련 혈관, 신경, 림프혈관의 통로를 제공한다.

c. 점막밑신경얼기는 점막층과 점막밑층을 신경지배하는 감각신경, 부교감신경절 신경세포, 그리고 교감신경절이후섬유를 포함하는 신경연결이다. 근육층신경얼기는 돌림근육층과 세로근육층 사이에 존재하는 부교감신경세포, 신경사이세포, 그리고 교감신경 신경절이후섬유의 연결이다.

모듈 15.2 복습

a. 근육층의 돌림근육층과 세로근육층의 평활근섬유들은 서로 평행하게 배열되어 있다. 소화관의 세로절단면에서 관찰하면 얇은 돌림층에는 작은 동그란 공처럼 보이지만 깊은 세포층의 평활근섬유는 방추형 모양이다.

b. 음식덩이는 소화관으로 들어가는 축축하고 압축된 음식물의 덩어리이다.

c. 꿈틀운동은 음식덩이가 소화관을 따라 움직이게 하는 근육수축파이다. 분절운동은 소화액과 창자내용물이 혼합되도록 하는 교반작용을 말한다. 꿈틀운동은 창자내용물이 소화관을 따라 앞으로 나아가게 하는데 아주 효과적이다.

1절 복습

1. a. mesenteric artery and vein(창자간막동맥과 정맥); **b.** mesentery(창자간막); **c.** circular folds(돌림주름); **d.** mucosa(점막); **e.** submucosa(점막밑조직); **f.** muscularis externa(근육층); **g.** serosa(장막)

2. a. esophagus(식도); **b.** muscularis mucosae(점막고유판); **c.** lamina propria(고유판); **d.** circular folds(돌림주름); **e.** peristalsis 꿈틀운동); **f.** submucosa(점막밑조직); **g.** myenteric plexus(근육층신경얼기); **h.** muscularis externa(근육층); **i.** liver(간); **j.** segmentation(분절운동); **k.** bolus(음식덩이); **l.** smooth(평활근); **m.** submucosal plexus(점막밑신경얼기); **n.** sphincter(조임근)

3. 소화관의 근육긴장도 감소는 운동성 감소와 꿈틀운동파의 약화를 유발한다. 이러한 결과로 인해 소화되지 못한 내용물은 소화관에 오래 머물게 되어 오랜 시간 동안 수분재흡수가 일어나 변비가 생긴다.

모듈 15.3 복습

a. 단단입천장은 입안의 천장을 형성한다. 단단입천장의 뒤에는 물렁입천장이 있다. 단단입천장은 뼈에 의해 지지를 받고 물렁입천장은 뼈가 없는 근육으로 구성되어 있다.

b. 입안의 내면은 중층편평상피로 둘러싸여 있어 마찰과 마모에 대해 보호를 해준다.

c. 혀지질분해효소는 입안에서 지질을 소화하기 시작한다.

모듈 15.4 복습

a. 치아의 4가지 유형은 앞니, 송곳니, 작은어금니, 큰어금니이다. 전형적인 치아는 치아머리, 치아목, 치아뿌리를 가지고 있다.

b. 셋째큰어금니는 사랑니라고 부른다.

c. Primary teeth(1차치열)는 baby teeth(milk teeth, 젖니)로 구성되어 있으며 일시적으로 소아에서 처음으로 이가 나는 것을 말한다. 일반적으로 20개의 젖니로 구성되어 있다. 2차치열은 1차치열 다음에 이가 나는 영구치로 구성되어

있다. 일반적으로 2차치열은 32개로 구성되어 있다.

모듈 15.5 복습

a. 인두는 점막으로 둘러싸인 코와 입뒤 공간으로 음식물과 액체를 받아들여 식도까지 운반하는 삼키기 과정의 한 부분이다.

b. 식도는 인두에서 위를 연결되는 구조이다.

c. 볼기 동안에 음식물이 음식덩이로 만들어진다. 인두기 동안 음식덩이는 입천장활과 접촉하여 식도로 이동한다. 식도기 동안 인두근육 수축에 의해 삼키기가 시작된다. 이후 음식덩이는 꿈틀운동파에 의해 위방향으로 움직인다.

모듈 15.6 복습

a. 위의 4부분은 위바닥, 들문, 위몸통, 날문이다.

b. 위속면은 위가 비어 있을 때 점막주름인 위주름을 형성하고 위가 확장되면 사라진다.

c. 위의 근육층은 3층(세로층, 돌림층, 빗층)으로 서로 다른 방향으로 배열되어 있어 미즙형성을 위해 혼합하고 교반하는데 효과적이다.

모듈 15.7 복습

a. 벽세포는 내인인자와 염산을 분비한다.

b. 알칼리성 점막층은 위내강의 산과 효소에 대하여 상피세포를 보호한다.

c. 펩시노겐은 비활성 효소전구체이고, 펩신은 활성 단백질분해효소이다. 위의 염산은 펩시노겐을 펩신으로 전환한다.

모듈 15.8 복습

a. 작은창자의 얕은층에서 깊은층은 점막, 점막밑층, 근육층, 장막이다.

b. 창자점막은 작은 돌기인 창자융모가 돌출된 돌림주름이라 부르는 가로주름을 내재하고 있다. 이러한 주름과 돌출은 흡수면적을 증가시킨다. 각각의 융모는 종말림프모세관인 암죽관을 가지고 있다. 융모의 기저부 사이에는 점막과 줄기세포로 둘러싸인 창자샘이 있다.

c. 암죽관은 작은창자의 특별한 림프모세관으로 크기가 너무 커서 모세혈관으로 직접 들어가지 못하는 지방산을 흡수하여 운반한다.

모듈 15.9 복습

a. 작은창자의 3부분은 샘창자, 빈창자, 그리고 돌창자이다.

b. 샘창자의 근위부분은 명치부위에 있다.

c. 샘창자의 1차 기능은 위로부터의 미즙과 이자와 간으로부터의 소화분비물을 받는 것이다.

모듈 15.10 복습

a. 소화에 필요한 5가지 주요 호르몬은 가스트린, 세크레틴, 위억제펩티드, 콜레시스토키닌 및 혈관작용성 장펩티드이다. 가스트린은 위를 자극하여 위산과 효소를 분비하고 위운동을 증가시킨다. 세크레틴은 쓸개즙 분비와 이자에 의한 완충액 분비를 자극한다. GIP는 위활동을 억제하고 샘창자분비물, 지방세포의 지방합성, 그리고 골격근의 포도당 사용을 자극한다. CCK는 모든 소화효소의 생산과 분비를 향상시킨다. VIP는 창자샘의 분비물을 자극하고 모세혈관을 확장시키며, 위산의 생산을 억제한다.

b. 고지방음식은 혈액 내의 CCK농도를 증가시킨다.

c. 세크레틴 호르몬은 위에서 샘창자로 들어온 미즙 내의 산을 중화시키는 완충액을 많이 분비하도록 이자를 자극한다. 작은창자가 세크레틴을 분비하지 못한다면 창자 내용물의 pH는 정상보다 낮을 것이다.

모듈 15.11 복습

a. 큰창자의 3부분은 막창자, 잘록창자, 곧창자이다. 잘록창자의 4부분은 오름창자, 가로창자, 내림창자, 구불창자이다.

b. 큰창자의 주요 기능은 다음과 같다. (1) 수분을 재흡수하고 내용물을 압축하여 대변을 만든다. (2) 세균에 의해 만들어진 비타민을 흡수한다. (3) 배변하기 전에 대변을 저장한다.

c. 덩이운동은 큰창자의 원위부를 따라 내용물을 밀어내는 강력한 꿈틀수축운동이다. 덩이운동은 위와 샘창자의 팽창에 반응하여 하루에 수차례 발생한다.

모듈 15.12 복습

a. 위창자반사와 배변반사는 신장수용체의 의해 반응한다. 위창자반사는 가스트린 생산과 위수축을 억제하여 미즙이 샘창자로 들어가는 속도를 조절한다. 배변반사는 곧창자에서 대변을 배출되도록 시작한다

b. GIP는 이자로부터의 인슐린을 분비 자극한다.

c. 대변은 75%의 수분, 5%의 세균, 그리고 20%의 소화되지 못한 내용물, 무기물질, 그리고 상피세포 잔유물로 구성되어 있다.

2절 복습

1. a. crown(치아머리); **b.** neck(치아목); **c.** root(치아뿌리); **d.** enamel(사기질); **e.** dentin(상아질); **f.** pulp cavity(치아속질공간); **g.** gingival(잇몸); **h.** cementum(시멘트질); **i.** periodontal ligament(치아인대); **j.** root canal(치아뿌리관); **k.** bone of alveolus(이틀뼈)

2. a. material in jejunum(빈창자)의 내용물; **b.** gastrin(가스트린); **c.** GIP; **d.** 세크레틴과 CCK; **e.** VIP; **f.** 억제; **g.** 산분비; **h.** insulin(인슐린); **i.** bile(쓸개즙); **j.** intestinal capillaries(창자모세혈관); **k.** gallbladder(쓸개); **l.** 조직에 의한 영양소 사용

3. 벽세포와 으뜸세포는 위벽의 위샘에서 관찰되는 분비세포들이다. 벽세포는 내인인자와 염산을 분비한다. 으뜸세포는 비활성의 효소전구체인 펩시노겐을 분비한다.

모듈 15.13 복습

a. 3쌍의 침샘은 혀밑샘, 턱밑샘, 귀밑샘이다. 혀밑샘은 주로 점액을 분비하고 턱밑샘은 완충액, 점액, 침아밀라제와 항체의 혼합물을 분비한다. 귀밑샘은 주로 침아밀라제를 분비한다.

b. 침은 입안 표면을 씻어 내어 청결하게 유지한다; 침의 완충액은 pH 7.0을 유지시켜 세균에 의한 산의 축적을 막는다. 침은 윤활제 역할을 한다. 침속의 항체는 병원균을 막는다. 침속의 효소는 복합 탄수화물 소화를 시작한다.

c. 탄수화물를 분해하는 효소인 침아밀라제를 분비하는 귀밑샘이 손상을 받으면 다당류(복합 탄수화물)를 분해하지 못하게 된다.

모듈 15.14 복습

a. 간은 왼엽, 오른엽, 꼬리엽, 네모엽으로 구분된다.

b. 낫인대는 간의 왼엽과 오른엽을 나누는 기준이 된다.

c. 간의 퇴행성 변화는 간문맥계의 작은 정맥과 모세혈관으로의 정상적인 혈류를 제한한다. 정상적인 낮은 혈압이 상승하면 혈관들은 확장된다. 만약 파열된다면 심한 출혈이 발생된다.

모듈 15.15 복습

a. 쓸개즙의 경로: hepatic ducts(간관) → common hepatic duct(온간관) → common bile duct(온쓸개관) → duodenal ampulla and papilla(샘창자팽대와 유두) → duodenal lumen(샘창자내강)

b. 이자액은 소화효소, 수분, 외분비 이자샘에서 분비되는 이온의 알칼리성 혼합물이다.

c. 주요 이자효소는 이자 알파아밀라제(다당을 분해), 이자지질분해효소(지질을 분해), 핵가수분해(DNA와 RNA을 분해), 그리고 단백질분해효소(단백질을 분해)이다.

모듈 15.16 복습

a. 치주질환은 잇몸과 치아 사이의 치태형성이 특징적인 질환이다. 이것은 치아손실을 유발한다. 잇몸의 염증인 잇몸염은 세균활동으로 인해 발생되며 충치와 치주인대와 주위 뼈의 손상을 유발한다.

b. 쓸개염은 쓸개돌에 의해 쓸개주머니관이나 온쓸개관이 막혀서 생기는 쓸개의 염증이다.

c. 대부분의 소화성궤양을 유발하는

세균은 *Helicobacter pylori*이다.

3절 복습

1. **a.** liver(간); **b.** gallbladder(쓸개); **c.** cystic duct(쓸개주머니관); **d.** duodenum(샘창자); **e.** duodenal papilla(샘창자유두); **f.** hepatic ducts(간관); **g.** common hepatic duct(온간관); **h.** common bile duct(온쓸개관); **i.** hepatic portal vein(간문맥); **j.** stomach(위); **k.** pancreas(이자)
2. **a.** starch(녹말, 탄수화물); **b.** hepatopancreatic sphincter(간이자조임근); **c.** common bile duct(온쓸개관); **d.** saliva(침); **e.** mumps(볼거리); **f.** peptic ulcer(소화성궤양); **g.** portal hypertension(문맥고혈압); **h.** pancreatic lipase(이자리파아제; **i.** liver(간); **j.** insulin(인슐린); **k.** pancreatic juice(이자액); **l.** salivary reflex(침반사); **m.** gallbladder(쓸개); **n.** gallstone (쓸개돌)
3. 침분비는 계속해서 입안을 씻어 청결하게 한다. 침속의 완충액은 세균활동에 의한 산의 축적을 예방한다; 침은 입안 세균증식을 조절하는 항체를 함유한다.
4. 이자, 쓸개, 그리고 간에서 샘창자로 분비되는 분비물이 막히기도 한다. 일반적으로 이자는 하루에 약 1 L의 다양한 소화효소와 완충액의 혼합물인 이자액을 분비한다. 이자액이 막히면 이자의 염증인 이자염을 유발한다. 막힌 소화효소에 의해 외분비세포들이 심한 손상을 받으면 이자를 파괴하는 세포들의 분해로 인해 사망에 이르게 된다. 온쓸개관의 쓸개즙이 막히면 쓸개돌이 형성되어 쓸개벽의 손상과 황달(피부와 눈이 노란색으로 변함)을 유발한다. 이것은 간에서의 빌리루빈이 쓸개즙으로 배출되지 못하는 대신에 체액에 축적되기 때문이다.

15장 복습

1. 위는 주요 소화기능을 담당한다: 섭취한 음식물을 대량으로 저장, 섭취한 음식물의 기계적 분해, 산과 효소작용을 통한 음식물 속의 화학적 결합 파괴, 그리고 비타민 B_{12} 흡수를 위한 내인인자의 생산.
2. 쓸개돌이 작다 하더라도 온쓸개관을 통과한 돌은 이자관을 막을 수 있다. 이자로부터의 효소가 작은창자에 도달하지 못하면 축적된 효소로 인해 이자관이 손상을 받고 결국에는 외분비이자는 이자염이 유발된다.
3. 특히 작은창자의 빈창자와 돌창자에서 국소적인 염증에 의해 Barb의 복통이 호발된다. 염증이 있는 창자는 영양분을 흡수하지 못해 헤모글로빈과 적혈구 형성에 필요한 철과 비타민 B_{12} 결핍을 유발하여 빈혈이 발생한다. Barb의 체중감소는 다른 영양소가 제대로 흡수되지 못한 상태를 말한다.
4. 사기질과 상아질을 관통하여 구멍을 뚫어 치아뿌리관의 감염된 치아속질, 신경과 혈관을 제거한다.
5. 수술의 1차적인 효과는 적은 양을 먹어도 포만감을 느끼기 때문에 먹는 음식의 양(칼로리양)을 감소시킨다. 이로 인해 체중감소가 뚜렷해진다.

16장

모듈 16.1 복습

a. 시트르산(구연산) 회로는 미토콘드리아에서 일어나는 순차적 반응 중 하나이다. 이 과정에서 유기분자는 분해되고 이산화탄소와 수소원자가 발생하며, 수소원자는 조효소가 받아 전자전달계로 전달한다.

b. 전자전달계는 세포가 사용하는 대부분의 ATP를 만들고, 산소를 소비하며, 그 부산물로서 물을 생산한다.

c. 전자전달계는 시트르산 회로로부터 수소원자를 얻는다. 전자가 전달되는 각 단계마다 적은 양의 에너지가 유리된다. 그 에너지가 ATP를 만드는데 사용된다. 산소는 전자전달의 마지막 수용체이다. 산소를 이용할 수 있는 동안에는 전자가 흘러 ATP가 발생한다. 산소가 없으면 전자전달계를 통한 전자의 흐름과 시트르산 회로 그리고 미토콘드리아의 ATP 생산이 멈추게 된다.

모듈 16.2 복습

a. 세포 내 영양소 저장고에는 합성대사 또는 분해대사에 이용될 수 있는 세포액 내 모든 물질들이 포함된다.

b. 세포는 분해대사를 통해 세포성장, 세포분열 및 조직특이활동에 소요되는 에너지를 생산한다.

c. 당원합성은 포도당으로부터 당원을 만드는 것이다. 당원분해는 당원을 분해하여 포도당을 방출하는 것이다. 포도당신합성은 작은 탄소사슬로부터 포도당을 만드는 것이다. 해당작용은 포도당을 두 개의 3탄소사슬로 쪼개는 것이다.

1절 복습

1. **a.** 지방산; **b.** 포도당; **c.** 단백질; **d.** 2탄소사슬; **e.** 시트르산 회로; **f.** 조효소; **g.** ATP; **h.** 전자전달계; **i.** O_2; **j.** CO_2; **k.** H_2O
2. 금식이나 기아가 지속되는 동안, 다른 조직들은 분해대사의 대상을 지방산이나 아미노산으로 전환하여, 포도당을 보존하여 신경조직이 사용하도록 한다.
3. **a.** 물; **b.** 영양소 저장고; **c.** 합성대사; **d.** 산화인산화; **e.** 당원분해; **f.** 조효소; **g.** 산소; **h.** 분해대사; **i.** 영양소 과다; **j.** 중성지방; **k.** 시트르산 회로; **l.** 당원합성; **m.** 영양소 부족; **n.** 아세틸 CoA

모듈 16.3 복습

a. 창자공기 또는 방귀는 잘룩창자에서 소화되지 않는 탄수화물이 세균에 의해 분해되면서 발생하는 부산물이다.

b. 당원은 과량의 포도당이 있을 때 간과 근육세포에서 만들어지며, 포도당이 부족할 때는 분해되어 포도당으로 유리된다.

c. 탄수화물은 우선적인 에너지원이며, 단백질과 지방은 세포나 조직의 구성성분들을 구축하는데 필요한 성분이다.

모듈 16.4 복습

a. 미셀은 지질-쓸개즙산염 복합체(지방산, 글리세롤 및 모노글리세리드를 포함한다)로 창자 내강에서 만들어진다. 기름죽입자(킬로미크론)는 창자상피세포에서 만들어지는 지질단백질로 새로 합성된 중성지방, 콜레스테롤 및 다른 지질들이 인지질과 단백질에 둘러싸여 있다.

b. 간은 킬로미크론을 흡수하여 중성지방을 제거하고, 킬로미크론의 콜레스테롤과 재활용 콜레스테롤을 한데 모으고, 또 그 표면 단백질을 변화시킨다. 새로운 복합체는 혈액으로 방출되는데 이를 LDL(저밀도지질단백질)이라 한다.

c. LDL은 콜레스테롤을 신체조직에 전달하며 HDL(고밀도지질단백질)은 신체조직에서 사용되지 않은 콜레스테롤을 흡수하여 간으로 돌려보낸다. 간에서, 콜레스테롤은 새로운 LDL에 병합되거나 쓸개즙의 쓸개즙산염으로 변형되어 배설된다.

모듈 16.5 복습

a. 창자펩티드분해효소는 샘창자에서 분비되는 효소로, 트립시노겐을 트립신으로 전환시킨다.

b. 필수아미노산은 우리 몸에서 만들지 못하거나 충분한 양을 만들 수 없다; 따라서 필수아미노산은 음식을 통해 공급하여야 한다. 비필수아미노산은 우리 몸에서 만들 수 있으며, 따라서 반드시 음식을 통해 공급할 필요는 없다.

c. 영양소 저장고에 있는 영양소에는 포도당, 지방산 및 아미노산이 들어 있다. 포도당은 우선적으로 짧은 시간 동안 에너지 소비에 사용되고, 과도한 양은 당원으로 저장된다. 지방산은 저장되는 에너지 형태로서 장기적인 에너지원으로 사용된다. 지방산은 중성지방을 만드는데 사용되기도 한다. 아미노산은 구조를 만들거나 기능을 하는 단백질을 만드는데 사용된다.

모듈 16.6 복습

a. 영양은 음식의 영양소를 섭취하고 대사하는 것이다

b. 비타민은 조효소로서 많은 대사경로에서 중요한 역할을 한다.

c. 나트륨과 염소와 같은 미네랄은 체액의 삼투농도를 결정하고, 많은 효소반응에도 꼭 필요하다.

모듈 16.7 복습

a. 균형잡힌 식품은 항상성을 유지하는데 그리고 영양실조에 빠지지 않게 하는데 필요한 모든 성분들을 함유하고 있는 식품을 일컫는다.

b. 완전단백질이란 우리 몸의 필수아미노산을 다 가지고 있는 단백질을 말한다. 불완전단백질이란 필수아미노산이 하나 또는 그 이상이 부족한 단백질이다.

c. 지질의 분해대사는 그램당 가장 많은 칼로리를 방출한다. 그 값은 대략 같은 무게의 탄수화물이나 단백질의 두 배이다.

모듈 16.8 복습

a. 그렐린은, 위가 차지 않았을 때 위 점막에서 분비되는 호르몬으로, 포만중추를 억제하고 식욕을 자극한다.

b. 렙틴은 중성지방을 합성하는 동안 지방조직에서 만들어지는 호르몬이다. 이것은 포만중추를 자극하고 식욕을 억제한다.

c. 섭식장애는 심리적인 질환으로, 음식을 제대로 먹지 못하는 신경성 식욕부진이나 엄청난 양의 음식섭취 후에 인위적으로 구토나 설사를 하곤 하는 폭식증이 초래될 수 있다.

모듈 16.9 복습

a. PKU(페닐케톤뇨증)는 페닐알라닌을 티로신으로 전환할 수 없어서 일어나는 유전질환이다. 이 병은 몇몇 필수적인 신경전달물질의 부족을 초래하여, 종종 뇌손상으로 이어지기도 한다.

b. 단백질부족은 하나 또는 그 이상의 필수아미노산이 부족하여 발생하는 영양질환이다. 크와시오코르는 단백질결핍질환의 한 예이다.

c. 대사예비량은 우리 몸에 있는 유기물질 중 분해되어 생명유지에 필요한 ATP를 얻을 수 있는 물질들을 합한 것을 말한다.

2절 복습

1. a. 렙틴; **b.** 골격근; **c.** B 복합군 및 C; **d.** 케톤체; **e.** 지방형성; **f.** 비타민결핍증; **g.** A, D, E, K; **h.** 지질단백질; **i.** 피루브산; **j.** 지방분해; **k.** 요산; **l.** 칼로리; **m.** 영양실조; **n.** 섭식중추 억제

2. a. 빈창자; **b.** 에너지 생산을 위해 분해되거나 당원으로 변환되어 저장된다; **c.** 가슴관에 의한 정맥순환; **d.** 과도한 양은 쉽게 소변으로 배설된다

3. a. 필수아미노산은 우리 몸이 전혀 또는 충분한 양을 합성하지 못하므로 음식을 통하여 보충하여야 한다. 비필수아미노산의 경우는 우리 몸이 필요한 만큼 합성할 수 있다. **b.** (1) 단백질을 복잡한 3차 구조를 가지고 있어 분해하기가 어렵다. (2) 단백질의 에너지 생산량(4.32 Cal/g)은 지방의 그것(9.46 Cal/g)보다 작다. (3) 단백질은 세포의 구조를 이루고 기능을 담당하는 가장 중요한 구성성분이다. 과도한 단백질분해대사는 세포에서 계통에 이르는 항상성을 위협할 수 있다. **c.** 비타민과 무기질은 보조인자로서 작용한다. 나트륨, 칼륨, 칼슘 및 마그네슘 이온은 중요한 무기질 보조인자이다. 여러 비타민(B복합군과 C)은 대사경로에서 조효소로서 기능한다. **d.** 간세포는 대부분의 탄수화물, 지질 및 아미노산을 분해하고 합성할 수 있다. 간은 막대한 혈류공급을 받으며, 그럼으로써 혈액의 이 영양소들의 조성을 측정하고 조정한다. 간은 당원의 형태로 에너지를 저장하기도 한다.

4. Darla는 식욕부진의 결과 케톤산증에 빠진 것으로 보인다. 그녀는 글자 그대로 그 자신을 굶기고 있기 때문에, 그녀의 몸은 에너지를 공급하기 위해 많은 양의 지방산과 아미노산을 대사하고 그 과정에서 많은 양의 케톤체(지방산 분해대사의 정상적 대사물질)가 생산되고 있다. 만들어지는 케톤 중의 하나인 아세톤은 휘발성으로 폐를 통해 몸 밖으로 나간다. 달라의 숨에서 방향족 탄화수소의 냄새가 나는 것은 그 때문이다. 케톤은 케톤산으로 전환될 수 있다. 케톤산이 많아지면 우리 몸의 pH가 떨어져 완충계의 염기예비량이 고갈되기 시작한다. 그러면 부정맥이 발생할 수 있다.

모듈 16.10 복습

a. 기초대사율은 사람이 깨어있고 휴식을 취하고 있을 때의 에너지 소비율이다.

b. 복사를 통한 열손실은 사람이 실내에서 잃어버리는 열의 약 반에 해당한다.

c. 전도란 물리적 접촉을 통해 직접 열이 전달되는 것이나. 내류란 열이 피부와 닿아 있는 공기에 전달되는 것이다. 피부에 의해 데워진 공기는 위로 올라가고 그 자리에 더 차가운 공기가 들어가는데, 이것은 온도의 차이가 없을 때까지 계속된다.

모듈 16.11 복습

a. 몸속 깊숙한 동맥에서 인접한 정맥으로 열이 전도되어 결과적으로 열을 보존하는 기전을 역류교환이라 한다.

b. 비오한열생산은 모든 조직의 대사활동을 증가시키는 호르몬 분비를 증가시켜, 결과적으로 체온을 올린다.

c. 말초혈관이완은 피부로 흐르는 혈액량을 증가시키고, 따라서 신체의 열손실량이 증가한다. 결과적으로, 체온은 떨어진다.

3절 복습

1. a. 에너지학; **b.** 복사; **c.** 체온조절; **d.** 증발; **e.** 비오한열생산; **f.** 60%; **g.** 말초혈관수축; **h.** 역류교환; **i.** 기초대사율; **j.** 전도; **k.** 40%; **l.** 말초혈관이완; **m.** 시상하부; **n.** 오한열생산

2. a. 모두 다; **b.** 복사, 전도, 대류, 증발; **c.** 생리적 반응과 행동 변화; **d.** 말초혈관수축; **e.** 지방조직에서 중성지방; **f.** 끊임없이

3. a. 휴식상태에서는 사용되는 에너지가 미토콘드리아의 에너지 생산으로부터 공급된다. 미토콘드리아의 에너지 생산은 산소를 필요로 하므로, 발생되는 에너지는 산소소비량에 비례한다. **b.** 열생산중추는 체열을 보존하고 우리 몸의 열생산 속도를 증가시킴으로써 체온저하를 방지하는 작용을 한다. **c.** 비오한열생산은 에피네프린과 TSH(갑상샘자극호르몬)이라는 두 호르몬의 작용을 통해서 대부분 조직의 대사율이 증가하는 것을 말한다. 단기적으로는, 열생산중추가 자율신경계의 교감신경을 통하여 부신속질을 자극하여 에피네프린을 분비하도록 한다. 에피네프린은 간과 골격근에서 당원의 분해를 빠르게 증가시키고, 대부분의 조직의 대사율을 증가시킨다. 대사율의 장기적 증가는 주로 어린이의 경우만 해당되는데, 열생산중추가 시상하부의 TRH(갑상샘자극호르몬분비호르몬) 분비 속도를 조정한다. 체온이 떨어지면 TRH가 더 많이 분비되어 뇌하수체전엽의 TSH 분비를 자극한다. 결국, 갑상샘에서 갑상샘호르몬의 분비가 증가하고, 이 호르몬은 신체 전반의 분해대사 속도를 증가시킨다.

16장 복습

1. 우리 몸은 필요한 내부분의 비타민과 무기질을 만들 수 없으므로, 비타민과 무기질은 식품의 필수성분이다.

2. 주어진 정보에 따르면, 찰리의 건강상태는 양호한 것으로 보인다. 그것은 아마도 그의 음식섭취와 운동의 결과일 것이다. 말초조직으로 콜레스테롤을 보내는 LDL 농도가 높으면 혈관에 동맥경화판이 형성될 수 있다. HDL 농도가 높다는 것은 상당량의 콜레스테롤이 말초조직에서 간으로 운반되어 제거된다는 것을 나타낸다. 따라서 여러분은 그에게 생활습관을 바꾸지 말고 계속 유지하라고 해야 할 것이다.

3. 혈관수축은 체온을 올리고, 혈관이완은 체온을 떨어뜨린다.

4. 시상하부라고 불리는 뇌 부위가 우리 몸의 온도조절계로서 작용한다. 체온의 변화에 따라 음성되먹임 작용을 통하여 자율신경계를 조절하여 땀을 분비하거나 떨림을 유도하여 열발생을 조절하여 체온을 일정하게 유지시킨다.

5. 기아상태가 되면, 우리 몸은 지방

해답

과 단백질 비축량을 사용하여 생명을 유지하는데 필요한 에너지를 조달한다. 에너지 조달을 위해 소비되는 단백질 중에는 혈액 내 항체도 있다. 항체의 소실은 아미노산의 부족으로 인해 새로운 항체나 인터페론과 보체단백질과 같은 보호물질을 잘 만들지 못하는 결과와 더불어, 우리 몸이 병에 더 잘 걸리게 하고 회복도 잘 안되게 만든다.

17장

모듈 17.1 복습

a. 콩팥은 복강의 뒤쪽 복막 뒤에 있다.

b. 그 구조적 특징을 다음과 같다. 섬유피막-콩팥의 바깥 표면을 덮고 있다. 콩팥동굴-콩팥 안의 빈 공간. 콩팥겉질-콩팥의 표면의 바로 아래 부위. 콩팥속질-콩팥겉질과 콩팥동굴 사이에 있는 부분. 콩팥피라미드-원뿔모양의 구조. 콩팥유두-콩팥피라미드의 끝. 콩팥기둥-인접한 콩팥피라미드 사이에 있는 과립조직. 콩팥엽-콩팥피라미드와 그 위에 있는 콩팥겉질, 그리고 콩팥기둥으로 이루어진 부위. 작은콩팥잔-소변이 모이는 곳. 큰콩팥잔-네다섯 개의 작은콩팥잔이 합쳐져 형성되는 구조. 콩팥깔대기-큰콩팥잔으로부터 소변을 모으는 깔대기 모양의 구조.

c. 콩팥피라미드는 콩팥속질 안에 있는 콩팥유두에서 끝나는 원뿔모양 덩어리이다.

모듈 17.2 복습

a. 콩팥단위의 주요 구조에는 콩팥소체, 토리쪽곱슬세관, 콩팥단위고리 및 먼쪽곱슬세관 등이 있다. 집합관계의 주요 구조로는 집합관과 유두관이 있다.

b. 콩팥소체는 토리주머니와 토리로 구성된다.

c. 토리액(여과액)에는 본질적으로 단백질이 없지만, 혈장에는 여러 가지 큰 단백질들이 많이 있다.

모듈 17.3 복습

a. 콩팥동맥에서 콩팥정맥으로 흐르는 혈액의 경로는 다음과 같다. 콩팥동맥 → 구역동맥 → 엽사이동맥 → 활꼴동맥 → 겉질부채꼴동맥 → 들세동맥 → 토리 → 날세동맥 → 요세관주위 모세혈관 → 겉질부채꼴정맥 → 활꼴정맥 → 엽사이정맥 → 콩팥정맥

b. 혈액은 들세동맥을 지나 토리로 들어가서, 날세동맥으로 나온다.

c. 곧은혈관은 속질곁콩팥단위의 콩팥단위고리와 평행하게 분포하는 곧은 요세관주위모세혈관이다.

1절 복습

1. a. 콩팥동굴: 콩팥 안에 있는 빈 공간으로 이 안에는 콩팥잔들, 요관으로 이어지는 콩팥깔대기 및 혈관들이 있다; **b.** 콩팥깔대기: 요관이 깔대기 모양으로 확대되어 있는 부분으로 큰콩팥잔으로부터 소변을 모은다; **c.** 콩팥문: 콩팥의 가운데 오목한 부분으로 콩팥동맥과 콩팥신경이 들어가고 콩팥정맥과 요관이 나오는 부위이다; **d.** 요관: 콩팥깔대기에서 방관으로 소변을 실어나르는 관; **e.** 섬유피막: 콩팥의 바깥을 덮고 있으며, 콩팥동굴을 싸고 있다; **f.** 작은콩팥잔: 콩팥유두에서 소변을 모으는 부위로 큰콩팥잔으로 연결된다; **g.** 큰콩팥잔: 네다섯 개의 작은콩팥잔이 모여 만드는 구조로 콩팥깔대기로 이어진다; **h.** 콩팥겉질: 콩팥의 바깥쪽 부분으로 콩팥기둥과 콩팥단위의 일부분이 포함된다; **i.** 콩팥속질: 콩팥피라미드를 포함하는 콩팥의 안 부분; **j.** 콩팥유두: 콩팥피라미드의 뾰쪽한 끝으로 작은콩팥잔으로 돌출되어 있다; **k.** 콩팥피라미드: 콩팥의 속질 부위로 원뿔모양으로 나온 구조로 콩팥요세관과 집합관계가 분포하고 있다; **l.** 콩팥기둥: 콩팥피라미드를 분리하는 속질에 있는 조직; **m.** 콩팥엽: 하나의 콩팥피라미드와 그에 연관된 겉질로 이루어지는 콩팥의 부분

2. a. 방광; **b.** 콩팥단위; **c.** 콩팥요세관; **d.** 토리; **e.** 토리쪽곱슬세관; **f.** 유두관; **g.** 콩팥속질; **h.** 콩팥동굴; **i.** 큰콩팥잔; **j.** 요관

모듈 17.4 복습

a. 콩팥에서 소변을 형성하는데 있어 세 가지 과정은 여과, 재흡수, 분비이다.

b. 여과는 콩팥소체의 여과막에서만 일어난다.

c. 알도스테론은 DCT와 집합관계에서 나트륨이온의 재흡수를 조절하는 호르몬이다.

모듈 17.5 복습

a. 아니다. PCT의 물에 대한 투과도는 변하지 않는다. 그 이유는 물의 재흡수는 세관주위액의 삼투농도가 세관액보다 높으면 항상 일어나기 때문이다.

b. ADH 농도가 증가하면 더욱 많은 물통로(아쿠아포린)가 DCT의 내강 쪽 세포막에 나타난다. 그 결과 더 많은 물이 세관주위액으로 재흡수되어 소변의 양은 줄고 농도는 올라간다.

c. DCT에서 ADH 농도가 감소하면 소변에 더 많은 물이 남게 되어 소변의 삼투농도가 감소한다. 그 결과 많은 양의 더욱 희석된 소변이 생성된다.

모듈 17.6 복습

a. 콩팥소체에서 생성되는 여과액은 혈장과 동일한 삼투압을 가진다.

b. 이온 및 유기물질의 능동 재흡수는 삼투현상을 초래한다.

c. 콩팥수질의 농도경사는 요세뇨관액의 흐름과 반대방향으로 느리게 흐르는 곧은혈관에 의한 용질과 물의 제거에 의해 유지된다.

모듈 17.7 복습

a. 혈액투석은 인공반투과막을 사용하여 콩팥이 제 기능을 하지 못하는 사람의 노폐물을 혈액으로부터 제거하는 과정이다.

b. 만성콩팥기능상실은 콩팥기능을 서서히 잃어버리는 반면, 급성콩팥기능상실은 갑자기 콩팥기능을 상실한다.

c. 투석환자에게 빈혈을 치료하기 위해 종종 EPO(적혈구생성인자)의 합성제제인 에포겐 또는 프로크릿을 처방하는데, 그것은 제 기능을 하지 못하는 콩팥이 EPO를 충분히 만들어내지 못하기 때문이다. EPO는 적골수에서 적혈구 생산을 자극하는 호르몬이다.

2절 복습

1. a. 토리쪽곱슬세관: 여과액으로부터 물, 이온 및 유기물질(영양소)을 재흡수한다; **b.** 콩팥소체: 토리와 그를 둘러싸고 있는 주머니로 여과액이 만들어진다; **c.** 콩팥단위고리: 토리쪽세관과 먼쪽세관의 사이에 수질로 굽어 있는 콩팥단위의 한 부분. 물, 나트륨 및 염소이온을 재흡수하며 콩팥속질의 농도경사를 형성한다; **d.** 먼쪽곱슬세관: 알도스테론에 의해 조절되는 나트륨 재흡수가 일어나는 부위. ADH가 있을 때 물이 흡수한다. **e.** 집합관계: ADH의 농도에 따라 물 재흡수가 조절된다. 나트륨 흡수도 일어나며 알도스테론의 영향을 받는다

2. a. 콩팥소체; **b.** 발세포; **c.** 여과액; **d.** 요소; **e.** 토리곁복합체; **f.** 아쿠아포린; **g.** 다뇨증; **h.** 알도스테론; **i.** PCT; **j.** ADH

3. a. 혈액에서 확산되어 나가는 여섯 가지 물질은 칼륨이온, 인산염이온, 황산염이온, 요소, 크레아티닌 및 요산이고, 혈액으로 확산되어 들어가는 두 가지 물질은 중탄산염이온과 포도당이다. **b.** 투석기는 정상 토리여과를 대체한다.

모듈 17.8 복습

a. 소변은 요관에 의해 운반되고, 방광 안에 저장되며, 요도를 통해 몸 밖으로 배출된다.

b. 바깥요도조임근이 이완되어야 소변이 배출된다.

c. 요의는 보통 방광에 소변이 200 mL 정도 차 있을 때 느끼게 된다. 배뇨반사는 신전수용기의 신호가 척수에 있는 부교감운동신경을 자극하면서 작동하기 시작한다. 운동신경의 활동전위가 골반신경을 통하여 방광벽에 도달하여 신경절 이후신경세포를 자극하면, 이 신경세포가 방광 평활근을 자극하며 이 배뇨근이 수축하여 방광내압이 증가하여 방광목을 자극하면서 요의를 느끼게 된다. 이때 방광의 조임근을 열면(수의근이 이완) 소변

이 요도로 배출된다.

모듈 17.9 복습

a. 배뇨장애는 소변을 볼 때 아프거나 소변보기가 힘든 증상을 나타내는 말이다.

b. 콩팥돌에 의해 요관이 막히면, 콩팥과 방광 사이 소변의 흐름도 막힌다.

c. 적혈구나 백혈구의 주형이나 과립주형 및 유리질 주형 등을 볼 수 있다.

3절 복습

1. a. 안요도조임근; **b.** 방광삼각; **c.** 바깥요도조임근; **d.** 콩팥돌; **e.** 주름; **f.** 전립샘; **g.** 배뇨근; **h.** 콩팥깔대기 조영사진; **i.** 요도; **j.** 배뇨; **k.** 부교감신경절후섬유

2. a. 신전수용기가 자극된다; **b.** 들섬유가 천수로 정보를 전달한다; **c.** 부교감절전섬유가 운동명령을 전달한다; **d.** 배뇨근이 자극되어 수축한다; **e.** 의도적으로 바깥요도조임근을 이완시키면, 안요도조임근의 이완이 야기된다.

3. 소변장애의 네 가지 기본 징후와 증상은 (1) 소변량의 변화, (2) 소변 기색의 변화, (3) 소변보기 빈도의 변화, (4) 통증 등이다.

4. 방광염/깔대기콩팥염: 둘 다 비뇨계통의 염증과 감염을 일컫는 말이다. 방광염은 방광에 염증이 있는 것을, 반면 깔대기콩팥염은 콩팥에 염증이 있는 것을 의미한다; 복압요실금/범람요실금: 둘 다 배뇨를 조절하지 못하는 현상을 일컫는다. 복압요실금은 주기적으로 소변이 새는 것을, 반면 범람요실금은 항상 차 있는 방광에서 계속 조금씩 소변이 새어 나오는 것을 의미한다.

모듈 17.10 복습

a. 체액손실의 주요 경로에는 소변, 피부를 통한 증발, 폐를 통한 증발 그리고 대변을 통한 손실 등이 있다.

b. 체액이동은 삼투농도 차이에 반응하여 ECF와 ICF 사이에 물이 빠르게 이동하는 것이다.

c. 체액 평형은 매일 획득하는 물의 양이 손실되는 물의 양과 같을 때를 일컫는다. 무기질 평형은 이온의 획득과 손실이 같은 상태를 일컫는다.

모듈 17.11 복습

a. 삼투수용체가 억제되면, ADH 분비가 줄고, 따라서 갈증도 억제된다.

b. 알도스테론은 콩팥의 나트륨 재흡수를 증가시켜, ECF의 나트륨이온 농도를 증가시킨다.

c. 나트륨평형의 이동은 ECF의 증가나 감소를 야기한다. ECF 용적의 큰 변화는 혈액량의 변화에 의해 촉발되는 항상성기전에 의하여 교정된다. 혈액량이 너무 적으면, ADH와 알도스테론이 분비되어 ECF의 나트륨이온의 농도가 증가한다. 혈액량이 너무 많으면 나트륨이뇨펩티드가 분비된다.

4절 복습

1. a. 삼투수용기; **b.** 체액평형; **c.** 혈장, 간질액; **d.** 나트륨; **e.** ADH; **f.** 무기질; **g.** 칼륨; **h.** 체액구획; **i.** 콩팥; **j.** 체액이동; **k.** 고장성 혈장; **l.** 단백질; **m.** 탈수; **n.** 알도스테론

2. a. 세포내액; **b.** 콩팥과 땀샘; **c.** 세포로부터 세포외액으로 삼투평형이 복구될 때까지; **d.** 세포내액에 대해 저장성이 된다; **e.** 위의 것 모두; **f.** 세포내액으로부터 세포외액으로

3. 나트륨이온농도의 조절에는 (1) 혈액 내 ADH 농도의 변화와 (2) ICF와 ECF 사이의 체액 이동이라는 두 중요한 과정이 있다.

모듈 17.12 복습

a. 산혈증은 혈장 pH가 7.35 아래로 떨어진 상태를 말한다. 알칼리혈증은 혈장 pH가 7.45 위로 올라간 상태를 일컫는다.

b. 탄산의 해리는 ECF의 pH에 영향을 주는 가장 중요한 요인이다.

c. pH와 CO_2 농도는 반비례한다.

모듈 17.13 복습

a. 우리 몸의 완충계 중 중요한 세 가지는 인산염 완충계, 단백질 완충계 및 탄산-중탄산 완충계 등이다.

b. 단백질과 유리아미노산은 노출되어 있는 아미노기와 R기에 수소이온을 받아들일 수 있다. 노출되어 있는 카르복시산염이온도 또한 수소이온을 받아들여 카르복시기를 다시 만들기도 한다.

c. 탄산-중탄산염완충계는 대사활동에 의해 발생하는 산에 의해 pH가 변하는 것을 막아준다. 이들 산에 의해 유리되는 H^+를 이용하여 탄산을 만들면, 탄산은 H_2O와 CO_2로 분해되고, CO_2는 폐를 통해 배출된다.

모듈 17.14 복습

a. 대사산증은 중탄산염비축량의 고갈되어 나타나는데, 그 이유로는 콩팥이 수소이온을 잘 배설하지 못하거나, 너무 많은 산이 만들어지거나, 중탄산염이 많이 손실되는 것 등을 들 수 있다. 대사알칼리증은 중탄산염이온의 농도가 증가할 때 초래된다.

b. 호흡산증은 체액의 이산화탄소 농도가 너무 높음으로 인해 나타난다. 호흡알칼리증은 호흡활동이 너무 많아 혈장의 이산화탄소 농도가 너무 낮아져서 발생한다.

c. 대사산증이 일어나면 콩팥은 HCO_3^-을 보존하고 H^+을 제거한다.

5절 복습

1. a. CO_2 증가; **b.** 산증; **c.** 혈장 pH 감소; **d.** 증가; **e.** 분비; **f.** 생산; **g.** 감소; **h.** 감소; **i.** 증가; **j.** CO_2 감소; **k.** 알칼리증; **l.** 혈장 pH 증가; **m.** 감소; **n.** 생산; **o.** 분비; **p.** 증가; **q.** 증가; **r.** 감소

2. 그 어린 소년은 대사 및 호흡산증을 겪고 있다. 대사산증은 소년이 물속에서 발버둥칠 때 근육에서 많은 양의 젖산이 만들어졌기 때문이다. 그리고 물속에서 숨을 쉴 수 없어 호흡저하에 의해 저산소증과 호흡산증이 함께 나타났다. 호흡산증은 ECF의 이산화탄소 농도가 증가하면서, 탄산생성이 증가하고, 탄산이 다시 H^+와 HCO_3^-으로 해리되면서 발생한다. 신속한 응급처치가 요구된다. 보통, 인공호흡을 통해 호흡이 일어나도록 도와주고, 등장성 완충액을 정맥주사하여 ECF의 수소이온을 흡수해서 체액의 pH가 증가하도록 한다.

17장 복습

1. 소변량이 증가하면 총혈액량은 감소하고 따라서 혈압도 감소한다. 부종은 모세혈관에서 혈압이 재흡수하는 힘보다 클 때 발생한다. 부종의 실제 원인인 혈압을 떨어뜨리면, 일부 체액이 간질에서 혈액으로 이동하도록 하여 부종이 감소하도록 할 수 있다.

2. 만니톨을 여과는 되지만 재흡수는 되지 않으므로, 만니톨 용액을 마시면 여과액의 삼투농도가 증가한다. 이 때문에 물이 덜 흡수되므로, 소변량이 많아진다.

3. 단백질은 틈새구멍을 통과하기에는 너무 크기 때문에 여과되지 않는다. 혈장에 남은 단백질은 혈액의 삼투농도를 유지해 너무 많은 혈장이 여과되는 것을 막고 물의 재흡수가 잘 일어나도록 하는 중요한 기능을 한다.

4. 소화관의 분비는 중탄산염을 많이 함유하므로, 설사를 하게 되면 이 이온이 많이 손실되어 산증이 초래된다. 밀리의 혈액 pH는 7.35보다 낮을 것으로 예측할 수 있으며 그녀의 소변의 pH는 수소이온 배설의 증가로 인해 혈액보다 낮을 것이다. 또한 호흡계통이 이를 보상하기 위해 이산화탄소를 많이 제거하려고 할 것이므로 그녀의 호흡수와 깊이가 증가할 것으로 예상할 수 있다.

5. 체액 균형은 하루 동안 늘어난 물의 양과 주변환경으로 잃어버린 물의 양이 같은 상태를 말한다. 우리 몸의 물의 양을 일정하게 유지하는 것은 매우 중요한데, 그 이유는 물이 세포성분이 녹아 기능하는 환경이 되고, 혈액량과 혈압도 물의 양과 밀접하게 연관되어 있기 때문이다. 전해질 균형 역시 체액에 있는 전해질의 양이 일정하게 유지되는 것을 의미한다. 체액 내 전해질 농도를 유지하는 것 또한 중요한데, 만약 칼륨이나 칼슘의 농도가 너무 높게 되면 심장 부정맥이 발생할 수 있다. 산-염기 균형은 수소이온의 농도가 일정하

게 유지되는 것을 말한다. 체액의 pH는 아주 좁은 범위에서 조절되는데, 그 밖으로 나가게 되면 생명이 위험할 수 있다.

18장

모듈 18.1 복습

a. 남성 생식 구조는 음낭, 두 개의 고환, 두 개의 부고환, 한 쌍의 정관, 두 개의 사정관, 요도, 두 개의 정액샘, 전립샘, 두 개의 망울요도샘, 음경 등으로 이루어진다.

b. 정자발생은 정자 생성 및 유사분열, 일차감수분열, 이차감수분열, 정자완성 등을 포함한다.

c. 정상적인 정자는 수정에 필수적인 효소를 보유한 첨단체, 염색체로 가득한 핵을 가진 머리, 중심소체가 있는 목, 추진을 위해 필요한 ATP를 공급해주는 미토콘드리아가 있는 중간부분, 세포를 움직이는 채찍처럼 생긴 구조인 편모 등을 가지고 있다.

모듈 18.2 복습

a. 남성의 성기능을 확립하고 유지시키는 데 필요한 주요 조절 호르몬에는 시상하부에서 분비되는 GnRH(생식샘자극분비호르몬), 뇌하수체 앞엽에서 분비되는 LH(황체형성호르몬) 및 FSH(여포자극호르몬) 등이 있다. 테스토스테론은 말초조직에 영향을 주고, 영양세포의 활동을 자극함으로써 정자발생 및 정자완성을 돕는 중요한 호르몬이다.

b. 고환, 시상하부, 뇌하수체 앞엽 등은 남성 생식기능을 조절하는 호르몬을 분비한다.

c. 낮은 FSH 수준은 정자 생성을 감소시킨다.

모듈 18.3 복습

a. 수정능획득의 2단계는 운동능력과 수정능력 획득으로 구성된다. 첫째 단계에서, 정자는 정액샘의 분비물과 섞이면 운동성이 생긴다. 두 번째 단계에 정자는 여성 생식기관의 환경에 노출되었을 때 성공적인 수정이 가능하게 된다.

b. 정액은 남성 생식기관액이다. 정액에는 정자와 정액샘, 전립샘, 망울요도샘 등의 분비물이 포함되어 있다.

c. 각 부고환의 꼬리는 정관과 연결되어 있으며, 이것은 정삭의 일부인 고샅굴을 통과한다. 전립샘 근처에서 각 정관이 확장되어 팽대를 형성한다. 정액샘의 기저 부분과 팽대는 합쳐져 사정관을 형성하고, 이는 요도로 이어진다. 요도는 배출로의 역할을 한다.

모듈 18.4 복습

a. 음경은 뿌리, 목, 귀두, 꺼풀로 구성되어 있다. 뿌리는 음경을 체벽에 연결한다. 몸통은 움직일 수 있는 부분으로 관 형태로 되어 있으며, 목은 몸통과 귀두 사이의 좁은 부분이다. 귀두는 바깥요도구멍을 넓게 둘러싼 먼쪽 끝부분이다. 꺼풀은 음경의 끝을 감싸고 있다.

b. 발기조직의 세 줄기는 요도해면체와 한 쌍의 음경해면체이다.

c. 발기조직의 동맥벽에 있는 민무늬근이 이완되면 혈관이 확장되고, 혈류가 증가한다. 이는 혈관을 울혈시켜 음경의 발기를 일으킨다.

모듈 18.5 복습

a. 전립샘비대증은 전립샘이 자연적으로 확장되었을 때를 일컫는 의학 용어이다.

b. 전립샘암에 대한 두 가지 가능한 치료법은 방사선요법과 전립샘 절제술이 있다.

c. 고환암은 15~35세 남성에게 가장 흔한 암이다.

1절 복습

1. **a.** 정관; **b.** 요도; **c.** 음경; **d.** 부고환; **e.** 고환; **f.** 바깥요도구멍; **g.** 음낭; **h.** 정액샘; **i.** 전립샘; **j.** 사정관; **k.** 망울요도샘

2. **a.** 음낭근; **b.** 정원세포; **c.** 정세관; **d.** 사이질세포; **e.** 정자완성; **f.** 정자발생; **g.** 음경과 음낭; **h.** 편모; **i.** 수정능획득; **j.** 정액; **k.** 음경꺼풀; **l.** 요도해면체; **m.** LH(황체형성호르몬); **n.** FSH(여포자극호르몬)

3. 정상 수준의 테스토스테론은 (1) 정자의 기능적 성숙을 돕고, (2) 남성생식계통의 부속샘 및 부속기관을 유지시키며 (3) 남성의 이차 성징을 확립하고 유지시키고 (4) 뼈와 근육 성장을 자극하며 (5) 성 행동과 성욕(리비도)을 자극한다.

모듈 18.6 복습

a. 여성생식계통의 주요 기관은 난소, 자궁관, 자궁, 질, 바깥생식기관 등이다.

b. 난소, 자궁관, 자궁은 넓은인대로 싸여 있다. 난소간막은 난소를 안정적으로 지지하는 역할을 한다.

c. 난소는 난모세포라고 하는 미성숙한 여성 생식세포를 만들어내고, 에스트로겐과 프로게스테론 같은 여성 호르몬을 분비하며 인히빈을 분비하는데, 이는 FSH 생성의 되먹임 조절과 관련되어 있다.

모듈 18.7 복습

a. 난모세포는 미성숙한 여성 생식세포로, 감수분열을 통해 하나의 이차난모세포와 세 개의 극체를 생성한다.

b. 남성은 사춘기부터 죽을 때까지 생식세포를 생성하지만, 여성은 사춘기부터 폐경기까지만 생식세포를 생성한다. 남성은 한번에 많은 생식세포를 생성하지만, 여성은 일반적으로 난소주기당 한두 개의 생식세포를 생성한다. 남성은 감수분열을 마친 성숙한 생식세포를 방출하는 반면, 여성은 이차감수분열 중기에 멈춘 상태인 이차난모세포를 방출한다.

c. 난소주기에서의 중요한 과정은 (1) 일차난포 형성 (2) 이차난포 형성, (3) 한 개의 삼차난포 형성, (4) 배란, (5) 황체 형성, (6) 황체 퇴화 등이다.

모듈 18.8 복습

a. 자궁의 부위는 바닥, 몸통, 목으로 되어 있다.

b. 바깥층은 자궁바깥막으로, 불완전한 장막으로 이루어져 있다. 중간층은 자궁근육층이고, 안쪽층은 자궁속막으로 샘층이다.

c. 가장 최근에 방출된 이차난모세포는 자궁관깔때기의 자궁관술 내면에 있는 섬모의 도움으로 자궁관에 도달한다.

모듈 18.9 복습

a. 질은 (1) 월경액이 몸 밖으로 배출되는 통로의 역할을 하며 (2) 성교 시 음경을 받아들이고, 정자가 자궁으로 들어가기 전 모이는 장소가 되며 (3) 산도의 아랫부분을 형성하여 출산 시 태아가 지나가게 된다.

b. 질은 근육성 관으로 자궁과 바깥생식기관 사이를 연결하며, 질의 속면은 주름을 형성한다. 질의 몸쪽 부분에서 시작되는 목 부분이 질관과 뇌활이라고 하는 얕은 오목으로 이어져 들어간다. 얇은 상피 주름인 처녀막은 물리적인 변형에 의해 찢어지기 전까지는 부분적으로 질의 입구를 막고 있다.

c. 여성의 큰질어귀샘은 남성의 망울요도샘과 비슷하며, 음경과 음핵은 둘 다 특징적인 발기조직으로 되어 있다.

모듈 18.10 복습

a. 젖분비는 젖샘에서 젖이 분비되는 것이다.

b. 일반적으로 각 가슴에는 15~20개의 젖샘관팽대가 있으므로, 젖샘관팽대 하나가 막히는 것은 젖이 젖꼭지로 이동하는 데 영향을 미치지 못한다.

c. 젖이 흐르는 경로: 젖샘의 분비소엽의 분비낭포 → 엽에 있는 관 → 엽의 젖샘관 → 젖샘관팽대 → 젖꼭지 표면.

모듈 18.11 복습

a. 에스트로겐과 프로게스테론 수준의 감소가 끝나면 월경이 시작되며, 이는 새로운 자궁주기의 시작이다.

b. 난소주기 동안 LH 급등이 일어나지 않으면, 배란 및 황체 형성이 일어날 수 없다.

c. 뇌하수체는 FSH와 LH를 분비한다. FSH는 여포의 발달을 촉진하며, 활성화된 여포와 난소 세포는 에스트로겐을 생성한다. 에스트로겐 수준이 높아지면 LH 분비를 자극하며 대량의 LH 방출을 촉진한

다. 프로게스테론은 황체에 의해 생성되며, 자궁주기 중 황체기의 주요 호르몬이다. 에스트로겐과 프로게스테론 수준의 변화는 자궁주기의 유지와 관계가 있다.

모듈 18.12 복습

a. STD(성병)는 개인 간에 기본적으로 성적인 접촉에 의해서만 전염되는 질병이다.

b. 난소암은 일반적으로 상피세포로부터 발생한다.

c. 대부분의 자궁경부암은 HPV(사람유두종바이러스)에 의해 발생한다.

모듈 18.13 복습

a. 정관수술은 각 정관의 일부를 외과적으로 제거하고 묶거나, 지지거나, 잘린 끝에 실리콘 마개를 삽입하여 정자가 남성 생식기관의 먼쪽 부분에 도달하지 못하도록 하는 것이다.

b. 콘돔은 성병에 대한 예방 기능을 제공한다.

c. 데포 프로베라 주사(프로게스테론 피임약)를 사용한 여성의 약 50% 정도는 자궁주기의 중지를 겪는다. (이 약품의 사용을 중단한 이후 자궁주기는 점차적으로 회복된다.)

2절 복습

1. a. 깔때기; **b.** 난소; **c.** 자궁관; **d.** 자궁바깥막; **e.** 자궁근육층; **f.** 자궁속막; **g.** 자궁; **h.** 음핵; **i.** 소음순; **j.** 대음순; **k.** 뇌활; **l.** 목; **m.** 질

2. a. 난모세포; **b.** 초경; **c.** 정관수술; **d.** 넓은인대; **e.** 곧창자자궁오목; **f.** 황체; **g.** 월경주기; **h.** 젖분비; **i.** 난소; **j.** LH 급등; **k.** 목; **l.** 난관결찰술; **m.** 수정; **n.** 음부

3. 자궁속막세포는 에스트로겐과 프로게스테론에 대한 수용기를 가지고 있으며, 세포가 자궁의 몸체에 남아 있는 것처럼 이들 호르몬에 반응한다. 에스트로겐의 영향으로 자궁속막세포는 자궁(월경)주기가 시작될 때 급증하며, 샘과 혈관을 발달시키기 시작하며, 후에 프로게스테론의 영향으로 더욱 발달하게 된다. 이처럼 극적으로 조직의 크기가 증가하면 주변 조직에 압박을 가하거나, 다른 식으로 주변 조직의 기능을 방해하게 된다. 이처럼 조직이 비정상적인 위치에서 확장되는 현상이 주기적으로 통증을 일으킨다.

18장 복습

1. 운동유도성 무월경은 월경주기가 일어나기 위해서 적정량의 체지방이 필요하다는 사실을 시사한다. 만약 체지방 수준이 설정점 이하로 떨어지면 월경이 멈춘다.

2. 적정량의 체지방을 가지고 있지 못한 여성은 성공적인 임신에 필요한 에너지를 확보할 수 없기 때문에 체내 보상 기작이 생겨 난소주기를 정지시키고, 이로 인해 월경주기 또한 정지되어 임신을 할 수 없게 된다. 이러한 경우, 다음에 충분한 양의 에너지를 확보할 수 있을 만큼 체지방이 쌓이게 되면, 다시 주기가 시작된다.

3. 에스트로겐 결핍은 불임, 질과 가슴의 위축, 골다공증 등을 일으킬 수 있다. 또한 나중에는 심장마비의 위험도 높아진다.

4. 남성보다는 여성이 더 자주 요로감염에서 비롯된 복막염을 경험하게 되는데, 그 이유는 요도구멍에 존재하는 감염성 생물이 질 주변으로 쉽게 들어갈 수 있기 때문이다. 감염성 생물은 질에서부터 자궁을 거쳐 자궁관으로 들어가고 마침내 배막안까지 침투한다. 남성에게는 이렇게까지 직접적으로 배골반안까지 이르는 통로가 없다.

5. 정자는 정액에 포함되어 남성의 사정관에서부터 요도로 이동한다. (정액은 점착성이 있는 액체로, 정자뿐 아니라 고환, 정소, 전립샘, 망울요도샘의 분비물을 포함하고 있다.) 그 다음 정액은 여성의 질로 사출된다. 그러면 정자는 질관, 자궁을 거쳐 자궁관으로 들어간다. 사출된 정자의 약 반 정도가 왼쪽 자궁관으로, 나머지 반이 오른쪽 자궁관으로 들어간다. 정자는 계속 난소를 향해 헤엄쳐 이차난모세포를 만나게 된다.

19장

모듈 19.1 복습

a. 난할은 수정 직후 난모세포에서 일어나는 일련의 세포분열과정이다. 난할은 점점 더 작은 딸세포를 많이 만들어낸다.

b. 주머니배는 접합체가 일단 자궁 안에 도달하면 시작된다.

c. 주머니배는 바깥쪽 영양막과 속세포덩이로 이루어져 있다. 수정된 지 약 7~10일 후쯤 주머니배가 자궁속막에 부착되어 둘러싸이면서 착상이 일어난다.

모듈 19.2 복습

a. 임신성 융모성 종양은 영양막의 세포분열 조절 기작에 문제가 생겼을 때 형성되는 종양이다. 치료되지 않으면 종양은 악성이 된다.

b. 창자배형성은 배아원반에서 세 원시배엽층인 내배엽, 외배엽, 중배엽을 형성하는 세포이동과정이다. 이 배엽층으로부터 기관계통이 분화되는 것이다.

c. 중배엽은 신경계통과 호흡계통을 제외한 거의 모든 기관계통을 형성한다.

모듈 19.3 복습

a. 4개의 배아바깥막은 난황주머니, 양막, 요막, 융모막 등이다.

b. 요막의 기저부분은 방광이 된다.

c. 난황주머니는 내배엽과 중배엽에서 형성되며, 이것은 혈액세포를 형성하는 중요한 장소가 된다. 양막은 외배엽과 중배엽에서 형성되는데, 발생 중인 배아나 태아를 에워싸고 있는 액체를 둘러싼다. 요막은 내배엽과 중배엽에서 형성되는데, 기저부분은 방광이 된다. 융모막은 중배엽과 영양막에서 형성되며, 주머니배공간을 둘러싼다.

모듈 19.4 복습

a. 융합영양막에서 합성된 호르몬은 hCG(사람융모생식샘자극호르몬), hPL(사람태반젖샘자극호르몬), 릴랙신, 프로게스테론, 에스트로겐 등이다.

b. 소변 내 hCG(사람융모생식샘자극호르몬)의 존재는 임신을 진단하는 지표를 제공한다.

c. 첫 석달 이후, 태반은 임신을 유지할 수 있을 만큼 충분히 기능을 갖추게 된다.

모듈 19.5 복습

a. 기관발생은 기관이 형성되는 과정이다.

b. 둘째 석달에는 기관계통의 복잡성이 증가된다. 셋째 석달에는 많은 기관계통이 완전히 기능을 갖추게 된다.

c. 셋째 석달 동안 태아는 가장 크게 체중 증가를 겪는다.

모듈 19.6 복습

a. 임신 시 모체계통에 일어나는 주요 변화로는 호흡률 및 일회호흡량의 증가, 혈액량 증가, 영양분 요구량 증가, 사구체 여과율의 증가, 자궁 및 젖샘의 크기 증가 등이 있다.

b. 임신 시 태반으로 들어가는 혈류로 인한 모체의 혈액량 감소를 보상하기 위해 모체의 혈액량이 증가한다.

c. 임산부는 확장된 자궁이 횡격막을 압박하고 폐의 공간을 차지한 결과, 호흡에 어려움을 겪게 된다. 이는 임산부가 폐를 확장하기 더욱 어렵게 한다.

모듈 19.7 복습

a. 태반에서 생성되는 릴랙신은 골반관절을 이완시키고 자궁목을 확장시킨다. 태아의 무게는 자궁을 변형시킨다. 에스트로겐 수준의 상승은 옥시토신의 방출을 촉진하고, 증가된 에스트로겐은 자궁근육층의 옥시토신 효과에 대한 민감성을 높이며, 자궁근육층의 이미 늘어난 민무늬근은 더 많이 수축한다.

b. 에스트로겐과 옥시토신은 프로스타글란딘의 생성을 촉진하고, 프로스타글란딘은 주로 진진통을 시작시키는 역할을 한다.

c. 확장기는 진진통의 시작과 함께 시작되며, 자궁목이 확장되고 태아가 자궁목관을 향해 움직이기

시작한다. 확장기 후기에는 양막이 터진다. 만출기는 자궁목이 완전히 확장되면서 시작하여 태아가 질에서 완전히 빠져나올 때까지 계속된다(출산). 태반기에는 자궁이 점진적으로 수축하고, 자궁속막과 태반 사이의 연결을 끊고 태반이 배출된다.

모듈 19.8 복습

a. 옥시토신은 젖분출반사를 일으킨다.

b. 초유는 임신 6개월 말부터 출산 후 며칠까지 젖샘에서 생성되며, 초유에는 항체가 들어 있다. 이후 젖샘에서는 모유를 생성하기 시작한다. 모유에는 항체 및 리소자임이 함유되어 있고, 초유보다 지방 함량이 높다.

c. 출생후 발생 단계는 다음과 같다. 출생에서부터 1개월까지의 신생아기, 1개월부터 2세까지의 유아기, 2세부터 성적 성숙이 시작될 때까지의 아동기, 9~14세 사이의 성적성숙의 시작(사춘기)에서부터 신체 성장이 완료되는(18세 무렵) 청소년기, 이후 성인기는 나머지 생애를 포함한다. 마지막 단계는 노년기 혹은 노화라고 하며 성인기와 겹친다.

모듈 19.9 복습

a. 사춘기의 시작과 관련하여 상호작용하는 호르몬적 현상 세 가지는 다음과 같다. (1) 시상하부에 의한 GnRH의 생성 증가; (2) 뇌하수체 앞엽의 GnRH에 대한 민감성 증가 및 혈중 FSH와 LH 수준의 급격한 증가; (3) 난소 및 고환 세포의 FSH와 LH에 대한 민감성 증가 등이다.

b. 남성은 여성에 비해 더욱 깊은 목소리와 큰 후두를 가지고 있는데, 그 이유는 테스토스테론의 남성 후두 발달에 대한 자극이 에스트로겐의 여성 후두 발달에 대한 자극보다 훨씬 더 영향력이 크기 때문이다.

c. 폐경 전 여성의 높은 에스트로겐 수준(성인 남성에 비해)은 혈중 콜레스테롤 수준의 감소를 일으켜 플라크 형성이 늦춰지고, 죽상동맥경화증의 위험이 더 낮아진다.

1절 복습

1. a. 임신; **b.** 신생아기; **c.** 분만; **d.** 임신; **e.** hCG; **f.** 릴랙신; **g.** 초유; **h.** 양막; **i.** 주머니배; **j.** 자궁속막; **k.** 속세포덩이; **l.** 융합영양막; **m.** 오디배; **n.** 배아원반

2. a. 수정 후 9주; **b.** 정맥; 산소가 풍부한 혈액; **c.** 둘째 석달; **d.** 난할, 착상, 태반형성, 배아발생; **e.** 첫 석달; **f.** 호흡계통, 소화계통, 비뇨계통

3. 아기의 상태가 셋째 석달기에 걸린 바이러스 감염결과라 하기에는 매우 어렵다. 기관계통의 발달은 첫 석달부터 일어나며, 둘째 석달의 말쯤에는 대부분의 기관계통이 완전히 형성된다. 셋째 석달 동안 태아는 엄청난 성장을 하게 되지만, 새로운 기관 형성은 거의 일어나지 않는다.

모듈 19.10 복습

a. 동형접합은 상동염색체에 특정 유전자에 대하여 동일한 대립유전자가 있는 것을 의미한다. 이형접합은 상동염색체에 특정 유전자에 대하여 서로 다른 대립유전자가 있는 것을 말한다.

b. 단순유전에서 표현형의 특성은 한 쌍의 대립유전자 간의 상호작용에 의해 결정된다. 다유전자 유전에서는 여러 유전자의 대립유전자 간의 상호작용이 일어난다.

c. 곱슬머리에 대하여 이형접합인 사람의 표현형, 즉 곱슬머리 형질에 대해 우성 대립유전자와 열성 대립유전자를 하나씩 가지고 있는 사람은 "곱슬머리"이다.

모듈 19.11 복습

a. 단일염기다형성은 DNA 염기서열에서 단일염기쌍의 변이를 말한다.

b. (1) XO: 터너증후군; (2) XXY: 클라인펠터증후군

c. X연관 형질은 여성보다는 남성에게서 더욱 자주 표현되는데, 그 이유는 남성은 상응하는 대립유전자가 없는 Y 염색체를 가지기 때문이다.

2절 복습

1. a. 표현형; **b.** 대립유전자; **c.** 상동; **d.** X연관; **e.** 유전자형; **f.** 좌위; **g.** 이형접합; **h.** 유전학; **i.** 동형접합; **j.** 다유전자 유전; **k.** 단순유전; **l.** 상염색체

2. a. 혀를 말지 못하는 어린이는 열성 동형접합이 틀림없으며, 혀말이가 되는 부모로부터 태어난 아이가 두 개의 열성 대립유전자를 받을 수 있는 유일한 방법은 부모가 모두 이형접합인 경우이다. **b.** 연골무형성 왜소증의 대립유전자는 우성이 틀림없다. 왜소증인 두 부모 사이에서 정상인 아이가 태어나려면 아이가 열성 동형접합이어야 하며, 따라서 부모는 모두 이형접합이어야 한다. 이 부모 사이의 다음 아이(혹은 후에 태어날 모든 아이)가 정상일 확률은 4명 중 1명, 즉 25%가 된다.

19장 복습

1. 난할은 접합체 내에서 세포가 매번 분열할 때마다 점점 더 작아지는 일련의 세포분열 과정이다. 세포분열은 매 분열 후 세포가 성장하는 과정도 포함한다.

2. 옥시토신 수준의 증가와 자궁 변형의 심한 정도 사이의 양성되먹임 기작은 분만이 끝날 때까지 진통이 계속되도록 한다.

3. 남자아이의 성염색체는 XY이다. 남성의 성징을 발현시키기 위해서는 테스토스테론이 있어야 한다.

4. 실제로는 이차난모세포와 수정하기 위해서 단 하나의 정자가 필요하다고 해도, 정자 수가 많지 않다는 것은 여성 생식기관에 들어간 대부분의 정자가 자궁에 도달하기 전에 죽거나 그 기능을 잃게 된다는 것을 의미한다. 그러면 자궁관에 있는 이차난모세포에까지 도달하는 정자의 수가 너무 적어, 대기 중인 난모세포에 정자가 침투할 때 필요한 첨단체 효소가 충분히 생성되지 못한다.

5. 이 부부의 딸이 혈우병일 확률은 0이며, 그 이유는 딸은 아버지로부터 우성인 정상 대립유전자를 받게 되기 때문이다. 아들의 경우 혈우병일 확률은 50%이며, 그 이유는 아들은 어머니로부터 정상 대립유전자를 받을 확률이 50%, 열성 대립유전자를 받을 확률이 50%이기 때문이다.

한글 찾아보기

ㄱ

가는잔섬유 207
가락동맥 414
가락정맥 415
가로골절 159
가로돌기 171
가로돌기구멍 172
가로막 506
가로막신경 296, 297
가로발바닥활 189
가로소관 209
가로창자 543
가수분해 38
가스트린 541
가슴대동맥 420
가슴림프관 470, 568
가슴림프관팽대 471
가슴세로칸 436
가슴세로칸동맥 420
가슴세로칸정맥 421
가슴신경 282, 291, 296
가슴안 20
가슴우리 176
가시 147
가시근 238
가시돌기 171
가시아래오목 179
가시위오목 179
가시층 125
가운데귀 329
가자미근 247
가장긴근 238
가지 147
가지돌기 256
가지돌기세포 474
가지미근 246
가쪽 179
가쪽각 179
가쪽고랑 274
가쪽관절융기 186
가쪽구멍 273
가쪽굽힘 230
가쪽넓은근 245
가쪽뇌실 271
가쪽돌림 232
가쪽들음 233
가쪽무릎핵 276
가쪽백색질기둥 284
가쪽복사 187
가쪽엉치뼈능선 175
가쪽위관절융기 180
가쪽정강뼈관절융기 187
가쪽회색질뿔 284
각막 338
각질세포 124
각질층 125
간 549, 565, 567, 569, 571, 579
간문맥 423, 565
간세포 562
간염 552
간원인대 549
간정맥 421
간질 281
간질액 66, 615
갈고리돌기 181
갈비뼈 176
갈비사이동맥 420
갈비사이정맥 421
갈비연골 176
갈비오목 173
갈증 619
감각경로 298
감각수용기 319
감각신경세포 261
감각신경절 261
감각축소인간 298
감각핵 284
감뇨증 603
감별계산 395
감수분열 78
갑상샘 368
갑상샘결합글로불린 369
갑상샘소포 368
갑상샘염 490
갑상샘자극호르몬분비호르몬 585
갑상샘호르몬 581, 585
갓돌림신경 294
강제 호흡 512
강제(필수)수분재흡수 602
강화 302
개방골절 159
개재원반 435
거대핵세포 397
거미막 272, 284, 285
거미막과립 273
거미막밑공간 272, 273
거인증 157
거짓갈비뼈 176
거짓홑극신경세포 257
거짓(큰)골반 185
거친면 147
거친선 186
건삭 440
겉질부채꼴동맥 596
겉질부채꼴정맥 596
겉질스테로이드 372
겉질척수로 299
겉질콩팥단위 595
겨드랑동맥 414
겨드랑신경 296
겨드랑정맥 415
결막 338
결막염 339
결절 147
결절간경로 447
결절사이고랑 180
결정 613
결합조직 92
경구개 499
경막 272, 284, 285
경막밑공간 272, 273
경막바깥공간 272, 285
경막정맥굴 272
경막주름 272
경색 398
경첩관절 194
곁가지 256
곁동맥 407
곁신경절 308
고기와 콩 575
고랑 147, 270, 437
고리뼈 172
고리뿌리 171
고리판 171
고밀도지질단백질 569
고에너지 결합 57
고에너지 화합물 57
고유감각 298
고유수용기 261, 319
고정 대식세포 106
고정 세포 106
고정큰포식세포 479
곡물 575
곤봉발 189
곧은정맥굴 419
곧은혈관 597, 605
곧창자 543
골격근 562, 567, 569, 579
골격근조직 112
골다공증 573
골반 147, 184
골반내장신경 309, 311
골반신경 611
골반안 21
골반테두리 185
골소강 111
골수공간 148
골수성 백혈병 401
골수줄기세포 396
골원 111
골절 158
골절혈종 158
골지복합체 72
공간 심상화 277
공동수송 570
공유결합 33
공장 565
공통경로 399
과립백혈구 394
과립주형 613
과립층 125
과민반응 489
과민충격 489
과호흡 627
과호흡증 513
관 147
관상동맥 438
관상동맥질환 442

관상동맥허혈 442
관상봉합 163
관상정맥동 437, 439
관용 483
관자근 236, 237
관자뼈 163
관자엽 274
관절 191
관절경 197
관절경 수술 197
관절돌기 164, 171
관절면 147, 171
관절반달 193
관절연골 148, 192
관절염 196
관절융기 147, 180
관절주머니 192
관통섬유 153
광견병 304
광대근 236, 237
광대돌기 164
광대뼈 162
광대활 164
광물 615
광회절각막절제술 351
괴혈병 572
교감신경 585
교감신경 가슴내장가지 310
교감신경 활성화 312
교감신경계통 308, 310, 312
교감신경절 292
교감신경줄기 308
교감신경줄기 신경절 308
교질입자 568
교차반응 390
교환반응 39
구루병 129, 573
구리 617
구멍 147
구불잘록창자 543
구불창자굽이 543
구아닌 58
구역동맥 596
구조 지질 52
굴 147
굵은오름가지 605
굵은잔섬유 207
굽힘 230
굽힘근지지띠 243
궁둥뼈 183
궁둥뼈가시 183
궁둥뼈가지 183
궁둥뼈결절 183
궁둥신경 296, 297
귀밑침샘 548
귀속뼈 168, 329
귓바퀴면 175
균형잡힌 식품 574
그렐린 576
그물섬유 106
그물체 280
그물층 128
그물활성화계통 280
극성공유결합 33
극성분자 33
근시 351
근육기둥 440
근육긴장 220
근육다발 206
근육다발막 206
근육돌기 164
근육바깥막 206
근육섬유 206
근육섬유막 206
근육세포막 207
근육세포질 207
근육세포질그물 207, 209
근육원섬유 207
근육원섬유마디 208
근육위축가쪽경화증 305
근육잔섬유 207
근육조직 93, 112
근육층 522
근육피부신경 296, 297
근육형동맥 405
글로불린 387
글루코코르티코이드 579
글루탐산염 266
글리세롤 51
글리코겐 49, 567
급성콩팥기능상실 606
기계적 수용기 319
기관 7, 499, 500
기관 수준 7
기관계통 7
기관계통 수준 7
기관연골 500
기관지동맥 420
기관지정맥 421
기름샘 132, 134
기름죽입자 568, 569
기아 579
기억 485
기억세포 483
기억B세포 472
기억T_C세포 485
기억T_H세포 485
기질 56
기초대사율 582
기회감염 491
기흉 506
긴발가락굽힘근 246
긴발가락폄근 247
긴뼈 146
긴장 217
긴종아리근 246
깊은손바닥정맥활 415
깊은손바닥쪽동맥활 414
깔대기조영사진 609
깔때기콩팥염 612
깨물근 236, 237
꼬리 209
꼬리뼈 175
꼬리신경 282, 291
꼬리엽 549
꼭지근 440
꼭지돌기 164
꿈틀운동 525

ㄴ

나비굴 167
나비뼈 162
나선기관 334
나선형골절 159
나트륨 573, 599, 600, 617, 618
나트륨 농도 618
나트륨-칼륨 교환펌프 262, 264
나트륨평형 618
난관결찰술 653
난소 642
난할 660
날개 175
날림프관 474
날문 534
날문관 535
날세동맥 597, 601
날숨 507
날신경섬유 261
납작뼈 146
낫적혈구빈혈 400
낫적혈구소질 400
낭포성 섬유증 498
내관 442
내림 233
내림신경로 284
내림잘록창자 543
내밈 233
내반족 189
내분비계통 361
내분비샘 94, 104
내수용기 261
내용물의 출입 조절 205
내인성 경로 399
내인자 572
내장 20
내장감각수용기 255
내장감각신경세포 261
내장신경 310
내장운동신경세포 261
내장쪽심장막 434
내장효과기 261
내탄력막 404
내호흡 510
널힘줄 206
넓은등근 240, 241
넓은목근 236
넙다리근막긴장근 245
넙다리네갈래근 245
넙다리동맥 424
넙다리두갈래근 244

넙다리뒤근육 244
넙다리빗근 244
넙다리뼈 147, 186
넙다리뼈머리 186
넙다리신경 296, 297
넙다리정맥 425
네모엽 549
넷째뇌실 271
노년치매 305
노르에피네프린 266, 308, 619
노뼈 181
노뼈거친면 181
노뼈머리 181
노신경 296, 297
노신경고랑 180
노쪽손목굽힘근 243
노쪽손목폄근 242
노쪽피부정맥 415
노패임 181
녹색 원뿔 349
농축세포용적 386
뇌교 512
뇌들보 271, 275
뇌막 272
뇌바닥동맥 416
뇌성마비 305
뇌신경 291, 294
뇌실 271
뇌실막 258
뇌실막세포 258, 273
뇌실사이구멍 271
뇌전증 281
뇌줄기 270, 278, 279
뇌척수막 285
뇌척수액 258, 271, 272, 273, 627
뇌파 281
뇌파도 281
뇌하수체성장이상 156
눈꺼풀 338
눈돌림신경 294
눈동맥 418
눈둘레근 236, 237
눈물기관 339
눈물뼈 162
눈물샘 339
뉴런 113
뉴클레오티드 58
느린맥 448
능동수송 89
능선 147
니아신 572

ㄷ

다뇨증 603
다능성 483
다당류 49
다리뇌 269, 270, 279, 512
다리이음뼈 183
다발 292
다발갈래 447
다발경화증 305
단계전위 263
단단입천장 499, 528
단당류 48, 566
단백뇨 612
단백열량부족증 578
단백질 54, 563, 570, 571, 599
단백질 분해 579
단백질 완충계 624, 625
단백질 합성 570
단백질결핍질환 578
단순골절 159
단층상피 95
단층원주상피 102
단층입방상피 100
단층편평상피 98
단핵구 395
단핵구-큰포식세포 계통 479
달팽이관 330, 331
달팽이신경 295
당뇨 377
당뇨망막병증 377
당뇨병성 신경질환 377
당뇨병성 신장질환 377
당뇨병성 케톤산증 377
당원 563, 571, 579
당원분해 563
당원합성 563
당지질 53
닿는곳 228
대뇌 269, 270
대뇌겉질 270, 274, 276
대뇌낫 272
대뇌다리 278, 299
대뇌동맥고리 418
대뇌반구 270, 277
대뇌반구쪽치우침 277
대뇌반구편측화 277
대뇌섬 274
대동맥굴 441
대동맥동 441
대동맥판막 440
대동맥활 414
대류 583
대립 233
대사 35, 559
대사 산-염기 장애 625
대사경로 37
대사물질 47
대사비만 577
대사비축량 562
대사산물 565
대사산물과 영양소 599
대사산증 626
대사알칼리증 627
대사열생산 581
대사예비량 579
대사이상 578
대상포진 293
대장암 553
대퇴동맥 424
대항근 228
대형정맥 405
더부신경 294
덧이자관 551
덮개막 335
데스모좀 96
데시벨 336
델타파 281
도르래 147, 188
도르래신경 294
도르래패임 181
도약전도 264, 265
도움T세포 472
도파민 304
돌기 147
돌기사이선 186
돌림주름 538
돌막창자판막 540, 542
돌창자 540
동공 338
동공수축근 343
동공확장근 343
동맥 385, 403
동맥경화 406
동맥관인대 437
동맥문합 407
동맥압 453, 454
동맥연결 407
동심방결절 447
동위원소 28
동정맥연결 407
동화작용 39, 559
되먹임 12
두갈래근반사 302, 303
두극세포 347
두극신경세포 257
두꺼운 피부 124
두덩결합 183, 184
두덩뼈 183
두덩뼈아래가지 183
두덩뼈위가지 183
두덩정강근 244
둔덕 278
둘레엽 275
등근주머니 330
뒤가쪽숫구멍 169
뒤백색질기둥 284
뒤백색질기둥경로 298
뒤뿌리 283, 284, 292
뒤숫구멍 169
뒤심실사이고랑 437
뒤심실사이동맥 438
뒤심장정맥 439
뒤정강동맥 424
뒤정강정맥 425
뒤정중고랑 282, 283, 284
뒤침 232
뒤통수근 237
뒤통수뼈 163

뒤통수뼈관절융기 165
뒤통수엽 274, 275
뒤회색질뿔 284
뒷방 340
들림프관 474
들문 534
들세동맥 596, 601
들숨 507
들신경섬유 261
들임 233
등굽이 170
등뼈 173
등세모근 240, 241
등장성수축 221
등적수축기 446
등적이완기 446
등쪽굽힘 230
등축성수축 221
등호흡군 512
디글리세리드 51
디옥시리보핵산 58
디지털감산혈관조영술 442
디펩티드 54
디펩티드분해효소 570
딴곳뼈 157
땀 생산 584
땀샘관 100
뜬갈비뼈 176

ㄹ

랑비에마디 259
레닌 601, 619
레닌-앤지오텐신계통 458
레티날 348
렙틴 576
로돕신 348
루 게릭 병 305
루피니소체 321
류마티스성 관절염 490
리놀레산 568
리놀렌산 568
리보플라빈 572
리보핵산 58
림프 468
림프 백혈병 401
림프계통 467
림프관 467, 468
림프관줄기 470
림프구 106, 395, 467
림프구생성 473
림프종 471
림프줄기세포 396, 473

ㅁ

마그네슘 573, 617
마디사이분절 259, 260
마루 332
마루뒤통수고랑 275
마루뼈 163
마루엽 274, 275
마르판증후군 156
마름근육 241
마름뇌 269
마비 225
막대 347
막미로 330, 331
막성 소기관 66
막성뼈 155
막속뼈형성 155
막전위 209, 262
막창자꼬리 542
막창자꼬리염 542
만능 공혈자 390
만능 수혈자 390
만성 기관지염 514
만성 폐쇄성 폐질환 514
만성콩팥기능상실 606
말기 81
말단비대증 157
말라리아 401
말초신경 291, 292
말초신경계통 255, 291
말초저항 453
말총 282, 285
말타제 566
말하기 중추 276, 277
망막 346
맞섬도피반응 308
맥락막 340
맥락얼기 273
맥박압 454
맥압 454
맹점 346
머리 147, 180, 187, 209
머리덮개뼈 162
머리뼈 147
먼쪽곱슬세관 594, 600, 605
먼쪽노자관절 181
메타세동맥 407
멜라닌 126
멜라닌세포 106, 126
멜라토닌 376
면역 477
면역감시 472, 477
면역결핍질환 491
면역글로불린 387
면역반응 390
면역복합체 488
면역억제 490
면역적 기억 483
모노글리세리드 51, 568
모서리 179
모서리동맥 438
모세림프관 468
모세혈관 385, 403, 405
모세혈관계 407
모세혈관교환 453, 454
모세혈관압 453
모세혈관이전괄약근 407
모세혈관정수압 454
모음 231
모음근 244
목 181, 186
목구멍편도 474
목굽이 170
목덜미인대 241
목빗근 237
목뿔뼈 168
목신경 282, 291
목신경얼기 296, 297
목아래패임 176
목정맥구멍 165
목젖 528
목팽대 282
몸감각수용기 255
몸감각신경세포 261
몸감각연합영역 276
몸공간 20, 24
몸신경계통 255, 307
몸운동신경세포 261
몸운동연합영역 276
몸의 자세유지 205
몸통 176, 179, 534
몸통근육 227, 234, 241
몸통뼈대 145, 161
몸효과기 261
못박이관절 191
못움직관절 191
무과립백혈구 394
무기물 저장소 145
무기질 615, 617
무기질 균형 617
무기화합물 47
무뇨증 603
무릎굽힘근육 244
무릎면 186
무릎반사 300, 303
무릎뼈 186
무릎의 폄근육 245
무릎폄근육 245
무미엘린집축삭 259, 260
문 592
문맥고혈압 549
물 600
물렁입천장 499, 528
물리적 장벽 477
물수용기 327
뭇극신경세포 257
미각 327, 352
미각겉질 276
미끄럼관절 194
미끄럼잔섬유이론 212
미네랄 572, 573
미량원소 29
미세아교세포 258
미세해부학 4
미셀 53, 568
미엘린 259
미엘린집 259, 260
미엘린집마디 259, 260

미엘린집축삭 259, 260
미엘린집탈락 305
미엘린집형성 260
미오신분자 209
미주신경 295, 311
미토콘드리아 71, 559, 563
민무늬근육조직 205
밀착연접 96

ㅂ

바깥갈비사이근 239
바깥귀길 164
바깥뒤통수뼈능선 163
바깥목동맥 416
바깥목정맥 415, 417
바깥엉덩동맥 424
바깥엉덩정맥 425
바깥요도조임근 610, 611
바닥 175
바닥막 96
바닥세포 상피암 127
바닥쪽굽힘 230
바닥쪽정맥활 425
바닥층 125
바닥핵 271
바로누운 자세 16
바빈스키 징후 302
바소프레신 367
바이러스혈증 401
반고리관 330, 332
반막근 244
반사 300, 302
반사활 300
반월판막 441
반응물 35
반응성 원소 31
반홑정맥 421
반흔 139
반힘줄근 244
발가락뼈 186, 188
발등동맥 424
발등동맥활 424
발등정맥활 425
발목 188
발목반사 302, 303
발목뼈 186, 188
발바닥반사 302, 303
발바닥활 424
발세포 601
발열 477, 480
발열반응 37
발열성 37
발작 281
발작성심방빈맥 461
발허리뼈 186, 188
방광 591, 592, 609, 610, 611
방광목 610
방광염 612
방실결절, AV결절 447
방실다발 447
방실사이고랑 437
방실판막 440
배가로근 239
배곧은근 239, 240
배골반부위 17
배골반사분역 17
배골반안 20
배근육반사 303
배뇨 610
배뇨근 610
배뇨반사 611
배뇨통 612
배바깥빗근 239, 240
배변반사 544
배속빗근 239, 240
배안 21
배쪽몸공간 20
배호흡군 512
백내장 352
백색선 239
백색질 259, 282, 283, 284
백혈구 387, 394
백혈병 401
버팀목 145
번역 77
벌림 231
벌집공기세포 167
벌집뼈 162
범람요실금 612
베르니케 영역 276
베리베리 572
베타파 281
벽세포 537
벽속신경절 309
벽쪽심장막 434, 436
변비 553
변성 55
변연엽 275
별아교세포 258
볏돌기 166
보습뼈 162
보조인자 573
보체계통 477
보툴리눔독소증 225
보호 145
복강동맥 420, 422
복강신경절 308, 310
복귀정맥혈 451, 453
복막주렁 543
복부골반강 20
복부대동맥 420
복사 583
복압요실금 612
복장끝 178
복장뼈 176
볼거리 552
볼근 236, 237
볼기근거친면 186
볼기근선 183
볼기뼈 183
봉우리 178
봉우리끝 178
봉합 163, 191
부가성장 153
부갑상샘 370
부갑상샘세포 370
부갑상샘호르몬 370
부교감신경 611
부교감신경계통 309, 311, 313
부드러운 조직 지지 205
부리돌기 179
부리위팔근 240
부분분비 105
부분분비 땀샘 135
부분항원 486
부속인대 193
부신 372
부신동맥 420
부신샘 585
부신속질 308
부신정맥 421
부위해부학 24
부종 612
부푼 척수사이원반 195
분극 264
분비 599
분쇄골절 159
분열고랑 81
분자 27, 33
분자수준 7
분절운동 525
분할 386
분해 38, 579
분해대사 559, 562
분화 65
분획 386
불규칙뼈 146
불완전강직 219
붓돌기 164, 181
브로카 영역 276
비극성분자 33
비뇨계통 591
비뇨계통 장애 612
비뇨기계 591
비늘봉합 163
비늘부분 164
비대 224
비막성 소기관 66
비만 577
비만세포 106
비만세포 활성화 114
비오틴 572
비오한열생산 585
비장동맥 422
비장정맥 423
비전위골절 159
비타민 572
비타민 B_{12} 400
비타민 D_3 129
비타민결핍증 573

비타민과다증 573
비특이적 방어 477
비필수아미노산 571
비활성 기체 30
비활성 원소 30
빈맥 448
빈창자 540, 565
빈혈 573
빗살근 440
빛수용기 340
빠른맥 448
뻗침반사 300, 302
뻗침수용기 611
뼈관절염 196
뼈끝 148
뼈끝골절 159
뼈끝선 155
뼈끝연골 155
뼈단위 151
뼈대근육 206
뼈대근육조직 205
뼈대의 운동 유도 205
뼈모세포 150
뼈몸통 147, 148
뼈미로 330
뼈사이막 181, 187
뼈세관 111
뼈세포 150
뼈세포방 150, 151
뼈소관 150
뼈속막 153
뼈엉성증 195
뼈연화증 573
뼈층판 150
뼈파괴세포 150
뼈형성 150
뼈형성중심 154
뿔 284

ㅅ

사기질 530
사람면역결핍바이러스 491
사람융모생식샘자극호르몬 613
사립체 559
사이뇌 269, 270, 278
사이신경세포 261
사이원반 435
사이질세포 636
사이클로스포린 A 490
사잇길 607
사후강직 225
산 45, 622
산성 622
산성도 44
산소대사 561
산소부채 223
산소헤모글로빈 389
산증 622, 626
산혈증 622
산화인산화 561
산-염기평형 상태 621
삼각 610
삼요오드티로닌 369
삼차난포 645
삼차신경 295
삼차신경세포 298
삼첨판막 440
삼투 88
삼투수용체 618
삼투작용 87
상보적 가닥 59
상보적인 염기쌍 59
상아질 530
상피조직 92
색맹 349
색소상피 348
색전 398
색전증 398
샘분비 105
샘창자 540, 565, 568, 570
샘창자궤양 553
샘창자유두 550
샘창자팽대 550
생나무골절 159
생리학 5
생명체 7
생명체 수준 7
생식샘동맥 420
생식샘정맥 421
서맥 448
선 147
선천성안쪽들린휜발증 189
설정점 11
설탕분해효소 566
섬모체 340
섬유관절 191
섬유모세포 106
섬유소 387, 399
섬유소용해 399
섬유소원 387
섬유연결 191
섬유연골 109
섬유연골결합 191
섬유층 340
섬유피막 593
섬유화 115
섭식장애 577
섭식중추 576
성긴결합조직 106
성긴조직 106
성대문 499
세갈래근반사 303
세균혈증 401
세기관지 500
세동맥 405
세로발바닥활 189
세로토닌 266
세모근거친면 180
세정맥 405
세크레틴 541, 566
세타파 281
세포 7
세포 수준 7
세포간 부착 96
세포골격 69
세포내섭취 89
세포내액 615
세포대사 559
세포독성T세포 472
세포막 66
세포매개면역 472
세포밖이동 479
세포부착물질 97
세포분열 78
세포액 66
세포외배출 89, 568
세포외액 66, 615
세포질 66
세포질분열 80, 81
세포질액 66
세포체 256
셋째뇌실 271, 273
션트 607
소기관 66
소뇌 269, 270, 279
소뇌겉질 279
소뇌낫 272
소뇌다리 279
소뇌천막 272
소변 591, 599, 602, 609, 619
소변 침전물 613
소변검사 613
소변정체 612
소수성 43
소아마비 225
소포 수송 85
소포형성 89
소포체 70
소화 565
소화계통 521
소화관 521
소화기 분비 616
소화성궤양 553
속가슴동맥 414
속가슴정맥 415
속갈비사이근 239
속귀길 166
속귀신경 295
속목동맥 416
속목정맥 415, 417
속엉덩동맥 424
속질결콩팥단위 595
손가락굽힘근 243
손가락뼈 182
손가락폄근 242
손목 182
손상 114
손허리뼈 182
손(발)톱 136
솔가장자리 539

솔방울샘 278
송곳니 530
송과체 376
수두 293
수두대상포진바이러스 293
수막 285
수분 배출 616
수분 재흡수 616
수분평형 618
수산이온 44
수산화나트륨 45
수산화이온 622
수소결합 33
수소이온 44, 622, 626, 627
수용기 255
수용성 비타민 572
수용체 11
수용체 매개 세포내섭취 89
수정능획득 637
수축기 218, 445
수축기압 454
수축력 451
수축주기 214
수축파가중 219
수혈반응 391
수화형태의 공 42
순간수축 218
숨뇌 269, 270, 279, 512
숫구멍 169
스테로이드 52
스텐트 442
스트레스 378
스트레스 반응 378
승모판막 440
시각 352
시각경로 350
시각색소 348
시각신경 294
시각신경원반 346
시각연합영역 276
시냅스 256, 266
시냅스소포 266
시냅스이전막 266
시냅스이전세포 256, 266
시냅스이후막 266
시냅스이후세포 256, 266
시냅스지연 267
시냅스틈새 266
시멘트질 530
시상 270, 278
시상봉합 163
시상하부 270, 278, 363, 576, 584, 618
시안화물 561
시옷봉합 163
시축 343
시토신 58
시트르산 560
시트르산 회로 560, 563, 571
식도 532
식도동맥 420
식도염 552
식도정맥 421
식도틈새 533
식욕부진 577
식욕의 조절 576
신경관 269
신경교세포 113
신경근육연접 210
신경다발막 292
신경내세관 256
신경바깥막 292
신경성 식욕부진 577
신경세포 256
신경속막 292
신경아교세포 258
신경얼기 296
신경잔섬유 256
신경전달물질 263, 266
신경절 260
신경절세포 346
신경절신경세포 307, 308
신경절이전섬유 308
신경절이전신경세포 307, 308, 309
신경절이후섬유 308
신경조절 451
신경조직 93, 113, 562
신경줄기세포 257
신경집 260
신경집세포 260
신경층 340
신경펩티드Y 576
신경핵 271, 284
신생아 용혈성 질환 392
신장결석 573
신장동맥 420
신장반사 300, 302
신장정맥 421
신전수용기 611
신체질량지수 577
심근경색증 304
심낭 434
심박출량 450, 453
심방귀 437
심방나트륨이뇨펩티드 459, 619
심방사이막 440
심방세동 461
심방수축기 446
심방이완기 446
심방조기수축 461
심방중격 440
심부전 450
심실 수축기-2단계 446
심실박출기 446
심실사이막 440
심실성빈맥 461
심실세동 461
심실수축기 446
심실이완기-초기 446
심실이완기-후기 446
심실조기수축 461
심실중격 440
심음 443
심장 385
심장근육조직 205
심장근육층 434
심장근조직 112
심장기능상실 450
심장막동맥 420
심장막안 20
심장막염 436
심장바깥막 434
심장부정맥 461
심장속막 434
심장억제중추 448
심장염 443
심장정지 461
심장주기 445, 446
심장촉진중추 448, 456
심장패임 501
심장혈관계통 385
심장혈관중추 279
쐐기뼈 188
쓸개 550
쓸개돌 552
쓸개산염 568
쓸개염 552
쓸개이자관조임근 550
쓸개정맥 423
쓸개주머니관 550
씹기 529

ㅇ

아교세포 113, 258
아데노신 1인산 57
아데노신 2인산 57
아데노신 3인산 57
아데닌 58
아래각 179
아래골반문 185
아래관절돌기 171
아래대정맥 413, 421
아래둔덕 278
아래모서리 433
아래시상정맥굴 272
아래식도조임근 533
아래운동신경세포 299, 307
아래창자간막동맥 420, 422
아래창자간막신경절 308, 310
아래창자간막정맥 423
아래코선반 162, 167
아래턱뼈 162
아래팔중간정맥 415
아래호흡계 497
아미노기 625
아미노산 54, 563, 570, 571, 579, 599
아미노산 유도체 360
아미노이온 625
아세틸 CoA 571
아세틸조효소A 567

찾아보기

아세틸콜린 210, 266, 308
아세틸콜린가수분해효소 210
아세틸콜린에스테라아제 267
아스코르빈산 572
아연 617
아원자입자 27
아쿠아포린 603
악성 종양 82
악성 흑색종 127
악성빈혈 400
안뜰신경 295
안요도조임근 610, 611
안장 166
안장관절 194
안정막전위 263
안지오텐신 II 619
안쪽 179, 187
안쪽관절융기 186
안쪽넓은근 245
안쪽돌림 232
안쪽들음 233
안쪽복사 187
안쪽위관절융기 180
알도스테론 600, 605, 619
알러지반응 489
알러지항원 489
알부민 387
알츠하이머병 305
알카리성 622
알칼리증 622, 626
알칼리혈증 622
알파파 281
암모니아 599
암죽관 539
압력기울기 454
압력수용기반사 457
압력차 454
압박골절 159
압수용기 319, 322
앞가쪽숫구멍 169
앞뇌 269
앞능선 187
앞니 530
앞대뇌동맥 418
앞방 340
앞백색질기둥 284
앞뿌리 283, 284, 292
앞숫구멍 169
앞심실사이고랑 437
앞심실사이동맥 438
앞심장정맥 439
앞정강근 247
앞정강동맥 424
앞정강정맥 425
앞정중틈새 283, 284
앞톱니근 240
앞회색질뿔 284
액틴 208
앤지오텐신전환효소 458
야맹증 573
얇은 피부 124
양성 종양 82
양성 화학주성 394
양성되먹임 13
양성되먹임순환 13
양성자 27
양이온 31
얕은물 기절 513
얕은손바닥정맥활 415
어깨뼈 178
어깨뼈가시 179
어깨뼈밑오목 179
어깨세모근 240, 241
어깨올림근 241
어른 573
어린이 573
억제T세포 472
얼굴뼈 162
얼굴신경 295
엄지 182
엄지발가락 188
엉덩갈비근 238
엉덩뼈 183
엉덩뼈가시 183
엉덩뼈능선 183
엉덩허리근 245
엉치굽이 170
엉치뼈 175
엉치뼈거친면 175
엉치뼈곶 175
엉치뼈관 175
엉치뼈구멍 175
엉치뼈끝 175
엉치뼈틈새 175
엉치신경 282, 291
엉치신경얼기 296, 297
엉치엉덩관절 184
엉치척수 611
엎드린 자세 16
엎침 232
에너지 35
에너지학 582
에피네프린 266, 579, 581, 585, 619
엘라스타아제 570
여과 454, 455, 599
여과액 594
여과틈새 601
역류교환 585
연골 109
연골결합 191
연골관절 191
연골속뼈형성 154
연골형성부전증 156
연관통증 304
연구개 499
연동운동 611
연막 272, 273, 284, 285
연속전파 264, 265
연접틈새 210
연합영역 276
열 612
열사병 583
열생산 582
열생산과 열손실 583
열생산중추 584, 585
열손실 582
열손실중추 584
염 45, 622
염기 45, 622
염기성 622
염산 45
염색분체 80
염색체 75
염소 573, 599, 600, 617
염증 115, 480
염증반응 477, 480
엽사이동맥 596
엽사이정맥 596
영양 572
영양군 575
영양분 저장 205
영양소 47, 565
영양소 분배 192
영양소 저장고 562
영양실조 574
오금동맥 424
오금정맥 425
오른관상동맥 438
오른림프관 470
오른모서리 433
오른방실판막 440
오른빗장밑동맥 414
오른빗장밑정맥 415
오른온목동맥 414
오른쪽돌림 232
오른창자굽이 542
오른AV판막 440
오름신경로 284
오름잘록창자 542
오목 147, 343
오한열생산 585
옥시토신 367
온간관 550
온간동맥 422
온도수용기 319
온목동맥 416
온분비 105
온쓸개관 549, 550
온엉덩동맥 424
온엉덩정맥 425
온종아리신경 297
올림 233
옵소닌작용 488
완전강직 219
완전단백질 575
완전항원 486
완충계 45, 621, 622, 623, 624
완충제 45, 622
외과목 180

외분비샘 94, 104
외수용기 261
외인성 경로 399
외재성 눈근육 341
외피계통 123
외호흡 510
왼관상동맥 438
왼모서리 433
왼방실판막 440
왼빗장밑동맥 414
왼온목동맥 414
왼위동맥 422
왼쪽돌림 232
왼쪽빗장밑정맥 569
왼창자굽이 543
왼허리림프줄기 471
왼AV판막 440
요골동맥 414
요골정맥 415
요관 591, 592, 609, 610
요관구멍 610
요도 591, 609
요로 591
요산 578, 599
요세관액 605
요세관수뉘 보세혈관 597
요소 599
요실금 612
용종 553
용혈 390
우라실 58
우심방 403, 440
우심실 403, 440
운동 145
운동경로 299
운동단위 220
운동범위 191
운동신경세포 261
운동언어영역 276
운동에너지 35
운동종말판 210
운동축소인간 299
운동핵 284
운반글로불린 387
운반체-매개 수송 85, 88
움직관절 191
원뿔 347
원소 28
원시 351
원자 7, 27
원자량 28
원자번호 28
원자질량단위 28
원형질막 66, 68
위 565, 568, 570
위각 179
위골반문 185
위관절돌기 171, 175
위궤양 553
위대정맥 413, 415, 421
위둔덕 278
위모서리 179, 433
위목교감신경절 310
위바닥 534
위성세포 260
위시상정맥굴 272, 273, 419
위식도역류 552
위아래관자선 164
위아래폄근지지띠 247
위억제펩티드 541
위억제호르몬 566
위염 553
위운동신경세포 299, 307
위정맥 423
위주름 535
위중층원주상피 103
위창자간막동맥 420, 422
위창자간막신경절 308, 310
위창자간막정맥 423
위창자반사 544
위축 224
위치에너지 35
위코선반 167
위턱굴 167
위턱뼈 162
위팔근 243
위팔노근 243
위팔노근반사 303
위팔동맥 414
위팔두갈래근 243
위팔뼈 147, 180
위팔뼈작은머리 180
위팔세갈래근 242
위팔세갈래근반사 302
위팔정맥 415
위호흡계 497
유기화합물 47
유두관 595
유두근 440
유두층 128
유리 리보솜 70
유리연골 154
유리연골결합 191
유리질 주형 613
유리체 340
유미관 568
유사분열 78
유전암호 76
유제품 575
유화작용 568
육안해부학 4
윤활 192
윤활관절 191
윤활막 108
윤활액 192
윤활주머니 193
융기사이오목 186
융기사이융기 187
융모 523
융통(허용)수분재흡수 602
으뜸세포 537
음경 638
음부신경 610
음성되먹임 12
음식지침 574
음이온 31
응고 단계 399
응고인자 399
응집 390, 488
이당류 49, 566
이동 세포 106
이동큰포식세포 479
이랑 270
이마굴 167
이마근 236, 237
이마비늘 164
이마뼈 162
이마앞겉질 276
이마엽 274, 275
이마엽안구운동영역 276
이분 172
이산화탄소 621, 623, 626, 627
이소성심장박동조율기 461
이식거부반응 490
이온 599
이온결합 32
이온화 42
이완기 218, 445
이완기압 454
이자 374, 551, 565
이자관 551
이자섬 374
이자의 내분비부분 374
이자이 이븐비부분 374
이자효소 570
이차신경세포 298
이첨판막 440
이틀돌기 164
이행상피 101
이화작용 38, 559
인 74, 573, 617
인공투석막 606
인대결합 191
인두 499, 532
인두궁 529
인두편도 474
인산염완충계 624
인산크레아틴 222
인슐린 566
인지질 53
인터페론 477
일 35
일반감각 319
일차몸감각겉질 274, 276
일차시각겉질 276
일차신경세포 298
일차운동겉질 276, 299
일차청각겉질 276
일호흡량 509
일회박출량 450

입둘레근 236, 237
입방상피 100
입안 528
입안뜰 529
입인두 499
입천장뼈 162
잇는곳 228
잇몸염 531
잇몸염증 552

ㅈ

자가면역질환 490
자가분해 73
자극호르몬 366
자당 49
자동조절 456
자루 176
자뼈 181
자뼈머리 181
자신경 296, 297
자연살해세포 472
자유 대식세포 106
자유라디칼 376
자유신경종말 320
자율신경계통 255, 307
자율신경절 261, 307
자쪽손목굽힘근 243
자쪽손목폄근 242
자쪽피부정맥 415
자패임 181
작용 228
작은가슴근 240
작은결절 180
작은굽이 534
작은돌기 186
작은두렁정맥 425
작은뿔 168
작은심장정맥 439
작은어금니 530
작은콩팥잔 593
잔기둥 152
잔기량 509
잘라 젖힘 240
잘록창자 542
잘록창자띠 543
잘록창자염 553
잘록창자팽대 543
잘룩창자 566
잠복기 218
장딴지근 246, 247
장막 108, 522
재분극 264
재생 114
재흡수 455, 599
저밀도지질단백질 569
저산소증 397
저체온증 583
저탄산증 513
저호흡증 513
적색 원뿔 349
적합 391
적혈구 387
적혈구용적률 386
적혈구증가증 572
적혈구형성인자 397
전구효소 570
전기 80
전도 583
전도계 447
전령 RNA 76
전립샘 612
전분 49
전사 77
전신순응증후군 378
전위골절 159
전자 27
전자구름 27, 28
전자껍질 28
전자전달계 560, 563
전해질 42, 387
전혈 386
절구 183
절구관절 194
절박요실금 612
점막 108, 522
점막밑신경얼기 523
점막밑조직 522
점막연관림프조직 474
점증긴장 220
접시오목 179
정강뼈 186, 187
정강뼈거친면 187
정맥 385
정맥류 408
정맥수축 409
정맥압 453
정맥천자 400
정시안 351
정자세포 635
정제되지 않은 곡식 575
정중구멍 273
정중신경 296, 297
정중엉치뼈능선 175
젖당분해효소 566
젖산 222, 579
젖산염 222
젖샘관 649
젖힘 230
조절비만 577
조절작용 344
조절중추 11
조정띠 440
조직 7, 91
조직 수준 7
조직관류 456
조직인자 399
조직플라스미노겐 활성제 399
조혈 396
조효소 560
좀움직관절 191
종말신경절 309
종아리뼈 186, 187
종아리정맥 425
종양 82
종합해석영역 276
종합해석중추 277
좌심방 403, 440
좌심실 403, 440
주름 610
주머니공간 601
주세포 570
주작용근 228
주형 613
죽상경화 406
죽상경화판 406, 569
줄기세포 106
중간넓은근 245
중간코선반 167
중간뇌 269, 270, 278, 279, 280
중간뇌수도관 271, 273
중간대뇌동맥 418
중간볼기근 241
중간심장정맥 439
중기 81
중성 622
중성구 395
중성자 27
중성지방 563, 569, 571
중쇠관절 194
중쇠뼈 172
중심고랑 274, 275
중심관 151, 152, 271, 273, 283, 284
중심뒤이랑 274, 275
중심앞이랑 274, 275
중증근육무력증 225
중첩지대 208
중추신경계통 255
중추조절 456
중층 입방상피 100
중층상피 95
중층원주상피 103
중층편평상피 99
중탄산 예비량 626
중탄산나트륨 627
중탄산염 599
중탄산예비량 625
중탄산이온 626, 627
중형정맥 405
중화 488
즉시과민반응 489
증발 583
지방 51, 571
지방덩이 193
지방산 50, 563, 568, 571
지방세포 106, 562, 569
지방조직 107, 579
지용성 비타민 573
지중해빈혈 400
지질 50, 568, 579, 599
지질 유도체 360

지질단백질 568, 569
지질분해효소 568
진피 107, 123
진피유두 124
진행성뼈형성섬유형성이상 157
질량 27
질량수 28
질소염기 58
질소폐기물 599
집락자극인자 397
집합관 595
집합관계 595, 600, 603, 605, 627
짧은뼈 146

ㅊ

참갈비뼈 176
참(작은)골반 185
창자간막 522
창자공기 566
창자내분비세포 537
창자림프줄기 471
창자샘 538
창자융모 538
창자펩티드분해효소 570
채소 575
척골동맥 414
척골정맥 415
척수 282, 285
척수막 285
척수신경 283, 291, 292, 296
척수신경절 283, 284
척수원뿔 282
척주관 171
척주굽이 170
척주뒤굽음증 177
척주앞굽음증 177
척주앞신경절 308
척주옆굽음증 177
척주의 근육 238
척추구멍 171
척추동맥 414, 416
척추사이구멍 171
척추사이원반 171, 195
척추사이원반 탈출증 195
척추정맥 415, 417, 419
척추천자 285
척추폄근 238
척추(뼈) 고리 171
천수 611
천식 514
철 617
철결핍빈혈 400
첨판 440
청각 331, 353
청각 과정 337
청각겉질 276
청각연합영역 276
청산가리 561
청색 원뿔 349
청색증 127
체강 20
체동맥계 412
체순환계 403
체액 및 전해질평형 615
체액 손실 619
체액분획 615
체액성 면역 472
체액이동 616
체액증가 619
체액평형 619
체온 581
체온상승 584
체온유지 205
체온조절 582, 583
체온조절중추 584
체온하강 585
체정맥계 413
체판 166
초점거리 344
촉각소체 321
촉각수용기 319
촉각원반 320
촉매 37
촉진확산 88, 570
총폐용량 509
축삭 256
축삭둔덕 256
축삭종말 210, 256, 266
출생 659
출생전 발생 659
충격 흡수 192
충만시간 451
췌장 551
층판소체 321
치밀결합조직 107
치밀규칙결합조직 107
치밀불규칙결합조직 107
치밀뼈 110, 148
치아돌기 172
치아머리 530
치아뿌리관 530
치아속질공간 530
치아주위인대 530
치액 408
치은염 531
치핵 543
친수성 42
침반사 548
침아밀라아제 566

ㅋ

카르복시펩티드분해효소 570
카르복실기 50, 625
카르복실이온 625
칼돌기 176
칼로리 574
칼로리요구량 574
칼륨 573, 599, 617
칼슘 573, 617
칼슘이온 151
커넥손 97
케라틴 55
케로이드 139
케톤증 578
케톤체 578, 579
코결굴 167
코리회로 223
코발라민 572
코발트 617
코복합체 167
코뼈 162
코인두 499
콜라겐 55
콜라겐섬유 106
콜레스테롤 52, 568, 569
콜레시스토키닌 541, 566
콜로이드 43, 368
콜리골절 159
콩팥 591, 592, 593, 621, 626, 627
콩팥겉질 593
콩팥결석 572
콩팥근막 592
콩팥기능상실 606
콩팥기둥 593
콩팥깔때기 593, 609
콩팥단위고리 594, 600, 604
콩팥돌 573, 612
콩팥동굴 593
콩팥동맥 596
콩팥문 592
콩팥보상 623, 626
콩팥생리학 599
콩팥소체 594, 600, 601, 604
콩팥속질 593
콩팥엽 593
콩팥이식 607
콩팥정맥 596
콩팥피라미드 593
크레아티닌 599
크와시오르코르 578
큰가슴근 240
큰결절 180
큰구멍 165
큰굽이 534
큰궁둥패임 183
큰대뇌정맥 419
큰돌기 186
큰두렁정맥 425
큰볼기근 241
큰뿔 168
큰심장정맥 439
큰어금니 530
큰콩팥잔 593
큰포식세포 479
클론 483
키모트립신 570
킬로미크론 568

ㅌ

타원관절 194

타원구멍 165
타원오목 440
타원주머니 330
탄력반동 439
탄력섬유 106
탄력연골 109
탄력형동맥 405
탄산 45, 621, 623, 626, 627
탄산가스 과잉증 513
탄산탈수효소 623
탄산-중탄산 완충계 624, 625, 626, 627
탄수화물 48, 571
탈구 193
탈분극 264
탈산소헤모글로빈 389
탈수합성 39
태아적혈구모구증 393
턱관절오목 165
턱끝융기 164
턱밑샘관 548
턱밑침샘 548
털뿌리 신경얼기 320
털생장주기 133
털세움근 132
털세포 325
털유두 132
털의 구조 133
털주머니 132
토리 594, 596, 600
토리곁복합체 601
토리주머니 594, 601
토리쪽곱슬세관 594, 600, 604
통각수용기 319
통증 612
통풍 578
통풍관절염 578
투과성 85
투명층 125
투석 606
투석막 607
투석액 606
트로포닌 208
트로포미오신 208
트롬빈 399
트리글리세리드 51
트립신 570
특발성 177
특수감각 325
특수감각수용기 255
특이성 56, 483
특이적 면역 483
특이적 방어 483
틈새 147, 270
틈새이음 96
티로글로불린 368
티록신 369
티모신 475
티민 58
티아민 572

ㅍ

파상풍 225
파종혈관내응고 401
파킨슨병 304
판막 408
판막성심장병 443
판토넨산 572
팔꿈치머리 181
팔다리근육 227, 235
팔다리뼈대 145, 161
팔머리동맥 414
팔머리정맥 415, 417
팔신경얼기 296, 297
팔오금중간정맥 415
팔이음뼈 178
패혈증 401
팽대능선 332
퍼포린 481
페닐케톤뇨증 578
펠라그라 572
펩시노겐 570
펩신 570
펩티드 54
펩티드 유도체 360
펩티드결합 54
펩티드분해효소 570
편도 474
편도염 474
편안한 호흡 512
편평상피 98
편평세포 상피암 127
폄 230
폄근지지띠 242
평형감각 353
평형반 333
평활근조직 112
폐기종 514
폐동맥 411
폐동맥판 440
폐문 501
폐반월판막 440
폐쇄구멍 183
폐쇄신경 296, 297
폐순환계 403
폐암 515
폐포 411, 502
폐포압 507
폐확장부전 506
폐활량 509
포도당 48, 563, 567, 571, 579, 599
포도당신합성 563, 571, 579
포만중추 576
포식세포 477
포식작용 89
포음작용 89
포트골절 159
폭식증 577
폴리펩티드 54
폴산 572
표면항원 390
표면해부학 24
표면활성제 503
표피 123
푸르킨예섬유 447
풍선혈관성형술 406
프로테오글리칸 97
프로트롬빈 399
프로트롬빈분해효소 399
플라스미노겐 399
플라스민 399
플라크 398
피떡 398, 442
피떡수축 399
피라미드계통 299
피라밋세포 276
피로젠 480
피루브산 567
피루브산염 222
피리독신 572
피부막 108, 123
피부분절 293
피브리노겐 387
피브린 387
피하층 123, 128
필수아미노산 571
필수지방산 568

ㅎ

하루주기 리듬 376
합성대사 559, 562
합성반응 38
항상성 3, 11, 618, 619, 626, 627
항상성 조절 11
항원 390, 472
항원결정부위 486
항원결합부위 486
항원제시 484
항원제시세포 484
항원-항체복합체 486
항이뇨호르몬 367, 600, 618, 619
항체 390, 487
항체매개면역 472
항체치 487
해당작용 563, 567, 579
해리 42
해면뼈 110, 149
해면정맥굴 419
해부학자세 16
핵 27, 74
핵분열 80
핵산 58
햅텐 486
행동변화 584
허리굽이 170
허리네모근 238
허리동맥 420
허리뼈 174
허리신경 282, 291
허리신경얼기 296, 297

허리정맥 421
허리천자 285
허리팽대 282
허파꽈리 502
허파동맥 411
허파세동맥 411
허파정맥 411
헤르페스 바이러스 293
헤마토크릿 386
헤모글로빈 55, 389
헤모글로빈 완충계 624
헴 389
혀밑샘관 548
혀밑신경 294
혀밑침샘 548
혀인두신경 295
혀주름띠 529
혀편도 474
현택액 43
혈관 385
혈관 단계 398
혈관 확장 584
혈관내막 404
혈관수축 404
혈관수축제 456
혈관외막 404
혈관운동 407
혈관운동중추 584, 585
혈관이완 404
혈관작용성 장펩티드 541
혈관중간막 404
혈관층 340
혈관확장제 456
혈구 생성 145
혈구누출 394
혈구모세포 396
혈구성분 397
혈류량 454
혈소판 387, 396
혈소판 단계 398
혈압 453, 454, 619
혈액 385, 470
혈액뇌장벽 259
혈액량 615, 619
혈액의 우회 584
혈액투석 606, 607
혈액형 390
혈액-가슴샘장벽 473
혈우병 400
혈장 386, 599
혈장 단백질 387
혈전 398, 442
협동근 228
형질세포 106, 472
호기 507
호기근 508
호기예비량 509
호르몬조절 451
호산구 395
호산백혈구 479
호산성세포 370
호색소물질 256
호염기구 395
호중백혈구 479
호흡 산-염기 장애 625
호흡계 621
호흡계통 497
호흡률 626, 627
호흡막 503
호흡보상 623
호흡산증 626
호흡성 보상 626
호흡알칼리증 627
호흡열손실 584
호흡저하 626
호흡점막 498
호흡주기 509
호흡주기중추 279
호흡중추 584
호흡펌프 460
홍채 338, 340
홑극신경세포 257
홑정맥 421
화학결합 31
화학기호 29, 36
화학물질 7
화학수용기 319, 323
화학수용체 627
화학주성 479
화합물 32
확산 85, 86, 88
활꼴동맥 596
활꼴정맥 596
활동전위 211, 263, 264
활성부위 56
활성화에너지 37
황달 552
황반 343
황체 645
회색질 259, 282, 283, 284
회피반사 301
횡격막 506
횡격막동맥 420
횡격막정맥 421
효과기 11, 255
효소 37
효소-기질 복합체 56
후각 352
후각겉질 276
후각신경 294
후각작용 326
후기 81
후두 499
후두인두 499
후천성면역결핍증후군 491
후천적 방어 483
휘돌림 231
휘돌이동맥 438
흉강 20
흉막 501
흑색질 278, 304
흡기 507
흡기근 508
흡기예비량 509
흡열반응 37
흡열성 37
희소돌기아교세포 258
힘줄 206
힘줄끈 440

기타

—COOH 625
—NH_2 625
—NH_3^+ 625
Angiotensin II의 효과 458
A띠 208
AV판막 440
Cl^- 599
COO^- 625
DNA 복제 79
DNA 중합효소 79
H띠 208
H_2CO_3 623
HbO_2 389
HCO_3^- 599
I띠 208
K^+ 599
M선 208
mEq/L 599
mg/dL 599
Na^+ 599
NK세포 472
P파 449
P-R간격 449
Q-T간격 449
QRS 복합파 449
R파 449
RBC 주형 613
Rh 양성 391
Rh 음성 391
Rh^+ 391
Rh^- 391
SA결절 447
T소관 209
T파 449
T_3 369
T_4 369
TSH(갑상샘자극호르몬) 분비 585
WBC 주형 613
Z선 208

영문 찾아보기

A

A band 208
abdominal aorta 420
abdominal cavity 21
abdominal reflex 303
abdominopelbic quadrant 17
abdominopelvic cavity 20
abdominopelvic region 17
abducens nerve 294
abduction 231
accessory ligament 193
accessory nerve 294
accessory pancreatic duct 551
accommodation 344
ACE 458
acetabulum 183
acetylcholine 210, 266, 308
acetylcholinesterase 210, 267
ACh 210
AChE 210
achilles tendon 189
achondroplasia 156
acid 45, 58, 622
acid-base balance 621
acidemia 622
acidic 622
acidosis 622
acquired immune defeciency syndrome 491
acromegaly 157
acromial end 178
acromion 178
actin 208
action 228
action potential 211, 263, 264
activation energy 37
active site 56
active transport 89
acute renal failure 606
AD 305
adduction 231
adductor muscle 244
adenine 58
adenosin monophosphate 57
adenosine diphosphate 57
adenosine triphosphate 57
ADH 600, 602, 603
adipocyte 106, 562
adipose tissue 107
adrenal 421
adrenal artery 420
adrenal gland 372, 585
adrenal medulla 308
aerobic metabolism 561
AF 461
afferent arteriole 596
afferent fiber 261
afferent lymphatic 474
afterbirth 673
agglutination 390, 488
agonist 228
agranular leukocyte 394
AIDS 491
ala 175
albumin 387
aldosterone 600, 605
alkalemia 622
alkaline 622
alkalosis 622
allantois 665
alleles 680
allergen 489
allergy 489
alpha wave 281
ALS 305
alveolar pressure 507
alveolar process 164
alveoli 502
alveolus 411
Alzheimer disease 305
amino acid 54
aminoacid derivative 360
amnion 664
amniotic cavity 661
amniotic fluid 664
amphiarthrosis 191
ampulla 637, 646
amu 28
amyotrophic lateral sclerosis 305
anabolism 39, 559, 562
anaphase 81
anaphylactic shock 489
anatomical neck 180
anatomical position 16
andtibody-mediated immunity 472
anemia 400
angiotensin converting enzyme 458
anion 31
ankle 188
ankle-jerk reflex 302, 303
anorexia nervosa 577
anorexia 577
ANP 459, 619
antagonist 228
anterior cardiac vein 439
anterior cerebral artery 418
anterior chamber 340
anterior crest 187
anterior fontanelle 169
anterior gray horn 284
anterior interventricular artery 438
anterior interventricular sulcus 437
anterior median fissure 283, 284
anterior tibial 425
anterior tibial artery 424
anterior white column 284
antibody 390
antibody titer 487
antidiuretic hormone 367, 600
antigen 390, 472
antigen binding site 486
antigen presentation 484
antigen-antibody complex 486
antigen-presenting cell 484
antigenic determinant site 486
antron 535
antrum 645
anuria 603
aortic arch 414
aortic sinus 441
aortic valve 440
APC 484
apex 175
apocrine secretion 105
apocrine sweat gland 135
aponeurosis 206
appendicitis 542
appendicular bone 145
appendicular muscle 227, 235
appendicular skeleton 161
appendix 542
appositional growth 153
aquaporin 603
arachnoid granulation 273
arachnoid mater 272, 284, 285
arcuate artery 596
arcuate vein 596
areola 649
areolar tissue 106
arrector pili 132
arterial anastomosis 407
arterial blood pressure 453
arterial pressure 454
arteriole 405
arteriosclerosis 406
arteriovenous anastomosis 407
artery 385, 403, 420, 424
arthritis 196
arthroscope 197
arthroscopic surgery 197
articular capsule 192
articular cartilage 148, 192
articular facet 171
articular process 171
articulations 191
artificial dialysis membrane 606
ascending colon 542
ascending tract 284
ascorbic acid 572
association area 276
asthma 514
astrocyte 258
atelectasis 506
atherosclerosis 406
atherosclerotic plaque 406, 569
atlas 172
atom 7, 27

atomic mass unit 28
atomic number 28
atomic weight 28
ATP 567, 581
atresia 644
atrial diastole 446
atrial fibrillation 461
atrial natriuretic peptide 459
atrial systole 446
atrial tachychardia 461
atrioventricular(AV) node 447
atrioventricular(AV) valve 440
atrophy 224
auditory association area 276
auditory cortex 276
auditory ossicle 168, 329
auricle 437
auricular surface 175
auris 437
autoimmune disorder 490
autolysis 73
autonomic ganglia 261, 307
autonomic nervous system 255, 307
autoregulation 456
autosomal chromosome 679
AV bundle 447
axial muscle 227, 234, 241
axial skeleton 145, 161
axillary artery 414
axillary nerve 296
axillary vein 415
axis 172
axon 256
axon hillock 256
axon terminal 210, 256, 266
azygos 421

B

B_{12} 572
Babinski sign 302
bacteremia 401
balanced diet 574
ball-and-socket joint 194
balloon angioplasty 406
baroreceptor 319, 322
baroreceptor reflex 457
basal body temperature 650
basal cell 127
basal ganglia 271
basal metabolic rate 582
basal nuclei 271
base 45, 175, 622
basement membrane 96
basic 622
basilar artery 416
basilic vein 415
basophil 395
benign prostatic hypertrophy 639
benign tumor 82
beriberi 572
beta wave 281
bicarbonate reserve 625
biceps brachii 243
biceps femoris 244
biceps reflex 302, 303
bicuspid 440, 530
bifid 172
bile salt 568
biotin 572
bipolar cell 347
bipolar neuron 257
blastocoele 661
blastocyst 661
blastomeres 660
blind spot 346
blood 385, 470
blood Cell Production 145
blood flow 454
blood pressure 453, 454
blood type 390
blood vessl 385
blood-brain barrier 259
blood-thymus barrier 473
blue cone 349
BMI 577
BMR 582
body 176, 179, 534
body cavity 20, 24
body mass index 577
bone 182
bony labyrinth 330
border 179
botulism 225
brachial artery 414
brachial plexus 296, 297
brachial vein 415
brachialis 243
brachicephalic vein 417
brachiocephalic 414
brachiocephalic vein 415
brachioradialis 243
brachioradialis reflex 303
bradycardia 448
brain stem 270, 278, 279
brain wave 281
breast cancer 651
broad ligament 643
broca area 276
bronchial artery 420
bronchial vein 421
bronchiole 500
brush border 539
buccinator 236, 237
buffer 45, 622
buffer system 45, 621, 623
bulbo-urethral gland 633, 634, 637
bulging disc 195
bulimia 577
bundle branch 447
bursa 193

C

c-AMP 362
CAD 442
Cal 574
calcaneal tendon 189
calcium 573
calcium ion 151
calory 574
CAM 97
canal 147
canaliculi 111, 150
capacitation 637
capillary 385, 403, 405
capillary bed 407
capillary exchange 453, 454
capillary hydrostatic pressure 454
capillary pressure 453
capitulum 180
capsular space 601
carbohydrate 48
carbonic acid 45, 621, 623
carbonic acid-bicarbonate buffer system 624
carbonic anhydrase 623
carboxipeptidase 570
carboxyl group 50
carcinoma 127
carcinomas 651
cardia 534
cardiac arrest 461
cardiac arrhythmia 461
cardiac cycle 445, 446
cardiac muscle tissue 112
cardiac notch 501
cardiac out 450
cardiac output 453
cardioacceleratory center 448, 456
cardioinhibitory center 448
cardiovascular center 279
cardiovascular system 385
carditis 443
carotid canal 165
carpus 182
carrier-mediated transport 85, 88
cartilage 109
cartilaginous 191
cast 613
catabolism 38, 559, 562
catalyst 37
cataract 352
cation 31
cauda equina 282, 285
caudate lobe 549
cavernous sinus 419
CCK 541, 566, 570, 576

celiac 420
celiac ganglion 308, 310
celiac trunk 422
cell 7
cell adhesion molecules 97
cell body 256
cell division 78
cell membrane 66
cell-mediated immunity 472
cellular level 7
cellular metabolism 559
cellular trophoblast 661
cementum 530
central canal 151, 152, 271, 273, 283, 284
central nervous system 255
central regulation 456
central sulcus 274, 275
cephalic vein 415
cerebellar cortex 279
cerebellar peduncle 279
cerebellum 269, 270, 279
cerebral aqueduct 271, 273
cerebral arterial circle 418
cerebral cortex 270, 274, 276
cerebral hemisphere 270, 277
cerebral palsy 305
cerebral peduncle 278, 299
cerebrospinal fluid 258, 271, 272, 273
cerebrum 269, 270
cervical canal 646
cervical cancer 651
cervical curve 170
cervical enlargement 282
cervical plexus 296, 297
cervical spinal nerve 282, 291
cervix 647
CF 498
chain ganglia 308
chemical bond 31
chemical level 7
chemical notation 36
chemical symbol 29
chemoreceptor 319, 323
chemotaxis 479
chewing 529
chickenpox 293
chief cell 537, 570
chloride 573
cholecystitis 552
cholecystokinin 541, 566
cholesterol 52, 568
chorda tendinea 440
chorion 665
choroid 340
choroid plexus 273
CHP 454
chromatid 80
chromosome 75
chronic bronchitis 514
chronic obstructive pulmonary disease 514
chronic renal failure 606
chylomicron 568
chymotripsin 570
ciliary body 340
circardian rhythm 376
circular fold 538
circumduction 231
circumflex artery 438
cirrhosis 552
cisterna chyli 471
citric acid 560
citric acid cycle 560
cleavage 660
cleavage furrow 81
clitoris 641, 648
clone 483
closed 159
clot retraction 399
clotting factor 399
CO 450
coagulation phase 399
cobalamin 572
coccygeal nerve 282
coccygeal nerve 291
coccyx 175
cochlear branch 295
cochlear duct 330
cochlear duct(hearing) 331
coelom 20
coenzyme 560
cofactor 573
colitis 553
collagen 55
collagen fiber 106
collateral artery 407
collateral ganglia 308
collaterals 256
collecting duct 595
collecting system 595, 600
colles fracture 159
colliculi 278
colloid 43, 368
colon 542, 566
colony-stimulating factor 397
color blindness 349
colorectal cancer 553
colostrum 674
comminuted fracture 159
common bile duct 549, 550
common carotid artery 416
common fibular nerve 297
common hepatic artery 422
common hepatic duct 550
common iliac artery 424
common iliac vein 425
common pathway 399
compact bone 110, 148
compatible 391
complement system 477
complementary base pair 59
complementary strand 59
complete antigen 486
complete protien 575
complete tetanus 219
compound 32, 159
compression fracture 159
conducting system 447
conduction 583
condylar joint 194
condylar process 164
condyle 147, 180
cone 347
congenital talipes equinovarus 189
conjunctiva 338
conjunctivitis 339
connective tissue 92
connexon 97
constipation 553
contercurrent exchange 585
continuous propagation 264, 265
contractility 451
contraction cycle 214
contraction phase 218
control center 11
conus medullaris 282
convection 583
coracobrachialis 240
coracoid process 179
cori cycle 223
cornea 338
corona radiata 645
coronal suture 163
coronary artery 438
coronary artery disease 442
coronary ischemia 442
coronary sinus 437, 439
coronary sulcus 437
coronoid process 164, 181
corpora cavernosa 638
corpus callosum 271, 275
corpus luteum 645
corpus spongiosum 638
cortex 643
cortical nephron 595
cortical radiate artery 596
cortical radiate vein 596
corticospinal pathway 299
corticospinal tract 299
corticosteroid 372
costal cartilage 176
costal facet 173
cotransport 570
covalent bond 33
CP 222
cranial Bone 162
cranial meninges 272

cranial nerve 291, 294
cranium 162
creatine phosphate 222
creatinine 599
cremaster 634
crest 147
cribriform plate 166
crista ampullaris 332
crista galli 166
cross-reaction 390
crown 530
CsA 490
CSF 397
cuboidal epithelium 100
cuneiform bone 188
cupula 332
cusp 440
cuspid 530
cutaneous membrane 108, 123
cyanide 561
cyanosis 127
cyclic-AMP 362
cyclosporin A 490
cyst 651
cystic duct 550
cystic fibrosis 498
cystic vein 423
cystitis 612
cytokinesis 80, 81
cytoplasm 66
cytosine 58
cytoskeleton 69
cytosol 66
cytotoxic T cell 472

D

dartos muscle 634
dB 336
DCT 594, 600, 603, 605
decibel 336
deciduous teeth 531
decomposition 38
deep palmar arch 414, 415
defecation reflex 544
dehytdration synthesis 39
delivery 673
delta wave 281
deltoid 240, 241
deltoid tuberosity 180
demyelination 305
denaturation 55
dendrite 256
dendritic cell 474
dens 172
dense connective tissue 107
dense irregular connective tissue 107
dense regular connective tissue 107
dentin 530
deoxyhemoglobin 389
deoxyribonucleic 58
Depo-Provera 652
depolarization 264
depression 233
dermal papillae 124
dermatome 293
dermis 107, 123
descending colon 543
descending tract 284
desmosome 96
detrusor 610
development 659
diabetes mellitus 377
diabetic ketoacidosis 377
diabetic nephropathy 377
diabetic neuropathy 377
dialysis 606
diapedesis 394, 479
diaphragm 506, 652
diaphysis 147, 148
diarthroses 191
diarthrosis 191
diastole 445
diastolic pressure 454
DIC 401
diencephalon 269, 270, 278
dietary guideline 574
different count 395
differentiation 65
diffusion 85, 86, 88
digestion 565
digestive Secretions 616
digestive system 521
digestive tract 521
digital artery 414
digital subtraction angiography 442
digital vein 415
diglyceride 51
dilation stage 673
dipeptide 54
disaccharide 49, 566
disc 435
dislocation 193
displaced fracture 159
disseminated intravascular coagulation 401
dissociation 42
distal convoluted tubule 594
distal radio-ulnar joint 181
DNA polymerase 79
DNA replication 79
dopamine 304
dorsal arch 424
dorsal ramus 292
dorsal respiratory group 512
dorsal root 283, 284
dorsal root ganglion 283, 284
dorsal venous arch 425
dorsalis pedis 424
dorsiflexion 230
DRG 512
DSA 442
ductus deferens 633, 634, 637
duodenal ampulla 550
duodenal papilla 550
duodenal ulcer 553
duodenum 540, 565
dura mater 272, 284, 285
dural fold 272
dural sinus 272
dysuria 612

E

ear 437
eating disorder 577
ECF 615, 617
ECG 449
ectoderm 662
ectopic bone 157
ectopic pacemaker 461
edema 612
EEG 281
effector 11, 255
efferent arteriole 597
efferent fiber 261
efferent lymphatic 474
effernt arteriole 601
ejaculatory duct 634, 637
EKG 449
elastase 570
elastic artery 405
elastic cartilage 109
elastic fiber 106
elastic rebound 439
electrocardiogram 449
electroencephalogram 281
electrolyte 42, 387
electron 27
electron cloud 27, 28
electron shell 28
electron transport system 560
element 28
elevation 233
embolism 398
embolus 398
embryo 647
embryological development 659
embryology 659
embryonic disc 662
emmetropia 351
emphysema 514
emulsification 568
enamel 530
endergonic 37
endocardium 434
endochondral 154
endocrine gland 94, 104
endocrine pancreas 374
endocrine system 361
endocytosis 89

endoderm 662
endometrium 646
endomysium 206
endoneurium 292
endoplasmic reticulum 70
endosteum 153
energetics 582
energy 35
enteroendocrine cell 537
enterogastric reflex 544
enteropeptidase 570
enzyme 37
enzyme-substrate complex 56
eosinophil 395, 479
ependyma 258
ependymal cell 258, 273
epicardium 434
epidermis 123
epididymis 633, 634
epidural space 272, 285
epilepsy 281
epimysium 206
epinephrine 266
epineurium 292
epiphyseal cartilage 155
epiphyseal fracture 159
epiphyseal line 155
epiphysis 148
epithelial tissue 92
EPO 397
equilibrium 353
erectile tissue 638
ERV 509
erythroblastosis fetalis 393
erythrocyte 387
erythropoietin 397
esophageal artery 420
esophageal hiatus 533
esophageal vein 421
esophagitis 552
esophagus 532
essential amino acid 571
essential fatty acid 568
estrogen 642
ethmoid 162
ethmoidal air cell 167
evaporation 583
eversion 233
exchange recation 39
exergonic 37
exhalation 507
exocrine gland 94, 104
exocrine pancreas 374
exocytosis 89, 568
expiratory muscle 508
expiratory reserve volume 509
expulsion stage 673
extension 230
extensor carpi radialis 242
extensor carpi ulnaris 242
extensor digitorum longus 247
extensor digitorum muscle 242
extensor rerinaculum 242
extensors of the knee 245
external acoustic meatus 164
external carotid artery 416
external genitalia 633
external iliac artery 424
external iliac vein 425
external intercostal 239
external jugular vein 415, 417
external oblique 239, 240
external occipital crest 163
external receptor 261
external Respiration 510
external urethral sphincter 610
extra-embryonic membrane 662
extracellular fluid 66
extrinsic eye muscle 341
extrinsic pathway 399

F

facet 147
facial bone 162
facial nerve 295
facilitated diffusion 570
facultative water reabsorption 602
false 185
false labor 672
false rib 176
falx cerebelli 272
falx cerebri 272
FAR-inks 532
fascicle 292
fat 51
fat pads 193
fat-Soluble Vitamin 573
fatty acid 50
fatty appendice 543
feedback 12
feeding center 576
female reproductive tract 641
femoral artery 424
femoral head 186
femoral nerve 296, 297
femoral vein 425
femur 147, 186
fertilization 659, 660
fetal development 659
fetus 647
fever 477, 480, 612
fibrin 387, 399
fibrinogen 387
fibrinolysis 399
fibroblast 106
fibrocartilage 109
fibrocystic disease 651
fibrodysplasia ossification progressiva 157
fibrosis 115
fibrous 191
fibrous capsule 593
fibrous layer 340
fibula 186, 187
fibular vein 425
fibularis longus 246
fight or flight 308
filling time 451
filtrate 594
filtration 454, 599
filtration slit 601
filtration 455
fimbriae 646
First trimester 659
first-order neuron 298
fissure 147, 270
fixed cell 106
fixed macrophage 106, 479
flat bone 146
flatus 566
flexion 230
flexor carpi radialis 243
flexor carpi ulnaris 243
flexor digitorum longus 246
flexor digitorum muscles 243
flexor retinaculum 243
flexors of the knee 244
floating rib 176
fluid compartment 615
fluid shift 616
focal distance 344
folate 572
folic acid 572
follicular phase 645
fontanelle 169
FOP 157
foramen 147
foramen magnum 165
foramen ovale 165
forced breathing 512
forebrain 269
formed element 397
fornix 648
fossa 147
fossa ovalis 440
fourth ventricle 271
fovea 343
fractionation 386
fracture 158, 159
fracture hematoma 158
free macrophage 106, 479
free nerve endings 320
free radical 376
free ribosome 70
frontal bone 162
frontal eye field 276
frontal lobe 274, 275
frontal sinus 167
frontal squama 164

frontalis 236, 237
FUN-dus 534
fundus 534, 647

G

gallbladder 550
gallstones 552
ganglia 260
ganglion cell 346
ganglionic neuron 307, 308
gap junction 96
gastric inhibitory peptide 541, 566
gastric ulcer 553
gastric vein 423
gastrin 541
gastritis 553
gastrocnemius 246, 247
gastrocnemius muscle 247
gastroesophageal reflux 552
gastrulation 662
general adaptation syndrome 378
general interpretive area 276
general interpretive center 277
general sense 319
genetic code 76
genetics 679
genotype 679
germ layer 662
gestation 659
gestational trophoblastic neoplasia 663
ghrelin 576
gigantism 157
gingivitis 531, 552
GIP 541, 566
glenoid cavity 179
glial cell 113, 258
gliding joint 194
globulin 387
glomerular capsule 594
glomerulus 594, 596, 600
glossopharyngeal nerve 295
glottis 499
gluconeogenesis 563, 571
glucose 48, 567
glutamate 266
gluteal lines 183
gluteal tuberosity 186
gluteus maximus 241
gluteus medius 241
glycerol 51
glycogen 49
glycogenesis 563
glycogenolysis 563
glycolipid 53
glycolysis 563, 567
golgi apparatus 72
gomphosis 191
gonad 633
gonadal 420, 421
gout 578
gouty arthritis 578
gracilis 244
graded potential 263
graft rejection 490
granular leukocyte 394
gray matter 259, 282, 283, 284
great cardiac vein 439
great cerebral vein 419
great saphenous vein 425
greater 185
greater curvature 534
greater horn 168
greater sciatic notch 183
greater trochanter 186
greater tubercle 180
greater vestibular gland 648
green cone 349
greenstick fracture 159
gross anatomy 4
guanine 58
guard entrances and exits 205
gustation 327, 352
gustatory cortex 276
gyri 270

H

H band 208
hair cell 325
hair follicle 132
hair growth cycle 133
hair papilla 132
hair structure 133
hallux 188
hamstring muscle 244
hard palate 499, 528
haustra 543
Hb 389
hCG 613
HDL 569
HDN 392
head 147, 180, 187, 209
hearing 337, 353
heart 385
heart failure 450
heart sound 443
heat-gain center 584
heat-loss center 584
helper T cell 472
hematocrit 386
hematopoiesis 396
heme 389
hemiazygos vein 421
hemispheric lateralization 277
hemocytoblast 396
hemodialysis 606, 607
hemoglobin 55, 389
hemoglobin buffer system 624
hemolysis 390
hemolytic disease of the newborn 392
hemophila 400
hemorrhoid 408, 543
hemostasis 398
hepatic 421
hepatic portal vein 423, 565
hepatitis 552
hepatopancreatic sphincter 550
herniated disc 195
herpes virus 293
heterotopic bone 157
heterozygous 680
high density lipoprotein 569
high-energy bond 57
high-energy compound 57
hilum 501, 592
hindbrain 269
hinge joint 194
hip bone 183
HIV 491
holocrine secretion 105
homeostasis 3, 11
homeostatic regularion 11
homologous chromosome 679
homozygous 680
hormonal post-coital contraception 653
hormonal regulation 451
horn 284
human chorionic gonadotropin 613, 667
human immnodeficiency virus 491
human papillomavirus 651
human placental lactogen 667
humerus 147, 180
hyaline cartilage 109, 154
hydration sphere 42
hydrochloric acid 45
hydrogen bond 33
hydrogen ion 44
hydrolysis 38
hydrophilic 42
hydrophobic 43
hydroxide ion 44
hymen 648
hyoid bone 168
hypercapnia 513
hyperextension 230
hyperopia 351
hypersensitivity reaction 489
hypertrophy 224
hyperventilation 513, 627
hypervitaminosis 573
hypocapnia 513
hypodermis 123, 128
hypoglossal nerve 294
hypothalamus 270, 278, 363, 584
hypoventilation 513, 626
hypovitaminosis 573

hypoxia 397

I

I band 208
ICF 615, 617
idiopathic 177
Ig 487
IgA 487
IgD 487
IgE 487
IgG 487
IgM 487
ileocecal valve 540, 542
ileum 540
iliac crest 183
iliac spine 183
iliocostalis 238
iliopsoas muscle 245
ilium 183
immediate hypersensitivity 489
immune complex 488
immune response 390
immunity 477
immunodefiency disease 491
immunoglobulin 387, 487
immunologic memory 483
immunological surveillance 472, 477
immunosuppression 490
implantation 661
incisor 530
incomplete tetanus 219
incontinence 612
inert element 30
inert gas 30
infarction 398
inferior angle 179
inferior articular process 171
inferior border 433
inferior colliculus 278
inferior mesenteric 420
inferior mesenteric artery 422
inferior mesenteric ganglion 308
inferior mesenteric vein 423
inferior nasal concha 167
inferior nasal conchae 162
inferior pubic ramus 183
inferior sagittal sinus 272
inferior vena cava 413, 421
inflammation 115, 480
inflammatory response 477
infraspinous fossa 179
infundibulum 642, 646
inhalation 507
inheritance 679
injury 114
inner cell mass 661
inorganic compound 47
insertion 228
inspiratory muscle 508
inspiratory reserve volume 509
insula 274
insulin 566
integumentary system 123
interatrial septum 440
intercalated 435
intercellular attachment 96
intercondylar eminence 187
intercondylar fossa 186
intercostal artery 420
intercostal vein 421
interferon 477
interlobar artery 596
interlobar vein 596
intermodal pathway 447
internal acoustic meatus 166
internal carotid artery 416
internal elastic membrane 404
internal iliac artery 424
internal intercostal 239
internal jugular vein 415, 417
internal oblique 239, 240
internal receptor 261
internal respiration 510
internal thoracic artery 414
internal thoracic vein 415
internal urethral sphincter 610
interneuron 261
internode 259, 260
interosseous membrane 181, 187
interstitial cell 636
interstitial fluid 66
intertrochanteric line 186
intertubercular groove 180
interventricular foramen 271
interventricular septum 440
intervertebral disc 171, 195
intervertebral foramina 171
intestinal gland 538
intestinal trunk 471
intestinal villi 538
intramembranous ossification 155
intrauterine device 652
intrinsic factor 572
intrinsic pathway 399
inversion 233
ionization 42
ionnic bond 32
iris 338, 340
iron deficiency anemia 400
irregular bone 146
IRV 509
ischial ramus 183
ischial spine 183
ischial tuberosity 183
ischium 183
isometric contraction 221
isotonic contraction 221
isotope 28
isovolumetric contraction 446
isthmus 646

J

jaundice 552
jejunum 540, 565
joint 191
joint capsule 192
jugular foramen 165
jugular notch 176
juxtaglomerular complex 601
juxtamedullary 595

K

karyotype 679
keloid 139
keratin 55
keratinocyte 124
ketoacidosis 578
ketone body 578
ketosis 578
kidney 591, 592
kidney lobe 593
kidney stone 612
kidney transplant 607
kinetic energy 35
Klinefelter syndrome 682
Kwashiorkor 578
kyphosis 177

L

labia 641
labia majus 648
labia minus 648
lacrimal apparatus 339
lacrimal bone 162
lacrimal gland 339
lactase 566
lactate 222
lactation 649
lacteal 539, 568
lactic acid 222
lactiferous sinus 649
lactiferous duct 649
lacuna 150
lacunae 111, 151, 661
lambdoid 163
lamellae 150
lamellated corpuscles 321
laminae 171
large vein 405
laryngopharynx 499
larynx 499
laser-assisted in-situ keratomileusis 351
LASIK 351
latent period 218
lateral 179
lateral angle 179
lateral aperture 273
lateral condyle 186

lateral epicondyle 180
lateral flexion 230
lateral geniculate nucleus 276
lateral gray horn 284
lateral malleolus 187
lateral rotation 232
lateral sacral crest 175
lateral sulcus 274
lateral tibial condyles 187
lateral ventricle 271
lateral white column 284
latissimus dorsi 240, 241
LDL 569
left atrioven-tricular(AV) valve 440
left atrium 403, 440
left border 433
left colic flexure 543
left common carotid artery 414
left coronary artery 438
left gastric artery 422
left lumbar trunk 471
left ratation 232
left subclavian artery 414
left subclavian vein 569
left ventricle 403, 440
leptin 576
lesser curvature 534
lesser horn 168
lesser trochanter 186
lesser tubercle 180
lesser vestibular gland 648
leukemia 401
leukocyte 387, 394
levator scapulae 241
life stage 675
ligamentum arteriosum 437
limbic lobe 275
line 147
linea alba 239
linea aspera 186
lingual frenulum 529
lingual tonsil 474
linoleic acid 568
linolenic acid 568
lipase 568
lipid 50
lipid derivative 360
lipoprotein 568
lipoproteins 569
liver 549, 565, 567
lobe 649
lobule 649
locus 680
long bone 146
longissimus 238
longitudinal arch of the foot 189
loose Connective Tissues 106
lordosis 177
Lou Gehrig disease 305
low-density lipoprotein 569
lower esophageal sphincter 533
lower motor neuron 299, 307
lower respiratory system 497
lubrication 192
lumbar 421
lumbar artery 420
lumbar curve 170
lumbar enlargement 282
lumbar plexus 296, 297
lumbar puncture 285
lumbar spinal nerve 282, 291
lumbar vertebrae 174
lung cancer 515
luteal phase 645
lymph 468
lymphatic 467
lymphatic capillary 468
lymphatic system 467
lymphatic trunk 470
lymphatic vessel 467, 468
lymphedema 471
lymphocyte 106, 395, 467
lymphoid leukemia 401
lymphoid stem cell 396, 473
lymphopoiesis 473
lysozyme 674

M

M line 208
macrophage 479
macroscopic anatomy 4
macula 333, 343
magnesium 573
maintain body temperature 205
maintain posture and body position 205
major calyx 593
malaria 401
male condom 652
male reproductive tract 633
malignant melanoma 127
malignant tumor 82
malnutrition 574
malt 474
maltase 566
mammary gland 641, 649
mandible 162
mandibular fossa 165
manubrium 176
Marfan's syndrome 156
marginal artery 438
marrow cavity 148
mass 27
mass number 28
masseter 236, 237
mast cell 106
mast cell activation 114
mastication 529
mastoid fontanelle 169
mastoid process 164
maturity 659
maxillae 162
maxillary sinus 167
meatus 147
mechanoreceptor 319
medial 179, 187
medial condyle 186
medial epicondyle 180
medial malleolus 187
medial rotation 232
median antebrachial vein 415
median aperture 273
median cubital vein 415
median nerve 296, 297
median sacral crest 175
mediastinal artery 420
mediastinal vein 421
mediastinum 436
medium-sized vein 405
medulla 643
medulla oblongata 269, 270, 279, 512
megakaryocyte 397
meiosis 78
melanin 126
melanocyte 106, 126
melatonin 376
membrane bone 155
membrane potential 209, 262
membranous labyrinth 330, 331
membranous organelle 66
memory 485
memory B cell 472
memory cell 483
memory T_C cell 485
memory T_H cell 485
menarche 650
meninges 285
meniscus 193
menopause 650
menstrual cycle 650
mental protuberance 164
merocrine secretion 105
mesentery 522
mesoderm 662
mesovarium 643
messenger RNA 76
metabolic acid-base disorder 625
metabolic acidosis 626
metabolic alkalosis 627
metabolic obesity 577
metabolic pathway 37
metabolic reserve 562, 579
metabolism 35, 559
metabolite 47, 565
metacarpal 182
metaphase 81
metarteriole 407
metatarsal bone 186, 188

micelle 53, 568
microglia 258
microscopic anatomy 4
micturition 610
micturition reflex 611
midbrain 269, 270, 278, 279, 280
middle cardiac vein 439
middle cerebral artery 418
middle ear 329
middle nasal concha 167
milk let-down reflex 674
mineral 572, 573, 615
mineral balance 617
minor calyx 593
mitochondria 71, 559
mitosis 78, 80
mitral valve 440
mitre 440
moderator band 440
molar 530
molecule 27, 33
monocyte 395
monocyte-macrophage system 479
monoglyceride 51
monosaccharide 48
monosomy 682
mons pubis 648
motor end plate 210
motor homunculus 299
motor neuron 261
motor nucleus 284
motor pathway 299
motor speech area 276
motor unit 220
movement 145
mRNA 76
MS 305
msucle of the vertebral comumn 238
mucosa 522
mucosa-associated lymphoid tissue 474
mucous membrane 108
multiple sclerosis 305
multipolar neuron 257
mumps 552
muscle 440
muscle fascicle 206
muscle fiber 206
muscle tissue 93, 112
muscle tone 220
muscular artery 405
muscularis externa 522
musculocutaneous nerve 297
musculocutaneous nerve 296
myasthernia gravis 225
myelin 259
myelin sheath 259, 260
myelinated axon 259, 260
myelination 260
myeloid leukemia 401
myeloid stem cell 396
myenteric plexus 523
myocardial infarction 304
myocardium 434
myofibril 207
myofilament 207
myometrium 646
myopia 351
myosin molecule 209

N

nail 136
nasal bone 162
nasal complex 167
nasopharynx 499
neck 181, 186
neck of the urinary bladder 610
negative feedback 12
neonatal period 674
nephron 595
nephron loop 594, 600, 604
nerve plexus 296
neural regulation 451
neural Layer 340
neural plate 668
neural stem cell 257
neural tissue 93, 113
neural tube 269
neurilemma 260
neurofilament 256
neuroglia 113, 258
neuromuscular junction 210
neuron 113, 256, 309
neuropeptide Y 576
neurotransmitter 263, 266
neurotubule 256
neutral 622
neutralization 488
neutrophil 395, 479
nferior mesenteric ganglion 310
niacin 572
nipple 649
nissl body 256
nitrogen base 58
nitrogenous bases 58
NK cell 472
NMJ 210
nociceptor 319
node 259, 260
nondisplaced fracture 159
nonessential amino acid 571
nonmembranous organelle 66
nonpolor molecule 33
nonspecific defense 477
norepinephrine 266, 308
ntramural ganglia 309
nuchal ligament 241
nucleic acid 58
nucleolus 74
nucleotide 58
nucleus 27, 74, 271, 284
nurse cell 636
nutrient 47, 565
nutrient distribution 192
nutrient pool 562
nutrition 572
nutron 27

O

obesity 577
obligatory water reabsorption 602
obturator nerve 296, 297
obturator foramen 183
occipital bone 163
occipital condyles 165
occipital fontanelle 169
occipital lobe 274, 275
occipitalis 237
oculomotor nerve 294
olecranon 181
olfaction 326, 352
olfactory cortex 276
olfactory nerve 294
oligodendrocyte 258
oliguria 603
oocyte 642
oocytes 641
oogenesis 644
open 159
ophthalmic artery 418
opportunistic infection 491
opposition 233
opsonization 488
optic disc 346
optic nerve 294
oral cavity 528
oral contraceptive 652
orbicularis oculi 236, 237
orbicularis oris 236, 237
organ 7
organ level 7
organ system 7
organ system level 7
organelle 66
organic compound 47
organism 7
organism level 7
organogenesis 668
origin 228
oropharynx 499
osmosis 87, 88
ossification 150, 154
ossification center 154
osteoarthritis 196
osteoblast 150
osteoclast 150
osteocyte 150

osteomalacia 573
osteon 111, 151
osteoporesis 195
osteoporosis 573
ova 641
ovarian cancer 651
ovarian cycle 645
ovarian follicle 645
ovarian ligament 643
ovary 641, 642
overflow incontinence 612
ovulation 645
ovum 644
oxidative phosphorylation 561
oxygen debt 223
oxyhemoglobin 389
oxyphil 370
oxytocin 367

P

P wave 449
P-R interval 449
packed cell volume 386
palatine bone 162
palatine tonsil 474
palpebra 338
pancreas 374, 551, 565
pancreatic duct 551
pancreatic islet 374
pantothenic acid 572
papillary 440
papillary duct 595
papillary layer 128
paralysis 225
paranasal sinus 167
parasympathetic division 309
parathyroid cell 370
parathyroid gland 370
parathyroid hormone 370
parietal bone 163
parietal cell 537
parietal lobe 274, 275
parietal pericardium 434, 436
parieto-occipital sulcus 275
parkinson disease 304
parotid salivary gland 548
paroxysmal 461
partial antigen 486
parturition 673
patella 186
patellar reflex 300, 303
patellar surface 186
PCT 594, 600, 604
PCV 386
pectinate muscle 440
pectoral fat pad 649
pectoral girdle 178
pectoralis major 240
pectoralis minor 240
pedicle 171
pellagra 572
pelvic brim 185
pelvic cavity 21
pelvic girdle 183
pelvic inlet 185
pelvic nerve 309, 311, 611
pelvic outlet 185
pelvis 147, 184, 185
penis 633, 634, 638
pepsin 570
pepsinogen 570
peptic ulcer 553
peptidase 570
peptide 54
peptide bond 54
peptide derivative 360
perforating fiber 153
perforin 481
pericardial artery 420
pericardial cavity 20
pericardial sac 434
pericarditis 436
perimetrium 646
perimysium 206
perineurium 292
period of isovolumetric relaxation 446
periodontal ligament 530
peripheral nerve 291, 292
peripheral nervous system 255, 291
peripheral resistance 453
peristalsis 525
peritubular capillary 597
permeability 85
pernicious 400
pH 44, 621, 622, 627
phagocyte 477
phagocytosis 89
phalange 182, 186, 188
pharyngeal arches 529
pharyngeal tonsil 474
pharynx 499, 532
phenotype 679
phenylketonuria 578
phosphate buffer system 624
phospholipid 53
phosphorus 573
photoreceptor 340
photorefractive keratectomy 351
phrenic 420, 421
phrenic artery 420
phrenic nerve 296, 297
physical barrier 477
physiology 5
pia mater 272, 273, 284, 285
pigment epithelium 348
pineal gland 278, 376
pinocytosis 89
pituitary growth failure 156
pivot joint 194
PKU 578
placenta 665
placental stage 673
plantar arch 424
plantar flexion 230
plantar reflex 302, 303
plantar venous arch 425
plaque 398
plasma 386
Plasma cell 106, 472
Plasma membrane 66, 68
Plasma protein 387
plasmin 399
plasminogen 399
platelet 387, 396
platelet phase 398
platysma 236
pleura 501
pneumothorax 506
podocyte 601
polar body 644
polar covalent bond 33
polar molecule 33
polarization 264
polio 225
pollex 182
polycythemia 572
polygenic inheritance 681
polypeptide 54
polyps 553
polysaccharide 49
polyuria 603
pons 269, 270, 279, 512
popliteal 424
popliteal vein 425
portal hypertension 549
positive chemotaxis 394
positive feedback 13
positive feedback loop 13
postcentral gyrus 274, 275
posterior cardiac vein 439
posterior chamber 340
posterior column pathway 298
posterior gray horn 284
posterior interventricular artery 438
posterior interventricular sulcus 437
posterior median sulcus 282, 283, 284
posterior tibial 424, 425
posterior white column 284
postganglionic fiber 308
postsynaptic cell 256, 266
postsynaptic membrane 266
potassium 573
potential energy 35
pott's fracture 159
pre-embryo 660

precapillary sphincter 407
precentral gyrus 274, 275
prefrontal cortex 276
preganglionic 309
preganglionic neuron 307, 308
preganlionic fiber 308
premature atrial contraction 461
premature delivery 673
premature labor 673
premature ventricular contraction 461
prenatal development 659
prepuce 638, 648
pressure gradient 454
presynaptic cell 256, 266
presynaptic membrane 266
primary auditory cortex 276
primary bronchi 500
primary dentition 531
primary motor cortex 276, 299
primary oocyte 644
primary response 487
primary somatic sensory cortex 274, 276
primary spermatocyte 635
primary structure 55
primary visual cortex 276
primordial follicle 644
PRK 351
process 147, 164
procoagulant 399
product 35
production skeletal movement 205
proenzyme 570
progesterone 642
progesterone-only pill 652
pronation 232
prone 16
prophase 80
proprioception 298
proprioceptor 261, 319
prostate cancer 639
prostate gland 633, 634, 637
prostate-specific antigen 639
prostatectomy 639
protection 145
protein 54
protein buffer system 624
protein deficiency disease 578
proteinuria 612
proteoglycan 97
prothrombin 399
prothrombinase 399
proton 27
protraction 233
Provide nutrient reserves 205
proximal convoluted tubule 594, 604
pseudostratified columnar epithelium 103
pseudounipolar neuron 257
puberty 675
pubic symphysis 183, 184
pubis 183
pudendal nerve 610
pudendum 648
pulmonary arteriole 411
pulmonary artery 411
pulmonary circuit 403
pulmonary semilunar valve 440
pulmonary trunk 411
pulmonary valve 440
pulmonary vein 411
pulp cavity 530
pulse pressure 454
punnett square 681
pupil 338
pupillary constrictor muscle 343
pupillary dilator muscle 343
purkinje fiber 447
PVC 461
pydelonephritis 612
pyelogram 609
pyloric antrum 535
pyloric canal 535
pyloric sphincter 535
pylorus 534
pyramidal cell 276
pyramidal system 299
pyridoxine 572
pyrogen 480
pyruate 222
pyruvate 567

Q

Q-T interval 449
QRS complex 449
quadrate lobe 549
quadratus lumborum 238
quadriceps muscle 245
quaternary structure 55
quiet breathing 512

R

R wave 449
rabies 304
radial artery 414
radial groove 180
radial head 181
radial nerve 296, 297
radial notch 181
radial tuberosity 181
radial vein 415
radiation 583
radius 181
ramus 147
range of motion 191
RAS 280
reabsorption 455, 599
reactant 35
reactive element 31
receptor 11, 255
receptor-mediated endocytosis 89
recessive 680
recruitment 220
rectum 543
rectus abdominis 239, 240
red blood cell 387
red cone 349
referred pain 304
reflex 300, 302
reflex arc 300
regeneration 114
regional anatomy 24
regulatory obesity 577
reinforcement 302
REK-tum 543
relaxation phase 218
relaxin 667
renal 421
renal artery 420, 596
renal calculi 612
renal column 593
renal compensation 623
renal corpuscle 594, 600, 604
renal cortex 593
renal failure 606
renal fascia 592
renal medulla 593
renal pelvis 593, 609
renal physiology 599
renal pyramid 593
renal sinus 593
renal vein 596
renin 601
renin-angiotensin system 458
repolarization 264
residual volume 509
respiratory acid-base disorder 625
respiratory acidosis 626
respiratory alkalosis 627
respiratory compensation 623
respiratory cycle 509
respiratory membrane 503
respiratory mucosa 498
respiratory pump 460
respiratory rhythmicity center 279
respiratory system 497
response 308
resting potential 263
reticular activating system 280
reticular fiber 106
reticular formation 280
reticular layer 128
retina 346, 347
retinal 348

retinopathy 377
retraction 233
Rh negative 391
Rh positive 391
rheumatism 196
rheumatoid arthritis 490
rhodopsin 348
rhomboid muscle 241
rhythm method 653
rib 176
riboflavin 572
ribonucleic 58
rickets 129, 573
right atrioventricular(AV) valve 440
right atrium 403, 440
right border 433
right colic flexure 542
right common carotid artery 414
right coronary artery 438
right lymphatic duct 470
right rotation 232
right subclavian artery 414
right subclavian vein 415
right ventricle 403, 440
rigor mortis 225
rod 347
ROM 191
root canal 530
root hair plexus 320
round ligament 549
ruffini corpuscles 321
rugae 535, 610, 648

S

SA node 447
saccule 330
sacral canal 175
sacral curve 170
sacral foramina 175
sacral hiatus 175
sacral plexus 296, 297
sacral promontory 175
sacral spinal nerve 282, 291
sacral tuberosity 175
sacro-iliac joint 184
sacrum 175
saddle joint 194
sagittal suture 163
salivary amylase 566
salivary reflex 548
salt 45, 622
saltatory propagation 264, 265
sarcolemma 207
sarcomeres 208
sarcoplasm 207
sarcoplasmic reticulum 207, 209
sartorius 244
satellite cell 260
satiety center 576
scapulae 178
scapular spine 179
Schwann cell 260
sciatic nerve 296, 297
scoliosis 177
scrotum 633, 634
scurvy 572
sebaceous gland 132, 134
second messenger 362
second trimester 659
second-order neuron 298
secondary dentition 531
secondary follicle 645
secondary oocyte 644
secondary response 487
secondary spermatocyte 635
secondary structure 55
secretin 541, 566
secretion 599
secretory alveoli 649
segmental artery 596
segmentation 525
seizure 281
sella turcica 166
semen 633
semicircular duct 330, 332
semilunar valve 441
semimembranosus 244
seminal gland 633, 634, 637
seminiferous tubule 634
semitendinosus 244
senile dementia 305
sensory ganglia 261
sensory homunculus 298
sensory neuron 261
sensory nucleus 284
sensory pathway 298
sensory receptor 319
sepsis 401
septicemia 401
serosa 522
serotonin 266
serous membrane 108
serratus anterior 240
set point 11
sex chromosome 679
sexually transmitted disease 652
shallow water blackout 513
shingles 293
shock absorption 192
short bone 146
shunt 607
sickle cell anemia 400
sigmoid colon 543
sigmoid flexure 543
simple 159
simple columnar epithelium 102
simple cuboidal epithelia 100
simple epithelia 95
simple inheritance 680
simple squamous epithelium 98
simple sugar 566
single nucleotide polymorphism 682
sinoatrial node 447
sinus 147
skeletal muscle 206
skeletal muscle tissue 112
skeletal muscle 567
skull 147
sliding filament theory 212
small cardiac vein 439
small saphenous vein 425
smooth muscle tissue 112
sodium 573
sodium balance 618
sodium hydroxide 45
sodium-potassium exchange pump 262, 264
soft palate 499, 528
soleus 246, 247
soleus muscle 247
somatic effector 261
somatic motor association area 276
somatic motor neuron 261
somatic nervous system 255, 307
somatic sensory association area 276
somatic sensory neuron 261
somatic sensory receptor 255
spatial visualization 277
special sense 325
special sensory receptor 255
specicif defense 483
specific immunity 483
specificity 56, 483
speech center 276, 277
spermatids 635
spermatogenesis 635
spermatozoa 633
sphenoid 162
sphenoidal fontanelle 169
sphenoidal sinus 167
spinal cord 282, 285
spinal curves 170
spinal extensor 238
spinal meninges 285
spinal nerve 283, 291, 292, 296
spinal tap 285
spinalis 238
spine 147
spinous process 171
spiral fracture 159
spiral organ 334
splanchnic nerve 310
splenic artery 422
splenic vein 423
spongy bone 110, 149
squamous 163

squamous cell carcinoma 127
squamous epithelium 98
squamous part 164
SR 209
starch 49
starvation 579
stem cell 106
stent 442
sternal end 178
sternocleidomastoid 237
sternum 176
steroid 52
stomach 565
storage of minerals 145
straight sinus 419
stratified columnar epithelia 103
stratified cuboidal epithelia 100
stratified epithelia 95
stratified squamous epithelium 99
stratum basale 125
stratum corneum 125
stratum granulosum 125
stratum lucidum 125
stratum spinosum 125
stress 378
stress incontinence 612
stress response 378
stretch reflex 300, 302
strict dominance 680
stroke volume 450
structure lipid 52
styloid 164
styloid process 181
subarachnoid space 272, 273
subatomic particle 27
subdural space 272, 273
sublingual duct 548
sublingual salivary gland 548
submandibular duct 548
submandibular salivary gland 548
submucosa 522
submucosal plexus 523
subscapular fossa 179
substantia nigra 278, 304
substrate 56
sucrase 566
sucrose 49
sulci 270
sulcus 147, 437
superficial anatomy 24
superior and inferior retinaculum 247
superior and inferior temporal line 164
superior angle 179
superior articular process 171, 175
superior border 179, 433
superior cervical sympathetic ganglia 310
superior colliculus 278
superior mesenteric 420
superior mesenteric artery 422
superior mesenteric ganglion 308, 310
superior mesenteric vein 423
superior nasal concha 167
superior palmar arch 415
superior pubic ramus 183
superior sagittal sinus 272, 273, 419
superior vena cava 413, 415, 421
supination 232
supine 16
support 145
support soft tissues 205
suppressor T cell 472
supraspinous fossa 179
surface antigen 390
surfactant 503
surgical neck 180
suspension 43
suspensory ligament 643
suspensory ligaments of the breast 649
suture 163, 191
SVC 415
sweat gland duct 100
sympathetic ganglion 292
sympathetic activation 312
sympathetic division 308
sympathetic trunk 308
symphysis 191
synapse 256, 266
synaptic cleft 210, 266
synaptic delay 267
synaptic vesicle 266
synarthrosis 191
synchondrosis 191
syncytial trophoblast 661
syndesmosis 191
synergist 228
synovial 191
synovial fluid 192
synovial joint 191
synovial membrane 108
synthesis 38
systemic arterial system 412
systemic circuit 403
systemic venous system 413
systole 445
systolic pressure 454

T

T tubule 209
T wave 449
t-PA 399
tachycardia 448
tactile corpuscle 321
tactile disc 320
tactile receptor 319
taeniae coli 543
tail 209
tarsal bone 186, 188
tectorial membrane 335
telophase 81
temporal bone 163
temporal lobe 274
temporalis 236, 237
tendon 206
tension 217
tensor fasciae latae 245
tentorium cerebelli 272
terminal ganglia 309
tertiary follicle 645
tertiary structure 55
testicular cancer 639
testis 633
tetanus 225
thalamus 270, 278
thalassemia 400
thermoreceptor 319
thermoregulation 582
thermoregulatory center 584
theta wave 281
thiamine 572
thick ascending limb 605
thick filament 207
thick skin 124
thin filament 207
thin skin 124
third trimester 659
third ventricle 271, 273
third-order neuron 298
thoracic aorta 420
thoracic cage 176
thoracic cavity 20
thoracic curve 170
thoracic duct 470, 568
thoracic nerve 296
thoracic spinal nerve 282, 291
thoracic vertebrae 173
thoracic visceral branches of sympathetic nerve 310
thrombin 399
thrombus 398, 442
thymine 58
thymosin 475
thyroglobulin 368
thyroid follicle 368
thyroid gland 368
thyroid-binding globulin 369
thyroiditis 490
tibia 186, 187
tibial tuberosity 187
tibialis anterior 247
tidal volume 509
tight junction 96
tissue 7, 91

tissue factor 399
tissue level 7
tissue perfusion 456
tissue plasminogen activator 399
tolerance 483
tonsil 474
tonsillitis 474
total lung capacity 509
trabecula carnea 440
trabeculae 152
trace element 29
trachea 499, 500
tracheal cartilage 500
transcription 77
transfusion reaction 391
transitional epithelium 101
translation 77
transport globulin 387
transverse arch 189
transverse colon 543
transverse foramen 172
transverse fracture 159
transverse process 171
transverse tubule 209
transversus abdominis 239
trapezius 240, 241
TRH 585
triceps brachii 242
triceps reflex 302, 303
tricuspid valve 440
trigeminal nerve 295
triglyceride 51
trigone 610
triplet 76
trisomy 21 682
trochanter 147
trochlea 147, 188
trochlear nerve 294
trochlear notch 181
trophic hormone 366
trophoblast 661
tropomyosin 208
troponin 208
true labor 672
true ribs 176
true(lesser) pelvis 185
trunk 414, 420
trypsin 570
tubal ligation 653
tubercle 147
tuberosity 147
tubular fluid 605
tumor 82
tunica externa 404
tunica interna 404
tunica intima 404
tunica media 404
turner syndrome 682
twitch 218
type a disease 490

U

ulna 181
ulnar artery 414
ulnar head 181
ulnar nerve 296, 297
ulnar notch 181
ulnar vein 415
umbilical artery 666
umbilical vein 666
unine 609
unipolar neuron 257
universal donor 390
universal recipient 390
unmyelinated axon 259, 260
upper motor neuron 299, 307
upper respiratory system 497
uracil 58
urea 599
ureter 591, 592, 609, 610
ureteral opening 610
urethra 591, 609, 633
urge incontinence 612
uric acid 578, 599
urinalysis 613
urinary bladder 591, 592, 609
urinary retention 612
urinary system 591
urinary tract 591
uterine body 647
uterine cavity 646
uterine tube 641, 642, 646
uterus 641, 642, 646
utricle 330
uvula 528

V

vagina 641, 642, 648
vaginal canal 648
vagus nerve 295, 311
valve 408, 440
valvular heart disease 443
varicella-zoster virus 293
varicose vein 408
vasa recta 597, 605
vascular layer 340
vascular phase 398
vasectomy 653
vasoactive intestinal peptide 541
vasoconstriction 404
vasoconstrictor 456
vasodilation 404
vasodilator 456
vasomotion 407
vasopressin 367
vastus intermedius 245
vastus lateralis 245
vastus medialis 245
vein 385, 421
venipuncture 400
venoconstriction 409
venous pressure 453
venous return 451, 453
ventral body cavity 20
ventral ramus 292
ventral respiratory group 512
ventral root 283, 284
ventricle 271
ventricular diastole–early 446
ventricular diastole–late 446
ventricular ejection 446
ventricular fibrillation 461
ventricular systole–first phase 446
ventricular systole–second phase 446
ventricular tachycardia 461
venule 405
versatility 483
vertebra formation 171
vertebral arch 171
vertebral artery 414, 416
vertebral body 171
vertebral canal 171
vertebral rib 176
vertebral vein 415, 417, 419
vesicle formation 89
vesicular transport 85
vestibular branch 295
vestibule 529, 648
vestibulocochlear nerve 295
VF 461
VHD 443
villi 523, 661
villus 523
VIP 541
viremia 401
visceral effector 261
visceral motor neuron 261
visceral pericardium 434
visceral sensory neuron 261
visceral sensory receptor 255
viscrea 20
vision 352
visual association area 276
visual axis 343
visual pathway 350
visual pigment 348
vital capacity 509
vitamin 572
vitamin A 573
vitamin B_1 572
vitamin B_3 572
vitamin B_5 572
vitamin B_6 572
vitamin B_7 572
vitamin B_9 572
vitamin B_{12} 400, 572
vitamin D_3 129, 573
vitamin E 573

vitamin K 573
vitreous body 340
vomer 162
VRG 512
V_T 509
vulva 648

W

wandering cell 106
water elimination 616
water reabsorption 616
water receptor 327
water-soluble vitamin 572
wave summation 219
WBC 394
white blood cell 387, 394
white matter 259, 282, 283, 284
whole blood 386
whole graim 575
withdrawal reflex 301
work 35
wrinkles 535

X

X chromosome 679
X-linked 683
xiphoid process 176

Y

Y chromosome 679
ympathetic trunk ganglia 308
yolk sac 662, 664

Z

Z line 208
zona pellucida 645
zone of overlap 208
zostavax 293
zygomatic arch 164
zygomatic bone 162
zygomatic process 164
zygomaticus 236, 237
zygote 660